제2판

인터벤션 영상의학

제2판

INTERVENTIONAL RADIOLOGY

인터벤션 영상의학

대한인터벤션영상의학회 편
Korean Society of Interventional Radiology

일조각

추천사

『인터벤션 영상의학』 초판이 발행된 지 7년이 지나 이제 제2판 한글 교과서가 나오게 되었음을 기쁜 마음으로 축하드립니다. 영문 서적으로만 인터벤션 영상의학에 대한 지식을 습득할 수 있던 시절에 대한인터벤션영상의학회가 한글 교과서를 발간하였고, 그 교과서가 그동안 기대 이상의 역할을 하였다고 자평합니다. 의료진에 전문지식을 제공하였을 뿐만 아니라 의료보험 심사, 의료 정책, 치료 재료 관련 산업 등 많은 부문에 영향을 주었습니다. 이번에 발간된 제2판은 더욱 정성스럽게 만들어졌다고 알고 있어 큰 기대를 걸고 있습니다.

제2판은 우리글을 좀 더 자연스럽고 품위 있게 서술하는 데 공을 들이고, 학문의 발전 양상에 따라 각 부*section*의 구성을 재편집하여 독자가 필요한 내용을 찾아보기 쉽도록 만들었습니다. 특히 정상 해부학에 대한 부를 추가하여 독자가 관련 지식을 체계적으로 이해하도록 도왔습니다.

의료인들이 이 교과서를 읽음으로써 인터벤션 시술을 쉽게 이해하여 환자에게 정확하고 안전한 치료를 제공하고, 질병을 치유하는 큰 보람을 느끼게 될 것이라고 확신합니다. 인터벤션 전공을 목표로 삼은 의사와 혈관조영실에서 인터벤션 전문의와 함께 일하는 방사선사, 간호사, 그리고 학생에게도 이 책은 훌륭한 길잡이가 될 것입니다.

이 교과서는 이 시대 의학의 발전 수준을 보여 주는 이정표로서 대한인터벤션영상의학회의 중요한 업적이자 인터벤션 영상의학 분야가 더욱 번창하는 계기가 될 것입니다.

마지막으로 이 책의 기획과 편집, 발간을 위해 수고하신 대한인터벤션영상의학회 회장과 임원들, 그리고 각 장마다 정성을 다해 집필해 주신 여러 저자분들의 노고를 치하합니다. 이 책의 개정 작업에 큰 정성을 쏟으신 편집위원장 김영일 교수와 편집위원들, 그리고 일조각 관계자들의 각별한 수고에 감사의 뜻을 전합니다.

2014년 5월

대한인터벤션영상의학회 명예회장

한만청

발간사

인터벤션 영상의학은 각종 영상장비를 이용하여 비교적 덜 침습적인 방법으로 환자를 치료하는 영상의학의 한 분야이다. 지난 수십 년간 눈부신 학문적 · 기술적 발전에 힘입어 인터벤션 분야에서 담당하는 질병의 범위가 확대되면서 시술의 종류가 매우 다양해졌고, 이제 인터벤션 영상의학은 일선 의료 현장에서 없어서는 안 될 중요 영역으로 자리 잡아가고 있다. 이는 신속하면서도 환자에게 가급적 부담을 덜 주는 방향으로 의술을 발전시키려는 현대 의학의 큰 흐름이 인터벤션 영상의학이 추구하는 정신과 일맥상통하기 때문이다.

이에 따라 대한인터벤션영상의학회는 인터벤션 영상의학의 기초와 최신지견을 관련 의료진들에게 소개하고자 2007년『인터벤션 영상의학』을 출간하였다. 전문의뿐만 아니라 영상의학과 전공의, 시술에 함께 참여하는 다양한 직종의 의료진, 그리고 인터벤션을 의뢰하는 임상의사 들에게 실제적인 도움을 줄 수 있는 교과서를 만들고자 하였고, 어느 정도 목표를 이루었다고 생각한다.

초판이 발간된 후 7년여 동안 인터벤션 영역에 많은 변화가 일어나고 새로운 시술방법들이 도입됨에 따라 이 분야의 교과서 격인 이 책을 개정해야 할 필요성이 커졌다. 학회 주도하에 여러 회원들의 힘을 모아 대대적인 개정 작업을 진행하였고, 이제 그 결실을 보게 되었다.

제2판은 각각 독립된 주제를 다룬 15개 부*section*와 각 부의 하부 장*chapter*들로 구성하였다. 특히 이번 개정판에서는 초판에서 여러 장들에 흩어졌던 혈관해부학 관련 내용을 한데 모아서 1개 부로 만들어 독자들이 해당 내용을 쉽게 찾아볼 수 있도록 개선하였다. 워낙 다양한 종류의 시술들을 집대성해서 한 권의 책에 담는 과정에서 시술 중심의 분류와 질환 중심의 분류를 병행하느라 관련 내용을 중복해서 기술하는 등 아쉬운 점도 있으나, 가급적 독자들이 인터벤션 영상의학을 포괄적으로 이해할 수 있도록 술기에만 국한하지 않고 관련 질병에 대한 전반적 기술과 환자 관리에 대한 내용을 포함하고자 노력하였다. 최고 수준의 지식과 풍부한 임상 경험을 바탕으로 써진 이 책이 인터벤션에 대한 이해를 돕고 이를 바탕으로 일선 의료현장에서 환자들에게 더욱 정교하고 안전한 시술을 제공하는 데 기여할 수 있기를 바란다.

우리글 교과서를 편집하면서 가장 어려웠던 과제 중 하나는 적절한 한글 의학용어의 사용이었다. 대한의사협회의 의학용어 5집을 충실히 따르고자 노력하였으나, 인터벤션과 관련된 많은 한글 용어가 아직 충분히 정착되지 않아 이 분야 전문가들의 선호도에 맞춰서 일부 용어들을 수정하거나 영문으로 표기하였다. 이 부분에 대해서 독자 여러분이 널리 이해해

주시기를 바란다.

이 책은 대한인터벤션영상의학회의 주도 아래 많은 회원들이 참여하여 만들어졌다. 교과서 개정을 기획하고 지원해 주신 대한인터벤션영상의학회의 심형진 회장을 비롯한 학회 운영위원들, 바쁜 시간을 쪼개어 발간에 적극적으로 참여해 주신 저자들과 편집위원들께 깊이 감사드린다. 이 책의 출판을 맡아 수고해 주신 일조각의 담당자분들께도 이 자리를 빌려 감사의 말씀을 전한다.

『인터벤션 영상의학』이 인터벤션에 종사하는 많은 의료진뿐만 아니라 이 분야를 처음 접하고 공부하는 모든 이에게 올바른 지침서가 되기를 기대한다.

2014년 5월

편집위원장 김영일

편집간사 소영호 · 안상부 · 이인준

집필진

편집위원장 **김영일**(서울대학교병원 영상의학과 부교수)
편집간사 **소영호**(서울특별시보라매병원 영상의학과 조교수) · **안상부 · 이인준**
편집위원 **구동억 · 김만득 · 김영환 · 서태석 · 신지훈 · 원제환 · 윤창진 · 윤현기 · 황대현**

강병철
이화여자대학교 목동병원 영상의학과 교수

강성권
H+양지병원 영상의학과 과장

고기영
울산대학교 서울아산병원 영상의학과 교수

곽병국
중앙대학교병원 영상의학과 교수

구동억
순천향대학교 서울병원 영상의학과 교수

권동일
울산대학교 서울아산병원 영상의학과 부교수

권세환
경희대학교병원 영상의학과 부교수

김만득
연세대학교 세브란스병원 영상의학과 부교수

김승권
Washington University Mallinckrodt Institute of Radiology 조교수

김승형
제주대학교병원 영상의학과 부교수

김영주
연세대학교 원주세브란스 기독병원 영상의학과 교수

김영환
계명대학교 동산의료원 영상의학과 부교수

김용주
안동병원 영상의학과 과장

김윤환
고려대학교 안암병원 영상의학과 교수

김재규
전남대학교병원 영상의학과 교수

김재욱
민트영상의학과의원 원장

김재형
인제대학교 상계백병원 영상의학과 부교수

김정호
가천대학교 길병원 영상의학과 교수

김지형
G샘병원 영상의학과 과장

김진우
아주대학교병원 영상의학과 조교수

김진형
울산대학교 서울아산병원 영상의학과 부교수

김창원
부산대학교병원 영상의학과 교수

김현범
국립암센터 영상의학과 의사직

김효철
서울대학교병원 영상의학과 부교수

남덕호
강동경희대학교병원 영상의학과 부교수

도영수
성균관대학교 삼성서울병원 영상의학과 교수

박광보
성균관대학교 삼성서울병원 영상의학과 부교수

박동희
한국원자력의학원 영상의학과 과장

박병호
동아대학교병원 영상의학과 교수

박상우
건국대학교병원 영상의학과 부교수

박성일
연세대학교 세브란스병원 영상의학과 부교수

박원규
서주미르영상의학과의원 원장

박홍석
성균관대학교 삼성서울병원 영상의학과 부교수

배재익
민트영상의학과의원 원장

서태석
고려대학교 구로병원 영상의학과 부교수

성규보
울산대학교 서울아산병원 영상의학과 교수

송경섭
포항성모병원 영상의학과 과장

송순영
한양대학교병원 영상의학과 교수

신병석
충남대학교병원 영상의학과 교수

신성욱
성균관대학교 삼성서울병원 영상의학과 교수

신지훈
울산대학교 서울아산병원 영상의학과 부교수

심형진
중앙대학교병원 영상의학과 교수

안상부
동남권원자력의학원 영상의학과 과장

양승부
순천향대학교 구미병원 영상의학과 교수

오주형
경희대학교병원 영상의학과 교수

원유동
가톨릭대학교 의정부성모병원 영상의학과 부교수

원제환
아주대학교병원 영상의학과 교수

원종윤
연세대학교 세브란스병원 영상의학과 교수

윤 엽
국립중앙의료원 영상의학과 전문의

윤창진
서울대학교 분당서울대학교병원 영상의학과 교수

윤현기
울산대학교 서울아산병원 영상의학과 교수

이광훈
연세대학교 강남세브란스병원 영상의학과 부교수

이도연
연세대학교 세브란스병원 영상의학과 교수

이병희
한국원자력의학원 영상의학과 과장

이상훈
가톨릭대학교 여의도성모병원 영상의학과 교수

이인준
국립암센터 영상의학과 의사직

이해규
가톨릭대학교 서울성모병원 영상의학과 교수

임영석
울산대학교 서울아산병원 내과 부교수

임현철
성균관대학교 삼성서울병원 영상의학과 교수

정규식
고신대학교 복음병원 영상의학과 교수

정진욱
서울대학교병원 영상의학과 교수

정환훈
고려대학교 안산병원 영상의학과 교수

제환준
서울대학교병원 영상의학과 부교수

조성범
고려대학교 안암병원 영상의학과 교수

천호종
가톨릭대학교 서울성모병원 영상의학과 부교수

최선영
이화여자대학교 목동병원 영상의학과 조교수

최진수
서주미르영상의학과의원 원장

한영민
전북대학교병원 영상의학과 교수

한윤희
동국대학교 일산병원 영상의학과 부교수

한준구
서울대학교병원 영상의학과 교수

허세범
서울대학교병원 영상의학과 조교수

황대현
한림대학교 동탄성심병원 영상의학과 교수

차례

Section II 혈관질환의 진단기법

Section III 인터벤션 기구

Section IV 혈관 해부학

Section V 하지혈관 인터벤션

Section VI 흉부혈관 인터벤션

Section VII 복부혈관 인터벤션

Section VIII 비뇨생식기계 혈관 인터벤션

Section IX 정맥계 인터벤션

Section X 간암의 인터벤션

Section XI 생검 및 배액술

Section XII 담도계 비혈관 인터벤션

Section XIII 위장관계 비혈관 인터벤션

Section XIV 비뇨생식기계 비혈관 인터벤션

Section XV 기타 인터벤션

Section

인터벤션의 역사 및 환자 관리

Chapter 1

인터벤션 영상의학의 역사

원제환

I 인터벤션 영상의학의 탄생

인터벤션 영상의학*Interventional Radiology*은 혈관조영 장비 등의 fluoroscopy, CT, 초음파 혹은 MRI 등 영상장비 유도하에 수술적 노출 없이 목표하는 장기에 medical instrument를 삽입하여 비침습적*minimal invasive*으로 질병을 진단하거나 치료하는 의학 분야로 간단히 정의할 수 있다. 이런 의미에서 본다면 소아의 장중첩증에서의 바륨교정술이 최초의 interventional radiologic procedure라고 할 수 있겠지만 본격적인 인터벤션 영상의학은 1964년 Charles Dotter가 대퇴동맥 협착 환자에서 coaxial Teflon catheter를 이용한 혈관성형술*percutaneous transluminal angioplasty; PTA*을 시행한 데에서 시작되었다는 데 많은 사람들이 동의하고 있다. 그는 이미 1963년 한 학회에서 angiographic catheter가 단순히 수동적 진단 목적의 도구를 뛰어넘어 중요한 수술적 도구가 될 것임을 예견한 바 있다.[1-3]

Interventional Radiology라는 용어는 Alexander Magulis가 『American Journal of Roentgenology』 1967년 3월호에 기고한 사설에서 처음으로 명명하였다. 1960년대 중반에는 이미 PTA 외에도 농양배액술, 간조직검사, T-tube를 통한 plug 제거, 경정맥경유담관조영술*transjugular cholangiography* 등의 새로운 시술이 광범위하게 행해지고 있었다. 그는 이 시기 Interventional Radiology를 "Manipulative procedures controlled and followed under fluoroscopic guidance that may be predominantly therapeutic or primarily diagnostic"이라고 정의하였다. 이 용어는 대중에게 생소하고 많은 혼동을 일으킬 수도 있지만 Diagnostic Radiology 및 다른 의학 분야와 구별되는 새로운 의학 영역을 정의하는 것으로 점차 자리 잡게 되었다. 한편 Charles Dotter는 이 용어를 만족스럽게 생각하지 않았으며, Interventional Radiology를 "a variety of percutaneous image-guided alternatives or aids to surgery"라고 정의하였다.[3]

우리나라에서 본격적으로 인터벤션 영상의학을 시작하고 학회 창설을 주도한 한만청은 1978년 『대한방사선의학회지』에 실린 그의 논문에서 인터벤션 영상의학을 'Active Radiology(행동적 방사선과학)'라고 명명하였다. 그는 당시에 행해지던 담석 제거, 색전술, 경피경간담즙배액술*percutaneous transhepatic bile drainage; PTBD* 등의 인터벤션 시술들을 소개하면서, 기존의 영상의학과 의사가 환자 치료 과정에서 하는 역할이 일종의 지원적인 것이며 피동적, 소극적이었다면 '행동적 방사선과학'은 영상의학과 의사가 환자의 진단뿐만 아니라 환자 진료에 행동적이고 적극적으로 참여하는 방사선과학의 한 새로운 분야라고 소개하고 앞으로 방사선과학이 좀 더 이런 방향으로 발전해야 할 것이라고 주장하였다.[4] 그 후 세계적으로 Interventional Radiology가 공식적인 이름으로 자리 잡게 되자 박재형은 1982년 논문의 서론에서 이를 소개하면서 '중재적 방사선과학仲裁的放射線科學'이라고 번역하여 사용하였다.[5] 훗날 박재형은 중재적이란 말이 갈등이 있는 두 집단 사이에 서서 화해를 유도하는 사전적 의미가 있듯이, Interventional Radiology는 환자가 가진 문제를 비침습적으로 해결하여 환자와 임상의사 모두에게 좋은 결과를 가져다주도록 유도하는 역할을 한다는 뜻으로 명명하였다고 회고하였다. 이후 2004년 대한방사선학회가 대한영상의학회로 개명함에 따라 Interventional Radiology는 공식적으로 '인터벤션 영상의학'으로 명명되었다.

Ⅱ 혈관계 인터벤션 영상의학의 역사

1895년 Roentgen이 X선을 발견한 이후, 1923년 Berberich와 Hirsch가 20% strontium bromide를 이용하여 인간에서 처음으로 상지의 동맥 및 정맥 조영술을 시행하였음을 발표하였다. 그들은 1년 뒤 최초로 sodium iodide 조영제를 사람의 동맥에 직접 주입하여 하지 동맥조영술을 시도하였다. 본격적으로 요오드 조영제를 이용한 혈관조영술을 사용한 이는 포르투갈의 Reynaldo dos Santos이다. 그는 lumbar ganglionic blockade 실험 도중 우연히 복부대동맥을 천자하였으나 특별한 합병증이 없는 것을 보고 이를 통해 조영제를 주입하여 lumbar aortography(abdominal aortogram)를 시행하였다. 당시에는 stiff metallic cannula로 체표면의 해부학적 표식자를 이용해 blind translumbar puncture를 하여 시술하였다. 제2차 세계대전 후에는 마취제, 항생제 및 항응고제의 발전으로 혈관외과 분야가 크게 발달하게 되었고 이에 따라 혈관조영의 필요성도 이전보다 더욱 높아졌다.[1, 2]

1953년 Svan Ivar Seldinger는 hollow-bore needle 및 guide-wire system을 가지고 대퇴동맥에 카테터를 삽입하는 'Seldinger method'를 발표하여 혈관조영술에 새로운 장을 열었다. 이는 이전에 주로 사용하던 translumbar catheterization에 비해 간단하고 안전하며 보다 효과적인 방법이었다. 그러나 아직 fluoroscopy 수준이 원시적이어서 납안경을 쓰고 암실에서 10여 분간 적응한 후에 fluoroscopy를 사용할 수 있었다. 이후 1960년대 중반에 텔레비전 모니터가 영상증대*image intensification*에 사용되고 1970년대 초에 power injector, free-floating table top, serial film changer 등이 개발되면서 본격적으로 혈관조영 장비가 갖추어지기 시작하였다.

그러나 고장성 이온 조영제*hyperosmolar ionic contrast material* 외에 다른 조영제가 없었기 때문에, 하지의 말초동맥 조영술을 할 때 '깊은 진정에도 불구하고 환자가 비명을 지르면 조영제가 popliteal artery에 이르렀다는 신호'라고 기술되곤 하였다.

1964년 1월 16일은 혈관계 인터벤션에서 역사적인 날로 손꼽힌다. 이날 Charles Dotter는 발 절단술을 거부한 84세 여자 환자의 대퇴동맥 국소 협착을 확장하는 데 성공하였다. 당시에는 9~15Fr 카테터를 유도철사를 따라 순차적으로 삽입하여 좁아진 혈관을 확장하였고, 사람들은 이를 'Dottering' 혹은 'catheter therapy'라고 불렀으나 Dotter는 이를 'percutaneous transfemoral catheter dilatation'이라고 명명하였으며, 나중에 현재와 같은 'percutaneous transluminal angioplasty(PTA)'로 바꾸었다. 1973년에는 Portman이 라텍스 풍선을 발명하였고, 이듬해인 1974년에는 독일 심장내과 의사인 Andreas Grünzig이 polyvinyl chloride balloon catheter를 발명하여 장골동맥 및 대퇴동맥, 슬와동맥의 PTA에 이용되기 시작하였다. Dotter는 1972년 RSNA에서 catheter-directed thrombolysis를 소개하기도 하였다. 처음에는 PTA 및 혈관조영술의 합병증으로 나타난 동맥혈전을 치료하기 위해 streptokinase를 사용하였다. 이때 사용한 용량은 이전에 사용하던 전신용량의 5% 정도로 적은 양이어서 획기적이었으나, streptokinase의 항원성으로 인한 부작용 및 출혈 등의 합병증 때문에 나중에 Tom McNamara 등에 의해 urokinase로 대치되었다.[3]

혈관 스텐트를 고안한 사람은 누구일까? 이 역시 Dotter가 처음으로 고안하였다고 한다. 그는 대퇴동맥의 PTA 후에 자주 발생하는 재협착을 해결할 방법을 모색하던 중 coil spring tubular graft를 개발하여 동물실험을 하였다. 그러나 이것은 자가팽창성이 없어서 한계가 많았다. 따라서 그는 혈관내강을 보다 크게 확장하고 설치한 곳에 그대로 부착되는 구조의 기구가 필요하다고 설파하였다. 1982년 스위스 외과의사 Dierk Maass는 self-expandable spiral coils and double-helix stents를 개발하여 하대정맥폐쇄 등의 치료에 사용하였으나 introducer sheath가 너무 커서 널리 이용되지 못하였다. 1983년 Dotter 등과 Cragg 등이 나이티놀*nitinol* 스텐트를 실험적으로 개발하였고, 1985년 러시아 의사 Josef Rabkin이 개발한 widely spaced nitinol spiral stent는 체온에서 쉽게 확장되는 특성이 있어 임상에서 사용되기 시작하였다. 1985년에는 유명한 3가지 스텐트가 개발되었다. Cesare Gianturco는 stainless-steel wire를 지그재그형으로 구부린 후에 서로 연결하는 방식으로 확장력*expansile force*을 강화한 자가팽창성 Gianturco Z Stent를 개발하였다. 이 구조는 아직도 여러 Stent-graft 프레임을 만드는 데 사용되고 있다. Julio Palmaz가 stainless steel tube를 이용하여 개발한 최초의 풍선확장성 스텐트는 처음으로 FDA 공인을 받은 스텐트가 되었다. 스위스 기술자 Hans Wallsten이 16~20가닥의 철사를 짜서 개발한 자가팽창성 Wallstent는 유럽에서 가장 널리 쓰인 스텐트가 되었다.

PTA와 stenting이 정상적인 해부학적 구조물이 막힌 것을 뚫는 시술이라면 transjugular intrahepatic portosystemic shunt(*TIPS*)는 정상적으로 존재하지 않는 새로운 길을 만드는 시술이다. TIPS는 우연한 계기에서 시작되었다. 과거에는 담도폐쇄를 진단하는 방법 중 하나로 지금은 사용하지 않는 transjugular cholangiography를 시행하였다. 그러나 이 과정에서 담도 대신 원하지 않던 문맥이 천자되는 경우가 많았는데, 이 점에 착안하여 TIPS가 개발되었다. 1960년대 후반부터 Josef Rösch 등은 개에서 18Fr coaxial Teflon catheter를 이용해 TIPS tract를 넓히고 이를 유지하기 위해 여러 기구를 사용했지만 내경을 유지하기가 힘들었다. 1970년대 말에는 Gutierrez 등이 TIPS tract를 풍선으로 여러 차례 반복적으로 확장함으로써 내경을 유지하려 했으나 풍선확장술만으로는 재출혈을 막기가 어려웠다. 그러다가 Palmaz stent가 개발된 이후인 1988년 처음으로 지금과 같은 TIPS가 임상에서 성공하기에 이르렀다.

혈관계의 대표적 시술인 위장관계 출혈의 색전술은 어떻게 발전되었을까? 1960년대 초 Stanley Baum 등은 장간막동맥의 선택적 혈관조영술을 통해 0.5mL/sec의 출혈이면 조영제의 유출을 확인할 수 있음을 알아내었다. 그 후 그들은 상장간막동맥으로 직접 vasopressin을 주입하여 출혈을 멈추게 하는 방법을 개발하고 임상에 적용하였다. 1960년대와 1970년대 초에는 내시경을 이용한 치료가 제대로 정착되지 않아 위장관계 출혈 진단의 일차 수단이 혈관조영술이었다. 선택적 동맥색전술이 시작된 때는 1970년으로, 주로 자가혈전을 색전물질로 이용하였고 1972년경부터 gelfoam이 대표적 색전물질로 등장하였다. Coil은 1973년 Wallace와 Gianturco가 색전물질로 사용하기 시작하였다.

한편 Wallace 등은 1970년부터 간의 종양을 치료하기 위해 간동맥색전술을 시행하였다. 최근과 같이 Lipiodol을 간암색전술에 사용하게 된 것은 1983년 일본의 Nakamura 등의 연구에서 비롯되었다. 그들은 bleomycin 및 mitomycin 등의 항암제를 Lipiodol과 혼합하여 간세포암 환자에 주입하면 종양에 오랫동안 잔류하게 됨을 밝혀 화학색전술의 장을 열었다.[1, 2]

Ⅲ 비혈관계 인터벤션 영상의학의 역사

비혈관계 인터벤션도 혈관계와 마찬가지로 fluoroscopy가 널리 쓰이게 된 1960년대부터 시작되었다. 처음에는 투시만으로 병소에 다다르는 흉부 내 세침조직검사로 시작했으나, 초음파의 개발 및 Seldinger 기법의 보급에 힘입어 복강 및 간 농양 배액술 등 복부의 인터벤션 시술이 널리 확대되었다.

담도의 경피적 시술은 1930년대에 이미 시도되었다. 최초의 경피경관담관조영술*percutaneous transhepatic cholangiography; PTC*은 1937년 Huard 및 Do-Xuan Hop 등이 spinal needle로 anterior puncture를 한 시술이다. 1962년 Shaldone 등은 PTC 후에 조영제가 담도 내에 남아서 발생하는 합병증을 막고자 폴리에틸렌 카테터를 사용한 담즙 배액을 시도하였고, 같은 해에 Wallace 등은 담도수술 전에 총담관 내에 도관을 삽입함으로써 수술 전 담도배액술을 시행하였다. 이러한 시도들이 최초의 PTBD이다. 당시에는 체외로 유출된 담즙을 보충하기 위해 담즙과 과일주스를 섞어 얼린 독특한 맛의 아이스크림을 환자에게 먹이거나, 담도배액관을 percutaneous gastrostomy catheter와 연결하여 배출된 담즙을 체내로 다시 넣어 주었다. 1974년 Molar 등이 internal biliary drainage를 소개한 이후 여러 나라에서 비슷한 방법을 시도하였고, 이때부터 여러 개의 구멍이 있고 끝이 구부러진 카테터를 개발하여 십이지장에서 카테터가 이동하는 것을 막으려는 시도들이 있었다.[6, 7]

한편 일본에서는 1966년 이후 지바 대학에서 개발한 flexible skinny needle(Chiba needle)을 사용해 왔다. 이 천자바늘은 내경이 0.5mm, 외경이 0.7mm로 당시에는 매우 획기적으로 두께를 감소시켜 천자에 따른 합병증을 줄이는 데 기여하였으며, 이직도 여러 시술에 사용되고 있다. 1978년 Pereiras가 플라스틱 스텐트를 사용한 것을 시작으로 담도 스텐트가 internal drainage에 이용되기 시작하였다. 처음 만들어진 플라스틱 스텐트는 링이 여러 개였고 근위부가 부풀어 있어 스텐트의 이동을 막게 고안되었다. 그러나 8Fr 이상의 내경에도 불구하고 기능하는 기간은 4~6개월 정도로 제한되었다. 한편 1985년에 Karani 등은 악성 담도협착 환자에서 경피적 담도배액관을 통해 iridium wire를 삽입하여 국소적 방사선치료를 시행하였다.

담석 제거를 위한 Dormia basket이 처음 개발된 때는 1969년이다. 몇 년 후 Burhenne이 tract을 넓힌 후 steerable handle이 있는 Dormia basket으로 담석 제거를 시행하여 95%가 넘는 성공률을 보고하였다. 그는 1979년 이란 국왕의 담석을 제거하는 데 성공하여 언론에 크게 보도되기도 하였다.

1985년 Wright 등은 자가팽창성 Gianturco Z stent를 개의 동·정맥 및 담도 내에 설치하는 실험을 하였고, 1986년 같은 그룹이 환자의 기관지 및 대정맥에 스텐트를 설치하여 성공하였음을 보고하였다. 1989년 Coons 등과 Irving 등이 Gianturco Z stent를, Günter, Dick 등이 Wallstent를 각각 담도 내에 성공적으로 설치한 예를 보고함으로써 악성 담도협착의 보존적 치료로서 금속 스텐트의 유용성이 자리 잡기 시작하였다.

신장에서의 경피적 시술은 1867년에 신장낭종의 비수술적 천자에서 시작되었으며, 1950년대에는 주로 신장 낭성종양의 악성과 양성을 감별하는 데 이용되었다. 약 30년 뒤인 1981년에는 신장낭종에 에탄올을 주입하는 경화술이 발표되었다. 1949년 Kapandji는 처음으로 신우*renal pelvis*에 조영제를 주입하여 영상을 얻었고 5년 뒤에 Wickbom은 경피적 신우조영술에 성공하였다. 이러한 과정을 거쳐 Goodwin 등은 1955년에 카테터를 이용한 신루설치술을 시행하였다. Seldinger가 over-guide wire-exchange technique을 고안하기 전까지는 stiff needle을 따라 soft catheter를 밀어 넣는 방법으로 신루설치술을 시행하였으나 1964년부터 Seldinger 기법에 따라 경피적으로 신루설치술을 시행하였다. 이후 설치된 신루를 확장하여 요석을 제거하는 시술이 개발되었다.[6-8]

Ⅳ 우리나라 인터벤션 영상의학의 역사

국내에서 실제적인 혈관조영술이 시작된 때는 1955~1958년경이다. 당시에는 주로 심장조영술, 대동맥조영술, 비장문맥조영술*splenoportography* 등을 경북대학교병원, 부산대학교병원, 국립의료원 등에서 시술하였다고 한다. 이 중 혈관조영술을 가장 활발하게 시행한 곳은 국립의료원으로서 설립 당시부터 스칸디나비아 3국의 지원으로 혈관촬영기, 급속필름교환기 등을 도입하여 스칸디나비아 방사선과 의사가 혈관조영술은 물론 splenoportography, PTC 등을 직접 시술하였다. 국내 학회지에 게재된 논문을 통해 추적해 보면 국내 최초로 실린 인터벤션 영상의학 분야의 논문은 1964년 『대한방사선의학회지』 창간호에 국립의료원의 강석린, 김한석 등이 게재한 「Splenoportography 113례의 X선학적 연구」이다. 이들은 외경이 1.5mm나 되는 천자바늘로 직접 비장을 천자한 후에 조영제를 손으로 주입하였고, 당시로서는 첨단장비인 automatic film changer를 사용하면서 촬영하여 문맥의 해부학적 구조를 알아보았다.[9] 지금은 이 시술 자체가 없어졌지만 당시로서는 간문맥 고혈압으로 인한 위식도정맥류, 문맥혈전 유무 등을 진단하는 데 유용한 검사방법이었다.

국내 학회지에 Seldinger 기법을 이용한 본격적인 혈관조영술을 발표한 논문은 1972년 국립의료원 김한기 등의 「복부대동맥조영술 200예에 대한 방사선과학 고찰」이다. 이 논문에 따르면 1959년부터 국립의료원에서 Seldinger 기법을 이용한 혈관조영술을 시행하였고 1962년에서 1970년까지 200예의 abdominal aortography를 시행하였다. 당시에는 대동맥의 분지를 선택하여 혈관조영을 하기보다는 복부대동맥에서 조영제를 주입함으로써 혈관 자체의 질환을 진단하였을 뿐 아니라, 다른 영상진단 방법이 없었으므로 혈관의 변화를 통해 복부장기의 종양, 비장종대 등을 진단하는 데 이용되기도 하였다.[10] 이와 같이 1970년대 초반의 혈관계 인터벤션은 질병의 진단이 주목적이었으나 1970년대 후반부터 선택적 조영술이 가능해지면서 위장관계 출혈의 지혈 목적으로 epinephrine을 주입하거나, 출혈이 있는 간암 환자에서 간동맥색전술을 시도하는 등의 치료적 인터벤션이 시작되었다. 당시에는 롤에 감긴 폴리에틸렌 튜브를 잘리 시술자가 원하는 모양으로 만들어 열을 가한 후 냉각해 성형하는 방법으로 카테터를 직접 제작하였다.

한편 1970년대부터 간담도계 질환의 진단 목적으로 PTC가 활발하게 시행되었다. 1970년대 이전에는 18G needle에 폴리에틸렌 카테터를 끼워 천자한 후에 천자바늘을 제거한 다음 카테터를 통해 조영제를 주입하여 담도촬영을 하거나 때로는 카테터를 배액관처럼 이용하였다. 그러나 여러 번 천자할 수 없고 성공률도 낮았다. 1970년대 초에 일본에서 Chiba needle이 개발된 후 우리나라에서도 이를 이용한 PTC가 시행되었는데, 성공률이 93%에 이르렀다고 한다.[11] 1980년대 초반부터는 8Fr의 배액관을 이용하여 본격적으로 간담배액술이 시행되었으며 basket을 이용한 담석 제거도 보고되는 등 비혈관계 인터벤션이 활발히 이루어지기 시작하였다.

1980년대에는 비혈관계뿐만 아니라 혈관계의 인터벤션도 종류나 시술 숫자 면에서 비약적으로 발전하였다. Angioplasty가 『대한방사선의학회지』에 처음 보고된 것은 1982년 김순용 등이 신장동맥 협착 환자 2예에서 시행한 것이다. 당시 논문을 보면, angioplasty balloon을 이중내강기구도관二重內腔氣球導管으로 표현한 것, 당시 5mm 풍선이 7Fr로 지금과 비교해 내경이 매우 큰 것 등이 흥미롭다.[12] 이후에 membranous obstruction of vena cava, 폐쇄성 말초동맥질환, 다카야스동맥염*Takayasu's arteritis* 등에 PTA를 시행한 혈관계 인터벤션 관련 논문이 잇달아 발표되었다. 이는 1980년대 초에 디지털감산혈관조영술*DSA* 기계가 보급된 것과 무관하지 않아 보인다.

1980년대 중반부터는 간암의 인터벤션 치료가 시작되었다. 1984년 전제량 등이 간동맥에 카테터를 위치시켜 항암제를 주입하는 intra-arterial infusion chemotherapy를 보고하였고, 이종태 등이 1985년 absolute alcohol, gelfoam, PVA particle을 이용한 색전술을 보고하였다. 1986년에는 박재형 등이 지금과 같은 Lipiodol과 항암제를 혼합하여 주입하는 화학색전술*chemoembolization*을 발표하였다. 1988년에는 유형식 등이 I-131-Lipiodol을 간동맥에 주입하여 원발성 간암을 치료한 결과를 보고하였다. 당시에는 아직 미세카테터가 나오지 않아 5~7Fr 혈관조영 카테터를 이용하였기 때문에 시술에 따른 합병증도 적지 않았다고 한다.[13, 14]

1980년대 초에 real time ultrasonography가 도입됨에 따라 초음파 유도하의 인터벤션이 시작되었다. 1983년 이종태 등이 처음으로 초음파 유도하에 18G needle을 이용하여 흡입을 시도하였고, 1986년 김승호 등이 현재와 같이 초음파 및 투시 장비를 이용하여 배액관을 삽입하여 배액하기에 이르렀다.[15, 16]

금속 스텐트가 임상에서 활발히 이용되기 시작한 시기는 1990년대 초부터이다. 1992년 이병희 등의 논문에 따르면 초기에 사용된 스텐트는 Gianturco Z-stent, Wallstent, Strecker stent 등이었다고 한다.[17] 한편 송호영 등은 1990년대 초부터 covered, modified Gianturco stent(Song stent)를 개발하여 임상에서 사용하기 시작하여 1991년 『Radiology』에 세계 최초로 식도암에 covered stent를 삽입한 결과를 게재하였으며, 1993년 최초로 covered metallic stent를 위암으로 인한 위출구폐쇄*gastric outlet obstruction* 환자에게 삽입한 결과를 보고하였다. 1994년에는 역시 『Radiology』에 「Covered, expandable esophageal metallic stent tubes: experience in 119 patients」를 게재하였다.[18] 이는 국내 영상의학회 회원이 발표한 SCI 인덱스 논문 중 가장 많이 인용된 것으로, 이후에 위장관계에 covered stent 시술이 세계적으로 널리 이용되는 계기가 된 역사적인 논문이다. 이를 필두로 국내에서 소화기 스텐트에 대한 연구가 잇달아 발표되었다. 주인욱 등이 colorectal stent(Joo stent)를, 도영수 등이 sphincter가 부착된 식도 스텐트(Do stent) 등을 개발하는 등 우리나라가 위장관계 스텐트 분야를 세계적으로 선도하게 되었다. 송호영 등이 개발한 제거가 가능한*retrievable* stent는 식도를 비롯해 기도 및 주기관지, 요도 질환 등에 광범위하게 이용되고 있다.

대한인터벤션영상의학회는 1988년 한만청 외 24인이 '심혈관 및 중재적 방사선학 연구회'란 이름으로 창립하였다. 2005년 '대한인터벤션영상의학회'란 이름으로 개명하였고 2013년 현재 전국적으로 5개 지회(서울경기지회, 충청지회, 호남지회, 영남지회, 인천지회)에서 약 230여 명의 회원이 활동하고 있다. 매년 봄에는 춘계 학술대회를 개최하고 가을에는 'Korean Congress of Radiology'를 통해 정기 학술대회를 열고 있다. 2007년 광주 전남대에서 시작된 'GIRLS(Grand International Radiology Live Symposium)'는 혈관계 시술을 생중계하여 회원들에게 시술 장면을 직접 보고 토론할 수 있는 기회를 주는 교육의 장으로 자리 잡았다. 매년 12월 초에 개최되는 'Mortality and Morbidity Conference'는 인터벤션을 하는 의사들에게 매우 교훈

적이며 중요한 학술 행사로 자리 잡았다. 1993년에는 제1회 'Asian-Pacific Congress of Cardiovascular and Interventional Radiology(APCCVIR)'를 서울에서 성황리에 개최하였으며, 2005년 'Cardiovascular and Interventional Radiological Society of Europe, Annual Meeting' 때에는 주최 측에서 'Korean session'을 만들어 우리나라 연자들을 초청하여 국내의 우수한 연구 및 시술 현황 등을 발표하기도 하였다. 2010년 9회 APCCVIR을 서울에서 개최하였을 때는 역대 최다인원(31개국 1,297명)이 등록하여 성황을 이루었다. 2002년 서울에서 처음으로 개최된 'International Intensive Course for Interventional Radiology(IICIR)'는 아시아 지역의 젊은 인터벤션 의사들을 대상으로 하는 intensive course로 꾸준히 그 참가자가 증가하여, 2013년에는 12개국에서 75명이 참여해 인터벤션 각 분야의 강의 및 동물실험 등을 통해 다양한 지식을 얻었다. IICIR은 이제 명실상부하게 전 세계적으로 유명한 인터벤션 분야의 초보자 훈련과정으로 자리매김하였다. 2012년부터 대한인터벤션영상의학회는 KSIR scholarship을 만들어 매년 아시아 지역의 젊은 의사 4~5명을 선발하여 한국에서 인터벤션을 배울 기회를 제공하는 교육 사업을 시작하였으며, 이를 통해 아시아 지역의 인터벤션 발전에 크게 기여하고 있다.

대한인터벤션영상의학회 회원에 의해 처음으로 발표된 영문 논문은 1984년 박재형 등이 『American Journal of Roentgenology』에 기고한 「Arterial manifestation of Behçet disease」이다.[19] 그 후 주요 외국 학회지에 실린 학회 회원들의 논문 수가 꾸준히 늘어 2000년대 초반에는 미국, 일본, 독일에 이어 4위에 올랐다. 이는 다른 나라에 비해 적은 회원 숫자를 고려하면 놀라운 성과이며, 현재에도 이러한 추세는 계속되고 있다.

참고문헌

1. Rosch J, Keller FS, Kaufman JA. The birth, early years, and future of interventional radiology. J Vasc Interv Radiol 2003;14:841-853.
2. Bakal CW. Advances in imaging technology and the growth of vascular and interventional radiology: a brief history. J Vasc Interv Radiol 2003;14:855-860.
3. Kinney TB. Radiologic history exhibit. Charles T. Dotter: a pioneering interventional radiologist. Radiographics 1996;16:697-707.
4. 한만청, 정규병, 하성환. 행동적 방사선과학. 대한방사선의학회지 1978;14:398-405.
5. 박재형, 한만청, 홍성모. 경피경간담배액술. 대한방사선의학회지 1982;18:554-557.
6. Dondelinger RF. A short history of non-vascular interventional radiology. Bull Soc Sci Med Grand Duche Luxemb 1995;132:21-31.
7. Burhenne HJ. The history of interventional radiology of the biliary tract. Radiol Clin North Am 1990;28:1139-1144.
8. Meaney TF. Invasive radiology. Radiographics 1989;9:1181-1188.
9. 강석린, 김학석. Review of 113 splenoportographies. 대한방사선의학회지 1964;1:17-23.
10. 김기정, 하해구, 최두석. 복강대동맥조영술 200예에 대한 방사선학적 고찰. 대한방사선의학회지 1972;8:249-274.
11. 주동운, 한만청. 새로운 침을 사용한 경피경간담관조영진단에 관한 연구. 대한방사선의학회지 1976;7:255-266.
12. 김순용, 윤엽. 신동맥협착의 경피경내강혈관확장술. 대한방사선의학회지 1982;18:823-827.
13. 박재형, 성규보, 신명진 등. 간동맥조영술에서의 Lipiodol의 임상적 이용. 대한방사선의학회지 1986;22:490-494.
14. 유형식, 김동익, 박창윤 등. I-131-Lipiodol의 간동맥 주입에 의한 원발성 간암 치료의 기초 및 임상적 연구. 대한방사선의학회지 1988;24:288-299.
15. 이종태, 서정호, 유형식 등. 간종양의 진단, 치료의 초음파 역할. 대한방사선의학회지 1983;19:780-788.
16. 김승호, 고강석, 박병란 등. 복강내 농양 및 액체저류의 경피 카테터 배액술. 대한방사선의학회지 1986;22:449-453.
17. 이병희, 도영수, 변홍식 등. 악성 담도폐쇄 환자에서의 금속스텐트 이용. 대한방사선의학회지 1992;28:959-967.
18. Song HY, Do YS, Han YM, et al. Covered, expandable esophageal metallic stent tubes: experiences in 119 patients. Radiology 1994;193:689-695.
19. Park JH, Han MC, Bettmann MA. Arterial manifestation of Behçet's disease. AJR Am J Roentgenol 1984;143:821-825.

Chapter 2

인터벤션 시술 전후 환자 관리

심형진

I 환자에 대한 임상적 책임의무

인터벤션 영상의학은 지속적으로 발전하고 있는 최신 의학 전문분야 중 하나로 '칼 없는 영상유도 수술'이라고 표현되기도 한다. 인터벤션은 영상의학의 세부 전문분야이나, 인터벤션을 시행하는 의사는 손을 사용하는 치료술기에 능해야 하고, 환자의 임상적 상태에 대한 감각과 지식을 갖추어야 한다. 판독을 위주로 하는 일반적인 영상의학 진료 때와는 달리 환자를 직접 대하는 임상적인 부분이 필수적으로 병행되므로 영상의학과 의사, 외과 의사, 마취과 의사의 기능과 자질이 모두 필요하다.[1]

2001년 미국 ACR(American College of Radiology)에서는 인터벤션 영상의학을 "a new component of the specialty of radiology"(영상의학의 새로운 전문분야)라고 설명하고, 치료술기와 환자에 대한 임상적 책무에 관한 ACR resolution #41을 공표하였다. 2009년 UEMS(European Union of Medical Specialists)에서도 인터벤션 영상의학이 영상의학과 내의 새로운 분과로 승인되었다.[1] 2012년 9월 11일 미국의 ABMS (American Board of Medical Specialties)에서는 ABR(American Board of Radiology)의 요청에 따라 인터벤션 영상의학과를 새로운 전문진료과목*primary specialty*으로 승인하였다. 이는 인터벤션 영상의학과를 Radiology의 세부전공분과*subspecialty*가 아닌 새로운 진료 표방 과목으로 승인한 것으로, 이로써 인터벤션 영상의학은 미국 내 제 37번째의 전문진료과목이 되었다.[2]

인터벤션 전문의는 영상의학적 지식을 기본 바탕으로 외과적 술기와 함께 소통의 술기, 인지의 술기, 팀워크 등에 대하여 폭 넓은 지식과 경험, 자질을 갖추어야 한다. 이러한 이유로 미국 ABR은 IR/DR dual certificate(dual primary certificate in interventional radiology and diagnostic radiology)를 시행하게 되었다.[2]

국내에서는 2012년 대한영상의학회에서 시행한 영상의학과 진료실태 조사에 따르면, 인터벤션을 시행하는 수련병원의 71.9%에서 외래 환자를 진료하고 있으며, 외래 개설 병원의 21.9%에서 입원실을 운영하며 시술 전 · 중 · 후의 환자 관리를 하고 있는 것으로 파악되었고, 인터벤션 인증의 제도는 2014년 3월부터 시행되었다.[3]

그러므로 인터벤션을 시행하는 의사는 환자에 대하여 임상적 책무*clinical responsibility*를 가지고 다각적으로 환자에게 접근하여 양질의 의료를 제공할 수 있도록 노력해야 한다(<표 2-1> 참조).

Ⅱ 시술 전 행위

1. 환자의 평가

환자가 인터벤션을 받기에 적절한 상태인지 의무기록과 검사소견을 검토하고 시술 전 방문하여 평가하는 것이 중요하다. 시술이 정말로 필요한 상태인지, 비침습적 영상검사로 혈관조영검사를 대신하여 진단할 수 있는지를 확인해야 한다. 시술 전 평가에는 환자의 임상적 상태, 과거력, 투약과 알레르기에 대한 내용이 포함되며, 이전에 조영제를 사용한 경험이 있는지 그리고 심각한 부작용이 있었는지를 확인하는 것이 중요하다.

2. 검사실 평가

신부전을 위한 선별 검사로 BUN과 creatinine을 포함한 적절한 검사실 검사를 시행해야 한다. Prothrombin Time (PT), PTT, International Normalized Ratio(INR), 혈소판 수치를 통하여 출혈성 경향이 있는지 확인해야 한다. 환자가 헤파린 치료를 받고 있다면 혈관조영술이나 인터벤션을 시행하기 위하여 헤파린을 중단할지 혹은 protamine sulfate를 투여하여 헤파린 반전을 시도할지 결정해야 한다. 와파린*warfarin*을 사용하는 환자에서는 필요 시 신선동결혈장*FFP*으로 항응고 작용을 반전시키거나, 환자가 계속해서 항응고치료가 필요한 상태라면 입원하여 와파린을 정맥 주입 헤파린으로 바꾼 후 시술을 시행할 수 있다.

3. 환자의 교육

시술을 받을 환자에게 시술에 대하여 자세히 설명하여야 환자 및 보호자와 더 협조적인 소통관계*rapport*를 맺을 수 있으며 환자가 시술 중에 덜 긴장하게 된다. 환자에게 간략하지만 분명하게 단계별 시술을 설명해 주어야 한다. 혈관조영술의 경우 서혜부*groin*를 마취할 때, 대퇴동맥*femoral artery*을 천자하여 카테터를 조작할 때, 조영제가 주입될 때의 감각에 대하여 단계적으로 설명하는 것이 좋다. 이 과정을 이해한 환자는 시술 중에 더 잘 참을 수 있고, 사진을 촬

<표 2-1> 인터벤션을 시술하는 의사의 시술 전·중·후 행위

1. 시술 전 행위
- (1) 시술 전 환자 진찰 및 처방
  - 1) 환자 면담
  - 2) 의무기록 검토
  - 3) 과거력, 투약, 알레르기 병력 파악 후 조영제 사용 경험과 부작용 유무 확인
  - 4) 시술의 적정성 판단
  - 5) 시술과 관련된 합병증, 부작용에 대하여 환자에게 설명
  - 6) 이전 영상 및 검사 결과 검토
  - 7) 시술에 대한 설명 및 동의서 작성
  - 8) 시술 전 처방
- (2) 의뢰의사와의 의견 교환
- (3) 시술의 적절성에 대한 자문
- (4) 시술 방법 및 부위 결정
- (5) 천자 부위 및 시술 부위 확인
- (6) 정맥주사 라인 확인 및 정맥주사 경로 확보
- (7) 시술대에 환자 이송, 환자 자세 및 위치 고정, 장비 및 치료 재료 준비
- (8) 손 씻기*scrubbing* 및 덮기*draping*
- (9) 환자 감시장치*monitoring* 작동, 산소 등 전처치 약물투여

2. 시술 중 행위
- (1) 시술 시행
- (2) 치료 재료 투여
- (3) 시술에 필요한 약물투여
- (4) 조직 채취 및 검체물 처리
- (5) 검체에 환자 라벨 붙이기
- (6) 환자 감시 및 처치
- (7) 방사선 안전 관련 시술 중 장비 조작
- (8) 시술 기록지
  - 1) 이전 영상검사와의 비교
  - 2) 조직검사, 검사실 소견 검토
  - 3) 시술 기록을 위한 참고자료 참조
  - 4) 시술의 적절성 판단
- (9) 추가 시술 및 검사의 지도 감독

3. 시술 후 행위
- (1) 시술대에서 회복실 이동
- (2) 시술 후 환자 처치
  - 1) 지혈, 환자 감시 및 처치
- (3) 합병증 및 부작용 확인
- (4) 환자 및 보호자에게 결과 설명
- (5) 검체물 인수인계
- (6) 환자 이송 및 추적감시
- (7) 시술 후 의사 지시서, 시술 기록지 작성 준비
- (8) 시술 중 촬영한 영상 중 필요한 영상정보의 선별
- (9) 시술 영상의 전송
- (10) 시술 후 처방 전산 입력
- (11) 시술 기록지 전산 입력 및 확인(서명)
- (12) 의뢰의사와 의견 교환
- (13) 환자에 대한 추적 검사 및 추적 진료

영할 때 숨을 참고 움직이지 않는 등 잘 협조할 수 있다. 시술 전에 시술 관련 주요설명서를 만들어 읽어 보게 하고 숨 참는 방법을 한두 번 연습하게 하는 것도 도움이 된다. 시술 중에 촬영할 때에는 환자에게 미리 설명한 내용과 동일하게 시행해야 한다. 예를 들어 환자에게 조영제 주입 직전에 "숨을 들이쉬고, 내쉬고, 반만 들이쉬고 참으세요."라고 연습시켰다면 이와 동일하게 해야 한다. 이러한 표준 기준을 만들어 환자의 움직임과 의사소통의 오류를 최소화하여 재촬영을 줄이면 조영제 사용량과 방사선 노출량, 카테터 조작 시간이 줄어들게 된다. 이는 결과적으로 시술의 합병증을 줄이는 데 영향을 준다.[4]

4. 사전동의

환자와 보호자에게 시술과 관련해 일어날 수 있는 합병증과 위험성에 대하여 솔직하게 설명해야 한다. 서면으로 된 사전동의서를 환자와 보호자에게 직접 설명하고 서명을 받는 것은 의무사항이자 필수적인 절차이다. 만약 서면으로 된 사전동의서를 환자나 환자의 가족에게 받을 수 없는 상황이라면, 의무기록지에 시술이 응급이었고 사전동의를 받으려고 시도했다는 기록을 남겨 두는 것이 좋다. 동의서를 받을 때 위험성을 너무 강조하여 환자가 두려워하게 만드는 것은 적절하지 않은 행동이다.[5]

5. 환자의 준비

혈관조영실에 환자가 들어오면 테이블 위에 적절한 자세를 잡게 하고 적당한 크기(18~20G)의 정맥 라인이 확보되어 있는지 확인하고, 타임아웃*time out*을 시행하여 시술 환자가 맞는지, 시술 행위와 부위가 맞는지 확인한다. 정맥 라인은 생명이 위험한 응급상황에서 생명줄 역할을 하므로 매우 중요하다. 환자 감시장치를 연결하여 심전도, 산소포화도, 간헐적 자동혈압측정을 한다. 수액, 진정제, 진통제를 필요에 따라 투여한다. 진정제를 투여할 때에는 저농도 산소를 코삽입관*nasal cannula* 혹은 경우에 따라 호흡마스크*inhalating mask*로 공급한다. 시술의사뿐 아니라 간호사 등 잘 훈련된 인력이 환자의 활력징후, 임상적 상태를 전체 시술과정 중에 계속하여 감시해야 한다. 이들 감시장치의 수치가 오르거나 내려가는 경향을 기록하는 것도 중요하다. 또한 얕은 진정*conscious sedation*과 시술방법에 대해서도 혈관조영실의 모든 인력이 잘 알고 있도록 교육된 상태여야 한다.[4, 6]

6. 환자의 시술자세 확인

DSA 장비 역시 환자가 테이블에 자세를 잡은 후 시술할 부위를 미리 투시하여 적절한 자세인지 시술 전에 확인해야 한다. 혈관조영술의 합병증은 카테터가 혈관 내에 있는 시술 시간과 직접적으로 관계가 있으므로 시술 시간을 줄이면 합병증을 줄일 수 있다.

7. 상 차리기

시술 상 차리기를 철저하게 점검해야 하며 개개 시술에서 특별히 사용할 물품에 대하여 시술의사와 시술 참여 인력들이 사전에 서로 확인해야 한다. 단순한 실수에도 환자에게 치명적 손상이 발생하거나 심지어 사망할 수 있으므로 필요한 물품을 사전에 확인하여 준비하는 것이 필수적이다. 일반적으로 모든 시술 기구들을 환자의 몸에 삽입하기 전에 헤파린 생리식염수로 씻어 놓는 것이 기본이며, 유도철사를 카테터와 천자바늘의 구멍에 미리 넣어 보아 크기가 맞는지 확인해야 한다.

Ⅲ 시술 후 행위

인터벤션 시술 후 인터벤션 전문의는 환자에 대한 책무를 가지는 일차 진료의사 혹은 임상 자문의로서의 역할을 하여 직접 환자를 추적 관리하는 자세를 가져야 한다. 혈관계 인터벤션 치료 후 항혈전치료 약제에 대하여도 적절한 처방을 할 수 있어야 한다.

Ⅳ 요약

인터벤션은 때로 환자에게 치명적인 경우가 많으므로 인터벤션 전문의는 해부학, 병리학, 생리학, 질병의 진행과정, 그리고 환자의 전반적인 치료법에 대해 이해하고 있어야 한다. 인터벤션이 향후 환자의 수술적 치료에 방해가 되지 않는지, 인터벤션보다 다른 치료방법이 환자에게 더 도움이

되는지 등 항상 환자의 입장에서 생각하여 시술 전 그리고 시술 중에 적절하게 판단하는 것이 중요하다.[4]

시술 전 비침습적인 영상검사로 CT angiography(CTA) 혹은 MR angiography(MRA)가 보편화되어 있다. 실제로 임상에서 이 검사법들이 진단적 카테터 혈관조영술의 많은 부분을 대체할 수 있게 된 것은 환자에게 매우 좋은 일이다. 또한 이 비침습적 검사들로 혈관질환을 더 많이 진단할 수 있게 되어 혈관계 인터벤션 치료를 필요로 하는 환자가 늘어나게 되었다. 그러므로 인터벤션 의사는 치료적 시술뿐 아니라 비침습적 혈관영상 검사에도 관심을 가져야 한다.

카테터 등 시술 기구의 종류, 신제품에 대하여 끊임없는 정보를 습득하여 시술 중 환자에게 실질적으로 도움이 될 수기를 익혀야 한다.

때로 시술 중에 이 방법이 맞는지 틀린지 판단하기 어려운 경우가 있다. 이런 상황에서는 이 방법이 안전한지 아닌지를 우선적으로 판단하는 것이 더 좋은 시각으로 생각된다.

인터벤션 영상의학은 외래와 입원 진료를 포함하는 영상의학의 한 분야이며, 시술 전, 시술 중, 시술 후의 모든 술기에 대하여 임상적 책무를 가진다. 인터벤션 영상의학은 과학기술의 발전과 더불어 새로운 진단과 치료법이 계속 개발되고 있으며 앞으로 더욱 성장해갈 것이다.

참고문헌

1. Ahmed K, Keeling AN, Khan RS, et al. What Does Competence Entail in Interventional Radiology? Cardiovasc Intervent Radiol 2010;33:3-10.
2. ABR http://theabr.org/ic-vir-landing
3. 대한영상의학회 기획위원회 2012사업보고서. 진료실태조사 및 진료정책연구보고서(진료정책분과) 영상의학 일차진료체계 개선방안. 2013 대한영상의학회 평의원회(2013. 2. 27.) 별책자료.
4. Baum S, Pentecost MJ. Abrams' Angiography: Interventional Radiology. 2nd ed. Philadelphia: Lippincott Williams & Wilkins, 2005:1-18.
5. Osborn AG. Diagnostic Cerebral Angiography. 2nd ed. Philadelphia: Lippincott Williams & Wilkins, 1988:421-446.
6. Mueller PR, Biswal S, Halpern EF, et al. Interventional radiologic procedures: patient anxiety, perception of pain, understanding of procedure, and satisfaction with medication-a prospective study. Radiology 2000;215:684-688.

Chapter 3

인터벤션 시술 중 환자 관리

양승부

수술실에서는 마취통증의학과 의사가 환자의 활력징후 감시 및 처치를 하지만, 인터벤션을 할 때에는 혈관조영실에서 시술을 담당한 인터벤션 전문의가 국소마취제 투여 후 시술과 더불어 환자의 활력징후 감시도 담당해야 한다. 인터벤션 시술로 환자는 스트레스와 전신장애*systemic disturbance*를 받게 된다. 이러한 반응을 방지하기 위하여 의료진은 시술 중에 환자를 지속적으로 감시*monitor*해야 한다. 감시의 중요한 이점은 다음과 같다. 첫째, 즉각 반응을 필요로 하는 급성 내과적 응급을 찾는 데 도움이 된다. 둘째, 응급상황으로 서서히 진행하는 환자의 경향성을 찾을 수 있다. 셋째, 효과적인 응급처치와 예방조치를 하는 데 도움이 된다.

인터벤션 중의 환자 감시는 크게 환자의 활력징후 감시와 처치, 진정 및 통증 조절, 조영제 부작용의 인지와 처치로 나누어진다.[1] 조영제 부작용에 대해서는 제4장에서 서술하므로 이 장에서는 앞의 2가지만을 설명한다.

I 환자의 활력징후 감시와 처치

환자가 시술실인 혈관조영실로 들어오면 환자의 활력징후를 기록하고 감시하는 장비를 환자에게 연결한다. 환자 감시장비에는 맥박산소측정기*pulse oximeter*, 심전도기*electrocardiogram; ECG*, 혈압측정계가 포함되어야 한다. 활력징후를 지속적으로 감시하면서 산소를 투여하고, 필요 시 suction을 할 수 있도록 준비해 둔다(〈표 3-1〉).[2]

환자의 기저 활력징후를 기록한 후, 수액을 급속히 주입할 수 있도록 아래팔*forearm* 혹은 자쪽피부*antecubital* 정맥에 삽관한다. 생리식염수나 5% 포도당 혹은 유산을 가한 링거액*lactated Ringer's solution*으로 삽관을 유지할 수 있다.

〈표 3-1〉 인터벤션 시술 중 자동 환자감시기의 구성

1. 맥박산소측정기*pulse oximeter*(적당한 알람을 가지고 있어야 함. 예: ＜92%)
2. 심전도기*ECG*(서맥, 빈맥, 부정맥에 대한 알람)
3. 혈압측정계(시간에 따른 자동 팽창, 수축과 알람)
4. 산소공급기와 suction이 있어야 함.

삽관이 끝나면 시술 준비 전에 진정*sedation*을 시행할 수 있다. 인터벤션은 주로 얕은 진정*conscious sedation*에서 시행한다. 얕은 진정이란 환자의 불안을 감소시키기 위한 처치로, 졸음이 오고 불명료 언어 상태이나 언어자극에 적절한 반응을 보이고 눈을 감고 뜨며 곧 각성할 수 있는 상태이다.

1. 뇌신경계 감시

주로 언어접촉*verbal contact*이 가장 중요하며, 간단하고 빠른 반응으로 대화가 이루어져야 한다. 의식수준을 평가하고자 Glasgow coma scale을 이용하기도 한다.[1]

2. 호흡기계 감시

(1) 호흡수

성인의 정상적인 호흡수는 분당 12~20회이다. 느린 호흡*bradypnea*은 얕은 진정과 마취*analgesia*와 관계가 있으며 때로는 과진정*oversedation*에서 나타나기도 한다. 과호흡*tachypnea*은 주로 시술 전 불안과 연관이 있으며, 생리학적 반응(예를 들면 중심정맥카테터를 우심방에 삽입할 때 부정맥이 유발되어 과호흡이 발생하는 경우)과 연관이 있을 수도 있다.[3]

(2) 혈중 산소농도

혈중 산소농도는 얕은 진정 동안 중요한 지표이다. 호흡억제로 인한 산소포화도의 감소는 이산화탄소의 저류, 깊은 마취, 심근의 허혈과 부정맥, 심폐정지를 유발할 수 있다. 동맥산소 농도는 주로 맥박산소측정기*pulse oximeter*로 감시한다. 맥박산소측정기는 신뢰도가 높은 기기이기는 하나, 정맥 박동을 유발하는 움직임 때문에 산소포화도가 낮게 기록될 수 있으며, 혈압이 낮거나 말초혈관 수축을 보이는 경우(말초정맥질환, 심한 불안감 호소, 주변의 낮은 온도), 혹은 물리적인 혈관폐쇄(동맥폐쇄)로 측정치가 부정확할 수 있다. 또한 주변의 과도한 빛, 심한 빈혈, 비정상적인 혈색소(methemoglobin), 색소*dye* 주입, 빛을 흡수하는 손톱 매니큐어나 막이 오류를 일으킬 수 있다.[1]

산소포화도가 90% 이하로 떨어지면 산소분압이 60mm Hg에 이르므로 산소를 추가로 공급해야 한다. 산소치료 시 nasal cannula나 mask 등을 사용하며, 용량에 따른 흡입 공기의 산소비율은 〈표 3-2〉와 같다.

〈표 3-2〉 산소치료(흡입 공기 중 산소의 대략적 비율)

Nasal Cannula		Mask	
1liter	24%	5~6liters	40%
2liters	28%	6~7liters	50%
3liters	32%	7~8liters	60%
4liters	36%		
5liters	40%		
6liters	44%		

3. 심혈관계 감시

(1) 혈압

자동혈압계를 주로 사용하며, 5~10분 간격으로 측정하는 것이 좋다. 특히 심혈관 질환이 있는 환자의 경우 측정하기 전 기저혈압과 시술 전후 혈압을 비교하는 것이 중요하다.[1, 4]

시술 중 저혈압 발작반응*hypotensive reaction*은 주로 과진정*oversedation*, 혈관미주신경반응*vasovagal reaction*, 출혈 시에 나타난다. 원인에 따른 치료법은 〈표 3-3〉과 같다.[2]

시술 전 불안감으로 혈압이 오르는 경우가 종종 있는데, 이때 진정이 도움이 된다. 고혈압 발작반응*hypertensive reaction*의 약물치료는 진정의 효과를 확인한 후에 실시하는 것이 좋으며, 통증을 적절히 처치하고 방광에 소변이 많이 차 있는지를 확인해야 한다. 치료법은 〈표 3-4〉에 기술하였다.

적절한 혈액량이 유지됨에도 심박출 감소(심기능 저하)에 의한 조직관류 저하의 소견이 보이되 다른 혈압감소의 원인(저혈량, 출혈, 패혈증, 폐색전증 등)이 배제될 경우 심인성 쇼크*cardiogenic shock*로 진단할 수 있다. 혈역학적 수치로 정의하기는 어려우나 대략 30분 이상 지속되는 수축기 저혈압 <80mmHg(평균혈압 <60mmHg), 심박출계수의 저하(<1.8L/min/m^2), 폐모세혈관 쐐기압의 증가(>18mmHg) 소견이 나타난다. 관류장애로 인하여 조직에 산소가 불충분하게 공급되면 세포가 손상되고, 이는 미세혈관계를 변화시켜 다시 관류를 더욱 저하시키는 악순환이 초래된다. 이러한 과정이 방치되어 진행되면 광범위한 다발성 장기부전이 발생하여 환자가 사망에 이르게 된다.

Cardiogenic shock의 임상양상은 피부 관류감소의 소견

〈표 3-3〉 저혈압 반응의 원인과 증상, 치료법

원인	증상	치료
패혈증	발열, 오한	정맥 내 항생제, 수액요법, Demerol(Pethidine HCL) 25~50mg, 정맥내(오한, 경직 시)
과진정	심호흡기 억제	산소 흡입, 수액요법, 길항제 투입(narcotic and sedative antagonist)
혈관미주신경반응	서맥*bradycardia*	Atropine(atropine sulfate), >0.5mg, 맥박수 60까지
	구역*nausea*	초회 0.5mg 후 5분 간격으로 2mg까지, 수액요법 dopamine(Tropine®) 2~5μg/kg/min, atropine과 수액요법 이후에도 남을 때
출혈		시술로 지혈하고, 필요에 따라 압박 및 수혈

〈표 3-4〉 고혈압 발작 반응 시의 치료

1. 통증과 불안감을 완화한다.
2. 소변이 많이 차 있는지 확인하고 방광을 비운다.
3. Nifedipine 설하 투여 10mg 혹은 nitroglycerine 설하 투여
4. Hydralazine 10~20mg IV
5. Nitroprusside IV, 5~10mg/min initially, titrate(monitor BP via arterial line)

〈표 3-5〉 심인성 쇼크의 원인

- 급성 심근경색(심한 수축기능 부전, 급성 승모판폐쇄부전, 심실중격 결손, 자유벽 파열)
- 말기 심부전
- 심근염
- 장시간의 심폐기 사용
- 패혈증에 동반되는 심기능 부전
- 대동맥판막 협착, 승모판막 협착
- 급성 대동맥판막 또는 승모판막 폐쇄부전
- 비후성 심근증
- 좌심방 점액종

으로, 피부가 창백하고 차가우면서 얼룩덜룩한 모양으로 보인다. 소변량이 감소하고 의식이 명료하지 못하며 경정맥 팽대, 빠른 맥박과 심음 감소, 제3, 4심음이 들리고, 경우에 따라서는 심잡음(승모판막 폐쇄부전, 심근경색에 의한 심실중격결손)이 들리기도 한다. 혈액검사(혈청 심근효소치, 전해질, ABGA), 심전도와 함께 심초음파는 신속하고 정확한 초기 진단에 필수적인 검사이다. 심초음파로 심기능 평가 외에도 여러 가지 쇼크의 원인(〈표 3-5〉)을 진단할 수 있다.

Cardiogenic shock를 치료할 때는 폐부종이 진행되지 않았다면 우선 수액 공급을 서둘러야 한다. Colloid 용액이 crystalloid보다 낫다는 자료는 없다. 신속하게 중심정맥을 확보하고 맥박산소측정기를 연결하며, 소변량을 측정하기 위해 Foley bag을 설치한다. 정맥주사로가 확보되는 대로 morphine(3mg bolus, 필요 시 반복)을 주사하면 불안감, 통증을 감소시키고 교감신경 흥분을 억제하여 산소요구량, 전부하, 후부하를 낮출 수 있어 도움이 된다. 과탄산혈증이 있을 경우에는 호흡을 억제하여 호흡부전을 초래할 수 있으므로 조심해서 투여해야 하고, 혈압이 낮은 환자에서는 fentanyl로 대치한다. 혈액검사 결과가 나오는 대로 동맥혈가스검사, 전해질 교정(특히 산혈증, 저칼륨혈증 등)을 시작하며, 필요에 따라 기관내삽관과 기계호흡을 고려한다.

초기 혈압이 충분히 유지된다면 울혈을 감소시키고 이뇨를 촉진하기 위하여 혈관 확장제를 우선적으로 투여한다. Nitrate는 20μg/min로 시작하여 200μg/min까지 증량할 수 있으며, 평균 혈압이 10mmHg 정도 감소하도록 조절한다. 혈압이 85mmHg 이상으로 유지된다면 dobutamine (3μg/kg/min에서 시작하여 최대 30μg/kg/min)을, 85mmHg 이하이면 dopamine(3μg/kg/min에서 시작해 최대 20μg/kg/min)을 쐐기압 20mmHg 이하, 심박출계수 2L/min/m^2 이상 유지를 목표로 투여한다. Dopamine을 투여해도 혈압이 원활히 증가하지 않으면 norepinephrine 또는 epinephrine 등의 vasopressor를 투여한다.

(2) 심전도

심혈관계 질환의 위험이 있는 환자에서 중요한 감시기기로서, 부정맥, 심근허혈, 전도장애와 심방, 심실의 비대와 각종 전해질 불균형을 진단할 수 있다. 3-lead의 심전도를 주로 이용하며, 흉부의 오른쪽 위, 왼쪽 위와 왼쪽 아래에

전극*electrode*을 붙인다. 이 위치가 시술 시에 불편하다면 오른쪽·왼쪽 팔목과 왼쪽 발목에 붙여도 된다.

부정맥 중에 지속되는 ventricular ectopy와 새로 시작하는 supraventricular tachycardia, symptomatic sinus bradycardia, heart block과 ventricular tachycardia는 즉각 치료해야 한다(〈표 3-6〉). 이러한 상황이 발생하면 되도록 빨리 심폐소생팀(code team)에 도움을 요청한다. 인터벤션팀이 심폐소생팀을 기다리는 동안 환자가 박동이 없고 숨을

〈표 3-6〉 심부정맥을 위한 약물치료

증상	약물	양	빈도	최대량	주의
Symptomatic sinus bradycardia	Atropine	0.6~1.0mg IV	5분 간격	2mg IV	0.5mg 이하를 주입하면 paradoxical bradycardia를 유발하고, 이것이 ventricular fibrillation을 유발함. Refractory bradycardia에는 pacemaker 사용.
Supraventricular tachycardia	Adenosin(Denosin)	6mg IV bolus; 반응 없으면 반복	1~2분	12mg IV bolus	
	Verapamil(Isopin)	0.1mg/kg IV slowly(최대 10mg)	처음 양을 주고 30분 후에 0.15mg/kg IV slowly	20mg IV	베타차단제를 쓰는 환자에서는 금기이며, digitalis를 쓰는 환자에서는 쓸 수 있음.
Ventricular tachyarrythmia[a]	Lidocaine (Lidocaine HCL)	1mg/kg bolus IV	매 8~10분마다 0.5mg/kg IV	30mg/kg total bolus dose	Arrhythmia가 조절되면 분당 2~4mg의 lidocaine을 지속 주입, 심박정지가 발생하면 심폐소생팀을 부르고 제세동 시행.
Ventricular fibrillation	Defibrillation: 200J로 시작. ACLS[b] protocol을 따름.				

[a] cardioversion 고려

[b] ACLS=advanced cardiac life support

〈표 3-7〉 추천되는 응급약물과 장비

약	장비
Adenosine	Intravenous access와 infusion set, 22-, 20-, 18-, 16 G IV catheter
Albutenol(흡입)(Ventolin)	Intravenous fluids: lactated Ringer's solution, normal saline
Aminophylline	Defibrillator
Ammonia spirits	Face mask(small, medium, large), breathing bag과 valve set
Atropine	Nasal airway(small, medium, large)
Diazepam(Valium)	Laryngoscope handles
Diphenhydramine	Laryngoscope blades(straight,curved)
Dopamine(Tropin)	Endotracheal tube와 style(cuffed와 uncuffed)
Epinephirne(1:1,000, 1:10,000)	Suction catheters
Flumazenil(Flunil)	Nasogastric tube
Glucose(50% bolus, 10% infusion)	Nebulizer와 medication kit
Hydrocortisone(Cortisolu)	Wall suction
Labetalol(Labesin)	Nasal cannula
Lidocaine	
Naloxone(Naloxone HCL)	
Nifedipine	
Nitroglycerin(sublingual spray)(Nitrolingual spray)	
산소	
Phentolamine	
Sodium bicarbonate	
Verapamil(Isoptin)	

〈표 3-8〉 일반적인 마취의 정의와 시술진정의 단계

	Responsiveness	airway	Spontaneous ventilation	Cardiovascular function
Minimal sedation	Normal response to verbal stimulation	Unaffected	Unaffected	Unaffected
Moderate sedation	Purposeful response to verbal of tactile stimulation	No intervention required	Adequate	Usually maintained
Deep sedation	Purposeful response after repeated or painful stimulation	Intervention may be required	May be inadequate	Usually maintained
General anesthesia	Un-arousable even after painful stimulus	Intervention often required	Frequently inadequate	May be impaired

쉬지 않으면 인터벤션팀은 보조환기*assisted ventilation*를 시작하고 흉부압박과 기도유지를 해야 한다. 인터벤션 의사가 ventricular fibrillation을 모니터에서 보자마자 defibrillation을 시행해야 할지도 모른다.

인터벤션 간호사가 응급약물과 장비(〈표 3-7〉)를 매일 점검하고, defibrillator의 배터리를 매일 충전해야 한다. 모든 응급약은 주로 정맥으로 투여되므로 큰 직경의 정맥을 확보해야 한다.

Ⅱ 진정 및 통증 조절

영상유도 인터벤션 치료는 전신마취 없이도 최소침습적으로 시행할 수 있다는 것이 장점이지만 시술 시 환자에 대한 진정과 통증의 조절이 필요하다. 시술 시의 통증 조절은 단순히 환자에게 통증을 덜 느끼게 한다는 의미도 있지만 시술을 원활하게 진행하는 데 핵심적인 요소이기도 하다. 고난이도의 시술 시 환자가 통증과 불안으로 잘 협조하지 못한다면 시술에 실패할 수도 있기 때문이다. 혈관조영실에서 시술을 진행할 때 마취과 의사가 시술진정을 시행하는 것이 가장 이상적이나 현실적으로 어려우므로, 시술하는 의사가 직접 또는 감독하에 시술하는 시술진정이 필요한 경우가 많다.

1. 시술진정의 기본 개념과 약물

(1) 시술진정의 의미

시술진정*procedural sedation*은 시술 시행 시 약물을 사용하여 전, 후 및 중간에 환자가 통증과 불안을 느끼지 않게 하거나 최소화하는 것을 말한다. 진정의 깊이는 의식*consciousness* 수준, 기도*airway* 및 호흡*ventilation* 상태, 심혈관 기능*cardiovascular function* 상태에 따라서 〈표 3-8〉과 같이 최소진정에서 전신마취까지 네 단계로 나뉜다. 하지만 이는 대략적인 구별이며, 실제로는 각 단계가 연속선상에 놓여 있고, 순식간에 다른 깊이로 변화할 수 있다는 점을 알아 두어야 한다. 최소진정*minimal sedation*이란 환자의 불안이 없거나 최소화되면서도 구두명령에 대한 반응이 정상적으로 분명하고, 기도와 자발호흡이 잘 유지되며 심혈관계 기능도 영향을 받지 않는 상태를 말한다. 중간진정*moderate sedation*이란 의식수준이 저하되어 있으나 환자가 구두명령을 수행하고, 빛이나 촉각 자극을 인지할 수 있으며 기도, 자발호흡, 심혈관계 기능은 큰 영향 없이 적절히 유지되는 상태를 말한다. 이 단계까지는 각막반사*corneal reflex*, 구역반사*gag reflex*가 잘 유지되므로 얕은 진정*conscious sedation*이라고도 하며, 대부분 인터벤션 시술을 위한 진정의 목표단계이다. 그 이유는 자칫 진정이 예상과 달리 깊어질 수 있으므로 넓은 안전 영역을 확보해 두고,[5, 6] 진정에 의한 합병증 발생률과 환자 회복시간을 최소화하기 위해서이다.[7, 8] 그러나 심한 심부통증을 유발하는 시술에서는 이보다 깊은 상태의 시술진정이 필요할 수 있다. 깊은 진정 단계에 가면 단순한 구두명령에 대해서는 잘 깨지 않고 통증자극을 주어야 명령을 수행할 수 있게 된다. 이때 통증자극에 대한 명령 수행은 단순한 반사적 반응과는 구별되어야 한다. 기도와 자발호흡이 원활하지 않을 수 있어 이를 고려한 조치나 대비책이 있어야 한다. 기도폐쇄 예방 술기, 구강*oral* 또는 비강*nasal* 기도장치*airway*, 볼-밸브 마스크*ball valve mask*를 통한 환기보조*ventilatory assist*가 필요할 수 있다. 심혈관계 기능은 잘 유지되나 각막반사, 구역반사가 저하된다. 환

〈표 3-9〉 시술진정에 일반적으로 사용되는 약물

Drug	Adult dosage	Pediatric dosage	onset (Min)	Duration (min)	comment
Sedative hypotic					
Chroral hydrate(oral)		Oral: 25~100mg/kg, can repeat 25~50mg /kg after 30 min	15~30	60~120	Effects unreliable if age>3 yr
Midazolam(IV)	1mg incremental	<5 yrs: initial 0.05~0.1mg/kg then titrated to maximum 0.6mg/kg 6~12yrs: initial 0.025~0.5mg/kg then titrated to maximum 0.4mg/kg	2~3	46~60	Reduce dose when combined with opioids. May produce paradoxical excitement
Diasepam(IV)	1~2mg	Initial 0.05~0.1mg/kg then titrated to maximum 0.25mg/kg	2~3	360	Reduce dose when combined with opioids
Propopol(IV)	25~75μg/kg/min (1.5~4.5mg/kg/hr)	1.0mg/kg followed by 0.5mg/kg repeat dose as needed	<1	3~5	Avoid with egg or soy allergies Not recommended for patient <3 yr
Pentobarbital(IV)		1~6mg/kg, titrated in 1~2mg/kg increments every 3 min	3~5	15~45	May produce paradoxical excitement Avoid in patient with porphyria
Dissociative drug					
Ketamine(IV)	5~10mg repeat every 10 min with half dose	1~1.5mg/kg slowly over 1 min, may repeat dose Every 10 min as needed	1~2	Dissociation: 15, Recovery: 60	Unpleasant dreams or hallucinations rare in children
Analgesia					
Fentanyl(IV)	25μg/dose, repeat every 3 min to desire effect	Initial 1.0μg/kg up to 50μg/dose, may repeat every 3 min, titrate to effect	2~3	30~60	Not recommended for patients <2 yr
Sufentanyl(IV)	2μg/dose		2~3	15	
Remifentanyl(IV)	0.05~0.15μg/kg/min (0.003~0.009mg/kg/hr)		1~2	5~7	Reduce dose combined with benzodiazepine
Morphine(IV)	2mg/dose	Initial 0.05~0.15mg/kg up to 3mg/dose may repeat every 5 min, titrate to effect	3~10	180~240	
Reversal agent					
Naloxone(IV)	0.4~2mg/dose, repeat every 2 min as required to maximum of 10mg	0.01mg/kg/dose up to maximum of 2mg/dose	2	20~40	In shorter acting than the reversed drug, serial doses may be required
Flumazenil(IV)	0.2mg/dose, repeat every 1 min to maximum of 1mg	0.02mg/kg/dose, may repeat every 1 min up to 1mg	1~2	30~60	In shorter acting than the reversed drug, serial doses may be required

자가 통증자극에도 반응이 없으면 전신마취 단계로 진입한 것이다. 이 단계가 되면 기도확보를 위한 조치가 필요하고, 자발호흡과 심혈관계 기능도 저하될 수 있다. 각막반사, 구역반사가 소실되므로 기도흡인을 방지하기 위한 특별한 조치도 필요하다.

(2) 약물

시술진정에 이상적인 약물은 용량의존성*dose-dependent*으로 진정, 수면, 진통, 기억소실 효과가 있으면서도 심혈관계나 호흡에는 거의 영향을 주지 않아야 하며, 빠른 발현과 짧은 작용시간, 길항제*reversal agent*가 있어야 한다. 불행히도 이런 조건을 만족시키는 단독약제는 아직 없다. 그러므로 지금까지 알려진 여러 약제의 특성을 파악하고 이를 적절히 병행 사용하여 이러한 목표를 달성해야 한다.[9] 많이 사용하는 약제의 특성은 〈표 3-9〉에 정리하였다.

1) 수면진정제

Benzodiazepine계는 진정효과가 매우 훌륭하다. 심폐기능 저하는 거의 없으면서 불안을 감소시키고 환자를 진정시키며 선행성 기억상실*antegrade amnesia* 효과도 있다. 그러나 진통효과가 없어 시술진정을 위하여 아편유사제*opioid*와 같이 사용한다. 이 경우 약물 간의 상승작용*synergistic effect*으로 시술진정 효과는 우수하나 호흡부전의 발생 가능성이 증가하므로 용량을 매우 엄격하게 조절해야 한다. 실제로 midazolam을 사용한 환자가 사망한 경우를 분석하면 대부분이 호흡부전이 원인이었으며 이 중 57%가 opioid와 병행한 경우였다.

Midazolam은 기억상실, 불안해소, 진정효과가 크며, 주입 시 통증이 없고, 발현*onset* 시간이 2~2.5분으로 빠르고 지속시간*duration*은 45~60분으로 짧다는 장점이 있어 시술진정에 가장 많이 사용되고 있다. 소실반감기(1~4시간)도 diazepam(21~37시간), lorazepam(10~20시간)보다 짧다. 그러나 지속주입*continuous infusion*하거나 신기능이 감소된 환자에게 사용하면 반감기가 길어질 수 있으므로 주의해야 하며, 특히 노인 환자에서는 용량을 줄여야 한다. 만성폐쇄성폐질환이 있는 환자에서도 호흡부전을 유발할 수 있으므로 감량해야 한다. 사용용량은 0.01~0.1mg/kg이며 1mg씩 서서히 증량하는 방법이 추천된다. 시술이 길어져 반복 투여하면 누적되어 호흡억제 등 합병증을 유발할 수 있다.[10] 일부 극소수 환자(<1%)에서는 오히려 흥분과 불안을 야기하는 모순된 반응*paradoxical reaction*을 보일 수 있는데, 이때에는 benzodiazepine 길항제인 flumazenil을 소량(0.1~0.2mg) 투여하면 도움이 된다.

Diazepam(valium)은 중간지속 benzodiazepine으로 경구, 근주*intramuscular*, 경직장*transrectal*, 정주*intravenous*로 투여할 수 있다. 발현시간은 짧으나 지속시간이 6시간으로 길어 시술이 끝난 후 환자에게 문제를 일으킬 수 있으며, 선행성 기억소실 효과도 없어 시술진정에는 잘 사용되지 않는다. Lorazepam도 발현시간이 느리고 지속시간이 길어 시술진정에는 적당하지 않다.

Propofol은 약효 발현시간이 30~60초로 빠르고 반감기는 2~12시간이나 말초조직에 빠르게 분포*distribution*하여 약효 지속시간이 4~8분으로 짧다는 것이 특징이다. 기억상실 효과와 다행증*euphoria*을 유발하는 효과가 있고 사용 후 구역은 거의 없다. 물에 녹지 않아 egg lecithin이나 soybean 등과 더불어 유탁액*emulsion*으로 만들어지므로 우윳빛으로 보인다. 따라서 콩이나 계란에 과민반응이 있는 환자에게는 사용하면 안 된다. 가장 큰 부작용은 호흡억제이며, 깊은 진정까지 유발하면 호흡억제가 발생할 위험성이 크다. 호흡억제는 사용량과 주입속도에 관계없이 환자에 따라 다양하게 나타날 수 있으므로 주의해야 한다. 이 외에 심근기능과 심장 수축능을 저하시키고 말초혈관을 확장시켜 저혈압을 유발할 수 있다. 추천용량은 25~75μg/kg/min이다. 150~200μg/kg/min 용량이면 깊은 진정이나 전신마취를 유발한다.

2) 진통제

시술 중 심부조직의 통증 및 불편감을 감소시키기 위하여 대개 opioid나 비아편성 진통제*non-opiod analgesic*를 진정제와 함께 투여한다. Opioid는 강력한 진통작용이 있으나 진정작용은 미약하다. 따라서 수면진정제와 병용투여하는 방법이 각각의 단독 투여에 비해 상승효과*synergistic effect*가 있다. 그러나 이로 인해 진정의 합병증 발생빈도가 증가할 수 있다는 점과 약물 상호작용이 발생할 수 있다는 점을 염두에 두고 약제의 조합과 용량을 잘 선택해야 한다.[7, 11]

Fentanyl은 mu receptor 특이적으로 morphine과 달리 히스타민 방출*histamine release*을 하지 않아 저혈압이나 피부 변화를 유발하는 경우는 드물다. 진통 효과를 얻고 부작용을 최소화하려면 25~50μg씩 주입하면서 적당한 효과가 나타날 때까지 1~2μg/kg을 목표로 서서히 증량하는 방법이 좋다. 투여 후 3~5분이 지나야 최대 효과가 나타나므로 통증과 약효 발현시간이 일치할 수 있도록 투여 시기에 주의를 기울여야 하고, 한 번 투여하면 2분 정도 호흡억제 효과가 있으므로 2분 이내 재투여는 피하는 것이 좋다. 재분포에 의한 반감기가 9.2~19분, 소실반감기는 2~7시간이므로 시술 시간이 짧은 경우에는 호흡억제 효과가 지속될 수 있다는 점을 염두에 두어야 한다.

Morphine은 발현시간이 느리고 반감기가 길며 히스타민을 방출하는 부작용이 있어 시술진정 시 사용하기에는 적절하지 않고 수술 후 장시간 동안 통증이 생기는 상황에서 통증을 조절할 때 많이 사용된다.

Remifentanil은 작용 발현시간이 1.5분 정도로 매우 빠른 초단기작용 opioid다. 이는 fentanyl이나 sufentanil과 달리 혈액과 조직의 비특이적 에스테라아제*esterase*에 의해 매우 빨리 분해되므로 작용 지속시간이 매우 짧고(5~7분), 인체에 축적되지 않아 상황민감 반감기*context-sensitive half time*가 거의 일정하게 유지되는 것이 특징이다. 그러므로 장시간 지속주입을 하더라도 투여를 중단하면 빠르게 깨어난다. 다른 opioid와 마찬가지로 구역, 저혈압, 호흡억제 등의 부작용이 생길 수 있다. 강도*potency*가 가장 큰 약물이고 주입량이 극소량이라 지속주입 시 반드시 자동정맥주입기*infusion pump*를 사용해야 하고, 정맥주사선에 남은 약물이 시술 후에 일시에 주입되지 않도록 주의해야 한다. 진통작용이 주이지만 경도의 진정작용을 가지고 있어 benzodiazepine과 병용하지 않고 단독 투여만으로도 경도나 중등도의 진정효과를 같이 얻을 수 있다.[12] 진정-수면제와 병용 투여할 때에는 호흡억제를 자주 유발할 수 있으므로 remifentanil의 용량을 줄이고 호흡억제 발생에 대비해야 한다.[13-15]

Pethidine은 morphine과 다른 구조로 개발된 합성마약이나, 기대와 달리 약효가 약하고 반감기가 길며 약물 의존성이 morphine과 차이가 없거나 오히려 심한 것으로 밝혀져 시술진정을 목적으로는 사용하지 않는 것이 좋다. Morphine보다 약효가 약하고 작용시간이 짧아서 통증 조절을 하려면 반복투여해야 하는데, 이 경우 인체에 대사산물인 norpethidine이 축적되어 부작용을 일으킨다. Norpethidine은 독성이 있어 떨림*tremor*, 발작*seizures*, 섬망*delirium*, 환각*hallucination*을 유발하며, atropine과도 구조적으로 비슷하여 항콜린성 효과*anticholinergic effect*로 심계항진 등을 유발한다. Norpethidine의 부작용은 naloxone으로도 경감되지 않는다.

Norpethidine은 반복투여한 경우나 신부전 환자에서 특히 잘 축적되며, MAO inhibitor와 절대 같이 투여하면 안 된다.[16] Pethidine의 주요 특성 중 하나는 다른 opioid와 달리 수술 후 떨림*post-operative shivering*에 효과가 좋다는 점이다.[17] ASA(American Society of Anesthesiologist)도 떨림에 대하여 pethidine을 주입할 것을 권고하고 있다.[18, 19] 정확한 기전은 완전히 밝혀지지 않았으나, mu receptor와 함께 k receptor에도 작용하기 때문인 것으로 여겨지고 있다. 수술 후 떨림의 정확한 발생기전은 모르나 체온 소실로 인한 심부체온*core temperature* 저하, 억제되지 않는 척수반사*uninhibited spinal reflexes*, 수술 후 통증*postoperative pain*, 교감신경계 작용저하*decreased sympathetic activity*, 발열원 방출*pyrogen release*, 부신 기능억제*adrenal suppression*, 호흡성 알칼리증*respiratory alkalosis* 등이 작용하여 발생하는 것으로 알려져 있다.

Tramadol은 morphine 구조가 아닌 phenanthrene alkaloid codeine의 합성유사물질 mu-opioid receptor의 약한 작용제*agonist*로서, serotonin을 분비하며 norepinephrine의 재흡수를 억제한다. Opioid receptor에 작용하지만 opioid와 달리 호흡억제, 변비, 빈뇨, 다행증*euphoria*, 내성 및 의존성 등의 부작용이 적다. 작용 발현시간은 15~45분이며, 약효 지속시간이 morphine보다 길어 암성 통증이나 수술 후 통증 조절에 추천되는 약물이다. 중추신경작용 진통제이므로 naloxone으로 길항될 수 있다. 수술 후 떨림에도 어느 정도 효과가 있다. 주사제 이외에 캡슐제, 서방정*extended relief caplet* 등 다양한 형태로 개발되어 선택의 폭이 넓다는 장점도 있다.

3) 해리성 진통제

Ketamine의 작용기전은 아직 완전히 밝혀지지 않았지만, 시상피질계*thalamocortical system*와 변연계*limbic system* 간의 기능적 해리를 일으켜 대뇌로 전달되는 통증경로의 감성적인 부분을 척수 부위에서 차단하는 것으로 추정된다. 일반적인 정맥마취제와 달리 중추신경계의 특정 부위에 작용하여 진통작용이 탁월하며, 환자가 눈을 뜬 채로 있기도 하여 깨어 있는 것처럼 보이지만 기억이나 의식이 전혀 없는 강경상태*cataleptic state*, 즉 해리성 마취*dissociative anesthesia* 상태라는 특성을 가진다. 따라서 시술 중에 환자가 움직이면 시술로 인한 자극 때문인지 또는 목적 없는 움직임인지 구별해야 한다. 인두반사와 기도는 정상으로 잘 유지되고, 골격근 긴장도는 증가한다. 교감신경계를 자극해 혈압상승과 빈맥을 유발하고, 뇌척수압을 증가시킬 수 있어 고혈압, 뇌혈관질환의 기왕력, 정신질환, 두개내압상승 환자에서는 사용하지 않는 것이 좋다. 주사 후 수분간 호흡이 빨라지고 깊이는 얕아지지만 이후 정상으로 돌아온다. 그러나 다량 투여하면 드물게 기도폐쇄나 호흡억제가 발생할 수 있다. 장기 통증*visceral pain*에 대한 차단작용은 약하므로 이를 고려하여 약제를 병용해야 한다. Ketamine 마취 후의 회복시간은 투여된 총 용량에 비례하므로 마취 유지를 위하여 많은 양을 반복 주사한 경우에는 각성시간이 늦어진다. 회복 시에 악몽을 꿀 수 있으므로 이때 흔히 다양한 정도의 정신운동성 동작이 동반되는데, 이러한 불쾌한 각성반응*unpleasant recovery reactions*은 benzodiazepine을 정맥주사*intravenous infusion*

하면 도움이 된다. Ketamine 사용 시 나타나는 문제점은 대부분 과다용량 때문이므로 용량 결정이 중요한데, 0.5~2.0mg/kg 정도의 일반적인 용량을 사용하면 안전하고, 순환계 자극효과와 불쾌한 각성반응도 줄일 수 있다.[20]

4) 길항제*Antagonist*

Naloxone은 opioid의 길항제이다. 반응이 나타날 때까지 0.04mg씩 주입하는 방법이 추천된다. 작용 발현시간이 1~2분으로 빠르나 작용 시간이 20~30분이므로, 작용 지속시간이 긴 opioid를 사용한 경우에는 다시 호흡억제가 발현될 수 있다는 점을 유념해야 한다. 구역과 불안, 교감신경 자극 반응이 나타날 수 있고 심하면 폐부종 등의 부작용을 유발할 수 있으므로 주의해야 한다. 진통효과를 없애므로 시술 통증으로 인해 환자가 안절부절못하는 상태가 생길 수도 있다.

Flumazenil은 benzodiazepine의 경쟁적 길항제로서 benzodiazepine에 의한 환자의 진정이 너무 깊을 때 이를 역전시키기 위하여 사용할 수 있다. 환자의 의식이 회복될 때까지 1분 간격으로 0.2mg씩 정맥주사를 반복(최대 1.0mg까지)하는 방법이 추천된다. Flumazenil도 반감기가 1시간으로 benzodiazepine보다 짧으므로 약제에 의하여 환자가 깨어나더라도 다시 진정제의 부작용이 나타날 수 있다는 점을 알아 두어야 한다.

2. 시술진정 권고지침

(1) 시술 전 환자 평가

시술자는 시술진정 시행 전에 병력 파악, 이학적 검사, ECG를 포함한 실험실 검사 결과를 토대로 대상 환자의 중요 기관*organs*, 대표적으로 중추신경계, 심장혈관계, 호흡기계, 신장요로계의 전반적인 상태를 파악해야 한다. 병력 청취를 통하여 이전 진정에서의 부작용 발생 여부, 현재 복용 중인 약물*medication*, 약물 과민반응, 흡연 여부, 알코올이나 약물의 과용 여부 및 금식시간을 파악해야 한다. 이학적 검사를 통하여 생체징후 측정, 의식상태 점검, 몸무게, 기도*airway* 점검(〈표 3-10〉), ASA physical status(〈표 3-11〉)를 반드시 파악해야 하고 가능한 한 시술 전 침상 곁에서 직접 생체징후를 점검하고 폐음 청진 등의 검사를 시행하여 고혈압, 심계항진, 수포음, 천명*wheezing* 등을 비롯한 이상신호의 여부를 점검해야 한다. 기도를 점검할 때는 어려운 기도관리*difficult airway*인지를 판단하는 것이 중요하다. 입이 잘 벌려지는지, 흔들리는 치아나 틀니가 있는지, 목의 움직임은 원활한지 등을 반드시 검사한다. ASA physical status 분류상 class Ⅰ, Ⅱ의 경우에는 일반적인 시술진정을 시행하면 되나 class Ⅲ, Ⅳ라면 특별한 주의와 준비가 필요하다. ASA class Ⅴ라면 비마취과 의사에 의한 진정 시행은 금기이다.

(2) 시술진정을 위한 금식

깊은 진정 이상에서 구역반사가 저하/소실된다는 것은 시술진정 시 자칫 기도흡인이 발생할 수 있다는 것을 의미한다. 따라서 이를 방지하기 위한 적절한 금식시간의 준수가 필수적이다. ASA에서 권고하는 건강한 환자*healthy patient*의 금식시간에 대한 기준은 〈표 3-12〉와 같다.[21] 위배출시

〈표 3-10〉 진정과 마취 시술 시 기도 평가

History
Previous problems with anesthesia or sedation
Stridor, snoring, or sleep apnea
Advanced rheumatoid arthritis
Chromosomal abnormality(e.g. trisomy 21)
Physical examination
Habitus
Significant obesity
Head and Neck
Short neck, limited neck extension, decreased hyoid-mental distance(<3cm in an adult), neck mass, cervical spine disease or trauma, tracheal deviation, dysmorphic facial features(e.g. Pierre-Robin syndrome)
Mouth
Small opening(<3cm in an adult), edentulous, protruding incisor, loose or dental appliances, high arched palate, macroglossia, tonsillar hypertrophy, non-visible uvula
Jaw
Micrognathia, retrognathia, trismus, significant malocclusion

〈표 3-11〉 ASA에서 정한 환자 신체상태 분류

Class	Examples	Suitability of sedation
Ⅰ Healthy patient	Unremarkable past medical history	Excellent
Ⅱ The patient has mild systemic disease-no functional limitation	Mild asthma, controlled hypertension, controlled seizure disorder, controlled diabetes, anemia	Generally good
Ⅲ The patient with severe systemic disease definite functional limitation	Moderate severe asthma, poorly controlled seizure disorder, stable angina, poorly controlled diabetes, moderate obesity	Intermediate to poor: consider benefit relatives risks
Ⅳ Patient with severe systemic disease that is a constant threat to life	Sepsis, advenced degree of pulmonary, cardiac, renal, endocrine insuffciency.	Poor: benefit rarely outweigh risks
Ⅴ Moribund patient who is not expected to survival without the operation	Septic shock, severe trauma	Extremely poor

Patient undergoing an emergency procedure is indicated by suffix "E.'

〈표 3-12〉 ASA에서 정한 시술 전 금식 가이드라인

Ingested Material	Minimal Fasting Period
Clear liquid	2h
Breast milk	4h
Infanto formula	6h
Non-human milk	6h
Light meal	6h

간이 지체되거나 위식도역류가 있는 환자(임신, 당뇨병성위증, 위식도역류증, 위 헤르니아 등)의 경우에는 사전에 이를 파악하고 금식시간 산정 시 고려해야 한다. 응급상황이라 금식시간을 지키기 힘든 경우에는 진정의 깊이를 얕게 해야 할 뿐 아니라 기도삽관을 시행하는 방법도 고려해야 한다. 금식에도 불구하고 기도흡인 발생 가능성이 높거나 금식하지 못한 응급 환자의 경우에는 위의 운동능을 증가시키는 위장운동촉진제*prokinetic agent*(예:, metoclopromide)와 위의 산도*acidity*를 감소시키는 H_2-blocker(ranitidine)를 주입하는 것도 도움이 된다.[9]

(3) 환자 감시

환자 감시에 반드시 포함되어야 할 항목은 다음과 같다.

1) 의식수준

이학적 검사를 통해서 지속적으로 환자의 의식수준*level of consciousness*을 감시해야 한다. 진정 시 의식수준을 체크하는 scale은 여러 가지이나, 대표적으로 〈표 3-13〉, 〈표 3-14〉와 같은 Ramsay sedation score와 Observer's assessment of alertness/sedation이 있다.

2) 산소화

맥박산소측정기를 이용하여 산소불포화반응*oxygen desaturation*과 저산소혈증*hypoxemia*을 발견할 수 있어야 한다.

3) 환기 기능*ventilator function*

환기 기능은 산소화와는 다르다. 산소화는 헤모글로빈이 폐포를 통해 산소가 헤모글로빈과 결합하는 것이고, 환기*ventilation*는 들숨과 날숨을 통해서 공기가 폐포로 공급되고 이산화탄소는 제거되는 과정이다. 수면진정제는 호흡중추에 가장 중요한 이산화탄소에 의한 자극반응을 둔화하여 이산화탄소의 축적을 유발할 수 있다. 고탄산혈증*hypercapnia*은 그 자체로서 고혈압, 빈호흡*tachypnea*, 부정맥*arrhythmia*, 산증*acidosis*을 유발하게 된다. 맥박산소측정기는 헤모글로빈에 결합된 산소를 반영할 수는 있어도 이산화탄소의 축적 여부는 반영할 수 없다. 또한 환자의 호흡이 저하되어 있어도 일시적으로 산소화는 정상으로 나타날 수 있다는 것을 알아야 한다. 따라서 진정 시 산소화와 더불어 시진과 청진으로 환자의 호흡 상태를 반드시 평가해야 한다. 깊은 진정에서는 호흡억제가 발생할 가능성이 높으므로 호기이산화탄소*expiratory carbon dioxide* 변화를 감시하면 큰 도움이 된다. 호기이산화탄소는 환자의 호흡에 변화가 생기면 즉각 반응하는 데 비하여 산소화는 일정 시간이 지나야 감소하기 때문이다. 특히 환자 곁에서 환자 감시인이 상주하는 상황이 아니라면 이 방법을 사용할 것을 강력히 추천한다.[9]

〈표 3-13〉 Ramsay scale: sedation score

Score	Patient description
1	Anxious, agitated or restless
2	Cooperative, oriented and tranquil
3	Responds to commands only
4	Asleep, but brisk response to glabellar tap or loud auditory stimuli
5	Asleep, but sluggish response to glabellar tap or loud auditory stimuli
6	No response

〈표 3-14〉 Observer's assessment of alertness/sedation

Score	Sedation level	Responsiveness	Speech	Facial expression	Eyes
5	Alert	Responds readily to name	Normal	Normal	Clear, no ptosis
4	Light	Lethargic response to name	Mild slowing	Mild relaxation	Glazed or mild ptosis
3	Moderate	Response only after name is called loudly	Slurring or prominent slowing	Marked relaxation	Galzed and marked ptosis
2	Deep	Response only after mild prodding or shaking	Few recognizable words		
1	Deep sleep/uncons-cious	Does not respond to mild prodding or shaking			

4) 혈역학적 상태

시술진정은 혈량저하*hypovolemia*와 시술 관련 스트레스에 대한 반응을 둔화할 수 있다. 또한 진정이 너무 얕으면 환자에게 위해가 될 수 있는 스트레스반응(혈압상승, 빈맥)이 나타날 수 있다. 따라서 혈역학적 변화를 초기에 발견하는 것은 시술 관련 합병증을 감소시키는 데 매우 중요하다. 최소 5분 간격의 비침습적 혈압측정*noninvasive blood pressure monitoring*과 지속적 심전도*continuous electrocardiography*를 통하여 혈역학적 상태를 감시해야 한다.

환자 감시에 필수적인 위의 항목들은 가능한 한 자주 측정하는 것이 좋으며 최소한 시술을 시작하기 전, 수면진정제나 진통제 투여 후, 시술하는 중, 초기 회복기, 회복실 퇴실 직전에는 반드시 측정해야 한다. 진정을 시행하는 환자의 감시는 의사나 간호사가 해야 한다. 환자 감시인은 최소 BLS(basic life support) 과정을 이수하고 생체징후 측정, 맥박산소측정기 사용, ECG 검사를 익숙하게 할 수 있어야 하며, 진정제의 특성 및 부작용의 대처방법, 길항제의 사용법을 잘 알아야 한다. ASA는 깊은 진정 상태에서 환자 감시인이 다른 업무를 하지 않고 환자 감시에만 전념하도록 권고하고 있다. 환자 감시를 감독할 의사는 진정 시 사용되는 약물의 특성, 사용기준, 금기 및 부작용을 알고 이를 안전하게 사용할 능력이 있어야 하고, 최소한 BLS 교육을 이수해야 하며, ACLS(advanced cardiac life support) 과정을 이수하거나 이를 이수한 사람을 가까이에 확보해 두어야 한다.

(4) 시술진정을 위한 시설 준비

시술진정에 필요한 최소한의 설비와 준비는 다음과 같다.

1) 약물

시술진정에 사용되는 모든 약물 및 길항제가 혈관소영실에 구비되어 있어야 하고 시술을 시행하는 의사가 모든 약을 즉각 처방하여 사용할 수 있는 환경이어야 한다. 심폐소생술에 사용되는 모든 응급약물도 구비되어 있어야 한다.

2) 기도 및 호흡보조를 위한 장치

고정형 및 이동형 산소공급장치, 코삽입관*nasal cannula*, 안면마스크*face mask*와 경구기도유지기*oral airway*, 앰부주머니*Ambu bag* 등이 반드시 시술대 옆에 구비되어 있어야 한다. 후두기도유지기*laryngeal airway*와 기도삽관을 위한 후두경*laryngoscope* 및 다양한 크기의 기관내관*endotracheal* *tube*도 즉각 사용할 수 있도록 혈관조영실 내에 구비되어야 한다.

3) 흡입장치

150mmHg 이상의 지속적 음압이 가능한 흡입장치와 다양한 크기와 굵기의 기도 분비물 흡입관이 구비되어 있어야 한다.

4) 환자 감시장치 및 제세동기

심장감시기*multi-lead electrocardiographic monitor*, 자동혈압측정기, 맥박산소측정기는 반드시 각 시술실마다 구비되어야 하고 호기말이산화탄소분압측정기*capnometer*도 갖추는 것이 좋다. 혈관조영실 내에는 제세동기가 구비되어 있거나 제세동기를 즉각 사용할 수 있는 환경이 만들어져 있어야 한다.

(5) 마취과 의사 자문

깊은 진정을 장시간 동안 지속하는 시술이 필요한 경우, 환자에게 표준 약제를 사용할 수 없는 경우, ASA physical status classification Ⅳ 이상인 경우에는 마취과 의사에게 자문을 구할 것을 권고한다.

(6) 회복 관리

시술이 끝난 다음에도 진정효과가 지속되어 환자가 위험에 처할 수 있다. 시술 후에는 시술에 의한 자극이 감소하고, 약의 효과가 지속되기도 하며, 정맥 외 경로로 주입한 약물(meperidine 근육주사, chloral hydrate 경구투여 등)이 뒤늦게 효과를 나타낼 수 있으므로 시술할 때와 마찬가지로 주의가 필요하다. 따라서 감시인력과 시설이 갖추어진 특정 장소에서 시술 후 회복 관리를 시행해야 한다. 시술의사는 환자가 회복할 때까지 책임을 져야 하며 회복 관리 역시 허가받은 의료인이 수행해야 한다. 회복 관리 시에도 의식수준, 호흡기능, 산소화를 포함한 환자 감시를 일정한 간격으로 충분한 시간 동안 시행해야 한다. 또한 기관마다 적절한 회복실 퇴실기준을 마련하고 이에 맞추어 환자를 퇴실시켜야 한다. 권고되는 회복실 퇴실기준의 지침은 다음과 같다. ① 환자의 의식이 명료해야 하고 지남력이 있어야 한다. ② 생체징후가 안정적이고 정상 범위이거나 납득할 만한 수준이어야 한다. ③ Scoring system을 사용하여 평가할 것을 권고한다. ④ 길항제를 투여한 경우에는 길항제 약효 소실 후 다시 진정이 일어날 수 있으므로 충분한 시간 동안 관찰해야 한다. ⑤ 외래 환자라면 환자를 돌볼 수 있는 성인이 있는 상태에서 시술 후의 식사 관리, 약물투여 방법, 시술 후 운동 정도, 응급상황 발생 시의 연락처 등을 서면으로 설명해 주고 퇴원시켜야 한다.

참고문헌

1. Fukayama H, Yagiela JA. Monitoring of vital signs during dental care. Int Dent J 2006;56:102-108.
2. Barth KH. Preintervention assessment, intraprocedure management, postintervention care. Baum S, Pentecost MJ, eds. Abrams' Angiography: Interventional Radiology, 2nd ed. Philadelphia: Lippincott Williams & Wilkins, 2006:1-18.
3. 대한인터벤션영상의학회. 인터벤션 영상의학회 시술 가이드라인 2011;3:4-20.
4. American Society of Anesthesthesiologists Task force on Sedation and Analgesia by Non-Anesthesiologists. Practice guidelines for sedation and analgesia by non-anesthesiologists. Anesthesiology 2002;96:1004-1017.
5. Koniaris L, Wilson S, Drugas G, et al. Capnographic monitoring of ventilatory status during moderate (conscious) sedation. Surg Endosc 2003;17:1261-1265.
6. Choi YS. Monitored anesthesia care and sedation/analgesia outside the operating room. J Korean Med Assoc 2009;52: 592-598.
7. Rex D. Review article: moderate sedation for endoscopy: sedation regimens for non anaesthesiologists. Aliment Pharmacol Ther 2006;24:163-171.
8. Smith I, Monk TG, White PF, et al. Propofol infusion during regional anesthesia. Anesth Analg 1994;79:313.
9. Tuite C, Rosenberg EJ. Sedation and Analgesia in Interventional Radiology. Semin Intervent Radiol 2005;22:114-120.
10. Zomorodi K, Donner A, Somma K, et al. Population pharmacokinetics of midazolam administered by target controlled infusion for sedation following coronary artery bypass grafting. Anesthesiology 1998;89:1418-1429.
11. McQuaid KR, Laine L. A systematic review and meta-analysis of randomized, controlled trials of moderate sedation for routine endoscopic procedures. Gastrointest Endosc 2008; 67:910-923.
12. Park NS, Bae JI, Park AW, et al. Safety and effectiveness of analgesia with remifentanil for percutaneous transhepatic biliary drainage. AJR Am J Roentgenol 2009;192:1430-1433.
13. Sa Rego MM, Inagaki Y, White PF. Remifentanil administration during monitored anesthesia care: are intermittent boluses an effective alternative to a continuous infusion? Anesth Analg 1999;88:518-522.
14. Servin F, Desmonts J, Watkins W. Remifentanil as an analgesic adjunct in local/regional anesthesia and in monitored anesthesia care. Anesth Analg 1999;89:S28-S32.
15. Avramov MN, Smith I, White PF. Interactions between midazolam and remifentanil during monitored anesthesia care. Anesthesiology 1996;85:1283-1289.
16. Latta KS, Ginsberg B, Barkin RL. Meperidine: a critical review. Am J Ther 2002;9:53-68.
17. Kranke P, Eberhart LH, Roewer N, et al. Pharmacological treatment of postoperative shivering: a quantitative systematic review of randomized controlled trials. Anesth Analg 2002; 94: 453-460.
18. Care P. Practice guidelines for postanesthetic care. Anesthesiology 2002;96:742-752.
19. Kurz M, belani KG, Sessler DI, et al. Naloxone, meperidine, and shivering. Anesthesiology 1993;79:1193-1201.
20. Bergman SA. Ketamine: review of its pharmacology and its use in pediatric anesthesia. Anesth Prog 1999;46:10-20.
21. Warner MA, Caplan RA, Epstein BS, et al. Practice guidelines for preoperative fasting and the use of pharmacologic agents to reduce the risk of pulmonary aspiration: application to healthy patients undergoing elective procedures: a report by the American Society of Anesthesiologists Task Force on Preoperative Fasting. Anesthesiology 1999;90:896-905.

Chapter 4

조영제 및 조영제 부작용

허세범

오늘날 대부분의 인터벤션 시술이 X선 투시장비를 이용한 영상 유도를 통해 이루어지고 있다. 그러나 뼈나 위장관 내의 공기를 제외한 대부분의 인체조직은 방사선비투과성*radiopacity*의 차이가 작기 때문에 투시 영상에서 잘 구분되지 않는다. 이러한 문제점을 극복하기 위해서 인체에 투입하여 방사선 영상에서 조직을 서로 구분하게 해주는 물질을 조영제*contrast media*라고 한다. 조영제의 종류에 따라 촬영 영상의 품질이 영향을 받게 될 뿐만 아니라 발생 가능한 유해반응의 양상 및 빈도가 다르므로 상황에 따라 적절한 조영제를 선택해야 한다.

I 조영제의 종류

수용성 요오드화 조영제는 영상의학 검사에서 가장 많이 사용되는 조영제로 삼요오드화 벤젠 고리(2, 4, 6-tri-iodinated benzene ring)를 기본으로 하며, 그 변형에 따라서 삼투압, 요오드 농도, 이온성 등의 물리적 · 화학적 성질이 달라진다. 크게 이온성 단량체*monomer*인 고장성*hyperosmotic* 조영제와 이온성 이합체*dimer* 또는 비이온성 단량체인 저장성*hyposmotic* 조영제, 등장성*isosmotic* 조영제로 구분된다. 여기서 '저장성'은 고장성 조영제와 비교하여 삼투압이 낮다는 의미이며, 등장성 조영제보다 삼투압이 높다(〈표 4-1〉).

1. 고장성 조영제

모든 고장성 조영제는 이온성이며 단일 벤젠고리 음이온과 나트륨 또는 메글루민*meglumine*과 같은 양이온의 염으로 이루어진다(그림 4-1). 수용액 상태에서는 완전히 이온화되어 요오드 원자 3개당 입자 2개가 존재한다. 일반적으로 삼투압은 1,800mOsm/kg H_2O 내외이다. 가격이 상대적으로 저렴해서 오늘날에는 주로 비혈관계 투시검사 또는 인터벤션에 이용되고 있다.

2. 이온성 저장성 조영제

벤젠고리 이합체 음이온과 나트륨 또는 meglumine 양이온의 염이 수용액 상태에서 2개의 이온으로 분리되므로 요오드 원자 6개당 입자 2개가 존재하며 저장성이다(약

〈표 4-1〉 대표적인 수용성 요오드화 조영제의 종류와 특성

구조	요오드 입자비	성분명	요오드농도 (mgI/mL)	삼투압 (mOsm/kg H_2O)	점도 (cps at 37°C)	상품명 (제조판매사)	그림
고장성							
이온성 단량체	3:2=1.5	Amidotrizoate	370	1940	8.4	Gastrografin(Bayer)	4-1
		Ioxithalamate	300	1710	5.2	Telebrix(Guerbet)	
저장성							
이온성 이합체	6:2=3	Ioxaglate	320	580	7.5	Hexabrix(Guerbet)	4-2
비이온성 단량체	3:1=3	Iohexol	240[a] 300 350	520 672 844	3.4 6.3 10.4	Omnipaque(GE) 아이오브릭스(아큐젠) 에버레이(동국제약) 옴니헥솔(위드헬스케어) 옴니퓨어(대웅제약) 보노렉스[a](CMS) 헥소슈어(LG생명과학)	4-3
		Iopamidol	250[b] 300 370	524 616 800	3.0 4.7 9.4	Iopamiro(Bracco) 파미레이[b](동국제약) 레디센스(아큐젠)	
		Iopromide	300 370	607 774	4.9 10	Ultravist(Bayer) 프로슈어(LG생명과학) 네오비스트(대웅제약)	
		Ioversol	240[c] 320 350	502 702 792	3.0 5.8 9.0	Optiray(Covidien/이연) 아이버센스[c](아큐젠)	
		Iobitridol	300 350	695 915	6.0 10.0	Xenetix(Guerbet)	
		Iomeprol	300 350 400	520 618	4.8 7.5	Iomeron(Bracco)	
등장성							
비이온성 이합체	6:1=6	Iodixanol	270 320	290 290	6.3 11.8	Visipaque(GE) 비지센스(아큐젠)	4-4
		Iotrolan	300	~310	9.1	Isovist(Bayer)	

600mOsm/kg H_2O)(그림 4-2). 시판되는 제품으로는 ioxaglate(상품명: Hexabrix)가 있다.

3. 비이온성 저장성 조영제

단일 벤젠 고리에 이온화하는 탄산기*carboxyl group* 대신 친수성 수산기*hydroxyl group*를 가진 곁사슬을 붙여서 수용성을 부여한 조영제이다(그림 4-3). 이온화하지 않으므로 삼투압이 고장성 조영제의 반으로 감소하고, 수용액 상태에서 요오드 원자 3개당 입자 1개가 존재하여 삼투압은 600~800mOsm/kg H_2O 정도이다. 오늘날 혈관조영에 가장 흔하게 사용되는 조영제 군이며, 다양한 제품이 이에 속한다.

4. 등장성 조영제

Iodixanol(상품명: Visipaque)은 비이온성 이합체로서 혈액과 삼투압이 같다(290mOsm/kg H_2O)(그림 4-4). 등장성 삼투압은 혈관 내에 주입되는 물질로서 매우 유리한 물리화학적 특성이다. 그러나 덩치 큰 곁사슬을 가진 분자가 이합체를 형성하여 분자량이 크기 때문에 상대적으로 점도가 높다는 것이 단점이다. 또한 다른 조영제에 비해서 가격이 비싸다.

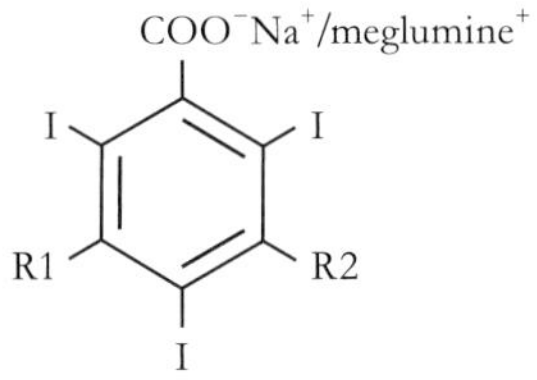

ioxithalamate

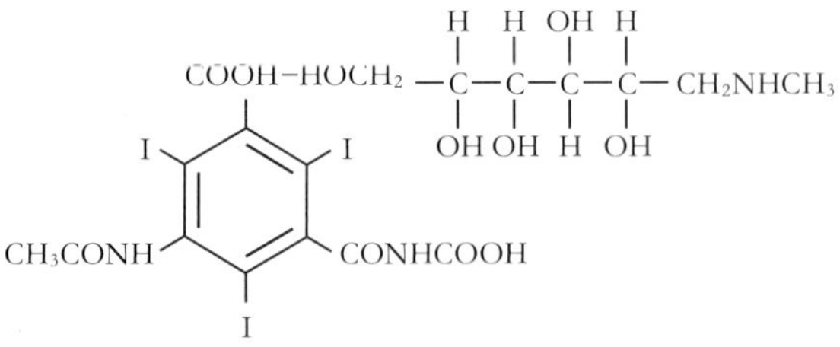

그림 4-1. 이온성 단량체 Tri-iodinated benzene ring에 2개의 유기 곁사슬(R1, R2)과 하나의 carboxyl group으로 이루어지며, 나트륨 또는 meglumine과 같은 양이온과 짝을 이룬다.

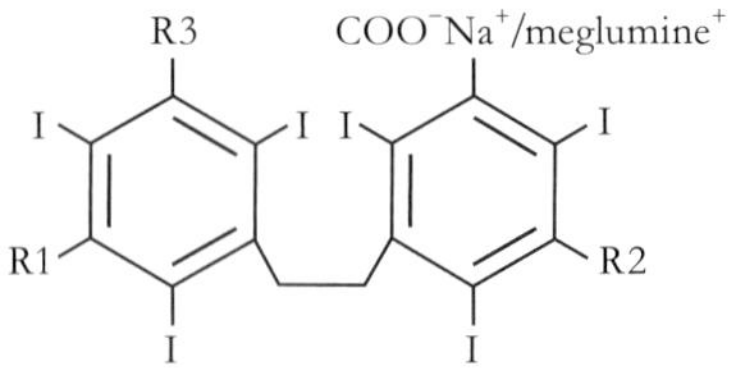

Ioxaglate

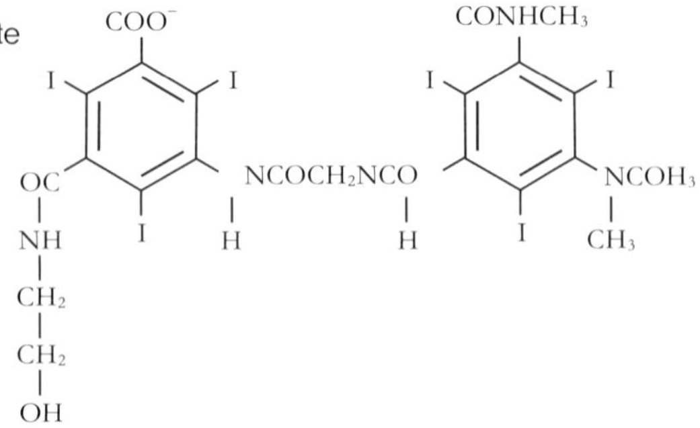

그림 4-2. 이온성 이합체 2개의 tri-iodinated benzene ring이 이합체를 이루며, 3개의 유기 곁사슬(R1, R2, R3)과 하나의 carboxyl group이 있다.

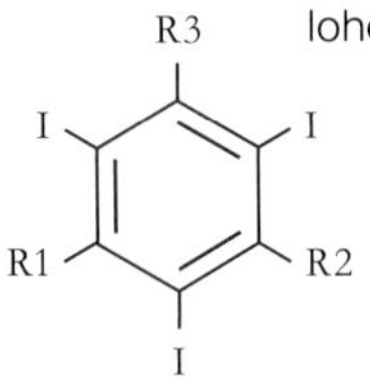

Iohexol

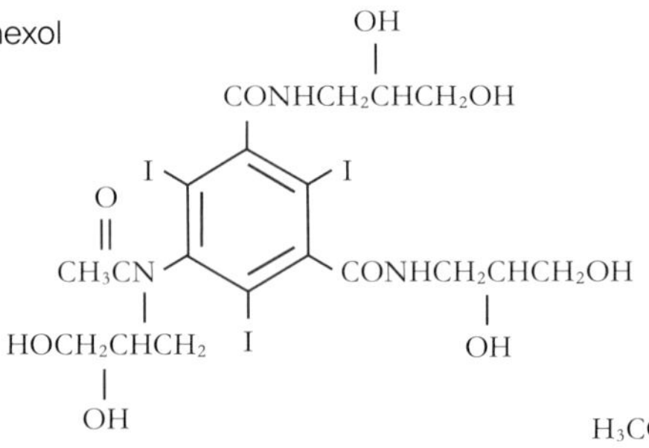

Iopromide

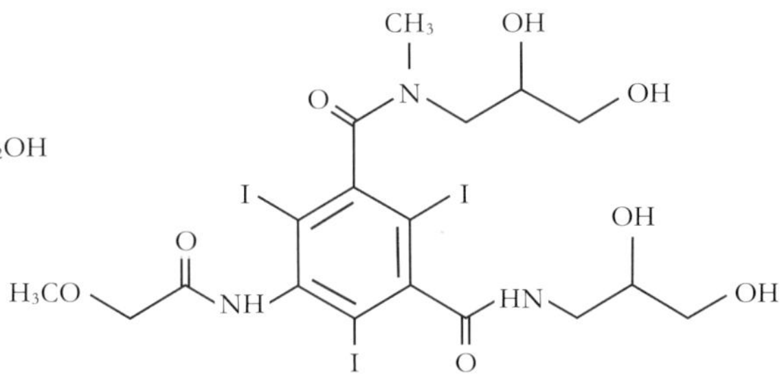

Iopamidol

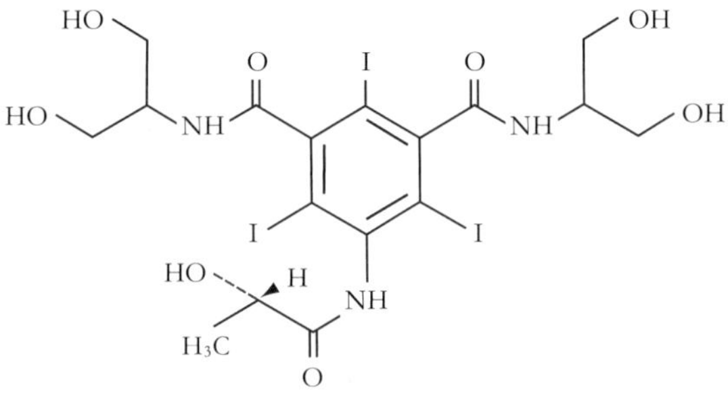

Ioversol

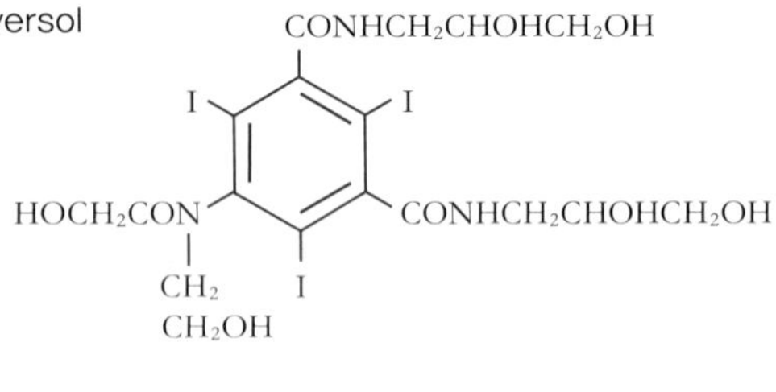

Iobitridol

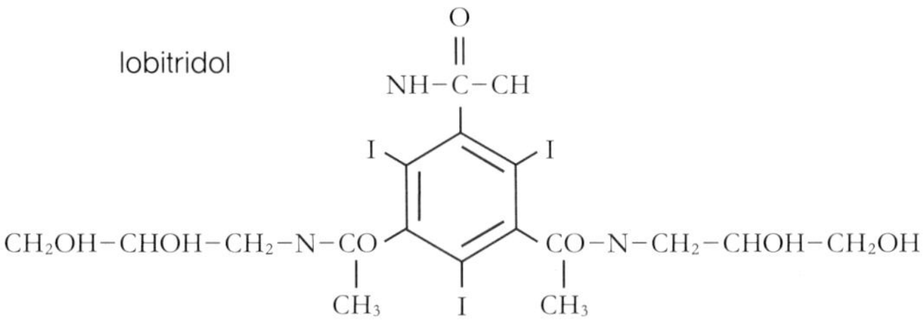

Iomeprol

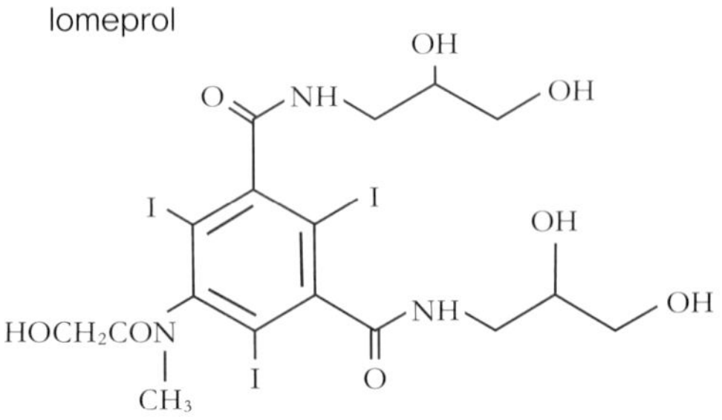

그림 4-3. 비이온성 단량체 Tri-iodinated benzene ring에 3개의 유기 곁사슬(R1, R2, R3)이 있으며, carboxyl group이 없어서 이온화하지 않는다.

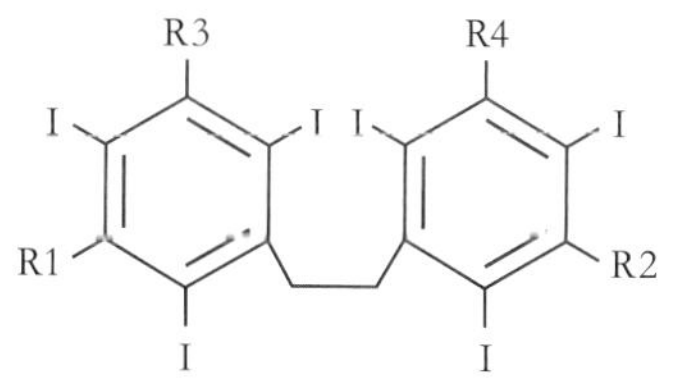

Iodixanol

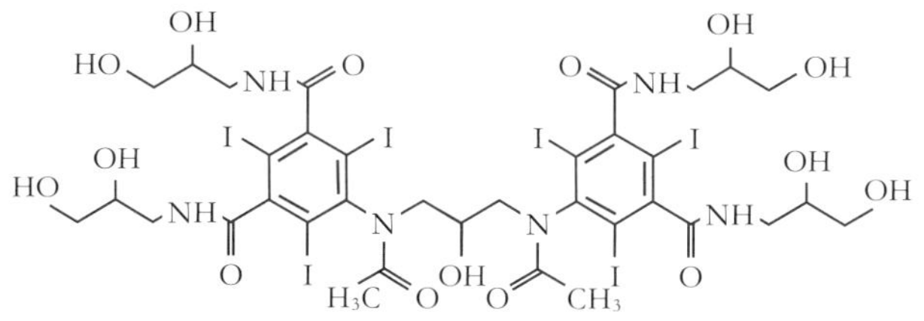

그림 4-4. 비이온성 이합체 2개의 tri-iodinated benzene ring이 이합체를 이루며, 6개의 요오드 원자를 가진다.

Ⅱ 조영제의 특성

일반적으로 인터벤션 시술에서 요구되는 좋은 조영제의 조건은 방사선비투과성이 크고, 수용성이며, 점도와 삼투압이 낮고, 전신 및 국소적 내성이 뛰어나며, 혈장 단백질과의 결합이 적고, 인체에서 빨리 배출되는 것이다. 또한 다른 조건이 비슷할 경우 경제성도 조영제를 선택하는 데 고려 요소가 될 수 있다.

1. 방사선비투과성*Radiopacity*

방사선비투과성이 낮으면 동일한 영상의 질을 얻기 위해서 소영제의 투입 속도 및 양을 증가시켜야 하는데, 이는 조영제의 최대 주입 속도가 상대적으로 느린 미세카테터를 이용한 선택적 혈관조영술에서 영상의 질을 결정하는 중요한 요소로 작용한다. 방사선비투과성은 조영제의 요오드 농도(mgI/mL)에 의해 결정되며 이는 다시 용액 내 조영제 분자의 개수와 각 분자당 요오드 원자 수(요오드입자비)에 비례한다. 그런데 용액 내의 조영제 분자가 증가하면 삼투압이 함께 증가하게 되므로, 같은 삼투압에서 방사선비투과성을 높이려면 요오드입자비가 높은 조영제가 필요하다.

2. 수용성*Solubility*

조영제는 혈액으로 직접 주입되므로 수용성이어야 하는데, 조영제의 뼈대인 벤젠 고리는 수용성이 없다. 따라서 벤젠 고리에 탄산기를 붙여서 이온화하거나, 다수의 친수성 수산기를 탄화수소 곁가지에 붙이는 방법으로 수용성을 부여한다.

3. 점도*Viscosity*

점도가 높으면 작은 구경의 미세카테터를 통해서 주입 가능한 속도가 느려진다. 점도는 분자의 크기가 클수록, 조영제의 농도가 높을수록 증가하고, 온도가 높을수록 감소한다. 따라서 단량체보다는 이합체의 점도가 높으며, 같은 성분의 조영제라면 요오드 농도가 높을수록 높아진다. 또한 인체에 주입하기 전에 체온 정도로 온도를 높여 주면 점도를 낮출 수 있다.

4. 삼투압*Osmolality*

삼투압은 용액 속에 녹아 있는 입자의 수에 의해 결정된다. 삼투압이 높은 고장성 조영제는 혈관확장과 혈압강하, 삼투성 혈액과다, 혈관내피 손상, 혈액뇌장벽의 장해, 통증, 혈전 형성, 폐동맥압 증가, 이뇨 등 물리화학적 독성 *physico-chemotoxic* 기전의 급성 유해반응을 유발할 가능성이 높다.

5. 혈장 단백질과의 결합

조영제가 혈장 단백질과 결합하면 신장을 통한 배설이 이루어지지 않아서 독성반응과 과민반응을 일으킨다. 이온성 조영제는 5% 정도가 혈장 단백질과 결합하는 것으로 알려져 있고, 비이온성 조영제는 혈장 단백질과 거의 결합하지 않는다.

6. 배설*Excretion*

혈중으로 주입된 수용성 조영제는 95% 이상이 신장으로 배설되며, 나머지 5% 정도가 간담도계, 위장관 점막, 침샘, 눈물샘 등으로 배설될 수 있으며, 신장 기능이 나쁠 경우 이러한 이차 경로를 통한 배출이 증가한다.

Ⅲ 조영제 유해반응

조영제로 인한 심각한 유해반응이 발생할 확률은 낮지만, 오늘날 수많은 영상검사에서 요오드화 조영제가 사용되기 때문에 전체 발생 건수는 적지 않다. 따라서 영상의학과 의사는 이에 대한 전문지식을 갖추고 조영제 유해반응으로 의심되는 상황이 발생했을 때 적절하게 대처할 수 있어야 한다.

1. 급성 유해반응 *Acute adverse reaction*

(1) 정의 및 빈도

조영제 주입 후 1시간 이내에 발생하는 유해반응을 칭한다. 구역, 구토, 금속성의 맛, 온열감, 얼굴 홍조, 두통, 경한 두드러기 등의 가벼운 증상부터 기관연축, 발작, 후두부종, 저혈압을 동반하는 중등도 및 중증의 아나필락시스양 반응 *anaphylactoid reaction* 까지 다양한 양상을 보일 수 있다. 증상의 경중에 따라서 경도 *mild*, 중등도 *moderate*, 중증 *severe* 으로 구분하기도 한다.

비이온성 조영제의 경우 전체 급성 유해반응의 발생빈도는 4% 미만이다. 중등도 이상의 심각한 유해반응은 이온성 조영제는 1~2%이나 비이온성 조영제는 0.2~0.4%로 빈도가 더욱 낮다. 치명적인 유해반응은 매우 드물지만(1:170,000), 조영제의 종류와 관계없이 발생하는 것으로 알려져 있다.[1] 조영제에 의한 유해반응의 기전은 여러 요소의 영향을 받으며 아직 밝혀지지 않은 부분이 많으나, 용량 반응 관계가 성립하지 않고 예측도 불가능한 특이적 반응 *idiosyncratic reaction*, 그리고 용량 반응 관계가 성립하며 예측이 가능한 물리화학적 독성반응 *toxic reaction* 으로 나뉜다. 이 중 후자는 앞서 기술한 바와 같이 빠른 속도로 다량의 이물질이 혈관 내로 주입되는 조영제 주입 방법과 관련이 있으며, 고장성 조영제를 사용하거나 기저질환이나 혈역학적 불안정성이 있는 환자에서 더 자주 발생한다. 온열감, 금속성의 맛, 구역, 구토, 서맥, 혈관미주신경 작용, 신경병증 등의 양상을 보인다. 특이적 반응은 면역학적 기전에 의한 알레르기 반응과 임상양상이 매우 유사하지만 알레르기 반응은 아닌 것으로 여겨져 왔다.[2] 비록 조영제에 대한 급성 유해반응의 과거력이 향후 조영제 관련 급성 유해반응을 예측하는 가장 강력한 인자이지만, 항원으로 작용하기에는 조영제의 분자량이 너무 작고, 진짜 알레르기 반응일 경우 100%에 가까워야 할 증상 재현율이 최대 8~25%에 불과하기 때문이다.[3] 하지만 최근 조영제가 IgE의 항원 결합 부위 대신에 Fc 부위에 결합함으로써 IgE 매개 1형 과민반응이 유발될 수 있다는 사실이 밝혀졌다.[4]

(2) 예방 및 치료

모든 환자에서 유해반응을 예방하기 위해서 비이온성 조영제를 사용하는 것이 좋다. 조영제 투입 후 1시간 이내에 급성 유해반응이 발생할 수 있으므로 검사 및 시술이 조영제 주입 후 너무 일찍 끝날 경우 적어도 30분~1시간 정도는 환자의 상태를 면밀히 관찰해야 한다. 기왕의 조영제에 대한 급성 유해반응의 과거력, 심각한 알레르기 및 천식, 심장 질환, 다발골수종과 같은 고단백혈증 상태, 갈색세포종, 겸상적혈구증, 중증근무력증 등의 고위험군 환자에 대해서는 요오드 조영제를 사용하지 않는 검사 또는 치료법이 존재한다면 대체하는 것이 좋다. 기존에 유해반응을 일으킨 조영제의 종류를 알고 있다면 이를 다른 조영제로 대체하는 것이 합리적이다. 중증의 조영제 유해반응의 과거력이 있거나 경증 또는 중등도의 유해반응이 있었던 환자 중 필요한 경우 항히스타민제를 포함한 당질스테로이드 전처치를 시행하면 도움이 된다(《표 4-2》).[5, 6] 조영제에 대한 피하주사 반응 검사가 조영제 유해반응 발생 여부를 예측할 수 있다는 주장에는 논란의 여지가 있고 모든 환자에서 이러한 사전검사가 필요하지는 않지만, 중증 유해반응의 과거력이 있는 환자의 피부검사 결과가 양성으로 나올 경우 피부검사에서 음성으로 판명된 대체 조영제를 사용하면 심각한 유해반응의 발생을 줄일 수 있다.[7] 결론적으로 조영제에 대한 심각한 유해반응을 완벽하게 예측하거나 예방할 수 없기 때문에 의학적으로 반드시 필요한 검사는 시행하되, 유해반응이 발생할 경우 즉시 대처할 수 있는 도구와 약물을 갖추는 것이 가장 중요하다(《표 4-3》).[8, 9]

2. 지연 유해반응 *Delayed adverse reaction*

조영제 주입 후 1시간에서 7일 사이에 발생하는 것으로 대부분 피부발진 형태로 나타난다. 발생빈도는 2~10%이며, T세포 매개 면역반응과 관련이 있다. 과거의 지연 유해반응의 병력과 interleukin-2 치료가 주요 위험인자이다. 등장성 조영제인 iodixanol을 사용할 때 더 흔하게 발생한다.[10] 대부분의 경우 발진 및 증상은 제한적이지만, 치료가 필요할 정도의 증상이 있을 경우 스테로이드 연고 등의 대

〈표 4-2〉 급성 조영제 유해반응의 과거력이 있을 때 예방을 위한 전처치 방법

중등증*moderate*: 12시간 전부터 총 3회

1차: 검사 12시간 전에 prednisolone 40mg을 PO 복용한다.

2차: 검사 2시간 전에 prednisolone 40mg을 PO 복용한다.

3차: 검사 30분 전에 chlorpheniramine 1 vial IV와 famotidine 20mg IV를 시행한다.

중증*severe*: 입원하여 검사 12시간 전부터 총 4회

1차: 검사 12시간 전, prednisolone 40mg을 PO 복용한다.

2차: 검사 6시간 전, prednisolone 40mg을 PO 복용한다.

3차: 검사 2시간 전, prednisolone 40mg을 PO 복용한다.

4차: 검사 30분 전, chlorpheniramine 1 vial IV와 famotidine 20mg IV를 시행한다.

〈표 4-3〉 조영제 급성 유해반응의 상황별 대처방법

상황 1: 두드러기, 구역, 구토*urticaria, nausea & vomiting*

(1) 주요증상: 가려움, 구역, 구토, 피부발진

(2) 1차 치료:

Phenylamine 1 vial(4mg) IM 또는 느린 IV(1mL/min)

상황 2: 기관지수축, 후두부종*bronchospasm or laryngeal edema*

(1) 주요증상: 호흡곤란, 쉰 목소리, 입술부종, 눈깜박임이 뻑뻑함(결막부종)

(2) 1차 치료:

1) O_2 6~10L/min by facial mask

2) β_2-agonist salbutamol nebulizer 흡기(5mg in 2mL saline)

3) Epinephrine 원액(1:1000) 0.5 ampule(0.5mg) IV 또는 ECG 모니터링하에 IM

상황 3: 저혈압*hypotension*

(1) 주요증상: 현기증, 두통, 실신, 평균동맥압 $<$50mmHg

(2) 1차 치료: 환자의 다리를 높인다.

1) 심박동이 느릴 때($<$50회/분): 서맥

① Atropine sulfate 1 ampule(0.5mg) IV(필요 시 3~5분 후 추가)

② O_2 6~10L/min by facial mask

③ Hydration with normal saline 700mL

2) 심박동이 빠를 때($>$100회/분): 빈맥

① O_2 6~10L/min by facial mask

② 정맥으로 수액 주입: (생리식염수) 1L 이상

③ 반응이 없을 경우 epinephrine 0.5 ampule(0.5mg) 주입

상황 4: Anaphylactoid generalized reaction

(1) 1차 치료:

1) 과내 CPR 방송을 낸다.

2) 기도를 확보한다.

3) 환자의 다리를 높인다.

4) O_2 6~10L/min by facial mask

5) 정맥으로 수액을 준다.

6) Epinephrine 원액(1:1000) 0.5 ampule(0.5mL) IV 또는 ECG 모니터링하에 IM

7) Hydrocortisone 500mg IV (최소 10분에 걸쳐)

증적 치료를 할 수 있다. 지속적으로 병변이 확대되거나 증상이 심해지면 피부과 의사의 진료를 받도록 한다. 지연 유해반응의 과거력이 있는 환자에 대한 전처치가 필요할 경우, 검사 하루 전 prednisolone 50mg을 경구로 투여하고, 검사 후 3일간 매일 25mg씩 복용할 수 있다.

3. 조영제 유발 신부전증*Contrast induced nephropathy*

(1) 정의 및 빈도

조영제 주입 후 1~3일에 혈청 크레아티닌 수치(SCr)가 기저값에서 절대값으로 0.5mg/dL 또는 상대적으로 25% 이상 상승하는 경우를 말한다. 연구자마다 대상 환자가 다양하고 적용한 진단기준이 조금씩 다르기 때문에 발생빈도는 0.1~25%로 다양하게 보고되고 있다.[11] 하지만 CT 검사를 시행하는 환자에서 동반된 위험인자(탈수, 수술, 신독성 약물의 병용 등)에 의한 교란 효과를 엄밀하게 분리하기 어렵고, 기존 대부분의 연구(99% 이상)들이 적절한 비교군 없이 수행되었기 때문에 결과에 대한 신뢰도가 매우 낮은 것이 현실이다.[12]

실제로 최근 교란변수를 보정한 대규모 후향적 분석연구 및 기존 문헌에 대한 메타분석*meta-analysis* 결과, 조영제를 사용하지 않은 CT를 시행한 집단과 조영제를 사용한 CT를 시행한 집단 간의 신부전증 발생빈도에 차이가 없었다.[12, 13] 교란변수를 보정한 또 다른 연구에서는 조영제 주입 전 SCr이 1.54mg/dL 이상일 경우에는 조영제 사용이 CT 시행 후 신기능 악화의 독립적 위험인자로 작용하였지만, 이 외에도 다른 많은 인자들이 작용하기 때문에 CT 후의 신기능 악화를 모두 조영제 때문이라고 할 수는 없다고 결론 내렸다.[14] 이러한 최근의 연구 결과들은 조영제의 사용과 급성 신부전증의 발생 사이에 인과관계가 없거나, 있다 하더라도 실제 발생빈도가 기존에 알려진 것보다 훨씬 낮다는 것을 시사한다. 여기에 더하여 조영제 주입 후 발생한 신부전증의 자연경과가 대부분 일시적인 SCr의 상승이라는 점을 고려한다면 검사의 진단능 또는 인터벤션 치료의 결과를 훼손할 정도로 조영제 사용을 제한할 필요는 없다.[15]

(2) 임상양상 및 위험인자

신부전증이 발생할 경우 조영제 주입 후 24시간 이내에 SCr이 상승하고 4~7일째에 최고치에 이르지만, 대부분의 경우 일시적이며, 만성신부전 및 지속적인 투석으로 진행하는 경우는 매우 드물다. 신기능이 정상인 환자에서는 거의 발생하지 않는다.[3] 신기능이 떨어진 환자(추정 사구체여과율*eGFR* <60mL/min/1.73m^2)에서 발생빈도가 증가하며, 특히 오래된 당뇨병 환자에서 위험성이 높고(5~10배), 탈수, 70세 이상의 고령, 울혈성 심부전, 24시간 내의 심근경색, 신독성 약물 복용(아미노글루코시드계 항생제, 비스테로이드 소염진통제 등), 조영제의 경동맥 투여(경정맥 투여에 비해), 높은 삼투압 및 주입량, 짧은 시간 간격의 반복적인 검사 등이 주요 위험인자이다.[11]

(3) 예방

1) 수분보충*Hydration*

가장 중요하고 비용효과적이며 안전한 전처치는 충분한 수분 보충이다. 시술 6시간 전부터 6시간 후까지 0.9% 생리식염수를 체중 1kg당 시간당 1.0~1.5mL씩 경정맥으로 공급하면 된다.[16] 생리식염수 대신 중탄산나트륨*sodium bicarbonate*을 이용해서 수분을 보충하면 신세관의 소변을 알칼리화하여 자유 라디칼의 발생을 억제하여 산화 손상을 예방할 수 있다는 가설에 대해서 다수의 임상시험이 실시되었는데, 명확한 차이를 보이지는 못하였다.

2) 등장성 조영제 사용

Iodixanol을 사용했을 때 비이온성 저장성 조영제보다 조영제 유발 신부전의 발생 가능성 및 SCr의 증가폭이 작았다는 전향적 이중맹검 무작위 임상시험 결과가 보고된 바 있다.[17] 따라서 고위험군 환자에서는 등장성 조영제를 사용하는 것이 좋다.

3) N-Acetylcysteine

경구용 N-Acetylcysteine 600~1,200mg을 조영제 주입 하루 전부터 당일까지 하루 두 차례씩 복용하면 신장의 혈류역학을 개선하고 활성산소 라디칼을 제거함으로써 조영제에 의한 직접적인 신장 조직 손상을 예방할 수 있다는 무작위 임상시험 결과가 있지만, 현재까지 분명한 이익이 있다는 증거는 부족하다.[12]

4) 기타

조영제 주입 중이나 직후에 실시하는 투석, 혈액여과*hemofiltration*, 이뇨제(furosemide)의 사용 등 다양한 예방법이 제시되었으나 아직까지 효과가 증명되지 못하였다.

(4) Metformin 복용 중인 환자

Metformin은 신기능이 떨어진 상황에서는 치명적인 젖산산증*lactic acidosis*을 유발할 수 있다. 당뇨병 자체가 조영제 유발 신부전 발생의 고위험군이기 때문에 metformin을 복용하는 당뇨 환자에게 조영제를 사용할 때에는 주의가 필요하다. 하지만 최근 여러 연구에서 metformin의 안전성이 증명되면서 이전보다는 가이드라인이 완화되는 추세이다. 2011년 개정된 European Society of Urogenital Radiology(ESUR) 가이드라인에 따르면, 추정 사구체여과율이 60mL/min/1.73m^2 이상이거나 사구체여과율이 45~60mL/min/1.73m^{2}이면서 경정맥 조영제 주입 검사를 시행할 경우에는 metformin을 중단할 필요가 없다. 30~44mL/min/1.73m^{2}인 경우 또는 45~60mL/min/1.73m^{2}이지만 경동맥 조영제 주입 검사를 시행하는 경우에는 검사하기 48시간 전에 metformin을 중단하여 48시간 이후 신기능 악화가 없는 것을 확인한 다음 metformin을 복용하도록 한다. 30mL/min/1.73m^2 미만이거나 간기능 또는 저산소증 등 젖산산증의 다른 위험인자를 가진 경우에는 metformin이나 조영제를 사용할 수 없다. 응급 환자이고 다른 검사법으로 대체가 불가능하다면 즉시 metformin 복용을 중지하고 조영제 검사를 시행하여 젖산산증 발생 여부를 정밀 관찰한 후 48시간이 지나도 신기능이 악화되지 않으면 metformin 투여를 재개할 수 있다.[16]

Ⅳ 대체 조영제

1. 이산화탄소*Carbon dioxide; CO_2*

이산화탄소는 알레르기 반응이 없으므로 요오드 조영제에 특이적 급성 유해반응을 보인 환자에서도 사용할 수 있다. 또한 신독성이 없으므로 신부전 환자에서도 안전하게 사용할 수 있다. 주입된 이산화탄소는 한 번의 폐순환으로 모두 제거되므로 반복적으로 사용할 수 있다. 이산화탄소의 부력과 낮은 점성으로 인해 측부순환, 동정맥 단락, 미량의 동맥 출혈이 잘 보이고, 간정맥에서의 카테터 wedged 주입을 하면 hepatic sinusoid를 쉽게 통과하여 간문맥을 조영할 수 있어서 TIPS(transjugular intrahepatic portosystemic shunt) 시술 시에 매우 유용하다.

하지만 폭발의 가능성이 있고, 대기 중의 공기와 섞일 경우 공기색전을 일으킬 수 있다. 또한 환자 자세와 이산화탄소의 부력 때문에 중력 방향에서 기시하는 동맥이 조영되지 않거나 bolus fragmentation으로 인한 pseudostenosis가 나타날 수도 있어서 영상을 판독할 때 이러한 점을 고려해야 한다. 일부 환자에서 주입 시 불편감을 호소할 수 있으며 일반적으로 영상의 품질이 요오드 조영제보다 떨어진다는 단점이 있다. 또한 이산화탄소 덩어리가 폐동맥, 복부대동맥류, 하장간막동맥에 고여서 정상적인 혈류를 방해하는 현상(vapor lock)이 발생할 수 있다. 이산화탄소가 정체되면 혈중 질소가 공기덩어리 속으로 확산하여 공기가 녹는 것을 더욱 방해하게 된다. 특히 아산화질소로 마취할 경우 아산화질소 가스가 같은 역할을 할 수 있다. 무엇보다도 신경독성으로 인한 뇌경색의 위험성이 있기 때문에 횡격막 위의 동맥에서는 절대로 사용해서는 안 된다. 그 밖에 상대적 금기로 심장내 우-좌 단락이 있는 경우, 아산화질소를 이용한 마취를 한 경우, 만성폐쇄폐질환 등이 있다.[18]

2. 가돌리늄 조영제*Gadolinium-based contrast media*

자기공명영상에서 사용하는 저용량의 가돌리늄 조영제는 안전하고 신독성이 거의 없는 것으로 알려져 있다.[19] 하지만 X선 조영제로서 수용성 요오드화 조영제와 동일한 정도의 방사선비투과도를 얻기 위해서 필요한 고용량에서는 신독성이 오히려 더 강하다.[16] 또한 급성 신부전 또는 만성 신장병증에 의해서 추정 사구체여과율이 30mL/min 이하이거나 투석 중인 환자에서는 가돌리늄 조영제와 연관된 신성 전신섬유증*nephrogenic systemic fibrosis*이 발생하였다는 보고가 있다. 이는 전신의 피부 및 결합조직의 섬유화를 일으키는 질환이다. 아직까지 효과가 있다고 입증된 치료법은 없으며, 고농도의 IVIG, extracorporeal photopheresis, steroid 등이 치료로 사용되지만 근거가 희박하고, 신장 이식 후 증상이 호전된 예들이 보고되고 있다.[20-22] 따라서 가돌리늄 조영제를 혈관조영술이나 조영증강 CT를 위한 대체 조영제로 사용해서는 안 된다.

참고문헌

1. Morcos S, Thomsen H. Adverse reactions to iodinated contrast media. Eur Radiol 2001;11:1267–1275.
2. Szebeni J. Complement activation–related pseudoallergy: a new class of drug–induced acute immune toxicity. Toxicology 2005;216:106–121.
3. Bettmann MA. Frequently asked questions: iodinated contrast agents. Radiographics 2004;24:S3–10.
4. Lasser EC. X–ray contrast media mechanisms in the release of mast cell contents: understanding these leads to a treatment for allergies. J Allergy 2011;2011.
5. Wang CL, Cohan RH, Ellis JH, et al. Frequency, outcome, and appropriateness of treatment of nonionic iodinated contrast media reactions. AJR Am J Roentgenol 2008;191:409–415.
6. Kim S–H, Lee S–H, Lee S–M, et al. Outcomes of premedication for non–ionic radio–contrast media hypersensitivity reactions in Korea. Eur J Radiol 2011;80:363–367.
7. Brockow K, Romano A, Aberer W, et al. Skin testing in patients with hypersensitivity reactions to iodinated contrast media? a European multicenter study. Allergy 2009;64:234–241.
8. 대한인터벤션영상의학회. 인터벤션 영상의학회 시술 가이드라인 2011;3:22–25.
9. Namasivayam S, Kalra MK, Torres WE, et al. Adverse reactions to intravenous iodinated contrast media: a primer for radiologists. Emerg Radiol 2006;12:210–215.
10. Schild HH, Kuhl CK, Hübner–Steiner U, et al. Adverse events after unenhanced and monomeric and dimeric contrast –enhanced CT: a prospective randomized controlled trial1. Radiology 2006;240:56–64.
11. Morcos SK. Prevention of contrast media–induced nephrotoxicity after angiographic procedures. J Vasc Interv Radiol 2005;16:13–23.
12. McDonald JS, McDonald RJ, Comin J, et al. Frequency of acute kidney injury following intravenous contrast medium administration: a systematic review and meta–analysis. radiology 2013;267:119–128.
13. McDonald RJ, McDonald JS, Bida JP, et al. Intravenous contrast Material–induced nephropathy: causal or coincident phenomenon? Radiology 2013;267:106–118.
14. Davenport MS, Khalatbari S, Dillman JR, et al. Contrast material–induced nephrotoxicity and intravenous low–osmolality iodinated contrast material. Radiology 2013;267:94–105.
15. Newhouse JH, RoyChoudhury A. Quantitating contrast medium–induced nephropathy: controlling the controls. Radiology 2013;267:4–8.
16. Stacul F, van der Molen AJ, Reimer P, et al. Contrast induced nephropathy: updated ESUR contrast media safety committee guidelines. Eur Radiol 2011;21:2527–2541.
17. Rudnick MR, Davidson C, Laskey W, et al. Nephrotoxicity of iodixanol versus ioversol in patients with chronic kidney disease: the Visipaque Angiography/Interventions with Laboratory Outcomes in Renal Insufficiency (VALOR) Trial. Am Heart J 2008;156:776–782.
18. Shaw DR, Kessel DO. The current status of the use of carbon dioxide in diagnostic and interventional angiographic procedures. Cardiovasc Intervent Radiol 2006;29:323–331.
19. Ledneva E, Karie S, Launay–Vacher V, et al. Renal safety of gadolinium–based contrast media in patients with chronic renal insufficiency. Radiology 2009;250:618–628.
20. Abujudeh HH, Kaewlai R, Kagan A, et al. Nephrogenic systemic fibrosis after gadopentetate dimeglumine exposure: case series of 36 patients. Radiology 2009;253:81–89.
21. Altun E, Martin DR, Wertman R, et al. Nephrogenic systemic fibrosis: change in incidence following a switch in gadolinium agents and adoption of a gadolinium policy––Report from two US universities. Radiology 2009;253:689–696.
22. Wang Y, Alkasab TK, Narin O, et al. Incidence of nephrogenic systemic fibrosis after adoption of restrictive gadolinium–based contrast agent guidelines. Radiology 2011;260:105–111.

Chapter 5

인터벤션 시술 중 환자 및 시술자에 대한 방사선 방어

안상부

인터벤션은 외과적 시술에 비해 감염 위험성이 적고 회복기간이 짧다는 장점이 있어 임상에서 활용빈도가 증가하고 있는 추세이다. 그러나 영상의학과에서 시행하는 인터벤션은 대부분 투시장비를 이용하면서 장시간 조사해야 하므로 환자와 방사선관계 종사자(의료진)가 다량의 방사선에 피폭될 가능성이 높다. 즉, 방사선에 의한 피부 손상, 암 발생 등의 위험성이 증가하게 된다.[1] 이러한 이유로 국제방사선방호위원회*International Commission on Radiological Protection; ICRP*가 'Publication 85(2000), Avoidance of Radiation Injuries from Medical Interventional Procedures'를, 미국 국립보건원*National Institutes of Health; NIH*과 미국 식품의약국*Food and Drug Administration; FDA*이 'Interventional Fluoroscopy(2005)'를 발표하여 인터벤션과 연관된 피폭을 최소화하려는 초기의 가이드라인을 마련하였다.[2, 3] 우리나라에서도 국제방사선방호위원회, 원자방사선의 영향에 관한 국제연합과학위원회*United Nations Scientific Committee on the Effects of Atomic Radiation; UNSCEAR* 등의 권고안을 바탕으로 2006년 식품의약품안전청에서 '중재적 방사선 시술에 따른 방사선방어 가이드라인'을 발표하였다.[4] 기존의 문헌들을 토대로 2009년에는 미국인터벤션영상의학회*Society of Interventional Radiology; SIR*에서 환자에서의 방사선량 관리*patient radiation dose management*에 대한 가이드라인을 제정하여 구체적인 환자 관리 체계를 마련한 바 있다.[5] 이 가이드라인에서는 방사선과 관련된 용어의 정의, 신체 영향, 환자 선량 계산 및 술후 환자 관리, 시술 계획 등에 대해 언급하였다. 이듬해인 2010년에는 미국인터벤션영상의학회와 유럽심혈관계인터벤션학회*Cardiovascular and Interventional Society of Europe; CIRSE*가 공동으로 '인터벤션 종사자에서의 방사선 방어*Occupational Radiation Protection in Interventional Radiology: A Joint Guideline of the CIRSE and SIR*'에 대한 가이드라인을 발표하였다.[6] 주된 내용은 직업적 피폭*occupational exposure*의 측정과 평가, 방사선 방어의 방법*radiation protection tools*으로 인터벤션에서의 방사선 안전에 관한 가이드라인 제정에 세계 인터벤션의 양대 학회가 주도적으로 참여했다는 점에서 매우 뜻 깊은 일이라 하겠다.

방사선 방어와 관련된 국제기관으로는 국제방사선방호위원회, 원자방사선의 영향에 관한 국제연합과학위원회, 국제원자력기구*IAEA*, 미국 국립방사선방호위원회*National Council on Radiation Protection and Measurements; NCRP*, 세계보건기구*World Health Organization; WHO* 등이 있다.

I 방사선 선량 관련 용어

1. 흡수선량*Absorbed dose*

방사선이 물질과 상호작용하여 그 물질의 단위 질량당 흡수된 에너지를 의미한다.

단위는 Gy(Gray=100rad=1J/kg)이며 방사선의 종류나 물질의 종류에 관계없이 사용한다. 투시장비에서는 에어커마*Air Kerma*와 동일하게 사용하며 에어커마는 공기의 단위 질량당 방사선에 의해 전달된 에너지를 의미한다.[4, 5, 7]

2. 등가선량*Equivalent dose*

인체의 단일 장기나 조직이 방사선에 노출될 때 방사선의 종류에 따라 인체가 받는 영향이 다르므로 이를 고려하여 나타낸 값이다. 등가선량은 흡수선량에 방사선가중계수*radiation weighting factor;* W_R를 곱하여 나타내며 X선에서는 방사선가중계수가 1이므로 흡수선량과 동일하다.[4, 5, 7] 단위는 Sv(Sievert=100rem)이다. 방사선 종류에 따른 방사선가중계수는 〈표 5-1〉과 같다.[8]

〈표 5-1〉 방사선가중계수

종류	W_R(radiation weighting factor)
X and γ rays(photons)	1
Electrons	1
Neutrons	2~21*
Protons	2
Alpha particles	20

* Neutron의 경우 에너지에 따라 연속적으로 값이 달라진다.
From The 2007 recommendations of the International Commission on Radiological Protection. Ann ICRP 2007;37:1-332.

3. 유효선량*Effective dose*

각 장기와 조직의 등가선량을 조직가중계수*tissue weighting factors;* W_T로 곱하여 합산한 값으로 방사선이 전체 인체에 미치는 영향을 실용화한 값이다.[4, 5, 7] 단위는 Sv(Sievert=100rem)이다. 방사선의 확률적 영향*stochastic effect*을 추정하는 데 도움이 되는 선량이다. 각 장기에 대한 조직가중계수는 〈표 5-2〉와 같다.[8]

II 영상의학검사와 인터벤션에서의 선량

영상의학검사인 CT, 단순방사선촬영*plain radiography*, 인터벤션에서의 대표적 검사들의 선량을 비교하면 〈표 5-3〉과 같다.[9-11]

인터벤션에서의 선량을 CT와 비교해 보면 시술시간의 차이와 X선 tube의 기하학적 위치, 환자의 체적, 선량률*dose rate*, 콜리메이터*collimator* 크기 등에 따라 다양한 범위의 값이 나타날 수 있지만 대부분의 시술이 CT보다 유효선량이 높은 편이다. 즉, 방사선 방어에 대한 개념 없이 시술한다면 생각보다 많은 양의 방사선이 환자에게 전달되고, 이는 의료진의 방사선 피폭 증가의 원인이 될 수 있다. 또한 복잡한 시술일수록 시술시간이 길고 선량이 높아지므로 시술 전에 미리 피폭에 대해 고려해야 한다.[5] 대부분의 인터벤션이 치료 목적으로 행해지고 유효선량이 높으므로 ALARA(as low as reasonably achievable) 원칙을 엄격히 적용해야 한다.

〈표 5-2〉 조직가중계수

장기/조직	W_T	$\Sigma\ _W T$
Bone marrow(red), Colon, Lung, Stomach, Breast, Remainder tissues*	0.12	0.72
Gonads	0.08	0.08
Bladder, Oesphagus, Liver, Thyroid	0.04	0.16
Bone surface, Brain, Salivary glands, Skin	0.01	0.04
	Total	1.00

* Remainder tissues: Adrenals, Extrathoracic(ET) region, Gallbladder, Heart, Kidneys, Lymphatic nodes, Muscle, Oral mucosa, Pancreas, Prostate(♂), Small intestine, Spleen, Thymus, Uterus/cervix(♀)
From The 2007 recommendations of the International Commission on Radiological Protection. Ann ICRP 2007;37:1-332.

〈표 5-3〉 영상의학검사의 선량 비교

IR Procedure	FT(min)	ESD(mGy)	DAP(Gy·cm^2)	Eff. Dose(mSv)
EVAR	21	330~850	60~150	8.7-27
Venous access	1.1~3.5	8~24	2.3~4.8	1.2
Iliac angioplasty	14.9	900	223	58
Renal angioplasty	20.4	1442	208	54
Nephrostomy	1.3~20	/	30(5~56)	7.7(3.4~15)
Bile duct drainage	12~26	660	38~150	10~38
TIPS	15~93	104~7160	14~1364	19~87
CT examinations				
Abdomen + Pelvis				14.4
Liver + Kidney				11.5
Abdominal aorta				10.3
Brain				2.8
Chest				5.7
Pelvis				7.2
Lumbar spine				8.1
Chest PA				0.1

FT: Fluoroscopy time, ESD: Entrance Skin Dose, DAP: Dose-Area Product, Eff. Dose: Effective Dose

Ⅲ 인터벤션과 연관된 인체 손상

1. 방사선이 인체에 미치는 영향[4, 5, 12]

(1) 결정적 영향*Deterministic effect, Tissue reactions*

발단선량*threshold dose*이 존재하는 방사선의 영향으로 발달선량 이하에서는 영향이 없다가 발달선량 이상에서는 거의 100% 영향이 발생하고, 방사선량에 비례하여 장해 정도가 증가한다. 장해 정도는 수주나 수개월 후에 명확해지며, 매우 높은 방사선량이라면 24시간 이내에도 백내장, 피부 홍반, 불임 등의 증상을 일으킬 수 있다. 따라서 발단선량 이하로 방사선량을 줄여야 한다.

(2) 확률적 영향*Stochastic effect, Cancer and heritable effects*

발단선량이 존재하지 않는 방사선의 영향으로 보통의 경우 방사선량이 증가함에 따라 발생 확률이 증가한다. DNA 손상과 연관된 암 발생과 유전적 영향이 이에 해당한다. 자연적으로 발생하는 암에 비하여 인터벤션 때문에 발생하는 암의 가능성이 낮다고 알려져 있으나 소아, 방사선에 민감한 장기(갑상선, 유방, 생식기 조직)에 인터벤션을 하는 경우에는 반드시 혜택 위험도*benefit-risk*를 생각해야 한다. 확률적 영향을 줄이기 위해서라도 피폭선량을 최소화해야 한다.

2. 인터벤션과 연관된 인체 손상

인터벤션에 의한 피폭으로 환자와 의료진이 영향을 받는 장기는 주로 피부와 눈으로, 단일 시술이나 근접한 여러 번의 시술로 인한 급성 방사선량이 2Gy를 넘으면 홍반과 백내장이, 7Gy 이상이면 영구 탈모, 12Gy 이상이면 지발성 피부괴사가 발생하게 된다.[2] 시술자가 겪는 눈의 지속적인 피폭이 3개월 이내이면서 4Gy 이상인 경우, 3개월 이상이면서 5.5Gy 이상인 경우에는 백내장이 발생한다. 근접한 여러 번의 시술인 경우 이전의 피폭이 피부를 감작*sensitization*시킬 수 있어 위험도가 더 높아질 수 있다. 국제방사선방호위원회에서 발표한 'publication 85'에 따르면 문턱선량 값에 따라 피부와 눈에 다양한 손상이 존재하고 이들의 발병시간 또한 다양하다(〈표 5-4〉).[2] 최근에는 추정했던 것보다 훨씬 낮은 선량(<1Gy)에서 백내장이 발생했다는 보고가 있어

〈표 5-4〉 피부와 눈에서의 방사선 영향

영향	문턱선량 근사값 (Gy)	발병시기	정상 선량률 투시 시간 (0.02Gy/min)(분)
급성 일시적 홍반	2	2~24시간	100
일시적 탈모	3	약 3주	150
영구 탈모	7	약 3주	350
건성 박리(표피탈락)	14	약 4주	700
습성 박리	18	약 4주	900
2차 궤양화	24	>6주	1200
지발성 홍반	15	8~10주	750
피부위축	10	>52주	500
모세혈관확장증	10	>52주	500
진피 괴사(후발)	>12	>52주	750
수정체혼탁(검측 가능)	>1~2	>5년	>50(눈)
백내장	>5	>5년	>250(눈)

From Valentin J. Avoidance of radiation injuries from medical interventional procedures. Ann ICRP 2000;30:7-67.

〈표 5-5〉 생식기, 골수에서의 방사선 영향

조직 및 영향	발단선량(Gy) (단일 피폭 시 총 선량)
고환	
일시적 불임	0.15
영구적 불임	3.5~6.0
난소	
불임	2.5~6.0
골수	
조혈작용 저하	0.5

From The 2007 recommendations of the International Commission on Radiological Protection. Ann ICRP 2007;37:1-332.

더욱 엄격한 선량 관리가 요구된다.[13]

피부와 눈 이외에도 방사선에 민감한 생식기, 골수*bone marrow*를 포함하여 소장, 폐 등 신체 모든 장기가 영향을 받을 수 있다(〈표 5-5〉).[8]

Ⅳ 실용적인 선량 관리 방법

인터벤션과 연관된 인체 손상을 예방하기 위한 선량 관리는 환자 관리와 의료진 관리로 크게 나눌 수 있다. 그러나 의료진이 받는 선량의 대부분이 환자로부터 발생하는 산란선이므로 환자가 받는 선량을 감소시키면 의료진이 받는 선량도 줄일 수 있다. 즉, 환자에게는 ALARA 원칙을 지키고, 의료진은 적절한 보호장비와 차폐장비를 통해 선량을 최소화하는 것이 선량 관리의 목표라 하겠다.

실용적인 선량 관리에 대해 여러 가이드라인과 문헌에 소개된 내용을 요약하면 다음과 같다(그림 5-1).[2, 3, 5, 6, 11, 14, 15]

1. 환자(와 의료진)를 위한 선량 관리 방법

① 시술시간을 줄이고, X선 tube와 환자 간의 거리를 최대한 멀리한다. 방사선량*radiation dose*은 X선 tube와 환자 간 거리의 제곱에 반비례한다.
② 환자와 영상수용체*image receptor*의 거리를 최소화한다.
③ Fluoroscopy time을 최소화한다.
④ 허용 가능한 정도의 영상*images of acceptable quality*을 얻는 데 필요한 최소 화면발생률*frame rate*과 펄스 빔*pulsed fluoroscopy*을 사용한다.
⑤ 자주 빔 각도를 바꾸어 주어 선량을 분산시킨다. 이때 다양한 각도에서 조사되는 X선에 의해 동일한 피부 부위가 반복적으로 노출되지 않도록 주의한다.
⑥ 체격이 큰 환자일수록 높은 선량을 받게 되므로 주의한다.

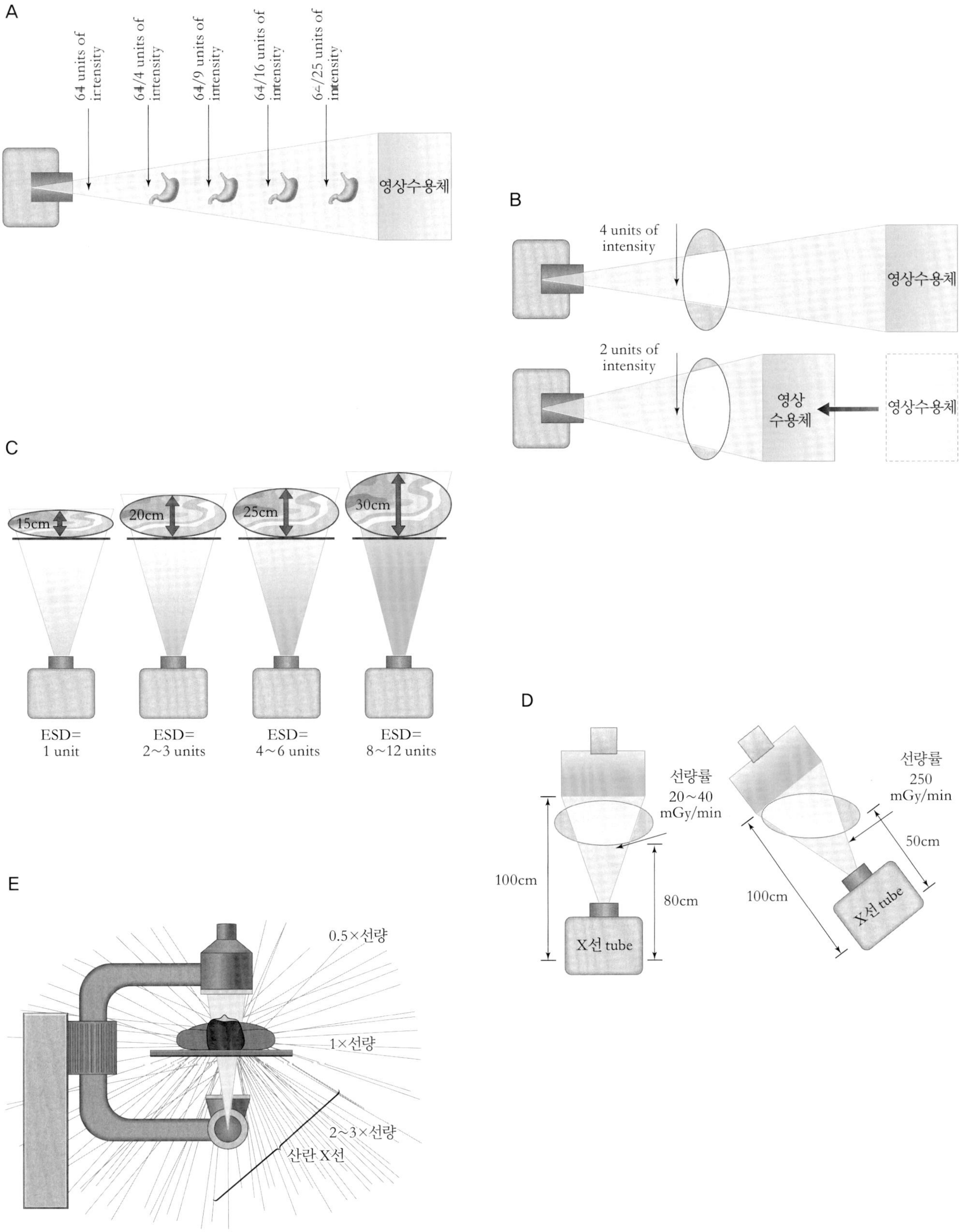

그림 5-1. 환자와 의료진에 대한 실용적인 선량 관리 **A.** X선 tube와 환자와의 거리를 멀리해야 한다. **B.** 환자와 image receptor와의 거리를 최소로 한다. **C.** 방사선이 투과하는 환자의 체적이 증가할수록 피부 표면에서 받는 선량은 증가한다. **D.** Beam의 각도를 주면 X선이 통과하는 환자의 체적이 증가하고 환자와 tube 간의 거리가 가까워져 dose rate가 증가한다. **E.** 환자에 의한 산란선은 X선 tube와 환자 사이에서 가장 많이 발생하므로 table curtain을 항상 이용하도록 한다.

⑦ 빔 각도가 커질수록 X선이 통과하는 환자의 체적이 증가하여 높은 선량을 받게 된다.

⑧ 영상 확대기능은 반드시 필요한 경우를 제외하고 가능하면 사용하지 않는다.

⑨ 최종영상고정*last image hold* 방법을 이용하여 영상을 획득한다.

⑩ 콜리메이션을 이용한다. 환자 선량 감소뿐만 아니라 영상의 질*image quality*도 좋아진다.

⑪ 허용 가능한 영상을 얻을 수 있는 가장 낮은 투시선량률*fluoroscopic dose rate*을 사용한다.

⑫ 시술 전 가능한 모든 영상검사(US, CT, MR)를 통해 미리 정보를 얻는다.

2. 의료진을 위한 선량 관리 방법

① 시술시간을 줄이고, X선 tube 및 환자와의 거리를 가능한 한 멀게 유지한다. 방사선량은 선원*radiation source*에서 떨어진 거리의 제곱에 반비례한다.

② 개별 의료진 보호장비(납치마, 납안경, 갑상선 보호구)를 이용한다.

③ 차폐물(suspended screens, lateral shields, table curtains, rolling shields on the floor)을 이용한다.

④ X선 조사야 내에 손이 들어가지 않도록 한다. 손이 들어갈 수밖에 없는 상황이라면 needle holder, extension 등의 기구를 이용한다.

⑤ 빔*beam*이 수평일 때 시술자는 영상수용체 쪽에, 연직일 때 X선 tube는 환자 아래에 위치하도록 한다.

⑥ 개인용 선량계*personal dosimeter*를 적어도 2개 이상 착용하고, 선량을 반드시 확인하도록 한다.

⑦ Over-the-table x-ray tube는 사용을 피한다.

V 의료진 보호 장비 및 차폐물

1. 개인 보호 장비

납치마*leaded aprons*, 갑상선 보호구*thyroid shields*, 납안경*leaded eyeglasses*, 납장갑*leaded gloves*이 있다. 납치마는 조끼/스커트형*vest/skirt configuration*이 선호된다. 두르는 방식*wrap-around style*의 경우 납당량이 0.25mm lead-equivalent인 것을 사용하며, 이때 앞쪽은 두 겹이 되므로 0.5mm lead-equivalence가 된다. 납치마는 방사선 방어 기능뿐만 아니라 인체공학적으로 신체 피로감이나 손상을 주지 않도록 만들어져야 하며, 매년 투시를 이용하여 결함 여부를 검사해야 한다. 현재는 납 성분이 매우 적게 들어가거나 아예 들어가지 않은 납치마가 생산되고 있으며 방사선 투과율은 0.6~6.8% 정도로 알려져 있다.[16]

0.5mm lead-equivalent의 갑상선 보호구에서 투과율은 5~15% 정도이며 납치마와 마찬가지로 주기적으로 결함 여부를 검사한다.[17]

납안경은 백내장 예방을 위해 시술 시 항상 착용해야 한다. 납안경의 렌즈*lenses*는 옆에서 들어오는 방사선과 시술자의 머리에서 발생하는 산란선을 막기 위해 옆쪽도 커버할 만큼 충분히 커야 한다. 눈 보호에 있어 ceiling-suspended shields와 상호보완적인 역할을 한다. Table skirt에 납안경만을 사용한 경우의 수정체*lens*로의 방사선 투과율은 약 10%이다. 그러나 table skirt, 납안경에 더하여 ceiling suspended shields를 사용한다면 수정체로의 투과율은 0.8% 이하로 크게 감소한다.[18]

손에 전달되는 선량을 줄이고자 납장갑을 사용하기도 하지만 만약 장갑을 낀 손이 primary beam 속으로 들어가면 오히려 손에 대한 방사선량을 증가시키므로 납장갑은 primary radiation beam 속이 아닌 근처에서만 사용하도록 한다.

2. 차폐장비

Ceiling suspended shields, lateral shields, table curtains 같은 equipment mounted shields와 rolling shields가 있다(그림 5-2). 이 장비들은 납이 포함된 투명한 플라스틱*transparent leaded plastic*으로 만들어져 있으며, 산란선의 투과율은 10% 이하이다.[15] 차폐장비와 개인 보호장비를 동시에 사용하면 투과율이 크게 감소하는데, 팬텀을 이용한 실험에서 납치마(0.5mm Pb equivalent)와 ceiling suspended shield를 동시에 이용한 경우에 투과율은 2.5% 정도였다.[19] 방사선 방어 장비들의 대략적인 투과율이 10% 미만인 것을 고려하면, 더 많은 장비를 혼용하여 사용할 경우 투과율은 훨씬 더 감소할 것으로 예상된다.

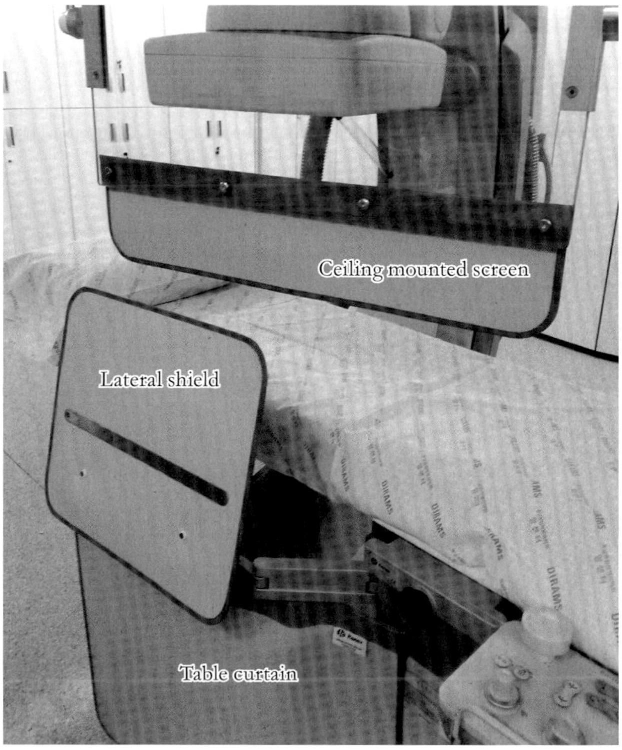

그림 5-2. 투시장비에 부착된 차폐장비

Ⅵ 환자 선량 감시, 상담 및 조치

1. 환자 선량 감시에 사용되는 용어

환자 선량 감시를 위해 인터벤션 투시에서 주로 사용되는 용어를 〈표 5-6〉에 정리하였다.[5]

최근에 생산된 인터벤션용 투시장비는 interventional reference point에서의 air kerma rate(reference point air kerma, $K_{a,r}$), cumulative air kerma, fluoroscopy time, kerma-area-product(P_{KA}) 수치를 제공하도록 되어 있다. 방사선의 피부 영향을 고려할 때 peak skin dose(PSD)를 아는 것이 중요한데, 투시장비에서 이 값을 바로 구할 수 없으므로 변환 공식*conversion formula*을 이용한 근사값으로 구할 수 있다. 이 공식에 의한 PSD는 어디까지나 선형회귀*linear regression*를 이용한 근사값이라는 점을 명심해야 하며, 특히 $K_{a,r}$이 500mGy 이하이거나 P_{KA}가 $50Gy \cdot cm^2$인 경우에는 결과치가 부정확하다. PSD를 구하는 변형공식은 다음과 같다.[5]

$$PSD(mGy)=206+0.513 \times K_{a,r}(mGy)$$
$$PSD(mGy)=249+5.2 \times P_{KA}(Gy \cdot cm^2)$$
〔$K_{a,r}$=CD(cumulative dose),
P_{KA}=DAP(Dose Area Product)〕

$K_{a,r}$이 P_{KA}보다는 PSD를 더 잘 반영하고, fluoroscopy time은 PSD를 잘 반영하지 못하는 것으로 알려져 있다. 임상적으로 이용 가능한 선량($K_{a,r}$)과 P_{KA}는 환자에서 발생하는 산란선*backscatter*을 포함하지 않는데, 산란선이 피부 선량을 10~40%까지 증가시킬 수 있으므로 이를 고려해야 한다.

〈표 5-6〉 환자 선량 감시에 사용되는 용어

AK	Air Kerma	• 공기질량 내에 방출된 운동 에너지 • 공기 단위 질량당 전리 X선에 의해 방출된 모든 2차 전자의 초기 유동에너지 합 • 물질의 단위 질량당 방사선에 전달된 에너지(반드시 흡수될 필요는 없음) • 단위: Gy
$K_{a,r}$ (CD, RPDose)	Reference Point Air Kerma (Reference dose, Cumulative dose, Cumulative air kerma)	• Interventional reference point(IRP)(isocenter에서 15cm 거리에 있는 점)에서의 air kerma • IRP는 대략 환자의 entrance skin surface를 반영함. • 단위: Gy
P_{KA} (DAP)	Kerma-Area-Product (Dose-Area-Product)	• X선 조사야의 면적과 입사선량의 곱 • 환자에게 전달된 전체 에너지 양 • 환자나 의료진의 확률적 영향에 대한 선량 관리에 도움이 됨. • 단위: $Gy \cdot cm^2$
FT	Fluoroscopy Time	
PSD	Peak Skin Dose	• 환자 피부 부위에 도달하는 최고 선량으로 산란선*backscatter*에 의한 양을 포함함. • 단위: Gy

〈표 5-7〉 선량 알림 한계치

Parameter	First Notification	Subsequent Notifications
Peak skin dose(PSD)	2,000mGy	500mGy
Reference point air kerma($K_{a,r}$)	3,000mGy	1,000mGy
Kerma–area–product(P_{KA})	300Gy*cm^2	100Gy*cm^2
Fluoroscopy time(FT)	30 min	15 min

From Stecker MS, Balter S, Towbin RB, et al. Guidelines for patient radiation dose management. J Vasc Interv Radiol 2009;20:S263–S273.

2. 환자 선량 관리

환자 선량 관리에는 시술 전 계획*preprocedural planning*, 시술 중 관리*intraprocedural management*, 시술 후 관리*post-procedural care*가 있다.[5]

(1) 시술 전 계획

인터벤션과 연관된 방사선 위험도*radiation risk*에 대해 환자와 상담하고 동의서*informed consent*를 받는다. 동의서에는 암 발생 가능성의 증가와 피부 손상에 대한 내용을 주로 담는다. 방사선 위험도 증가와 관련하여 기술적으로 복잡하거나 시간이 많이 걸리는 시술, 저체중, 소아에서 방사선에 민감한 부위(수정체, 유방, 생식기, 갑상선)를 시술하거나 시술범위에 포함하는 경우, 임신, 이전에 방사선치료*radiation therapy*를 받았거나 60일 이내에 같은 부위에 인터벤션 시술을 받은 경우에 해당하는지 등을 충분히 검토한다.

현재 임상에서 사용하는 영상검사(CT, US, MRI)의 질이 매우 좋아져 진단적인 면에서 인터벤션 시 시행하는 검사들(angiography, cholangiography 등)과 유사할 정도로 우수해졌다.[20, 21] 따라서 인터벤션 전 다른 영상검사들을 이용하여 시술 계획을 세움으로써 방사선량을 줄이도록 해야 한다. 특히 CT, MRI는 여러 평면의 영상(reconstructed image)을 제공하므로 이러한 영상을 이용하면 시술 계획을 잡는 데 매우 유용하다.

(2) 시술 중 관리

이 장 Ⅳ절의 내용에 따라 시술하고, 선량 알림 한계치*radiation monitoring dose notification thresholds*를 설정하여 시술 중 이 수치에 도달했을 때 시술자에게 반드시 알려 준다. SIR에서 권고한 내용을 요약하면 〈표 5-7〉과 같다.[5]

(3) 시술 후 관리

1) 선량 기록*Dose documentation*

시술 후 환자가 받은 PSD와 P_{KA}를 기록한다. 이 두 항목은 방사선의 결정적 영향과 확률적 영향을 각각 가장 잘 반영한다. 만약 PSD를 알 수 없다면 $K_{a,r}$를 대신 사용한다. 이 모든 항목을 알 수 없다면 fluoroscopy time을 사용하는데, 단, 방사선량을 예측하는 데 앞의 항목들보다는 부정확하다는 것을 염두에 두어야 한다.

2) 환자 추적*Patient follow-up*

환자 추적을 위한 한계선량*dose thresholds for patient follow-up, significant radiation dose*은 〈표 5-8〉에서 소개한 값들 중 어느 한 항목이라도 기준을 초과하는 경우이다.[5] 이 값들은 환자의 위험과 안전을 구분 짓는 명확한 기준이라기보다는 환자 추적을 위해 정해 놓은 대략의 기준이라는 점을 숙지해야 한다. 따라서 의무기록을 검토하여 현재 시술 60일 전후로 방사선치료나 인터벤션이 시행되었거나 시행할 계획이 있다면 이보다 값이 낮더라도 환자 추적을 할 수 있다. 기준을 초과한 환자의 경우 퇴원 2주 내에 결정적 영향(피부 홍조 또는 발진)이 발생할 경우 시술자에게 연락하고 내원하도록 서면으로 교육한다. 주기적으로 환자 방사선량에 대한 평가*quality assessment*가 필요한데, 선량 기록 여부를 확인하고, 타 기관과 비교하여 같은 시술에 대해 선량이

〈표 5-8〉 환자 추적을 위한 한계선량

Parameter	Threshold
Peak skin dose(PSD)	3,000mGy
Reference point air kerma($K_{a,r}$)	5,000mGy
Kerma–area–product(P_{KA})	500Gy*cm^2
Fluoroscopy time(FT)	60 min

From Stecker MS, Balter S, Towbin RB, et al. Guidelines for patient radiation dose management. J Vasc Interv Radiol 2009;20:S263–273.

높을 경우 선량을 감소하는 방법을 강구한다.

Ⅶ 의료진 선량 감시, 상담 및 조치

1. 직업상 방사선량 한계치*Occupational dose limits*

직업상 방사선량 한계치는 〈표 5-9〉와 같다.[8] 적절한 보호장비를 모두 착용한 후 측정한 인터벤션 의사의 연간 유효선량은 2~4mSv로 알려져 있다.[6]

2. 선량계 사용*Dosimeter use*

다양한 종류〔film badge, TLD(thermoluminescence), OSL (optically stimulated luminescence), electronic〕의 선량계가 사용되며 전형적인 개인 선량계의 경우 2개의 값을 제공한다. Hp(0.07)과 Hp(10)은 각각 0.07mm와 10mm 깊이에서의 등가선량을 나타낸다.[6] 갑상선 보호구 위에 착용한 선량계의 Hp(0.07)은 피부와 눈의 수정체에 전달된 선량을, 납치마 안쪽 가슴 쪽에 착용한 선량계의 Hp(10)은 유효선량을 대략적으로 반영한다. 손에 전달된 선량을 측정하기 위해서 선량계를 추가로 사용할 수 있다.[2] 선량계의 수치를 이용하여 유효선량을 추측하는데, 미국 국립방사선방호위원회에서 제시한 방식은 목과 가슴(허리) 부위에서 측정한 Hp(10) 값을 이용한다.[6]

$$E(\text{estimate})=0.5\ HW+0.025\ HN$$

HN는 갑상선 보호구의 바깥쪽 목에 위치한 선량계에서 측정한 Hp(10)값이고, HW는 납치마 안쪽 허리나 가슴 쪽에서 측정한 Hp(10)값이다. 그러나 위의 공식에 따른 유효선량 예측치는 실제와 약간 다를 수 있고, 보통 안전을 위하여 과대평가*overestimation*되어 있다.

선량계 착용에 대하여 국제방사선방호위원회에서는 인터벤션에서 직업적 피폭이 상대적으로 높다는 점을 감안하여 납치마 아래의 가슴 부위와 보호구 바깥쪽의 목 부위에 2개의 선량계를 착용하도록 권고하고 있다(그림 5-3).[2] 납치마 안쪽 가슴 쪽에 착용한 하나의 선량계 값〔Hp(10)〕으로 유효선량을 측정하는 방법도 있으나 2개를 착용했을 때와 유의한 오차를 보여 정확한 값으로 예측하기에는 무리가 있다.[22]

〈표 5-9〉 직업상 방사선량 한계치

Type of limit	Occupational limit
Effective dose	20mSv/year, a averaged over a defined 5-year period
Annual equivalent dose in:	
Lens of the eye	20mSv
Skin	500mSv
Hands and feet	500mSv

From The 2007 recommendations of the International Commission on Radiological Protection. Ann ICRP 2007;37:1-332.

3. 높은 직업적 선량에 대한 조사

세계보건기구는 월간 유효선량 0.5mSv 이상, 수정체에서의 등가선량 5mSv 이상, 손 또는 사지에서의 등가선량이 15mSv 이상인 경우 조사하도록 권고하고 있다.[23] 조사에서는 선량계 착용 위치가 정확했는지, 선량계 보관에 문제가 없었는지 등을 먼저 확인한다. 선량계의 착용과 보관이 정확했다면 장비의 조절*setting*이나 시술방법*procedure technique*에 변화가 있었는지 조사하고, 시술 습관*working habit*과 차폐물 사용 등에 문제가 없는지를 관찰하여 시술자에게 적절한 교육 및 조치를 해주도록 한다.

적절한 교육 프로그램을 통해 방사선 방어에 대한 개념을 지속적으로 유지할 필요가 있다. SIR-CIRSE joint guideline에서 추천하는 IAEA free training website 주소는 'http://rpop.iaea.org/rpop/rpop/content/additionalresources/training/1_trainingmaterial/radiology.htm'이다.[7]

Ⅷ 결론

인터벤션은 CT에 비해 방사선량이 높고, 시술 빈도 또한 증가하고 있으며, 같은 환자에서 단기간에 여러 번 시술할 수 있어 환자뿐만 아니라 의료진의 방사선 피해 가능성이 커지고 있는 상황이고, 이러한 추세는 앞으로도 지속될 것으로 보인다. 따라서 방사선 피해를 예방하기 위해서 방사선 안전에 대한 이해와 실제 임상에서의 적용, 선량 확인을 통한 피드백 및 안전교육이 지속적으로 필요하다.

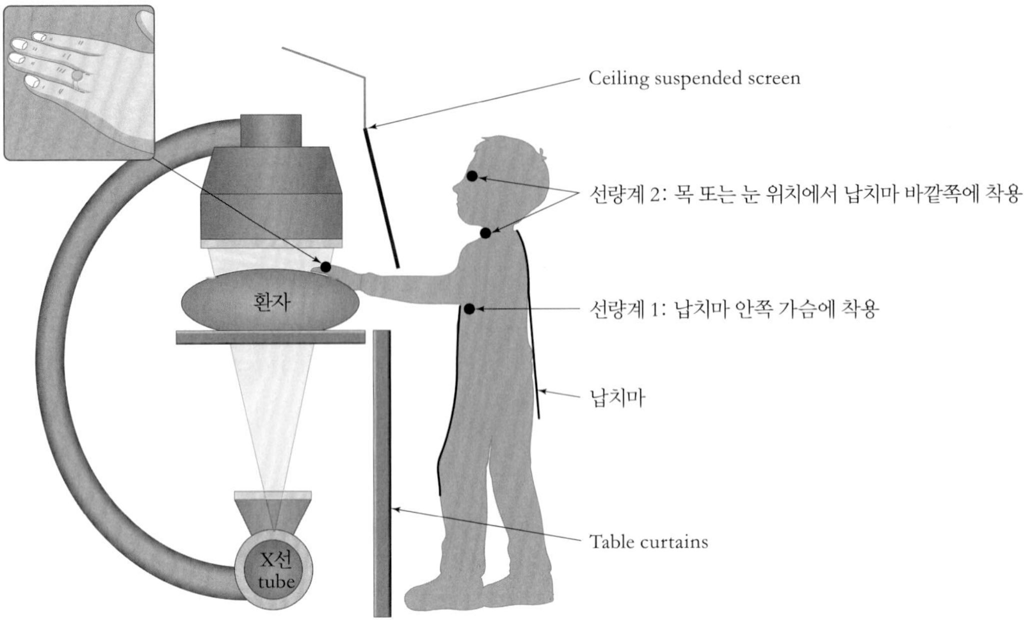

그림 5-3. 선량계 착용 위치에 대한 국제방사선방호위원회 권고안 가슴 위치에서 납치마 안쪽에 하나, 목 또는 눈 위치에서 납치마 바깥쪽에 하나를 착용하도록 한다. 필요에 따라 손의 피폭량을 측정하기 위해 반지형 선량계를 추가로 착용할 수 있다.

참고문헌

1. Duncan JR, Balter S, Becker GJ, et al. Optimizing radiation use during fluoroscopic procedures: proceedings from a multidisciplinary consensus panel. J Vasc Interv Radiol 2011;22:425–429.
2. Valentin J. Avoidance of radiation injuries from medical interventional procedures. Ann ICRP 2000;30:7–67.
3. Interventional fluoroscopy: reducing radiation risks for patients and staff. National Cancer Institute, The Society of Interventional Radiology, March 2005.
4. 중재적 방사선시술에 따른 방사선방어 가이드라인. 식품의약품안전청, 2006.
5. Stecker MS, Balter S, Towbin RB, et al. Guidelines for patient radiation dose management. J Vasc Interv Radiol 2009;20:S263–S273.
6. Miller DL, Vano E, Balter S, et al. Occupational radiation protection in interventional radiology: a joint guideline of the Cardiovascular and Interventional Radiology Society of Europe and the Society of Interventional Radiology. J Vasc Interv Radiol 2010;21:607–615.
7. IAEA web site (https://rpop.iaea.org/RPOP/RPoP/Content/AdditionalResources/Training/1_TrainingMaterial/Radiology.htm)
8. The 2007 recommendations of the International Commission on Radiological Protection. Ann ICRP 2007;37:1–332.
9. Valentin J. Managing patient dose in multi–detector computed tomography (MDCT). Ann ICRP 2007;37:1–79.
10. Brix G, Nagel HD, Stamm G, et al. Radiation exposure in multi–slice versus single–slice spiral CT: results of a nationwide survey. Eur Radiol 2003;13:1979–1991.
11. Rehani MM, Ciraj–Bjelac O, Vano E, et al. ICRP Publication 117. Radiological Protection in fluoroscopically guided procedures performed outside the imaging Department. Ann ICRP 2010;40:1–102.
12. ICRP Publication 105.Radiological protection in medicine. Ann ICRP 2007;37:1–63.
13. Worgul BV, Kundiyev YI, Sergiyenko NM, et al. Cataracts among Chernobyl clean–up workers: implications regarding permissible eye exposures. Radiat Res 2007;167:233–243.
14. IAEA. 10 Pearls: Radiation protection of patients in fluoroscopy. Available at: http://rpop.iaea.org/RPOP/RPoP/Content/Documents/Whitepapers/poster–patient–radiation–protection.pdf. Accessed June 30, 2013.
15. IAEA. 10 Pearls: Radiation protection of staff in fluoroscopy. Available at: http://rpop.iaea.org/RPOP/RPoP/Content/Documents/Whitepapers/poster–patient–radiation–protection.pdf. Accessed June 30, 2013.
16. Christodoulou EG, Goodsitt MM, Larson SC, et al. Evaluation of the transmitted exposure through lead equivalent aprons used in a radiology department, including the contribution from backscatter. Med Phys 2003;30:1033–1038.
17. Siewert B, Brook OR, Mullins MM, et al. Practical policy and quality initiatives: strategies for optimizing staff safety in a radiology department. Radiographics 2013;33:245–261.
18. Thornton RH, Dauer LT, Altamirano JP, et al. Comparing strategies for operator eye protection in the interventional radiology suite. J Vasc Interv Radiol 2010;21:1703–1707.
19. Luchus JS, Rosioreanu A, Gregorius D, et al. Radiation safety during spine interventions. J Vasc Interv Radiol 2005;16:107–111.
20. Fleischmann D, Hallett RL, Rubin GD. CT angiography of peripheral arterial disease. J Vasc Interv Radiol 2006;17:3–26.
21. Liang CJ, Tobias T, Rosenblum DI, et al. Acute gastrointestinal bleeding: emerging role of multidetector CT angiography and review of current imaging techniques. Radiographics 2007;27:1055–1070.
22. Chida K, Kaga Y, Haga Y, et al. Occupational dose in interventional radiology procedures. AJR Am J Roentgenol 2013;200:138–141.
23. Efficacy and radiation safety in interventional radiology. World Health Organization, 2000.

Section II

혈관질환의 진단기법

Chapter 6

혈관질환을 위한 임상검사 및 초음파검사

남덕호

I 병력과 진찰

죽상경화증*atherosclerosis*은 가장 흔한 혈관질환으로서, 주로 경동맥분기*carotid bifurcation*, 심장동맥, 복부대동맥 및 하지 혈관에서 잘 나타난다. 죽상경화증은 이와 같이 전신의 혈관을 침범할 수 있으며, 40대 이후의 남자에서 흔하고, 나이가 들수록 증가하는 경향을 보인다. 그 외 당뇨, 흡연, 고지혈증, 고혈압, 가족력 등과 연관되어 있으며, 병리학적으로는 혈관 내벽에 국소적인 죽상판*atheromatous plaque*이 형성된다.[1-8] 죽상경화증은 하지 혈관 질환 중에서 가장 흔하지만, 비슷한 크기의 상지 혈관에서는 잘 나타나지 않는다. 하지에서도 표재대퇴동맥*superficial femoral artery*에서 가장 흔하고, 다른 혈관에서는 가지 치는 곳에 병소가 나타나는 양상과 달리 모음근구멍*adductor hiatus*에서 가장 먼저 나타난다. 이는 이곳이 근육 속에 위치하므로 근육에 눌려 지속적으로 외상을 받고, 혈관의 직경이 상대적으로 작기 때문으로 추정되고 있다. 이 외에도 총장골동맥분기*common iliac artery bifurcation*, 슬와동맥 중간부위 *mid-popliteal artery*, 슬와동맥분기*popliteal trifurcation*, 근위부 경골동맥*proximal tibial artery* 등에서 나타나며,[9, 10] 약 3/4의 환자에서 여러 곳에 동반된 병소를 볼 수 있다.

질환 초기에 혈관 내벽의 Plaque 형성을 시작으로 혈관 협착이 발생하고, 결국 폐쇄성 혈관질환으로 진행된다. 이는 원래 혈관 내벽의 압력 증가에 대한 정상적인 반응작용으로 혈관벽이 두꺼워지는 과정으로 설명되고 있으나, 그 정확한 기전에 대해서는 이견이 있다. 신체 내에서 이러한 적응기전과 보상기전의 조화가 깨지면서 plaque에 의한 혈관의 협착*stenosis*, 궤양*ulceration*, 색전증*embolism*, 혈전증 *thrombosis* 등의 합병증을 유발하는 것으로 알려져 있다.

환자의 증상은 침범 혈관의 종류 및 정도에 따라 다르며, 주 증상은 간헐적이거나 섬섬 진행하는 간헐파행*intermittent claudication*이다. 이 증상은 활동 시에 악화되고 휴식 시에 개선되며, 근골격계나 신경학적 질환과 같은 비혈관성 파행과 감별해야 한다(〈표 6-1〉).[11]

급성하지허혈*acute limb ischemia*의 특징은 다리 피부색의 변화이다. 특히 양쪽 다리를 비교하면 미세한 변화도 구별할 수 있다. 증상은 통증, 창백*pallor*, 감각이상*paresthesia*, 마비*paralysis*, 변온증*poikilothermia* 등이며, 폐쇄된 동맥 이하의 하지에 갑작스러운 통증과 함께 피부색과 피부 온도의 변화가 발생한다. 정도가 심한 경우에는 감각이상과 함께

〈표 6-1〉 다리 통증의 원인

Location of pain	Associated factor	Clinical diagnosis
Calf, buttock, hip, or thigh	Aggravated by exercise; relieved by rest	Claudication
Calf, buttock, hip, or thigh	Aggravated by standing + exercise; relieved by back flexion	Lumbar stenosis
Hip, knee. Ankles	Aggravated by variable factors; relieved by NSAIDs	Arthritis
Calf, leg radiation	Aggravated by variable factors; relieved by NSAIDs	Herniated disk

가벼운 접촉이나 위치 변화에 대한 감각이 둔화되며, 심하면 감각이 소실된다. 허혈이 지속되면 마비와 괴저*gangrene*가 발생한다.

만성하지허혈의 경우에는 환자의 발과 장딴지*calf* 주위에는 털이 없고, nail bed에 atrophic change가 발생할 수 있다. 병소가 진행되면 다리를 올렸을 때 색이 창백하게 변하며, 모세혈관 보충*capillary refill*이 매우 느려진다. 정상은 5초 이내이나 허혈이 있는 경우 20초 이상으로 증가한다. 더욱 진행되면 휴식 시에도 통증이 계속되고, 다리를 dependent position으로 놓아야 호전된다. 더욱 심해지면 허혈성 궤양*ischemic ulcer*이 생기고, 괴저성*gangrenous* 변화가 발생하여 비가역적이 된다. 이러한 급성 및 만성 허혈증의 평가에는 Fontaine 또는 Modified Rutherford-Becker 분류가 이용되고 있다(〈표 6-2〉, 〈표 6-3〉).[6, 12]

별다른 전구 증상 없이 갑자기 하지허혈 증상이 나타나면 색전일 가능성이 크며, 이미 허혈 증상이 있는 환자에서 갑자기 악화되었다면 기존의 협착 부위가 폐쇄되었음을 시사한다. 그리고 aortoiliac disease에서 발생한 미세한 색전에 의하여 발가락 끝의 혈관이 막혀 변색된 것을 'blue toe syndrome'이라 한다. 이러한 말초동맥질환*peripheral arterial disease; PAD*의 위험인자에는 흡연, 당뇨, 고혈압, 비만, 관상동맥질환의 기왕력 또는 가족력, 고지혈증, 신체적 무활동*physical inactivity*, 고호모시스테인혈증*homocysteinemia*, 고령 등이 있다.

Ⅱ 비침습적 혈관 검사

Noninvasive vascular testing; NVT

NVT는 일반적으로 혈류량측정검사*plethysmography*와 도플러검사로 나뉜다. Plethysmography를 이용하는 검사 방법에는 segmental limb pressure, Doppler waveform analysis, volume plethysmographic tracings(PVRs)와 digital photoplethysmographic tracings(PPGs)가 있고, 도플러를 이용하는 방법에는 ABI(ankle-brachial systolic blood pressure index), CDI(color Doppler ultrasound), PDI(pulse Doppler ultrasound)가 있다.

Plethysmography는 하지의 전반적인 관류*perfusion* 상태를 평가할 수 있으며, 위치결정*localization* 및 정량화*quantification*가 가능하다. 운동 부하가 많이 이용되며, 환

〈표 6-2〉 급성사지허혈

Category	Description	Capillary refill	Motor impairment	Sensory impairment	Arterial Doppler	Venous Doppler
Viable	Not immediately threatened	Intact	None	None	Audible, ankle greater pressure than 30mmHg	Audible
Threatened	Salvageable, if promptly treated	Intact, slow	Mild	Mild	Inaudible	Audible
Irreversible	Major tissue loss, amputation required regardless of treatment	Absent(marbling)	Profound paralysis, rigor	Profound anesthetic	Inaudible	Inaudible

〈표 6-3〉 만성사지허혈

Grade	Category	Clinical Description	Objective Criteria
I	0	Asymptomatic, no hemodynamically significant lesion	Normal treadmill[a]/stress test
	1	Mild claudication	Treadmill completed, postexercise AP[b] >50mmHg but >25mmHg below normal
	2	Moderate claudication	Symptoms between Categories 1 and 3
	3	Severe claudication	Treadmill test cannot be completed; postexercise AP <50mmHg
Ⅱ	4	Ischemic rest pain	Resting AP< or = to 40mmHg; flat or barely pulsatile metatarsal plethysmography, toe pressure <30mmHg
Ⅲ	5	Minor tissue loss, nonhealing ulcer, focal gangrene with diffuse pedal edema	Resting AP< or = to 60mmHg; ankle or flat or metatarsal plethysmography flat or barely pulsatile, toe pressure <40mmHg
	6	Major tissue loss, extending above transmetatarsal level, functional foot not salvageable	Same as for Category 5

a: treadmill at 2 mph with a 12% grade for 5 minutes
b: AP = ankle pressure

자의 증세와 생리적 변화를 비교 분석할 수 있다.

ABI는 하지동맥질환 평가에 유용한 방법으로 하지동맥 중 족배동맥*dorsalis pedis*이나 후경골동맥*posterior tibial artery*과 상지의 양쪽 상완동맥*brachial artery* 중 혈압이 높은 곳과 비교하는 방법이다. 즉 하지동맥의 혈압을 높은 쪽 상지동맥 혈압으로 나누어 계산한다. ABI가 0.9 이상이면 정상, 0.4~0.9는 mild to moderate PAD, 0.4 이하는 심한 PAD이다. 하지만 ABI의 제한점도 있는데, 당뇨 환자에서 혈관벽에 석회화가 있는 경우에는 혈관이 잘 눌리지 않아 실제 혈압보다 높게 측정되어 ABI가 비정상적(=1.3)으로 높게 나오게 된다. 이러한 경우 ABI 대신 TBI(toe brachial index)가 유용한데, 이는 경골동맥과 달리 지동맥*digital artery*에는 석회화가 잘 오지 않기 때문이다. TBI가 0.7 이하면 비정상이다.

Ⅲ 하지동맥 초음파

1. 개요

CDI와 PDI는 해부학적, 생리학적 정보를 모두 제공하기 때문에 해부학적 정보만 제공하는 혈관조영술에 비해 유용한 비침습적 검사이다. 특히 CDI는 혈관의 위치나 분류에 유용한 검사로, 일단 CDI에서 비정상적인 혈류 형태가 관찰되면 PDI를 이용하여 spectral wave를 분석해야 한다. Peak systolic velocity(PSV)와 waveform의 분석은 국소적 혈관 병소를 진단하는 데 필수적이며 혈관검사 시 병소 부위뿐만 아니라 병소의 상하 부위에서도 초음파검사를 시행해야 한다. Power Doppler는 초음파 빔의 각도와 무관하며 CDI에 비해 민감도가 3~5배 정도 높아 혈관의 완전 폐쇄 부위와 매우 심한 협착 부위의 감별, 곁순환*collateral circulation*의 발견, 작은 혈관 병소의 발견 등에 유용하다.

초음파를 시행할 때는 5MHz의 linear transducer를 주로 사용하며 혈관이 매우 작으면 더 높은 주파수인 7.5~10MHz의 transducer를 사용한다. 하지만 복강 내에 위치한 복부대동맥*abdominal aorta*이나 장골동맥처럼 조직 내에 깊이 위치한 혈관, 환자의 체형이 큰 경우에는 3MHz의 transducer를 추천한다.

2. 해부학

혈관 초음파검사 시 복부대동맥에서 슬와동맥까지는 비교적 쉽게 검사할 수 있다. 그 이하 부위인 후경골동맥은 원위부 슬와동맥*distal popliteal artery*의 연장으로 발목 부위까지 주행한 후 족내과*medial malleolus* 후방을 지난다. 전경골동맥*anterior tibial artery*은 lower leg의 전방, 즉 경골의 내측에서 관찰되며 foot level에서 마지막 가지인 족배동맥이 된다. 비골동맥*peroneal artery*은 비골*fibula*의 후방에서 관찰된다. 이러한 혈관들은 점차 아래로 갈수록 최대속도*maximum velocity*가 감소하고 약간씩 감약변조*dampened modulation*를 보인다.

3. 초음파 소견

정상적인 다리에서 동맥혈류의 주행은 비교적 일정하며 모든 혈구들이 거의 같은 속도와 방향으로 주행한다. 남자에 비해 여자가 혈관이 작으나 PSV에는 차이가 없다. 혈류의 파형은 삼상*triphasic*이 특징적인데(그림 6-1A), first component는 high-velocity forward flow component로 ventricular systole에 의해 발생하며, second phase는 early diastolic reverse flow에 의해 발생한다. 이는 smaller-caliber의 혈관과 capillary bed에 의한 distal resistance의 증가에 의한 것이다. 말초저항*peripheral resistance*이 감소하면 reversal flow가 약해지며 노년층에서는 관찰되지 않을 수 있다. 병적인 reversal flow의 감소 또는 소실은 반응충혈*reactive hyperemia*이나 다리 가온*limb warming*에 의해 동반되는 혈관확장의 결과이다. 또는 사지허혈*limb ischemia*의 결과로 생기기도 한다(그림 6-1B). 마지막 third component는 late diastole에서 소량의 forward flow에 의하여 발생한다. 이는 혈관벽의 탄성반동*elastic recoil*을 반영하는 것으로 혈관벽에 죽상경화증이 있는 경우 보이지 않는다(그림 6-1C). 정상인에서는 신장동맥 하방의 lower aorta에서 족배동맥까지 삼상 파형을 보인다.

4. 죽상경화증*Atherosclerosis*

(1) 협착

죽상경화증 협착은 동맥가지의 기시부 주위나 내전근관*adductor canal*(Hunter's canal) 내에서 잘 생긴다. Adductor canal은 깊숙이 위치하기 때문에 검사하기가 가장 어려운 부위이며, 이 부위의 표재대퇴동맥은 가장 흔히 침범되는 부위이다. 이 부위에 국한된 질환은 심부대퇴동맥*deep femoral artery*이나 슬동맥*genicular arteries*을 통한 곁순환이 좋기 때문에 minimal 또는 moderate claudication을 초래한다.

두 번째로 흔히 침범되는 부위는 aorto-iliac segment로 당뇨가 없는 환자에서 더 많이 침범된다. 폐색이 심부대퇴동맥의 상부에 있으면 collateral inflow의 심한 장애를 초래한다. 무릎 아래 부위의 동맥폐색 질환은 경골과 비골 동맥의 extensive intercommunicating collateral channels로 인해 비교적 증상이 미약하다.[13]

말초동맥협착*peripheral artery stenosis*은 ① PSV가 2배 이상 증가하고 ② spectral broadening이 발생하며 ③ diastole reverse flow의 소실로 인한 단상 파형*monophasic wave* 등이 나타난다. Focal arterial stenosis는 mild, moderate, severe로 분류한다(그림 6-2, 〈표 6-4〉). CDI에서는 color ali-

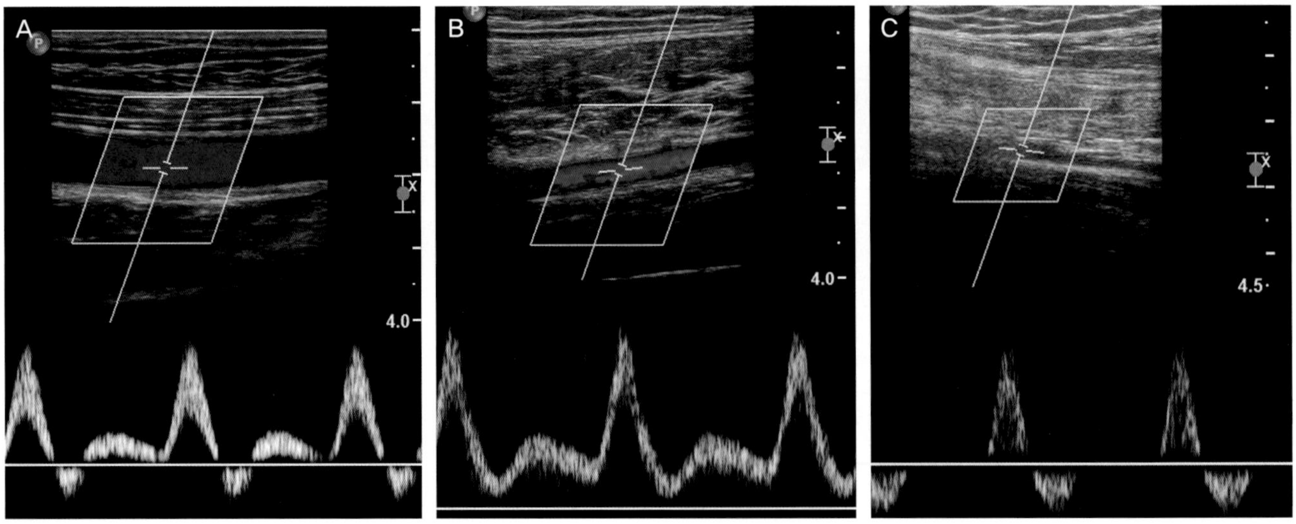

그림 6-1. 동맥의 waveform A. 신장동맥 이하 동맥에서 보이는 triphasic waveform으로 high-velocity forward flow component, early diastolic reverse flow, late diastolic forward flow로 구성된다. B. Peripheral resistance 감소로 인한 reversal flow가 보이지 않는 경우로, 주로 노년층이나 reactive hyperemia, limb warming에 의해 동반되는 vasodilatation 등에서 관찰된다. C. 죽상경화증으로 인해 혈관벽의 elastic recoil이 감소하여 biphasic flow를 보인다.

asing, color persistence, color bruit 등의 소견이 관찰되는데, 이 중 color persistence는 early diastolic flow reversal 소실로 인한 것이고, color bruit는 turbulence flow로 인한 혈관벽과 주위 연조직의 vibration에 의한 것이다.[14] Peripheral arterial stenosis의 detection과 grading에 주의해야 한다. 총대퇴동맥*common femoral artery*의 peak-systolic velocity는 proximal part에서 1.1m/sec이나 슬와동맥에서는 0.7m/sec로 감소된다. 즉, 총대퇴동맥의 normal velocity가 슬와동맥에서는 abnormal일 수 있다. 비교적 위치에 구애받지 않는 방법이 peak-systolic velocity (PSV) ratio(PSV in a narrowed segment/PSV in a more proximal and normal arterial segment)이다. Ranke 등[15]에 따르면 PSV 비율이 2.4, 4, 7인 경우 각각에 대해 혈관의 협착은 50% 이상, 80% 이상, 90% 이상에 해당된다. David 등[16]은 PSV에 따른 stenosis의 정도를 정상, 50% 이하, 75% 이하, 75% 이상, occlusion으로 나누어 보고하였다(〈표 6-5〉).

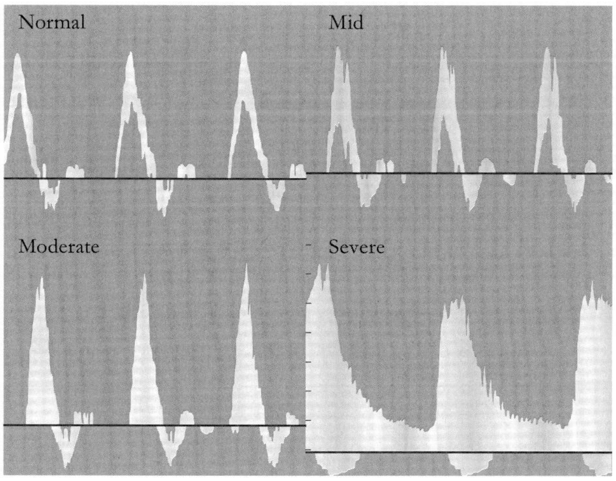

그림 6-2. 동맥의 협착에 따른 pulse Doppler waveform 협착이 심해질수록 spectral broadening이 나타난다.

〈표 6-4〉 하지동맥의 협착 정도를 알기 위한 기준

Minimal disease(1~19% diameter reduction)
- minimal spectral broadening (late systole, early diastole)
- peak systolic velocity increased <30%

Moderate stenosis(20~49%)
- prominent spectral broadening & filling-in of the clear area
- peak systolic velocity increased 30~100%

High grade stenosis(50~99%)
- monophasic waveform
- extensive spectral broadening
- PSV increased >100%
- distal waveform: monophasic

〈표 6-5〉 하지동맥협착 정도에 따른 PSV 및 PSV ratios

stenosis	Criteria	
	Peak velocity	Velocity ratio
Normal	<150cm/sec	<1.5:1
30~49%	150~200cm/sec	1.5:1~2:1
50~75%	200~400cm/sec	2:1~4:1
75% <	>400cm/sec	>4:1
Occlusion	No color saturation	

(2) 폐쇄

혈관이 완전히 폐쇄된 경우에는 혈관 내 혈류가 발견되지 않으며 이때 초음파의 파형은 2가지로 나뉜다. 곁순환이 없는 경우에 폐쇄된 혈관 상부에서 측정할 때에는 high-resistance waveform을 나타내고, collateral flow가 있어 폐쇄부 이하 혈관에 혈류가 재개된 경우에는 low-resistance, low-velocity flow로 tardus-parvus pattern이 보인다. Tardus-parvus pattern은 rapid peak systole의 소실과 delayed peak systole에 의한 것으로, 상부혈관의 심한 협착이나 폐쇄의 소견이다(그림 6-3).

Ⅳ Graft 초음파

1. 개요

Infrainguinal vein bypass graft의 5년 개통률은 60~85% 정도로 알려져 있다.[17] 이러한 graft에서 치료가 필요한 협착의 발생률은 대략 20%로 혈관이 폐쇄되기 전에 적절한 치료가 이루어진다면 5년 개통률은 82~93%로 증가한다.[18, 19] 그러므로 bypass graft를 시행한 환자에서 초음파검사는 수술 첫 해에는 2~3개월에 한 번 시행하고, 그 이후로는 매 6~12개월에 한 번 시행한다.

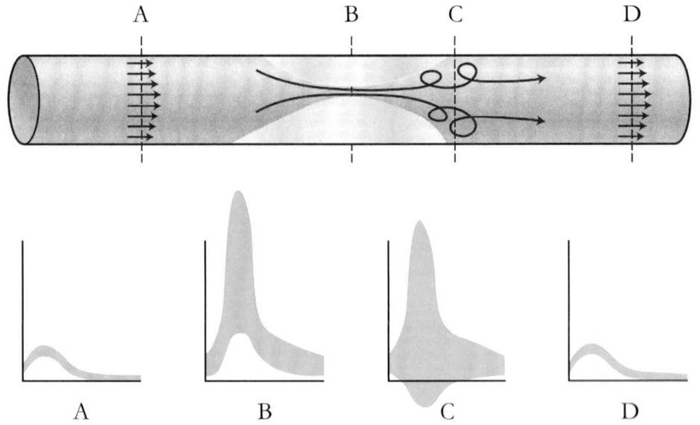

그림 6-3. 동맥 협착 부위와 전후 부위에서의 혈류양상 협착의 전후 부위에서 혈류가 감소되어 있고 협착 부위에서는 증가되어 있으며, 협착 직후 부위에서는 와류로 인해 역전된 혈류가 관찰된다.

2. 협착

Graft 협착의 원인으로 시술 직후 1개월 이내 발생한 경우는 수술 자체의 결함 때문이고, 1개월~2년 내에 발생하면 myointimal hyperplasia 때문이며, 2년 이후에 발생하는 경우는 동맥경화 때문이다.[14] 초음파를 시행하기에 앞서 혈관 협착이 잘 오는 위치를 아는 것이 중요한데, 주로 graft의 상하 문합부가 주요 발생 부위이다.

초음파검사 시에는 CDI를 이용하여 graft 전체를 확인하고 이 부위에서 PDI 검사를 한다. PSV가 180cm/s 이상이거나 PSV ratio가 2 이상인 경우 최소 50% 이상의 협착을 의미하며, PSV가 45cm/s 이하이면 혈전으로 인한 즉각적 폐쇄가 예상된다. 추적검사에서 30cm/s 이상 지속적으로 PSV가 감소하는 경우는 graft의 심한 협착을 시사하므로 추적검사 간격을 줄이거나 즉각적인 치료를 고려해야 한다. 파형이 high-resistance, triphasic appearance에서 low-resistance, monophasic configuration으로의 전환은 상부 혹은 하부의 협착을 의미한다.

〈표 6-6〉 Grafted vein 협착 정도에 따른 PSV 및 PSV ratios

stenosis	Criteria	
	Peak velocity	Velocity ratio
Mild(<20%)	<125cm/sec	<1~1.4
Moderate(20~50%)	125~180cm/sec	1.5~2.4
Severe(50~75%)	180~300cm/sec	2.5~4
High-grade(75%<)	>300cm/sec	>4
Occlusion	No color saturation	

Bandyk 등[20]은 vein graft lesion을 PSV와 velocity ratio에 따라 mild, moderate, severe, high-grade, occlusion으로 나누어 분류하였다(〈표 6-6〉). 때로는 낮은 PSV가 상하부 협착 부위 없이 나타날 수 있는데, 이는 large graft diameter, poor arterial inflow, small vessels runoff, anastomosis to the pedal arteries 등이다.

V 기타 혈관 병소

1. 가성동맥류*Pseudoaneurysm*

가성동맥류는 동맥벽의 저류성 파열*contained rupture*로 정의되며 다양한 크기와 길이의 communicating channel을 갖는다. 가장 흔한 원인은 주로 arterial catheterization이다. 초음파 소견은 동맥 주위에 에코가 없거나 혼합성 에코이며 PDI에서 혈류신호가 관찰된다. 이는 CDI에서는 색조소용돌이*color swirl*를 보인다. 동맥과 가성동맥류 사이의 communicating channel은 색도플러*color Doppler*를 이용하면 발견하기가 쉽고 'to-and-fro' spectral waveform을 보인다(그림 6-4).

가성동맥류의 치료에도 초음파가 매우 유용한데, communicating neck을 초음파 transducer로 눌러 thrombosis를 유도한다.[21] 특히 이 방법은 발생 후 1주 이내, communicating channel이 5mm 이상, 크기가 4cm 미만인 경우에 효과적이며, 가성동맥류가 발생한 지 1주가 지나면 communicating channel에 endothelial lining이 발생하여 치료하기가 어렵다.[22] 그 밖의 치료법으로는 코일색전술*coil embolization*, stent-graft, 트롬빈 주입*thrombin injection* 등이 있다.[23]

가성동맥류가 bypass graft 후 연결 부위의 벌어짐*dehiscence*으로 인해 발생한 경우는 communicating channel이 없기 때문에 도플러검사에서 동맥류 내 혈류소용돌이는 보이나 'to-and-fro' sign은 나타나지 않는다.[24]

2. 동정맥루*Arteriovenous fistula; AVF*

Large AVF는 도플러초음파검사를 이용한 진단이 비교적 쉬우며 도플러 파형은 늘어난 정맥에서는 동맥과 비

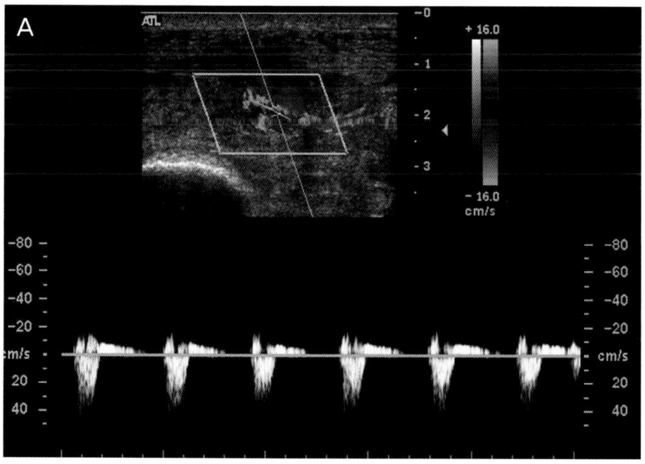

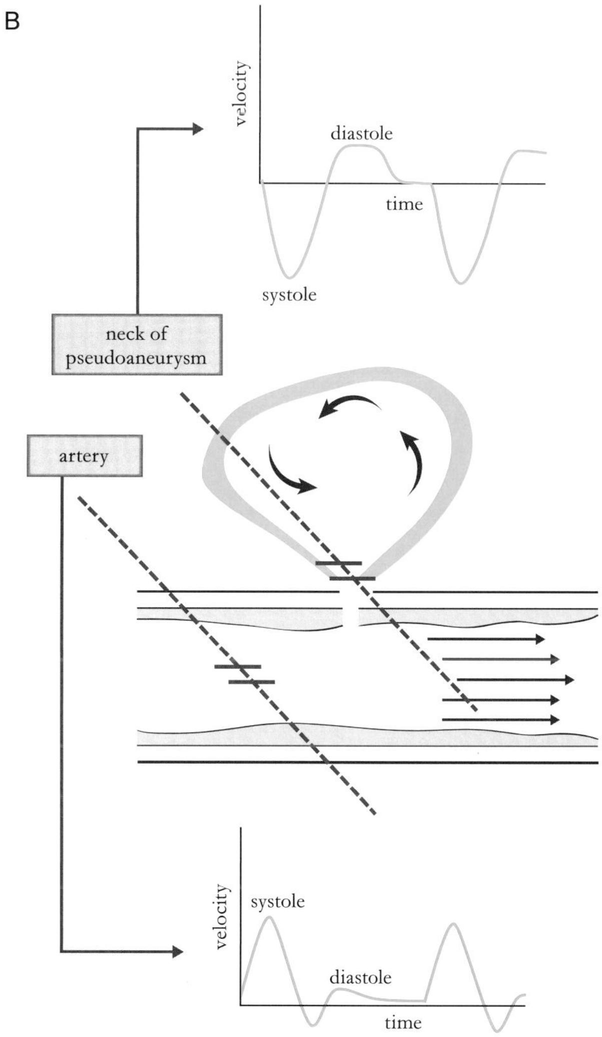

그림 6-4. Pseudoaneurysm **A.** Pseudoaneurysm이 CDI에서는 swirling color flow를 가지는 vascular mass로 관찰되고, PDI에서는 pseudoaneurysm의 neck에서 특징적인 'to and fro' flow를 보인다. **B.** Doppler 'to and fro' sign의 모식도. Pseudoaneurysm의 neck에서 systole 동안에 혈관에서 pseudoaneurysm 내로 혈류가 흐르고, 반대로 diastole 동안에는 pseudoaneurysm에서 혈관 내로 혈류가 흐른다.

슷한 양상을 보이나 feeding artery는 low resistance flow profile(high diastolic component)을 보인다. 하지만 small AVF는 CDI를 이용하면 동맥과 정맥의 연결을 쉽게 찾을 수 있다. 연결의 크기는 발살바법*Valsalva maneuver*을 이용하면 쉽게 판단할 수 있으며 Valsalva법으로 high velocity의 signal이 recipient vein에서 사라지면 연결의 크기가 작은 것이고, 변하지 않고 그대로이면 크기가 큰 것이다.[24]

Ⅵ 경동맥 초음파

1. 협착

내경동맥*internal carotid artery*은 혈류저항이 낮아 수축기와 이완기 모두에서 앞방향 혈류*antegrade flow*를 보인다. 혈류를 측정할 때는 CDI를 이용하여 가장 좁아진 곳을 찾은 후 이곳에서 PDI를 이용하여 속도를 측정하면 혈관의 협착 정도를 측정할 수 있다. 일반적으로 협착 후 1~2cm 후방까지는 제트속도*jet velocity*로 속도를 측정할 수 있으나 그 후에는 부정확하다. PSV가 155cm/sec이면 ICA가 50% 정도 협착된 것을 의미하며, 70% 정도의 협착은 285cm/sec이다(《표 6-7》).[25]

혈관이 90~95%까지 좁아지기 전까지는 혈관의 협착 정도와 비례하여 혈류 속도가 증가하지만, 그 이상 좁아진 경우는 오히려 혈류가 감소하여 PSV 측정으로는 부분 폐쇄를 진단할 수 없다. 이때 CDI를 이용하면 혈관이 매우 심하게 좁아진 것을 진단할 수 있다. 그 밖에 혈류 속도 측정이 부정확한 경우로는 ① 반대편 혈관에 심한 협착이 있는 경우, ② 최근에 동맥내막절제술*endarterectomy*을 시행한 경우, ③ 스텐트를 설치한 경우 등이다.[26-28]

외경동맥*external carotid artery*은 혈류저항이 높으나 여러 혈관분지들로 인해 early reversal diastolic flow가 없고 다소 불규칙한 spectral 형태를 보인다. 총경동맥*common carotid artery*은 내경동맥과 외경동맥의 파형을 공유하는 형식으로 나타나며, 척추동맥*vertebral artery*은 low-resistance bed로 내경동맥과 같은 파형을 보인다.[29]

〈표 6-7〉 내경동맥 협착 정도와 PSV의 관계

PSV(cm/s)	Estimated % ICA stenosis	Lower 95% Confidence Interval	Higher 95% Confidence Interval
125	43	37	49
150	49	42	56
155	50	43	58
175	54	46	62
200	58	50	67
210	60	51	69
225	62	53	72
250	66	56	76
275	69	58	79
285	70	59	81
300	72	61	83
325	74	63	86
350	77	65	89
375	79	67	91
385	80	68	92
400	81	69	94
425	83	70	–
450	85	72	–
500	88	75	–
525	90	76	–

2. Plaque

심근경색증은 주로 관상동맥*coronary artery*의 plaque 파열로 인해 발생한다. Plaque가 떨어져 나간 자리에 혈전이 형성되고 결국에는 혈관이 막히게 된다.[30-32] 떨어져 나가기 쉬운 plaque는 섬유성 덮개*fibrous cap*에 둘러싸인 lipid-rich plaque로 특히 이런 성분의 것들은 기계적 스트레스에 약하다. 이러한 특성은 경동맥에서도 마찬가지이며 저에코 plaque는 지질 성분이 많은 물질*lipid-rich material*이나 출혈 혹은 smooth muscle proliferation 등에서 관찰된다(그림 6-5A). 고에코 혹은 등에코의 plaque는 섬유 성분*collagen fiber*에 의한 것이다(그림 6-5B). 하지만 대부분의 plaque는 혼합성*heterogenous*이다. Plaque 전체의 50% 이상이 고에코이면 혼합성 고에코*heterogenous hyperechoic*라 하며, 50% 미만이 그러하면 혼합성 저에코*heterogenous hypoechoic*라 한다.[25]

Plaque의 에코양상은 향후 plaque에 의한 색전의 가능성을 말해 주지만 신경학적 증상이 있는 환자에서는 plaque의 surface character가 중요한 요소인데, 이는 plaque 표면의 거친 정도가 일과성 허혈발작증상*transient ischemic attack*

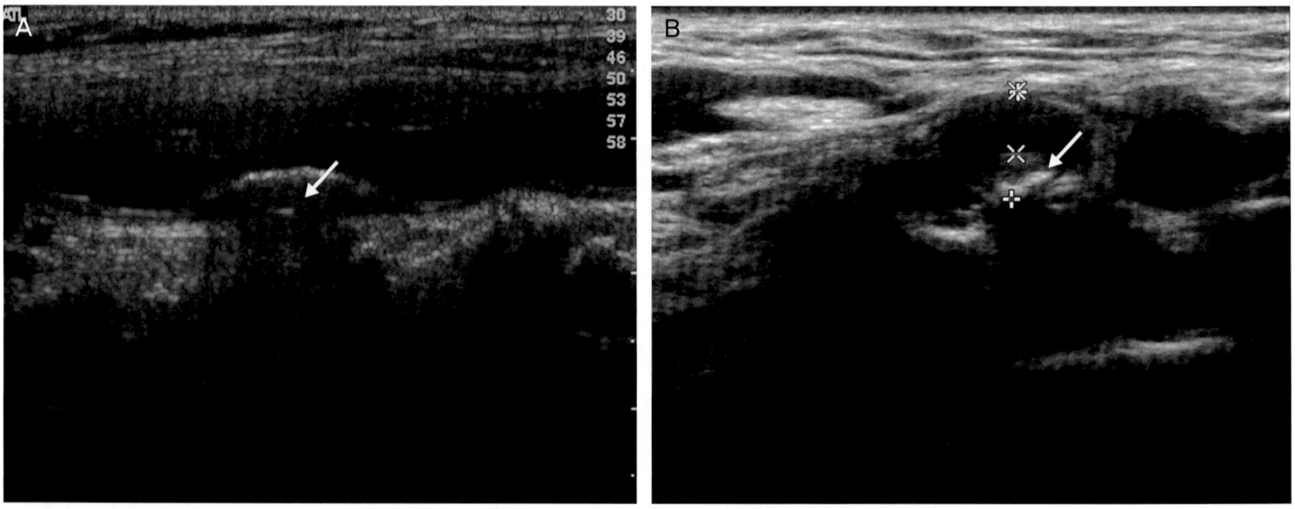

그림 6-5. 내경동맥 내 plaque의 형태 A. 경동맥 내 plaque가 fibrous cap인 hyperechoic rim 내에 hypoechoic center로 보이며(화살표) homogenous hypoechoic plaque이다. B. 경동맥 내 homogenous hyperechoic plaque가 보인다(화살표).

*symptoms*과 관련되기 때문이다.[33] Plaque 궤양*plaque ulcer*이란 표면의 거친 정도가 심하고 그 크기가 2×2mm 이상인 경우를 말한다. Plaque ulcer는 일반 회색초음파나 혈관조영술에서는 발견하기 어려우나 CDI나 power Doppler에서는 비교적 쉽게 찾을 수 있어 매우 유용하다.

3. 총경동맥의 내막-중막 두께
Common carotid intimal-medial thickness; IMT

경동맥의 plaque 등으로 인한 국소 협착 외에도 내막*intima*과 중막층*media*의 diffuse thickening이 죽상경화증과 관련된다.[34, 35] 내막과 중막의 두께를 IMT(intimal-medial thickness)라고 하는데, 고해상도의 회색조 영상으로 측정 가능하며 IMT는 경동맥 팽대*carotid bulb* 근처의 총경동맥에서 측정한다.[25] 성인의 IMT는 0.6~1mm로 다양하나, 최근 보고에 의하면 증상이 없는 환자에서 IMT가 상위 20%에 해당하는 사람은 심근경색이나 뇌졸중이 발생할 확률이 3배가량 높다고 한다.[36, 37] 또한 IMT의 측정은 약물치료 중인 환자에서 죽상경화증의 감소 정도 및 약물반응 여부 감별에 도움이 되며, 고위험 그룹의 분류에 coronary artery calcification score보다 더 유용하다고 알려져 있다.[38]

Ⅶ 혈관내 초음파*Intravascular ultrasound; IVUS*

1. 개요

IVUS는 심장혈관과 말초혈관 치료에 이용되는 새로운 의료장비로 혈관내 graft 설치, 대동맥박리창냄술*aortic fenestration for dissection*, 경피경관혈관성형술*percutaneous transluminal angioplasty; PTA*, 죽종절제술*atherectomy*, 스텐트설치술*stent placement* 등에 이용된다.[39] 혈관조영술은 혈관검사에 필수적인 검사방법이지만 혈관벽이나 plaque의 형태, 협착이나 폐쇄의 원인, 혈관주위 구조 등에 대한 정보를 알 수 없다. 반면에 IVUS는 양적 정보(협착 정도, 혈관 직경, 혈관 둘레)와 함께 질적 정보(정상 혈관 벽층, plaque 성분, 혈전의 특성, 혈관벽의 구성)를 알 수 있고 재현이 가능하다.

IVUS에 사용되는 transducer는 직경이 3~9Fr이고 주파수는 12.5~40MHz이며, 대동맥이나 장골동맥같이 구경이 큰 혈관에서는 주로 12.5~20MHz인 transducer를 이용한다(20MHz의 transducer의 경우 투과할 수 있는 깊이가 대략 2cm 정도이다).

2. 해부학

혈관의 IVUS 소견은 다음과 같다. Muscular arterial wall이 세 겹으로 보이는데, 안쪽 층은 hyperechoic layer

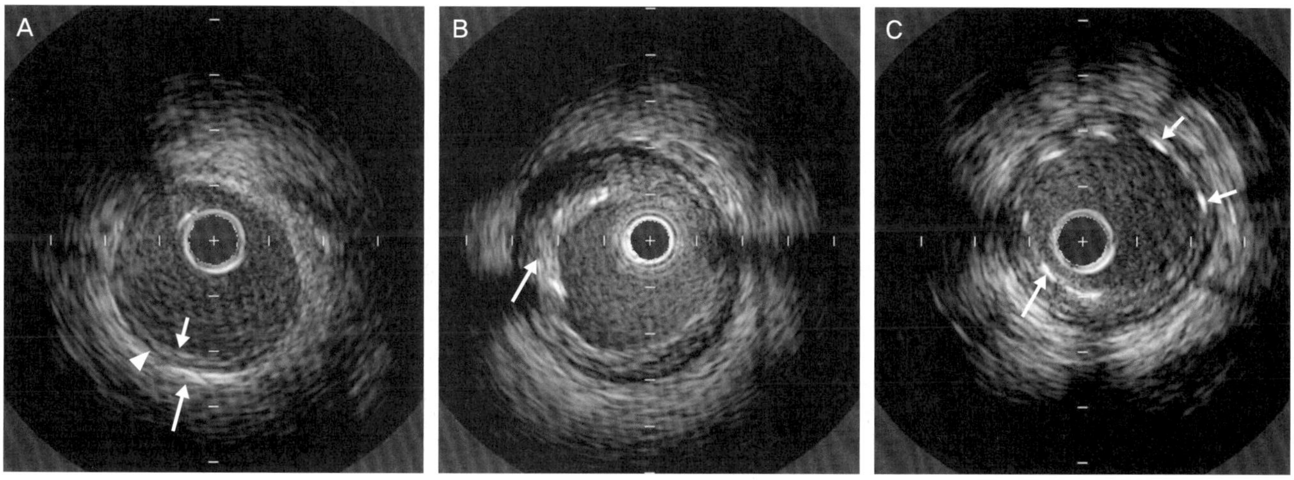

그림 6-6. 경동맥의 IVUS 소견 A. 혈관벽의 IVUS 소견으로 3개의 층으로 구별되어 보인다. Intimal layer(짧은 화살표), medial layer(화살촉), adventitial layer(긴 화살표). B. Atheroma가 hyperechoic하게 관찰된다(화살표). C. 스텐트 삽입 후 IVUS 소견으로 스텐트의 strut가 hyperechoic하게 관찰되고(짧은 화살표), 스텐트와 intima 사이에 눌린 atheroma가 관찰된다(긴 화살표).

로 내막과 internal elastic lamina층에 해당되고, 중막은 thin anechoic layer로, 외막*adventitia*은 thick hyperechoic layer로 보인다(그림 6-6A). 반면에 대동맥 같은 large elastic artery는 중막에 탄력소*elastin*가 다량 함유되어 있어 echogenecity가 증가하기 때문에 세 층의 경계가 불분명하다. 정맥은 중막의 발달이 미약하므로 층이 구별되지 않는 single hyperechoic layer로 관찰된다. Synthetic bypass graft는 매우 hyperechoic한 wall로 관찰된다. 이는 고주파수의 transducer가 graft의 합성물질을 투과하지 못하기 때문이다. 혈관 내 혈액은 마치 물결 치는 파동처럼 관찰된다. 이러한 현상은 조영제나 식염수를 주입하면 더욱 뚜렷해지므로 plaque나 혈전 등에 의해 혈관이 거의 막힌 경우와 감별하는 데 도움이 된다.

3. Plaque

Plaque는 IVUS에서 매우 다양하게 관찰된다. 경도 협착일 때는 intimal layer의 small isoechoic thickening으로 보이며, 고등도 협착*high-grade stenosis*일 때는 heterogenous echo의 concentric rim으로 관찰된다(그림 6-6B). 일부 plaque는 poorly echoic appearance로 보이며, 신중히 검사해야 정상 혈관의 내경과 plaque를 감별할 수 있다. 특히 postangioplasty restenosis의 경우 intimal hyperplasia가 poorly echoic appearance를 보이므로 주의해야 한다. 혈전은 noncalcified fibrous plaque와 감별하기가 어렵다. 혈전은 homogenous reflective pattern을 가지며 급성 혈전일수록 밝고 동일에코 패턴을 보인다.[40]

참고문헌

1. Gordon T, Kannel WB. Predisposition to atherosclerosis in the head, heart, and legs. The Framingham study. JAMA 1972;221:661-666.
2. Guggenheim W, Koch G, Adams AP, et al. Femoral and popliteal occlusive vascular disease. A report on 143 diabetic patients. Diabetes 1969;18:428-433.
3. Juergens JL, Barker NW, Hines EA Jr. Arteriosclerosis obliterans: review of 520 cases with special reference to pathogenic and prognostic factors. Circulation 1960;21:188-195.
4. Rosen AJ, DePalma RG. Risk factors in peripheral atherosclerosis. Arch Surg 1973;107:303-308.
5. Schadt DC, Hines EA Jr, Juergens JL, et al. Chronic atherosclerotic occlusion of the femoral artery. JAMA 1961;175:937-940.
6. Silbert S, Zazeela H. Prognosis in arteriosclerotic peripheral vascular disease. JAMA 1958;166:1816-1821.
7. Dyer AR, Stamler J, Paul O, et al. Alcohol, cardiovascular risk factors and mortality: the Chicago experience. Circulation 1981;64:Ⅲ 20-27.
8. Rosch J, Antonovic R, Trenouth RS, et al. The natural history of coronary artery stenosis. A longitudinal angiographic assessment. Radiology 1976;119:513-520.
9. Lindbom A. Atherosclerosis and arterial thrombosis in the lower limb: A roentgenological study. Acta Radiol Suppl 1950;80:1-80.
10. Mavor GE. The pattern of occlusion in atheroma of the lower limb arteries: The correlation of clinical and arteriographic findings. Br J Surg 1956;43:352-364.
11. Yeager RA. Nonatherosclerotic claudication. Semin Vasc Surg 1993;6:24-35.
12. Rutherford RB. Becker GJ. Standards for evaluating and reporting the results of surgical and percutaneous therapy for peripheral arterial disease. J Vasc Interv Radiol 1991;2:169-174.
13. Polak JF. Arterial sonography. Efficacy for the diagnosis of arterial disease of the lower extremity. AJR Am J Reontgenol 1993;161:235-243.
14. John S. Pellerito. Current approach to peripheral arterial sonography. Radiol Clin North Am 2001;39:553-567.
15. Ranke C, Creutzig A Alexander K. Duplex scanning of the peripheral arteries: Correlation of the peak velocity ratio with angiographic diameter reduction. Ultrasound Med Biol 1992;18:433-440.
16. David D, Cossman DV, Ellison JE, et al. Comparison of contrast arteriography to arterial mapping with color flow duplex imaging in the lower extremities. J Vasc Surg 1989;10:522-529.
17. Mills JL, Bandyk DF. Surgical management of femoropopliteal occlusive disease. In: Strandness DE, Van Breda A. Vascular Disease Surgical and Interventional Therapy. New York: Churchill Livingstone, 1994:493-499.
18. Bergamini TM, Towne JB, Bandyk DF, et al. Experience with in situ saphenous vein bypasses during 1981 to 1989: Determinant factors of long-term patency. J Vasc Surg 1991;13:137-149.
19. Donaldson MC, Mannick JA, Whittemore AD. Causes of primary graft failure after in situ saphenous vein bypass grafting. J Vasc Surg 1992;15:113-120.
20. Bandyk DF, Johnson BL, Gupta ML, et al. Nature and management of duplex abnormalities encountered during infrainguinal vein bypass grafting. J Vasc Surg 1996;24:430-438.
21. Fellmeth BD, Roberts AC, Bookstein JJ, et al. Postangiog-

raphic femoral artery injuries: Nonsurgical repair with US-guided compression. Radiology 1991;178:671-675.

22. Paulson EK, Hertzberg BS, Paine SS, et al. Femoral artery pseudoaneurysms: Value of color Doppler sonography in predicting which ones will thrombose without treatment. AJR Am J Reontgenol 1992;159:1077-1081.

23. Robert M, Belli AM. Current treatment methods for post-catheterization pseudoaneurysms. J Vasc Interv Radiol 2003;14:697-710.

24. Polak JF. Peripheral arterial disease: evaluation with color flow and duplex sonography. Radiol Clin North Am 1995;33:71-90.

25. Polak JF. Carotid ultrasound. Radiol Clin North Am 2001;39:569-589.

26. Busuttil SJ, Franklin DP, Youkey JR, et al. Carotid duplex overestimation of stenosis due to severe contralateral disease. Am J Surg 1996;172:144-147.

27. Spadone DP, Barkmeier LD, Hodgson KJ, et al. Contralateral internal carotid artery stenosis or occlusion: Pitfall of correct ipsilateral classification-a study performed with color flow imaging. J Vasc Surg 1990;11;642-649.

28. Robbin ML, Lockhart ME, Weber TM, et al. Carotid artery stents: Early and intermediate follow-up with Doppler US. Radiology 1997;205:749-756.

29. Polak JF. Vascular sonography. In: Baum S. Abrams' Angiography: Vascular and Interventional Radiology. 4th ed. Boston: Little Brown and Company, 1997:205-238.

30. Ambrose JA, Tannenbaum MA, Alexopoulos D, et al. Angiographic progression of coronary artery disease and the development of myocardial infarction. J Am Coll Cardiol 1988;12:56-62.

31. Constantinides P. Plaque fissures in human coronary thrombosis. J Atheroscler Res 1966;6:1-17.

32. Davies MJ, Thomas A. Thrombosis and acute coronary-artery lesions in sudden cardiac ischaemic death. N Engl J Med 1984;310:1137-1140.

33. Polak JF, O' Leary DH, Kronmal Ram, et al. Sonographic evaluation of carotid artery atherosclerosis in the elderly: Relationship of disease severity to stroke and transient ischemic attack. Radiology 1993;188:363-370.

34. Pignoli P, Tremoli E, Poli A, et al. Intimal plus medial thickness of the arterial wall: A direct measurement with ultrasound imaging. Circulation 1986;74:1399-1406.

35. Poli A, Tremoli E, Colombo A, et al. Ultrasonographic measurement of the common carotid artery wall thickness in hypercholesterolemic patients: A new model for the quantitation and follow-up of preclinical atherosclerosis in living human subjects. Atherosclerosis 1988;70:253-261.

36. Chambless LE, Heiss G, Folsom AR, et al. Association of coronary heart disease incidence with carotid arterial wall thickness and major risk factors: The Atherosclerosis Risk in Communities(ARIC) Study, 1987-1993. Am J Epidemiol 1997;146:483-494.

37. O'Leary DH, Polak JF, Kronmal RA, et al. Carotid artery intima and media thickness as a risk factor for myocardial infarction and stroke in older adults. Cardiovascular Health Study Collaborative Research Group. N Engl J Med 1999;340:14-22.

38. Greenland P, Abrams J, Aurigemma GP, et al. Prevention conference V: Beyond secondary prevention: Identifying the high-risk patient for primary prevention: Noninvasive tests of atherosclerotic burden: Writing Group Ⅲ. Circulation 2000;101:e16-e22.

39. Benenati JF. Intravascular ultrasound: The role in diagnostic and therapeutic procedures. Radiol Clin North Am 1995;33:31-50.

40. Pandian N, Kreis A, Brockway B, et al. Detection of intravascular thrombus by high frequency intraluminal ultrasound angioscopy: in vitro and in vivo studies. J Am Coll Cardiol 1989;13:5A.

Chapter 7

다중채널 CT 혈관조영술의 기법과 임상적 응용

제환준

I 서론

CT 혈관조영술*CT angiography; CTA*은 1992년에 처음 소개된 이후로 혈관계 질환의 비침습적 영상검사로 조금씩 관심을 받기 시작했다.[1] 하지만 최근 MDCT가 등장한 이후 CTA의 진단적 정확도가 괄목할 만큼 높아졌으며, 이에 따라 그 임상적 응용의 폭도 빠른 속도로 넓어지고 있다.[2-5] MDCT의 개발은 CT 기술의 발전에서 가장 혁신적인 진보로 받아들여지고 있으며, 짧은 스캔시간, 얇은 절편두께, 단위시간당 스캔범위의 확대 등의 장점을 가지고 있어 공간분해능*spatial resolution*을 높이면서도 더 긴 해부학적 범위에서 더 빠르게 검사할 수 있게 되었다. 특히 최근에는 320-channel MDCT까지 등장하여 z축 spatial resolution과 스캔 범위 간의 선택을 고민할 필요가 없을 정도로 속도가 빨라졌으며, 획득된 박편 영상을 이용한 삼차원 재구성이 가능하기 때문에 CT는 이차원적인 축상 영상기법에서 실질적인 삼차원 영상기법으로 변환되었다.

비침습적인 혈관 영상검사인 CTA는 진단 목적의 고식적 혈관조영술을 점차 대치해 가고 있다. 실제로 많은 병원에서 진단 목적의 고식적 혈관조영술은 시행빈도가 눈에 띄게 감소하고 있다. 또한 MDCT의 빠른 영상획득 시간과 심전도를 이용한 심박동주기 동조화를 통해 CT를 이용한 심장의 영상검사까지 가능해졌으며 그 임상적 응용도 점차 늘고 있다. 또한 여러 가지 다양한 인터벤션 치료방법의 발달과 더불어 시술 전 imaging guidance로서의 CTA의 역할도 점차 커져가고 있다. 따라서 인터벤션 전문의들도 CTA의 영상기법과 post processing image에 익숙해져야만 환자의 병터를 정확하게 평가하고 적절한 치료계획을 세우는 데 많은 도움을 받을 수 있다.

이 장에서는 MDCT를 이용한 CTA의 여러 가지 기법과 다양한 질환에서의 임상적 응용에 대하여 알아본다.

II 스캔 기법

1. 조영전 스캔*Precontrast scan*

Precontrast scan이 모든 CTA 검사에서 항상 필요한 것은 아니지만, 출혈 부위나 벽혈종*mural hematoma*을 찾아내는 데는 여전히 유용하다. 또한 조영제 주입 후 검사할 부위를 좀 더 정확히 정할 수 있고, contrast bolus tracing을 하기 위한 커서의 위치를 정하는 데 도움이 될 수 있다.

2. 조영제 주입

조영제 주입의 약동학*pharmacokinetics*을 이해하면 실제 임상에서 CTA를 사용하는 데 매우 유용하다. 조영제 주입의 목표는 균일한 '순수 동맥기' 영상을 얻는 것이다. 이는 조영제 주입속도, 조영제의 농도, 환자의 심박출량과 체내의 혈액 총량 등 여러 가지 요인의 영향을 받는다. 그러므로 CTA에서 조영제를 환자의 상태와 검사목적에 맞추어 조절해 사용하는 것이 바람직하다.

(1) 정맥 접근로*Intravenous access*

CTA는 조영제 주입속도가 빠르기 때문에 안전한 intravenous access를 확보하는 것이 중요하며, 적절한 크기의 전주정맥*antecubital vein*을 사용하는 것이 가장 바람직하다. 목과 팔의 혈관을 검사할 때는 정맥 내에서 고농도 조영제로 인한 streaking artifact를 줄이기 위해 하지정맥이나 검사하고자 하는 팔의 반대쪽에서 조영제를 주입하는 것이 좋다.

(2) Saline chaser

Saline chaser를 쓰면 조영제 양을 줄일 수 있을 뿐 아니라 streaking artifact도 줄일 수 있다. Saline chaser는 double barrel injector를 쓰거나 single barrel injector에서 식염수를 먼저 채운 뒤에 조영제를 주입하는 방법으로 사용할 수도 있다.

(3) 주입속도

균일한 조영증강뿐 아니라 작은 혈관들도 잘 보이게 하려면 조영제를 적절한 속도로 주입해야 한다. 조영제의 농도와 조영제 주입속도를 동조시키는 것도 중요하며, 스캔속도가 빨라질수록 이에 대한 관용도도 떨어진다.

Monophasic injection보다 biphasic injection을 사용하면 초기에 빠른 속도로 정점*peak*에 도달한 다음 오랫동안 고원*plateau*을 이루는 바람직한 조영제 농도 변화 곡선을 얻을 수 있다. 또한 biphasic injection 방법이 환자 간의 변이가 적으면서도, 비교적 일정하고 재현 가능한 조영제 농도 변화를 보인다.[6] 최근의 pump injector들은 대부분 biphasic injection이 가능하며 multiphasic injection이 가능한 장비도 있다.

(4) 생리적 요인

1) 몸의 크기

체내의 혈액총량은 몸의 크기와 비례한다. 일반적으로 체중 1kg당 1.5~2mL의 조영제를 사용한다.

2) 심박출량

심박출량이 낮은 환자에서는 동맥 조영증강이 최고조에 이르기까지의 시간이 지연된다. 동맥류 환자의 경우에는 균일한 조영증강을 얻기 위해서 bolus tracking을 위한 cursor를 동맥류의 원위부 쪽에 놓기도 한다.

3) 고농도의 조영제

스캔속도가 점점 빨라지면서 350mg I/mL 이상의 고농도 조영제가 혈관 내 요오드 농도를 높이는 데 유용하게 사용되기도 한다. 고농도의 조영제를 사용하면 조영제의 주입속도와 사용되는 조영제의 총량을 줄일 수 있다는 장점이 있다.[7]

3. 후처리*Post processing*

MDCT를 이용한 CTA는 수천 장의 축상 영상을 만들어내는 경우가 많기 때문에 필연적으로 상당히 대용량의 데이터를 생성한다. 이러한 대용량의 데이터는 PACS 시스템 내에서 영상 데이터를 전송하거나 저장하는 데 문제가 될 뿐 아니라, 이를 판독하거나 확인하는 의사에게도 상당한 부담을 주게 된다. CTA 영상의 post processing은 최종 사용자에게 최적화된 진단적 영상정보를 주는 것이 목적이다. MDCT의 장점이 체적데이터를 얻는 것이므로, volume rendering이나 다른 편집 프로그램을 통해 환자의 치료방침 결정에 도움이 되는 여러 가지 정보를 추가로 얻을 수 있다. 가장 흔히 사용되는 post processing technique은 maximun intensity projection(MIP), volume rendering (VR), multiplanar reconstruction(MPR), curved planar reconstruction(CPR), shaded surface display(SSD) 등이다.

(1) 최대강도투사*Maximum intensity projection; MIP*

원하는 투사*projection* 방향에서 HU가 가장 높은 복셀*voxel*이 2D MIP 영상의 픽셀*pixel* 값으로 표현되며, 고식적 혈관조영술과 가장 유사한 영상을 제공한다. 석회화

*calcification*를 잘 보여 주는 대신 석회화 때문에 혈관의 협착이 과장되어 보이기도 한다.

석회화가 많지 않으면 MIP 영상은 치료계획을 세우기 위한 로드맵이나 임상의와 소통하는 데 필요한 기본영상으로 많이 쓰인다.

MIP 영상은 투사 방향에 따라 심하게 변하기 때문에 세심하게 주의해야 하며, 전후 좌우 개념이 부족하기 때문에 반드시 어느 방향에서 어떤 각도로 투사된 영상인지를 알 수 있도록 방향을 표시해야 한다.

(2) VR(Volume Rendering)

이름이 암시하듯이 이 기법은 surface보다는 데이터의 전체 volume을 다양한 표현 알고리듬을 이용해 인터랙티브하게 3D로 표현*rendering*한다.

VR이 3D rendering 기법 중에서는 가장 유용한 최신의 기법이며 불투명하거나 반쯤 투명하게 혈관이나 주위 구조물을 표현할 수 있다. Opacity curve의 조절 정도에 따라 HU가 다른 각 조직이 최종 영상에 어떻게 표현될지가 정해진다.

Volume 안에 있는 모든 voxel이 최종 영상에 관여하며 실시간으로 3D 영상을 잘라서 보고 회전시킬 수 있다. VR의 가장 큰 장점은 MIP와 달리, 깊이 정보를 포함하고 있어 원근감을 표현할 수 있다는 점이다. VR의 단점은 혈관에 석회화나 스텐트가 있으면 그 내부의 혈류를 잘 보기 어렵다는 점이다.

(3) MPR(Multiplanner Reconstruction)

MPR은 얻어진 모든 영상정보를 관상면*coronal view*, 시상면*sagittal view*, 경사면*oblique view*에서 빠르게 관찰하는 데 편리하다. 또한 주위 장기나 혈관벽에 관한 정보도 얻을 수 있으며 특히 복부혈관을 관찰하는 데 유용하다. 반면에 같은 단면을 지나는 구조물만 표현할 수 있다는 것이 단점이다.

(4) CPR(Curved Planar Reconstruction)

CPR은 개개 혈관을 분석하는 데 유용하며, 혈관 내부의 병적 변화에 대해서 가장 포괄적인 정보를 가진 단면영상을 제공한다. CPR 영상을 만들려면 수동 혹은 반자동으로 혈관의 중심선을 따라가며 표시해 주어야 하며, 비대칭적 병터를 놓치지 않으려면 적어도 2개 이상의 CPR 영상(예를 들면 coronal view와 sagittal view)을 만드는 것이 좋다.

(5) SSD(Shaded Surface Display)

단 하나의 문턱값*threshold value*을 주면 그 threshold value 범위에 해당하는 pixel이 모두 선택되어 삼차원 영상으로 재구성하는 SSD는 복잡한 삼차원적 구조를 쉽게 표현할 수 있는 간단한 방법이다. 하지만 VR의 등장 이후 삼차원 영상묘사보다는 체적*volume* 측정에 더 자주 사용되고 있다.

Ⅲ 임상적 응용

1. 대동맥

대동맥 질환은 CTA가 오래전부터 사용되던 분야이다. 대동맥이 흉부에서 복부에 이르기까지 긴 범위에 걸쳐 위치해 있고, 상당 부분 폐에 둘러싸여 있어 다른 영상 기법으로는 대동맥 전장을 영상화하기 힘들기 때문이다. Single slice CT를 이용하던 때에는 흉부와 복부를 나누어 두 번 스캔하기도 했으나, MDCT를 이용하면서부터는 한 번에 대동맥 전장을 스캔할 수 있고, 비교적 균일한 실제 동맥기에 spatial resolution이 높은 영상을 얻을 수 있게 되었다.[8, 9]

CTA는 기존의 고식적 혈관조영술에 비해 mural thrombus, perianeurysmal blood, 동반된 비혈관계 복부 질환을 발견하는 데 효과적이다. 즉 CTA 하나만으로도 진단과 치료계획 수립, 추적검사 등에 필요한 모든 정보를 얻을 수 있다.[10] MRA(3D contrast-enhanced MR angiography)는 혈관 내부만을 보여 주기 때문에 몇 가지 제한점을 가지며, mural thrombus나 혈관벽을 평가하려면 별도의 sequence가 필요하다. 하지만 MRA는 뼈나 칼슘의 영향을 받지 않기 때문에 post processing이 용이하다는 장점도 있다.

벽내혈종*intramural hematoma*이나 심장막혈종*pericardial hematoma* 같은 병터를 진단하기 위하여, 그리고 수술 후 graft가 어느 위치에 있는지 알려면 precontrast scan이 필수적이다. 동맥기 스캔*arterial phase scan*은 bolus tracing method로 timing을 쉽게 잡을 수 있으며, 대개 상행대동맥*ascending aorta*에 ROI를 설정하고 HU가 100 이상이 되는 순간부터 약 4~8초간의 scan delay를 주고 시작하면 된다. 스캔 시간이 길어지면 환자의 호흡정지가 후반부에 잘

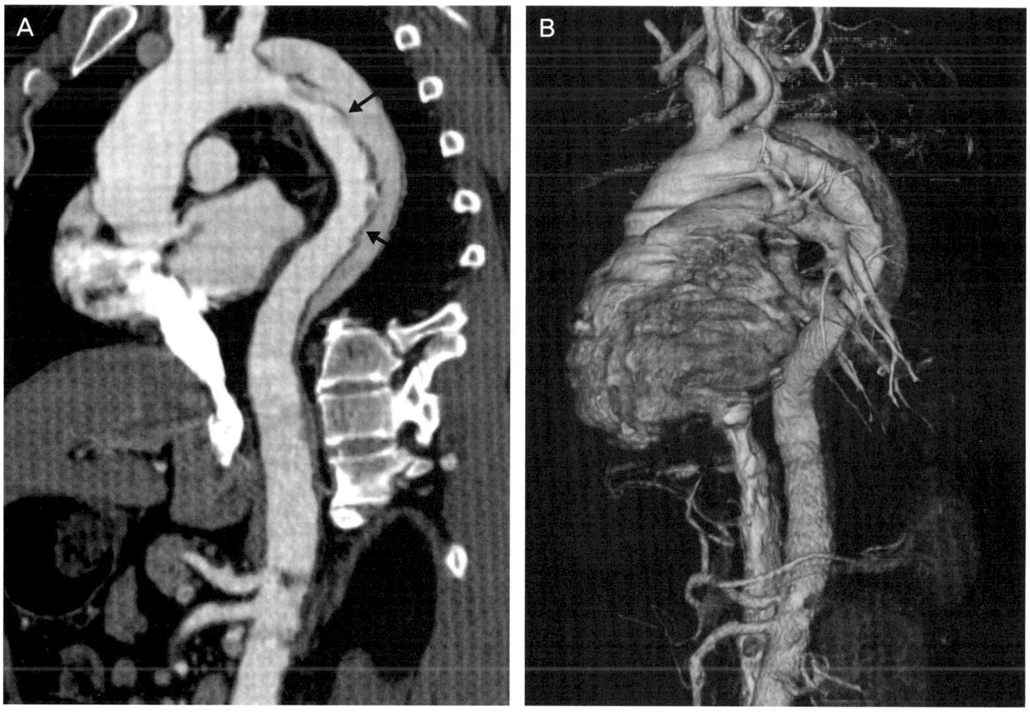

그림 7-1. Acute aortic dissection, type B **A.** CPR(Curved Planar Reconstruction) 영상에서 intimal flap(화살표)의 위치와 모양이 잘 보인다. **B.** Volume rendering image에서 aortic dissection이 삼차원 영상으로 잘 표현된다.

되지 않을 수 있으므로 craniocaudal direction으로 스캔하여 호흡운동에 민감한 흉부 대동맥의 영상을 호흡정지 초기에 얻는다. 지연 영상은 동맥벽의 변화나 거짓내강*false lumen*의 느린 혈류 때문에 지연된 관류*perfusion*, 가성동맥류*pseudoaneurysm*의 조영증강 등을 보기 위하여 필요하며, 1분 정도의 지연이면 충분하다.

CTA의 적응증으로는 대동맥류*aortic aneurysm*, 대동맥박리*aortic dissection*(그림 7-1), 벽내혈종*intramural hematoma*이 의심되는 경우, 다카야스동맥염*Takayasu's arteritis* 및 심장동맥 질환의 수술 전 평가 및 판막 질환의 수술 전 평가, 대동맥 수술 후의 추적검사 등이 있다.

2. 심장동맥 CT 혈관조영술*Coronary CT angiography*

CTA를 이용하여 심장동맥을 검사하기 시작한 지는 불과 수년밖에 되지 않는다.

과거에 CT는 임상에서 심장질환에 적용되지 못했는데, 이는 심장이 지속적으로 아주 빠르게 움직이며, 심장동맥의 크기가 매우 작고 삼차원적으로도 주행경로가 구불구불하기 때문이다. 하지만 영상획득시간이 빠른 MDCT가 등장하고, 심전도를 이용한 심박동 주기 동조화를 이용함으로써 심장영상이 가능하게 되었다(그림 7-2).

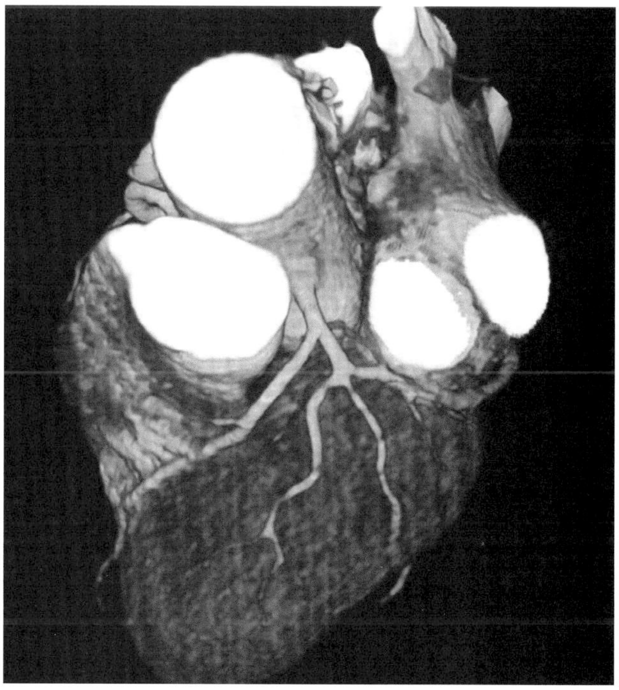

그림 7-2. Coronary CTA의 volume rendering image 심장동맥의 주행과 모양이 삼차원 영상으로 잘 보인다.

심장에서의 MDCT는 CT 심장동맥 혈관조영술, 심장동맥 석회화의 정량화, 심장동맥 죽상경화판*atherosclerotic* plaque의 평가, 심장동맥 우회로조성술*bypass surgery* 후 혹은 심장동맥 스텐트 후 개통성 평가, 허혈성 심장질환의 심근상태 평가, 심장 기능평가, 심장동맥 기형의 평가 등 다양한 임상영역에서 활용되고 있다.

MDCT는 심장동맥 질환을 95~100%의 민감도*sensitivity*로 진단할 수 있다. 특이도*specificity*는 4채널, 16채널 CT에서는 84% 정도로 낮았으나 64채널 MDCT에서는 비록 적은 수의 환자에서 얻은 결과이지만 100%에 가깝게 보고되고 있다. 병터를 기준으로 한 연구에서도 의미 있는 심장동맥의 협착 병터 발견에 대한 민감도가 4채널에서는 83%, 16채널에서는 88%, 64채널에서는 94%까지 보고되었다.[11, 12]

CTA는 혈관의 개통 유무뿐 아니라 혈관벽의 atherosclerotic plaque까지 보여줄 수 있는데, 특히 non-calcified plaque를 발견하고 characterization할 수 있다는 것이 장점이다. Lipid rich plaque가 fibrotic plaque보다 rupture와 thrombosis를 일으킬 확률이 높기 때문에 CT의 HU값을 이용하여 soft와 fibrotic, calcified plaque를 구분할 수 있다.[13-15]

하지만 아직까지는 스텐트가 설치된 혈관의 내부나 석회화가 심한 혈관을 평가하는 데는 제약이 있다. 또한 CTA에서 좋은 심장영상을 얻으려면 심박동이 규칙적이면서도 심박동수가 빠르지 않아야 한다는 제약이 있지만 앞으로 기술이 발달하면 이러한 점이 상당 부분 해소될 것으로 기대된다.

3. 폐혈관과 객혈

(1) 폐혈전색전증*Pulmonary thromboembolism*

최근에는 CTA가 pulmonary thromboembolism을 진단하는 일차 진단 검사로 자리 잡아가고 있다.[16, 17] MDCT의 등장으로 인해 과거 pulmonary thromboembolism 진단에 문제가 되었던 호흡운동으로 인한 인공음영, 두터운 절편 두께로 인한 부분용적화 인공음영이 감소되었다(그림 7-3). 최근에는 cardiac gating, respiration gating을 통하여 심장박동, 호흡으로 인한 인공음영이 최소화되었다. MDCT는 폐 전체를 한 번 호흡을 정지한 동안에 submilimeter slice로 검사할 수 있으며 중심부뿐 아니라 말초부 혈관 내의 색전까지 놓치지 않고 발견해낼 수 있다. 또한 CTA는 pulmonary thromboembolism 외에도 환자의 증상을 유발한 다른 폐병터까지 동시에 찾아낼 수 있다. Pulmonary thromboembolism이 확인된 환자에서 다리의 지연기 영상을 얻으면 pulmonary thromboembolism의 원인이 되는 심부정맥혈전증*deep vein thrombosis*의 진단과 그 범위까지 한 번에 확인할 수도 있다.[18, 19]

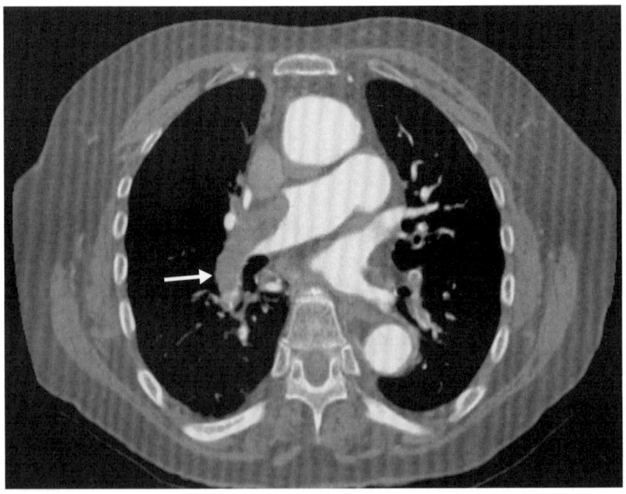

그림 7-3. Pulmonary thromboembolism의 MPR 영상 우측 주폐동맥을 막고 있는 커다란 pulmonary thromboembolism이 잘 보인다(화살표).

(2) 객혈*Hemoptysis*

Hemoptysis는 life threatening condition이므로 폐실질과 기도, 흉부 혈관 구조를 신속하고 포괄적으로 평가해야 한다. 그러한 점에서 CTA는 객혈 환자의 초기 검사로서 아주 유용한 비침습적 검사가 될 수 있다.[20] Thin section axial image와 reformatted image를 통해 hemoptysis의 원인이 되고 색전이 필요한 비정상적으로 늘어난 systemic artery들의 기시부와 경로를 관찰할 수 있다. 기관지 확장증이나 만성 기관지염, 폐종양, 결핵, fungus ball 등이 hemoptysis의 흔한 원인이며 이러한 병터들은 CT에서 쉽게 진단된다. 기관지동맥*bronchial artery*이 hemoptysis와 가장 자주 연관되는 혈관이며, non-bronchial systemic artery들도 기관지동맥 색전술 후의 재출혈에 관여하는 중요한 혈관이다. CTA는 빠르고 정확하게 hemoptysis의 원인을 알려 주는 비침습적인 검사이면서 동시에 치료에 도움이 되는 여러 가지 영상정보를 제공한다.

4. 신장 동맥과 정맥

(1) 신장이식 공여자 수술 전 평가

신장이식을 하려면 신장 동맥과 정맥의 정확한 해부학적 상태를 알아야 한다. 신장 동맥이나 정맥이 하나 이상인 경우도 흔하고, 정상과 다른 경로를 취하는 경우도 있기 때문이다. 과거에는 신장동맥 조영술을 시행하여 동맥과 신장조영상 단계*nephrogram phase*의 신장 실질을 평가하였다.

CTA를 이용하면 동맥의 변이를 잘 알 수 있을 뿐 아니라 동맥조영술로 알기 어려웠던 정맥의 변이도 잘 알 수 있고, 신장정맥뿐 아니라 부신정맥*adrenal vein*, 난소정맥*ovarian vein*, 요정맥*lumbar vein*과의 연결 관계를 자세히 검사할 수 있다.[21] 신장 실질의 변화나 종괴 유무 검사를 같이 시행할 수 있는 것은 물론이며 지연 영상을 얻어 CT 요로조영술*CT urography* 검사를 할 수도 있다.

(2) 신장혈관고혈압*Renovascular hypertension*

고혈압 환자 중 renovascular hypertension이 의심되는 경우는 CTA의 좋은 적응증이다. 신장동맥의 협착 유무와 더불어 고혈압의 원인이 될 수 있는 부신수질 혹은 부신외에서 발생한 갈색세포종*pheochromocytoma* 유무를 같이 볼 수 있기 때문이다. 신장동맥을 검사하려면 가장 가는 절편으로 영상을 얻어야 하며 동맥기*arterial phase* 후 아주 빠른 시간에 정맥기*venous phase*가 오므로 early delayed scan이 필요하다.

5. 장간막 혈관

MDCT angiography는 장간막 혈관*mesenteric vessel*들의 혈관 구조나 해부학적 변이, 혈관을 침범한 여러 가지 병터들을 검사하는 데도 상당히 유용한 비침습적 검사이다. 또한 혈관뿐 아니라 종양이나 다른 복부장기의 영상도 동시에 얻을 수 있으므로 환자의 전체적인 복부 상태를 파악하는 데 도움이 된다.

CTA는 간과 같은 vascular bed의 수술 전과 수술 후의 혈관 상태를 파악하는 데 사용되기도 한다.[22] MDCT는 간 공여자의 선택 및 술전 혈관 구조의 평가와 수술법을 결정하는 데 매우 중요한 검사이다. 간동맥의 변이는 기증자 간 절제술에 절대적인 금기는 아니지만 이의 존재를 수술 전에 확인하면 수술의 기술적 성공률을 높일 수 있다. 축상면

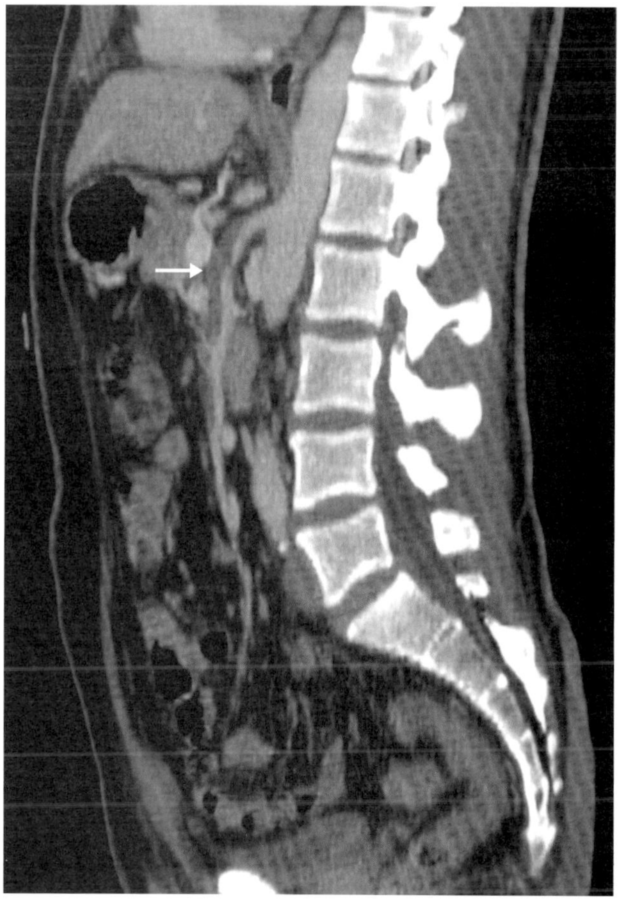

그림 7-4. 상장간막동맥의 박리 CTA의 MPR 영상에서 SMA에 생긴 자발성 동맥박리(화살표)가 주위 구조물과 함께 잘 보인다.

영상, MIP 영상 및 volume rendered image가 모두 도움이 된다. 약 30~45%의 환자에서 변이가 발견되며, MDCT angiography는 DSA에 비교하여 91% 내외의 민감도를 가진다.

또한 급성과 만성 장간막허혈*mesenteric ischemia*의 평가에도 유용하게 쓰이고 있다.[23, 24]

MDCT가 도입되고 조영제를 신속히 주입할 수 있게 됨에 따라 이러한 특이적 소견을 더 정확히 나타낼 수 있게 되었다. 즉 이환된 창자의 국소적 경색뿐 아니라 장혈관 내 색전을 MIP나 MPR 등 삼차원 재구성 MDCT 영상에서 직접 볼 수 있게 되었다(그림 7-4). 대부분의 색전*emboli*들은 상장간막동맥*superior mesenteric artery; SMA* 중간의 원위부(대개 middle colic artery의 원위부)에서 주로 보이는 데 반해, thrombosis는 장혈관의 근위부, 즉 그 기시부 근처에 주로 나타난다. 급성 허혈에 비해 만성 허혈성 장질환은 장혈관의 동맥경화성 변화에 의해 유발된다. 대동맥이나 그 분지 혈관 내에서 석회화된 atherosclerotic plaque와 celiac axis,

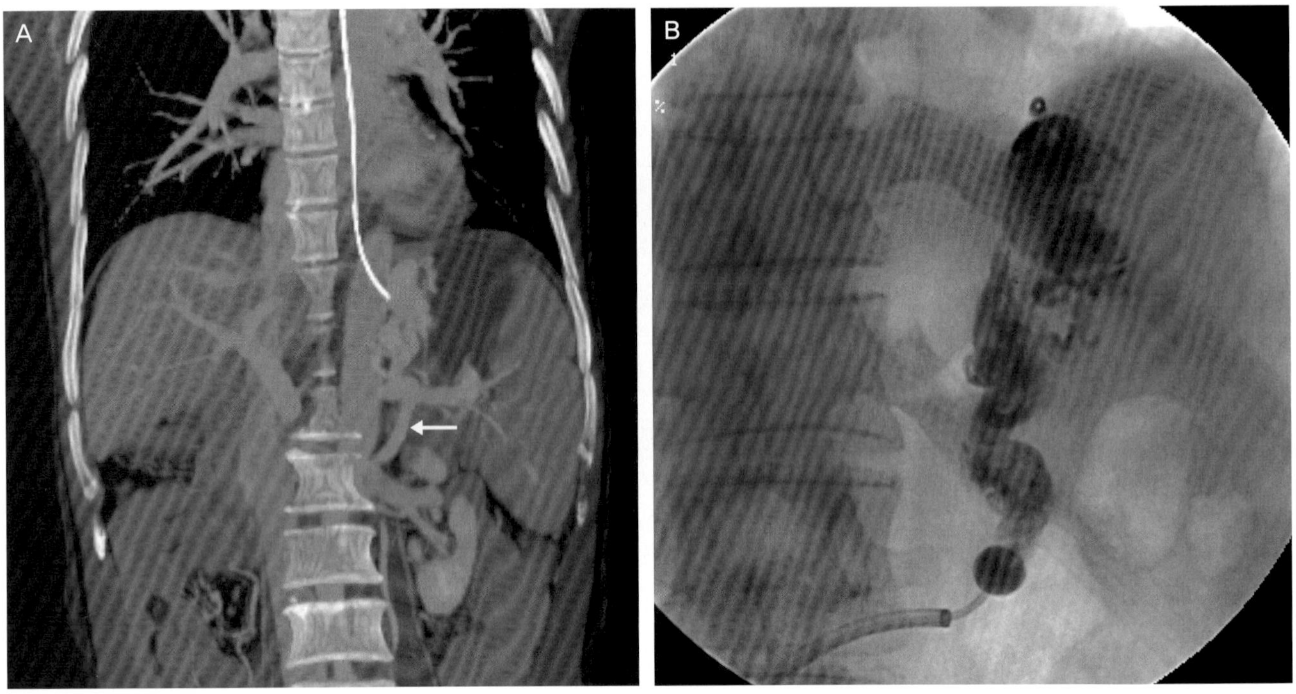

그림 7-5. Gastrorenal shunt를 가진 gastric varix **A.** CTA(coronal MPR image)에서 gastrorenal shunt(화살표)를 가진 gastric varix의 모양과 위치가 잘 보인다. **B.** CTA에서 얻은 정보를 바탕으로 성공적인 BRTO를 시술할 수 있었다.

SMA, 하장간막동맥*inferior mesenteric artery; IMA* 간에 발달된 곁혈관*collateral vessel*이 MDCT 영상에서 잘 보인다.

위장관*gastrointestinal tract* 출혈 환자에서도 출혈 부위를 찾아내는 데 CTA의 유용한 역할이 보고되고 있다(그림 7-5).[25-27] CTA에서 위장관 내부로 유출*extravasation*되는 조영제를 발견하면 진단할 수 있다.

6. 하지동맥

전통적으로 다리의 혈관검사에는 고식적 혈관조영술이 많이 이용되었지만, MDCT가 등장하면서 다리 전체를 좋은 해상도로 검사할 수 있게 되어, 진단 목적의 다리 혈관조영술은 상당 부분 CTA로 대치되고 있다.[9, 28]

(1) 술전 해부학적 평가

뼈-근육 유리피판*bone-muscle free flap* 등을 위하여 종아리뼈*fibula*와 일부 근육을 비골동맥*peroneal artery*과 같이 수술적으로 박리하는 경우가 있다. 이때 전/후경골동맥*anterior/posterior tibial artery*이 저형성*hypoplastic*되어 발*foot*의 혈류 공급을 담당하는 peroneal artery에 해부학적 변이가 있거나, 어느 혈관의 동맥경화성 협착 등의 병터가 있다면 수술적 박리 시에 그쪽을 피한다. 정상 혈관은 특히 CTA에서 잘 보이므로 CTA를 이용하면 충분한 정보를 얻을 수 있다.

(2) 동맥폐쇄 질환

폐쇄동맥경화증*arteriosclerosis obliterans; ASO* 등에 의한 동맥 협착이 있는 경우 CTA는 기존의 direct angiography에 비하여 장점을 가지고 있다(그림 7-6). 고식적 혈관조영술에서는 조영제가 주입된 혈관만 조영되기 때문에 곁혈관에 의하여 공급받는 혈관은 막히지 않았어도 조영증강되지 않을 수 있다.[28] 장골동맥*iliac artery*이 막힌 경우에 카테터의 위치를 낮추고 혈관조영을 시행하면 위쪽의 늑간동맥*intercostal artery*을 통한 곁혈관이 대퇴동맥*femoral artery*을 공급하고 있어도 femoral artery가 보이지 않는 경우가 그 좋은 예이다.

역시 수술 후 환자라면 precontrast scan이 꼭 필요하다. Delayed scan은 flow가 매우 느려 CT 조영제가 차지 않는 혈관을 평가하는 데 필요하다. 특히 thromboembolism일 때에는 곁혈관이 형성되지 않기 때문에 색전 원위부의 개방성*patency*을 평가하는 데 delayed scan이 꼭 필요하다.

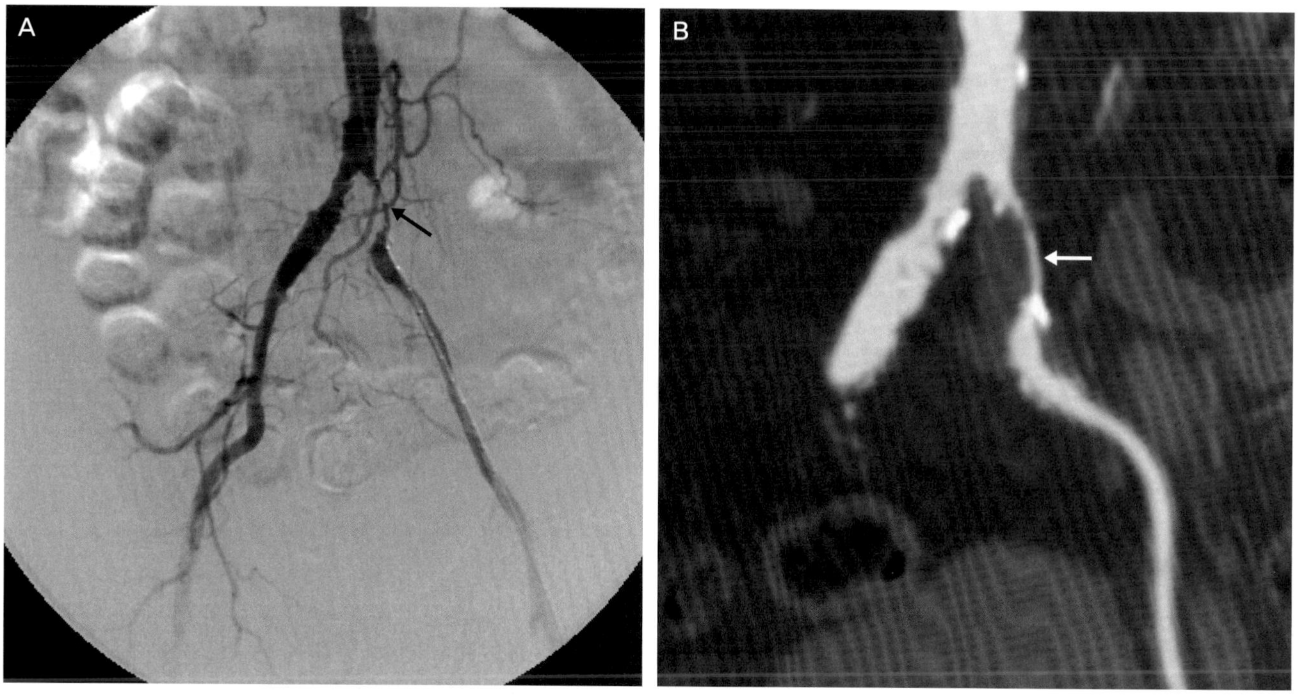

그림 7-6. 총장골동맥*common iliac artery*의 동맥경화성 협착 A. 기존의 고식적 혈관조영술에서는 조영제가 지나가는 혈관 내부의 모양만 알 수 있다(화살표). B. CTA CPR(Curved Planar Reconstruction) 영상에서는 혈관벽과 atherosclerotic plaque 모양까지 확인할 수 있다(화살표).

(3) 동맥폐쇄를 일으키는 선천성 동맥질환

Persistent sciatic artery, popliteal artery entrapment syndrome 같은 혈관의 선천성 기형이 원인이 되어 혈관 폐색성 증상을 일으킨다. CT는 혈관뿐 아니라 주변 근육과의 위치관계를 자세히 알 수 있고, 완전히 막힌 혈관도 추적하여 막히기 전의 주행을 알 수 있는 방법이므로 이러한 정상 해부학에서 벗어난 혈관질환을 진단하는 데 매우 유용하다.

7. 하지정맥

(1) 심부정맥혈전증*deep vein thrombosis*

Deep vein thrombosis는 상행정맥조영술*ascending venography* 또는 도플러초음파검사로 진단해 왔으며, 도플러초음파는 아직도 deep vein thrombosis를 진단하는 데 중요한 도구로 사용되고 있다. 하지만 장골정맥*iliac vein*의 혈전증이나 종아리 부위에서의 deep vein thrombosis는 도플러초음파로도 진단하기 어렵다. CT 정맥조영술*CT venography; CTV*은 iliac vein에서 종아리 부위의 가는 정맥까지 모두 검사할 수 있을 뿐 아니라 혈전을 유발한 근위부의 병터까지 같이 볼 수 있어 유용하다.[29]

Deep vein thrombosis을 진단하는 데 CTV는 도플러초음파검사를 포함한 어떤 검사보다 정확도가 높다. 또 보고자마다 약간씩 다르나, 민감도와 특이도가 100%에 가깝다고 보고되어 CTV는 acute deep vein thrombosis의 진단에 가장 좋은 검사라고 할 수 있다.

다리부종 환자에게 CTV를 시행하면 deep vein thrombosis의 존재 유무뿐 아니라, 피하층*subcutaneous layer*의 선택적 비후*thickening*와 독특한 패턴의 subcutaneous septal thickening pattern으로 림프부종*lymphedema*을 진단할 수 있고, 연조직염*cellulitis*이나 괴사근막염*necrotizing fascitis*의 진단도 가능하다. 그 외에도 다리부종과 유사하게 보이는 종양, Baker's cyst rupture 같은 다른 원인에 의한 부종을 찾아낼 수 있어 CTV는 다리부종의 원인 질환을 찾는 데 유용하다. Acute deep vein thrombosis의 경우에는 circulation time이 매우 느려져 있어 5분 지연영상을 얻으며, precontrast scan을 추가한다. 급성기가 지난 경우에는 3분 지연영상만을 얻는다.

(2) 정맥류*varicose vein*

정맥류의 진단에 CT는 아직 널리 사용되고 있지는 않다. 하지만 도플러 검사나 ascending venography로 얻지 못하는 삼차원적인 전체 영상을 얻을 수 있다. 또 해부학적 변이가 상당히 많은 다리의 정맥계 전체를 영상화할 수 있어 모든 정맥류 채널과 관통정맥*perforating vein*을 볼 수 있다. 이러한 정보를 객관적으로 일관성 있게 얻을 수 있어 최근에는 정맥류 환자에게 CTV를 시행하는 경우가 늘고 있다. CTV를 위한 프로토콜 중 가장 중요한 점은 엉덩이와 발뒤꿈치로 다리를 지지하여 다리의 대부분을 CT 테이블에 닿지 않게 하는 것이다. 단순히 누워 있는 것만으로는 다리의 정맥 크기가 많이 줄지 않으나 아주 가벼운 압력만 있어도 정맥이 허탈*collapse*되어 버리기 때문이다. Precontrast scan 없이 3분 지연영상만을 얻는다.

8. 팔

팔의 허혈성 질환은 다리에 비하여 흔하지 않으나 thromboembolism이 생기기도 하며, 버거병*Buerger disease*이 팔을 침범하는 경우도 종종 있다. CTA로 요골동맥*radial artery*과 척골동맥*ulnar artery*의 원위부까지 확인할 수 있어 팔의 비침습적인 혈관검사로도 유용하다. 또한 혈액 투석을 위한 동정맥루*arteriovenous fistula*가 있는 경우, 근위부 병터는 초음파로 검사하기 어려우므로 인터벤션을 하기 전에 중심정맥의 협착을 검사하기 위해 CT를 할 수 있다. 흉곽출구증후군*thoracic outlet syndrome*이 의심될 때도 CTV는 주변의 갈비뼈와 근육의 관계를 잘 볼 수 있으므로 도움이 된다.

Ⅳ 결론

혈관내 시술을 위해 필요한 영상정보는 기존의 수술적 치료에 필요한 정보보다 훨씬 복잡하다. 여러 가지 시술방법과 도구를 선택하고 준비하기 전에 환자의 병터와 관련된 세부사항들을 자세히 평가해야만 시술 후 좋은 결과를 얻을 수 있다.[30] 잘못된 계획을 세우면 기술적 실패로 끝나고, 다시 시술하거나 결국 open surgery로 전환해야 한다. 옛말에 지피지기知彼知己면 백전백승百戰百勝이란 말이 있다. 적을 알고 싸우면 그만큼 유리하다는 뜻이다. 어떤 병터에 대한 치료계획을 세우고 실행하는 데에 치료 전에 그 병터에 대한 정보를 충분히 가지고 있으면 그만큼 치료자는 유리해진다. CTA가 보여 주는 삼차원적 정보는 기존의 혈관조영술이 주는 이차원적 정보와 비교할 수 없을 만큼 자세하다. 따라서 시술 전 시행한 CTA에서 필요한 정보를 자세히 파악하고 시술을 계획한다면 그만큼 시술 성공률을 높일 수 있다.[30]

인터벤션을 담당하는 의사는 시술의 기술적 성공률을 높이고 환자에게 최선의 치료를 제공하기 위해서 최신 영상기술인 CTA를 잘 알고 활용해야 한다.

참고문헌

1. Napel S, Marks MP, Rubin GD, et al. CT angiography with spiral CT and maximum intensity projection. Radiology 1992;185:607-610.
2. Duddalwar VA. Multislice CT angiography: a practical guide to CT angiography in vascular imaging and intervention. Br J Radiol 2004;77:S27-S38.
3. Prokop M. Multislice CT angiography. Eur J Radiol 2000;36:86-96.
4. Rubin GD. Techniques for performing multidetector-row computed tomographic angiography. Tech Vasc Interv Radiol 2001;4:2-14.
5. Rubin GD, Shiau MC, Schmidt AJ, et al. Computed tomographic angiography: historical perspective and new state-of-the-art using multi detector-row helical computed tomography. J Comput Assist Tomogr 1999;23:S83-S90.
6. Fleischmann D, Rubin GD, Bankier AA, et al. Improved uniformity of aortic enhancement with customized contrast medium injection protocols at CT angiography. Radiology 2000;214:363-371.
7. Fleischmann D. Use of high concentration contrast media: principles and rationale-vascular district. Eur J Radiol 2003;45:S88-S93.
8. Chow LC, Rubin GD. CT angiography of the arterial system. Radiol Clin North Am 2002;40:729-749.
9. Rubin GD, Shiau MC, Leung AN, et al. Aorta and iliac arteries: single versus multiple detector-row helical CT angiography. Radiology 2000;215:670-676.
10. Rydberg J, Kopecky KK, Lalka SG, et al. Stent grafting of abdominal aortic aneurysms: pre-and postoperative evaluation with multislice helical CT. J Comput Assist Tomogr 2001;25:580-586.
11. Stein PD, Beemath A, Kayali F, et al. Multidetector computed tomography for the diagnosis of coronary artery disease: a systematic review. Am J Med 2006;119:203-216.
12. Leschka S, Alkadhi H, Plass A, et al. Accuracy of MSCT coronary angiography with 64-slice technology: first experience. Eur Heart J 2005;26:1482-1487.
13. Schroeder S, Kopp AF, Baumbach A, et al. Noninvasive detection and evaluation of atherosclerotic coronary plaques with multislice computed tomography. J Am Coll Cardiol 2001;37:1430-1435.
14. Achenbach S, Daniel WG. Imaging of coronary atherosclerosis using computed tomography: current status and future directions. Curr Atheroscler Rep 2004;6:213-218.
15. Kopp AF, Schroeder S, Baumbach A, et al. Non-invasive characterisation of coronary lesion morphology and composition by multislice CT: first results in comparison with intracoronary ultrasound. Eur Radiol 2001;11:1607-1611.
16. Goodman LR, Lipchik RJ, Kuzo RS, et al. Subsequent pulmonary embolism: risk after a negative helical CT pulmonary angiogram-prospective comparison with scintigraphy. Radiology 2000;215:535-542.
17. Remy-Jardin M, Remy J, Artaud D, et al. Spiral CT of pulmonary embolism: diagnostic approach, interpretive pitfalls and current indications. Eur Radiol 1998;8:1376-1390.
18. Loud PA, Katz DS, Klippenstein DL, et al. Combined CT venography and pulmonary angiography in suspected thromboembolic disease: diagnostic accuracy for deep venous evaluation. AJR Am J Roentgenol 2000;174:61-65.
19. Schoepf UJ, Kessler MA, Rieger CT, et al. Multislice CT imaging of pulmonary embolism. Eur Radiol 2001;11:2278-2286.
20. Bruzzi JF, Remy-Jardin M, Delhaye D, et al. Multi-detector row CT of hemoptysis. Radiographics 2006;26:3-22.
21. Rydberg J, Kopecky KK, Tann M, et al. Evaluation of prospective living renal donors for laparoscopic nephrectomy with multisection CT: the marriage of minimally invasive imaging with minimally invasive surgery. Radiographics 2001;21:S223-S236.
22. Sahani D, Saini S, Pena C, et al. Using multidetector CT for preoperative vascular evaluation of liver neoplasms: technique and results. AJR Am J Roentgenol 2002;179:53-59.
23. Horton KM, Fishman EK. Multi-detector row CT of mesenteric ischemia: can it be done? Radiographics 2001;21:1463-1473.
24. Horton KM, Fishman EK. Volume-rendered 3D CT of the mesenteric vasculature: normal anatomy, anatomic variants, and pathologic conditions. Radiographics 2002;22: 161-172.
25. Rajan R, Dhar P, Praseedom RK, et al. Role of contrast CT in acute lower gastrointestinal bleeding. Dig Surg 2004;21:293-296.
26. Yoon W, Jeong YY, Shin SS, et al. Acute massive gastrointestinal bleeding: detection and localization with arterial phase multi-detector row helical CT. Radiology 2006;239:160-167.
27. Tew K, Davies RP, Jadun CK, et al. MDCT of acute lower gastrointestinal bleeding. AJR Am J Roentgenol 2004;182:427-430.
28. Rubin GD, Schmidt AJ, Logan LJ, et al. Multi-detector row CT angiography of lower extremity arterial inflow and runoff: initial experience. Radiology 2001;221:146-158.
29. Chung JW, Yoon CJ, Jung SI, et al. Acute iliofemoral deep vein thrombosis: evaluation of underlying anatomic abnormalities by spiral CT venography. J Vasc Interv Radiol 2004;15:249-256.
30. Lookstein RA. Impact of CT angiography on endovascular therapy. Mt Sinai J Med 2003;70:367-374.

Chapter 8

경피적 혈관조영술의 기본과 이해

박광보

혈관조영술*conventional angiography*은 혈관 내강과 혈류의 실제 모습을 가장 실시간 영상에 가깝게 정확히 평가할 수 있는 진단적 영상기법이다. 그러나 탁월한 해상도에도 불구하고 영상을 얻는 데 있어 필수적으로 침습성을 동반한다는 것이 가장 큰 단점이며, 혈관 주변의 조직을 볼 수 없다는 것도 단점이다. 따라서 과거 10여 년에 걸쳐 색도플러초음파*color doppler ultrasonography*를 비롯하여 비침습적 영상검사 기법인 CT혈관조영술*CT angiography; CTA* 및 MR 혈관촬영술*MR angiography; MRA*의 해상도와 해부학적 정확도가 혈관질환의 진단에 충분할 만큼 향상된 이후부터 혈관조영술은 혈관질환에 대한 일차적 진단 목적으로는 거의 사용되지 않고 있다.[1-4] 각 혈관영상 기법들의 장단점은 〈표 8-1〉에 기술되어 있다. 그러나 이러한 영상검사의 발전에도 불구하고 비침습적 혈관영상검사 기법으로도 진단이 명확하지 않거나, 확진과 동시에 치료적 시술이 필요할 경우 혈관조영술을 시행한다. 따라서 혈관조영술에 대한 기본적 촬영기법과 영상소견 및 혈관천자 방법에 대해 정확한 지식이 없으면 혈관질환을 평가하고 치료하기가 어렵다. 직경 2~3mm 미만의 작은 혈관이 체내 심부에 위치한 경우에는 아직까지 CTA나 MRA의 해상도가 진단에 충분할 만큼 좋지 못하고, CT와 MR 모두 호흡운동 혹은 주변 조직으로 인해 인공물*artifact*이 발생하며, 혈관 내부의 혈류역학적 부분과 각 혈관 분지의 상호 연결 상황까지 정확히 평가하기는 어렵기 때문에 혈관조영술에 대한 이해는 혈관질환의 진단과 치료에서 중요한 부분을 차지한다.

이 장에서는 혈관조영술을 시행하는 데 필요한 혈관의 기본적 접근방법, 혈관조영술에 사용되는 유도철사*guide wire*와 카테터*catheter*의 종류 및 사용 방법과 촬영기법에 대하여 기술한다.

I 혈류역학*Flow hemodynamics*

혈관조영 사진을 정확히 분석하려면 혈관 내의 혈류역학을 기본적으로 이해하고 있어야 한다. 혈관 내의 혈류는 혈관 내에 질병이 없고 continuous and steady flow가 유지된다고 가정할 때, 층판류현상*laminar flow phenomenon*에 따라 움직인다. 층판류는 혈관 내강의 혈류가 서로 다른 속도 벡터*vector*값을 가지는 층류로 나누어진 형태로서, 혈관 내강을 횡단면에서 보았을 때 혈관 내강의 정중앙 부분이 유속

〈표 8-1〉 혈관 영상진단법의 기본적인 장단점

	Color Doppler imaging	CT angiography	MR angiography	Conventional Angiography
방사선 노출	−	+	−	+
침습성	−	+(IV line)	+ (IV line)/−	+++
Hemodynamic evaluation	가능, 간접적	제한적	CT보다 우수하나 제한적	가능, 직접적이며 사실적
Resolution	++	+++	++	++++
Deep seated vessel evaluation	제한적	가능하지만 제한적	가능하지만 제한적	제한 없음. 상세 조영
Tortuous vessel evaluation	제한적	Possible but artifact(+)	Possible but artifact(+)	제한 없음. 상세 조영
Perivascular tissue imaging	가능하지만 deep seated vessel에서는 제한적	가능	가능	불가능
Real time intravascular treatment	제한적이지만 부분적으로 가능	불가능	전임상 연구실험 단계	가능
Operator dependency	++	+	+	++++

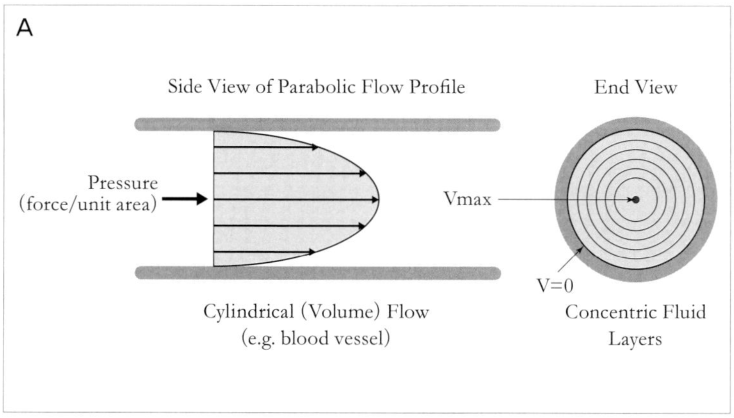

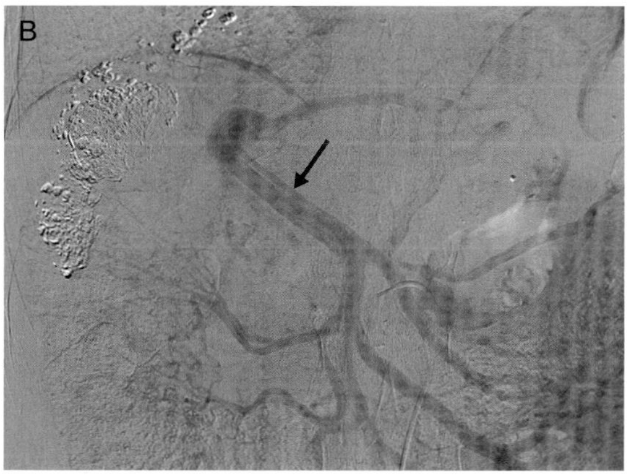

그림 8-1. 혈관 내강의 층판류현상 A. Laminar flow phenomenon의 모식도 B. Portal vein의 laminar flow. Main portal vein 내에 여러 가닥의 가늘고 미세한 선 모양으로 조영제 column이 보이는데 이것은 laminar flow에 의해 조영제가 각 층류별로 나뉘어 흐르는 모습이다.

이 가장 빠른 층이 되고, 혈관벽에 가까워질수록 유속이 느려지는 concentric layer로 나뉘며, 혈관 내강을 종단면으로 보았을 때 포물선 모양인 parabolic flow의 모양을 띤다(그림 8-1).[5]

이러한 혈류의 균질한 흐름은 혈관이 좁아지거나 갑자기 직경이 병적으로 증가할 때, 혈관 내강에 돌출한 죽상판 *atheromatous plaque* 혹은 색전*embolus*이나 혈전*thrombus*이 있을 때와 같은 다양한 경우에 각 층의 유속 벡터의 균질성이 상실되면서 깨어지고, jet flow나 와류*turbulence flow*가 발생하게 된다. 와류는 Reynolds number로 표시하며, 이론적으로 2,000 이상이면 와류에 해당하지만 정상적인 상황에서는 말초동맥에서 와류가 거의 일어나지 않는다. 혈관조영 소견에서 이러한 이상소견은 특히 대동맥*aorta*의 동맥류와 같은 병변 부위, 협착 부분 바로 다음에 나타나는 협착후확장*poststenotic dilatation* 부분에서 특징적으로 잘 볼 수 있다(그림 8-2). 일반적으로 이러한 parabolic velocity profile은 작은 농맥에서는 분명하게 나타나지만, 장골동맥*iliac artery*이나 대동맥과 같은 직경이 큰 혈관에서는 포물선 모양보다는 blunt flow에 가깝다. 그러나 이러한 설명은 혈류의 박동성*pulsation*을 감안하지 않은 것이므로 실제 동맥의 박동이 수반되는 혈류는 수축기의 각 phase에 따라서 parabolic flow, blunt flow, 혹은 다른 형태의 velocity vector를 보이는 column으로 다양하게 섞여서 나타난다(그림 8-3).[5] 혈관 내부의 유체가 혈액만으로 구성된 경우는 조영제를 주입하기 전의 자연상태로서 homogeneous flow의 성질을 띠지만, 혈관조영 사진은 조영제가 혈류 내에 들어

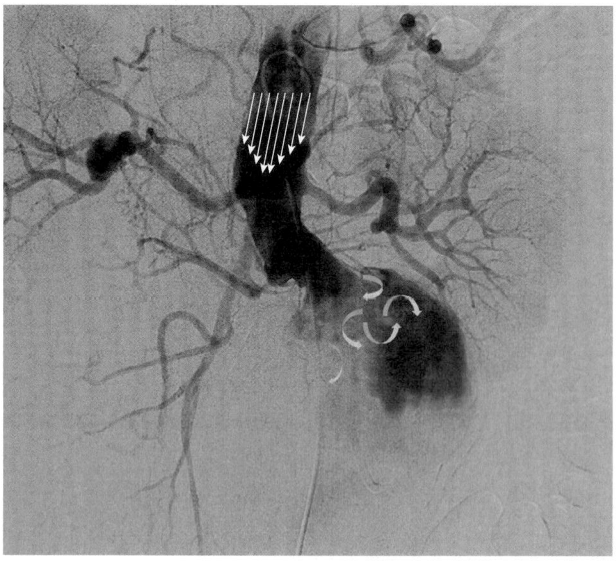

그림 8-2. 대동맥류 내의 와류 하행대동맥 내에서 laminar flow가 유지되어 균일한 density의 조영제 column이 유지되다가 aneurysm sac 내로 들어와 혈관 내강이 갑자기 넓어지면서 조영제가 균일하지 않고 매우 불규칙한 density를 보인다. 이는 aneurysm sac 내부의 와류 때문이다.

가야만 얻을 수 있으므로 우리가 접하는 진단적 혈관조영 영상은 기본적으로 2가지 이상의 밀도와 점도를 가진 유체로 구성된 heterogeneous flow에 해당한다. 주입된 조영제의 밀도와 점도, 주입속도와 주입량에 따라 혈관조영 사진의 질은 눈에 띄는 차이를 보이게 되며, 해당 혈관의 혈류량에 상응하는 충분한 양의 조영제가 주입되지 못한 혈관조영 사진은 진단적 가치를 보장할 수 없는 경우가 많다. 혈류의 유속*flow rate*은 다음의 Poiseuilles's law에 따른다.[6, 7]

$$\text{Volume Flow rate} = \frac{\text{Pressure difference} \times \pi \times \text{radius } 4}{8 \text{ Viscosity coefficient} \times \text{length}}$$

여기서 viscosity coefficient η(mPa.s)는 20℃ water가 1.0이며, 37°C blood plasma는 1.5에 해당한다. 이 공식에 따르면 에너지 소실은 반지름의 4제곱에 반비례한다. 따라서 다음 그림과 같이 반지름이 0.5cm인 tube에서의 협착*stenosis* 정도와 단면적 감소에 따른 압력경사*pressure gradient*의 변화 그래프(그림 8-4)를 보면 혈관이 충분히 많이 좁아지기 전까지는 pressure gradient의 변동이 거의 없고,[5] 보통 혈관에서 직경의 50% 이상, 단면적의 75% 이상이 좁아져야 혈류역학적으로 의미 있는 협착이 되고 임상증상이 나타나게 된다.

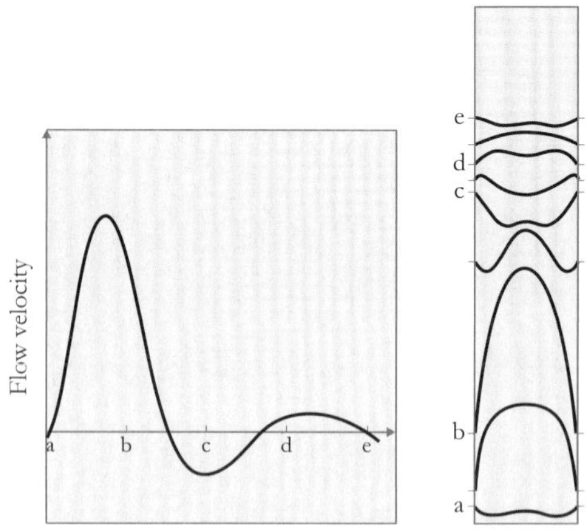

그림 8-3. 대퇴동맥의 단일 박동 사이클 동안 생기는 층판류의 주기적 변화

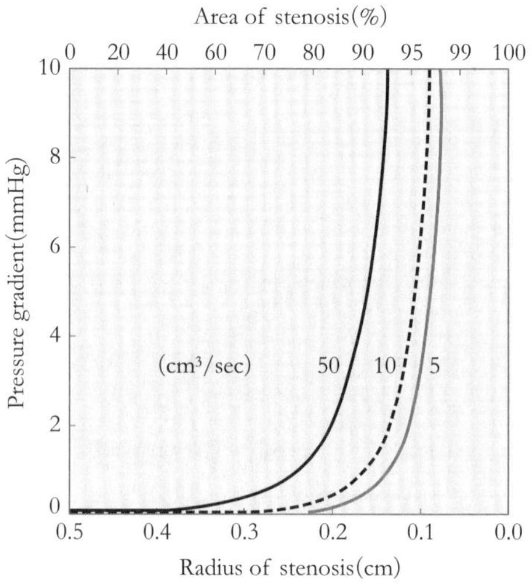

그림 8-4. 협착 정도와 압력경사의 관계 그래프 상단 X축의 혈관 단면적이 60% 정도 좁아질 때까지는 Y축의 pressure gradient가 거의 변동이 없다가 그 이후부터 커브의 경사도가 급격히 커지기 시작한다. 하단 X축의 혈관 직경도 50% 이상 좁아지는 시점이 지나야 비로소 pressure gradient 커브가 변하기 시작한다. Q=volume flow(cm^3/sec)

Ⅱ 디지털감산혈관조영술

Digital subtraction angiography; DSA

DSA는 오늘날 모든 진단적 혈관조영 영상과 인터벤션에 필요한 혈관조영 영상을 얻는 데 기본적인 영상촬영 기법이다. DSA는 조영제가 혈관 내에 주입되기 직전의 조영 전 영상에 해당하는 mask image를 먼저 얻어 이것이 첫 번째 디지털 메모리에 저장되고, 그 이후부터 조영제가 주입되어 들어오면서 촬영된 일련의 영상들을 두 번째 디지털 메모리에 저장한 후에 컴퓨터에서 실시간 전산 분석하여 두 번째 디지털 메모리에 있는 영상으로부터 mask image

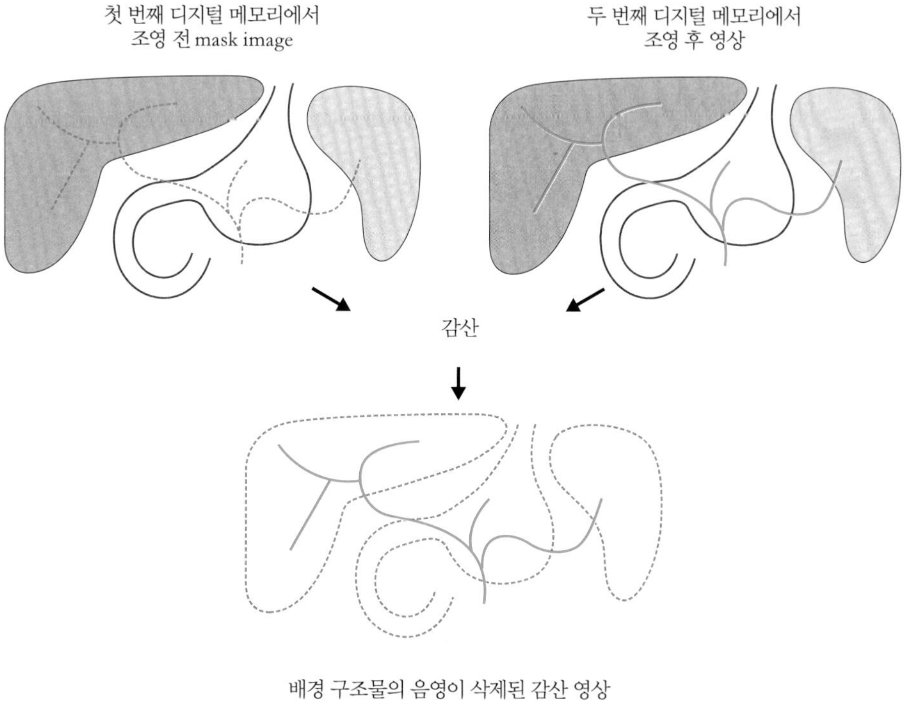

그림 8-5. 디지털감산혈관조영술의 모식도 Mask image는 조영제가 주입되지 않은 조영 전 영상으로서 조영제 주입 후에 촬영된 사진과 1:1로 감산하면 조영제가 들어간 혈관을 제외한 나머지 배경 구조물의 음영이 모두 삭제되므로 혈관만 나타나 보이게 된다.

를 감산*subtraction*함으로써 배경 구조물의 음영을 제거하고, 그 결과 조영제로 채워진 혈관 구조물이 방사선비투과성*radiopacity*이 다양한 배경 구조물로부터 완전히 따로 분리되어 보이도록 하는 촬영기법이다(그림 8-5).[8] 감산과 동시에 감산된 영상의 역동범위*dynamic range*를 확장시키는 과정이 같이 진행된다.

Ⅲ 혈관접근기법

1. 기본 혈관천지 기법

혈관조영술을 하려면 최우선적으로 동맥 내강으로의 접근이 필요하다. 최초의 혈관조영술은 동맥의 직접천자 혹은 혈관절개술*cutdown technique*을 사용하여 이루어졌으나, 1953년 Sven Ivar Seldinger가 Seldinger 기법을 고안해낸 이후,[9] 현대 인터벤션에서는 Seldinger 기법에 따라 모든 혈관 내 접근법을 시행한다(그림 8-6). Conventional angiography에 사용되는 천자방법은 18G 바늘*needle*로 동맥의 전·후벽을 모두 관통한 다음 서서히 빼내면서 강한 박동성 혈액분출이 보일 때 유도철사를 삽입하는 방법, 18G angiocath needle로 동맥 전벽*anterior wall*만 천자한 뒤 삽입관*cannula*을 밀어 넣고 이를 통해 0.035in 유도철사를 삽입하는 방법, 마지막으로 가장 nontraumatic한 21G 미세천자바늘로 동맥의 전벽만 천자한 다음, 0.018in 유도철사를 삽입한 후 4Fr 혹은 5Fr의 짧은 카테터를 삽입하고 유도철사를 0.035in로 교체하는 방법이 있다. 혈관천자 후 최초의 유도철사 삽입 시 조금이라도 저항이 느껴진다면 이는 다음 5가지 중 하나일 가능성이 높다. 첫째, 총대퇴동맥*common femoral artery; CFA*과 연결된 분지 혈관으로 유도철사가 들어간 경우, 둘째, 외장골동맥*external iliac artery*이 매우 구불구불한 경우, 셋째, 유도철사가 내막박리*dissection*를 일으키면서 내막하공간*subintimal space*으로 들어간 경우, 넷째, 유도철사가 혈관 내강에 삽입되지 못하고 혈관벽 바로 밖의 perivascular connective tissue를 박리하면서 진입되어 꺾인 경우, 다섯째, 유도철사가 표재대퇴동맥*superficial femoral artery; SFA* 쪽으로 꺾여 들어간 경우이다. CFA를 천자한 후 최초로 삽입되는 유도철사는 유도철사 끝부분의 모양과 무관하게 천자 부위와 연결된 모든 혈관분지로 진입될 가능성이 있다. CFA와 외장골동맥은 일직선으로

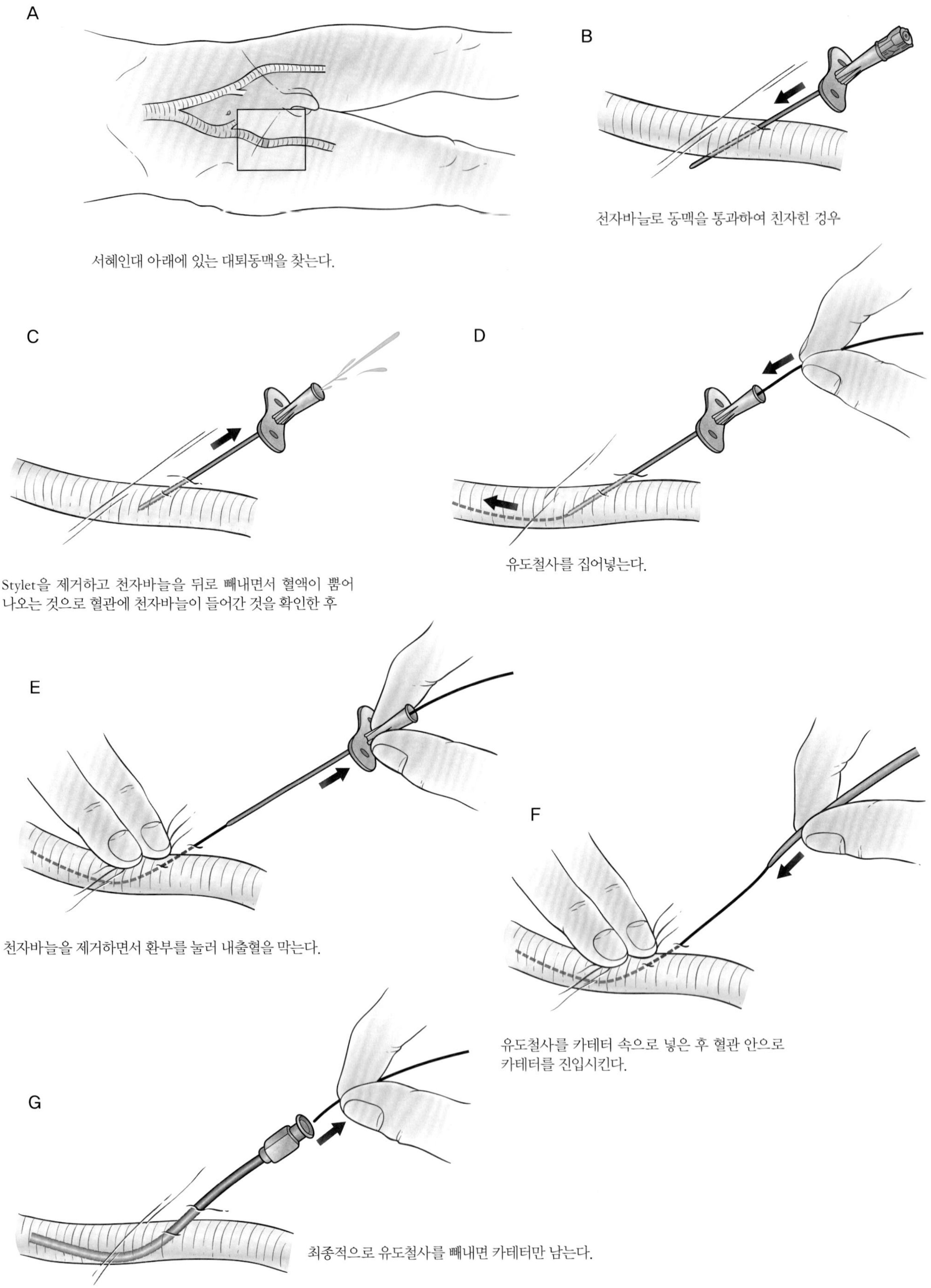

그림 8-6. Seldinger 기법

이어진 큰 혈관이므로 당연히 유도철사가 외장골동맥으로 진입하리라고 생각하기 쉬우나, 장골회선동맥*circumflex iliac artery*, 내장골동맥*internal iliac artery*, 반대편장골동맥*contralateral iliac artery* 등 다양한 분지로 유도철사가 들어갈 수 있으므로 반드시 투시검사*fluoroscopy*를 하면서 유도철사 위치를 확인해야 한다. 최초의 동맥 천자 후에 삽입되는 유도철사는 끝모양이 J tip으로 된 것, 일직선의 유연한 끝부분, 45°가량의 단일곡선(혹은 단일커브)을 가진 것이 있고, 이 중에서 J tip 형태가 가장 혈관에 대한 자극이나 손상을 덜 유발한다고 보고 있다. 그러나 J tip 유도철사는 일단 끝부분이 혈관 내에서 완전한 J 모양을 갖추기 전에는 방향성이 있기 때문에 천자 각도가 60° 이상이 될 경우 SFA 방향으로 진입되어 내려갈 수 있다. 천자바늘*puncture needle*은 금속 바늘*metal needle*이 단일 shaft로 되어 한 번에 혈관 전벽만 천자해서 바로 0.035in 유도철사가 들어갈 수 있는 18G 바늘이 있고, 금속 속심*metal stylet*과 outer cannula가 결합된 angiocath 형태의 바늘이 있다. 이 둘의 사용방법에는 약간 차이가 있으며, 그림 8-7에서 stylet과 cannula가 결합된 형태의 바늘의 바른 사용법을 설명하였다.

2. 천자 부위*Puncture sites*

말초혈관 혹은 대동맥의 혈관 내 접근 시 사용되는 주요 접근 혈관은 〈표 8-2〉에 정리되어 있다.[10] 이 중 CFA가 가장 많이 사용되는 접근 혈관인데 그 이유는 다음과 같다. 첫째, 접근 동맥 중 가장 직경이 크다. 둘째, 반복적인 천자 시 가장 합병증이 적다. 셋째, 천자 후 지혈 시 혈관 뒤쪽에 대퇴골두*femoral head*가 지지하고 있어 후벽이 천자되더라도 혈종*hematoma*이 발생할 위험이 적다. 넷째, 동맥 앞쪽 벽은 피부 가까운 표층에 위치해 있어 지혈이 수월하다. 다섯째, 체내 모든 동맥분지에 접근하는 데 가장 용이한 경로를 제공한다. 여섯째, 대부분의 혈관내 시술 중 오른손잡

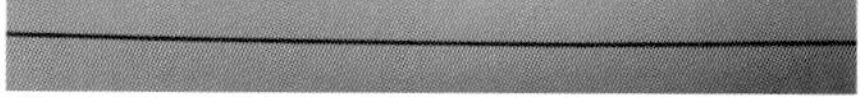

그림 8-7. 동맥 천자용 바늘의 종류와 천자 시 각 바늘의 형태별로 동맥과 바늘 끝부분의 상호관계 **A.** 단일 shaft needle **B.** Stylet and cannula 결합 형태의 바늘. Stylet에 혈액이 올라오면 stylet을 제거한 다음 cannula를 통해 유도철사를 삽입한다. Stylet tip은 항상 cannula tip보다 2~3mm가량 더 원위부에 위치한다. **C.** Stylet and cannula 결합형태 바늘의 끝부분 위치와 동맥 내강의 관계. Stylet tip이 혈관 외벽을 관통하여 혈액이 분출되지만, cannula는 아직 혈관벽 바깥에 있다. 따라서 stylet를 빼면 cannula tip은 혈관 외벽 밖에 있으므로 유도철사를 밀어 넣을 수 없다. 그러므로 혈액이 stylet에 처음 분출되었을 때 멈추지 말고 반드시 바늘 전체를 2~3mm 정도 더 전진시켜 주어야만 stylet을 빼도 문제가 없다. **D.** Stylet과 cannula 모두가 혈관 외벽을 통과하여 혈관 내강에 위치한 상태이며, 역시 혈액이 분출한다. Stylet을 제거해도 cannula가 혈관 내강에 위치하므로 유도철사가 저항 없이 들어간다.

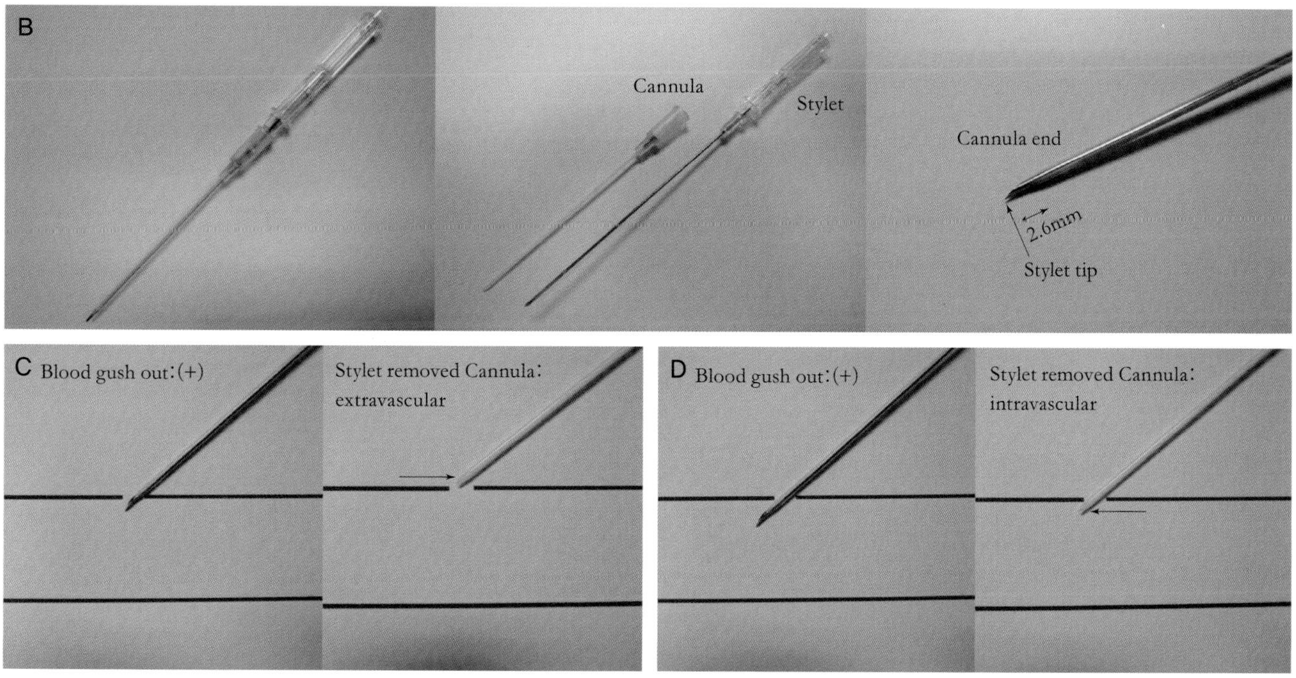

이 시술자가 가장 안정적인 자세를 취할 수 있는 부위이다. CFA의 천자 방법은, 첫째, 골표지*bony landmark*를 이용하는 법(그림 8-8),[11, 12] 둘째, 외부 해부학적 지표(예: 서혜피부주름*inguinal crease*)를 이용하는 법,[13] 셋째, 촉지 시 가장 강한 박동 부분을 선택하는 법의 3가지로 요약할 수 있다. Inguinal crease과 같은 외부 지표는 피하지방의 많고 적음에 영향을 받고, 사람에 따라 위치가 다르므로 가장 부정확하다. 가장 강한 박동이 느껴지는 지점은 피부 가까이 표층에 최대한 근접하여 동맥이 위치함을 의미하기 때문에, 이 방법을 사용하면 시술 종료 후 지혈에 문제가 생길 확률이 가장 적고 CFA를 천자할 확률이 가장 높다. 골지표*bony landmark*를 이용하는 방법은 두 번째로 많이 사용되며, 일반적으로 대퇴골두의 중간 부분을 목표점으로 하여 천자한다. 92%의 환자에서 CFA가 대퇴골두를 가로질러 위치하지만[14] CFA는 사람에 따라 길이나 분지부 위치가 모두 달라서 통계적으로는 CFA의 분지부가 대퇴골두 하연을 중심으로 상·하방 3cm 범위 안에 다양하게 위치할 수 있다. 이렇게 뼈의 위치와 혈관의 분지 위치가 항상 일치하지는 않으므로 CFA가 아주 짧은 경우도 있으며, bony landmark 만으로 천자하다가 SFA가 천자되는 경우도 있다. 대퇴동맥

〈표 8-2〉 혈관조영술에 사용되는 access vessel의 종류 및 천자 시의 장단점 비교

Puncture site	Advantage	Disadvantage	Others
Common femoral	• 혈관 직경이 크다. • 접근 및 천자가 쉽다. • 압박하기가 쉽다. • 지혈하기가 쉽다. • 천자부 합병증을 치료하기가 용이하다. • 양쪽 모두 사용 가능하다. • 역방향 및 앞방향 천자와 시술이 모두 가능하다. • 대부분의 시술기구로 수월하게 진입할 수 있다.	• 동맥경화 침범이 흔하다. • 고령자에서 바로 위의 장골동맥이 꼬불꼬불하여 시술을 진행하기 어려울 수 있다. • 상지혈관과 대동맥궁 분지혈관들까지 거리가 멀다.	• 대부분의 시술 시 최우선시되는 천자 부위이다. • 비만 환자에서는 천자하기가 어려울 수 있다.
Brachial	• 대개 혈관 자체 질병이 드물다. • 양쪽 팔 모두에 사용 가능하다. • 신장동맥 시술 시 접근 각도가 수월하다. • 양쪽 장골동맥 폐쇄 시 내장동맥에 접근하기가 수월하다(복강동맥, 신장동맥, 상장간막동맥). • 한 번에 양쪽 장골동맥에 시술할 수 있다.	• 혈전 발생 위험이 높다 • 혈관경련수축이 빈번하다. • 시술 후 환자가 팔꿈치를 굽힐 때 불편하다. • 중대 합병증 발생 위험이 동반된다(brachial neuropathy, hand ischemia). • 골반 이하 하지동맥까지 거리가 멀고, 지지력이 확보되지 않아 시술하기가 어렵다.	• 총대퇴동맥 다음으로 선호되는 부위이다. • Micropuncture를 반드시 사용해야 한다.
Radial	• 천자와 지혈이 용이하다. • 향후 더 확대 사용될 가능성이 있다.	• 대부분의 시술 시 작업경로가 너무 길고 지지력을 확보하기가 어렵다. • 시술 후 혈전 발생, 폐색 시 향후 우회로조성 수술에서 donor vessel로 쓸 수 없다. • 수지 허혈 및 신경 손상 가능성이 있다.	• 주로 관상동맥 시술에 많이 사용된다.
Axillary	• 혈관 직경이 크다. • 대동맥까지 작업경로가 짧다. • 왼쪽으로 접근 시 대동맥궁 주요 혈관 입구를 자극하지 않고 하지와 내장동맥으로 접근할 수 있다.	• 주요 합병증 발생 위험(hematoma, brachial plexus injury) • 자세가 불편하다.	• 다른 접근경로가 없는 경우에 주로 사용된다.
Subclavian	• 혈관 직경이 크다. • 대동맥까지의 접근경로가 최단거리이다. • 대동맥궁 주요 혈관에 삽관할 수 있다.	• 기흉이 발생할 위험이 있다. • 적당한 지혈방법이 없다. • 혈종이나 가성동맥류의 발생 위험이 높다.	• 거의 사용되지 않으며 아주 드문 경우에 제한적으로 사용한다.

From Moore WS, Ahn SS. Endovascular Surgery. 3rd ed. Philadelphia: WB Saunders, 2001:37–47.

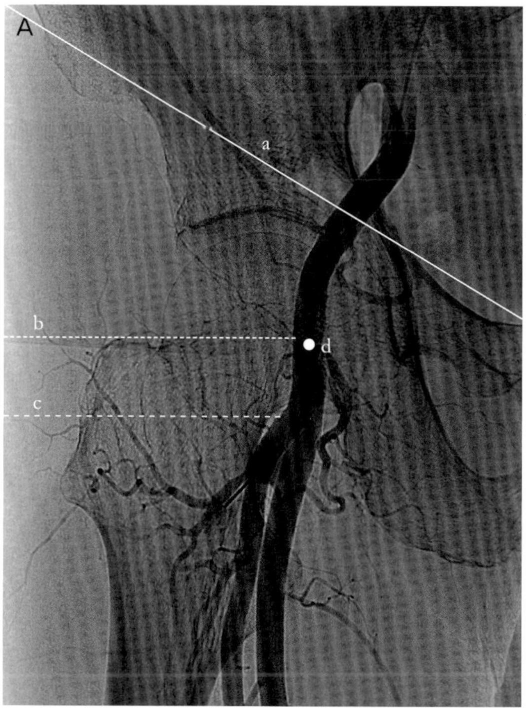

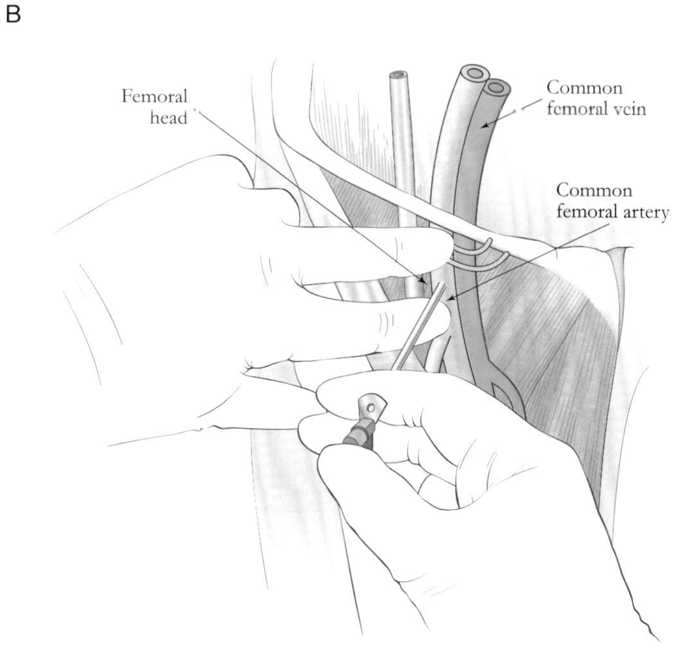

그림 8-8. 총대퇴동맥 천자 시 천자 위치 A. CFA 천자 시 바늘이 들어가는 이상적인 위치. 선 b는 femoral head의 중심에 해당하며, 선 c는 femoral head의 inferior margin을 가리킨다. d 지점이 가장 적절한 천자 위치이며, 보통 c 지점에서 바늘이 피부를 관통하면 d 지점을 천자할 수 있다(a: Inguinal ligament, imaginary line. b: Line in the middle of femoral head. c: Line in the inferior margin of femoral head. d: Ideal puncture site). B. CFA 천자의 모식도. 두 손가락으로 femoral pulse를 동시에 잡아야 하며, 두 손가락 사이 부분에서 pulse가 가장 강한 지점을 목표점으로 하여 천자한다. 바늘의 입사각도는 45~60°가 적당하다.

분지부*femoral artery bifurcation*가 하방에서 천자하는 경우에는 SFA 또는 심부대퇴동맥*deep femoral artery; DFA*을 천자하게 될 가능성이 높아지며, 이 경우 동·정맥이 서로 앞뒤에 위치하므로 동정맥루*arteriovenous fistula*(그림 8-9)의 발생 위험성이 높아지고, 가성동맥류*pseudoaneurysm*의 발생 가능성도 증가한다. CFA의 맥박이 아주 약하거나 촉지되지 않아(예를 들어 hypovolemic shock 상태) 도저히 위치를 짐작하기 곤란할 때는 첫째, 초음파 유도를 통해 CFA를 천자하면 가장 확실하게 천자할 수 있다(사용 가능하다면 Smart Doppler guide를 써도 된다). 둘째, bony landmark를 보고 fluoroscopy 유도하에 천자한다. 셋째, 만약 CFA 벽에 석회화가 있다면 이를 보고 천자한다. 넷째, 총대퇴정맥*common femoral vein*을 먼저 천자한 후, 이 첫 번째 바늘을 기준으로 fluoroscopy 유도하에 두 번째 바늘을 사용하여 바로 외측의 동맥을 천자한다. 다섯째, 혹시 이전 혈관촬영 사진이 남아 있다면 그 당시 카테터나 유도철사의 삽입 위치를 기준으로 하여 fluoroscopy 유도하에 천자한다. 여섯째, 한 번이라도 동맥에 바늘이 걸리면 조영제를 써서 로드맵*roadmap* 영상을 바로 얻고 이를 기준으로 천자한다.

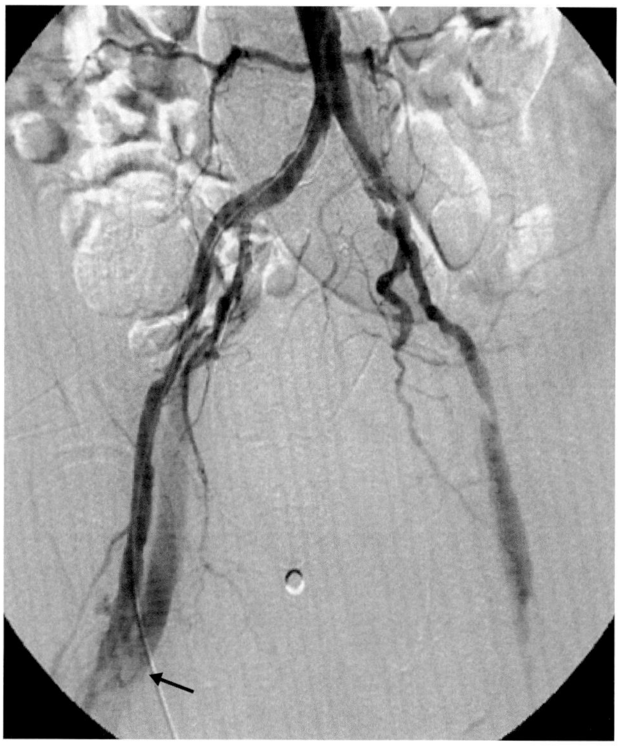

그림 8-9. 낮은 위치 천자 후의 동정맥루 천자 위치가 너무 낮아서 발생한 SFA 원위부와 대퇴정맥 사이의 arteriovenous fistula(화살표). SFA에 가까워지면 대퇴정맥이 동맥 뒤로 달리므로 바늘이 깊게 들어갈 경우 이러한 합병증이 발생할 수 있다.

서혜인대*inguinal ligament* 상부에서 천자하는 경우에는 복막강*peritoneal cavity*이나 후복막강*retroperitoneal space*을 천자하여 지혈이 불가능한 출혈 등의 합병증을 유발할 수 있으며, 시술 이후에 혈관을 압박하여 지혈할 때 혈관의 뒤에서 지지해 주는 구조물이 없기 때문에 지혈하기가 어려워진다. 출혈성 경향*bleeding tendency*이 있는 환자에서 혈관촬영이 필수적으로 요구될 때, 또는 혈관 지혈기구를 사용하게 될 때와 같이 혈관의 전벽만 천자해야 하는 시술에서는 처음부터 초음파 유도하 천자를 시행하는 것이 안전하고, 정확한 천자 위치가 요구되거나 대퇴동맥 내로 돌출한 두꺼운 석회화 plaque가 있을 때에도 초음파를 보면서 천자하는 것이 좋다.

최근 증가하고 있는 하지동맥 재개통술에서 혈관에 대한 접근 및 평가를 하기 위해 CFA의 앞방향천자*antegrade puncture*도 자주 시행된다. 이때는 피부에서 바늘이 들어가는 부분이 inguinal crease보다 평균적으로 2~3cm가량 위쪽에 위치하며, 혈관의 주행 경로상 바늘을 내측에서 약간 외측 방향으로 천자해야 혈관의 주행방향 종축과 일직선에 가깝게 천자된다. CFA가 천자되고 나면 유도철사 삽입 시에는 바늘을 눕혀 주어야 SFA로 쉽게 접근할 수 있다. 보통 앞방향천자는 바늘이 입사하는 각도가 60° 혹은 그 이상이 되기 쉽다. 그러나 너무 각도를 세울 경우 외장골동맥의 천자로 인한 후복막강 출혈이 생길 수 있고, nonbraided sheath를 쓸 경우 꺾임이 발생하기 쉽다(그림 8-10). 천자가 되었지만 유도철사가 SFA로 들어가지 못하고 DFA로만 들어가는 경우에는 우선 카테터를 먼저 진입시킨 다음, 동측경사영상*ipsilateral oblique view*하에 DFA에서 조영제를 주입하면서 SFA 입구를 확인하고 angled guide wire를 사용하여 SFA로 들어가면 된다(그림 8-11).

상완동맥*brachial artery* 천자는 CFA 다음으로 흔히 사용되는 접근 경로이다. 상완동맥은 전주관절와*antecubital fossa* 근처에서 가장 강하게 박동을 촉지할 수 있고, 피부 가까운 표층에 위치하며, 동맥의 움직임이 덜해 고정되어 있으므로 상완부보다 여기에서 천자하기가 더 쉽고, 시술 후 혈종 예방에도 좀 더 유리하다.[15] 그러나 상완동맥 천자 후 혈종으로 인한 압박신경병증*compression neuropathy*, 정중신경손상*median nerve injury*, 심지어 손 허혈*hand ischemia*이 발생하였다는 보고가 있으므로 극히 조심해서 천자해야 하며, 카테터를 제거할 때 혈종이 생기지 않도록 주의해야 한다. 통상 high brachial puncture가 low brachial puncture에 비해서 좀 더 안전하다고 알려진 적도 있지만, 상완에서 상완동맥을 감싸고 있는 medial brachial fascial compartment 내에서 혈종은 아래위로 빠르게 확산하기 때문에 high brachial puncture가 반드시 안전하지는 않다.[16] 보통 양쪽 장골동맥이 막혀 있거나, 양쪽 모두 CFA에서 우회로조성술*bypass graft*이 되어 있어 천자에 제한이 있을 때 상완동맥 천자를 고려하게 되는데, 상완동맥에서 복강 내 내장동맥*visceral artery*이나 장골동맥을 혈관촬영만 하는 것은 어렵지 않지만, 인터벤션이 추가로 필요하다면 경로가 너무 멀어 시술하기가 어려울 수 있다. 액와동맥*axillary artery* 천자는 일반적으로 깊이가 깊고, 피부 관통부의 멸균이 타 부위보다 쉽지 않으며, 상완동맥보다 천자하기가 어렵고, 혈종 발생 시 팔신경얼기손상*brachial plexus injury* 발생 위험이 높아 역시 대부분의 말초동맥 혈관조영술에서 거의 사용되지 않는다.[17] 말초동맥과 대동맥의 혈관조영술 및 인터벤션에서 요골동맥*radial artery*은 직경이 너무 작고, 향후 관상동맥우회로조성술*coronary artery bypass graft; CABG*의 potential donor vessel이 소실될 수 있는데다, 접근경로가 너무 멀어 카테터를 조작하기가 어려우므로 역시 거의 사용되지 않는다.

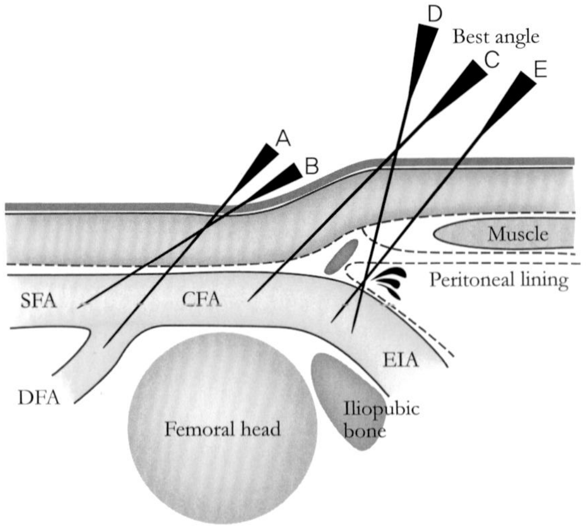

그림 8-10. 총대퇴동맥의 앞방향천자 **A, B.** 일반적인 역방향천자 시의 피부 천자 위치에서 접근하면 천자바늘이 DFA 입구 방향을 향하여 유도철사가 SFA로 진입하기 어려울 수 있고(A), 각도를 더 눕히면 아예 SFA가 천자된다(B). **C.** Inguinal crease보다 상방 위치에서 가장 적절하게 CFA가 천자된 예. **D, E.** 천자 각도가 너무 수직에 가깝거나(D) 위치가 너무 높게 설정되면(E) 외장골동맥이 천자될 수 있으며, 이때는 경피적 지혈이 불가능하다. 복막강내 혹은 후복막강으로 대량 출혈이 발생할 수 있다. SFA: superficial femoral artery, DFA: deep femoral artery, CFA: common femoral artery, EIA: external iliac artery.

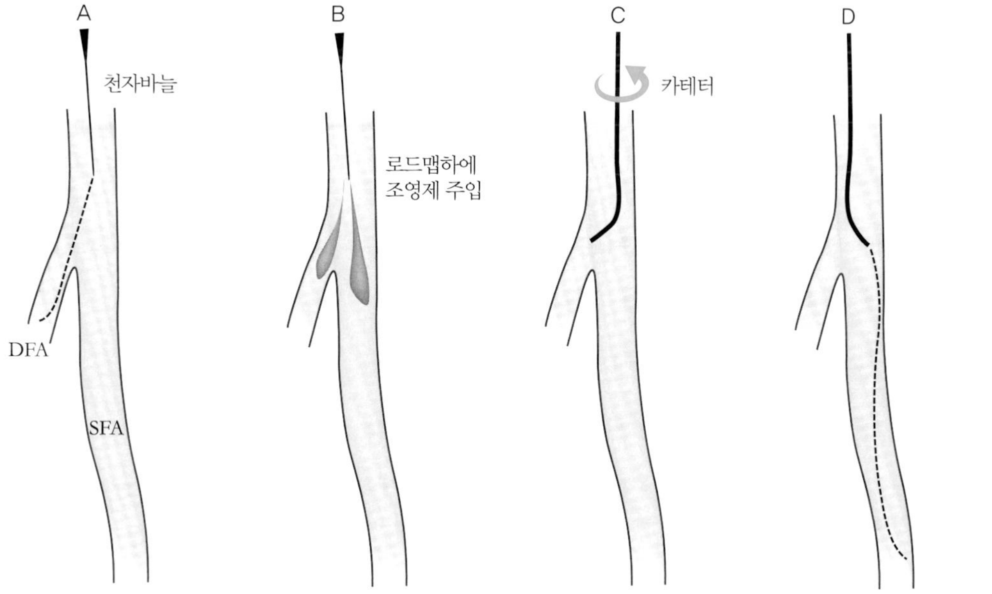

그림 8-11. 총대퇴동맥 앞방향천자 시 유도철사가 SFA 방향으로 들어가지 않을 때의 조치 A. 천자바늘을 통해 최초로 삽입한 유도철사(점선)가 DFA 방향으로만 들어가고 있다. B. 천자바늘을 고정한 상태에서 유도철사를 제거하고, 로드맵하에 조영제를 주입하여 혈관 위치를 확인한다. 로드맵을 걸기 전에 미리 동측 측사위(15~30°)로 돌려서 조영제를 주면 분지부 각도가 겹치지 않게 잘 보인다. C. 유도철사를 재삽입하여 4Fr 혹은 5Fr 카테터(Berenstein 또는 Davis)를 먼저 CFA 내에 삽입하고 카테터를 회전시켜 SFA 입구 쪽을 향하게 한다. D. 유도철사를 SFA로 진입시킨다.

Ⅳ Sheath

Sheath는 최초의 혈관 접근이 이루어진 다음 연이어 시술에 필요한 각종 카테터나 기구들이 통과할 수 있는 카테터의 일종이다. 입구 부분에 지혈밸브*hemostatic valve*가 있어 한 번 sheath를 설치하면 더 이상의 출혈이 차단되며, 카테터나 다른 기구를 삽입할 때 천자 부위 혈관벽에 대한 반복 자극, 관통 절차, 지혈과정 및 추가 출혈 없이 혈관 내로 진입할 수 있게 해주는 기구이다. Sheath의 근위부에는 sideport가 달려 있어 heparinized saline flushing이 가능하며, sideport를 탈부착할 수 있는 제품도 있다. Sheath의 직경은 내경*inner diameter*으로 표시하기 때문에 6Fr sheath의 경우 외경*outer diameter*은 8Fr에 해당한다. 천자 부위 혈관의 직경보다 큰 sheath는 원칙적으로 삽입이 불가능하므로 접근 혈관의 상태나 직경에 대해 분명한 정보를 얻고, 진행될 시술에 필요한 기구들의 직경을 파악한 다음 가장 적당한 직경을 고르는 것이 좋다. 꺾임을 방지하고자 sheath shaft 재질 내에 metal wire braiding이 된 제품도 있으며, 끝부분에 radiopaque marker가 달려 있어 sheath의 끝부분을 쉽게 볼 수 있도록 한 제품도 있다. Sheath의 길이는 매우 다양한데, 긴 것은 40cm가 넘으므로 유도카테터*guiding catheter*와 같은 역할을 할 수도 있다.

Ⅴ 유도철사*Guide wire*

유도철사는 혈관 내로 카테터 혹은 시술기구를 삽입하기 전에 반드시 먼저 들어가야 하는 기구이다. 혈관 접근 경로를 확보하고 나면 sheath를 통해서 유도철사를 혈관 내에 넣어야 한다. 만약 유도철사가 들어가지 않은 상태에서 카테터를 전진시키거나 회전시키면 카테터가 시술자의 통제를 벗어나게 되므로 전혀 예측하지 않은 방향으로 움직이거나 혈관 내벽에 손상을 줄 위험도가 급증한다. 혈관은 3차원 공간을 지나는 구조물이므로 어느 한 방향으로만 힘의 벡터를 가해서는 원하는 방향으로 유도철사를 진행할 수 없으며, 진입하고자 하는 혈관의 진행방향이 바뀌는 것과 동일하게 유도철사에 가하는 힘의 크기나 회전력*torque* 혹은 회전방향을 조절해야 한다. 회전력을 주어 방향을 회전하고, 전방으로 전진시키고, 잡아당기는 3가지 힘을 동시에 조화시켜서 유도철사에 전달해야 한다. 로드맵을 한 상태에서 유도철사의 끝부분이 어디에 닿아 있는지를 볼 수 없는, 즉 fluroscopy만으로 유도철사를 조작할 때는 끝부분에 저항이 느껴질 경우 절대 무리하게 밀어 넣으면 안 된다.

유도철사는 일반적으로 distal tip과 core(mandrel), surrounding coil과 covering(coating)의 4가지로 구성된다. 각 제품마다 길이와 모양의 core, tip 디자인이 다양하므로 도

달하려는 혈관의 위치와 분지부 각도 및 직경 등에 따라 가장 적합한 것을 골라서 사용한다. 유도철사의 끝부분은 시술자가 의도하는 각도대로 성형이 가능한 것이 있고 그렇지 못한 것이 있으므로 용도에 맞는 것을 선택해야 한다. 끝 모양은 straight, curved, J-tip의 3가지가 대표적이다. Tip shapable wire는 끝부분이 유연하여 시술자가 원하는 각도로 구부릴 수 있다.

일반적인 유도철사의 표면은 친수성 코팅이 되어 있어 카테터가 따라 들어갈 때 마찰이나 저항을 최소화하는 데 도움이 되지만, 인터벤션 시 사용되는 중에는 친수성 코팅이 없는 금속제도 있다. 0.010in부터 0.038in까지의 직경이 주로 혈관조영술에 사용되는데, 일반적인 진단용 카테터인 4Fr 혹은 5Fr 카테터에는 0.035in 친수성 코팅 유도철사가 가장 널리 사용되고, 직경 5mm 이하의 작은 말초동맥들 혹은 visceral artery 내부 깊이까지 들어갈 때는 0.014~0.018in 직경의 유도철사가 많이 사용된다.

목적혈관을 선택하는 과정에서는 나이티놀 유도철사를 주로 사용하지만, 인터벤션으로 시술을 진행하여 풍선카테터*balloon catheter*나 stent delivery system을 진입시켜야 할 때에는 지지력*support*이 좋은 teflon coated heavy duty stainless steel guide wire가 유용하다. 유도철사의 재질로는 스테인리스 스틸과 나이티놀*nitinol*(nickel and titanium super-elastic alloy) 합금이 가장 많이 사용된다. 스테인리스 스틸은 나이티놀에 비해 유연성이 떨어지고 잘 꺾이지만, 대신 fluoroscopy상에서 방사선비투과성이 아주 좋으며 성형이 쉽고 지지도가 뛰어나다. 반면에 나이티놀 재질은 유연하며, excellent steering을 보이고, 잘 꺾이지 않으며 원래 모양을 잘 유지하는 특성이 있다. 〈표 8-3〉은 유도철사의 특성을 기술하는 데 사용되는 용어들이다.[18]

VI 카테터*Catheter*

카테터는 폴리에틸렌, 폴리우레탄, 테플론, 혹은 나일론 재질로 만들어진 도관으로서 이를 통해 조영제를 주입하여 혈관촬영 영상을 얻을 수 있으며, 다양한 크기의 카테터 내강으로 유도철사 혹은 시술기구들을 삽입한다.[19] 크게 대별해서 selective catheter와 flush 또는 nonselective catheter로 나뉜다. Selective catheter는 endhole만 가지고 있으면서 끝부분이 다양한 각도와 모양으로 구부러져 있어서 특정 혈관을 선택하거나 진입하는 데 사용한다. Flush catheter는 특정 혈관의 선택이 아닌, 대 혈관 내강에서 비선택적으로 혈관촬영을 할 때 사용한다. 끝부분이 pigtail 모양이거나 직선이고, 많은 양의 조영제를 주입할 수 있도록 sidehole을 여러 개 갖고 있다. 카테터의 직경은 sheath와 달리 outer diameter로 표시하기 때문에, 5Fr 카테터의 경우 5Fr sheath 안에 진입시킬 수 있다. 혈관은 대동맥에서부터 분지하는 각도가 모두 다르며, 분지 후 말단 장기에 이르

〈표 8-3〉 유도철사의 특성을 나타내는 용어의 정의

유도철사의 특성	정의
Torque	An ability to apply rotational force at a proximal end of a guide wire and have that force transmitted to achieve proper control at the distal end
Trackability	An ability of a wire to follow the wire tip around the curves and bends without bucking or kinking To navigate anatomy of vasculature
Steerability	An ability of a guide wire tip to be delivered to the desired position in a vessel
Flexibility	An ability to bend with direct pressure
Support	An ability to support a passage of another device or system over it
Radiopacity/Visibility	An ability to visualize a guide wire or guide wire tip under fluoroscopy
Crossing	An ability of a guide wire to cross the lesion with little or no resistance
Tactile feedback	Tactile sensation on a proximal end of a guide wire that physician has that tells him what the distal end of guide wire is doing
Prolapse tendency	Tendency of the body of a wire not to follow the tip around bends

From Harrington DP, Boxt LM, Murray PD. Digital subtraction angiography: overview of technical principles. AJR Am J Roentgenol 1982;139:781–786.

기까지 주행경로가 아주 다양한 직선 혹은 곡선으로 이루어진다. 따라서 원하는 혈관의 해부학적 위치와 주행경로에 대한 3차원적 이해를 바탕으로 가장 적합한 각도와 모양의 카테터를 선택하여 혈관 내로 접근함으로써 원하는 진단적 영상을 얻거나 인터벤션을 시행한다. 혈관 조영에 가장 많이 사용되는 카테터들의 끝부분 모양은 그림 8-12와 같다. 카테터 끝의 모양은 single curve인 것부터 커브가 5개인 것까지 매우 다양한데, 정상 대동맥의 직경이 2.5cm 내외라고 볼 때, double curve 이상으로 크게 꺾인 카테터는 대동맥 내에 들어가면 모양이 완전히 갖춰지지 않은 상태에서 catheter shaft가 대동맥 벽에 닿게 되며, 벽에 닿는 shaft와 커브 부분이 끝부분을 역학적으로 지지해 준다. 카테터 끝부분은 근위부와 직경이 동일한 것도 있고, 점점 가늘어져 끝부분이 근위부에 비해 가느다란 것이 있다. 또한 카테터 끝부분에 방사선비투과성 코팅이 된 것과 그렇지 않은 것이 있다. 카테터는 일반적 진단용 혈관조영술의 경우 단일 재질로 구성된 것이 많으나, 끝부분은 원래 모양을 유지하기 위해 일부분만 wire braiding된 것이 있다. 반면 인터벤션에 사용되는 유도카테터나 long sheath는 카테터 재질 내부에 platinum 혹은 steel wire braiding이 되어 있어 카테터의 꺾임이나 파열을 방지하며 trackability도 향상시킨다.

진단용 혈관촬영 영상에 사용되는 카테터의 외경은 4Fr 혹은 5Fr인데, 이 직경의 카테터는 보통 대동맥에서 분지한 visceral artery의 근위부까지만 접근할 수 있으며, 그보다 더 원위부까지 도달하려면 더 작은 직경의 미세카테터 *microcatheter*가 필요하다. 접근 목표혈관의 기시부에서 일단 4Fr 혹은 5Fr 카테터로 안정적 위치를 확보하고 나면 이 카테터가 주 카테터가 되고, 그 안으로 3Fr 혹은 그 이하 직경의 미세카테터가 들어갈 수 있는데, 이렇게 카테터 1개의 동일한 종축 내강을 따라서 추가적으로 1개 혹은 그 이상의 미세카테터가 따라 들어가는 기법을 coaxial technique이라 한다. 이 기법을 사용하면 체내 말초혈관의 가장 원위부까지 접근할 수 있으므로 목표한 혈관을 초선택할 수 있다. 보통은 sheath를 통해서 주 카테터가 들어가고, 그 안으로 미세카테터가 들어가는 경우가 많으나 아주 경로가 길거나 저항이 많은 굴곡을 따라 원위부로 접근해야 하는 경우에는 sheath, 유도카테터, 5Fr 혈관조영 카테터, 3Fr 또는 2Fr 미세카테터의 총 4개 카테터가 1개의 종축을 따라서 순차적으로 들어갈 수 있다(그림 8-13). Coaxial technique을 사용할 때는 시술 도중에 카테터와 카테터 사이의 공간에 혈액이 들어차서 혈전이 생길 수 있으므로, 원칙적으로 Y-connector를 통해 주 카테터에 heparinized saline flushing을 한 상태에서 미세카테터를 진입시켜야 하지만, 30분 이내에 시술을 마칠 수 있거나 미세카테터가 목적혈관에 도달하는 데 얼마 안 걸리는 경우, flushing 없이 coaxial technique을 사용하기도 한다. 다양한 모양의 끝부분을 가진 카테터를 혈관 내에 진입시킬 때는 먼저 삽입한 유도철사를 따라 *over-the-wire* 원래의 끝부분 모양이 펴진 상태에서 들어가는데, 혈관 내에서 원래의 모양을 만들려면 여러 가지 방법이 사용되고, 각 카테터마다 목적혈관을 선택하는 데 있어 조작방향이나 방법이 모두 다르다. 일반적으로 카테터 끝부분의 가장 큰 각도가 카테터의 종축을 90°로 관통하는 선을 기준으로 하여 90° 이하 예각이면 혈관의 관삽입*cannulation*에 필요한 기본 조작은 카테터의 종축 진행방향과 동일하다(즉, 앞으로 전진하면서 원하는 부분으로 진입한다). 그러나 90°보다 더 큰 둔각이 되

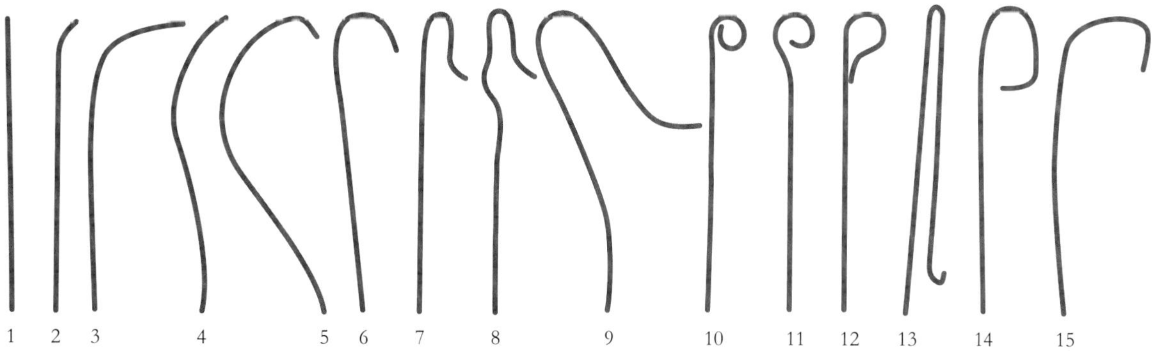

그림 8-12. 각종 혈관조영술 카테터의 다양한 tip curve 1. Straight, 2. Davis or Berenstein, 3. Multipurpose(hockey-stick), 4. Headhunter, 5. Cobra C2(C1: tighter curve, C3: larger and longer curve), 6. Rösch celiac, 7. Simmons 1, 8. Mickaelson, 9. Simmons 2, 10. Pigtail, 11. Tennis racket, 12. Omni Flush, 13. Roberts, 14. Rösch hepatic, 15. Yashiro

면 카테터 끝부분이 카테터의 근위부 방향으로 되돌아보는 reverse angle 카테터가 된다. 이러한 카테터는 종축 진행방향과 반대방향으로 조작하여야 한다(즉, 뒤로 잡아당기면서 진입해야 한다. 반대로 앞으로 밀면 카테터가 목적혈관에서 이탈한다)(그림 8-14, 8-15). CFA에서 천자하여 카테터가 대동맥 내로 진입되면 기본적으로 대동맥 혈류방향에 역행하는 caudo-cranial direction으로 전진하게 된다. 그러나 대동맥의 주요 분지인 복강동맥*celiac axis*, 상장간막동맥*superior mesenteric artery; SMA*, 하장간막동맥*inferior mesenteric artery; IMA*, 신장동맥*renal artery*은 거의 대부분 대동맥의 하행방향인 cranio-caudal direction으로 분지해 나오기 때문에 입구 부분의 각도가 카테터의 진행방향과 반대가 된다. 그러므로 카테터 끝부분의 각이 reverse angle을 가진 경우가 선택에 유리하다. 복강동맥이나 간동맥*hepatic artery* 내로 진입할 때는 reverse angle catheter의 끝부분과 첫 번째 loop를 이용해 입구를 삽입한 다음, 카테터 shaft를 잡아당겨 빼면서 counterclock wise rotation을 하면 두 번째 loop가 펴지는 힘이 지렛대 역할을 하면서 끝부분을 간동맥 내로 자연스럽게 전진시켜 주게 된다(그림 8-16). 지금과 같이 다양한 모양의 카테터가 나오기 전에는 reverse angle을 만들기 위해 Waltman loop technique을 사용하였다(그림 8-17).[20] 그러나 지금은 여러 종류의 reverse angle catheter가 상용화되어 있어 굳이 대동맥 내에서 크게 loop를 만드는 Waltman loop technique을 사용하지 않는다.

카테터의 끝부분 꺾임의 각도와 길이가 클 경우, 혈관 내에서 한 번에 원래 모양을 갖출 수 없다면 커브가 완전히 갖춰지지 않은 상태의 각도를 이용하여 다른 분지혈관으로 먼저 유도철사를 진입시킨 다음, 카테터 끝부분의 꺾인 지점이 분지혈관 기시부에 위치할 때 밀거나 잡아당기거나 혹은 비틀어서 원래의 모양으로 만들어 대동맥 내강으로 빼내면서 나머지 부분이 원래의 모양을 만들도록 조작한다. Large curved reverse angled catheter인 Robert catheter, Simmon catheter, Michaelson catheter는 장골동맥분지 *iliac bifurcation*에서 유도철사 반대편으로 넘긴 뒤, 분지 부분에 카테터의 꺾인 지점이 놓이도록 전진시키고 유도철사를 제거한 다음 카테터를 밀어 올리면 원래의 커브가 만들

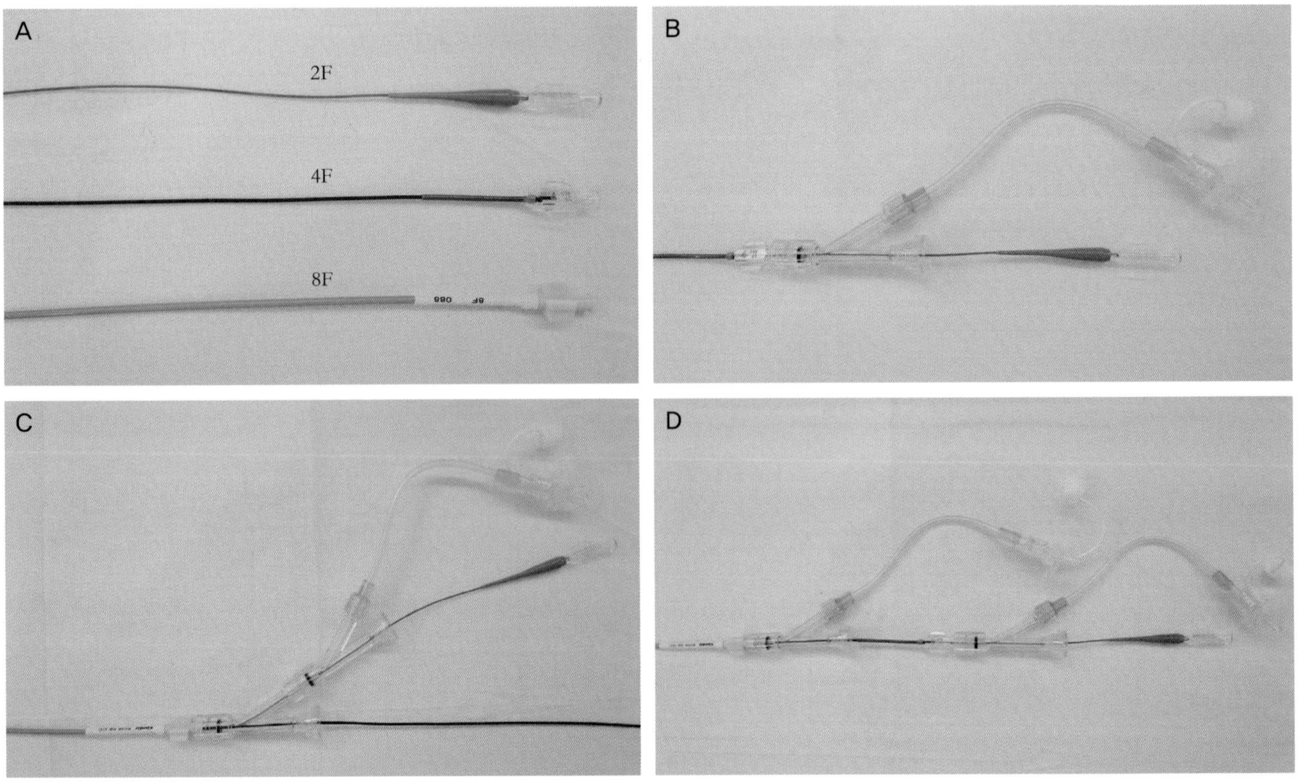

그림 8-13. 카테터, 미세카테터, 유도카테터의 기본 coaxial combination A. 2Fr, 4Fr, 8Fr 카테터의 hub 및 proximal shaft 직경 비교. B. 가장 기본적인 4Fr 혹은 5Fr 카테터와 미세카테터의 coaxial combination. Y connector에 달린 sideport를 통해 heparinized saline flushing을 시행한다. C. 유도카테터를 사용하여 4Fr 카테터와 미세카테터 2개가 동시에 1개의 8Fr 유도카테터 내강으로 coaxial and parallel combination된 상태. D. 1개의 종축을 따라 8Fr, 4Fr, 2Fr 카테터가 일렬로 조합된 배열.

어진다(그림 8-18).

반대편 장골동맥으로 유도철사가 넘어가지 않는다면 신장동맥으로 유도철사를 진입시킨 후 같은 방식으로 커브를 만들 수 있다. 그러나 신장동맥은 카테터나 유도철사의 조작과정에서 손상될 경우 큰 문제가 발생하기 때문에 가능하면 건드리지 않는 것이 안전하다. 대동맥 분지부*aortic bifurcation*를 넘어서 반대편 장골동맥으로 넘어가 혈관조영술을 할 때는 Cobra 혹은 Omni catheter를 많이 사용하는데, Cobra catheter는 반대편 장골동맥 내에서 끝부분의 위치가 혈관 내벽으로 향하며 wedging되는 경향이 있지만, Omni catheter는 끝부분이 동맥 내강의 중앙부에 놓이게 된다(그림 8-19).

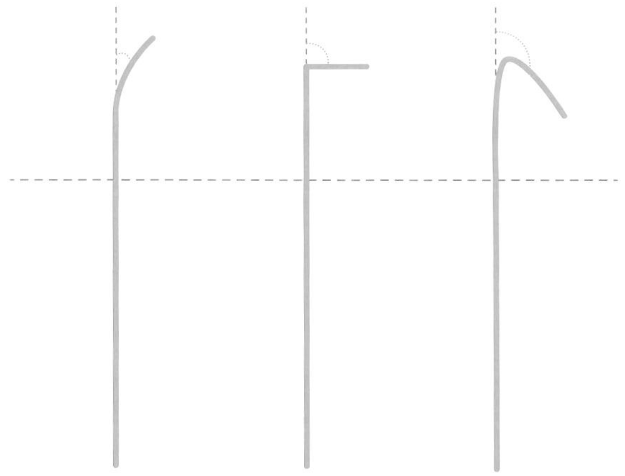

그림 8-14. 카테터 끝부분의 꺾인 각도에 따른 차이 90° 이상으로 꺾인 경우 reverse angle catheter가 되며, 이때는 카테터 종축의 진행방향과 끝부분의 진행방향이 반대가 되므로 종축 진행방향과 반대로 조작한다.

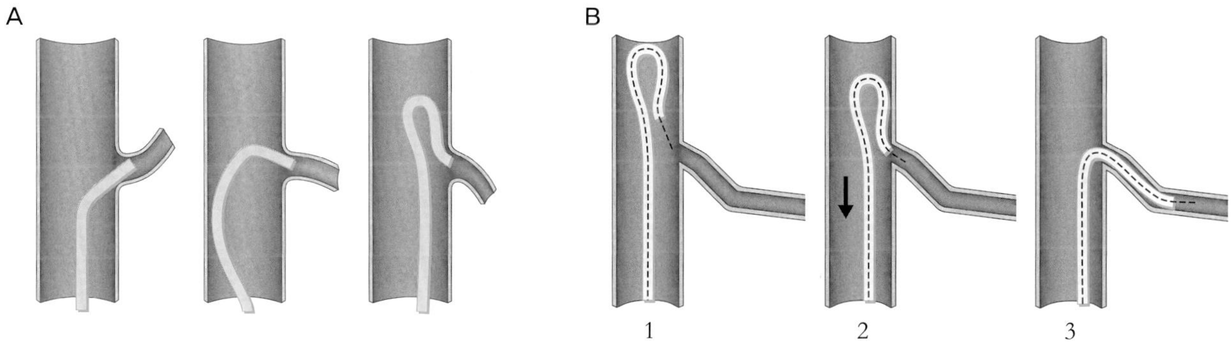

그림 8-15. Reverse angle catheter의 조작 방법 A. a: 대동맥에서 분지하는 각도가 70° 미만일 경우 single curved catheter로 충분하다. b: 분지각이 70~110° 사이일 때는 Cobra 혹은 hockey stick과 비슷한 90도 근처 각도의 카테터를 사용하면 쉽게 진입할 수 있다. c. 110° 이상의 각으로 craniocaudal branching할 경우에는 reverse angle catheter가 더 유용하다. B. 카테터를 전진시켜 목적혈관 입구를 지나간 다음, 다시 카테터를 잡아당기면서 입구를 선택한다. 입구에 걸린 다음, 더 잡아당기면 distal loop가 펴지면서 그 힘으로 끝부분이 혈관 내로 깊이 진입한다. 그러나 카테터 끝부분의 구부러진 부분 길이보다 더 잡아당기면 카테터가 다시 빠져나오기 시작한다.

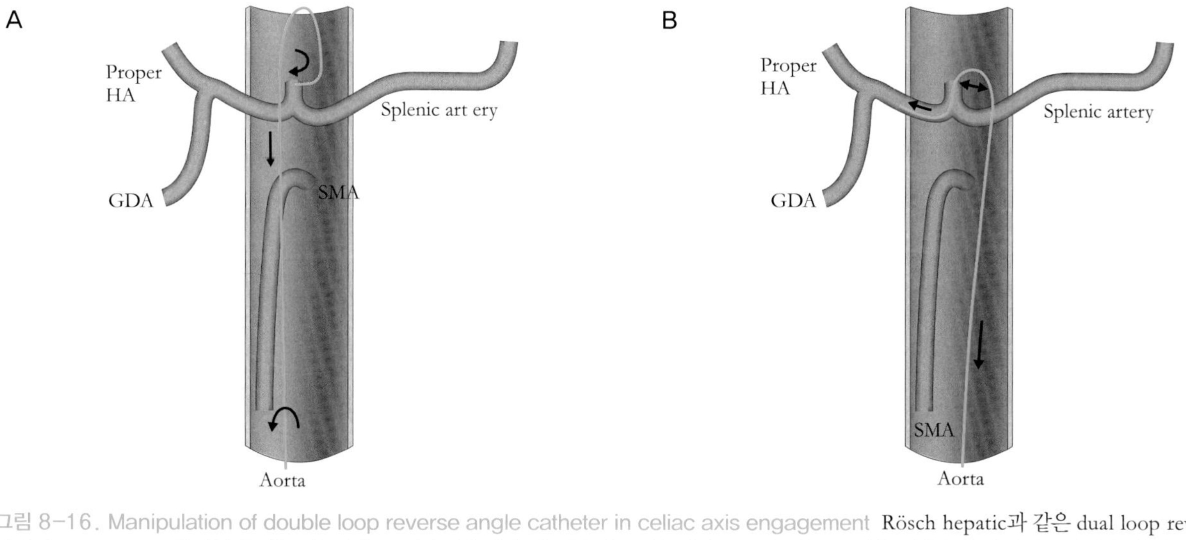

그림 8-16. Manipulation of double loop reverse angle catheter in celiac axis engagement Rösch hepatic과 같은 dual loop reverse angle 카테터로 celiac axis에 진입할 때는 첫 번째 loop를 이용해서 입구를 걸고, 두 번째 loop가 펴지는 힘을 이용해서 카테터 끝부분을 총간동맥*common hepatic artery* 내로 전진시킨다. 카테터 shaft를 잡아당기는 힘과 반시계방향으로 돌리는 힘을 동시에 조화시켜서 조작해야 한다.

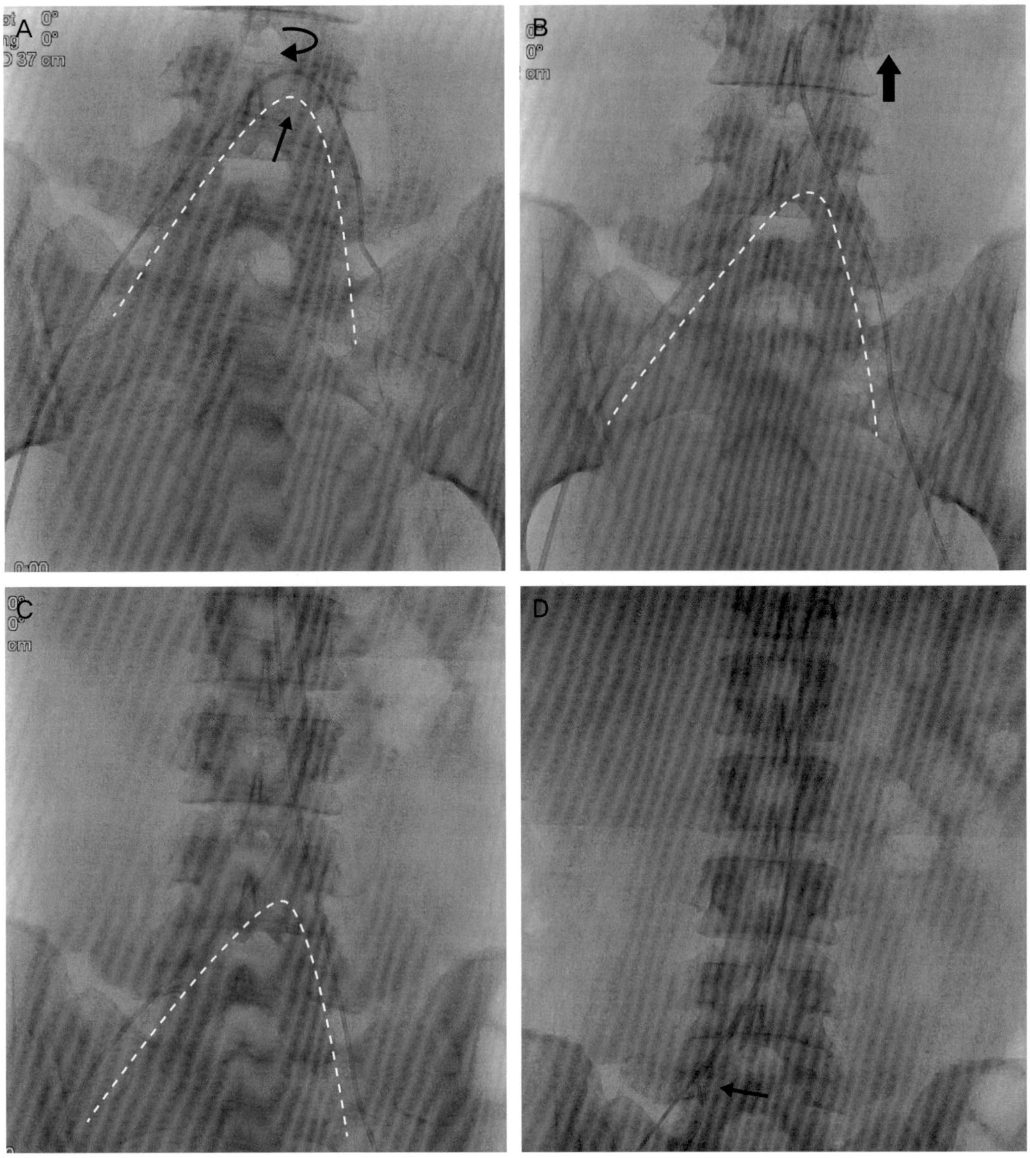

그림 8-17. Waltman loop 기법으로 4Fr Berenstein catheter를 이용해 동측 내장골동맥에 삽관하는 법 A. Berenstein catheter를 사용하여 반대편 iliac artery를 모두 촬영한 다음, 카테터를 충분히 더 원위부 iliac artery까지 전진시킨 후에 proximal shaft를 반시계방향으로 돌리면서 대동맥 분지부*aortic bifurcation*(화살표)에서 loop를 만든다. B. 이를 위로 밀어 reverse angle로 완전히 바꾼다. C, D. 카테터 끝부분으로 동측 iliac artery를 선택하여 촬영한다. 화살표: 동측 iliac artery 삽관

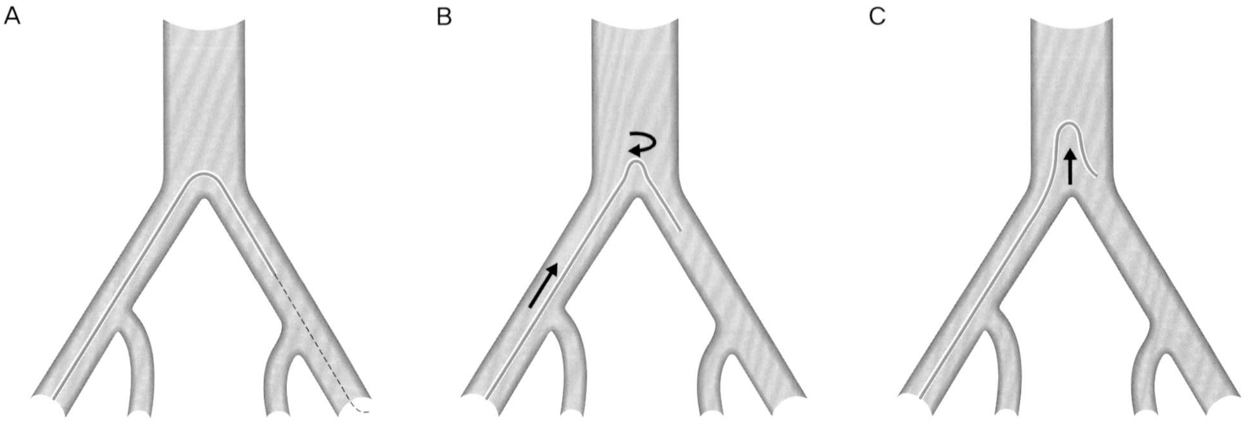

그림 8-18. 일반적인 reverse angle catheter의 loop를 대동맥 내에서 만드는 방법 카테터가 꺾인 지점이 동맥의 분지각도가 꺾이는 지점에 위치하도록 한 다음, 카테터를 밀어 올리면 카테터의 원래 angle을 만들 수 있다.

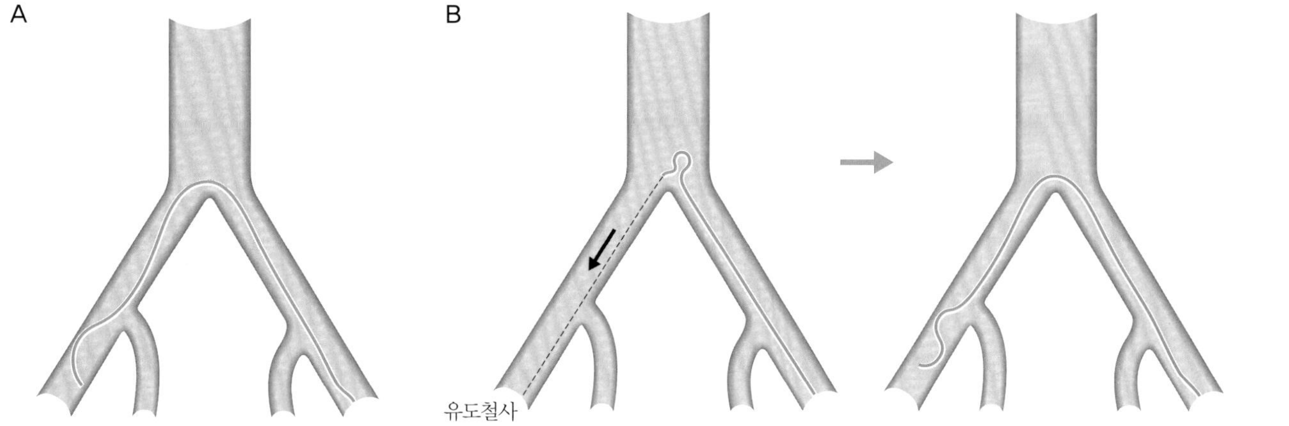

그림 8-19. 반대편 iliac artery를 촬영할 때 Cobra catheter와 Omni catheter의 끝부분 위치의 차이점 A. Cobra catheter는 반대편으로 넘어가면 끝부분이 동맥벽을 쳐다보면서 wedging되기 쉽다. B. Omni catheter는 카테터 끝부분이 동맥벽 쪽으로 wedging되지 않고 동맥 내강 쪽에 위치한다.

Ⅶ 혈관조영술에서의 조영제 사용

혈관 촬영에는 일반적으로 safety profile이 좋은 nonionic, low to isosmolar, low viscosity 조영제*contrast agent*가 적합하다. 점도*viscosity*가 너무 높으면 카테터에서 같은 양의 조영제를 주입해도 flow rate가 감소하므로 좋은 영상을 얻기 힘들며, 삼투압농도*osmolarity*가 높아지면 조영제 부작용의 빈도가 증가하는 것으로 알려져 있다. 간동맥혈관촬영에서 삼투압농도나 점성이 높은 조영제를 사용하면 vascularity가 충분하지 않은 HCC nodule은 발견하지 못하고 놓치는 경우도 있다. 특히 하지의 동맥촬영을 시행할 때는 조영제를 신중하게 선택해야 한다. Nonisosmolar 조영제를 사용할 경우 혈관 촬영 시 환자가 하지에 극심한 통증을 호소하므로 반드시 nonionic, isosmolar and isotonic 조영제를 선택해서 촬영해야 한다(Human plasma osmolarity의 정상값이 275~295mosmole/kg이므로 하지동맥조영술에 사용되는 조영제의 osmolarity 값은 295mosmole/kg 이하여야 한다). 카테터를 통한 조영제의 주입속도와 양은 시술자에 따라 그리고 촬영 혈관에 따라 달라지지만, 보통은 촬영 부위에 카테터 끝부분이 위치한 다음, 시험 주입을 통해 목표혈관의 유속을 짐작하여 그에 따라 주입량과 속도를 조절한다. 평균적으로 많이 사용하는 각 혈관 부위별 초당 조영제 주입량

〈표 8-4〉 혈관촬영 시 각 혈관별로 조영제의 일반적인 주입속도와 사용량

Target artery	Injection rate	Total volume
Aorta (thoracic and abdominal)	10~20cc/sec	20~40cc
Celiac axis	4~6cc/sec	20~30cc
SMA	3~5cc/sec	20~30cc
Common hepatic artery	4~5cc/sec	20~25cc
IMA	2~3cc/sec	8~12cc
Renal artery	3~4cc/sec	12~15cc
Pelvic arteriogram	10~15cc/sec	20~25cc
Unilateral iliac artery	4~5cc/sec	10~15cc
Internal iliac artery	3~4cc/sec	15~18cc
SFA	3~4cc/sec	9~12cc
Both lower extremities run off study	10~12cc/sec	60~72cc
Brachial artery	2~3cc/sec	8~12cc

*SMA: Superior mesenteric artery, IMA: inferior mesenteric artery.

과 총 주입량은 〈표 8-4〉와 같다.

신기능*renal function*이 좋지 않은 환자의 경우에는 조영제 사용에 제한이 있으므로 CO_2 가스를 이용해서 혈관촬영을 할 수 있다. CO_2 가스를 이용한 혈관조영술은 횡격막 아래의 혈관촬영에서만 사용되며, CO_2 air column이 혈액을 완전히 대체한 부분에서는 homogeneous flow가 보인다. CO_2는 혈액 내에서 용해도*solubility*가 산소에 비해 약 20배 이상 높기 때문에 20초~2분 사이에 완전히 혈액 내에 용해되어 들어가므로 일정 상한량 이하에서는 공기색전증*air embolism*을 유발하지 않는 특성을 이용해 음성 조영제*negative contrast agent*로 흔히 사용되나, 주입 부위에서 너무 멀리 있는 혈관은 CO_2가 목적지까지 도달하기 전에 혈액에 용해되어서 잘 보이지 않으며, 또한 공기이기 때문에 혈관의 앞쪽 벽으로 몰리는 성향이 있어 dependent position으로 주행하는 혈관은 잘 조영되지 않는 특성이 있다.[21, 22] 하지 동맥을 평가하고자 CO_2 혈관조영술을 할 때 환자의 다리를 약간 들어올려 주면 원위부까지 더 잘 보인다.[22]

Ⅷ 혈관조영술의 합병증과 치료

혈관조영술에 수반되는 합병증은 〈표 8-5〉와 같다. 천자 부위 합병증으로 가장 흔한 것은 혈종이다. 혈종이 발생하더라도 출혈 경향이 있는 환자가 아니라면 천자 부위에서 추가적 출혈이 멎을 경우 대부분의 혈종은 자연적으로 흡수되어 가라앉는다. 그러나 드물게 엘러스-단로스증후군*Ehlers-Danlos syndrome*과 같은 결체조직질환*connective tissue disease*이 있는 환자에서는 천자 부위에 생긴 작은 결손이 결국 동맥의 천공*perforation* 혹은 찢김*avulsion*까지 진행할 위험이 아주 높고(그림 8-20), 수술적 치료나 인터벤션으로도 해결하기 어려워지는 경우가 많으므로 천자하기 전에 미리 병력을 확인하는 것이 좋다. 천자 부위의 동맥벽에 결손이 남아 지속적 출혈이 있으면 이를 통해 가성동맥류가 발생할 수 있다. 이때 초음파 유도하에 perforation hole을 직접 보면서 정확한 위치를 잡아 먼저 압박을 시도해 본다. 보통 10~20분 정도 지속적으로 압박하며, 가성동맥류 내부의 혈류가 없어질 때까지 2~3번을 반복하는데, 초음파 유도하 압박만으로도 90% 이상의 가성동맥류를 치료

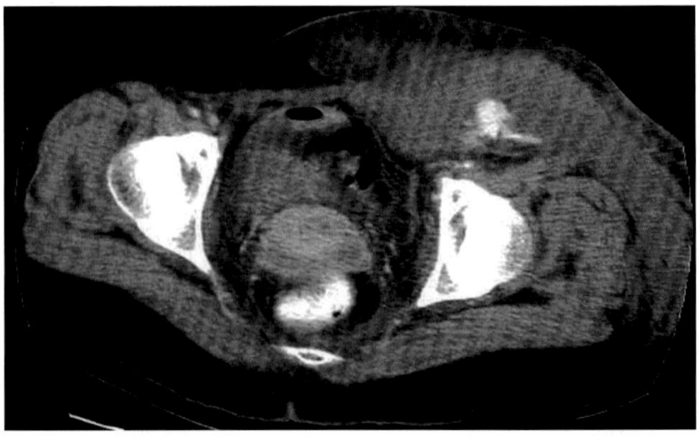

그림 8-20. Ehlers-Danlos syndrome 환자에서 왼쪽 CFA를 천자한 후에 발생한 가성동맥류

〈표 8-5〉 동맥천자의 합병증

Category	Complications
Systemic complications	1. Anaphylactic shock from contrast media 2. Cardiac arrest 3. Cardiovascular collapse or shock 4. Seizures 5. Renal failure(contrast induced nephropathy) 6. Fever, chill, nausea, vomiting
Puncture site complications	1. Thrombosis 2. Hemorrhage or hematoma 3. Pseudoaneurysm 4. Arteriovenous fistula 5. Iatrogenic dissection 6. Nontarget artery puncture
Catheter & guide-wire related complication	1. Distal embolization 2. Perforation of vessel 3. Catheter breakage

할 수 있다. 초음파 유도하 압박으로 가성동맥류가 없어지지 않는다면 바늘로 경피적 천자를 하여 thrombin 주입을 시도해볼 수 있다.[23] 보통 300～1,000U가량의 thrombin을 직접 천자바늘을 통해 초음파 유도하에 가성동맥류 내로 직접 주입한다. 초음파 유도하 thrombin 주입에 실패한 경우에는 혈관 내로 직접 접근하여 가성동맥류 낭*sac*에 대한 coil packing이나 balloon-assisted thrombin 또는 glue injection을 시도해볼 수 있다(그림 8-21).[24, 25] CFA는 향후 동맥우회로수술*bypass surgery* 등에서 inflow site 혹은 proximal anastomosis site가 되므로 stent graft를 사용해야 한다면 surgical option 등의 다른 인자를 모두 고려한 뒤에 시술하는 것이 일반적이며, 천자 부위에서 계속 동맥혈이 누출된다면 임시로 풍선 압박*balloon tamponade*을 해둔 다음 수술적 치료를 고려하는 것도 한 가지 방법이다. CFA 혹은 SFA와 대퇴정맥*femoral vein* 사이에 동정맥루*arteriovenous fistula*가 생긴 경우에는 stent-graft를 설치하여 fistula 부분을 막을 수도 있다.[26] CFA 천자 시 유도철사는 동맥의 혈류방향에 역류하여 삽입되는데 이때 CFA는 물론 외장골동맥과 총장골동맥, 심지어 대동맥까지 유도철사에 의한 역방향 내막박리*retrograde dissection*가 발생할 위험이 있다. 역방향 내막박리는 국소적이고 혈류에 장애가 없다면 downward arterial flow에 의해 flap이 혈관벽에 붙게 되어 추가 조치가 필요 없으나, 만약 dissection flap이 reentry가 되었거나 앞방향 내막박리*antegrade dissection*가 발생했다면 스텐트 삽입 등의 후속조치를 고려해야 한다. 혈관조영술을 시행하고 나서 생긴 급성 혈전성 동맥폐색의 경우 6～8Fr 직경의 유도카테터를 사용해서 기계적 흡인 혈전제거술*thrombectomy*로 제거할 수 있는 경우가 많으며, 제거되지 않을 경우 infusion thrombolysis를 시행할 수 있다. 과거에는 카테터 끝부분 절단이 가끔 발생했지만 최근에는 재질과 공정의 향상으로 거의 발생하지 않는다. 하지만 카테터 끝부분이 끊어져서 혈관 내 foreign body로 남는다면 즉시 올가미*snare*를 이용해 포획 및 제거한다.

Ⅸ 내장동맥혈관조영술

Visceral artery angiography

모든 혈관조영술 장비는 기본적으로 다면영상*multiplanar imaging*이 가능하다. 현재 사용되는 일반적인 fixed C-arm unit(either floor mounted or ceiling type)은 국소 초점 크기가 0.3mm/0.6mm 혹은 그 이하로 아주 작아서, 수술실

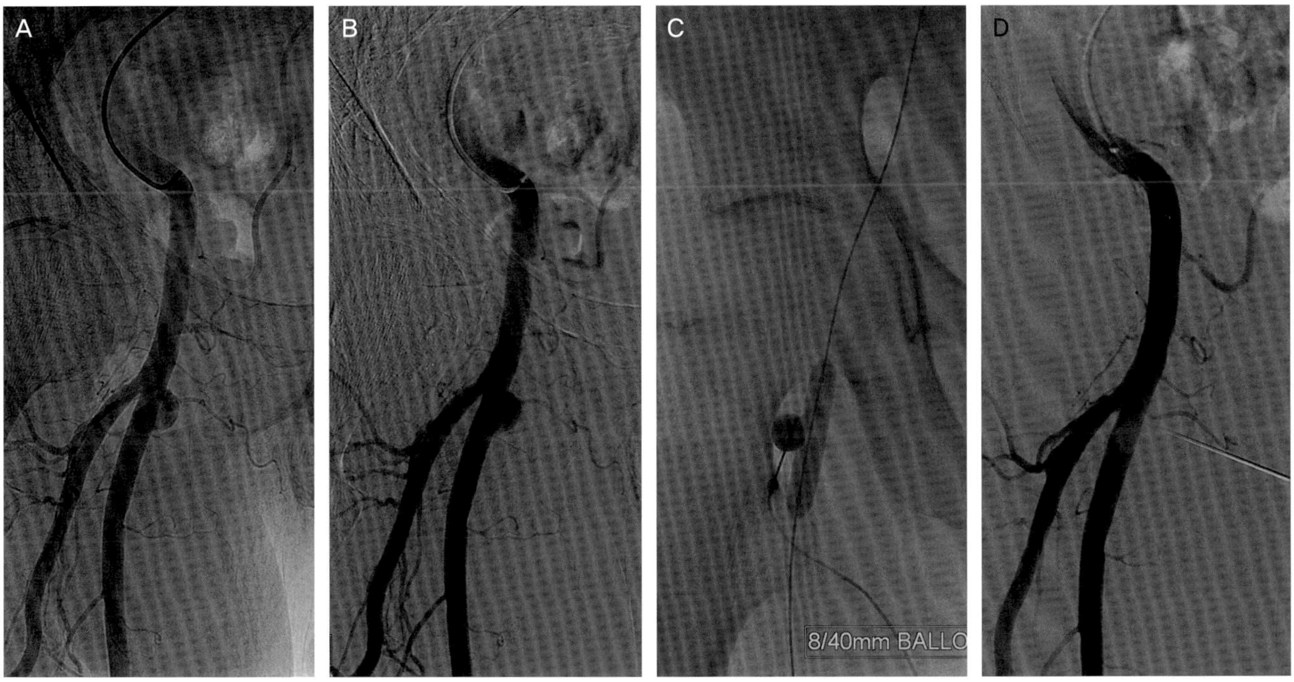

그림 8-21. Balloon-assisted thrombin injection으로 치료한 SFA의 가성동맥류 A, B. 너무 낮게 천자하여 발생한 근위부 SFA의 가성동맥류 C. 풍선카테터의 도움으로 가성동맥류 경부를 막아둔 다음 가성동맥류 낭에 직접 경피적 바늘 천자를 하여 thrombin을 주입하고 있다. D. 가성동맥류 색전술 후 사진. A, B와 비교하여 더 이상 가성동맥류 낭이 조영되지 않으므로 잘 치료되었다.

에서 쓰는 mobile C-arm 장비에 비해 해상력이 월등하며 C-arm의 각도를 훨씬 자유롭게 조정할 수 있다. 그러므로 접근 목표 혈관의 분지 형태와 각도를 파악하고 나면 이에 가장 적합한 각도로 image intensifying tube를 회전시켜 정확한 각도를 맞춘 뒤에 혈관조영 영상을 얻어야 하며 AP view(anterior-posterior view)만 촬영하고 사진을 다 얻은 것으로 생각해서는 안 된다. AP view만 촬영할 경우 방사선비투과성 조영제가 들어찬 혈관이 여러 개가 앞뒤로 겹쳐 보여 정확한 진단이나 접근 혹은 인터벤션이 어려워질 수 있다. 특히 혈관의 앞뒤 직경만 좁아지고 vertical direction은 좁아지지 않았을 경우 AP view 혈관조영술상에서 정상 동맥과 거의 유사한 소견을 보이는데, 이때는 full lateral view나 rotational angiography를 사용하지 않으면 병변의 모습을 영상으로 볼 수 없다. 또한 SMA나 복강동맥의 기시부 병변이나 협착 정도를 정확히 평가하고자 할 경우, full lateral projection이 필수적인 경우가 많다(그림 8-22). 대동맥에서 분지하는 복강동맥, SMA, IMA 및 신장동맥은 분지하는 각도가 아주 다양하고 분지한 이후의 말초동맥들이 3차원 공간에서 여러 각도로 돌아 나가기 때문에, 최신 혈관조영술 장비에서도 single projection 영상만으로는 목적한 혈관을 겹침 없이 완벽하게 보기 어려운

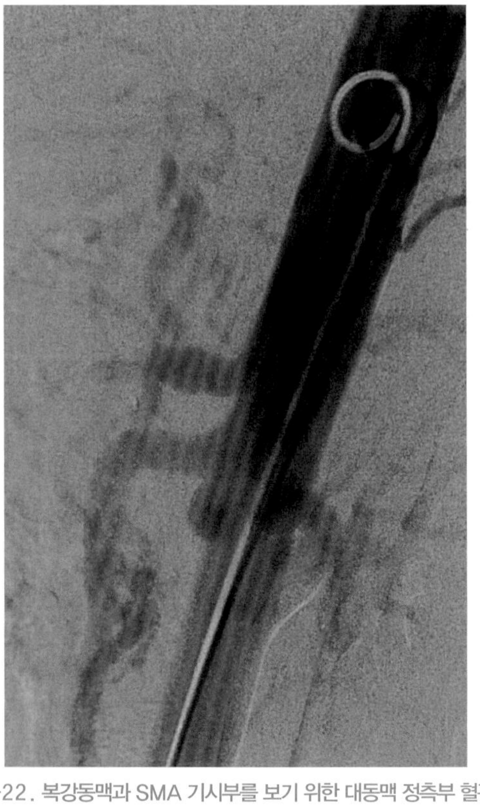

그림 8-22. 복강동맥과 SMA 기시부를 보기 위한 대동맥 정측부 혈관촬영

경우가 가끔 있다. 이럴 때는 rotational 3D angiography를 사용하여 3차원 재구성을 통해 병변 부위 목적혈관의 모양을 온전하게 평가하기도 한다(그림 8-23).[27] 물론 CTA에서도 multiplanar reformatted images, maximum intensity projection, 3D volume rendering을 통해 이런 영상을 얻을 수 있지만, 카테터를 직접 목표한 혈관 기시부에 위치시켜 얻는 3D rotational angiography의 해상도에는 미치지 못한다. 최근의 혈관조영술 장비들은 C-arm CT가 장착되어 있어서 진단 목적에 따라 혈관조영술에 더하여 on table CTA까지 이용할 수 있는 장점이 있다. 복강동맥, SMA, IMA는 해부학적으로 유기적으로 연결되며 혈류가 이 연결 channel을 통해 어느 방향으로든 방향이 바뀔 수 있으므로 혈류역학적 상호관계를 항상 염두에 두어야 한다. Rösch Hepatic(RH) catheter와 Yashiro catheter가 복강동맥과 SMA를 선택하는 데 가장 적합한 커브를 가지고 있다.

1. 신장동맥*Renal artery*

신장동맥은 양쪽이 분지하는 높이와 각도가 다르다. 신장동맥의 기시부에 대한 접선영상*tangential view*을 촬영하려면 평균적으로 동측 경사로 10~20° 정도의 각도를 취해야 하는 경우가 많다(그림 8-24). 신장동맥은 대동맥에서 분지하는 각도에 따라 Cobra catheter로 쉽게 삽입*cannulation*되는 경우도 있지만, 보통은 대동맥에서 아래쪽으로 떨어지면서 분지하는 경우가 많은데, 이럴 때는 reverse angle catheter가 유리하며 삽입 후에도 안정적인 위치를 유지할 수 있다. 신장동맥은 특히 기시부에 죽상판이 있는 경우가 많은데, 진단적 목적의 영상만 필요하다면 신장동맥이 분지하는 level의 대동맥강(대동맥 lumen) 내에 pigtail catheter나 sidehole이 있는 다목적 카테터를 사용하여 혈관을 촬영하면 각각의 신장동맥을 직접 관삽입하지 않아도 충분한 영상을 얻을 수 있다. 만약 입구 부분으로 미세카테터나 다른 카테터를 진입해야 하거나, 죽종*atheroma*으로 인한 위험 부담 때문에 nontraumatic하게 혈관조영술을 해야 하는 경우라면 신장동맥 기시부를 직접 유도카테터로 접촉하지 않고 유도철사를 그대로 둔 상태에서 비접촉기법*no touch technique*으로 혈관조영술을 할 수 있다. 비접촉기법은 색전샤워*embolic shower*의 위험성을 줄일 수 있다는 것이 장점이다(그림 8-25).

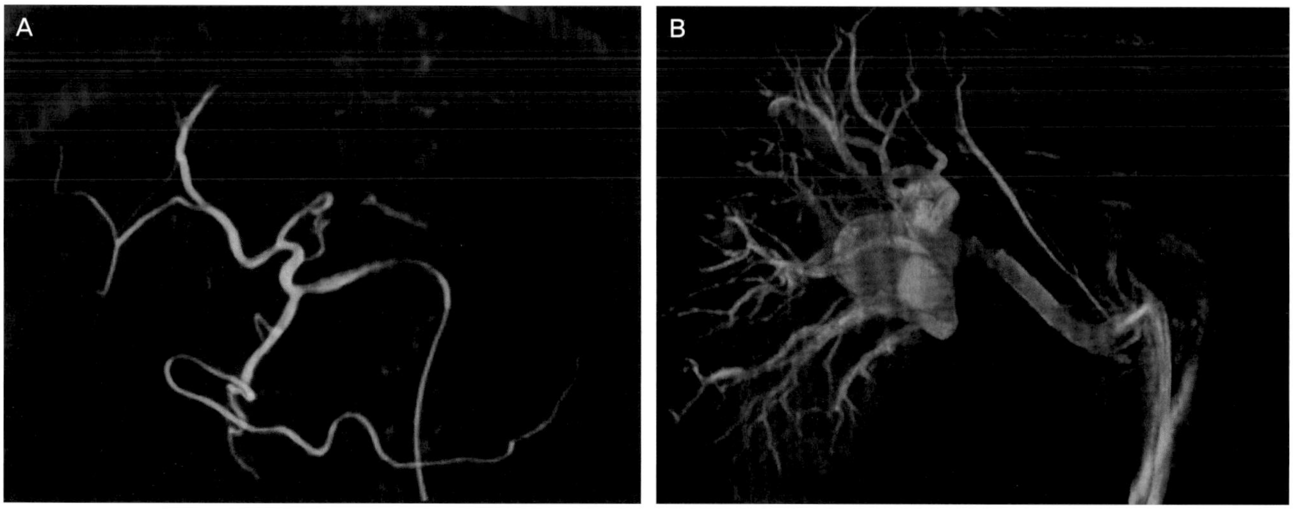

그림 8-23. 3D rotational angiography의 예 그림 A, B 모두 카테터를 통해 조영제를 주입하면서 혈관조영장비로 실시간 촬영한 3D rotational angiography 사진이다. A. 간동맥 전체의 해부학을 한눈에 파악할 수 있다. B. 신장동맥류가 신장동맥 분지부에 위치한 소견이 잘 보인다. 두 사진 모두 원하는 각도로 돌려서 볼 수 있으므로 겹쳐서 안 보이는 부분은 충분히 펴서 볼 수 있다.

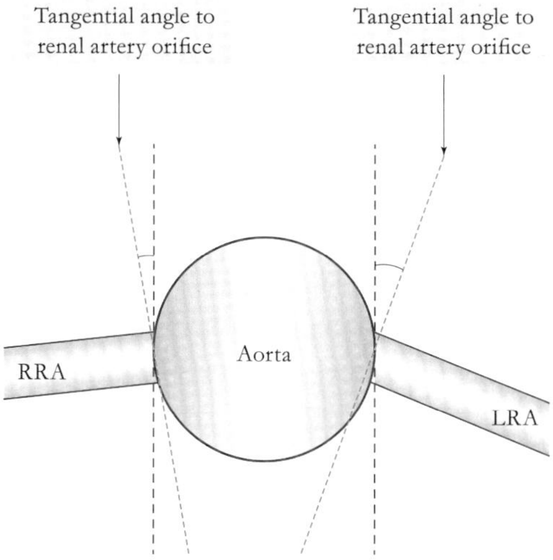

그림 8-24. 신장동맥 입구를 tangential view로 촬영하기 위해 필요한 oblique angle의 적용 보통 CT axial image상에서 양측 신장동맥 분지 각도를 측정하여 혈관조영술 영상을 얻을 때 적절한 각도로 돌려 촬영한다.

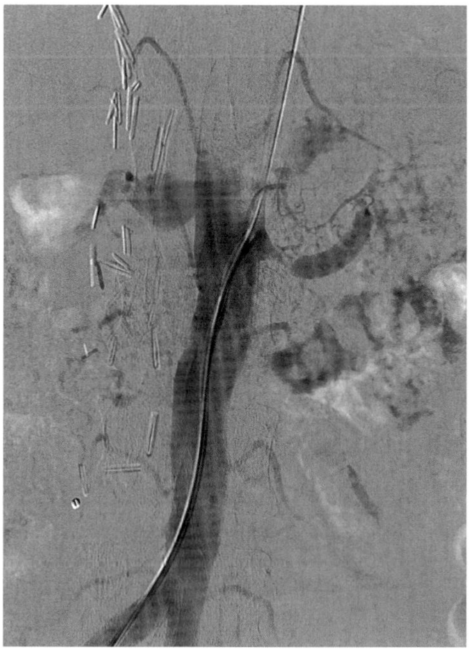

그림 8-25. Renal artery 혈관조영술의 no touch technique 6Fr 카테터 안에 0.035in 유도철사를 그대로 둔 채 조영제를 주입하면 유도철사의 장력으로 인해 카테터 끝부분이 renal artery 입구에 닿지 않은 상태에서 혈관촬영을 할 수 있다.

2. 하장간막동맥*Inferior mesenteric artery; IMA*

IMA에는 보통 reverse angle catheter를 사용하여 관삽입한다. 입구 직경이 작기 때문에 wedging되거나 박리*dissection*를 만들지 않도록 주의해야 한다. IMA는 자체에서 발생하는 질환이 아주 드물며, 대동맥을 침범한 죽상경화증*atherosclerosis*에 의해 IMA 입구가 좁아지거나 막히는 경우가 대부분에 해당하고 가끔 동맥류*aneurysm*가 발생하기도 한다. IMA는 marginal artery of Drummond, Arc of Riolan을 통해 SMA와 potential anastomosis가 있으며, 비장굴곡*splenic flexure*에서는 SMA에서 나온 transverse colic 또는 middle colic artery와 IMA의 ascending colic branch가 만나 Griffith point를 만드는데, 문합 양상에 따라 3개 아형*subtype*으로 나뉘며 colon splenic flexure의 혈류 공급의 분수령 경계구역*watershed zone*을 형성한다(그림 8-26).[28]

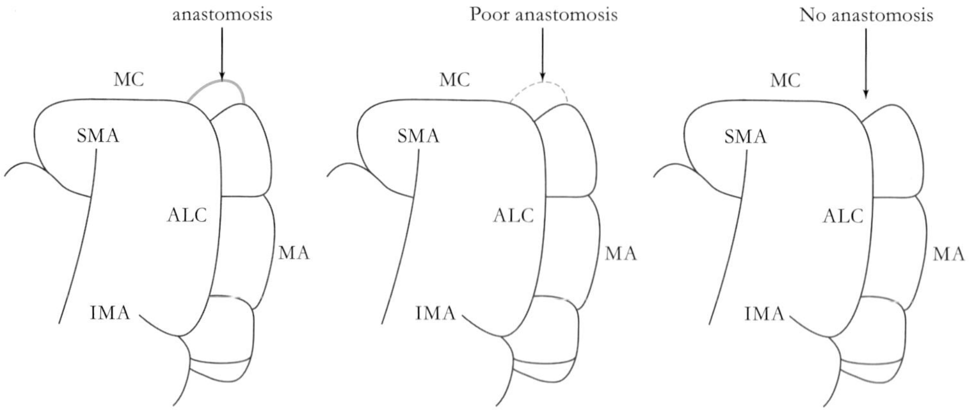

그림 8-26. Griffith's point에서 SMA와 IMA 사이의 해부학적 상관관계 SMA: Superior mesenteric artery, IMA: Inferior mesenteric artery, MC: middle colic artery, MA: Marginal artery of Drummond, ALC: Ascending left colic artery.

따라서 식도재건술*esophageal reconstruction*을 시행할 때 대장치환술*colon interposition*이 계획되어 있다면 watershed zone에 대한 angiographic evaluation이 필요한 경우가 있으므로, 이때는 SMA 및 IMA의 혈류 상호관계 및 혈류역학과 해부학적 상관관계에 대해 혈관조영술로 자세한 영상을 얻어야 한다.

X 하지동맥혈관조영술

Lower extremity angiography

대동맥이 장골동맥 분지부 이하로 분지해 내려가면 하지의 혈관들은 대부분 일정한 각도의 패턴으로 분지하기 때문에 분지부를 겹침 없이 정확히 평가하려면 반드시 AP view뿐만 아니라 oblique view를 활용해야 한다. 환자가 앙와위*supine position*에서 표준적인 혈관 해부학을 갖는다고 가정했을 때, 내·외장골동맥의 분지부를 겹치지 않게 보려면 contralateral oblique view를 얻어야 하고, CFA 분지부를 겹치지 않게 보려면 ipsilateral oblique view를 얻어야 한다. 또한 경비골동맥*tibioperoneal trunk*과 하퇴동맥*crural arteries*의 분지부를 보려면 역시 ipsilateral oblique view를 촬영해야 한다. 발 혈관조영술*foot angiography*은 최근 증가하고 있는 슬관절하부 혈관재개통술에서 아주 중요한 검사로서, 내외측 족척동맥*medial and lateral plantar artery*과 pedal arch 전체의 연결상황을 정확히 파악하려면 반드시 AP view와 lateral projection을 모두 촬영해야 한다.

참고문헌

1. Vosshenrich R, Fischer U. Contrast-enhanced MR angiography of abdominal vessels: Is there still a role for angiography? Eur Radiol 2002;12:218-230.
2. Foley WD, Stonely T. CT angiography of the lower extremities. Radiol Clin North Am 2010;48:367-396.
3. Budovec JJ, Pollema M, Grogan M. Update on multidetector computed tomography angiography of the abdominal aorta. Radiol Clin North Am 2010;48:283-309.
4. Horton KM, Fishman EK. CT angiography of the mesenteric circulation. Radiol Clin North Am 2010;48:331-345.
5. Cronenwett JL, Johnston KW. Rutherford's Vascular Surgery. 7th ed. Philadelphia: WB Saunders, 2010:131-149.
6. Hallett JW, Mills JL, Earnshaw JJ. Comprehensive Vascular and Endovascular Surgery. 2nd ed. Philadelphia: Mosby, 2009:39-52.
7. Nichols WW, O'Rourke MF. McDonald's Blood Flow in Arteries. Philadelphia: Lea & Febiger, 1990.
8. Harrington DP, Boxt LM, Murray PD. Digital subtraction angiography: overview of technical principles. AJR Am J Roentgenol 1982;139:781-786.
9. Seldinger SI. Catheter replacement of the needle in percutaneous arteriography; a new technique. Acta Radiol 1953;39:368-376.
10. Moore WS, Ahn SS. Endovascular Surgery. 3rd ed. Philadelphia: WB Saunders, 2001:37-47.
11. Irani F, Kumar S, Colyer WR Jr. Common femoral artery access techniques: a review. J Cardiovasc Med 2009;10:517-522.
12. Grier D, Hartnell G. Pecutaneous femoral artery puncture: practice and anatomy. Br J Radiol 1990;63:602-604.
13. Lechner G, Jantsch H, Waneck R, et al. The relationship between the common femoral artery, the inguinal crease, and the inguinal ligament:a guide to accurate angiographic puncture. Cardiovasc Intervent Radiol 1988;11:165-169.
14. Garret PD, Eckart RE, Bauch TD, et al. Fluoroscopic localization of the femoral head as a landmark for common femoral artery cannulation. Catheter Cardiovasc Interv 2005;65:205-207.
15. Sos TA. Upper extremity access for renal artery stenting: radial, brachial, and axillary access: how to do them safely and pitfalls to avoid. J Cardiovasc Surg 2010;51:741-746.
16. Smith DC, Mitchell DA, Peterson GW, et al. Medial brachial fascial compartment syndrome: anatomic basis of neuropathy after transaxillary arteriography. Radiology 1989;173:149-154.
17. Sos TA. Brachial and axillary arterial access: An overview of when and how these approaches are used. Endovascular Today 2010;10:55-58.
18. Erglis A, Narbute I, Sondore D, et al. Tools & techniques: coronary guidewires. Eurointervention 2010;6:1-8.
19. Mauro MA, Murphy KPJ, Thompson KR, et al. Image-guided Interventions. Philadelphia: Saunders, 2008:43-51.
20. Waltman AC, Courey WR, Athanasoulis C, et al. Tech-nique for left gastric artery catheterization. Radiology 1973;109:732-734.
21. Barbey MM, Farber A, Marienhoff N, et al. Digital subtraction angiography with carbon dioxide-basic principles, techniques, and clinical application. Vasa 1999;28:243-249.
22. Back MR, Caridi JG, Hawkins IF, et al. Angiography with carbon dioxide (CO_2). Surg Clin Notrh Am 1998;78:575-591.
23. Maleux G, Hendrickx S, Vaninbroukx J, et al. Percutaneous injection of human thrombin to treat iatrogenic femoral pseudoaneurysms:short- and midterm ultrasound follow-up. Eur Radiol 2003;13:209-212.
24. Tsetis D. Endovascular treatment of complications of femoral artery access. Cardiovasc Intervent Radiol 2010;33:457-468.
25. Samal AK, White CJ. Percutaneous management of access site complications. Catheter Cardiovasc Interv 2002;57:12-23.
26. Onal B, Kosar S, Gumus T, et al. Postcatheterization femoral arteriovenous fistulas: endovascular treatment with stent-grafts. Cardiovasc Interv Radiol 2004;27:453-548.
27. Seo JM, Park KB, Kim KH, et al. Clinical and multidetector CT follow up results of renal artery aneurysms treated by detachable coil embolization using 3D rotational angiography. Acta Radiol 2011;52:854-859.
28. Meyers MA. Griffith's point: critical anastomosis at the splenic flexure. Significance in the ischemia of the colon. AJR Am J Roentgenol 1976;125:77-94.

Section III

인터벤션 기구

Chapter 9

색전물질

곽병국

색전이란 치료 목적으로 카테터를 혈관에 삽입하고 색전물질을 카테터를 통하여 주입하여 대상 혈관을 막는 것이다. 넓은 의미로는, 색전물질을 사용하지 않더라도 혈관벽의 증식 반응을 유도하여 혈관 폐색을 일으키는 경우도 포함된다. 폐색하고자 하는 혈관의 직경이 작은 경우에는 입자 및 액체 색전물질을 사용하는데, 이 경우 색전물질에 의해 혈관 폐색뿐만 아니라 폐색된 혈관에 의해서 영양공급을 받는 조직이나 종양에 응고괴사를 유발할 수 있다. 혈관의 직경이 큰 경우에는 코일*coils*, 혈관마개*vascular plug*, 분리풍선*detachable balloon* 등의 색전기구를 사용한다. 하지정맥류에서는 색전물질을 사용하지 않고 고주파절제*radiofrequency ablation* 혹은 레이저 절제*laser ablation* 등으로 혈관을 폐색한다.

이 장에서는 상용화된 색전물질을 중심으로 성분, 모양, 크기, 생체내 흡수 여부 등을 알아보고, 어떤 경우에 어떤 것을 사용할지에 대한 기준, 사용법 등 시술과 관련된 전반적인 내용을 알아보고자 한다.

I 색전술이 필요한 질환

색전술이 필요한 대상 질환은 다음과 같다. 첫째, 위장관출혈이나 객혈, 종양출혈, 신장생검*renal biopsy* 후 출혈과 같은 상태에서 출혈을 억제하는 경우이다. 둘째, 신장세포암*renal cell carcinoma*과 수막종*meningioma*과 같이 수술 전에 색전을 하여 수술 시에 출혈을 줄이고 박리를 쉽게 하기 위한 경우이다. 셋째, 간세포암이나 자궁근종과 같은 종양의 일차 치료의 경우이다. 넷째, 비장기능항진증*hypersplenism*과 같은 장기기능과다의 억제가 필요한 경우이다. 다섯째, 동정맥기형*arteriovenous malformation; AVM* 같은 혈관기형의 치료이다. 여섯째, 고환 및 난소 정맥류*varicocele*와 같이 정맥판막의 기능부전에 대한 정맥폐쇄 치료이다.

출혈의 억제 목적으로서 색전술은 기존의 수술 등 다른 치료법으로는 얻을 수 없는 좋은 치료 결과를 얻을 수 있다. 수술 전 색전도 종양의 혈류를 효과적으로 차단하므로 외과의사가 수술을 용이하게 할 수 있다. 그러나 간암과 같은 종양의 일차적 치료에 있어서는 박멸*eradication*과 같은 완벽한 치료 결과를 기대할 수 없으므로 반복치료를 하게 된다. 동정맥기형의 경우 첫 치료 결과는 안전하고 좋으나 재발 빈도가 높다. 따라서 색전치료는 병소에 따라 이미 완벽한 치료법으로 자리 잡은 경우도 있고, 더 완벽한 결과를 얻기 위하여 개발과 연구가 진행되어야 하는 부분도 있다.

색전은 주의를 요하는 어려운 시술이다. 합병증이 빈번하므로 인터벤션 시술자는 시술의 적응증*indication*에 대해 주의 깊게 판단해야 하며 시술도 안전하게 해야 한다. 색전 시 색전물질이 목표한 부위 이외로 이동*migration*하거나 카테터의 위치이상*malposition*이 발생할 수 있으므로 카테터를 목표혈관에 잘 위치시키고 색전물질의 종류와 크기를 적당하게 선택한 후 방사선 투시하에 주의 깊게 주입해야 한다. 주입된 색전물질은 통증, 감염, 열, 장기 괴사*organ infarction*, 농양*abscess* 등을 유발할 수 있다. 대부분의 합병증은 색전물질의 종류뿐만 아니라 사용하는 기구, 기술과도 관련이 있으므로 각 질환에 대한 색전술 관련 합병증은 해당 장에서 자세히 기술될 것이다. 이 장에서는 주입되는 색전물질에 중점을 두어 기술하고자 한다.

Ⅱ 색전물질 선택 시 일반적 고려사항

인터벤션 영상의학과 의사는 안전하고 효과적인 색전치료*embolotherapy*를 하기 위해서 색전에 사용될 물질이나 기구의 물리적, 화학적, 생물학적 특징과 사용방법을 잘 알아야 한다. 적당한 색전물질의 선택은 치료해야 할 병소 혹은 질병 상황에 따라 매우 다르다. 색전술이 수술 전 색전인지 아니면 색전술 자체로 치료가 종결되는지, 일시적 폐색을 유도해야 하는지 영구 폐색을 유도해야 하는지, 근위부 폐쇄를 해야 하는지 원위부 폐쇄를 해야 하는지, 색전치료를 해야 할 장기나 병소는 어떤 종류인지, 색전하고자 하는 혈관이 끝동맥*end artery*인지 곁혈관*collaterals*을 가진 동맥인지 등을 알아야 적당한 색전물질이나 방법을 결정할 수 있다. 모든 상황에 맞는 이상적인 색전물질은 없으므로 각 상황에 맞게 색전물질을 선택해야 한다. 따라서 색전물질의 여러 가지 특성들, 즉 물질이 흡수되는 데 필요한 기간, 혈관 깊숙이 침투하는 정도, 입자의 크기와 모양 등을 고려해야 한다. 또한 색전물질의 크기 분포와 압축성*compressibility* 같은 물리적 특성도 고려해야 한다.

1. 이상적인 색전물질

이상적인 색전물질의 조건으로는 생체적합성이 좋고, 독성이 없어야 하며, 발암성이 없어야 하고, 어느 정도의 염증반응을 유발하며, 쉽게 카테터를 통하여 주입되고, 응집되지 않아야 하며, 원하는 혈관 부위에서 효과적인 폐색을 유도할 수 있으면서 모세혈관 등을 통과하지 않아야 한다. 모양이 구형일수록 크기 분포가 넓지 않고 일정하여 더 작은 크기의 입자가 포함되지 않는다. 따라서 모세혈관이나 원위부 혈관을 통과하지 않으므로 원치 않는 폐동맥 색전이 일어날 가능성이 이론적으로 낮다. 또한 조직의 혈관 내에서 더 깊숙이 침투하며, 혈관 내강을 치밀하게 채우게 되어 더욱 확실하게 혈관을 폐색하고, 이후에 폐색한 혈관의 재개통 가능성을 낮춘다.[1, 2]

2. 색전물질의 모양과 혈관폐색

수막종*meningioma*에 대하여 미세구 입자를 이용해 색전술을 시행하였을 때 입자 하나가 세동맥*arteriole* 하나를 완전히 막는다고 보고된 바 있다.[2] 토끼 신장동맥*renal artery*을 이용한 실험에서는 색전물질의 모양에 따라 토끼 신장동맥의 구역동맥*segmental artery*을 채우는 양상이 다른 것을 확인하였다.[1] 그림 9-1은 색전물질의 모양에 따라 토끼 신장동맥의 구역동맥을 채운 양상을 보여 준다. 각각 실체현미경*stereomicroscope*으로 관찰하였을 때, 그림 9-1A는 150~250μm 크기의 불규칙한 모양의 Contour, 그림 9-1B는 비늘 모양의 키틴 입자, 그림 9-1C는 구형의 키토산 미세구이다. 이 물질들은 색전 후 HE 염색에서 각각의 고유한 모양에 따라 다른 폐색 형태를 보여 준다. Contour는 혈관 안에서 입자와 입자 사이사이에 빈 공간이 많았고, 비늘 모양의 키틴 입자는 빈 공간을 더욱 많이 남겼으며, 구형인 키토산 미세구가 가장 빈 공간 없이 혈관을 폐색하였다. 이 결과로 볼 때 구형의 미세구가 가장 효과적으로 혈관을 폐색할 것임을 예측할 수 있다(그림 9-1).

3. 색전물질의 분류

색전물질은 여러 가지 방법으로 분류할 수 있다. 보통 일시적으로 색전할 경우에 사용하는 흡수되는 색전물질과, 영구 색전이 필요한 경우에 사용하는 흡수되지 않는 색전

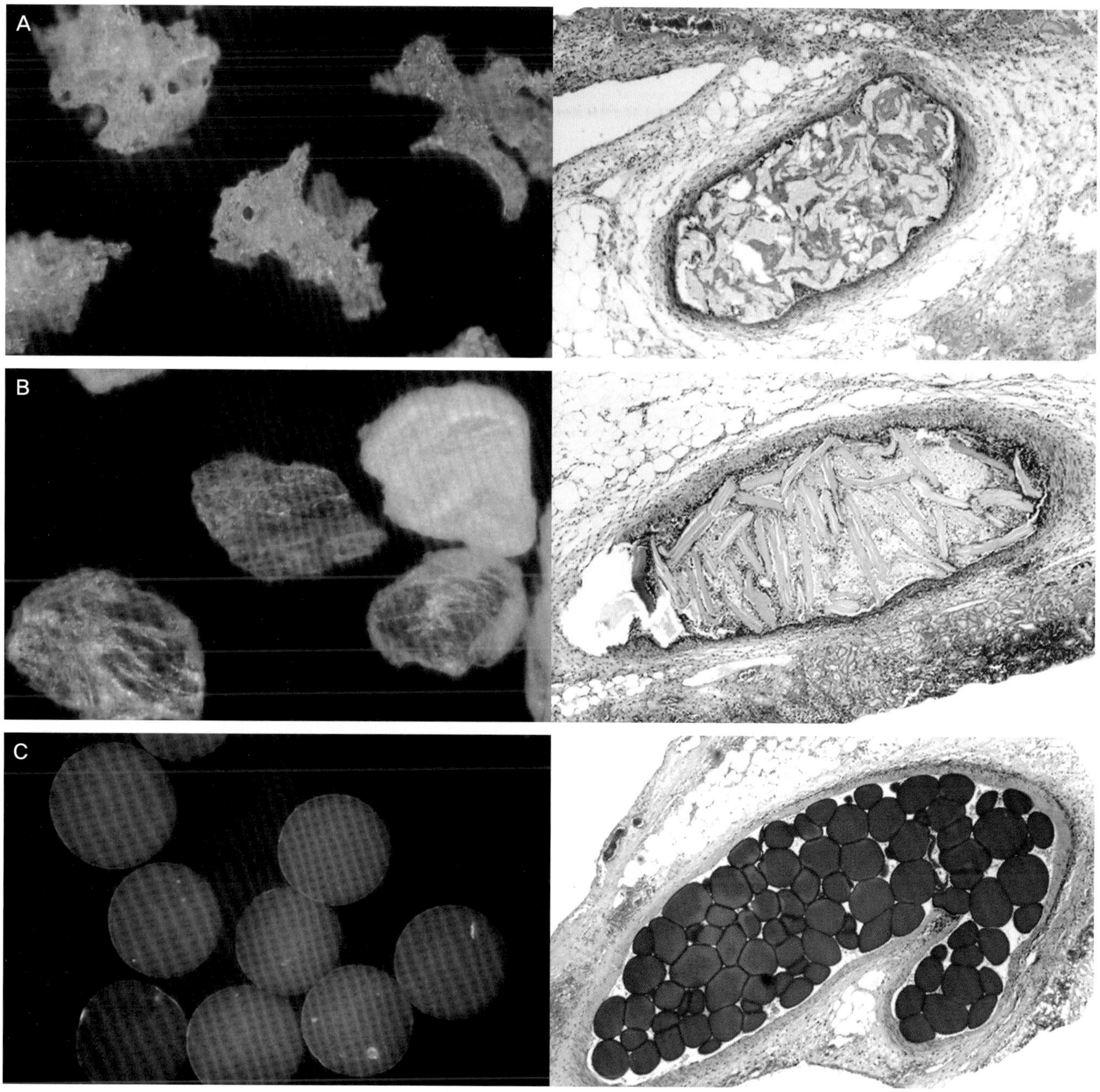

그림 9-1. 색전물질의 모양과 혈관폐색 양상 색전물질의 모양에 따라 토끼 신장동맥의 구역동맥을 채우는 양상이 다르다. 150~250μm 크기의 각각 다른 모양의 색전물질의 현미경 소견과 각각을 토끼 신장동맥의 구역동맥에서 색전한 모습이다(HE 염색). A. 불규칙한 모양의 Contour(polyvinyl alcohol particles). 혈관 안의 입자와 입자 사이사이에 빈 공간이 많다. B. 비늘 모양의 키틴 입자. 빈 공간이 Contour보다 많다. C. 구형의 키토산 미세구. 가장 빈 공간이 없이 혈관을 폐색하고 있다.

물질로 나뉜다. 여기에서 흡수되지 않는 색전물질이란, 혈관에 주입된 색전물질이 전혀 흡수되지 않는다는 의미라기보다는 색전이 소기의 목표를 달성하고 난 후까지도 혈관을 폐색하고 남아 있다는 의미로 받아들이는 것이 더 좋을 듯하다. 왜냐하면 색전이 일어난 후 생체는 색전물질을 흡수하기 위해 끊임없이 반응하며, 또 부분적으로 흡수가 진행되기 때문이다(그림 9-2). 따라서 '흡수되지 않는 색전물질'은 전혀 흡수되지 않는다기보다는 흡수되는 시간이 길다고(예를 들면 8주 이상) 이해하는 것이 옳다.

(1) 흡수되는 색전물질

① Autologous blood clot

② Gelatin sponge(Gelfoam)

③ Microfibrillar collagen(Avitene)

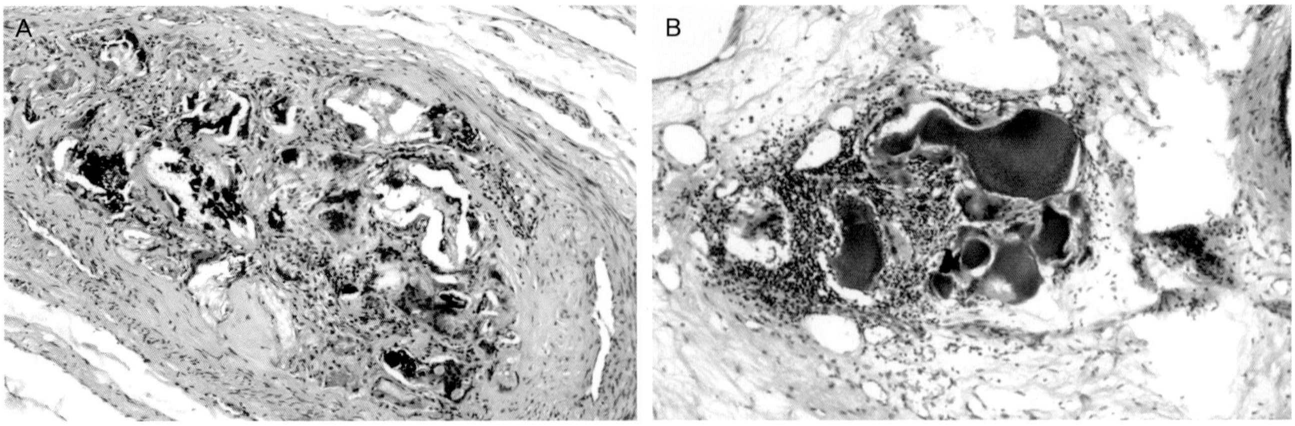

그림 9-2. 토끼 신장동맥을 polyvinyl alcohol 입자(A)와 키토산 미세구(B)로 색전한 지 24주 후의 조직 소견 PVA와 키토산 미세구 모두 색전 후 24주째에 색전물질의 분절과 주위에 foreign body giant cells이 동반되어 있어서 흡수가 진행되어 온 것을 알 수 있다.

④ Starch microsphere(Spherex)

(2) 흡수되지 않는 색전물질

1) 입자 색전물질

① Autologous fat 또는 muscle

② Polyvinyl alcohol particle(Contour, Cook PVA)

③ Polyvinyl alcohol microsphere(Bead Block)

④ Tris-acryl gelatin microsphere(Embosphere, Embo-Gold)

2) 비입자 색전물질

① Coils(Tornado, Nester, Interlock detachable coil)

② Silk streamers

③ Detachable balloon

④ Vascular plug(Amplatzer vascular plug)

(3) 액체 색전물질

① Absolute ethanol

② Iodized oil(Lipiodol)

③ NBCA(n-butyl 2-cyanoacrylate; Histoacryl)

④ Sodium tetradecyl sulfate(Sotradecol)

⑤ Boiling contrast

⑥ Hypertonic glucose

(4) 혈관내 투과열요법*Diathermy*

① Radiofrequency ablation

② Laser ablation

Ⅲ 색전물질(〈표 9-1〉)

1. 흡수되는 색전물질

(1) 자가혈전*Autologous blood clot*

자가혈전은 빨리 용해되고 흡수가 빠른 색전물질이다. 시술하면서 환자의 혈액으로 만들 수 있어서 비용이 들지 않고, 환자 자신의 것이므로 물질에 의한 부작용을 염려할 필요가 없고, 쉽게 구할 수 있다(그림 9-3A).

시술 중에 환자로부터 혈액을 받아 멸균된 용기에서 혈전을 만들면 된다. 이때 주의할 점은, 헤파린 같은 항응고제가 환자의 전신에 주입되기 전에 혈액을 얻어야 쉽게 만들 수 있으며, 혈액을 받는 주사기나 용기에도 헤파린 같은 항응고제가 묻지 않도록 해야 한다는 것이다. 항응고제가 들어간 혈액의 경우에는 혈전이 형성되는 데 시간이 많이 소요된다. 이 경우 또는 혈전 형성에 장애가 있는 환자의 경우, 혈전을 만들 때에 thrombin이나 e-aminocaproic acid를 첨가하면 혈전을 더 굳고 빠르게 형성시킬 수 있다. 그러나 이때 혈전이 섬유소용해*fibrinolysis*되는 것이 지연되지는 않는다. Clot이 형성되면 1mL 주사기로 받아 카테터를 통해서 주입한다.[3] 자가혈전은 색전 후 1~2일이면 용해되는 것으로 알려져 있다. 따라서 잠깐 동안의 혈관 폐색으로 치료효과를 달성하고, 용해되어 본래의 기관으로서 기능해야 하는 질환에 사용하면 좋은 결과를 얻을 수 있다. 대표적인 질환이 외상으로 발생한 음경지속발기증*priapism*이다. 대부분 외상성 음경지속발기증은 해면체동맥*cavernosal artery*이나 등쪽음경동맥*dorsal penile artery*의 손상으로 음경해면

〈표 9-1〉 색전물질

	Manufacturer	Constituent	Duration	Design	Size(μm)	Format
Autologous blood clot	–	–	1~2 days		–	–
Gelfoam, Cutanplast, Spongostan	Pharmacia and Upjohn, Mascia Brunelli, Johnson & Johnson	Gelatin sponge	1~3weeks	Sheet, powder	–	–
Cali-Gel	Hangzhou Alicon Pharm	Gelatin sponge	14~90 days	Calibrated particle	150~350, 350~560, 560~710, 710~1000, 1000~1400, 1400~2000	Vial, 100mg
Avitene	Davol	Microfibrillar collagen	1~8 weeks	Sheet	–	–
Spherex	–	Starch	30~60 min	Microsphere	–	–
Contour	Boston Scientific	Polyvinyl alcohol	Permanent	Irregular particle	45~150, 150~250, 250~355, 355~500, 500~710, 710~1000, 1000~1180	Vial
Cook PVA	Cook Medical	Polyvinyl alcohol	Permanent	Irregular particle	90~180, 180~300, 300~500, 500~710, 710~1000, 1000~1400, 1400~2000	Vial
Contour·SE	Boston Scientific	Polyvinyl alcohol	Permanent	Microsphere	500~700, 700~900, 900~1200	Vial, 1mL, 2mL (5mL pre-filled syringe, saline)
Embosphere EmboGold	Biosphere Medical	Tris-acryl gelatin	Permanent	Microsphere	40-120, 100~300, 300~500, 500~700, 700~900, 900~1200	Vial, syringe
HepaSphere	Biosphere Medical	Sodium acrylate-vinyl alcohol	Permanent	Microsphere	50~100	Vial, capable of loading drug
DC Bead (Bead Block)	Biocompatibles	Polyvinyl alcohol	Permanent	Microsphere	100~300, 300~500, 500~700, 700~900	Vial, capable of loading drug
Ethanol	–	Ethanol	–	Liquid	–	
Lipiodol	Guerbet	Iodized oil	–	Liquid	–	Ampoule, 10mL
Histoacryl Trufill	B. Brown Codman	n-Butyl cyanoacrylate	–	Liquid	–	Vial
Sotradecol	Angiodynamics	Sodium tetradecyl sulfate	–	Liquid	1%(10mg/mL) 3%(30mg/mL)	Vial, 2mL
Tornado	Cook Medical	Platinum	Permanent	Coil with fibers	Extended length 2.6~12.5cm Diameter 3/2~8/4mm	Catridge
Nester	Cook Medical	Platinum	Permanent	Coil with fibers	Extended length 3~20cm Diameter 2~20mm	Catridge
MReye	Cook Medical	Inconel	Permanent	Coil with fibers	Extended length 1~20cm Diameter 2~20mm	Catridge
Interlock Detachable Coil	Boston Scientific	Platinum-tungsten 0.018, 0.035in wire	Permanent	Coil with fibers	Extended length 2.3~30cm Diameter 3~14mm	Container
Amplatzer Vascular Plug	St. Jude Medical	Nitinol	Permanent	Wire mesh	Diameter 3~22mm	Delivery system

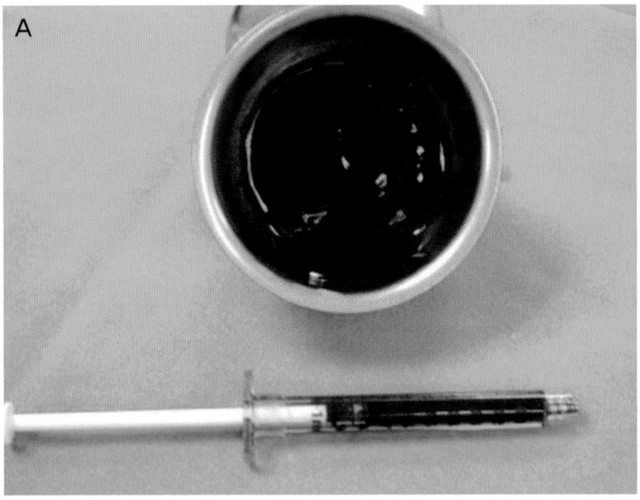

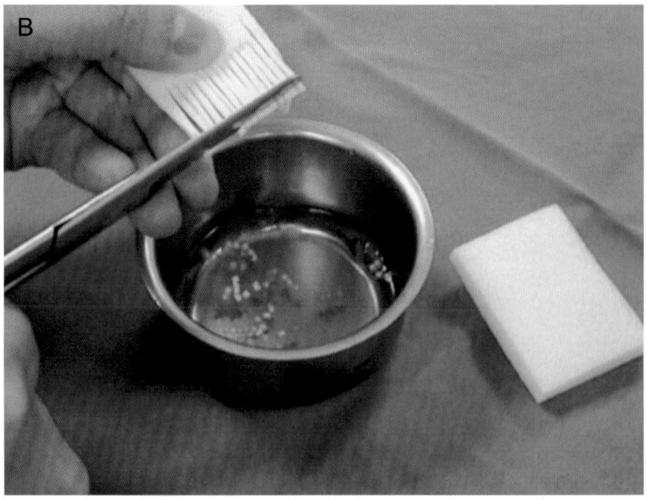

그림 9-3. 색전물질의 준비 A. 자가혈전 B. 젤라틴 스펀지

체 내에 가성동맥류*pseudoaneurysm*나 동정맥루*arteriovenous fistula*를 형성하는 질환으로서 흡수되지 않는 색전물질을 사용할 경우 영구적으로 발기불능 상태에 빠질 수 있다. 이때 자가혈전을 사용하면 동맥의 손상도 치료하고, 빠른 시간에 재개통되어 음경의 발기기능도 유지할 수 있어서 이상적인 색전물질이라고 할 수 있다.[4]

(2) 젤라틴 스펀지*Gelatin sponge*

Gelatin sponge는 동물의 피부, 근육, 골을 이루는 콜라겐 단백질과 물을 끓여서 얻는 동물성 수용성 고분자로서, 생체 내에서 가수분해된다. 젤라틴 스펀지는 외과 수술에서 출혈을 멈추기 위하여 오랫동안 사용하던 물질을 색전물질로 사용하게 된 것이다. 시트 형태와 파우더 형태로 상용화되어 있다. Gelfoam(Pharmacia and Upjohn)과 Cutanplast(Mascia Brunelli, Milano, Italy), Spongostan(Johnson & Johnson) 등으로 상품화되어 있다. 최근에는 Cali-Gel (Hangzhou Alicon)이 색전 전용의 입자 형태로 판매되고 있다. 작은 조각으로 잘라서 사용하며, 보통 1~2mm의 크기로 만들어 사용한다(그림 9-3B). 때로는 색전해야 하는 혈관이 큰 경우 strips를 돌돌 말아서 카테터를 통하여 주입할 수 있다. 파우더 형태로도 사용할 수 있는데, 40~60μm 정도 크기에 약 100~200μm의 혈관을 폐색한다. 이 경우 폐색된 혈관은 측부혈류가 없는 깊은 원위부이므로 허혈로 인한 심한 조직 손상을 유발할 수 있다. 종양이나 기관의 수술 전 색전에는 파우더가 좋으나, 괴사의 위험성이 있는 장*bowel*, 간동맥 등에는 사용하면 안 된다.

젤라틴 스펀지는 일시적으로 색전하는 물질로서, 7~21일 내에 흡수되고 혈관이 재개통된다.[5] 조영제를 생리식염수와 1:1로 희석한 용액에 젤라틴 스펀지를 담아서 사용하며, 색전하는 혈관의 혈류가 완전히 멈출 때까지 주입하면 색전물질이 역류할 수 있으므로 조심해야 한다. 젤라틴 스펀지는 희석한 조영제에 담가 slurry 형태로 만들어 사용해야 하는데 내부 공기가 잘 빠지지 않고, 희석된 조영제가 잘 침투되지 않아 slurry를 만드는 데 시간이 소요될 수 있다. 이때는 10mL 주사기 2개를 three-way stopcock에 연결하여 빠르게 이동시켜서 slurry를 만들거나, 젤라틴 스펀지를 희석한 조영제에 담그기 전에 약간의 70% 알코올로 미리 적신 후에 희석한 조영제에 담그면 쉽게 slurry를 만들 수 있다.

(3) Microfibrillar collagen

Avitene(Davol, Cranston, RI)은 소의 가죽에서 얻은 아교섬유*collagen fibers*에서 얻는다. 이 섬유는 직경이 5μm이고 길이가 70~200μm이다. 혈관 직경이 25~250μm 되는 곳에서 혈관을 폐색한다. 혈관의 재개통은 약 1주 정도부터 시작되어 1~2개월 이상까지도 지속된다.[6] 가격이 젤라틴 스펀지보다 비싸서 색전에 많이 사용되지 못하고 있다.

2. 흡수되지 않는 색전물질

(1) Polyvinyl alcohol 입자

Contour(Boston Scientific)는 폴리비닐알코올*polyvinyl al-*

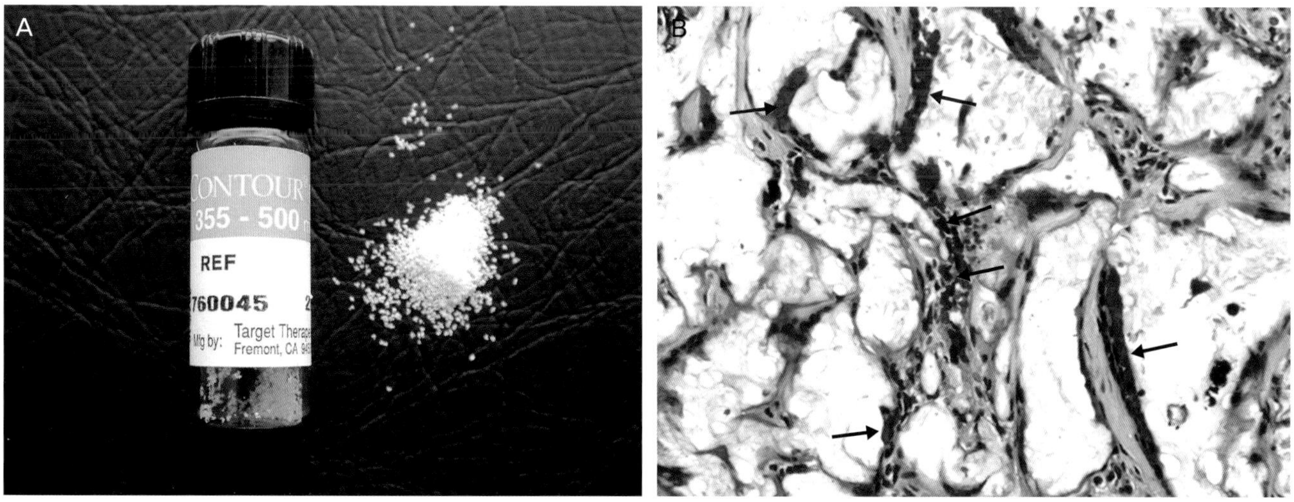

그림 9-4. PVA 입자 색전 후 혈관의 재개통 A. PVA 입자. B. 토끼 신장동맥을 색전한 후 4주째에 구역동맥에서 색전물질 사이로 혈관이 수없이 많이 생긴 모습을 볼 수 있다(화살표).

*cohol; PVA*로서 오랫동안 가장 많이 사용해온 입자 색전물질이다(그림 9-4A). Contour는 모양이 불규칙하며, 45μm에서 1180μm까지 7단계 크기로 분획되어 있다. 입자 색전물질은 원하는 크기의 고운 체*sieve*를 쌓아 놓고 크기 분획을 하기 때문에 한 분획 안에서도 크기 분포가 넓으며, 원치 않은 크기의 색전물질들이 같이 섞이게 마련이다.[7, 8] Cook PVA(Cook Medical)도 국내에서 사용할 수 있으며, 크기 분획만 다르다.

PVA 입자의 경우 색전 후 병변이 재발할 수 있다. 특히 뇌동정맥기형 같은 병소의 재발 빈도가 높다. 이처럼 병변이 재발하는 이유는 동정맥기형의 경우 측부혈류가 새로 열리는 것과 같은 병소에 기인한 원인도 있지만, 색전물질 자체에 기인한 원인도 있다. 이를테면, 앞서 기술한 것처럼 불규칙한 색전물질이 혈관을 폐색할 때에 빈 공간이 많이 생기는 것(그림 9-1A), 폐색한 혈관 안에서 혈관이 형성된다는 사실과 색전물질의 흡수도 병소 재발의 원인으로 생각해 보아야 한다. 폐색된 혈관 내부에서 새로운 혈관들이 생겨나고(그림 9-4B), 혈관을 폐색한 후 24주 정도 지나 PVA의 일부가 흡수되는 모습이 관찰된 바 있다(그림 9-2A).[1] 따라서 이러한 양상이 병소 재발의 한 원인으로 생각된다.

PVA 입자의 또 다른 단점은 서로 응집*clumping*하여 카테터를 막거나 혈관 내에서도 서로 응집한다는 것이다. 이로 인해 혈관의 더 근위부를 폐색하고 폐색 부위가 일정하지 않아 동맥 폐색의 위치(깊이)를 예측할 수 없다. 한 크기 분획 내에서 크기 범위가 넓어서 너무 작은 입자에 의하여 원치 않은 부위가 색전될 위험이 있다. 최근에는 이러한 문제를 미세구가 많이 보완해 주고 있다.

(2) Polyvinyl alcohol 미세구

Bead Block(Biocompatibles, Surrey, UK)은 DC Bead라는 이름으로 국내에 수입되었다. 일반 색전물질로서보다는 항암제를 loading하여 간암의 화학색전용으로 사용된다. 100μm에서 1,200μm까지 5단계 범위로 상용화되어 있다. 눈에 잘 띄게 하고자 파란색을 띠며, 1mL와 2mL 2가지가 있다.

(3) Tris-acryl gelatin 미세구

Embosphere와 EmboGold(Biosphere medical)는 아크릴 공중합체*acrylic copolymer*(tris-acryl)를 젤라틴으로 교차결합*cross link*시킨 것으로서 응집*clumping*되지 않아 카테터와 혈관에 쉽게 주입된다는 특징이 있다.[2] 투명도가 높아 잘 보이지 않는 Embosphere를 눈에 쉽게 띄도록 미세구에 색을 첨가한 것이 EmboGold이다. 크기는 40~1,200μm까지이며 6가지 크기 범위로 공급되고 있다. 700~900μm짜리는 내경 0.028in로 주입할 수 있다. 미세구는 생리식염수에 미리 담가져서 공급되며, 조영제 5mL를 추가하여 사용한다. Embosphere와 EmboGold는 국내의 보험 수가와 외국에서 원하는 공급가가 맞지 않아 수입되지 않고 있다.

(4) Silk streamers

실크 봉합사는 오랫동안 수술에 사용되어 왔으므로 생체적합성에 대해서는 잘 알려져 있다. 실크 봉합사를 폐색해야 하는 혈관의 직경에 따라 5~10mm 혹은 더 큰 크기로 잘라 주사기로 하나씩 받아 주입할 수 있다. 다른 색전물질과 같이 사용할 수 있으며, 교대로 주입하면 된다.[9]

3. 액체 색전물질

작용 기전에 따라 나눌 수 있는데, 경화제 효과를 나타내는 것으로 무수알코올*absolute ethanol*, 끓인 조영제*boiling contrast medium*, sodium tetradecyl sulfate(Sotradecol)가 있으며, 색전 효과를 나타내는 것으로 NBCA(n-butyl 2-cyanoacrylate), amino acid occlusion gel(Ethibloc) 등이 있다.

(1) Ethanol

보통 95% 이상 무수 ethanol을 사용한다. Ethanol은 가격이 저렴하고 다루기 편리하며 강력한 색전 효과를 나타내낸다. 그러나 혈관 말초부까지 도달하여 조직 깊숙이 침투할 수 있어서 신경과 같은 주위 정상 조직의 손상, 피부괴사, 장천공, 기관지나 담도의 괴사를 초래할 수 있고, 색전할 부위를 지나 폐와 심장에 영향을 줄 수 있으므로 주의해야 한다. Ethanol은 수술이 불가능한 악성종양의 치료나 신장세포암과 같은 과혈관 종양의 수술 전 색전술에 많이 사용하며, 정맥기형*venous malformation*에 대하여는 직접 바늘로 천자하여 경피적으로 주입할 때도 있다. 색전의 기전은 혈관내막의 손상과 이에 따른 혈전형성 등으로 설명되며, 색전의 정도는 ethanol의 양, 주입속도와 관계가 있다. 일반적으로 0.2mL/kg을 투여하며, 이 용량에서는 전신 독성이 나타나지 않는다.

Ethanol은 방사선 투시에서 보이지 않으므로 역류가 일어나도 알 수 없다. 따라서 ethanol 역류로 인한 장기 손상의 위험이 있으므로 사용할 때는 반드시 풍선카테터*balloon catheter*를 사용해야 한다. 그렇게 할 경우 혈류도 감소시켜서 ethanol과 혈관 내막의 접촉시간을 늘려 색전 효과를 높일 수 있다. 또한 ethanol에 Lipiodol을 혼합하여 방사선 투시에서 보이도록 하여 보다 안전하게 사용할 수 있다. 보통 ethanol-Lipiodol 3:1 혼합물이 방사선 투시에서도 보이며, ethanol의 색전 효과를 유지할 수 있다.[10] Ethanol 사용시에 환자가 통증을 많이 호소하는데, ethanol 주입 직전에 2% lidocaine 2mL 정도를 주입하면 통증을 완화할 수 있다.

(2) N-butyl cyanoacrylate

Histoacryl(B. Broun, Melsungen, Germany)과 Trufill(Cordis, Miami Lakes, FL, USA)은 n-butyl cyanoacrylate(NBCA) 성분의 아크릴계 접착제이다. Cyanoacrylate는 액체 접착제로서 색전 목적으로 혈관 내에 많이 사용된다. 단량체*monomer*의 알킬 그룹*alkyl group*에 탄화수소의 종류에 따라 isobutyl cyanoacrylate, n-butyl cyanoacrylate(NBCA), 2-hexyl cyanoacrylate와 같은 이름이 결정된다. Monomer는 혈액의 각종 음이온이나 물의 hydroxyl기에 노출되면 중합반응을 일으킨다. 탄화수소의 길이가 길수록 중합반응의 속도가 늦고, 중합반응 동안에 열 방출이 적으며, 조직 독성이 적다. Cyanoacrylate는 점도가 낮아 미세카테터*microcatheter*로 쉽게 주입되는데, 방사선 투시에서 보이지 않고, 혈액과 접촉하면 빠르게 중합반응을 일으키므로 안전하게 사용하기가 어렵다. 이러한 문제를 해결하기 위하여 tantalum 혹은 tungsten powder 혹은 Lipiodol을 섞어서 사용한다. Lipiodol은 중합반응을 늦추고, 방사선 투시에서 보이도록 하므로 많이 사용되고 있다. 보통 NBCA와 Lipiodol을 1:1에서 1:4의 비율로 섞어서 사용한다. Lipiodol의 비율이 많아질수록 중합반응이 늦게 나타난다. Cyanoacrylate를 사용하려면 우선 미세카테터로 병소 혈관을 초선택한 후, 카테터를 5% 포도당 용액 같은 비이온성 용액으로 철저히 씻은 후 준비한 cyanoacrylate를 주입한다. 이때 카테터가 cyanoacrylate에 유착되지 않도록 적절한 순간에 카테터를 제거해야 한다. Cyanoacrylate는 뇌동정맥기형, 전신의 동정맥기형과 위장관출혈*gastrointestinal bleeding* 등에 사용된다.[11]

4. 기계적 색전물질

(1) 코일

코일은 기계적 색전물질 중에서 가장 많이 사용된다. 처음 사용된 코일은 스테인리스 스틸 코일에 양털실을 부착한 것이었다. 현재는 백금*platinum*, 백금-텅스텐 합금, 인코넬*Inconel*(니켈, 크롬, 철의 합금) 등의 코일에 dacron 섬유가 부착되어 있다. 스테인리스 스틸은 MRI에서 인공물*artifact*을 만들어내기 때문에 재료로서 사용빈도가 줄어들고 있다. Dacron 섬유는 혈전을 잘 형성시키고 염증을 유발하여 수술적인 혈관결찰과 유사한 영구색전을 초래한다.[12] 백금 코일은 현재 가장 보편적으로 사용되고 있으며, 방사선비투과성으로 인해 투시영상하에서 잘 보인다. 백금 코일은 스테인리스 스틸 코일보다 부드러워 혈관 내를 조밀하게 채울 수 있으며 혈관 내 손상을 줄일 수 있다. 현재 나와 있는 코일들은 삽입 후 3.0 T MRI까지 안전하게 영상을 얻을 수 있다고 제조사들이 밝히고 있다.

현재 코일에 사용하는 철사의 굵기는 0.018, 0.025, 0.035, 0.038in이며, 각각 사용할 카테터의 내경과 맞는지 확인한 후 사용해야 한다. 코일이 펴진 상태에서 전체 펴진 길이와 전개된 후 혈관 내에서의 3차원적 구조의 모양 및 직경(크기)은 제조사별로 다양하므로 그때그때 적당한 것을 선택해야 시술 성공률을 높이고 합병증을 예방할 수 있다.

코일은 펴진 상태로 금속관*catridge*에 장착되어 있으며, 카테터의 허브에 금속관을 밀착시키고 동봉된 밀대*pusher*를 이용하여 카테터로 밀어 넣는다. 그다음 유도철사 혹은 코일 밀대를 사용하거나 식염수를 박동*pulsatile* 주입하여 원하는 부위에 전개한다. 이때 카테터가 밀릴 수 있고, 코일이 원하는 부위에 전개되지 못할 수 있으므로 시술자의 경험이 필요하다. 코일을 좀 더 정확한 위치에 전개하기 위하여 분리 장치가 있는 코일(Interlock detachable coil; IDC)도 상품화되어 있다.

Cook 제품으로 Tornado 코일은 백금 재질로서 0.018, 0.035, 0.038in 중에서 0.018in만 수입되고 있으며, 펴진 길이 2.6~12.5cm, 직경 3/2~8/4mm가 있다(그림 9-5A). Nester 코일은 백금 재질이며 0.018, 0.035in가 국내에서 사용 가능하고, 펴진 길이 3~20cm, 직경 2~20mm까지 있다. MReye 코일은 inconel 재질로서 radial force가 좀 더 강하다. 0.035in가 국내에서 사용 가능하고, 펴진 길이는 1~20cm까지, 직경은 2~20mm까지 다양하다. Boston Scientific의 VortX 코일은 백금 재질이며, 0.018, 0.035in가 국내에서 사용 가능하고, 펴진 길이 2.2~8cm, 직경 2/3~2/6mm가 있다. Interlock detachable coil은 백금-텅스텐 합금으로 0.018, 0.035in 철사로 되어 있다. 빠른 혈류로 코일 설치 후 이동할 수 있다고 판단되거나, 정확한 위치에 설치하려는 경우에 요긴하게 사용할 수 있다(그림 9-5B).

(2) 혈관마개*Vascular plug*

Amplatzer vascular plug(AVP)는 nitinol wire로 만들어진 실린더 형태의 혈관 폐쇄기구이다.[13] 전달장치*delivery system*에 장착되어 있다가 혈관 내에서 전개되면 본래의 실린더 모양을 만들어 혈관을 폐쇄한다. 유도카테터*guide catheter* 속으로 전달장치를 삽입하여 vascular plug를 설치하게 되어 있으며, vascular plug를 원하는 위치에 전개시켜 보고

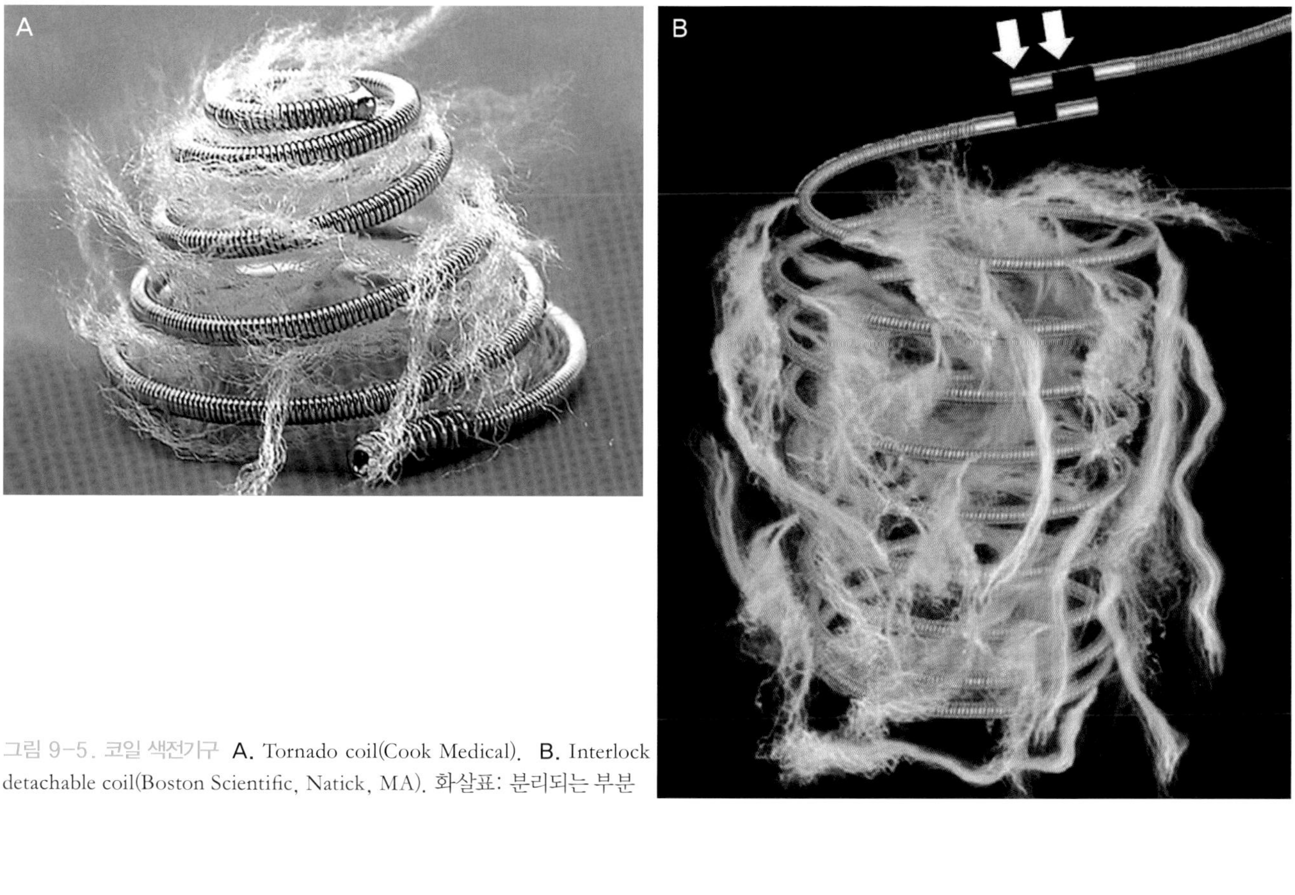

그림 9-5. 코일 색전기구 A. Tornado coil(Cook Medical). B. Interlock detachable coil(Boston Scientific, Natick, MA). 화살표: 분리되는 부분

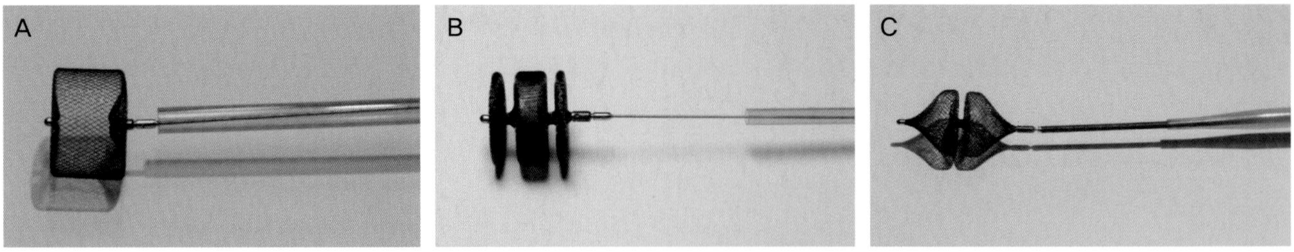

그림 9-6. Vascular plug 색전기구 A. Amplatzer vascular plug B. Amplatzer vascular plug Ⅱ C. Amplatzer vascular plug 4

적당하다고 판단되면 도입핸들*introduction wire*을 반시계 방향으로 돌려서 분리하면 된다. 치료 대상이 되는 혈관은 직경이 큰 혈관이며, 코일을 대체하여 사용할 수 있다. 코일과 비교했을 때, 하나만 사용하여 혈관을 막을 수 있고, 원하는 위치에 설치하기가 용이하며, 응급상황에서 빠른 시간 내에 혈관을 폐색할 수 있다는 것이 장점이다. 제한점으로는 유도카테터를 써야 하는 것과 유도카테터가 접근할 수 있는 정도의 큰 혈관에서만 사용할 수 있다는 점, 전달장치가 진입하기 어려운 구불구불한 혈관일 경우에는 사용하기 어렵다는 점이 있다.

Vascular plug는 점차 사용 영역이 넓어지고 있으며, 주된 적응증은 폐와 신장 등의 동정맥기형*arteriovenous malformation*, 비장동맥*splenic artery*과 내장골동맥*internal iliac artery*의 동맥류*aneurysm*, 정계정맥류*varicocele*, 골반울혈증후군*pelvic congestion syndrome* 등이다. Vascular plug는 보통 수입동맥*afferent artery*에 사용하지만 병소에 collateral refilling이 예상되면 수출동맥*efferent artery*의 폐색도 고려해야 한다. 제조사는 혈관 직경보다 30~50% 큰 것을 선택할 것을 권하고 있다. 너무 큰 것을 선택하면 plug의 길이가 너무 길어질 수 있다. 설치 후 추적검사로 CT, MRI(MR safe at 3.0 T or less), 도플러 초음파 모두 가능하다.

현재 4가지 형태(AVP, AVP Ⅱ, AVP Ⅲ, AVP 4)가 상용화되어 있고, 대상 혈관의 해부학, 혈류, 병소에 따라 적당한 것을 선택한다. 현재 우리나라에서 사용 가능한 것은 AVP, AVP Ⅱ, AVP 4이다. AVP는 홑겹으로 되어 있어 혈류가 빠른 경우에는 혈류를 차단하지 못할 수 있으나 설치 부위*landing zone*가 짧은 경우에 좋다. AVP Ⅱ는 여러 겹과 여러 분절 모양으로 되어 있어 혈류를 빠르게 폐색한다. AVP Ⅲ는 혈류가 매우 빠른 경우에 좋다. AVP 4는 혈관의 직경이 작을 때 사용하기 좋으며, 0.038in 유도철사가 삽입되고, 일반 유도카테터에 삽입할 수 있다(그림 9-6).

참고문헌

1. Kwak BK, Shim HJ, Han SM, et al. Chitin-based embolic materials in the renal artery of rabbits: pathologic evaluation of an absorbable particulate agent. Radiology 2005;236:151-158.
2. Bendszus M, Klein R, Burger R, et al. Efficacy of trisacryl gelatin microspheres versus polyvinyl alcohol particles in the preoperative embolization of meningiomas. AJNR Am J Neuroradiol 2000;21:255-261.
3. Bookstein JJ, Chlosta EM, Foley D, et al. Transcatheter hemostasis of gastrointestinal bleeding using modified autogenous clot. Radiology 1974;113:277-285.
4. Kwak BK, Joo SS, Lee HY, et al. Post-traumatic arterial priapism: Doppler ultrasonographic findings and therapeutic embolization. J Korean Radiol Soc 1997;36:307-311.
5. Barth KH, Strandberg JD; White RI Jr. Long term follow-up of transcatheter embolization with autologous clot, oxycel and gelfoam in domestic swine. Invest Radiol 1977;12:273-280.
6. Kaufman SL, Strandberg JD, Barth KH, et al. Transcatheter embolization with microfibrillar collagen in swine. Invest Radiol 1978;13:200-204.
7. Derdeyn CP, Moran CJ, Cross DT, et al. Polyvinyl alcohol particle size and suspension characteristics. AJNR Am J Neuroradiol 1995;16:1335-1343.
8. Davidson SG, Terbrugge KG. Histologic long-term follow-up after embolization with polyvinyl alcohol particles. Am J Neuroradiol 1995;16:843-846.
9. Castaneda-Zuniga WR, Tadavarthy SM, Murphy W, et al. Nonsurgical closure of large arteriovenous fistulas. JAMA 1976;236:2649-2650.
10. Park JH, Jeon SC, Kang HS, et al. Transcatheter renal arterial embolization with mixture of ethanol and Lipiodol. Invest Radiol 1986;21:577-580.
11. Debrun GM, Aletich V, Ausman JI, et al. Embolization of the nidus of brain arteriovenous malformations with n-butyl cyanoacrylate. Neurosurgery 1997;40:112-121.
12. White RJ Jr, Strandberg JV, Gross GS, et al. Therapeutic embolization with long term occluding agents and their effects on embolized tissues. Radiology 1977;125:677-687.
13. Wang W, Li H, Tam MD, et al. The Amplatzer vascular plug: a review of the device and its clinical applications. Cardiovasc Intervent Radiol 2012;35:725-740.

Chapter 10

풍선카테터

김창원

I 역사적 배경

1964년에 최초로 Dotter와 Judkins[1]가 경피경관혈관성형술*percutaneous transluminal angioplasty; PTA*을 성공적으로 시행함으로써 말초혈관질환의 치료에 새 장을 열었다. 당시 혈관을 팽창시키는 데 사용한 기구는 끝이 점차 가늘어지는 테플론 소재로 만든 것이었고 동축 선상에서 확장시키는 카테터를 사용하는 방법(coaxial dilating catheter method)으로 협착 부위를 확장시켰다. 하지만 이 방법을 적용할 수 있는 혈관 크기에 한계가 있었는데, 치료할 혈관이 굵을수록 더 큰 직경의 카테터가 필요했기 때문이다. 그러므로 큰 동맥을 치료하려면 천자 부위를 상당히 큰 직경으로 확장해야 했고, 이로 인해 혈종*hematoma*이나 가성동맥류*pseudoaneurysm* 같은 합병증이 흔히 발생하였다. 또한 동축확장 카테터시술법은 혈관질환 부위의 혈관벽에 방사상의 힘*radial force*뿐만 아니라 치료에 도움이 되지 않는 전단변형력을 발생시켜 예상치 않은 혈관 손상을 유발하였다. Dotter와 Judkins는 이러한 문제점을 경험한 후 일시적으로 팽창하는 카테터가 개발된다면 동맥협착증을 치료하는 데 크게 기여할 것이라고 생각하였다.

1973년에 Porstmann의 '코르셋 풍선카테터'[2]와 더불어 Dotter의 개량된 풍선 확장 카테터와 새장형*caged* 풍선카테터[3, 4]는 이러한 노력의 초기 결과물이다. 이 중 새장형 풍선카테터는 테플론으로 만들어진 것으로 앞쪽 끝 근처의 긴 축 안에 짧은 슬릿들이 병렬된 형태로 구성되어 일시적으로 새장 모양으로 팽창된다. 이 테플론 카테터 내부에는 22G 금속성 cannula에 동축상의 라텍스 풍선이 있어서 혈관성형술 시 팽창한다. 이는 협착증 부위에 방사상의 힘을 줄 수 있도록 고안된 디자인이다. 여기서 새장*cage* 부위는 라텍스 풍선의 팽창 정도에 제한을 둠으로써 풍선이 터지는 것을 방지하는 역할을 하였다. 이 풍선카테터는 최소 3.0mm의 직경으로 9.3mm까지 확장할 수 있었다. 1974년에 Dotter 등은 새장형 풍선카테터를 사용하여 연속으로 48건의 장골동맥 폐색증 환자들을 시술하였고 90% 이상의 성공률을 보고하였다.[5] 그러나 이러한 성과에도 불구하고 Dotter의 새장형 풍선카테터는 유연성이 부족하고 혈전색전증이 자주 발생하는 문제점이 있었다.

현대적인 풍선카테터로의 첫 번째 중요한 진보는 1974년에 Gruentzig와 Hopff가 polyvinyl chloride(PVC) 소재를 채택함으로써 이루어졌다.[6] Gruentzig는 Zeitler의 제자로서 Dotter의 성과에 자극받은 Hopff 교수와 함께 경동맥혈관성형술에 적합한 풍선카테터 재질을 찾고자 연구한 끝에 결국 PVC를 선택하게 되었다. 그리고 Gruentzig의 조교였던 Maria Schlumpf의 남편인 Walter Schlumpf가 최초의 PVC 풍선카테터를 만들었으며 이를 Gruentzig가 peripheral PTA 시술에 최초로 적용하였다. 1974년에 이 새로운 PVC 카테터를 사용하여 동맥경화성 폐쇄*atherosclerotic obstruction*를 치료한 증례들은 더 낮은 사망률을 보였다.[7] 1976년과 1977년에 이러한 새로운 카테터로 관상동맥 협착증을 수술 중에 치료하기 위해 사용하였고,[8] 1977년 9월 16일에 Gruentzig는 첫 번째 경피경관관상동맥성형술*percutaneous transluminal coronary angioplasty; PTCA*을 시술하기에 이른다. 이 시술을 받은 다섯 환자들의 증례는 1978년 2월에 『Lancet』에 게재되었다.[9] 이로써 1980년대에 미국에서 혈관성형술에 대한 관심이 다시 뜨겁게 달아오르기 시작하였고, 이는 풍선카테터의 연이은 발전을 이끌어내는 계기가 되었다.

Ⅱ 풍선카테터의 기본적인 특성과 기능

풍선카테터가 개발된 이래로 다양한 질환에 사용하여 얻은 경험을 통해 현존하는 기술들의 문제점과 한계를 명확하게 발견해낼 수 있었다. 또한 이러한 이해를 근거로 풍선카테터의 가장 중요한 특성에 초점을 맞추어 더 나은 카테터를 만들어낼 수 있었다. 이러한 풍선카테터의 기본적인 특성은 다음과 같다. ① 풍선의 탄성*compliance*과 팽창력*dilating force*, ② 풍선 표면에 작용하는 힘*hoop stress*, ③ 풍선 굵기 및 부피*Balloon profile*, ④ 경로전진능*trackability*, ⑤ 밀어 넣는 힘*pushability*, ⑥ 풍선 팽창과 수축 시간*balloon inflation and deflation times* 등이다.

1. 풍선의 탄성과 팽창력
Balloon compliance and dilating force

풍선의 탄성이란 압력 변화에 따른 부피 변화의 정도를 가리킨다. 그런데 대부분의 PTA 풍선카테터의 경우 압력 증가에 따르는 길이 변화는 무시할 수 있으므로 여기서의 부피 변화는 오직 풍선 직경 변화를 통해서만 일어난다고 할 수 있다. Gruentzig의 풍선카테터를 비롯한 PVC로 만들어진 모든 풍선은 현재 기준으로 볼 때 상대적으로 탄성이 커서 압력에 쉽게 순응하고 직경을 상당히 증가시켜서 탄성 한계점(풍선이 터지기 직전)에 빨리 도달하였다. 그러므로 이러한 풍선들은 PTA 시술 중에 종종 생산자가 명시한 것 이상으로 팽창하기도 하였다. 1980년 Abele는 심한 협착에 사용하는 각종 풍선 소재에 점차적으로 강한 압력을 가하는 연구를 통해 다음과 같은 사실들을 설명해냈다. 탄성이 좋은 풍선이 팽창할 때에 ① 풍선 직경을 예측하기 어려운 이유, ② 병소 부위가 아닌 정상 혈관벽에 닿은 풍선 소재의 지나친 팽창 원인, ③ 풍선의 지나친 팽창 원인과 주변 정상 혈관 부분이 파열되는 이유, ④ 병소 부위의 축감이 나쁜 이유, ⑤ 병소 부위에서 풍선의 팽창력이 떨어지는 이유 등이다.[10, 11]

PTA 풍선카테터의 도입 이래 중합공학 기술의 발달로 polyethylene(PE), polyethylene terephthalate(PET), nylon, polyurethane 같은 소재로 만들어진 탄성이 덜하고 얇은 벽을 지닌 풍선이 만들어졌다. 이 중 PE가 가장 탄성이 좋았으나 PVC보다는 덜하였으므로 이러한 새로운 신소재들은 일반적으로 PTA에 더욱 적합하였다. 탄성이 떨어지는 풍선은 터지기 직전, 즉 탄성 한계점에 이르기 전까지 직경 변화가 매우 적었다. 그러므로 혈관 크기에 적합한, 정확한 풍선 크기를 선택하여 혈관성형술을 시술하면 혈관 파열의 가능성을 크게 낮출 수 있었다. 즉, 풍선이 탄성 한계를 넘어서까지 팽창할 때 풍선은 터지더라도 혈관 자체는 손상을 입히지 않는다는 것이다. 그림 10-1은 다양한 풍선 소재의 탄성과 각 소재 간의 차이를 잘 보여 준다.[12] 한편, 풍선의 탄성과 터짐*burst*을 결정짓는 변수에는 소재 외에도 온도, 팽창 횟수와 풍선 직경 등이 있다. 이를테면 PVC 풍선은 압력 증가뿐만 아니라 반복적인 팽창에도 영향을 받아 탄성 한계점까지 쉽게 늘어난다.[13] 이러한 풍선의 과도한 팽창은 혈관성형술 중 혈관 파열을 유발할 수 있다.[14, 15] 나일론 추출물(Duralyn, Nydex)로 만든 풍선은 재료의 비율에 따라 탄성이 다양하다.

2. 풍선 표면에 작용하는 힘*Hoop stress*

Hoop stress란 풍선이 팽창할 때 풍선 표면에 원주 형태로*circumferentially* 작용하는 힘을 의미한다. Laplace 공식에 의하면 풍선의 표면에서 받는 hoop stress(T)는 풍선 내의 압력(P)과 풍선의 반지름(R)의 곱과 같다($T=P\times R$). 따라

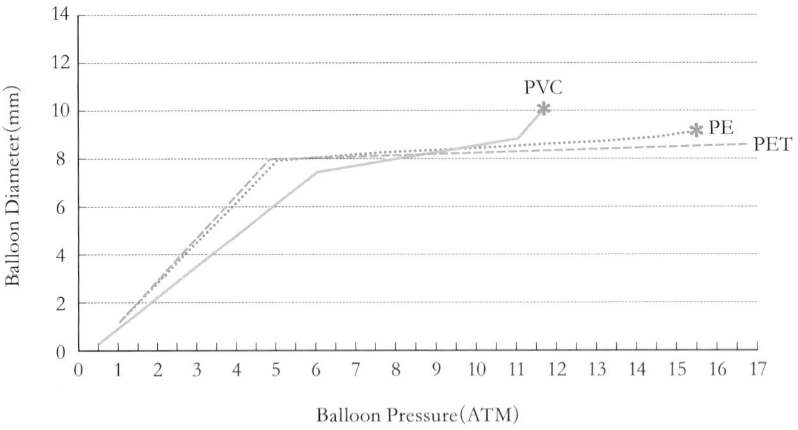

그림 10-1. 8mm 직경의 다양한 풍선카테터 소재들의 탄성 곡선 풍선카테터의 길이가 일정하다는 가정하에, 압력 변화에 따른 풍선 직경 변화로 탄성을 측정한다. PVC(polyvinyl chloride), PE(polyethylene), PET(polyethylene terephthalate) 순으로 탄성이 높다. 별표는 풍선이 터지는 지점을 의미한다.

서 직경이 큰 풍선은 작은 풍선에 비해 같은 압력에서 더 큰 hoop stress를 받으며, 더 큰 팽창력*dilating force*을 가진다. 그러므로 같은 소재의 풍선이라도 낮은 압력의 직경이 큰 풍선이 높은 압력의 직경이 작은 풍선과 동일한 팽창력을 가지게 되어 직경이 작은 풍선보다 낮은 압력에서 터지게 된다. 다시 말해서, 동일 소재의 풍선인 경우 크기에 관계없이 같은 정도의 hoop stress를 받을 때 풍선이 터진다는 것이다. 그런데 위의 관계식에서 보듯이 일정한 hoop stress하에서 압력과 풍선의 직경은 반비례 관계이다. 그러므로 풍선 직경이 클수록 풍선이 터지는 hoop stress에 도달하는 데 필요한 압력 값이 상대적으로 작다고 할 수 있다. 결국 풍선의 크기가 클수록 풍선이 터지는 시점의 압력 값은 작아지게 된다. 최근 20atm 이상까지 견디는 '고압 풍선*high-pressure balloons*'이 실제 PTA 시술에 활용되고 있다.

혈관성형술 시 혈관 파열을 일으키는 가장 주요한 잠재 원인은 혈관의 과도 팽창이다. 혈관의 과도 팽창을 방지하고 병소 부위에 최대 팽창력*dilating force*이 걸리도록 하려면 기본적으로 적절한 직경의 저탄성*noncompliant* 풍선을 선택해야 한다. 그런데 이처럼 저탄성 풍선으로 PTA를 시술하면 팽창력은 팽창압력에 따라 선형적으로 증가하게 된다.[10] 그러므로 가장 이상적인 저탄성 PTA 풍선카테터는 탄성을 조절할 수 있는*semi-compliant* 카테터라고 할 수 있다. 이러한 풍선은 정밀하고 재연 가능한 탄성 커브*compliance curve*를 지니므로 정해진 팽창 압력에서는 일정한 직경을 지닌다. 그러므로 이러한 시스템을 활용하면 이미 예측된 바에 따라 원하는 풍선 직경 값을 얻을 수 있고 정확한 압력 값을 선택하여 자유롭게 풍선의 직경을 조절할 수 있다. 예를 들어 8.0mm 직경의 풍선을 7.5~8.5mm의 어떤 직경 값으로든 확장 및 축소시킬 수 있다.

3. 풍선 굵기 및 부피*Balloon profile*

Balloon profile이란 풍선카테터 단면의 직경 또는 최대 넓이 값을 나타내며, Fr(French) 단위로 표현한다. 그런데 5 Fr 풍선카테터는 풍선 부위의 profile 값이 shaft에 비해 크므로 실제 profile 값은 5.7Fr이다. 풍선카테터는 지혈작용을 하는 밸브와 side port로 구성된 혈관조영술용 sheath를 통해 삽입되는데, 5.7Fr profile의 카테터는 6Fr의 sheath를 필요로 한다. 특히 shaft 부분보다 풍선 부분이 상당히 큰 profile 값을 지니는 풍선카테터의 경우 sheath가 없으면 혈관의 카테터 삽입 부위에서 심각한 출혈을 유발할 수 있다. 따라서 profile 값이 작은 풍선이 지니는 이점은 크게 두 가지이다. 첫째는 더 작은 직경의 sheath를 사용할 수 있어 삽입 부위의 합병증을 막을 수 있다는 점이고, 둘째는 풍선이 병소 부위를 쉽게 통과할 수 있어 PTA 시술을 용이하게 한다는 점이다. 이를 병소 통과성*lesion crossability*이라고 하는데, 여기에는 profile 값뿐만 아니라 풍선 표면과 병소 표면 간의 마찰력도 중대한 영향을 미친다. 이러한 마찰력을 감소시키기 위해 풍선 표면을 친수성 코팅으로 처리하게 되었다.

풍선카테터의 특정 형태(동축*coaxial*), 이중내강*double-*

lumen, balloon-on-a-wire 형태)는 profile 값을 결정하는 또 다른 요인이다. 널리 사용되는 모든 PTA 풍선은 5Fr 크기의 카테터 shaft에서 사용할 수 있다. 몇몇 제품은 5Fr의 shaft에 12mm 직경의 풍선을 달았고 더러는 고압 풍선을 달기도 하였다. 풍선 외피를 포함하면 12mm 풍선카테터의 profile값은 7Fr에 이른다. 그러므로 이를 사용하려면 7Fr의 sheath가 필요하다. 직경이 작은 혈관의 PTA시 카테터의 가장 중요한 특성은 profile이라 할 수 있다. 가느다란 혈관용 풍선카테터의 경우 shaft가 3.1~5.0Fr 정도이며, 이때 풍선의 직경은 2~6mm 정도로 이는 풍선 소재나 직경 또는 제품에 따라 6~16atm에서 측정된 값이다.

혈관조영술 시술자 또한 profile 값을 조절하게 되는데 수축 시에 '날개를 형성하는*winging*' 풍선카테터를 포함하여 거의 모든 풍선카테터는 반시계 방향의 torque가 걸리면 풍선 profile 값이 가능한 한 가장 낮은 수준까지 떨어진다. 그래서 풍선카테터가 협착증 부위에서 유도철사 앞으로 나아갈 수 없을 때, 반시계 방향으로 torque를 걸어 주면 profile이 줄어들어 풍선이 병소 부위를 통과할 수도 있다. 또한 풍선을 수축시켜 혈관조영술용 sheath에서 제거할 때에도 profile 값을 유념해야 한다. 반시계 방향의 torque가 걸리면 sheath를 통해 풍선카테터가 성공적으로 제거될 수도 있기 때문이다. 만일 풍선카테터의 최소 profile 값을 얻기 위한 회전 방향에 의구심이 든다면 시술자는 반드시 풍선을 한 손으로 돌려보되 다른 손의 인지*index*와 엄지손가락으로 풍선을 잡아야 한다. 적절한 방향이 선택되면 winging이 절대 일어나서는 안 된다. 어떤 고압 풍선들은 풍선 팽창 주사기에 음압이 강하게 걸리면 현저하게 winging이 발생한다(그림 10-2). 외상을 최소화하여 안전하게 이러한 풍선카테터를 제거하려면 풍선을 강력하게 또 꾸준히 수축시키고, 풍선카테터를 다시 거두어들이기 전에 풍선 구멍*port*을 흡입주사기와 분리하여 음압을 풀고 대기압에 노출시키는 것이 좋다.

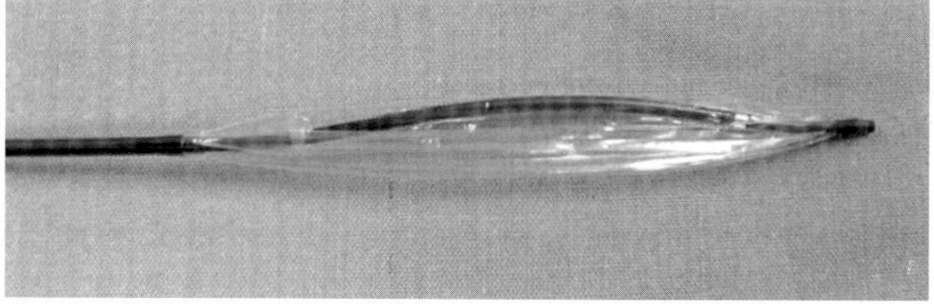

그림 10-2. 풍선 구멍*port*으로 흡입 중인 고압 풍선카테터의 '날개형성*winging*' 이 풍선을 수축시켜 제거할 때 풍선이 원래의 낮은 profile로 돌아가지는 않으나, 제거하기 전에 주변 압력과 같게 풍선을 흡입하여 구멍을 열어 주면 profile이 최소화되어 '날개형성' 효과가 감소한다.

4. 경로전진능*Trackability*

경로전진능은 풍선카테터가 유도철사를 따라 구불구불한 통로를 지나 병변의 위치까지 도달하는 능력을 말한다. 어떠한 상황에서든지 특별한 해부학적 상황이나 시술자의 기술과 경험, 유도철사와 카테터 간의 조합이 적절하면 카테터를 원하는 부위까지 도달하게 할 수 있다. 카테터의 직경, 길이, 종축방향의 힘*column strength*, 측방향 유연성*lateral flexibility*, 유도철사, 카테터, 혈관벽 사이의 마찰 저항 등 여러 가지 특성이 경로전진능에 영향을 준다. 즉 작은 직경의 카테터는 유연성이 좋지만 종축방향의 힘은 약하다. 최근 사용되는 카테터는 작은 외경으로도 충분한 경로전진능을 확보하기 위해 폴리에스터, 폴리에틸렌, 나일론, 폴리아미드 등의 재료를 사용한다.

최근 사용되는 풍선카테터는 경로전진능을 고려해서 유연성이 충분하도록 설계되어 있다. 유연성을 얻고자 카테터의 벽을 얇게 만들어 기존의 딱딱한 성질은 많이 사라졌다. 그러나 이로 인해서 카테터의 꼬임 현상이 생기고 밀어 넣는 힘이 감소하는 경향은 감수해야 할 점이다. 카테터의 벽을 얇게 만드는 것과 함께 풍선카테터의 경로전진능을 높여준 것은 매우 다양한 유도철사들이다. 이상적인 유도철사는 병변 부위에서 조정하기가 쉽고, 유연하고 부드러우며 방사선비투과성 tip이 있어야 하고, 카테터가 통과할 수 있도록 shaft가 상대적으로 딱딱해야 한다. 그러나 실제로 시술을 완성하려면 하나 이상의 유도철사가 필요한 경우가 대부분이다.

5. 밀어 넣는 힘*Pushability*

밀어 넣는 힘은 종축 방향의 힘을 카테터의 근위부로 전달하여 원위부를 전진하게 하는 능력을 말한다. 작은 profile(low-profile)의 풍선카테터로 심한 협착 부위에 도달하는 데에는 아무 문제가 없으나, 만일 카테터에 밀어 넣는 힘이 없으면 협착 부위를 넘어갈 수가 없다. 이러한 문제를 극복하고자 풍선카테터를 상대적으로 딱딱한 shaft와 느슨한 끝부분(혹은 안내하는 부분)으로 구성하여 병소 부위 끝으로 밀어넣기 쉽도록 설계하였다.

유도철사를 사용하면 풍선카테터의 밀어 넣는 힘을 강화할 수 있으며, over-the-wire 상황에서는 시술자가 유도철사의 딱딱함을 이용하여 카테터를 원하는 병소 부위까지 밀어 넣을 수 있다. 풍선카테터의 적절히 가늘어진 끝부분과 low-profile 역시 경로전진능을 보완해 준다. 특히 카테터를 통과하기 어려운 협착 부위를 지나 밀어 넣고자 할 때 사용하는 pull-through 기술은 유도철사를 적절히 이용한 좋은 예이다.

6. 풍선 팽창과 수축시간

Balloon inflation and deflation times

풍선카테터의 풍선을 팽창시키고 수축시키고자 주입하는 희석 조영제의 흐름은 풍선의 팽창과 수축에 걸리는 시간에 영향을 미치는 중요한 요인이다. 현재 사용되는 풍선카테터는 low-profile과 작은 직경의 풍선용 구멍*port* 혹은 통로*channel*를 가지고 있다. 이러한 통로를 통한 액체의 흐름은 통로 반지름의 네 제곱에 비례하고 카테터 길이에 반비례한다. 그러므로 40cm, 80cm로 길이가 다른 동일 직경의 풍선 port 2개가 있다면 80cm 카테터가 40cm 카테터보다 수축하는 데 대략 2배 더 오래 걸린다는 것을 알 수 있다.

7. 유도철사와의 관계에 따른 풍선카테터의 분류

가장 널리 쓰이는 카테터는 over-the-wire 방식이다. 이 종류의 카테터는 2개 이상의 channel을 가지고 있는데, 하나는 풍선 확장을 위한 경로이고 다른 하나는 유도철사의 삽입 혹은 조영제의 주입 경로이다. Monorail 방식 카테터는 유도철사를 위한 개구부가 원위부 풍선에서 20~40cm 지점에 있다. 이 종류의 카테터는 over-the-wire 방식의 카테터에 비해 profile이 작으며, 카테터를 빨리 교환할 수 있지만 상대적으로 밀어 넣는 힘이 작다.

8. 폐쇄풍선*Occlusion balloon*

폐쇄풍선은 PTA 목적이 아닌 혈관을 막아 일시적으로 혈류를 멈추게 할 목적으로 고안된 풍선카테터이다. 특히 과혈관 장기의 수술은 다량의 혈액이 손실되어 생명의 위험을 초래할 수 있는데, 폐쇄풍선은 표적장기로 가는 혈류를 차단함으로써 수술 중 혈액 손실을 줄일 수 있다.[11-13] 또한 폐쇄풍선은 색전술 시 유입되는 혈류의 속도를 줄일 목적으로도 사용된다. 동정맥기형은 혈관조영술 시 조영제의 유입과 유출이 빨라 전체 병변을 영상으로 나타내기 힘든 경우가 많은데, 폐쇄풍선은 혈액의 유입량을 감소시켜 유입동맥과 유출정맥의 관계를 정확하게 보여줄 수 있다. 과혈류 상태로 인해 색전물질이 목표지점을 벗어나 정상 장기나 혈관에 색전을 유발할 수 있으나 폐쇄풍선을 이용하면 혈류의 양과 속도를 조절함으로써 정확한 지점에 안전하게 색전술을 시행할 수 있다.

색전술 시 혈액의 역류로 인해 색전물질이 새어 나가 정상조직의 색전으로 인한 합병증과 심혈관계, 신장 등의 손상을 유발할 수 있는데 폐쇄풍선을 사용해서 이를 사전에 차단할 수 있다.[14] 이러한 목적으로 위정맥류 환자에서 Balloon-occluded Retrograde Transvenous Obliteration (BRTO) 시술 시 위신장정맥 단락*gastrorenal shunt*의 폐쇄를 위해 사용된다(그림 10-3). 라텍스 같은 탄성이 큰 물질로 되어 있어 작은 압력에도 부피가 빠르게 커지며, 혈관벽의 손상을 최소화하도록 고안되어 있다. 직경이 큰 폐쇄풍선은 대동맥류의 혈관내 치료 시 stent-graft를 혈관벽에 밀착하는 데 이용되기도 한다.

9. 절단형 풍선*Cutting balloon*

절단형 풍선은 Barath 등에 의해 개발되었다.[15] 풍선의

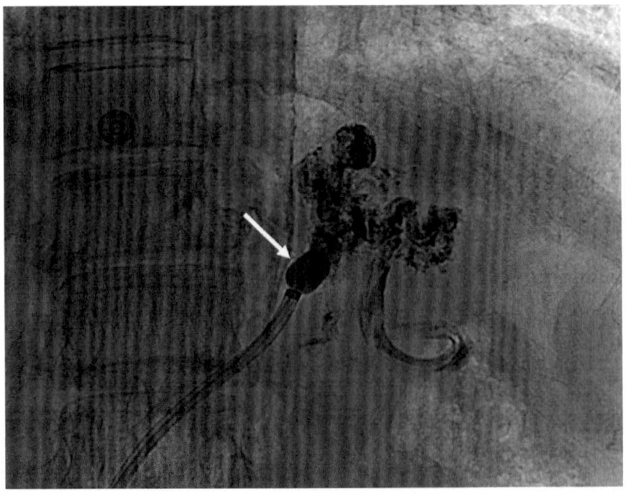

그림 10-3. Balloon-occluded Retrograde Transvenous Obliteration(BRTO) 폐쇄풍선(화살표)으로 gastrorenal shunt를 폐쇄하고 ethanolamine oleate와 Lipiodol을 5:1로 혼합한 용액을 주입하여 BRTO를 시행하는 모습이다.

바깥쪽 표면에 길이 방향으로 4개의 칼날(atherotome)이 붙어 있는 비탄성*non-compliant* 풍선으로, 팽창 시 죽종과 혈관 내벽에 세로 방향의 얕은 칼집을 만들어 hoop stress를 줄여 줌으로써 낮은 압력에서 협착이 확장되게 한다. 고압의 풍선에도 반응하지 않는 협착이 적응증이다.[16] 절단형 혈관성형술용 풍선*cutting angioplasty balloons*은 관상동맥과 말초 혈관 모두에서 적용할 수 있으며, 혈액투석루*hemodialysis fistula*에서 혈관내 근접치료나 재발성 협착증 후에 나타날 수 있는 만성적 협착증을 해소할 수 있을 것이라 기대된다(그림 10-4).[17, 18]

10. 풍선카테터의 차세대 기술

냉동성형술 풍선*cryoplasty balloon*은 기계적으로 리모델링된 다른 혈관성형술 카테터와 더불어 근접한 조직의 온도를 −10C°까지 떨어뜨린다. 실험적 증거에 따르면, 이러한 온도 감소는 조직에서 세포자멸사나 세포예정사를 일으키며 이를 통해 재협착증을 방지한다. 이 기술은 혈액투석 이식편*hemodialysis grafts*의 고질적인 재발성 협착증을 치료할 수 있을 것으로 기대된다.[19]

내막증식으로 인한 재협착은 혈관성형술의 가장 흔하고 극복하기 힘든 문제이다. 최근 paclitaxel 등의 약물이 도포된 약물방출 풍선*drug-eluting balloon*이 개발되어 재협착을 방지할 수 있는 기술로 기대되고 있다. 가장 적합한 적응증은 스텐트 내 재협착*instent restenosis*으로 알려져 있다. 하지만 풍선 고유의 약점인 PTA 직후 반동*recoil*을 완전히 극복할 수는 없다.[20]

Ⅲ 요약

풍선카테터와 유도철사는 풍선 혈관성형술이 시작된 후 거의 20년 동안 임상적 요구와 경쟁적인 시장 상황에 따라 기술적으로 발전을 거듭해 왔다. 현재 사용하고 있는 최신 peripheral PTA 풍선카테터를 정확히 나타낼 수 있는 용어는 다음과 같다. 고압*high-pressure*, 저탄성*low-compliance*, 탄성 조절 가능*controlled-compliance*, 낮은 profile값*low-profile*, 경로전진능이 있고*trackable*, 밀어 넣는 힘이 좋고 *pushable*, (일부 풍선의 경우) 스크래치 저항성이 있다. 유도철사는 쉽게 조종 가능하고, 방사선비투과성이며*radiopaque*, 단단하며, 헐렁헐렁한 것을 사용할 수 있다. 일반적으로 사용되는 유도철사 굵기는 작은 혈관용 풍선카테터의 경우 0.014~0.018in이고, (낮은 profile값의) 5Fr 풍선카테터의 경우 0.035~0.038in이다. 현재 사용되는 풍선카테터는 제조사에 따라 특징이 다르나 대부분 high-pressure, low-compliance, low-profile의 특성을 갖고 있다. 그럼에도 불구하고 풍선카테터의 제한점인 탄성반동*elastic recoil*, 박리 *dissection* 유발, 스텐트보다 짧은 개통기간 등을 극복하기 위해 향후 새로운 물질과 개념을 가진 풍선카테터를 개발할 필요가 있다.

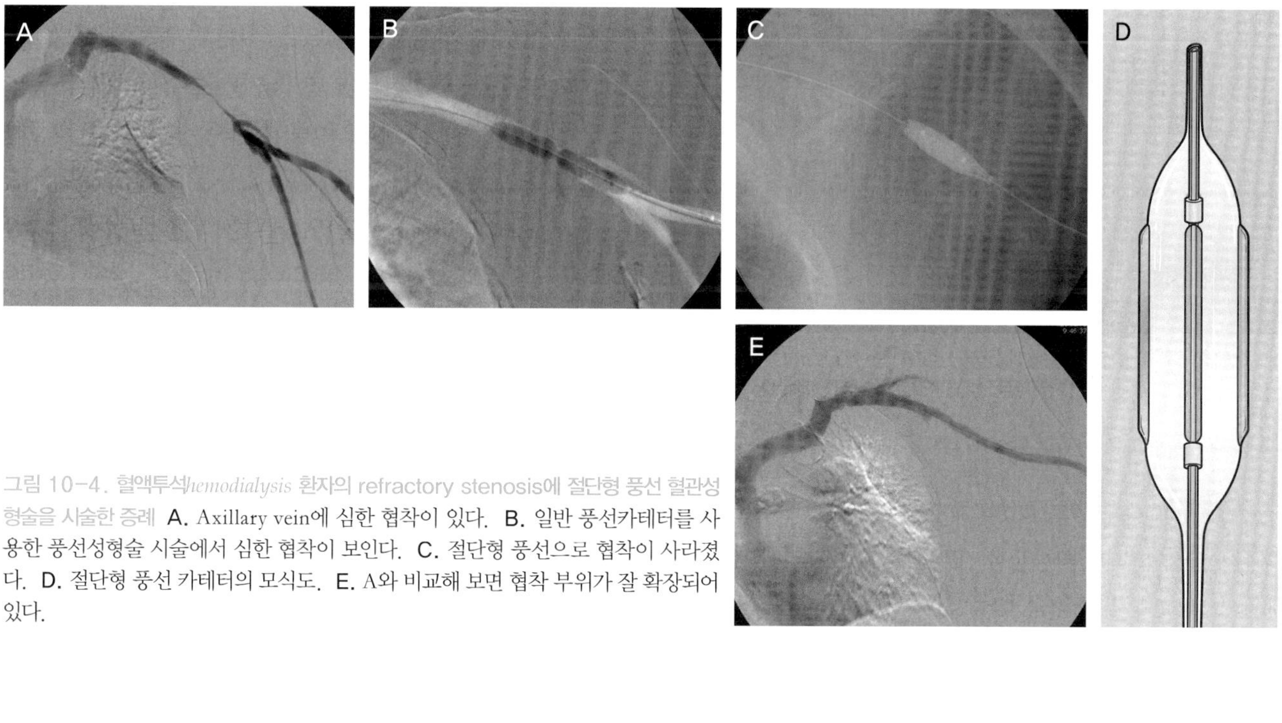

그림 10-4. 혈액투석*hemodialysis* 환자의 refractory stenosis에 절단형 풍선 혈관성형술을 시술한 증례 A. Axillary vein에 심한 협착이 있다. B. 일반 풍선카테터를 사용한 풍선성형술 시술에서 심한 협착이 보인다. C. 절단형 풍선으로 협착이 사라졌다. D. 절단형 풍선 카테터의 모식도. E. A와 비교해 보면 협착 부위가 잘 확장되어 있다.

참고문헌

1. Dotter CT, Judkins MP. Transluminal treatment of arteriosclerotic obstructions: description of a new technic and a preliminary report of its application. Circulation 1964;30:654-670.
2. Porstmann W. Ein neuer Korsett-Ballonkatheter zur transluminalen Rekanalisation nach Dotter unter besonderer Berucksichtigung von Obliterationen an der Beckenarterien. Radiol Diagn (Berl) 1973;14:239-244.
3. Geddes LA, Geddes LE, eds. The Catheter Introducers. Chicago: Mobium, 1993:60-61.
4. Dotter CT, Judkins MP, Frische LH, et al. The "nonsurgical" treatment of iliofemoral arteriosclerotic obstruction. Radiology 1966;86:871-875.
5. Dotter CT, Rosch J, Anderson JM, et al. Transluminal iliac artery dilation. JAMA 1974;230:117-124.
6. Geddes LA, Geddes LE, eds. The Catheter Introducers. Chicago: Mobium, 1993:71-77.
7. Gruentzig A, Hopff M. Perkutane Rekanalisation chronischer arterieller Verschlusse mit einem neuen Dilatationskatheter: Modifikation der Dotter-Technik. Dtsch Med Wochenschr 1974;99:2502-2510.
8. Gruentzig AR, Myler RK, Hanna ES, et al. Coronary transluminal angioplasty. Circulation 1977;56(suppl Ⅲ):84.
9. Gruentzig A. Transluminal dilation of coronary-artery stenosis. Lancet 1978;1(8058):263.
10. Abele JE. Balloon catheters and transluminal dilatation: technical considerations. AJR Am J Roentgenol 1980;135:901-906.
11. Heimbecker RO. An aortic tampon for emergency control of ruptured abdominal aneurysm. Can Med Assoc J 1964;91:1024-1025.
12. Rubenstein RB, Wolvek S. Percutaneous aortic balloon occlusion. Surg Gynecol Obstet 1987;164:561-563.
13. Wholey MH. The technology of balloon catheters in interventional angiography. Radiology 1977;125:671-676.
14. Greenfield AJ, Athanasoulis CA, Waltman AC, et al. Transcatheter embolization: prevention of embolic reflux using balloon catheters. AJR Am J Roentgenol 1978;131:651-655.
15. Barath P, Fishbein MC, Vari S, et al. Cutting balloon: A novel approach to percutaneous angioplasty. Am J Cardiol 1991;68:1249-1251.
16. Michael SL, Varinder S, Thomas JN, et al. Review: cutting balloon angioplasty. J Invasive Cardiol 2002;14:552-556.
17. Fasseas P, Orford JL, Lennon R, et al. Cutting balloon angioplasty vs. conventional balloon angioplasty in patients receiving brachytherapy for treatment of in-stent restenosis. Catheter Cardiovasc Interv 2004;63:152-157.
18. Singer-Jordon J, Papura S. Cutting balloon angioplasty for primary treatment of hemodialysis venous stenoses: preliminary results. J Vasc Interv Radiol 2005;16:25-29.
19. Rifkin BS, Brewster UC, Aruny JE, et al. Percutaneous balloon cryoplasty: a new therapy for rapidly recurrent anastomotic venous stenoses of hemodialysis grafts? Am J Kidney Dis 2005;45:227-232.
20. Waksman R, Pakala R. Drug-eluting balloon: the comeback kid? Circ Cardiovasc Interv 2009;2:352-358.

Chapter 11

스텐트

강성권

I 스텐트에 대한 개요

1. 스텐트의 역사

스텐트라는 용어는 18세기에 Charles Stent가 처음 사용하였다.[1-5] 1964년 Dotter와 Judkins가 하지 동맥의 폐쇄성 질환에서의 경피경관혈관성형술*percutaneous transluminal angioplasty; PTA*에 대한 논문을 최초로 발표하고,[6] 1969년 Dotter가 동물에서의 스프링 코일 기구*spring coil endoprosthesis*에 대한 경험을 발표한 후, 마침내 Gianturco[7]와 Palmaz가 처음으로 인체에 스텐트를 설치하였다. 이후 풍선카테터의 발달과 더불어 점차 세련된 수기가 개발되면서 PTA는 폐쇄성 혈관질환의 기본적인 치료방법으로 자리 잡았다.

스텐트 재질은 생체적합성을 가져야 하고, 불필요한 염증반응을 유발하지 말아야 하며, 재협착을 극복할 수 있도록 충분히 강직하여야 하고, 내막*endothelium*의 성장 및 안정성 확보를 위한 영속성 있는 표면을 갖추어야 한다. 또한 혈류를 방해하지 말고 스텐트의 내면에 일정하게 내피화를 유발할 수 있어야 한다.

금속 스텐트는 원통형*tubular*, 코일형, 원형, 혹은 복합구조로 여러 개의 단위구조*cell*를 가진 형태로 설계된다. 스텐트의 이상적인 조건은 스텐트가 접혔을 때 부피가 작아야*low profile* 하고, 좁아진 병변 부위를 잘 펼칠 수 있도록 팽창력이 우수해야 한다(그림 11-1).

스텐트는 설치방법에 따라 자가팽창형 스텐트와 풍선팽창형 스텐트로 구분된다.

2. 풍선팽창형 스텐트*Balloon-expandable stent*

대표적인 풍선팽창형 스텐트는 Palmaz stent로, 316L 스테인리스 스틸로 만들어졌고 스텐트가 적절한 크기의 풍선에 말려 있다. 이 스텐트와 풍선카테터의 조립품을 유도철사를 따라 긴 sheath와 같이 병변을 지난 후 sheath를 뒤로 당겨 스텐트를 협착 부위에 노출시킨다. 풍선을 팽창하여 스텐트를 혈관벽에 밀착시킨 후 풍선을 수축시켜 스텐트와 풍선이 분리된 것을 확인한 후 풍선카테터를 제거한다. Palmaz는 스텐트가 혈관의 직경보다 10~15% 더 큰 것을 설치하여야 스텐트가 혈관벽에 묻히게 되어 혈전 형성이나 색전 발생을 막을 수 있다고 주장하였다.[8] 스텐트가 혈관벽에 충분히 밀착되었는지를 판단할 때 혈관조영술만으로 불충분한 경우가 있어 때로는 관내초음파가 필요하다. Palmaz stent의 장점은 비교적 팽창력이 크고 팽창률이 높으며 설치할 때 풍선에 말려 있던 길이보다 비교적 덜 줄어들어 정확한 길이로 설치할 수 있다는 것이다. 단점으로는 종축 유연성*longitudinal flexibility*이 부족하여 외부압력으로 인해 압축되거나 비틀림이 생긴다는 것이다(그림 11-2).

Nitinol 재질(nickel 55%, titanium 45%)의 풍선팽창형 스텐트는 스텐트를 펼쳤을 때 길이 변화가 적어 원하는 위치에 정확하게 설치할 수 있으나, 원래 내경보다 과대팽창*over dilation*할 때에는 스텐트가 터지거나 혈관을 손상시키므로 과대팽창이 일어나지 않도록 주의한다.

3. 자가팽창형 스텐트*Self-expandable stent*

Elgiloy 합금으로 만들어진 Wallstent는 자가팽창형 스텐트의 대표적인 제품이다. 스텐트를 감싼 피막을 뒤로 당기면 스텐트가 원위부에서 근위부로 팽창한다. Wallstent는 75% 이하로 스텐트가 펼쳐진 경우, 다시 새로운 적절한 곳에 설치하기 위하여 피막을 다시 씌우거나 제거할 수 있다.

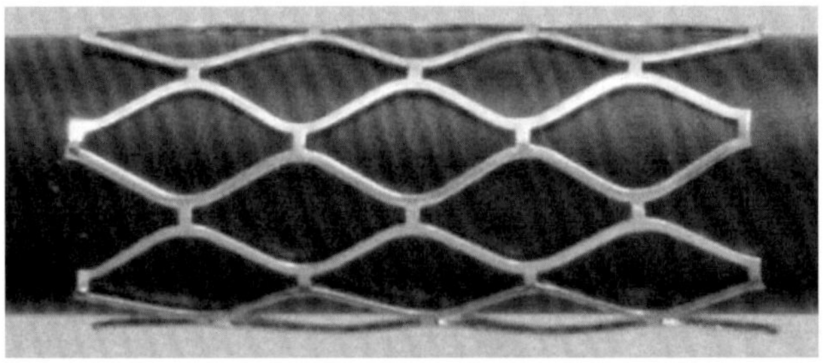

그림 11-1. 틀에 고정되어 있는 풍선팽창형 스텐트

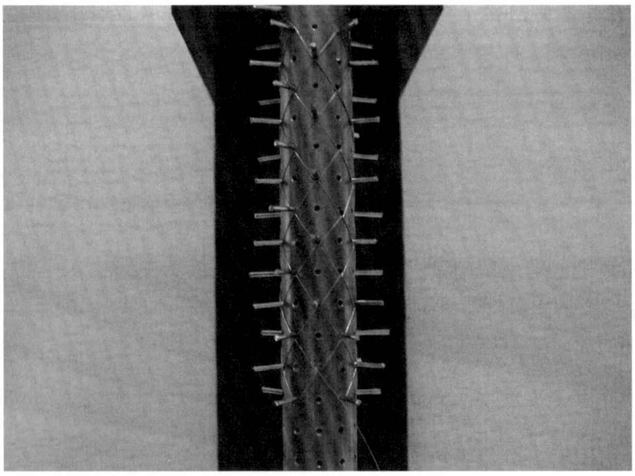

그림 11-2. 나이티놀 세선으로 스텐트를 제작하는 모습

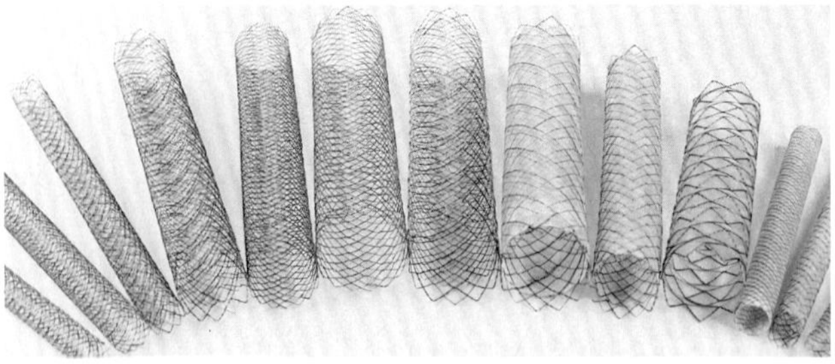

그림 11-3. 다양한 자가팽창형 스텐트

풍선팽창형 스텐트보다 유연하여 굴곡이 있는 혈관에 유용하며, 길이와 굵기가 다양해 장골동맥*iliac artery*에 설치하기에 적당하다. 단, 스텐트를 펼칠 때 풍선팽창형 스텐트보다 길이가 줄어드는 것이 단점이다(그림 11-3).

스텐트 삽관기*stent delivery catheter*를 설치하거나 스텐트가 펼쳐질 공간을 확보하기 위해 작은 풍선으로 미리 혈관을 어느 정도 확장한 후 스텐트를 넣고 이후에 큰 풍선으로 목표치만큼 확장하는 경우도 있다.

일차적으로 스텐트를 설치하는 경우(primary stent placement)에 병변을 통과할 때 불필요한 조작을 줄이기 위해 풍선확장술을 생략함으로써 원위부의 색전 가능성을 줄일 수 있다. 스텐트는 병변을 충분히 포함하여야 하나 혈관 정상 부위와의 접촉은 최소화해야 한다.[9, 10]

4. 스텐트의 물리적 성질

금속 스텐트의 물리적 성질을 평가하는 항목으로는 팽창력과 접혔을 때의 부피, 스텐트의 순응성, 길이 변화, 유연성, 표면적 등이 있다(〈표 11-1〉).[11]

스텐트의 힘을 측정하면 스텐트를 누르면서 측정한 그래프와 떼면서 얻은 그래프 2개를 얻을 수 있는데, 이를 stress-strain curve라고 하며 스텐트 팽창력의 2개 요소라고 할 수 있다(그림 11-4). 스텐트의 유연성은 스텐트가 삽관

〈표 11-1〉 금속 스텐트의 물리적 성질 평가항목

1. Radial force/resistive force
2. Conformability
3. Stent shortening
4. Flexibility
5. Surface characteristics
6. Long term durability
7. Metal free ratio

기에 들어 있을 때 구불구불한 병변을 얼마나 잘 통과해 갈 수 있는지를 말한다. 일정한 간격으로 두 점을 고정하고 가운데를 누를 때 발생하는 저항을 측정해 유연성을 평가한다(그림 11-5).

스텐트의 순응성은 스텐트를 설치했을 때 스텐트가 설치된 장기의 모양에 얼마나 잘 순응하는지를 의미하며, 여기에는 두 가지 요소가 있다. 하나는 스텐트가 혈관이나 소화관 벽에 스텐트 표면적의 몇 퍼센트가 접촉하는가이고, 다른 하나는 스텐트를 설치한 장기가 구부러져 있을 때 스텐트가 장기의 구부러짐에 얼마나 잘 순응하는가이다(그림 11-6). 그 밖에 스텐트의 길이 변화가 기술적 성공률에 영향을 미치기도 하는데, 스텐트가 삽관기 내에 있을 때와 완전히 펼쳐졌을 때 길이의 차이를 스텐트의 shortening이라고 한다(그림 11-7).

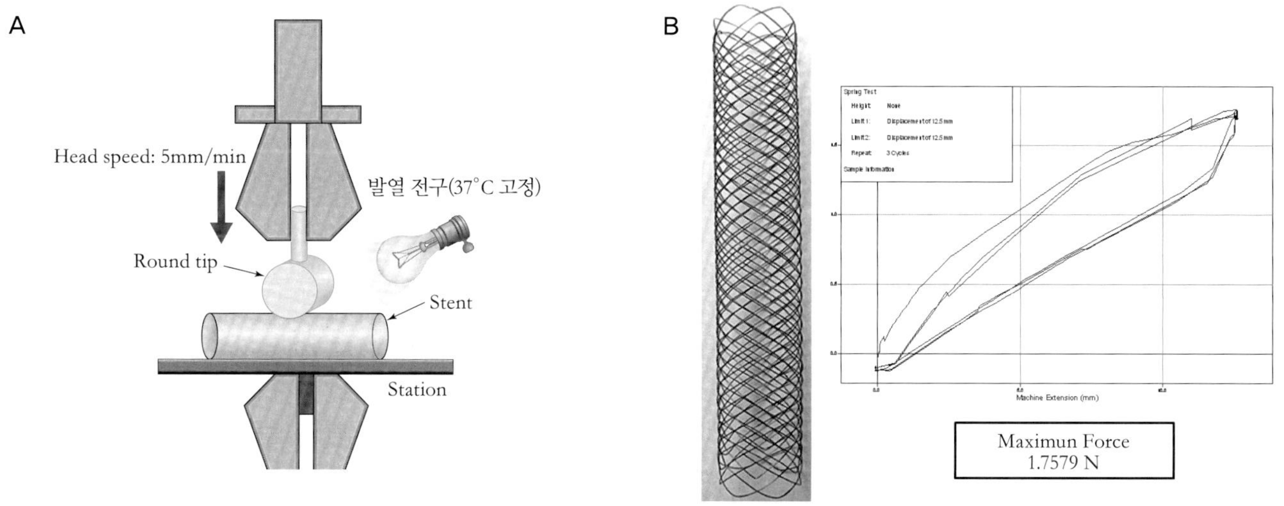

그림 11-4. 팽창력의 측정 A. 동그란 시편을 이용하여 스텐트를 누를 때와 펴질 때의 힘을 측정함. B. 스텐트의 stress-strain curve

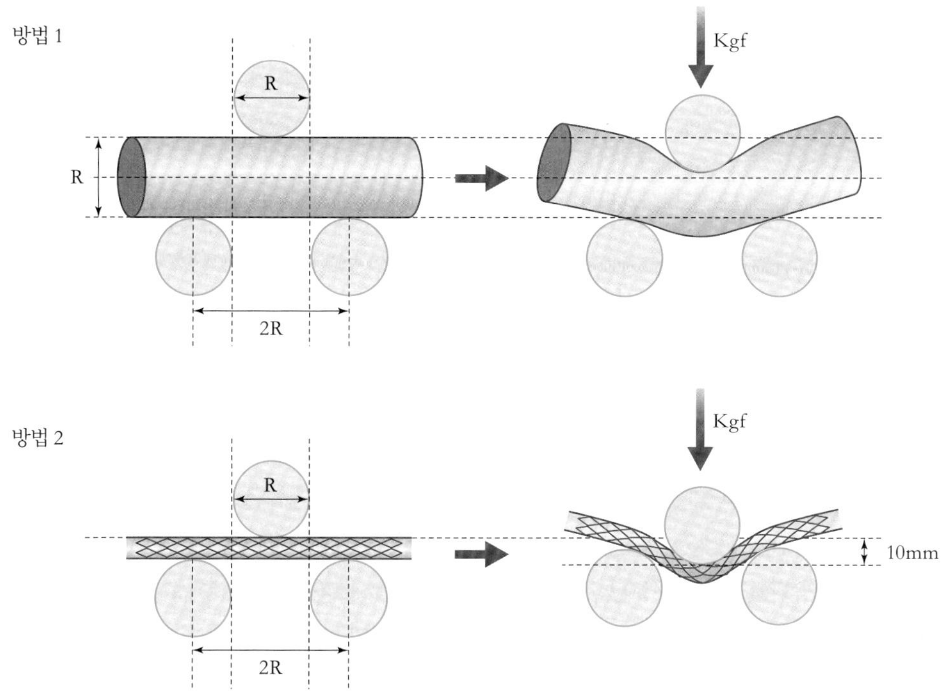

그림 11-5. 스텐트의 유연성 평가방법

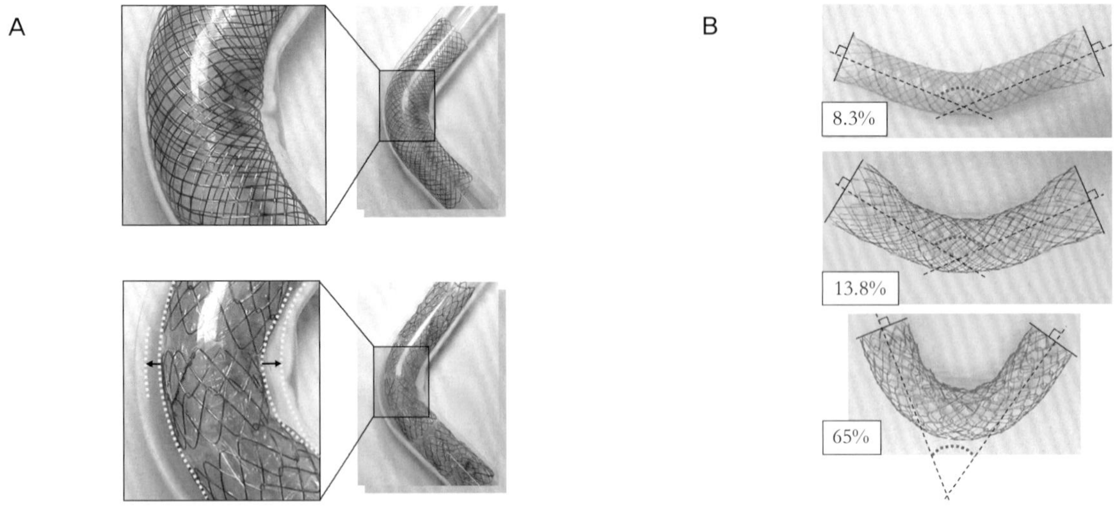

그림 11-6. 스텐트의 순응력 A. 스텐트가 혈관벽에 밀착되는 정도 B. 스텐트가 곡선 형태를 유지하는 정도

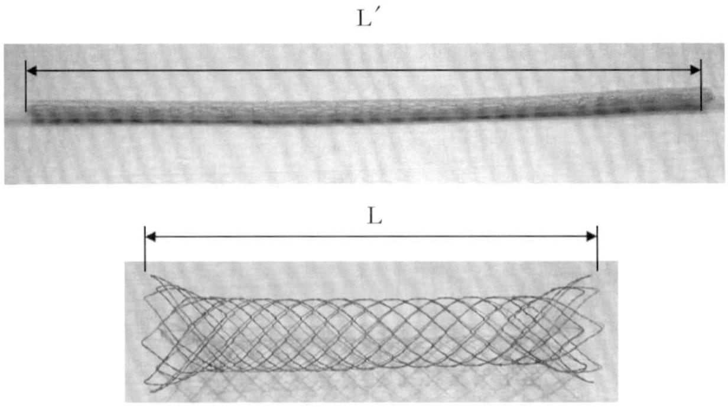

$$\frac{L'-L}{L} \times 100$$

그림 11-7. 스텐트의 길이 변화

5. 피복형 스텐트*Covered stent*

Covered stent는 1991년 송[12] 등에 의해 처음 소개되었으며 지그재그 스텐트에 나일론 피막을 입혀 사용되었다. 피막은 특히 위장관에서 스텐트가 점막에 묻히지 않도록 하여 양성 환자의 치료에 사용할 목적으로, 또는 악성 환자에서 스텐트의 장기 개통성을 증가시키기 위하여 사용한다.[12-17] 스텐트의 피막으로는 폴리우레탄, 실리콘, 테플론 등을 사용한다. 스텐트 피막은 스텐트가 환자의 몸 안에 설치된 동안 분해되지 않고 안정적으로 유지되어야 하므로 현재는 실리콘 피막이 널리 이용되고 있다(그림 11-8).[18, 19]

6. 인공혈관 스텐트*Stent-Graft*

1991년 Parodi가 처음 보고한 인공혈관 스텐트는 현재 복부대동맥류의 치료(endovascular aneurysm repair, EVAR)에 수술보다 더 널리 사용되고 있다.[20-22] 흉부대동맥류의 치료(thoracic endovascular aneurysm repair; TEVAR)에도 사용 빈도가 점차 증가하고 있다.[23, 24] 인공혈관 스텐트는 미국에서는 복부용 6개, 흉부용 4개 제품이 등록되어 사용되고 있으며, 유럽에서는 이보다 많은 수의 제품이 사용되고 있고, 한국에서는 복부용 4개, 흉부용 4개 제품이 이용되고 있다(〈표 11-2〉).

인공혈관 스텐트는 인공혈관과 스텐트를 결합한 구조로

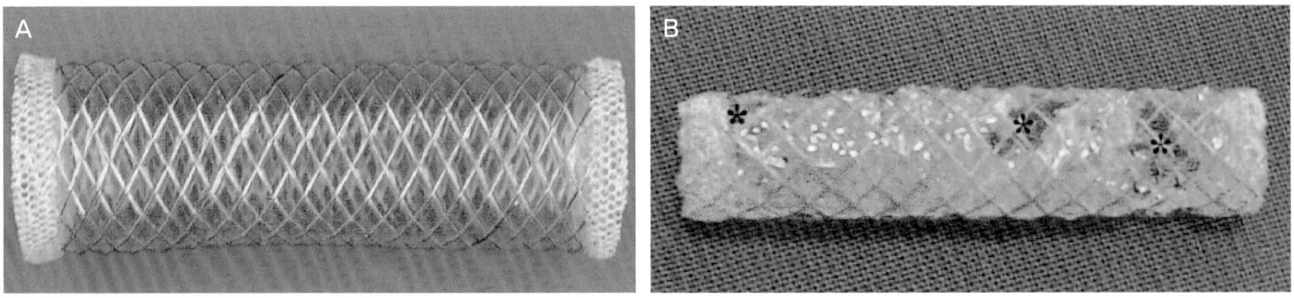

그림 11-8. Covered stent A. Stent with polyurethane membrane B. Membrane was degraded by bile

〈표 11-2〉 인공혈관 스텐트의 제조사

1. Cook Medical(Zenith, TX2, FDA approved)
2. Endologix(AFX, IntuiTrak Poserlink, FDA approved)
3. Gore Medical(Excluder, tag FDA approved)
4. Terumo(Anaconda for AAA, BluGlide delivery system)
5. Bolton Medical(Treovance, Relay, Premarket approval from FDA)
6. Johnson & Johnson(CNCRAFT for AAA, Premarket approval from FDA)
7. Jotec(E-Vita for thoracic and abdominal)
8. Lombard Medical(Aorfix for AAA)
9. Medtronic(Endurant, Valiant, Captivia delivery system, FDA approved)
10. S & G Biotech Inc(SEAL Thoracic and Abdominal, Hybrid)
11. TriVascular(Ovation Prime for AAA, Premarket approval from FDA)

대동맥의 벽으로 압력이 전달되는 것을 막아서 대동맥류 혹은 박리에서와 같이 비정상적인 대동맥벽 파열로 환자가 사망하는 것을 방지할 수 있도록 고안되었다.[25-29] 인공혈관 스텐트의 구조는 나이티놀 세선으로 지그재그 형태 혹은 다이아몬드 형태로 구성되어 있으며 유연성을 좋게 하기 위하여 단위 구조가 일정 간격을 두고 배치된 경우가 많다. 인공혈관은 폴리에스테르 혹은 테플론으로 두께가 100~200μm의 원통형 튜브 구조이다. 인공혈관에서 스텐트 구조는 인공혈관의 바깥쪽에 위치해 있으며 폴리프로필렌 실로 고정되어 있다.[25-41] 인공혈관의 디자인은 흉부대동맥 질환의 치료에 사용되는 원통형, 복부 대동맥 질환의 치료에 사용되는 분지형과 직경이 점점 좁아지는 원통형이 있다(그림 11-9).

7. 생분해성 스텐트*Biodegradable stent*

생체흡수성 혹은 생분해성 스텐트는 고분자 혹은 부식성 금속을 이용하여 만들어져 몸안에 설치했을 때 일정 기간이 지나면 가수분해되거나 부식되어 흡수되는 스텐트를 말한다.[42, 43] 생분해성 스텐트는 1990년대 초에 위장관 수술을 할 때 위장관 문합 부위의 협착과 누출을 방지할 목적으로 가장 먼저 사용되었으며,[44, 45] 요도와 식도의 양성 협착 치료를 위하여 고안되어 사용되었다. 생분해성 스텐트의 소재로는 PLLA(Poly-L-lactic acid)와 부식성 금속인 magnesium이 사용되고 있다.

Ⅱ 약물방출 스텐트*Drug-eluting stent*

1. 재협착의 병태생리

스텐트 설치 후의 문제점은 내막증식*endothelial hyperplasia*과 동맥경화증*atherosclerosis*의 진행으로 인한 혈전증*thrombosis*과 재협착*restenosis*이다.[9, 10, 46, 47] 급성 혈전증은 설치 후 1개월 이내에 발생할 확률이 가장 높으므로 시술 전후에 헤파린*heparin*을, 수개월간 와파린*warfarin*을 투여하면 6~10%까지 빈도를 줄일 수 있다. 대퇴동맥*femoral artery* 아래 혈관에 스텐트를 설치할 경우 충분한 양의 항응고제 투여*anticoagulation*가 필요하다.

스텐트의 재내피화*reepithelialization*는 스텐트 설치 후 첫 6~8주에 발생한다. 재내피화의 깊이는 전형적으로 100μm로 제한된다.[46, 48] 장골동맥은 내경이 7~12mm이나 대퇴

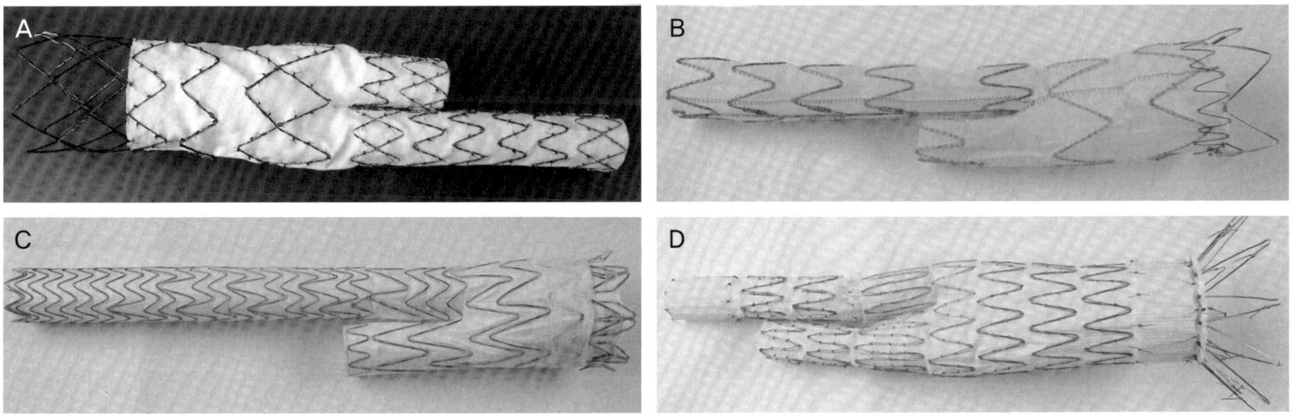

그림 11-9. 다양한 분지형 Stent-graft A. SEAL stent-graft(S & G biotech Inc, Korea) B. Talent stent-graft(Medtronic) C. Excluder stent-graft(Gore Medical) D. Zenith stent-graft(COOK Medical)

동맥은 5~7mm이기 때문에 내강을 확보하기 위하여 내막의 두께가 매우 중요하며 이를 감소시켜야 장기적으로 좋은 결과를 얻을 수 있다. 내막의 증식은 미만성의 긴 폐쇄성 병변의 스텐트설치술에 더 많이 나타나고, 여러 개의 스텐트를 설치할 때 재협착이 더 잘 발생한다. 스텐트 등으로 인한 혈관손상은 내피세포의 기능장애와 혈관 내막의 증식을 초래하며, 이는 단순한 혈관성형술보다 금속 스텐트를 설치했을 때 더 많이 나타난다.

재협착은 혈관벽의 기계적 손상에 대한 반응으로서 신생혈관내막증식*neointimal hyperplasia*과 혈관재형성*vessel remodeling*으로 발생한다. 일련의 과정은 풍선확장술과 스텐트설치술 후에 즉시 시작된다. 스텐트 설치 후 바로 내막이 손상되고 plaque가 분쇄되며, 때로는 중막*media*까지 박리되면서 혈관을 신장시킨다. 손상된 부위에 혈소판과 섬유소가 침착하고, 활성화된 혈소판은 혈중백혈구*circulating leukocyte*와 더불어 손상된 혈관벽에 계속 붙는다. 백혈구는 혈소판과 섬유소층*platelet-fibrin layer*을 통과하여 조직 내로 스며들게 된다. 다음 단계는 육아조직 또는 세포증식 시기이다. 이후 과정으로 혈소판, 백혈구, 평활근세포*smooth muscle cell; SMC*로부터 성장인자*growth factor*가 배출되는데, 이 성장인자는 평활근세포의 중막에서부터 신생내막으로의 이주를 자극한다. 결과적으로 신생내막은 평활근세포, 세포외기질*extracellular matrix*과 대식세포*macrophages*로 구성된다. 이 시기에 세포분열이 발생하여 혈관 재협착의 필수적인 여건이 된다. 좀 더 시간이 지나면 혈관은 세포외기질, 단백질 분해와 재합성의 혈관재형성 시기로 들어간다. 이때는 세포의 수가 적어지고 세포외기질이 더 많이 생성되는 시기로 변하게 된다. 세포외기질은 여러 종류의 collagen subtype과 proteoglycan으로 구성되고 성숙한 plaque(*matured restenotic plaque*)로 대체된다. 혈관성형술이나 스텐트 설치로 손상된 혈관 표면의 일부에서는 재내피화가 발생한다. 혈관성형술 후의 동맥은 collagen에 의하여 가수분자*hydrated molecule*들이 대체되고 세포외기질이 재구성되면서 동맥조직을 위축시켜 혈관이 좁아지지만 *negative remodeling*, 스텐트가 설치된 동맥은 혈관의 재협착은 미미하지만 세포외기질의 구성성분이 평활근세포 이주를 촉진하여 재협착을 유발한다.[49, 50]

2. 재협착에서 염증반응의 역할

백혈구가 동맥의 기계적 손상 후에 내막이 증식하는 데 중요한 역할을 한다. 실험동물에서 스텐트 설치로 심부혈관벽에 손상이 가해지면 바로 풍부한 혈관 내벽에 붙은 중성구*surface-adherent neutrophils*와 단핵구에 의하여 조기 염증반응이 일어난다. 수일에서 수주 후에 대식세포가 자라나는 신생내막에 축적되고 스텐트 주위에 군집된 것이 관찰된다. 혈관벽의 단핵구와 대식세포의 비율*monocytes/macrophages*은 신생내막 범위와 상응하는 관계에 있다. 이는 재협착에서 단핵구의 일반적인 역할을 시사한다. 단핵구의 조기군집을 제한하면 신생내막의 비후가 감소한다는 결과도 보고되었다.[49] 관상동맥의 죽종절제술*atherectomy* 후에 얻어진 조직 속에서 앞으로 혈관의 재협착 발생을 추정할 수 있는 많은 수의 대식세포가 질량적 면역조직학적 분석에서 발견된다. Farb 등은 중막 손상의 정도가 염증과 신생내막의 비후에 밀접한 연관이 있음을, 또한 염증과 뚜렷한 관계가 있는 스텐트 주변의*peri-struts* 신생혈관 생성도 보고하였다.[51]

혈관성형술 후에 전신적 염증표지자*inflammatory markers*는 재협착을 시사할 수 있다. 협심증 환자에서 스텐트를 설치할 때 C-reactive protein이 일시적으로 상승했다가 48~72시간 만에 기준치로 회복된 증례가 보고되었다. 지속적인 C-reactive protein의 상승은 재협착의 위험도 상승과 밀접한 관계가 있다. 그 밖에 CD11b의 상승도 시술 후 임상적 재협착 및 내강소실과 관련이 있다는 보고가 있다.[52-54]

3. 스텐트 내부의 재협착

대부분의 연구는 실험동물이나 인간의 관상동맥에서 스텐트내 재협착*in-stent restenosis* 치료에 몰두하고 있다. 이는 스텐트내 재협착이 환자의 유병률이나 사망률에 지대한 영향을 끼치기 때문이다. 스텐트내 재협착을 정복하기 위하여 처음에는 급성 혈전증을 예방하기 위한 항응고제나 항혈소판제제를 투여하였으나, 최근에는 평활근세포의 증식으로 인한 혈관 손상을 예방하는 데 목표를 두고 있다. 평활근세포의 증식은 (철사, 풍선, 스텐트 등으로 인한) 기계적 손상 후에 신생내막 생성에 결정적 역할을 하는 것으로 실험적으로 판명되었고 세포주기의 G1/S 전환기에 촉진된다.

처음에는 금속 스텐트의 항혈전 특성을 강화하기 위하여

재질을 금으로 하거나 PLA(poly lactic acid)나 섬유소 등으로 겉칠을 하였다. 또는 헤파린이나 abciximab 등의 항혈전성 제제를 스텐트 표면에 적용하여 스텐트를 설치하였다. 이러한 방법들은 급성 스텐트혈전증의 발생률을 약간 감소시켰으나 스텐트내 재협착의 발생빈도는 감소시키지 못하였다. 스텐트내 재협착을 예방하기 위하여 스텐트 설치 후 평활근세포를 억제할 수 있는 방법에 주안점을 두었다. 재협착은 세포주기 내의 여러 과정을 통하여 진행되므로 최근에는 고농도의 면역억제제나 항암제를 혈관벽에 직접 전달하는 약물전달 기술이 이용되고 있다. 이는 가장 광범위하게 연구되고 있는 항증식성 약물방출 스텐트 설치 혹은 혈관의 평활근세포 증식에 대한 항암증식요법인 혈관내 방사선치료 등에 이용되고 있다.

4. 약물방출 스텐트

약물방출 스텐트는 탄성에 의한 재협착*elastic recoil*을 이겨낼 수 있는 구조적 특성과 생체적합성을 기본적으로 갖추어야 하고 항증식제제를 전달할 수 있는 스텐트이다. 스텐트의 표면에 결합된 약제는 예측 가능하고 일정하게 스텐트와 접촉하는 장기(혈관 혹은 위장관)에 전달되어야 한다. 금속 스텐트 표면의 약물 코팅은 스텐트 설치 전후 과정에서 손실되지 않아야 하고, 혈전이 생성되지 않으려면 코팅막이 혈소판이나 섬유소 침착에 견뎌야 한다. 스텐트의 약물 전달은 확산작용*diffusion*에 의하며, 확산율은 코팅이나 고분자 기질*polymer matrix*의 내외 농도 차에 좌우된다.[55]

5. 항증식성제*Antiproliferative agents*

(1) Rapamycin(sirolimus)

이는 면역억제 능력이 있는 자연산 macrocyclic lactone으로, 1970년대 중반 *Streptomyces hygroscopicus*에서 추출되었다. 1999년 FDA가 신이식거부증을 예방하는 약제로 승인하였다. Rapamycin은 특이한 세포액*cytosolic* 단백질과 결합하는 전구체로 작용기전은 여타의 면역억제제와 달리 주로 DNA 합성을 억제한다. Rapamycin은 세포증식억제제*cytostatic* 효능으로 늦은 G2시기에 세포주기 진행을 억제하며 세포이주를 제한한다. 또한 재협착의 모든 단계를 통제한다. 돼지의 재협착 모델의 sirolimus 방출 스텐트 연구에 의하면, 염증이 현격히 줄었으며 신내막증식도 평행적으로 억제되었으며 재내피화도 스텐트군과 비슷한 정도로 생겼다.[56] 재내피화는 사람의 관상동맥에 sirolimus 방출 스텐트를 설치한 후에도 확인되었다. Rapamycin은 세포외기질 형성에 관여하는 단백질과 collagen 합성을 억제하며, 평활근세포 이주도 억제한다. 이러한 많은 기전에 의하여 sirolimus 방출 스텐트는 동물실험이나 임상적 경험을 통해 스텐트 혹은 고분자로 코팅된 스텐트에 비해 신생내막비후를 감소시키는 것으로 밝혀졌다.[57]

(2) Paclitaxel(Taxol)

이 약물은 Western yew의 나무껍질에서 추출되었다. 세포분열과 세포내 미세소관*microtubule* 기능을 방해하는 미세소관안정화*microtubule-stabilizing* 제제이다. Paclitaxel은 미세소관 내의 beta-tubulin subunit 부분과 특이하게 결합하여 가용하는 미세소관의 중합반응*polymerization*을 촉진한다. Paclitaxel은 세포분열을 방해하고 세포주기의 또 다른 시기에 미세소관의 기능부전*dysfunctional bundle*을 초래하여 유사분열단계*mitotic phase*에서 더 이상의 진행을 방해한다. 이러한 효과는 평활근세포의 이동을 확실하게 제한한다.[49, 58]

6. 약물방출 스텐트의 임상시험

(1) Rapamycin-stent

2001년에 rapamycin 방출 스텐트를 인체에 최초로 설치한 사례가 발표되었다.[59] 30명의 환자에게 18mm 길이의 스텐트를 설치한 직후에, 그리고 4개월 추적검사로 관상동맥조영술과 혈관내초음파를 실시하였다. 50% 이상의 내강협착은 발견되지 않았고 3명에서 혈관내초음파상 15% 이상의 내막증식이 있었으나 심장기능에 영향을 주는 합병증*major adverse cardiac effect; MACE*은 8개월 추적검사에서 나타나지 않았다. Sirolimus 방출 스텐트는 재협착을 지속적으로 제한하는 월등한 결과를 보였고 심각한 부작용은 없었다. 또한 sirolimus 방출 스텐트를 사용한 최초의 다기관 연구인 Ravel 연구에서 sirolimus 방출 스텐트군은 6개월 추적검사에서 평균 재협착률이 일반 금속 스텐트군보다 현저히 적었다. 또한 50% 이상의 재협착은 sirolimus 방출 스텐트가 0%, 일반 금속 스텐트가 27%, 스텐트 내의 신생내막 증식은 $2\pm5mm^3$: $37\pm28mm^3$으로 차이가 났으며, 1년 후 추적기간 동안 MACE율도 5.8%와 28.8%로 sirolimus

방출 스텐트군이 현저히 낮았다.[57]

대퇴동맥의 협착과 폐쇄에 관한 연구 결과를 보면, sirolimus 방출 스텐트군에서 평균 in-stent restenosis가 22.6%인 반면, 일반 금속 스텐트군에서는 30.9%였고 스텐트 내부의 평균 내강 직경은 약물방출 스텐트군이 의미 있게 컸다(4.95mm : 4.31mm).[60]

(2) Paclitaxel-stent

Rapamycin 방출 스텐트 연구와 달리 paclitaxel 방출 스텐트 연구는 용량 및 약물 방출 디자인에 초점이 맞추어져 있다. Silber[61]에 의하면 스텐트의 안정성은 스텐트 디자인과는 상관이 없었다. 또한 고분자 전달체를 이용하는 스텐트는 재협착의 발생에 있어서 1μm/mm^2 용량의 paclitaxel에도 큰 효과가 있었지만 고분자 전달체가 없는 경우에는 3μg/mm^2 용량에도 효과가 낮다고 주장하였다. ASPECT 연구에서는 재협착률*binary restenosis rate*은 떨어지지만 6개월의 임상 성적이나 혈관의 재개통률*recanalization rate*은 일반 금속 스텐트군과 비교하여 paclitaxel 방출 스텐트군이 더 좋은 성적을 보이지는 않았다. 실험동물에서는 paclitaxel의 항증식성 성분이 내막세포의 증식을 제한한다는 증거도 있다. 따라서 paclitaxel 방출 스텐트를 설치했을 때 6개월 동안 지속적으로 항혈소판제제를 처방해야 한다. 특히 약물방출 스텐트 설치 후 기능성 내막층의 발달이 더 지연되는지에 대한 연구도 필요하다.

7. 스텐트 근접치료*Stent brachytherapy*

방사선을 이용한 근접치료는 재협착과 관련된 평활근세포와 신생내막 증식을 억제하는 또 다른 방법이다. 이 치료의 목적은 주변조직의 허용한도 내에서 증식을 억제하는 방사선 양을 조사하는 것이다. 혈관내강의 근접치료는 카테터를 전달통로로 이용하여 스텐트 내부의 재협착을 억제하는 것이 목적이다. 인체에서 감마선이나 베타선을 방출하는 선원을 이용하여 재협착을 억제하는 카테터를 이용한 혈관내 근접치료도 보고된 바 있다.[62] 그러나 혈관의 방사선치료는 신생내막 생성은 억제하지만 동맥내강의 재내피화도 지연시킨다는 것이 동물실험으로 밝혀졌다. 부적절한 선량으로 인한 재내피화 지연, 섬유소 침착, 혈소판 응집 등은 혈전 형성의 중요한 원인이다. 신생내막 증식이 이루어지는 병리생리학적 시기에는 방사성 스텐트의 조직 피폭을 적절히 조절하고 선량을 정확히 측정해야 한다. 신생내막 증식은 혈관성형술 후 첫 수주 내에 발달하므로 이상적인 동위원소의 반감기는 수주를 넘으면 안 된다. 스텐트의 방사능은 스텐트 전장에 걸쳐 재협착을 예방할 수 있도록 역치선량보다 높아야 하고, 혈관벽에 대한 총 조사량은 혈관벽에 후손상을 초래하지 않도록 하며, 표적세포에 충분히 도달하기 위해 석회화 plaque도 통과할 수 있는 에너지를 가져야 한다.[63, 64-66]

방사능을 내는 스텐트는 일반 스텐트를 cyclotron에서 중성양자*deuteron*나 양자*proton*로 충격을 가하여 방사성물질로 변환시키든지 방사성동위원소를 고분자에 섞어 코팅하는 방식 등으로 스텐트에 직접 부착시킨다. 방사성동위원소로는 ^{32}P가 가장 많이 쓰인다. 그 밖에 ^{48}V, ^{198}Au, ^{90}Y, ^{103}Pd, ^{131}Cs 등이 있다.[67-70] 스텐트 근접치료의 문제점은 스텐트 가장자리에 발생하는 재협착*edge stenosis*이다. 현재는 스텐트 양단에 ^{103}Pd의 감마선, 스텐트 중심부에 ^{32}P의 베타선을 조사하는 융합형 방사능 스텐트가 고안되고 있다.[71-74]

Ⅲ 결론

재협착을 예방할 수 있는 가장 자연스러운 방법은 재내피화를 촉진하는 것이다. 온전한 혈관내막은 혈관의 항상성을 유지하는 데 필수적이다. 내막세포는 혈소판 기능과 혈전을 억제하고, 혈관의 투과성을 조절하며, mitogen과 결합하거나 비활성화하여 평활근세포의 성장을 억제한다. 따라서 재내피화를 촉진하고 내막증식을 억제하는 방법에 대한 연구가 더 필요할 것으로 생각된다.

약물방출 스텐트와 더불어 병행화학요법*combination chemotherapy*이나 줄기세포를 이용한 치료, 또는 생분해성 스텐트 등이 향후 작은 혈관, 혈관의 분지부 병변, 당뇨병 등의 현재 치료하기 어려운 혈관의 병변(complex lesion)[75, 76]이나 환자에서 재협착을 예방하는 데 효과적인 방법으로 기대되고 있다.

참고문헌

1. Cheng TO. Origin of the word 'stent'. Hosp Med 1999;60:763.
2. Hedin M. The origin of the word Stent. Acta Radiol 1997;38:937-939.
3. O'Brien JC, Jr., Sparkmann RS. The origin of the word 'stent'. Ann R Coll Surg Engl 1997;79:92-93.
4. Sterioff S. The origin of the word 'stent'. Ann R Coll Surg Engl 1997;79:38-39.
5. Morgan BD, Osborn RM. What's in a word: the origin of the word 'stent'. Ann R Coll Surg Engl 1996;78:128.
6. Dotter CT, Judkins MP. Transluminal treatment of arteriosclerotic obstruction. Description of a new technic and a preliminary report of its application. 1964. Radiology 1989; 172:904-920.
7. Wallace S, Gianturco C, Anderson JH, et al. Therapeutic vascular occlusion utilizing steel coil technique: clinical applications. AJR Am J Roentgenol 1976;127:381-387.
8. Palmaz JC. Intravascular stents: tissue-stent interactions and design considerations. AJR Am J Roentgenol 1993;160:613-618.
9. JB. KF. Percutaneous transluminal angioplasty and stent placement in the lower extemities. Interventional Radiology 1999:201-2031.
10. Kaufman JA. Vascular intervention. 2004:8-97.
11. 박상수, 김태형, 송상우 등. 새로운 형태의 팽창성 나이티놀 스텐트의 물리적 성질. 대한영상의학회지 1999;41:275-280.
12. Song HY, Choi KC, Cho BH, et al. Esophagogastric neoplasms: palliation with a modified gianturco stent. Radiology 1991;180:349-354.
13. Song HY, Park SI, Jung HY, et al. Benign and malignant esophageal strictures: treatment with a polyurethane-covered retrievable expandable metallic stent. Radiology 1997;203:747-752.
14. Song HY, Do YS, Han YM, et al. Covered, expandable esophageal metallic stent tubes: experiences in 119 patients. Radiology 1994;193:689-695.
15. Song HY, Yang DH, Kuh JH, et al. Obstructing cancer of the gastric antrum: palliative treatment with covered metallic stents. Radiology 1993;187:357-358.
16. Ko GY, Kim GC, Seo TS, et al. Covered, retrievable, expandable urethral nitinol stent: feasibility study in dogs. Radiology 2002;223:83-90.
17. Song HY, Jung HY, Park SI, et al. Covered retrievable expandable nitinol stents in patients with benign esophageal strictures: initial experience. Radiology 2000;217:551-557.
18. Bang BW, Jeong S, Lee DH, et al. The biodurability of covering materials for metallic stents in a bile flow phantom. Dig Dis Sci 2012;57:1056-1063.
19. Kim DH, Kang SG, Choi JR, et al. Evaluation of the biodurability of polyurethane-covered stent using a flow phantom. Korean J Radiol 2001;2:75-79.
20. Rutherford RB. Open versus endovascular stent graft repair for abdominal aortic aneurysms: an historical view. Semin Vasc Surg 2012;25:39-48.
21. Hertzer NR, Mascha EJ, Karafa MT, et al. Open infrarenal abdominal aortic aneurysm repair: the Cleveland Clinic experience from 1989 to 1998. J Vasc Surg 2002;35:1145-1154.
22. Hallett JW, Jr. Management of abdominal aortic aneurysms. Mayo Clin Proc 2000;75:395-399.
23. Kichikawa K, Sakaguchi S, Itoh H, et al. [Current status and future of TEVAR for descending thoracic aortic aneurysm]. Nihon Geka Gakkai Zasshi 2009;110:266-270.
24. Eggebrecht H, Baumgart D, Schmermund A, et al. Penetrating atherosclerotic ulcer of the aorta: treatment by endovascular stent-graft placement. Cur Opin Cardiol 2003;18:431-435.
25. Chuter TA, Gordon RL, Reilly LM, et al. An endovascular system for thoracoabdominal aortic aneurysm repair. J Endovasc Ther 2001;8:25-33.
26. Chuter TA, Wendt G, Hopkinson BR, et al. Bifurcated stent-graft for abdominal aortic aneurysm. Cardiovasc Surg 1997;5:388-392.
27. Kang SG, Lee DY, Maeda M, et al. Aortic dissection: percutaneous management with a separating stent-graft--preliminary results. Radiology 2001;220:533-539.
28. Parodi JC, Criado FJ, Barone HD, et al. Endoluminal aortic aneurysm repair using a balloon-expandable stent-graft device: a progress report. Ann Vasc Surg 1994;8:523-529.
29. Parodi JC, Palmaz JC, Barone HD. Transfemoral intraluminal graft implantation for abdominal aortic aneurysms. Ann Vasc Surg 1991;5:491-499.
30. Kleinstreuer C, Li Z, Basciano CA, et al. Computational mechanics of Nitinol stent grafts. J Biomech 2008;41:2370-2378.
31. Brunkwall J. How to design the optimal stent graft--what have we learnt? Scand J Surg 2008;97:191-194.
32. Greenberg RK, Turc A, Haulon S, et al. Stent-graft migration: a reappraisal of analysis methods and proposed revised definition. J Endovasc Ther 2004;11:353-363.
33. Chuter TA. The choice of stent-graft for endovascular repair of abdominal aortic aneurysm. J Cardiovasc Surg 2003;44:519-525.
34. Criado FJ, Wilson EP, Fairman RM, et al. Update on the Talent aortic stent-graft: a preliminary report from United States phase I and II trials. J Vasc Surg 2001;33:S146-149.
35. Zarins CK, White RA, Moll FL, et al. The AneuRx stent graft: four-year results and worldwide experience 2000. J Vasc Surg 2001;33:S135-145.
36. Resch T, Malina M, Lindblad B, et al. The impact of stent design on proximal stent-graft fixation in the abdominal aorta: an experimental study. Eur J Vasc Endovasc Surg 2000;20:190-195.

37. Duda SH, Raygrotzki S, Wiskirchen J, et al. Abdominal aortic aneurysms: treatment with juxtarenal placement of covered stent-grafts. Radiology 1998; 206:195-198.
38. Kato M, Matsuda T, Kaneko M, et al. Experimental assessment of newly devised transcatheter stent-graft for aortic dissection. Ann Thorac Surg 1995;59:908-914; discussion 914-905.
39. Dake MD, Miller DC, Semba CP, et al. Transluminal placement of endovascular stent-grafts for the treatment of descending thoracic aortic aneurysms. N Engl J Med 1994; 331:1729-1734.
40. Weon YC, Kang SG, Chung JW, et al. Technical feasibility and biocompatibility of a newly designed separating stent-graft in the normal canine aorta. AJR Am J Roentgenol 2006;186:1148-1154.
41. Lee DY, Kang SG, Choi D, et al. Percutaneous modular stent-grafts in the treatment of abdominal aortic aneurysms. J Endovasc Ther 2003;10:752-759.
42. Tanguay JF, Zidar JP, Phillips HR 3rd, et al. Current status of biodegradable stents. Cardiol Clin 1994;12:699-713.
43. Agrawal CM, Clark HG. Deformation characteristics of a bioabsorbable intravascular stent. Invest Radiol 1992; 27:1020-1024.
44. Stivaros SM, Williams LR, Senger C, et al. Woven polydioxanone biodegradable stents: a new treatment option for benign and malignant oesophageal strictures. Eur Radiol 2010;20:1069-1072.
45. Costello AJ, Johnson DE, Cromeens DM, et al. Sutureless end-to-end bowel anastomosis using an argon laser and water-soluble intraluminal stent. J Clin Laser Med Surg 1990;8:43-48.
46. Gray BH, Olin JW. Limitations of percutaneous transluminal angioplasty with stenting for femoropopliteal arterial occlusive disease. Semin Vasc Surg 1997;10:8-16.
47. Henry M, Amor M, Ethevenot G, et al. Palmaz stent placement in iliac and femoropopliteal arteries: primary and secondary patency in 310 patients with 2-4-year follow-up. Radiology 1995;197:167-174.
48. Vroegindeweij D, Vos LD, Tielbeek AV, et al. Balloon angioplasty combined with primary stening versus balloon angioplasty alone in femoropopliteal obstructions: A comparative randomized study. Cardiovasc Intervent Radiol 1997;20:420-425.
49. Costa MA, Simon DI. Molecular basis of restenosis and drug-eluting stents. Circulation 2005;111:2257-2273.
50. Welt FG, Rogers C. Inflammation and restenosis in the stent era. Arterioscler Thromb Vasc Biol 2002;22:1769-1776.
51. Farb A, Weber DK, Kolodgie FD, et al. Morphological predictors of restenosis after coronary stenting in humans. Circulation 2002;105:2974-2980.
52. Mahfouz RA, Abdulmoneim A, Abduo M, et al. The relation of aortic stiffness and in-stent restenosis in patients undergoing percutaneous coronary stenting. Echocardiography 2013;30:582-587.
53. Turak O, Ozcan F, Isleyen A, et al. Usefulness of the neutrophil-to-lymphocyte ratio to predict bare-metal stent restenosis. Am J Cardiol 2012;110:1405-1410.
54. Xu HY, Qiao SB, Zhang JF, et al. Different impacts of C-reactive protein and lipid profile on coronary lesions following a percutaneous coronary intervention. Coron Artery Dis 2012;23:181-187.
55. Levy E. Vascular stents. In: Baum S, Pentecost MJ, eds. Abram's Angiography: Interventional Radiology. 2nd ed. Philadelphia: Lippincott Williams & Willkins, 2006:205-219.
56. Poon M, Marx SO, Gallo R, et al. Rapamycin inhibits vascular smooth muscle cell migration. J Clin Invest 1996; 98:2277-2283.
57. Morice MC, Serruys PW, Sousa JE, et al. A randomized comparison of a sirolimus-eluting stent with a standard stent for coronary revascularization. N Engl J Med 2002;346: 1773-1780.
58. Axel DI, Kunert W, Goggelmann C, et al. Paclitaxel inhibits arterial smooth muscle cell proliferation and migration in vitro and in vivo using local drug delivery. Circulation 1997; 96:636-645.
59. JE S, MA C, Abizaid A. Lack of neointimal proliferation after implantation of sirolimus-coated stents in human coronary arteries. Circulation 2001;103:192-195.
60. Duda SH, Pusich B, Richter G, et al. Sirolimus-eluting stents for the treatment of obstructive superficial femoral artery disease: six-month results. Circulation 2002;106:1505-1509.
61. Silber S. Paclitaxel-eluting stents: are they all equal? An analysis of six randomized controlled trials in de novo lesions of 3,319 patients. J Interv Cardiol 2003;16:485-490.
62. Teirstein PS, Massullo V, Jani S, et al. Catheter-based radiotherapy to inhibit restenosis after coronary stenting. N Engl J Med 1997;336:1697-1703.
63. Hausleiter J, Li A, Makkar R, et al. Localization of target tissue and the minimum effective dose in intracoronary radiation therapy. J Am Coll Cardiol 1999;33:44.
64. Gierga DP, Shefer RE. Characterization of a soft X-ray source for intravascular radiation therapy. Int J Radiat Oncol Biol Phys 2001;49:847-856.
65. Hehrlein C, Gollan C, Donges K, et al. Low-dose radioactive endovascular stents prevent smooth muscle cell proliferation and neointimal hyperplasia in rabbits. Circulation 1995;92:1570-1575.
66. Kay IP, Sabate M, Costa MA, et al. Positive geometric vascular remodeling is seen after catheter-based radiation followed by conventional stent implantation but not after radioactive stent implantation. Circulation 2000;102:1434-1439.
67. Guo JH, Teng GJ, Zhu GY, et al. Self-expandable stent loaded with 125I seeds: feasibility and safety in a rabbit

model. Eur J Radiol 2007;61:356–361.

68. Hansen A, Hehrlein C, Hardt S, et al. Is the "candy–wrapper" effect of (32)P radioactive beta–emitting stents due to remodeling or neointimal hyperplasia? Insights from intravascular ultrasound. Catheter Cardiovasc Interv 2001;54:41–48.

69. He GJ, Wang YZ, Xu SH, et al. [Effect of 103palladium radioactive stent on expression of smooth muscle actin in bile duct during healing process and its significance]. Zhonghua Yi Xue Za Zhi 2004;84:1475–1477.

70. He GJ, Yu FQ, Wu R, et al. 103Pd–induced apoptosis of proliferative smooth muscle cells in bile ducts of dogs: significance and effects on related genes. Hepatobiliary Pancreat Dis Int 2007;6:521–526.

71. Fischell TA, Kharma BK, Fischell DR, et al. Low–dose, beta–particle emission from 'stent' wire results in complete, localized inhibition of smooth muscle cell proliferation. Circulation 1994;90:2956–2963.

72. Fox RA. Proposal for a gamma–emitting stent for the prevention and treatment of coronary artery restenosis. Australas Phys Eng Sci Med 2001;24:153–159.

73. Fox RA, Barker P, Guy D, et al. The use of 188Re to treat in–stent re–stenosis of coronary arteries. Australas Phys Eng Sci Med 2001;24:160–165.

74. Fox RA, Henson PW. The dosimetry for a coronary artery stent coated with radioactive 188Re and 32P. Phys Med Biol 2000;45:3643–3655.

75. Lowe R, Menown IB, Nogareda G, et al. Coronary stents: in these days of climate change should all stents wear coats? Heart 2005;91(Suppl 3):iii20–23.

76. Gershlick AH. Drug eluting stents in 2005. Heart 2005;91(Suppl 3):iii24–31.

Chapter 12

혈전용해술 및 혈전제거술 관련 기구

김재규

Ⅰ 혈전용해술의 원리 및 임상적용

1. 혈전용해의 원리

섬유소*fibrin*는 혈전의 기본적인 구성물질이다. 혈액응고가 시작되면 섬유소원*fibrinogen*이 섬유소로 변환하여 섬유소가 엉킨 섬유소 네트워크를 만들고 이 네트워크에 혈소판, 적혈구 등이 부착되어 응고되는데 이것을 혈전*thrombus*이라고 부른다. 반대로 혈전용해*thrombolysis* 과정은 섬유소를 섬유소용해효소*plasmin*를 이용하여 용해*proteolysis*한 다음, 혈장에 녹을 수 있는 섬유소분해물질*fibrin degradation products; FDPs*로 잘게 쪼개는 과정이다. 따라서 섬유소용해란 혈전용해와 같은 의미로 사용된다(그림 12-1).

혈전용해제를 전신적으로 투여하는 것은 급성 심근경색 혹은 뇌혈관경색 등의 치료에 흔히 사용하는 치료법이다. 하지만 말초혈관 색전/혈전증과 정맥혈전 등은 국소투여법이 더욱 효과적이다. 국소투여법이란 카테터를 통해서 고농도의 혈전용해제를 혈전 내에 직접 주입함으로써 전신적인 섬유소원을 적게 소모하며, 목표혈전만을 치료할 수 있는 방법이다.

2. 혈전용해에 관여하는 물질과 기전

내인성 혈전용해*intrinsic thrombolysis*는 내피세포 요소, 예를 들어 섬유소, plasmin, plasminogen, plasminogen activator, plasminogen 억제제, antiplasmin 등과 혈액이 관여한다. 혈전용해를 이해하려면 혈전형성 단계도 이해해야 하는데, 이는 혈전 형성과 용해가 인체 내에서 지속적으로 발생하며, 두 과정이 항상 균형을 이루기 때문이다.

(1) 혈소판

혈전형성의 기전, 특히 혈소판 및 섬유소, 섬유군들의 역할과 이 물질들의 혈전용해에 대한 작용에 대한 연구로 많은 부분이 밝혀졌다. 혈전은 적혈구, 백혈구, 혈소판 등 많은 구성물질을 포함하고 있다. 이 중에서 혈소판은 지혈균형, 특히 prothrombotic, antithrombolysis에 매우 중요한 역할을 한다.

혈소판이 풍부한 혈전은 적혈구가 풍부한 혈전에 비해 잘 녹지 않는다는 것이 실험을 통해 밝혀졌다.[1] 혈소판이 풍부한 혈전은 섬유소를 훨씬 많이 포함하며, 이는 섬유소 네트워크가 혈소판의 존재에 극적인 영향을 받기 때문인 것으로

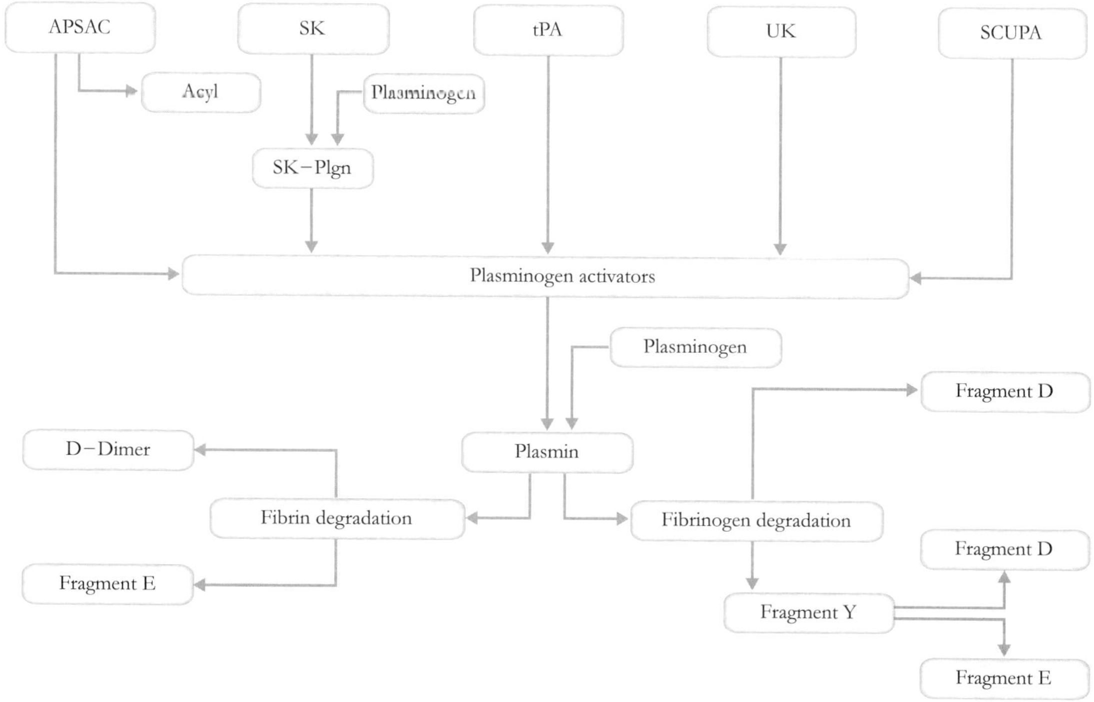

그림 12-1. Thrombolytics and fibrin(ogen)olysis SK: streptokinase, tPA: tissue plasminogen activator, UK: urokinase, SCUPA: Single chain urokinase-type plasminogen activator, APSAC: anisoylated plasminogen-streptokinase activator complex.

생각된다. 혈소판이 풍부한 혈전이 혈전용해에 잘 반응하지 않는 것은 감소한 r-tPA의 결합률과 관련이 있다. 혈전에서 혈소판의 농도와 활성도는 다양하나, 혈소판 농축에 영향을 미치는 요소들은 아직 밝혀지지 않은 상태이다. 동맥혈전은 주로 혈소판으로 구성되어 있는 데 비하여 정맥혈전은 주로 섬유소와 적혈구로 구성되어 있다. 혈전 내부의 혈소판은 불완전한 탈과립*degranulation* 상태여서 혈전용해 때 추가로 활성화되어 분비물을 분비하여 혈소판 응집과 혈전 형성을 촉진할 여지가 많다. 그러므로 혈전용해 시술 때 항응고제와 항혈소판제를 동시에 사용하여야 한다.

일반적으로 2주 이상 경과된 혈전은 용해제에 잘 녹지 않는다.[2] 혈전은 시간이 점차 경과함에 따라서 수축하게 된다. 혈전이 수축할수록 용해하기도 점점 어려워지는데, 이는 섬유소 표면의 tPA 부착 부위가 점차 노출되기 힘든 구조로 변해 가기 때문이다. 따라서 수축된 혈전이 그렇지 않은 혈전보다 저항적이며, 혈소판이 많은 혈전일수록 잘 녹지 않는다. 혈전에 섬유소세포*fibroblast*가 침착하여 유기질화되면 혈전용해의 가능성은 엄청나게 감소하게 된다.

혈전 내부에 혈소판이 조밀하게 모여 있는 곳은 임상적으로 혈전용해를 심각하게 방해한다. 혈류속도가 빠른 동맥의 혈전에는 혈소판이 고밀도로 응집되어 있으며, 특히 죽상경화로 인한 죽상의 파열이 있는 부분에 혈소판이 더 많이 응집한다. 이런 혈전은 거시소견상 색이 진하지 않아 백색혈전이라고 부른다. 혈전의 표면은 내면보다 구조적인 완성도가 높다. 따라서 표면이 내부보다 다공성*porosity*이 적어 혈전 내부에 thrombin이 고여 있고, plasminogen, plasminogen activator 등이 내부로 침투하기 힘들어 혈전용해가 어렵다.[3]

혈전 표면은 혈전용해에 대한 저항이 크기 때문에 혈전 내부에 용해제를 직접 주입하면 효과적으로 혈전을 용해할 수 있다. 그러므로 카테터와 유도철사로 상대적으로 단단한 표면을 부수고, 비교적 혈전용해에 덜 저항적인 내부부터 혈전용해제를 투여하는 것이 효과적이다.

(2) 섬유소원*fibrinogen*과 섬유소*fibrin*

섬유소원은 혈장 내에 200~400mg/dL의 농도로 존재하며 혈소판이 활성화되면 혈소판에서 분비된다. 섬유소는 섬유소원이 중합반응*polymerization*을 일으켜 만들어진다.

섬유소원은 생리학적으로 세포막의 glycocalyx와 비특이적 결합을 하나, glycoprotein Ⅱb-Ⅲa(GPⅡb/Ⅲa)와는 특이적 결합을 하는 것으로 알려져 있다. 비특이적 결합이란 병리적 혈관상태(예를 들어 스텐트, 필터, 인조혈관 등과 같은 인공물 또는 양전하를 띠는 물질이 존재하는 상태)이거나, 불안정 죽상의 소수성 지질*hydrophobic lipids*과 결합하는 것을 말한다. 이러한 병리적 인공물이 혈액에 노출되면 혈장단백, 섬유소원, high molecular weight kininogen 등이 초기에 결합하고, 이어서 시간이 지나면서 중합반응 과정을 통해 섬유소가 혈소판과 결합한다. 그러므로 GPⅡb/Ⅲa 수용체복합체의 활성화를 방해하는 약제를 사용하면 혈소판 응집과 혈전 수축을 방지할 수 있다.[4, 5]

(3) Plasminogen

혈전용해는 plasminogen이 plasminogen activator에 의해 혈전용해효소인 plasmin으로 바뀌어야 시작된다. 생체에서 가장 중요한 plasminogen activator는 tissue-plasminogen activator(tPA)이다. 하지만 plasmin에 의해 섬유소만 분해되는 것이 아니라 섬유소원도 같이 분해된다.[6]

혈전용해를 위해 plasminogen activator가 효과적으로 작동하려면 혈전 내부에 부착된 plasminogen과 작용하여야 한다. 혈전 내에 부착된 plasminogen은 그 자체만으로도 혈전의 생성시기와 상관없이 혈전을 용해하기에 충분한 양이다. 혈액에 순환 중인 plasminogen은 혈전을 용해하는 데 전제조건이 아니며, plasminogen activator가 혈전 속의 plasmin에 도달할 때에만 혈전용해가 시작된다. 따라서 효과적인 혈전용해를 위해서는 혈전용해제의 전신적 투여보다는 혈전 내 주입이 필수적이다.[7]

(4) Plasmin

혈전용해 과정은 plasminogen이 활성화된 plasmin이 섬유소원과 섬유소에 결합하면서 시작된다. 생리적인 혈관내 상황에서 tPA는 plasminogen을 plasmin으로 전환시키는 기본적인 촉매제이다. Plasmin은 비특이적 단백질 용해제이므로 섬유소만 용해시키는 것이 아니라 다른 응고인자(예를 들어 섬유소원, 응고인자 Ⅴ, Ⅷ 등)도 분해한다. 따라서 plasmin이 혈액 내에 과도하게 넘치면 응고작용에 관여하는 많은 응고인자의 결핍을 초래하여 파종혈관내응고*disseminated intravascular coagulation; DIC*에 빠질 수 있다.

인체 내에서는 항상 혈전이 형성되고 동시에 용해되는 평형상태를 유지한다. 혈전용해제는 혈전을 분해할 때 동시에 혈전생성을 촉진하기도 한다. 혈전이 녹는 과정에서 섬유소에 부착된 thrombin이 thrombin-bound FDP로 분비된다. 이 물질은 fibrinogen을 섬유소로 변환하는 작용을 하며 강력한 혈소판활성제이다. 그러므로 혈소판을 응집시키는 thrombin과 혈전을 녹이는 plasmin은 모두 강력한 혈소판활성제이다.

(5) Plasminogen activator의 종류

1) Urokinase(UK)

UK는 2개의 사슬을 가진 glycoprotein으로 plasminogen을 활성화한다. 처음에는 사람의 오줌에서 추출하다가 다시 태아신장세포에서 분리 정제하였고, 이어 재조합 DNA 합성 방법으로 제조 판매되었다. 그러나 1999년 초에 Abbott Laboratories가 전 세계에 시판하던 Abbokinase의 제조방법에 대하여 미국 FDA가 문제를 제기한 이후, UK는 미국 시장에서 판매가 중단되었다. 혈장 내 반감기는 약 15~20분이다. UK는 항원이 되지 못하며, 따라서 항체가 없다. 다양한 분자량을 가진 재조합 UK가 있으며, scuPA처럼 섬유소특이적 성질을 갖도록 한 제품도 있다.

2) Tissue plasminogen activator(tPA)

1999년 UK가 미국 시장에서 철수하기까지는 tPA 계통 약제에 대한 연구가 거의 없었으나, UK의 시장 철수 이후 plasminogen activator류에 대한 다양한 연구가 발표되고 있다.

지속주입법은 체중에 상관없이 0.5~2mg/h의 용량으로 지속 주입하거나, 환자의 체중에 따라 0.02~0.1mg/kg/h의 용량으로 주입한다.[8, 9] 혈전으로 인한 폐쇄보다는 색전으로 인한 폐쇄성 질환의 혈전용해에 더 효과적이라고 보고되고 있다. 최초 주입 전 5~20mg의 tPA로 bolus injection을 시행한 뒤 지속적으로 주입하는 것이 전체적인 혈전용해 시간을 줄이는 데 유리하나 중증 출혈성 합병증의 가능성도 높아진다.[10] 이는 bolus injection의 용량이 높은 것과 관련이 있을 것으로 생각된다.

주입하는 tPA의 용량과 혈전용해 성공률의 정확한 상관관계는 밝혀진 바가 없지만, 0.33mg/mL의 용량으로 0.2mL씩 pulse spray pharmacomechanical thrombolysis (PSPMT) 방법이 전체적인 혈전용해술에 걸리는 시간을 줄인다고 보고되어 있다.[11]

3. 혈전용해술에 병용하는 약물

(1) 항응고제

항응고제는 thrombin의 역할을 방해하는 것, thrombin

의 생성을 방해하는 것, 혈전의 시작 단계를 차단하는 것 등이 있다. 항응고제는 응고인자의 생성과 기능을 방해하여 혈전색전증을 조절한다.

1) 간접적인 thrombin 억제제

① **와파린***Warfarin*

경구투여하는 항응고제로서, 비타민 K 의존적인 응고인자들(응고인자Ⅱ, Ⅶ, Ⅸ, Ⅹ)에 작용하여 항응고효과를 나타낸다. 응고인자를 통해 응고계에 간접적으로 작용한다. 작용이 천천히 발현하므로 반감기가 길다.

② **헤파린***Heparin*

헤파린은 antithrombin Ⅲ의 효과를 증강해 prothrombin이 thrombin이 되는 것을 방해한다. 따라서 헤파린이 존재하면 내인성 응고경로가 방해를 받아 항혈전 효과를 나타낸다. 정상적으로 헤파린이 없어도 antithrombin이 thrombin과 작용하나, 헤파린이 있으면 약 1,000배 정도로 antithrombin의 효과가 증강된다.[12-14]

헤파린은 unfractionated heparin과 low molecular weight heparin(LMWH)의 2가지가 있다. Unfractionated heparin은 antithrombin, hepatic macrophages, osteoblast, osteoclast, platelet factor Ⅳ 등의 혈장내 단백질들과 비특이적으로 결합하여 헤파린 유발 저혈소판증*heparin induced thrombocytopenia; HIT*을 일으킬 수 있다.

LMWH은 unfractionated heparin을 화학적 혹은 효소적으로 처리하여 개발된 제품이다. 혈장내 단백질이나 혈소판과 결합률이 낮아 효과적인 항응고효과를 나타낸다. LMWH도 장기간 사용하면 HIT, 골다공증 등을 일으킬 수 있으니, unfractionated heparin보다는 합병증 발생률이 낮다.

헤파린은 UK를 이용한 혈전용해술 때 전신적으로 투여한다. 하지만 항상 출혈의 합병증을 고려해야 하기 때문에 용해술 중에 헤파린의 혈중 농도를 최소한으로 유지해야 한다.

2) 직접적인 항응고 효과를 나타내는 thrombin 억제제

섬유소나 FDP에 이미 결합된 thrombin은 헤파린에 의해 비활성화되지 않기 때문에 헤파린으로 항응고효과를 얻기 힘들다. 하지만 직접적인 thrombin inhibitors는 혈장 내 혹은 혈전 내부에 이미 부착된 thrombin을 쉽게 비활성화한다. 따라서 이러한 약제들은 헤파린보다 쉽게 항응고 작용을 예측하여 조절할 수 있고, 헤파린과 달리 혈장 내 단백질과 결합하지 않으므로 부작용도 적다. 대표적인 약제로 Hirudin, Bivalirudin 등이 있다.

(2) 항혈소판제제

혈소판은 혈전을 형성하는 중요한 역할을 담당한다. 혈소판은 혈관의 손상, 카테터, 스텐트 등의 물질을 혈관에 거치하거나 혈전용해 시에 활성화된다. 혈전용해술 시 혈전에 부착된 thrombin이 혈장에 노출되면 혈소판이 활성화되고 혈전의 재형성 과정이 시작된다. 만약 혈전형성이 혈전용해보다 빠른 속도로 진행되면 혈전용해는 실패한다. 혈전용해술 시 혈소판을 불활성화해야 하는 이유가 여기에 있다. 항혈소판제제는 혈전 재형성의 가능성을 낮추어 혈전용해를 증강시킨다.

1) Aspirin

Aspirin은 인터벤션 시술 시 재혈전 생성률을 감소시킨다. 경구투여하며 흡수가 빠르고 30분 내에 혈장에서 유효농도에 도달한다. 1회 사용으로 약 2시간 뒤에 최고농도에 도달하여 이후 점차 농도가 줄어든다. 수시간 내에 aspirin이 제거되나 항혈소판효과는 비가역적이며, 해당 혈소판의 수명 동안 지속적으로 유지된다.[15, 16] 효능은 용량에 비례하는 것으로 생각되며, 투여시기가 중요하다.

2) Aspirin 이외의 약제들

Fibrinogen의 작용을 길항시키는 또 다른 방법은 혈소판 막을 표적화하여 adenosine phosphate에 의해 유래되는 혈소판–fibrinogen, 혈소판–혈소판 결합을 방해하는 것이다. 이 방법은 비가역적인 효과를 나타낸다. 대표적인 혈소판 억제 약제로 Ticlopidine(Ticlid; Hoffmann–LaRoche), Clopidogrel(Plavix; Sanofi–Synthelabo)이 있다.

3) GPⅡb/Ⅲa 수용체 억제제

GPⅡb/Ⅲa 수용체는 혈소판 응집의 마지막 경로단계이다. 혈소판이 활성화되면 40,000~80,000GPⅡb/Ⅲa 수용체가 fibrinogen과 von Willebrand factor에 결합하여 혈전이 생성된다. GPⅡb/Ⅲa 수용체를 억제하면 혈소판의 응집을 방지하고 혈전의 형성을 막을 수 있다.[17, 18] GPⅡb/Ⅲa의 구조와 기능을 이용하여 혈전응고를 방해하는 약제로 abciximab, Eptifibatide, Tirofiban이 있다. GPⅡb/Ⅲa 수용체 억제제는 antithrombin 효과도 있다.

4. 지연 재혈전증*Delayed rethrombosis*

혈전용해에 성공하였다고 판단한 뒤 수시간 혹은 수일 내

에 지연 재혈전증이 발생할 수 있다. 발생 기전으로는 ① 혈전생성의 원인 지속, ② 불완전한 혈전용해로 인한 부분적 혈관개통과 증강된 혈소판부착, ③ 혈전용해에 따른 응고인자와 혈소판의 활성화, ④ 헤파린 혹은 FDP의 항응고효과의 지속적 감소, ⑤ 항응고제, 항혈소판제의 사용중지 등이 원인이다.

재혈전 생성은 혈전용해제의 혈장내 반감기에 반비례하여 발생하며 UK의 10%, tPA의 20%에서 발생한다. 따라서 혈전용해 치료 후 이를 방지하려는 적극적 처방이 중요하다. 혈전용해 치료 후 적극적인 혈관성형술, 스텐트삽입술 등을 시행하고 시술 후 항응고제, 항혈소판제를 투여한다.

5. 혈전용해술과 plasminogen activator 사용방법 및 용량

1974년 Dotter 등[7]이 카테터를 통한 혈전용해제 주입을 제시하였다. 이 방법은 전신적으로 streptokinase를 주입하는 방법보다 안전성과 효과를 높이면서도 적은 용량으로 혈전을 치료할 수 있다. 말초혈관폐쇄 질환에서도 선택적 혈전용해주입은 안전하며 효과적인 방법으로 증명되었다. 1985년에 McNamara19가 UK를 이용하여 용해제를 혈전 내부에 주입하며, 혈전이 용해되는 시간 경과에 따라 카테터를 말초 부위로 이동하는 새로운 방법을 제시하였다. 이 방법에 의해 혈전용해시간은 18±20시간, 실패율 17%, 출혈성 합병증은 4% 이내로 줄어들었다. 그 후 지속 주입방법 *continuous infusion method*, 계단식 주입방법*graded infusion method*, pulse-spray pharmacodynamic method(PSPMT) 등이 제시되었다. PSPMT는 곁구멍이 많은 카테터를 혈전 안으로 밀어 넣고, 고농도의 혈전용해제를 고압력으로 주입하는 방법을 말한다. 이 방법은 짧은 용해시간, 높은 혈전용해율과 안전성 등이 보고되고 있다. PSPMT의 효력과 혈전용해시간은 thrombin 억제제와 항혈소판제제를 병용할 경우 더 나은 효과를 볼 수 있다. 혈전용해제와 헤파린을 병용하거나, 헤파린과 aspirin을 전신 투여하면 혈전용해시간을 단축할 수 있다. 다양한 혈전용해제 주입방법은 〈표 12-1〉에 정리되어 있다.[20]

현재 많이 이용하는 혈전용해술의 원리는 다음과 같다.

① 고용량의 혈전용해제를 혈전 내에 bolus로 고압 분사함으로써 혈전을 분쇄하여 혈전용해제와 혈전의 접촉면적을 높이고, 혈전에 잘 녹지 않는 혈전의 표면을 혈전용해제가 관통하도록 한다.
② 전신혈류 순환을 최소화하여 혈전용해제가 희석되는 것을 최소화하고, 혈장 내의 plasmin 억제제에 의한 fibrinogen 용해를 방지한다.
③ 전체적인 혈전을 동시에 용해함으로써 용해율을 높인다.
④ 용해제를 농축하면 용해율이 높아지고, 용해제가 혈전 내 섬유소 용해억제제를 극복할 수 있다.
⑤ 혈전 내 헤파린을 주입하고 전신적인 항혈소판제를 투여하여 재혈전 형성을 방지한다.
⑥ PSPMT에서 일회 맥동식 주입량이 적고(0.2~0.4cc/pulse) 용해제를 지속적으로 주입하지 않고 짧은 간격을 두고 주입하므로 혈전의 작은 분절이 원위부 색전을 일으키는 것을 최소화한다.
⑦ 혈관성형술, 혈관 내 스텐트 설치 등은 혈관의 잔여협착을 없애고, 혈전용해 뒤에 혈류의 흐름을 일정하게 한다.

이 밖에 Cynamon 등[21]의 lyse-and-wait 방법, Semba 등[22]의 Lyse-and-go 방법, 기구를 이용한 기계적 혈전 제거방법 등이 사용되고 있다.

(1) 적응증

혈전용해 치료의 적응증은 다음과 같다.[3]

① 장골동맥 폐색: 환자의 나이와 병변의 길이에 상관이 없으며 심한 파행, 허혈성 안정동통, 혹은 조직의 손실이 있는 경우(Rutherford class 1-3, Ⅱ, Ⅲ)
② 나이에 상관없이 Rutherford class I-3, Ⅱ, 혹은 Ⅲ의 증상이 있는 환자의 서혜부아래 동맥의 폐쇄(2~20cm)
③ 길이와 상관없이 하방혈관*runoff* 이 관찰되는 급성 말초동맥/인조혈관 폐쇄
④ 나이, 길이와 상관없는 상지의 동맥혈전증
⑤ 진단 혹은 카테터를 이용한 치료 중에 발생한 급성 혈전증
⑥ 혈액투석용 인조혈관의 혈전증
⑦ 증세가 있는 팔정맥 폐쇄
⑧ 증세가 있는 대정맥, 장골정맥 및 하지 정맥의 혈전증
⑨ 심폐허탈이 발생할 가능성이 있는 폐동맥색전증
⑩ 뇌졸중을 일으킬 가능성이 있는 뇌동맥색전증(치료 가능 시간 내의 적절한 환자에 한함)
⑪ 상시상굴혈전*superior sagittal sinus thrombosis* 등의 두개내

〈표 12-1〉 카테터를 이용한 혈전용해술에 사용되는 혈전용해제의 용법

약제	용법
Stepwise infusion:	
UK	3,000~4,000IU every 3~5min
Continuous infusion:	
UK	
Low-dose technique	Variable schemes up to 100,000IU/hr(occasionally with variable loading dose)
High-dose technique	Mainly graded infusion(see below)
r-tPA	0.25, 0.5, 1, or 2.5mg/hr
	0.5mg/hr
	0.5, 1, 3, or 10mg/hr
	3, 5, or 10mg/hr
	10mg/hr(max. 30mg)
	0.025 or 0.05mg/kg/hr
	0.05mg/kg/hr
	0.05 or 0.1mg/kg/hr
Graded infusion:	
UK	4,000IU/min up to anterograde flow, 1,000IU/min up to complete lysis
Modifications	4,000IU/min up to anterograde flow, 1,000 to 2,000IU/min to complete lysis
	4,000IU/min for 2hr, 2,000IU/min for next 2hr, 1,000IU/min for remainder
	250,000IU followed by 4,000IU/min for 4hr and 2,000IU/min up to 36hr
	4,000IU/min for 4hr, 2,000IU/min for up to 48hr
Intrathrombus bolusing or lacing	
UK	120,000 to 250,000IU lacing dose
	60,000IU lacing dose followed by McNamara's scheme
	250,000IU lacing dose followed by 50,000IU/hr
r-tPA	3×5mg(5~10min interval) followed by 0.05mg/kg/hr
	0.33mg/mL
	0.2mL every 15s for 15min every 30s thereafter
Forced periodic(pulse spray) infusion	
UK	25,000IU/mL
	0.2mL every 30s for 20min every 60s thereafter
	20,000IU/cm occlusion length(microhole balloon catheter)
	25,000IU/10cm thrombus followed by graded infusion
r-tPA	0.5mg/mL
	0.2mL every 30s for 20min every 60s thereafter
	0.5 to 1mg/cm occlusion length(microhole balloon catheter)

From Working Party on Thrombolysis in the Management of Limb Ischemia. Thrombolysis in the management of lower limb, peripheral arterial occlusion-a consensus document. J Vasc Interv Radiol 2003;14:S337-S349.

정맥혈전증

⑫ 폐쇄된 카테터의 개통

카테터를 이용한 혈전용해의 이환율과 사망률이 비교적 낮고, 수술보다 덜 위험하기 때문에 시술이 흔하게 이루어진다. 카테터를 이용한 혈전용해술은 수술에 비해 내피세포의 손상이 적고, 병발한 다른 질환에 영향을 덜 받고, 동맥의 runoff를 관찰하며 치료할 수 있다는 장점이 있다.

(2) 금기증

혈전용해술은 항응고제나 혈전용해제 사용으로 인해 출혈할 가능성이 있는 환자에서는 사용하면 안 된다. 가장 중

요한 금기증은 최근 3개월 내의 뇌출혈, 수술, 수상, 종양, 출혈성 소인, 진행 중인 내장출혈이 있는 경우 등이다.[20]

혈전이 있는 부위에 감염이 동반된 환자, 예를 들어 혈액투석용 인조혈관 접근 부위 감염, 말초혈관 우회술의 문합 부위 감염, 중심정맥관과 관련된 혈전증 등에는 혈전용해 치료를 하지 않는다. 이런 경우의 혈전은 혈전치료로 인해 감염된 혈전이 전신적인 패혈증으로 진행될 가능성이 있기 때문이다.

심한 통증, 감각 및 운동신경 부조, 도플러 파동이 없는 혈관, 미오글로빈뇨*myoglobinuria*를 포함하는 근육괴사에 대한 검사결과가 있는 경우는 비가역적 허혈*irreversible ischemia*로 인한 증상이다. 이런 경우 신속하고 정확한 치료는 상-하지 절단의 범위를 줄이고 사망률을 낮추지만, 혈관의 재개통에 필요한 치료시간이 길기에 대부분의 경우 혈전용해술의 금기증이 된다.

심한 허혈을 가진 환자에서 혈관을 재개통할 경우 재관류증후군이 발생하여 환자의 생명을 위협한다. 이러한 재관류증후군은 대사성 산증, 칼륨과잉혈증, 신기능상실(신부전)을 초래하는 myoglobinuria, 혈역학적 부조를 발생시키며, 환자가 사망하기도 한다. 따라서 심한 허혈을 가진 환자에게는 혈전용해술보다 절단치료가 더 나은 치료법이다.[20]

6. 효과적인 혈전용해 치료법

효과적인 혈전용해와 재혈전 생성을 막기 위해 여러 가지 약제가 사용되고 있지만, 항응고제와 항혈소판제를 같이 사용하는 것이 좋은 방법으로 보고되고 있다. 헤파린은 UK와 병용할 때는 비교적 자유롭게 사용할 수 있지만 tPA와 병용할 때는 좀 더 주의해야 한다. UK 250,000U당 헤파린 5,000U을 혼합하여 사용할 수 있으나, 헤파린과 tPA는 혼합하여 사용하면 침전물이 발생할 수 있으므로 혼합하지 않는다. 혈전 내에 헤파린을 투여하면 혈전 내 antithrombin Ⅲ가 활성화된다. 헤파린을 전신적으로 사용할 경우 활성응고시간*activated clotting time; ACT*을 수시로 검사하여야 한다. 특히 혈전용해율이 낮아지거나 재혈전이 발생할 때는 더욱 주의해야 한다. 혈전용해를 받을 환자에게는 시술 직전에 aspirin을 투여하는 것이 좋으며, 임상 상황에 따라 GP Ⅱb/Ⅲa 항혈소판제제의 투여도 고려한다.

저용량(250U/h)의 헤파린 주입은 혈전용해에 별 영향이 없다는 보고가 있으나, 헤파린 사용으로 partial thromboplastin time을 증가시키면 출혈을 조장한다는 보고도 있다.[23] 따라서 항혈전제 사용의 당위성에 대해서는 아직도 확실하지 않다. 하지만 헤파린의 사용에 대한 확실한 자료가 수집되기 전까지는 고용량의 헤파린 사용은 제한하는 것이 좋을 것으로 보인다.

지금까지의 수많은 연구 보고서 등을 종합하면, tPA가 UK보다 초기 혈전용해가 빠르고 혈전용해시간이 짧은 경향이 있다. 출혈성 합병증 비율은 비슷하고 30일 성공률에도 차이가 없는 것으로 나타나 있다. Bolus injection 후 혈전용해를 시작하고 적용 부위에 따라 PSPMT를 이용하는 것이 더 나아 보인다. 하지만 과도한 용량을 투여하지 않아야 출혈성 합병증을 줄일 수 있다.[2, 24]

7. 혈전용해술

(1) 유도철사 통과시험과 카테터의 거치

유도철사를 이용하여 혈관이 막힌 부위를 지나가도록 한다. 친수성 코팅이 되어 있는 미끄러운 유도철사를 이용하여 폐쇄된 부위를 지나가는지 확인한다. McNamara 등[19]은 시술이 시작될 때 유도철사 통과시험*guidewire traversal test*이 혈전용해술의 반응을 예측할 수 있다고 보고하였다. 유도철사가 통과하지 못한다면 대개 오래된 병변을 시사한다. 이때 폐쇄 부위의 근위부에서 용해제를 주입하면 부드러워져서 카테터가 쉽게 통과하기도 한다.

(2) 환자의 감시*Monitoring*

천자 부위 출혈 등을 주의 깊게 관찰하며 혈색소 농도 등을 체크하여 혹시 발생할 수 있는 내부 출혈 등을 확인한다. 병변이 있는 하지의 신경학적 변화를 자주 측정한다. 약제를 주입할 때 근육주사를 피하는 것이 좋다. 혈관조영을 2~6시간 간격으로 실시하여 혈전의 용해 정도를 파악한다. 용해제를 투여한 지 얼마 되지 않아 혈전용해가 발생하면 혈관조영실로 환자를 불러 시술을 종료할 수 있지만 그렇지 않은 경우에는 장시간 동안 지속적으로 용해제를 주입한다.

(3) 혈전용해제의 용량

고농도 주입 방법으로 혈전용해를 시도하더라도 밤새도록 용해제를 주입하는 경우에는 용량을 낮추어 준다. 혈관조영상 혈관벽의 혈전에 변화가 있다면 혈전용해제 주입을 36~48시간까지 지속한다. 만약 혈전이 용해되어 혈관이 재개통되었고 이전의 혈관검사에 비해 혈관벽의 혈전에 큰 변화가 없다면 혈관성형술 혹은 스텐트설치술을 이용하여 혈류 흐름을 정상으로 회복시킨다. 시술시간, 용해제 주입량과 치료효과가 비례하지는 않는다. 합병증이 발생할 가능성이 있으면 시술을 종료한다.[3]

8. 시술방법의 선택

(1) Infusion thrombolysis

현재 사용 중인 혈전용해술은 McNamara와 Fisher[19]의 방법을 개선한 것이다. 먼저 유도철사를 폐쇄가 있는 혈관을 통과시킨 뒤 주입용 카테터를 거치한다. 말단공 카테터를 폐쇄 상부의 근위부 혈전 내부에 위치시켜 혈전용해제를 투여할 통로를 마련한다. 혈전 내부 주입을 위해 다측공 카테터 혹은 유도철사를 혈전 내부에 위치시키기도 하고, 용해제의 분할주입을 위해 동축 카테터를 폐쇄된 부위의 중간 부위와 근위 부위에 위치시키기도 한다. 근위부 혈전 내부에 카테터를 위치시킬 수 없다면 혈전용해가 실패할 가능성이 높다. 따라서 원위부 혈관 분지가 혈관조영상 보일 때는 원위부 혈관 내까지 카테터를 진입시키고 폐쇄용 유도철사로 끝부분을 막고 용해제를 주입한다. 원위부 혈관분지가 보이지 않는다면 폐쇄용 유도철사를 사용하지 않고 카테터만 설치한다. 즉, 유도철사로 카테터의 끝부분을 막으면 끝부분으로는 혈전용해제가 주입되지 않고 혈전 내에 위치한 카테터의 곁구멍을 통해서만 혈전 내로 더 많은 양이 주입되므로 용해를 촉진할 수 있다. 또한 시술 매시간마다 혈관조영술을 시행하면서 유도철사가 폐쇄병변의 하방으로 통과를 하면 이때 다시 다공 카테터를 진입시키고 폐쇄용 유도철사로 카테터의 끝부분을 막은 후 계속 주입한다.

혈전 내부로 주입하기 전에 용해제로 혈전 안에 레이싱을 먼저 실시하거나, 혈전 내부에 파동식 주입을 한다. Sullivan 등[25-27]은 대용량의 용해제로 혈전 안에 레이싱을 먼저 시행하면 혈전용해시간이 단축된다고 보고하였다. 혈전용해제의 용량은 약제에 따라 다양하다.

UK를 사용할 때는 fibrinogen의 농도가 비정상적이 될 가능성은 많지 않으나, tPA를 사용할 때는 fibrinogen의 혈중 농도를 추적하여야 한다. 비록 낮은 fibrinogen 농도가 출혈을 정확히 예측하지는 않으나 출혈의 가능성을 높인다. 하지만 fibrinogen 농도가 정상인 환자에서도 출혈의 부작용이 보고되고 있다.[3, 28]

(2) Pulse spray pharmacomechanical thrombolysis(PSPMT)

용해제를 강한 압력으로 혈전 내부로 주입하는 방법이 혈전용해에 효과적이라는 것은 이미 증명되었다.[29, 30]

1) 기구 준비

McNamara catheter, Katzen catheter 등의 카테터를 이용한다. 이 카테터는 혈전의 길이에 따라 카테터의 끝단부터 상부방향으로 여러 개의 곁구멍이 뚫려 있다. 끝단의 end-hole은 유도철사에 의해 막히도록 되어 있다. 카테터의 반대쪽에는 지혈밸브가 달려 있다(그림 12-2). 그 밖에 10~20cc syringe, tuberculin syringe(1cc 용량), 3 way stop-cock 등을 준비한다.

2) 시술 준비

혈관이 폐쇄된 부위를 유도철사를 이용하여 통과한다. 유도철사가 통과되면 혈전이 녹을 가능성이 많다는 것을 의미한다.

카테터 내부의 공기를 헤파린 용액으로 완전히 배출시킨 다음, 유도철사를 따라 카테터를 진행하여 카테터의 끝이

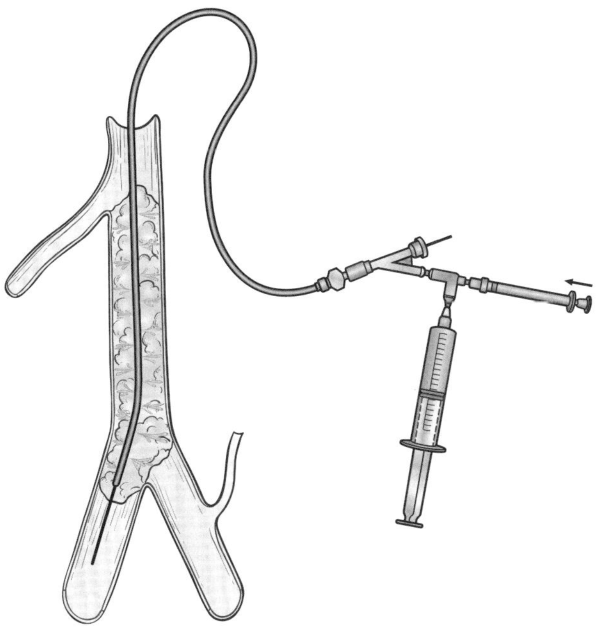

그림 12-2. Pulse spray catheter의 모식도 카테터의 바깥 끝은 3-way stopcock으로 연결되며, 혈전 내부에 위치한 다른 쪽 끝은 유도철사로 end-hole이 막혀 있다. 10~20cc 일회용 주사기에 UK와 헤파린이 들어 있고, 1cc tuberculin syringe로 혈전용해제를 주입한다.

혈전을 지나 혈전 내부 끝의 상부 1~2cm에 위치하도록 한다. 혈전을 통과하지 않고 혈전의 하방 끝을 남겨 놓으면 상부 혈전이 용해될 때 하방으로 떨어져 원위부 색전이 발생하는 것을 막을 수 있다.

3) 시술 과정

혈전용해제를 포함한 용해제가 담긴 10~20cc의 주사기와 tuberculin 주사기를 3 way stop-cock에 연결한 다음 0.2~0.3cc 정도의 혈전용해제를 tuberculin 주사기에 옮겨 20~30초 간격으로 힘차게 밀어 넣는다. 카테터를 고정한 상태에서 시술 중간중간에 혈관조영술을 시행하여 혈전의 용해 정도를 판단하고, 혈전의 하방 끝을 제외한 부분이 녹았을 경우 카테터를 전진시켜 하방 끝의 혈전도 마저 용해시킨다. 시술 중 공기가 들어가지 않도록 주의한다.

4) 시술 종료

용량을 추가하며 촬영한 주기적인 혈관조영 촬영에서 남은 혈전의 모양 변화가 없는 경우 혈전용해를 중지한다. 비록 혈관의 벽에 비정상적인 혈전이 남아 있는 것처럼 보일지라도, 혈전용해술 뒤에 남아 있는 혈전은 이미 기질화된 혈전(백색혈전)이거나 죽상, 내피세포 비후, 다양한 물질로 구성된 색전물질 등일 가능성이 많다. 이때 혈관 내경에 적합한 풍선카테터를 이용하여 추가적인 혈관성형술을 시행하거나, 스텐트삽입술을 시행할 수 있다. 이때 혈관 내부의 잔여 물질은 혈관성형술 도중에 떨어져 원위부 색전을 일으킬 가능성이 많으므로 주의한다. 원위부 색전이 발생하여 말초 혈액 순환이 심하게 지장을 받을 경우 수술적 색전제거술을 시행할 수도 있다.

혈전용해의 일반적인 방법으로 PSPMT를 소개하였지만, PSPMT가 가장 많이 쓰이는 경우는 혈액투석을 위한 인조동정맥루가 막혔을 때, 혈전용해의 점적주입법을 시작하기 전에 혈전과 용해제의 단면적을 높여야 할 때 등이다.

9. 항응고제, 항혈소판제의 병용

외인적인 혈전용해제가 혈전 내부에 유입될 때 혈전 주위에서는 재혈전이 동시에 발생한다. 따라서 항응고제 및 항혈소판제를 같이 사용하면 혈전용해를 촉진한다. 하지만 항응고제의 영향으로 출혈 합병증이 증가하기도 한다. UK를 사용할 경우에는 헤파린을 사용하는 것이 좋은데, 이는 UK가 비교적 안전한 용해제이며, 출혈성 합병증이 낮은 약제이기 때문이다. 하지만 tPA를 사용할 때는 항응고제의 사용으로 출혈성 합병증이 증가하므로 헤파린의 용량을 줄이는 것이 좋다.

UK로 혈전용해를 할 때는 500~1,500U/hr의 농도로 헤파린을 유지하는 것이 추천된다. 하지만 tPA를 이용하는 경우 2,500U의 헤파린을 주입한 뒤 500U/hr로 점적주입을 유지하거나 PTT 시간을 정상치보다 1.25~1.5배로 유지하도록 한다.[31] 하지만 rPA를 용해제로 사용하는 경우에는 아직 일치된 헤파린 투여법이 없다. 헤파린의 대사는 주로 혈장내 단백질과 비특이적 결합을 하므로, 헤파린을 사용할 경우 항응고효과는 다양하게 나타날 수 있다. 혈장단백질과 결합하지 않는 직접적인 thrombin inhibitors는 헤파린보다는 항응고효과가 확실하고 안정적이다.[32]

Activated partial thromboplastin time(aPTT 또는 PTT)을 헤파린 주입 때 가이드라인으로 사용한다. 치료 목적으로 헤파린을 주입한다면 PTT가 정상치의 1.5~2.0배 이내에 들도록 용량을 조절한다. 전혈의 응고 정도를 판단하기 위해 혈관조영실에서 activated clotting time(ACT)을 이용한다. 정상 ACT는 120~140초 범위이나, 항응고제를 투여받는 환자는 250~300초 내에 유지되도록 한다.

항혈소판제제는 혈전용해를 증가시키며 재혈전을 감소시킨다. Abciximab를 정맥으로 투여하면 환자의 안전성을 침해하지 않으면서 혈전용해 효과를 높인다.[22, 33] 그 밖에 eptifibatide 등의 약제도 효과가 좋다고 보고되고 있다.[34-36]

10. 혈전용해술의 합병증

혈전용해 치료의 중요한 합병증으로 출혈, 원위부 색전, 약제에 대한 이상반응, 재관류증후군, 카테터 주위 재혈전, 인조혈관 누출 등이 있다. 보고된 출혈 사례는 대부분 전신적으로 투여한 경우이나, 카테터를 이용한 국소적인 주입방법으로도 원위부 혈관에 출혈이 발생할 수 있다. 이는 이미 존재하던 다른 부위 혈관의 혈전이 녹으며 발생하는 경우이거나, 이전의 혈관 천자 등으로 혈관이 손상되었기 때문이다. 혈전용해 부위와 상관없는 혈관의 출혈은 주의를 기울이면 예방할 수 있다. 이러한 출혈은 항응고제 혹은 항혈소판제와 병용하여 치료할 때 잘 발생한다. 가장 심각한 출혈은 뇌출혈이다. 지금까지의 보고에 의하면, 혈전용해제의 총량보다는 사용시간과 출혈이 더 밀접한 관계가 있는 것으로 알려져 있다. 천자 부위의 경미한 출혈은 비교적 흔하게 발생한다. 이런 출혈은 일과성이며, 치료가 필요 없다.[20] 심각한 출혈이라 함은 출혈로 인해 혈전용해제를 더 이상 투여할 수 없거나, 저혈압을 일으키거나, 수혈이 필요하거나, 수술로 출혈을 제거해야 하는 경우를 말한다. 심각한 출혈이 있을 경우 혈전용해제와 항응고제 투여를 중지하고 신선한 혈장을 투여하거나, 수술로 주요 장기를 압박하는 혈종을 제거해야 한다. 경미한 출혈은 sheath를 더욱 굵은 것으로 바꾸어 주거나 국소지압을 통해 해결할 수 있다.

원위부 색전은 혈전용해의 중요한 합병증으로 2~15%의 말초동맥 환자에서 발생한다.[20] 원위부 혈관 내부에 둥근 충만결손이 관찰되며, 혈관성형술을 하지 않으면 발생빈도를 낮출 수 있다. 원위부 색전이 발생한 경우에는 혈전용해제 주입을 중단하면 안 된다. 오히려 카테터를 원위부에 재위치시키고, 용해제를 새로이 bolus injection하고, 용량을 증가시켜 치료한다. 그래도 치료되지 않으면 혈전을 흡입하여 제거하거나 수술을 의뢰한다. 혈액투석 환자에서 원위부 색전은 흔하게 발생하나, 이런 경우 폐색전 증세는 거의 발생하지 않는다. 오히려 근위부 유입동맥의 색전이 문제를 발생할 수 있으나, 풍선카테터를 이용하여 유입동맥 부위의 혈전을 인조혈관 내로 끌어 넣어 치료할 수 있다.

혈관의 재관류로 인해 구획증후군*compartment syndrome*과 재관류증후군 등이 발생할 수 있다. 구획증후군은 드물지만 급성 하지허혈 환자의 4%에서 보고되고 있다.[37]

카테터 주위 혈전형성은 혈전용해술 초창기에 매우 흔한 합병증이었으나 항응고제와 UK를 사용하고부터는 거의 다 사라졌다. 하지만 tPA와 헤파린을 병용할 경우에는 발생할 가능성이 많다.

Ⅱ 기계적 혈전제거술의 원리 및 임상적용

약물을 이용한 혈전용해술은 혈관 내 혈전 제거에 매우 효과적인 반면에 몇 가지 문제점이 있다. ① 약물 주입 시간이 24~48시간으로 길기 때문에 혈류를 빨리 재개통해야 하는 경우에는 임상 적용이 어렵다는 점, ② 장시간의 지속적인 약물 주입으로 인하여 약물의 전신적 효과로 인한 출혈 위험성이 증가한다는 점, ③ 장시간에 걸쳐 병상에 누워 있어야 하므로 환자가 고통스럽다는 점, ④ 혈관이 폐쇄된 경우에는 약물을 사용해도 재개통이 불가능하다는 점, ⑤ 약물을 주입하는 동안에는 집중치료실에 머물러야 하므로 입원비가 상승한다는 점 등이다.[38] 기계적 혈전제거술은 이러한 약물 혈전용해술의 단점을 해결하기 위하여 고안된 방법으로, ① 혈관 내 혈전을 녹이거나 조각낸 뒤 흡인하여 제거하므로 혈전을 더 빨리 제거하여 단기간 내에 혈류를 개선하고, ② 약물에 녹지 않는 혈전도 제거할 수 있으며, ③ 약물의 주입량과 시간을 단축하므로 ④ 용해제의 합병증을 예방하고, ⑤ 수술적 치료보다 이환율과 사망률을 낮출 수 있다.[39-41]

1989년에 Bildsoe[41] 등이 처음으로 발표한 이후 다양한 기계적 혈전 제거 기구들이 개발되었다. 이 절에서는 실제로 임상에서 사용하는 기구들을 혈전 제거 방법에 따라서 분류하여 기술한다.

1. Compliant balloons

Fogarty balloon은 최초의 수술적인 기계적 혈전 제거 기구이다. 다양한 크기의 풍선을 이용하므로 조작이 간편하고 속도가 빠르지만 혈관벽에 손상을 입힐 수 있고,[42] 어림짐작으로 하는 시술*blind procedure*이므로 혈전 제거가 불완전하고 커다란 색전증을 일으킬 수 있다. 이를 보완하기 위하여 expandable sheath와 clot-trapping basket이 고안되었으나 임상에서 널리 사용되지는 못하였다.[43] 그러나 최근에는 혈액투석 접근으로의 재개통에 Fogarty balloon이 효과적으로 사용되고 있다.

2. Wire-baskets

Arrow percutaneous thrombectomy device(PTD, Arrow International, Reading, PA, USA)는 회전하는 nitinol basket, 회전축, 전원으로 구성된다. 자가팽창성 basket과 회전축이 5Fr 카테터 내에 장착되어 있어, 외장형 전원과 연결하면 3,000rpm으로 basket이 회전하면서 혈전을 깨뜨린다. 혈전을 따라서 전진-후퇴를 반복해서 작동시키고 깨어진 조각들은 수동으로 밖으로 뽑아낸다.[44] 특히 이 기구는 혈액투석 이식편(Gortex graft)의 혈전 제거에 효과적으로 사용되어 왔으며, 최근에는 하지의 심부혈전 제거에도 점차 사용되고 있다(그림 12-3).

3. Aspiration thrombectomy/embolectomy

실제로 임상에서 가장 저렴하고 손쉽게 사용할 수 있는 방법이다. 막힌 혈관의 직경에 따라서 5~9Fr sheath(Soft-tip Envoy guiding catheter, Cordis/Guiding sheath, Arrow)를 선택해서 사용한다. 혈전(색전)을 제거할 때 50mL 주사기(끝부분에 screw가 있는 Luer Lock syringe)를 카테터의 끝부분에 연결하고 음압을 준 상태로 뽑아내서 혈관을 재개통시킨다. 특히 급성 혈전(색전)증에 효과적이고, 만성인 경우에는 혈전용해술 도중 혹은 후에 부분적으로 용해된 혈전(색전)을 제거한다. 이 방법은 시술 도중에 하방으로 떨어진 색전을 치료할 때도 효과적이다(그림 12-4).

4. Rheolytic(flow-based) thrombectomy

카테터 끝부분에 있는 미세관을 통하여 고압/고속으로 생리식염수를 분출하여 이때 베르누이*Bernouilli* 법칙에 의해 발생하는 음압을 이용하는 기구이다. 즉 고압/고속의 생리식염수 jet가 미세관의 window를 통해서 배출구 내로 거꾸로 품어지면 jet에 의해서 혈전이 깨지는 동시에 주변 액체에 대한 음압이 발생하고 이 때문에 혈전이 카테터의 배출구 내부로 빨려 들어와 카테터에 연결된 collection bag으로 모이게 된다.

AngioJet(Possis Medical, Minneapolis, MN, USA)는 이중 배출강이 있는 5Fr 카테터(큰 구멍은 액체를 빨아내거나 유도철사를 삽입하는 목적, 작은 구멍은 압축된 액체를 고속의 jet로 변환시키는 목적)로서 고압 펌프, 감지기, 배출 펌프 및 집합기*collecting system*로 구성된다. 조그만 배출강이 카테터 끝과 직각으로 노출된 halo를 형성하며, 이 halo tip에서 몇 개의 10,000 psi jet가 배출강 내로 5mm 간격으로 거꾸로 분출된다. 시술하는 혈관 직경에 따라서 jet의 숫자와 압력을 조절해서 사용할 수 있다.[45]

혈전 제거에 관한 기존 논문들의 결과를 종합해 보면 wall-contact 기구가 hydrodynamic 기구나 혈전용해술보다 혈전 제거에 훨씬 더 효과적이었다.[46-49]

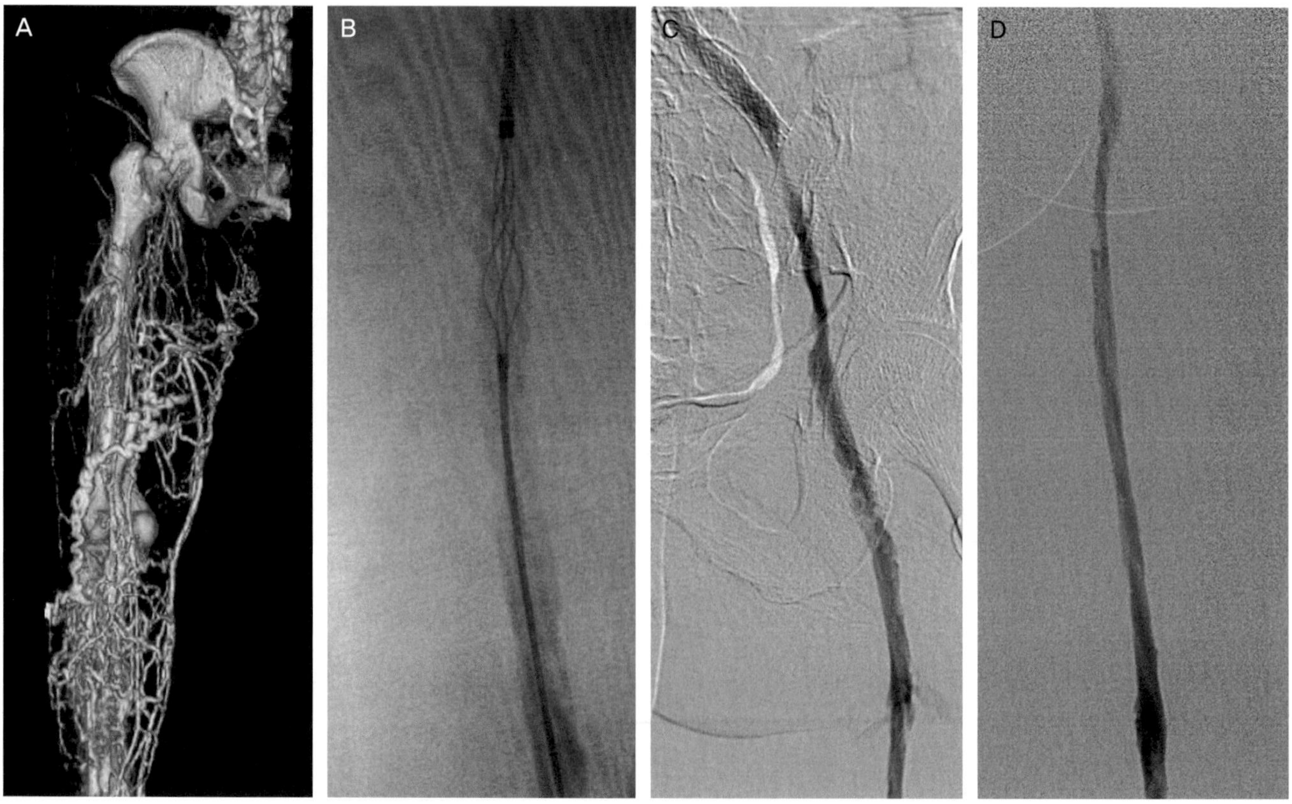

그림 12-3. 통증을 동반한 좌측 하지부종을 호소한 53세의 심부정맥혈전증 여자 환자 A. CT 정맥조영술*CT venogram*에서 좌측 대퇴정맥이 조영되지 않으면서 심한 측부혈관 발달이 보인다. B. 엎드린 자세에서 슬와정맥을 천자하고 정맥조영술로 혈전을 확인한 다음, PTD를 이용해서 혈전을 깨뜨린 후에 Hoffman sheath를 넣어서 혈전을 빨아낸다. C, D. 막혀 있던 좌측 총장골정맥 내에 12mm 직경 스텐트를 삽입해서 재개통한 후 촬영한 정맥조영상에서 슬와정맥, 대퇴정맥 및 장골정맥이 잘 조영된다.

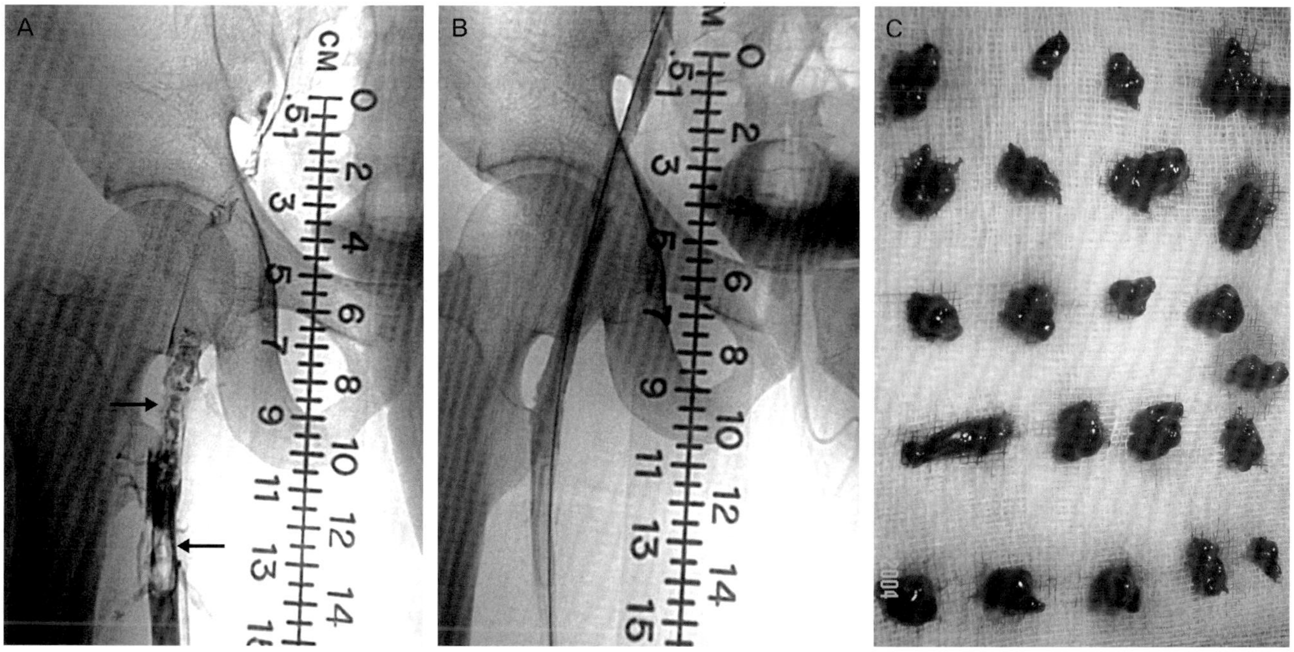

그림 12-4. 13일 동안 지속된 우측 하지부종을 호소한 24세의 심부정맥혈전증 남자 환자 **A.** 상행정맥조영상 대퇴정맥의 근위부부터 상방으로 조영되지 않는다. 혈관 내에서 혈전(화살표)이 관찰된다. **B.** 엎드린 자세에서 슬와정맥을 천자한 다음 8Fr Hoffman sheath를 삽입해서 혈전을 빨아냈다. **C.** 뽑혀 나온 혈전. IVC filter를 삽입한 후에 시술했고, 시술한 지 2주 후에 IVC filter를 제거하였다.

5. Mechanical thrombectomy

(1) Rotarex®S와 Aspirex®S catheter(Straub Medical AG, Wangs, Switzerland)

Over-the-wire로 사용하는 기구로 3개 부분으로 나뉜다(그림 12-5). ① thrombectomy catheter를 electromagnetic clutch를 통해서 회전시키는 electric motor, ② 카테터 내부에서 40,000rpm 속도로 돌면서 진공 상태를 만드는 coated steel spiral, ③ external collection bag으로 구성된다. 작용기전은 ① 40,000rpm/min과 180mL/min 흡입력으로 지속적인 흡입 기능, ② 카테터 말단 부위의 L-slit으로 혈전이 통과하면서 매우 잘게 부숴지고, ③ waste bag에 부서진 조각들이 지속적으로 빨려서 모인다. 카테터의 말단 부분을 폐쇄 병변의 끝부분에 대고 전진과 후진을 반복하면서 시술한다. 원인에 따라서 1초당 1cm의 병변을 재개통시킨다.[50]

(2) Orbital atherectomy

Diamondback(STEALTH 360°® system, Cardiovascular Systems, Inc., St. Paul, MN, USA) catheter는 말초동맥의 폐쇄성 동맥경화증과 경피적 혈관형성술이 가능한 경우에 사용한다. 1.25~2mm 크기의 diamond-coated crown orbit가 wire에 치우치게 부착되어 있어서 non-compliant calcified atheroma와 fibrotic atheroma를 선택적으로 제거해서 혈관의 순응도*compliance*를 증진한다. 즉, plaque의 두께를 줄이고 혈관의 compliance를 증진해서 혈관성형술 시 혈관박리 발생을 줄인다. 병변을 적혈구보다 작게 갈아서(평균 2~3um) 망상내피계*reticuloendothelial system*에서 흡수되게 한다.[51]

(3) Directional atherectomy

SilverHawk/TurboHawk atherectomy(Covidien, Mansfield, MA, USA) catheter(그림 12-6)는 끝부분에 칼날이 달린 카테터, 가더디와 positioning level을 연결하는 본체, 본체에 전력을 공급하는 배터리로 구성된다. 0.014in 유도철사를 따라서 사용한다. 끝부분은 회전하는 칼날과 tubular housing(절단된 죽상판이 모이는 부분)으로 구성되고, 이를 본체에 연결해서 전력을 공급하면 칼날이 4,000~10,000rpm으로 회전한다. 폐쇄 및 협착 병변을 칼날이 지나가면서 '깎인' 조각은 tubular housing 내에 모이고, 기구를 혈관 밖으로 빼낸 다음 생리식염수로 씻어서 조각을 제거한다. 주로 대퇴동맥과 슬와동맥에 사용하고, 혈관의 직경(1.5~7.0mm)에 따라서 기구를 선택한다(그림 12-7). 발생할 수 있는 합병증으로는 ① 내막하 치료 시 내막 박리, ②

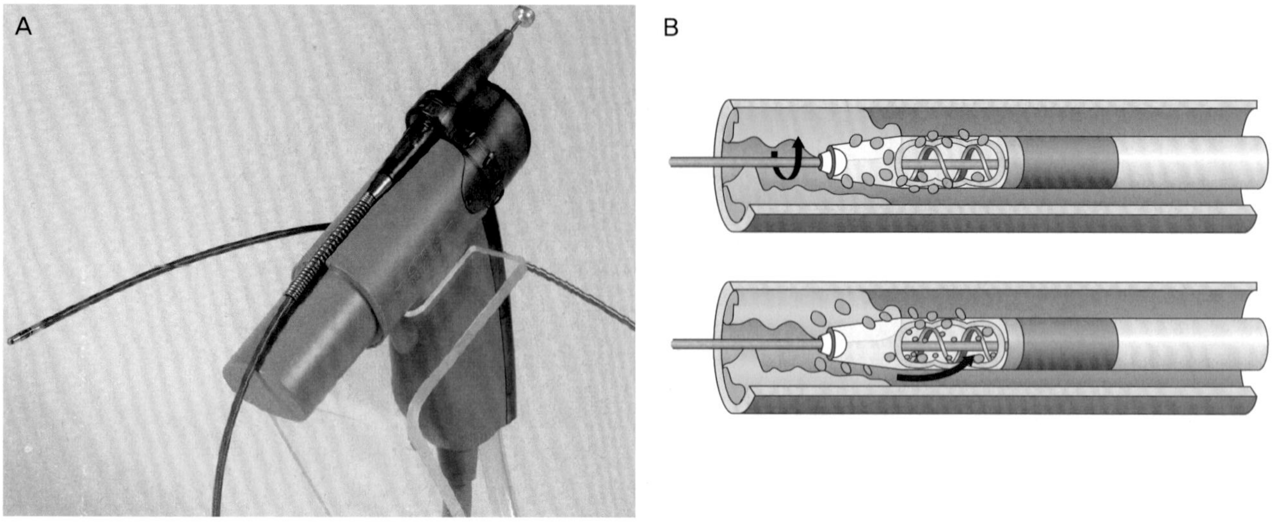

그림 12-5. Rotarex and Aspirex Catheter(Straub Medical AG, Wangs, Switzerland) A. Electric motor B. 작용기전

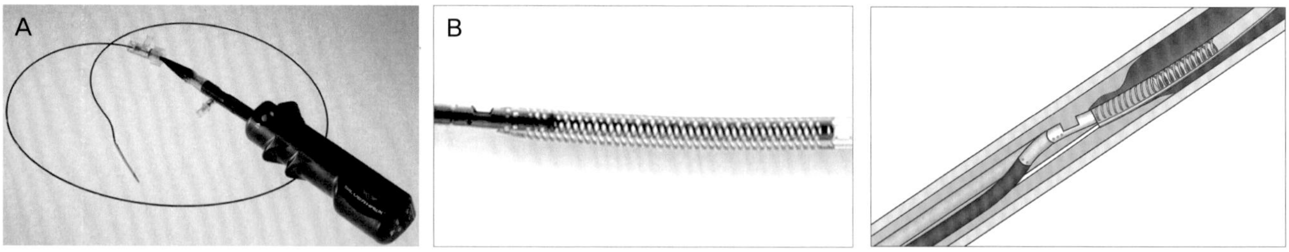

그림 12-6. Silverhawk atherectomy plaque excision device(Covidien, Mansfield, MA, USA) A. 본체, 카테터, collecting house, blade로 구성된다. B. 카테터의 끝에 collecting housing과 blade가 부착되어 있다. C. 작용기전

시술 혈관의 동맥류, ③ 동정맥류(너무 깊게 깎일 경우), ④ 원위부 색전증〔필터, spider filter로 예방할 수 있다. 특히 석회화 병변, 길다란 폐쇄 병변 치료 시 발생빈도가 증가한다(천천히 시술하고, 짧게 깎아내고, tubular housing이 넘치지 않게 하면 발생률이 떨어진다).〕, ⑤ 혈관 파열(특히 Hunter's canal 부위를 시술할 때 잘 발생한다. RAO 혹은 LAO 검사로 혈관의 주행을 관찰하면서 시술한다), ⑥ 혈관 수축(슬와동맥 시술 시 빈발하고, 유도철사나 기구 또는 혈전 때문에 발생한다. 발생 시 혈관 확장제인 nitroglycerin/papaverine을 주입하고, 혈전 발생 시에는 헤파린을 주입한다), ⑦ 시술 부위 혈종 등이 있다.

최근에는 혈관의 심한 석회화 병변에도 사용 가능한 TurboHawk™ Peripheral Plaque Excision System(Covidien, Mansfield, MA, USA)이 출시되었다. 또한 혈관벽에 접촉하는 힘이 개선되었고, drive shaft 개선, 새로운 flushing 기구가 추가되면서 치료효과가 향상되고 시술시간이 단축되었다. DEFINITIVE Ca^{++} study에 의하면 92.0~97.0% 1차 effectiveness endpoint와 30일 MAE (major adverse effect)−free−rate 93.1%를 보였다. 단, 이때는 시술 도중에 하방 혈관으로의 색전증이 발생할 수 있어서 SpiderFX™ Embolic Protection Device와 함께 사용하기를 권고하였다.[52]

기계적 혈전제거술은 최소한의 침습적인 방법으로 혈관 손상을 최소화하면서 혈관 내의 혈전을 기계적으로 분쇄한 뒤 흡인해 내는 시술로서 여러 부위의 동정맥 혈전에 유용하게 사용할 수 있다. 단, Silverhawk와 Turbohawk device는 경동맥, 관상동맥, 장골동맥, 신장동맥 질환에는 사용하지 않는다.

6. 합병증

기구 관련 합병증으로는 혈관벽 손상, 용혈 작용, 혈액 손상 등이 있다. 혈관벽 손상의 경우 드물게 내막 박리와 혈관 외 조영제 유출이 보고된 바 있지만 대부분 손상이 미약하고 자연 치유가 이루어진다. 용혈 작용의 경우 시술 후

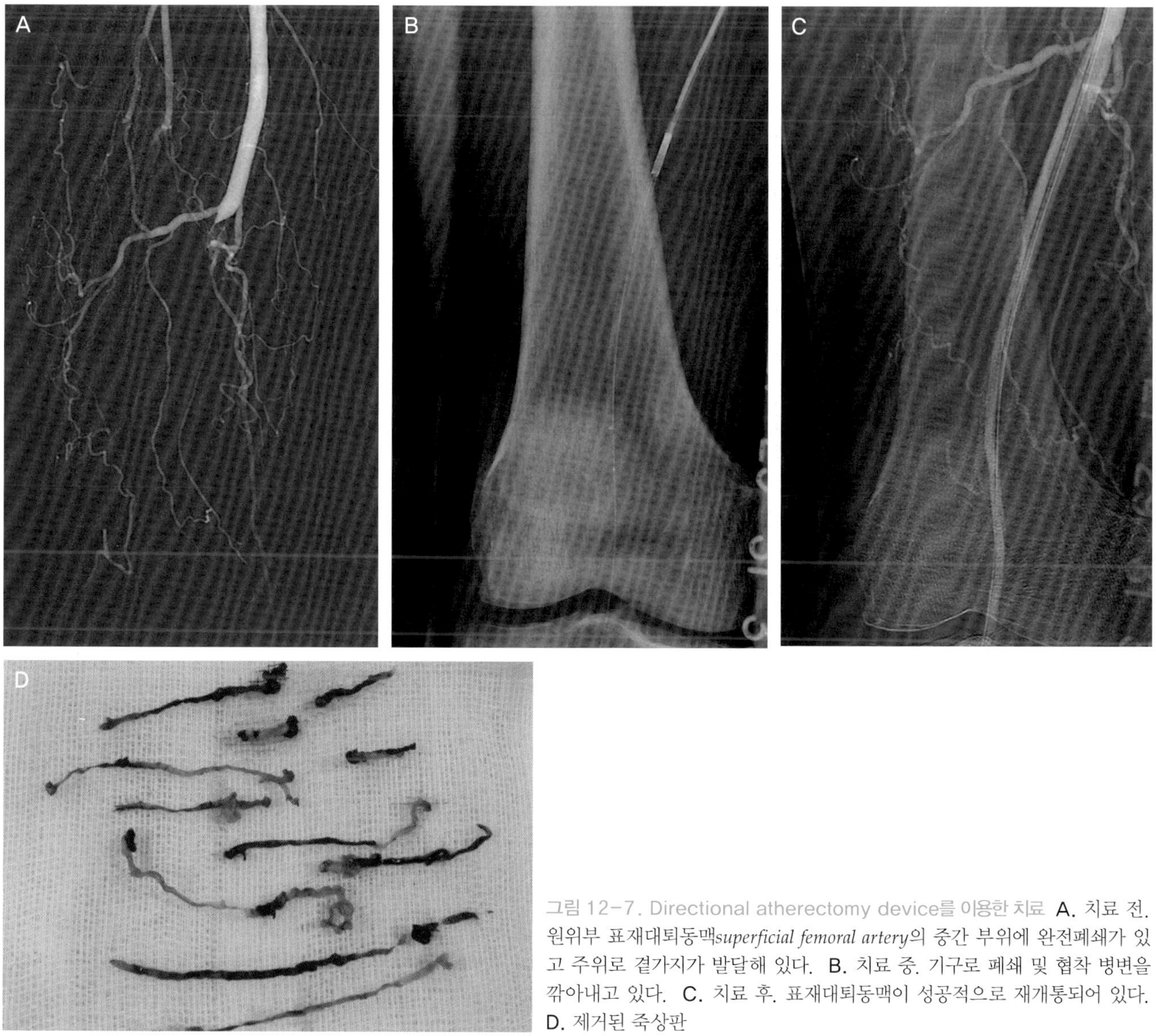

그림 12-7. Directional atherectomy device를 이용한 치료 A. 치료 전. 원위부 표재대퇴동맥*superficial femoral artery*의 중간 부위에 완전폐쇄가 있고 주위로 곁가지가 발달해 있다. B. 치료 중. 기구로 폐쇄 및 협착 병변을 깎아내고 있다. C. 치료 후. 표재대퇴동맥이 성공적으로 재개통되어 있다. D. 제거된 죽상판

에 비교적 흔히 발생하나 대부분 일시적이고 임상적인 의미는 없다. 혈액 손상(실혈)의 경우 혈전을 빼고 빨아내는 기구에서 상당량의 실혈이 발생한다. 따라서 빈혈 환자나 소아에서는 주의해야 한다. 실혈을 감소시키려면 시술 도중에 vascular sheath의 side-arm을 통해서 생리식염수를 동시에 주입하면 된다.

시술 관련 합병증으로는 천자 부위 혈종(1~3%), 혈전 재발, 색전증 등이 있다. 말초혈관이나 폐동맥 내에서 작은 색전증은 증상이 없고 허혈의 위험이 낮지만, 내장 동맥에서는 매우 위험하다. 색전의 크기가 크면 말초 혈관에서 위험한 허혈증을 유발할 수 있다. 이때는 흡인혈전제거술과 혈전용해술로 치료한다. 이런 합병증을 방지하기 위해서 기구를 혈전을 통과시킨 후에 작동시키도록 하며, 시술 도중에 항상 주의를 기울이고, 혈류가 배출되는 위치에 있는 협착성 병변은 먼저 혈전을 제거한 뒤에 확장해야 한다.

참고문헌

1. Collet JP, Montalescot G, Lesty C, et al. A structural and dynamic investigation of the facilitating effect of glycoprotein Ⅱb/Ⅲa inhibitors in dissolving platelet-rich clots. Circ Res 2002;90:428-434.
2. STILE Investigators. Results of a prospective randomized trial evaluating surgery versus thrombolysis for ischemia of the lower extremity. The STILE trial. Ann Surg 1994;220: 251-266.
3. Bookstein JJ, Valji K. Principles of selective thrombolysis. In: Baum S, ed. Abrams' Angiography. 4th ed. Boston: Little, Brown, and Company, 1997:119-131.
4. Hawiger J. Mechanisms involved in platelet vessel wall interaction. Thromb Haemost 1995;74:369-372.
5. Mustard JF, Packham MA, Kinlough-Rathbone RL, et al. Fibrinogen and ADP-induced platelet aggregation. Blood 1978;52:453-466.
6. Marder VJ, Francis CW, Doolittle RF. Fibrinogen structure and physiology. In: Colman RW, Hirsh J, Marder VJ, Salzman EW, eds. Hemostasis and Thrombosis: Basic Principles and Clinical Practice. Philadelphia: JB Lippincott, 1982:145-163.
7. Dotter CT, Rösch J, Seaman AJ. Selective clot lysis with low-dose streptokinase. Radiology 1974;111:31-37.
8. Ouriel K, Shortell CK, DeWeese JA, et al. A comparison of thrombolytic therapy with operative revascularization in the initial treatment of acute peripheral arterial ischemia. J Vasc Surg 1994;19:1021-1030.
9. Arepally A, Hofmann LV, Kim HS, et al. Weight-based rt-PA thrombolysis protocol for acute native arterial and bypass graft occlusions. J Vasc Interv Radiol 2002;13:45-50.
10. Braithwaite BD, Buckenham TM, Galland RB, on behalf of the Thrombolysis Study Group. Prospective randomized trial of high-dose versus low-dose tissue plasminogen activator infusion in the management of acute limb ischaemia. Br J Surg 1997;84:646-650.
11. Yusuf SW, Whitaker SC, Gregson RH, et al. Immediate and early follow-up results of pulse spray thrombolysis in patients with peripheral ischaemia. Br J Surg 1995;82:338-340.
12. Weitz JI. Low molecular weight heparins. N Engl J Med 1997;337:688-698.
13. Hirsh J. Heparin. N Engl J Med 1991;324: 1565-1574.
14. Weitz JI, Hirsh J. New anticoagulant drugs. Chest 2001; U9:95S-107S.
15. Flower RJ, Moncada S, Vane JR. Analgesic-antipyretics and antiinflammatory agents: drugs employed in the treatment of gout. In: Gilman AG, Goodman LS, Rail TW, Murad F, eds. The Pharmacological Basis of Therapeutics. 7th ed. New York: Macmillian, 1985:674-715.
16. O'Reilly RA. Anticoagulant, antithrombotic and thrombolytic drugs. In: Gilman AG, Goodman LS, Rail TW, Murad F, eds. The Pharmacological Basis of Therapeutics. New York: Macmillan, 1985:1338-1359.
17. Drescher P, Crain MR, Rilling WS. Initial experience with the combination of reteplase and abciximab for thrombolytic therapy in peripheral arterial occlusive disease: a pilot study. J Vasc Interv Radiol 2002;13:37-43.
18. Tepe G, Schott U, Erley CM, et al. Platelet glycoprotein Ⅱb/Ⅲa receptor antagonist used in conjunction with thrombolysis for peripheral arterial thrombosis. AJR Am J Roentgenol 1999;172:1343-1346.
19. McNamara TO, Fischer JR. Thrombolysis of peripheral arterial and graft occlusions: improved results using high-dose urokinase. AJR Am J Roentgenol 1985;144:769-775.
20. Thrombolysis in the management of lower limb, peripheral arterial occlusion-a consensus document. J Vasc Interv Radiol 2003;14:S337-S349.
21. Cynamon J, Lakritz PS, Wahl SI, et al. Hemodialysis graft declotting: description of the "lyse and wait" technique. J Vasc Interv Radiol 1997;8:825-829.
22. Semba CP, Bakal CW, Calis KA, et al. Alteplase as an alternative to urokinase. Advisory Panel on Catheter-Directed Thrombolytic Therapy. J Vasc Interv Radiol 2000;11:279-287.
23. Guigliano RP, Cannon CP, McCabe CH, et al. Lower dose heparin with thrombolysis is associated with lower rates of intracranial hemorrhage: results from TIMI 10B and ASSENT I [abstract]. Circulation 1997;96:I-206.
24. Ouriel K, Veith FJ, Sasahara AA. A comparison of recombinant urokinase with vascular surgery as initial treatment for acute arterial occlusion of the legs. Thrombolysis or Peripheral Arterial Surgery (TOPAS) Investigators. N Engl J Med 1998;338:1105-1111.
25. Sullivan KL, Gardiner GA, Jr, Shapiro MJ, et al. Acceleration of thrombolysis with a high-dose transthrombus bolus technique. Radiology 1989;173:805-808.
26. Kandarpa K, Goldhabcr SZ, Meyerovitz ME. Pulse spray thrombolysis: the "careful analysis." Radiology 1994;193:320-324.
27. Kandarpa K, Chopra PS, Aruny IE, et al. Intra-arterial thrombolysis of lower extremity occlusions: prospective, randomized comparison of forced periodic infusion and conventional slow continuous infusion. Radiology 1993;188:861-867.
28. Valji K. Evolving strategies for thrombolytic therapy of peripheral vascular occlusion. J Vasc Interv Radiol 2000;11: 411-420.
29. Bookstein JJ, Saldinger E. Accelerated thrombolysis. In vitro evaluation of agents and methods of administration. Invest Radiol 1985;20:731-735.
30. Bookstein JJ, Valji K. Pulse spray pharmacomechanical

thrombolysis: updated clinical and laboratory observations. Semin Intervent Radiol 1992;9:174–182.

31. Semba CP, Bakal CW, Calis KA, et al. Alteplase as an alternative to urokinase. Advisory Panel on Catheter–Directed Thrombolytic Therapy. J Vasc Interv Radiol 2000;11:279–287.

32. Benenati J, Shlansky–Goldberg R, Meglin A, et al. Thrombolytic and antiplatelet therapy in peripheral vascular dis-ease with use of reteplase and/or abciximab. The SCVIR Consultants' Conference; May 22, 2000 (Orlando, FL). Society for Cardiovascular and Interventional Radiology. J Vasc Interv Radiol 2001;12:795–805.

33. Ouriel K, Castaneda F, McNamara T, et al. Reteplase monotherapy and reteplase/abciximab combination therapy in peripheral arterial occlusive disease: results from the RELAX trial. J Vasc Interv Radiol 2004;15:229–238.

34. Yoon HC, Miller FJ Jr. Using a peptide inhibitor of the glycoprotein Ⅱb/Ⅲa platelet receptor: initial experience in patients with acute peripheral arterial occlusions. AJR Am J Roentgenol 2002;178:617–622.

35. Shlansky–Goldberg R. Platelet aggregation inhibitors for use in peripheral vascular interventions: what can we learn from the experience in the coronary arteries? J Vasc Interv Radiol 2002;13:229–246.

36. Burkart DJ, Borsa JJ, Anthony JP, et al. Thrombolysis of acute peripheral arterial and venous occlusions with tenecteplase and eptifibatide: a pilot study. J Vasc Interv Radiol 2003;14:729–733.

37. McNamara TO, Bomberger RA, Merchant RF. Intra–arterial urokinase as the initial therapy for acutely ischemic lower limbs. Circulation 1991;83:I106–I119.

38. Cohen LH, Kaplan M, Bernhard VM. Intraoperative streptokinase: an adjunct to mechanical thrombectomy in the management of acute ischemia. Arch Surg 1986;121:708–715.

39. Hanson DD, Auth DC, Vracko R, et al. Mechanical thrombectomy: a comparison of two rotational devices and balloon angioplasty in subacute canine femoral thrombosis. Am Heart J 1987;114:1223–1231.

40. Kensey KR, Nash JE, Abrahams C, et al. Recanalization of obstructed arteries with a flexible, rotating tip catheter. Radiology 1987;165:387–389.

41. Bildsoe MC, Moradian GP, Hunter DW, et al. Mechanical clot dissolution: new concept. Radiology 1989;171:231–233.

42. Solis MM, Ranval TJ, Thompson BW, et al. Results of venous thrombectomy in the treatment of deep vein thrombosis. Surg Gynecol Obstet 1993;177:633–639.

43. Sharafuddin MA, Hicks M. Current status of percutaneous mechanical thrombectomy. Part Ⅱ. Devices and mechanisms of action. J Vasc Interv Radiol 1998;9:15–31.

44. Trerotola SO, Davidson DD, Filo R, et al. Preclinical in vivo testing of a rotational mechanical thrombectomy device. J Vasc Interv Radiol 1996;7:717–723.

45. Drasler WJ, Jenson ML, Wilson GJ, et al. Rheolytic catheter for percutaneous removal of thrombus. Radiology 1992;182:263–267.

46. Stark EE, McDermontt JC, Crummy AB. Percutaneous aspiration thromboembolectomy. Radiology 1985;156:61–66.

47. Bookstein JJ, Saldinger E. Accelerated thrombolysis: in–vitro evaluation of agents and methods of administration. Invest Radiol 1985;20:731–735.

48. Muller–Hulsbeck S, Grimm J, Leidt J, et al. In vitro effectiveness of mechanical thrombectomy devices for large vessel diameter and low–pressure fluid dynamic application. J Vasc Interv Radiol 2002;12:831–839.

49. Muller–Hulsbeck S, Grimm J, Leidt J, et al. Comparison of in vitro effectiveness of mechanical thrombectomy devices. J Vasc Interv Radiol 2002;12:1185–1191.

50. Lichtenberg M, Kaeunicke M, Lukat M, et al. Retrograde rotational thrombectomy with the Rotarex catheter system: treatment option for an acute thrombotic occlusion of a subclavian artery. Vasc Health Risk Manag 2011;7:623–627.

51. Cuff R, Patel MR, Murray S, et al. Endovascular treatment of infrapopliteal arterial disease. Endovascular Today 2013; May:100–103.

52. Clair D. Treatment of severely calcified fempop lesions with plaque excision and embolic protection: DEFINITIVE Ca^{++}. From Instruction for Use, TurboHawks Peripheral plaque excision system, eV3, Playmouth, MN, USA 2012.

Chapter 13

지혈기구

김승형

혈관계 인터벤션 시술의 대부분은 총대퇴동맥*common femoral artery* 천자로 시행하는데 1951년 Seldinger 기법이 새로운 경피적 천자방법으로 소개된 이후로 지금까지 60여 년간 표준적인 대퇴동맥의 지혈방법은 두손압박*manual compression*이다.[1] 이 방법은 시술자가 총대퇴동맥에 삽입된 유도카테터*vascular sheath introducer*를 제거하고 10~15분간 천자 부위를 손가락으로 압박한 후에 지혈된 것을 확인하고 압박드레싱*pressure dressing*을 하는 방법으로, 환자는 이 상태에서 6~8시간 정도 침상 안정을 취해야 한다. 인터벤션 시술 중에 항응고제를 사용하지 않은 경우에는 시술이 끝나면 바로 유도카테터를 제거할 수 있지만 헤파린*heparin* 같은 항응고제를 사용한 경우에는 활성응고시간*activated clotting time; ACT*이 170초 미만으로 감소할 때까지 보통 2~4시간 기다린 후에 제거하여야 압박시간을 줄이고 합병증을 감소시킬 수 있다. Manual compression은 압박하는 시간이 길어 지혈자에게 부담이 될 뿐 아니라, 장시간 침상에서 안정해야 하는 환자에게도 요통이나 요축적*urinary retention* 같은 불편함이 크고, 퇴원이 늦어진다는 단점이 있다.

이런 manual compression의 문제점을 해결할 수 있는 지혈기구로 콜라겐(아교질)을 이용한 기구*collagen-based device*가 1990년대 초반에 처음 소개되기 시작하였다. 이 기구는 지혈자의 지혈시간을 단축시키고,[2] 환자의 침상 안정 시간을 줄여 입원기간을 단축시키며,[3] 혈관성형술*angioplasty*을 시행한 경우 총대퇴동맥의 유도카테터를 제거한 후에도 지속적인 항응고 약물치료를 가능하게 해준다는 것이 장점이다.[2, 4, 5] 이후 다양한 지혈기구가 지속적으로 개발되고 있고, 지혈자와 환자 모두에게 편리하기 때문에 세계적으로 이용이 확산되고 있다.

지혈기구의 여러 장점에도 불구하고 현재까지 보고된 대규모 메타분석들을 보면 대퇴동맥 천자에 지혈기구를 사용하는 방법은 manual compression과 주요 합병증 발생률이 비슷했기 때문에 더 안전한 지혈방법은 아니며, 기구에 따라서는 천자 부위 혈종과 가성동맥류*pseudoaneurysm* 형성의 위험성이 더 높았다.[6–10] 또한 지혈기구를 사용하면 manual compression일 때는 거의 생기지 않는 하지허혈*leg ischemia*과 서혜부 감염*groin infection*이 더 일어나고,[11, 12] 수술이 필요할 정도의 위중한 합병증이 조금 더 많이 생겼다.[8, 10, 11, 13, 14] 그러나 이런 과거의 경험과 연구들을 바탕으로 더 안전하고 사용하기 편한 지혈기구가 계속 개발되고 있기 때문에 앞으로 지혈기구의 합병증이 줄어들 것으로 기대된다. 〈표 13-1〉은 지혈기구와 연관되어 보고된 합병증이다.[15]

이상적인 지혈기구는 ① 비용대비효과*cost-effectiveness*가 높고, ② 사용하기 쉬우며, ③ 동맥천자 부위를 확장시키지 않고, ④ 비흡수 영구물질을 사용하지 않고, ⑤ 염증반응이 거의 없으며, ⑥ 추가적인 manual compression이 필요 없고, ⑦ 원래의 천자 부위에 즉시 재천자가 가능해야 하고, ⑧ manual compression보다 합병증이 적어야 한다.

지혈기구는 지혈하는 기전에 따라 직접 지혈기구*active vascular closure devices*와 간접 지혈기구*passive vascular closure devices*로 나뉜다.[16] 직접 지혈기구는 동맥천자 부위를 기계적으로 직접 막아 주는 역할을 하며, AngioSeal과 Perclose가 대표적이다. 직접 지혈기구를 세분하면 생체흡수성 재료를 이용한 기구*bioabsorbable material-based devices*, 봉합을 이용한 기구*suture-mediated devices*, 클립을 이용한 기구*clip-mediated devices*로 나눌 수 있다. 간접 지혈기구는 manual compression을 대신하거나 보조해 주는 역할을 하는 것으로, 압박기구*compression devices*와 지혈용 패드 *hemostatic pads* 등이 있다.

어떤 지혈기구는 환자의 임상적 특성이나 대퇴동맥의 해부학적 구조에 따른 특정한 상황에서 다른 기구들보다 확실히 우수하다. 하지만 어떤 기구를 선택하여 쓰는가는 대부분 시술자에게 익숙한 기구가 무엇이냐에 달려 있다. 그 이유는 모든 지혈기구가 사용법을 배우는 데 상당한 시간과 노력을 필요로 하기 때문이다.[11, 14, 15, 17]

〈표 13-1〉 **지혈기구의 합병증**

Infection
Bleeding(minor, major)
Groin hematoma(minor, major)
Retroperitoneal bleed
Pseudoaneurysm
Arterial laceration
Arteriovenous fistula
Embolization
Limb ischemia
Femoral artery thrombosis
Dissection
Pain
Nerve injury
Death

From Bechara CF, Annambhotla S, Lin PH. Access site management with vascular closure devices for percutaneous transarterial procedures. J Vasc Surg 2010;52:1682-1696.

I 지혈기구의 종류

1. 직접 지혈기구*Active vascular closure devices*

직접 지혈기구는 동맥천자 부위나 천자관*puncture tract*에 지혈기구를 직접 삽입하여 기계적으로 지혈하는 기구이다. 이에 속한 기구들의 특성을 〈표 13-2〉에 정리하였고, 그중에서 흔히 쓰는 기구들의 장단점을 〈표 13-3〉에서 비교하였다. 그림 13-1에서는 각 기구들의 사진과 지혈된 혈관의 모식도를 보여 주고 지혈 기전에 대하여 설명하였다.

(1) 생체흡수성 재료를 이용한 기구*Bioabsorbable material-based devices*

개발된 순서대로 VasoSeal, Angio-Seal, ExoSeal, FemoSeal 등이 있다. VasoSeal, Angio-Seal은 1990년대 초반에 출시된 콜라겐을 이용한 기구로 현재는 Angio-Seal VIP(2006)와 Angio-Seal Evolution(2010)이 대표적이다. ExoSeal(Cordis de Mexico S.A. de C.V.)은 2010년에 처음 출시되었으며, VasoSeal 같은 혈관 밖 지혈기구*extravascular closure device*이지만 콜라겐 대신에 생체 흡수되는 polyglycolic acid(PGA) plug를 사용하였다. FemoSeal은 가장 최근인 2011년에 출시된 기구로, 생체 흡수되는 합성 폴리머 재료를 사용한 샌드위치 디스크 형태의 기구이다.

VasoSeal(Datascope Corp., Montvale, NJ, USA)은 8Fr 동맥 천자에까지 사용할 수 있다. 지혈 기전은 천자관으로 주입된 콜라겐 플러그*collagen plug*가 혈소판과 작용해서 혈전을 형성하여 지혈하는 것이다. 이 기구는 위치기*position locator*를 이용해서 피부에서 동맥의 앞쪽 벽까지 천자관의 길이를 측정한 후, 이 길이만큼 유도카테터를 삽입하고 콜라겐 플러그를 주입하여 혈전이 생기도록 하기 때문에 혈관 내 고정체가 없다. 따라서 천자된 동맥이 가늘거나 말초혈관질환이 있는 환자에서도 사용할 수 있었다. 그러나 시술에 2명이 필요하고, 보조적인 manual compression이 필요하며, 시간이 오래 걸리고 혈전 형성 여부에 따라 지혈 여부가 결정되므로 지혈 효과가 항상 확실하지는 않으며, 천

〈표 13-2〉 직접 지혈기구의 특성

	기구 이름	제조사	작용기전	유도카테터의 적합한 크기
Bioabsorbable VCD	VasoSeal	Datascope Corp.	Extravascular collagen plug	5~8Fr
	Angio-Seal	St. Jude Medical	Collagen plug and polymer anchor sandwich	6Fr, 8Fr
	ExoSeal	Cordis Corp.	Extravascular PGA plug	5Fr, 6Fr, 7Fr
	FemoSeal	St. Jude Medical	Polymer discs sandwich	5~8Fr
Suture VCD	Perclose	Abbott Vascular	Direct vessel suture	5~8Fr§
	Prostar XL	Abbott Vascular	Direct vessel suture	8.5~10Fr
Clip VCD	StarClose	Abbott Vascular	Nitinol clip	5~6Fr

§ 7~8Fr의 비교적 큰 천자에 대해서는 Perclose의 preclose technique를 사용하는 것이 안전함.

〈표 13-3〉 자주 사용하는 직접 지혈기구의 장단점 비교

	Angio-Seal	FemoSeal	ExoSeal	Perclose	StarClose
보조적인 manual compression이 필요 없다.	O	O	X§	O	O
혈액응고가 지연된 환자에서 안전하게 사용할 수 있다.	Δ	Δ	Δ	O	Δ
천자 부위에 즉시 재천자가 가능하다.	X	X	X	O	Δ
천자 부위에 30~60일 내에 안전하게 재천자할 수 있다.	Δ	Δ	Δ	O	Δ
지혈 과정에서 혈관 속에 남는 것이 없다.	X	X	O	Δ	O
생체 흡수되어 사라진다(60~90일 필요).	O	O	O	X	X
기존의 유도카테터를 사용할 수 있다.	X	X	O*	X	X

O : 그렇다, Δ : 그런 편이다(주의해서 사용할 경우), X : 그렇지 않다.
§ 대개 2분 정도의 가벼운 추가 압박이 필요함.
* 12cm 이하의 5~7F 유도카테터를 사용한 경우.

자 부위를 확장시킨다는 단점이 있었다. Nikolsky 등[6]과 Vaitkus 등[7]의 메타분석에 따르면 이 기구는 다른 기구들과 달리 manual compression보다 주요 혈관합병증을 더 많이 초래한다고 알려졌으며, 현재 더 이상 임상에서 사용되지 않는다.

Angio-Seal(St. Jude Medical, St. Paul, MN, USA)은 6Fr, 8Fr 제품이 있으며, 혈관 안에 위치한 고정체*anchor*와 혈관 밖에 위치한 콜라겐 플러그가 동맥천자 부위를 혈관 안팎에서 샌드위치처럼 눌러 지혈하는 기구이다. 가장 최근에 출시된 Angio-Seal Evolution은 콜라겐 압착과정을 기어 구동식으로 바꾸어 이전의 수동식보다 더 사용하기 편하고 일관되게 지혈할 수 있도록 하였다. 혈관 내 고정체는 2×10mm 크기의 lactide와 glycolide의 중합체*polymer*이며, 콜라겐 플러그는 bovine collagen 27mg이고, 실*suture*은 PGA 성분이다. 모두 체내에서 60~90일이 경과하면 흡수된다. 이 기구의 장점은 사용하기 쉽고 시술 시간이 짧으며 비만 체형, 동맥벽의 석회화 등과 같은 해부학적 어려움을 극복할 여지가 많다는 것이다. 하지만 혈관 내 고정체가 크기 때문에 천자한 동맥의 내경이 작으면 혈류에 지장을 초래할 수 있고, 고정체의 중심부가 약해 드물게 절단될 수 있으며, 90일 이내에 동일한 천자 부위를 재천자하기가 곤란하고, 콜라겐이 유발하는 염증반응 때문에 혈관 밖에 국소적인 섬유화로 단단해진 흉터 조직이 남는다는 것이 단점이다. Angio-Seal은 8Fr 이하의 동맥 천자에 사용하도록 만들어졌으나, 두 기구를 사용하는 'double wire technique'을 이용하면 10Fr 동맥 천자도 지혈할 수 있다.[18] 이 방법은 시술이 끝난 후 대퇴동맥의 유도카테터 속으로 0.035in 유도철사 2개를 삽입하고 첫 번째 유도철사를 따라 통상적인 방법으로 8Fr Angio-Seal을 설치한다. 만약 기구 하나만으로도 즉시 지혈된다면 두 번째 유도철사를 조심스럽게 제

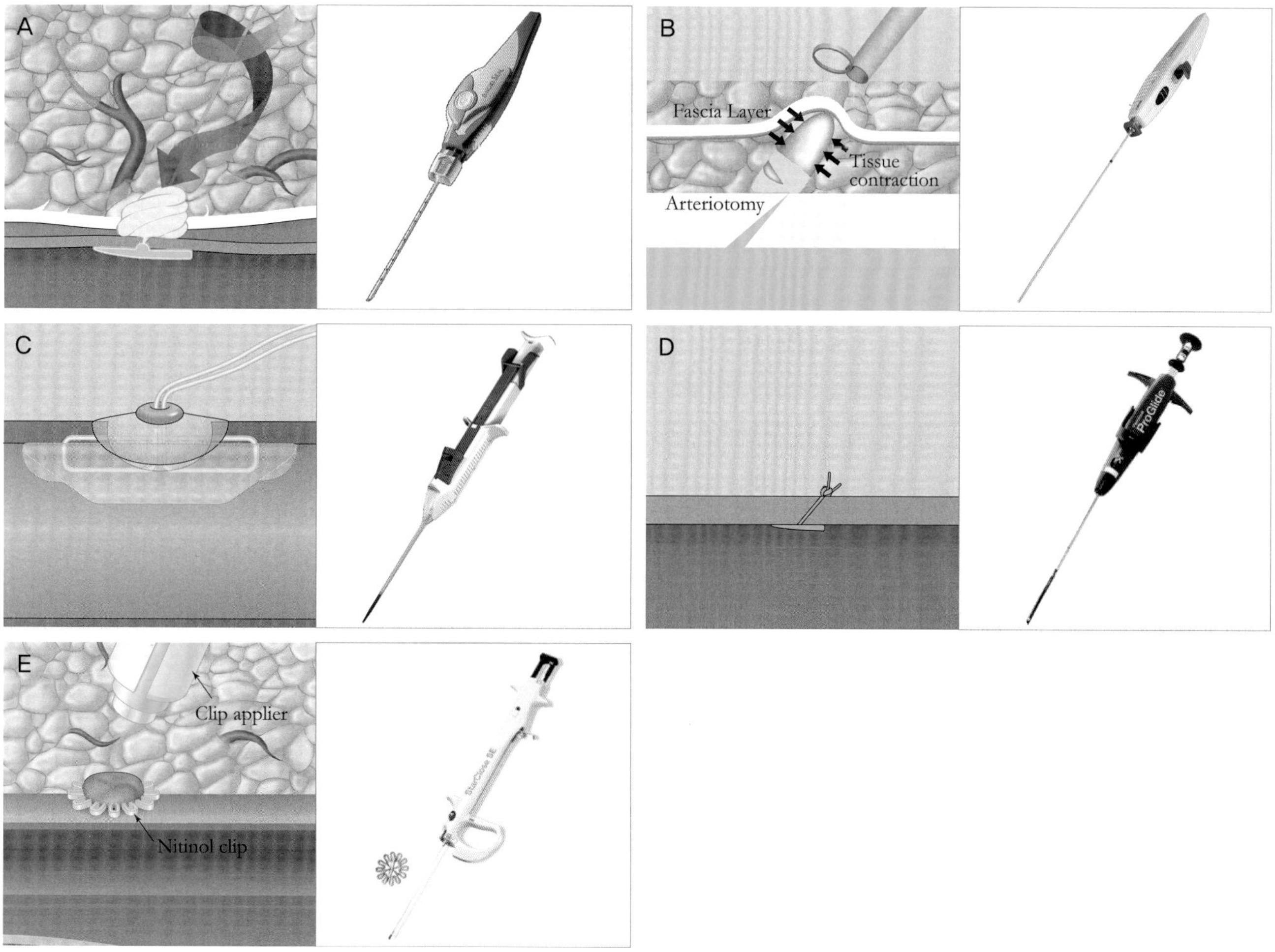

그림 13-1. 직접 지혈기구 A. Angio-Seal Evolution. 혈관 안에 위치한 생체흡수성 고정체*anchor*와 혈관 밖에 위치한 생체흡수성 콜라겐 플러그*collagen plug*가 실*suture*로 연결되어 동맥천자 부위를 혈관 안팎에서 샌드위치처럼 눌러 지혈한다. (St Jude Medical, St Paul, MN, USA) B. ExoSeal. 천자관*puncture tract*을 생체흡수성 플러그로 지혈하는 동맥 밖 지혈기구*extravascular closure device*로 동맥의 앞쪽 벽의 위치를 알려 주는 지시철사*indicator wire*가 있어 플러그를 정확히 동맥천자 부위와 femoral sheath 사이의 천자관에 삽입하여 지혈한다. Manual compression이 추가로 필요하다. (Cordis de Mexico S.A. de. C.V.) C. FemoSeal. 혈관 안에 위치한 생체흡수성 고정체(inner disc)와 혈관 밖에 위치한 생체흡수성 고정체(outer disc)가 동맥천자 부위를 혈관 안팎에서 샌드위치처럼 눌러 지혈한다. (St. Jude Medical, St. Paul, MN, USA) D. PercloseProglide. 동맥 밖에서 안으로 2개의 바늘이 들어가면서 펼쳐져 동맥 안팎의 비흡수성 봉합사를 연결하고, 기존에 만들어진 매듭(pre-tied knot)을 동맥천자 부위까지 밀어 넣어 단단히 조임으로써 봉합하여 지혈한다. (Abbott Vascular, Abbott park, IL, USA) E. StarClose SE. 동맥천자 부위의 adventitial layer에 원형의 나이티놀 클립*nitinol clip*을 설치하여 지혈한다. 클립은 동맥 천자 가장자리를 잡아당겨 밀봉하는 역할을 한다. (Abbott Vascular, Redwood city, CA, USA)

거하고, 지혈되지 않는다면 두 번째 유도철사를 따라 두 번째 기구를 추가로 삽입하여 설치하는 방법이다.

이 기구의 절대적인 금기증은 없으나 다음의 경우에는 위험성이 크므로 사용하면 안 된다. 유도카테터이나 천자 부위 조직이 세균에 오염된 경우에는 감염의 우려가 있다. 표재대퇴동맥*superficial femoral artery*을 뚫고 심부대퇴동맥*deep femoral artery*을 천자한 경우에는 콜라겐이 대퇴동맥에 쌓여 말초동맥 부전증을 초래할 수 있으며, 총대퇴동맥 분지 부위나 그 아래를 천자한 경우에는 고정체가 분지에 걸리거나 잘못된 지점에 위치해서, 또는 콜라겐이 대퇴동맥에 쌓여 말초동맥 부전증을 초래할 수 있다. 서혜인대*inguinal ligament* 위에서 천자한 경우에는 후복막혈종*retroperitoneal hematoma*이 생길 우려가 있다.

소고기 제품이나 콜라겐 또는 PGA에 알레르기가 있는 환자, 자가면역질환이 있는 환자, 혈전용해 치료를 받는 환자, 출혈성 질병이 있는 환자(빈혈, 혈소판감소증, von Willebrand disease 등), 인조혈관에 천자한 경우, 수축기압 180 mmHg 이상의 교정되지 않는 고혈압이 있는 환자, 소아나 천자 동맥의 직경이 4mm 미만인 경우, 임신이나 수유 시, 심한 말초혈관질환이 있는 환자, 동맥의 앞뒤 벽이 모두 천자된 경우, 90일 이내에 동일 부위에 재천자하는 경우에는 안전성이나 지혈 효과가 분명하지 않으므로 유의해서 사용해야 한다.

이 기구는 8~9Fr 동맥 천자까지 포함된 대규모 연구에서 97%의 성공률을 보였고,[19] manual compression에 비해 환자를 더 편하게 해주고,[20] 천자와 관련된 주요 혈관합병증의 위험도를 감소시킨다.[6,7]

ExoSeal(Cordis de Mexico S.A. de C.V.)은 5Fr, 6Fr, 7Fr 제품이 있으며 인터벤션 시술을 위해 사용한 유도카테터의 길이*working length*가 12cm 이하이면 그대로 사용할 수 있고, 더 길면 12cm 이하의 다른 유도카테터로 교체한 후에 사용해야 한다. 이 기구는 VasoSeal처럼 천자관을 플러그로 지혈하는 동맥 밖 지혈기구*extravascular closure device*인데, VasoSeal과 달리 플러그가 콜라겐이 아니라 PGA이며 동맥의 앞쪽 벽의 위치를 알려주는 지시철사*indicator wire*가 있어 플러그를 정확히 천자관에 삽입할 수 있다. 또한 혈관 밖 천자관에 PGA plug를 삽입하기 때문에 혈관 내 고정체가 없어 천자된 동맥이 가늘거나 말초혈관질환이 있는 환자에서도 사용할 여지가 있다. 그러나 2분 정도 보조적인 manual compression이 필요하며, 혈전 형성 여부에 따라 지혈 여부가 결정되므로 지혈 효과가 항상 확실하지는 않다. PGA 플러그는 부드럽고 유연한 섬유성 재질로 동맥의 천자 부위와 femoral sheath 사이에 삽입된다. 원래 직경은 1.5mm이지만 삽입된 후에 조금씩 팽창하여 수분 내로 천자관을 지혈하며, 60~90일 사이에 완전히 흡수된다.

이 기구의 절대적인 금기증은 없으나 천자 부위에 석회화 죽종*calcified atheroma*이 있거나 스텐트가 설치된 경우, 동맥에 여러 번 천자했거나 뒷벽에 천자한 경우, PGA에 알레르기가 있는 환자에게는 사용하지 않도록 한다. 유도카테터에 삽입했던 ExoSeal을 사용하지 않고 불가피하게 제거해야 한다면 기구와 유도카테터를 함께 제거하고 manual compression으로 전환해야 하며, 기구만을 제거하려고 하면 플러그가 원치 않은 곳에 잘못 삽입될 위험이 있다.

지혈 시에 180/110mmHg 이상의 교정되지 않는 고혈압이 있는 환자, 출혈성 질병이 있는 환자, 수술받았던 대퇴동맥이나 인조혈관에 천자한 경우, 전신 또는 피부 감염증 환자, 24시간 이내에 혈전용해제(streptokinase, urokinase, tPA)나 항응고제(bivalirudin, low molecular weight heparin) 치료를 받은 환자, 심한 비만(BMI>40kg/m^2), 30m 이내의 심한 파행*claudication*이나 맥박이 약하거나 촉지되지 않는 하지허혈 증상이 있는 환자, 30일 이내에 동일 부위에 재천자하는 경우, 천자 부위에 이미 혈종, 가성동맥류, 동정맥류가 생겼을 때, 대퇴동맥의 굴곡이 너무 심한 경우, 천자 부위 1cm 이내에 석회화, 죽종이나 스텐트가 있는 경우, 대퇴동맥의 직경이 5mm 미만이거나 직경 50% 이상의 협착이 있는 경우, 앞방향 천자*antegrade puncture*된 경우, GP Ⅱb/Ⅲa 억제제와 함께 헤파린을 사용한 환자에서 ACT가 250초 이상인 경우, 헤파린만 사용한 환자에서 ACT가 300초 이상인 경우에는 안전성이나 지혈 효과가 분명하지 않으므로 유의해서 사용해야 한다.

이 기구는 401명을 대상으로 한 무작위 연구에서 94%의 성공률을 보였고, 지혈부터 보행까지 평균 2.5시간이 걸렸으며, 합병증의 빈도는 manual compression과 비교하여 유의한 차이가 없었다.[21]

FemoSeal(St. Jude Medical, St. Paul, MN, USA)은 5~8Fr 동맥 천자의 지혈에 사용할 수 있다. 지혈 기전은 혈관 안에 위치한 고정체*inner disc*와 혈관 밖에 위치한 고정체*outer disc*가 동맥천자 부위를 혈관 안팎에서 샌드위치처럼 눌러 지혈하는 것이다. 고정체는 glycolide, trimethylene carbonate, caprolactone 성분으로 체내에서 90일이 경과하면 거의 전부 흡수되며, 콜라겐보다 염증반응이 약한 것이 장점이다. Inner disc는 5×10mm의 타원형이고 outer disc는 5mm의 원형이다. 이 기구는 버튼식 사용법으로 다른 직접 지혈기구에 비해 비교적 사용이 간편하다. 또한 콜라겐 성분을 사용하지 않아 콜라겐에 알레르기가 있는 환자에게 사용할 수 있다. Angio-Seal에서 콜라겐이 유발하는 염증반응 때문에 혈관 밖에 자주 생기던 국소적 섬유화도 FemoSeal에서는 많이 감소하였다. 하지만 Angio-Seal처럼 90일 이내에 동일한 천자 부위를 재천자하기 곤란하고, 기구 진입 시에 천자 부위를 확장시킨다는 단점이 있다. 그 밖에 사용을 권하지 않거나 유의해서 사용해야 하는 경우는 앞서 언급한 Angio-Seal의 경우와 유사하다.

(2) 봉합을 이용한 기구*Suture-mediated devices*

1994년부터 개발된 순서대로 Prostar, Techstar, Closer, Perclose A-T/ProGlide 등이 있으며, 현재는 Perclose ProGlide(2004)가 대표적이다. Prostar, Techstar는 봉합을 위한 4개의 바늘이 동맥 안에서 밖으로 나오면서 펼쳐지는 구조여서 합병증이 많고 시술 시간도 오래 걸렸으나, Closer는 동맥 밖에서 안으로 2개의 바늘이 들어가면서 펼쳐지는 구조로 개선되었다. Perclose A-T는 이에 더해 매듭이 미리 만들어진 상태(pre-tied knot)로 피부 밑에 놓이는 구조로 발전한 것으로, 시술자가 더 쉽고 빠르게 기구를 사용할 수 있게 되었다. 기존에 Perclose A-T까지는 폴리에스터 봉합사를 사용했으나, Perclose ProGlide에는 monofilament polypropylene을 사용하여 조직반응을 감소시키고 매듭을 더 단단히 조일 수 있게 하였다.

Perclose ProGlide(Abbott Vascular, Abbott park, IL, USA)는 5~8Fr 동맥 천자에 사용할 수 있다. 봉합사를 이용하여 천자에 의한 동맥 절개 부위를 봉합하여 지혈하는 기전으로, 혈전 형성에 의한 지혈과 무관하며, 봉합된 부위에는 30일 이내에 내피세포증식*endothelialization*이 생긴다고 알려져 있다. 이 기구는 지혈 작용이 혈전 형성과 무관하게 이루어지므로 필요하다면 환자가 지혈 후 즉시 걸어 다닐 수 있고, antegrade puncture일 때에도 사용할 여지가 있으며, 혈관 내 구조물이 거의 없어 필요한 경우에는 상완동맥 천자에도 사용할 수 있다. 또한 시술 전에 미리 동맥을 꿰매어 놓는 기법인 'preclose technique'을 사용하면 6Fr 기구로 7Fr 이상의 동맥 천자에도 적용할 수 있다.[22] 2개의 Perclose 기구를 동시에 이용하는 preclose technique을 사용하면 경피적 대동맥 stent-graft 설치술을 위한 14~24Fr 대퇴동맥 천자에도 적용할 수 있는데,[23, 24] 292명의 환자(64%가 18~24Fr 대퇴동맥 천자)를 대상으로 한 연구에서 이 방법의 지혈 성공률은 94%였다.[24] 이 기구의 단점은 비흡수성 봉합사를 사용하므로 감염의 위험이 있으며, 사용방법이 어렵다는 것이다.

이 기구의 절대적인 금기증은 없으나 심부대퇴동맥이나 표재대퇴동맥을 천자한 경우, 천자 부위에 이미 혈종, 가성동맥류, 동정맥류가 생겼을 때, 대퇴동맥의 석회화가 투시촬영에서 보이는 경우, 대퇴동맥의 지경이 5mm 미만이거나 직경 50% 이상의 협착이 있는 경우, 인조혈관에 천자한 경우, antegrade puncture를 시행한 경우, 임신이나 수유중인 환자, 출혈 성향이 있는 환자, 18세 미만의 환자, 48시간 이내에 동일한 천자 부위에 재천자하는 경우, 매우 비만한 환자 등에서는 안전성이나 지혈 효과가 불분명하므로 사용하는 데 유의해야 한다.

이 기구의 지혈 성공률은 91~94%였고,[19, 25, 26] manual compression과 비교할 때 주요 혈관합병증은 진단적 시술에서 약간 감소하였고, 치료적 시술에서는 별다른 차이가 없었다.[6, 7, 9]

Prostar XL(Abbott Vascular, Abbott park, IL, USA)은 원래 8.5~10Fr의 굵은 동맥 천자에 사용할 수 있도록 개발된 유일한 지혈기구로 preclose technique을 사용하면 10Fr 이상의 동맥 천자에도 사용할 수 있어 초창기 디자인의 지혈기구임에도 현재까지 사용되고 있다. 한 메타분석에 따르면, 경피적 대동맥 stent-graft 설치술을 위한 10Fr 이상의 동맥 천자(10~24Fr)에서 preclose technique을 이용한 Prostar XL의 사용한 결과 지혈 성공률이 가중평균 91%에 달했고, 수술적 동맥절개와 유의한 차이가 없었다.[27] 또한 시술 시간, 보행과 퇴원까지 걸리는 시간을 단축해 주고, 합병증 발생률은 수술적 동맥절개보다 약간 낮았으나 유의한 차이는 없었다.[27]

(3) 클립을 이용한 기구*Clip-mediated devices*

2004년에 StarClose가 처음 출시되어 StarClose SE(2010)로 발전하였다.

StarClose SE(Abbott Vascular, Redwood city, CA, USA)는 5~6Fr 동맥 천자에 사용하도록 고안되었으나 7~8Fr 동맥 천자에도 사용할 수 있다.[28] 동맥천자 부위의 adventitial layer에 원형의 나이티놀 클립*nitinol clip*(4×0.2mm)을 설치하여 지혈하는 기전으로 클립은 동맥 천자 가장자리를 잡아당겨 밀봉하는 역할을 한다.

금기증은 니켈-티타늄 합금(nitinol)에 알레르기가 있는 경우이며, 다음의 경우에는 위험성이 크므로 사용하면 안된다. 유도카테터나 천자 부위 조직이 세균에 오염된 경우에는 감염의 우려가 있다. 천자 부위가 혈관조영술에서 하복벽동맥*inferior epigastric artery*의 기시부보다 위쪽에 있거나 골지표*bony landmark*에서 서혜인대보다 위쪽에 위치한 경우, 대퇴동맥에 여러 번 천자했거나 뒷벽에 천자한 경우에는 후복막혈종을 유발할 수 있다. 천자 부위가 표재대퇴동맥이나 심부대퇴동맥에 위치한 부적절한 천자의 경우에는 가성동맥류, 내막박리*intimal dissection*, 작은 혈관의 혈전증으로 인한 급성 혈관폐색을 유발할 수 있다. 따라서 기구를 사용하기 전에 대퇴동맥조영술*femoral angiography*을 시행해 천자 위치를 확인할 것을 권장한다. 유도카테터가 5Fr보다 작거나 6Fr보다 큰 경우, 3개월 이내에 천자되어 압박법으로 지혈된 동맥, 천자 부위에 이미 혈종, 가성동맥류, 동정맥류가 생겼을 때, 투시에서 보일 정도의 석회화가 있거나 5mm 미만의 작은 대퇴동맥인 경우, 심한 파행이 있는 환자, 직경 50% 이상의 장골동맥 또는 대퇴동맥

협착, 천자 부위 근처에 혈관우회접합술*bypass surgery* 혹은 스텐트설치술을 받은 환자, 인조혈관에 천자한 경우, 동측의 대퇴정맥에 카테터가 삽입된 환자, 18세 미만의 환자, 임신이나 수유 중인 환자, 출혈성 특이체질이나 응고병증*coagulopathy* 환자, 병적 비만(BMI＞35kg/m²), 약물에 반응하지 않는 180/110mmHg 이상의 고혈압 환자, 급성 전신성 또는 피부 감염이나 염증이 있는 환자에서는 안전성이나 지혈 효과가 불분명하므로 유의해서 사용해야 한다.

이 기구의 지혈 성공률은 87~97%이며[29-33] 7~8Fr 동맥 천자에 대해서도 91%까지 보고되었다.[28] 주요 합병증의 발생률은 1~2%이며,[29, 31-33] 사소한 합병증의 발생률은 4~15%이다.[28, 29, 31] 천자 부위에서 스며 나오는 지속적인 출혈*persistent oozing*이 StarClose가 38%로 Angio-Seal의 21%보다 유의하게 높았고, 이런 점이 지혈 성공률에 영향을 미쳐 StarClose는 94%, Angio-Seal은 99%로 유의한 차이를 보였다.[30]

2. 간접 지혈기구*Passive vascular closure devices*

간접 지혈기구는 manual compression을 대신하거나 보조하는 역할을 하기 때문에 직접 지혈기구처럼 즉각 지혈해 주지는 못하고 환자의 침상 안정 시간을 줄여 주지 못한다. 그러나 대부분의 직접 지혈기구는 동맥이나 천자관에 이물질을 남기기 때문에 감염과 하지허혈을 초래할 위험성이 있고,[34-39] manual compression과 비교해서 천자 부위 혈종과 가성동맥류 형성을 증가시킬 것이라는 우려가 있다.[8, 14] 이에 반해 간접 지혈기구는 동맥이나 천자관에 남기는 것이 없기 때문에 원리적으로 감염이나 하지허혈의 위험성과 관련이 없고 manual compression과 유사한 정도의 합병증을 보일 것으로 생각되지만, 좀 더 많은 연구가 필요하다.

(1) 압박기구*Compression devices*

우리나라에 출시된 압박기구는 FemoStop, SafeGuard, God's Hand 등이다(그림 13-2). 이들 모두가 공기 압력을 이용한 압박기구이며, 체내에 이물질을 남기지 않기 때문에 간동맥화학색전술 같은 종양 인터벤션 치료를 위해 한 환자에게 동맥 천자를 반복해야 할 때 적합하다. 이 기구들은 술기가 단순해서 기술적 성공률이 95% 이상에 이르고,[40-42] manual compression에 비해서 환자와 지혈자 모두에게 편리하지만 지혈 시간과 보행 및 퇴원까지 걸리는 시간을 유의하게 감소시킬 수는 없다.[42, 43]

대부분의 직접 지혈기구는 기계적이고 즉각적으로 지혈하므로 항응고요법 중인 환자에서도 조기 보행이 가능하다는 장점이 있다.[44-47] 하지만 압박기구는 장시간 동안 압박하여 지혈 상태를 유지하기 때문에 집중항응고요법*intensive anticoagulation*이 필요한 환자에게는 추천할 수 없다.[48]

FemoStop(St. Jude Medical, St. Paul, MN, USA)은 1992년에 처음으로 대퇴동맥이나 정맥 천자의 지혈에서 manual

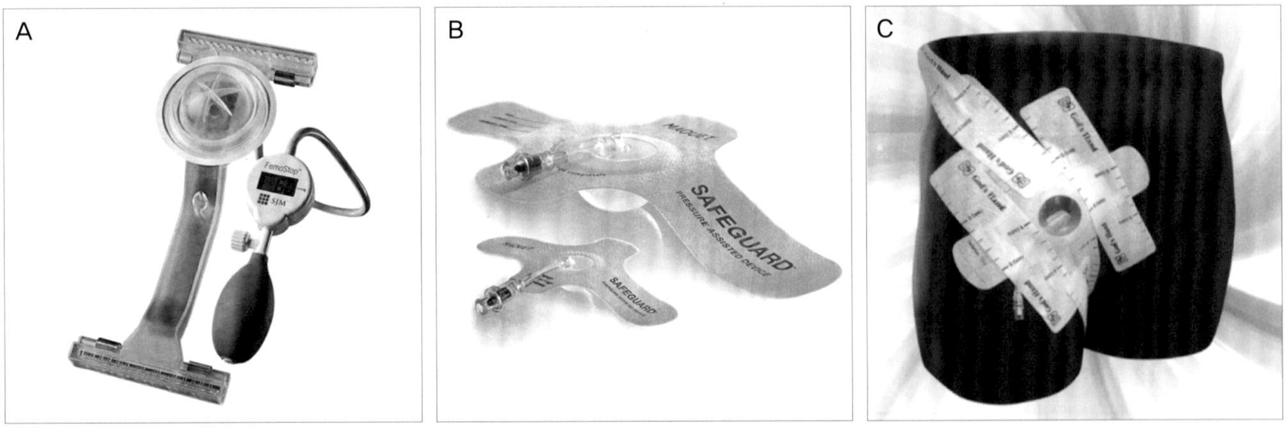

그림 13-2. 간접 지혈기구에 속하는 압박기구 A. FemoStop Gold. 대퇴동맥 천자의 지혈에서 manual compression을 대체하기 위한 기구이다. 천자 부위를 눌러 주는 투명한 돔*dome*, 플라스틱 지지대와 고정용 벨트, 가압용 고무구*inflation bulb*와 전자식 압력계, 연결관과 조임 집게*pinch clamp*로 구성된다. (St. Jude Medical, St. Paul, MN, USA) B. SafeGuard. Manual compression을 보조하기 위한 기구이며, 투명한 팽창식 구*inflatable bulb*와 십자형 접착식 테이프로 구성된다. (Datascope, Fairfield, NJ, USA) C. God's Hand. 구조는 SafeGuard와 유사하지만 기능은 FemoStop처럼 manual compression을 대체하기 위한 기구이며 투명한 팽창식 구, 십자형의 본체 테이프, 4개의 보조 테이프로 구성된다. (Kyung-Won Medical, Seoul, Korea)

compression을 대체하기 위해 개발되었다. 현재 FemoStop Gold(2009)로 개선되어 천자 부위를 눌러 주는 투명한 돔*dome*, 플라스틱 지지대와 고정용 벨트, 가압용 고무구*inflation bulb*와 전자식 압력계, 연결관과 조임 집게*pinch clamp*로 구성된다. 고정용 벨트와 플라스틱 지지대로 환자의 엉덩이를 감싸고 천자 부위보다 1cm 위쪽에 소독된 돔의 중심을 위치시켜 고정한 다음, 가압용 고무구를 손으로 눌러 돔에 공기를 주입하면서 유도카테터를 제거한 후 돔의 압력을 충분히 높여 동맥을 눌러 지혈하는 기구이다. 압력계를 보면서 지혈 초기에는 수축기압보다 10~20mmHg 높게 2~3분간 돔의 압력을 최고로 유지한 다음 점차 공기 압력을 낮추면서 투명한 돔을 통해 지혈 여부를 확인한다. 이 기구는 다른 압박기구와 달리 공기 압력이 얼마나 가해지는지 확인할 수 있고, 초음파와 함께 사용하면 대퇴동맥에 생긴 가성동맥류의 치료에도 이용할 수 있다. 이 기구가 금기인 경우는 심한 말초혈관질환이나 하지허혈 환자, 피부조직 괴사나 감염이 있는 환자, 압박 지혈이 부적당한 환자, 인조혈관에 천자한 경우 등이다.

SafeGuard(Datascope, Fairfield, NJ, USA)는 2003년 대퇴동맥 천자의 지혈에서 manual compression을 보조하기 위해 개발되었으며, 투명한 팽창식 구*inflatable bulb*와 십자형 접착식 테이프로 구성된다. 팽창식 구의 중심을 천자 부위보다 1cm 위쪽에 위치시키고 접착식 테이프로 단단하게 부착시킨 다음 주사기로 공기를 주입하여 bulb를 최대한 팽창시키고(12cm 모델은 최대 7mL, 24cm 모델은 최대 40mL), 유도카테터를 제거하면서 동시에 manual compression을 하여 지혈될 때까지 5~10분간 유지한다. 투명한 bulb를 통해 지혈된 것을 확인한 다음에는 manual compression을 하지 않고 기구만 유지하며, 2시간마다 주기적으로 bulb의 압력을 낮추어 최종적으로 지혈 상태를 확인하고 기구를 제거한다. 이 기구는 manual compression이 필요하다는 것이 단점이며, 접착식이기 때문에 피부가 박리된 부위에는 사용하면 안 된다.

God's Hand(GH-100, GH-150; Kyung-Won Medical, Seoul, Korea)는 최근에 우리나라에서 만든 제품으로 구조는 SafeGuard와 유사하지만 기능은 FemoStop처럼 manual compression을 대체할 목적으로 만들어 투명한 팽창식 구, 십자형의 본체 테이프, 4개의 보조 테이프로 구성된다.[40] 팽창식 구의 중심을 천자 부위보다 1cm 위쪽에 위치시키고 십자형 본체 테이프를 붙인 후, 부착을 강화하기 위해 본체의 날개 4개 위에 각각 추가로 보조 테이프를 붙인다. GH-100은 대략 100mL, GH-150은 대략 150mL의 공기를 주입하여 bulb를 최대로 팽창시키고 손으로 압박하면서 유도카테터를 제거한 후, 곧 손의 압박을 풀면서 투명한 bulb를 통해 지혈을 확인하다. 지혈에 성공하면 10분 정도 그대로 유지한 후 bulb의 공기를 완전히 빼고 관찰하여 지혈에 성공했다면 bulb를 다시 70~80mL의 공기로 가볍게 팽창시킨 다음 환자를 4시간 정도 침상 안정을 취하게 한 후에 기구를 제거한다. FemoStop은 플라스틱 지지대와 고정용 벨트를 재사용하도록 하고 있어 환자가 병동으로 돌아갈 때 압박 드레싱으로 바꾸어 주어야 하는 번거로움이 있지만, 이 기구는 일회용이어서 그럴 필요가 없다. 그러나 FemoStop처럼 bulb의 압력을 확인할 수 없기 때문에 하지 허혈의 징후나 증상이 나타나는지 예의 주시해야 하며, 주기적으로 동측 족배동맥*dorsalis pedis artery*의 맥박을 확인해야 한다.

(2) 지혈용 패드*Hemostatic pads*

우리나라에 출시된 지혈용 패드로는 Neptune PAD(TZ medical, inc., Portland, OR, USA), Clo-SurPlus PAD(Scion Cardiovascular, Miami, FL, USA), Glyko SL(Marine Polymer Technologies, Inc., Danvers, MA, USA), Syvek NT/Excel-Patch(Marine Polymer Technologies, Inc., Danvers, MA, USA) 등이 있다. 이들은 procoagulant material이 패드에 도포된 제품으로 Neptune PAD와 Glyko SL은 calcium alginate, Clo-Sur PAD는 polyprolate acetate, Syvek Patch는 poly-N-acetyl glucosamine을 사용한다. Manual compression을 할 때 천자관으로 procoagulant material이 스며들어 주로 혈액응고를 촉진하고 부수적으로 혈관 수축과 혈소판을 자극하는 효과가 있어 결과적으로는 지혈을 촉진해서 manual compression에 걸리는 시간을 단축하는 효과가 있다. 지혈용 패드는 수분이 닿아야 procoagulant material이 작용하기 때문에 약간의 생리식염수를 먼저 묻히거나, 유도카테터를 빼고 압박을 시작할 때 잠깐 압박을 풀어 소량의 출혈이 생기게 하여 패드를 적신 후에 본격적으로 manual compression을 시작한다. 대부분 manual compression을 5~10분 정도 해주어야 하며, 지혈이 되었다면 패드를 그대로 둔 상태로 그 위에 투명 방수 드레싱을 한다. 지혈 후 2~6시간이 경과하면 환자가 조심스럽게 걸어 다닐 수 있으며 24시간 후에 드레싱과 함께 지혈용 패드

를 제거한다.

Manual compression에 지혈용 패드를 보조적으로 사용하는 방법은 manual compression만으로 지혈하는 방법에 비해 환자와 지혈자 모두에게 더 편하지만,[49-51] 지혈에서 보행까지의 시간을 확실히 줄여 주지는 못한다.[51,52]

Ⅱ 결론

Manual compression은 아직까지도 인터벤션을 위한 동맥 천자의 표준적인 지혈방법이다. 하지만 오랜 시간 침상에서 움직이지 못하는 환자에게 고통을 주고, manual compression을 해야 하는 지혈자에게 부담을 준다.

모든 지혈기구는 정도 차이는 있지만 환자와 지혈자를 편하게 하기 위해서 개발되었으며, 직접 지혈기구와 간접 지혈기구로 나뉠 수 있다. 모든 직접 지혈기구는 지혈시간 단축, 조기 보행, 조기 퇴원을 가능하게 한다. 직접 지혈기구는 생체흡수성 재료를 이용한 기구, 봉합을 이용한 기구, 클립을 이용한 기구로 나눌 수 있으며 각각 Angio-Seal, Perclose, StarClose가 대표적이다. 직접 지혈기구는 동맥천자 부위나 천자관에 직접 지혈기구를 삽입하여 기계적으로 지혈하므로 만족스런 효과를 얻을 수 있지만, 간혹 manual compression에서는 생기지 않는 주요 혈관합병증을 초래할 수 있다. 지혈자는 언제나 이런 위험성이 있음을 인지하고 새로운 기구 사용법에 대하여 충분한 교육을 받고, 각 지혈기구의 금기, 경고, 주의 사항들을 숙지하고, 발생 가능성이 있는 합병증에 대처하는 능력을 키워야 한다. 간접 지혈기구는 단순히 manual compression을 대신해 주는 압박기구와 지혈을 촉진하는 지혈용 패드로 나눌 수 있다. 주로 지혈자의 부담을 덜어 주는 역할을 하지만 환자의 조기 보행과 조기 퇴원에 그리 도움을 주지는 못한다. 하지만 혈관합병증이 그리 심하지 않아 manual compression과 유사한 정도이다.

모든 환자에게 적합한 단 하나의 지혈기구는 존재할 수 없기 때문에 지혈자는 여러 지혈기구의 사용법과 장단점을 익혀 다양한 환자들과 임상 상황에 적합한 지혈기구를 사용하려고 노력해야 할 것이다.

참고문헌

1. Seldinger SI. Catheter replacement of the needle in percutaneous arteriography; a new technique. Acta Radiol 1953;39:368-376.
2. Ernst SM, Tjonjoegin RM, Schrader R, et al. Immediate sealing of arterial puncture sites after cardiac catheterization and coronary angioplasty using a biodegradable collagen plug: results of an international registry. J Am Coll Cardiol 1993;21:851-855.
3. Foran JP, Patel D, Brookes J, et al. Early mobilisation after percutaneous cardiac catheterisation using collagen plug (VasoSeal) haemostasis. Br Heart J 1993;69:424-429.
4. Kiemeneij F, Laarman GJ. Improved anticoagulation management after Palmaz Schatz coronary stent implantation by sealing the arterial puncture site with a vascular hemostasis device. Cathet Cardiovasc Diagn 1993;30:317-322.
5. Gibbs JS, Slade AK, Blake J, et al. Femoral arterial hemostasis using a collagen plug after coronary artery stent implantation. J Interv Cardiol 1992;5:85-88.
6. Nikolsky E, Mehran R, Halkin A, et al. Vascular complications associated with arteriotomy closure devices in patients undergoing percutaneous coronary procedures: a meta-analysis. J Am Coll Cardiol 2004;44:1200-1209.
7. Vaitkus PT. A meta-analysis of percutaneous vascular closure devices after diagnostic catheterization and percutaneous coronary intervention. J Invasive Cardiol 2004;16:243-246.
8. Koreny M, Riedmuller E, Nikfardjam M, et al. Arterial puncture closing devices compared with standard manual compression after cardiac catheterization: systematic review and meta-analysis. JAMA 2004;291:350-357.
9. Tavris DR, Gallauresi BA, Lin B, et al. Risk of local adverse events following cardiac catheterization by hemostasis device use and gender. J Invasive Cardiol 2004;16:459-464.
10. Biancari F, D'Andrea V, Di Marco C, et al. Meta-analysis of randomized trials on the efficacy of vascular closure devices after diagnostic angiography and angioplasty. Am Heart J 2010;159:518-531.
11. Carey D, Martin JR, Moore CA, et al. Complications of femoral artery closure devices. Catheter Cardiovasc Interv 2001;52:3-7; discussion 8.
12. Derham C, Davies JF, Shahbazi R, et al. Iatrogenic limb ischemia caused by angiography closure devices. Vasc Endovascular Surg 2006;40:492-494.
13. Boston US, Panneton JM, Hofer JM, et al. Infectious and ischemic complications from percutaneous closure devices used after vascular access. Ann Vasc Surg 2003;17:66-71.
14. Dangas G, Mehran R, Kokolis S, et al. Vascular complications after percutaneous coronary interventions following hemostasis with manual compression versus arteriotomy closure devices. J Am Coll Cardiol 2001;38:638-641.
15. Bechara CF, Annambhotla S, Lin PH. Access site management with vascular closure devices for percutaneous transarterial procedures. J Vasc Surg 2010;52:1682-1696.
16. Schwartz BG, Burstein S, Economides C, et al. Review of vascular closure devices. J Invasive Cardiol 2010;22:599-607.
17. Silber S, Dorr R, Muhling H, et al. Sheath pulling immediately after PTCA: comparison of two different deployment techniques for the hemostatic puncture closure device: a prospective, randomized study. Cathet Cardiovasc Diagn 1997;41:378-383.
18. Bui QT, Kolansky DM, Bannan A, et al. "Double wire" angio-seal closure technique after balloon aortic valvuloplasty. Catheter Cardiovasc Interv 2010;75:488-492.
19. Applegate RJ, Grabarczyk MA, Little WC, et al. Vascular closure devices in patients treated with anticoagulation and Ⅱb/Ⅲa receptor inhibitors during percutaneous revascularization. J Am Coll Cardiol 2002;40:78-83.
20. Martin JL, Pratsos A, Magargee E, et al. A randomized trial comparing compression, Perclose Proglide and Angio-Seal VIP for arterial closure following percutaneous coronary intervention: the CAP trial. Catheter Cardiovasc Interv 2008;71:1-5.
21. Wong SC, Bachinsky W, Cambier P, et al. A randomized comparison of a novel bioabsorbable vascular closure device versus manual compression in the achievement of hemostasis after percutaneous femoral procedures: the ECLIPSE (Ensure' s Vascular Closure Device Speeds Hemostasis Trial). JACC Cardiovasc Interv 2009;2:785-793.
22. Bhatt DL, Raymond RE, Feldman T, et al. Successful "pre-closure" of 7Fr and 8Fr femoral arteriotomies with a 6Fr suture-based device (the Multicenter Interventional Closer Registry). Am J Cardiol 2002;89:777-779.
23. Rachel ES, Bergamini TM, Kinney EV, et al. Percutaneous endovascular abdominal aortic aneurysm repair. Ann Vasc Surg 2002;16:43-49.
24. Lee WA, Brown MP, Nelson PR, et al. Midterm outcomes of femoral arteries after percutaneous endovascular aortic repair using the Preclose technique. J Vasc Surg 2008;47:919-923.
25. Gerckens U, Cattelaens N, Lampe EG, et al. Management of arterial puncture site after catheterization procedures: evaluating a suture-mediated closure device. Am J Cardiol 1999;83:1658-1663.
26. Baim DS, Knopf WD, Hinohara T, et al. Suture-mediated closure of the femoral access site after cardiac catheterization: results of the suture to ambulate aNd discharge (STAND Ⅰ and STAND Ⅱ) trials. Am J Cardiol 2000;85:864-869.
27. Haulon S, Hassen Khodja R, Proudfoot CW, et al. A systematic literature review of the efficacy and safety of the Prostar XL device for the closure of large femoral arterial access sites in patients undergoing percutaneous endovascular aortic procedures. Eur J Vasc Endovasc Surg 2011;41:201-213.

28. Branzan D, Sixt S, Rastan A, et al. Safety and efficacy of the StarClose vascular closure system using 7-F and 8-F sheath sizes: a consecutive single-center analysis. J Endovasc Ther 2009;16:475-482.
29. Hermiller JB, Simonton C, Hinohara T, et al. The StarClose Vascular Closure System: interventional results from the CLIP study. Catheter Cardiovasc Interv 2006;68:677-683.
30. Deuling JH, Vermeulen RP, Anthonio RA, et al. Closure of the femoral artery after cardiac catheterization: a comparison of Angio-Seal, StarClose, and manual compression. Catheter Cardiovasc Interv 2008;71:518-523.
31. Chiu AH, Coles SR, Tibballs J, et al. The StarClose vascular closure device in antegrade and retrograde punctures: a single-center experience. J Endovasc Ther 2010;17:46-50.
32. Williams RE, Angel CY, Bourkaib R, et al. Multicenter safety and efficacy analysis of assisted closure after antegrade arterial punctures using the StarClose device. J Endovasc Ther 2007;14:498-505.
33. Gray BH, Miller R, Langan EM, 3rd, et al. The utility of the StarClose arterial closure device in patients with peripheral arterial disease. Ann Vasc Surg 2009;23:341-344.
34. Cooper CL, Miller A. Infectious complications related to the use of the angio-seal hemostatic puncture closure device. Catheter Cardiovasc Interv 1999;48:301-303.
35. Jang JJ, Kim M, Gray B, et al. Claudication secondary to Perclose use after percutaneous procedures. Catheter Cardiovasc Interv 2006;67:687-695.
36. Bent CL, Kyriakides C, Matson M. Femoral artery stenosis following percutaneous closure using a starclose closure device. Cardiovasc Intervent Radiol 2008;31:814-816.
37. Stone PA, Campbell JE, Andrews KH, et al. Posterior wall capture and resultant common femoral occlusion complicating StarClose access closure. J Vasc Surg 2008;48:469-471.
38. Kim YJ, Yoon HK, Ko GY, et al. Percutaneous transluminal angioplasty of suture-mediated closure device-related femoral artery stenosis or occlusive disease. Br J Radiol 2009;82:486-490.
39. Brueck M, Bandorski D, Rauber K, et al. Percutaneous transluminal dilatation of inadvertent partial or complete occlusion of the femoral artery caused by Angio-Seal deployment for puncture site closure after cardiac catheterization. J Invasive Cardiol 2010;22:353-357.
40. Kang M, Shin SW. A retrospective review on feasibility and safety of a new pneumatic compression device for femoral arteriotomy hemostasis. Korean J Radiol 2012;13:61-65.
41. Chamberlin JR, Lardi AB, McKeever LS, et al. Use of vascular sealing devices (VasoSeal and Perclose) versus assisted manual compression (Femostop) in transcatheter coronary interventions requiring abciximab (ReoPro). Catheter Cardiovasc Interv 1999;47:143-147; discussion 148.
42. Amin FR, Yousufuddin M, Stables R, et al. Femoral haemostasis after transcatheter therapeutic intervention: a prospective randomised study of the angio-seal device vs. the femostop device. Int J Cardiol 2000;76:235-240.
43. Juergens CP, Leung DY, Crozier JA, et al. Patient tolerance and resource utilization associated with an arterial closure versus an external compression device after percutaneous coronary intervention. Catheter Cardiovasc Interv 2004;63:166-170.
44. Balzer JO, Scheinert D, Diebold T, et al. Postinterventional transcutaneous suture of femoral artery access sites in patients with peripheral arterial occlusive disease: a study of 930 patients. Catheter Cardiovasc Interv 2001;53:174-181.
45. Assali AR, Sdringola S, Moustapha A, et al. Outcome of access site in patients treated with platelet glycoprotein Ⅱb/Ⅲa inhibitors in the era of closure devices. Catheter Cardiovasc Interv 2003;58:1-5.
46. Khaghany K, Al-Ali F, Spigelmoyer T, et al. Efficacy and safety of the perclose closerdevice after neurointerventional procedures: prospective study and literature review. AJNR Am J Neuroradiol 2005;26:1420-1424.
47. Kim HY, Choo SW, Roh HG, et al. Efficacy of femoral vascular closure devices in patients treated with anticoagulant, abciximab or thrombolytics during percutaneous endovascular procedures. Korean J Radiol 2006;7:35-40.
48. Kunert M, Gremmler B, Schleiting H, et al. Use of FemoStop system for arterial puncture site closure after coronary angioplasty. J Invasive Cardiol 2004;16:240-242.
49. Mlekusch W, Dick P, Haumer M, et al. Arterial puncture site management after percutaneous transluminal procedures using a hemostatic wound dressing (Clo-Sur P.A.D.) versus conventional manual compression: a randomized controlled trial. J Endovasc Ther 2006;13:23-31.
50. Balzer JO, Schwarz W, Thalhammer A, et al. Postinterventional percutaneous closure of femoral artery access sites using the Clo-Sur PAD device: initial findings. Eur Radiol 2007;17:693-700.
51. Mlekusch W, Minar E, Dick P, et al. Access site management after peripheral percutaneous transluminal procedures: Neptune pad compared with conventional manual compression. Radiology 2008;249:1058-1063.
52. Nguyen N, Hasan S, Caufield L, et al. Randomized controlled trial of topical hemostasis pad use for achieving vascular hemostasis following percutaneous coronary intervention. Catheter Cardiovasc Interv 2007;69:801-807.

Section IV

혈관 해부학

Chapter 14

두경부의 혈관 해부학

황대현

뇌혈관조영술은 대동맥궁*aortic arch*에서 시작한다. 혈관을 해부학적으로 평가하려면 침습적인 선택적 혈관조영술을 하는 것이 가장 정확한 방법이지만 CT angiography(CTA) 혹은 MR angiography(MRA)와 같은 비침습적 단면영상 검사 및 그 혈관재구성 영상의 이용도가 최근에 증가하고 있다. 이 장에서는 CTA, MRA(그림 14-1), 그리고 혈관조영상에서 보이는 aortic arch부터 skull base까지의 두경부 혈관의 정상 해부학과 해부학적 변이에 대해 알아보고자 한다.

I 대동맥궁의 주요 분지혈관

좌심실*left ventricle*에서 나온 흉부대동맥*thoracic aorta*은 aortic arch로 연결되고 이 aortic arch로부터 3개의 주요 혈관이 분지한다. 근위부부터 팔머리동맥*brachiocephalic trunk*, 좌총경동맥*left common carotid artery*, 좌쇄골하동맥*left subclavian artery*이다(그림 14-1).

1. 팔머리동맥*Brachiocephalic trunk*

팔머리동맥은 대동맥에서 첫 번째로 기시하는 가장 큰 동맥으로, 기관지의 후외측 옆면에 위치하여 위쪽으로 주행한다. 흉쇄관절*sternoclavicular joint*의 높이에서 팔머리동맥은 2개의 말단 분지인 우쇄골하동맥과 우총경동맥으로 분지한다.

(1) 우쇄골하동맥*Right subclavian artery*

우쇄골하동맥은 팔머리동맥의 기시부에서 상외측으로 주행하여 쇄골의 약 2cm 위를 올라 전사각근*anterior scalene muscle* 뒤를 지난다. 우쇄골하동맥에서 나오는 주된 분지는 척추동맥*vertebral artery*, 내흉동맥*internal thoracic artery, internal mammary artery*, 갑상목동맥*thyrocervical trunk*, 늑경추동맥*costocervical artery*이다. 18장에서 좀 더 자세히 다룬다.

(2) 우총경동맥*Right common carotid artery*

우총경동맥은 팔머리동맥의 흉쇄관절 뒤에서 나와 후외측으로 올라가며, 기관, 갑상선, 후두, 인두에 의해 좌총경

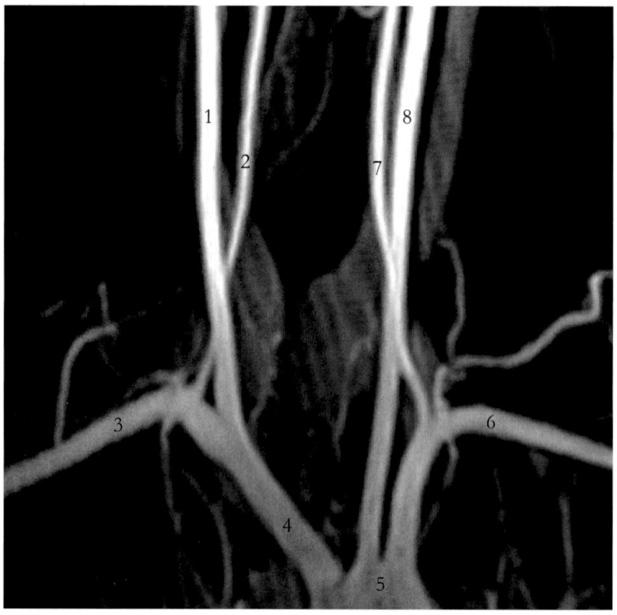

그림 14-1. MRA에서 두경부 혈관의 정상 해부학 1: right common carotid artery, 2: right vertebral artery, 3: right subclavian artery, 4. brachiocephalic artery, 5: aortic arch, 6: left subclavian artery, 7: left vertebral artery, 8: left common carotid artery.

동맥과 구분되며, 목공간에서 미주신경*vagus nerve*과 함께 머리 쪽으로 주행한다. 제4, 제5 경추 높이에서 우총경동맥은 내경동맥*internal carotid artery; ICA*과 외경동맥*external carotid artery; ECA*으로 나뉘면서 끝난다. 원래 총경동맥에는 이름 붙여진 분지가 없지만 때때로 상갑상선동맥*superior thyroid artery*, 상행인두동맥*ascending pharyngeal artery*, 또는 후두동맥*occipital artery*이 경동맥분기*carotid bifurcation* 이전 구역의 총경동맥에서 나오기도 한다.

2. 좌총경동맥*Left common carotid artery*

좌총경동맥은 팔머리동맥이 기시한 곳의 바로 원위부, aortic arch의 꼭대기에서 기시한다. 좌총경동맥은 기관지의 앞쪽에 위치하여 올라가다가 후외측으로 이동하여 기관지의 왼편으로 이동한다. 갑상연골의 위쪽 경계 부위에서 좌총경동맥은 ICA와 ECA로 분지한다.

3. 좌쇄골하동맥*Left subclavian artery*

좌쇄골하동맥은 좌총경동맥이 기시한 곳의 몇 mm 원위부에서 기시한다. 가슴에서는 반회후두신경*recurrent laryngeal nerve*이 좌쇄골하동맥보다 안쪽에 위치한다. 좌쇄골하동맥은 위로 주행하다가 전사각근의 안쪽 경계를 따라 바깥쪽으로 주행한다.

Ⅱ 내경동맥*Internal carotid artery; ICA*

ICA는 뇌에 혈류를 공급하는 주된 동맥이며 총경동맥이 ICA와 ECA로 나뉘면서 분지한다. ICA가 기시하는 부위는 경동맥 팽대부위*carotid sinus, bulb*를 형성하는데, 동맥경화로 인한 협착이 흔히 발생하는 위치로, 그 협착의 정도(%)는 NASCET(North American Symptomatic Carotid Endarterectomy Trial)로 주로 측정한다.

ICA는 목분절, 추체분절, 파열분절, 해면분절, 침대분절, 눈분절, 교통분절의 7개 분절로 나뉜다. 목분절*Cervical segment*(C1)은 경동맥분기로부터 갈라져 나와 머리뼈에서 경정맥공*jugular foramen* 앞에 위치하는 경동맥관*carotid canal*으로 들어갈 때까지를 일컫는다. 추체분절*Petrous segment*(C2)은 측두골*temporal bone*의 추체부분*petrous part* 안에 위치한 분절로 파열공*foramen lacerum*까지를 일컫는다. 파열분절*Lacerum segment*(C3)은 foramen lacerum에서 시작하여 추체혀인대*petrolingual ligament*에서 끝나는 짧은 분절을 말한다. 해면분절*Cavernous segment*(C4)은 추체혀인대에서 시작하여 앞침대돌기*anterior clinoid process*의 안쪽, 아래쪽 뼈막에 의해 형성되는 근위 경막고리*proximal dural ring*까지에 해당하는 분절이다. 침대분절*Clinoid segment*(C5)은 근위 경막고리에서 해면정맥동*carvernous sinus*을 빠져나와 원위 경막고리*distal dural ring*까지 이어지는 짧은 분절로, 경막 안에 위치한다고 여겨지며, 지주막하공간*subarachnoid space*에 들어간다. 눈분절*Ophthalmic segment*(C6)은 원위 경막고리로부터 후교통동맥*posterior communicating artery*의 기시부까지 이어지는 분절이다. 교통분절*Communicating segment*(C7)은 마지막 분절로 시신경*optic nerve*과 동안신경*oculomotor nerve* 사이를 지나는 분절이다(그림 14-2).

1. 내경동맥의 두개강외 분지
Extracranial branches of the internal carotid artery

ICA의 두개강외 분지로는 경동맥고실동맥*caroticotympanic artery*, 익돌관동맥*vidian artery*, 경막하수체간*meningohypophyseal trunk*, 하외간*inferolateral trunk* 등이 있다.

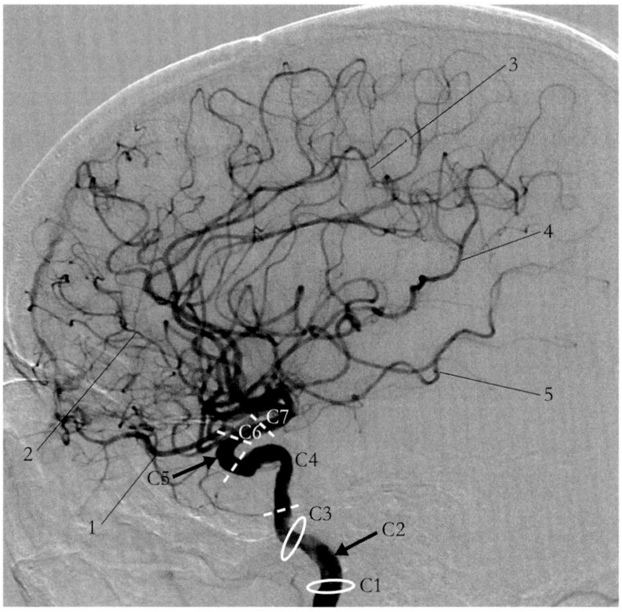

그림 14-2. ICA 조영사진(동맥기 측면) 1: ophthalmic artery, 2: frontopolar artery, 3: anterior cerebral artery, 4: middle cerebral artery, 5: posterior cerebral artery.

경동맥고실동맥은 ICA의 C2에서 기시하며 temporal bone의 중이 부위에 분포하며, 익돌관동맥은 ICA의 C2에서 기시하여 foramen lacerum을 통과하여 ECA의 분지와 연결된다. 경막하수체간은 ICA의 C5 부위에서 기원하며 뇌하수체, 천막*tentorium*, 경사대*clivus*에 분포한다. 하외간은 ICA의 C4에서 기원하며 제3, 5, 6번 뇌신경 및 Gasserian ganglion, 해면정맥동의 경막 등에 분포하고, 원형공 동맥*artery of foramen rotundum*을 통해 상악동맥*maxillary artery*과 연결되고, 가시구멍*foramen spinosum*, 타원공 동맥*artery of foramen ovale*을 통해 중뇌막동맥*middle meningeal artery*과 연결된다.

2. 내경동맥의 두개강내 분지

Intracranial branches of the internal carotid artery

ICA의 두개강내 분지로는 안동맥, 후교통동맥, 전맥락막동맥, 전대뇌동맥, 중대뇌동맥이 있다.

(1) 안동맥*Ophthalmic artery*

ICA가 해면정맥동을 지나 경막을 통과한 후 경막하공간*subdural space*에서 기시하므로 ICA의 첫 번째 두개내 분지*intracranial branch*인 경우가 많다. 시각신경의 아래 바깥쪽을 따라 시각신경관*optic foramen*을 같이 통과하여 안와*orbit*로 들어가는 안동맥은 눈과 기타 안와 속의 구조물에 혈액을 공급하며, 이마의 두피와 인접한 사골동*ethmoid sinus* 및 전두동*frontal sinus*, 코에 혈류를 공급하기도 한다. 안동맥의 분지인 모양체동맥*ciliary artery*은 안구의 맥락막*choroid*에 혈류를 공급해 주는데, 이는 혈관조영 측면상에서 조영제에 의한 초승달 모양의 blush로 보이고, 이러한 choroidal blush가 안동맥의 기능적 혈액공급을 나타내는 지표가 된다. 안동맥은 발생학적으로 두개강내 혹은 두개강외의 다른 동맥으로부터 기시하는 변이가 생길 수 있으며, 중뇌막동맥에서 분지하는 회귀뇌막동맥*recurrent meningeal artery*과 안동맥 혹은 안동맥의 눈물샘동맥*lacrimal artery*이 연결되기도 한다.

(2) 후교통동맥*Posterior communicating artery*

ICA의 후벽에서 기시하여 동안신경*oculomotor nerve*의 위를 따라 뒤로 진행하여 후대뇌동맥*posterior cerebral artery; PCA*에 연결되는데, 기시부는 funnel 모양으로 확장되어 그 정점에서 후교통동맥이 기시할 수 있으며 이를 누*infundibulum*(6~7%)라고 한다. 작은 크기(3mm 이하)의 피라미드 모양의 꼭지에서 후교통동맥이 기원하는 점이 누와 동맥류를 감별하는 데에 도움이 된다. 후교통동맥은 일측성 혹은 양측성 형성부전이 있을 수 있는데 이를 지속적인 태아 순환이라 부르며, ICA의 폐색 혹은 혈전에 의하여 PCA 부위의 경색이 동반되는 이유가 되기도 한다.

(3) 전맥락막동맥*Anterior choroidal artery*

후교통동맥이 분지한 후 2~4mm 원위부의 ICA 후벽에서 기시하는 혈관이다. 이 혈관은 시삭*optic tract*의 내하면을 따라 뒤로 향하다가 시삭 밑을 지나고 시삭의 외측을 따라 외측슬상체*lateral geniculate body*까지 향한다. 이후 외측으로 달리면서 뇌수조분절과 맥락총분절로 나뉘는데, 그 경계는 전맥락막동맥이 맥락틈새*choroid fissure*를 통해 측두각*temporal horn*으로 진입하는 부위에서 꺾이는 plexal point이다. 맥락총분절은 측두각의 맥락얼기*choroid plexus*나 전체 choroid plexus를 주로 공급한다. 뇌수조분절은 혈관조영상에서 잘 보이지 않을 정도의 작은 가지들을 내지만 중요한 뇌의 부분들을 공급하기 때문에 이 부위에서 색전술을 시행할 때에는 조심해야 한다. 전맥락막동맥의 분포 영역은 시삭의 뒤쪽 2/3, 창백핵의 안쪽 부분*medial portion of globus pallidus*, 속섬유막의 무릎부분*genu of internal capsule*,

이상엽*piriform lobe*, 구상돌기*uncus*와 편도핵*amygdala*, 외측슬상체와 internal capsule의 후각*posterior limb* 아래 부분 등이므로, 이 혈관이 막혔을 경우에는 편마비, 감각손실, 의식변화 등의 증상이 나타날 수 있다. 그러나 이후에는 뇌실질로의 혈류분포가 없다고 여겨져 원위부에서는 상대적으로 안전하게 색전술을 시행할 수 있다.

(4) 전대뇌동맥*Anterior cerebral artery; ACA*

ACA는 혈관조영상의 전후면상에서 ICA의 T자 모양 분지 중 내측으로 기시하는 분지로, A1, A2, A3 구역으로 나눌 수 있다. A1 구역에서는 1~12개의 내측렌즈핵선조체동맥*medial lenticulostriate artery*이 기원하여 후상방으로 주행하면서 뇌 기저부에 분포한다. 전교통동맥*anterior communicating artery* 또는 A2 구역에서도 이러한 관통분지가 나올 수 있다. 이 중 recurrent artery of Heubner가 가장 크고 긴 관통분지인데 A2 구역의 근위부와 A1 구역에서 기원한다. ACA의 피질분지는 7~9개로 이루어지나, 항상 분리된 분지를 이루는 것은 아니며, 대개 뇌량-모서리 혹은 뇌량주위동맥*pericallosal artery*으로 구분된다. ACA의 변이로는 A1 구역이 저형성 또는 무형성을 보이는 경우가 흔하다.

(5) 중대뇌동맥*Middle cerebral artery; MCA*

MCA는 발생학적으로 ACA의 한 분지로 간주될 수 있으나 ICA의 분지 중 가장 크고, circle of Willis의 한 부분을 이루지 않기 때문에 변이가 상대적으로 많지 않은 편이다. MCA는 M1, M2, M3, M4 구역으로 나뉜다. M1 구역에서 분지되는 관통분지로 외측렌즈핵선조체동맥*lateral lenticulostriate artery*이 기원하며, 피질분지로는 크게 안와*orbital*, 전두*frontal*, 두정*parietal*, 측두*temporal* 분지로 나누어진다. M2 구역은 주로 전두엽 부위를, M3 구역은 전두엽의 후방과 두정엽 부위를 공급한다. MCA가 세분지로 갈라지거나, MCA의 분지가 ICA 분지 부위 전에 기시하여 M1 구역과 평행하게 주행하는 등의 변이가 관찰될 수 있다.

Ⅲ 외경동맥*External carotid artery; ECA*

ECA는 총경동맥에서 분지한 후 얼굴, 머리피부, 머리뼈, 뇌수막 등에 혈류를 공급한다.

상갑상선동맥*superior thyroidal artery*이 첫 분지이며, ECA의 전방에서 기시하여 후두와 갑상선의 상부에 분포한다. 상행인두동맥*ascending pharyngeal artery*은 ECA의 후방으로 향한 첫 분지로 뇌 기저부를 향해 특징적인 수직 주행을 보여, ICA의 방향과 혼동하는 경우가 드물게 있다. 상행인두동맥은 등쪽에 위치한 후두동맥*occipital artery*과 상응하는 앞부분의 혈관으로 인두*pharyngeal*, 구개*palatin*, 척추앞*prevertebral*, 아래고실*inferior tympanic* 동맥 및 신경뇌막줄기*neuromenigeal trunk*와 근육분지를 낸다. ICA 및 기저동맥의 분지와 문합을 이루는 경우가 많고, 뇌신경에도 분포하므로 색전술을 시행할 때 주의가 필요하다. 혀동맥*lingual artery*은 ECA에서 앞을 향하는 두 번째 분지이며, 상갑상선동맥의 약간 위쪽에서 기시한다. 전후면상에서 바깥쪽으로 향하기 때문에 내측으로 향하는 상갑상선동맥과 구분된다. 후두동맥*laryngeal artery*은 피부조직, 근육 및 뇌경막을 공급하는 혈관으로, ECA의 후방에서 기원하여 구불구불하게 주행한다. 제1경추 및 제2경추 부위에서 척추동맥*vertebral artery*과 연결되어 있을 수 있다. 후이개동맥*posterior auricular artery*은 후두동맥의 직상방에서 기원한다. 고삭신경*chorda tympani*에 분포하는 경유돌동맥 *stylomastoid artery*이 후두동맥 혹은 후이개동맥에서 나올 수 있다. 천측두동맥*superficial temporal artery*은 두피*scalp*의 전방 2/3에 분포하는 혈관으로 관골궁*zygomatic arch*을 타고 돌 때 특징적인 모양을 보인다. 내상악동맥*internal maxillary artery*과 천측두동맥은 ECA 말단분지를 이루는데, 그중에서 내상악동맥은 안쪽으로 향하는 큰 분지로서 maxilla의 목 뒤에 있는 이하선의 실질부 속에서 기시한다. 내상악동맥은 크게 하악*mandibular*, 날개*pterygoid*, 익구개 *pterygopalatine* 등 3개 구역으로 나뉘는데, 하악 구역에서는 중뇌막동맥이 첫 분지로 나온다. 이때 가시구멍*foramen spinosum*을 통과하면서 직각으로 꺾여 두개강 내로 주행하는 모양이 천측두동맥과 구별하는 데 도움이 된다. 중뇌막동맥은 ECA의 두 최종분지 중 하나로 상악동맥에서 분지하여 하측두와*infratemporal fossa*를 지나고 가시구멍을 통과하여 경막*dura mater*과 두개관*calvaria*에 혈류를 공급한다. 부뇌막동맥*accessory meningeal artery*은 내상악동맥 혹은 중뇌막동맥에서 기시하며 ICA의 하외간과 문합을 이룰 수 있다(그림 14-3).

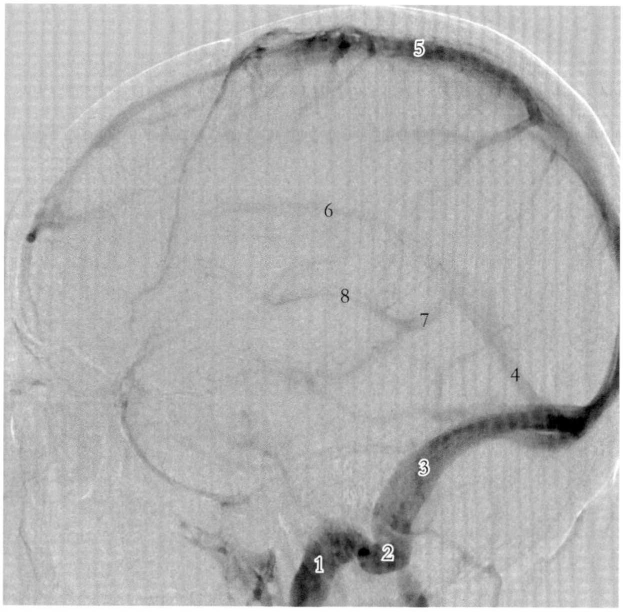

그림 14-3. ICA 조영사진(정맥기 측면) 1: internal jugular vein, 2: sigmoid sinus, 3: transverse sinus, 4: straight sinus, 5: superior sagittal sinus, 6: inferior sagittal sinus, 7: vein of Galen, 8: internal cerebral vein.

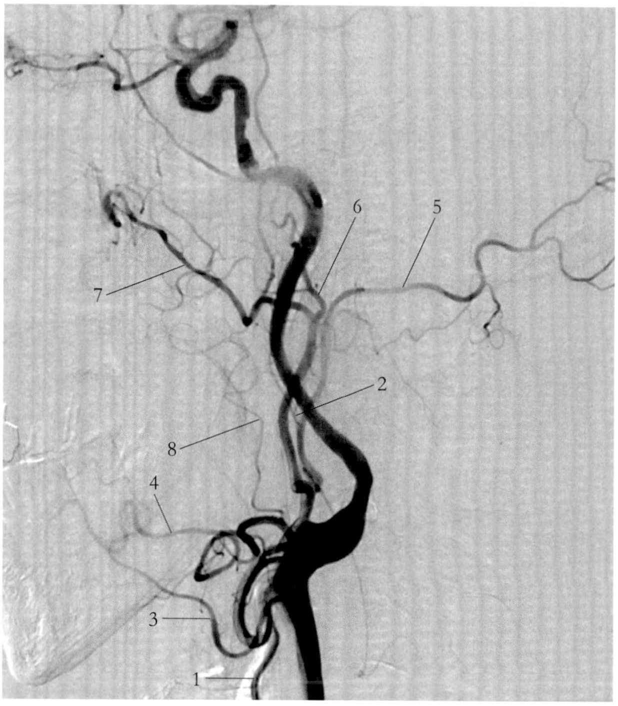

그림 14-4. ECA 조영사진(동맥기 측면) 1: superior thyroid artery, 2: ascending pharyngeal artery, 3: lingual artery, 4: facial artery, 5: occipital artery, 6: superficial temporal artery, 7: internal maxillary artery, 8: ascending palatine artery.

Ⅳ 척추동맥*Vertebral artery*

척추동맥은 쇄골하동맥의 후상부에서 기시하여 위쪽으로 주행한다. 때로 좌척추동맥*left vertebral artery*이 정상보다 근위부의 쇄골하동맥에서 기시할 수 있으며, 대동맥에서 직접 기시하는 경우(5%)도 있다. 척추동맥은 제6경추에서 횡돌기공*transverse foramen*으로 들어간다.

척추동맥의 분지로는 뇌막가지*meningeal branch*, 후척수동맥*posterior spinal artery*, 전척수동맥*anterior spinal artery*, 후하소뇌동맥*posterior inferior cerebellar artery*, 연수동맥*medullary artery*이 있다.

뇌막가지는 제1경추의 신경궁 위에서 척추동맥이 머리뼈로 들어가기 전에 소뇌낫에 분포하는 부분*meningeal artery of falx cerebelli*과 후뇌막동맥*posterior meningeal artery*으로 갈라진다.

후척수동맥은 척추동맥 또는 후하소뇌동맥에서 기시하고, 전척수동맥은 좌우 척추동맥의 먼 쪽에서 기시한 가지들이 하나의 동맥으로 합쳐진 후 연수*medullar oblongata*의 앞면을 따라 아래쪽으로 주행한다.

후하소뇌동맥은 척추동맥의 가장 큰 가지로 앞쪽, 가쪽, 후연수쪽, 편도위 등 4개 구역으로 나뉘어 고리를 형성하고 다시 작은 가지로 분지한다.

뇌기저동맥*basilar artery*은 양쪽 척추동맥이 만나 합쳐지면서 이루는 동맥으로, 위로 주행하면서 교뇌*pons*로 들어가는 정중앙*median* 및 부정중앙 가지*paramedian branch*, 교뇌를 감싸는 휘돌이가지*circumflex branch*로 나뉜다.

전하소뇌동맥*anterior inferior cerebellar artery*은 대개 뇌기저동맥에서 기시하여 소뇌의 앞쪽, 아래쪽에 혈액을 공급하는 동맥으로 후하소뇌동맥과 함께 기시하는 변이가 흔히 나타날 수 있다. 이 동맥은 뇌기저동맥의 분지*bifurcation* 이전에 기시하여 대뇌다리*cerebral peduncle*를 돌아 주행한다(그림 14-4).

Ⅴ 대뇌정맥*Cerebral vein*

대뇌정맥은 크게 표재정맥, 심부정맥, 정맥동으로 나뉜다. 두개강내 구조물의 정맥유출은 주로 내경정맥*internal jugular vein; IJV*을 통하여 이루어진다. 뇌정맥은 동맥에 비하여 그 벽이 얇고, 근육조직과 판막이 없다. 정맥들은 지주막하공간을 지나 지주막과 경막의 안벽을 뚫고 정맥동으로 유입된다.

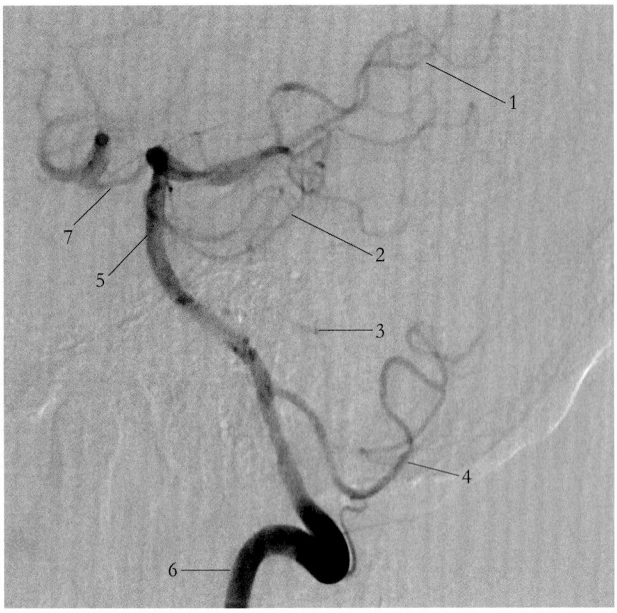

그림 14-5. Vertebral artery 조영사진(동맥기 측면) 1: posterior cerebral artery, 2: superior cerebellar artery, 3: anterior inferior cerebellar artery, 4: posterior inferior cerebellar artery, 5: basilar artery, 6: vertebral artery, 7: posterior communicating artery.

1. 표재정맥*Cortical vein*

대뇌의 표면에서 1~2cm까지의 피질과 백질을 유출하는데, 상대뇌정맥*superior cerebral vein*, 표재중간대뇌정맥*superficial middle cerebral vein*, 심부중간대뇌정맥*deep middle cerebral vein* 등이 있다. 상대뇌정맥은 상시상정맥동*superior sagittal sinus*으로 유입되며, 표재중간대뇌정맥은 덮개*tectum* 부위로부터 혈류를 받아 실비우스열구*Sylvian fissure*를 지나 경막을 뚫고 접형두정정맥동*sphenoparietal sinus* 및 해면정맥동*cavernous sinus*으로 유입된다. 심부중간대뇌정맥은 전대뇌정맥*anterior cerebral vein* 및 줄무늬체정맥*striate vein*과 합쳐져 뇌기저정맥*basal vein of Rosenthal*을 형성하고, 갈렌정맥*vein of Galen*을 통해 직정맥동*straight sinus*으로 유입된다. 일반적으로 표재정맥이 심부정맥보다 혈관조영술상 빨리 조영된다.

2. 심부정맥*Deep vein*

시상줄무늬체정맥*thalamostriate vein*과 맥락정맥*choroidal vein*이 합쳐져서 내대뇌정맥*internal cerebral vein*을 형성하고, 양측의 내대뇌정맥이 가운데에 위치한 하나의 갈렌정맥을 거쳐 straight sinus로 유입된다.

3. 정맥동*Dural venous system*

정맥동 또는 정맥굴은 두 겹의 경막 사이에 위치하여 정맥 혈구가 모여 흘러가는 통로로서 판막은 없고, 불규칙한 잔기둥*trabeculae*을 포함한다. 크게 상 · 하 그룹으로 나뉜다. 상부그룹은 합류정맥동*torcular herophili*으로 합쳐진 후 다시 양측 횡정맥동*transverse sinus*을 거쳐 IJV로 유입된다. 하부그룹은 해면정맥동*carvernous sinus*, 상추체정맥동*superior petrosal sinus*, 하추체정맥동*inferior petrosal sinus* 혹은 내추골정맥총*internal vertebral plexus*을 통하여 IJV로 연결된다(그림 14-5).

참고문헌

1. 서대철, 신경중재혈관조영, 고려의학, 서울, 2001:77-161.
2. Lasjaunias P, Berenstein A. Surgical Neuroangiography: Functional vascular anatomy of brain, spinal cord, and spine. vol.3. New York: Springer-Verlag, 1990.
3. Simonds GR, Truwit CL. Anatomy of the cerebral vasculature. Neuroimaging Clin N Am 1994;4:691-706.
4. Osborn AG. Diagnostic Cerebral Angiography. 2nd ed. Philadelphia: Lippincott Williams & Wilkins, 1999.
5. Huber P. Cerebral Angiography. 3rd ed. Stuttgart: Thieme Verlag, 1982.
6. 김범수. Anatomy of cerebal artery and vein: 2013년도 전공의 연수교육(Ⅱ). 영상의학 해부학 제1부. 2013.
7. 김병준. 신경해부학 연수강좌 2013. 뇌혈관해부학.

Chapter 15

흉부의 혈관 해부학

권세환

흉부혈관의 정상 혹은 정상변이 해부학을 아는 것은 일상적인 인터벤션 시술을 시행하는 데 있어 매우 중요하다. 과거 전통적인 혈관조영술 외에도 최근에는 다중채널 CT와 MRI의 발달로 흉부의 혈관해부학은 물론 혈관질환이 있는 경우에 병변을 자세히 미리 파악하고 시술계획을 정밀하게 세울 수 있게 되었다. 이 장에서는 인터벤션 시술에서 자주 다루어지는 흉부대동맥*thoracic aorta*, 상대정맥*superior vena cava; SVC* 및 하대정맥*inferior vena cava; IVC*, 폐동맥 및 폐정맥*pulmonary artery and vein*, 기관지동맥*bronchial artery* 등을 중심으로 정상 해부학을 다루고자 한다.

I 흉부대동맥*Thoracic aorta*

흉부대동맥은 크게 다음과 같이 네 구역으로 나눌 수 있다. ① 대동맥 근부*aortic root*, ② 상행대동맥*ascending aorta*, ③ 대동맥궁*aortic arch*, ④ 하행대동맥*descending aorta*(그림 15-1~15-11)이다. Aortic root는 대동맥 판막륜*aortic annulus*에서부터 동관이행부*sinotubular junction; STJ*까지를 말하며 aortic annulus에는 대동맥판막이 붙어 있다.[1, 2] 3개의 발살바동*sinus of Valsalva* 중 우측과 좌측에서는 각각의 관상동맥*coronary artery*이 기시한다(그림 15-1, 15-2). Ascending aorta는 aortic root에서 팔머리동맥*brachiocephalic trunk* 기시부까지의 부위를 말하는데, 주폐동맥*main pulmonary artery*보다는 약간 우측 전방에 위치한다. 상방으로 주행하면서 약간 우측을 향하게 되며, 좌심방, 우폐동맥*right pulmonary artery* 및 우측 기관지의 전방에 위치하여 SVC와 우심방 appendage의 좌측에서 전방으로 주행한다(그림 15-4~15-7). Ascending aorta에서는 기시하는 혈관이 없으며 대부분은 심낭막에 싸여 있다.

Aortic arch는 성인에서 brachiocephalic trunk 기시부부터 좌측 쇄골하동맥*left subclavian artery* 기시부 하방의 동맥관인대*ligamentum arteriosum* 부착 부위까지를 말한다(그림 15-1). Ligamentum arteriosum은 동맥관*ductus arteriosus*이 부착되었던 부위로 간혹 석회화가 발견되기도 한다. Aortic arch는 전종격동*anterior mediastinum*에서 전방에서 후방으로 그리고 우측에서 좌측으로 비스듬히 기울어지는 모양의 경로를 취한다. Aortic arch의 전방은 혈관앞공간*prevascular space*이라 하며 주로 종격동 지방*fat*으로 구성된다. 기관*trachea*은 aortic arch 시작 부위에서는 후방, 끝

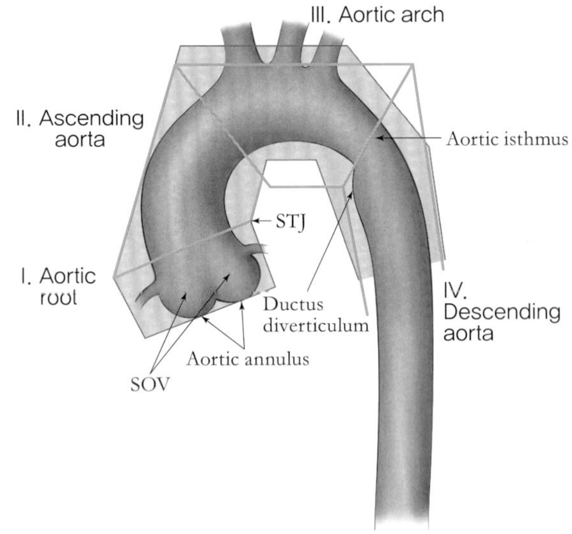

그림 15-1. Thoracic aorta의 모양, 분절, 해부학적 위치의 모식도 SOV: sinuses of Valsalva, STJ: sinotubular junction.

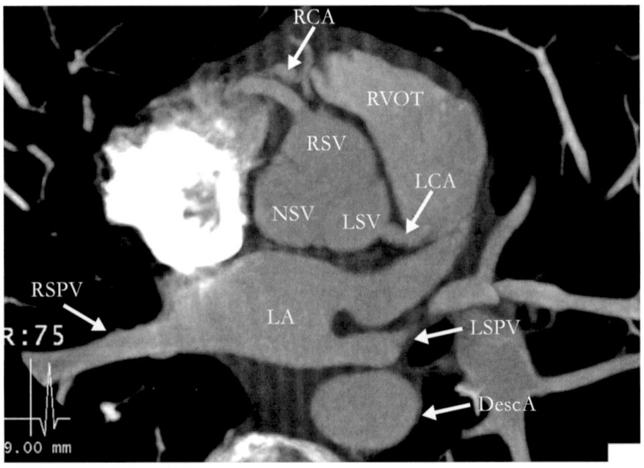

그림 15-2. Aortic root에서 조영증강 심장 CT 최대강도 투사영상 우측과 좌측 sinus of Valsalva에서 각각의 coronary artery가 기시한다. RCA: right coronary artery, LCA: left coronary artery, RSV: right sinus of Valsalva, LSV: left sinus of Valsalva, NSV: non-coronary sinus of Valsalva, DescA: descending aorta, RSPV: right superior pulmonary vein, LSPV: left superior pulmonary vein, LA: left atrium, RVOT: right ventricle outflow tract.

부위에서는 우측에 위치하며, SVC는 aortic arch 시작 부위의 우측에 위치한다(그림 15-4). Aortic arch에서는 전형적으로 brachiocephalic trunk 등 3개의 큰 동맥이 기시한다(그림 15-3, 15-10). 약 5%에서는 좌측 척추동맥*left vertebral artery*이 left common carotid artery와 left subclavian artery 사이에서 독립적으로 기시할 수 있고 기타 aortic arch 혈관들의 변형된 분지가 있을 수 있으므로 주의해야 한다(그림 15-12).[1, 3] Aortic arch의 끝부위는 대동맥협부

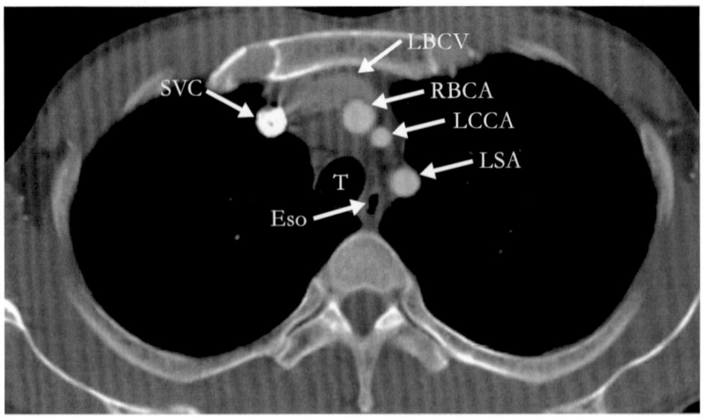

그림 15-3. Aortic arch 상방 위치에서 조영증강 CT 가로영상 Left brachiocephalic vein(LBCV)이 aortic arch 혈관들의 전방을 지나서 right brachiocephalic vein과 합쳐진 후 superior vena cava(SVC)를 형성한다. RBCA: right brachiocephalic artery, LCCA: left common carotid artery, LSA: left subclavian artery, T: trachea, Eso: esophagus.

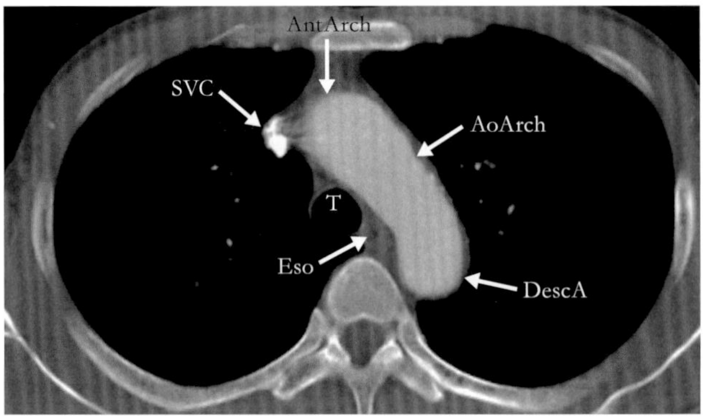

그림 15-4. Aortic arch 위치에서 조영증강 CT 가로영상 Aortic arch의 앞부분은 기관의 전방, superior vena cava(SVC)의 좌측에 위치한다. AntArch: anterior segment of the aortic arch, DescA: descending aorta, T: Trachea, Eso: esophagus, AoArch: aortic arch.

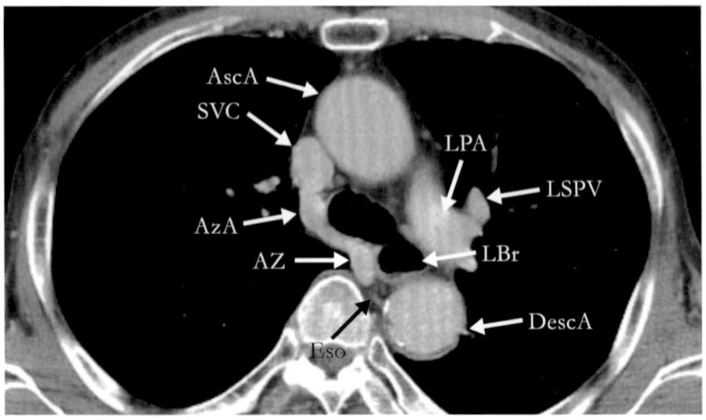

그림 15-5. Azygos arch 위치에서 조영증강 정맥기 CT 가로영상 Azygos vein이 T5 위치에서 azygos arch(AzA)를 형성하며 superior vena cava(SVC)로 연결되고 있다. AscA: ascending aorta, DescA: descending aorta, Eso: esophagus, LPA: left pulmonary artery, LSPV: left superior pulmonary vein, LBr: left bronchus, AZ: azygos vein.

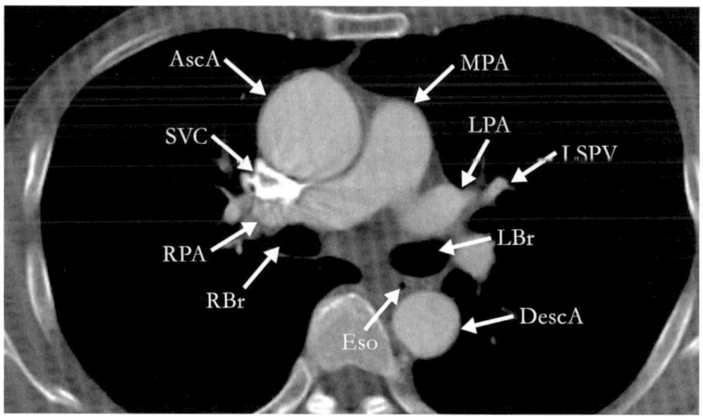

그림 15-6. Main pulmonary artery(MPA)가 보이는 위치에서 조영증강 CT 가로영상 SVC: superior vena cava, AscA: ascending aorta, LPA: left pulmonary artery, RPA: right pulmonary artery, DescA: descending aorta, RBr: right bronchus, LBr: left bronchus, Eso: esophagus, LSPV: left superior pulmonary vein.

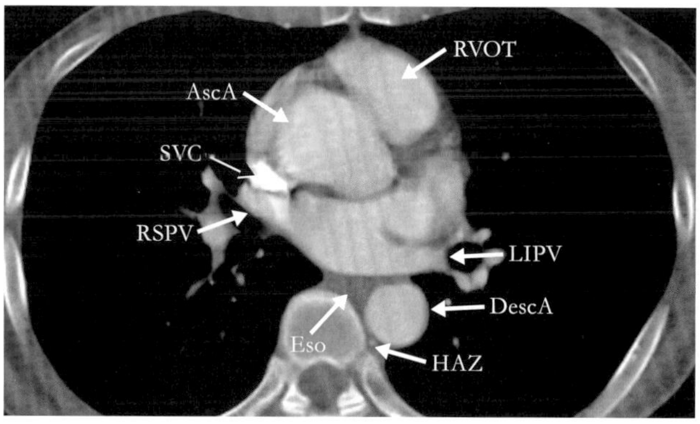

그림 15-7. Right superior pulmonary vein(RSPV)이 보이는 위치에서 조영증강 CT 가로영상 SVC: superior vena cava, AscA: ascending aorta, RVOT: right ventricle outflow tract, DescA: descending aorta, Eso: esophagus, LIPV: left inferior pulmonary vein, HAZ: hemiazygos vein.

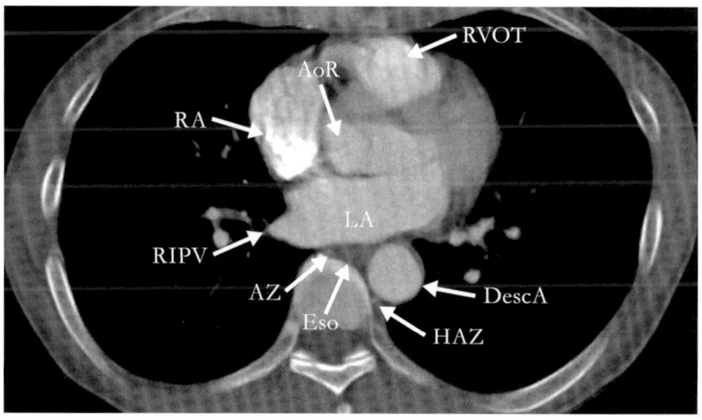

그림 15-8. Right inferior pulmonary vein(RIPV)이 보이는 위치에서 조영증강 CT 가로영상 SVC: superior vena cava, AscA: ascending aorta, RVOT: right ventricle outflow tract, DescA: descending aorta, Eso: esophagus, AZ: azygos vein, HAZ: hemiazygos vein, AoR: aortic root, RVOT: right ventricular outflow tract, RA: right atrium.

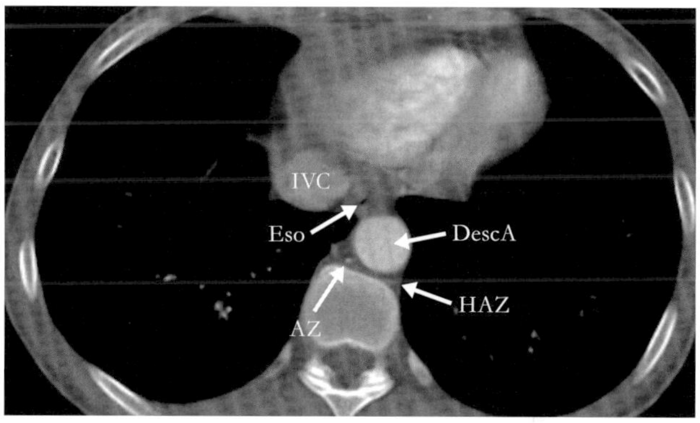

그림 15-9. 심장하방 inferior vena cava(IVC) 위치에서 조영증강 CT 가로영상 Eso: esophagus, DescA: descending aorta, AZ: azygos vein, HAZ: hemiazygos vein.

*aortic isthmus*라고 하는데 이는 left subclavian artery 기시부와 ligamentum arteriosum까지의 상대적으로 좁은 부위를 말한다(그림 15-1, 15-10). Aortic isthmus의 바로 아래 부위는 안쪽으로 약간 돌출된 모양을 보일 수 있는데*ductus diverticulum or bump* 이것을 대동맥류로 오인하지 않도록 주의한다(그림 15-10).

하행대동맥*descending aorta*은 크게 흉부와 복부 부위로 나눌 수 있는데 흉부하행대동맥*descending thoracic aorta*은 ligamentum arteriosum 부위부터 aorta가 횡격막을 통과하는 구멍(대동맥구멍*aortic hiatus*)까지를 말하며, 이는 대략 T10 위치에 해당한다. Descending thoracic aorta는 보통 후종격동*posterior mediastinum*에서 흉부 척추의 좌측에서 하방으로 주행하다가 점차 중앙으로 이동하여 횡격막의 aortic hiatus를 통해 복부대동맥*abdominal aorta*으로 이어진다. 이때 식도는 descending thoracic aorta의 우측에 위치하다가 아래쪽에서는 전방에 위치하고 점차 좌측으로 이동하며 위*stomach*로 들어간다(그림 15-4~15-9).

Descending aorta에서는 많은 분지혈관들이 보통 쌍으로 나오는데 크게 내장측(pericardial, bronchial, esophageal, and mediastinal arteries)과 벽측(intercostal, subcostal, and superior phrenic arteries) 분지로 구분할 수 있다(그림 15-11). 이러한 descending aorta의 분지 혈관들에서 전척수동맥*anterior spinal artery*과의 연결을 파악하는 것이 중요한데 이는 여러 가지 인터벤션 시술 후(예: 기관지동맥색전술, 흉부대동맥

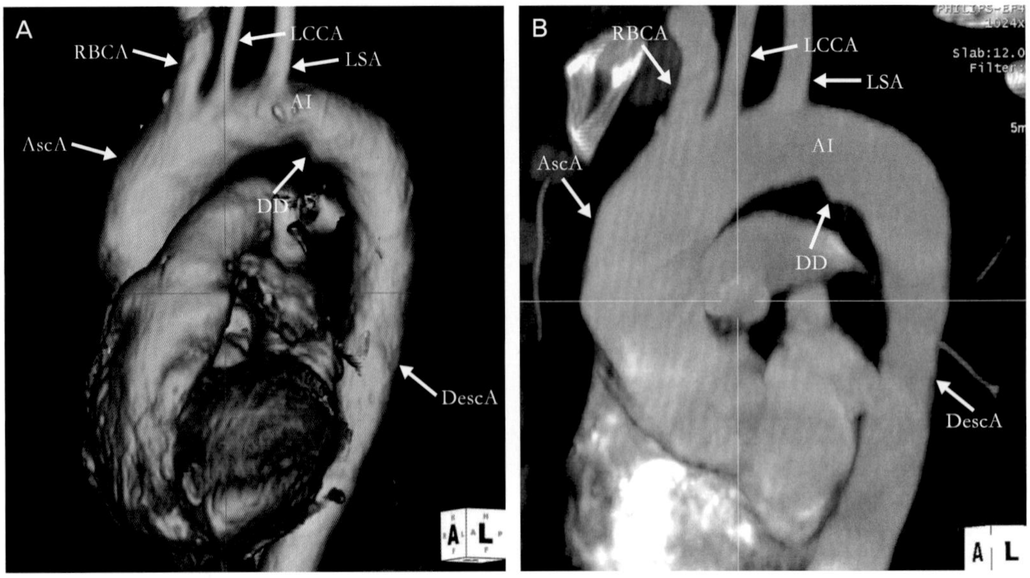

그림 15-10. Aortic arch와 분지혈관들의 CT 삼차원 재구성 영상(A)과 최대강도 투사영상(B) RBCA: right brachiocephalic artery, LCCA: left common carotid artery, LSA: left subclavian artery, AI: aortic isthmus, DD: ductus diverticulum(or ductus bump), AscA: ascending aorta, DescA: descending aorta.

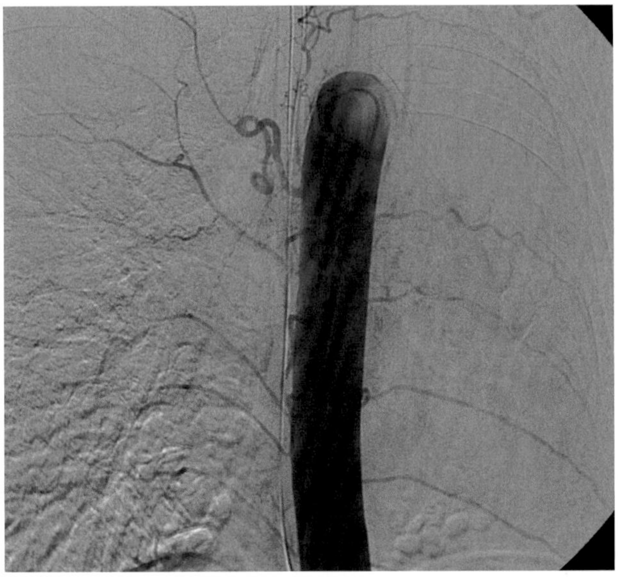

그림 15-11. Descending thoracic aorta 혈관조영 영상 Descending thoracic aorta에서 많은 분지혈관들(intercostal artery, bronchial artery 등)이 쌍으로 분지된다.

stent-graft, 늑간동맥을 통한 간암화학색전술) 척수*spinal cord*의 동맥공급이 손상될 수 있기 때문이다.[4] Anterior spinal artery는 보통 두개내 척추동맥*vertebral artery*에서 기시하여 spinal cord의 전정중고랑*ventral median sulcus*을 따라 주행하는데 최대 8개의 전수질동맥*anterior medullary artery*에서 혈류를 공급받는다. Anterior medullary artery 중에서 가장 큰 것을 '아담키비츠동맥*artery of Adamkiewicz*'이라고 부르며, 혈관조영술에서 특징적인 '머리핀 모양*hairpin loop*'으로 보인다(그림 15-13). Artery of Adamkiewicz는 보통은 늑간동맥*intercostal artery*에서 기시하고 주로 T8-L1 척추 사이에서 가장 많이 보인다. 하지만 약 5~10%의 환자에서는 우늑간-기관지간 동맥*right intercostobronchial trunk*에서 나오기 때문에 유의해야 하며, 좌기관지동맥*left bronchial artery*에서 나오는 경우도 드물지만 가능하다.

성인에서 thoracic aorta의 대략적인 길이*length*는 ascending aorta는 약 5cm, aortic arch는 4.5cm, descending thoracic aorta는 20cm 정도이다. 직경*diameter*은 aortic root에서 가장 크고 주행하면서 점차 감소하는데, aortic root에서는 평균 3.6cm, ascending aorta에서는 3.3~3.5cm, descending thoracic aorta의 끝부분에서는 2.4cm 정도라고 알려져 있다.[5-7] 대략적인 정상 직경의 상한선은 ascending aorta는 4.1cm, descending thoracic aorta는 3.0cm라는 보고도 있다. 하지만 직경은 나이가 들면서 점차 증가하며 성별(보통 남성보다 여성의 직경이 더 작다) 및 체형에 따라 개인차가 많이 나므로 주의해야 한다.[8]

Thoracic aorta와 그 분지들의 선천적 이상은 약 0.5~3%에서 발생한다.[9, 10] 흔한 변이로는 좌대동맥궁에서 이상기시 우쇄골하동맥*left arch with aberrant right subclavian artery*, 우대동맥궁에서 이상기시 좌쇄골하동맥*right arch with aberrant left subclavian artery*, 거울영상 분지의 우대동맥궁*right aortic arch with mirror-image branching*, 이중대동

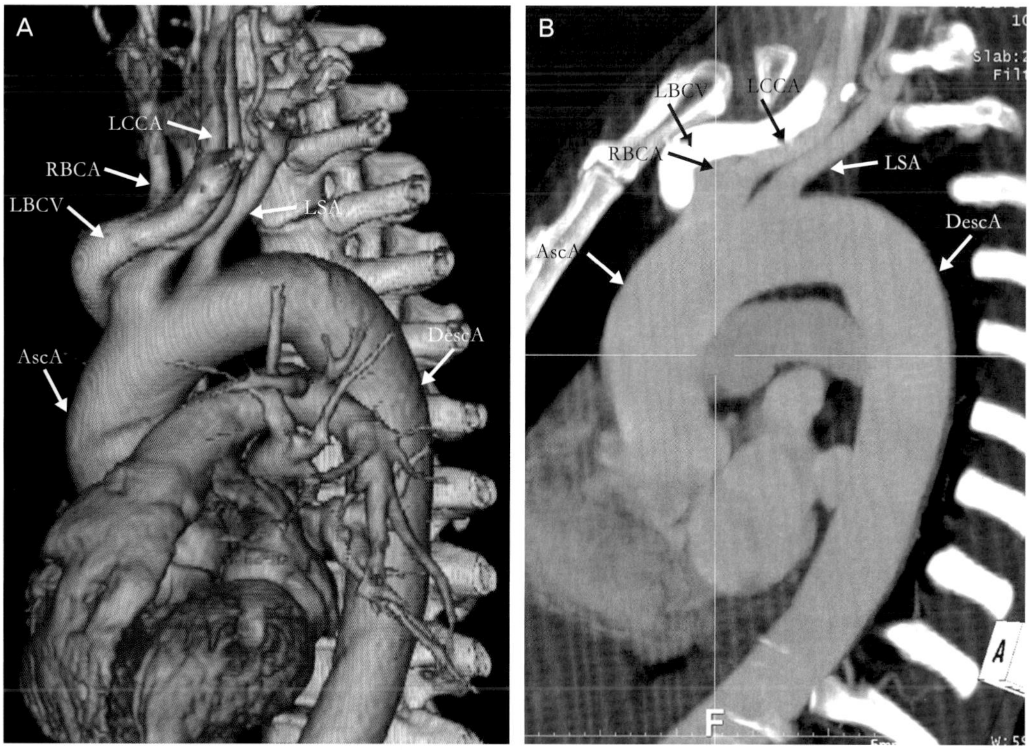

그림 15-12. Aortic arch 분지혈관들의 변형 **A, B.** CT 삼차원 재구성 영상(A)과 최대강도 투사영상(B)에서 right brachiocephalic artery(RBCA)와 left common carotid artery(LCCA)가 공통동맥줄기에서 기시되는 변형이 관찰된다. LSA: left subclavian artery, AscA: ascending aorta, DescA: descending aorta, LBCV: left brachiocephalic vein.

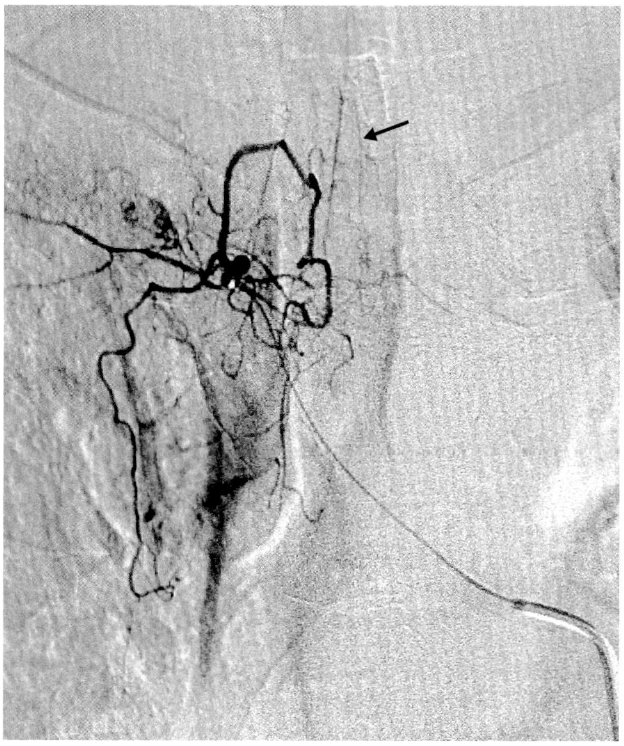

그림 15-13. 머리핀 모양으로 주행하는 anterior medullary artery T10 위치의 left intercostal artery 조영술에서 anterior spinal artery로 연결되는 anterior medullary artery(화살표)가 보인다. 각종 인터벤션 시술 시 손상하지 않도록 주의해야 한다.

맥궁*double aortic arch*, 경부대동맥궁*cervical aortic arch*, 대동맥축착*coarctation of the aorta*(그림 15-14), 대동맥궁단절 *interruption of the aortic arch* 등이 있다. Left arch with aberrant right subclavian artery는 가장 흔한 aortic arch의 선천성 이상으로 약 0.5~2%에서 발생한다(그림 15-15). 이 경우 right subclavian artery가 right common carotid artery, left common carotid artery, left subclavian artery 다음에 마지막으로 기시하여, 기관, 식도의 후방을 지나 우측 어깨를 향해 경사를 이루며 위쪽으로 주행한다. 대개의 경우 환자가 증상을 나타내지 않으나 노인 환자에서 식도를 압박하여 연하곤란 증세를 보일 수도 있다.[11] 가끔 이상기시하는 혈관의 기시부가 국소적으로 부풀어오르는 경우가 있는데 이를 코메렐게실*diverticulum of Kommerell*이라고 한다.

Ⅱ 상대정맥 및 하대정맥

Superior vena cava & inferior vena cava

대정맥*Venae cavae*은 흉부에서 가장 큰 2개의 정맥으로

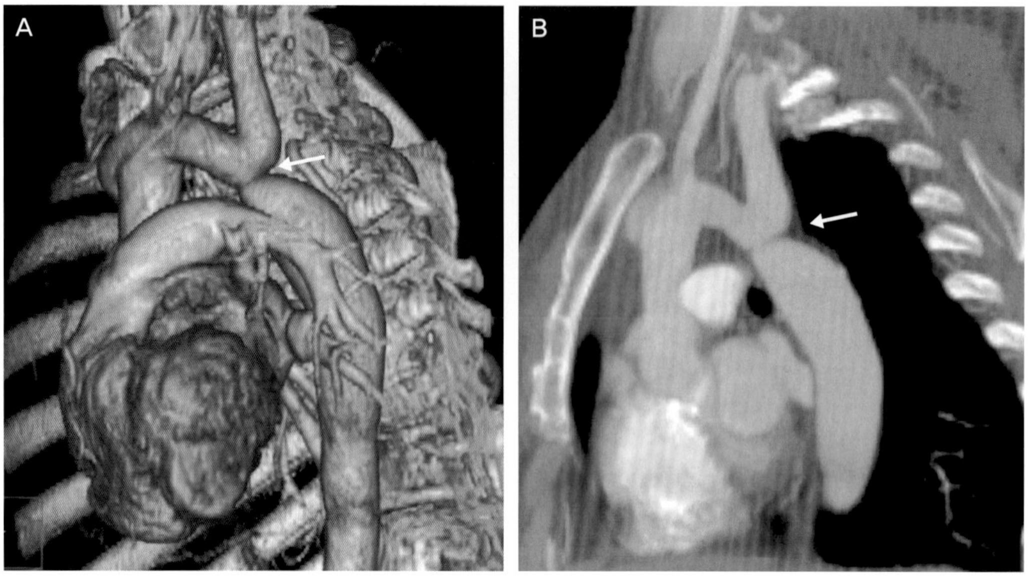

그림 15-14. Coarctation of the aorta 환자에서 삼차원 재구성 영상(A)과 최대강도 투사영상(B) Aortic isthmus에 국소 협착(화살표)이 있고, proximal descending thoracic aorta에 협착 후 확장이 동반되었다. 주변에서 발달된 측부혈관들이 많이 보인다.

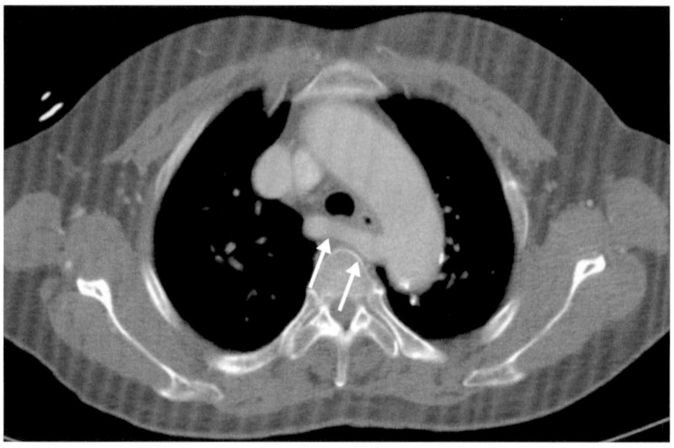

그림 15-15. Left arch with aberrant right subclavian artery의 CT 가로영상 Right subclavian artery가 right common carotid artery, left common carotid artery, left subclavian artery 다음에 마지막으로 기시하여 기관, 식도의 후방을 주행하며(화살표) 혈관의 기시부는 국소적으로 부풀어 오른 모습(diverticulum of Kommerell)이 관찰된다.

서, 전신에서 오는 정맥혈을 우심방으로 전달하는 역할을 한다. 상대정맥*superior vena cava; SVC*은 횡격막 상부에서 대부분의 정맥혈을 운반하고, 하대정맥*inferior vena cava; IVC*은 횡격막 하부의 정맥혈을 우심방으로 전달한다.[12] SVC는 양측 상지, 머리, 목 부위 등 횡격막 상부에서 대부분의 정맥혈을 운반하는데 right and left brachiocephalic veins이 합쳐져서 우심방으로 들어가는 부위까지를 말한다(그림 15-3~15-8, 그림 15-16).[12, 13] 보통 right brachiocephalic vein은 다른 동맥들보다 직경이 더 크다. Left brachiocephalic vein은 aortic arch에서 나오는 3개의 주요 동맥들의 앞쪽을 비스듬히 가로질러 주행하여 right brachiocephalic vein과 만나서 SVC를 형성한다. SVC의 길이는 평균 7cm이며 중간 부위는 흉부 단순촬영상 기관분지부*carina*에 해당한다. CT 영상에서 SVC는 기관의 앞쪽, ascending aorta의 후외측에서 원형 또는 난원형으로 보이며, 일반적으로 직경은 ascending aorta의 1/3~1/2 정도이지만 때로는 훨씬 더 작아서 납작하게 보이기도 한다. 이후 right pulmonary artery의 전방에서 우심방으로 합쳐진다.[14] IVC의 흉곽 부위는 간의 상부 부위인데 매우 짧다. 보통 흉추 8번(T8) 정도에서 횡격막을 통과한다. IVC는 거의 예외 없이 우심방으로 들어가므로 선천성 심질환이나 심장위치이상 질환에서 우심방을 결정하는 좋은 지표가 된다.[15]

대정맥의 선천성 변이 중 흔한 것은 지속성 좌상대정맥*persistent left superior vena cava; PLSVC*과 하대정맥의 기정맥/반기정맥 연결*azygos/hemiazygos continuation of the inferior vena cava*이다. PLSVC는 정상 성인에서 0.3%, 선천성 심질환 환자에서 4.4% 정도로 보고되며,[16] 보통 관상정맥동*coronary sinus*을 통해 우심방으로 연결되지만, 드물게 좌심방으로 직접 연결되는 경우도 있다. 중심정맥을 통한 인터벤션 시술 시 유도철사 등을 과도하게 조작할 경우 저혈압이나 협심증, 심정지 등과 같은 심각한 합병증에 유의해야 한다. 보통 양측 SVC가 같이 존재하지만 약 20%에서는 right SVC 없이 left SVC만 있다(그림 15-17). 이러한 경우 양측

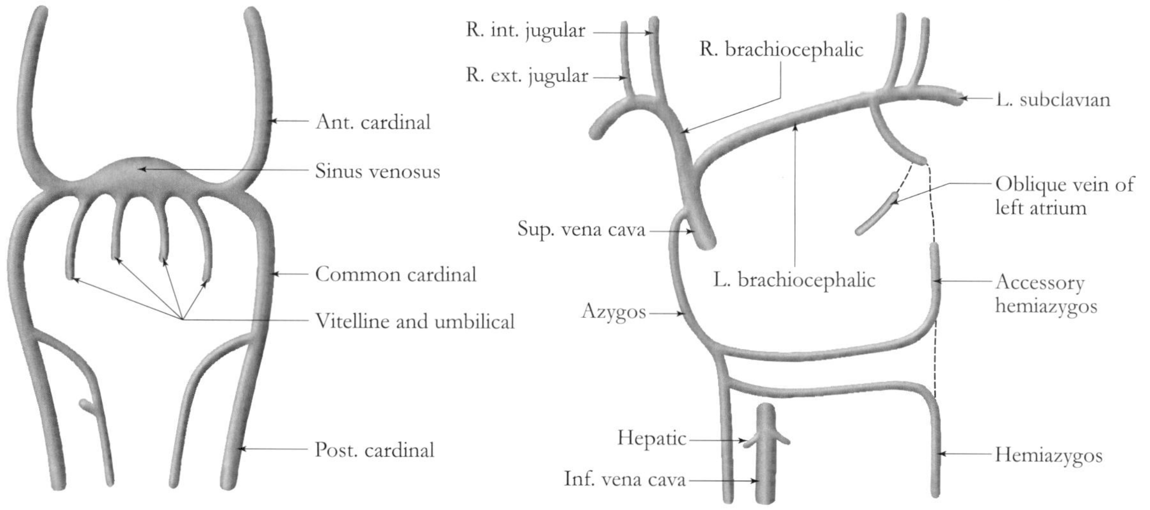

그림 15-16. 흉부 주요 정맥들의 발생 및 연결의 모식도

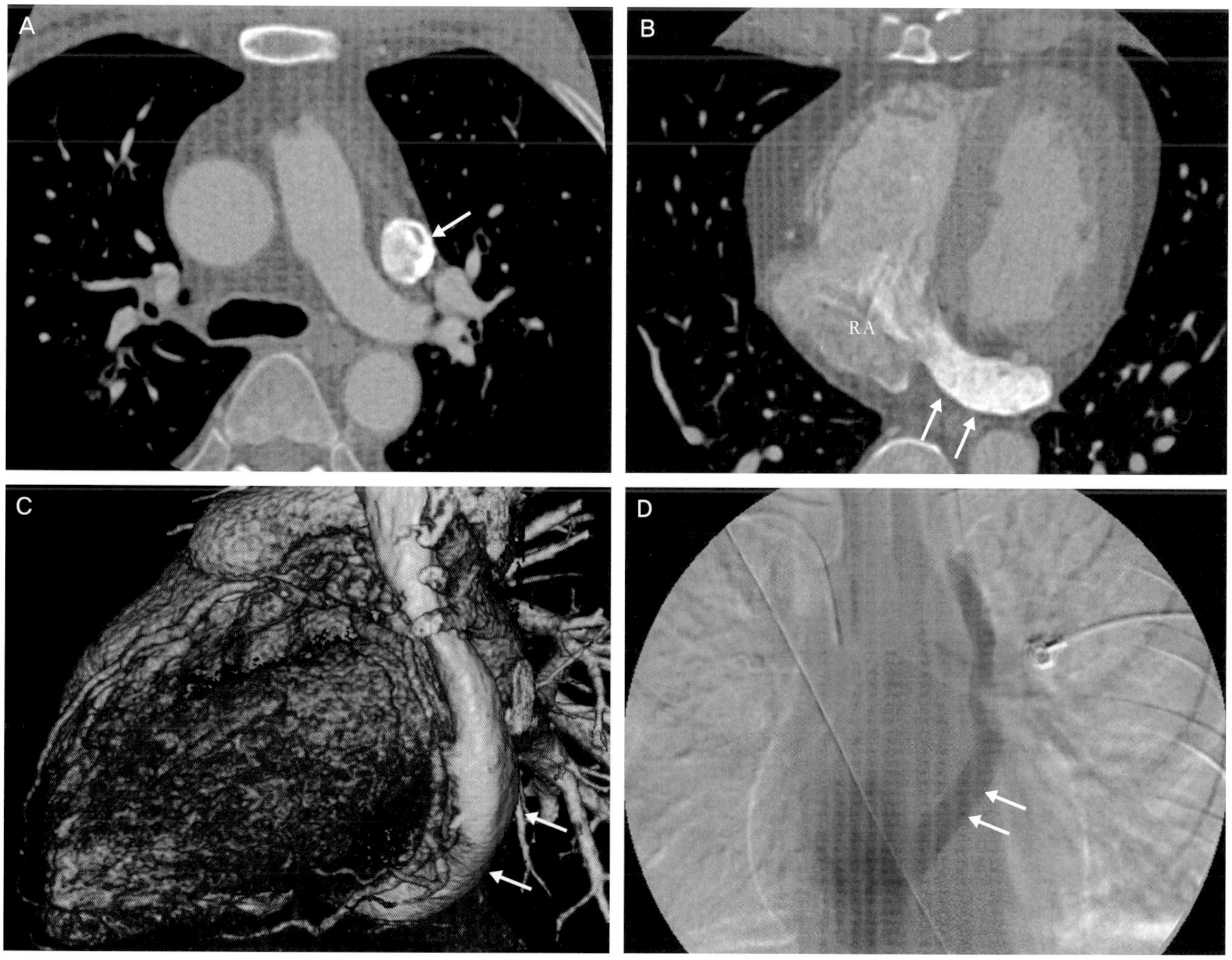

그림 15-17. Persistent left superior vena cava(SVC) 및 right SVC 무형성 A. CT 가로영상에서 right SVC가 보이지 않고 persistent left SVC만 관찰된다(화살표). B~D. CT 영상(B, C) 및 left SVC 조영술(D)에서 persistent left SVC가 매우 늘어난 coronary sinus(화살표)를 통하여 우심방(RA)으로 들어가고 있다.

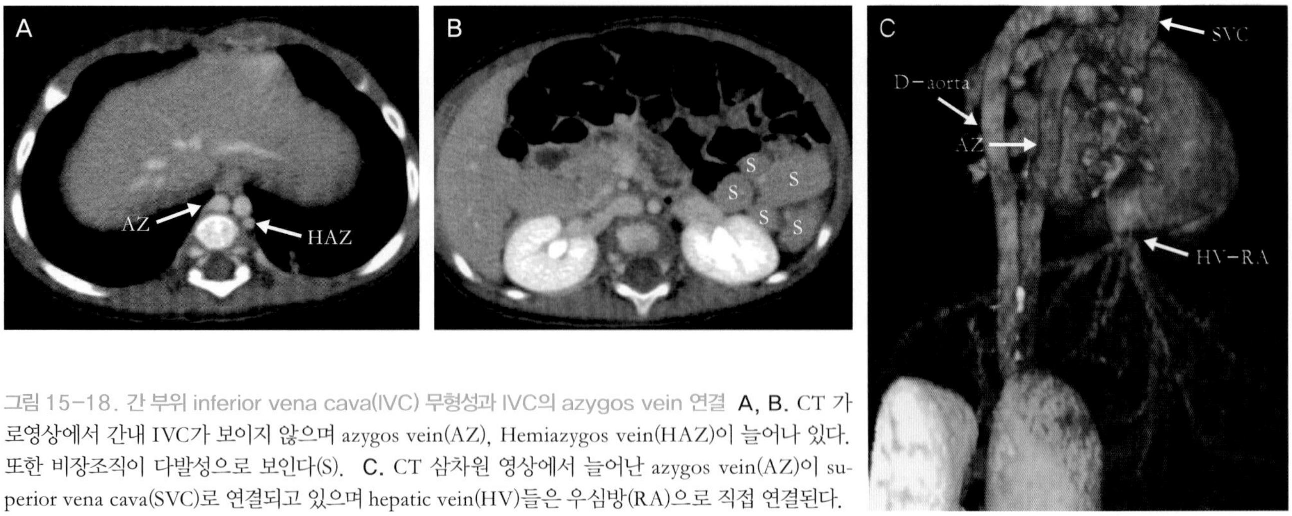

그림 15-18. 간 부위 inferior vena cava(IVC) 무형성과 IVC의 azygos vein 연결 A, B. CT 가로영상에서 간내 IVC가 보이지 않으며 azygos vein(AZ), Hemiazygos vein(HAZ)이 늘어나 있다. 또한 비장조직이 다발성으로 보인다(S). C. CT 삼차원 영상에서 늘어난 azygos vein(AZ)이 superior vena cava(SVC)로 연결되고 있으며 hepatic vein(HV)들은 우심방(RA)으로 직접 연결된다.

brachiocephalic veins 모두 PLSVC로 연결된다. Azygos/hemiazygos continuation of the inferior vena cava(그림 15-18)는 간 부위에서 IVC가 발생하지 않았을 때 생기며 발생빈도는 0.6% 정도이다. 과거에는 보통 선천성 심질환이나 무비증*asplenia* 또는 다비증*polysplenia* 등과 항상 연관된다고 알려졌으나 최근 영상검사의 발달로 특이 증상이나 동반 질환 없이 우연히 발견되는 경우도 많아졌다.[17, 18]

Ⅲ 기관지동맥*Bronchial artery*

기관지동맥은 양측 폐의 기도(기관, 기관지)에 혈액을 공급하는 중요한 역할을 하며 그 외 분지들을 통해 국소 림프절, 식도, 대동맥의 맥관벽혈관*vasa vasorum* 또는 pulmonary artery, pulmonary vein 등에 혈류를 공급하는 역할을 한다. Bronchial artery는 점차 분지하다가 세기관지*respiratory bronchioles* 수준에서 끝나면서 주변 미세 폐순환과 합쳐지고 내장측흉막*visceral pleura* 등에도 혈류를 공급하며 pulmonary vein을 통하여 좌심방으로 들어간다.[19, 20] 한 보고[21]에 의하면 right bronchial artery의 평균 지름은 1.6 mm(0.5~3mm), left bronchial artery는 1.5mm(0.6~3mm) 정도이나 객혈을 유발하는 많은 질환에서 bronchial artery는 지름이 증가하고 비대해지며 구불구불한 모습으로 바뀌게 된다.

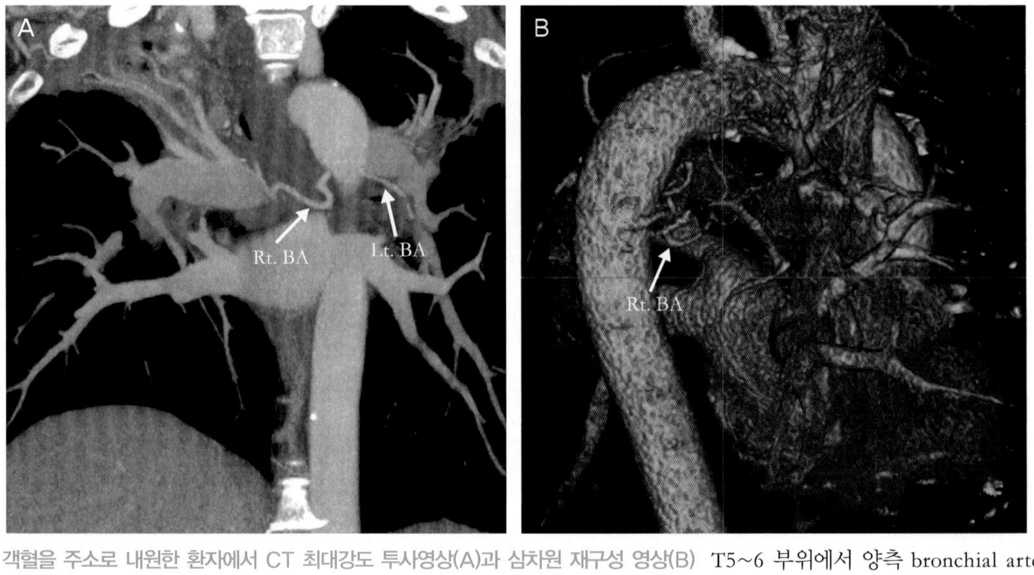

그림 15-19. 객혈을 주소로 내원한 환자에서 CT 최대강도 투사영상(A)과 삼차원 재구성 영상(B) T5~6 부위에서 양측 bronchial artery가 thoracic descending aorta에서 기시한다. Rt. BA: right bronchial artery, Lt. BA: left bronchial artery.

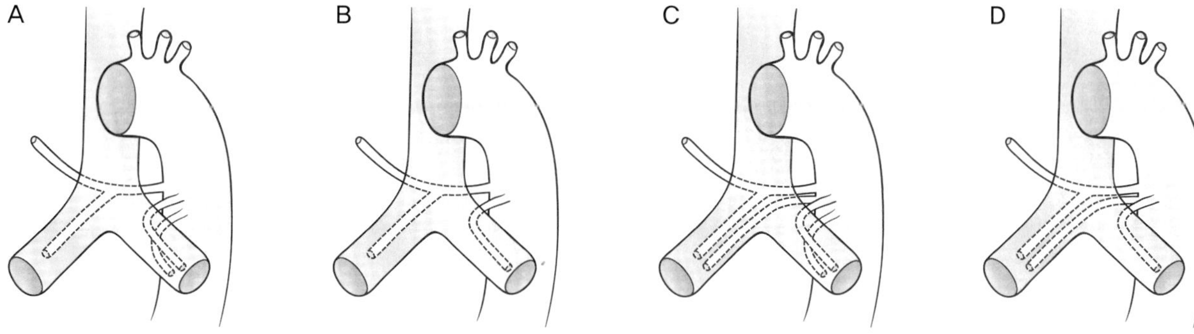

그림 15-20. Descending thoracic aorta에서 bronchial artery 기시의 4가지 유형 A. 제1형(41%) B. 제2형(21%) C. 제3형(21%) D. 제4형(10%)

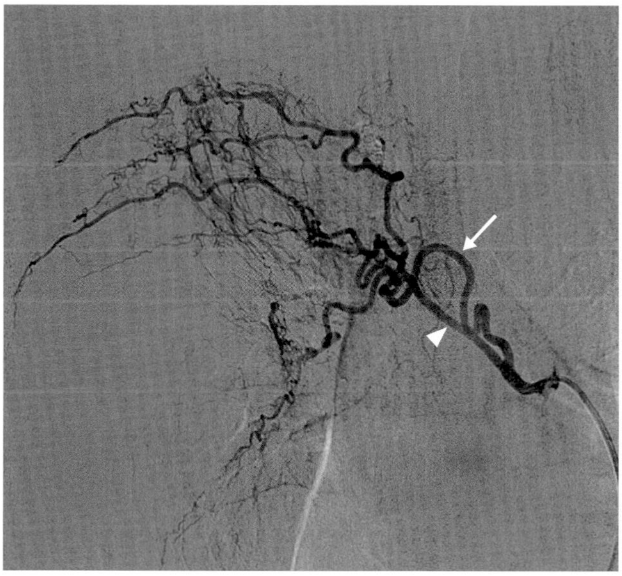

그림 15-21. Right intercostobronchial trunk Right bronchial artery 혈관조영 검사에서 bronchial artery(화살표)와 위쪽의 intercostal artery(화살촉)들이 기시부를 공유한다.

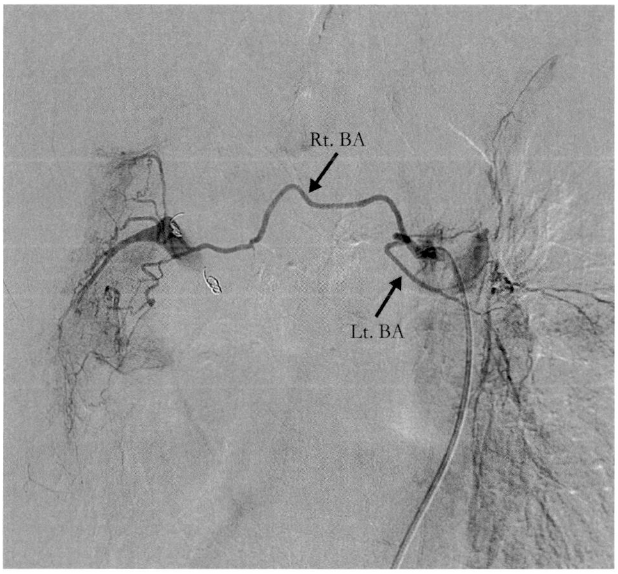

그림 15-22. Descending thoracic aorta에서 양측 bronchial artery의 공동기시 혈관조영 검사상 양측 bronchial artery가 공동으로 기시한다. Rt. BA: right bronchial artery, Lt. BA: left bronchial artery.

Bronchial artery는 대부분(>70%) T5-6 흉추 사이, 좌측 주기관지*left main stem bronchus* 위치의 descending thoracic aorta에서 기시한다(그림 15-19).[19] 변이가 상당히 많으나, 흔한 해부학적 유형은 다음과 같이 4가지로 분류할 수 있다(그림 15-20).[19]

① 제1형: 2개의 left bronchial artery와 1개의 right bronchial artery(41%)
② 제2형: 좌우 각각 1개의 bronchial artery(21%)
③ 제3형: 좌우 각각 2개의 bronchial artery(21%)
④ 제4형: 1개의 left bronchial artery와 2개의 right bronchial artery(10%)

Right bronchial artery는 70~80%에서 늑간동맥*intercostal artery*과 기시부를 공유하여 우늑간-기관지간동맥*right intercostobronchial trunk*을 형성하며(그림 15-21) 좌측은 약 5%에서만 좌늑간-기관지간동맥*left intercostobronchial trunk*을 형성한다. 때로는 right and left bronchial arteries가 공동으로 기시부를 공유하기도 한다(그림 15-22).

Bronchial artery가 T5-6 흉추 위치 이외의 다른 부위에서 기시할 경우 이상기시라고 말하며, 약 20%(8.3~35%)에서 볼 수 있다. 가장 흔한 부위는 aortic arch이며, 이외에도 속가슴동맥*internal mammary artery*, 갑상목동맥*thyrocervical trunk*(그림 15-23), 쇄골하동맥*subclavian artery*, 목갈비동맥*costocervical trunk*, brachiocephalic trunk, 심

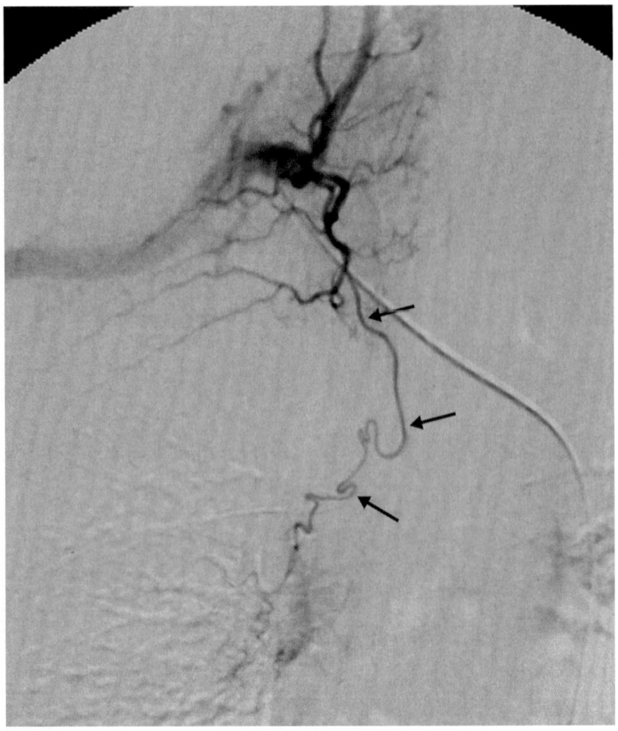

그림 15-23. Thyrocervical artery에서 이상기시되는 right bronchial artery Thyrocervical artery에서 bronchial artery(화살표)가 기시하여 기관과 기관지를 따라 주행한다.

장횡격막동맥*pericardiophrenic artery*, 하횡격막동맥*inferior phrenic artery*, 복부대동맥*abdominal aorta* 등에서 기시할 수 있다. 심장의 coronary artery와 bronchial artery가 연결되어 나타날 수 있는데 이는 pulmonary artery 폐쇄나 만성 염증성 폐질환에서 이차적으로 나타나며, 발생빈도는 0.5% 이하로 드문 편이다.[1, 21]

Ⅳ 폐동맥 및 폐정맥*Pulmonary artery & vein*

폐동맥은 체내순환을 마친 정맥혈이 우심실을 통해 양측 폐로 이동하여 혈액 내 산소화*oxygenation*를 이루는 중요한 역할을 하게 된다. 주폐동맥*main pulmonary artery*은 우심실에서 기시해서 후상방으로 진행하며, ascending aorta의 전방에서 좌측에 위치하고, 대략 흉추 5~6번에서 right and left pulmonary arteries로 나누어진다(그림 15-5~15-7). Main pulmonary artery는 보통 심낭막에 싸여 있으며 직경은 보통 ascending aorta보다 약간 작은데 28mm를 넘

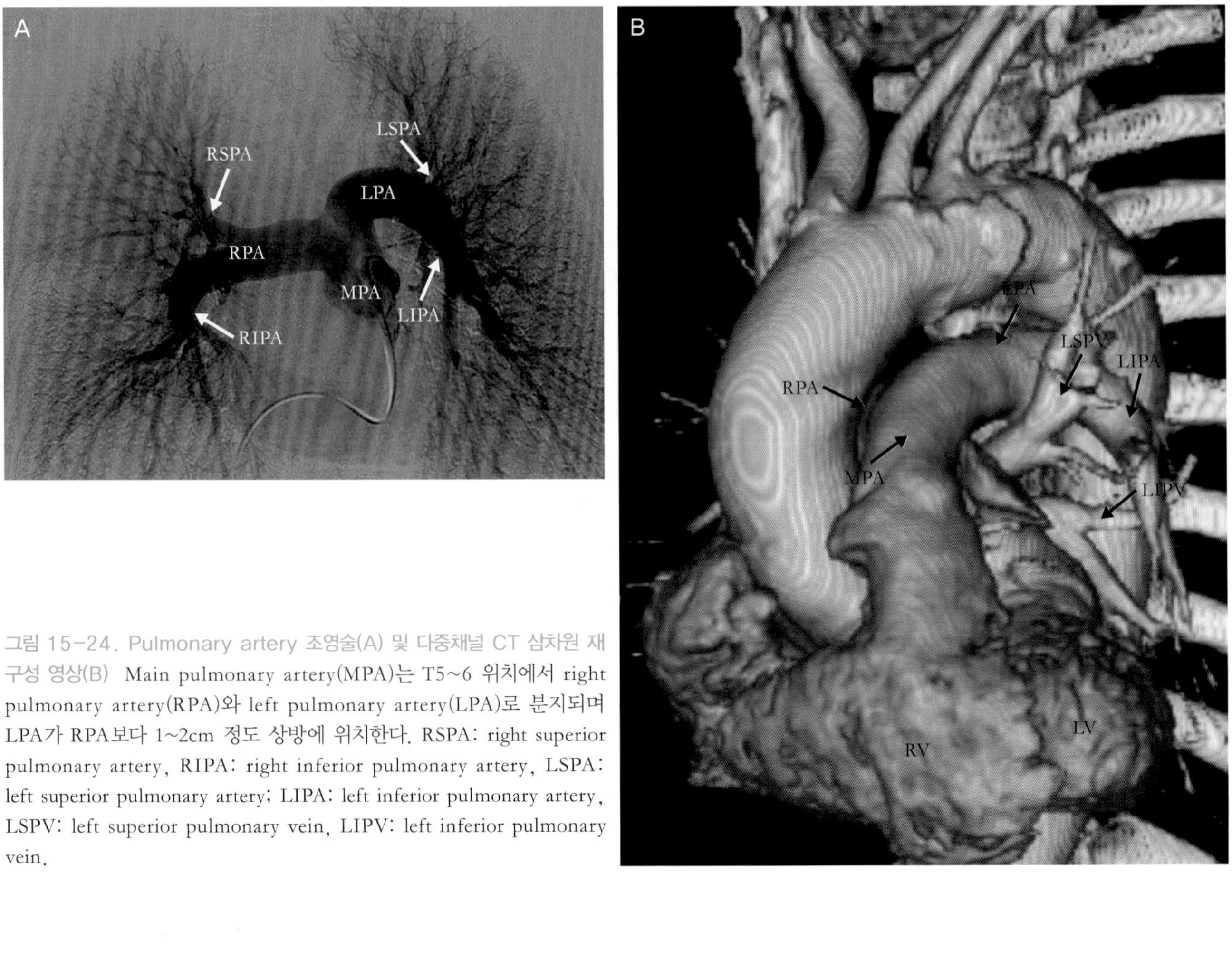

그림 15-24. Pulmonary artery 조영술(A) 및 다중채널 CT 삼차원 재구성 영상(B) Main pulmonary artery(MPA)는 T5~6 위치에서 right pulmonary artery(RPA)와 left pulmonary artery(LPA)로 분지되며 LPA가 RPA보다 1~2cm 정도 상방에 위치한다. RSPA: right superior pulmonary artery, RIPA: right inferior pulmonary artery, LSPA: left superior pulmonary artery; LIPA: left inferior pulmonary artery, LSPV: left superior pulmonary vein, LIPV: left inferior pulmonary vein.

지 않는다.[22] Right pulmonary artery는 left pulmonary artery보다 길고 우측을 향해 비교적 수평으로 주행하면서 ascending aorta와 SVC의 후방, 우측 주기관지의 전방에 위치한다. 심낭막 내에서 위치하는 right pulmonary artery는 보통 직경이 12~15mm이다. Left pulmonary artery는 main pulmonary artery의 뒤쪽으로 이동해 좌측 기관지의 상방을 가로질러 주행하여, carina 위치에서 right pulmonary artery보다 1~2cm 정도 상방에 위치한다(그림 15-24). Left pulmonary artery는 보통 직경이 18~24mm이며 right pulmonary artery보다 심낭막내 경로가 짧다.[3, 22] 양측 폐에서 pulmonary artery의 분지는 각각의 구역기관지*segmental bronchus*와 거의 쌍을 이루어 주행한다. Right pulmonary artery는 우상엽으로 가는 3개(apicoposterior, anterior, posterior) 분지동맥이 우선 나오고, 이후 우중엽의 2개(medial, lateral), 우하엽으로 가는 5개(apical, anterior basal, posterior basal, medial basal, lateral basal) 구역 분지 등 총 10개의 분지동맥으로 나뉜다. Left pulmonary artery는 좌상엽(apicoposterior, anterior, posterior, superior & inferior lingular), 좌하엽(anteromedial, posterior basal, lateral basal) 총 8개의 분지동맥으로 나뉜다.

폐정맥*pulmonary vein*은 약 70% 이상의 성인에서는 양측 2개씩(upper and lower) 총 4개의 정맥이 좌심방으로 들어가게 되며, 각각의 pulmonary vein은 pulmonary artery와 같이 주행하지 않고 폐로부터 약 3~5개의 정맥분지가 합쳐져서 이루어진다(그림 15-24, 15-25).[23, 24] 보통 우상엽의 pulmonary vein은 우상엽과 우중엽 부위의, 좌상엽의 pulmonary vein은 좌상엽과 lingular 부위의 정맥혈을 각각 운반하며, 양측 하엽의 pulmonary vein은 각각 양측 하엽의 정맥혈을 운반한다. 상엽의 pulmonary vein은 하방으로 주행하며 같은 쪽 pulmonary artery의 전방에 위치한다. 하엽의 pulmonary vein은 상방 쪽으로 주행하며 같은 쪽 기관지의 하방에 위치한다. Pulmonary vein의 변이로는 좌심방으로 연결되는 숫자가 3~5개인 경우도 있고 2% 미만에서는 상, 하 pulmonary vein이 공통줄기를 이루어 좌심방으로 들어가는 경우도 있다. 그 밖에 발생과정 중 분화에 따라 폐정맥의 숫자, 크기, 분지 형태에는 매우 다양한 변이가 존재할 수 있다.[25] 최근 심방세동의 치료에서 고주파차단술*radiofrequency ablation*이 발달하면서 pulmonary vein의 위치와 크기 및 변이에 대한 이해가 과거보다 매우 중요해졌다. 심방세동 환자에서 보통 부정맥을 발생시키는 위치는 pulmonary vein이 좌심방과 연결되는 부위이며, 주기 외 심방전기자극활동*ectopic atrial electrical activity*에서 중요한 역할을 하기 때문이다.

Pulmonary artery의 선천성 변이로는 폐동맥슬링*pulmonary artery sling*과 동맥관에서의 이상기시*aberrant origin from the ductus arteriosus* 등이 있다. Pulmonary artery sling은 left pulmonary artery가 right pulmonary artery의 후방에서 기시하여 기관과 식도 사이를 통과한 후 좌폐문에 이르게 된다. 보통은 신생아나 소아에서 기관을 눌러서 문제가 되며 때로는 성인에서 우연히 발견되는 경우도

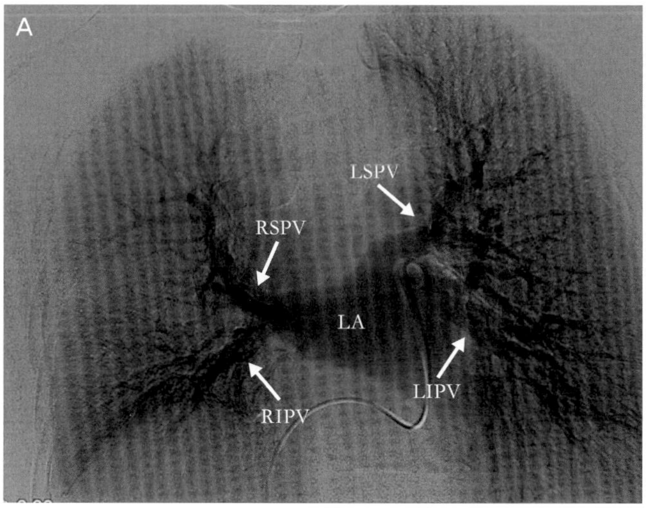

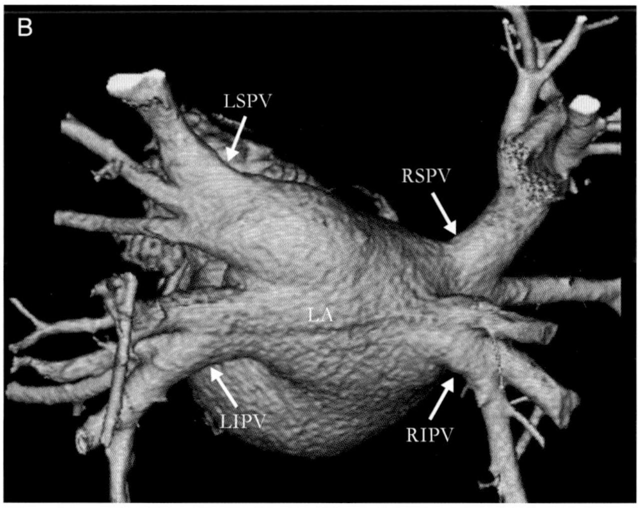

그림 15-25. Pulmonary vein 조영술(A) 및 다중채널 CT 후방 삼차원 영상(B) 양측 폐에서 각각 2개씩의 pulmonary vein이 좌심방(LA)으로 들어가며, 보통 폐에서 약 3~5개의 정맥분지가 합쳐져 각각의 pulmonary vein이 된다. RSPV: right superior pulmonary vein, RIPV: right inferior pulmonary vein, LSPV: left superior pulmonary vein, LIPV: left inferior pulmonary vein.

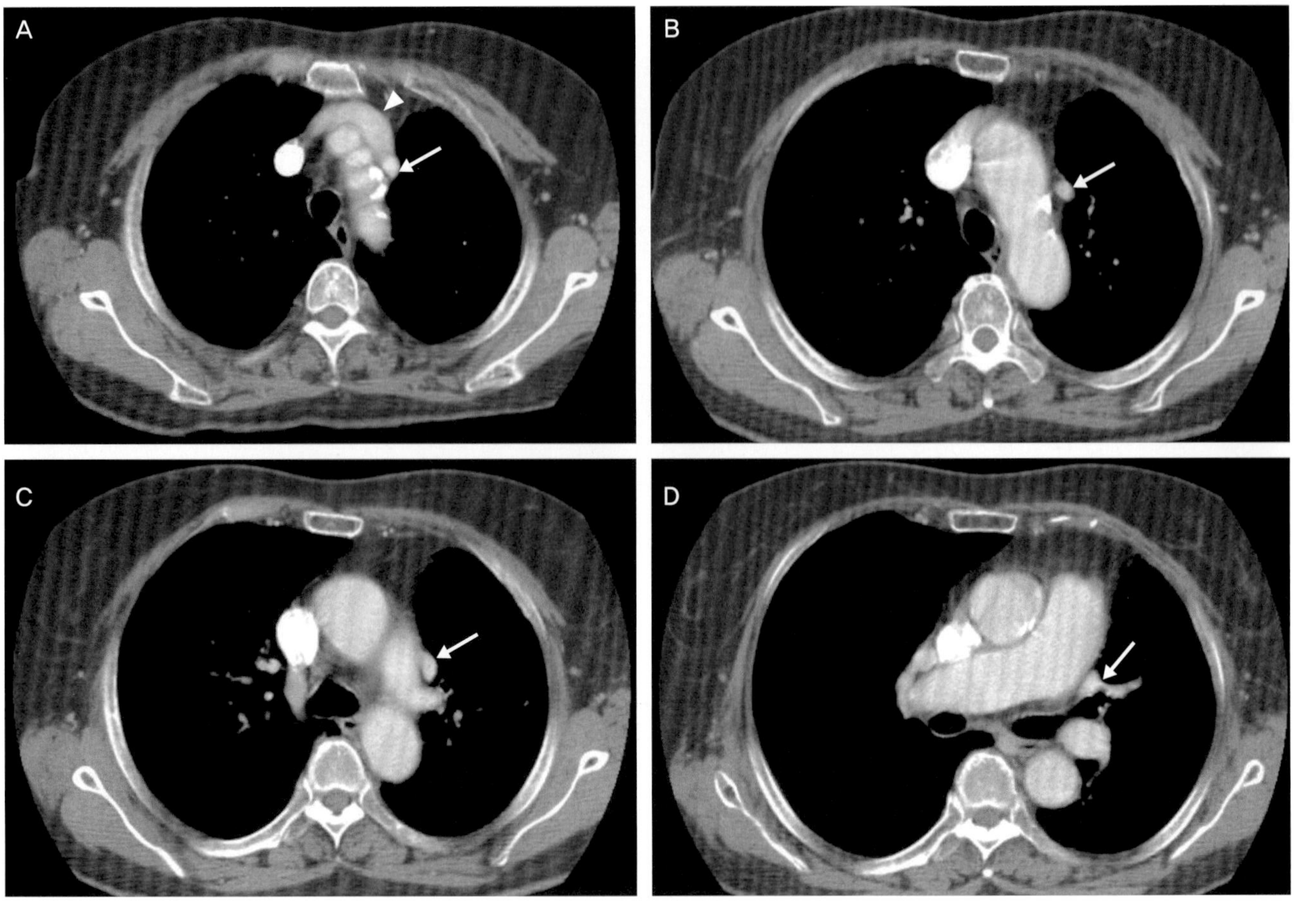

그림 15-26. Left superior pulmonary vein과 left brachiocephalic vein의 부분 pulmonary vein 연결이상 조영증강 흉부 CT 영상(A~D)에서 left superior pulmonary vein(화살표)이 left brachiocephalic vein(화살촉)으로 연결된다.

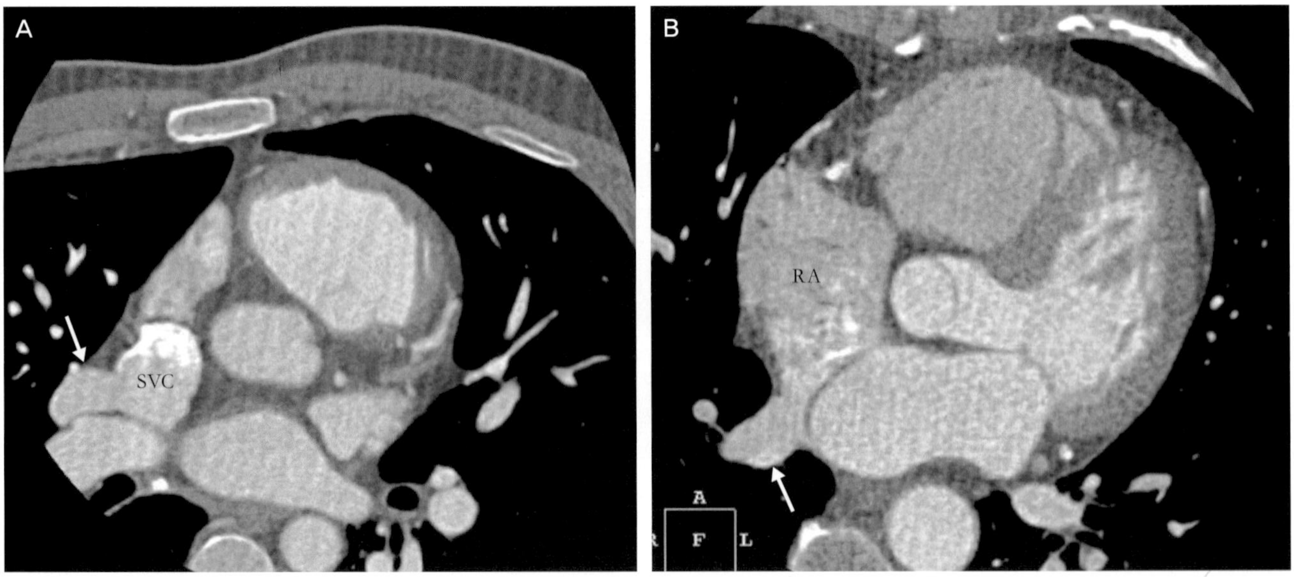

그림 15-27. 성인 환자들에서 우연히 발견된 부분 pulmonary vein 연결이상 A. Right superior pulmonary vein(화살표)이 superior vena cava(SVC)로 연결된다. B. Right inferior pulmonary vein(화살표)이 우심방(RA)으로 연결된다.

있다. Pulmonary vein의 선천성 변이는 pulmonary vein이 정상적으로 좌심방으로 들어가지 않고 일부 혹은 전체 pulmonary vein이 좌심방 외에 우측 심장 혹은 체순환정맥으로 연결되는 경우를 말한다. 부분폐정맥연결이상*partial anomalous pulmonary venous connection*은 발생빈도가 0.4~0.7%이며, 흔한 유형은 ① right superior pulmonary vein의 SVC 연결, ② left superior pulmonary vein의 left brachiocephalic vein 연결, ③ right inferior pulmonary vein의 IVC나 portal vein으로의 연결 등 3가지이다(그림 15-26, 15-27).[3]

V 기정맥 및 반기정맥*Arygos vein & hemiazygos vein*

기정맥*azygos vein*계는 양측 척추 부위에서 쌍으로 이루어져 있으며, azygos vein과 hemiazygos vein은 흉곽 내에서 유일하게 정맥판막을 가진 큰 정맥들이다.[26] 발생학적으로 azygos vein은 우측 위기본정맥*supracardinal vein*으로부터 형성된다. Azygos vein과 hemiazygos vein은 각각 우측과 좌측의 상행요정맥*ascending lumbar vein*에서 시작되어 주행하는데 azygos vein은 복부의 요정맥총*lumbar venous plexus*들이 합쳐지면서 이루어지고 위쪽으로 진행하다가 횡격막의 aortic hiatus를 통하여 흉부 내로 들어오고 식도의 우측 또는 후방, 흉추체 앞 경로를 통하여 올라간다. 이후 보통 5~6번째 흉추 위치에서 우상늑간정맥*right superior intercostal veins*과 만나고 기정맥궁*azygos arch*을 형성하며 SVC로 들어간다(그림 15-5~15-9, 그림 15-16). 중심정맥관 삽입 시 주의하지 않으면 유도철사나 카테터가 azygos vein으로 들어가는 경우를 가끔 볼 수 있다. 정상인의 약 1%에서 허파의 우상엽에 기엽*azygos lobe*이 존재하는 경우 azygos arch가 우상엽을 가로지르게 된다.[27]

Hemiazygos vein은 좌측에 위치하는데 azygos vein과 마찬가지로 좌측의 ascending lumbar vein들이 합쳐지면서 형성되며 8번째 흉추 위치에서 우측으로 넘어가면서 azygos vein으로 합쳐진다. 이때 azygos vein으로 합쳐지지 않고 좌측에서 상방으로 계속 주행하는 정맥을 부반기정맥*accessory hemiazygos vein*이라고 한다. Hemiazygos vein과 accessory hemiazygos vein 모두 발생학적으로는 좌측 위기본정맥*supracardinal vein*으로부터 형성된다.[12] Accessory hemiazygos vein의 주행은 다양한 변이가 존재하는데 상방에서 다시 azygos vein 쪽으로 합쳐지거나 left superior intercostal veins들과 만나면서 aortic arch의 상방 좌측에서 left brachiocephalic vein으로 들어가기도 한다(그림 15-16).[28] SVC나 IVC 폐쇄 시에 azygos vein 및 hemiazygos vein은 중요한 측부순환 역할을 하기도 한다(그림 15-18, 15-28).

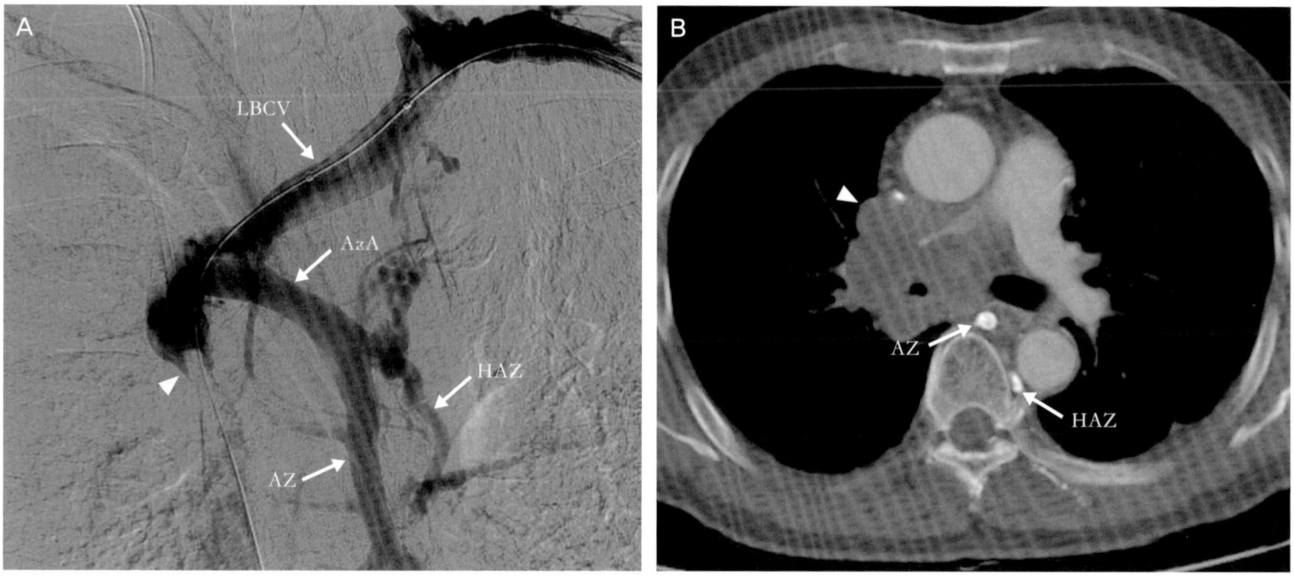

그림 15-28. Superior vena cava(SVC) 폐쇄 환자에서 azygos vein 및 hemiazygos vein의 측부순환 A, B. 좌측 중심정맥 조영술(A) 및 조영증강 CT(B) 영상에서 SVC가 막혀 있으며(화살촉) 혈류가 azygos arch(AzA)를 통해 azygos vein(AZ) 및 hemiazygos vein(HAZ)으로 측부순환되고 있다. LBCV: left brachiocephalic vein.

참고문헌

1. Costa D, Rubin G, Rofskky N, et al. Thoracic Aorta. In: Rubin GD, Rofsky NM, eds. CT and MR Angiography: Comprehensive Vascular Assessment. Philadelphia: Lippincott Williams & Wilkins. 2009:648–718.
2. Kirby A, Kirsch J, Williamson E. Arterial Anatomy of the Thorax. In: Ho V, Reddy GP, eds. Cardiovascular Imaging. Philadelphia: Elsevier Saunders, 2011:955–968.
3. Siegel MJ, Earls JP. Thoracic Vascular Anomalies. In: Rubin GD, Rofsky NM, eds. CT and MR Angiography: Comprehensive Vascular Assessment. Philadelphia: Lippincott Williams & Wilkins, 2009:544–595.
4. Yoon W, Kim JK, Kim YH, et al. Bronchial and nonbronchial systemic artery embolization for life–threatening hemoptysis: a comprehensive review. Radiographics 2002;22:1395–1409.
5. Elefteriades JA. Natural history of thoracic aortic aneurysms: indications for surgery, and surgical versus nonsurgical risks. Ann Thorac Surg 2002;74:S1877–1880; discussion S1892–1878.
6. Aronberg DJ, Glazer HS, Madsen K, et al. Normal thoracic aortic diameters by computed tomography. J Comput Assist Tomogr 1984;8:247–250.
7. Wolak A, Gransar H, Thomson LE, et al. Aortic size assessment by noncontrast cardiac computed tomography: normal limits by age, gender, and body surface area. JACC Cardiovasc Imaging 2008;1:200–209.
8. Posniak HV, Olson MC, Demos TC, et al. CT of thoracic aortic aneurysms. Radiographics 1990;10:839–855.
9. VanDyke CW, White RD. Congenital abnormalities of the thoracic aorta presenting in the adult. J Thorac Imaging 1994;9:230–245.
10. Katz M, Konen E, Rozenman J, et al. Spiral CT and 3D image reconstruction of vascular rings and associated tracheobronchial anomalies. J Comput Assist Tomogr 1995;19:564–568.
11. Donnelly LF, Fleck RJ, Pacharn P, et al. Aberrant subclavian arteries: cross–sectional imaging findings in infants and children referred for evaluation of extrinsic airway compression. AJR Am J Roentgenol 2002;178:1269–1274.
12. Kirsch J, Kirby A, Williamson EE. Venous Anatomy of the Thorax. In: Ho V, Reddy GP, eds. Cardiovascular Imaging. Philadelphia: Elsevier Saunders, 2011:996–1004.
13. Mahlon MA, Yoon HC. CT angiography of the superior vena cava: normative values and implications for central venous catheter position. J Vasc Interv Radiol 2007;18:1106–1110.
14. Godwin JD, Chen JT. Thoracic venous anatomy. AJR Am J Roentgenol 1986;147:674–684.
15. Kirsch J, Araoz PA, Breen JF, et al. Isolated total anomalous connection of the hepatic veins to the left atrium. J Cardiovasc Comput Tomogr 2007;1:55–57.
16. Cha EM, Khoury GH. Persistent left superior vena cava. Radiologic and clinical significance. Radiology 1972;103:375–381.
17. Tubau A, Grau J, Filgueira A, et al. Prenatal and postnatal imaging in isolated interruption of the inferior vena cava with azygos continuation. Prenat Diagn 2006;26:872–874.
18. Minniti S, Visentini S, Procacci C. Congenital anomalies of the venae cavae: embryological origin, imaging features and report of three new variants. Eur Radiol 2002;12:2040–2055.
19. Cauldwell EW, Siekert RG, et al. The bronchial arteries; an anatomic study of 150 human cadavers. Surg Gynecol Obstet 1948;86:395–412.
20. Chun JY, Morgan R, Belli AM. Radiological management of hemoptysis: a comprehensive review of diagnostic imaging and bronchial arterial embolization. Cardiovasc Intervent Radiol 2010;33:240–250.
21. Battal B, Akgun V, Karaman B, et al. Normal anatomical features and variations of bronchial arteries: an analysis with 64–detector–row computed tomographic angiography. J Comput Assist Tomogr 2011;35:253–259.
22. Molina, PL. Mediastinum: CT. In: Shirkhoda A, ed. Variants and Pitfalls in Body Imaging. Philadelphia: Lippincott Williams & Wilkins, 2000:3–35.
23. Ghaye B, Szapiro D, Dacher JN, et al. Percutaneous ablation for atrial fibrillation: the role of cross–sectional imaging. Radiographics 2003;23 Spec No:S19–33; discussion S48–50.
24. Lacomis JM, Wigginton W, Fuhrman C, et al. Multi–detector row CT of the left atrium and pulmonary veins before radio–frequency catheter ablation for atrial fibrillation. Radiographics 2003;23 Spec No:S35–48; discussion S48–50.
25. Marom EM, Herndon JE, Kim YH, et al. Variations in pulmonary venous drainage to the left atrium: implications for radiofrequency ablation. Radiology 2004;230:824–829.
26. Yeh BM, Coakley FV, Sanchez HC, et al. Azygos arch valves: prevalence and appearance at contrast–enhanced CT. Radiology 2004;230:111–115.
27. Speckman JM, Gamsu G, Webb WR. Alterations in CT mediastinal anatomy produced by an azygos lobe. AJR Am J Roentgenol 1981;137:47–50.
28. Dudiak CM, Olson MC, Posniak HV. CT evaluation of congenital and acquired abnormalities of the azygos system. Radiographics 1991;11:233–246.

Chapter 16

복부 및 골반 혈관의 해부학 I

송순영

복부혈관의 해부학적 지식은 간암의 카테터경유동맥화학색전술*transcatheter arterial chemoembolization; TACE*, 위장관 출혈의 치료, 문맥고혈압과 관련된 다양한 혈관계 인터벤션을 시행하는 데 필수적이며, 간절제, 간이식, 담췌도부수술, 위장관절제술 등 복부 장기에 대한 외과적 치료의 사전 계획을 수립하는 데에도 매우 중요한 부분이다.[1-6] 과거에는 수술계획을 수립할 때 복부혈관의 해부학적 평가가 필요한 경우, 침습적 검사라 할 수 있는 혈관조영술이 기본 검사법이었으나 MDCT의 소개와 함께 CT 영상이 비약적으로 발달하여 고식적 혈관조영술을 시행하지 않더라도 동맥기 영상이 포함된 통상 시행되는 복부 CT의 축상*axial* 영상만으로도 복부의 작은 혈관들을 구분할 수 있게 되었기 때문에 인터벤션 영역뿐만 아니라 진단 영역에서도 영상의학과 의사는 복부혈관의 해부학적 지식에 친숙해질 필요가 있다.[7-12] 이 장에서는 복강동맥*celiac axis*과 그 분지, 상장간막동맥*superior mesenteric artery; SMA*, 하장간막동맥*inferior mesenteric artery; IMA* 등 소화기관을 공급하는 중요 내장동맥*visceral artery*과 문맥 및 간정맥의 해부학에 관하여 알아보겠다.

I 내장동맥*Visceral arteries*

1. 복강동맥과 간동맥*Celiac axis and hepatic artery*

(1) 정상 해부학

Celiac axis는 대동맥이 횡격막의 대동맥열공*aortic hiatus*을 통과한 후, 제12흉추체의 하단부와 제1요추체의 상단 사이에서 좌우 횡격막각*diaphragmatic crura* 사이를 지나 대동맥으로부터 기시하며 좌위동맥*left gastric artery*, 총간동맥*common hepatic artery*, 비장동맥*splenic artery*으로 분지한다(그림 16-1). 많은 경우 3개이 중요 분지 외에 배부췌장동맥*dorsal pancreatic artery*, 결장분지(middle, left, or accessory colic artery), 혹은 공장분지*jejunal artery*가 celiac axis로부터 기시하기도 한다(그림 16-2). Celiac axis의 정상 해부학은 약 90%의 인구에서 볼 수 있으며, Michels은 11%에서 변이를 보인다고 보고한 바 있다(〈표 16-1〉).[13]

Celiac axis에서 기시하는 전형적인 간동맥은 common hepatic artery가 주문맥*main portal vein*의 전방으로 주행하여 위십이지장동맥*gastroduodenal artery*을 분지한 후에 고유간동맥*proper hepatic artery*이 되고, 이것이 간문맥*portal*

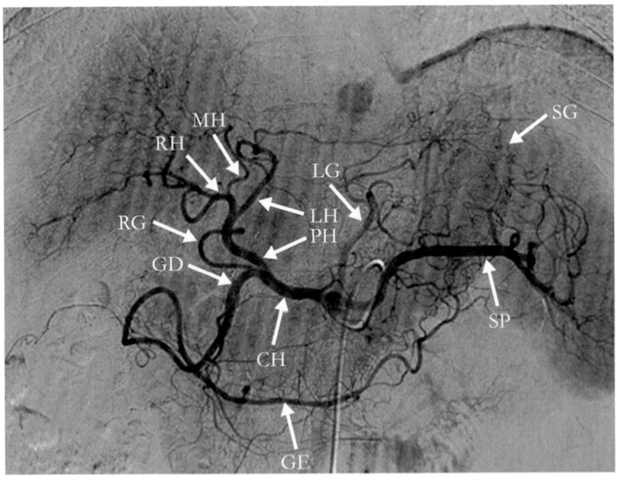

그림 16-1. 전형적인 celiac axis의 분지와 간동맥 해부학을 보여 주는 조영술 사진 CH: common hepatic artery, GD: gastroduodenal artery, GE: gastroepiploic artery, LG: left gastric artery, LH: left hepatic artery, MH: middle hepatic artery, PH: proper hepatic artery, RG: right gastric artery, RH: right hepatic artery, SG: short gastric arteries, SP: splenic artery.

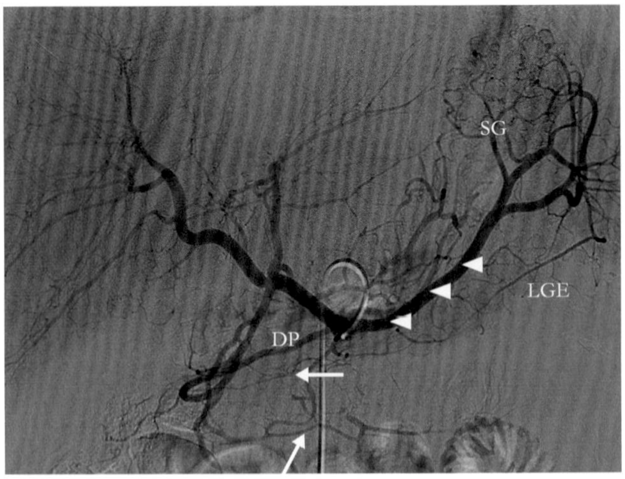

그림 16-2. Celiac axis에서 기시하는 jejunal artery Celiac axis의 하방으로 dorsal pancreatic artery(DP)가 나오고 jejunal artery(화살표)가 그 분지로 기시하고 있다. Splenic artery로부터 다수의 췌장분지(화살촉)가 나오는 것을 확인할 수 있다. Proper hepatic artery가 없이 좌우 간동맥과 gastroduodenal artery가 common hepatic artery로부터 삼분지의 형태로 기시하는 변이가 보인다. LGE: left gastroepiploic artery, SG: short gastric artery.

〈표 16-1〉 Celiac axis 변이의 형태

	Type	Description (common trunk of.)	Incidence (%)
I	Hepatolienogastric trunk	Hepatic, splenic, left gastric artery	89
II	Hepatolienal trunk	Hepatic, splenic artery	3.5
III	Hepatolienomesenteric trunk	Hepatic, splenic, SMA	0.5
IV	Hepatogastric trunk	Hepatic, left gastric artery	1.5
V	Lienogastric trunk	Splenic, left gastric artery	5.5
VI	Celiacomesenteric trunk	Hepatic, splenic, left gastric, SMA	0
VII	Celiacocolic trunk	Celiacal origin of colic branch	1.5

From Michels NA. Observations on the blood suppy of the liver and the gallbladder (200 dissections). In: Blood Supply and Anatomy of the Upper Abdominal Organs with a Descriptive Atlas. Philadelphia: Lippincott, 1955.

〈표 16-2〉 간동맥 변이의 형태

Type	Description	Incidence (%)
I	The RH, MH, and LH are from the CA.	55
II	The RH and MH are from CA, replaced LH from the LGA.	10
III	The MH and LH are from the CA, replaced RH from the SMA.	11
IV	The MH is from the CA, replaced RH from the SMA and replaced LH from the LGA.	1
V	The RH, MH, and LH are from the CA, an accessory LH from the LGA.	8
VI	The RH, MH, and LH are from the CA, an accessory RH from the SMA.	7
VII	The RH, MH, and LH are from the CA, an accessory RH from the SMA, and an accessory LH from the LGA.	1
VIII	Patterns are combined: a) a replaced RH and an accessory LH, b) an accessory RH and a replaced LH.	2
IX	Absent celiac HA. The entire hepatic trunk is from the SMA.	4.5
X	Absent celiac HA. The entire hepatic trunk is from the LGA	0.5

From Michels NA. Observations on the blood suppy of the liver and the gallbladder (200 dissections). In: Blood Supply and Anatomy of the Upper Abdominal Organs with a Descriptive Atlas. Philadelphia: Lippincott, 1955.

*vein*과 전후 관계를 유지하면서 간문*liver hilum*으로 주행하는 형태를 띤다. 이후 proper hepatic artery는 좌간동맥*left hepatic artery*, 중간동맥*middle hepatic artery*, 우간동맥*right hepatic artery*으로 분지한다. 이러한 전형적인 간동맥의 해부학, 즉 모든 간동맥이 celiac axis에서 기시하는 경우는 Michels의 부검연구(〈표 16-2〉)[13]에 의하면 55%에 불과한 것으로 알려져 있다.

(2) 새로운 명명법*New nomenclature*

Common hepatic artery는 celiac axis의 분지들 중에서 임상적으로 가장 중요한 혈관이다. 시술자가 해부학적 변이를 혼동 없이 다루려면 common hepatic artery의 정확한 정의를 숙지해야 한다. Common hepatic artery의 교과서적 정의는 celiac axis에서 기시하여 portal vein의 전면, 췌장 두부의 상부를 따라 오른쪽으로 주행하여 유문*pylorus* 혹은 십이지장 구부까지 주행하며 gastroduodenal artery를 분지하는 간동맥을 지칭한다.[14] 그러나 이는 전형적인 해부학을 가진 환자의 경우를 제외하면 쉽게 적용할 수 없는 정의이며, 간동맥의 일부 혹은 전부가 비전형적 위치에서 이상 기시*aberrant origin*하거나 gastroduodenal artery가 분지하지 않는 경우에는 혼동을 일으킬 수 있다. 이러한 의사전달의 혼선을 막고 celiac axis와 간동맥의 변이를 정확히 기술하기 위해 새로운 정의가 필요해졌다. 저자 등은 common hepatic artery를 기시 부위와 무관하게 gastroduodenal artery와 간동맥(전체 혹은 일부)의 common trunk로 정의한 바 있다.[10]

Celiac axis와 간동맥의 변이는 앞서 언급한 바와 같이 드물지 않고, Michels의 분류처럼 단순히 대표적인 해부학적 형태의 나열만으로는 복잡한 변이를 반영하기 어렵고 향후 발견되거나 예측 가능한 변이를 표시할 수 없기 때문에 임상적 유용성이 크지 못할 것이다. 또한 부검이나 수술을 통하지 않고도 일상적으로 시행되는 MDCT의 동맥기 영상을 분석하는 것만으로 다양하고 드문 변이 동맥의 해부학적 위치를 쉽게 파악할 수 있게 되었다. 따라서 다양하고 예측 가능한 변이를 반영할 수 있고 이러한 변이 동맥의 위치를 표시할 수 있는 새로운 명명법이 필요해지게 되었다. 이러한 필요성을 반영하여 celiac axis와 간동맥의 변이를 표시할 수 있는 새로운 서술식의 명명법과 필요한 약어가 제

〈표 16-3〉 Celiac axis와 간동맥 변이의 체계적인 기술을 위한 새로운 명명법

대상	표기방법	사례
Celiac axis	대동맥에서 직접 기원하는 동맥 혹은 arterial trunk의 약자를 '+' 기호로 연결한다. Arterial trunk의 명칭에서 'hepato-'는 그 arterial trunk에서 common hepatic artery가 기원함을 의미한다.	Common hepatic artery와 left gastric artery가 대동맥으로부터 arterial trunk로 기시하고 나머지 2개의 동맥(SMA와 splenic artery)이 대동맥에서 각각 기시하는 경우, celiac axis의 변이는 'HG trunk+Sp+SM'이라고 기술한다.
Common hepatic artery (CHA)	Common hepatic artery의 기시부를 표시하기 위하여 common hepatic artery의 약자 CH를 기시하는 혈관의 약자에 하이픈을 사용하여 연결한다. 만약 기시부가 동일한 변이 간동맥의 해부학적 위치가 다를 경우 해부학적 주행을 common hepatic artery 변이의 기술 뒷부분에 괄호로 표시한다. 이들의 해부학적 위치는 〈표 16-5〉에 나열되어 있다.	Common hepatic artery가 SMA에서 기시하고 문맥-하대정맥공간*portocaval space*을 지나고 췌장 상부를 지나는 경우, common hepatic artery의 변이는 CH-SM (suprapancreatic, retroportal)'이라고 기술한다.
Proper, lobar, segmental hepatic, or gastroduodenal arteries	변이가 존재할 경우 ','를 표시한 후 common hepatic artery의 변이의 기술방법과 동일하게 기술한다.	Right hepatic artery가 SMA에서, left hepatic artery가 left gastric artery에서 기시하고 gastroduodenal artery가 SMA에서 기시하는 경우, 'RH-SM, LH-LG, GD-SM'이라고 기술한다.
Celiac axis와 간동맥의 변이가 함께 있는 경우	Celiac axis의 변이를 기술한 후 ';'로 구분하여 뒤에 common hepatic artery의 변이를 기술한다. 최종적으로 이후의 간동맥(proper, right, left, or segmental hepatic arteries)과 gastroduodenal artery의 변이가 있을 경우 동일한 원칙으로 기술한다.	'HM trunk+GSp trunk'형태의 celiac axis 변이가 있는 환자에서 common hepatic artery가 SMA에서 기시하여 췌장의 하방을 SMV 뒤를 돌아 주행하는 변이와 제2, 제3 간분엽동맥이 left gastric artery에서 기시하는 변이가 동시에 있는 경우 'HM trunk+GSp trunk; CH-SM (infrapancreatic, retroSMV); S2/3-LG'라고 기술한다.

〈표 16-4〉 Celiac axis 및 간동맥 변이의 표시를 위한 약자와 그 정의

Abbreviations	Description and/or definition
Ao	Aorta
CA	Celiac axis (hepato-gastro-splenic trunk), or its equivalent
CH	Common hepatic artery, an arterial trunk containing at least one segmental hepatic artery and the gastroduodenal artery regardless of its origin site of anatomical course
CM trunk	Celiaco-mesenteric trunk
GD	Gastroduodenal artery
GM trunk	Gastro-mesenteric trunk
GSpM trunk	Gastro-spleno-mesenteric trunk
HG trunk	Hepato-gastric trunk
HGM trunk	Hepato-gastro-mesenteric trunk
HGSp trunk	Hepato-gastro-splenic trunk, normal celiac axis
HM trunk	Hepato-mesenteric trunk
HSp trunk	Hepato-splenic trunk
HSpM trunk	Hepato-spleno-mesenteric trunk
LG	Left gastric artery
LH	Left hepatic artery, which is equivalent to S234
PH	Proper hepatic artery, an arterial trunk before branching into right or left hepatic arteries regardless of its origin site or anatomical course
RH	Right hepatic artery, which is equivalent to S5678
SM	Superior mesenteric artery
SpM trunk	Spleno-mesenteric trunk
Sp	Splenic artery
S#/$	A hepatic artery supplying hepatic segment # and $ in Couinaud nomenclature

〈표 16-5〉 CT 등의 단면영상에서 간동맥의 해부학적 위치와 경로를 표시하기 위한 용어

해부학적 위치와 경로 (약자)	설명
Suprapancreatic (sp)	간동맥이 췌장의 상부를 지나는 경우
Transpancreatic (tp)	간동맥이 췌장의 실질을 통과하는 경우
Infrapancreatic (ip)	간동맥이 췌장의 두부와 구부의 하방을 지나는 경우
Preportal	간동맥이 주문맥의 전방에 위치한 경우
Retroportal	간동맥이 주문맥의 후방, 문맥-하대정맥공간*portocaval space*에 위치한 경우
PreSMV	간동맥이 상장간막정맥의 전방에 위치한 경우
RetroSMV	간동맥이 상장간막정맥의 후방에 위치한 경우

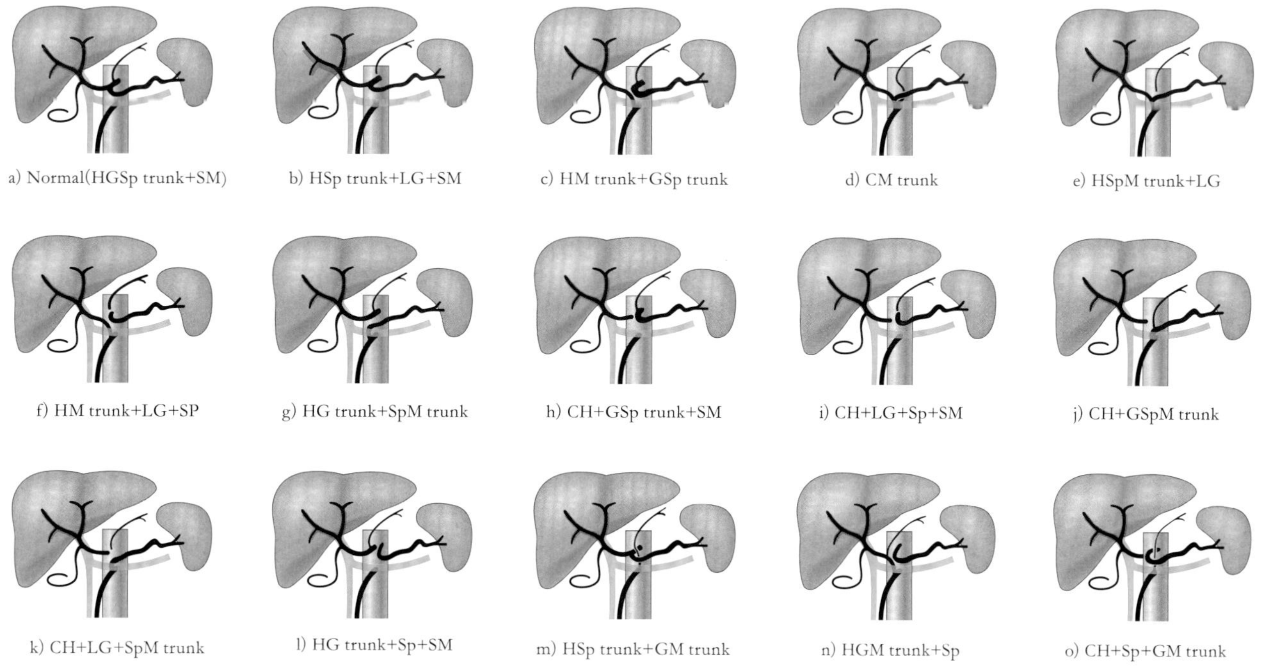

그림 16-3. Celiac axis의 분지와 SMA의 조합에 의해 가능한 15가지 celiac axis 변이의 도해 CH: common hepatic artery, CM trunk: celiaco-mesenteric trunk, GM trunk: gastro-mesenteric trunk, GSp: gastro-splenic trunk, HG trunk: hepato-gastric trunk, HGM trunk: hepato-gastro-mesenteric trunk, HGSp trunk: hepato-gastro-splenic trunk, HM trunk: hepato-mesenteric trunk, HSp trunk: hepato-splenic trunk, HSpM trunk: hepato-spleno-mesenteric trunk, LG: left gastric artery, SM: superior mesenteric artery, Sp: splenic artery, SpM trunk: spleno-mesenteric trunk.

안된 바 있다(〈표 16-3〉, 〈표 16-4〉, 〈표 16-5〉).[10]

(3) 복강동맥의 변이

Celiac axis 변이는 정상 celiac axis를 이루는 3개의 주요 동맥(common hepatic, left gastric, and splenic arteries)과 SMA가 각각 혹은 common trunk로 조합을 이루면서 기시하는 형태에 따라 결정된다. 이 동맥들의 조합에 의해 이론적으로 가능한 변이는 그림 16-3의 총 15가지이다. 이 중 실제 저자 등의 연구에서 확인된 13개의 변이와 그 빈도는 〈표 16-6〉과 같다.[10] Celiac axis의 변이 중에서 흔한 것은 left gastric artery가 대동맥으로부터 독립적으로 기시하는 형태(HSp trunk+LG+SM, 4.4%), common hepatic artery가 SMA와 common trunk를 이루는 형태(HM trunk+GSp trunk, 2.6%; HM trunk+LG+Sp 0.2%), celiac axis와 SMA가 common trunk를 이루는 형태(CM trunk, 1.1%)이다(그림 16-4, 16-5).

상복부 질환의 진단을 위해 일상적으로 시행되는 MDCT의 동맥기 영상에서 celiac axis의 해부학적 양상을 평가하는 것은 일부를 제외하고 크게 어렵지 않다. 즉 celiac axis와 SMA가 각각 대동맥의 별개 분지인지를 우선 확인한 후, celiac axis의 각각의 분지들, 즉 common hepatic

〈표 16-6〉 5,002명의 환자에서 확인된 celiac axis 변이

Types of celiac axis anatomy	Number of Patients(%)
Normal anatomy(HGSp trunk+SM)	4,457(89.1)
Specific variations	482(9.64)
HSp trunk+LG+SM	221(4.42)
HM trunk+GSp trunk	132(2.64)
CM trunk	53(1.06)
HSpM trunk+LG	34(0.68)
HM trunk+LG+Sp	12(0.24)
CH+GSp trunk+SM	11(0.22)
HG trunk+SpM trunk	8(0.16)
CH+LG+Sp+SM	5(0.10)
CH+GSpM trunk	3(0.06)
CH+LG+SpM trunk	1(0.02)
HG trunk+Sp+SM	1(0.02)
HSp trunk+GM trunk	1(0.02)
HGM trunk+Sp	0(0)
CH+GM trunk+Sp	0(0)
Ambiguous anatomy	63(1.26)
Total	5,002(100)

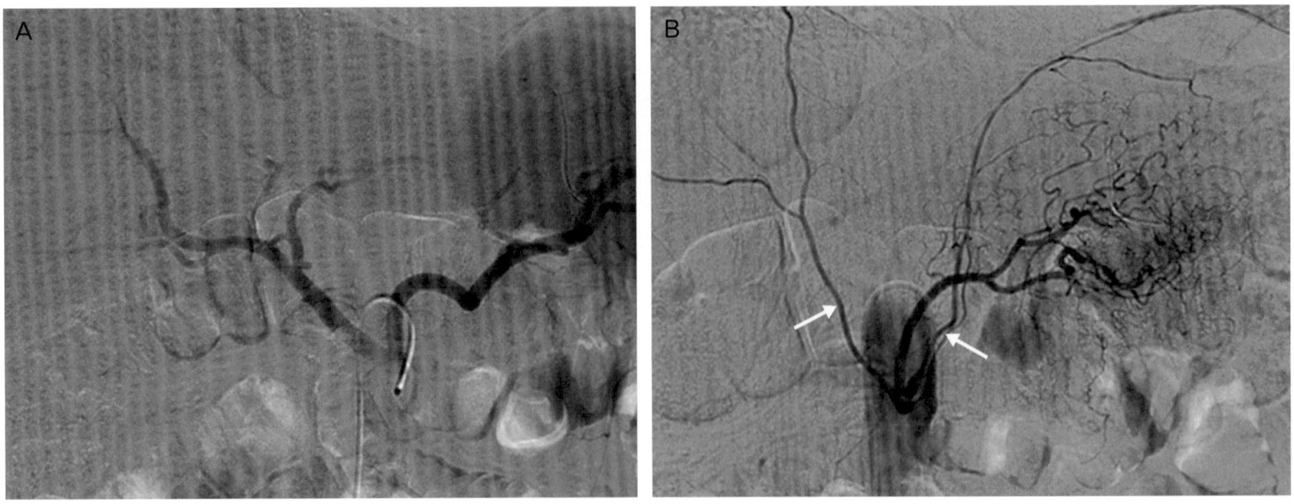

그림 16-4. Left gastric artery가 대동맥으로부터 독립적으로 기시하는 변이(HSp trunk+LG+SM) **A.** Celiac axis arteriography에서 left gastric artery가 보이지 않는다. **B.** Left gastric artery가 양측 inferior phrenic artery(화살표)와 common trunk를 이루며 대동맥으로부터 기시하고 있다.

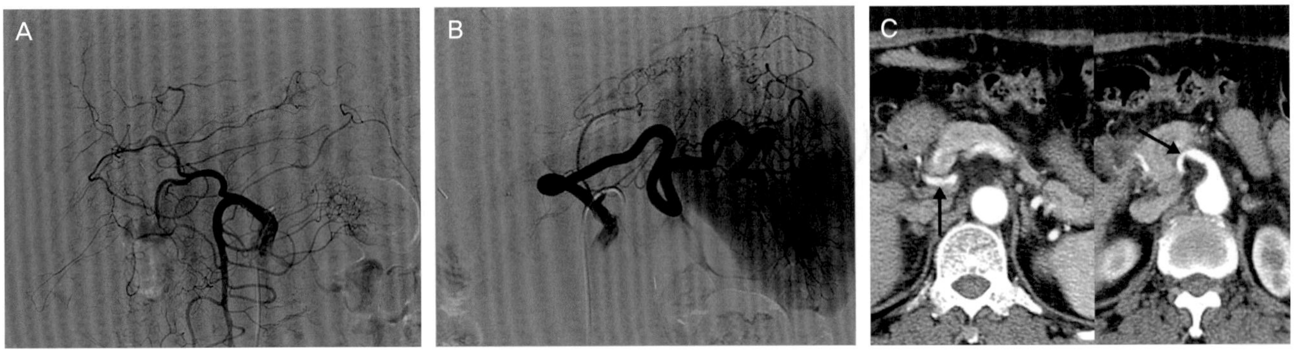

그림 16-5. Common hepatic artery가 SMA로부터 기시하고 left gastric artery가 splenic artery와 common trunk를 이루는 celiac axis 변이(HM trunk+GSp trunk) **A, B.** Celiac axis(A) 및 SMA(B) arterography에서 각각의 trunk가 보인다. **C.** 동맥기 CT axial 영상에서 SMA에서 기시한 common hepatic artery(화살표)가 문맥과 하대정맥*inferior vena cava; IVC* 사이의 공간을 지나는 것을 볼 수 있다.

artery, left gastric artery, 그리고 splenic artery의 기시부를 확인하고 이를 추적하는 과정을 거치게 된다. 그러나 left gastric artery가 대동맥으로부터 따로 기시하는 HSp trunk+LG+SM의 경우는 좌우동맥의 입구가 HSp trunk 개구부의 직상부와 상당히 근접한 부위에 위치하기 때문에 간혹 celiac axis의 개구부 근처에서 기시하는 정상적인 left gastric artery와 구분하기가 곤란할 수도 있다. Common hepatic artery가 대동맥으로부터 따로 기시하는 경우(CH-Ao)는 그 기시부가 정상적인 celiac axis의 기시부보다 약간 아래 우측에 위치하며, GS trunk 혹은 SP-Ao의 기시부는 정상적인 celiac axis의 기시부와 비슷한 곳에 위치한다. Splenic artery가 SMA와 common trunk(SM trunk)를 이루는 경우에는 SMA에서 기시한 splenic artery는 짧은 거리를 수직으로 주행하여 HG trunk와 근접한 위치를 지나게 된다. Celiac axis와 SMA가 common trunk로 기시하는 CM trunk의 경우, 목이 넓은 깔때기 형태의 하나의 굵은 혈관으로 보인다. 이때 left gastric artery의 기시부가 별개의 대동맥 분지인지 아닌지를 확인하여 HSM+LG와 구분한다.

(4) 간동맥의 변이

간동맥 변이는 종류가 많고 각각의 변이가 복합적으로 나타날 수 있어 실제 관찰되는 간동맥 변이 유형은 매우 다양하다(그림 16-6, 〈표 16-7〉).[1-4, 15] 간동맥 변이의 흔한 유형으로 left hepatic artery가 left gastric artery에서 기시하는 형태(LH-LG, 14%), right hepatic artery가 SMA에서 기시하는 형태(RH-SM, 11%), proper hepatic artery 없이 common hepatic artery가 gastroduodenal artery, left and right hepatic arteries의 삼분지 형태로 동시에 분지하는 형

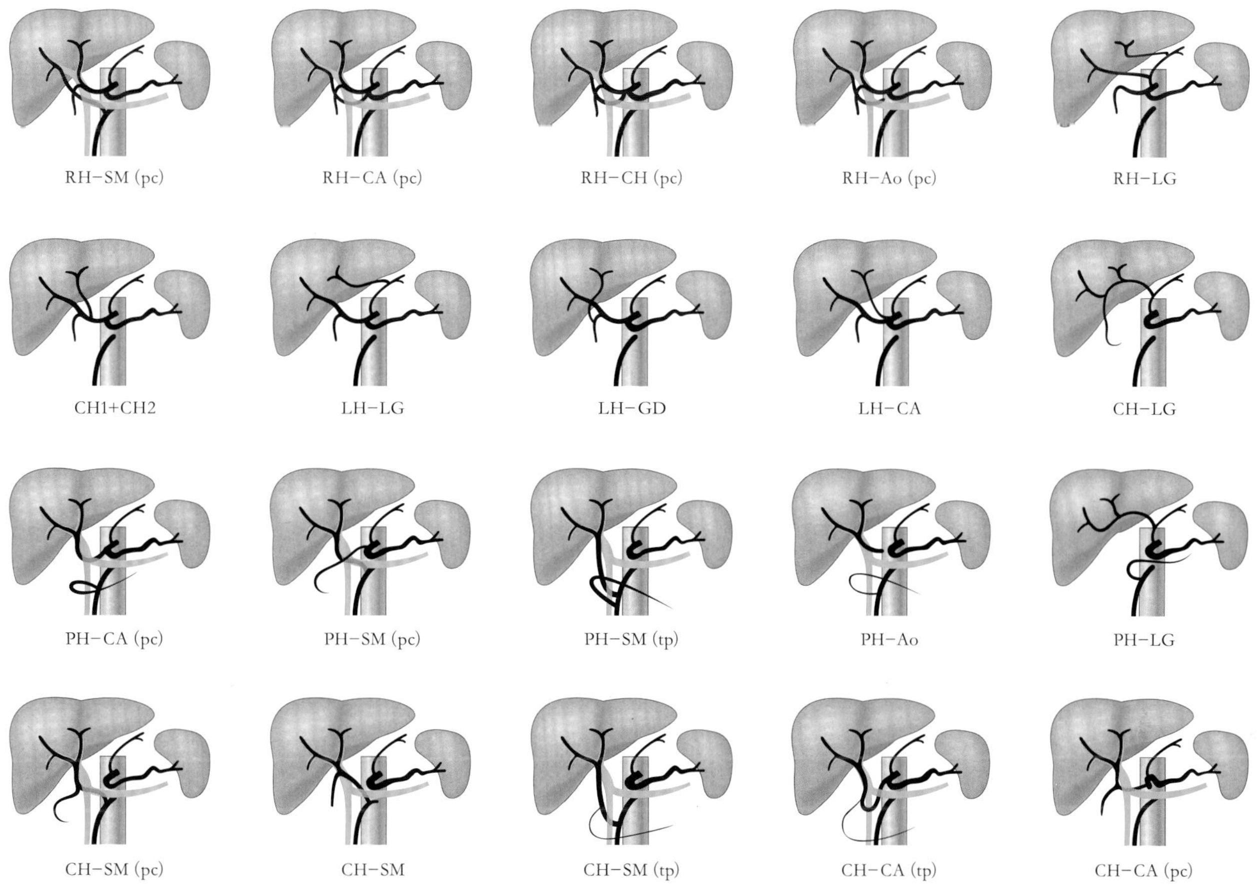

그림 16–6. 간동맥 변이의 도해 pc: portocaval space, tp: transpancreatic course.

태(trifurcation of CH, 4.9%)(그림 16–2), left and right hepatic arteries가 common hepatic artery에서 차례로 기시하는 형태(CH1+CH2, 2.6%), right hepatic artery가 celiac axis에서 직접 기시하는 형태(RH–CA, 2%)를 들 수 있다.

CT 영상의 비약적 발달로 대부분의 간동맥 변이를 동맥기 CT 영상에서 확인하는 것은 어렵지 않다. 개개의 간동맥을 추적하는 것도 가능하지만 이는 시간과 노력이 필요한 과정이기 때문에 변이 간동맥이 흔히 통과하는 2가지 중요한 해부학적 지표를 먼저 확인하는 것이 쉽고 빠른 방법이다. 이 2가지 해부학적 지표는 정맥관인대열*fissure for ligamentum venosum; FLV*과 문맥–하대정맥공간*portocaval space; PCS*이다(《표 16–8》).[10, 16–19]

모든 형태의 우간동맥 변이(RH–SM, RH–CA, RH–CH, RH–Ao)와 일부 common hepatic artery 변이, 그리고 일부 proper hepatic artery 변이가 PCS를 통과한다(그림 16–7). 이 변이들은 left gastric artery에서 기시하는 변이를 제외하면 나머지 흔히 접하는 변이의 많은 부분을 차지하기 때문에 CT 축상 영상에서 간동맥 변이를 예측하는 데 중요한 의미가 있다. PCS에는 변이 간동맥 이외에도 췌장십이지장동맥과 정맥*pancreaticoduodenal artery and vein*, cavernous transformation 등이 지날 수 있기 때문에 일부 주의를 요하지만 변이 간동맥은 다른 혈관들과 달리 PCS를 횡으로 주행하고 대부분 추적이 가능하여 구분하기가 어렵지 않다.

FLV는 태생기의 좌문맥과 간정맥을 연결하는 정맥관*ductus venosus*이 퇴화하여 인대로 남아 있는 곳으로, 간좌엽과 미상엽*caudate lobe*을 구분한다. Left gastric artery에서 기시하는 left hepatic artery(LH–LG)가 FLV를 통과한다는 사실은 잘 알려져 있으며, PH–LG와 CH–LG도 FLV를 통과하기 때문에 left gastric artery에서 기원하는 모든 확인된 변이 간동맥은 예외 없이 FLV를 통과한다(그림 16–8). 따라서 정상적인 FLV에서는 혈관이 보이지 않기 때문에 CT 축상 영상에서 FLV에 혈관이 보인다면 left gastric artery에서 기시하는 변이 동맥의 존재를 우선 의심할 수 있다. 이는 혈관조영술 사진에서 left gastric artery에서 기원하는 모든 형태의 변이동맥이 일단 left gastric artery에서 기시한 후 횡으로 주행하여 제점*umbilical point*까지 주행하

〈표 16-7〉 혈관촬영술과 CT를 시행한 환자 3,761명 중 celiac axis 혹은 common hepatic artery의 변이가 없었던 3,340명의 간동맥 변이

Types of variation					Subtotal	(%)
Normal					2,204	65.99
Variations within CH					337	10.09
Two trunks			324	96.14		
CH(trif)	142	43.83				
CH1+CH2	72	22.22				
RH−CH(portocaval)	16	4.94				
RH−GD	83	25.62				
LH−GD	9	2.78				
S6−PDA(from PH)	2	0.62				
Three trunks			13	3.86		
CH1+CH2+CH3	3	23.08				
CH1+CH2, RH−GD or LH−GD	9	69.23				
CH1+CH2(trif)	1	7.69				
Variations outside CH					799	23.92
RH variation			310	38.80		
RH−CA	47	15.16				
RH−SM	260	83.87				
RH−Ao	2	0.65				
RH−LG	1	0.32				
LH variation			370	46.31		
LH−LG	370	100.00				
Combination of RH & LH variation			119	14.89		
LH−LG, RH−CA	19	15.97				
LH−LG, RH−SM	99	83.19				
LH−LG, RH−Sp	1	0.84				
Total					3,340	100.00

From 윤영호. 나선식 CT와 디지털감산혈관조영술을 이용한 복강동맥 및 간동맥 변이의 새로운 분류법과 변이의 종류 및 변이 형성경로에 관한 연구. 2006 서울대학교 의학박사학위 논문.

〈표 16-8〉 복부 CT 축상 영상에서 간동맥 변이를 예측할 수 있는 해부학적 지표

해부학적 지표	통과하는 변이 간동맥	통과할 수 있는 간동맥 이외의 혈관
정맥관인대열 *fissure for liagmentum venosum*	1. 좌위동맥에서 기시하는 모든 변이 간동맥 LH−LG PH−LG CH−LG	1. Accessory left gastric artery 2. Inferior phrenic artery 3. Aberrant left gastric vein
문맥−하대정맥공간 *portocaval space*	1. 모든 우간동맥의 변이 RH−SM RH−CA RH−CH RH−Ao 2. 일부 총간동맥의 변이 CH−SM CH−CA 3. 일부 고유간동맥의 변이 PH−SM PH−CA	1. Pancreaticoduodenal artery and vein 2. Cavernous transformation

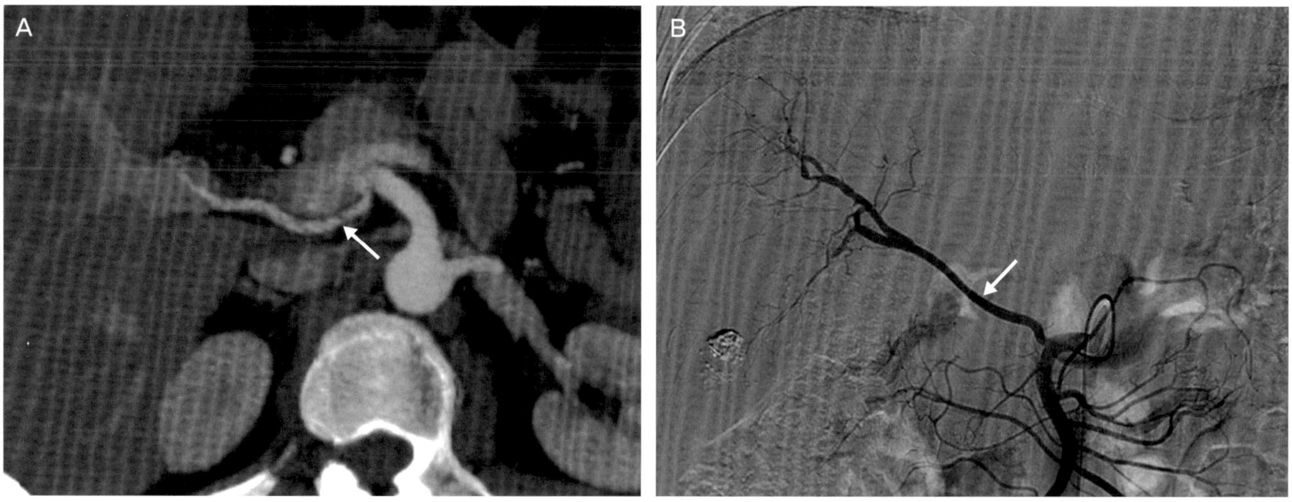

그림 16-7. Right hepatic artery가 SMA에서 기시하는 변이(RH-SM) A. 동맥기 CT의 MIP 영상에서 portocaval space를 지나는 right hepatic artery(화살표)가 보인다. B. SMA arteriography에서 SMA의 근위부에서 기시하는 right hepatic artery를 볼 수 있다(화살표).

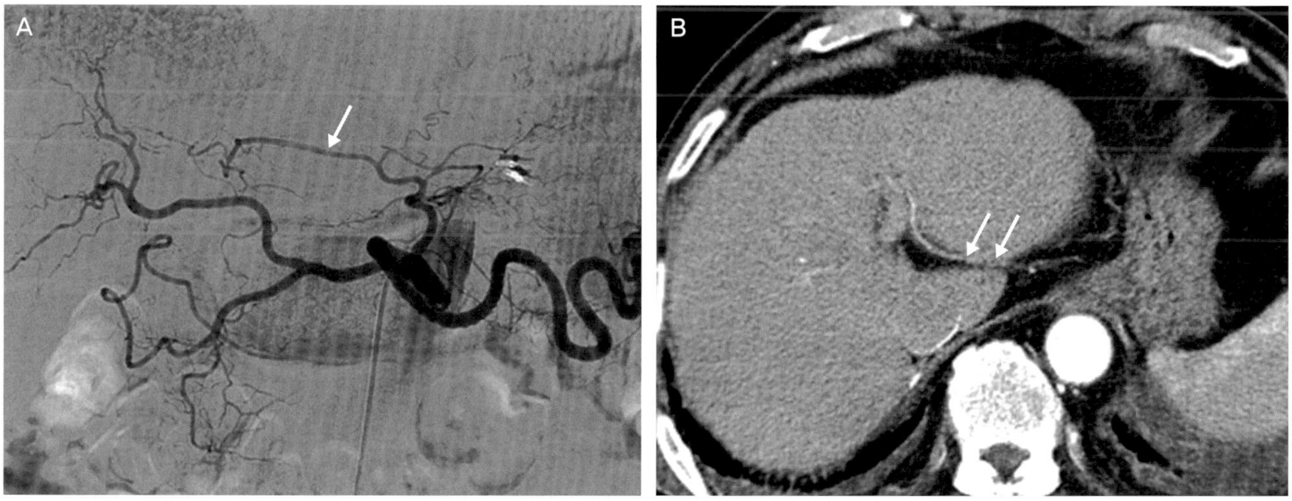

그림 16-8. Left hepatic artery가 left gastric artery에서 기시하는 변이(LH-LG) A. Celiac axis arteriography에서 left gastric artery에서 기시하는 left hepatic artery가 보인다(화살표). B. Axial CT 영상에서 정맥관인대열*fissure for ligamentum venosum*을 지나는 변이 동맥을 확인할 수 있다(화살표).

는 것을 고려한다면 이해가 된다. 그러나 이러한 left gastric artery에서 기원하는 변이 간동맥 외에도 간동맥에서 기원하는 부좌위동맥*accessory left gastric artery*, 좌간동맥에서 기원하는 좌하횡격막동맥*left inferior phrenic artery*, 그리고 aberrant left gastric venous drainage도 FLV를 통과하기 때문에 주의해야 하며, 이런 경우 이 혈관들을 전후 영상에서 추적하면 구분하는 데 도움이 된다.

Right hepatic artery의 변이와 left gastric artery에서 기시하는 간동맥은 각각 PCS와 FLV를 통과하는 일정한 해부학적 경로를 따라가지만, common hepatic artery의 변이, 특히 SMA에서 기시하는 변이(CH-SM, HM trunk)의 경우 다양한 경로의 해부학적 위치를 지나는데 약 20%는 정상적인 common hepatic artery와 동일하게 췌장의 상방에서 portal vein의 전방*suprapancreatic preportal course*을 지나간다(그림 16-3, 16-5). 60%는 역시 췌장의 상방을 지나지만 RH-SM과 동일하게 PCS를 통과한다(suprapancreatic retroportal course). 나머지 20%는 상장간막정맥*superior mesenteric vein; SMV*의 전방 혹은 후방을 지나며 췌장의 실질을 통과하는 경로(transpancreatic retroSMV or preSMV course) 또는 SMV의 후방에서 췌장 두부와 구상돌기*uncus*의 하부를 감싸듯이 지나는 경로(infrapancreatic retroSMV course)를 취한다.[10] 이러한 복잡한 경로의 다양성은 변이 간동맥의

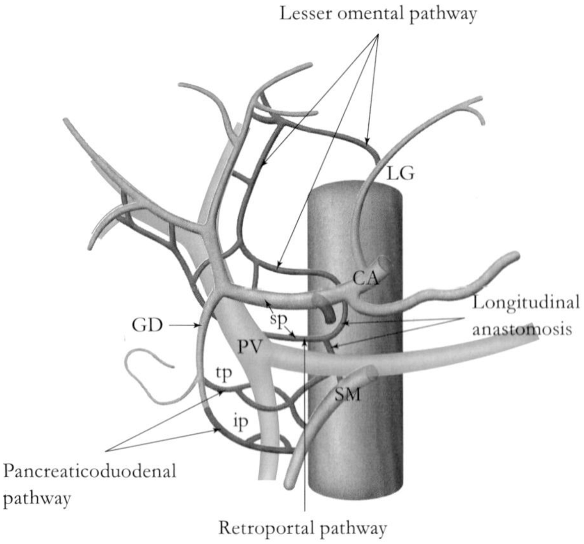

그림 16-9. 복강동맥과 간동맥 변이의 가능한 경로를 제시하는 도해 회색은 정상 해부학을 표시하며 적색은 발생 가능한 변이동맥의 해부학적 경로이다. CA: celiac axis, GD: gastroduodenal artery, ip: infrapancreatic course, LG: left gastric artery, PV: portal vein, SM: superior mesenteric artery, sp: suprapnacreatic course, tp: transpancreatic course.

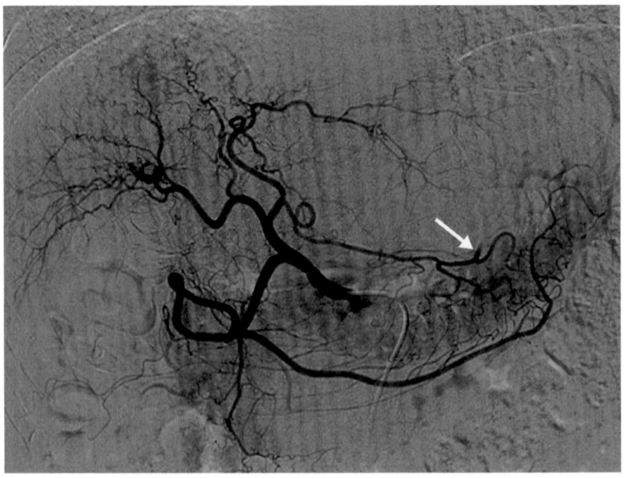

그림 16-10. Left hepatic artery에서 기시하는 right gastric artery Celiac axis arteriography에서 left hepatic artery에서 기시한 right gastric artery가 위의 소만부를 따라 주행하고 left gastric artery와의 문합부로 조영제가 역류하는 장면이 보인다(화살표).

태생학적 경로를 추정할 수 있게 한다(그림 16-9).

(5) 간동맥의 비간동맥*Non-hepatic arteries arising from hepatic arteries*

Proper hepatic artery와 그 원위부의 간동맥에서 간 실질을 공급하지 않는 간동맥이 아닌 동맥*non-hepatic artery*이 다양하게 기시한다(〈표 16-9〉, 〈표 16-10〉).[20-25] 간암의 TACE를 시행할 때 이 동맥들을 인지하지 못하면 위장관계 합병증을 일으킬 수 있으며, 특히 겸상동맥*falciform artery*의 경우 TACE 후 발생하는 상복부 피부 발진과 관련이 있다.[23, 24] 250명을 대상으로 한 연구[20]에 의하면 82%에서 하나 이상의 non-hepatic artery가 발견되었고 우위동맥*right gastric artery*, accessory left gastric artery, falciform artery, left inferior phrenic artery 및 후상췌십이지장동맥*posterior superior pancreaticoduodenal artery*의 순서로 흔히 보인다(그림 16-10~16-14). Non-hepatic artery가 가장 많이 기시하는 장소는 left hepatic artery로 68%에서 하나 이상이 발견되었다. 따라서 left hepatic artery에서 선택적으로 TACE를 시행하는 경우 특히 주의를 기울일 필요가 있다.

(6) 복강동맥 협착*Celiac axis stenosis*

Celiac axis 협착은 부검연구에서 약 20%의 빈도로 보고된 바 있고 혈관조영술에서 확인되는 빈도는 7% 정도로 알려져 있다.[26] 대표적인 원인은 median arcuate ligament에

〈표 16-9〉 환자 250명에서 확인된 non-hepatic artery의 종류, 기시부 및 빈도

Non-hepatic Arteries	Right Gastric Artery	Hepatic Falciform Artery	Accessory Left Gastric Artery	Posterior Superior Pancreaticoduodenal Artery	Left Inferior Phrenic Artery
Prevalence	196(78.4%)	129(52%)	43(17.2%)	18(7.2%)	5(2%)
Sites of origin	PHA(n=147, 58.8%) LHA(n=46, 18.4%) RHA(n=3, 1.2%)	LHA(n=128, 99.2%) Cystic A.(n=1, 0.8%)	LHA(n=38, 88.4%) PHA(n=5, 12.6%)	PHA(n=10, 55.5%) RH-GD(n=6, 33.3%) RHA(n=2, 11.8%)	LHA(n=5, 100%)

PHA: proper hepatic artery including its equivalent, LHA: left hepatic artery, RHA: right hepatic artery, RH-GD: all or segmental right hepatic artery arising from the gastroduodenal artery.

〈표 16-10〉 환자 250명에서 발견된 non-hepatic artery의 기시부에 따른 빈도

Origin site	Non-hepatic Arteries	Number
Proper hepatic artery	Right gastric artery	147
	Hepatic falcifiorm artery	0
	Accessory left gastric artery	5
	Left inferior phrenic artery	0
	Posterior superior pancreaticoduodenal artery	10
Left hepatic artery	Right gastric artery	46
	Hepatic falcifiorm artery	128
	Accessory Left gastric artery	38
	Left inferior phrenic artery	6
	Posterior superior pancreaticoduodenal artery	0
Right hepatic artery	Right gastric artery	3
	Hepatic falciform artery	1
	Accessory left gastric artery	0
	Left inferior phrenic artery	0
	Posterior superior pancreaticoduodenal artery	8

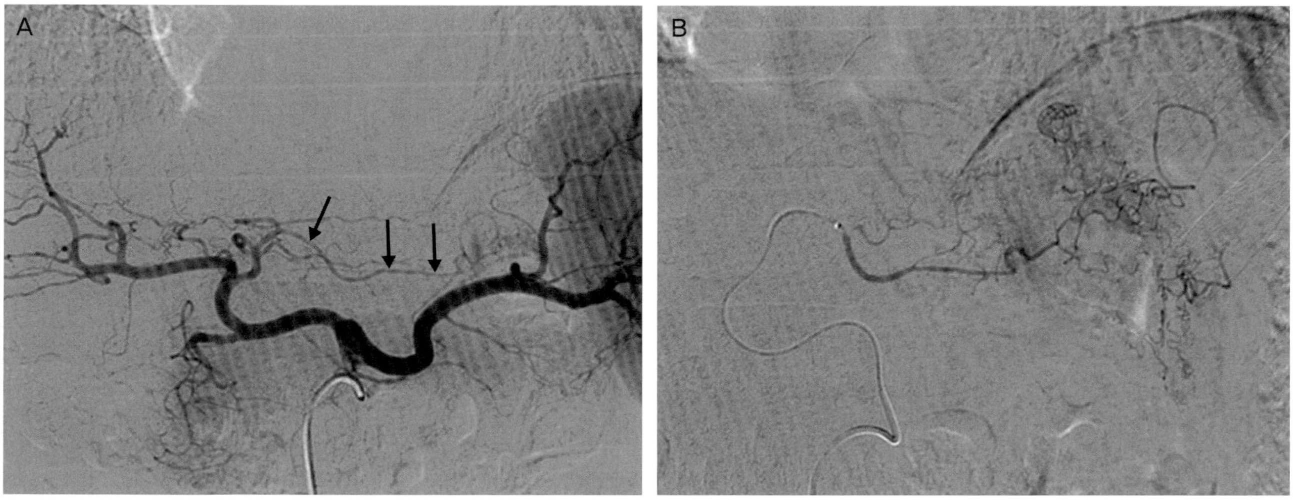

그림 16-11. Left hepatic artery에서 기시하는 accessory left gastric artery A. Celiac axis arteriography에서 accessory left gastric artery(화살표)가 umbilical point 전의 S2 분지로부터 둔각으로 기시한 후 위의 소만부와 떨어져 좌측으로 파형을 그리며 주행하고 있다. B. 미세카테터를 사용하여 얻은 선택적혈관조영술 사진에서 accessory left gastric artery의 말단분지들이 위동맥의 특징인 coiling과 점막 염색을 분문부와 위저부에서 보이고 있다.

의한 외부압박이 가장 흔하고, 일부는 동맥경화, 혈관조영술 과정의 손상 등으로 인하여 발생한다.[27-29] Celiac axis가 협착된 경우 SMA로부터 다양한 측부순환로가 발달하기 때문에 허혈 증상을 동반하는 경우는 매우 드물다.[29] 대신 간암 치료에 필요한 TACE를 시행하기 어렵게 하거나, 담췌도부 수술 시 허혈성 합병증을 동반할 수 있다.

Celiac axis stenosis가 있는 환자에서 SMA로부터 공급되는 가장 흔한 측부순환로는 췌십이지장동맥*pancreaticoduodenal artery*과 dorsal pancreatic artery이다(그림 16-15). 간동맥 변이가 있으면 특이한 경로가 발달한다(〈표 16-11〉). 소수에서 right hepatic artery와 SMA를 연결하는 태생기의 경로가 재개통되어 발달하는 것으로 추정되는 연결통로*communicating channel*가 보이기도 한다(그림 16-15). 약 1~3%의 인구에서 dorsal pancreatic artery와는 별개로 근위부 SMA와 celiac axis를 직접 연결하는 태생학적 통로인 Arc of Buhler가 중요한 측부순환로 역할을 한다.[30, 31]

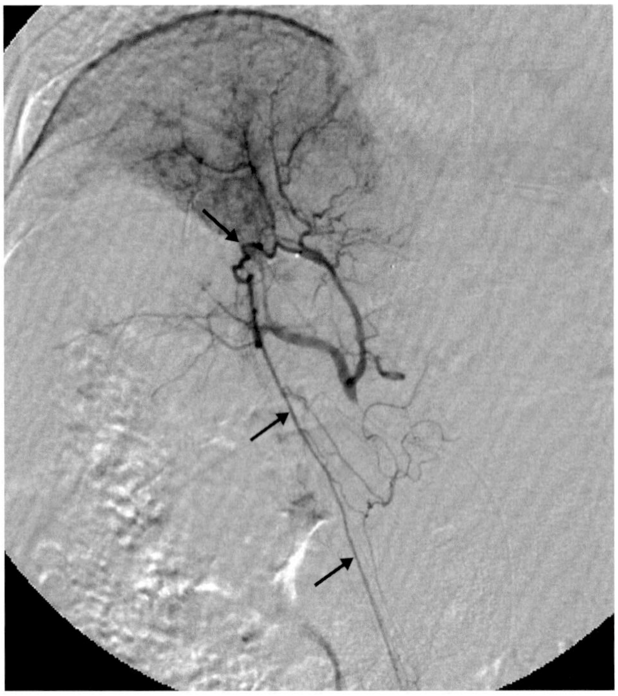

그림 16-12. Left hepatic artery에서 기시한 falciform artery 미세 카테터를 사용하여 얻은 left hepatic artery의 선택적혈관조영술 사진에서 S4 분지로부터 짧게 구불구불하게 외측으로 주행한 후 길게 내측 아래로 사행성 경로를 그리는 falciform artery(화살표)가 보인다.

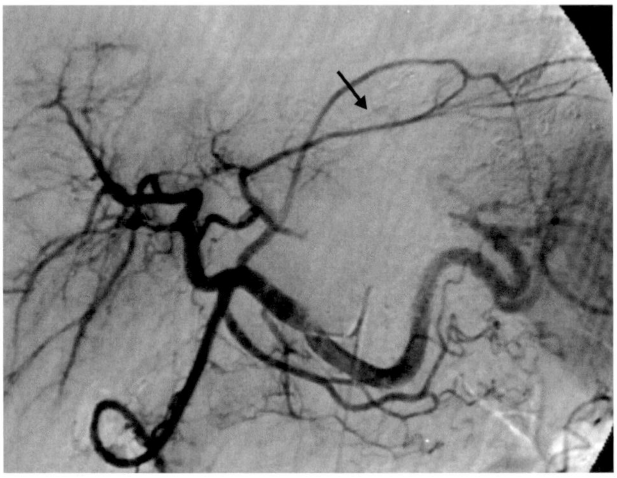

그림 16-13. Left hepatic artery에서 기시하는 left inferior phrenic artery Celiac axis arteriography. 사진에서 Left hepatic artery에서 기시한 left inferior phrenic artery(화살표)가 좌측 상방으로 좌측 횡격막을 따라 주행하고 있다.

2. 위의 동맥혈류 공급

위는 동맥혈류 공급이 매우 풍부한 장기로 위의 동맥혈류에 대한 지식은 위 출혈의 인터벤션 시술에서 매우 중요한 부분이다(그림 16-1, 16-2)(<표 16-12>).[30, 32]

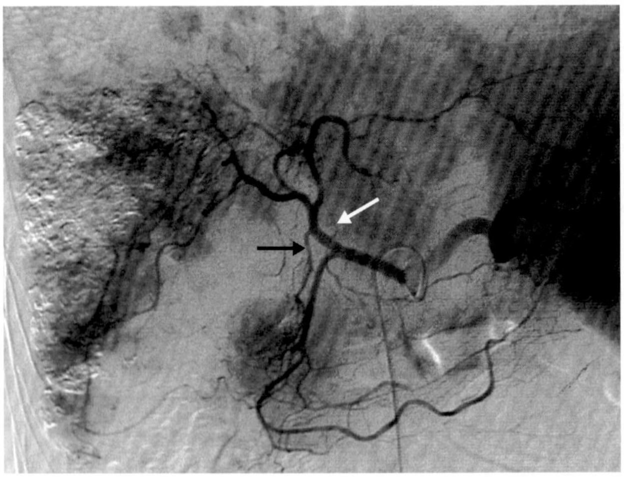

그림 16-14. Proper hepatic artery에서 기시한 posterior superior pancreaticoduodenal artery Posterior pancreaticoduodenal artery(검은 화살표)가 하방으로 주행하여 pancreaticoduoenal arcade를 형성하고 있다. 이 환자의 경우 left hepatic artery에서 기시한 right gastric artery(하얀 화살표)도 볼 수 있다.

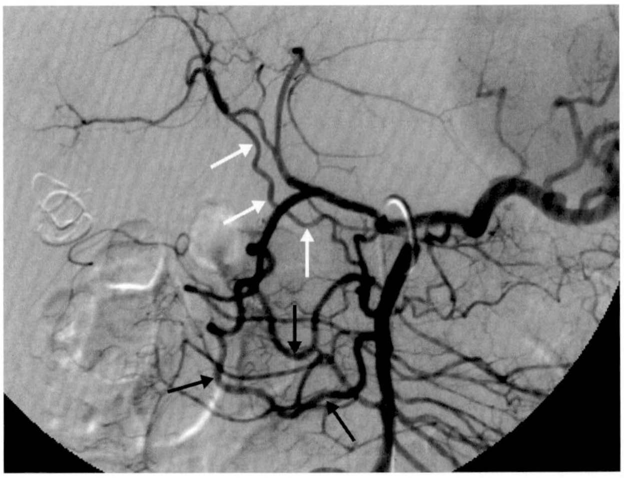

그림 16-15. Celiac axis stenosis 환자의 SMA arteriography Anterior 및 posterior pancreaticoduodenal arcade를 통한 측부순환로(검은 화살표)와 SMA와 right hepatic artery를 직접 연결하는 communicating channel(하얀 화살표)이 보인다.

위저부는 주로 left gastric artery에 의해 공급되며 left hepatic artery에서 기원하는 accessory left gastric artery가 공급하기도 한다. 또한 비장문*splenic hilum* 부위의 splenic artery에서 기원하는 단위동맥*short gastric arteries*과 splenic artery의 중간에서 기시하는 후위동맥*posterior gastric artery*이 위저부를 공급하고 이들은 위저부 내에서 서로 문합한다. 이러한 문합은 splenic artery의 폐색과 같은 상황에서 비장을 공급하는 중요한 측부순환로가 된다(그림 16-16). 위체부의 대만부는 gastroduodenal artery에서 기원하는 우

〈표 16-11〉 94명의 celiac axis stenosis 환자에서 분석된 SMA로부터 공급되는 측부순환로

Collateral pathways	Total, n=94	In patients with normal hepatic artery anatomy, n=81	In patients with hepatic artery variation, n=13
Pancreaticoduodenal arcades	89 (95)	77 (95)	12 (92)
Dorsal pancreatic arteries	71 (76)	61 (75)	10 (77)
* Longituinal pathway(through jejunal, middle or accessory middle colic branches)	24/47	19/39	5/8
* Transverse pathway to splenic artery(through transverse pancreatic artery)	25/47	21/39	4/8
* Transverse pathway to gastroduodenal artery(through a right branch)	19/47	14/47	5/8
Communicating channel between the right hepatic artery and SMA	6 (6)	6 (6)	0 (0)
Intrahepatic interlobar collaterals	11 (12)	0 (0)	11 (12)
Right gastric-to-left gastric arterial anastomosis	2 (2)	0 (0)	2 (2)
Left hepatic-to-left gastric arterial anastomosis	1 (1)	0 (0)	2 (2)
Peribiliary arterial plexi	1 (1)	0 (0)	1 (1)

* Subtypes of collateral circulation via the dorsal pancreatic artery, which had dominant or co-dominant contribution in 47 patients. Eight of them had hepatic artery variation. ; Numbers in parentheses are the percentage of collateral routes.

〈표 16-12〉 위의 동맥혈류 공급

Regions		Arteries
Fundus and cardia		Left gastric artery Accessory left gastric artery from left hepatic artery Short gastric arteries from distal splenic artery Posterior gastric artery from mid splenic artery
Body	Greater curvature	Right gastroepiploic artery from gastroduodenal artery Left gastroepiploic artery from distal splenic artery
	Lesser curvature	Left gastric artery Right gastric artery
Antrum and pylorus		Right gastroepiploic artery Right gastric artery

위대망동맥*right gastroepiploic artery*과 splenic artery의 원위부에서 기원하는 left gastroepiploic artery가 공급하고, 소만부는 right 및 left gastric artery의 분지가 공급한다. Splenic artery 폐색 시 right와 left gastroepiploic artery 사이의 문합이 중요한 측부순환로로 발달하는데 이를 Arc of Barkow라 부른다. 위의 유문부*pylorus and antrum*는 right gastric artery와 right gastroepiploic artery가 공급한다.

3. 췌장의 동맥혈류 공급

췌장의 동맥혈류는 모두 celiac axis와 SMA가 공급한다. 췌장 두부에는 십이지장의 C-loop와 함께 pancreatico-

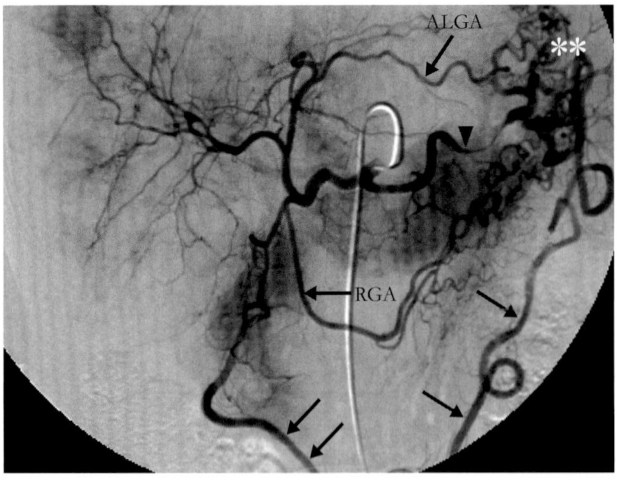

그림 16-16. Splenic artery stenosis 환자에서 발달한 측부순환로 췌장 미부의 암으로 인하여 splenic artery가 좁아진 소견(화살촉)이 보이고 accessory left gastric artery(ALGA), right gastric artery(RGA)와 short gastric artery의 문합(꽃표), left and right gastroepiploic artery 사이의 문합(arc of Barkow)(화살표) 등을 통한 측부순환이 발달해 있다.

duodenal artery가 혈류를 공급한다(그림 16-15). Pancreaticoduodenal artery는 췌장 두부 전후로 쌍을 이룬다. 각각은 다시 gastroduodenal artery에서 기원하는 superior pancreaticoduodenal artery와 근위부 SMA에서 common trunk로 혹은 별개의 분지로 기원하는 inferior pancreaticoduodenal artery로 구분된다. 이러한 해부학적 특징 때문에 pancreaticoduodenal artery는 celiac axis stenosis의 경우 가장 흔히 볼 수 있는 중요한 측부순환로가 된다.

췌장의 체부에는 dorsal pancreatic artery가 주로 혈류를 공급한다. Dorsal pancreatic artery가 가장 흔히 기시하는 부위는 splenic artery이지만 celiac axis, SMA, right hepatic artery, aorta 등 다양한 장소에서 기시할 수 있다.[13, 28, 30, 33] 특히 SMA에서 기시하는 dorsal pancreatic artery는 celiac axis와 다양하게 연결되기 때문에 celiac axis stenosis가 있는 경우 중요한 측부순환로 역할을 하게 된다.[28] Dorsal pancreatic artery는 jejunal artery, middle 혹은 accessory middle colic artery 등을 분지로 내기도 하며 우측으로 pancreaticoduodenal artery와 연결되는 분지와 좌측으로 췌장의 체부와 미부를 공급하는 횡행췌장동맥*transverse pancreatic artery*을 분지한다(그림 16-2).

Splenic artery는 췌장의 체부와 미부를 공급하는 여러 개의 작은 분지를 직접 낸다. 이들 중 가장 큰 분지를 pancreatica magna, 가장 원위부의 분지를 caudal pancreatic artery라 한다. 이 췌장분지들은 transverse pancreatic artery와 서로 문합하게 된다. Left gastroepiploic artery의 분지가 췌장의 미부에 혈류를 일부 공급할 수도 있다.

4. 상장간막동맥

Superior mesenteric artery; SMA

소장과 대장에는 celiac axis의 gastroduodenal artery, SMA, IMA, 내장골동맥*internal iliac artery*의 전분지*anterior division*가 혈류를 공급한다. SMA는 십이지장, 소장, 비만곡*splenic flexure* 부위까지의 대장을 공급한다(그림 16-17). 장관을 공급하는 동맥은 기본적으로 여러 층의 arcade를 형성하는데, 이들의 최말단부 arcade가 장관의 장간막연을 따라서 주행한다. 이러한 형태는 대장에서 뚜렷하여 이를 Drummond의 변연동맥*Marginal artery of Drummond*이라 부른다. 반면 소장에서는 이러한 구조가 덜 뚜렷하다.[30, 33]

SMA는 제1요추체 부위의 대동맥 전방에서 기시하며 celiac axis의 하방 1~2cm에 기시부가 위치한다. 전형적으로 직경이 6~8mm이며 췌장 경부의 뒤쪽, 좌신장정맥과 십이지장의 횡행부의 전방을 지난다. SMV의 좌측 후방에 위치한다. SMA의 첫 분지는 inferior pancreaticoduodenal artery 혹은 middle colic artery가 되며 이들은 공통 분지를 형성하기도 한다. 이후 SMA는 좌측연을 따라서 공장 혹은 회장분지를 내어 십이지장의 횡행부부터 말단회장에 혈류를 공급하며, 우측연을 따라서 상행결장에 혈류를 공급하는 우결장동맥*right colic artery*을 내게 된다. SMA는 회결장동맥*ileocolic artery*으로 끝나면서 말단회장과 맹장에 혈류를 공급한다. 충수분지*appendiceal branch*는 ileocolic artery에서 나오거나 원위부 SMA에서 기시한다. Right colic artery와 middle colic artery는 결장의 장간막연을 따라 marginal artery를 분지하여 right colic artery는 상행 및 하행 분지*ascending and descending branch*를, middle colic artery는 좌우분지를 낸다. 특히 middle colic artery의 좌측 분지는 IMA의 상행분지와 문합하는 중요한 측부순환로 역할을 한다. SMA가 막힌 경우 결장간막*mesocolon*의 외측을 따라 발달한 marginal artery of Drummond와 내측을 주행하는 arcade of Riolan이 발달하여 IMA로부터 측부순환이 공급된다(그림 16-18).

SMA의 변이는 celiac axis 및 간동맥 변이의 연장선에서 이해하여야 한다. SMA와 celiac axis가 공통분지로 대동맥으로부터 기시하는 celiomesenteric trunk가 약 1% 정도이

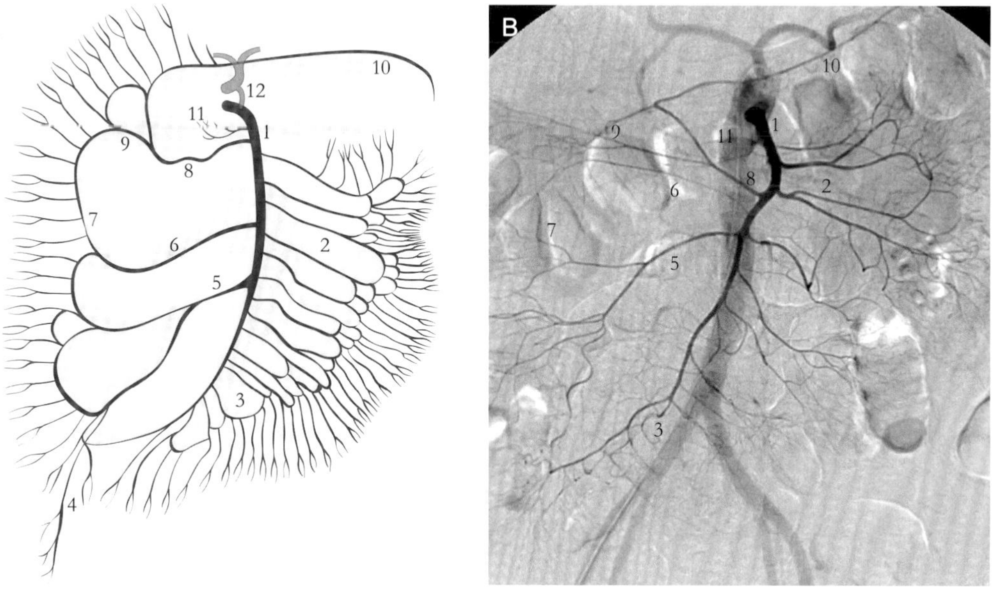

그림 16-17. 정상 SMA의 해부학을 보여 주는 도해(A)와 혈관조영술 사진(B) 1: 상장간막동맥, 2: 공장분지*jejunal branches*, 3: 회장분지*ileal branches*, 4: 충수분지*appendiceal branch*(혈관조영술 사진에서는 안 보임), 5: 회결장분지*ileocolic artery*, 6: 우결장동맥*right colic artery*, 7: 변연동맥*marginal artery*, 8: 중결장동맥*middle colic artery*, 9: 중결장동맥의 우측분지, 10: 우결장동맥의 좌측분지, 11: 하췌십이지장동맥*inferior pancreaticoduodenal artery*, 12: Arc of Buhler.

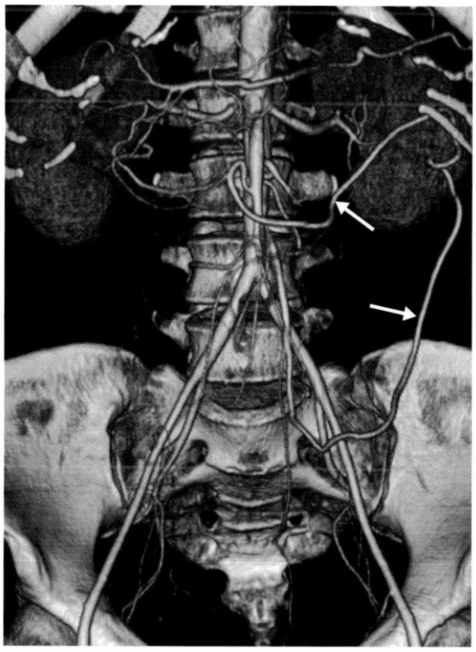

그림 16-18. SMA의 입구가 막힌 베체트병 환자의 복부 CT혈관조영술 사진 SMA와 IMA 사이의 측부순환로로 발달한 marginal artery가 보인다(화살표).

고 common hepatic artery, proper hepatic artery가 SMA에서 기시하는 hepatomesenteric trunk는 약 2~3% 정도이다. Right hepatic artery가 SMA에서 기시하는 RH-SM의 변이는 약 20% 정도로 흔하다.

5. 하장간막동맥

Inferior mesenteric artery; IMA

IMA는 원위부 횡행결장부터 근위부 직장까지 좌측 대장에 혈류를 공급하며 제3요추체 부위의 복부대동맥 전방 좌측에서 기시하며 직경은 3mm 이하이다. 대동맥에서 기시한 후 S자결장*sigmoid colon*의 결장간막*mesocolon* 내에서 급격히 하방으로 주행하고 left colic artery를 첫 분지로 낸다(그림 16-19).[30, 33] 이는 전술한 바와 같이 SMA의 middle colic artery의 좌측 분지와 문합한다. IMA의 말단분지는 상치핵동맥*superior hemorrhoidal artery*으로 직장의 근위부에 혈류를 공급하며, 혈관조영술 사진에서 전형적인 포크 모양을 보인다. 직장의 나머지에 혈류를 공급하는 middle and inferior hemorrhoidal artery는 internal iliac artery의 anterior division에서 혈류를 공급받는다. IMA가 막히거나 반대로 원위부 대동맥 또는 iliac artery가 막힌 상황에서는 이러한 internal iliac artery의 분지와 IMA 사이의 문합이 중요한 측부순환으로 발달하게 된다(그림 16-20).

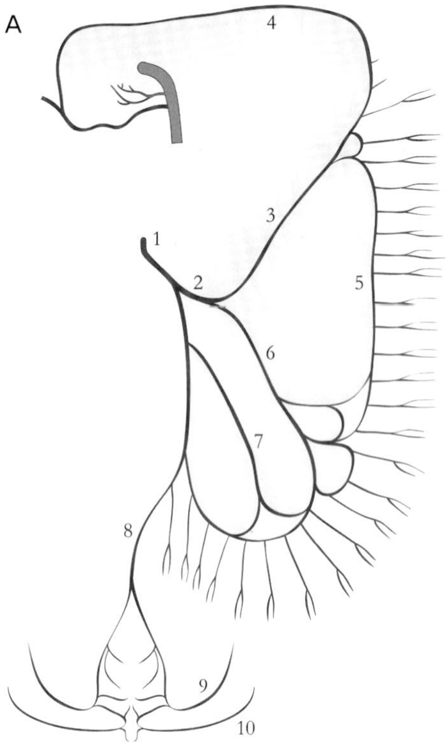

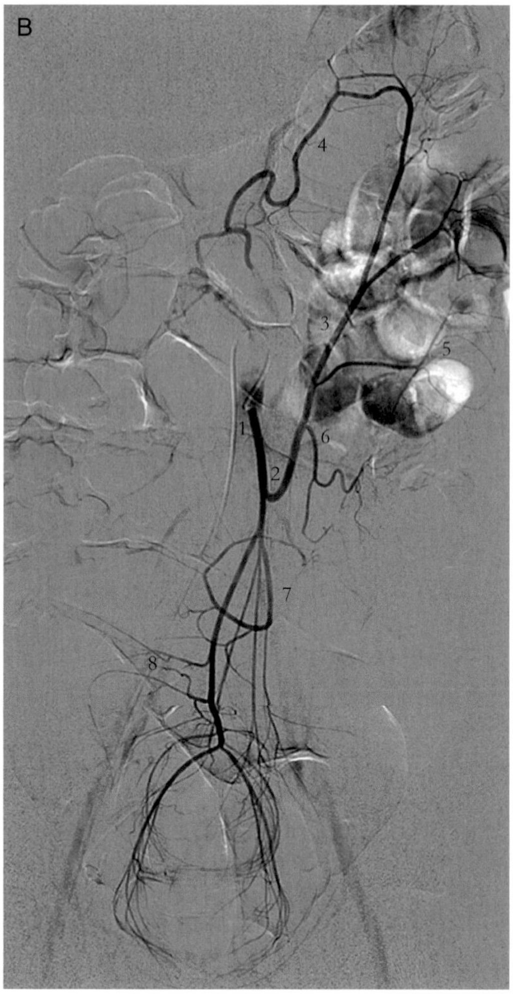

그림 16-19. 정상 IMA의 해부학을 보여 주는 도해(A)와 혈관조영술 사진(B)
1: 하장간막동맥, 2: 좌결장동맥*left colic artery*, 3: 좌결장동맥의 상행분지*ascending branch*, 4: 중결장동맥의 좌측분지, 5: 변연동맥*marginal artery*, 6: 좌결장동맥의 하행분지*descending branch*, 7: S자결장동맥*sigmoid artery*, 8: 상치핵동맥*superior hemorrhoidal artery*, 9: 중치핵동맥*middle hemorrhoidal artery*, 10: 하치핵동맥*inferior hemorrhoidal artery*. (9, 10번은 혈관조영술 사진에서 안 보임)

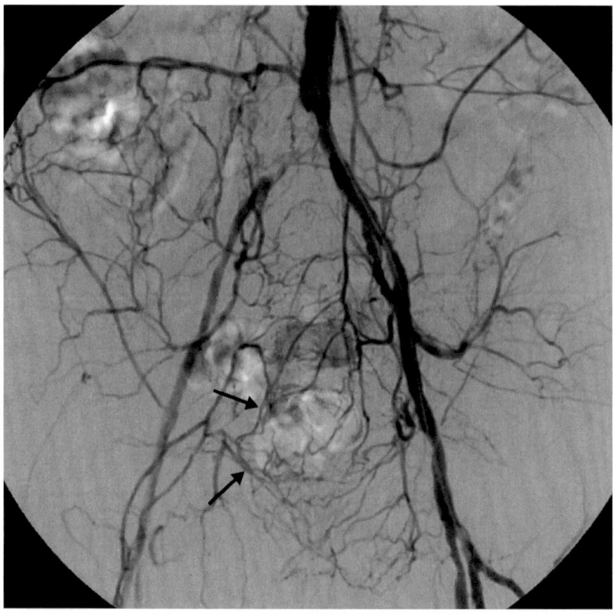

그림 16-20. Right common iliac artery가 막힌 환자의 혈관조영술 사진 IMA의 superior hemorrhoidal artery와 internal iliac artery의 middle and inferior hemorrhoidal artery 사이의 문합이 보인다(화살표).

Ⅱ 문맥과 간정맥

1. 문맥*Portal vein*

(1) 정상 해부학 및 변이

Portal vein의 변이는 흔하며 간절제나 간이식과 같은 외과적 치료 혹은 문맥고혈압과 관련있는 정맥류 등의 치료를 포함한 인터벤션 시술과 그 결과에 영향을 미칠 수 있기 때문에 이러한 해부학적 지식은 중요하다고 할 수 있다. 문맥계*portal venous system*는 복부의 위장관, 비장, 췌장, 담낭 등의 혈류를 간으로 보내는 역할을 하며 전형적으로 상장간막정맥*superior mesenteric vein; SMV*과 비장정맥*splenic vein*이 합쳐지면서 구성된다.[33-35] 하장간막정맥*inferior mesenteric vein; IMV*은 splenic vein(40%), SMV(40%), 또는 두 정맥의 합류부(20%)로 흘러간다. 기타 문맥의 중요한 분지들은 좌우위정맥*left and right gastric veins*, 담낭정맥*cystic vein*,

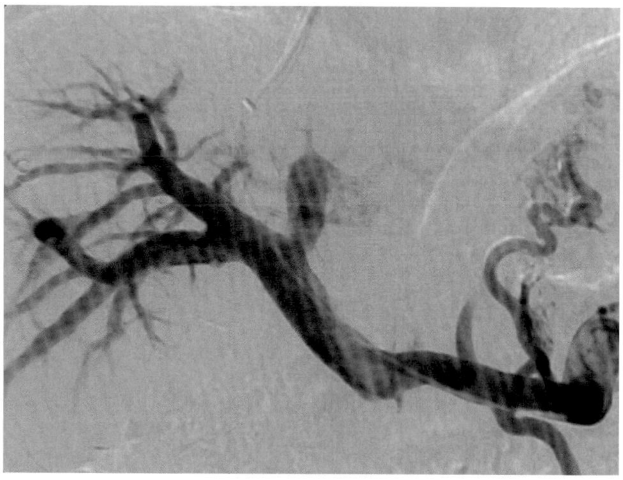

그림 16-21. 정상 문맥 TIPS를 시행하기 위해 얻은 direct portography 사진. Main portal vein이 right and left portal vein으로 나뉘고, right portal vein이 다시 전후분지로 나뉘는 전형적인 문맥분지의 형태이다.

제방정맥*paraumbilical vein*이다. Portal vein은 간십이지장인대 내에서 간동맥과 총담관의 뒤에 위치하면서 liver hilum으로 주행한다. Portal vein은 liver hilum에서 right and left portal vein으로 나뉘고 left portal vein은 Couinaud 분엽 I~Ⅳ를 공급한다. Right portal vein은 전후분지*anterior and posterior branches*로 다시 나뉘어 전분지는 Couinaud 분엽 Ⅴ, Ⅷ을 공급하고 후분지는 Ⅵ, Ⅶ 분엽을 공급한다. 이러한 전형적인 형태는 약 65%에서 볼 수 있다(그림 16-21).[36, 37]

문맥중복증*portal vein duplication*, 문맥무형성*portal vein agenesis*, 십이지장전문맥*preduodenal portal vein* 등 중대한 해부학적 변이는 드물다.[38] 반면 portal vein의 분지 형태의 변이는 흔하므로 간수술과 인터벤션 시술을 할 때 사전에 portal vein 분지의 변이를 확인해 두어야 한다. 흔한 문맥분지의 변이는 right portal vein이 따로 존재하지 않으면서 right portal vein의 전분지, 후분지가 left portal vein과 삼분지의 형태로 main portal vein이 나뉘는 형태(그림 16-22A), right portal vein의 후분지가 main portal vein의 첫 분지로 나오는 경우(그림 16-22B), Ⅵ 혹은 Ⅶ 분엽 문맥분지가 우문맥의 독립된 분지로 나오는 형태 등이다. 연구에 따라 다양한 빈도가 보고되고 있으며 main portal vein이 삼분지인 경우와 우문맥 후분지가 main portal vein의 첫 분지로 나오는 형태가 가장 흔하다.

(2) 문맥전신측부순환*Portosystemic collaterals*

Portosystemic collateral 발달의 가장 흔한 원인은 문맥고혈압이다. 최소한 20가지 이상의 경로가 알려져 있으며 이 중에서 위식도*gastroesophageal*, 제방*paraumbilical*, 비신장*splenorenal*, 장간막*mesenteric*의 측부순환이 가장 흔하다(그림 16-23).[34, 35, 39] Gastroesophageal collateral이 가장 흔한 형태로서, 관상정맥*coronary vein*의 혈류가 esophageal and paraesophageal varices를 경유하여 기정맥*azygous vein*을 지나 상대정맥*superior vena cava*으로 배액되는 경로를 거친다(그림 16-24). Paraumbilical vein은 left portal vein에서 기시하여 복벽의 표재정맥으로 연결되며 주로 외장골정맥*external iliac artery*으로 배액된다. Splenorenal collateral은 비장의 hilum에서 좌신장정맥을 연결하는 흔한 경로

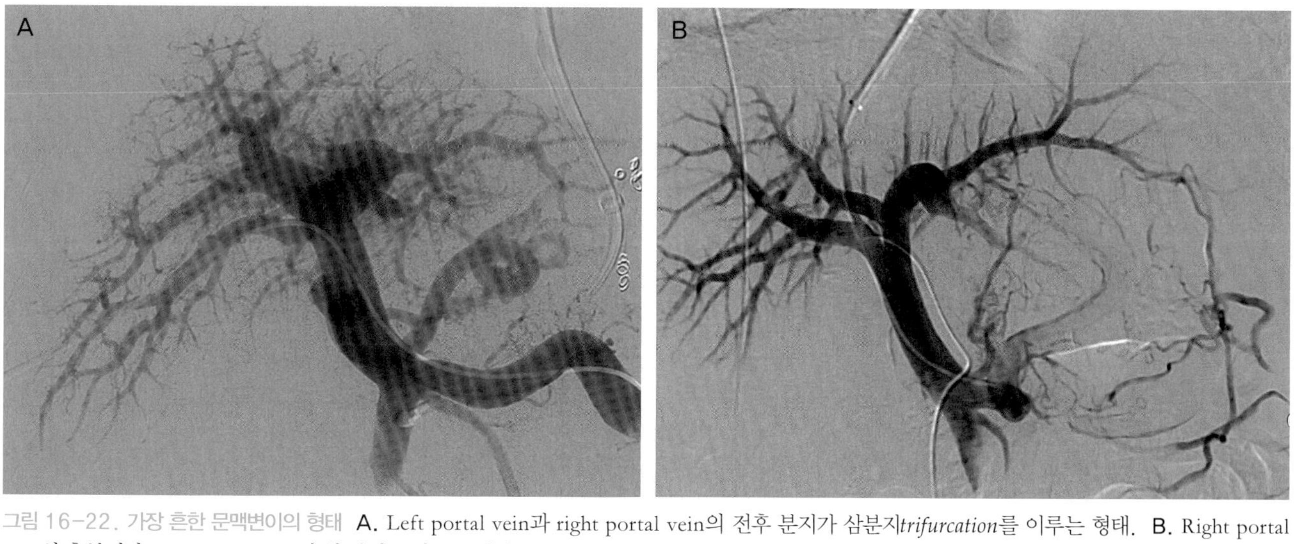

그림 16-22. 가장 흔한 문맥변이의 형태 A. Left portal vein과 right portal vein의 전후 분지가 삼분지*trifurcation*를 이루는 형태. B. Right portal vein의 후분지가 main portal vein의 첫 분지로 나오는 형태.

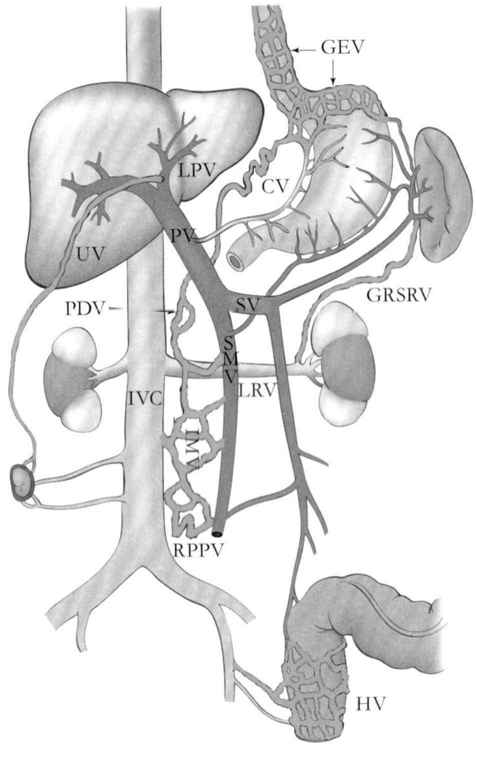

그림 16-23. 문맥고혈압에 동반되는 portosystemic collateral의 도해 CV: coronary vein, GEV: gastroesophageal vein, GRSRV: gastrorenal and splenorenal vein, HV: hemorrhoidal vein, IMV: inferior mesenteric vein, IVC: inferior vena cava, LPV: left portal vein, PDV: pancreaticoduodenal vein, PV: portal vein, RPPV: retroperitoneal paravertebral vein, UV: umbilical vein.

이다. Superior hemorrhoidal vein과 middle and inferior hemorrhoidal vein 사이의 문합, 후복막 혹은 요정맥을 거쳐 IMV가 하대정맥*inferior vena cava; IVC*으로 배액되는 mesocaval shunt, SMV의 분지와 좌우신장정맥의 분지가 연결되는 경로 등은 장간막측부순환에 해당한다.

2. 간정맥의 정상 해부학 및 변이

간의 정맥혈류는 간의 상후면의 IVC으로 배액되는 3개의 중요한 정맥, 즉 우, 중, 좌 간정맥*right, middle and left hepatic veins*과 다양한 위치에서 IVC로 배액되는 미상엽 정맥을 통하여 이루어진다.[40] Right hepatic vein은 우간엽의 전후분엽의 혈류를 배액한다. 간혹 2개의 right hepatic vein을 볼 수 있다. Middle hepatic vein은 좌간중엽의 대부분을 배액하며 우간엽의 일부 정맥혈류를 배액한다. 약 80%에서 좌간정맥과 common trunk를 형성하면서 IVC로 배액된다. 좌간정맥은 Ⅱ, Ⅲ분엽의 정맥혈류 대부분과 일부 Ⅳ분엽의 혈류를 배액한다. 미상엽정맥은 3개의 정맥과 비교하여 상대적으로 아래쪽의 IVC로 배액된다.

부간정맥*accessory hepatic vein*은 간우엽의 아래 부분을 배액하는 정맥으로 약 15%에서 볼 수 있는 흔한 변이이다.

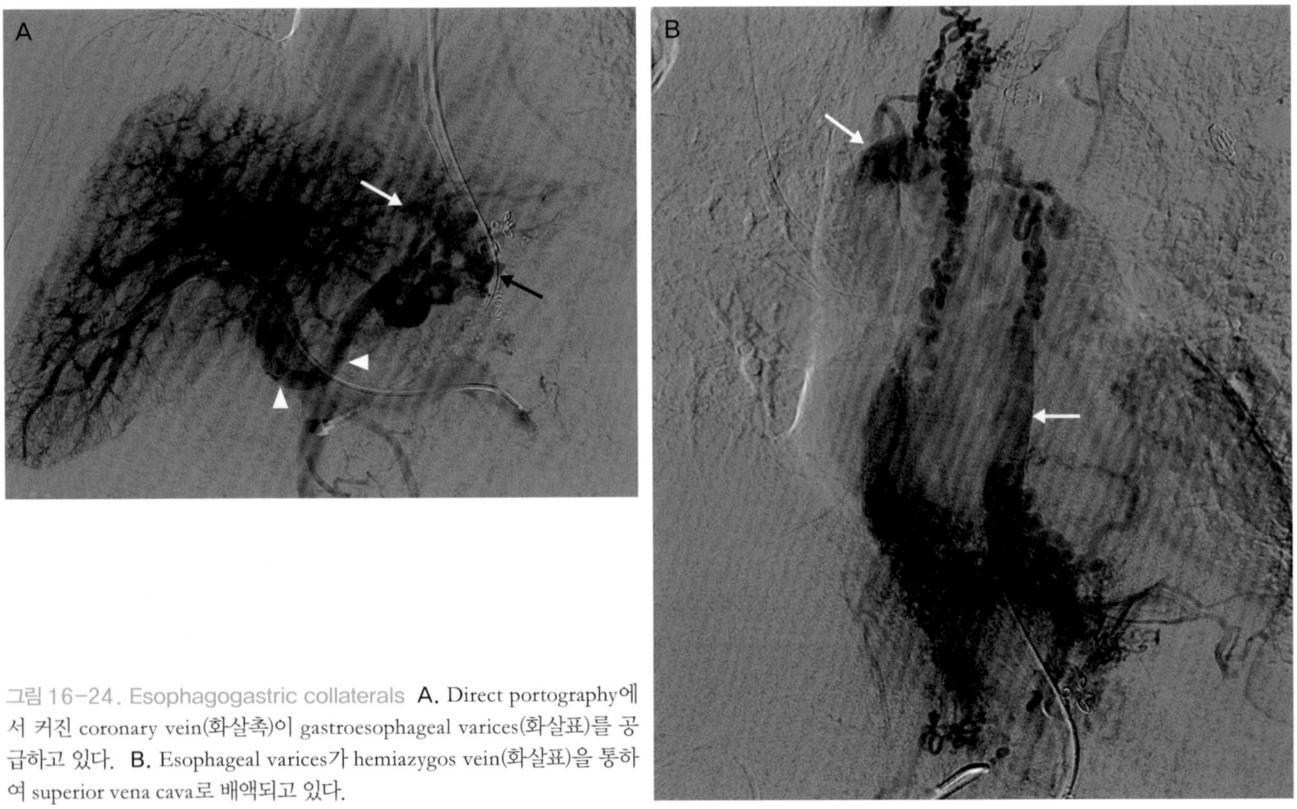

그림 16-24. Esophagogastric collaterals **A.** Direct portography에서 커진 coronary vein(화살촉)이 gastroesophageal varices(화살표)를 공급하고 있다. **B.** Esophageal varices가 hemiazygos vein(화살표)을 통하여 superior vena cava로 배액되고 있다.

참고문헌

1. Koops A, Wojciechowski B, Broering DC, et al. Anatomic variations of the hepatic arteries in 604 selective celiac and superior mesenteric angiographies. Surg Radiol Anat 2004; 26:239-244.
2. Rygaard H, Forrest M, Mygind T, et al. Anatomic variants of hepatic arteries. Acta Radiologica Diagnosis 1986;27:425-427.
3. Suzuki T, Nakayasu A, Kawabe K, et al. Surgical significance of anatomic variations of the hepatic artery. Am J Surg 1971; 122:505-512.
4. Curley SA, Chase JL, Mark PD, et al. Technical considerations and complications associated with the placement of 180 implantable hepatic arterial infusion devices. Surgery 1993;114:928-935.
5. Douard R, Ettorre GM, Sommacale D, et al. A two-step strategy for enlargement of left arterial branch in a living related liver graft with dual arterial supply. Transplantation 2002;3:993-994.
6. Catalano OA, Singh AH, Uppot RN, et al. Vascular and biliary variants in the liver: implications for liver surgery. Radiographics 2008;28:359-378.
7. Nghiem HV, Dimas CT, McVicar JP, et al. Impact of double helical CT and three dimensional CT arteriography on surgical planning for hepatic transplantation. Abdom Imaging 1999;24:278-284.
8. Winter TC 3rd, Nghiem HV, Freeny PC, et al. Hepatic arterial anatomy: demonstration of normal supply and vascular variants with three-dimensional CT angiography. Radiographics 1995;15:771-780.
9. Takahashi S, Murakami T, Takamura M, et al. Multi-detector row helical CT angiography of hepatic vessels: depiction with dual-arterial phase acquisition during single breath hold. Radiology 2002;222:81-88.
10. Song SY, Chung JW, Yin YH, et al. Celiac axis and common hepatic artery variations in 5002 patients: systematic analysis with spiral CT and DSA. Radiology 2010;255:278-288.
11. Winston CB, Lee NA, Jarnagin WR, et al. CT angiography for delineation of celiac axis and superior mesenteric artery variants in patients undergoing hepatobiliary and pancreatic surgery. AJR Am J Roentgenol 2007;188:W13-19.
12. Lee SS, Kim TK, Byun JH, et al. Hepatic arteries in potential donors for living related liver transplantation: evaluation with multi-detector row CT angiography. Radiology 2003; 227:391-399.
13. Michels NA. Observations on the blood suppy of the liver and the gallbladder (200 dissections). In: Blood Supply and Anatomy of the Upper Abdominal Organs with a Descriptive Atlas. Philadelphia: Lippincott, 1955.
14. Clemente CD. Gray's Anatomy. 30th ed. Philadelphia: Lea & Febiger, 1984:728-748.
15. 윤영호. 나선식 CT와 디지털감산혈관조영술을 이용한 복강동맥 및 간동맥 변이의 새로운 분류법과 변이의 종류 및 변이 형성 경로에 관한 연구. 2006 서울대학교 의학박사학위 논문.
16. 이제영, 정진욱, 김태경, 등. 나선식 CT 횡단면 영상에서 간동맥 정상 변이의 진단: 문맥-하대정맥공간과 정맥관인대열에 있는 혈관의 중요성. 대한방사선의학회지 1997;37:473-478.
17. Noon MA, Young SW. Aberrant right hepatic artery: a normal variant demonstrated by computed tomography. J Comput Assist Tomogr 1981;5:411-412.
18. Ito K, Choji T, Fujita T, et al. Imaging of the portocaval space. AJR Am J Roentgenol 1993;161:329-334.
19. Kuhns LR, Borlaza G. Normal roentgen variant: aberrant right hepatic artery on computed tomography. Radiology 1980;135:392.
20. Song SY, Chung JW, Lim HG, et al. Nonhepatic arteries originating from the hepatic arteries: angiographic analysis in 250 patients. J Vasc Interv Radiol 2006;17:461-469.
21. Kim HS, Kim HY. Normal variation of right gastric artery origin on abdominal angiogram. J Korean Radiol Soc 1997; 37:443-447.
22. Nakamura H, Uchida H, Kuroda C, et al. Accessory left gastric artery arising from left hepatic artery: Angiographic study. AJR Am J Roentgenol 1980;134:529-532.
23. Ueno K, Miyazono N, Inoue H, et al. Embolization of the hepatic falciform artery to prevent supraumbilical skin rash during transcatheter arterial chemoembolization for hepatocellular carcinoma. Cardiovasc Intervent Radiol 1995;18:183-185.
24. Gibo M, Hasuo K, Inoue A, et al. Hepatic falciform artery: angiographic observations and significance. Abdom Imaging 2001;26:515-519.
25. Baba Y, Miyazono N, Ueno K, et al. Hepatic falciform artery: angiographic findings in 25 patients. Acta Radiol 2000; 41:329-333.
26. Derrick JR, Pollard HS, Moore RM. The pattern of arteriosclerotic narrowing of the celiac and superior mesenteric arteries. Ann Surg 1959;149:684-689.
27. Park CM, Chung JW, Kim HB, et al. Celiac axis stenosis: incidence and etiologies in asymptomatic individuals. Korean J Radiol 2001;2:8-13.
28. Song SY, Chung JW, Kown JW, et al. Collateral pathways in patients with celiac axis stenosis: angiographic-spiral CT correlation. Radiographics 2002;22:881-893.
29. Kwon JW, Chung JW, Song SY, et al. Transcatheter arterial chemoembolization for hepatocellular carcinomas in patients with celiac axis occlusion. J Vasc Interv Radiol 2002;13:689-694.
30. Kaufman JA. Visceral arteries. In: Kauman JA, Lee MJ. Vascular and Interventional Radiology: The Requesites. 1st ed. Philadelphia: Mosby, 2004:286-322.
31. Saad WE, Davies MG, Lee DE, et al. Arc of Buhler: incidence and diameter in asymptomatic individuals. Vasc Endo-

vasc Surg 2005;39:347–349.
32. Suzuki K, Prates JC, DiDio LJ. Incidence and surgical importance of the posterior gastric artery. Ann Surg 1978;187:134–136.
33. Alaghmand M, Manazno M, Venbrux AC. Alimentary tract vasculature. In: Mauro MA, Murphy KPJ, Thomson KR, et al. Image-Guided Intervention. 1st ed. Philadelphia: Saunders, 2008:380–396.
34. Lee WK, Chang SD, Duddalwar VA, et al. Imaging assessment of congenital and acquired abnormalities of the portal venous system. Radiographics 2011;31:905–926.
35. Gallego C, Velasco M, Marcuello P, et al. Congenital acquired anomalies of the portal venous system. Radiographics 2002;22:141–159.
36. Covey AM, Brody LA, Getrajdman GI, et al. Incidence, patterns, and clinical relevance of variant portal vein anatomy. AJR Am J Roentgenol 2004;183:1055–1064.
37. Atasoy C, Ozyürek E. Prevalence and types of main and right portal vein branching variations on MDCT. AJR Am J Roentgenol 2006;187:676–681.
38. Ito K, Matsunaga N, Mitchell DG, et al. Imaging of congenital abnormalities of the portal venous system. AJR Am J Roentgenol 1997;168:233?237.
39. Kang HK, Jeong YY, Choi JH, et al. Three-dimensional multi-detector row CT portal veinography in evaluation of portosystemic collateral vessels in liver cirrhosis. Radiographics 2002;22:1053–1061.
40. Uflacker R. Atlas of Vascular Anatomy: An Angiographic Approach. 2nd ed. Philadelphia: Lippincott Williams & Wilkins, 2007;699–802.

Chapter 17

복부 및 골반 혈관의 해부학 Ⅱ

김진우

Ⅰ 하대정맥*Inferior vena cava; IVC*

하대정맥은 복잡한 발생 과정을 거쳐 형성되며 그 결과 다양한 형태의 변이가 존재한다. 과거에는 복강 수술을 받은 제한된 환자군에서만 IVC의 변이를 발견하였다. 최근에는 초음파*ultrasound* 검사 및 컴퓨터단층촬영술*CT*과 자기공명영상*MRI* 등 촬영기법이 획기적으로 발전하면서 IVC 변이를 이해하기가 훨씬 쉬워졌다. IVC의 정상 해부학과 변이를 이해하는 것은 인터벤션 분야에서 정확하고 효과적인 시술을 위해 무엇보다 중요하다.

1. 정상 해부학 및 발생 과정

IVC는 후복강에 위치한 가장 큰 정맥이다. 양측 총장골정맥*common iliac vein*이 합류하면서 시작되며 대동맥의 우측을 따라 위로 주행하여 간을 지나 우심방으로 연결된다. 골반과 양측 하지의 정맥뿐만 아니라 요정맥*lumbar vein*, 생식선정맥*gonadal vein*, 부신정맥*suprarenal vein*, 신장정맥*renal vein*, 하횡격막정맥*inferior phrenic vein* 등 다수의 정맥들이 IVC로 유입된다.[1, 2]

IVC는 후복강 정맥망*retroperitoneal venous system*과 함께 발달하는데 태생 6~8주에 뒤기본정맥*posterior cardinal*, 아래기본정맥*subcardinal*, 위기본정맥*supracardinal* 등 세 쌍의 태아 정맥계*fetal venous system*로부터 형성된다(그림 17-1).[3-5] 뒤기본정맥은 셋 중 상대적으로 가장 이른 시기에 발생하는 정맥계인만큼 가장 일찍 퇴화하는 반면, 복내측에 위치한 아래기본정맥과 배내측에 위치한 위기본정맥은 왼쪽 혈관만 퇴화하고 남은 한쪽인 오른쪽은 잔류하여 각각 신장정맥상부 하대정맥*suprarenal IVC*과 신장정맥하부 하대정맥*infrarenal IVC*을 형성하게 된다. 마지막으로 suprarenal IVC는 우측 난황정맥*right vitelline vein*에서 기원한 간내 하대정맥*intrahepatic IVC*과 연결되고 infrarenal IVC는 잔류 뒤기본정맥*persistent posterior cardinal vein*에서 기원한 장골정맥*iliac vein*과 연결된다(그림 17-1). Huntington과 McLure 등은 고양이를 이용한 실험을 통해 태아 정맥계의 발달 및 퇴화 과정에서 다양한 형태학적 변이가 생긴다는 것을 밝힌 바 있다.[3] 임상적 측면에서 IVC의 변이는 대부분 증상을 일으키지 않으므로 관심의 대상이 아닐 수 있으나, 혈관 수술 또는 인터벤션 시술을 계획하는 시술자는 변이 혈관과 정상 혈관의 구조를 파악하고 있어야 한다.

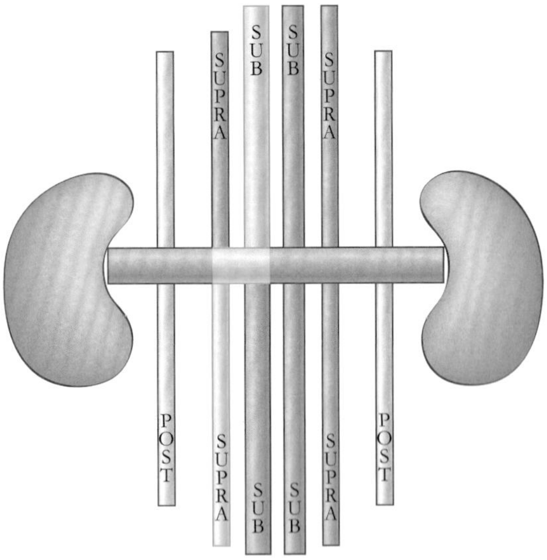

그림 17-1. 태아 정맥계의 모식도 하대정맥*IVC*(녹색 부분)은 태생 6~8주에 뒤기본정맥*posterior cardinal vein*, 아래기본정맥*subcardinal vein*, 위기본정맥*supracardinal vein* 등 세 쌍의 태아 정맥계*fetal venous system*로부터 형성된다. POST: posterior cardinal, SUB: subcardinal, SUPRA: supracardinal.

2. 하대정맥의 변이

(1) 좌측 하대정맥과 중복 하대정맥*Left IVC and double IVC*

좌측 하대정맥과 중복 하대정맥은 좌측 위기본정맥이 정상적인 퇴화 과정을 거치지 않고 잔류하는 경우에 발생한다.[6] 우측 위기본정맥의 동반 퇴화 여부에 따라 left IVC 또는 double IVC가 형성된다(그림 17-2). Left IVC와 double IVC의 빈도는 각각 0.2~0.5%와 1~3%로 double IVC가 left IVC에 비해 상대적으로 흔한 것으로 알려져 있다.[5] 두 경우 모두 왼쪽에 있는 IVC가 좌신장정맥*left renal vein*으로 유입된 뒤 대동맥의 앞쪽을 지나 오른쪽에 위치한 suprarenal IVC로 이행한다. 이 변이는 임상적인 의의는 없지만, 정맥 혈전으로 인한 폐색전증 환자에서 IVC 내 필터를 삽입할 경우 혈전의 발생 부위에 따라 필터를 삽입하기에 적합한 위치가 달라질 수 있으니 주의해야 한다.

(2) 신장정맥하부 하대정맥 결손증*Absence of infrarenal IVC*

매우 보기 드문 변이로, suprarenal IVC만 남고 infrarenal IVC가 전혀 형성되지 않은 경우를 말한다.[7] 태생학적 기형인지 또는 출산 전후에 발생한 IVC의 혈전에서 기인한 것인지에 대해서는 논란이 있다. 이러한 변이가 있는 환자에서는 정맥혈이 주로 상행요정맥*ascending lumbar vein*을 통해 기정맥-반기정맥계*azygos-hemiazygos system*로 유입되며 심부정맥혈전증의 발생빈도가 높은 것으로 알려져 있다. CT 및 MRI와 같은 단층 영상검사에서 곁순환 경로들이 확장된 소견을 확인할 수 있다.

(3) 대동맥후 좌신장정맥 및 대동맥주위 좌신장정맥 *Retroaortic and circumaortic left renal veins*

Suprarenal IVC와 infrarenal IVC의 사이 구간과 좌신장정맥은 양측 아래기본정맥사이 문합*intersubcardinal anastomosis*에서 기원한다.[3] 정상 인구의 1.7~3.4%에서는 좌

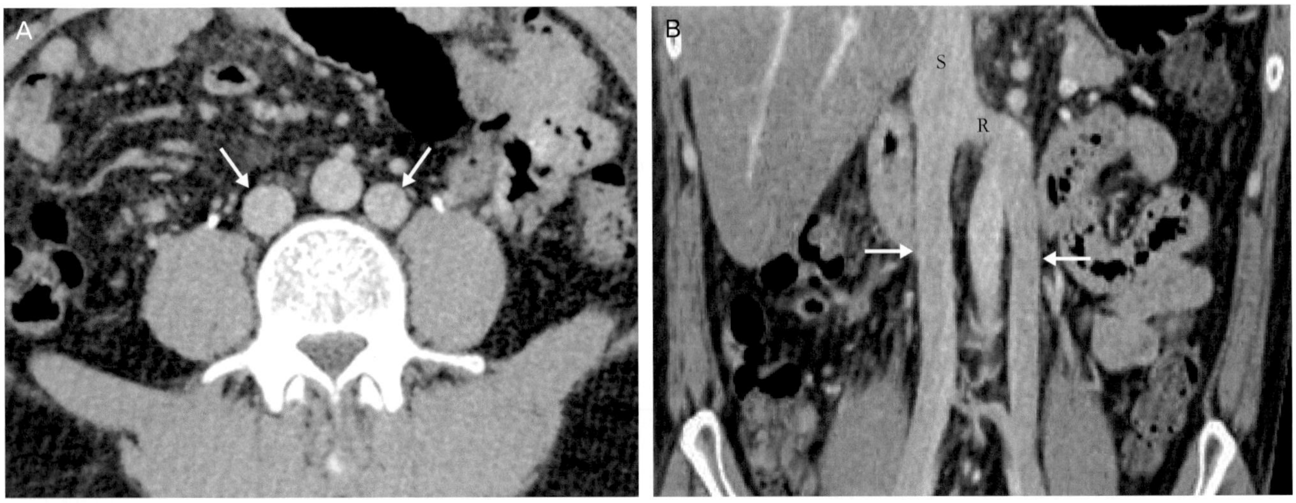

그림 17-2. 중복 하대정맥 A. CT상 대동맥의 양쪽으로 IVC(화살표)가 1개씩 관찰된다. B. 왼쪽에 있는 IVC(화살표)는 좌신장정맥(R)으로 유입된 뒤 대동맥의 앞쪽을 지나 suprarenal IVC(S)로 이행된다.

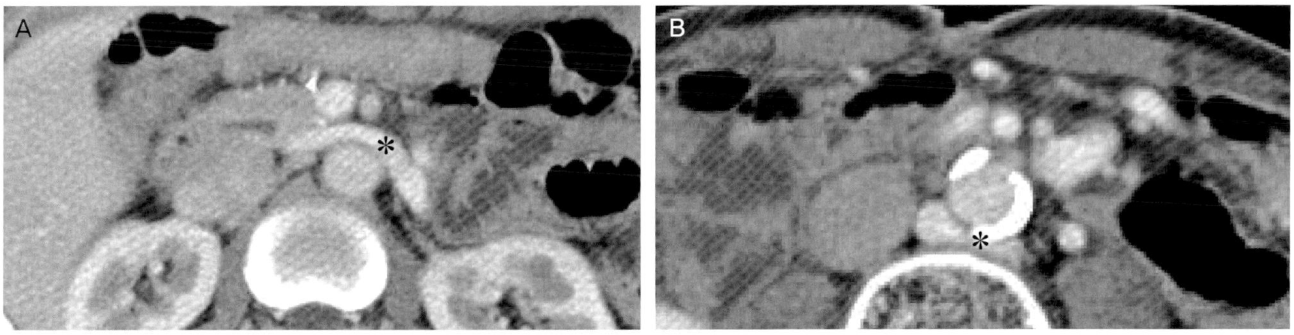

그림 17-3. 대동맥주위 좌신장정맥 2개의 신장정맥(별표)이 IVC를 앞뒤로 둘러싼 형태가 관찰된다.

신장정맥이 대동맥 뒤에 위치한 위기본정맥사이 문합*inter-supracardinal anastomosis*에서 기원한다. 이렇게 형성된 혈관을 대동맥후 좌신장정맥*retroaortic left renal vein*이라 부른다. 정상적인 좌신장정맥과 대동맥후 좌신장정맥이 공존하는 경우에는 2개의 신장정맥이 IVC를 둘러싸는 형태를 취하므로 대동맥주위 좌신장정맥*circumaortic left renal vein*이라고 부른다[8](그림 17-3). 대동맥주위 좌신장정맥에서는 2개의 좌신장정맥 중 대동맥 뒤로 주행하는 좌신장정맥이 상대적으로 아래쪽에 위치하게 된다. 대동맥후 좌신장정맥은 드물게 요관주위 정맥류*periureteral varices*, 고혈압, 혈뇨 등을 일으킬 수 있다.

(4) 하대정맥 중절과 기정맥 연장*Interruption of the IVC with azygos or hemiazygos continuation*

우측 아래기본정맥이 간내 IVC와 정상적으로 문합하지 못하는 경우 아래기본정맥이 퇴화하여 suprarenal IVC가 형성되지 않는다.[6, 9] 이러한 경우 infrarenal IVC는 기정맥으로 유입되고, left IVC는 반기정맥으로 유입된다. 이러한 변이는 내장역위증 같은 기형을 가진 환자에서 흔히 발견된다.

(5) 후대정맥 요관*Retrocaval ureter*

후대정맥 요관은 요관 자체의 기형보다는 IVC의 발생학적 이상에서 비롯된 것으로 다른 기형들과 달리 임상적으로 증상을 보일 수 있다.[3] 이 기형은 infrarenal IVC가 요관의 후내측에 위치한 우측 위기본정맥에서 기원하지 않고 요관의 전외측에 위치한 우측 뒤기본정맥에서 기원한다.[10] 따라서 우측 요관이 IVC의 후내측에 놓이게 되면서 IVC에 의해 압박되기 때문에 수신증 및 재발성 요로감염이 발생할 수 있다.

3. 하대정맥으로 유입되는 혈관

(1) 요정맥 및 상행요정맥*Lumbar veins and ascending lumbar veins*

요추 양측으로 총 네 쌍의 요정맥이 존재하며 복벽의 피부와 허리근육, 그리고 척추정맥얼기*vertebral venous plexus*에서 흐르는 정맥혈이 요정맥으로 유입된다.[1] 첫 번째와 두 번째 요정맥은 상행요정맥 및 기정맥으로 연결된다. 이 중 상행요정맥은 총장골정맥과 요정맥 사이를 연결하는데 요근을 따라 상방으로 주행하면서 늑간정맥*intercostal veins*과 기정맥, 반기정맥에 연결된다. IVC가 폐쇄되면 이와 같은 문합을 통해 곁순환이 이루어지므로 임상적으로 매우 중요하다.[11]

(2) 생식선정맥*Gonadal vein*

1) 고환정맥*Testicular vein*

고환과 부고환의 정맥혈은 음낭 내에서 덩굴정맥얼기*pampiniform plexus*를 거쳐 고환정맥으로 유입된다. 고환정맥은 상행하면서 서혜관*inguinal canal*을 통과하고 요근의 앞쪽을 지나가며, 그 경로 중에 주변 정맥과 다양한 형태로 연결된다. 1983년 Bahren 등은 고환정맥과 주변 혈관 사이의 연결 양상에 따른 형태학적 분류를 제시한 바 있다.[12, 13] 이러한 분류를 이해하면 정계정맥류에 대한 색전술을 시행할 때 치료 성공률을 향상시키는 데 도움이 된다. 일반적으로 우고환정맥은 IVC에 연결되고 좌고환정맥은 좌신장정맥에 연결된다(그림 17-4).

2) 난소정맥*Ovarian vein*

골반의 장기 주변에는 풍부한 정맥얼기가 존재하며 이는 대부분 내장골정맥*internal iliac vein*으로 유입된다.[14, 15] 난소정맥은 요근의 앞쪽을 지나 상행하여 우측은 IVC로 유

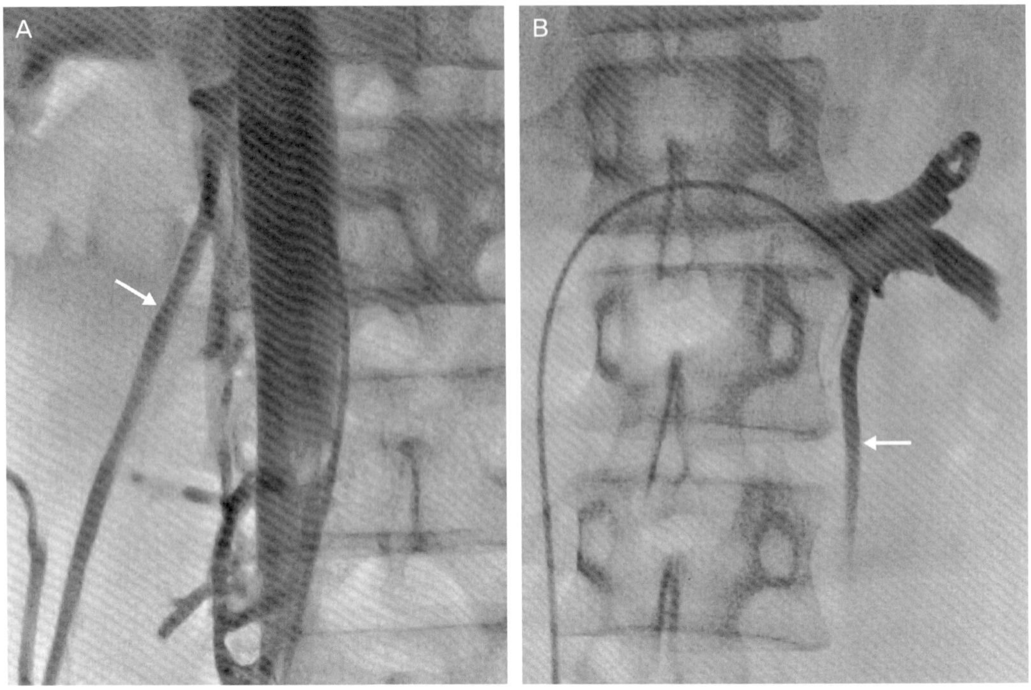

그림 17-4. 생식선정맥 A, B. 우측 생식선정맥(A, 화살표)은 IVC로 바로 유입되고 좌측 생식선정맥(B, 화살표)은 좌신장정맥으로 유입된다.

입되고 좌측은 좌신장정맥으로 유입된다.

(3) 신장정맥*Renal vein*

신장피질의 혈류가 모여 순차적으로 궁상정맥*arcuate vein*, 엽간정맥*interlobar*, 엽정맥*lobar vein*으로 이행되며 2~4개의 혈관(intrarenal trunk)으로 합쳐진 뒤 신문*renal hilum*에 도달한다(그림 17-5).[1] 양쪽 신장정맥은 모두 IVC로 유입되는데 좌신장정맥은 우신장정맥보다 길며 상대적으로 더 높은 위치에서 IVC로 유입된다. 우신장정맥은 우측 신장 외 다른 곳으로부터 혈류 유입이 없다. 좌신장정맥은 위쪽의 좌측 하부신정맥*left inferior adrenal vein* 및 좌측 하횡격막정맥에서 정맥혈이 유입되고 아래쪽에서는 좌측 생식선정맥에서 정맥혈이 유입된다. 또한 좌신장정맥의 뒤쪽에서는 좌측 두 번째 요정맥이 유입된다. Nutcracker syndrome같이 신장정맥 협착이 발생하는 경우에는 위에서 기술한 다수의 혈관들이 곁순환로로 발달한다.[16] 신장정맥의 변이는 신장동맥의 변이에 비해 드물며 대부분 우측에서 발견된다.

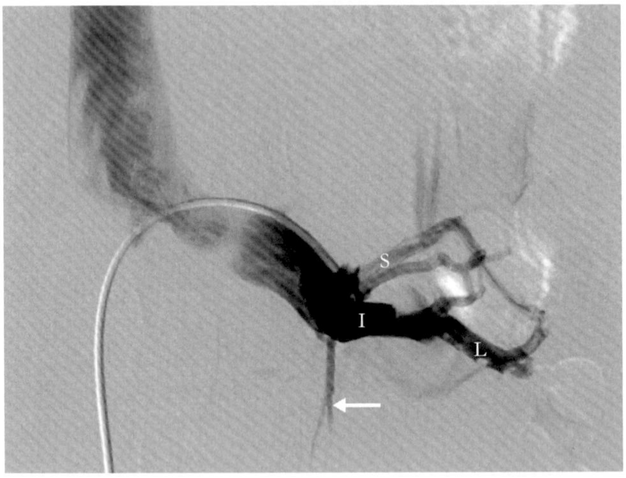

그림 17-5. 좌신장정맥 I: inferior trunk, L: interlobar vein, S: superior trunk, 화살표: gonadal vein.

(4) 부신정맥*Adrenal vein*

부신정맥은 부신동맥과 달리 양측에 1개씩만 존재한다.[17] 우부신정맥은 짧고 작으며 우신정맥보다 조금 위에서 IVC의 후측면으로 유입된다. 좌부신정맥은 우측에 비하여 더 크고 길며 췌장의 뒤쪽으로 하강하여 좌측 하횡격막정맥과 합쳐진 후 좌신장정맥으로 유입된다(그림 17-6, 17-7).

(5) 하횡격막정맥*Inferior phrenic vein*

우측 하횡격막정맥은 우측 간정맥이 IVC를 만나는 부위 또는 그 직상방에서 IVC에 연결된다.[1, 18] 좌측에는 2개의 하횡격막정맥이 존재하는 경우가 많은데, 하나는 IVC로 바로 유입되고 남은 하나는 좌부신정맥 또는 좌신장정맥으로

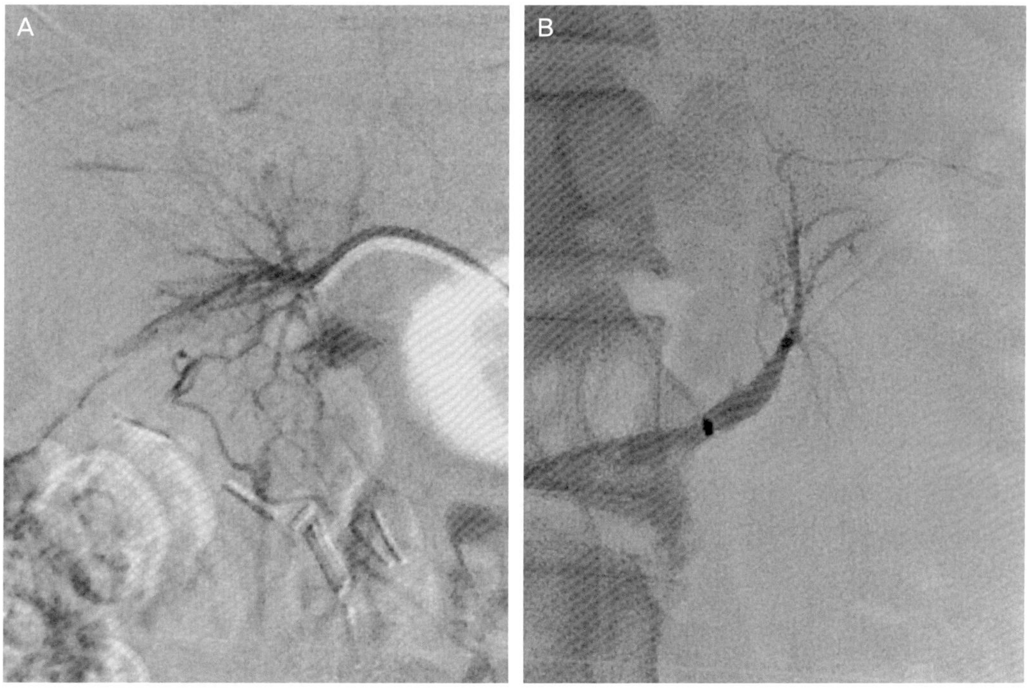

그림 17-6. 부신정맥혈 채취술 중 촬영된 부신정맥 A. 우측 B. 좌측

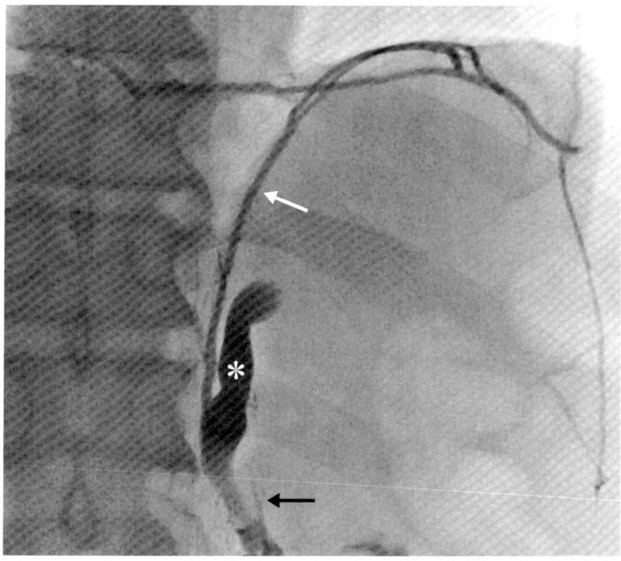

그림 17-7. BRTO 시술 중 촬영된 왼쪽 하횡격막정맥 하횡격막정맥(흰색 화살표)으로 유입되는 위정맥류(꽃표)가 관찰된다. 하횡격막정맥은 부신정맥(검은색 화살표)과 합쳐진 뒤 좌신장정맥으로 유입된다.

유입된다. 간문맥고혈압 환자에서 발생하는 위정맥류가 좌하횡격막정맥으로 유입되어 우회로*gastrorenal shunt*를 형성하는 경우도 있다(그림 17-7).[19]

4. 하대정맥 폐쇄 시 발달하는 곁순환 경로

Collateral pathways in IVC obstruction

IVC로 유입되는 혈관이 많은 만큼 IVC의 폐쇄 시 다양한 곁순환 경로가 발달할 수 있으며, 폐쇄 위치에 따라 간내*hepatic*, 간하부*infrahepatic*, 신장정맥하부*infrarenal* 폐쇄로 나뉜다. 우리나라에서는 간내 폐쇄가 가장 흔한데, 이는 대부분 하대정맥의 막성폐쇄*membranous obstruction of the IVC; MOVC*에 의한 것이다. 곁순환로는 크게 중심정맥 경로, 중간정맥 경로, 표재정맥 경로, 문맥계 경로의 4가지로 나눌 수 있다.[1, 20]

(1) 중심정맥 경로*Central pathway*

IVC가 폐쇄되는 경우 가장 흔한 곁순환 경로이다. 정맥혈이 요정맥, 상행요정맥, 척추옆정맥총*paraspinal venous plexus* 등의 혈관을 통해 기정맥-반기정맥계로 유입된다. 중심정맥 경로는 좌하횡격막정맥과 함께 좌신장정맥으로도 연결되어 있어 중요한 곁순환 경로이다.[1, 2, 11]

(2) 중간정맥 경로*Intermediate pathway*

MOVC처럼 간내 IVC가 폐쇄된 경우에는 심낭횡격막정맥*pericardiophrenic vein*, 간피막하정맥*hepatic subcapsular* vein, 후복막정맥*retroperitoneal vein* 등 혈관을 통해 곁순환 경로가 형성된다. 신장정맥하부 폐쇄 시에는 신장정맥, 생식선정맥, 요관정맥 등의 혈관을 통해 곁순환이 발달할 수 있다.[1, 2, 11]

(3) 표재정맥 경로*Superficial pathway*

IVC 폐쇄 환자의 CT에서 복벽 내에 위치한 구불구불한 모양의 혈관들이 많은 경우에 발견되는데, 이는 IVC 폐쇄의 위치와 관계 없이 가장 흔히 관찰된다. 가장 잘 알려진 곁순환로는 하복벽정맥*inferior epigastric vein* 및 장골회선정맥*circumflex iliac vein*을 통해 상복벽정맥*superior epigastric vein* 및 가슴배정맥*thoracoabdominal vein*으로 연결되는 경로이다. 이 경로는 요정맥*lumbar vein*과 같은 혈관을 통해 중심정맥 경로와도 교통할 수 있다.[1, 2, 11]

(4) 문맥계 경로*Portal system*

IVC 폐쇄 시 중직장정맥*middle rectal vein* 및 하직장정맥*inferior rectal vein*의 혈류가 상직장정맥*superior rectal vein*을 통해 문맥계로 우회할 수 있다. 복벽의 정맥들도 제방정맥*paraumbilical vein*을 통해 문맥계와 교통할 수 있다.[1, 2, 11]

Ⅱ 신장 혈관, 부신 혈관, 생식선 혈관

1. 신장동맥*Renal artery*

(1) 신장동맥의 정상 해부학

대동맥에서 기시하는 신장동맥은 일반적으로 양쪽에 1개씩 존재하며 상장간막동맥*superior mesenteric artery*의 기시부 기준으로 약 1~2cm 아래쪽(제2요추와 비슷한 높이)에서 나온다.[21] 일반적으로는 좌신장동맥의 기시부가 우측에 비하여 높게 위치한다. 우신장동맥은 IVC의 뒤쪽을 지나서 우측 신장을 향해 대각선 아래로 주행한다. 좌신장동맥은 수평으로 주행하여 신장 안으로 들어간다.[22, 23]

신장동맥은 신장 문 근처에서 앞가지*anterior branch* 및 뒤가지*posterior branch*로 나뉘는데 후자는 신장의 뒷부분을 주로 공급한다(그림 17-8). 신장동맥의 앞가지는 신장 안에서 다시 꼭대기구역 동맥*apical segmental artery*, 위구역 동맥*upper segmental artery*, 중간구역 동맥*middle segmental artery*, 아래구역 동맥*lower segmental artery*으로 분지한다. 이 중 꼭대기구역 동맥 및 아래구역 동맥은 신장의 위와 아래 극의 앞쪽과 뒤쪽 부위에 혈류를 공급하고 위구역 동맥 및 중간구역 동맥은 신장 앞쪽의 남은 부위에 혈류를 공급한다. 구역동맥*segmental artery*은 신장 실질 내로 주행하면서 순차적으로 엽동맥*lobar artery*, 엽간동맥*interlobar artery*, 궁상동맥*arcuate artery*, 소엽간동맥*interlobular artery*으로 이행된다. 각 구역동맥은 끝동맥*end artery*이며 서로 연결되어 있지 않다. 앞가지와 뒤가지가 각각 분포하는 영역 사이에는 상대적으로 혈관 분포가 적은 구역이 있는데 이를 avascular plane of Brodel이라고 부른다. 신장 수술을 하거나 경피적 신루술*percutaneous nephrostomy*을 할 경우에는 다른 부위보다 이 부위를 절개하거나 천자하여 출혈 위험성을 낮추도록 한다.

(2) 신장동맥의 변이*Variations of the renal artery*

신장동맥이 한쪽에서 2개 이상 발견되는 경우가 있는데,[22, 23] Uflacker 등은 혈관의 기시부와 공급하는 부위에 따라 신문동맥*hilar artery*, 신문외동맥*extrahilar artery*, 위극동맥*superior polar artery*, 아래극동맥*inferior polar artery*,

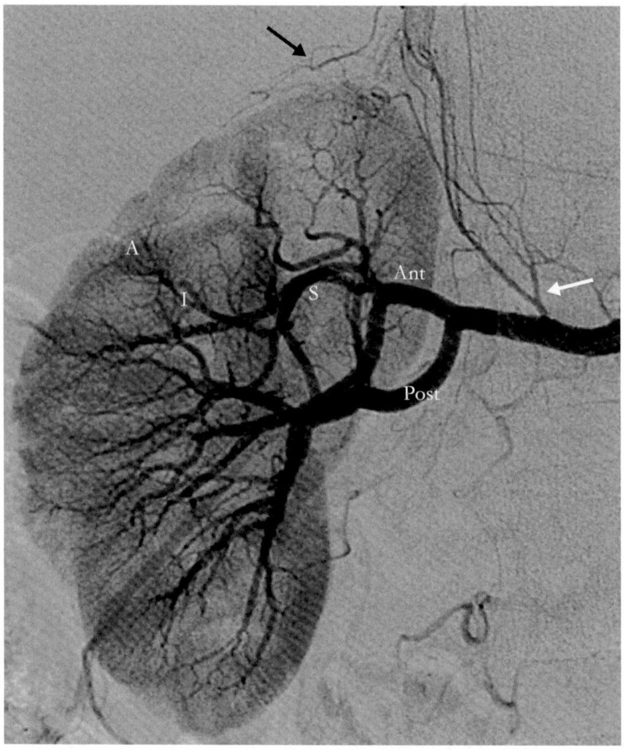

그림 17-8. 우측 신장동맥조영술 A: arcuate artery, Ant: anterior trunk, I: interlobar artery, Post: posterior trunk, S: segmental artery. (흰색 화살표: inferior adrenal artery, 검은색 화살표: capsular artery)

조기 분기*precocious bifurcation* 등으로 분류하였다(그림 17-9).[1] Ozkan 등은 하나 이상의 동맥*multiple arteries*이 존재하는 경우를 가장 흔한 변이로 보고하였다.[21]

2. 부신동맥*Adrenal artery*

부신은 상, 중, 하 부신동맥*superior, middle, and infer-ior adrenal artery*을 통해 혈류를 공급받는다. 상부신동맥(그림 17-10A)은 하횡격막동맥에서 기시하고 중부신동맥은 대동맥에서 직접 기시한다. 하부신동맥(그림 17-10B)은 신장동맥에서 기시한다.[1, 24] 부신동맥은 부신의 표면에서 피막동맥*capsular artery*을 형성하면서 여러 갈래로 나뉜 뒤 부신 실질로 들어간다.

3. 생식선동맥*Gonadal artery*

고환동맥*testicular artery* 및 난소동맥*ovarian artery*은 대동맥의 앞측면, 신장동맥의 기시부보다 약간 아래에서 기시하여 후복벽을 따라 밑으로 주행한다. 드물게 생식선동맥이 아래극신장동맥*inferior polar renal artery*, 요동맥, 부신동맥 또는 장골동맥*iliac artery*에서 기시하기도 한다.

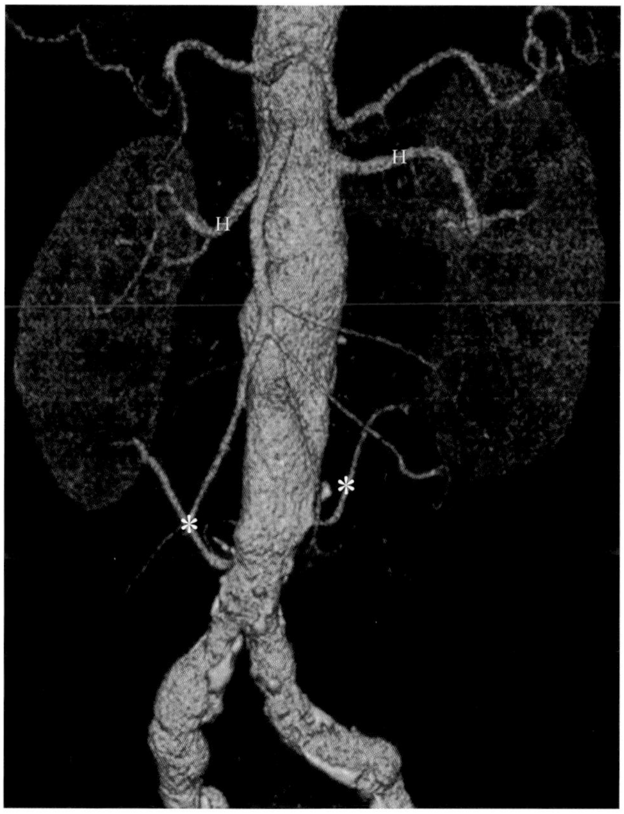

그림 17-9. 신장동맥의 변이 양쪽 신장의 hilar artery(H)와 inferior polar artery(꽃표)가 대동맥에서 각각 따로 기시한다.

고환동맥은 골반테두리에서 외장골동맥을 지나 서혜륜*inguinal ring*을 통해 정삭*spermatic cord* 내로 들어가서 음낭 내에 분포한다. 요관, 신장주위 지방, 장골림프절, 고환올림근*cremaster muscle*에 혈액을 공급한다.[25]

난소동맥은 골반 내에서 난소걸이인대*suspensory ligament of the ovary* 속으로 들어가 난소로 분지를 낸다. 전체 여성 중 난소와 자궁관이 난소동맥과 자궁동맥으로부터 이중으로 혈액을 공급받는 여성이 50% 이상을 차지한다. 난소동맥과 자궁동맥이 서로 문합을 이룬 경우에는 자궁동맥색전술*uterine artery embolization* 또는 자궁근종색전술*uterine fibroid embolization*을 시행한 후에 난소부전*ovarian failure* 또는 조기폐경과 같은 합병증이 일어날 수 있다(그림 17-11).[1, 26-30]

Ⅲ 골반의 혈관

1. 골반의 동맥

(1) 내장골동맥*Internal iliac artery, hypogastric artery*

대동맥은 네 번째 요추 수준에서 양측 총장골동맥*common iliac artery*으로 나뉘고 이는 다시 외장골동맥*external iliac artery* 및 내장골동맥*internal iliac artery*으로 구분된다.[1, 31] 외장골동맥은 하지에 혈액을 공급하고 내장골동맥은 골반 내 장기, 근육, 신경 등에 혈액을 공급한다. 내장골동맥의 길이는 총장골동맥의 길이에 반비례하는데 동양인에서는 총장골동맥의 길이가 짧고 내장골동맥의 길이가 긴 경향이 있다. 내장골동맥은 대좌골공*greater sciatic foramen* 근처에서 앞쪽과 뒤쪽 두 갈래로 뷴지한다. 앞가지*anterior division*는 방광, 자궁, 직장, 질에 혈액을 공급하고, 뒤가지*posterior division*는 골반의 뼈, 근육, 신경에 혈액을 공급한다(그림 17-12, 17-13). 혈관조영술에서 골반의 동맥들이 서로 겹쳐서 보일 때에는 우전사위 또는 좌전사위*right or left anterior oblique* 촬영법으로 내장골동맥의 가지들을 보다 쉽게 관찰할 수 있다.

1) 앞가지*Anterior division*

① **방광동맥***Vesical artery*

방광동맥은 방광 외에도 정관, 요관 등에 혈류를 공급한

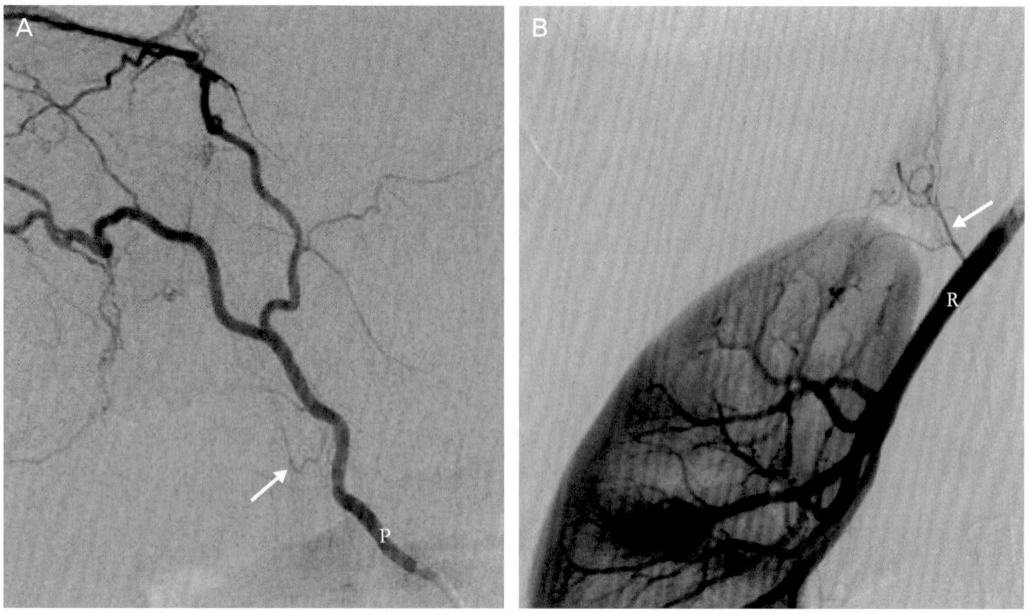

그림 17-10. 오른쪽 상부신동맥(A, 화살표)과 하부신동맥(B, 화살표) P: right inferior phrenic artery, R: renal artery.

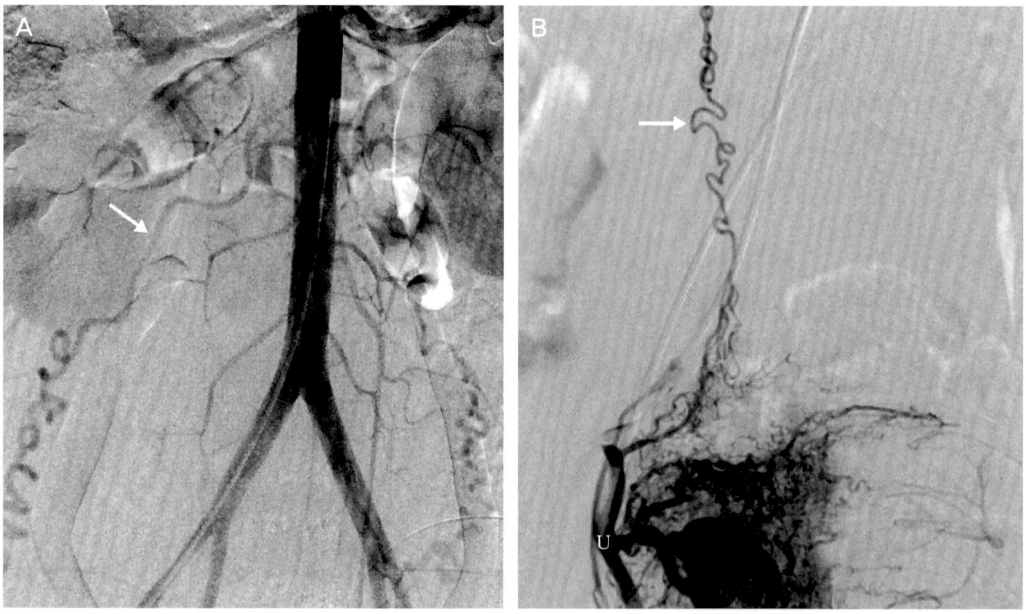

그림 17-11. 난소동맥 A. 대동맥조영술에서 신장의 기시 부위보다 낮은 위치에서 기시한 난소동맥(화살표)이 관찰된다. B. 오른쪽 자궁동맥조영술에서 자궁동맥(U)과 난소동맥(화살표) 사이 문합이 관찰된다.

다. 상방광동맥*superior vesical artery* 및 하방광동맥*inferior vesical artery*이 존재하는데, 하방광동맥은 전립선에 혈류를 공급하기도 한다(그림 17-12, 17-13).

② **폐쇄동맥***Obturator artery*

주로 내장골동맥의 앞가지에서 단독으로 기시하며 때로는 내음부동맥*internal pudendal artery*, 하둔동맥*inferior gluteal artery*, 질동맥*vaginal artery* 등과 함께 기시한다(그림 17-12). 드물게 내장골동맥의 뒤가지에서 기시하거나 외장골동맥 또는 하복벽동맥*inferior epigastric artery*에서 기시하는 경우도 보고된 바 있다.[32] 폐쇄동맥은 폐쇄관*obturator foramen*을 통과해서 앞가지와 뒤가지로 분지한다. 앞가지는 주변 근육에 혈류를 공급하며 내대퇴회선동맥*medial circumflex femoral artery*과 문합한다. 뒤가지는 주변 근육에 혈류를 공급하고 비구를 향한 가지*acetabular branch*를 통해 비

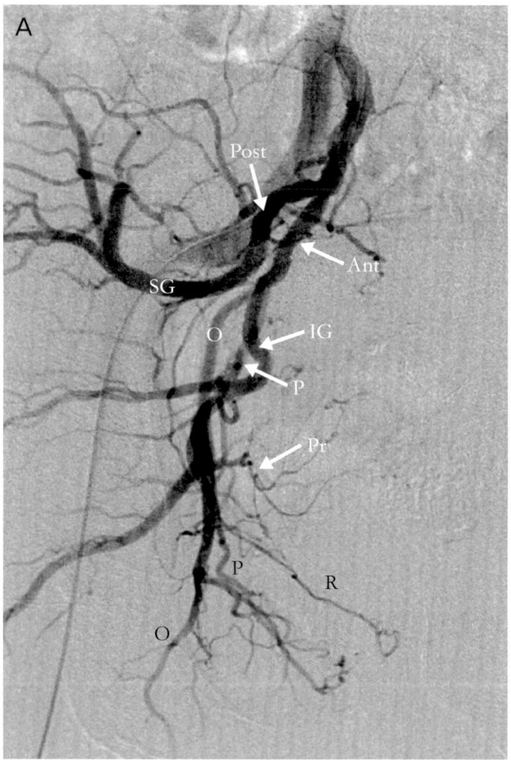

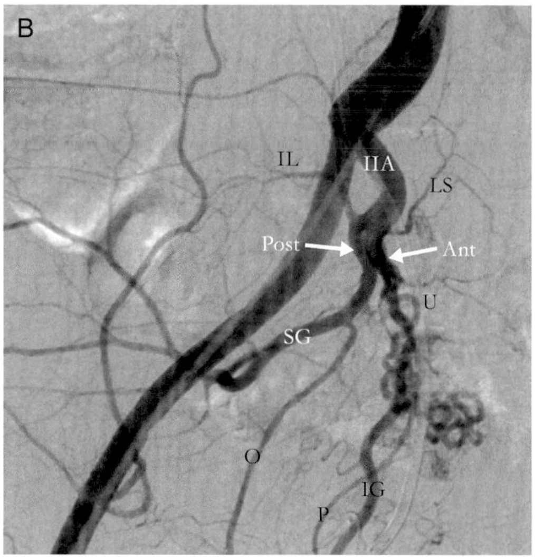

그림 17-12. 내장골동맥의 조영술 A. 전후 모습(남성) B. 동측전사위 모습(여성) Ant: anterior division, IG: inferior gluteal artery, IIA: internal iliac artery, IL: iliolumbar artery, LS: lateral sacral artery, O: obturator artery, P: internal pudendal artery, Post, posterior division, Pr: prostatic artery, R: middle rectal artery, SG: superior gluteal artery, U: uterine artery, V: vesical artery

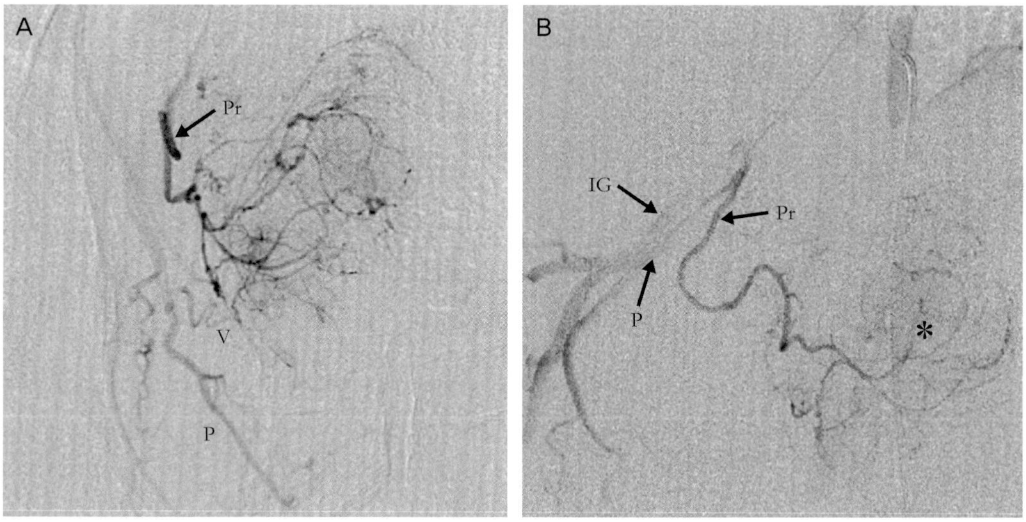

그림 17-13. 전립선동맥의 조영술 A. 전후*anterior-posterior projection* 사진 B. 전사위*anterior oblique projection* 사진 IG: inferior gluteal artery, P: internal pudendal artery, Pr: prostatic artery, V: vesical artery. 꽃표: prostate gland

구와*acetabular fossa*와 대퇴골두*femoral head*에 혈류를 공급한다. 뒤가지는 하둔동맥*inferior gluteal artery*과 문합한다.

③ **내음부동맥***Internal pudendal artery*

바깥생식기관*external genitalia*의 주요 동맥으로 회음동맥*perineal artery*, 음경동맥*penile artery*, 요도동맥*urethral artery*으로 분지한다(그림 17-12, 17-13). 또한 하직장동맥*inferior rectal artery*을 통해 직장의 일부에 혈류를 공급하는데, 하직장동맥은 상직장동맥 및 중직장동맥과 문합하여 하장간막동맥*inferior mesenteric vein*과 간접적으로 연결된다.

④ **전립선동맥***Prostatic artery*

전립선에 동맥혈류를 공급하는 주 혈관으로서 전립선의 양쪽에 전립선동맥이 하나(60%) 또는 둘씩(40%) 존재할 수 있다(그림 17-12, 17-13). 전립선동맥의 기시 부위는 다양한데 내음부동맥에서 기시하는 경우가 가장 흔하며(35%), 때로는 상방광동맥과 함께 기시(20%)하거나 내장골동맥의 앞가지에서 직접 기시(15%)한다. 드물게 폐쇄동맥에서 기시(10%)하는 전립선동맥이 발견된다.[33] 전립선동맥은 전립선 속으로 들어가기 전에 두 분지로 나뉘는데 하나는 전립선의 중심 부위에 혈류를 공급(anterior–lateral prostatic pedicle)하고, 남은 하나는 전립선의 가장자리 부위에 혈류를 공급(posterior–lateral prostatic pedicle)한다. 두 가지는 전립선 안에서 서로 문합하며, 그 외 반대편 전립선동맥, 방광동맥, 내음부동맥, 직장동맥 등과 문합한다. 혈관조영술에서 전립선동맥의 기시부와 주변 혈관 사이 관계를 관찰하는 데에 동측전사위 촬영 기법*ipsilateral anterior oblique projection*이 도움이 된다(그림 17–13B).

⑤ **자궁동맥***Uterine artery*

자궁동맥은 자궁, 질, 요관, 자궁넓은인대, 원인대, 자궁관, 난소 등에 혈류를 공급한다(그림 17–12). 자궁동맥은 기시 부위에 따라 4가지로 분류된다.[1, 34]

- Ⅰ형: 자궁동맥이 하둔동맥*inferior gluteal artery*의 첫 번째 가지로 기시한다.
- Ⅱ형: 자궁동맥이 하둔동맥의 두 번째 또는 세 번째 가지로 기시한다.
- Ⅲ형: 내장골동맥의 앞가지가 상둔동맥*superior gluteal artery*, 하둔동맥, 자궁동맥 등 세 갈래로 분지한다.
- Ⅳ형: 내장골동맥이 앞가지와 뒤가지로 나뉘는 지점보다 근위부에서 자궁동맥이 기시한다.

자궁동맥은 내장골동맥의 내측에서 기시하여 자궁의 경부와 비슷한 높이에서 수평으로 주행했다가 자궁벽에 도달하는 지점에서 상방으로 경로가 바뀌면서 구불구불한 모양을 띠는데, 이러한 특징적인 형태 때문에 혈관조영술에서 비교적 쉽게 찾을 수 있다(그림 17–12). 자궁동맥은 궁상동맥*arcuate artery*이라는 이름의 혈관으로 자궁벽 내에 분포하며 이 혈관들은 서로 문합을 이룬다. 자궁동맥은 난소동맥과 함께 난소에 혈류를 공급한다.[30] 일반적으로 자궁동맥은 난소의 내측 절반과 자궁관의 내측 부위에 혈류를 공급하고 난소동맥은 난소와 자궁관의 남은 부위에 혈류를 공급한다. 난소동맥과 자궁동맥이 서로 문합을 이룬 경우에는 자궁동맥색전술 또는 자궁근종색전술을 시행한 후에 난소부전 또는 조기폐경 같은 합병증이 발생할 수 있다. 따라서 이러한 시술을 시행할 때에는 각별히 주의해야 한다.[1, 26–30]

⑥ **질동맥***Vaginal artery*

남성에서 발견되는 하방광동맥과 기원이 같은 혈관으로 알려져 있으며 내장골동맥에서 기시하거나 자궁동맥에서 기시한다.[28] 질동맥은 질 외에도 방광의 저부, 직장 등에 혈류를 공급한다.

⑦ **중직장동맥***Middle rectal artery*

하부 직장에 혈류를 공급한다. 혈관조영술에서 전립선동맥 및 방광동맥과 문합을 이룬 모습을 볼 수 있다(그림 17–12).

⑧ **하둔동맥***Inferior gluteal artery*

앞가지의 가장 큰 종말동맥으로 둔부와 대퇴의 근육에 혈액을 공급한다. 이 혈관은 좌골신경*sciatic nerve* 및 후대퇴피부신경*posterior femoral cutaneous nerve*을 따라 분포하면서 신경에 혈류를 공급한다(그림 17–12, 17–13). 따라서 내장골동맥에 대한 색전술 후 신경허혈 및 하지마비가 발생할 수 있다.

2) 뒤가지*Posterior division*

① **장요동맥***Iliolumbar artery*

천장관절*sacroiliac joint*의 바깥을 따라 위로 주행하는 혈관으로 허리와 장골 쪽으로 가지를 낸다(그림 17–12). 허리쪽 분지*lumbar branch*는 네 번째 요동맥과 문합을 이루며 말총*cauda equina*의 일부와 L5, S1, S2 신경의 배쪽 가지*ventral rami*에 혈류를 공급하는데 이 혈관이 막힐 경우 하지마비가 발생할 수 있다. 장골 쪽 분지*iliac branch*는 영양공*nutrient foramen*을 통해 장골에 혈류를 공급하며 상둔동맥*superior gluteal artery*, 장골회선동맥*circumflex iliac artery*, 외대퇴회선동맥*lateral circumflex femoral artery* 등과 문합을 이룰 수 있다.

② **외측천골동맥***Lateral sacral artery*

천골과 주변 근육에 혈류를 공급하는 혈관으로 정중천골동맥과 문합을 이루기도 한다(그림 17–12).

③ **상둔동맥***Superior gluteal artery*(그림 17–12)

내장골동맥의 가장 큰 분지로 뒤가지의 끝에서 바로 이어진다. 이상근*pyriformis muscle* 위에서 좌골공*sciatic foramen*을 통과한 뒤 표재 및 심부 가지로 나뉜다. 표재가지는 대둔근에 혈류를 공급하고 하둔동맥 및 외측천골동맥과 문합을 이룬다. 심부가지는 심부장골회선동맥*deep circumflex iliac artery* 및 외측장골회선동맥*lateral circumflex iliac artery*, 내측장골회선동맥*medial circumflex iliac artery* 등과 문합을 이룬다.

(2) 골반 동맥혈액의 곁순환 경로

대동맥 및 좌골동맥이 폐쇄된 경우 대동맥과 골반동맥 사이에서 발달할 수 있는 잠재적 곁순환 경로는 여러 가지이다.[1, 35] 대표적인 곁순환 경로는 다음과 같다(그림 17-14, 17-15).

1) 내장골동맥의 앞가지*anterior division*

① 양쪽 방광동맥 사이 문합
② 양쪽 전립선동맥 사이 문합
③ 전립선동맥과 중직장동맥 또는 내음부동맥 사이 문합
④ 중직장동맥과 하장간막동맥의 가지인 상직장동맥 사이 문합
⑤ 자궁동맥과 난소동맥 사이 문합
⑥ 폐쇄동맥과 내측대퇴회선동맥 또는 하복벽동맥 사이 문합
⑦ 하둔동맥과 심부대퇴동맥 사이 문합

2) 내장골동맥의 뒤가지*posterior division*

① 상둔동맥과 심부장골회선동맥 또는 장요동맥 사이 문합
② 장요동맥과 가장 아래쪽 요동맥 사이 문합
③ 양쪽 외측천골동맥 사이 문합
④ 외측천골동맥과 상둔동맥 또는 정중천골동맥 사이 문합

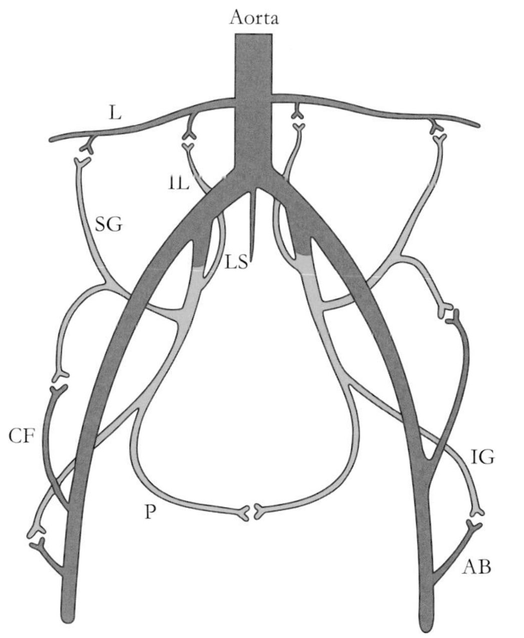

그림 17-14. 골반 동맥혈액의 곁순환 경로 AB: anterior branch of deep femoral artery, CF: circumflex femoral artery; IG: inferior gluteal artery, IL: iliolumbar artery, L: lumbar artery, LS: lateral sacral artery, P: pudenal artery, SG: superior gluteal artery.

2. 골반의 정맥

(1) 내장골정맥에 유입되는 정맥

대좌골궁*great sciatic foramen* 부근에서 여러 개의 정맥이 모여 내장골정맥으로 이행되고 이는 천장관절*sacroiliac joint* 앞에서 외장골정맥*external iliac vein*과 만나서 총장골정맥*common iliac vein*으로 유입된다.[1, 2, 11, 14, 15] 내장골정맥으로 유입되는 정맥들은 내장골동맥의 분지들과 동일하게 분포한다(그림 17-16). 골반 바깥쪽에서 유입되는 정맥, 천골 앞에서 유입되는 정맥, 골반 안쪽 장기에서 유입되는 정맥의 세 부류로 나눌 수 있다.

1) 골반 바깥쪽에서 유입되는 정맥

① 상둔정맥*superior gluteal veins*
② 하둔정맥*inferior gluteal veins*
③ 내음부정맥*internal pudendal veins*
④ 폐쇄정맥*obturator vein*

2) 천골 앞에서 유입되는 정맥

① 외측천골정맥*lateral sacral veins*

3) 골반 안쪽 장기에서 유입되는 혈관

① 중직장정맥*middle rectal veins*
② 직장정맥망*rectal venous plexus*
③ 전립선정맥망*prostatic venous plexus*
④ 방광정맥망*vesical venous plexus*
⑤ 등쪽음경정맥 및 음경정맥망*dorsal veins of the penis and penile venous plexus*
⑥ 자궁정맥망*uterine plexuses*

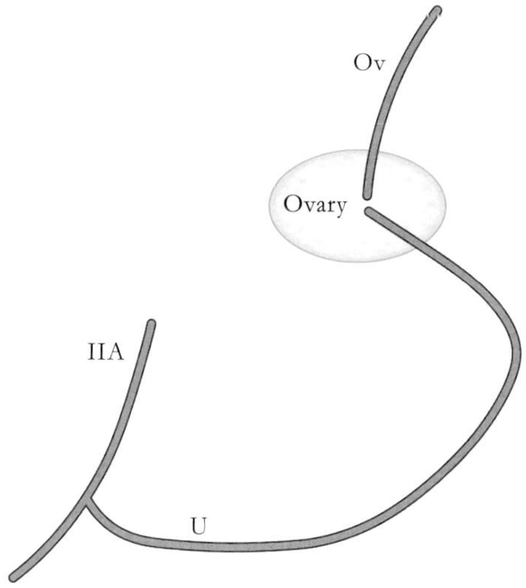

그림 17-15. 자궁동맥과 난소동맥을 통한 곁순환 경로 IIA: internal iliac artery, Ov: ovarian artery, U: uterine artery.

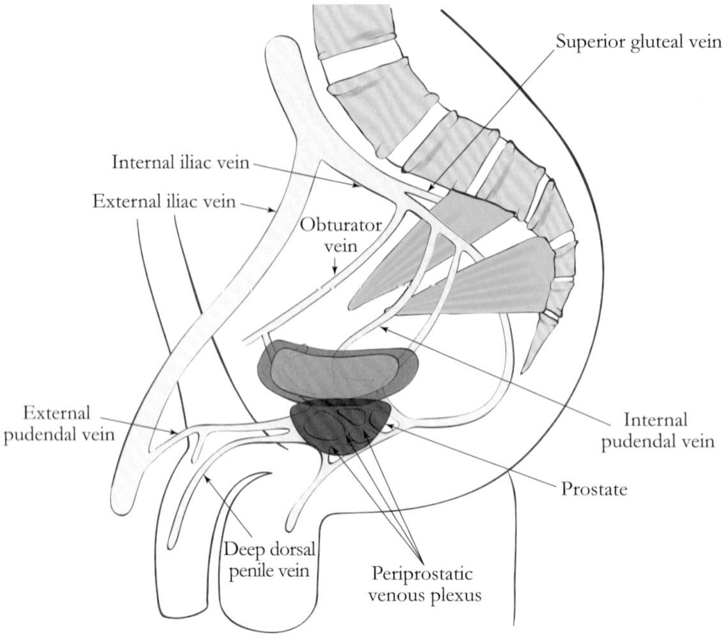

그림 17-16. 골반 정맥계의 모식도

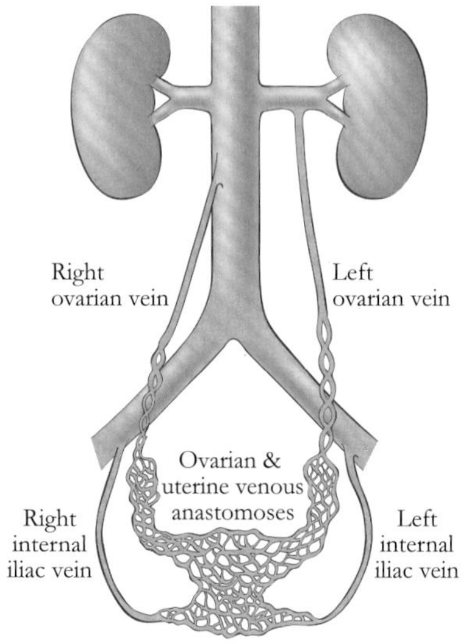

그림 17-17. 자궁정맥망을 통한 곁순환

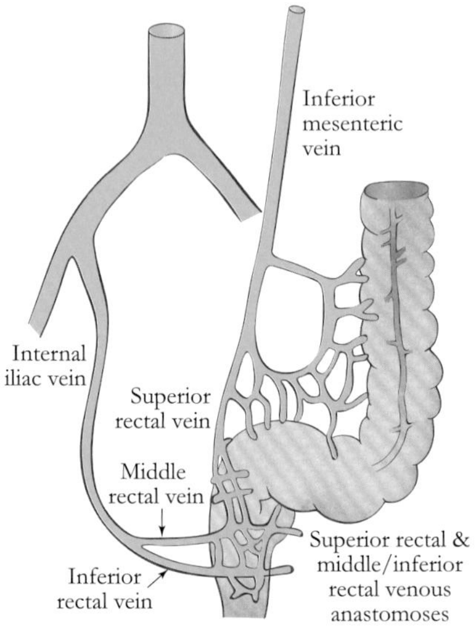

그림 17-18. 직장정맥을 통한 곁순환 SR: superior rectal vein, MR: middle rectal vein, IR: inferior rectal vein.

⑦ 질정맥망*vaginal plexuses*

위에 기술된 혈관 중 직장정맥망은 문맥계와 체정맥계를 연결한다. 직장 주변에는 속*internal*과 바깥*external* 정맥망이 존재하는데 속정맥망은 주로 상직장정맥*superior rectal vein*으로 유입되고 바깥정맥망은 주로 중직장정맥*middle rectal vein* 및 하직장정맥*inferior rectal vein*으로 유입된다.

(2) 골반 정맥혈액의 곁순환 경로

IVC 또는 외장골정맥이 폐쇄되면 내장골정맥으로 유입되는 혈관들을 통해 곁순환 경로가 발달한다.[1, 2, 11, 14, 15]

자궁과 질 주변 정맥망*uterine and vaginal venous plexus* 혈류의 일부는 내장골정맥으로 유입되고 일부는 난소정맥을 통해 IVC로 유입되는데, IVC 또는 총장골정맥 폐쇄 시 이러한 정맥망을 통해 곁순환이 이루어질 수 있다(그림 17-17). 방광정맥망*vesical plexus*의 혈류는 요관주위정맥*periureteric* *vein*을 통해 비슷한 경로로 결순환을 이룬다.

외장골정맥이 폐쇄된 경우에는 하지의 정맥 혈류가 내장골회선정맥 및 외장골회선정맥을 통해 폐쇄정맥 및 하둔정맥으로 유입되거나 외음부정맥을 통해 내음부정맥 및 골반 속의 다른 정맥망으로 유입된다.

상직장정맥망*superior rectal venous plexus*은 하장간막정맥을 통해 문맥계와 연결되고 중직장정맥망 및 하직장정맥망은 내장골정맥을 통해 체순환계와 연결된다(그림 17-18). 이러한 연결은 문맥고혈압 환자에서 문맥대정맥연결*portocaval anastomosis*이 이루어지는 대표적인 경로이다.[2]

참고문헌

1. Uflacker R. Atlas of Vascular Anatomy: An Angiographic Approach. 2nd ed. Philadelphia: Lippincott Williams & Wilkins, 2007:457–703.
2. Kapur S, Paik E, Rezaei A, et al. Where there is blood, there is a way: unusual collateral vessels in superior and inferior vena cava obstruction. Radiographics 2010;30:67–78.
3. Bass JE, Redwine MD, Kramer LA, et al. Spectrum of congenital anomalies of the inferior vena cava: cross-sectional imaging findings. Radiographics 2000;20:639–652.
4. Gayer G, Luboshitz J, Hertz M, et al. Congenital anomalies of the inferior vena cava revealed on CT in patients with deep vein thrombosis. AJR Am J Roentgenol 2003;180:729–732.
5. Mayo J, Gray R, St Louis E, et al. Anomalies of the inferior vena cava. AJR Am J Roentgenol 1983;140:339–345.
6. Kandpal H, Sharma R, Gamangatti S, et al. Imaging the inferior vena cava: a road less traveled. Radiographics 2008;28:669–689.
7. Bass JE, Redwine MD, Kramer LA, et al. Absence of the infrarenal inferior vena cava with preservation of the suprarenal segment as revealed by CT and MR venography. AJR Am J Roentgenol 1999;172:1610–1612.
8. Kottra JJ, Castellino RA. The circumaortic left renal vein. Angiographic appearance. Radiology 1970;95:141–143.
9. Petersen RW. Infrahepatic Interruption of the Inferior Vena Cava with Azygos Continuation (Persistent Right Cardinal Vein). Radiology 1965;84:304–307.
10. Kyei MY, Yeboah ED, Klufio GO, et al. Retrocaval ureter: two case reports. Ghana Med J 2011;45:177–180.
11. Sonin AH, Mazer MJ, Powers TA. Obstruction of the inferior vena cava: a multiple-modality demonstration of causes, manifestations, and collateral pathways. Radiographics 1992;12:309–322.
12. Kim J, Shin JH, Yoon HK, et al. Persistent or recurrent varicocoele after failed varicocoelectomy: outcome in patients treated using percutaneous transcatheter embolization. Clin Radiol 2012;67:359–365.
13. Sze DY, Kao JS, Frisoli JK, et al. Persistent and recurrent postsurgical varicoceles: venographic anatomy and treatment with N-butyl cyanoacrylate embolization. J Vasc Interv Radiol 2008;19:539–545.
14. Umeoka S, Koyama T, Togashi K, et al. Vascular dilatation in the pelvis: identification with CT and MR imaging. Radiographics 2004;24:193–208.
15. Ganeshan A, Upponi S, Hon LQ, et al. Chronic pelvic pain due to pelvic congestion syndrome: the role of diagnostic and interventional radiology. Cardiovasc Intervent Radiol 2007;30:1105–1111.
16. Takebayashi S, Ueki T, Ikeda N, et al. Diagnosis of the nutcracker syndrome with color Doppler sonography: correlation with flow patterns on retrograde left renal venography. AJR Am J Roentgenol 1999;172:39–43.
17. Daunt N. Adrenal vein sampling: how to make it quick, easy, and successful. Radiographics 2005;25 Suppl 1:S143–158.
18. Loukas M, Louis RG, Jr., Hullett J, et al. An anatomical classification of the variations of the inferior phrenic vein. Surg Radiol Anat 2005;27:566–574.
19. Kiyosue H, Ibukuro K, Maruno M, et al. Multidetector CT anatomy of drainage routes of gastric varices: a pictorial review. Radiographics 2013;33:87–100.
20. Gay SB, Armistead JP, Weber ME, et al. Left infrarenal region: anatomic variants, pathologic conditions, and diagnostic pitfalls. Radiographics 1991;11:549–570.
21. Ozkan U, Oguzkurt L, Tercan F, et al. Renal artery origins and variations: angiographic evaluation of 855 consecutive patients. Diagn Interv Radiol 2006;12:183–186.
22. Sebastia C, Peri L, Salvador R, et al. Multidetector CT of living renal donors: lessons learned from surgeons. Radiographics 2010;30:1875–1890.
23. Urban BA, Ratner LE, Fishman EK. Three-dimensional volume-rendered CT angiography of the renal arteries and veins: normal anatomy, variants, and clinical applications. Radiographics 2001;21:373–386; questionnaire 549–555.
24. Fowler AM, Burda JF, Kim SK. Adrenal artery embolization: anatomy, indications, and technical considerations. AJR Am J Roentgenol 2013;201:190–201.
25. Mostafa T, Labib I, El-Khayat Y, et al. Human testicular arterial supply: gross anatomy, corrosion cast, and radiologic study. Fertil Steril 2008;90:2226–2230.
26. Katz MD, Sugay SB, Walker DK, et al. Beyond hemostasis: spectrum of gynecologic and obstetric indications for transcatheter embolization. Radiographics 2012;32:1713–1731.
27. Kitamura Y, Ascher SM, Cooper C, et al. Imaging manifestations of complications associated with uterine artery embolization. Radiographics 2005;25 Suppl 1:S119–132.
28. Pelage JP, Cazejust J, Pluot E, et al. Uterine fibroid vas-

cularization and clinical relevance to uterine fibroid embolization. Radiographics 2005;25 Suppl 1:S99–117.
29. Pelage JP, Fauconnier A. Uterine fibroid embolization: where are we and where should we go? Ultrasound Obstet Gynecol 2005;25:527–534.
30. Scheurig–Muenkler C, Poellinger A, Wagner M, et al. Ovarian artery embolization in patients with collateral supply to symptomatic uterine leiomyomata. Cardiovasc Intervent Radiol 2011;34:1199–1207.
31. Yoon W, Kim JK, Jeong YY, et al. Pelvic arterial hemorrhage in patients with pelvic fractures: detection with contrast–enhanced CT. Radiographics 2004;24:1591–1605; discussion 1605–1596.
32. Maneesha S, Tripta S, Richhpal S, et al. Variations of obturator artery in man. Anat Physiol 2012;2:1–4.
33. Bilhim T, Tinto HR, Fernandes L, et al. Radiological anatomy of prostatic arteries. Tech Vasc Interv Radiol 2012;15:276–285.
34. Gomez–Jorge J, Keyoung A, Levy EB, et al. Uterine artery anatomy relevant to uterine leiomyomata embolization. Cardiovasc Intervent Radiol 2003;26:522–527.
35. Chait A, Moltz A, Nelson JH, Jr. The collateral arterial circulation in the pelvis. An angiographic study. Am J Roentgenol Radium Ther Nucl Med 1968;102:392–400.

Chapter 18

상지의 혈관 해부학

이인준

I 상지의 동맥*Arteries of the upper extremity*

1. 쇄골하동맥*Subclavian artery*

Subclavian artery는 팔, 어깨, 흉곽의 윗부분, 중추신경계에 혈류를 공급하는 혈관들의 근원인 큰 동맥으로, 전사각근*anterior scalene muscle*과의 위치관계에 따라 3개 부분으로 나뉜다. 1st part는 subclavian artery가 기시한 후 anterior scalene muscle의 내측 경계*medial border*까지이며, right subclavian artery는 팔머리동맥*brachiocephalic trunk*에시 나오지만 left subclavian artery는 대동맥*aorta*에서 직접 기시하므로 좌우 각각 1st part의 주행이 다르다. 2nd part는 anterior scalene muscle의 뒤쪽에서 흉쇄관절*sternoclavicular joint*을 지나가는 부분으로 subclavian artery에서 가장 머리 쪽에 위치하는 부분이다. 3rd part는 anterior scalene muscle의 외측 경계*lateral border*에서부터 첫 번째 늑골*first rib*의 외측 경계*lateral margin*까지 바깥쪽 방향으로 주행하는 부분을 말한다. Subclavian artery에서는 다음과 같은 주요 혈관을 분지한다(그림 18-1~18-3).

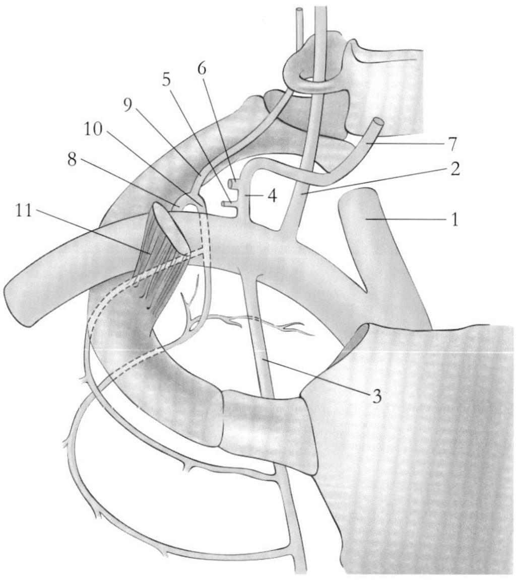

그림 18-1. Subclavian artery의 해부 모식도 1: Carotid artery, 2: Vertebral artery, 3: Internal thoracic artery(internal mammary artery), 4: Thyrocervical trunk, 5: Suprascapular artery, 6: Transverse cervical artery, 7: Inferior thyroid artery, 8: Costocervical trunk, 9: Deep cervical artery, 10: Highest intercostal artery(superior intercostal artery or supreme intercostal artery), 11: Anterior scalene muscle.

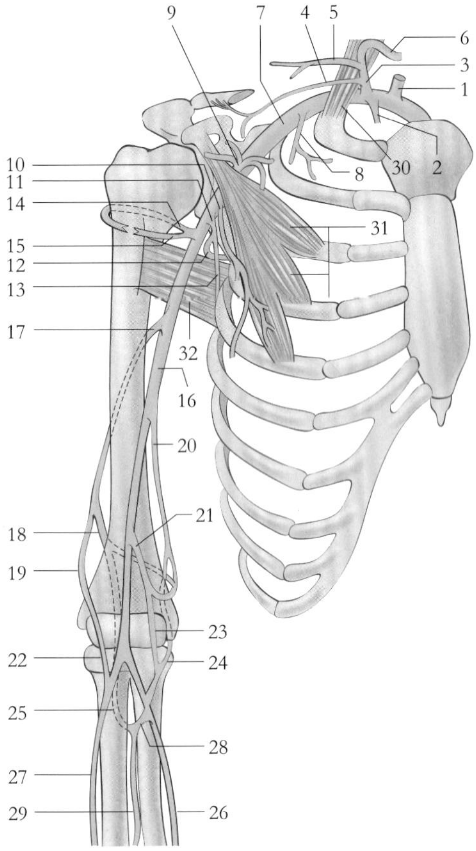

그림 18-2. Axillary artery와 brachial artery의 해부모식도 1: Vertebral artery, 2: Internal thoracic artery(internal mammary artery), 3: Thyrocervical trunk, 4: Suprascapular artery, 5: Transverse cervical artery, 6: Inferior thyroid artery, 7: Axillary artery, 8: Superior thoracic artery, 9: Thoracoacromial artery, 10: Lateral thoracic artery, 11: Subscapular artery, 12: Circumflex scapular artery, 13: Thoracodorsal artery, 14: Anterior circumflex humeral artery, 15: Posterior circumflex humeral artery, 16: Brachial artery, 17: Arteria profunda brachii(deep brachial artery), 18: Middle collateral artery, 19: Radial collateral artery, 20: Superior ulnar collateral artery, 21: Inferior ulnar collateral artery, 22: Radial recurrent artery, 23: Anterior branch of ulnar recurrent artery, 24: Posterior branch of ulnar recurrent artery, 25: Interosseous recurrent artery, 26: Ulnar artery, 27: Radial artery, 28: Common interosseous artery, 29: Anterior interosseous artery 30: Anterior scalene muscle, 31: Pectoralis minor muscle, 32: Teres major muscle.

(1) 척추동맥*Vertebral artery*

Subclavian artery의 첫 번째 분지혈관으로 중추신경계로 혈류를 공급한다. 제14장 「두경부의 혈관 해부학」에서 자세히 기술하였다.

(2) 내흉동맥*Internal thoracic artery or internal mammary artery*

1st part에서 갑상목동맥*thyrocervical trunk* 바로 아래쪽에서 anteroinferior aspect로 기시한다. 앞쪽 흉벽의 혈류를 공급하며, anterior intercostal artery와 superior epigastic artery를 통해서 각각 posterior intercostal artery와 inferior epigastric artery로 연결되는 곁통로*collateral channel*가 있다.

(3) 갑상목동맥*Thyrocervical trunk*

1st part에서 anterior scalene muscle의 내측 경계 근처에서 분지하며, inferior thyroid artery, transverse cervical artery, suprascapular artery로 갈라진다. 그러나 classic anatomy를 따르는 경우는 절반도 되지 않으며, 혈관변이가 흔하다. 예를 들면 견갑상동맥*suprascapular artery*은 종종 internal thoracic artery나 subclavian artery의 3rd part에서 분지한다(그림 18-3).

(4) 늑경추동맥*Costocervical trunk*

Right subclavian artery의 2nd part, left subclavian artery의 1st part에서 뒤쪽 방향으로 기시하여 deep cervical artery와 highest intercostal artery(superior intercostal artery 또는 supreme intercostal artery)로 갈라진다. Highest intercostal artery는 첫 번째와 두 번째 늑골의 앞쪽을 지나 주행한 후 대동맥에서 첫 번째로 기시하는 intercostal artery(3rd intercostal artery)와 문합*anastomosis*을 이룬다.

(5) 배측견갑동맥*Dorsal scapular artery*

일반적으로 2nd 또는 3rd part에서 기시하는 분지혈관이지만 1/4은 transverse cervical artery에서 기시하여 scapula의 superior angle을 넘어서 주행한다.

2. 액와동맥*Axillary artery*

Axillary artery는 subclavian artery에서 연속되는 혈관으로 첫 번째 늑골의 lateral margin부터 대원형근*teres major muscle*의 inferior border까지를 말하며, 이후에는 상완동맥*brachial artery*으로 이행한다(그림 18-2, 18-3). Subclavian artery를 세 부분으로 나누었던 방법과 마찬가지로 axillary artery도 소흉근*pectoralis minor muscle*을 기준으로 근육의 proximal(1st part), posterior(2nd part), distal(3rd part)로 나눌 수 있다. Axillary artery의 분지혈관은 혈관 변이가 많이 나타난다. 1st part에서 기시하는 상흉동맥*superior thoracic artery*은 작은 분지혈관으로 흉견봉동맥*thoracoacromial artery*에서 기시할 수 있다. 2nd part에

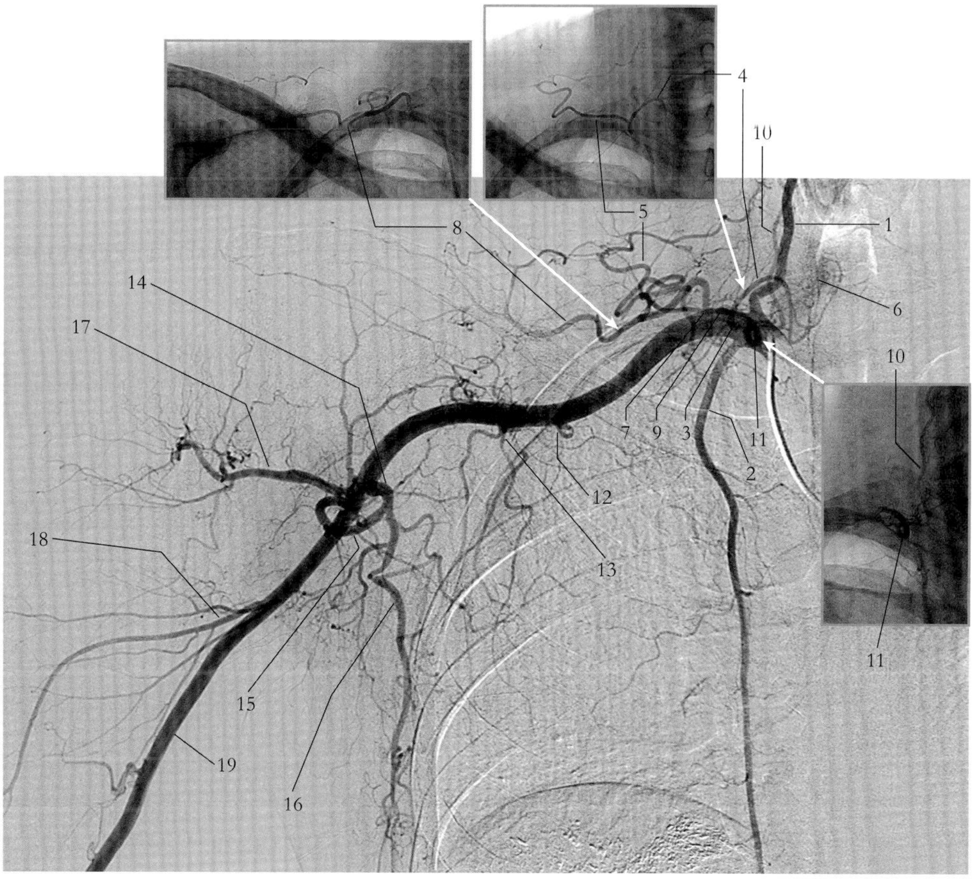

그림 18-3. Subclavian artery의 혈관조영상 1: Vertebral artery, 2: Internal thoracic artery(internal mammary artery), 3: Opening of thyrocervical trunk, 4: Inferior thyroid artery, 5: Transverse cervical artery, 6: Right lobe of thyroid gland, 7: Opening of suprascapular artery arising from subclavian artery, 8: Suprascapular artery, 9: Opening of costocervical trunk, 10: Deep cervical artery, 11: Highest intercostal artery(superior intercostal artery or supreme intercostal artery), 12: Thoracoacromial artery, 13: Lateral thoracic artery, 14: Subscapular artery, 15: Circumflex scapular artery, 16: Thoracodorsal artery, 17: Posterior circumflex humeral artery, 18: Arteria profunda brachii(deep brachial artery), 19: Brachial artery.

서는 thoracoacromial artery와 외측흉동맥*lateral thoracic artery*이 기시한다. Thoracoacromial artery는 목이 짧고 넓으며, costocoracoid membrane(clavipectoral fascia)을 뚫고 나온 후 4개 분지혈관(acromial, deltoid, pectoral, clavicular branches)으로 나뉜다. Lateral thoracic artery는 내흉동맥*internal thoracic artery*(internal mammary artery), 늑간동맥*intercostal artery*, subscapular artery와 문합을 이루며, 여자의 경우 큰 lateral mammary branches를 갖고 있어 유방 조직으로 혈류를 공급한다. 3rd part에서는 subscapular artery, 전방상완회선동맥*anterior circumflex humeral artery*, 후방상완회선동맥*posterior circumflex humeral artery*이 기시한다. Subscapular artery는 axillary artery에서 분지하는 가장 큰 혈관으로 axilla의 posterior wall과 posterior scapular region의 혈류를 공급한다. 일반적으로 posterior circumflex humeral artery가 anterior circumflex humeral artery보다 크며, 서로 문합을 이룬다.

3. 상완동맥*Brachial artery*

Brachial artery는 팔에 혈류를 공급하는 주된 동맥으로 axillary artery와 경계인 teres major muscle의 inferior border부터 연속해서 주행하다가 주관절와*cubital fossa*의 radial neck level에서 요골동맥*radial artery*과 척골동맥*ulnar artery*으로 나뉜다(그림 18-2, 18-4).

Arteria profunda brachii(deep brachial artery)는 brachial artery의 가장 큰 분지동맥으로 teres major muscle의 inferior border 아래에서 분지하여 뒤쪽, 바깥쪽으로 향하여 요골신경*radial nerve*과 같이 위팔*upper arm*의 뒤쪽 구획 *posterior compartment*로 들어가 radial sulcus를 따라 주행하며, 근위부에서는 posterior circumflex humeral artery와

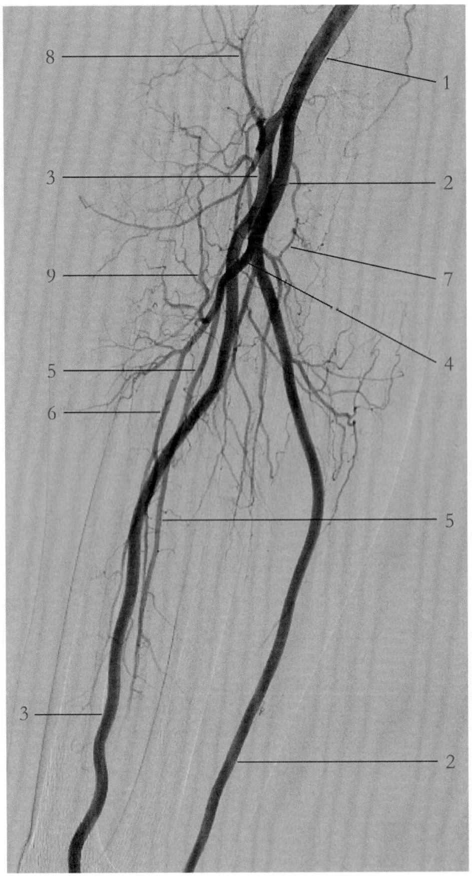

그림 18-4. 아래팔의 혈관조영상 1: Brachial artery, 2: Ulnar artery, 3: Radial artery, 4: Common interosseous artery, 5: Anterior interosseous artery, 6: Posterior interosseous artery, 7: Ulnar recurrent artery, 8: Radial recurrent artery, 9: Interosseous recurrent artery.

의 문합을 통해 주위 근육에 혈류를 공급하고, 원위부에서는 middle collateral artery와 radial collateral artery로 갈라져 주관절*elbow joint* 주위의 혈관들과 문합을 형성한다(그림 18-2).

4. 아래팔과 손의 동맥

Arteries of the forearm and the hand

척골동맥*ulnar artery*과 요골동맥*radial artery*은 radial neck level에서 brachial artery로부터 갈라져 나오며, 보통 ulnar artery가 더 크다. 두 혈관은 각각 anterior ulnar recurrent artery, posterior ulnar recurrent artery와 radial recurrent artery를 분지하여 elbow joint 주위의 혈관들과 anastomosis network 형성에 기여한다(그림 18-2, 18-4). 이후 손으로 주행하는데, 두 혈관은 손목에서 palmar carpal arch(the palmar carpal branches of radial and ulnar arteries)와 dorsal carpal arch(the dorsal carpal branches of radial and ulnar arteries)를 통해, 손에서 superficial palmar arch(the superficial palmar branches of radial and ulnar arteries)와 deep palmar arch(the deep palmar branches of radial and ulnar arteries)를 통해 문합을 이룬다(그림 18-5).

총골간동맥*common interosseous artery*은 radial tuberosity

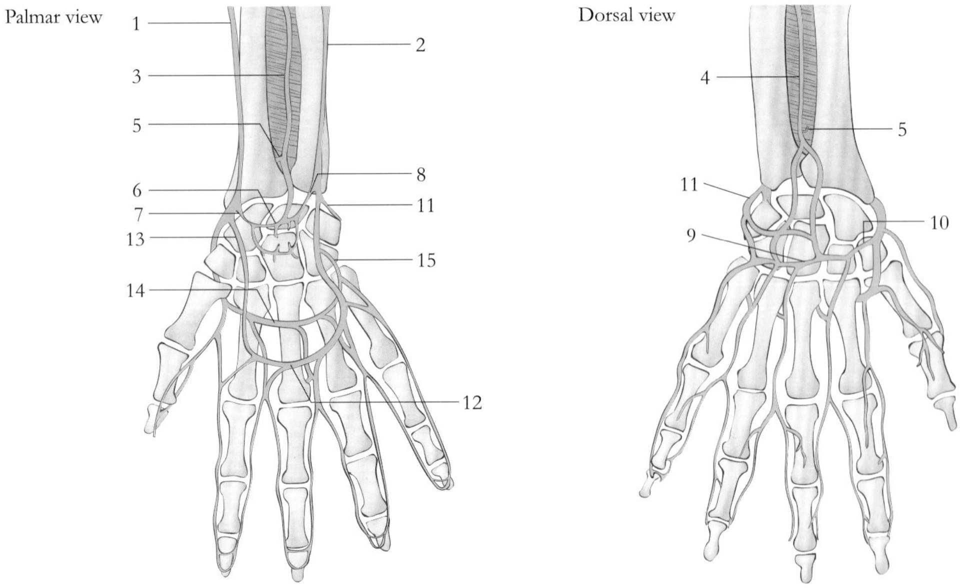

그림 18-5. 손과 손목의 동맥 해부 모식도 1: Radial artery, 2: Ulnar artery, 3: Anterior interosseous artery 4: Posterior interosseous artery, 5: Perforating branch of anterior interosseous artery, 6: Palmar carpal arch, 7: Palmar carpal branch of radial artery, 8: Palmar carpal branch of ulnar artery, 9: Dorsal carpal arch, 10: Dorsal carpal branch of radial artery, 11: Dorsal carpal branch of ulnar artery, 12: Superficial palmar arch, 13: Superficial palmar branch of radial artery, 14: Deep palmar arch, 15: Deep palmar branch of ulnar artery.

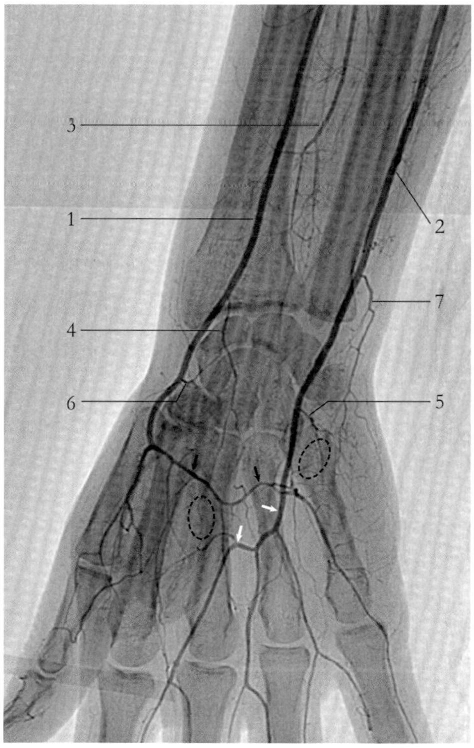

그림 18-6. 손과 손목의 혈관조영상(레이노증후군*Raynaud's syndrome*이 의심되어 시행함) Superficial palmar arch(흰색 화살표)는 ulnar artery로부터, deep palmar arch(검은색 화살표)는 radial artery로부터 연속되어 형성된다. 이 환자는 2개 모두 radial artery와 ulnar artery 사이에 확실한 arch를 형성하지 못하고 미세한 혈관으로 연결(점선 원)되어 있다. 1: Radial artery, 2: Ulnar artery, 3: Anterior interosseous artery, 4: Superficial palmar branch of radial artery, 5: Deep palmar branch of ulnar artery, 6: Dorsal carpal branch of radial artery, 7: Dorsal carpal branch of ulnar artery.

distal level의 ulnar artery에서 분지하는 짧은 혈관으로서, 곧바로 anterior and posterior interosseous arteries로 갈라져서 골간막*interosseous membrane*의 앞뒤로 주행한다(그림 18-2, 18-4). Anterior interosseous artery는 posterior interosseous artery보다 크며, distal radius level에서 interosseous membrane을 뚫고 들어가 posterior interosseous artery로 합쳐진다(그림 18-5). 손목에서 anterior interosseous artery는 palmar carpal arch와 문합하며, posterior interosseous artery는 dorsal carpal arch와 문합을 이룬다.

손에서는 일반적으로 superficial palmar arch와 deep palmar arch를 통해서 ulnar artery와 radial artery가 연결되며, deep palmar arch가 좀 더 근위부에 위치한다(그림 18-5, 18-6). Deep palmar arch는 radial artery의 혈류가 우세하고 ulnar artery로 연결되는 반면에, superficial palmar arch는 ulnar artery의 혈류가 우세하고 radial artery로 연결된다(그림 18-6). 그러나 절반 정도만이 이 같은 전형적인 모습을 보이며, 다양한 혈관변이가 존재한다. 특히 incomplete palmar arch를 가진 경우 radial artery와 ulnar artery 사이의 곁순환 혈류 공급*collateral blood supply*이 취약하여 외상을 입었을 때 허혈증상*ischemic symptom*이 쉽게 나타날 수 있다.

Ⅱ 상지의 정맥*Veins of the upper extremity*

팔의 정맥은 크게 표재정맥*superficial vein*과 심부정맥*deep vein*으로 구분된다. Superficial vein은 피부아래 피하근막*subcutaneous fascia*에 위치하며, deep vein은 근육 사이에서 동맥들과 나란히 주행한다. 혈관 내 판막*valve*은 deep vein에 더 많으며, 팔의 venous drainage는 다리와 반대로 superficial vein을 통해 주로 이루어진다. 그러나 여러 곳에서 superficial vein과 deep vein 사이에 서로 자유롭게 연결된 통로가 존재하며, 이는 정맥폐쇄*venous occlusion*가 발생했을 때 팔의 정맥환류*venous drainage*에 중요한 역할을 한다. 심지어 팔머리정맥*brachiocephalic vein*이 폐쇄되었다 하더라도 반대쪽 경정맥*jugular vein*이 정상이라면 얼굴이 붓는 경우는 드물며, 팔의 정맥환류는 가슴, 등, 목의 표재와 심부 곁순환 경로*superficial and deep collaterals*를 통해 반대쪽으로 이루어진다.

1. 표재정맥*Superficial vein*

요골측피부정맥*cephalic vein*은 손의 dorsal venous network의 radial aspect에서 dorsal digital vein과 만나면서 시작되어 forearm에서 radial border, upper arm에서 이두근*biceps muscle*의 바깥쪽을 따라 주행하다가 어깨를 지나 쇄골*clavicle* 아래에서 액와정맥*axillary vein*으로 들어간다(그림 18-7). 주행하는 경로 주위에 위험한 동맥이나 신경은 없으며, cubital fossa에서 정중주와정맥*median cubital vein*을 통해 척골측피부정맥*basilic vein*, deep vein과 연결된다.

Basilic vein은 손의 dorsal venous network의 ulnar aspect에서 dorsal digital vein과 만나면서 시작되어 forearm에서 posteromedial surface에서 anterior surface로 방향을 이동하여 주행하며, upper arm에서는 biceps muscle의 안쪽을 따라가다가 깊은근막*deep fascia*을 뚫고 들어가 상완정

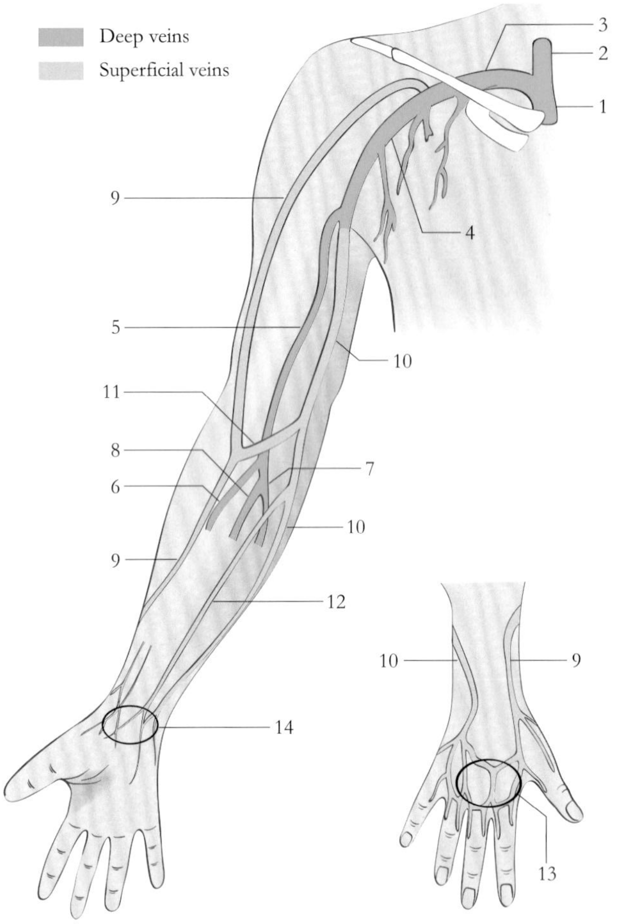

그림 18-7. 팔의 정맥 해부 모식도 1: Innominate vein(brachiocephalic vein), 2: Internal jugular vein, 3: Subclavian vein, 4: Axillary vein, 5: Brachial vein, 6: Radial vein, 7: Ulnar vein, 8: Interosseous vein, 9: Cephalic vein, 10: Basilic vein, 11: Median cubital vein, 12: Median antebrachial vein(median vein of forearm), 13: Dorsal venous network, 14: Palmar venous plexus.

맥*brachial vein*과 합쳐지며 axillary vein이 된다(그림 18-7).

전완정중정맥*median antebrachial vein or median vein of forearm*은 손의 palmar venous plexus에서 시작되며, forearm의 basilic vein이나 median cubital vein과 합쳐진다(그림 18-7).

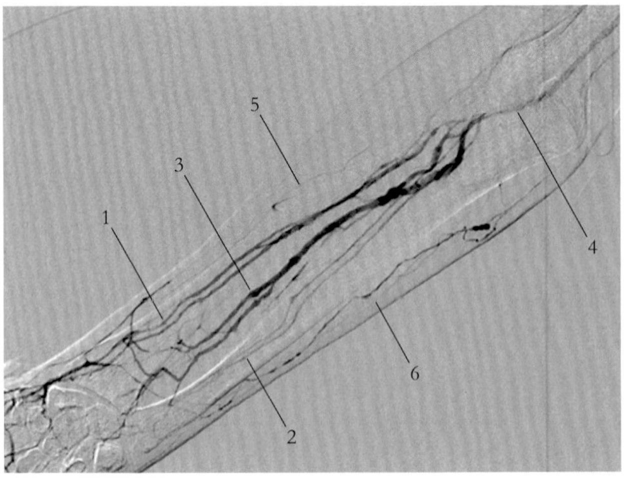

그림 18-8. Superficial vein이 손상된 환자의 혈관조영상 Superficial vein이 매우 가늘어져 venous drainage가 주로 deep vein을 통해 이루어지고 있다. 쌍으로 주행하는 deep vein, 즉 venae comitantes의 모습을 잘 볼 수 있다. 1: Radial vein, 2: Ulnar vein, 3: Interosseous vein, 4: Brachial vein, 5: Cephalic vein, 6: Basilic vein.

2. 심부정맥*Deep vein*

Deep vein의 이름은 기본적으로 함께 주행하는 동맥의 이름과 일치하며, 1개의 동맥을 따라 2개의 정맥이 나란히 쌍*duplication*을 이루어 주행하기 때문에 venae comitantes라고도 불린다. Forearm에서 ulnar vein, radial vein, interosseous vein이 쌍을 이루어 주행하다가 cubital fossa level에서 brachial vein을 이룬다(그림 18-8). Brachial vein 역시 쌍을 이루어 주행하다가 axillary vein이나 upper arm의 basilic vein에 합쳐진다(그림 18-7). Basilic vein의 연속인 axillary vein은 axillary artery와 마찬가지로 teres major muscle의 lower border에서 첫 번째 늑골의 lateral margin까지를 말하며, 이후에는 subclavian vein이 되며 jugular vein과 합쳐져 brachiocephalic vein을 형성한다(그림 18-7).

참고문헌

1. Standring S. Gray's Anatomy: The Anatomical Basis of Clinical Practice. 40th ed. Philadelphia: Elsevier/Churchill Livingstone, 2008:777-898.
2. Moore KL, Dalley AF. Clinically Oriented Anatomy. 4th ed. Baltimore: Lippincott Williams & Wilkins, 1999:665-781.
3. Uflacker R. Atlas of Vascular Anatomy: An Angiographic Approach. 2nd ed. Baltimore: Lippincott Williams & Wilkins, 2006:389-451.
4. Mauro MA, Murphy KP, Thomson KR, et al. Image-Guided Interventions: Expert Radiology Series. 1st ed. Philadelphia: WB Saunders, 2008:365-379.
5. Kaufman JA, Lee MJ. Vascular and Interventional Radiology: The Requisites. 1st ed. St Louis: CV Mosby, 2003:141-193.

Chapter 19

하지의 혈관 해부학

원제환

최근 당뇨족 등 하지허혈 환자의 증가로 말초동맥 인터벤션, 특히 무릎 아래 동맥의 인터벤션에 대한 관심이 증가하고 있다. 따라서 시술에 앞서 정상 해부학 및 혈관의 변이에 익숙해지면 치료에 성공하는 데 큰 도움이 된다. 특히 슬와동맥의 분지 변이를 이해하고 발의 각 부위별로 어떤 동맥의 가지들이 피를 공급하는가를 파악하는 것은 무릎 이하 동맥확장술을 하는 데 필수적이다. 이 장에서는 하지 동맥의 정상 해부학 및 자주 접하는 변이를 중심으로 기술하고자 한다.

I 하지의 동맥

1. 총장골동맥*Common iliac artery*

대동맥*aorta*은 4번째 요추의 왼쪽에서 좌우 총장골동맥*common iliac artery*으로 분지한 후, 천장관절*sacroiliac joint* 주변에서 외장골동맥*external iliac artery*과 내장골동맥*internal iliac artery*으로 분지한다(그림 19-1). External iliac artery는 하지에 혈류를 공급하는 주요혈관으로 이 장에서 다루지만, 골반의 장기 및 주변 근육을 담당하는 internal iliac artery는 제17장에서 다룬다. Right common iliac artery의 길이는 성인에서 약 5cm로 왼쪽에 비해 1cm 정도 길다.[1, 2]

2. 외장골동맥*External iliac artery*

Common iliac artery의 연장이며 internal iliac artery가 분지하는 지점에서 시작하여 서혜인대*inguinal ligament*에서 끝난다(그림 19-1).

(1) 심부장골회선동맥*Deep circumflex iliac artery*

하복벽동맥*inferior epigastric artery*과 마주보며 external iliac artery의 기시부에서 분지한다. 이 동맥은 서혜인대 후방으로 주행하므로 혈관조영술상 external iliac artery와 총대퇴동맥*common femoral artery*을 구분하는 중요한 기준점이 된다.

(2) 하복벽동맥*Inferior epigastric artery*

서혜인대의 뒤쪽에서 전복막외 조직*anterior extraperitoneal tissue*을 향해 주행하며 전복벽의 동맥으로 계속된다.[1, 2]

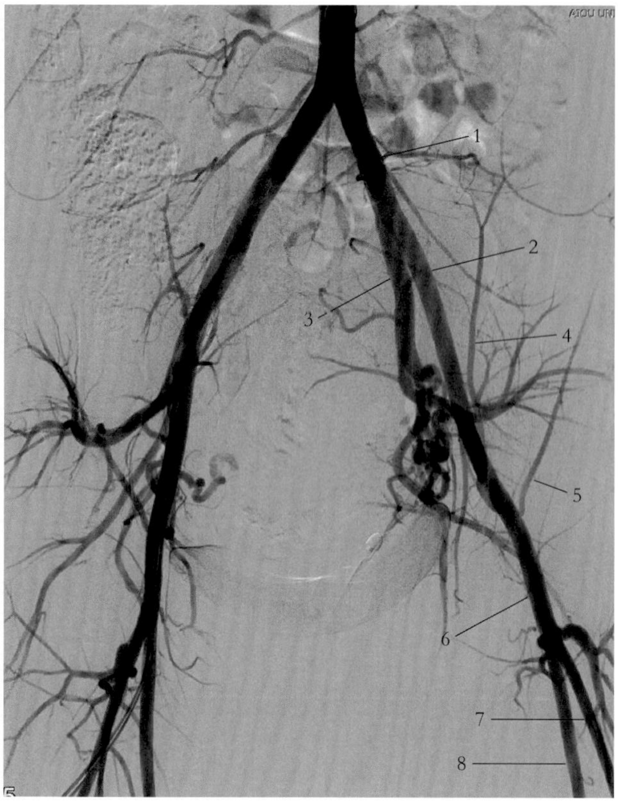

그림 19-1. 젊은 여성의 골반 동맥조영술 사진 1: common iliac artery, 2: external iliac artery, 3: internal iliac artery, 4: inferior epigastric artery, 5: deep circumflex iliac artery, 6: common femoral artery, 7: deep femoral artery, 8: superficial femoral artery.

3. 지속성 좌골동맥*Persistent sciatic artery*

Persistent sciatic artery은 인구의 0.05%에서 발생하는 드문 질환이나 임상적으로는 매우 중요하다. Sciatic artery는 초기 배아 시기의 하지에 피를 공급하는 embryonic axial artery로서 3개월째에 하둔근동맥*inferior gluteal artery*의 근위부로 퇴화한다. 그러나 정상적으로 퇴화하지 않고 남게 되면 internal iliac artery의 inferior gluteal artery가 연장되어 대좌골공*greater sciatic foramen*을 통과하여 대내전근*adductor magnus* 뒤쪽으로 주행하다가 슬와동맥*popliteal artery*으로 연결된다. 죽상화 변성*atherosclerotic degeneration*이 잘 일어나며 그 결과로 동맥류확장*aneurysmal dilatation*, 폐쇄혈전증*occlusive thrombosis*, 혹은 혈전색전증*thromboembolism* 같은 합병증이 발생한다(그림 19-2).[3, 4]

4. 총대퇴동맥*Common femoral artery*

External iliac artery의 연장이며 서혜인대와 교차하는 지점에서 시작하여 심부대퇴동맥*deep femoral artery*이 분지하는 곳에서 끝난다. Deep femoral artery가 대퇴골두 하

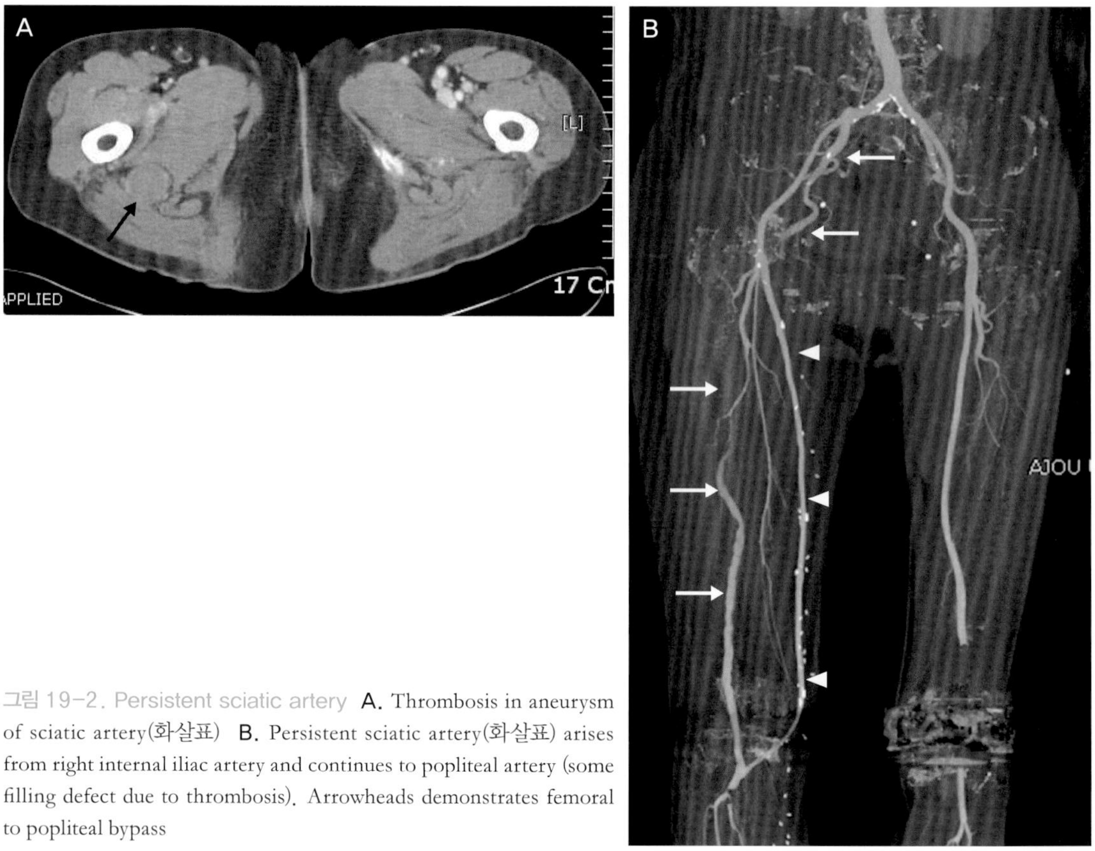

그림 19-2. Persistent sciatic artery **A.** Thrombosis in aneurysm of sciatic artery(화살표) **B.** Persistent sciatic artery(화살표) arises from right internal iliac artery and continues to popliteal artery (some filling defect due to thrombosis). Arrowheads demonstrates femoral to popliteal bypass

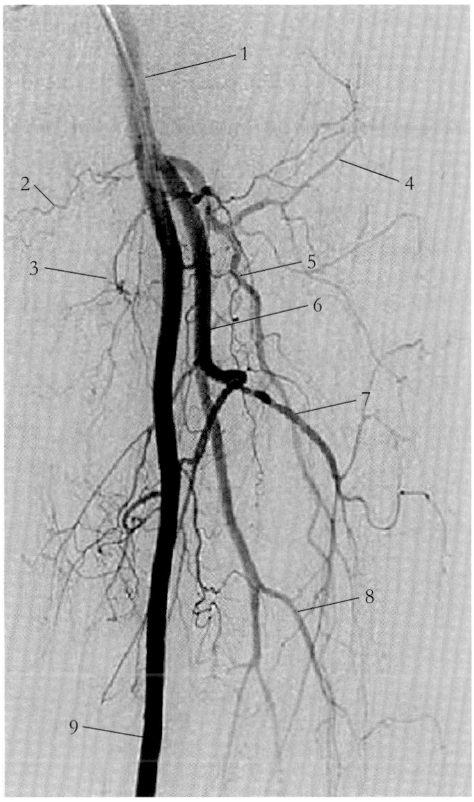

그림 19-3. Left femoral artery의 혈관조영술 1: common femoral artery, 2: deep external pudendal artery, 3: medial circumflex femoral artery, 4: ascending branch of lateral circumflex femoral artery, 5: descending branch of lateral circumflex femoral artery, 6: deep femoral artery, 7·8: perforating artery of deep femoral artery, 9: superficial femoral artery.

연보다 높은 곳에서 분지할 경우 높은 총대퇴동맥분지*high bifurcation of the common femoral artery*라 정의한다. 이 등[5]에 의하면 대퇴골두 중앙 부위보다 높은 곳에서 분지하는 경우는 5.9%였고, 이 경우 deep femoral artery와 superficial femoral artery가 정상적인 앞뒤 위치 관계가 아니라 좌우 위치 관계에 있다.

Common femoral artery의 분지는 다음과 같다(그림 19-3).

① Superficial epigastric artery
② Superficial circumflex iliac artery
③ Superficial external pudendal artery, deep external pudendal artery

5. 표재대퇴동맥*Superficial femoral artery*

Superficial femoral artery는 common femoral artery의 연장이며 대퇴골을 따라 주행하다가 내전근관*adductor canal*까지 계속되는 인체에서 가장 긴 동맥이다. 명칭과는 다르게 대퇴근육 사이에 위치하여 하지의 동작에 따라 굴곡, 신전, 비틀림 등 다양한 외부 스트레스를 받는 혈관이며, 유일한 분지인 하행슬동맥*descending genicular artery*을 낸다.

6. 심부대퇴동맥*Deep femoral artery*

Deep femoral artery는 서혜인대 3.5cm 아래에서 common femoral artery로부터 분지하여 외측으로 주행하며, superficial femoral artery가 막혔을 때 중요한 우회혈관이 된다. Deep femoral artery의 분지는 다음과 같다(그림 19-3).

① Lateral(ascending and descending branch) and medial circumflex femoral artery
② Perforating branches

7. 슬와동맥*Popliteal artery*

Superficial femoral artery가 adductor canal을 통과하면

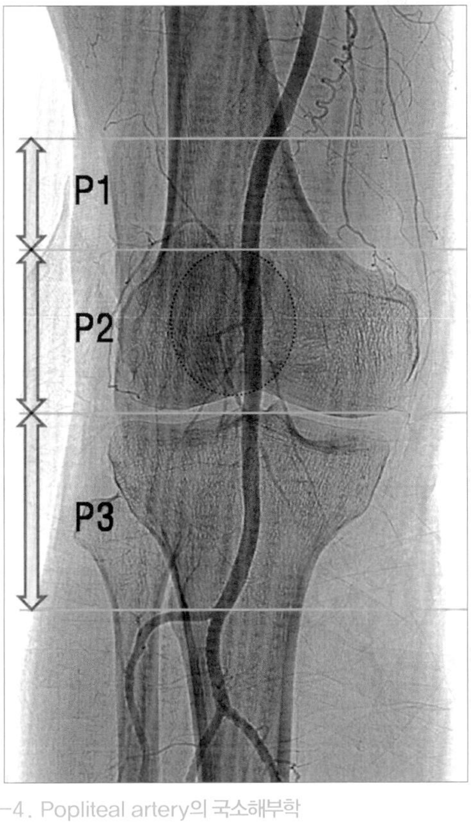

그림 19-4. Popliteal artery의 국소해부학

서 popliteal artery가 시작되고 전·후경골동맥*anterior and posterior tibial arteries*이 분지될 때까지 계속된다. Popliteal artery는 슬개골*patella*을 기준으로 다음과 같이 3개 분절로 나누어진다(그림 19-4).

① P1 segment: Superior 또는 supraarticular popliteal artery로 투시상에서는 슬개골의 위쪽 경계에서 약 3cm 위까지 해당한다.

② P2 segment: Middle 또는 articular popliteal artery로 슬개골의 위쪽 경계에서 슬관절선까지의 popliteal artery에 해당한다.

③ P3 segment: Lower 또는 intraarticular popliteal artery로 관절선부터 anterior tibial artery와 경골비골 동체*tibioperoneal trunk* 분지까지에 해당한다.[6, 7]

Popliteal artery 분지의 정상변이는 정상인의 약 10%에서 다양한 형태로 나타난다(그림 19-5, 〈표 19-1〉). Rogier 등이 그동안 발표된 연구들을 종합하여 분석한 결과를 보면, 슬와근*popliteus muscle*의 아래 경계에서 anterior tibial artery와 tibioperoneal trunk로 정상 분지되는 경우(type ⅠA)는 약 91%에 달한다(그림 19-6). 같은 분지 지점에서 3개의 동맥이 함께 삼분지*trifurcation*하는 경우(type ⅠB)는 약 2%의 빈도를 보이고, posterior tibial artery와 전경골비골 동체*anterior tibioperoneal trunk*로 분지하는 경우(type ⅠC)가 드물게 있다. Popliteal artery가 정상보다 높은 곳에서 분지하는 type Ⅱ 중에서 가장 많은 빈도를 차지하는 것

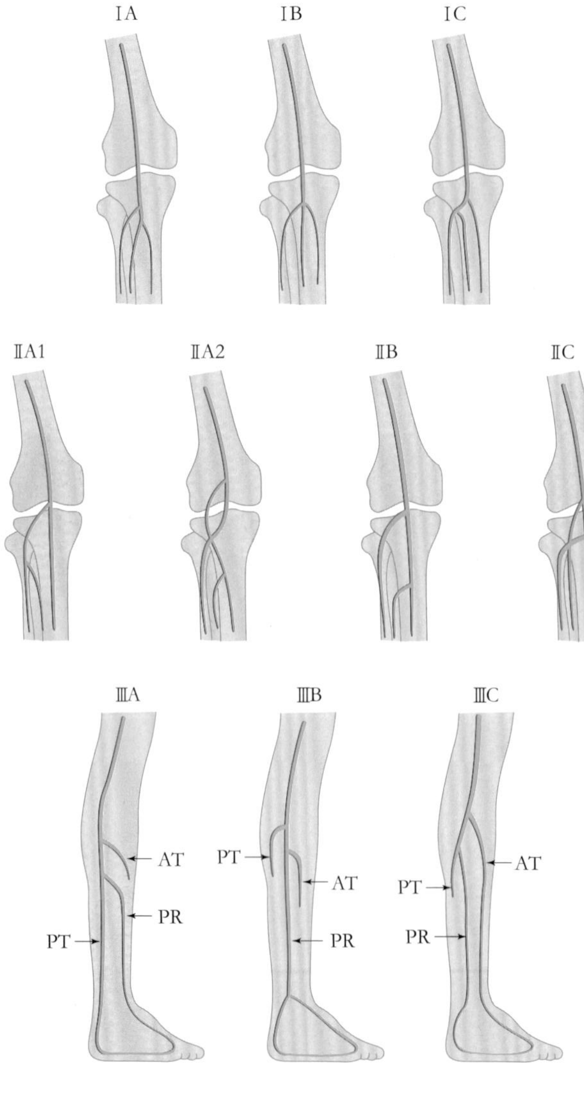

그림 19-5. Popliteal artery 분지의 정상변이 분류 AT: anterior tibial artery, PR: peroneal artery, PT: posterior tibial artery.

〈표 19-1〉 Popliteal artery 분지의 정상 변이

Branching pattern*
Normal level of popliteal arterial branching : type I IA. Usual pattern IB. Trifurcation IC. Anterior tibioperoneal trunk
High division of popliteal artery: type Ⅱ ⅡA1. AT arises above the knee joint and has a straight course in its proximal segment ⅡA2. AT arises above the knee joint but takes a medial swing ⅡB. PT arises at or above the knee joint; common trunk for PR and AT ⅡC. PR arises at or above the knee joint; common trunk for AT and PT
Hypoplastic or aplastic branching with altered distal supply: type Ⅲ ⅢA. Hypoplastic-aplastic PT; distal PT replaced to PR ⅢB. Hypoplastic-aplastic AT; DP replaced to PR ⅢC. Hypoplastic-aplastic PT and AT; PT and DP replaced to PR

AT: anterior tibial artery, PT: posterior tibial artery, PR: peroneal artery, DP: dorsalis pedis.
* Classifications proposed by Kim, et al.[8]

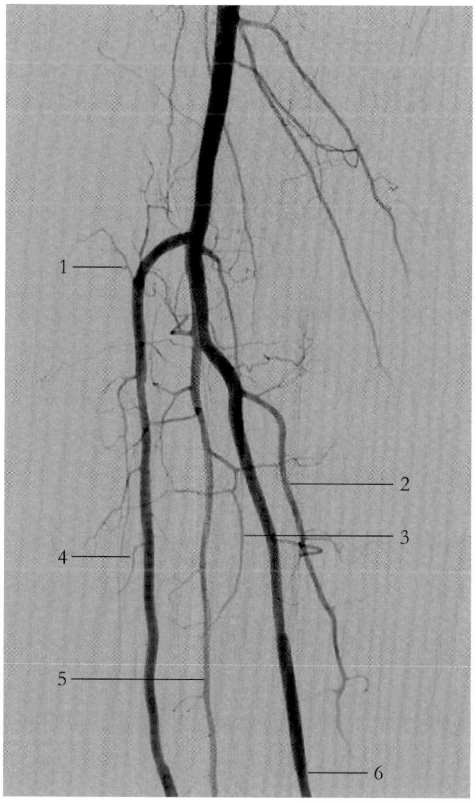

그림 19-6. Popliteal artery의 정상 분지 type IA 1: anterior tibial recurrent artery, 2: muscular branch, 3: nutrient artery, 4: anterior tibial artery, 5: peroneal artery, 6: posterior tibial artery.

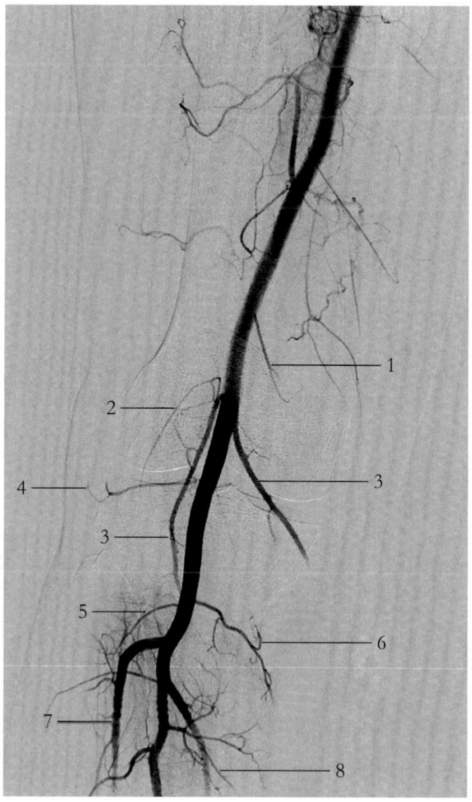

그림 19-7. Popliteal artery의 혈관조영 사진 1: medial superior genicular artery, 2: lateral superior genicular artery, 3: sural artery, 4: middle genicular artery, 5: lateral inferior genicular artery, 6: medial inferior genicular artery, 7: anterior tibial artery, 8: posterior tibial artery.

은 anterior tibial artery가 슬관절 위에서 분지하는 type ⅡA로 빈도는 약 2.9%에 달한다. Popliteal artery 분지의 저형성*hypoplasia*이나 무형성*aplasia*을 보이는 type Ⅲ 중에서 posterior tibial artery의 저형성 혹은 무형성을 보이는 type ⅢA는 약 2.4%의 빈도를 보인 반면, anterior and posterior tibial artery가 모두 저형성 혹은 무형성을 보이는 type ⅢC

는 빈도가 가장 적어서 0.2%만 차지한다.[8-10]

Popliteal artery는 다음과 같은 분지를 낸다(그림 19-7).

① Superior muscular branch
② Medial/lateral superior genicular artery
③ Middle genicular artery
④ Sural artery(two arteries as a rule)
⑤ Medial/lateral inferior genicular artery

8. 전경골동맥*Anterior tibial artery*

Anterior tibial artery는 popliteal artery로부터 계속되며 경골의 전면으로 주행하다가 발등에서 족배동맥*dorsalis pedis artery*으로 이어진다.

9. 후경골동맥*Posterior tibial artery*

Posterior tibial artery는 대부분(type IA) tibioperoneal trunk로부터 분지하며 경골과 비골 사이로 주행하다가 medial malleolus 뒤로 돌아서 좀 더 작은 내족저동맥*medial plantar artery*과 좀 더 큰 외족저동맥*lateral plantar artery*으로 분지한다.

10. 비골동맥*Peroneal artery*

Peroneal artery는 tibioperoneal trunk로부터 분지하여 비골을 따라 주행하며 직경이 서서히 감소하다가 perforating branch 및 communicating branch로 분지한다. Anterior tibial artery가 저형성되거나 무형성된 경우(type ⅢB)에는 perforating branch가 커져서 dorsalis pedis artery로 대체되는데 이때는 보통의 경우보다 외측으로 주행한다. Posterior tibial artery가 형성부전 상태인 경우에는 peroneal artery가 posterior tibial artery를 대체하여 plantar artery로 이어지기도 한다(그림 19-5).

11. 족배동맥*Dorsalis pedis artery*

Anterior tibial artery가 발등으로 이어지면서 dorsalis pedis artery로 계속되며 첫 번째 intermetatarsal space로 가다가 발바닥으로 주행하여 족저궁*plantar arch*을 형성한다(그림 19-8, 19-9). Dorsalis pedis artery는 다음과 같은 분지를 낸다.

① Tarsal arteries
② Arcuate artery: Medial cuneiform 근처에서 dorsalis pedis artery로부터 분지되어 2~4번째 배측중족골동맥*dorsal metatarsal artery*을 공급한다.
③ First dorsal metatarsal artery: Dorsalis pedis artery가 발바닥으로 주행하기 전에 분지된다.

12. 족저궁*Plantar arch*

First metatarsal base로부터 2~4번째 중족골 쪽으로 주행하면서 3개의 perforating branch와 4개의 척측중족동맥*plantar metatarsal artery*으로 분지를 낸다. 각각의 plantar metatarsal artery는 2개의 plantar digital artery로 나누어진다. Dorsalis pedis artery와 plantar artery는 loop를 이루며 연결되며 이를 pedal-plantar loop라고 하는데, 약

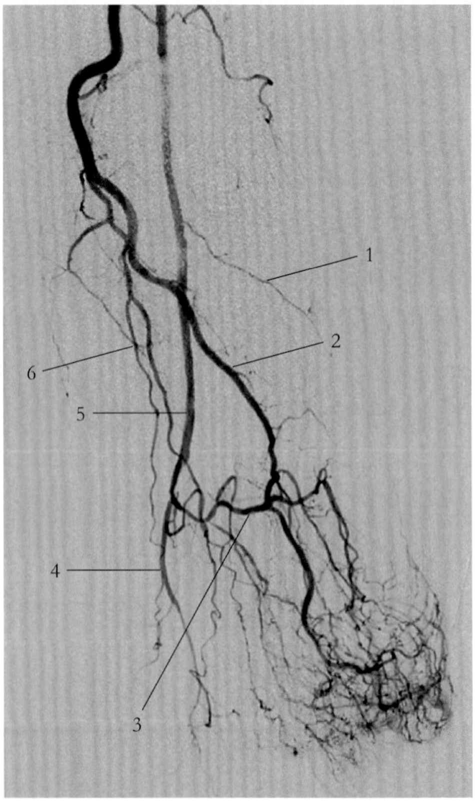

그림 19-8. 왼쪽 발의 전후면 혈관조영 사진 1: lateral tarsal artery, 2: lateral plantar artery, 3: plantar arch, 4: 1st dorsal metatarsal artery, 5: dorsalis pedis artery, 6: medial plantar artery.

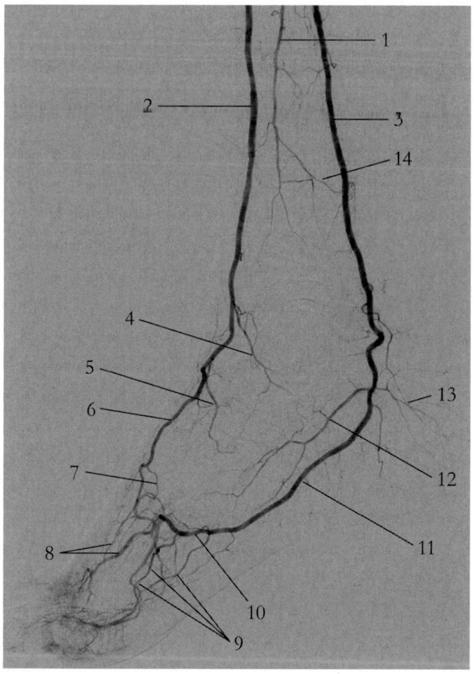

그림 19-9. 발목 및 발의 측면 혈관조영 사진 1: peroneal artery, 2: anterior tibial artery, 3: posterior tibial artery, 4: lateral tarsal artery, 5: medial tarsal artery, 6: dorsalis pedis artery, 7: arcuate artery, 8: dorsal metatarsal arteries, 9: plantar metatarsal arteries, 10: plantar arch, 11: lateral plantar artery, 12: medial plantar artery, 13: calcaneal branch of posterior tibial artery, 14: lateral calcaneal branch of peroneal artery.

10%에서는 서로 연결되지 않고 분리되어 있다.[11]

13. 내 · 외족저동맥*Medial and lateral plantar artery*

Medial plantar artery는 posterior tibial artery의 분지이며 발바닥의 내측으로 주행하다가 첫 번째 중족골 아래에서 내경이 감소하면서 다수의 근육분지를 내며 엄지발가락*hallux*의 내측에서 첫 번째 plantar metatarsal artery 분지와 연결된다. Lateral plantar artery는 posterior tibial artery의 큰 마지막 분지이며 5번째 중족골 쪽을 향해 외측으로 주행하다가 내측으로 방향을 바꾸어 1~2번째 중족골 바닥 사이에서 dorsalis pedis artery의 원위부와 plantar arch를 이룬다(그림 19-8, 19-9).

Ⅱ 하지의 정맥

1. 총장골정맥*Common iliac vein*

Common iliac vein은 내장골정맥*internal iliac vein*이 합쳐지는 sacro-iliac joint level에서 시작되며 5번째 요추부의 오른쪽에서 하대정맥*inferior vena cava; IVC*으로 들어간다. Right common iliac vein이 IVC와 거의 직선을 이루면서 주행하는 것과 달리 left common iliac vein은 척추를 횡단하여 IVC와는 거의 직각을 이루며 합쳐진다. 이때 left common iliac vein은 요추골과 right common iliac artery 사이에서 눌리게 되는데 정맥조영술상 약 50%에서 음영결손으로 나타나고, 과도하게 눌리면 심부정맥혈전증*deep vein thrombosis; DVT*의 원인이 된다. Left common iliac vein의 천공*fenestration*은 약 2%에서 보고되고 있으며, 2개로 나뉜 정맥이 합쳐져서 IVC의 기시부로 배출되거나 각각 right common iliac vein과 IVC로 나뉘어서 연결된다. Common iliac vein의 유일한 분지는 상행요정맥*ascending lumbar vein*이며 오른쪽보다 왼쪽이 더 크다. 이 정맥들은 common iliac vein이나 IVC의 아래쪽이 막힐 경우 주요한 우회로가 된다(그림 19-10).

2. 외장골정맥 및 심부대퇴정맥 *External iliac vein and deep femoral vein*

총대퇴정맥*common femoral vein*은 표재 및 심부 대퇴정맥*superficial and deep femoral veins*이 합쳐지는 지점부터 시작되어 서혜인대 아래를 통과하면서 외장골정맥*external iliac vein*이 된다. 서혜인대는 방사선촬영상 나타나지 않으므로 두 정맥 간의 경계는 해부학적 지식을 통하여 추론할 수밖에 없어 정확하지는 않는다. External iliac vein의 주요분지들은 골반의 바닥에서 서로 교통하며 이는 iliac vein 폐쇄 시에 주요한 우회로가 된다(그림 19-10).

3. 대퇴부 심부정맥*Deep vein of thigh*

Superficial femoral vein은 슬와정맥*popliteal vein*에서부터 이어져 대퇴골의 아래쪽 1/3 지점에서 내부로 교차하며 위쪽으로 주행한다. 성인에서 서혜인대 하방 약 9cm 되는 지점에서 deep femoral vein과 합류한다(그림 19-11). Popli-

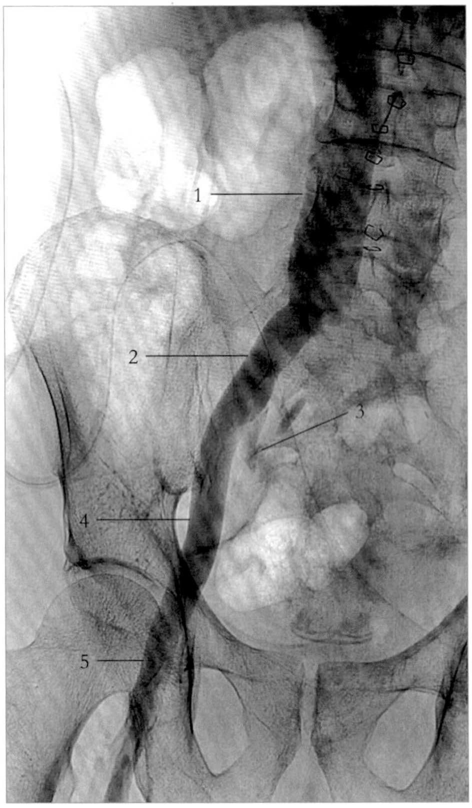

그림 19-10. 우측 골반의 정맥조영상 1: inferior vena cava, 2: common iliac vein, 3: internal iliac vein, 4: external iliac vein, 5: common femoral vein.

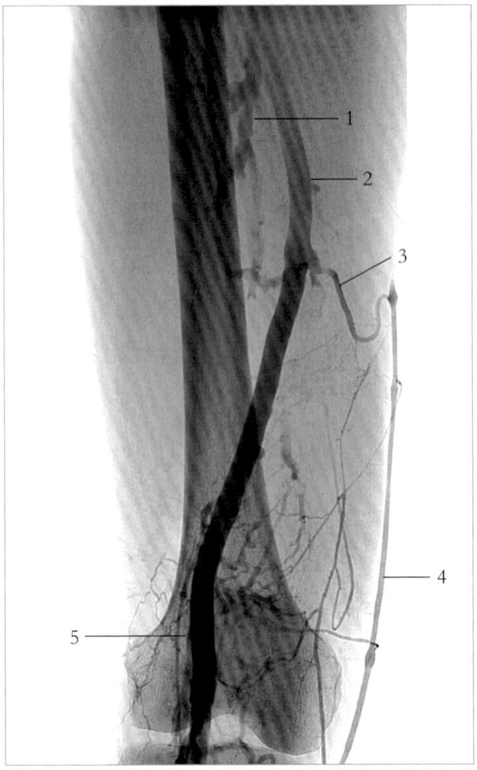

그림 19-11. 우측 대퇴부 심부정맥계의 정맥조영상 1: deep femoral vein, 2: superficial femoral vein, 3: perforating vein, 4: great saphenous vein(upper portion of saphenous vein is not filled because of tourniquet), 5: popliteal vein.

teal vein의 38%에서는 deep femoral vein과 직접 연결되어 있다. Popliteal vein, superficial and deep femoral veins의 정상변이는 자주 볼 수 있어서, 하나의 superficial vein 및 popliteal vein을 가지는 경우는 62%이고 나머지는 천공*fenestration*이나 duplication의 형태를 보이는데, 변이가 있는 경우에 DVT의 빈도가 통계적으로 의미 있게 높은 것으로 알려져 있다.

4. 종아리의 심부정맥*Deep veins of the leg*

종아리의 deep vein은 동맥과 함께 주행하는 세 쌍(anterior tibial veins, posterior tibial veins, peroneal veins)의 정맥들로 이루어져 있다(그림 19-12). 각 정맥들은 각각 동맥 주변으로 주행하며 서로서로 문합을 이룬다. 장딴지 근육*calf muscle*의 정맥은 크고 판막이 없는 자루 모양의 sinusoidal vein과 가늘고 판막이 있는 정맥으로 나눌 수 있는데 전자는 가자미근*soleus muscle*에 많고 후자는 비복근*gastrocnemius muscle*에 많이 분포한다. 종아리의 stem vein들은 쌍을 이루며 주행하다가 상부에서 하나의 trunk를 형성하며 popliteal vein을 이루는데, 슬관절 위쪽에서 합쳐질 경우 duplicated popliteal vein이 된다.

5. 하지의 표재정맥*Superficial veins of the lower limb*

(1) 대복재정맥*Great saphenous vein or long saphenous vein; GSV*

GSV는 발바닥 내측면의 정맥들이 합쳐지면서 시작되어 내측복사*medial malleolus*의 앞을 거쳐 하지의 전내측면*antero-medial aspect*을 따라 주행하며 점점 뒤쪽으로 이동하다가 경골과 대퇴골의 내측관절융기*medial condyle*의 뒤를 통과한다. 대퇴부에서는 femoral vein과의 연결부를 향하여 주행하다가 치골결절*pubic tubercle* 외측의 fossa ovalis로 들어가는데, 들어가기 직전에 superficial circumflex iliac vein, superficial inferior epigastric vein, superficial external pudendal vein 등과 합쳐진다.

GSV는 하지에서 여러 개의 분지와 합쳐지는데 그중 중

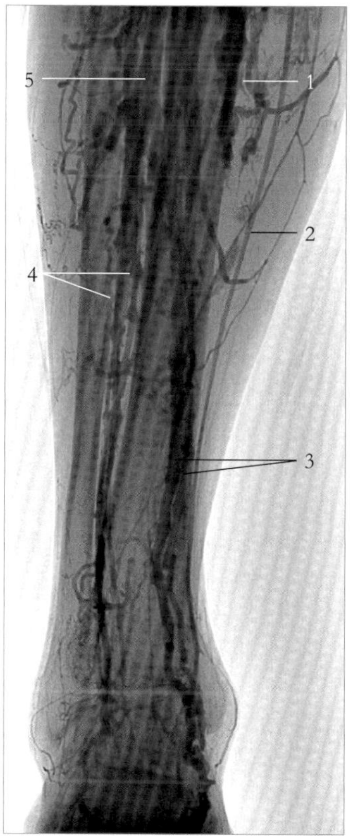

그림 19-12. 우측 종아리 deep vein의 정맥조영상 1: sural veins, 2: great saphenous vein, 3: posterior tibial veins, 4: anterior tibial veins, 5: peroneal veins.

요한 곳이 하지 뒤쪽에 있는 posterior arch vein으로서 두 세 개의 주요한 medial ankle communicating vein들에 의하여 deep vein과 연결된다. GSV duplication의 발생빈도는 약 5~27%로 보고되고 있다(그림 19-13).[1, 2, 12]

(2) 단복재정맥*Lesser saphenous vein or short saphenous vein; LSV*

LSV는 발의 dorsal venous arch와 연결되며 외측복사 *lateral malleolus*의 뒤, 발의 바깥쪽으로부터 시작된다. LSV는 gastrocnemius muscle 사이의 popliteal vein으로 들어가는데 측면 정맥조영술에서 calf muscle 표면의 굴곡을 따라 주행하는 모습이 잘 나타난다. GSV와 무릎 근처에서 연결되고 GSV와 달리 duplication이 드물다.

LSV의 약 60%는 슬관절 8cm 이내의 popliteal fossa에서 popliteal vein과 합류하고, 20%는 대퇴부의 postero-medial 혹은 antero-lateral superficial vein을 경유하여 GSV와 합쳐지며, 나머지는 superficial femoral vein, deep femoral vein, internal iliac vein 등과 만난다(그림 19-13).[12]

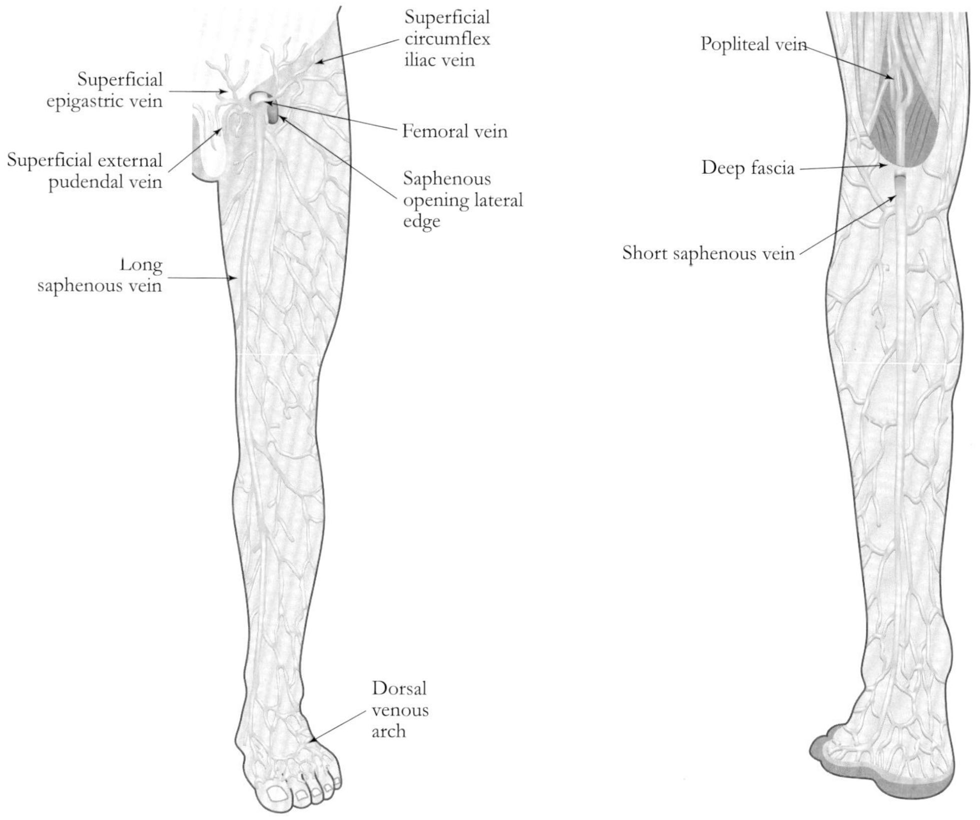

그림 19-13. 하지의 표재정맥계

참고문헌

1. Standring S. Gray's Anatomy: The Anatomical Basis of Clinical Practice. 40th ed. Philadelphia: Elsevier/Churchill Livingstone, 2008:1360–1544.
2. Uflacker R. Atlas of Vascular Anatomy: An Angiographic Approach. 2nd ed. Baltimore: Lippincott Williams & Wilkins, 2006:817–875.
3. De Boer MT, Evans JD, Mayor P, et al. An aneurysm at the back of a thigh: a rare presentation of a congenitally persistent sciatic artery. Eur J Vasc Endovasc Surg 2000;19:99–100.
4. Mandell VS, Jaques PF, Delany DJ, et al. Persistent sciatic artery: clinical, embryologic, and angiographic features. AJR Am J Roentgenol 1985;144:245–249.
5. 이광현. 전산화단층촬영을 이용한 높은 총대퇴동맥의 분지특징에 대한 조사. 아주대학교 대학원 박사논문. 2011:20–28.
6. Strecker EP, Boos IB, Gottmann D, et al. Popliteal artery stenting using flexible tantalum stents. Cardiovasc Intervent Radiol 2001;24:168–175.
7. Jahnke T, Mueller–Huelsbeck S, Charalambous N, et al. Prospective, randomized single–center trial to compare cryoplasty versus conventional angioplasty in the popliteal artery: midterm results of the COLD study. J Vasc Interv Radiol 2010;21:186–194.
8. Kim DS, Orron DE, Skillman JJ. Surgical significance of popliteal arterial variants. A unified angiographic classification. Ann Surg 1989;210:776–781.
9. Kropman RH, Kiela G, Moll FL, et al. Variations in anatomy of the popliteal artery and its side branches. Vasc Endovascular Surg 2011;45:536–540.
10. Kil SW, Jung GS. Anatomical variations of the popliteal artery and its tibial branches: analysis in 1242 extremities. Cardiovasc Intervent Radiol 2009;32:233–240.
11. Manzi M, Cester G, Palena LM, et al. Vascular imaging of the foot: the first step toward endovascular recanalization. Radiographics 2011;31:1623–1636.
12. Browse NL, Burnand KG, Irvine AT, et al. Disease of the Veins. 2nd ed. London: Arnold, 1999:23–43.

Section V

하지혈관 인터벤션

Chapter 20

원위부 복부대동맥 및 장골동맥의 인터벤션

이해규 · 원유동

현재 많이 시행되는 인터벤션의 하나인 경피경관혈관성형술*percutaneous transluminal angioplasty; PTA*은 1964년 Dotter에 의해 개발되었다.[1, 2] 10년 후에 Gruentzig가 이중관카테터*double lumen catheter*를 개발하면서 풍선카테터*balloon catheter*의 제작이 가능해졌다.[3] 현재 대동맥 및 장골동맥질환*aortoiliac disease*에서 PTA와 스텐트설치술은 우회로조성술*bypass operation*보다 치료 결과가 좋다.[4]

스텐트는 자가팽창형 스텐트*self-expandable stent*와 풍선팽창형 스텐트*balloon-expandable stent*로 구별되며, aortoiliac atherosclerotic disease의 치료에 중대한 역할을 하고 있다. 또한 PTA나 스텐트설치술을 혈전용해술*thrombolysis*과 같이 시행하여 과거에는 치료하기 어려웠던 병변을 치료할 수 있으며, 내막밑혈관재소통술*subintimal revascularization*과 기계적 혈전제거 장치*mechanical thrombectomy device*가 개발됨에 따라 동맥폐쇄질환을 치료할 수 있게 되었다. 최근 말초혈관질환에 대하여 약물방출 스텐트*drug-eluting stent* 삽입이 시도되고 있으며, 앞으로 좋은 결과가 기대된다.

I 복부대동맥 및 장골동맥 해부학

이에 대해서는 16, 17, 19장에서 자세히 기술하였다. 인터벤션을 하려면 수많은 잠재적 collateral arteries에 대한 이해가 필요하며, 폐쇄*occlusion* 부위, 길이 및 양측성 여부에 따라 여러 경로의 collateral vessel들이 발달한다(〈표 20-1〉).

II 임상 평가

1. 병력과 진찰

죽상경화증*atherosclerosis*은 대동맥 및 장골동맥 폐쇄질환의 가장 흔한 원인이다. 가장 많이 나타나는 증상은 간헐파행*intermittent claudication*으로, 활동할 때 악화되고 휴식할 때 개선된다. 근골격계나 신경학적 질환과 같은 비혈관성 파행*non-vascular claudication*과 감별해야 한다(〈표 20-2〉).[5] 30~40대 흡연력이 있는 여성에서는 죽상경화증으로 인하여 원위부 복부대동맥에 광범위 협착*diffuse stenosis*이 생기는 'small aorta syndrome'이 발생할 수 있다. 남자 환

〈표 20-1〉 복부대동맥 및 장골동맥 폐쇄에 따른 곁경로*collateral arteries*

Source	Example
Thoracic Aorta	1. Superior to inferior epigastric to common femoral arteries 2. Intercostal to lumbar arteries to aorta
Mesenteric arteries	Inferior mesenteric to hemorrhoidal to internal iliac to external iliac arteries
Lumbar arteries	1. Lumbar to iliolumbar to internal iliac to external iliac arteries 2. Lumbar to iliac-circumflex to common femoral arteries
Median sacral artery	Median sacral to lateral sacral to internal iliac to external iliac artery
Internal iliac artery	To opposite side of pelvis: internal iliac to lateral sacral and anterior division arteries across midline to same arteries on contralateral side To common femoral artery on same side of pelvis: 1. Internal iliac to posterior division branches to iliac circumflex to ipsilateral common femoral artery 2. Internal iliac to both anterior and posterior divisions to profunda femoris branches to common femoral artery

〈표 20-2〉 다리 통증의 원인

Location of pain	Associated factor	Clinical diagnosis
Calf, buttock, hip, or thigh	Aggravated by exercise; relieved by rest	Claudication
Calf, buttock, hip, or thigh	Aggravated by standing + exercise; relieved by back flexion	Lumbar stenosis
Hip, knee, ankles	Aggravated by variable factors; relieved by NSAIDs	Arthritis
Calf, leg radiation	Aggravated by variable factors; relieved by NSAIDs	Herniated disk

자에서는 발기장애가 단독으로 또는 간헐파행과 함께 발생할 수 있다. 말단 대동맥 폐쇄로 인하여 하지허혈과 발기부전이 같이 나타나는 것을 'Leriche syndrome'이라 한다.

별다른 전구 증상 없이 갑자기 하지허혈 증상이 나타나면 색전이 발생하였을 가능성이 많으며, 이미 허혈 증상이 있는 환자의 증상이 갑자기 악화되었다면 기존의 협착 부위가 막혔음을 시사한다. 대동맥 및 장골동맥 질환에서 발생한 미세한 색전 때문에 작은 혈관이 막혀 발가락 끝이 변색된 것을 'blue toe syndrome'이라 한다. 이러한 말초동맥질환의 위험 인자는 흡연, 당뇨, 고혈압, 비만, 심장동맥질환의 기왕력 또는 가족력, 고지혈증, 신체적 무활동*physical inactivity*, hyperhomocysteinemia, 고령 등이다. 인터벤션 시에는 동시에 이러한 질환들을 적극적으로 치료해야 한다.

대동맥 및 장골동맥 질환 환자를 진찰하면 대퇴동맥*femoral artery*, 슬와동맥*popliteal artery* 및 발동맥*pedal artery* 맥박이 감소되어 있거나 만져지지 않는다. 때로 휴식기에는 정상이지만 운동을 하면 맥박이 감소하거나 소실된다. 다리의 만성 허혈 환자의 발과 장딴지*calf* 주위에는 털이 없고, 발톱바닥*nail bed*이 위축될 수 있다. 병소가 진행되면 다리를 올렸을 때 색이 창백해지며, 모세혈관 보충*capillary refill*이 매우 느려진다. 더 진행되면 쉴 때도 통증이 계속되고, 다리를 dependent position으로 놓아야 호전된다. 더 심해지면 허혈성 궤양*ischemic ulcer*이 생기고, 괴저성*gangrenous* 변화가 발생하여 비가역적이 된다. 이러한 허혈 질환을 평가할 때는 Fontaine stage와 Rutherford-Becker classification을 이용한다(〈표 20-3〉).[6]

2. 비침습적 혈관 검사

Noninvasive vascular testing; NVT

NVT는 일반적으로 생리학적 검사와 해부학적 검사로 나뉜다. 생리학적 검사에는 segmental limb pressure, 도플러 파형 분석*Doppler waveform analysis*, volume plethysmographic tracings(PVRs)와 digital photoplethysmographic tracings(PPGs)가 있다. 해부학적 검사에는 color duplex ultrasound, CT 혈관조영술과 MR 혈관조영술이 있다(그림 20-1).

〈표 20-3〉 말초동맥질환의 분류

Fontaine stage		Rutherford-Becker classification	
Stage	Grade	Category	Clinical symptoms
I	0	0	None
IIa	I	1	Mild claudication
IIb	I	2	Moderate claudication
		3	Severe (lifestyle-limiting) claudication
III	II	4	Ischemic rest pain
IV	III	5	Minor tissue loss (non-healing ulcers, focal gangrene)
		6	Major tissue loss

From Rutherford RB, Becker GJ. Standards for evaluating and reporting the results of surgical and percutaneous therapy for peripheral arterial disease. J Vasc Interv Radiol 1991;2:169-174.

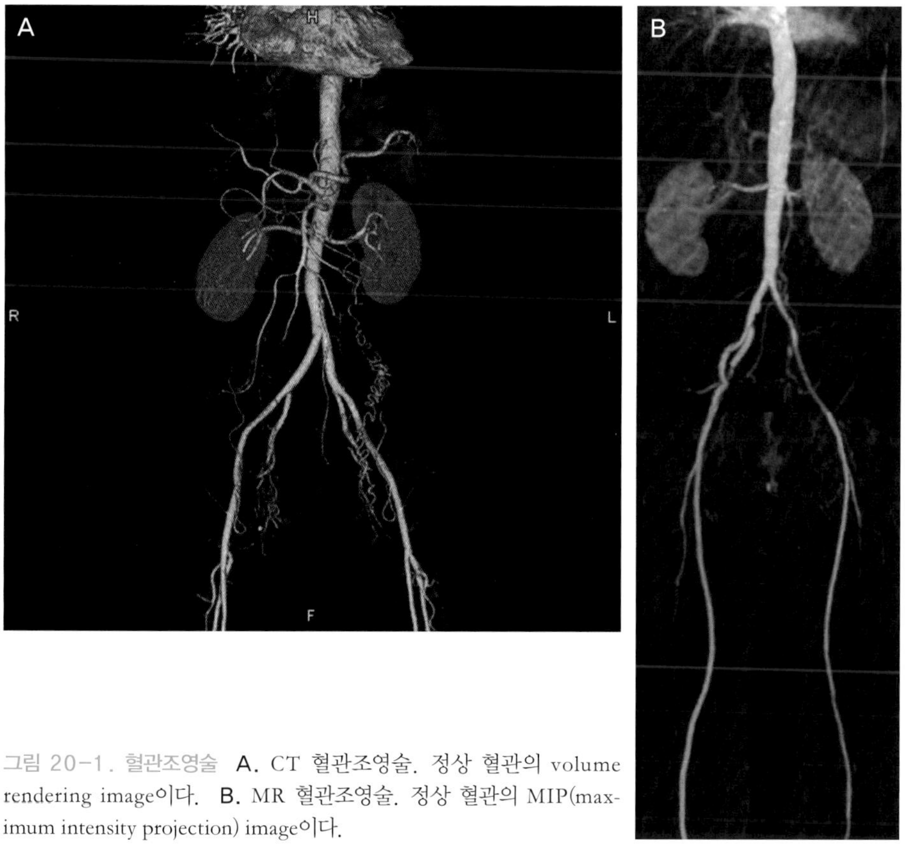

그림 20-1. 혈관조영술 A. CT 혈관조영술. 정상 혈관의 volume rendering image이다. B. MR 혈관조영술. 정상 혈관의 MIP(maximum intensity projection) image이다.

생리학적 검사법으로는 다리의 전반적인 관류*perfusion* 상태를 평가할 수 있으며, 국소화*localization*와 정량화*quantification*가 가능하다. 보통 운동 부하를 많이 시행하는데, 이 검사로 환자의 증세와 생리적 변화를 비교 분석할 수 있다.

해부학적 검사는 생리학적 검사보다 정확한 해부학적 정보를 제공하므로, 해부학적 검사를 하면 질환의 특성을 이해하고 치료 계획을 세울 수 있다. MR 혈관조영술은 당뇨 환자와 신장기능이 저하된 환자에서 조영제 독성이 적어 좋다고 알려져 있으나, gadolinium 조영제도 신장기능을 저하시킬 수 있으며, 이미 신장기능이 저하된 경우에는 nephrogenic systemic fibrosis(NSF)를 초래할 수 있어 최근에는 조영제를 사용하지 않는 촬영기법이 개발되고 있다.[7-9]

Ⅲ 경피적 혈관재소통술
Percutaneous revascularization techniques

1. 환자 준비 및 영상

(1) 접근법

보통 시술을 시작하기 전에 혈관조영술을 시행하며, 같은 쪽 또는 반대쪽 대퇴동맥을 통해 병소에 접근한다. 대퇴동맥 맥박이 잘 만져지지 않으면 액와동맥*axillary artery* 또는 상완동맥*brachial artery*을 통해 시술한다.

총장골동맥*common iliac artery*의 기시부 협착의 경우 시술이 쉽고 스텐트 등을 정확히 위치시킬 수 있기 때문에 같은 쪽 대퇴동맥을 이용하여 시술하지만, 외장골동맥*external iliac artery*의 협착일 때는 반대쪽 대퇴동맥을 통하여 시술하는 경우가 많다. 자가팽창형 스텐트는 비교적 유연하여 반대쪽 대퇴동맥을 통하여 병소에 접근할 수 있지만, 풍선팽창형 스텐트는 뻣뻣한 편이어서 같은 쪽의 대퇴동맥을 통하여 시술하는 것이 편할 때가 많다. 그러나 최근에는 풍선팽창형 스텐트도 유도카테터*guiding catheter*를 사용하면 반대쪽에서 쉽게 시술할 수 있다. 환자가 여자이거나 체구가 작을 때는 같은 쪽의 대퇴동맥을 통하여 시술하면 기구들이 혈류를 제한할 수 있으므로 반대쪽 대퇴동맥으로 접근하는 것이 좋다. 이렇듯 시술자 개인의 선호도나 다른 여건 등에 따라서 시술 부위에 대한 접근 경로가 결정된다.

(2) 영상 평가

시술 전 혈관조영술 시에는 대동맥과 양측 장골동맥을 관찰하며, 협착 외에 동맥류*aneurysm* 등도 유심히 살펴야 한다. 대동맥 내경이 정상인 경우에도 요동맥*lumbar artery*이 보이지 않으면 대동맥류*aortic aneurysm*의 가능성을 의심해 보아야 한다. 신장동맥 협착*renal artery stenosis*이 의심될 때는 동맥의 입구 부위를 잘 보기 위하여 대동맥의 oblique view를 촬영해야 한다. 골반의 동맥을 촬영할 때 contralateral oblique view에서는 iliac artery bifurcation이 잘 보이고, ipsilateral oblique view에서는 femoral artery bifurcation이 잘 관찰된다. 따라서 원위부 총장골동맥과 근위부 외장골동맥에 스텐트를 삽입할 때에는 contralateral anterior oblique view가 유용하다. 자나 눈금이 새겨진 카테터 혹은 유도철사*guide wire*를 이용하면 혈관을 정확하게 측정할 수 있어 스텐트나 풍선을 선택하기가 쉽다.

인터벤션 후 말초혈관에 색전폐쇄*embolic occlusion*가 발생할 수 있으므로 시술 전과 후에 대퇴슬와동맥*femoropopliteal artery* 및 경골동맥*tibial artery*을 포함한 서혜부아래*infrainguinal* 혈관 및 run-off 혈관을 정확히 검사해야 한다. Run-off 혈관의 개통 여부는 시술 결과에도 많은 영향을 미친다.

디지털 혈관 영상과 조영제가 많이 발전하여, 전보다 넓은 부위의 혈관 영상을 비침습적으로 얻고 신장기능에도 영향을 덜 미치고 있다. 그리고 신장기능이 저하되어 있거나 조영제에 대한 알레르기 병력이 있는 환자에서는 조영제 대신 CO_2를 사용할 수 있다. Gadolinium계 조영제는 요오드계 조영제 대신 사용되기도 하나 신장독성 논란이 있어서 0.4mmol/kg(약 60cc) 이하로 투여할 것을 권고하고 있으나, 최근 NSF의 문제가 있어 사용하지 않는 추세이다.[10]

(3) 혈류역학적 평가

대동맥 및 장골동맥 질환을 정확히 파악하려면 혈류역학적 측정이 필요하다. 특히 동맥압*arterial pressure*은 병변의 혈류역학적 변화를 정량화할 수 있어, 협착의 정도를 평가할 수 있는 기준이다. 대동맥 및 장골동맥 폐쇄질환에서 가장 정확하게 압력을 측정하는 방법은 two-transducer catheter를 이용하는 것으로, 협착의 근위부와 원위부에 각각 카테터를 위치시켜 동시에 측정한다.[11] 보통 평균 압력 차이가 5mmHg 이상이면 비정상으로 간주하고, 이것은 수축기압 차이 10~15mmHg에 해당한다. 압력차가 없을 경우 nitroglycerine(100~200μg), tolazine(25~40mg) 혹은 papaverine(100~200μg)을 동맥내 주입하면 말초혈관이 확장되는데, 이는 운동할 때와 같은 압력차를 의미하며, 8~10 mmHg 이상이면 의미 있는 협착이라고 판단한다.[12] 이러한 방법을 이용하여 시술 후 성공 여부뿐만 아니라 혈류 장애가 의심되는 병소에서 시술 필요 여부를 판단할 수 있다.[13]

2. 환자 선택

대동맥 및 장골동맥 질환의 치료에는 수술, 인터벤션 그리고 보존적 치료가 있다. 활동에 제한을 주지 않는 경미한 파행에는 약 3개월 후 추적 검사와 보존적 치료를 추천한다.[14] 휴식 통증*resting pain*, 조직 손상, 또는 진행성 증상과 같은 심한 허혈, 생활에 지장을 주는 파행 또는 보존적 치료에 실패한 경우에는 인터벤션을 고려한다. 일반적으로 경피적 시술은 수술적 치료보다 이환율*morbidity*과 사망률

〈표 20-4〉 인터벤션 결과에 영향을 미치는 요인들

Predictive Factors/Indication	Worse Outcome/Limb salvage or tissue loss	Better Outcome/Claudication
Site	Distal(external iliac artery)	Proximal(common iliac artery)
Gender	Female	Male
Number of Lesions	Multiple	Single
Lesion Type	Long occlusion, eccentric, calcified	Short stenosis, concentric, noncalcified
Run-off	Diseased	Intact
Diabetes	Present	Absent
Smoking	Yes	No

*mortality*이 낮다. Aortoiliac PTA와 스텐트의 치료 결과에 영향을 줄 수 있는 요소들은 〈표 20-4〉와 같다.

Aortoiliac atherosclerosis의 병변은 다음 3가지로 분류할 수 있다.[15]

Type Ⅰ: 원위부 대동맥과 총장골동맥에 병소가 있고 run-off 혈관이 좋은 환자

Type Ⅱ: 외장골동맥을 침범하고 run-off 혈관이 좋은 환자

Type Ⅲ: 대퇴동맥, 슬와동맥, 2개 또는 3개의 장딴지동맥 *calf artery*이 침습된 환자

일반적으로 치료를 시행한 혈관뿐 아니라 run-off 혈관도 병소가 길수록 치료 결과는 좋지 않아, Type Ⅲ 병변은 시술 후 예후가 좋지 않다. 또한 큰 혈관이 작은 혈관에 비해 치료 결과가 좋은 경향이 있다.

TASC working group은 대동맥과 장골동맥에 대한 PTA의 지침을 제정하였다(〈표 20-5〉, 〈표 20-6〉).[16] 이러한 지침들은 짧고 국소적인 협착에는 PTA를 권장하는 반면, 길고 만성적인 폐색과 광범위한 병소에는 PTA 성적이 좋지 않아 다른 치료법을 권장한다. 그러나 최근에는 길고 만성적인 장골동맥 폐색에 스텐트를 삽입하여 높은 장기 개통률을 얻는 사례도 있어 수술 대신 스텐트를 삽입하는 경우

〈표 20-5〉 복부대동맥 및 장골동맥 병소의 TASC II 분류

Type A lesions	Unilateral or bilateral stenoses of CIA Unilateral or bilateral single short(<3cm) stenosis of EIA
Type B lesions	Short(<3cm) stenosis of infrarenal aorta Unilateral CIA occlusion Single or multiple stenosis totaling 3~10cm involving the EIA not extending into the CFA Unilateral EIA occlusion not involving the origins of internal iliac or CFA
Type C lesions	Bilateral CIA occlusions Bilateral EIA stenoses 3~10cm long not extending into the CFA Unilateral EIA stenosis extending into the CFA Unilateral EIA occlusion that involves the origins of internal iliac and/or CFA Heavily calcified unilateral EIA occlusion with or without involvement of origins of internal iliac and/or CFA
Type D lesions	Infra-renal aortoiliac occlusion Diffuse disease involving the aorta and both iliac arteries requiring treatment Diffuse multiple stenoses involving the unilateral CIA, EIA and CFA Unilateral occlusions of both CIA and EIA Bilateral occlusions of EIA Iliac stenoses in patients with AAA requiring treatment and not amenable to endograft placement or other lesions requiring open aortic or iliac surgery

CIA: common iliac artery, EIA: external iliac artery, CFA: common femoral artery, AAA: abdominal aortic aneurysm
From Norgren L, Hiatt WR, Dormandy JA, et al. Inter-society consensus for the management of peripheral arterial disease (TASC Ⅱ). Eur J Vasc Endovasc Surg 2007;33:S1-S75.

〈표 20-6〉 복부대동맥 및 장골동맥 병소 치료에 대한 권고안

TASC A and D lesions	Endovascular therapy is the treatment of choice for type A lesions and surgery is the treatment of choice for type D lesions.
TASC B and C lesions	Endovascular treatment is the preferred treatment for type B lesions and surgery is the preferred treatment for good-risk patients with type C lesions. The patient's co-morbidities, fully informed patient preference and the local operator's long-term success rates must be considered when making treatment recommendations for type B and type C lesions.

From Norgren L, Hiatt WR, Dormandy JA, et al. Inter-society consensus for the management of peripheral arterial disease (TASC Ⅱ). Eur J Vasc Endovasc Surg 2007;33:S1-S75.

도 많다.

다발성 병소는 인터벤션 시술과 수술을 조합하여 치료할 수 있다. 즉, femoropopliteal bypass 전에 근위부 장골동맥 협착에 PTA를 시행하거나 스텐트를 삽입하고, aortobifemoral 또는 aortoiliac bypass surgery가 불가능한 환자에게는 femorofemoral bypass surgery 전에 반대쪽의 장골동맥 협착에 스텐트를 삽입하여 치료할 수 있다.[17, 18]

발기부전도 복부대동맥 및 장골동맥 인터벤션의 중요한 적응증이다. 음경의 해면체동맥*cavernosal artery*은 양측의 내장골동맥*internal iliac artery*에서 혈액을 공급받으므로 대동맥 및 양측 장골동맥의 병소를 치료하면 개선될 수 있다.

3. 대동맥 및 장골동맥 혈관성형술

PTA는 대동맥과 aortic bifurcation 부위의 협착에 오랫동안 이용되어 왔다. 2cm 이하의 국소 병변(〈표 20-5〉의 type A lesions)은 PTA만으로 90% 이상 치료되며 재발률도 낮다(그림 20-2).[19] 반면 길이가 긴 협착, 일련의 연속 병소*tandem lesion* 및 만성 폐색에는 PTA보다 스텐트 삽입이 좋다. 그리고 스텐트 삽입 전에 PTA를 시행하면 합병증이 발생할 가능성이 높다고 알려져 있다.[20] 현재 국소적, 비석회화*non-calcified*, 동심성*concentric* 장골동맥 협착은 비교적 PTA 치료 결과가 좋다. Type A 병소의 경우 PTA를 시행하고 만족스럽지 못할 때는 스텐트를 삽입한다. Type A 병소 이외의 병소에는 풍선확장 스텐트를 삽입하거나, 자가팽창형 스텐트를 설치한 후 풍선을 이용하여 혈관을 확장시킨다.

4. 스텐트 설치

스텐트는 풍선팽창형 스텐트와 자가팽창형 스텐트로 나뉘며, 스테인리스 스틸, 나이티놀*nitinol*, 백금*platinum*, 코발트 합금 등으로 만들어진다.

스텐트 삽입에 영향을 미치는 요소는 병변의 성격(편심*eccentric* 또는 동심*concentric*, 석회화*calcified* 또는 연성*soft*, 국소적*focal* 또는 미만성*diffuse*), 혈관의 사행*tortuosity*, 스텐트 삽입에 필요한 관의 크기, 접근 부위, 특정 제품에 대한 시

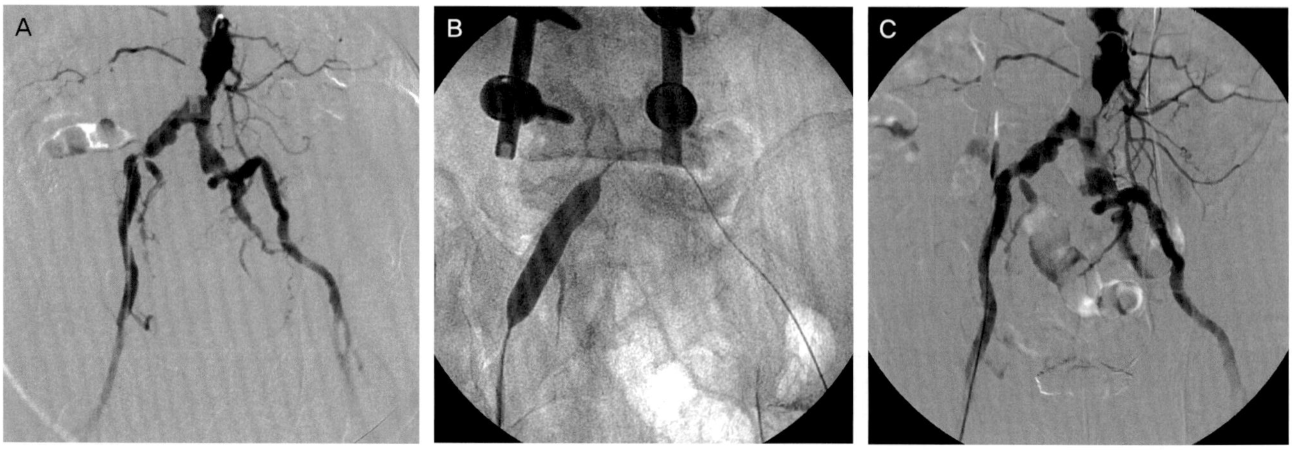

그림 20-2. 장골동맥 협착의 혈관성형술 A. 장골동맥조영술에서 우측 원위부 총장골동맥의 국소협착이 있다. B. 풍선카테터를 이용하여 혈관성형술을 시행하였다. C. 추적 동맥조영술. 협착이 개선되었다.

술자의 경험, 스텐트 가격 등이다. 대동맥 협착에는 hoop strength가 강하고 정확하게 삽입할 수 있는 풍선팽창형 스텐트가 좋다.

짧은 국소병소에는 풍선팽창형 스텐트와 자가팽창형 스텐트를 모두 사용할 수 있으나 폐쇄나 긴 분절성 병소에는 자가팽창형 스텐트가 유용하다. 석회화나 섬유화가 심한 병소에는 방사상 힘*radial force*이 강한 풍선팽창형 스텐트를 사용할 수 있으나, 여러 가지 요소를 고려하여 선택한다. 굴곡이 심한 동맥에 풍선팽창형 스텐트를 삽입하면 구부러진 혈관이 펴지면서 스텐트의 끝에 의해 혈관벽이 자극을 받고 스텐트의 중간 부위는 혈관벽과 밀착되지 않아 재협착이 생길 수 있으므로 자가팽창형 스텐트를 삽입하는 것이 좋다. 또한 총장골동맥과 외장골동맥의 이행부같이 혈관 직경의 변화가 심한 곳에도 자가팽창형 스텐트가 적합하다. 일반적으로 스텐트는 관절 부위에 삽입하지 않으나, 재소통*recanalization*에 대안이 없을 경우 분쇄*crush*에 강하고 스텐트 골절*stent fracture*이 적은 자가팽창형 스텐트를 사용한다.

대동맥 및 장골동맥의 죽상경화증의 치료에 covered stent (stent-graft)를 이용하기도 하나, 흔한 적응증은 혈관파열, 동맥류, 동정맥루*arteriovenous fistula*이다.

(1) 대동맥 스텐트 설치

Aortic bifurcation disease는 원위부 대동맥 또는 근위부 총장골동맥에 발생하며, 때로는 양측 모두에 발생하기도 한다. 협착이 총장골동맥의 한쪽 또는 양쪽 입구까지 침

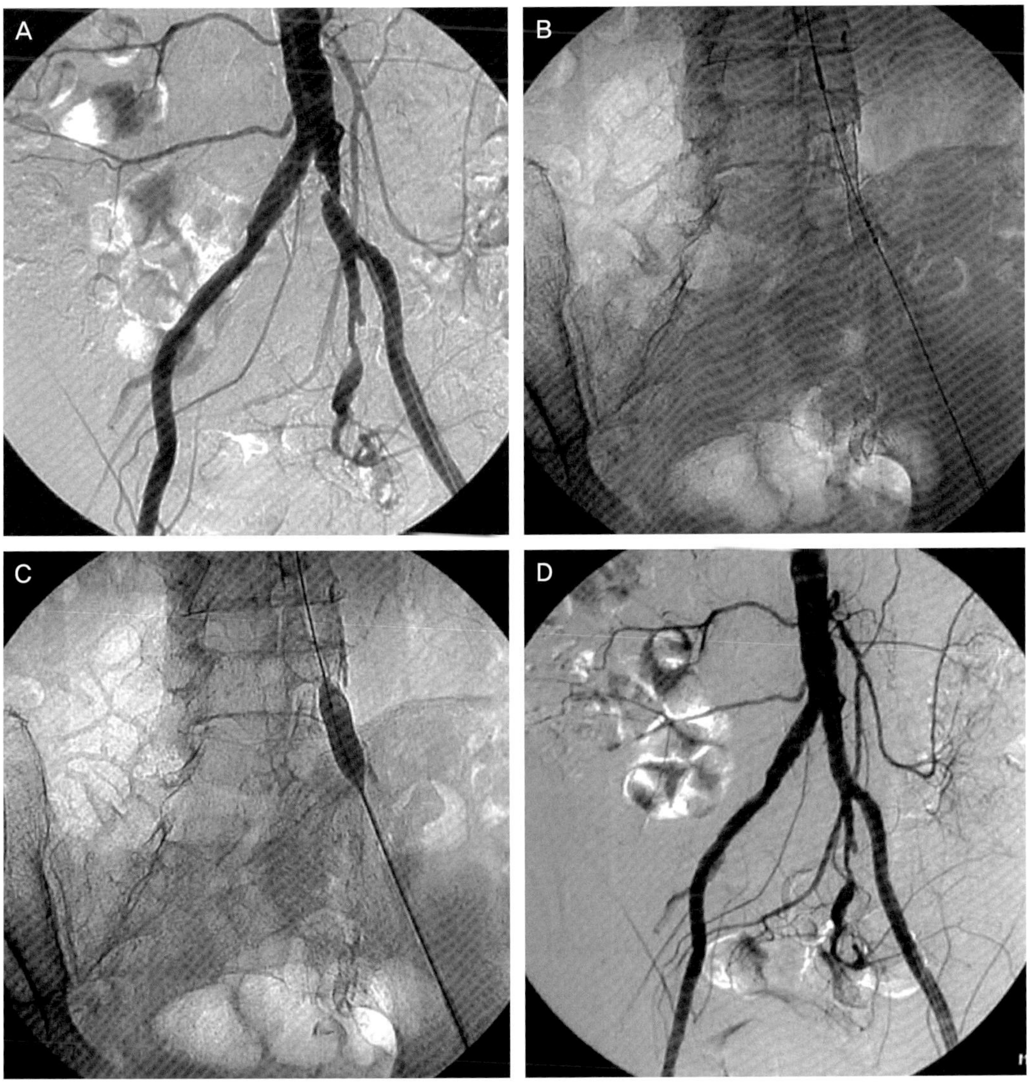

그림 20-3. 장골동맥 스텐트 설치 A. 장골동맥조영술에서 좌측 총장골동맥의 근위부에 협착이 있다. B, C. 자가팽창형 스텐트를 삽입한 후(B) 풍선 카테터를 이용하여 혈관성형술(C)을 시행하였다. D. 시술 후 총장골동맥이 완전히 확장되었다.

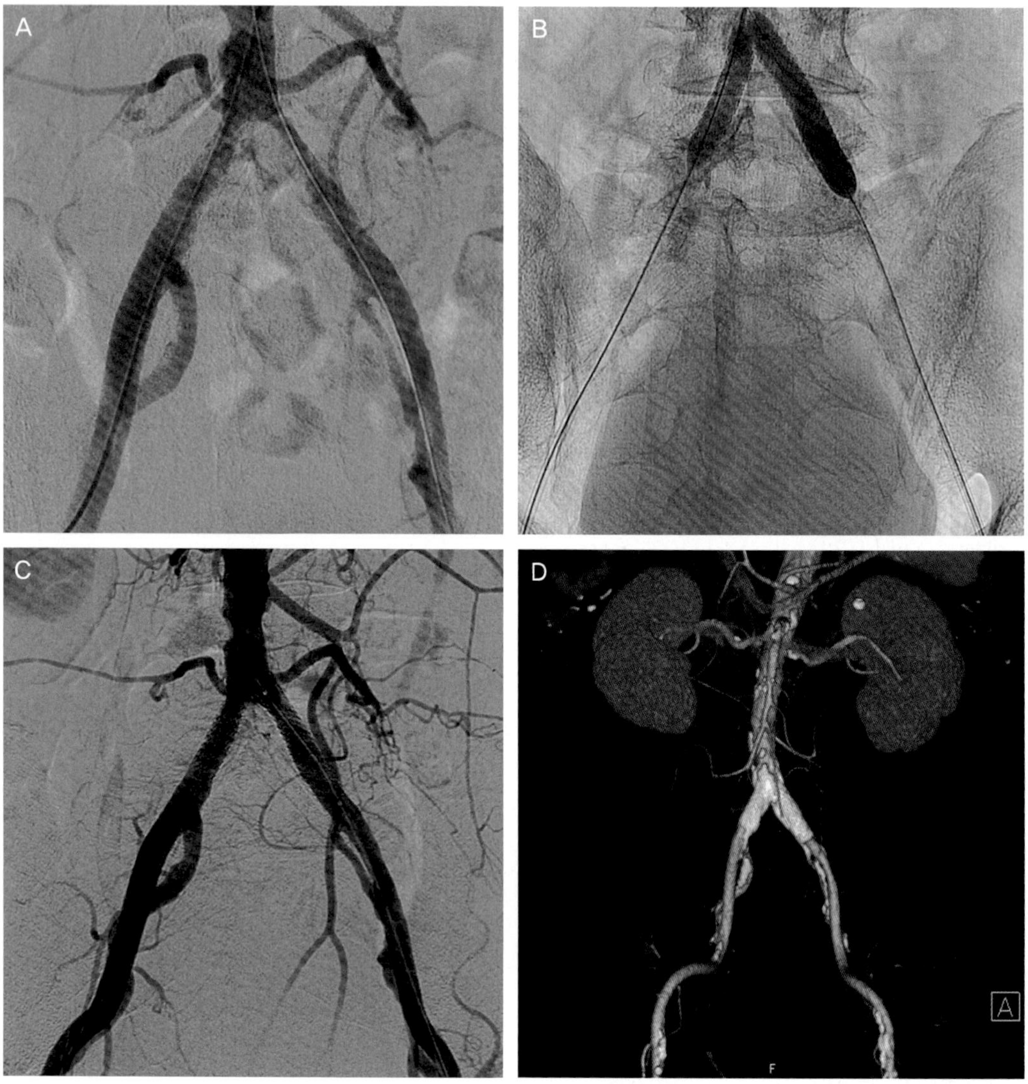

그림 20-4. 양측 총장골동맥의 kissing stents A. 장골동맥조영술에서 양측 총장골동맥에 협착이 있다. B. 양측의 협착 부위에 풍선확장 스텐트를 동시에 설치하고 있다(kissing stents). C. 설치 후에 시행한 동맥조영상에서 협착이 소실되었다. D. 추적 CT 혈관조영술에서 스텐트가 설치되어 있고, 혈관 주위에 석회화가 있다.

범한 경우에는 양측 근위부 총장골동맥에 동시에 스텐트를 삽입*kissing stents*하기도 한다.[21] 원위부 대동맥에 스텐트를 삽입할 때는 하장간막동맥*inferior mesenteric artery*의 기시부를 꼭 확인하며, 삽입된 스텐트가 반대쪽 장골동맥 입구*ostium*를 막지 않도록 주의한다.

(2) 장골동맥 스텐트 설치

장골동맥 스텐트 설치는 결과가 좋고 합병증이 매우 적다(그림 20-3). 미국 FDA는 PTA로 인해 박리*dissection*가 생긴 경우, PTA 후 잔여협착*residual stenosis*이 있을 때, 완전폐색*total occlusion* 및 PTA 후 재발성 병소에 시술하도록 권장하고 있다. 그러나 PTA보다 primary stenting을 권장하는 연구 결과가 더 많다.[22]

양측 장골동맥의 입구에 병소가 있는 경우 한쪽만 풍선이나 스텐트를 이용하여 치료하면 bifurcation 부위의 plaque가 치료하지 않는 쪽으로 밀려 합병증을 초래하므로 양측을 동시에 치료한다('kissing balloon' 또는 'kissing stent')(그림 20-4).[21] 그러나 이때 대동맥 내강에 스텐트 일부가 돌출되면 혈류가 변하여 근내막 과다형성*myointimal hyperplasia*이 발생해 협착이 생길 수 있다.[23]

5. 만성 완전폐색, 내막밑 혈관재소통

기계적 혈전제거술, 레이저 등의 많은 기구가 만성 장골

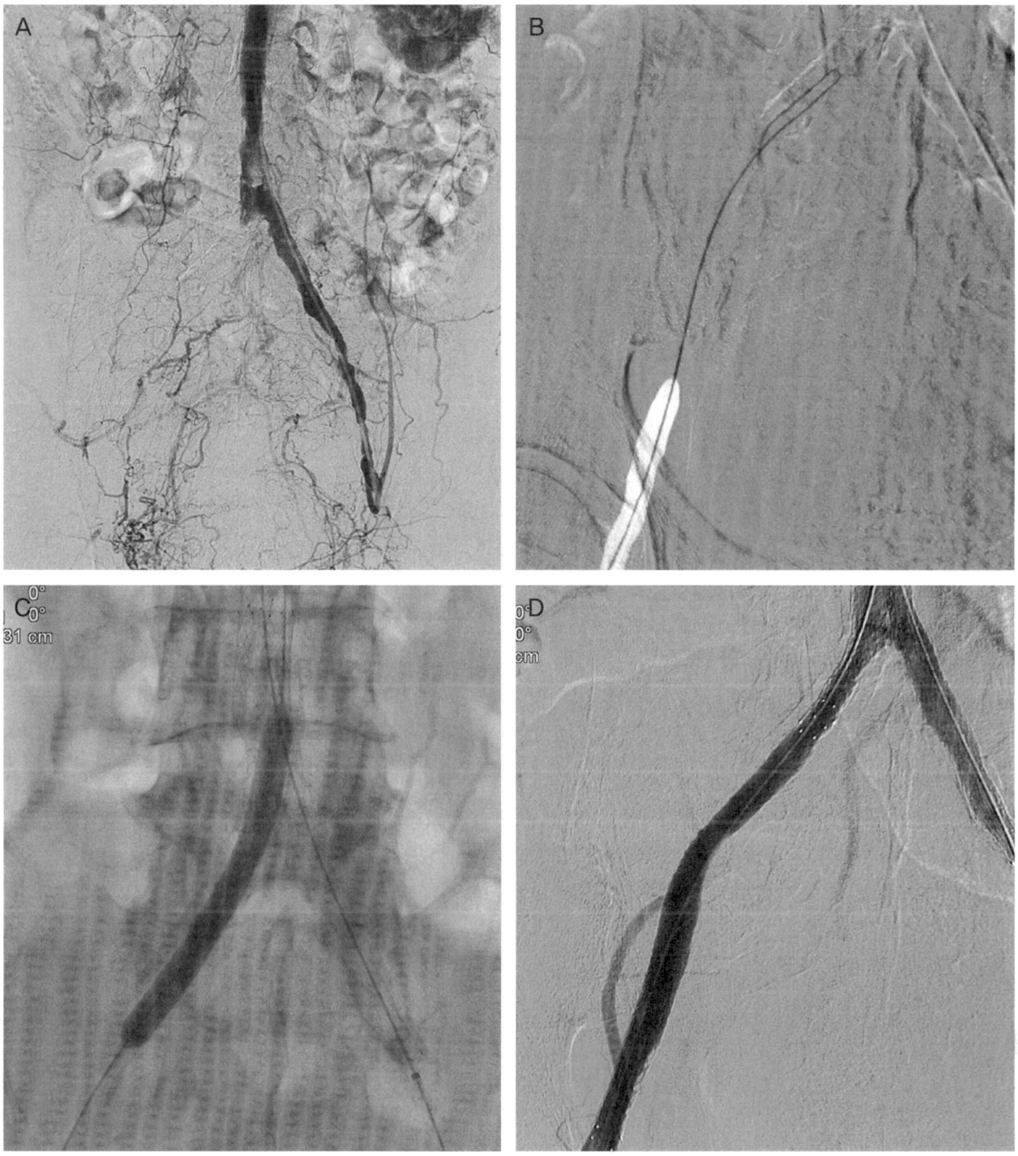

그림 20-5. 장골동맥의 subintimal angioplasty A. 동맥조영상에서 원위부 대동맥에 불규칙한 협착이 있고, 우측 장골동맥이 폐쇄되어 있으며, 좌측 장골동맥에는 불규칙한 협착이 있다. B. 폐쇄된 우측 외장골동맥을 유도철사를 이용하여 통과하고 있다. 유도철사가 U자 모양을 보인다. C. 유도철사 통과 후에 자가팽창형 스텐트를 설치하고 풍선카테터를 이용하여 확장하고 있다. 대동맥과 반대측 총장골동맥에도 스텐트가 설치되어 있다. D. 시술 후 시행한 동맥조영상에서 회복된 혈류가 확인된다.

동맥 폐쇄의 치료에 이용되었으나 결과는 만족스럽지 못하였다.[24] 만성 폐쇄의 81~95%는 친수성 유도철사*hydrophilic guide wire*로 재소통시킬 수 있다. 내막밑 혈관재소통*subintimal recanalization*에는 친수성 유도철사와 hockey stick catheter를 이용한다. 친수성 유도철사가 subintima에 들어가면 U모양이 되고, 때로는 나선 경로를 보인다. 이때 조영제를 투여하면 초승달*crescent* 모양으로 조영제가 집적된다. 장골동맥에서는 subintima에 스텐트를 대부분 삽입하여 내강을 확보한다(그림 20-5). Subintimal space에서 진강*true lumen*으로 유도철사가 쉽게 들어올 수 있으나, 그렇지 못한 경우에는 특수 제작된 바늘을 이용하여 true lumen으로 돌아올 수 있다. 유도철사는 통과하였으나 저항이 심해 카테터나 시술용 기구가 통과하지 못할 때는 올가미*snare*로 유도철사를 잡아 반대측 대퇴동맥 천자 부위로 빼내어 앞방향*antegrade* 및 역방향*retrograde*으로 같이 시술하는 'through and through technique'을 사용하기도 한다.[25, 26]

장골동맥 천공은 드물지만 치명적인 합병증이다. 이때는 적당한 크기의 풍선을 부풀려서 지혈하여(balloon tamponade) 응급 수술을 위한 시간을 벌 수 있다. 최근에는 covered stent를 삽입하여 천공을 치료한다(그림 20-6). 원위부

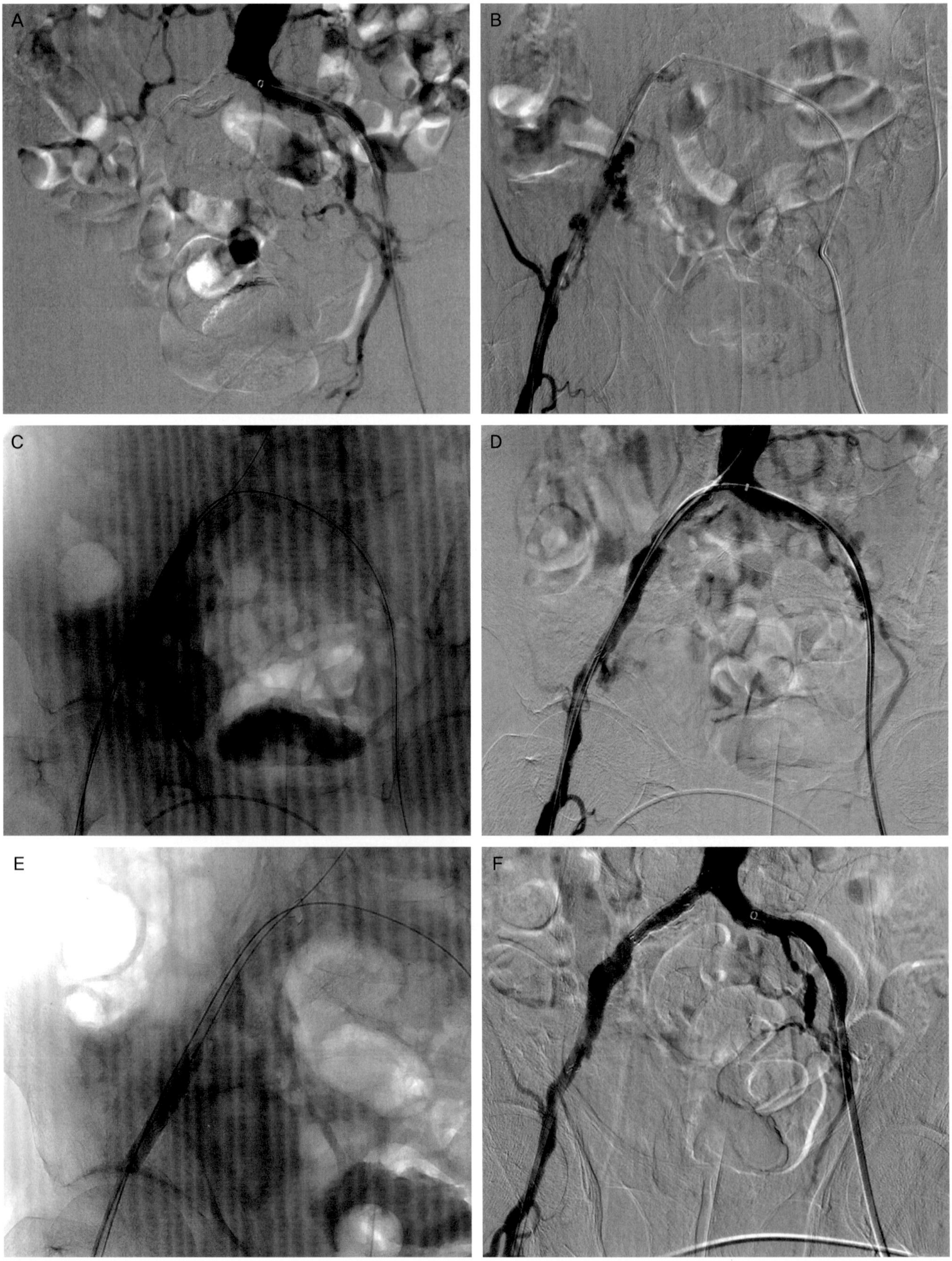

그림 20-6. Stent-graft와 혈관성형술로 치료한 동맥파열 A. 동맥조영상에서 우측 장골동맥이 보이지 않고, 좌측 장골동맥은 multiple stenosis 때문에 내장골동맥보다 혈류가 늦다. B. 폐쇄된 장골동맥 위와 아래에서 통과를 시도하는 도중 시행한 동맥조영상에서 혈관의 파열을 의미하는 조영제 누출이 보인다. C. 누출 부위에 stent-graft를 설치하고 풍선카테터로 stent-graft를 확장시키고 있다. 주위에 누출된 조영제가 있다. D. Stent-graft 설치 후 시행한 동맥조영상에서 원위부 외장골동맥의 또 다른 혈관파열이 관찰된다. E. 풍선카테터를 이용하여 temponade를 시행하고 있다. F. 시술 후 동맥조영상에서 조영제 누출이 더 이상 보이지 않고, 혈관이 재개통되었다.

색전은 자주 발생하는 합병증으로 primary stenting으로 발생빈도를 낮출 수는 있으나 완전히 방지하기는 어렵다.

Ⅳ 결과

시술의 종료 여부는 동맥내 혈압으로 결정한다. 수축기 압력차는 1~3mmHg, 평균 압력은 거의 차이가 없어야 한다. 간헐파행 환자는 치료 후 휴식 시에 동맥내 압력차가 거의 없어야 하고, 운동할 때 증상이 발생해서는 안 된다. 간헐파행 환자를 치료한 후 결과가 의심스러울 때는 혈관확장제, 즉 nitroglycerin 200μg을 동맥 내에 주입한 후 압력차가 8~10mmHg 이하이면 성공으로 간주한다.

시술 후에 기술적 성공은 잔여협착이 20% 이내이고, 이때 동맥 내 혈압차가 감소되어야 하며 큰 합병증이 없어야 한다. 임상적 성공은 치료 후에 증상이 완전히 없어지거나 상당히 감소한 경우로 정의한다. 개통률*patency rate*은 처음에 성공한 환자 중에서 일정 기간까지 증상이 없고, 재협착이 발생하지 않는 환자의 비율이다. 기술적 성공에는 병변의 위치, 모양 그리고 병리가 중요한 영향을 미친다. 동심성 병소가 편심성 병소보다 시술하기가 용이하고 결과도 좋다. 입구병변*ostial lesion*이나 bifurcation에 있는 병소는 PTA에 잘 반응하지 않는다. 석회화 병소는 PTA에 매우 저항이 심하여 더 높은 팽창압력이 필요하므로 기술적 성공률이 낮으며 합병증의 발생빈도가 높아진다. 임상적 성공률은 기술적 결과와 비례한다. 장기 개통률은 시술 결과도 중요하지만 심혈관계 위험인자가 동시에 잘 조절되었을 때 증가한다. 일반적으로 큰 혈관과 짧은 병소의 개통률이 작은 혈관과 긴 혈관 병소의 개통률보다 좋다.

개통률은 1차 개통률*primary patency*(더 이상 인터벤션이 필요 없는 상태), 1차 보조 개통률*primary assisted patency*(추가 인터벤션 시술을 받고 개통 유지), 2차 개통률*secondary patency*(다른 시술을 받고 개통 유지)로 나뉜다.

시술 후에는 치료 결과를 여러 검사로 추적하나, 비침습적 검사로 가장 많이 사용되는 발목-상완지수*ankle-brachial index; ABI*(〈표 20-7〉)는 PTA와 스텐트를 시술한 부위에 대한 특이성이 낮고, 임상증상으로도 특이 정보를 주지 못한다. 즉 증상의 재발이 치료 부위의 재발을 의미하지 않고, 증상의 호전이 치료 병소의 호전을 의미하지 않으므로 결과를 해석할 때 유의하여야 한다.

〈표 20-7〉 발목-상완지수*ABI*

Range	Rutherford grade	Disease
<0.5	Ⅱ or Ⅲ	Chronic limb ischemia
0.51~0.90	Ⅰ	Intermittent claudication
0.91~1.3	0	No significant peripheral arterial disease
>1.4	-	Non-compressible vessels, likely to have peripheral arterial disease

Murphy 등의 연구에 따르면 장골동맥 스텐트 설치술의 평균 기술적 성공률은 97%, 5년 후 1차 개통률은 58~82%, 2차 개통률은 78~91%였다.[27] 이 개통률은 aortoiliac bypass graft 수술과 비슷한 결과이다. 그러나 Palmaz stent를 삽입한 환자에서 3년 후 스텐트 개통률은 92%였으나 임상적 성공률은 69%로 낮았다. 이는 대부분 스텐트를 설치한 곳과 다른 부위에서 진행된 병소에 기인하였다.[28] 한편 Reyes 등은 만성 장골동맥 폐쇄를 유도철사로 재소통시킨 후 primary stenting을 하였고, 기술적 성공률은 92%, 2년 후 1차 개통률은 73%, 2차 개통률은 88%로 보고하였다.[29]

양측성 장골동맥 협착이나 폐색은 보통 인터벤션의 금기로 알려져 있어 aortofemoral 혹은 aortobifemoral bypass surgery로 치료해 왔다. 그러나 최근 'kissing balloon' 또는 'kissing stent'를 이용하여 치료한 환자의 3년 후 1차 개통률은 79.4%이고, 2차 개통률은 97.9%였다.[30] 또한 Greiner 등은 86%의 기술적 성공률을 보고하였으며, 1년과 2년 후 1차 보조 개통률은 각각 91%와 65%였다.[31]

Bypass surgery는 distal run-off의 영향이 상대적으로 적지만, 장골동맥 스텐트의 개통 여부는 기술적 성공 이외에도 infrainguinal flow의 영향을 많이 받는다. Laborde 등에 따르면, 병소의 해부학적 분포에 따른 3년 개통률은 1형(91.6%)과 2형(97.9%)에 비해 3형 aortoiliac lesion이 60.8%로 낮았다.[15] 대동맥 및 장골동맥 폐쇄질환에서 primary stenting과 PTA 후 선택적 스텐트 설치의 장기 개통률이 비슷하여 비용 효과적 측면에서 선택적 스텐트 설치를 권장하기도 하지만 논란의 여지가 있다.[32]

대동맥의 협착이나 폐색에서 스텐트 삽입술의 기술적 성공률은 87%이며, 3년 후 1차 개통률은 85%, 2차 개통률은 100%이다.[33] 그러나 대동맥의 직경이 작거나 장골동맥의 병소 또는 run-off 불량 등이 동반되면 재협착이 많이 발생한다.[34] 이는 반복적인 PTA와 선택적 스텐트 삽입술로 치료할 수 있다.[35] PTA 후의 재협착을 예방하려면 스텐트를 삽입하여 recoil 및 negative remodeling을 막으면 된다. 그러나 스텐트는 혈관을 지속적으로 확장시켜 내막과다형성*intimal hyperplasia*을 유도하고 결과적으로 재협착을 초래할 수 있다.[36] 이를 방지하기 위해 평활근세포*smooth muscle cell*를 표적으로 하는 여러 형태의 항증식성 약제*antiproliferation drug*가 개발되었고, 근접치료*brachytherapy*, 약물방출 스텐트*drug-eluting stent*, 냉동성형술*cryoplasty*, 광선역학요법*photodynamic therapy* 및 국소 유전자 전달*local gene transfer* 등의 치료가 시도되고 있다.

V 금기증

시술의 절대적인 금기증은 없다. 상대적 금기증은 교정할 수 없는 응고병증*coagulopathy*, 급성 폐부종 같은 심한 내과 질환, 서혜부위 감염과 같이 안전한 접근로를 찾을 수 없는 경우, 협조를 얻을 수 없는 환자 등이다. 색전이 형성되기 쉬운 광범위한 외장성*exophytic* plaque나 동맥류 질환 등 시술하기 어려운 병소일 때는 수술적 치료도 고려하여야 한다. 그러나 다발성 폐색은 과거와 달리 경피적으로 치료할 수 있다.

VI 합병증

대동맥 및 장골동맥 혈관성형술과 스텐트 설치는 비교적 안전한 시술이지만, 약 20%에서 합병증이 발생한다.[37]

1. 국소적 합병증

(1) 출혈, 혈종*Hemorrhage, hematoma*

시술을 위한 접근 부위와 연관된 합병증이 약 40%까지 보고되며,[15] 주로 출혈과 혈종이다. 고령이나 투석 중인 환자, 출혈성 질환을 가진 환자일 때는 주의해야 한다. 시술 후 천자 부위에 이상이 없어도 대량 출혈이 후복막강*retroperitoneal space*에 생길 수 있다. 이는 대부분 시술자가 동맥 천자나 지혈에 미숙하거나 항응고제 및 굵은 관을 사용한 경우에 많으며, CT로 진단한다. 천자 부위에서 박동성 종괴가 발견되면 가성동맥류*pseudoaneurysm*나 혈액 누출을 의심해야 한다. 가성동맥류는 초음파 유도하 압박이나 thrombin 주입으로 치료할 수 있다.[38] Thrombin 주입법으로 치료가 불가능하면 covered stent나 수술을 고려한다.[39] 동정맥루도 covered stent로 치료할 수 있다.[40]

(2) 감염

감염은 경피적 치료의 무서운 합병증이지만 드물다. 대부분 천자 부위의 이차 세균감염으로 발생하며, 시술 시간이 길거나 같은 부위에 반복해서 천자했을 때 발생할 수 있다.[40] 스텐트를 삽입한 지 10~14일이 경과한 후 발생하고, 화농성 변화나 발적 등의 국소적 징후 없이도 감염될 수 있다. 발열과 백혈구증가증*leukocytosis*이 흔하고 패혈색전증*septic emboli*이 쉽게 발생할 수 있다. 원인균은 대부분 *Staphylococcus aureus*이다. 항생제 요법으로 잘 치료되지만, 패혈동맥염*septic arteritis*으로 발전하면 감염된 동맥을 수술로 절제할 수도 있다. 드물지만 다리 절단 같은 치명적인 경우도 보고되므로 일부에서는 스텐트 삽입 전에 항생제 예방 요법을 추천하기도 한다.

2. 급성 동맥폐쇄

급성 동맥폐쇄가 약 11%에서 나타날 수 있다. 원인은 혈관경련*vasospasm*, 혈전 또는 박리이다. 박리는 유도철사나 PTA로 인해 내피*endothelium*가 손상을 입은 경우에 발생하는데, 오랫동안 풍선 팽창을 하거나 추가로 스텐트를 삽입하면 치료할 수 있다.

3. 동맥파열

동맥파열은 약 0.1~1.0%에서 발생한다.[41] PTA 시행 시에 느끼는 통증이 풍선을 수축시킨 후에도 계속되거나, 혈관에서 조영제가 누출되면 파열을 의미한다. 전신 증상으로 저혈압, 빈맥, 의식저하, 발한*diaphoresis* 등이 생길 수 있다. 일단 파열이 발견되면 다른 치료와 함께 즉시 심폐소생술을 준비한다. 먼저 파열 부위에서 적당한 크기의 풍선을 팽창시켜 혈액 누출을 막고(balloon tamponade), 환자의 상태가 안정되면 covered stent나 수술로 치료한다(그림 20-6). 동맥파열의 위험 인자는 만성 스테로이드 사용, 혈관성형술

시 과다팽창, PTA 시술 도중 석회화된 plaque로 인한 동맥벽 손상, 섬유근육 형성이상*fibromuscular dysplasia*, 혈관염/동맥염, 동맥벽의 강도에 영향을 줄 수 있는 다른 인자 등이다.

4. 원위부 색전*Distal embolization*

Distal embolization은 약 3~7%에서 발생하며, 대부분 임상적으로 증상이 없고, 죽종절제술*atherectomy*과 혈전용해술*thrombolysis* 시행 시 좀 더 흔하다.[42] 색전 입자는 혈전, atherosclerotic plaques 혹은 콜레스테롤로 구성된다. 이는 죽종*atheroma*에 의해 또는 병소 및 카테터 주위의 혈전이 시술 도중 분리되어 발생한다. 색전 입자의 크기가 작을수록 임상적 의의는 작으나, 매우 작고 무수히 많은 콜레스테롤 결정*cholesterol crystal*에 의한 색전은 드물지만 매우 치명적인 결과를 초래한다.[43] Primary stenting이 말단 색전 형성의 위험성을 줄일 수 있지만, 완전히 방지하지는 못한다.

장딴지 혈관에 색전이 발생해도 1~2개의 혈관이 개통되어 있으면 추가 치료는 필요 없다. 그러나 장딴지의 run-off vessel이 모두 막히면 항응고요법과 혈류방향 혈전흡입술*antegrade thrombus aspiration*을 시행한다. 심부대퇴동맥*deep femoral artery*이나 총대퇴동맥*common femoral artery*과 같은 큰 혈관에 색전이 발생했을 때는 수술이 효과적이며, 혈전용해술은 색전 입자가 대개 plaque를 함유하므로 효과가 크지 않을 수 있다.[44]

참고문헌

1. Dotter CT. Cardiac catheterization and angiographic technics of the future. Background and current status of clinical catheter angiography. Cesk Radiol 1965;19:217-236.
2. Dotter CT, Judkins MP. Transluminal treatment of arteriosclerotic obstruction: description of a new technic and a preliminary report of its application. Circulation 1964;30:654-670.
3. Gruentzig A. Die perkatane rekavalisation chrovischer artelieller verschulusse (Dotter-Privzip) mit einem nemen doppellumingen dilatationskather. Rofo 1976;124:80-86.
4. Murphy TP, Ariaratnam NS, Carney WI, et al. Aortoiliac insufficiency: long-term experience with stent placement for treatment. Radiology 2004;231:243-249.
5. Yeager RA. Nonatherosclerotic claudication. Semin Vasc Surg 1993;6:24-35.
6. Rutherford RB. Becker GJ. Standards for evaluating and reporting the results of surgical and percutaneous therapy for peripheral arterial disease. J Vasc Interv Radiol 1991;2:169 174.
7. Buhaescu I, Izzedine H. Gadolinium-induced nephrotoxicity. Int J Clin Pract 2008;62:1113-1118.
8. Sadowski EA, Bennett LK, Chan MR, et al. Nephrogenic systemic fibrosis: risk factors and incidence estimation. Radiology 2007;243:148-157.
9. Liu X, Berg N, Sheehan J, et al. Renal transplant: nonenhanced renal MR angiography with magnetization-prepared steady-state free precession. Radiology 2009;251:535-542.
10. Tombach B, Bremer C, Reimer P, et al. Renal tolerance of a neutral gadolinium chelate (gadobutrol) in patients with chronic renal failure: results of a randomized study. Radiology 2001;218:651-657.
11. Kinney TB, Rose SC. Intra-arterial pressure measurements during angiographic evaluation of peripheral vascular disease: techniques, interpretation, applications, and limitations. AJR Am J Roentgenol 1996;166:277-284.
12. Kamphuis AG, van Engelen AD, Tetteroo E, et al. Impact of different hemodynamic criteria for stent placement after suboptimal iliac angioplasty. J Vasc Interv Radiol 1999;10:741-746.
13. Bonn J. Percutaneous vascular intervention: value of hemodynamic measurements. Radiology 1996;210:18-20.
14. Weitz JI, Byrne J, Clagett GP, et al. Diagnosis and treatment of chronic arterial insufficiency of the lower extremities: a critical review. Circulation 1996;94:3026-3049.
15. Laborde JC, Palmaz JC, Rivera FJ, et al. Influence of anatomic distribution of atherosclerosis on the outcome of revascularization with iliac stent placement. J Vasc Interv Radiol 1995;6:513-521.
16. Norgren L, Hiatt WR, Dormandy JA, et al. Inter-society consensus for the management of peripheral arterial disease (TASC Ⅱ). Eur J Vasc Endovasc Surg 2007;33:S1-S75.
17. Nelson PR, Powell RJ, Schermerhorn ML, et al. Early results of external iliac artery stenting combined with common femoral artery endarterectomy. J Vasc Surg 2002;35:1107-1113.
18. Aburahma AF, Robinson PA, Cook CC, et al. Selecting patients for combined femorofemoral bypass grafting and iliac balloon angioplasty and stenting for bilateral iliac disease. J Vasc Surg 2001;33(Suppl II):S93-S99.
19. Audet P, Therasse E, Oliva VL, et al. Infrarenal aortic stenosis: long-term clinical and hemodynamic results of percutaneous transluminal angioplasty. Radiology 1998;209:357-363.
20. Strecker EP, Boos IB, Hagen B. Flexible tantalum stents

for the treatment of iliac artery lesions: long-term patency complications, and risk factors. Radiology 1996;199:641-647.
21. Mouanoutoua M, Maddikunta R, Allaqaband S, et al. Endovascular intervention of aortoiliac occlusive disease in high-risk patients using the kissing stents technique: long-term results. Catheter Cardiovasc Interv 2003;60:320-326.
22. Hoballah J. How adequate are the appropriateness criteria for iliac angioplasty? Currents 2003;4:1-4.
23. Saker MB, Oppat WF, Kent SA, et al. Early failure of aortoiliac kissing stents: histopathologic correlation. J Vasc Interv Radiol 2000;11:333-336.
24. Ouriel K. Endovascular techniques in the treatment of acute limb ischemia: thrombolytic agents, trials, and percutaneous mechanical thrombectomy techniques. Semin Vasc Surg 2003;16:270-279.
25. Murphy TP. Subintimal revascularization of chronic iliac artery occlusions. J Vasc Interv Radiol 1996;7:47-51.
26. Bolia A, Fishwick G. Recanalization of iliac artery occlusion by subintimal dissection using the ipsilateral and the contralateral approach. Clin Radiol 1997;52:684-687.
27. Murphy TP. The role of stents in aortoiliac occlusive disease. In: Becker GJ, Perler BA, eds. Vascular Disease: Surgical and Interventional Management. New York: Thieme, 1998; 111-135.
28. Palmaz JC, Laborde JC, Rivera FJ, et al. Stenting of the iliac arteries with the Palmaz stent: experience from a multicenter trial. Cardiovasc Intervent Radiol 1992;15:291-297.
29. Reyes R, Maynar M, Lopera J, et al. Treatment of chronic iliac artery occlusions with guidewire recanalization and primary stent placement. J Vasc Interv Radiol 1997;8:1049-1055.
30. Haulon S, Mounier-Vehier C, Gaxotte V, et al. Percutaneous reconstruction of the aortoiliac bifurcation with the "kissing stent" technique: long-term follow-up in 106 patients. J Endovasc Ther 2002;9:363-368.
31. Greiner A, Dessl A, Klein-Weigel P, et al. Kissing stents for treatment of complex aortoiliac disease. Eur J Vasc Endovasc Surg 2003;26:161-165.
32. Tetteroo E, van Engelen AD, Spithoven JH, et al. Stent placement after iliac angioplasty: comparison of hemodynamic and angiographic criteria. Dutch Iliac Stent Trial Study Group. Radiology 1996;201:155-159.
33. Schedel H, Wissgott C, Rademaker J, et al. Primary stent placement for infrarenal aortic stenosis: immediate and mid-term results. J Vasc Interv Radiol 2004;15:353-359.
34. Therasse E, Cote G, Oliva UL, et al. Infrarenal aortic stenosis: value of stent placement after percutaneous transluminal angioplasty failure. Radiology 2001;219:655-662.
35. de Vries JP, van Den Heuvel DA, Vos JA, et al. Freedom from secondary interventions to treat stenotic disease after percutaneous transluminal angioplasty of infrarenal aorta: long-term results. J Vasc Surg 2004;39:427-431.
36. Hehrlein C, Weinschenk I, Metz J. Long period of balloon inflation and the implantation of stents potentiate smooth muscle cell death. Possible role of chronic vascular injury in restenosis. Int J Cardiovasc Intervent 1999;2:21-26.
37. Ballard JL, Sparks SR, Taylor FC, et al. Complications of iliac artery stent deployment. J Vasc Surg 1996;24:545-555.
38. Kruger K, Zahringer M, Sohngen FD, et al. Femoral pseudoaneurysms: management with percutaneous thrombin injections- success rates and effects on systemic coagulation. Radiology 2003;226:452-458.
39. Baltacioglu F, Cimsit NC, Cil B, et al. Endovascular stent-graft applications in iatrogenic vascular injuries. Cardiovasc Intervent Radiol 2003;26:434-439.
40. Sheeran SR, Gestring ML, Murphy TP, et al. Endovascular graft-related iliac artery infection. J Vasc Interv Radiol 1999; 10:877-882.
41. Belli AM, Cumberland DC, Knox AM, et al. The complication rate of percutaneous peripheral balloon angioplasty. Clin Radiol 1990;41:380-383.
42. Kim D, Gianturco LE, Porter DH, et al. Peripheral directional atherectomy: 4-year experience. Radiology 1992; 183:773-778.
43. Mandolini C, Trappolini M, Celestini A, et al. Syndrome of cholesterol crystal embolism: clinical use. Ann Ital Med Int 2003;18:47-50.
44. Haskal ZJ. Mechanical thrombectomy devices for the treatment of peripheral arterial occlusions. Rev Cardiovasc Med 2002;3(Suppl II):S45-S52.

Chapter 21

대퇴슬와동맥의 인터벤션

박상우

하지말초동맥질환*peripheral arterial disease in lower extremity*은 관상동맥질환*coronary arterial disease*, 뇌혈관질환*cerebrovascular disease*과 함께 3개 주요 죽상경화증후군*atherosclerotic syndrome* 중 하나이다. 외국 보고에 따르면 60대 이상 남자의 5%와 여성의 2.5%가 이 질환을 가지고 있으며, 70대 이상에서는 남자의 20%, 여자의 13%에서 발견될 정도로 발생빈도가 높다.[1]

이 중 대퇴슬와동맥*femoropopliteal artery*의 질환은 주로 운동 시 근육에 불편감이 있다가 휴식 시에 호전되는 간헐파행*intermittent claudication* 증상을 보인다. Intermittent claudication을 치료하지 않고 방치하면 허혈성 궤양*ischemic ulcer* 또는 휴지기*resting*에도 통증이 발생하는 임계하지허혈*critical limb ischemia*로 진행할 수 있다. 원인은 죽상경화증*atherosclerosis*, 폐쇄혈전혈관염*thromboangiitis obliterans, Buerger's disease*, 슬와포착증후군*popliteal entrapment syndrome, adventitial cystic disease*, 방사선혈관염*radiation vasculitis, ergotism*, 외상*trauma*, 만성 색전*chronic embolism* 등으로 다양하나 죽상경화증이 가장 흔하고 중요한 질환이다.

오랫동안 femoropopliteal artery의 죽상경화증에 의한 협착 및 폐쇄성 병변*stenoocclusive lesion*을 수술적 우회술*surgical bypass*로 치료해 왔으나, 최근에는 혈관내 치료*endovascular treatment*를 surgical bypass보다 우선적으로 시행하는 경향이며 치료 결과도 매우 빠른 속도로 향상되고 있다.[2] 이 장에서는 근래에 흔하게 사용되는 femoropopliteal arterial endovascular treatment의 방법을 소개하고 그 결과를 알아보고자 한다.

I 적응증

Femoropopliteal arterial endovascular treatment에 대한 가이드라인은 1994년 American Heart Association(AHA)의 태스크포스 팀이 처음 제안하였다.[3] 2007년에는 전 세계의 혈관 질환 관련 전문가들이 모인 Trans-Atlantic Inter-Society Consensus(TASC)에서 하지동맥 질환의 질병 양상과 형태에 따른 치료지침을 계층화한 TASC-Ⅱ를 발표하였다(〈표 21-1〉).[3] 이는 2000년에 발표한 TASC-Ⅰ을 개정한 것이다. AHA의 가이드라인과 TASC-Ⅰ이 혈관내 치료를 주로 경한 질환*mild disease*에 사용하도록 제한하고 복잡한 질환*complex disease*에는 수술적 치료를 권고한 데 비해

〈표 21-1〉 Stratification of femoropopliteal lesions based on TASC-II classification

Type A lesion	Single stenosis <10cm in length Single occlusion <5cm in length
Type B lesion	Multiple lesions (stenosis or occlusion), each ≤5cm Single stenosis or occlusion ≤15cm not involving the intragenicular popliteal artery Single or multiple lesions in the absence of continuous tibial vessels to improve inflow to a distal bypass Heavily calcified occlusion ≤ 5 cm in length Single popliteal stenosis
Type C lesion	Multiple stenosis or occlusions totaling >15cm with or without heavy calcification Recurrent stenosis or occlusions that need treatment after 2 endovascular interventions
Type D lesion	Chronic total occlusion of the CFA or SFA (>20cm involving the popliteal artery) Chronic total occlusion of popliteal artery and proximal trifurcation vessels

From Norgren L, Hiatt WR, Dormandy JA, et al. Inter-Society Consensus for the management of peripheral arterial disease (TASC-II). Eur J Vasc Endovasc Surg 2007;33 suppl 1:S1-S75.

TASC-Ⅱ 분류는 혈관내 치료를 보다 더 복잡한 질환에도 적용할 수 있도록 적응증을 확대하였다는 점에서 의미가 크다고 할 수 있다.[3, 4]

TASC-Ⅱ에서는 femoropopliteal artery와 infrapopliteal artery의 병변을 각각 구분하여 하지동맥 치료의 적응증을 기술하였다. 대퇴슬와동맥 질환의 유형을 A부터 D까지 4가지로 분류하였으며, type A에는 혈관내 치료를 추천하고 type D에는 혈관내 치료의 실패율*failure rate*이 너무 높아서 수술적 치료를 우선적으로 추천하였다. 최근에는 type D의 critical limb ischemia를 가진 환자 중 수술적 치료를 받기에 적절치 못한 경우에 혈관내 치료가 유용하다는 연구 결과가 보고된 바 있어서,[5-9] TASC-Ⅱ 분류에서 혈관내 치료의 적응증이 점점 더 증가하고 있다.

Ⅱ 대퇴슬와동맥 혈관내 치료(그림 21-1)

1. 경피경관혈관성형술

Percutaneous transluminal angioplasty; PTA

(1) 적응증

임상증상에 따라 PTA의 시행 여부를 결정한다. 환자에게 증상이 없다면 병변의 위치 및 크기와 무관하게 혈관내 치료를 시행하지 않는 것이 원칙이며, PTA의 위험도와 파행이 정상적인 생활에 지장을 주는가에 따라 시행 유무를 결정한다. TASC-Ⅱ 분류의 type A와 B일 때에는 일반적으로 시행하지만, type C, 심지어 D의 경우에도 환자의 증상, 특히 critical limb ischemia의 유무 등에 따라 PTA를 시행할 수 있다. 시술 전 도플러초음파*Doppler ultrasound*와 CT 또는 MR을 이용한 비침습적 혈관조영술은 고식적 혈관조영술*conventional angiography*을 완전히 대체할 수는 없다. 하지만 이러한 비침습적 검사를 통해 협착 또는 폐쇄의 위치를 대략 알 수 있으므로, 치료방침을 미리 결정한 후 PTA를 시행할 수 있다.

(2) 술기

Common femoral artery를 통해 병변이 있는 femoropopliteal artery에 접근한다. 접근 방식은 반대편*contralateral*을 통해 접근하는 역행성 접근*retrograde approach*과 동측*ipsilateral*을 통해서 앞방향*antegrade*으로 접근하는 방식의 2가지이다.

Contralateral approach는 동측 장골동맥*ipsilateral iliac artery*의 병변도 함께 치료할 수 있다는 것이 장점이지만, 대동맥분지*aortic bifurcation*의 각도가 작거나, ipsilateral 또는 contralateral iliac artery의 상태에 따라 접근하기 어려울 수 있고, over the wire 형태의 풍선카테터*balloon catheter*를 사용할 때 길이가 긴 유도철사*guide wire*나 카테터*catheter*를 사용해야 하는 불편함이 있다. 또 femoropopliteal artery가 폐색된 경우에는 유도철사로 폐쇄된 부분을 통과하려 할 때 ipsilateral approach보다 어려울 수 있다. Ipsilateral antegrade approach는 질환이 있는 femoropopliteal artery까지 접근하는 길이가 짧아서 길이가 긴 유도철사나 카테터가 필요 없으며, 폐쇄된 femoropopliteal artery에서 유도철사를 통과시키려는 경우에 contralateral approach보

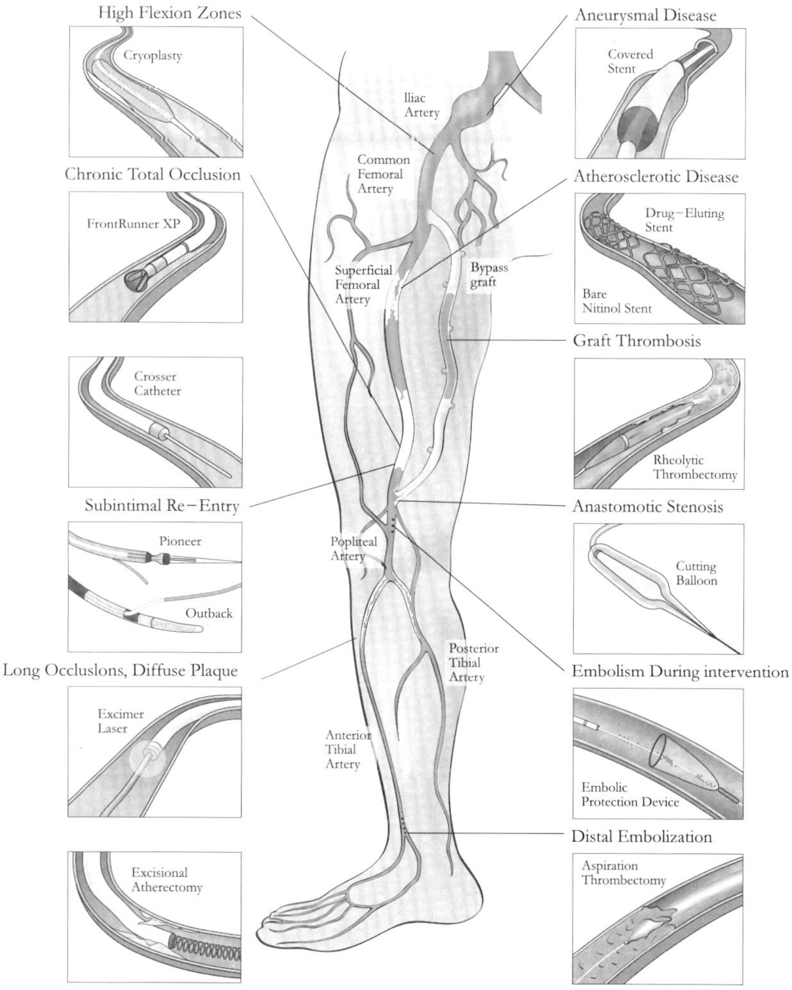

그림 21-1. 하지 혈관 재개통에 이용하는 새로운 기술들

다 힘을 강하게 가할 수 있으므로 좀 더 쉽게 통과시킬 수 있다. 반면에 장골동맥*iliac artery*의 병변에 접근하기 힘들고 근위부 표재대퇴동맥*superficial femoral artery* 병변에서는 sheath 및 유도철사를 조작하기가 어려울 수 있다. 일반적으로 femoropopliteal artery 폐쇄나 협착이 한쪽 femoropopliteal artery 또는 그 이하에 국한된 경우에는 앞방향천자*antegrade puncture*를 통한 ipsilateral approach 방법을 많이 사용한다.

Ipsilateral antegrade approach로 접근하기 어려운 경우에 다음과 같이 다소 변형된 방법을 시도해볼 수 있다. Ipsilateral retrograde 방향으로 common femoral artery의 비교적 상부를 60° 이상의 급한 각도로 천자한 후 Cobra catheter 등을 반대측 iliac artery로 진입시킨 후 카테터를 비틀면서 Waltman loop를 대동맥에서 만든 후 다시 ipsilateral 쪽으로 내려와 femoral artery로 진입한다.[10] 이 방법은 ipsilateral iliac artery와 femoral artery에 병변이 있는 경우에 동시 치료를 할 수 있다는 것이 장점이다.

시술 시에는 일반적으로 5~8Fr의 sheath를 사용하며 sheath나 카테터가 혈관에 들어간 직후 heparin을 주입한다. 카테터나 sheath를 협착되거나 폐쇄된 혈관의 근위부에 위치시키고 유도철사루 병변의 통과를 시도한다. 과거에는 0.035in의 soft, angled, hydrophilic guide wire를 주로 사용하였으나 이때 협착이 심하거나 혈관이 폐쇄된 경우 원치 않은 박리가 발생하여 subintimal passage가 되는 경우가 있어서 이를 피하기 위해 비친수성 유도철사를 사용하기도 한다. 비친수성 유도철사가 원치 않게 subintimal passage가 되면 다시 true lumen 내로 들어오기 어렵다. 따라서 비친수성 유도철사로 subintimal passage가 된 경우에는 카테터를 그 위치에 두고 친수성 유도철사로 reentry tear를 다시 만들거나 reentry catheter를 사용하여 true lumen으로 재진입을 시도할 수 있다. 최근에는 0.018in, 0.014in 유도철사에 사용할 수 있는 풍선카테터가 많이 보급되어 있어서 0.035in 유도철사 외에도 다양한 직경의 유도철사가 사용되고 있다.

유도철사로 병변을 통과하면 유도철사를 유지한 채로 카테터를 제거하고 풍선카테터를 병변의 위치에 삽입한다. 주위 정상 혈관의 지름과 같거나 약간 큰 풍선카테터를 사용한다. Femoropopliteal artery에는 주로 6mm 크기의 풍선카테터를 사용하나, 혈관 크기에 따라 5mm에서 8mm까지 선택할 수 있다. 대개 2cm 또는 4cm 길이의 풍선카테터가 많이 사용되며, 병변의 길이가 길면 더 긴 것을 사용하면 된다. 최근에는 10cm 이상 되는 풍선도 있다. 풍선의 waist가 소실될 때까지 풍선카테터를 팽창시킨 후 1분 안팎으로 유지하고, PTA가 만족스럽지 못하면 재시도하거나 크기가 더 큰 풍선을 이용한다.

PTA 후 유도철사를 유지하고 혈관조영술 등으로 병변의 호전 정도를 검사한다. 이때 혈관의 파열, 박리, 원위부 색전 등의 합병증 유무를 반드시 살펴보아야 한다(그림 21-2). 다른 혈관에서와 마찬가지로 femoropopliteal artery에서도 풍선을 팽창시키면 환자가 통증을 느끼나, 수축시키면 통증이 소실된다. 풍선 수축 이후에도 통증이 있으면 혈관 파열이나 원위부 색전 같은 합병증을 의심하여야 한다.

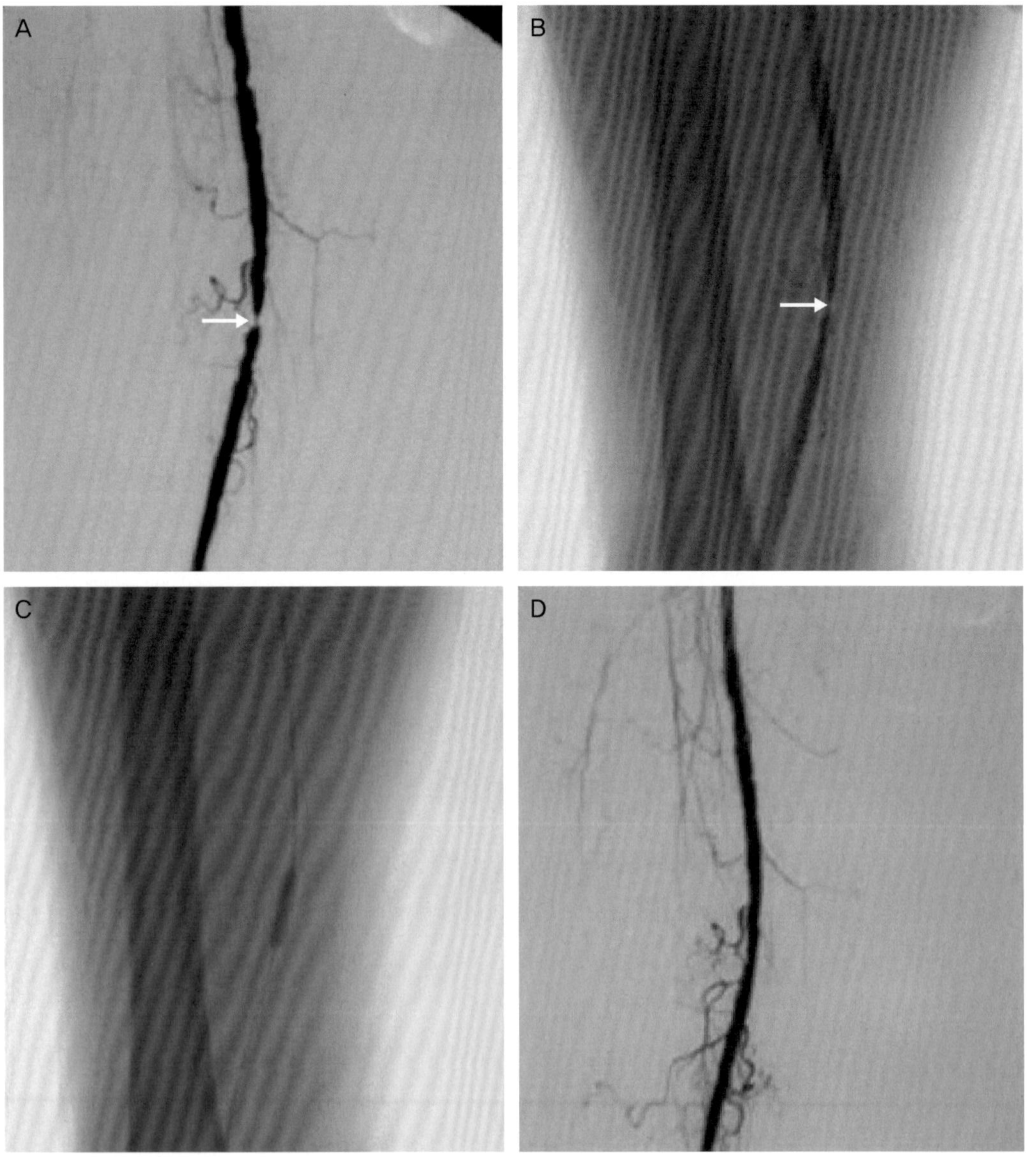

그림 21-2. Intermittent claudication을 주소로 내원한 70세 남자 환자의 하지동맥조영술 사진 A, B. Short segmental, concentric stenosis가 right mid superficial femoral artery에서 관찰된다(화살표). C. Ipsilateral antegrade approach를 통해 6mm/2cm 풍선카테터로 PTA를 시행하였다. D. PTA 후 협착이 소실되었다.

(3) 결과

Femoropopliteal balloon angioplasty의 장기 개통률*patency*의 결과는 시술 성공률에 비해 기대에 미치지 못하고 있다. 시술 성공률은 1970년대에는 약 70% 정도였으나 DSA와 로드맵 기술의 개발, 유도철사 조작 기술의 발전, 그 외 기구의 발전, 특히 low profile의 풍선카테터가 발달함에 따라 1980년대 이후에는 성공률이 90% 이상에 이르고 있다.[11-14] 그러나 개통률 측면에서는 다소 낮아서, 1990년대 보고에 따르면 femoropopliteal balloon angioplasty의 1년 개통률은 43~73%였다.[15, 16] Adar 등의 보고에서도 초기 성공률은 intermittent claudication에서는 89%, 하지보존율*limb salvage rate*은 77%였으나, 3년 개통률은 이에 미치지 못하여 각각 62%와 43%였다.[17] Huninck 등은 femoropopliteal balloon angioplasty의 5년 개통률은 45%, 정맥을 이용한 bypass surgery의 5년 개통률은 73%, 인조혈관인 PTFE(polytetrafluoroethylene)를 이용한 bypass surgery의 5년 개통률은 49%라고 보고하였다.[18, 19]

1993~2000년에 발표된 19편 923예의 femoropopliteal balloon angioplasty의 메타분석*meta-analysis*에 따르면, 시술 성공률이 intermittent claudication 환자군 협착 및 폐색의 경우 각각 98~100%, 81~94%, critical limb ischemia 환자군 협착 및 폐색의 경우 각각 69~88%, 62~75%였고, 3년 개통률은 intermittent claudication 환자군 협착 및 폐색의 경우 각각 61±2.2%, 48±3.3%, critical limb ischemia 환자군 협착 및 폐색의 경우 각각 43±4.1%, 30±3.7%였다.[20]

PTA는 폐색보다 협착 병변의 장기 추적결과*long-term outcome*가 더 좋은 것으로 알려져 있다.[15, 21, 22] 또 파행이 있는 협착(68%)이 critical limb ischemia 증상이 있는 협착(47%)보다 결과가 좋았으며, 파행이 있는 폐색(35%)도 critical limb ischemia 증상이 있는 폐색(12%)보다 결과가 좋았다. 따라서 파행 증상이 있는 협착이나 폐쇄가 critical limb ischemia 증상이 있는 경우보다 balloon angioplasty의 결과가 좋다는 것을 알 수 있다. 길이가 긴(≥10cm) femoropopliteal 병변은 1년 개통률이 20~43%로 좋지 않다.[15, 23-25] Murray 등은 1년 일차 개통률이 69%에 이른다고 보고하였으나, 10cm 이상의 긴 병변에서의 autologous vein graft(79~88%)나 PTFE graft(61~81%)의 1년 개통률보다 낮았다.[25-27] 하지만 10cm 미만의 femoropopliteal angioplasty의 결과는 병변의 길이에 관계없이 통계적 차이가 없다는 보고가 있어,[28] femoropopliteal artery의 병변 길이가 길수록 치료 결과가 좋지 않음을 알 수 있다. Clark 등은 femoropopliteal PTA의 1년 일차 개통률이 87%, 3년 일차 개통률이 69%라고 보고했으며, 당뇨와 신부전은 개통률을 떨어뜨리고, 시술 전에 tibial run-off flow가 좋지 않아 개통률이 낮을 것이라 예측할 수 있다고 하였다.[29]

2. 스텐트설치술*Stent placement*

Balloon angioplasty의 장기 개통률이 만족스럽지 못한 현실을 극복하기 위해 여러 가지 노력이 계속되어 왔다. 그 중 대표적인 것이 stent placement이다.

(1) 적응증

Femoropopliteal artery에 stent placement를 시행할 때에는 기본적으로 TASC-Ⅱ 분류를 따르지만, balloon angioplasty와 비교하였을 때 balloon angioplasty를 먼저 시행하여야 하는지 아니면 primary stent placement를 하여야 하는지에 대해서는 아직도 논란이 많다. 실제로 과거의 stent placement는 balloon angioplasty에 비하여 개통률이 뚜렷하게 개선되지 않았다. Palmaz stent(Cordis, Miami, FL)와 balloon angioplasty 시술 결과는 2년과 3년 개통률이 모두 60% 정도로 비슷하였으며[18, 30-32] Wallstent(Boston Scientific, Natick, MA)도 유사한 결과가 나왔다.[33] 따라서 femoropopliteal artery의 stent placement는 balloon angioplasty 후 발생한 급성 동맥폐색에만 시도하라는 주장이 있었고,[34] 이에 따라 오랫동안 femoropopliteal artery에 스텐트는 primary stent placement보다는 탄성반동*elastic recoil* 등에 의해 balloon angioplasty에 반응이 없거나 혈류 제한을 일으키는 박리*flow limiting dissection*가 발생하였을 때 제한적으로 적용되어 왔다(provisional stent placement or bail-out stent placement).

최근 들어 스텐트의 기술력이 나날이 발전함에 따라 femoropopliteal artery의 primary stent placement도 재조명되었다. 2000년대 초반 이후로 많은 single-arm 연구와 registry 등을 통하여 femoropopliteal artery의 primary stent placement가 가능하고 결과가 과거보다 우수하다는 주장이 많이 쏟아져 나왔다. 최근에는 primary stent placement와 balloon angioplasty를 비교한 몇 개의 무작위 대조실험*randomized controlled study*들이 주목받고 있다.

(2) 술기

기본적으로 balloon angioplasty와 유사하다. Femoropopliteal artery에 스텐트를 삽입하기 쉽도록 sheath의 크기를 고려한다. 스텐트의 profile보다 1~2Fr 큰 sheath를 사용해야 스텐트 기구가 목표 혈관까지 용이하게 접근할 뿐만 아니라 조영제를 자유롭게 사용할 수 있다. 기본적으로 지름 5~8mm의 자가팽창형 스텐트*self-expandable stent*를 사용하며, 협착이 심하거나 폐색된 경우에는 3mm 또는 4mm 풍선카테터로 predilation을 시행하고 스텐트를 설치하기도 한다. Stent placement 이후에는 스텐트 직경보다 1~2mm 작은 풍선카테터로 post-stenting dilation을 시행한다(그림 21-3).

(3) 결과

과거에는 Palmaz stent, Wallstent와 tantalum stent의 장기 개통률이 balloon angioplasty와 비슷하여 primary stent placement의 결과에 회의적인 의견이 많았다.[18, 30-33, 35] 그러나 나이티놀 스텐트 개발과 함께 스텐트의 재질 및 종류가 매우 빠르게 발전하였고 femoropopliteal artery의 primary stent placement에 대한 연구도 급속도로 발전하였다. 스텐트 재질 및 종류에 대한 연구에 따르면, 스테인리스 스틸 스텐트에 비해 나이티놀 스텐트의 성적이 우수하였고, 최근에는 주로 open cell type인 나이티놀 자가팽창형 스텐트를 이용하여 femoropopliteal artery의 협착과 폐색을 치료하고 있다. 175명의 femoropopliteal arterial disease 환자들을 대상으로 104개 나이티놀 스텐트, 123개의 스테인리스 스틸 스텐트를 비교한 후향연구*retrospective study*에서 1, 2년 개통률이 나이티놀 스텐트군은 75%, 69%인 반면, 스테인리스 스틸 스텐트군은 54%, 34%로 유의한 차이가 있었다.[36] 144명의 혈액투석 환자들을 대상으로 femoropopliteal artery의 나이티놀 스텐트와 스테인리스 스틸 스텐트를 비교한 연구에서도 2년 개통률이 각각 58%, 42%로 유의한 차이가 있었으며, propensity-matched analysis를 한 결과에서도 2년 일차 개통률이 각각 64%, 42%로 나이티놀 스텐트군이 더 우수하였다.[37]

Femoropopliteal artery의 primary stent placement에 대한 초기 연구들을 보면, Mewissen 등은 비교적 긴 병변(평균 12.2cm)에서 개통률이 6개월에 92%, 1년에 76%, 2년 추적관찰에 60%라고 보고하였다.[38] Vogel 등은 많은 환자가 당뇨(54%)와 만성 신부전증(36%)을 동반하였음에도 불

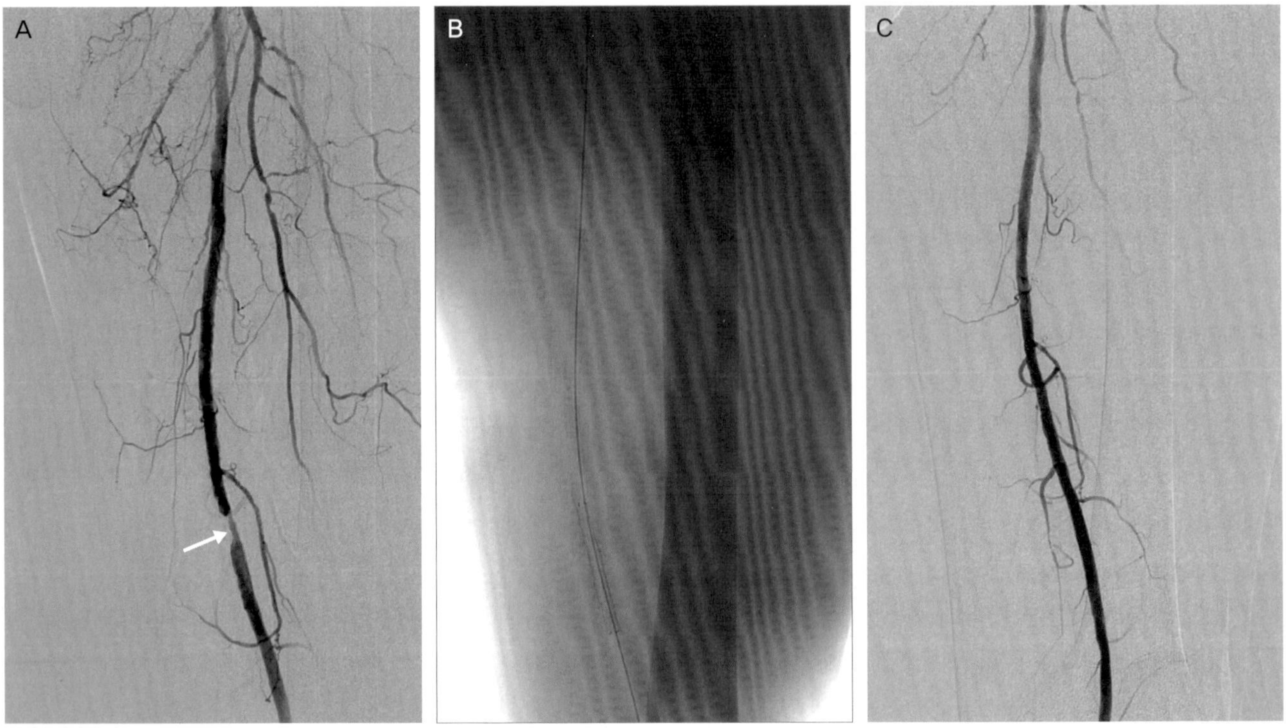

그림 21-3. 당뇨와 intermittent claudication을 주소로 내원한 74세 남자 환자의 좌측 하지동맥조영술 사진 A. Superficial femoral artery에 diffuse calcification이 있으며, superficial femoral artery 원위부에 short segmental, eccentric stenosis가 있다(화살표). B. Ipsilateral antegrade approach를 통해 협착에 6mm/4cm 스텐트를 설치하였다. C. 스텐트 설치 후 협착이 소실되었으며 환자의 ABI는 0.67에서 1.0으로 증가하였다.

구하고 6개월, 1년, 2년 일차 개통률이 95%, 84%, 84%였고 limb salvage 목적의 환자에서는 92%, 89%, 89%라고 보고하였다.[39] 이러한 자료를 근거로 femoropopliteal artery의 balloon angioplasty와 stent placement에 대한 무작위 대조 실험이 진행되었다. 대표적인 것으로 Vienna-ABSOLUTE trial,[40, 41] FAST trial,[42] ASTRON trial,[43] RESILIENT trial[44]이 있다. Vienna-ABSOLUTE trial은 self-expanding nitinol stent(Dynalink or Absolute: Abbott Vascular, Santa Clara, CA)를 사용하여 femoropopliteal artery에 nitinol stent placement가 balloon angioplasty보다 우수하다는 것을 입증한 첫 무작위 실험이다. 시술 후 1년 도플러초음파 추적관찰에서 스텐트군이 balloon angioplasty군보다 재협착률이 의미 있게 낮았다(37% vs. 63%). 또, 시술 6개월 후 angiography와 2년 추적관찰에서도 모두 stent placement가 balloon angioplasty보다 우수하였다. 하지만 비슷한 시기의 FAST trial에서는 Luminexx stent(Bard Peripheral Vascular Inc., Tempe, AZ)를 사용하였는데, 양쪽 군의 1년 재협착률이 의미 있는 차이를 보이지 않았다(stent 32% vs balloon 39%). ASTRON study에서는 Astron stent(Biotronik GmbH, Berlin, Germany)를 사용하였으며, 스텐트군의 1년 재협착률이 balloon angioplasty군보다 의미 있게 낮았다(34% vs 61%). 가장 최근의 연구는 Life stent(Bard)를 사용한 다기관 연구인 RESILIENT study이다. 1년 추적관찰에서 스텐트군에서의 일차 개통률이 balloon angioplasty군보다 높았고(81% vs 37%) 3년 추적 freedom from target lesion revascularization(TLR)에서도 스텐트군이 balloon angioplasty군보다 우수하였다(75% vs 42%). 결과만 놓고 보면 primary stent placement가 우수하다고 할 수 있으나 일부 문제 제기가 있다. 즉, 이 연구에서 balloon angioplasty군 중 provisional stent placement를 필요로 한 경우를 balloon angioplasty의 실패로 분류하였는데, 실제 치료의 주류를 이루는 것이 바로 balloon angioplasty와 provisional stent placement이므로 이를 실패로 분류하는 것이 옳은가라는 문제이다. 실제로 3년 추적관찰 freedom from TLR이 primary stent군에서는 75.5%, balloon angioplasty와 provisional stent군에서는 70.1%여서 통계적 차이가 없으므로 결론적으로 primary stent placement가 balloon angioplasty보다 우수하다는 근거가 없다는 주장도 있다. 하지만 저자들은 실제로 provisional stent placement를 시술 실패로 산정하지 않은 on-treatment analysis에서도 스텐트군이 더 좋은 일차 개통률을 보였으므로(80% vs 62%), primary stent placement의 우수성은 분명하다고 주장한다.

Femoropopliteal artery의 stent placement와 balloon angioplasty의 결과를 분석할 때 개통률이나 재협착률 이외에 임상적 효과를 고려해야 하는데, Cho 등은 스텐트를 설치한 후 병변 부위의 압력차가 PTA보다 적다고 하였고,[45] Vienna-ABSOLUTE 연구에서도 통계적 차이는 없지만 임상적 최대보행거리와 ABI(Ankle Brachial Index)의 상승이 스텐트군에서 다소 높았다고 하였다.[40, 41]

이러한 최근 자료를 종합해 볼 때 femoropopliteal artery의 치료에서 stent placement는 balloon angioplasty와 비교해 적어도 과거보다는 우수한 결과를 보이며, 단정하기는 어렵지만 일부 스텐트는 개통률이 분명히 증가했다고 할 수 있다. 그러나 femoropopliteal artery는 iliac artery와는 달리 굽힘*flexion*, 폄*extension*, 비틀림*torsion*, 외인성 압박*extrinsic compression* 등의 다양한 힘을 받는 혈관이기 때문에 stent fracture가 흔히 발생할 수 있다. 병변이 길어서 설치된 스텐트의 개수가 많아질수록 fracture의 빈도가 높고, 결국 이것이 재협착이나 폐색을 야기한다.[46] 최근 몇몇 연구들에 따르면 stent fracture의 발생빈도가 0~6%로 많이 낮아졌지만,[44, 47-49] femoropopliteal artery의 stent placement의 경우 여전히 임상적 유용성이 공격받고 있어서 이를 극복하기 위한 연구들이 활발하게 진행되고 있다. 이 외에 외부 힘에 의해 스텐트가 쉽게 변형되어 내막증식*intimal hyperplasia*을 일으킬 수 있는 풍선팽창형 스텐트는 피하는 것이 좋다.[50]

3. 내막하혈관성형술*Subintimal angioplasty*

Femoropopliteal artery의 occlusion을 유도철사를 이용하여 통과할 때 진강내통과*intraluminal passage* 또는 내막하통과*subintimal passage*라는 방법을 이용한다. Intraluminal passage는 말 그대로 막힌 혈관의 intima 안쪽의 true lumen을 유도철사가 지나가는 방법이다. Subintimal passage는 intima의 외측으로 유도철사가 통과하는 것으로서, 인위적으로 혈관 박리*dissection*를 발생시킨 다음 false lumen으로 유도철사가 지나간 후 다시 true lumen으로 유도철사가 재진입하는 경로를 말한다. 이때 true lumen이 아닌 false lumen을 풍선카테터로 확장하는 것을 subintimal angioplasty라고 한다(그림 21-4).[51, 52] 따라서 subintimal angioplasty는 의도적으로 박리를 만들어 죽종*atheroma*과 같은 혈관 폐쇄물질을 편심성*eccentric*으로 밀어 매끄럽고 병변이 없는 새로운 길을 만들어 주는 원리이다.

(1) 적응증

Subintimal angioplasty에 특별히 국한된 적응증은 따로 없다. 다만, 시술 특성상 병변이 만성 폐쇄성 병변이어야 하며 급성 폐쇄의 경우 기술적으로 subintimal angioplasty 자체가 어려울뿐더러 원위부 혈전색전증*thromboembolism*의 가능성이 있으므로 피하는 것이 좋다. Subintimal angioplasty와 intraluminal angioplasty 중 어떤 것을 먼저 시행하느냐는 아직 결정되지 않았다. 병변의 길이, 상태, 시술자의 선호도 등에 따라 다르지만, intraluminal passage를 먼저 시도한 후 여의치 않을 때 subintimal passage를 시도하는 것이 일반적인 경향이다.

(2) 술기

Intraluminal passage와 유사하게 유도철사와 카테터를 이용하여 통과를 시도하는 점은 같다. 다만, 유도철사는 false lumen으로 자연스럽게 미끄러져 내려갈 수 있도록 친수성 유도철사를 사용하며, 주로 0.035in를 선택하지만 0.014와 0.018in도 사용할 수 있다. 친수성 유도철사가 false lumen으로 진입한 후 하강하면서 유도철사는 'U' 형태가 되고, 이 상태로 카테터의 지지하에 유도철사를 계속 전진시켜 occlusion 부위의 subintimal space를 계속 통과해 나간다. 이때 유도철사가 subintimal passage를 계속 진행하고 있다면 유도철사 하강 시 'U' 형태가 계속 유지된다. 유도철사가 occlusion 부위를 모두 지나가고 나면 다시 true lumen으로 재진입하여야 한다. 폐쇄성 병변을 유도철사가 모두 지나갔다고 판단되면 유도철사를 잡아당겨서 'U' 형태가 아닌 원래의 유도철사 모양으로 만든 후 카테터를 유지하고 유도철사를 true lumen으로 재진입시킨다. 일반적으로 유도철사가 true lumen으로 성공적으로 진입하면 갑자기 저항감이 소실되며 유도철사를 움직이기가 수월해진다. 유도철사를 따라 카테터도 true lumen으로 진입하면 유도철사를 제거한 후 조영제를 주입하여 true lumen임을 확인한다. 이후 다시 유도철사를 진입시키고 카테터를 제거한 후 적절한 풍선카테터를 진입시켜 subintimal angioplasty를 시행한다(그림 21-5).

대개 subintimal angioplasty에서 시술 재료는 유도철사, 카테터, 풍선카테터면 충분하다. 그러나 유도철사로 true lumen 재진입을 시도할 때 종종 유도철사와 카테터만으로는 실패하는 경우가 있다. 이때 사용할 수 있는 것이 최근에 개발된 재진입카테터*reentry catheter*이다.[53-55] Reentry catheter는 내부에 포함된 바늘을 이용하여 혈관내 초음파*intravascular ultrasound* 또는 투시 유도하에 직접 intimal flap을 뚫도록 고안된 기구로서, 바늘이 flap을 뚫고 true lumen으로 진입한 후 바늘을 통하여 유도철사를 삽입하여 true lumen으로 진입할 수 있다.

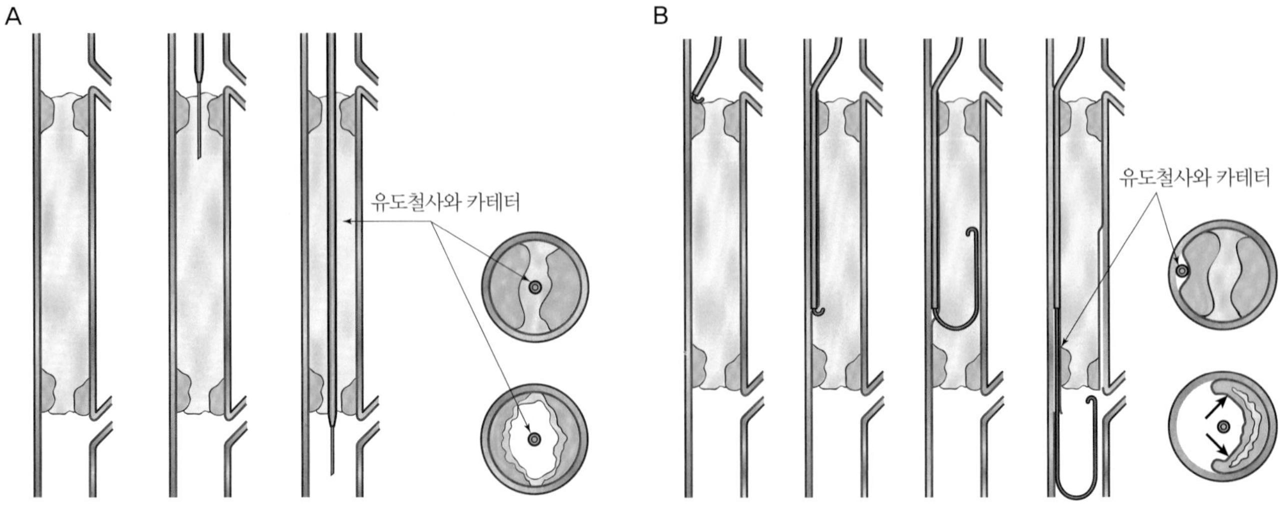

그림 21-4. Intraluminal angioplasty와 subintimal angioplasty의 비교 A. Intraluminal angioplasty. 유도철사와 카테터가 lumen 내에 위치해 있다(화살표). B. Subintimal angioplasty. 유도철사와 카테터가 intima보다 바깥쪽인 false lumen에 위치해 있으며(긴 화살표), false lumen이 확장되어 true lumen을 대체하였다(짧은 화살표).

(3) 결과

Bolia 등은 subintimal angioplasty에 대한 초기 보고에서 초기 성공률이 76%, 6개월 임상 호전율이 84%라고 보고하였다.[51] 최근에 시행된 한 연구는 평균 11cm의 비교적 긴 femoropopliteal occlusion에 대하여 기술적 성공률 80%, 1년 개통률 71%, 3년 개통률 58%라고 보고하였다.[56] Infrapopliteal artery까지 포함한 대규모 메타분석에서는 기술적 성공률이 80~90%, 1년 primary patency가 50%, 임상적 성공률이 50~70%, limb salvage rate가 80~90%였고,[57] 1989~2008년까지 발표된 논문에 대한 메타분석에서도 기술적 성공률은 85.7%, 1년 개통률은 55.8%, limb salvage는 89.3%였다.[58]

이론적으로 subintimal angioplasty는 intima 안쪽을 포함하지 않으므로 intimal hyperplasia 등이 발생하지 않아 개통률이 intraluminal angioplasty보다 좋을 것으로 예상되었다. 그러나 실제 개통률은 intraluminal angioplasty보다 우수하다는 증거를 전혀 보여 주지 못한다. 이런 실망스러운 일차 개통률을 높이기 위하여 subintimal space에 stent placement가 시도되었다. 기술적 성공률 91.4%, 3년 limb salvage rate 88.7%의 좋은 결과를 보였으나 1, 2, 3년 일차 개통률은 각각 80.1%, 42.3%, 29%로 그다지 만족스럽지 못하였다.[59]

Subintimal angioplasty는 개통률 측면에서 intraluminal angioplasty보다 뛰어나다고 볼 수 없다. 하지만 subintimal angioplasty를 통하여 긴 폐쇄성 병변에 대한 혈관내치료*endovascular treatment*의 기회가 좀 더 많아졌으며, 전반적으로 대상 환자들이 critical limb ischemia 또는 그에 준하는 환자들이 많다는 점을 고려할 때 낮은 개통률에도 불구하고 높은 limb salvage rate에는 분명히 주목할 필요가 있다.[56, 59]

4. 경피경관혈관성형술과 스텐트설치술의 합병증

Femoropopliteal PTA와 stent placement의 주요 합병증은 천자 부위*puncture site*와 관련된 서혜부 혈종*groin hematoma*과 치료행위와 관련된 혈전색전증이 있다. 치료행위와 관련된 합병증의 빈도가 iliac artery보다 높은데, 그 이유는 iliac artery보다 femoropopliteal artery의 occlusion 발생 빈도가 더 높기 때문이다. 대부분 흡인혈전제거술*aspiration thrombectomy*이나 혈전용해술*thrombolysis*로 혈전을 제거할 수 있다. 그 외에 PTA 시에 발생하는 동맥박리가 있으나, 이는 stent placement로 해결할 수 있다. 그 외의 PTA 시에

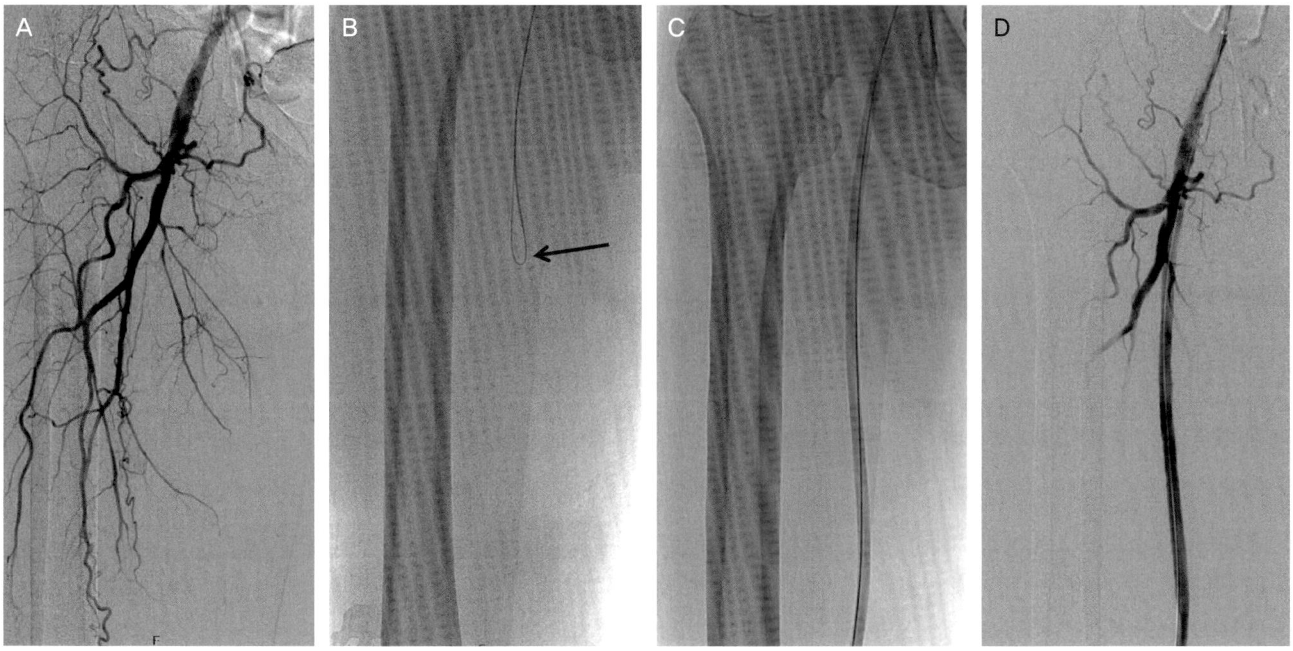

그림 21-5. Critical limb ischemia를 가진 81세 남자 환자에서의 right SFA subintimal angioplasty A. Long segment의 chronic total occlusion이 우측 SFA에서 보인다. B. 0.035in 친수성 유도철사를 이용하여 병변의 subintimal passage를 시도하였다. 유도철사가 subintimal passage가 되고 있음을 의미하는 'U'자 모양을 보인다(화살표). C. 5mm×250mm 풍선카테터를 이용하여 subintimal angioplasty를 시행하였다. D. 시술 후 혈관조영상 우측 SFA가 재개통되었다.

〈표 21-2〉 PTA의 합병증

합병증	빈도
Puncture site(total)	4.0%
Bleeding	3.4%
False aneurysm	0.5%
Arteriovenous fistula	0.1%
Angioplasty site(total)	3.5%
Thrombus	3.2%
Rupture	0.3%
Distal vessel(total)	2.7%
Dissection	0.4%
Embolization	2.3%
Systemic(total)	0.4%
Renal failure	0.2%
Myocardial infarction(fatal)	0.2%
Cerebrovascular accident(fatal)	0.55%
Consequences	
Surgical repair	2.0%
Limb loss	0.2%
Mortality	0.2%

발생하는 합병증은 〈표 21-2〉와 같다.[60] Stent placement의 중요한 합병증은 stent fracture이며, 발생빈도는 0~37%이다.[42, 44, 46-49, 61]

5. 스텐트-그라프트설치술*Stent-graft placement*

Stent-graft는 bare metal stent의 틀에 Dacron이나 PTFE로 구성된 graft가 덮여 있는 것으로서 femoropopliteal artery에는 스텐트와 마찬가지로 self-expandable stent-graft가 주로 사용된다.

(1) 적응증

Femoropopliteal artery에서의 stent-graft placement의 적응증은 일차적으로 동맥류*aneurysm*, 동정맥루*arteriovenous fistula*, 혈관파열*vascular rupture*이다. 이론적으로 stent-graft는 내부로 자라 들어올 수 있는 intimal hyperplasia를 graft로 차단할 수 있으므로 femoropopliteal artery의 협착 및 폐쇄에서 balloon angioplasty나 primary stent placement보다 우수한 개통률을 기대하였다. Stent -graft는 기술적으로 계속 진화하고 있으며, 이에 따라 많은 연구들이 진행되고 있다.

(2) 술기

Stent-graft placement의 시술방법은 balloon angioplasty나 stent placement와 큰 차이가 없다. 다만 시술 시 major collateral vessel이 graft에 덮이면 추후 stent-graft가 급성 폐쇄되었을 때 환자의 증상이 더욱 악화될 수 있으므로 되도록 major collateral vessel을 포함하지 않는 것이 좋다(그림 21-6). Stent-graft placement 후 post-stenting balloon dilatation의 경우 모서리쪽*edge*이 over-dilatation되어 인접 혈관을 손상하지 않도록 과도한 dilatation은 피하도록 한다.[62, 63]

(3) 결과

초기에 dacron graft를 이용한 연구에서 stent-graft placement 후 post-implantation syndrome이 심하고 2년 개통률도 50%에 못 미치는 실망스러운 결과를 보였다.[64] 이에 비해 PTFE covered stent(Viabahn; W.L. Gore, Flagstaff, AZ)는 superficial femoral artery의 occlusive disease에 적용하여 1년 일차 개통률 79%, 이차 개통률 87~93%라는 매우 우수한 결과를 보였다.[65, 66]

이에 PTFE stent graft를 balloon angioplasty 및 기존의 stent placement와 비교한 무작위 실험이 시도되었다. PTFE stent graft를 balloon angioplasty와 비교한 다기관 무작위 실험에서 stent-graft군이 balloon angioplasty군보다 시술성공률(95% vs 66%)과 개통률(65% vs 40%) 면에서 모두 우수하였다.[67] 2005년 VIBRANT trial은 PTFE stent-graft를 bare metal stent와 비교한 3년 추적관찰 다기관 연구결과를 발표하였는데, PTFE stent graft군과 bare metal stent placement군 사이의 개통률에 의미 있는 차이가 없었다.[61] 이후 PTFE stent graft에 heparin bioactive surface와 contoured proximal edge가 추가되었고, 이를 이용한 registry에서 1년 일차 개통률은 74%, 보조 개통률은 87%의 결과를 보였다.[68] 이 연구는 평균 19cm의 long femoropopliteal arterial lesion을 포함하였고, stent-graft의 크기 확대를 20% 미만으로 했을 경우는 일차 개통률이 87%로 매우 높았다.

지금까지 이루어진 stent-graft placement 연구의 결과를 볼 때 아직까지 bare metal stent를 뛰어넘는 우수한 결과가 증명되지는 못하였다. 하지만 stent facture가 거의 발생하지 않는다는 점과[61, 68] 최근 진화된 stent-graft를 이용하여 긴 병변에서 over-sizing을 적절히 했을 때 좋은 결

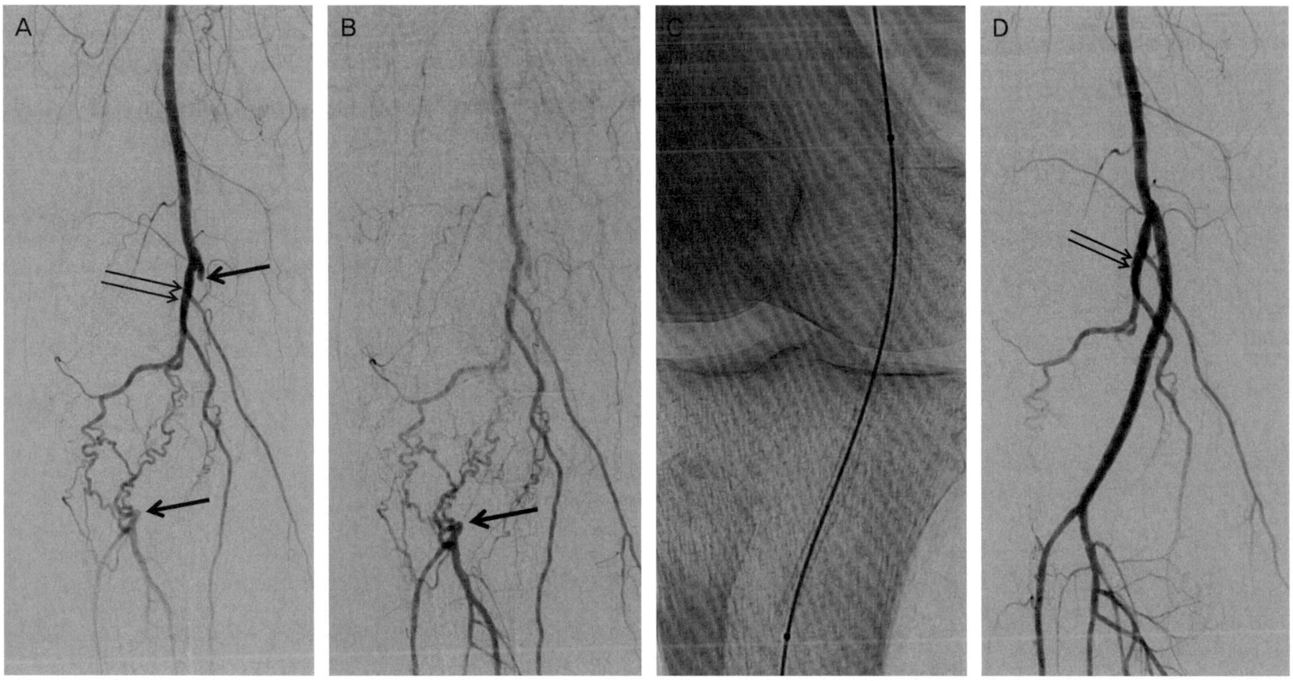

그림 21-6. Critical limb ischemia를 가진 59세 남자 환자에서의 stent-graft placement A, B. 시술 전 혈관조영상 right popliteal artery 전장이 막혀 있다(화살표). Major collateral vessel이 보인다(이중 화살표). C. 5mm×100mm PTFE stent-graft를 설치하였다. D. 시술 후 혈관조영상 major collateral vessel도 stent-graft에 의해 막히지 않고 잘 유지되어 있으며(이중 화살표), popliteal artery는 완전히 재개통되었다.

과를 보인 일부 데이터 등을 볼 때,[68] 장기추적 결과와 앞으로 나올 무작위 실험 결과에 관심이 집중되고 있다.

6. 죽종절제술*Atherectomy*

그동안 femoropopliteal arterial endovascular treatment 방법의 주류는 balloon angioplasty나 stent placement와 같이 혈관 안쪽에서 방사상*radial direction*으로 물리력을 가해 혈관을 팽창시키는 방법이었다. 이러한 방법은 태생적으로 혈관벽에 압력손상*barotraumas*을 주게 되며, elastic recoil과 박리 등이 발생할 수 있고, intima의 평활근 세포 증식*smooth muscle cell proliferation*에 의한 신생혈관내막증식*neointimal hyperplasia*이 발생한다는 문제가 있다. 최근에는 기존 방법의 문제점을 피하기 위한 대체 기술로서 다양한 atherectomy 기구가 개발되어 관련 연구가 활발히 진행되고 있다.

Atherectomy 기구의 종류는 크게 directional atherectomy, laser atherectomy, rotational and orbital atherectomy로 나눌 수 있다.

(1) Directional atherectomy

대표적으로 SilverHawk와 TurboHawk plaque excision system(Covidien, Mansfield, MA)이 있다. 0.014in 유도철사를 사용하며, 8000rpm의 tungsten carbide 회전칼날로 atheroma를 직접 감량*debulking*한다(그림 21-7). SilverHawk atherectomy와 balloon angioplasty를 비교한 무작위 실험에서 기술적 성공률과 1년 TLR은 두 군 간에 차이가 없었으나 각각의 시술 후 stent placement가 필요한 경우는 SilverHawk atherectomy군이 의미 있게 낮았다(27.6% vs 62.1%).[69] 131개의 femoropopliteal arterial lesion에 대한 directional atherectomy 연구에서는 1년 일차 개통률을 84%, 18개월 일차 개통률을 73%로 보고하였다.[70] 이론적인 우수함과 주목할 만한 초기 데이터에도 불구하고 directional atherectomy는 아직 balloon angioplasty나 stent placement의 결과를 뛰어넘지 못하고 있다. 게다가 atherectomy와 관련된 원위부 색전의 위험성이 다소 높으므로 시행할 때 색전 예방 여과기*embolic protection device*를 사용하는 것이 좋다는 보고가 있어 시술이 복잡해지고 시술 재료비가 일부 상승할 수 있다는 단점이 있다.[71] 그러나 최근 약물방출 풍선카테터*drug-eluting balloon catheter*와의 병합치료, 석회화 병변*calcified lesion*에 대한 직접적인 atherectomy 등에 대한 연구가 활발

히 진행되고 있어서 그 결과가 주목되고 있다.

(2) Laser atherectomy

308nm 파장의 ultraviolet light(Excimer laser)를 사용하는 flexible fiber optic catheter로 atheroma를 관통*penetrate*, 용해*dissolve*, 파괴*disrupt*하여 plaque를 제거한다.[72, 73] PTA와 비교한 PELA trial 연구에 따르면 일차 결과 면에서 PTA와 의미 있는 차이가 없었고,[74] LACI study에서 6개월 limb salvage rate는 92.5%였다.[73] 최근에는 주로 스텐트 내 재협착*in-stent restenosis* 치료에 사용되거나 drug coated balloon catheter와 병합하여 사용되고 있다.

(3) Rotational and orbital atherectomy

Cutting tip이나 abrasive crown을 갖춘 기구가 회전하여 calcium이나 soft plaque 등을 제거하는 방법이다. 대표적으로 Jetstream Navitus atherectomy system(Bayer Radiology & Interventional, Indianola, PA), Stealth orbital atherectomy system(Cardiovascular Systems Inc, St. Paul, MN) 등이 있다. Atherectomy의 효과를 분석하기에는 stand-alone therapy 비율이 너무 낮아(33%, 57.7%) 더 많은 연구가 필요한 상황이다.[75, 76]

7. 절단형 풍선*Cutting balloon*

관상동맥 스텐트 내부에 발생한 intimal hyperplasia로 인한 recurrent stenosis를 치료하기 위해 제작된 Cutting balloon(Boston Scientific, Natick, MA)은 풍선 외벽에 4개의 longitudinal microsurgical blade가 장착되어 있다. 이 blade는 풍선 팽창 시 intimal hyperplasia의 fibroelastic continuity를 단절시켜 elastic recoil을 방지하고, 고식적 PTA에 반응하지 않는 rigid stenosis에 유용하다. 또한 microsurgical blade가 neointimal disruption을 일으키고 wall tension을 고식적 PTA보다 줄여 intimal trauma를 최소화한다. 길이 3cm 미만의 femoropopliteal lesion에 대해 cutting balloon angioplasty와 balloon angioplasty를 비교한 연구에서 1년과 2년 개통률 모두 cutting balloon angioplasty이 의미 있게 높았다.[77] 반면 또 다른 보고에서는 5cm 미만의 femoropopliteal lesion에서 cutting balloon angioplasty군이 balloon angioplasty군보다 6개월 재협착률이 다소 높았다. 이 연구에서 통계적 차이는 없었지만 cutting balloon angioplasty군에서 박리가 발생하는 경우가 다소 낮은 경향을 보였다.[78] 3cm 내외의 병변 길이를 다룬 최근 연구에서는 cutting balloon angioplasty군이 balloon an-

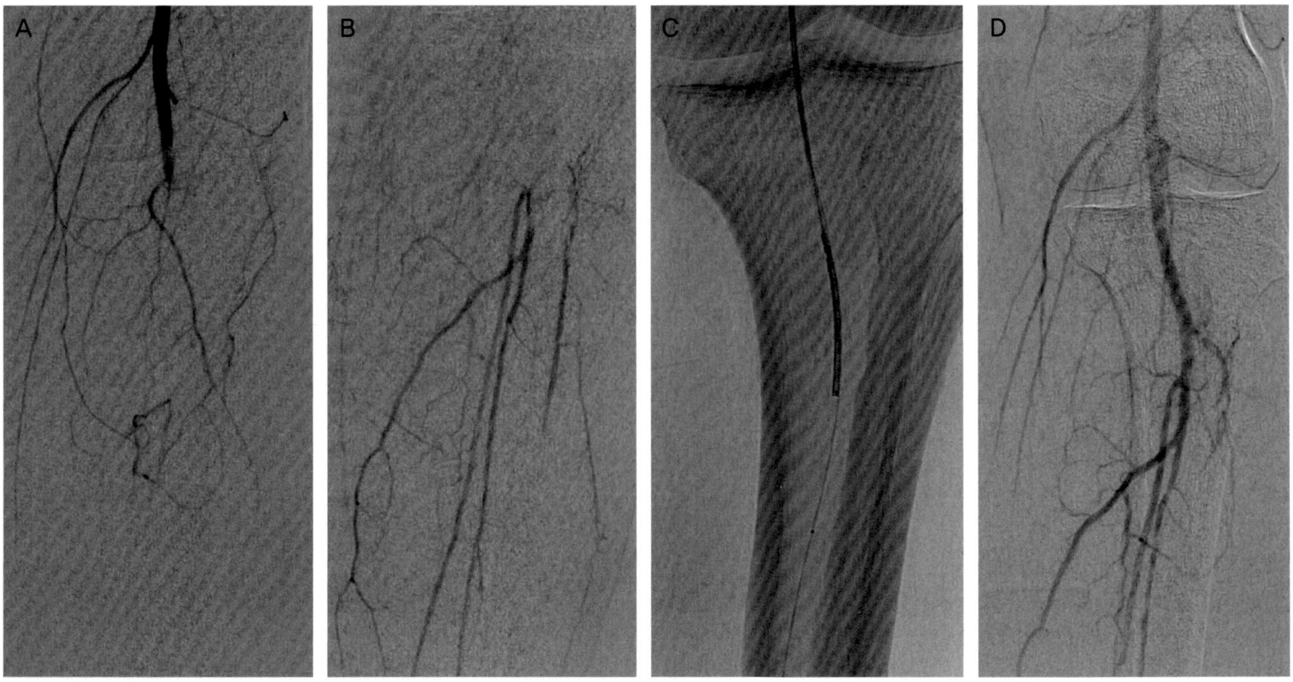

그림 21-7. Critical limb ischemia를 가진 72세 남자 환자에서 directional atherectomy를 사용한 치료 A, B. 시술 전 혈관조영상 원위부 popliteal artery의 total obstruction이 보인다. C. Directional atherectomy를 시행하였다. D. 시술 후 혈관조영상 obstructed popliteal artery가 재개통되었다.

gioplasty군보다 시술 후 ABI의 상승 폭이 더 컸다.[79]

일부에서 고식적 balloon angioplasty보다 cutting balloon angioplasty가 다소 우수함을 보였다는 점은 흥미로우나, 기존의 풍선카테터에 비해 inflation과 deflation 시간이 많이 소요되며 풍선 길이가 짧아서 긴 병변에는 적용하기가 쉽지 않다. 즉, 대부분의 연구가 길이가 짧은 병변에서의 장점을 부각했다는 점을 간과해서는 안 된다.

8. 약물방출 스텐트*Drug-eluting stent*

Drug-eluting stent는 스텐트에 Paclitaxel(Taxol®) 또는 Rapamycin(Sirolimus®) 등의 약제를 코팅한 제품이다. 혈관 내에 삽입하면 약제가 방출되면서 혈관의 intimal hyperplasia를 줄여 시술 후 혈관의 개통률을 높이는 기구로, 관상동맥에 삽입했을 때 결과가 매우 좋다.[80] Superficial femoral artery에 sirolimus 방출 스텐트를 이용한 연구(SIROCCO I &II)에서 drug-eluting stent와 bare stent를 비교한 결과, 두 군 사이에 의미 있는 차이를 발견하지 못하였다.[81, 82] 최근에는 paclitaxel 코팅 스텐트가 개발되어서 연구가 활발히 진행 중이다. 574명의 superficial femoral artery 병변에 balloon angioplasty, bare metal stent, paclitaxel 코팅 스텐트를 비교한 다기관 무작위 실험에서 paclitaxel 코팅 스텐트의 1년 일차 개통률이 의미 있게 높았다.[49] 이 외에도 다양한 약물을 코팅한 스텐트에 대한 연구가 계속되고 있어서 결과가 기대되고 있다.

9. 약물방출 풍선카테터*Drug-eluting balloon catheter*

최근 가장 주목받는 치료방법 중 하나이다. 고식적 풍선카테터의 개념에 drug-eluting stent처럼 paclitaxel 등의 intimal hyperplasia를 줄일 수 있는 약물방출 방식을 접목한 것으로서, 고식적 balloon angioplasty의 기대에 못 미치는 개통률을 극복하면서 stent placement와 같이 체내 특정 삽입물을 요구하지 않아 매우 이상적인 치료방법이다. Balloon angioplasty와 drug coated balloon catheter를 비교한 무작위 실험이 많다. Thunder trial,[83] FemPac trial,[84] Levant trial,[85] Biolux trial,[86] PACIFIER trial[87] 모두 6개월 이상의 추적관찰에서 drug coated balloon catheter군이 balloon angioplasty군보다 통계적으로 의미 있게 개통률이 우수하였다. 아직 장기 추적관찰 결과가 나오지 않았으나, 최근 femoropopliteal artery에서 다기관 무작위 실험이 가장 활발히 진행되고 있는 치료방법이다. 시술 시 고식적 풍선카테터로 시술하기 전에 predilatation을 시행하여야 하며, 약물이 알맞게 방출되도록 풍선 확장 후 30~60초간 유지한다.

10. 동결성형술*Cryoplasty*

PolarCath peripheral balloon catheter(Boston Scientific, Natick, MA)는 PTA용 풍선카테터이지만 풍선 팽창 시에 생리식염수나 조영제 대신 nitrous oxide를 사용하여 시술 부위의 혈관벽과 plaque를 동결시키고, 이를 통해 smooth muscle cell의 세포자멸사*apoptosis*를 유발하여 intimal hyperplasia를 줄인다. 또한 동맥벽의 interstitial saline을 냉동시켜 혈관의 각 방향, 즉 혈관외측으로 향하는 방사형, 장축 및 단축으로 강한 힘(radial, longitudinal and circumferential forces)을 가할 수 있게 하여 elastic recoil을 줄인다.[88] 초기 연구에서는 기술적 성공률과 9개월 개통률이 모두 85~90% 안팎에 이르는 등 좋은 결과를 보였다.[89-91] 그러나 고식적 풍선카테터에 비해 개통률이 낮고,[92, 93] 길이가 긴 병변이나 폐쇄 병변, 석회화 병변, 스텐트 내 재협착 등에는 효과가 기대에 미치지 못하여 활용도가 낮다.[90]

참고문헌

1. Criqui MH, Fronek A, Barett-Connor E, et al. The prevalence of peripheral arterial disease in a defined population. Circulation 1985;71:510-515.
2. Dotter CT, Judkins MP. Transluminal treatment of arteriosclerotic obstruction: description of a new technique and a preliminary report of its application. Circulation 1964;30:654-670.
3. Norgren L, Hiatt WR, Dormandy JA, et al. Inter-Society Consensus for the management of peripheral arterial disease (TASC-Ⅱ). Eur J Vasc Endovasc Surg 2007;33 suppl 1:S1-S75.
4. Rutherford RB. Standards for evaluating results of interventional therapy for peripheral vascular disease. Circulation 1991;83(2 suppl):I6-I11.
5. Currie IC, Wakeley CJ, cole SE, et al. Femoropopliteal angioplasty for severe limb ischemia. Br J Surg 1994;81:191-193.
6. Martin EC, Katzen BT, Benenati JF, et al. Multicenter trial of the wall stent in the iliac and femoral arteries. J Vasc Interv Radiol 1995;6:843-849.
7. Ray SA, Minty I, Buckenham TM, et al. Clinical outcome and restenosis following percutaneous transluminal angioplasty for ischemic rest pain or ulceration. Br J Surg 1995;82:1217-1221.
8. Brosi P, Dick F, Do DD, et al. Revascularization for chronic critical limb ischemia in octogenarians is worthwhile. J Vasc Surg 2007;46:1198-1207.
9. Conrad MF, Cambria RP, Stone DH, et al. Intermediate results of percutaneous endovascular therapy of femoropopliteal occlusive disease: a contemporary series. J Vasc Surg 2006;44:762-769.
10. Waltman AC, Courey WR, Athanasoulis C, et al. Technique for left gastric artery catheterization. Radiology 1973;109:732-734.
11. Martin EC, Fankuchen EI, Karlson KB, et al. Angioplasty for femoral artery occlusion: comparison with surgery. AJR Am J Roentgenol 1981;137:915-919.
12. Morgenstern BR, Getrajdman GI, Laffey KJ, et al. Total occlusions of the femoropopliteal artery: high technical success rate of conventional balloon angioplasty. Radiology 1989;172:937-940.
13. Krepel VM, van Andel GJ, van Erp WE, et al. Percutaneous transluminal angioplasty of the femoropopliteal artery: initial long term results. Radiology 1985;156:325-338.
14. Johnson KW, Rae M, Hogg-Johnson SA, et al. Five-year results of a prospective study of percutaneous transluminal angioplasty. Ann Surg 1987;206:403-412.
15. Capek P, McLean GK, Berkowitz HD. Femoropopliteal angioplasty: factors influencing long term success. Circulation 1991;83(2 suppl):I70-I80.
16. Gray BH, Sullivan TM, Childs MB, et al. High incidence of restenosis/reocclusion of stents in the percutaneous treatment of long-segment superficial femoral artery disease after suboptimal angioplasty. J Vasc Surg 1997;25:74-83.
17. Adar R, Critchfiled GC, Eddie DM. A confidence profile analysis of the results of femoropopliteal percutaneous transluminal angioplasty in the treatment of lower extremity ischemia. J Vasc Surg 1989;10:57-67.
18. Huninck MGM, Wong JB, Donaldson MC, et al. Patency results of percutaneous and surgical revascularization for femoropopliteal arterial disease. Med Decis Making 1994;14:71-81.
19. Huninck MGM, Wong JB, Donaldson MC, et al. Revascularization for femoropopliteal disease: a decision and cost-effectiveness analysis. JAMA 1995;274:165-171.
20. Kasapis C, Henke PK, Chetcuti SJ, et al. Routine stent implantation vs. percutaneous transluminal angioplasty in femoropopliteal artery disease: a meta-analysis of randomized controlled trials. Eur Heart H 2009;30:44-55.
21. Johnston KW. Factors that influence the outcome of aortoiliac and femoropopliteal percutaneous transluminal angioplasty. Surg Clin North Am 1992;72:843-850.
22. Stanley B, Teague B, Raptis S, et al. Efficacy of balloon angioplasty of the superficial femoral artery and popliteal artery in the relief of leg ischemia. J Vasc Surg 1996;23:679-685.
23. Hewes RC, White RI Jr, Murray RR, et al. Long-term results of superficial femoral artery angioplasty. AJR Am J Roentgenol 1986;146:1025-1029.
24. Lu CT, Zarins CK, Yang CF, et al. Long-segment arterial occlusion?: percutaneous transluminal angioplasty. AJR Am J Roentgenol 1982;138:119-122.
25. Van der Heijeden FHWM, Banga JD, Mali WPTM. Management of superficial femoral artery occlusive disease. Br J Surg 1993;80:959-963.
26. Sanborn TA, Cumberland DC, Greenfield AJ, et al. Percutaneous laser thermal angioplasty: intimal results and 1-year follow-up in 129 femoropopliteal lesions. Radiology 1988;168:121-125.
27. Whittemore AD, Kent KC, Donaldson MC, et al. What is the proper role of polytetrafluoroethylene grafts in infrainguinal reconstructions? J Vasc Surg 1989;10:299-305.
28. Murray JG, Apthorp LA, Wilkins RA. Long-segment (>=10cm) femoropopliteal angioplasty: Improved technical success and long-term patency. Radiology 1995;195:158-162.
29. Clark TWI, Groffsky JL, Soulen MC. Predictors of long-term patency after femoropopliteal angioplasty: results from the STAR registry. J Vasc Interv Radiol 2001;12:923-933.
30. Cejna M, Thurnher S, Illiasch H, et al. PTA versus Palmaz stent placement in femoropopliteal artery obstructions: A multicenter prospective randomized study. J Vasc Interv Radiol 2001;12:23-31.
31. Grimm J, Muller-Hulsbeck S, Jahnke T, et al. Randomized study to compared PTA alone versus PTA with Palmaz stent placement for femoropopliteal lesions. J Vasc Interv Radiol 2001;12:935-942.

32. Muradin GS, Bosch JL, Stijnen T, et al. Balloon dilation and stent implantation for treatment of femoropopliteal arterial disease: meta-analysis. Radiology 2001;221:137-145.
33. Martin EC, Katzen BT, Benenati JF, et al. Multicenter trial of the wallstent in the iliac and femoral arteries. J Vasc Interv Radiol 1995;6:843-849.
34. Sapoval MR, Long AL, Raynaud AC et al. Femoropopliteal stent placement: long-term results. Radiology 1992;184:833-839.
35. Strecker EP, Boos IB, Gottman D. Femoropopliteal artery stent placement: evaluation of long-term success. Radiology 1997;205:375-383.
36. Sabeti S, Schillinger M, Amighi J, et al. Primary patency of femoropopliteal arteries treated with nitinol versus stainless steel self-expanding stents: propensity score-adjusted analysis. Radiology 2004;232:516-521.
37. Kawamura Y, Ishii H, Aoyama T, et al. Nitinol stenting improve primary patency of the superficial femoral artery after percutaneous transluminal angioplasty in hemodialysis patients: a propensity-matched analysis. J Vasc Surg 2009;50:1057-1062.
38. Mewissen MW. Self-expanding nitinol stents in the femoropopliteal segment: technique and mid-term results. Tech Vasc Interv Radiol 2004;7:2-5.
39. Vogel TR, Shindelman LE, Nackman GB, et al. Efficacious use of nitinol stents in the femoral and popliteal arteries. J Vasc Surg 2003;38:1178-1184.
40. Schillinger M, Sabeti S, Loewe C, et al. Balloon angioplasty versus implantation of nitinol stents in the superficial femoral artery. N Engl J Med 2006;354:1879-1888.
41. Schillinger M, Sabeti S, Dick P, et al. Sustained benefit at 2 years of primary femoropopliteal stenting compared with balloon angioplasty with optional stenting. Circulation 2007;115:2745-2749.
42. Krankenberg H, Schluter M, Steinkamp HJ, et al. Nitinol stent implantation versus percutaneous transluminal angioplasty in superficial femoral artery lesions up to 10 length: the femoral artery stenting trial (FAST). Circulation 2007;116:285-292.
43. Dick P, Wallner H, Sabeti S, et al. Balloon angioplasty versus stenting with nitinol stents in intermediate length superficial femoral artery lesions. Catheter Cardiovasc Interv 2009;74:1090-1095.
44. Laird JR, Katzen BT, Scheinert D, et al. Nitinol stent implantation versus balloon angioplasty for lesions in the superficial femoral artery and proximal popliteal artery: twelve-month results from the RESILIENT randomized trial. Circ Cardiovasc Interv 2010;3:267-276.
45. Cho L, Roffi M, Mukherjee D, et al. Superficial femoral artery occlusion: nitinol stents achieve better flow and reduce the need for medications than balloon angioplasty alone. J Invasive Cardiol 2003;15:198-200.
46. Scheinert D, Scheinert S, Sax J, et al. Prevalence and clinical impact of stent fractures after femoropopliteal stenting. J Am Coll Cardiol 2005;45:312-315.
47. Bosiers M, Deloose K, Callaert J, et al. Results of the Protégé EverFlex 200-mm-long nitinol stent (ev3) in TASC C and D femoropopliteal lesions. J Vasc Surg 2011;54:1042-1050.
48. Lammer J, Bosiers M, Zeller T, et al. First clinical trial of nitinol self-expanding everolimus-eluting stent implantation for peripheral arterial occlusive disease. J Vasc Surg 2011;54:394-401.
49. Dake MD, Ansel GM, Jaff MR, et al. Paclitaxel-eluting stents show superiority to balloon angioplasty and bare metal stents in femoropopliteal disease: twelve-month Zilver PTX randomized study results. Circ Cardiovasc Interv 2011;4:495-504.
50. Rosenfield K, Schainfeld R, Pieczek A, et al. Restenosis of endovascular stents from stent compression. J Endovasc Surg 1995;29:328-338.
51. Bolia A, Miles KA, Brennan J, et al. Percutaneous transluminal angioplasty of occlusions of the femoral and popliteal arteries by subintimal dissection. Cardiovasc Intervent Radiol 1990;13:357-363.
52. Reekers JA, Bolia A. Percutaneous intentional extraluminal (subintimal) recanalization: how to do it yourself. Eur J Radiol 1998;28:192-198.
53. Lee HJ, Park SW, Chang IS, et al. Strategies for successful percutaneous revascularization of chronic total occlusion of the femoropopliteal arteries when the antegrade passage of a guide wire fails. Korean J Radiol 2012;13:467-475.
54. Bausback Y, Botsios S, Flux J, et al. Outback catheter for femoropopliteal occlusion: immediate and long-term results. J Endovasc Ther 2011;18:13-21.
55. Shin SH, Baril D, Chaer R, et al. Limitations of the Outback LTB re-entry device in femoropopliteal chronic total occlusions. J Vasc Surg 2011;53:1260-1264.
56. London NJ, Srinivasan R, Naylor AR, et al. Reprinted article "Subintimal angioplasty of femoropopliteal artery occlusion: the long-term results". Eur J Vasc Endovasc Surg 2011;42 suppl 1:S9-S15.
57. Met R, Van Lienden KP, Koelemay MJ, et al. Subintimal angioplasty for peripheral arterial occlusive disease: a systematic review. Cardiovasc Intervent Radiol 2008;31:687-697.
58. Bown MJ, Bolia A, Sutton AJ. Subintimal angioplasty: meta-analytical evidence of clinical utility. Eur J Vasc Endovasc Surg 2009;38:323-337.
59. Siablis D, Diamantopoulos A, Datsanos K, et al. Subintimal angioplasty of long chronic total femoropopliteal occlusions: long-term outcomes, predictors of angiographic restenosis, and role of stenting. Cardiovasc Intervent Radiol 2012;35:484-490.
60. Pentecost MJ, Criqui MH, Dorros G, et al. Guidelines for peripheral percutaneous transluminal angioplasty of the abdominal aorta and lower extremity vessels. A statement for health professionals from a special writing group of the

Councils on Cardiovascular Radiology, Arteriosclerosis, Cardio-Thoracic and Vascular Surgery, Clinical Cardiology, and Epidemiology and Prevention, the American Heart Association. Circulation 1994;89:511-531.

61. Duda SH, Bosiers M, Lammer J, et al. Sirolimus-eluting versus bare nitinol stent for obstructive superficial femoral artery disease: The SIROCCO Ⅱ Trial. J Vasc Interv Radiol 2005;16:331-338.

62. Geraghty PJ, Mewissen MW, Jaff MR, et al. Three-year results of the VIBRANT trial of VIABAHN endoprosthesis vs bare nitinol stent implantation for complex superficial femoral artery occlusive disease. J Vasc Surg 2013;58:386-395.

63. Deutschmann HA, Schedlbauer P, Berczi V, et al. Placement of Hemobahn stent grafts in femoropopliteal arteries: early experience and midterm results in 18 patients. J Vasc Interv Radiol 2001;12:943-950.

64. Tepe G, Schmehl J, Heller S, et al. Superficial femoral artery: current treatment options. Eur Radiol 2006;16:1316-1322.

65. Bray PJ, Robson WJ, Bray AE. Percutaneous treatment of long superficial femoral artery occlusive disease: efficacy of the Hemobahn stent graft. J Endovasc Ther 2003;10:619-628.

66. Saxon RR, Coffman JM, Gooding JM, et al. Long-term results of ePTFE stent graft versus angioplasty in the femoropopliteal artery: single center experience from a prospective, randomized trial. J Vasc Interv Radiol 2003;14:303-311.

67. Saxon RR, Dake MD, Volgelzang RL, et al. Randomized, multicenter study comparing expanded polytetrafluoroethylene-covered endoprosthesis placement with percutaneous transluminal angioplasty in the treatment of superficial femoral artery occlusive disease. J Vasc Interv Radiol 2008;19:823-832.

68. Saxon RR. Heparin bonded stent-grafts in the SFA: VIPER one-year results. Paper presented at: International Symposium on Endovascular Therapy;January 18, 2012;Miami, FL.

69. Shammas NW, coiner D, Shammas GA, et al. Percutaneous lower-extremity arterial interventions with primary balloon angioplasty versus Silverhawk atherectomy and adjunctive balloon angioplasty: randomized trial. J Vasc Interv Radiol 2011;22:1223-1228.

70. Zeller T, Rastan A, Sixt S, et al. Long-term results after directional atherectomy of femoropopliteal lesions. J Am Coll Cardiol 2006;48:1573-1578.

71. Shammas NW, Shammas GA, Helou TJ, et al. Safety and 1-year revascularization outcome of SilverHawk atherectomy in treating in-stent restenosis of femoropopliteal arteries: A retrospective review from a single center. Cardiovasc Revasc Med 2012;13:224-227.

72. Scheinert D, Laird JR Jr, Schroder M, et al. Excimer laser-assisted recanalization of long, chronic superficial femoral artery occlusions. J Endovasc Ther 2001;8:156-166.

73. Laird JR, Zeller T, Gray BH, et al. Limb salvage following laser-assisted angioplasty for critical limb ischemia: Results of the LACI multicenter trial. J Endovasc Ther 2006;13:1-11.

74. Laird JR. Peripheral Excimer laser angioplasty (PELA) trial results. Presented at: TCT annual meeting;September 2002;Washington DC.

75. Zeller T, Krankenberg H, Steinkamp H, et al. One-year outcome of percutaneous rotational atherectomy with aspiration in infrainguinal peripheral arterial occlusive disease: the multicenter pathway PVD trial. J Endovasc Ther 2009;16:653-662.

76. Safian RD, Niazi K, Runyon JP, et al. Orbital atherectomy for infrapopliteal disease: device concept and outcome data for the Oasis trial. Cathet Cardiovasc Interv 2009;73:406-412.

77. Cotroneo AR, Pascali D, Iezzi R. Cutting balloon versus conventional balloon angioplasty in short femoropopliteal arterial stenosis. J Endovasc Ther 2008;15:283-291.

78. Amighi J, Schillinger M, Dick P, et al. De novo superficial femoropopliteal artery lesions: peripheral cutting balloon angioplasty and restenosis rates-randomized controlled trial. Radiology 2008;247:267-272.

79. Poncyljusz, Flakowski A, Safranow K, et al. Cutting-balloon angioplasty versus balloon angioplasty as treatment for short atherosclerotic lesions in the superficial femoral artery: randomized controlled trial. Cardiovasc Intervent Radiol published online 11 Apr 2013.

80. Hoffmann R, Guagliumi G, Musumeci G, et al. Vascular response to sirolimus-eluting stents delivered with a nonaggressive implantation techqnie: comparison of intravascular ultrasound results from the multicenter, randomized E-SIRIUS, and SIRIUS trials. Catheter Cardiovasc Interv 2005;66:499-506.

81. Duda SH, Pusich B, Richter G, et al. Sirolimus eluting stents for the treatment of obstructive superficial femoral artery disease: 6-months results. Circulation 2002;106:1505-1509.

82. Duda SH, Bosiers M, Lammer J, et al. Sirolimus-eluting versus bare nitinol stent for obstructive superficial femoral artery disease: the SIROCCO Ⅱ trial. J Vasc Interv Radiol 2005;16:331-338.

83. Tepe G, Zeller T, Albrecht T, et al. Local delivery of paclitaxel to inhibit restenosis during angioplasty of the leg. N Engl J Med 2008;358:689-699.

84. Werk M, Langner S, Reinkensmeier B, et al. Inhibition of restenosis in femoropopliteal arteries: paclitaxel-coated versus uncoated balloon: femoral paclitaxel randomized pilot trial. Circulation 2008;118:1358-1365.

85. Scheinert D. LEVANT I: A prospective randomized trial of a paclitaxel-eluting balloon compared to a non-drug-eluting balloon with and without stenting in patients with diseased femoropopliteal arteries. Presented at Transcatheter Cardiovascular Therapeutics. Sep 2010;Washington DC.

86. Scheinert D, BioLuxP-1 technology: preclinical and FIM

studies. Presented at EuroPCR;May 2012;Paris, France.
87. Werk M, Albrecht T, Meyer DR, et al. Paclitaxel-coated balloons reduce stenosis after femoropopliteal angioplasty: evidence from the randomized PACIFIER trial. Circ Cardiovasc Interv 2012;5:831-840.
88. Grassl ED, Bischof JC. In vitro model systems for evaluation of smooth muscle cell response to cryoplasty. Cryobiology 2005;50:162-173.
89. Samson RH, showalter DP, Lepore MR, et al. Cryoplasty therapy of the superficial femoral and popliteal arteries: a single center experience. Vasc Endovascular Surg 2007;40: 446-450.
90. Samson RH, Whowalter DP, Leopre M, et al. Cryoplasty therapy of the superficial femoral and popliteal arteries: a reappraisal after 44 months experience. J Vasc Surg 2008; 48:634-637.
91. Laird J, Jaff MR, Biamino G, et al. Cryoplasty for the treatment of femoropopliteal arterial disease: results of a prospective, multicenter registry. J Vasc Interv Radiol 2005; 16:1067-1073.
92. Diaz ML, Urtasun F, Barberena J, et al. Cryoplasty versus conventional angioplasty in femoropopliteal arterial recanalization: 3-year analysis of reintervention-free survival by treatment received. Cardiovasc Intervent Radiol 2011;34:911-917.
93. Spiliopoulos S, Katsanos K, Karnabatidis D, et al. Cryoplasty versus conventional balloon angioplasty of the femoropopliteal artery in diabetic patients: long-term results from a prospective randomized single-center controlled trial. Cardiovasc Intervent Radiol 2010;33:929-938.

Chapter 22

슬와하동맥의 인터벤션

김영환

1964년 Dotter와 Judkins가 최초로 보고한[1] 후 하지의 동맥질환에서의 경피경관혈관성형술*percutaneous transluminal angioplasty; PTA*은 발전을 거듭하여 현재 임상에서 장골동맥*iliac artery*과 대퇴동맥*femoral artery* 등에 널리 사용되고 있다. 반면 슬와하동맥*infrapopliteal artery*의 PTA는 상대적으로 치료효과가 낮고 합병증의 위험도가 높아 임상 적용이 제한적이었다. 그러나 1990년대 초반에 보다 작은 풍선카테터*balloon catheter*와 부드럽고 조작이 편리한 유도철사*guide wire*가 개발되고 로드맵 기능이 있는 혈관조영장비가 보급되면서 infrapopoliteal PTA의 안전성과 기술적*technical* 및 임상적 성공률*clinical success rate*이 크게 향상되었다.[2] 그 결과 infrapopoliteal PTA의 임상적 효용성을 증명하는 임상보고가 급증하고 있으며, 임계하지허혈*critical limb ischemia; CLI* 환자에서는 수술보다 우선하는 일차 치료방법으로 자리잡아 가고 있다.

I 적응증

Infrapopliteal PTA의 가장 널리 인정되는 적응증은 CLI이다. CLI 환자의 증상은 족부의 궤양*ulcer*, 괴저*gangrene*, 혹은 2주 이상 지속되는 휴식기 동통*resting pain* 등이며, Fontaine stage로는 stage 3, 4에 해당하고 Rutherford classification으로는 category 4, 5, 6에 해당한다.[3] 합당한 증상과 함께 CLI로 진단하려면 휴식기 동통 시에 발목 수축기압*ankle systolic pressure* $<$50mmHg 혹은 발가락 수축기압*toe systolic pressure* $<$30mmHg, 궤양이나 괴저 시에는 ankle systolic pressure $<$70mmHg 혹은 toe systolic pressure $<$50mmHg와 같은 혈역학적 소견이 뒷받침되어야 한다.[4] 대부분의 환자들은 표재대퇴동맥*superficial femoral artery; SFA*에서 발동맥궁*pedal arch*까지 여러 분절에 다발성 협착*stenosis* 및 폐쇄*occlusion*가 있으나,[5] 25%의 환자에서는 infrapopliteal artery에 병변이 국한되어 있다.[6] 특히 당뇨병을 가진 환자에서는 infrapopliteal artery에 국한된 병변이 많으며,[4] 침범하는 동맥이 길고 굵기가 가는 혈관이라 대부분의 병변이 협착보다는 긴 폐쇄성 병변이다.[7]

전통적인 치료방법은 수술적 재소통술*surgical recanalization*과 절단술*amputation*이며, 우회수술*bypass surgery*이 성공적으로 시행된 경우는 하지 절단*amputation*에 비하여 삶의 질*quality of life*이 높음은 물론 장기생존율*long-term* *survival*도 상대적으로 높다.[8] 따라서 절단에 앞서 최대한 말초 부위의 혈액 순환을 회복시키도록 노력해야 한다. 그러나 CLI 환자의 경우 심한 중복이환*co-morbidity*이 많아 bypass surgery의 적응증이 못 되는 경우가 많다. 말초동맥질환 환자의 60%에게 심장질환*cardiac disease*이 있으며, 경골 삼분지*tibial trifurcation*에 심한 병변이 있는 경우 surgical recanalization 후 조기 사망률*early mortality*이 높다.[9] 이에 비하여 PTA는 상대적으로 위험도가 낮아 bypass surgery에 비하여 장점이 많다. PTA는 향후 수술적 치료에 방해가 되지 않으며 관상동맥*coronary artery*이나 하지 동맥의 bypass surgery 시 필요한 복재정맥*saphenous vein*을 보존할 수 있다.[10] 시술 시간은 1~2시간 정도로 같은 목적의 수술적 치료의 평균 시술 시간인 4시간보다 짧으며,[11] 전신마취를 피할 수 있고 재원기간이 짧다.[12] 시술 후 발생하는 재협착*restenosis*에 대하여 수술적 치료와 달리 쉽게 재시술이 가능하다.[13] 이러한 이유로 많은 혈관센터에서는 CLI 환자에 대하여 일차 치료방법으로 PTA를 사용하며, PTA에 실패한 경우 수술적 치료를 하고 있다. 또한 궁극적으로 절단을 피할 수 없는 CLI 환자에서도 수술 범위를 최소화하기 위해 PTA를 시행할 수 있다.[14]

Ⅱ 시술 전 처치

Infrapopliteal artery 질환 환자는 전신적인 동맥폐쇄성 질환을 동반한 경우가 많으므로 뇌혈관질환 혹은 관상동맥질환 고위험군에 속하는 환자에게는 이에 대한 사전 검사를 실시한다.[4] 당뇨병성 신장질환을 가진 경우도 많으므로, 환자의 신기능이 좋지 않다면 조영제로 인한 신기능 악화를 예방하기 위해 조영제를 최소한만 사용하고, 신독성이 없는 대체조영제(CO_2)의 병용을 고려하며, 신기능을 보존하는 데 필요한 시술 전 조치를 취해야 한다.[15]

ACC/AHA guideline은 aspirin(75~325mg/d)과 clopidogrel(75mg/d) 병용 요법을 가장 안전하고 효과적인 항혈소판 치료*antiplatelet therapy*로 추천한다.[16, 17] 최소한 시술하기 3일 전부터 aspirin을 300mg까지 부하*loading*하거나 clopidogrel 75mg을 하루에 최소 한 번에서 세 번까지 투여하는 등, 시술자와 기관에 따라 다양한 요법*regimen*이 시행되고 있다. 그러나 적어도 시술 2일 전부터는 최소 하루에 aspirin 100mg 이상과 clopidogrel 75mg 이상을 복용시키거나, 시술 직전에 aspirin 100mg과 clopidogrel 300mg을 loading dose로 복용시키고 시술을 시행하는 방법이 추천된다.

Ⅲ 시술 방법 및 재료

1. 시술 계획의 수립

시술 계획을 수립할 때 가장 중요한 부분은 시술 의뢰 당시 환자의 발에 있는 상처의 상태 및 위치, 그리고 이에 상응하는 다리 혈관의 상태이다. 이를 평가하는 데 가장 유용한 검사는 컴퓨터단층촬영 혈관조영술이다. 특히 maximum intensity projection(MIP) 영상이 혈관의 실제 상태 및 혈관의 석회화 분포를 평가하는 데 유용한 영상기법이다. 최근 대두되는 혈관분포영역*angiosome*의 개념을 도입하여 상처의 위치와 이와 상응하는 혈류를 공급하는 혈관의 상태를 파악하는 것이 시술 계획을 수립할 때 가장 먼저 고려해야 할 부분이다(그림 22-1).[18]

먼저 시술해야 할 혈관의 우선순위를 angiosome에 따라 결정한 후 소통술을 시행한다. 하지만 소통한 혈관이 다시 폐쇄되는 경우가 흔하므로 최소한 측부혈관 역할을 할 하나 이상의 다른 혈관에 대한 소통술을 시행하는 것이 좋다.[19] Infrapopliteal artery 병변이 있는 CLI 환자의 경우 동반된 근위부 혹은 원위부 병변의 유무가 치료계획을 세울 때 중요한 고려사항이다. 목표혈관인 슬와하 혈관들이 적절히

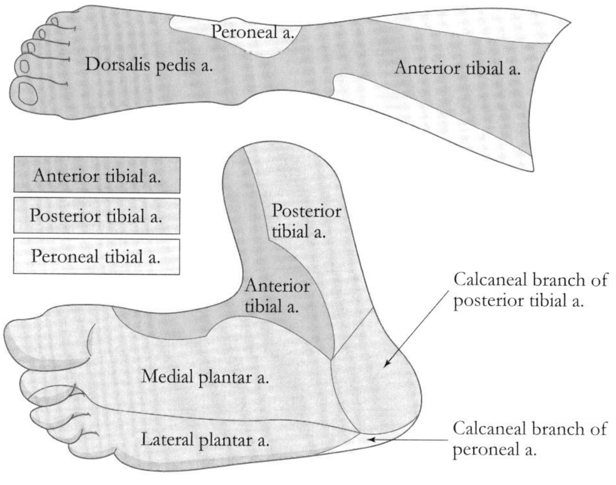

그림 22-1. 발과 발목의 angiosome

재소통되었다 하더라도 근위부의 혈류에 장애가 있거나, 발목 아래의 혈류가 좋지 않으면 개통률*patency rate*이 떨어질 수 있으므로 동반된 근위부 혹은 원위부 병변에 재소통술을 시행해야 한다.

2. 혈관 접근

Infrapopliteal artery에 병변이 국한된 경우와 상부의 대퇴슬와동맥*femoropopliteal artery*에 동반된 병변이 있는 경우 접근하는 경로에 차이가 있을 수 있지만, 동반된 femoropopliteal artery의 병변이 개구부에서부터 완전 폐쇄되어 유도철사가 통과하기 어려운 경우가 아니라면 대부분 같은 쪽 총대퇴동맥*common femoral artery; CFA*을 천자하여 앞방향으로 접근하는 방법(ipsilateral antegrade approach)을 선택한다.[20] 같은 쪽 앞방향 접근의 장점은 반대쪽 역방향 접근에 비해 카테터와 유도철사를 쉽고 정교하게 조작할 수 있으며, 폐쇄성 병변을 지나는 데 필요한 힘을 용이하게 전달할 수 있다는 것이다. 같은 쪽의 femoropopliteal artery에 병변이 있다면 스텐트를 삽입할 수도 있으므로 6Fr sheath를 사용하고, 슬와하 혈관에 병변이 국한되었다면 5Fr 이하의 sheath를 사용한다.

천자 방법으로는 투시검사*fluoroscopy*로 천자 부위 근처의 대퇴골두*femoral head*를 확인하여 대퇴골두를 기준으로 상방 1/3이 되는 지점에서 초음파 유도하에 micropuncture set를 이용하는 방법을 추천한다. 초음파 탐촉자를 시상면으로 유지하여 천자 바늘의 끝을 초음파로 확인하면서 목적한 CFA의 전방벽을 향하여 바늘을 눕혀서 천자하면 hair wire 진입 시 비교적 저항을 줄일 수 있다. 가장 중요한 점은, CFA를 기준으로 천자 부위가 너무 높으면 지혈하는 데 불리하고, 너무 낮으면 SFA의 근위부가 천자되어 동맥 박리가 발생할 수 있으며, 이후 혈종이 발생하면 SFA를 통한 혈액순환을 악화시킬 수 있다는 것이다.[21]

3. 병변 통과

Infrapopliteal artery 시술 시 가장 중요한 단계는 유도철사가 병변 부위를 통과하는 과정이다. 병변이 단순 협착성이거나 폐쇄 길이가 짧으면 비교적 시술이 용이하다. 0.014in 혹은 0.018in의 유도철사와 10cm 이상의 긴 풍선 카테터를 조합하여 진강내 유도철사 통과*intraluminal guide wire passage*를 시도하는 방법이 추천된다. 완전 폐쇄의 길이가 긴 경우에는 폐쇄된 혈관병변을 통과할 때 내막하혈관성형술*subintimal angioplasty*을 시도하는데, 강도가 강한 0.016in나 0.018in의 유도철사가 내막하 공간*subintimal space*으로 진입하는 데 유리하다. 내막하 유도철사 통과*subintimal guide wire passage*는 진강*true lumen*으로 재진입하기가 어렵고, 혈관박리로 인해 곁순환 혈류가 손상될 가능성이 있어 처음부터 사용하기보다는 intraluminal guide wire passage가 여의치 않을 때 시도하는 것이 일반적이다 (그림 22-2).

유도철사를 선택할 때 가장 중요한 요소는 혈관의 상태이다. 치료 혈관의 개구부에서부터 완전 폐쇄되어 폐쇄된 혈관으로 유도철사가 진입하기 어려운 경우에는 4Fr curved diagnostic catheter를 이용하여 혈관의 개구부를 선택한 후 유도철사를 통과시킨다. 석회화를 동반한 혈관 개구부의 완전 폐쇄에는 0.035in의 친수성 유도철사*hydrophilic guide wire*나 비교적 강도가 센 0.018in의 미세유도철사를 사용하는 것이 좋다. 혈관의 개구부에서 근위부가 보존된 경우에는 혈관으로 진입하기가 비교적 용이하므로 10cm 이상의 풍선카테터와 미세유도철사를 조합하여 접근하는 방법이 추천된다. 이때 병변의 폐쇄 길이와 동반된 석회화의 정도, 발목 이하에서 유지되는 말단부 혈관의 상태 등을 고려하여 미세유도철사를 선택하도록 한다. 혈관이 완전 폐쇄에 가까울수록, 폐쇄된 길이가 길수록 강한 강도의 미세유도철사를 선택하여야 병변 통과에 유리하다. 보존된 원위부 혈관으로 재진입할 때 동반된 석회화의 정도와 그 이하 부위의 보존된 혈관 상태에 따라 적절한 미세유도철사를 선택해야 한다. 동반된 석회화의 정도가 심할수록 높은 강도의 미세유도철사를 선택해야 할 필요가 있지만, 원위부 혈관으로 적절히 재진입할 수 없는 경우에는 혈관이 파열될 위험성이 높아진다. 유도철사를 선택하기 어려울 경우 0.014, 0.016, 0.018in의 유도철사를 순차적으로 사용하는 방법도 추천된다. 앞방향으로 유도철사가 병변을 통과하지 못하거나, 내막하 통과 후 진강으로 재진입되지 않았을 때 선택할 수 있는 방법은 transpedal retrograde approach, transcollateral angioplasty, pedal-plantar loop technique 등이다.

최근에는 앞방향 유도철사 통과*antegrade guide wire passage*에 실패했을 때 transpedal retrograde guide wire passage 기법을 이용하여 긴 길이의 완전 폐쇄된 infrapopliteal

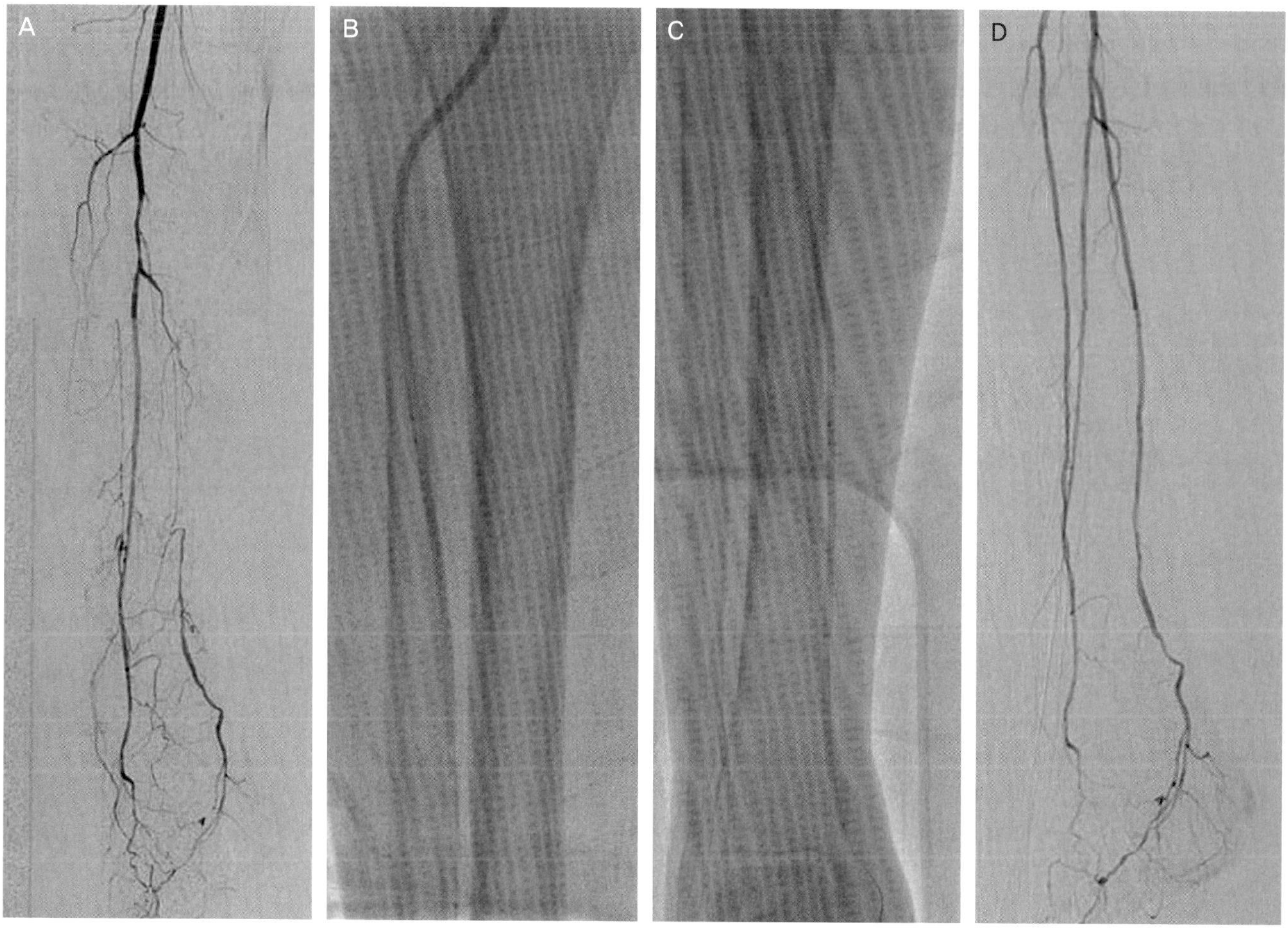

그림 22-2. 전·후경골동맥의 미만성 폐쇄의 풍선혈관성형술 A. 혈관조영술에서 전·후경골동맥의 긴 분절의 폐쇄가 있으며 곁순환 혈류에 의해 원위부 후경골동맥과 족배동맥*dorsalis pedis artery*이 보인다. B, C. 전·후경골동맥 폐쇄 부위에 풍선혈관성형술을 시행하였다. D. 풍선혈관성형술 후 폐쇄된 전, 후 경골동맥이 재소통되었다.

artery에 대한 재소통을 시행하는 경우가 증가하는 추세이다. 초음파 유도하에 천자하거나 fluoroscopy상에서 혈관 주행을 따라 관찰되는 석회화 음영과 혈관의 맥박을 촉진하여 천자한다. 천자 시에 혈관의 전방 벽을 천자하여야 혈관경련수축*vasospasm*을 예방할 수 있다. 천자 후에 시술자에 따라 sheath 없이 2.4Fr 이하의 미세카테터와 미세유도철사를 조합하여 사용하거나, 2.4Fr 이하 구경의 풍선카테터를 직접 삽입하여 미세유도철사가 병변 부위를 통과하면 바로 혈관성형술을 시행한다(그림 22-3). Transpedal retrograde guide wire passage는 폐쇄 부위 원위부 병변이 부드럽기 때문에 intraluminal passage가 앞방향 접근*antegrade approach*에 비해 훨씬 용이하지만, pedal artery 천자가 기술적으로 어려우며 혈관을 손상시킬 가능성이 있다.

Transcollateral angioplasty는 미세유도철사가 폐쇄된 infrapopliteal artery를 통과하지 못하는 경우, 막혀 있는 경골동맥*tibial artery* 상방에서 발달한 측부순환 혈관을 통하여 막혀 있는 혈관의 원위부 측부혈관으로 미세유도철사를 통과시킨 후 다시 역방향*retrograde*으로 막힌 경골동맥으로 미세유도철사를 통과시키는 방법으로 측부혈관의 발달 정도가 시술 성공의 관건이다. Transcollateral angioplasty는 많은 시간과 시술자의 끈기가 요구되나, transpedal retrograde approach와 비교하면 새로이 천자할 필요가 없으며 천자가 가능한 pedal artery조차 관찰되지 않을 경우에 유용하다. 그러나 주행경로가 굴곡져 있어 추적능*trackability*이 좋지 않기 때문에 이를 극복하기 위해 낮은 계수*low profile*의 풍선카테터가 필요하다. Pedal-plantar loop technique은 같은 쪽의 다른 경골동맥을 통하여 pedal arch를 거쳐 미세유도철사 통과에 실패한 경골동맥의 원위부에서 역방향으로 미세유도철사를 통과시키는 방법이다. 이 방법은 미세유도철사를 성공적으로 통과시킬 뿐만 아니라, pedal arch에까지 혈관성형술을 시행하여 완전한 pedal arch를 형성하게 함으로써 종골*calcaneus*과 forefoot region

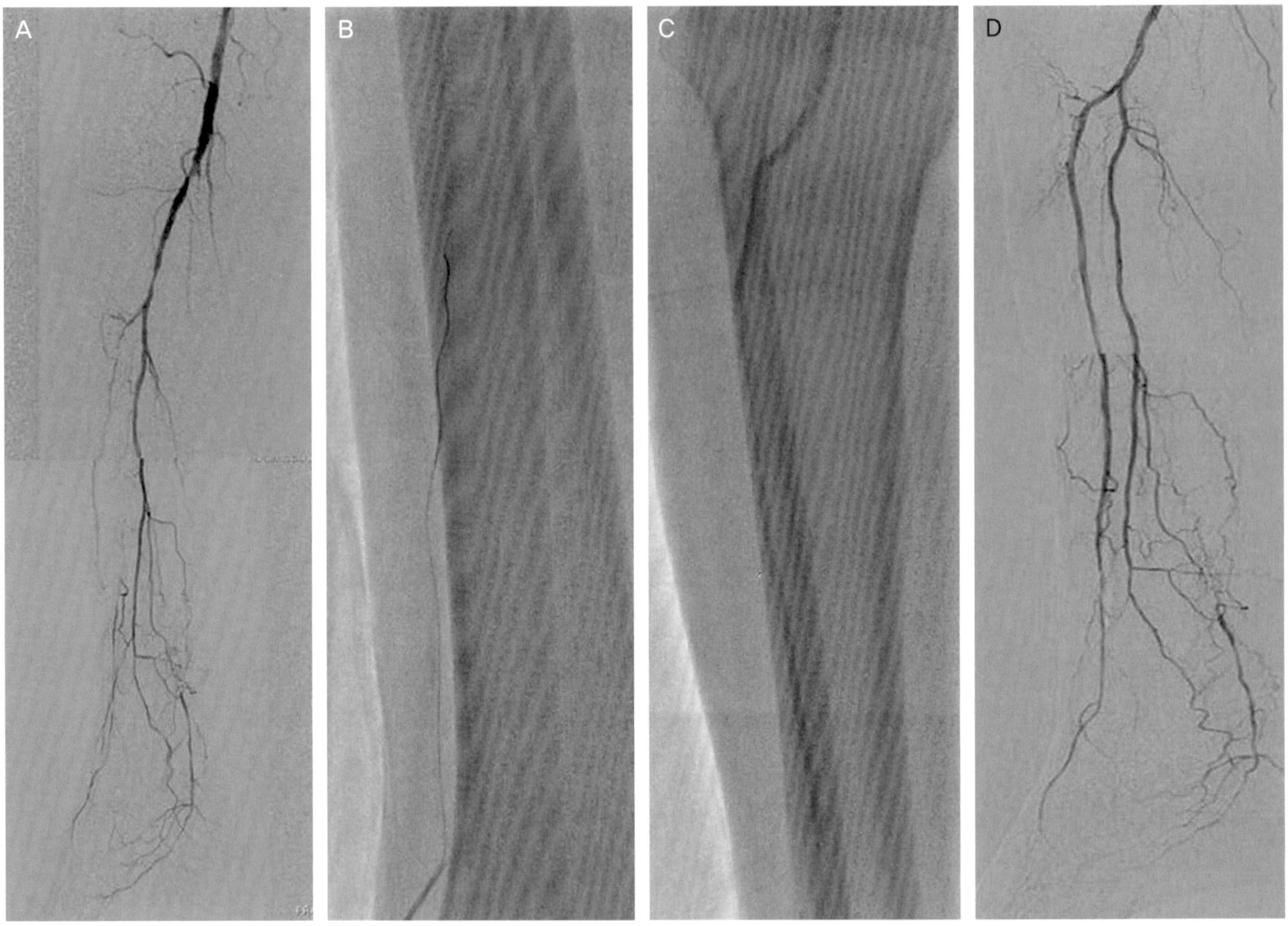

그림 22-3. Transpedal retrograde angioplasty A. 전경골동맥의 긴 분절 폐쇄가 보인다. B. Antegrade guide wire passage에 실패하여 족배동맥을 천자하였다. C. 직경 3mm의 풍선카테터로 혈관성형술을 시행하였다. D. 풍선혈관성형술 후 폐쇄된 전경골동맥이 재소통되었다.

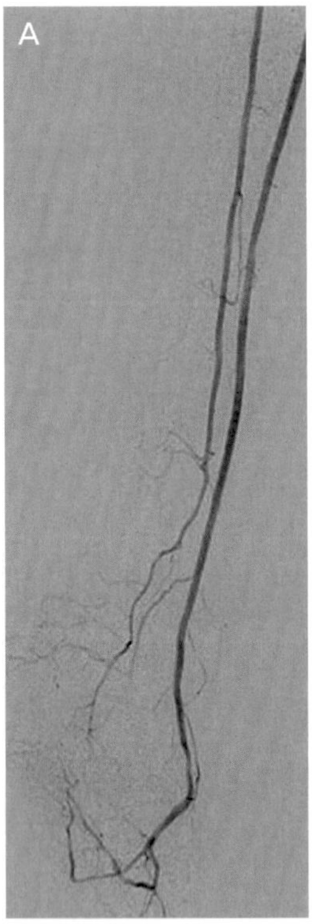

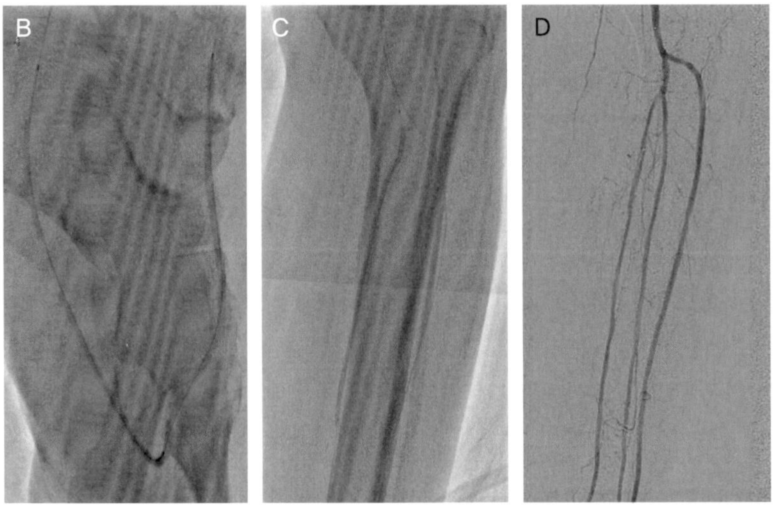

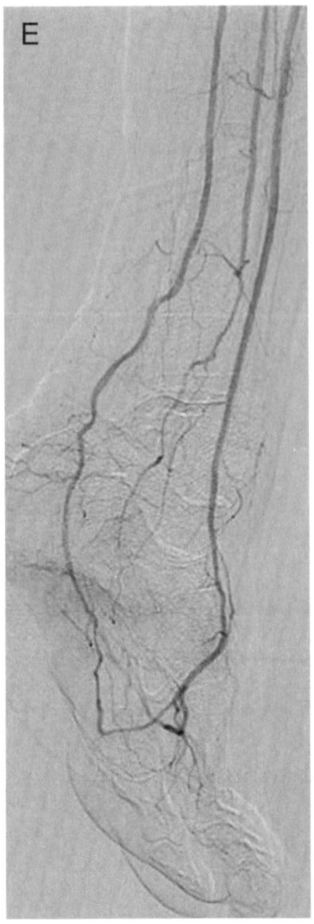

그림 22-4. Pedal-plantar loop angioplasty A. 후경골동맥과 족척동맥*plantar artery*이 완전 폐쇄되었다. B, C. Antegrade guide wire passage에 실패하였고 발 부위에 천자할 혈관이 없어 전경골동맥과 pedal arch를 통해 retrograde하게 막힌 후경골동맥으로 유도철사를 통과시킨 후 풍선혈관성형술을 시행하였다. D, E. 막힌 후경골동맥과 족척동맥이 재소통되었다.

의 혈류를 효과적으로 증강시킬 수 있다(그림 22-4).

4. 풍선혈관성형술*Balloon angioplasty*

유도철사가 병변 부위를 통과하면 병변 부위 말단의 혈관 상태를 확인한 후에 풍선혈관성형술을 시행한다. 시술 시 사용할 풍선의 크기는 시술할 혈관의 구경을 참조하여 결정한다. 경골동맥의 근위부 병변에는 3.5~3mm, 원위부에는 3~2.5mm의 풍선을 선택하도록 하며, 발목 하부의 혈관에는 2.5~2mm, 족배동맥*dorsalis pedis artery*의 말단부나 가락동맥*digital artery*에는 2~1.5mm의 풍선을 추천한다. 선택할 풍선의 길이는 폐쇄 병변의 길이에 따라 결정된다. 최소한 10cm 이상의 풍선카테터를 사용해야 시술 시간을 단축할 수 있다. 현재 사용 가능한 풍선카테터의 최대 길이는 22cm이므로 혈관성형술을 두 차례 시행하면 슬와하 혈관 전장을 재소통시킬 수 있다.

적절한 풍선혈관성형술을 시행하는 데 필요한 사항은 다음과 같다. ① 시술 대상이 되는 혈관의 크기에 가장 적절한 풍선의 크기를 선택해야 하며, ② 낮은 기압에서 높은 기압으로 순차적으로 풍선의 압력을 증가시키며, ③ 병변의 심한 정도와 혈관성형술에 대한 혈관의 반응에 따라 풍선을 확장시키는데 최소 3분 이상 풍선 확장 시간을 유지하며, ④ 풍선확장술 시 발생할 수 있는 혈관의 박리나 경련수축을 사전에 예방하기 위하여 동맥 내로 nitroglycerin 100~200μg을 주입하는 방법이 추천된다. ⑤ 선택한 미세 유도철사가 혈관경련수축 등을 유발할 수 있으므로 가급적 구경과 강도가 적은 것부터 시작하도록 하며, ⑥ 15cm 이상의 긴 풍선카테터를 사용할 때에도 발목 상하부의 혈관을 동일한 풍선 크기로 확장하기보다는 크기가 한 단계 작은 풍선으로 발목 이하 부위를 확장하는 방법이 추천된다. 만약 풍선카테터를 1개만 사용할 계획이면 풍선의 근위부에서 말단부로 갈수록 크기가 작아지는 tapered balloon catheter를 사용하는 것이 좋다.[21]

5. 스텐트설치술*Stent placement*

Infrapopliteal artery의 경우 직경이 작고 혈류가 느려 스텐트의 협착과 폐쇄가 잘 생기므로 일차적으로는 사용을 권장하지 않으며, 풍선확장술 후 국소적 박리나 recoil이 발생할 경우 사용할 수 있다.[22]

Ⅳ 결과

혈관성형술의 기술적 성공률은 89.0±2.2%까지, 조기 사망률*early mortality rate*은 1.8%로 보고되고 있다. 1년과 3년 동안의 limb salvage rate(LSR)는 89%까지 보고되었는데 이는 수술보다 낮지 않은 성적이다. 또한 시술의 기술적 성공을 보인 군과 실패한 군에서 amputation rate가 통계적으로 의미 있게 차이가 있으며(11% vs. 80%: $P < 0.001$), 상부의 femoropoliteal artery와 infrapopliteal artery에 모두 혈관성형술을 시행했을 경우 LSR이 의미 있게 증가하였다고 보고되었다.[23] 혈관의 1년 개통률은 보고자에 따라 다양하지만 평균적으로 40~70%이다. 최근 Fernandez 등은 111명의 환자, 123 limb에 대한 혈관성형술 후 1년 일차 개통률은 33%, 일차 보조 개통률은 50%, 이차 개통률은 56%라는 저조한 성적을 보였지만, 41%의 환자에서 상처가 완전히 회복되고 39%의 환자에서 부분적으로 회복되었으며, 75%의 limb salvage rate가 75%였다고 보고하였다.[24] 광범위한 infrapopliteal artery 병변에 대한 혈관성형술의 결과에 대하여 Schmidt 등은 77개의 infrapopliteal artery를 대상으로 치료 후 76%가 3개월 동안 임상적으로 호전되었고, 15개월의 추적기간 동안 limb salvage rate가 100%에 이르러 혈관성형술이 수술과 비교하여 대등한 결과를 보였다고 보고하였다.[19]

결론적으로, CLI의 경우 장기 개통률보다는 limb salvage rate와 상처 회복에 초점이 맞춰져 있고 혈관의 적절한 재소통 후에 상처의 재발을 포함한 증상의 재발을 나타내는 symptom free period와 limb salvage rate가 90% 이상으로 보고되고 있는 것을 보면, 상처 회복에 직접적으로 혈류를 공급하여 회복시킬 수 있는 1개 이상의 혈관을 재소통하는 것이 중요함을 알 수 있다.[25, 26]

Ⅴ 합병증

Infrapopliteal artery 재소통술로 인해 발생할 수 있는 합병증은 천자 부위 출혈, 혈관경련수축, 혈관박리, 혈전증으로 인한 혈관폐쇄, 원위부 색전증, 혈관파열 등이며, 주요 합병증의 발생빈도는 3~11%로 보고되고 있다.[27, 28] 천자에 따른 합병증을 줄이려면 천자하는 혈관의 위치 선정이 중요하다. 또한 같은 쪽의 femoropopliteal artery

에 병변이 동반된 경우를 제외하고는 5Fr 이하의 sheath를 사용할 것을 권장한다. 혈관경련수축을 예방하기 위해 Nifedipine 10mg을 시술 전 경구 투여하거나 nitroglycerin 100~200μg을 병변을 통과하기 전에 동맥내 주입할 수도 있다. 풍선확장술 후 발생한 경련수축은 nitroglycerin이나 papaverine(30mg)을 카테터나 sheath의 side port로 동맥 내에 주입하면 대부분의 경우 회복된다. Infrapopliteal artery 근위부에 발생한 혈관 박리는 스텐트를 추가로 설치해 해결할 수 있다. 혈전증에 의한 혈관폐쇄를 예방하기 위해 혈관성형술 직전에 항응고제*anticoagulant*를 투여한다. 일반적으로 heparin bolus(5,000U)를 정맥 투입하며, 시술 시간이 길어지는 경우에는 시간당 1,000~2,000U을 추가적으로 투입한다. 이때 activated partial thromboplastin time(aPTT)을 60~80초, 혹은 activated clotting time(ACT)을 250~300초로 유지하도록 한다. 혈관성형술 중 발생한 혈전의 원위부 이동에 의한 색전증이 혈관조영술에서 관찰되면 4~5Fr 유도카테터를 이용하여 흡입하거나 혈전용해제를 투여하여 혈전용해술을 시행할 수 있다. 혈관성형술 중 발생한 혈관파열은 근위부 혈관에서 발생할 경우 더욱 심각한데, 이 경우 혈관성형술을 시행한 풍선카테터를 이용하여 정상 기압으로 충분한 시간(약 5분 이상) 동안 풍선압박술 *balloon tamponade*을 시행하고 피부 바깥에서 수기로 압박한다면 대부분의 경우 혈관의 직경이 유지되면서 회복된다(그림 22-5). 일부 혈관파열이 심각한 출혈을 보이면서 장시간의 풍선압박술로도 회복되지 않는 경우에는 코일을 이용하여 색전술을 시행한다. 지혈은 가능하나 파열된 혈관이 상처 회복에 직접 관여하는 혈관이라면 색전술을 통하여 혈관의 폐쇄를 초래하면 증상이 악화될 수 있다. 이러한 경우 작은 크기의 stent-graft를 삽입할 수 있다.

Ⅵ 시술 후 처치

시술 후 천자 부위에 문제가 없다면 aspirin(75~325mg/d)과 clopidogrel(75mg/d) 병용 요법을 일찍 시작하는 것이 좋다. Aspirin은 다른 문제가 없다면 시술 후 평생 복용할 것을 권고하고 clopidogrel은 최소 3~6개월 동안 복용할 것을 추천한다. 추적검사는 환자의 상태에 따라 시행해야 하

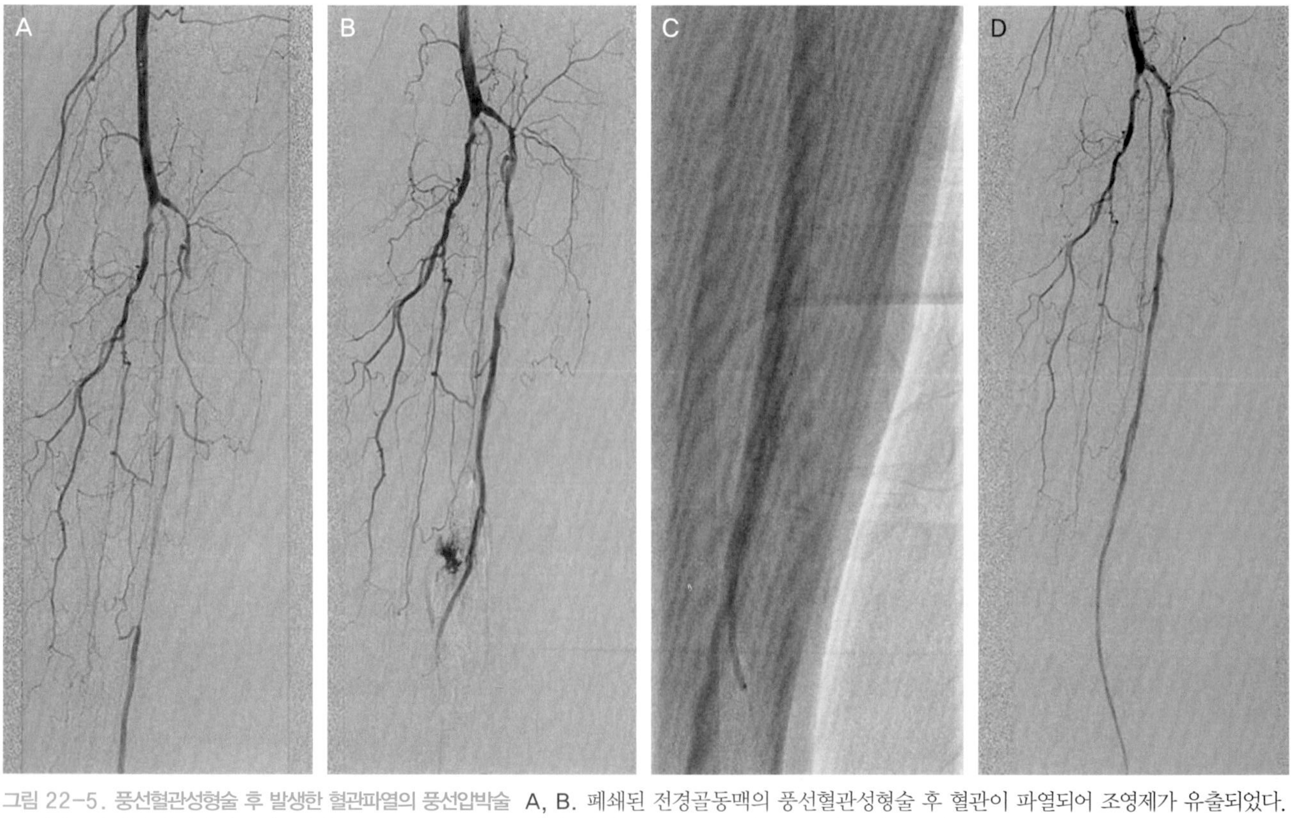

그림 22-5. 풍선혈관성형술 후 발생한 혈관파열의 풍선압박술 A, B. 폐쇄된 전경골동맥의 풍선혈관성형술 후 혈관이 파열되어 조영제가 유출되었다. C. 전경골동맥의 파열된 부위에 5분간 2.5mm 풍선으로 압박술을 시행하였다. D. 조영제 유출이 소실되고 전경골동맥이 재소통되었다.

지만, 혈관우회로술 후의 추적검사와 같이 최소 2년간 6개월 간격으로 환자의 증상, 이학적 검사, ABI(ankle brachial index) 등을 시행하여 소통된 혈관의 혈류 증감을 측정해 두면 이후에 추가적으로 시술을 시행할지 결정할 때 도움이 된다.[4]

Ⅶ 슬와하동맥 재개통술에 대한 최근의 새로운 시도

1. 약물방출 풍선카테터

Drug-eluting balloon catheter; DEB

DEB는 풍선을 팽창시켰을 때 풍선에 코팅된 약물을 중막층*media*까지 흡수시켜 평활근세포 증식을 억제하고 재협착의 발생을 감소시킬 수 있다는 가설하에 개발되었다. 2011년 12월에 발표된 Paclitaxel-eluting balloon(PEB)(In.Pact Amphirion. Invatec)과 non-drug-eluting balloon(NEB)과의 비교연구에 따르면, 치료 부위의 1년 후 재협착과 폐쇄가 PEB group(27%, 16%)에서 NEB group(65%, 53%)보다 의미 있게 낮게 발생하였다.[29] DEB는 drug-eluting stent (DES)와는 다르게 긴 병변에도 적용할 수 있기 때문에 대부분 병변의 길이가 100mm 이상으로 긴 infrapopliteal artery의 치료에 유용하게 사용할 수 있다.

2. 약물방출 스텐트*Drug-eluting stent; DES*

Infrapopliteal artery는 혈관이 가늘고 혈류가 느려 스텐트의 협착과 폐쇄가 잘 생기며, 병변의 평균 길이도 100mm 이상으로 길어 일반적으로 스텐트를 시용하지 않지만, 최근에는 관상동맥에 주로 사용되던 약물방출 스텐트를 적용하는 경우가 늘고 있다.[30, 31] DESTINY trial은 무작위 배정된 140명에서 DES(Xience V)와 bare metal stent(BMS)(Multi-Link Vision)를 비교하였는데 DES의 일차 개통률이 85.2%로 BMS의 54.4%보다 의미 있게 높았다.[30] ACHILLES trial은 무작위 배정된 200명에서 DES (Cypher Select)와 balloon angioplasty를 비교하였는데, 1년 binary stenosis와 wound healing rate가 41.9%, 61.7%로 angioplasty군의 22.4%, 41.3%보다 의미 있게 높았다.[31] 이러한 연구들을 종합하면 국소적 병변에 대하여 일반적인 풍선확장술이나 금속 스텐트에 비하여 DES가 일차 개통률을 향상시키는 것은 분명해 보인다. 그러나 모든 연구에서 절단율*amputation rate*과 사망률에 큰 차이가 없었다는 점, 대상 병변의 평균 길이가 15~45mm 정도라는 점을 볼 때, 100mm 이상의 병변이 대부분인 CLI 환자에게 DES를 적용하기에는 유효성과 대상 선정에 한계가 있다고 판단된다.

3. 죽종절제술*Atherectomy*

Zeller 등이 infrapopliteal artery에 대하여 Silverhawk directional atherectomy를 적용하고 2년간 추적관찰한 결과 일차 개통률과 이차 개통률이 1년 후 67%와 91%, 2년 후 각각 60%, 80%였고, event-free survival rates는 58%(1년), 46%(2년)였다.[32] 최근에는 석회화된 병변의 죽종을 제거할 수 있는 기기가 개발되어 사용되고 있다.

4. 생체흡수성 스텐트*Bioabsorbable stent*

병소 길이 <15mm의 CLI 환자 117명을 대상으로 bioabsorbable stent와 balloon angioplasty를 비교한 연구에서 bioabsorbable stent 쪽의 6개월 개통률이 더 높았으니,[33] 장기 개통률이 높은지는 입증된 바가 없다.

참고문헌

1. Dotter C, Judkins M. Transluminal treatment of arteriosclerotic obstruction: Description of a new technique and a preliminary report of its application. Circulation 1964;40: 654-670.
2. Schwarten D, Cutcliff W. Arterial occlusive disease below the knee: Treatment with percutaneous transluminal angioplasty performed with low-profile catheters and steerable guide wires. Radiology 1988;169:71-74.
3. Rutherford RB, Flanigan DP, Gupta SK, et al. Suggested standards for dealing with lower extremity ischemia. J Vasc Surg 1986;4:80-94.
4. Norgren L, Hiatt WR, Dormandy JA, et al. Inter-society consensus for the management of peripheral arterial disease(TASC Ⅱ). J Vasc Surg 2007;45 suppl S:S5-S67.
5. Dormandy JA, Thomas PRS. What is the natural history of a critically ischemic patient with and without his leg? In: Greenhalgh RM, Jamieson CW, Nicolaides AN, eds. Limb Salvage and Amputation for Vascular Disease. Philadelphia: WB Saunders, 1998:1126.
6. TASC. Transatlantic Intersociety Consensus (TASC) document on management of peripheral arterial disease. J Vasc Surg 2000;31:S1-S296.
7. 배재익. 무릎아래동맥 재개통술. 대한인터벤션영상의학회지 2012;19:34-44.
8. Klevsgard R, Risberg BO, Thomsen MB, et al. A 1-year follow-up quality of life study after hemodynamically successful or unsuccessful surgical revascularization of lower limb ischemia. J Vasc Surg 2001;33:114-122.
9. Kellero KS, Bergqvist D, Cederholm C, et al. Late mortality and morbidity after arterial reconstruction: the influence of arteriosclerosis in popliteal artery trifurcation. J Vasc Surg 1985;2:541-546.
10. Isner JM, Rosenfield K. Redefining the treatment of peripheral arterial disease. Role of percutaneous revascularization. Circulation 1993;88:1534-1557.
11. The Iloprost bypass international study group. Effects of perioperative Iloprost on patency of femorodistal bypass grafts. Eur J Endovasc Surg 1996;12:363-371.
12. Holm J, Arfvidsson B, Jivegard L, et al. Chronic lower limb ischemia: a prospective randomised controlled study comparing the 1-year results of vascular surgery and percutaneous transluminal angioplasty (PTA). Eur J Vasc Surg 1991;5:517-522.
13. Soder HK, Manninen HI, Jaakkola P, et al. Prospective trial of infrapopliteal artery balloon angioplasty for critical limb ischemia: angiographic and clinical results. J Vasc Interv Radiol 2000;11:1021-1031.
14. Brodsky JW. Amputations on the foot and ankle. In: Mann RA, Coughlin MJ, eds. Surgery of the Foot and Ankle. 6th ed. St Louis: Mosby Year Book, 1993:959-990.
15. Foundation NK. KDOQI Clinical practice guidelines and clinical practice recommendations for diabetes and chronic kidney disease. Am J Kidney Dis 2007;49:S12-S154.
16. Rooke TW, Hirsch AT, Misra S, et al. 2011 ACCF/AHA focused update of the guideline for the management of patients with peripheral artery disease (updating the 2005 guideline): a report of the American College of Cardiology Foundation/American Heart Association Task Force on Practice Guidelines: developed in collaboration with the Society for Cardiovascular Angiography and Interventions, Society of Interventional Radiology, Society for Vascular Medicine, and Society for Vascular Surgery. Catheter Cardiovasc Interv 2012;79:501-531.
17. Hirsch AT, Haskal ZJ, Hertzer NR, et al. ACC/AHA 2005 practice guidelines for the management of patients with peripheral arterial disease (lower extremity, renal, mesenteric, and abdominal aortic): executive summary: a collaborative report from the American Association for Vascular Surgery/Society for Vascular Surgery, Society for Cardio vascular Angiography and Interventions, Society for Vascular Medicine and Biology, Society of Interventional Radiology, and the ACC/AHA Task Force on Practice Guidelines (Writing Committee to Develop Guidelines for the Management of Patients With Peripheral Arterial Disease). Circulation 2006; 113:e463-e654.
18. Ida O, Nanto S, Uematsu M, et al.Importance of the angiosome concept for endovascular therapy in patients with critical limb ischemia. Catheter Cardiovasc Interv 2010; 75:830-836.
19. Schmidt A, Ulrich M, Winkler B, et al. Angiographic patency and clinical outcome after balloon-angioplasty for extensive infrapopliteal arterial disease. Catheter Cardiovasc Interv 2010;76:1047-1054.
20. Golzar JA, Belur A, Carter LI, et al. Contemporary percutaneous treatment of infrapopliteal arterial disease: a practical approach. J Interv Cardiol 2007;20:222-230.
21. 조영권, 전용선, 배재익 등. 하지동맥재개통술 가이드라인. 대한인터벤션영상의학회 시술가이드라인 2012;4:42-61.
22. Tendra M, Aboyans V, Bartelink ML, et al. ESC guidelines on the diagnosis and treatment of peripheral artery disease. Eur Heart J 2011;32:2851-2906.
23. Klevsgard R, Risberg BO, Thomsen MB, et al. A 1-year follow-up quality of life study after hemodynamically successful or unsuccessful surgical revascularization of lower limb ischemia. J Vasc Surg 2001;33:114-122.
24. Fernandez N, McEnaney R, Marone L. Predictors of failure and success of tibial interventions for critical limb ischemia. J Vasc Surg 2010;52:834-842.
25. LoGerfo FW, Coffman JD. Current concepts. Vascular and microvascular disease of the foot in diabetes. Implications for foot care. N Engl J Med 1984;311:1615-1619.
26. Setacci C, de Donato G, Teraa M, et al. Chapter IV: Treatment of critical limb ischaemia. Eur J Vasc Endovasc Surg 2011;42:S43-S59.
27. Bakal C, Sprayregen S, Scheinbaum K, et al. Percutaneous transluminal angioplasty of the infrapopliteal arteries: Results

〈표 23-1〉 Society for Vascular Surgery Clinical Categories of Acute Limb Ischemia

Category	Definition	Prognosis	Physical Examination		Doppler Signals	
			Sensory Loss	Muscle Weakness	Arterial	Venous
Ⅰ	Viable	Not immediately threatened	None	None	+	+
Ⅱ	Threatened					
Ⅱ-a	Marginally	Salvageable with prompt treatment	Minimal (toes)	None	Occasional +, frequently −	+
Ⅱ-b	Immediately	Salvageable with immediate treatment	More than toes, pain at rest	Mild to moderate	Rare +, Usually −	+
Ⅲ	Irreversible	Major permanent tissue loss	Anesthetic	Paralysis	−	−

From Mauro MA, Murphy KPJ, Thomson KR, et al. Image-Guided Interventions. 1st ed. Philadelphia: Saunders, 2008:446. Table 40-1.

therapy로 대체되었다. 이 방법은 20년 전부터 보편적으로 사용되었으며 절대적 금기증만 아니라면 우선적으로 선택하는 시술로 받아들여졌다. 혈전용해제가 직접적으로 막힌 혈전에 농축된 형태로 주입되므로 전신적 주입에 비하여 약제 농도와 전체 양이 감소하여 혈전용해제로 인한 합병증을 줄일 수 있다. 혈류가 개통되어 드러난 기존 병소는 인터벤션(풍선확장술 혹은 스텐트설치술)이나 수술적 방법으로 치료한다. 혈전제거술*thrombectomy*과 관련된 내용은 제12장에 자세히 기술되어 있으므로 이 장에서는 주로 혈전용해술*thrombolysis*에 대하여 다룬다.

Ⅰ 혈전용해술의 적응증

경피적 동맥내혈전용해술*percutaneous intra-arterial thrombolytic therapy; PIAT*은 색전 혹은 혈전으로 인한 동맥 폐색의 결과로 급성 파행(SVS Ⅰ) 혹은 limb-threatening 허혈(보통 SVS Ⅱ-a와 Ⅱ-b)이 있는 환자에게 적용된다.[7, 8] McNamara 등은 폐색 패턴을 기술하면서, 폐색 부위가 있으나 정상 혈류 및 곁혈관*patent collaterals*이 발달한 환자(주로 SVS Ⅰ)에서는 사망이나 다리 절단 없이 성공적으로 PIAT를 시행하였다고 주장하였다.[7] 정상 혈류와 개통된 곁혈관이 있으나 일렬*tandem* 폐색 부위가 있는 환자의 PIAT 성공률은 90%, 사망률은 0.7%, 다리 절단율은 8.2%였다. 비가역적 하지허혈(SVS Ⅲ) 환자는 이환율과 사망률이 높아 PIAT가 적용되지 않는다.

Ⅱ 혈전용해술의 금기증

절대적 및 상대적 금기증은 〈표 23-2〉와 같다. 근육 경직*rigor*이 시작되고 도플러에서 동맥과 정맥 신호*signal*가 없으며 심한 감각 소실이 동반된 비가역적 허혈(SVS Ⅲ)에 PIAT를 시행하면 높은 다리 절단율(25%)와 사망률(13%)을 보인다.[9]

PIAT의 상대적 금기증은 출혈 위험을 최소화해야 하는 경우들이다. 즉, 최근 대수술을 시행한 경우, 기관 조직검사, 외상, 위장관 출혈, 임신, 분만 후 상태, 조절되지 않는 고혈압, 출혈성 당뇨망막병증 등이다.

급성 심근경색증으로 전신적인 혈전용해술로 치료받은 병력이 있으면서 조절되지 않는 고혈압이 있는 고령의 환자는 대뇌출혈의 위험이 높다.[10] 심초음파상 심장 내에서 움직이는 혈전이 보이면 색전의 위험이 높으므로 용해술의 상대적 위험성이 존재한다.[11]

Ⅲ 혈전용해술의 시술방법

1. 준비

시술 전에 모든 영상들(도플러초음파나 CT 등의 비침습적 검사들과 혈관조영검사)을 검토하고, 혈전에 가장 쉽게 접근할 수 있는 곳을 천자 부위로 선택한다. 대퇴동맥의 후벽은 지혈하기가 어렵고 출혈의 위험이 높기 때문에 전벽을 천자해

〈표 23-2〉 Contraindications to Local Catheter-Directed Thrombolytic Therapy

Absolute	Active internal bleeding Irreversible limb ischemia (severe sensory deficits, muscle rigor) Recent stroke (arbitrary guidelines: TIA within 2 months or CVA within 6~12 months) Intracranial neoplasm or recent (2 months) craniotomy Protruding mobile left heart thrombus
Relative	History of gastrointestinal bleeding Recent (10~14 days) major surgery, including biopsy Recent trauma Recent CPR Severe uncontrolled high blood pressure Emboli from a cardiac source Subacute bacterial endocarditis Coagulopathy Pregnancy and the postpartum period Severe cerebrovascular disease Diabetic retinopathy

CPR: cardiopulmonary resuscitation, CVA: cerebrovascular accident, TIA: transient ischemic attack.
From Mauro MA, Murphy KPJ, Thomson KR, et al. Image-Guided Interventions. 1st ed. Philadelphia: Saunders, 2008:447. Table 40-2.

〈표 23-3〉 Description and Nomenclature of Infusion Techniques

Stepwise infusion	The tip of the catheter is placed in the proximal aspect of the thrombus and a fixed amount of lytic agent is infused; as the thrombus dissolves, the catheter is advanced and the process repeated
Continuous infusion	Refers to steady infusion of the lytic agent, with or without lacing the thrombus
Graded infusion	Refers to periodic tapering of infusion rates, with the highest rates given initially
Accelerated thrombolysis	Involves lacing of the thrombus with a high-dose lytic agent initially to bathe the thrombus
Pulse spray infusion	This technique forcefully injects the lytic agent into the thrombus to fragment it and increases the surface area exposed to the lytic enzyme
Pulse spray pharmacomechanical thrombolysis	Refers to mechanical thrombus disruption and infusion of lytic agents. The mechanical effect can be achieved with the use of pulse spray catheters, microporous infusion balloons, or mechanical thrombectomy devices
Enclosed thrombolysis	Refers to the infusion of a lytic agent between two balloons spaced across the length of the thrombus

From Mauro MA, Murphy KPJ, Thomson KR, et al. Image-Guided Interventions. 1st ed. Philadelphia: Saunders, 2008:448. Table 40-3.

야 한다. Sheath는 카테터 교환이 용이하고 천자 부위의 손상을 최소화하므로 사용을 권장한다.

2. 기술적 측면

혈전의 범위를 알기 위하여 기본적으로 혈관촬영을 시행한다. 막힌 동맥을 선택하고 유도철사로 혈전을 통과해야 한다(guidewire traversal test). 유도철사가 혈전을 쉽게 통과하면 최근에 발생한 혈전이므로 혈전용해술의 성공률이 높다. 반면에 유도철사가 혈전을 통과하지 못하면 혈전이 만성이거나 용해되기가 어렵다는 뜻이다. 이러한 경우 혈전의 근위부에 카테터를 위치시키고 혈전용해술을 시행하면 나중에 혈전을 통과할 수도 있다.

유도철사가 혈전을 성공적으로 통과하면 주입용 카테터로 전체 혈전에 대하여 혈전용해제를 주입한다. 국소적으로 혈전용해제를 주입하는 기술은 〈표 23-3〉과 같다.[12] 혈전용해제 주입을 용이하게 해주는 기구로 end-hole이 있는 5Fr 혹은 그 이하의 카테터를 사용한다. 곁구멍이 많은 multi-side hole 카테터(Multi-side port catheter, COOK; Cragg-McNamara valved infusion catheter, Covidien)는 혈전 내로 잘 통과하므로 용해제가 병변에 잘 퍼진다. 이 카테터들은 혈전의 크기에 따라 주입 길이가 서로 다르다.

혈전용해술을 촉진하기 위해 처음에 고용량의 'trans-thrombus bolus' 주입을 권장한다.[13] 어떤 이들은 곁구멍이 여러 개인 카테터를 통한 pulse spray technique을 이용하기도 한다.[14] Trans-thrombus bolus 후 continuous slow infusion을 시행하는데 병변 근위부에 5Fr 카테터를 위치시키고 3Fr 이하의 미세카테터를 병변 내부에 통과시켜 혈전용해제를 주입하는 coaxial catheter technique을 이용한다(그림 23-1). 치료 도중 발생할 수 있는 재혈전을 최소화하기 위해 정맥 혹은 sheath를 통하여 헤파린으로 항응고요법을 시행하고, 간혹 항혈소판제를 투여하기도 한다.

치료가 시작되면 환자를 중환자실로 보내고 임상 상태와 활력징후를 자주 확인한다. 치료 중인 다리의 맥박은 4시간마다 검사한다. 천자 부위도 출혈 여부를 보기 위해 항상 확인한다. 항응고요법을 적절히 시행하고 잠재적 출혈을 확인하기 위해 검사실 소견을 참조하는 것이 중요하다. Partial thromboplastin time(PTT)은 정상의 2~2.5배 정도 되어야 하고, activated clotting time(ACT)은 300초 정도 되어야 한다. PTT와 ACT는 헤파린 주입 속도를 결정하기 위해 2시간마다 측정한다. 적혈구용적률*hematocrit*이 떨어지거나 fibrinogen 수치가 감소(특히 100mg/dL 이하)한다면 잠재적 출혈을 의심한다.

추적 혈관촬영은 치료 후 4~12시간 내에 시행한다. 치료 도중 원위부 색전으로 인하여 증상이 때때로 악화될 수 있다. 원위부로 색전된 혈전은 치료방법을 바꾸지 않아도 용해된다. 그러나 녹지 않는 색전으로 증상이 호전되지 않으면 카테터를 색전된 혈전까지 전진시키고 혈전용해술을 시행하거나 흡인혈전제거술*aspiration thrombectomy*로 제거한다.

재소통에 성공하면 혈전용해제와 헤파린 투여를 모두 중단한다. 카테터는 제거하지만 동맥 sheath는 남겨 두었다가 용해와 응고*lytic and coagulation* 상태가 정상으로 돌아온 후에 제거한다. 혈전용해술에 성공하려면 기존 병소에 대하여 혈관내(예: 국소적 협착) 혹은 수술적(예: long-segment 질환 혹은 failed graft) 치료를 시행해야 한다.

치료 후에는 오랜 기간 동안 항혈소판제 치료와 항응고요법을 시행해야 하며, 적절한 항응고 수치가 유지되도록 감시한다. 또한 기존의 질환이 악화될 수 있으므로 계속 추적 관찰한다.

3. 혈전용해제

Urokinase(UK)와 recombinant tissue plasminogen activator(rtPA)는 효과가 좋고 안전하여 지난 20년 동안 streptokinase를 대체하여 왔다. UK의 반감기는 20분이고 rtPA의 반감기는 5분이다. 일반적으로 UK는 처음 2시간 동안 240,000IU/hr를 주입하고 혈류가 회복되면 다시 2시간 동안 120,000IU/hr를 주입한 후, 치료가 완료될 때까지 60,000IU/hr로 주입한다.[15] tPA는 심근경색증, 폐색전증, 뇌졸중의 정맥 내 치료에 사용된 것을 기초로 말초혈관 폐색 치료에도 사용되고 있다. 최근 STILE과 같은 전향적 연구*prospective controlled trials*에서는 UK와 rtPA의 효과와 안전성이 같다고 발표하였다. 말초혈관 폐색에는 rtPA를 thrombus-lacing 용량 5~10mg 후에 동맥 내로 0.5~1.0mg/hr로 주입한다. rtPA의 용량 간 비교 연구에 따르면 고농도 용량에 의미 있는 장점은 없다고 한다.[16] 최근 reteplase와 tenecteplase 같은 새로운 약제를 이용한 연구도 있다.[17, 18] 섬유소용해*fibrinolysis*를 이루기 위해 plasminogen을 plasmin으로 바꾸는 단계가 필요 없는 alfimeprase(Nuvelo, Sunnyvale, CA) 같은 direct-acting 섬유소용해제를 사용하여 좋은 결과를 얻었으며, 다른 부위의 출혈 위험도 낮추어 준다는 보고가 있다.[19]

Ⅳ 혈전용해술의 결과

Rochester, STILE, TOPAS는 급성 말초동맥 폐색 치료에 대하여 혈전용해술과 수술을 비교한 전향적 무작위 연구*prospective, controlled, randomized trials*이다. Rochester trial은 한 기관에서 환자 114명을 대상으로 초급성 허혈이 있는 환자의 일차 수술과 혈전용해술의 결과를 비교하였다.[15] 다리 구제율*limb salvage rate*은 80%로 같았으나 1년 사망률이 UK 치료 환자군은 16%, 수술 환자군은 42%였다.

STILE trial(Surgery or Thrombolysis for the Ischemic Lower Extremity)은 다기관연구로 393명을 무작위로 rtPA, UK, 일차 수술의 3개 치료군으로 나누었다. 그중 두 혈전용해제의 결과가 비슷하여 두 결과를 합산하여 수술 결과와 비교하였다. 혈전용해술 대 수술의 결과는 30일 사망률이 4%:5%, 다리 절단율이 5%:6%, 이환율이 21%:16%였다. 1년째 모동맥 폐색 환자의 다리 절단율은 혈전용해술군

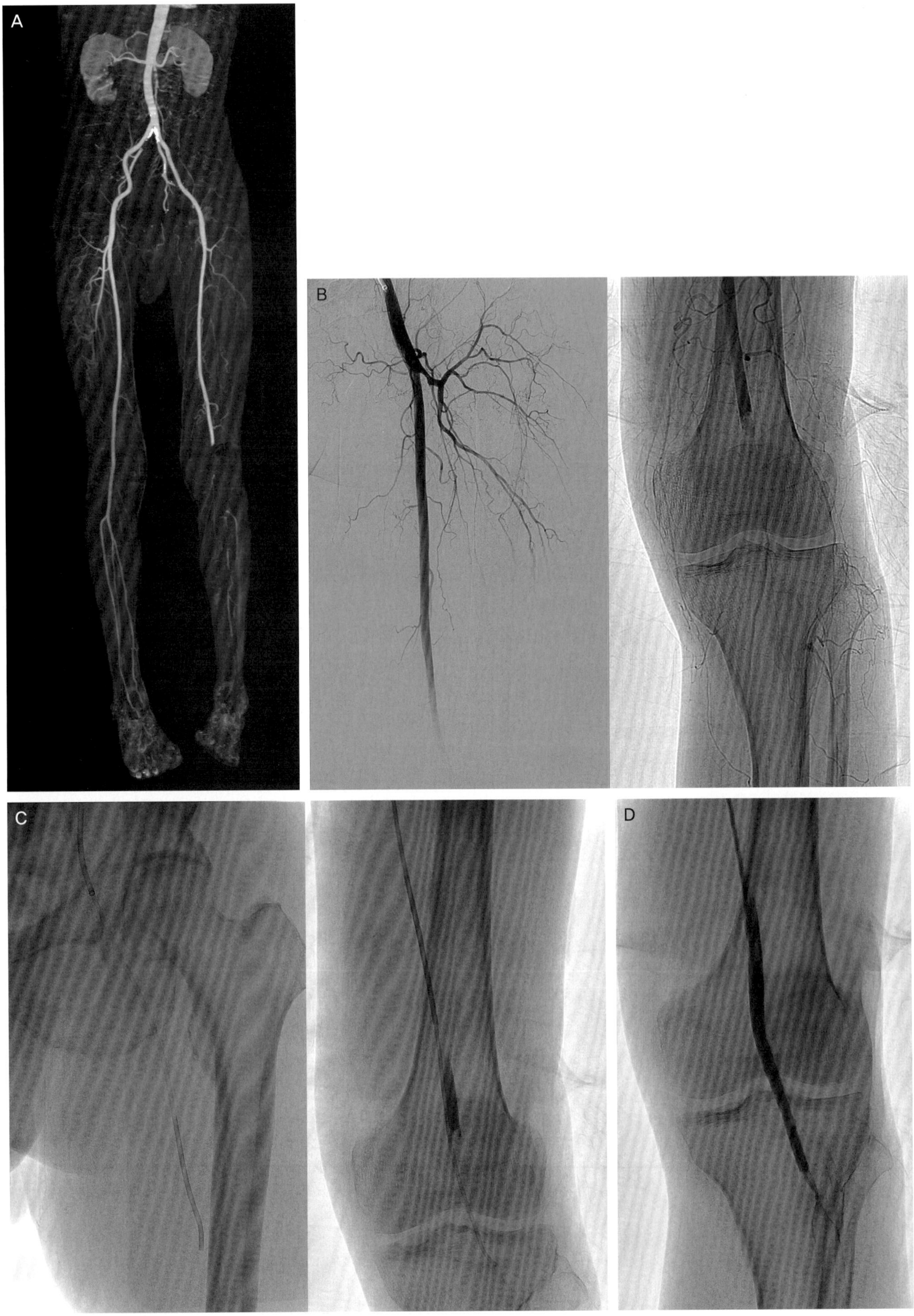
A
B
C
D

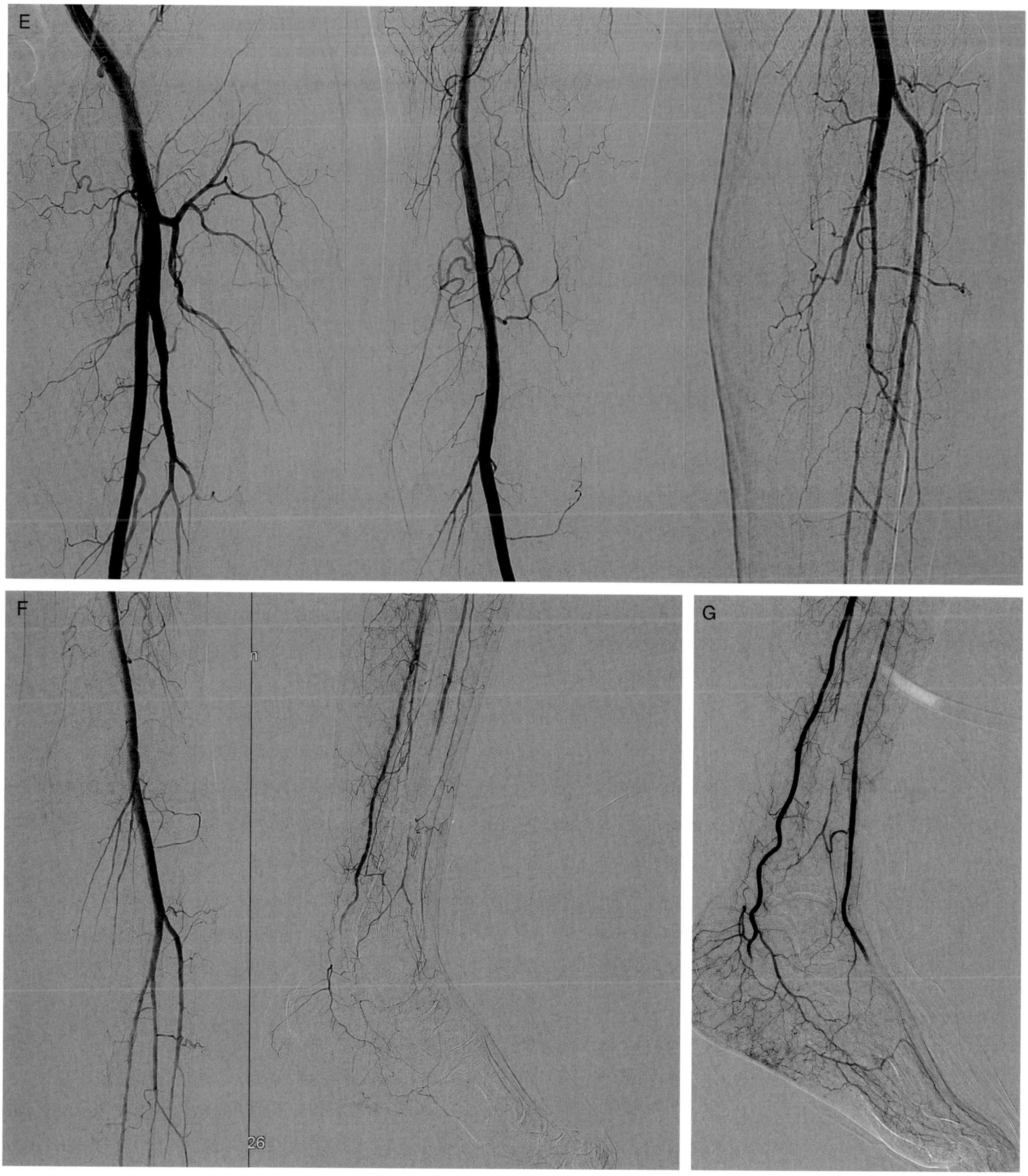

그림 23-1. 1주 전 갑자기 발생한 좌측 족부 통증을 호소하는 69세 남자(근 위약감 및 심방세동의 과거력 없음) A. CT angiography의 MIP 영상에서 좌측 슬와동맥의 갑작스런 폐쇄와 경골동맥의 분절성 폐쇄가 있다. B. 최초 혈관조영술에서 심부대퇴동맥의 가지 하나에 혈류가 없으며(좌측 사진), 좌측 슬와동맥의 갑작스런 폐쇄가 있다(우측 사진). C. 혈류가 없어진 심부대퇴동맥의 가지와 슬와동맥에 대해 7Fr Envoy guiding catheter를 이용하여 흡인혈전제거술*aspiration thrombectomy*을 시행하는 모습. 여러 조각의 혈전을 흡인한다. D. 흡인혈전제거술 후 spot image에서 슬와동맥은 거의 개통되었으나 경골비골동맥*tibioperoneal trunk*의 폐쇄가 있다. 20만 U의 urokinase를 좌측 심부대퇴동맥, 슬와동맥, 후경골동맥, 전경골동맥에서 bolus로 주입한다. 이후 시간당 7만 U의 urokinase를 슬와동맥에 위치한 미세카테터를 통해 주입하고, 시간당 3만 U의 urokinase와 500U의 heparin을 외장골동맥에 위치한 sheath를 통해 주입하면서 지속적 혈전용해술*continuous thrombolysis*을 시작한다. E. 혈전용해술 24시간 후 혈관조영사진에서 심부대퇴동맥, 슬와동맥, 경골비골동맥이 개통되어 있다. 그러나 후경골동맥의 근위부와 전경골동맥의 원위부는 폐쇄되어 있다. 이후 시간당 7만 U의 urokinase를 후경골동맥에 위치한 미세카테터를 통해 주입한다. F. 혈전용해술 32시간 후 혈관조영사진에서 후경골동맥의 개통이 이전보다 좋아진 모습이다. 이후 시간당 7만 U의 urokinase를 전경골동맥에 위치한 미세카테터를 통해 주입한다. G. 혈전용해술 48시간 후 혈관조영사진에서 후경골동맥과 전경골동맥의 개통이 이전보다 좋아진 모습이다. 그러나 족배동맥*dorsalis pedis artery*과 외족척동맥*lateral plantar artery*의 분절성 폐쇄는 남아 있다. (서울대병원 김효철 교수 제공)

이 수술군보다 높았다.[20] 반대로 급성 graft 폐색 환자에서는 혈전용해술을 받은 환자의 다리 절단율이 더 낮았다.[21]

TOPAS(Thrombolysis or Peripheral Arterial Surgery)는 다기관연구로, 544명의 환자를 무작위로 recombinant UK군과 일차 수술군으로 나누었다. 연구진은 급성하지허혈 환자의 경우 catheter-directed thrombolysis와 수술의 다리 절단율과 사망률이 비슷하므로 수술을 최소화할 수 있다고 주장하였다.[22]

V 혈전용해술의 합병증

국소적 혈전용해술과 관련하여 보고된 합병증의 비율은 약 50%지만 대부분의 경우 심각한 임상적 중요성은 없다.[11]

혈전용해술의 가장 무서운 합병증은 대뇌출혈 혹은 심한 복강내 출혈이다. 출혈은 치료 도중 기존에 있던 remote hemostatic plug가 소멸한 결과이다. 보고된 대뇌출혈의 비율은 TOPAS-I에서 2.1%, TOPAS-II에서 1.6%, STILE에서 1.6%이다.[23, 24] STILE 연구에서 UK와 rtPA 사이에 출혈 합병증의 차이는 없었으며, 이는 다른 연구에서도 비슷하다.

후복강출혈은 약 0.3%로 주로 서혜인대*inguinal ligament* 상부의 높은 천자*high puncture*로 인해 발생한다.[11] 이는 저혈압이 발생할 때까지 잘 발견되지 않으므로 구역*nausea*이나 통증*back pain* 같은 증상을 환자가 호소하면 매우 세심하게 관찰해야 한다.

혈전용해술 중에 출혈이 발생하면 혈전용해제와 헤파린 모두를 즉시 끊어야 한다. 출혈이 계속되면 신선냉동혈장*fresh frozen plasma*의 주입을 고려하고, 출혈 위치를 찾은 후 적절한 인터벤션을 시행한다. 동맥 천자 부위에서의 카테터 주변 출혈은 매우 흔하며, 다소 늦게 발생하기도 하지만 대부분 국소 지압으로 멈추게 할 수 있다.

혈전이 분해되면서 부분적으로 용해된 부분의 원위부 색전은 10~15%에서 발생하며, 주로 작은 임상증상으로 나타난다. 혈전용해술을 계속하거나 치료 부위를 조정하고, 혹은 흡인혈전제거술을 시행하면 치료할 수 있다.

알레르기 반응은 UK와 rtPA에서는 드물고 streptokinase에서 자주 보고되며, diphenhydramine, cimetidine, ranitidine 등의 histamine H_2와 같은 경구용 예방제로 치료한다.

VI 요약

혈전용해제 사용에 금기증이 없고 다리 상태가 SVS III의 비가역적 상황이 아니라면 혈전용해술은 급성하지허혈의 안전하고 효과적인 치료방법이다. catheter-directed thrombolysis는 급성하지허혈(SVS I과 II) 환자에서 수술의 좋은 대체수단이다. 혈전 용해에 필요한 다양한 약제와 용량, 적용 기술이 있으므로 이를 숙지하여야 한다. 기존 병소는 대개 혈관내 치료나 수술로 해결한다.

혈전용해술이나 수술에 대하여 다양한 의견이 있으나 이러한 치료방법들은 서로 상호 보완적이라는 것을 잊지 말아야 한다. 또한 환자에게 알맞은 치료를 선택하고 추후 허혈을 극복할 수 있도록 환자의 능력을 향상시키며, 각 기관에 적절한 치료방법과 술기를 선정해야 한다.

참고문헌

1. 김효철. 급성 하지허혈증: 혈전제거술 및 혈전용해술. Korean Journal of Interventional Radiology 2012;19:8–15.
2. Beyersdorf F, Matheis G, Kruger S, et al. Avoiding reperfusion injury after revascularization: experimental observation and recommendations for clinical application. J Vasc Surg 1989;9:757–766.
3. Blaisdell FW, Steele M, Allen RE. Management of acute lower extremity arterial ischemia due to embolism and thrombosis. Surgery 1978;84:822–834.
4. Jivegard L, Holm J, Schersten T. Acute limb ischemia due to arterial embolism or thrombosis: influence of limb ischemia versus pre–existing cardiac disease on postoperative mortality rate. J Cardiovasc Surg 1988;29:32–36.
5. Dormandy J, Heek L, Vig S. Acute limb ischemia. Semin Vasc Surg 1999;12:148–153.
6. Amery A, Deloof W, Vermylen J, et al. Outcome of recent thromboembolic occlusions of limb arteries with streptokinase. Br Med J 1970;4:639–644.
7. McNamara TO, Bomberger RA. Factors affecting initial and six month patency rates after intra–arterial thrombolysis with high dose urokinase. Am J Surg 1986;152:709–712.
8. Gardiner GA, Koltun W, Kandarpa K, et al. Thrombolysis of occluded femoropopliteal grafts. AJR Am J Roentgenol 1986;147:621–626.
9. McNamara TO, Bomberger RA, Merchant RF. Intraarterial urokinase as the initial therapy for acutely ischemic lower limbs. Circulation 1991;83(Suppl 2):1106–1119.
10. Anderson JL, Karagounis L, Allen A, et al. Older age and elevated blood pressure are risk factors for intracerebral hemorrhage after thrombolysis. Am J Cardiol 1991;68:166–170.
11. McNamara TO, Goodwin SC, Kandarpa K. Complications of thrombolysis. Semin Intervent Radiol 1994;2:134–144.
12. Mauro MA, Murphy KPJ, Thomson KR, et al. Image–Guided Interventions. 1st ed. Philadelphia: Saunders, 2008: 445–452.
13. Sullivan KL, Gardiner GA, Shapiro MJ, et al. Acceleration of thrombolysis with a high dose transthrombus bolus technique. Radiology 1989;173:805–808.
14. Kandarpa K, Chopra PS, Aruny JE, et al. Intra–arterial thrombolysis of lower extremity occlusions: a prospective, randomized comparison of forced periodic infusion and conventional slow infusion. Radiology 1993;188:861–867.
15. Ouriel K, Shortell CK, De Weese JA, et al. A comparison of thrombolytic therapy with operative vascularization in the initial treatment of acute peripheral arterial ischemia. J Vasc Surg 1994;19:1021–1030.
16. Earnshaw JJ, Westhy JC, Gregson RHS, et al. Local thrombolytic therapy of peripheral arterial ischemia with tissue plasminogen activator: a dose ranging study. Br J Surg 1988;75:1196–1200.
17. Davidian MM, Powell A, Benennati JF, et al. Initial results of reteplase in the treatment of acute lower extremity arterial occlusion. J Vasc Interv Radiol 2000;11:289–294.
18. Hull JE, Hull MK, Urso JA, et al. Tenecteplase in acute lower leg ischemia: efficacy, dose, and adverse events. J Vasc Interv Radiol 2006;17:629–636.
19. Ouriel K, Cynamon J, Weaver FA, et al. A phase I trial of alfimeprase for peripheral arterial thrombolysis. J Vasc Interv Radiol 2005;16:1075–1083.
20. Weaver FA, Camerota AJ, Youngblood M, et al. Surgical revascularization versus thrombolysis for non embolic lower extremity native artery occlusions: results of a prospective randomized trial. The STILE Investigators. Surgery versus thrombolysis for ischemia of the lower extremity. J Vasc Surg 1996;24:513–521.
21. Camerota AJ, Weaver FA, Hosking JD, et al. Results of a prospective, randomized trial of surgery versus thrombolysis for occluded lower extremity bypass grafts. Am J Surg 1996;172:105–112.
22. Ouriel K, Veith FJ, Sassahara AA. Thrombolysis or peripheral arterial surgery: Phase I results. TOPAS investigators. J Vasc Surg 1996;23:64–73.
23. Ouriel K, Veith FJ, Sasahara AA. For the Thrombolysis of Peripheral Arterial Surgery (TOPAS) Investigators. A comparison of recombinant urokinase with vascular surgery as initial treatment for acute arterial occlusion of the legs. N Engl J Med 1998;338:1105–1111.
24. The STILE Investigators. Results of a prospective randomized trial evaluating surgery versus thrombolysis for ischemia of the lower extremity. The STILE Trial. Ann Surg 1994;220:251–268.

Chapter 24

사지외상의 인터벤션

신병석

사지의 외상은 골절되거나 탈골되는 정형외과적 문제가 대부분으로, 그 자체로 치명적인 경우는 드물지만 뇌손상 다음으로 외상 후 장애의 중요한 원인이다. 대부분 관통상과 둔상에 의해 사지의 혈관이 손상된다.

관통상*penetrating injury*은 칼이나 총에 의한 손상으로 혈관의 열창*laceration* 또는 파열*rupture*이 일어난 것을 말한다. 칼이나 권총의 저속 탄환은 혈관을 직접적으로 통과해야만 손상을 입힐 수 있으나, 산탄총은 수많은 총알로 인해 넓은 범위에 손상을 입히므로 동맥손상을 일으키는 비율이 46~62%로 매우 높다. 고속의 총알은 관통경로를 따라 커다란 공동을 형성하여 동맥혈관의 손상뿐만 아니라 주변의 근육, 힘줄, 신경의 파열까지도 유발한다.

둔상*blunt injury*은 교통사고나 추락 등과 같은 직접적인 외상에 의해 주로 발생한다. 골절된 뼈가 혈관을 직접적으로 손상하거나, 골절이 없더라도 관절의 탈골에 의해서도 인접 혈관이 손상(stretch injury)받거나 타박상을 입는다. 이때 혈관내막과 중막이 파열되어 혈관이 박리*dissection*되거나 혈전을 형성하여 폐색을 일으킨다. 사지의 원위부가 근위부에 비해 주변의 연조직이 적어 동맥손상의 위험성이 좀 더 높다.

의인성 손상*iatrogenic injury*은 의료기구에 의하여, 특히 정형외과에서 골, 관절 수술에 사용하는 기구에 의하여 인접한 혈관이 손상된 경우를 말한다. 사지의 외상 시 비교적 표층에 위치한 주요 혈관이 손상되는 경우가 많아 출혈과 혈종, 가성동맥류*pseudoaneurysm*, 동정맥루*arteriovenous fistulae*가 발생할 수 있다. 심각한 출혈이 없더라도 동맥손상 후 동맥혈류가 막히면 손상 이하 부위 전체가 허혈*ischemia*에 빠지며, 심한 경우 동맥손상 시 6~8시간 이내에 허혈로 인한 비가역적 손상을 받기 때문에 괴저나 사지절단과 같은 심각한 후유증이 발생할 수 있다. 따라서 혈관손상이 의심되면 즉각적인 진단과 신속하고 적절한 처치가 매우 중요하다. 사지의 동맥손상에 대해서는 여전히 수술적 치료가 요구되는 경우가 많으나 점차 색전술과 스텐트, stent-graft 삽입술을 이용한 인터벤션 시술이 증가하고 있다.[1-3]

상지에서 쇄골하동맥*subclavian artery*은 직접적인 관통상 외에도 쇄골 골절*clavicular fracture* 또는 어깨가슴 탈구*scapulothoracic dislocation*로 인해서도 손상을 받는다. 상부 상완골*proximal humerus*의 골절, 어깨관절의 전방탈구*anterior shoulder dislocation*, 주관절*elbow joint*의 탈구, 관절융기위 상완골*supracondylar humerus*의 골절은 액와동맥*axillary artery* 또는 상완동맥*brachial artery*의 손상을 자주 동반할 수

있다. 하지에서는 대퇴골두의 전방탈구*anterior dislocation of femoral head*로 인해 총대퇴동맥*common femoral artery*이, 하부 대퇴골의 골절*fracture of the distal femur*, 슬관절의 후방탈구*posterior dislocation of knee joint*, 경골 고원*tibial plateau*의 골절탈구로 인해 슬와동맥*popliteal artery*이 손상을 받는다. 특히 슬와동맥은 슬관절에 대하여 고정된 위치에 있어 후방탈구 시 23~43%가 손상을 입는다.[4-6]

동맥질환이 없는 사람의 경우 원위부로의 곁순환*collateral circulation*이 발달하지 않아 혈관이 갑자기 완전 폐색된 경우 8시간 이상 경과하면 이하 부위의 허혈과 괴사로 절단율이 86% 이상 증가한다. 슬관절 이하에서는 여러 개의 동맥 분지가 있으므로 동맥손상이 1개만 있는 경우에는 색전술로 치료할 수도 있으나, 경골*tibia*과 비골*fibula*의 복합골절*complex fracture* 시에는 광범위한 연조직 손상이 동반된 경우가 많아 반드시 동반된 동맥손상을 확인하고 수술적 재건술로써 혈류를 회복시켜야 한다. 적절히 치료하지 않으면 손상 부위가 회복되지 않거나 골절 부위의 불유합*nonunion*, 또는 절단을 해야 하는 경우도 발생할 수 있으므로 주의해야 하며, 소아에서는 비대칭적 성장장애 또는 한랭못견딤증*cold intolerance* 등을 보이기도 한다.[7, 8]

I 이학적 검사 및 진단

사지 뼈가 골절되거나 탈구된 경우에는 먼저 부목*splint*을 대거나 정복술*reduction*을 시행하고, 신경학적 검사와 함께 반드시 혈관손상에 대한 이학적 검사를 해야 한다. 사지외상에서 다음과 같은 증상은 동맥손상을 시사하는 소견이다.[9]

1. Hard sign

직접적인 혈관의 손상을 시사하는 소견으로 급성 동맥출혈*active arterial pulsatile hemorrhage*, 맥박결손*pulse deficit*, 잡음*audible bruit* 또는 떨림*thrill*, 다량의 팽창성 혈종, 사지 허혈이 있다. 출혈이나 혈종이 보이지 않더라도 창백하고, 차갑고 맥박결손이 있는 경우 56~87%에서 동맥손상이 있는 것으로 알려져 있어 동맥손상을 확인하기 위하여 CT, 도플러초음파나 혈관조영술이 필요하다. 골절과 탈구*fracture and dislocation*는 흔히 혈관손상을 동반하므로 원위부 맥박이 만져지지 않으면 반드시 혈관손상을 확인하여야 한다. 그러나 출혈 쇼크나 저체온증에 의한 혈관수축이 있거나 압궤손상*crush injury*, 혈관경련수축*vasospasm*에 의해서도 사지의 맥박이 미약하게 만져질 수 있다.

2. Soft sign

동맥과 같은 주행경로에 있는 신경이 손상된 경우*adjacent nerve injury*, 안정적인 혈종*stable hematoma*, 저혈압이나 심각한 출혈의 증상이 있었던 경우*history of hypotension or bleeding*, 혈관과 인접한 부위의 골절, 모세혈관 재충전이 지연되거나 감소되는 경우, 광범위한 연조직 손상이 동반된 경우 혈관손상에 대한 검사를 시행해야 한다. 동맥의 내막파열*intimal tear*이나 내막피판*intimal flap*이 있다 하더라도 혈전증에 의하여 막히지 않고 맥박이 유지될 수 있으므로 혈관손상이 의심된다면 CT angiography를 시행한다.[10] Soft sign이 보이는 경우에는 ankle brachial index를 검사하여 손상 여부를 판단하는 것이 중요하다.

3. 발목-상완지수*Ankle-brachial index; ABI*

혈관손상이 의심되는 경우 간단하게 객관적으로 평가할 수 있는 방법으로 ABI를 제시하고 있다. 검사는 반드시 손상받지 않은 팔과 손상받은 하지에서 확인하여야 한다. 일반적으로 0.9 이하이거나 hard sign이 있는 경우는 혈관조영술을 시행하여 손상 부위를 확인한 후 적절한 처치를 하여야 한다. ABI가 0.9 이상으로 유지되는 경우는 보존적 치료를 우선으로 하나 슬관절의 후방탈구나 고속의 총알에 의한 손상일 때에는 혈관조영술로 확인해야 한다.[3, 11]

II 인터벤션 시술

1. 혈관조영술*Angiography*

혈관손상이 의심되는 부위를 충분히 검사하기 위해서는 카테터의 위치가 중요하며 잘 알려진 해부학적 변이를 감안하여 손상 부위로 가는 혈관이 충분하게 포함될 수 있도록 하여야 한다. 사지의 혈관손상에 대한 혈관조영술의 특징적인 소견은 내막파열, 혈전증, 혈관경련수축, 동맥폐색, 혈관외 조영제 유출, 가성동맥류와 동정맥루 등이다. 혈관외

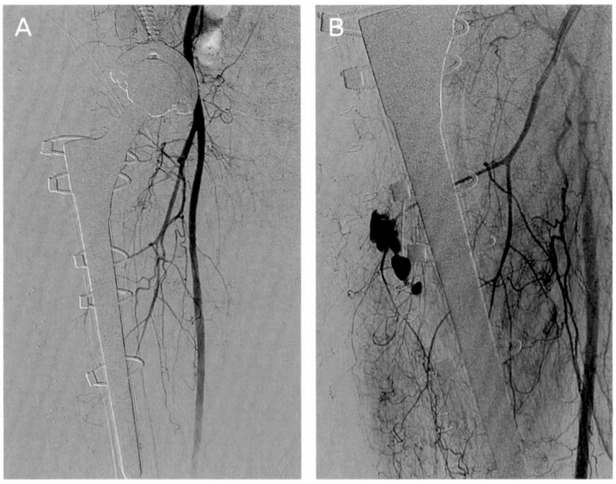

그림 24-1. 우측 고관절 전 치환술을 시행한 후의 출혈 A. 우측 총대퇴동맥에서 시행한 혈관조영술에서 조영제 유출이 보이는 부위가 명확하지 않다. B. 미세카테터로 심부대퇴동맥까지 진입하여 시행한 선택적 혈관조영술로 금속 의료기구에 의한 차폐를 피하기 위하여 사위영상*oblique view* 또는 확대영상*magnification view*으로 촬영하였다. 이전 사진에서 보이지 않던 조영제 유출이 명확하게 보여 출혈 부위를 정확하게 파악할 수 있다.

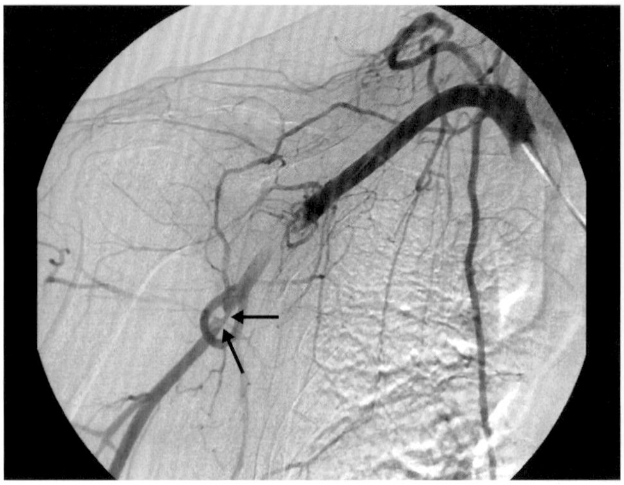

그림 24-2. 우측 상완골의 전방탈구 후에 발생한 우측 액와동맥*axillary artery*의 손상 손상받은 부위의 동맥 폐쇄와 주변의 곁순환동맥*collateral artery*에 의하여 원위부의 혈류가 유지되고 있다. 좀 더 하방에서 보이는 방울모양 결손음영*globular filling defect*(화살표)은 내막손상을 시사한다.

조영제 유출이나 고속 혈류를 보이는 동정맥루를 잘 관찰하려면 조기 급속 영상*early rapid image*과 함께 지연기 영상*delayed image*을 포함하여야 한다. 선택적 혈관조영술과 사위영상*oblique view* 또는 확대영상*magnification view*을 시행하면 혈관손상 부위를 확인하는 데 도움이 된다(그림 24-1).

동맥내 결손음영은 비폐색성 혈전이거나 내막손상을 시사하며, 내막피판 자체가 동맥벽에 붙어 있는 얇은 조각*thin strip*이나 방울*globule* 모양으로 보이기도 한다(그림 24-2). 혈관 내강의 감소*luminal narrowing*는 내막손상의 소견일 수 있으나 혈관경련수축, 벽내혈종*intramural hematoma*, 외부압박*extrinsic compression*, 또는 죽상동맥경화증의 이차 소견으로도 보일 수 있다. 동맥 혈관경련수축은 소아에서 많이 볼 수 있으며, 매끈한 동심성 협착*smooth concentric narrowing*으로 보이고 내막손상과 구분하기 어려울 수 있다.[12] 혈관 폐색 소견은 외부에서 혈관이 압박을 받고 있거나 동맥 자체의 열창이나 내막피판과 관련된 혈전에 의한 것일 수 있다. 혈류가 매우 느려지는 소견 자체도 중요하며 이는 구획증후군*compartment syndrome*에 의하여 일어날 수 있다.[13, 14]

2. 색전술*Embolization*

동맥색전술은 일반적인 원칙에 따라 시행하며 혈관손상의 유형이나 위치에 따라서 색전물질과 색전 범위가 결정된다. 원위부에 위치한 작은 동맥은 근위부만 막아도 충분한 경우가 많다. 미세카테터를 사용하면 손상 부위에 정확하게 접근할 수 있을 뿐만 아니라 혈관경련수축을 최소화하고 원하지 않는 부위가 폐색되는 것을 방지하는 데 도움이 된다.[15, 16]

색전물질로는 외상을 받은 부위가 회복되는 동안만 일시적으로 폐색을 일으키는 젤폼절편*gelfoam particle*을 많이 사용하며, 필요에 따라 polyvinyl alcohol(PVA)을 사용하기도 한다. 혈관을 확실히 폐색시켜야 할 때에는 영구 색전물질인 색전코일이 유용하다. 특히 동정맥루나 가성동맥류의 경우 혈관이 손상된 부위를 직접 지나서 원위부에서부터 색전코일로 막아서 병변의 양측 부위를 모두 막아야 한다. 이는 풍부한 곁순환을 통해 혈액이 역류해 재출혈이 일어나는 것을 막기 위한 조치이다(그림 24-3). 주관절*elbow joint*과 슬관절*knee joint* 이하 부위에는 여러 개의 동맥분지가 있어 1개를 폐색하더라도 곁순환을 통하여 폐색 이하 부위의 동맥혈류가 유지될 수 있다(그림 24-4). 근육 내 출혈이 미세카테터가 도달하기 어려운 말초동맥에 있는 경우 액상 색전물질인 histoacryl(n-butyl cyanoacrylate)을 iodized oil과 1:3~1:5로 혼합하여 주입하기도 한다.[17] 색전술에 성공하더라도 항상 곁순환 혈관을 통하여 재출혈이 일어날 가능성이 있으므로 색전술 후 혈관조영술을 다시 시행하고, 상황에 따라 색전술을 또 한 번 시행한다. 그러나 사지의 경우 과도한 색전술이나 목표 외 색전술*nontarget embolization*은 오히려 손상을 악화시킬 수 있으므로 매우 주의하여야 한다.[1, 18]

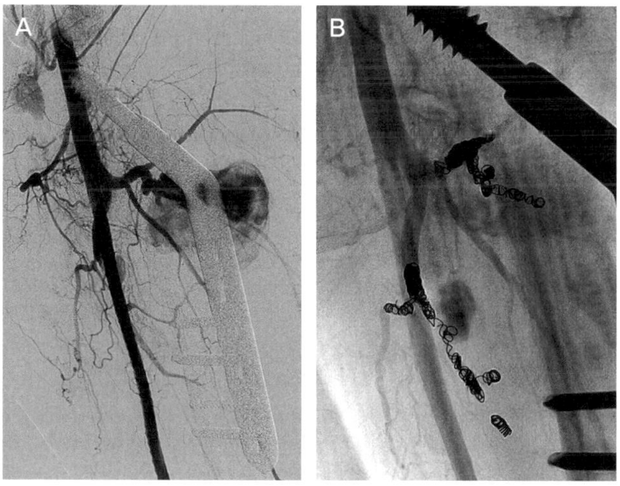

그림 24-3. Femur neck fracture로 internal fixation을 받은 후 발생한 대량혈종 A. 좌측 심부대퇴동맥에서의 혈관조영술상 많은 양의 조영제 유출과 가성동맥류가 보인다. B. 미세카테터로 가성동맥류의 입구의 원위부에서 근위부까지 미세 색전코일을 이용하여 색전술을 시행하였다. 이는 풍부한 곁순환을 통하여 근위부에서 혈액의 역류로 인한 재출혈을 막기 위함이다.

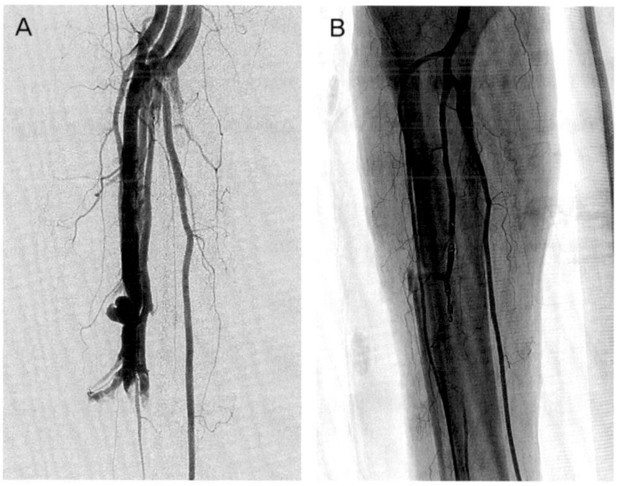

그림 24-4. 우측 fibular fracture 후 발생한 혈종 A. 혈관조영술에서 비골동맥에서의 동정맥루와 가성동맥류가 보인다. B. 미세카테터로 가성동맥류 입구의 원위부에서부터 근위부까지 미세카테터로 미세 색전코일을 이용하여 색전술을 시행하였다. 코일로 폐색된 이하의 동맥혈류는 전, 후 경골동맥에서의 곁순환에 의하여 유지된다.

3. 스텐트/스텐트-그라프트

직경이 큰 주요 축동맥*main axial artery*인 총대퇴동맥, 표재대퇴동맥, 슬와동맥, 쇄골하동맥, 액와동맥, 상완동맥에 혈관파열과 유출, 가성동맥류나 동정맥루가 있는 경우에는 동맥 내강을 확보하여 원위부로 동맥혈류를 유지시키는 것이 중요하다. 이를 위하여 손상 부위를 충분히 덮을 수 있는 stent/stent-graft를 설치하여 지혈할 수 있다(그림 24-5).[19, 20] Stent-grafts는 관절 부위의 혈관손상 시에 매우 유용하며 최소 직경 5mm까지 사용할 수 있어 슬와동맥까지 설치할 수 있다. 슬관절 하방의 작은 직경의 동맥에도 작은 직경의 stent-graft를 설치한 증례 보고가 있으나 이의 유용성은 명확하지 않다.[21] Stent-graft는 주요 분지 혈관*side branch*을 막을 수 있어 주의해야 하며 여의치 않을 경우 스텐트와 색전코일을 같이 사용하기도 한다.[22] 동맥 내막 박리와 같은 단순한 손상의 경우 스텐트를 사용할 수도 있다. Stent-graft나 스텐트는 사지 동맥이 표층에 위치하거나 근육 내에 위치해 있어 외부 압력에 의하여 스텐트가 찌그러질 수가 있어 풍선확장형 스텐트보다는 자가팽창형 스텐트를 사용하여야 한다. 또한 외상 환자에서는 항혈소판제제*antiplatelet agent*를 사용하기 어려운 경우가 많아 스텐트 설치 후 혈전성 폐색*thrombotic occlusion*, 스텐트내 협착 *in-stent stenosis*이 발생할 수 있고, 관절의 움직임으로 인하여 스텐트 골절*stent fracture* 등이 발생하여 폐색을 유발할 수도 있어 지속적인 관찰이 필요하다.[23, 24]

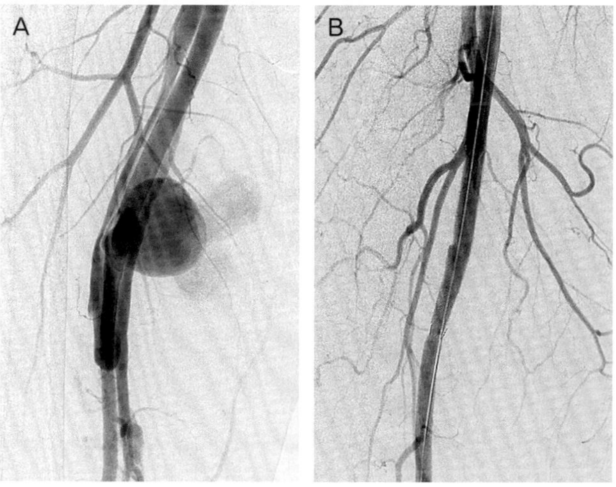

그림 24-5. 우측 대퇴부 외상 후 발생한 대량혈종 A. 총대퇴동맥에 시행한 혈관조영술. 표재대퇴동맥의 중간 부위에서 동그란 가성동맥류와 함께 정맥으로의 동정맥루가 보인다. B. 가성동맥류와 동정맥루의 입구를 지나 원위부에서부터 근위부까지 stent-graft를 설치한 후의 모습. 조영제가 더 이상 유출되지 않고 하지동맥 혈류가 정상적으로 유지되고 있다.

따라서 관절 부위처럼 수술적 접근이 용이한 부위에는 수술적 치료를 우선적으로 시행하기도 하지만 환자 상태가 위중하거나 외과적 접근이 어려운 경우에는 스텐트나 stent-graft를 이용하여 치료한다. 최근에는 인터벤션 시술이 수술보다 합병증이 적고 limb salvage rate이 높아 점차

수술을 대체하여 시행되는 경우가 많아지고 있다.[11, 24]

4. 폐색풍선카테터*Occlusion balloon catheter*

쇄골하동맥이 손상되어 압박하기 어렵거나 대퇴동맥 등의 가로절단*transection*으로 stent-graft를 설치할 수 없는 경우에는 수술 전에 출혈 부위를 일시적으로 폐색시켜 추가적인 출혈을 막고 수술 시 시야를 확보하는 데 폐색풍선카테터를 적절히 사용할 수 있다.[11, 25]

참고문헌

1. Katz MD, Hanks SE. Arteriography and transcatheter treatment of extremity trauma. In: Baum S, Pentecost MJ. Abrams' Angiography: Interventional Radiology. Philadelphia: Lippincott Williams & Wilkins, 2006:991-1003.
2. Frykberg ER. Advances in the diagnosis and treatment of extremity vascular trauma. Surg Clin North Am 1995;75:207-223.
3. Kaufman JA. Lower extremity arteries. In: Kaufman JA, Lee MJ. Vascular & Interventional Radiology. Philadelphia: Mosby, 2004:407-444.
4. Bunt TJ, Malone JM, Moody M, et al. Frequency of vascular injury blunt trauma-induced extremity injury. Am J Surg 1990;160:226-228.
5. Kaufman SL, Martin LG. Arterial injuries associated with complete dislocation of the knee. Radiology 1992;184:153-155.
6. Peck MA, Rasmussen TE. Management of blunt peripheral arterial injury. Perspect Vasc Surg Endovasc Ther 2006;18:159-173.
7. Shah DM, Corson JD, Karmody AM, et al. Optimal management of tibial arterial trauma. J Trauma 1988;28:228-234.
8. Sidhu MK, Hogan MJ, Shaw DW, et al. Interventional radiology for paediatric trauma. Pediatr Radiol 2009;39:506-515.
9. Chamsuddin AA, Lewis CA. Management of extremity vascular trauma. In: Mauro MA, Murphy KP, Thomson KR, et al. Image-Guided Interventions. Philadelphia: Saunders Elsevier, 2008:517-524.
10. Pieroni S, Foster BR, Anderson SW, et al. Use of 64-row multidetector CT angiography in blunt and penetrating trauma of the upper and lower extremities. Radiographics 2009;29:863-876.
11. Doody O, Given MF, Lyon SM. Extremities--indications and techniques for treatment of extremity vascular injuries. Injury 2008;39:1295-1303.
12. Sidhu MK, Hogan MJ, Shaw DW, et al. Interventional radiology for paediatric trauma. Pediatr Radiol 2009;39:506-515.
13. Sclafani SJA, Cooper R, Shaftan GW, et al. Arterial trauma: diagnostic and therapeutic angiography. Radiology 1986;161:165-172.
14. Rose SC, Moore EE. Angiography in patients with arterial trauma: correlation between angiographic abnormalities, operative findings, and clinical outcome. AJR Am J Roentgenol 1987;149:613-619.
15. Bauer JR, Ray CE. Transcatheter arterial embolization in the trauma patient: a review. Semin Intervent Radiol 2004;21:11-22.
16. Teitelbaum GP, Reed RA, Larsen O, et al. Microcatheter embolization of non-neurologic traumatic vascular lesions. J Vasc lnterv Radial 1993;4:149-154.
17. Yoo DH, Jae HJ, Kim HC, et al. Transcatheter arterial embolization of intramuscular active hemorrhage with N-butyl cyanoacrylate. Cardiovasc Intervent Radiol 2012;35:292-298.
18. Bauer JR, Ray CE. Transcatheter arterial embolization in the trauma patient: a review. Semin Intervent Radiol 2004;21:11-22.
19. Xiao L, Shen J, Tong JJ. Emergency stent-graft implantation for iatrogenic peripheral arterial rupture. Radiol Med 2013;118:152-157.
20. Dinkel HP, Eckstein FS, Triller J, et al. Emergent axillary artery stent-graft placement for massive hemorrhage from an avulsed subscapular artery. J Endovasc Ther 2002;9:129-133.
21. Joglar F, Kabutey NK, Maree A, et al. The role of stent grafts in the management of traumatic tibial artery pseudoaneurysms: case report and review of the literature. Vasc Endovascular Surg 2010;44:407-409.
22. Assali AR, Sdringola S, Moustapha A, et al. Endovascular repair of traumatic pseudoaneurysm by uncovered self-expandable stenting with or without transstent coiling of the aneurysm cavity. Catheter Cardiovasc Interv 2001;53:253-258.
23. Thalhammer C, Kirchherr AS, Uhlich F, et al. Postcatheterization pseudoaneurysms and arteriovenous fistulas: repair with percutaneous implantation of endovascular covered stents. Radiology 2000;214:127-131.
24. Katsanos K, Sabharwal T, Carrell T, et al. Peripheral endografts for the treatment of traumatic arterial injuries. Emerg Radiol 2009;16:175-184.
25. Nicholson AA. Vascular radiology in trauma. Cardiovasc Intervent Radiol 2004;27:105-120.

Section VI

흉부혈관 인터벤션

Chapter 25

흉부대동맥 질환의 인터벤션

원종윤

흉부대동맥 질환의 전통적 치료는 이환된 대동맥 분절의 수술적 인조혈관치환술*surgical graft replacement*로서 개흉술*open thoracotomy* 후 대동맥 겸자법*aortic clamping*이 필요하다.[1] Stent-graft를 이용한 혈관내 흉부대동맥 치료*thoracic endovascular aortic repair; TEVAR*는 1969년 Dotter 등이 최초로 고안한 이후,[2, 3] 1991년 처음으로 임상에 적용되었다.[4] TEVAR는 수술적 치료와 비교하여 덜 침습적이고 시술방법도 간단하여 흉부대동맥 질환의 치료에서 빠르게 개흉술을 대치하고 있다.[5-8] 최근까지 보고된 자료를 종합하면 치료 후 30일 이내의 사망률 및 사지마비, 출혈, 신장 및 심장 이상 등의 합병증 발생률은 TEVAR가 개흉술에 비하여 적으며, 1년 이상의 장기 생존율에는 통계적으로 유의한 차이가 없다고 보고되어 있다.[9] 하지만 TEVAR의 역사가 아직 짧고, 기존 치료법과의 무작위 비교연구의 수가 제한적이어서 앞으로 더 많은 연구 결과 및 장기 추적관찰이 필요한 상태이다.

TEVAR의 적응증이 되는 흉부대동맥 질환으로는 대동맥류*aortic aneurysm*와 대동맥박리*aortic dissection*가 대표적이며, 벽내혈종*intramural hematoma*, 관통성 대동맥궤양*penetrating aortic ulcer*, 외상성 대동맥손상*traumatic aortic injury* 및 드물게 대동맥기관지루*aortobronchial fistula* 등이 있다.[10, 11]

I 시술 방법 및 재료

1. 시술 전 검사

시술 중 합병증이나 그 밖의 다른 문제들로 인한 개흉술로의 전환*open surgical conversion*에 대비하여 기본적으로 심폐기능, 신장기능, 간기능 등이 개흉술에 적합한지를 알아보는 검사를 시행한다. 그리고 대상 환자의 병변과 혈관의 해부학적 구조가 TEVAR에 적합한지를 판정하기 위해 영상검사를 시행한다. 영상검사 시 고려해야 할 사항으로는 stent-graft 설치를 위한 병변 근위부와 원위부의 정상 대동맥 분절*proximal and distal neck*의 존재 여부와 좌측 쇄골하동맥*left subclavian artery; LSCA*이나 복강동맥*celiac artery* 등의 주요 대동맥 분지로부터의 길이, 대동맥의 구부러짐 정도, 기구를 삽입할 대퇴동맥*femoral artery*과 장골동맥*iliac artery*의 굵기와 구부러짐 정도가 적당한지 등이 있다. 시술 전 영상으로는 주로 CT를 이용하며, 2mm 이하의 얇은 절편두께*slice thickness*로 촬영하여야 혈관 구조를 정확히 파악하고 고해상도의 3차원 재구성*3-dimensional reconstruction*을 할 수 있다.[12] MRI도 시술 전 영상으로 가능하며 신부전 환자의 검사에 유용하다.[13] 시술 전 영상검사의 표준*gold standard*은 혈관조영술이며, 정확하게 측정하기 위해 calibrated marking catheter를 사용한다. 이들 영상검사로 얻은 대동맥 및 병변의 크기를 이용하여 stent-graft의 직경과 길이를 결정한다.

2. 기구

현재 전 세계적으로 여러 종류의 stent-graft가 상용화되어 있거나 연구가 진행 중이다(그림 25-1). 모든 종류의 stent-graft는 금속 골격을 polytetrafluoroethylene(PTFE)이나 polyester 재질의 인조혈관이 둘러싼 구조로 이루어져 있다.[14] 대부분의 제품은 혈관벽에 견고히 고정하기 위해 근위부나 원위부에 bare stent 부분이 있으며, stent-graft의 이동*migration*을 방지하기 위해 delayed deployment system을 사용하거나 금속성 barb이 연결된 것도 있다. 흉부대동맥 stent-graft는 모두 자가팽창식이다. Sleeve나 sheath 안에 장착된 stent-graft의 pusher rod를 고정한 채로 sheath를 뒤로 당기거나 sleeve를 여는 줄을 당겨 stent-graft를 설치한다. 대동맥벽에 견고히 밀착되고 기구 이동 및 endoleak을 방지하기 위해 보통 병변 위, 아래의 주위 정상 대동맥 직경의 10~20% 정도 직경이 크고, 병변의 양끝을 2.0cm 이상 덮을 수 있는 graft를 가진 stent-graft를 사용한다.

3. Stent-graft 설치

TEVAR 시술은 혈관촬영실이나 방사선투시기*fluoroscope*가 비치된 수술실에서 하며, 상황에 따라 국소마취나 척수마취 혹은 전신마취하에 시행한다. 카테터 및 기구는 주로 경피적 천자법 혹은 수술적 절개를 시행한 대퇴동맥을 통하여 삽입한다. 시술 중 heparin을 투여하여 혈전의 생성을 억제하고 stent-graft 설치 시 혈류에 의한 밀림을 방지하기 위해 sodium nitroprusside 같은 혈압 강하제를 일시적으로 투여하기도 한다. Stent-graft를 삽입할 때는 양측의 장골동맥 중 더 곧고 직경이 큰 쪽을 이용하며, stent-graft를 의도한 위치에 정확히 전개*deployment*하기 위해 반대측 대퇴동맥이나 상완동맥*brachial artery*으로 카테터를 삽입하여 시술 중 혈관조영술로 위치를 확인한다.[15, 16] 기구 설치가 끝나면 혈관조영상을 얻어 기구가 정확히 설치되었는지 확인한다.

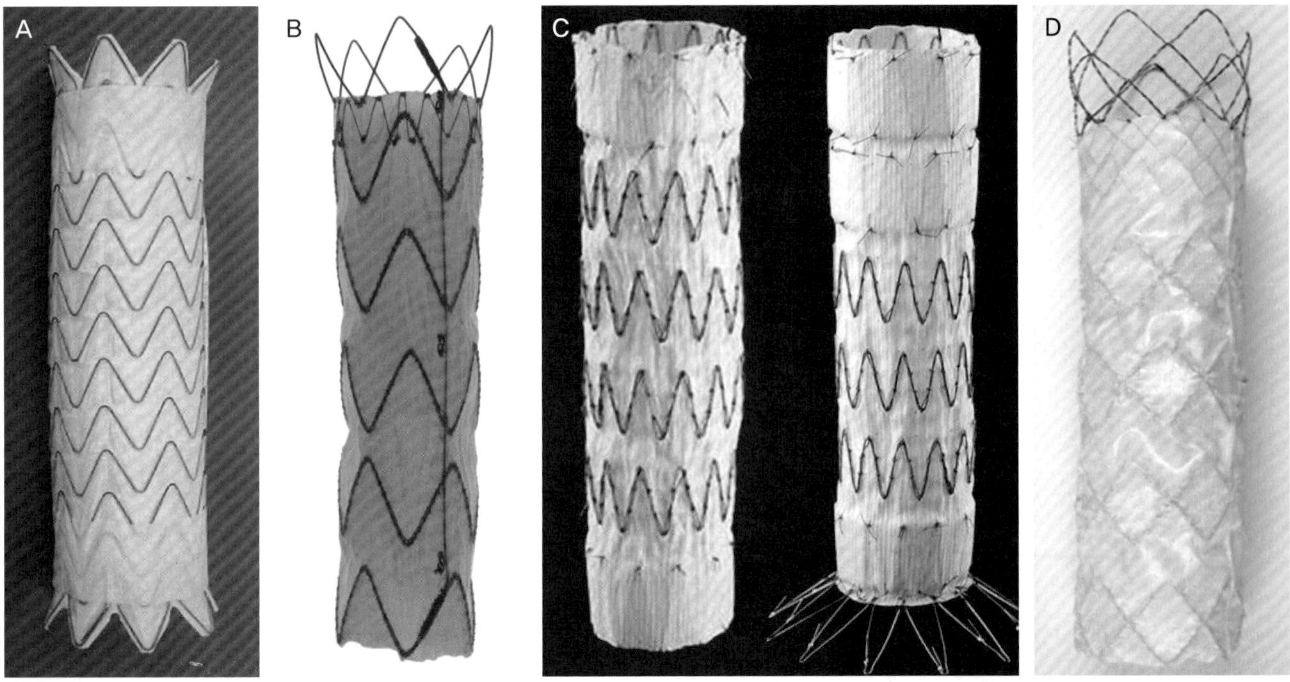

그림 25-1. 현재 국내에 상용화된 여러 가지 thoracic stent-graft **A.** Gore사의 TAG device, 미국 **B.** Medtronic사의 Talent device, 미국 **C.** Cook사의 Zenith TX2 device, 미국 **D.** S & G Biotech사의 Seal device, 한국

〈표 25-1〉 Endoleak의 분류 및 발생원인

Type Ⅰ	Attachment site leak(=Perigraft leak) Stent-graft 근위부나 원위부와 혈관벽 간의 혈류 유출
Type Ⅱ	Branch flow leak(collateral leak) Collateral branch를 통한 혈액의 역류
Type Ⅲ	Mid-graft leak Graft의 파열(fabric tear)이나 접합부 분리*modular disconnection*
Type Ⅳ	Porosity leak Graft의 미세구멍을 통한 혈류의 유출
Type Ⅴ	Endotension 원인을 알 수 없는 동맥류의 확장

4. 시술 후 검사

시술 후 보통 12~24시간 동안 중환자실에서 환자를 관찰해야 한다. 발열, 백혈구 증가, C-reactive protein 등의 증가를 유발하는 post-implantation syndrome이 발생할 수 있으나 보통 4~7일 후 소실되는데, 이는 graft에 대한 이물질 반응이나 혈전형성에 의한 것으로 추정된다.[17] 1~6개월 정도 후에 CT, MRI 등으로 추적 영상검사를 시행하여 stent-graft의 기능 여부, 병변의 변화, 내강누출*endoleak* 등의 유무를 확인한다.[18] Endoleak은 stent-graft 바깥, 동맥류 안쪽으로 지속적인 혈류가 관찰되는 것으로 정의하며 동맥류의 팽창이나 파열을 유발하는 가장 흔한 원인이다. Endoleak은 혈류의 유출 부위에 따라 분류한다(〈표 25-1〉). 추적 영상검사에서 endoleak이 지속될 경우 정확한 원인 분석 및 치료가 필요하다.[19, 20]

Ⅱ 임상적용

1. 흉부대동맥류*Thoracic aortic aneurysm; TAA*

(1) 정의 및 임상양상

Aortic aneurysm은 대동맥벽이 정상 직경의 50% 이상 확장된 것으로 정의한다.[21] 상행흉부대동맥*ascending thoracic aorta; ATA*의 정상 직경은 4.0cm 이하, 하행흉부대동맥*descending thoracic aorta; DTA*의 정상 직경은 3.0cm 이하이다. Aortic aneurysm의 25% 정도가 흉부대동맥에 발생하며, 그중 40~50% 정도가 DTA에 발생한다.[22] 흉부대동맥에 동맥류를 가진 환자의 20~25% 정도가 복부대동맥에도 동맥류를 가지고 있으며, 복부대동맥류 환자의 5% 정도에서 TAA가 동반되어 있다고 보고되어 있으므로 이들의 영상검사 시 전체 대동맥을 검사하는 것이 중요하다.

Aortic aneurysm의 병인은 위치에 따라 다르다. DTA와 복부대동맥의 동맥류는 논쟁의 여지는 있으나 주로 죽상동맥경화증*atherosclerosis*의 말기 퇴행기*late degenerative stage*에 발생한다고 알려져 있으며,[23, 24] 이 외에 감염성 대동맥염, 외상 등에 의하여 발생한다. 반면 ATA의 동맥류는 마르팡증후군*Marfan syndrome*이나 엘러스-단로스증후군*Ehlers-Danlos syndrome*에 동반될 수 있는데 평활근세포*smooth muscle cell* 손실과 호염기성 바탕질*basophilic ground substance*의 간질내 축적*interstitial accumulation*이 발생하는 낭성중층괴사*cystic medial necrosis*로 인하여 발생한다.[25, 26] 이 외에 매독*syphilis*으로 인한 감염이나 다카야스동맥염*Takayasu's arteritis*, 베체트병*Behcet's disease*과 같은 염증성 질환, 대동맥판 협착으로 인한 협착후확장*poststenotic dilatation*이나 외상에 의해 발생하기도 한다.[27-29]

Aortic aneurysm은 모양에 따라 방추형*fusiform*과 주머니형*saccular*으로 분류하는데, 방추형이 빈도가 높고 DTA에 주로 발생하는 반면, 주머니형은 빈도가 낮고 주로 ATA와 대동맥궁*aortic arch*에 발생한다. Aortic aneurysm의 자연경과는 LaPlace의 법칙에 따라 동맥류 확장의 진행, 대동맥벽의 얇아짐, 동맥류 파열의 순으로 진행한다.[30] Aortic aneurysm 파열의 전체 사망률은 97%이며, 응급실 내원 당시 생존한 환자의 경우도 사망률이 41%에 달한다고 보고되어 있다. 치료를 받지 않은 TAA 환자들의 5년 생존율은 13~56%로 보고되며, 파열이 사망률의 29~68%를 차지한다. 파열을 예측할 수 있는 가장 중요한 척도는 크기이다. TAA의 크기가 직경 60mm를 넘으면 파열의 위험이 의미있게 증가한다고 보고되어 있다.[31, 32]

(2) 치료

1) 고식적 치료*Conventional therapy*

개흉술 및 심폐우회술*cardiopulmonary bypass*하에 이식편간치술*graft interposition*이 시행되어 왔다. 적응증은 aortic aneurysm의 직경이 60mm가 넘거나 통증, mass effect로 인한 증상이 있는 경우, 동맥류강 내의 혈전으로 인한 색전증, 지속적인 동맥류 확장 또는 파열이 임박한*impending rup-*

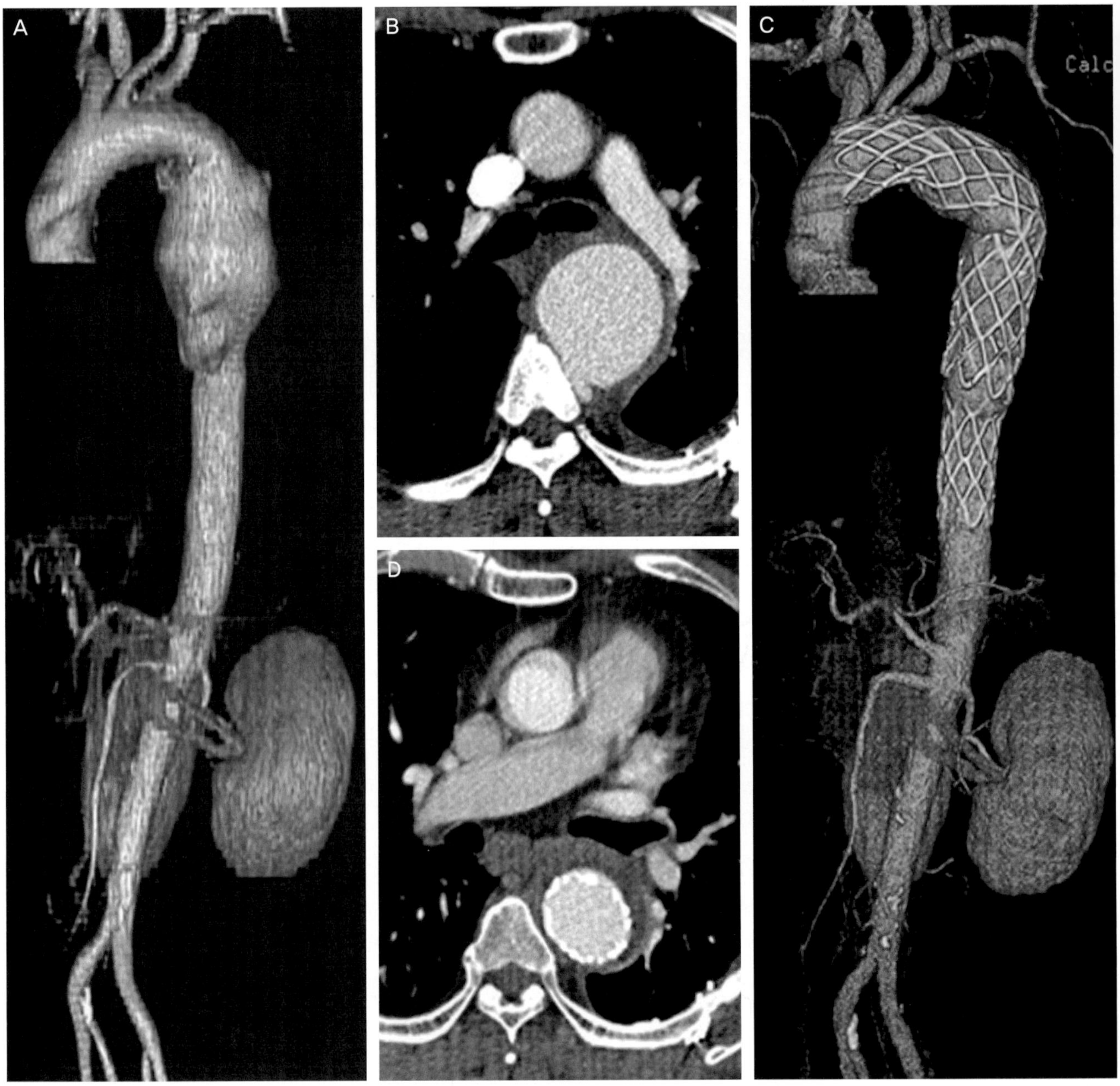

그림 25-2. 흉부대동맥류 A, B. 3차원 재구성 CT와 횡단면 CT에서 DTA 원위부의 동맥류가 관찰된다. 동맥류의 최대 직경은 약 6cm 정도로 측정된다. C, D. 경피적 stent-graft 삽입술 후 혈전이 형성되어 동맥류가 조영증강되지 않고 있다.

ture 소견이 있는 경우 등이다.[33, 34]

2) 혈관내 흉부대동맥 치료*Thoracic endovascular aortic repair; TEVAR*

TEVAR의 목적은 aneurysm sac의 혈류를 차단하여 sac 내의 압력을 감소시키고 혈전을 유발하며 결과적으로 동맥류의 팽창이나 파열을 방지하는 것이다(그림 25-2). TEVAR의 시행 초기에는 적응증을 수술의 고위험군에 한정하였으나 점차 대상 환자군이 넓어지고 있다. TEVAR를 위하여 필요한 해부학적 조건은 〈표 25-2〉와 같다.

현재까지 각종 문헌에 보고된 DTA aneurysm의 stent-graft 치료 결과를 정리해 보면, stent-graft 설치의 기술적

〈표 25-2〉 흉부대동맥 Stent-Graft를 위한 해부학적 조건

1. Proximal neck: 좌측 쇄골하동맥으로부터 1.5cm 이상
2. Distal neck: 복강동맥으로부터 1.5cm 이상
3. Proximal neck과 distal neck의 직경이 이용 가능한 기구의 직경 범위 내에 있을 것
4. 대동맥과 장골동맥의 심한 구불거림이나 폐쇄가 없을 것

성공률*technical success rate*은 95% 이상, aneurysm sac 내로의 혈류의 성공적인 차단은 90% 이상, 시술과 관련된 사망률은 약 0~14%로 보고되어 있다.[35-37] 시술 시간 및 시술 후 내원 기간도 개흉술에 비하여 단축되었다.[38] TEVAR는 개흉술과 비교하여 30일 이내의 조기 사망률이나 동맥류와 관련한 사망률이 낮으며, 3년 이상의 장기 생존율은 대체로 비슷한 결과를 보이는 것으로 보고되어 있다.[9, 35, 39-41] 합병증 발생률은 TEVAR가 개흉수술과 비교하여 낮다고 보고되어 있다. 특히 합병증에서 가장 문제가 되는 허혈성 척수 손상 및 하반신 마비 발생률도 0~4% 정도로 개흉수술과 비교하여 우수하다고 보고되었는데,[9, 42] 이러한 낮은 발생률은 시술 중 대동맥 혈류 차단과 재관류*reperfusion*가 필요 없기 때문이다.

Endoleak은 적응증이나 위치에 관계없이 stent-graft 실패의 가장 큰 요인이며, 동맥류의 팽창과 파열을 유발할 수 있다. Type Ⅰ과 type Ⅲ endoleak의 경우에는 aneurysm sac과 전신혈류가 직접적으로 연결되므로 치료가 필요하다.[19, 43] 치료방법으로는 코일색전술*coil embolization*, 풍선성형술*balloon angioplasty*, 연장 stent-graft(extension cuff), 풍선확장형 스텐트*balloon expandable stent* 삽입 등이 있다. Type Ⅱ endoleak은 보통 자연 소실되는 경우가 많으므로 동맥류가 진행하기 전까지는 추적관찰한다.[44, 45] Stent-graft와 대동맥벽 간의 접촉 지점*attachment site*이 되는 근위부 동맥류목*proximal aneurysm neck*의 상태가 type Ⅰ endoleak의 유무를 결정하는 데 중요한 요인이 된다. 짧거나, 직경이 크거나, 구부러져 있으며, 동맥벽에 궤양이 있거나, 아래방향으로 넓어지는 모양, 혈전 형성이 있는 경우가 type Ⅰ endoleak의 호발요인이다. 근위부와 원위부 aneurysm neck의 길이가 최소 15mm 이상이어야만 graft와 혈관벽이 견고하게 봉합*seal*되며 endoleak을 방지할 수 있다. LSCA와 동맥류의 간격이 충분하지 않으면 LSCA를 좌총경동맥*left common carotid artery; LCCA*으로 우회 이식 후 stent-graft를 설치할 수 있으며, 양측 척추동맥*vertebral artery*이 정상이며 이들을 통한 척추동맥간 측부혈류*vertebrovertebral collateral*의 발달이 예상되면 우회수술을 하지 않아도 동측의 뇌와 상완*upper arm*의 혈류에 문제가 발생하지 않는다.[46, 47]

최근에는 동맥류가 LCCA나 팔머리동맥*brachiocephalic artery* 기시부까지 침범한 경우 hybrid 치료를 하기도 한다.[48] Hybrid 치료의 방법으로는 대동맥뿐만 아니라 분지혈관에도 stent-graft를 설치하여 혈류를 공급하는 chimney stent-graft 혹은 branched stent-graft 방법, 대동맥궁의 분지혈관을 근위부로 이식하는 debranching 수술을 시행한 후 그 원위부에 stent-graft를 설치하는 방법이 있다.

2. 대동맥박리*Aortic dissection*

(1) 정의 및 임상양상

대동맥박리는 파열된 대동맥벽의 내막*intima*을 통하여 흘러 들어간 혈류가 중막*media*을 분리시키며 대동맥의 길이 방향으로 파급되는 질병이다. 박리피판*dissection flap*은 내막의 전층과 중막의 일부층으로 이루어져 있다. 대동맥강*aortic lumen*은 내막으로 싸인 진강*true lumen*과 새로이 대동맥벽 내에 형성된 가강*false lumen*으로 나뉜다.[49] 중막층의 박리는 도입부 파열*entry tear*부터 근위부 및 원위부 방향으로 매우 다양한 위치로 파급되며 재도입부 파열*reentry tear*이라고 불리는 또 다른 내막파열을 유발할 수 있다(그림 25-3). 도입부 파열의 호발 부위는 대동맥에서 가장 강한 혈역학적 부하*hemodynamic stress*를 받는 ATA의 대동맥판막 몇 cm 상방의 바깥쪽 벽과 DTA의 동맥관인대*ligamentum arteriosum* 부착부 직하방이다.[50]

대동맥박리는 2가지 분류법을 따르는데 DeBakey 분류법과 Stanford 분류법이다(《표 25-3》).[51, 52] 대동맥박리의 60~70% 정도가 Stanford type A이며 이는 수술의 적응증이 된다.[53] 또한 발병 시기에 따라 2주를 기준으로 급성기와 만성기로 분류하는데 만성기로 접어들면 사망률이 급격히 감소하여 plateau를 이룬다.[54, 55]

대동맥박리의 병인은 아직 뚜렷하지 않으나 중막의 결체조직*elastic tissue*의 변성*degeneration*과 관계가 있으며, 대동맥벽의 압력을 증가시켜 중막변성을 가속화하는 고혈압이 가장 중요한 선행요인*predisposing factor*으로 환자의 70~80% 이상을 차지한다.[56, 57] 그 외 Marfan증후군이나 Ehlers-Danlos증후군 같은 결체조직질환*connective tissue disease*이 있는 경우에는 낭성중층괴사를 유발하여 비교적 젊은 나이의 환자에서 ATA의 박리를 유발한다. 이 외에도 터너증후군*Turner syndrome*, 대동맥축착*aortic coarctation*, 이판성 대동맥판*bicuspid aortic valve* 등의 선천성 질환과 외상도 대동맥박리의 선행요인이다.[57-59]

박리피판과 false lumen은 대동맥분지나 하지의 혈류 폐쇄 또는 허혈을 유발하는 관류장애증후군*malperfusion*

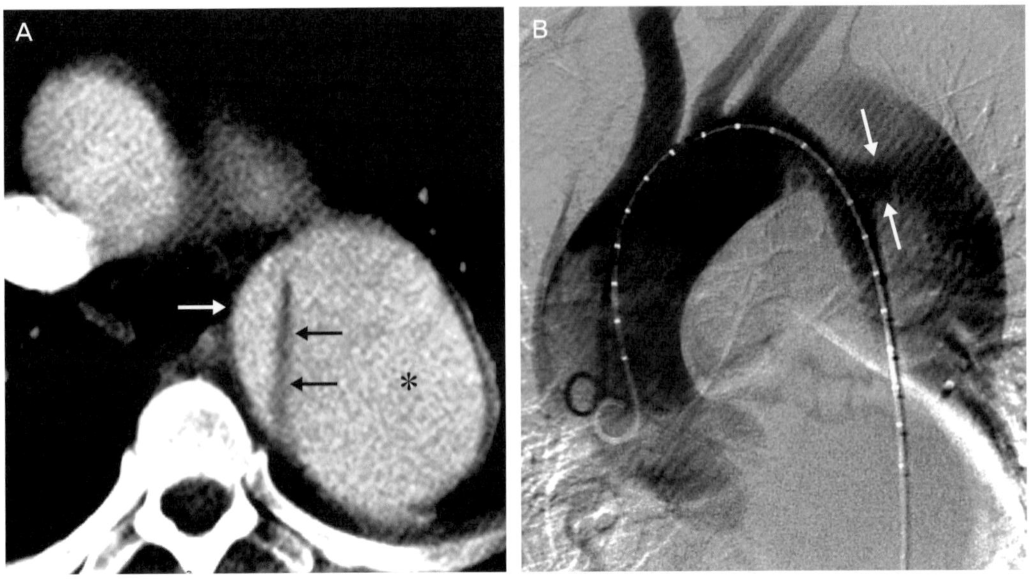

그림 25-3. 대동맥박리의 CT(A) 및 혈관촬영 영상(B) A. True lumen(흰 화살표), false lumen(꽃표), 내막피판*intimal flap*(화살촉). B. 도입부 파열 *entry tear*(화살표)

〈표 25-3〉 대동맥박리의 분류

DeBakey 분류
Type Ⅰ: 상행대동맥에서 발생하여 대동맥궁*aortic arch* 이하까지 침범한 대동맥박리
Type Ⅱ: 상행대동맥에서 발생하여 상행대동맥에 국한된 대동맥박리
Type Ⅲ: 하행대동맥에서 발생하여 그 이하 부위를 침범한 대동맥박리
Stanford 분류
Type A: 발생 부위에 관계없이 상행대동맥을 침범한 대동맥박리
Type B: 상행대동맥 침범이 없는 대동맥박리

*syndrome*을 유발할 수 있다. 관류장애증후군은 박리된 피판이 대동맥분지로 직접 파급되어 폐쇄를 유발하는 정적 폐쇄*static obstruction*와 false lumen의 압력으로 true lumen이 허탈*collapse*되어 true lumen에서 분지되는 혈관의 입구*ostium* 위로 박리피판이 드리워져 폐쇄를 유발하는 동적 폐쇄*dynamic obstruction*의 2가지 기전으로 발생한다(그림 25-4).[60, 61]

(2) 치료

1) 고식적 치료*Conventional therapy*

급성 type A 대동맥박리는 대동맥 파열, 심장눌림증*cardiac tamponade*, 심근경색*myocardial infarction* 등의 합병증으로 인한 sudden death의 위험이 높으므로 응급수술이 필요하다.[62] 개흉술 후 박리된 ATA를 제거하고 graft interposition을 시행한다. 수술 후 사망률은 약 27%이며, 내과적 치료의 경우는 56%로 매우 높다.[63] Stanford type A 박리의 4~20% 정도를 차지하는 역행 type A 박리*retrograde type A dissection*는 도입부 파열이 DTA에 위치하면서 박리가 역방향으로 진행되어 ATA를 침범하는 것으로 그 치료 방법에 이견이 많다. ATA 및 aortic arch를 모두 재건하는 수술의 경우 수술 부위가 커지고 수술 후 이환율 및 사망률이 매우 높으며, ATA만 재건하는 경우 도입부 파열이 계속 남아 있어 재발이나 대동맥파열의 위험이 계속 남게 된다.[64-66]

급성 type B 대동맥박리는 보존적 치료의 대상이며 수술적 치료와 약물치료 등의 보존적 치료의 생존율에 차이는 없다고 보고되고 있다.[67] 그러나 대동맥파열, 박리의 계속적 진행, 동맥류의 발생, 약물치료에도 불구하고 지속되는 고혈압, 난치성 통증*intractable pain*, 분지의 관류장애증후군 등의 합병증이 발생할 경우 수술적 치료의 적응증이 된다. 발병 후 2주 이상 경과한 만성 대동맥박리의 생존율은 90% 이상으로 type A와 type B 모두 약물치료의 적응증이 된다.[55, 62, 68]

2) 혈관내 흉부대동맥 치료

대동맥박리의 혈관내 치료의 원리는 도입부 파열 부위에 stent-graft를 설치하여 false lumen으로의 혈류를 차단하는 것이다. 이는 true lumen의 혈류를 개선하여 혈관허탈을

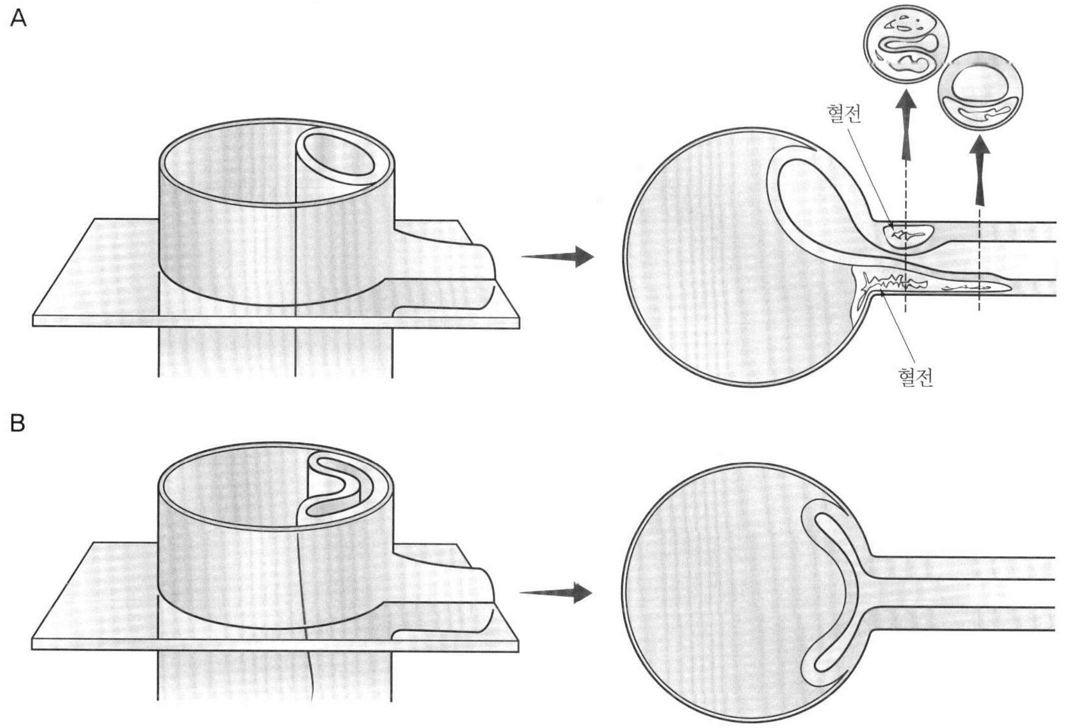

그림 25-4. 대동맥박리의 분지 폐쇄의 기전 A. Static obstruction B. Dynamic Obstruction

방지하고 false lumen의 혈전형성을 유발하며, 허혈이 있는 분지의 혈류를 회복시키고, 동적 폐쇄를 호전시키며, false lumen의 팽창 및 동맥류 형성을 방지한다.[69, 70] 혈전형성의 속도 및 범위는 다양하게 나타나며 false lumen의 크기, 재도입부 파열의 위치 및 크기 등에 영향을 받는다(그림 25-5A, B). 이후 혈전이 흡수되고 false lumen이 수축하는 대동맥의 재형성*remodeling*이 이루어지고 false lumen이 소실되기도 한다(그림 25-5C, D).[71, 72] 현재 대동맥박리에 대한 TEVAR은 도입부 파열이 LSCA 하방에 위치한 경우에 국한하여 적용된다. 지금까지 보고된 결과는 고무적이나 아직 10년 이상의 장기 추적검사 결과는 거의 없어 이에 대한 연구가 필요한 상황이다.[11]

급성 type B 대동맥박리는 동반된 합병증이 없는 경우 보존적 치료의 적응증으로 알려져 왔으나 사망률이 6~20% 정도로 높으며 근본적인 원인이 치료되지 않은 상태이므로 대동맥 파열이나 동맥류 형성의 위험이 상존한다.[73] 합병증이 동반된 경우 합병증이 없는 환자보다 사망률이 2~3배 정도 높고 TEVAR가 개흉수술보다 생존율이 높다는 보고가 있다.[74] 최근까지 보고된 급성 type B 대동맥박리의 stent-graft의 결과를 보면, 도입부 파열의 봉합*sealing*은 성공률이 약 85~100%였고 false lumen의 혈전형성률은 80~100%, 30일 사망률은 0~15%, 하반신마비 등의 주요 부작용 발생률은 0~5%였다.[7, 11, 75, 76]

만성 대동맥박리*chronic aortic dissection*는 구조적·혈역학적으로 급성 대동맥박리와 많이 다르다. 만성 대동맥박리의 박리피판은 섬유화가 진행되어 두꺼워져 있어 도입부 파열 폐쇄 후에도 true lumen의 정상 직경으로의 팽창을 제한할 수 있으며, 박리의 시간이 경과할수록 true lumen과 false lumen 사이의 창*fenestration*의 개수가 증가하여 false lumen의 혈전형성을 방해할 수 있다. Kato 등은 급성 대동맥박리 환자의 70%에서 false lumen이 완전소실된 반면, 만성 대동맥박리 환자의 경우 38.5%에서만 false lumen이 완전소실되었다고 보고하여 이러한 가설을 뒷받침하였다.[77, 78] 그러므로 만성 대동맥박리는 TEVAR 치료 후에도 false lumen의 혈류가 지속되어 동맥류를 형성하거나 분지혈관의 관류장애*malperfusion*를 유발하여 stent-graft나 수술적 치료 같은 2차 치료가 필요한 경우가 많다.[20, 79] 합병증이 발생하지 않은 만성 대동맥박리의 경우 TEVAR와 혈압 조절 등의 약물치료의 효과에 차이가 없는 것으로 보고되고 있다.[80]

대동맥박리에서 대동맥 분지의 협착 및 폐쇄에 의한 관류장애증후군일 때에는 인터벤션 치료로써 혈류를 개선할

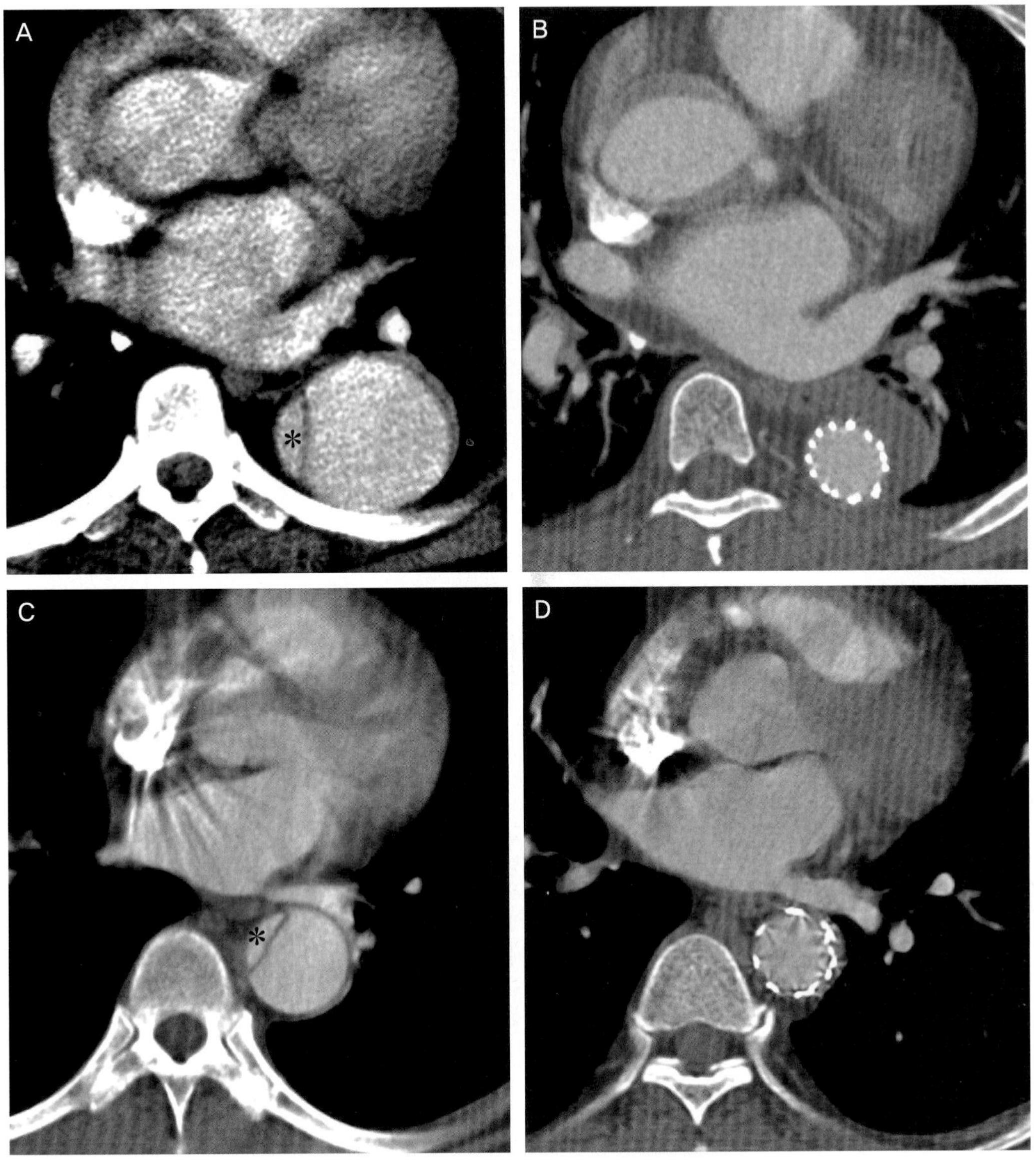

그림 25-5. False lumen thrombosis and resolution A, B. 만성 대동맥박리 환자에서 stent-graft 치료 전(A), 치료 30개월 후 시행한 CT 영상(B). True lumen(꽃표)의 확장 및 false lumen의 thrombosis와 크기의 감소가 보인다. C, D. 급성 대동맥박리 환자에서 stent-graft 치료 전(C), 치료 2개월 후 시행한 CT 영상(D). True lumen(꽃표)이 확장되고 false lumen이 완전 소실되었다.

수 있다. 동적 폐쇄*dynamic occlusion*의 경우 TEVAR를 시행하여 false lumen의 혈압을 감소시키고 true lumen을 팽창시킴으로써 호전될 수 있다. 이 외에도 내막피판을 바늘로 천자해 구멍을 만들고 풍선으로 넓혀 true lumen과 false lumen 간의 혈류를 개통시켜 압력차를 줄이는 경피풍선천공술*percutaneous balloon fenestration*로 치료할 수 있다. 정적 폐쇄*static occlusion*는 막히거나 좁아진 분지의 true lumen에 uncovered stent를 설치하여 치료할 수 있다.[81]

3. 벽내혈종과 관통성 죽상경화궤양*intramural hematoma*(IMH) *and penetrating atherosclerotic ulcer*(PAU)

(1) 정의 및 임상양상

영상진단의 발달과 함께 최근에 알려진 대동맥 질환으로 IMH와 PAU가 있다. 이 두 질환은 급성 증상과 연관되어 급성대동맥증후군*acute aortic syndrome*으로 분리되기도 하며, 5~17% 정도의 대동맥박리는 실제로 이 두 질환 중 하나로 추정된다.[82-84] IMH는 대동맥박리의 전구질환*precursor*으로 생각되며, 내막의 파열 없이 vasa vasorum의 출혈로 인해 대동맥벽 내에 혈종이 발생하는 질환이다(그림

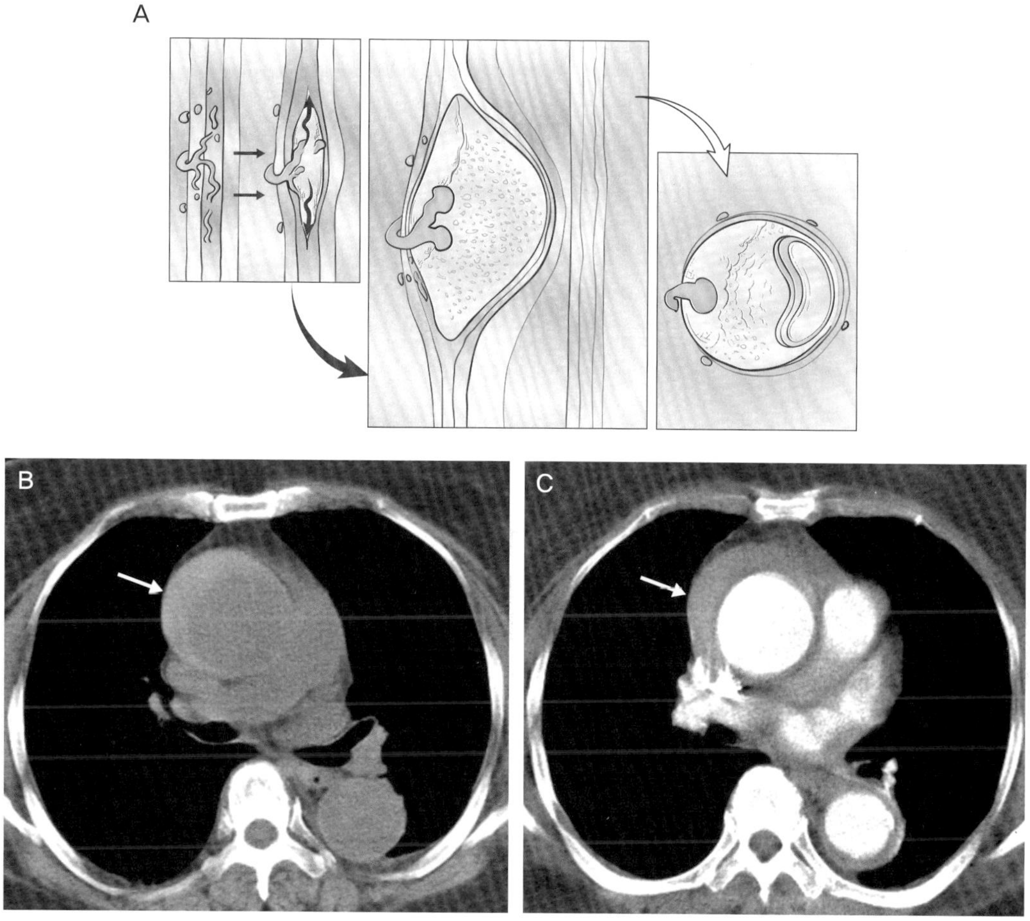

그림 25-6. Intramural hematoma(IMH)의 모식도(A) 및 CT 영상(B, C). A. IMH는 내막파열 없이 vasa vasorum으로부터 발생한 대동맥벽의 중막층의 출혈에 의한 질환이다. B. 조영 전 CT 영상에서 초승달 모양의 고음영의 혈전이 대동맥강 주위에서 보인다(화살표). C. 조영증강 CT 영상에서도 초승달 모양의 혈전이 대동맥강 주위에서 보이며 조영증강은 없다(화살표).

25-6). PAU는 죽상경화판*atherosclerotic plaque*의 파열로 발생한 궤양이 대동맥벽의 내막, 중막과 외막*adventitia*의 일부를 침범하는 질환이다(그림 25-7). IMH와 PAU는 대동맥박리에 비해 발생연령이 높고 DTA에 IMH의 43%, PAU의 90%가 발생하여 빈도가 높다.[85] 두 질환 모두 대동맥박리, 대동맥파열, 대동맥류 등으로 발전할 수 있으니 IMH는 대동맥박리를, PAU는 대동맥류를 더 빈번히 형성한다.[83, 86]

(2) 치료

1) 고식적 치료*Conventional therapy*

IMH는 대동맥박리와 같은 원칙으로 치료한다.[87] IMH에 관한 여러 보고에 따르면, type A IMH의 수술적 치료 시 사망률은 24%이나 보존적 치료 시는 47%로 높고, type B의 경우 수술적 치료 시 사망률이 15%, 보존적 치료 시는 13%로 차이가 없다.[88] PAU의 경우 아직 치료원칙이 확립되지 못한 상태이나, 증상이나 합병증이 동반된 경우에는 치료를 권장한다.[89]

2) 혈관내 흉부대동맥 치료*TEVAR*

PAU는 대부분 대동맥의 한 분절에 국한되어 있고 DTA에 호발하므로 이에 대한 stent-graft 치료가 비교적 용이하여 활발히 시행되고 있다. 여러 보고에 의하면 PAU의 stent-graft 성공률은 90% 이상, 사망률은 5%, 주요 합병증 발생률은 0~6% 정도로 결과가 좋은 편이다.[39, 90, 91]

4. 외상성 흉부대동맥 손상*Traumatic aortic injury*

(1) 정의 및 임상양상

흉부대동맥의 둔상*blunt trauma*은 대동맥의 횡열상*transverse tear*을 만드는데 그 깊이는 내막의 부분 열상부터 동맥벽의 완전파열까지 다양하게 나타난다. 완전파열의 경우 사망률은 90% 이상으로 매우 높다.[92] 주 손상기전은 충돌로 인한 갑작스러운 감속으로 인한 흉부대동맥의 고정된 부

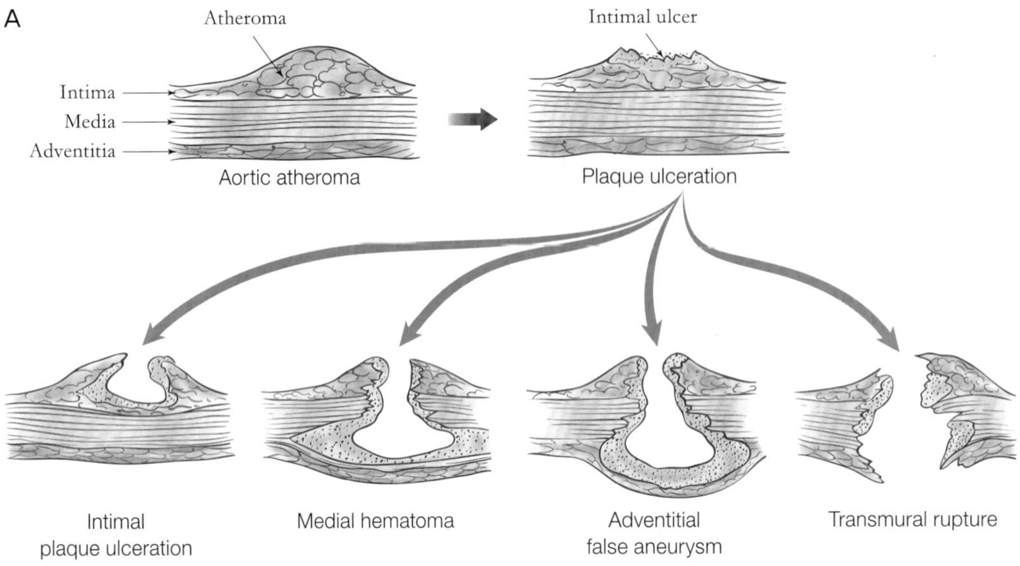

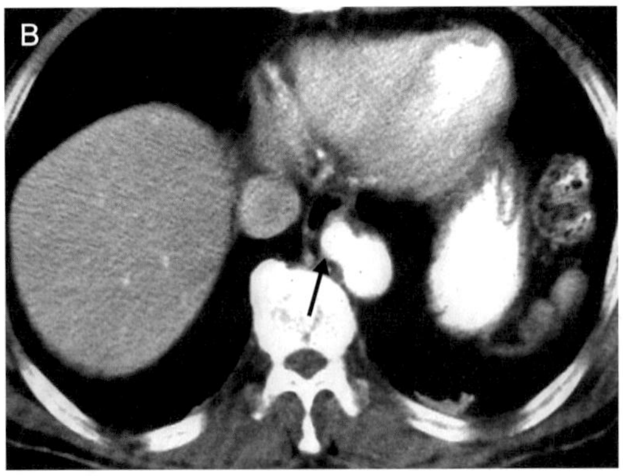

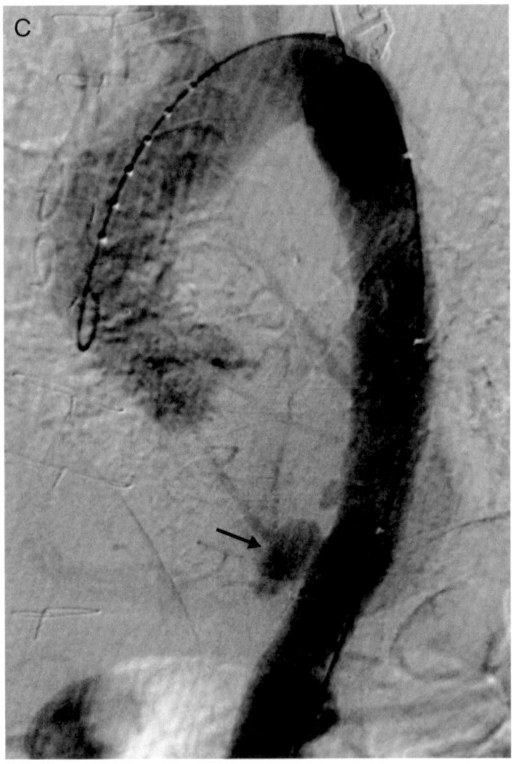

그림 25-7. Penetrating atherosclerotic ulcer(PAU)의 모식도(A) 및 CT(B), 혈관조영상(C) A. PAU는 혈관벽의 죽상경화판의 파열로 발생한 궤양을 통하여 대동맥벽의 내막, 중막, 외막의 일부로 출혈이 파급되는 질환이다. B. 조영증강 CT 영상에서 대동맥벽의 국소적 파열과 함께 바깥쪽으로 돌출된 궤양으로 조영제의 충만이 보인다(화살표). C. 대동맥조영상에서 원위부 하행대동맥강으로부터 돌출한 조영제의 충만이 보인다(화살표).

분과 자유로이 움직일 수 있는 부분 간의 전단력*shear force*이다.[93] 흉부대동맥이 고정된 부분은 동맥관인대, 폐동맥과 상대정맥*superior vena cava*의 우심방 부착부, 횡격막의 세 군데이다. 그중 동맥관인대의 부착부인 대동맥협부*aortic isthmus*가 흉부대동맥 손상 부위의 50~70%를 차지한다.[93] 1~2%의 환자가 외상 당시에 진단되지 않고 시간이 경과한 후에 만성 외상성가성동맥류의 형태로 진단되는데, 흔히 보는 퇴행성 동맥류와 달리 좌측 SCA 직하방의 대동맥협부에 국한되고, 주머니 모양의 동맥류가 형성되며 석회화를 동반하기도 한다.[94] 이러한 경우에는 팽창 및 파열의 위험이 있으며, 치료를 받지 않은 환자의 약 33%에서 대동맥 파열이 발생하거나 다른 합병증으로 환자가 사망한다는 보고가 있다.[95]

(2) 치료

증상이 있거나 크기가 커지는 외상성 대동맥류*traumatic*

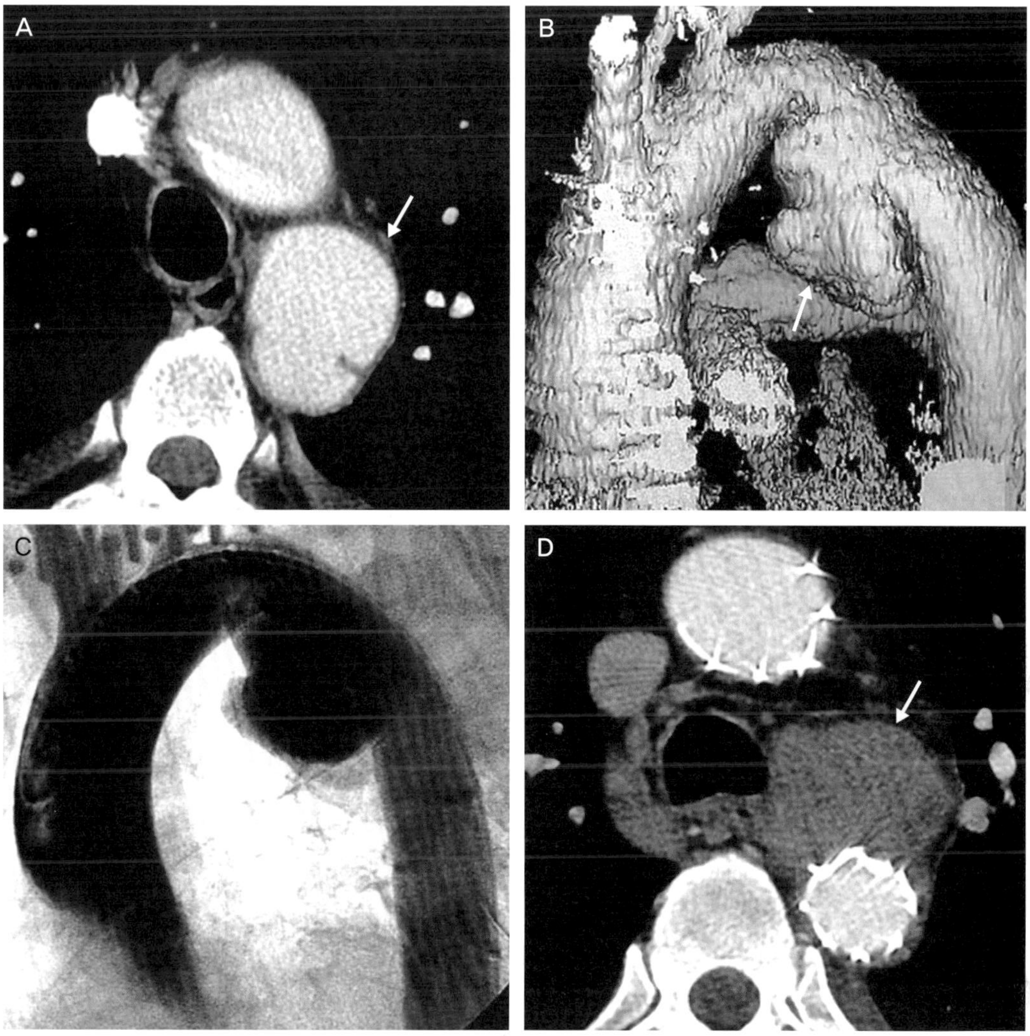

그림 25-8. 외상성 대동맥류 A, B. 횡단면 조영증강 CT 영상(A)과 3차원 재구성 CT 영상(B)에서 대동맥궁 원위부에 대동맥벽의 파열과 동맥류(화살표)가 있다. C. 혈관조영상에서 동맥관인대의 부착 부위 주위로 동맥류가 보인다. D. 대동맥파열 부위에 30×100mm의 stent-graft를 설치한 지 1주일 후 시행한 CT 영상. 동맥류의 혈전형성이 보이며(화살표), 대동맥강의 혈류는 정상으로 유지되고 있다.

*aortic aneurysm*의 고식적 치료에서도 개흉술 후 graft interposition을 시행하나, 대부분의 환자에서 다른 장기의 복합손상으로 인해 수술하기가 어려우며 수술 후 사망률이 4~17%, 하반신 마비 발생률이 5%에 이른다.[95, 96] Stent-graft는 수술적 치료보다 비교적 덜 침습적이므로 다른 장기의 복합손상이 심한 환자에서도 시술이 가능한 경우가 많으므로 응급치료가 필요한 외상성 대동맥류의 치료에 유용하다(그림 25-8).[6, 97] 몇몇 연구가 90% 이상의 높은 성공률 및 0~5%의 낮은 합병증 발생률을 보고한 바 있으나 아직 그 결과에 대한 보고가 많지 않으므로 이에 대한 유용성을 검증할 필요가 있다.[98]

참고문헌

1. Greenberg R, Khwaja J, Haulon S, et al. Aortic Dissections: New Perspectives and Treatment Paradigms. Eur J Vasc Endovasc Surg 2003;26:579-586.
2. Moon MR, Dake MD, Pelc LR, et al. Intravascular stenting of acute experimental type B dissections. J Surg Res 1993;54:381-388.
3. Lawrence DD, Jr., Charnsangavej C, Wright KC, et al. Percutaneous endovascular graft: experimental evaluation. Radiology 1987;163:357-360.
4. Parodi JC, Palmaz, J.C., Barone, H.D. Transfemoral intraluminal graft implantation for abdominal aortic aneurysms. Ann Vasc Surg 1991;5:491-499.
5. Won JY, Lee DY, Shim WH, et al. Elective endovascular treatment of descending thoracic aortic aneurysms and chronic dissections with stent-grafts. J Vasc Interv Radiol 2001;12:575-582.
6. Czermak BV, Waldenberger P, Perkmann R, et al. Placement of endovascular stent-grafts for emergency treatment of acute disease of the descending thoracic aorta. AJR Am J Roentgenol 2002;179:337-345.
7. Dake MD, Wang DS. Will stent-graft repair emerge as treatment of choice for acute type B dissection? Semin Vasc Surg 2006;19:40-47.
8. Lee JT, White RA. Current status of thoracic aortic endograft repair. Surg Clin North Am 2004;84:1295-1318.
9. Cheng D, Martin J, Shennib H, et al. Endovascular aortic repair versus open surgical repair for descending thoracic aortic disease a systematic review and meta-analysis of comparative studies. J Am Coll Cardiol 2010;55:986-1001.
10. Turina MI, Shennib H, Dunning J, et al. EACTS/ESCVS best practice guidelines for reporting treatment results in the thoracic aorta. Eur J Cardiothorac Surg 2009;35:927-930.
11. Eggebrecht H, Nienaber CA, Neuhauser M, et al. Endovascular stent-graft placement in aortic dissection: a meta-analysis. Eur Heart J 2006;27:489-498.
12. Sun Z, Gallagher E. Multislice CT virtual intravascular endoscopy for abdominal aortic aneurysm stent grafts. J Vasc Interv Radiol 2004;15:961-970.
13. Maspes F, Gandini R, Pocek M, et al. [Breath-hold gadolinium enhanced tree-dimensional MR angiography: personal experience in the thoracic-abdominal area]. Radiol Med (Torino) 1999;98:275-282.
14. Jacobs TS, Won J, Gravereaux EC, et al. Mechanical failure of prosthetic human implants: a 10-year experience with aortic stent graft devices. J Vasc Surg 2003;37:16-26.
15. Criado FJ, Clark NS, Barnatan MF. Stent graft repair in the aortic arch and descending thoracic aorta: A 4-year experience. J Vasc Surg 2002;36:1121-1128.
16. Dorros G, Cohn JM. Adenosine-Induced Transient Cardiac Asystole Enhances Precise Deployment of Stent-Grafts in the Thoracic or Abdominal Aorta. J Endovasc Surg 1996;3:270-272.
17. Moulakakis KG, Alepaki M, Sfyroeras GS, et al. The impact of endograft type on inflammatory response after endovascular treatment of abdominal aortic aneurysm. J Vasc Surg 2013;57:668-677.
18. Fillinger MF. Postoperative imaging after endovascular AAA repair. Semin Vasc Surg 1999;12:327-338.
19. Buth J, Harris PL, van Marrewijk C, et al. The significance and management of different types of endoleaks. Semin Vasc Surg 2003;16:95-102.
20. Won JY, Suh SH, Ko HK, et al. Problems encountered during and after stent-graft treatment of aortic dissection. J Vasc Interv Radiol 2006;17:271-281.
21. Johnston KW, Rutherford RB, Tilson MD, et al. Suggested standards for reporting on arterial aneurysms. Subcommittee on Reporting Standards for Arterial Aneurysms, Ad Hoc Committee on Reporting Standards, Society for Vascular Surgery and North American Chapter, International Society for Cardiovascular Surgery. J Vasc Surg 1991;13:452-458.
22. Bickerstaff LK, Pairolero PC, Hollier LH, et al. Thoracic aortic aneurysms: a population-based study. Surgery 1982;92:1103-1108.
23. Bickerstaff LK, Hollier LH, Van Peenen HJ, et al. Abdominal aortic aneurysms: the changing natural history. J Vasc Surg 1984;1:6-12.
24. Melton LJ, 3rd, Bickerstaff LK, Hollier LH, et al. Changing incidence of abdominal aortic aneurysms: a population-based study. Am J Epidemiol 1984;120:379-386.
25. Ince H, Rehders TC, Petzsch M, et al. Stent-grafts in patients with marfan syndrome. J Endovasc Ther 2005;12:82-88.
26. Fleck TM, Hutschala D, Tschernich H, et al. Stent graft placement of the thoracoabdominal aorta in a patient with Marfan syndrome. J Thorac Cardiovasc Surg 2003;125:1541-1543.
27. Kwon Koo B, Shim WH, Yoon YS, et al. Endovascular therapy combined with immunosuppressive treatment for pseudoaneurysms in patients with Behcet's disease. J Endovasc Ther 2003;10:75-80.
28. Kieffer E, Chiche L, Bertal A, et al. Descending thoracic and thoracoabdominal aortic aneurysm in patients with Takayasu's disease. Ann Vasc Surg 2004;18:505-513.
29. Miyata T, Ohara N, Shigematsu H, et al. Endovascular stent graft repair of aortopulmonary fistula. J Vasc Surg 1999;29:557-560.
30. Crawford ES, DeNatale RW. Thoracoabdominal aortic aneurysm: observations regarding the natural course of the disease. J Vasc Surg 1986;3:578-582.
31. Elefteriades JA. Natural history of thoracic aortic aneurysms: indications for surgery, and surgical versus nonsurgical risks. Ann Thorac Surg 2002;74:S1877-1880; discussion S1892-1878.
32. Davies RR, Gallo A, Coady MA, et al. Novel measurement of relative aortic size predicts rupture of thoracic aortic aneurysms. Ann Thorac Surg 2006;81:169-177.
33. Dapunt OE, Galla JD, Sadeghi AM, et al. The natural his-

tory of thoracic aortic aneurysms. J Thorac Cardiovasc Surg 1994;107:1323-1332; discussion 1332-1323.
34. Perko MJ, Norgaard M, Herzog TM, et al. Unoperated aortic aneurysm: a survey of 170 patients. Ann Thorac Surg 1995;59:1204-1209.
35. Makaroun MS, Dillavou ED, Wheatley GH, et al. Five-year results of endovascular treatment with the Gore TAG device compared with open repair of thoracic aortic aneurysms. J Vasc Surg 2008;47:912-918.
36. Fattori R, Napoli G, Lovato L, et al. Descending Thoracic Aortic Diseases: Stent-Graft Repair. Radiology 2003;229:176-183.
37. Matravers P, Morgan R, Belli A. The use of stent grafts for the treatment of aneurysms and dissections of the thoracic aorta: a single centre experience. Eur J Vasc Endovasc Surg 2003;26:587-595.
38. Najibi S, Terramani TT, Weiss VJ, et al. Endoluminal versus open treatment of descending thoracic aortic aneurysms. J Vasc Surg 2002;36:732-737.
39. Demers P, Miller DC, Mitchell RS, et al. Stent-graft repair of penetrating atherosclerotic ulcers in the descending thoracic aorta: mid-term results. Ann Thorac Surg 2004;77:81-86.
40. Lepore V, Lönn L, Delle M, et al. Treatment of descending thoracic aneurysms by endovascular stent grafting. J Card Surg 2003;18:436-443.
41. Bergeron P, De Chaumaray T, Gay J, et al. Endovascular treatment of thoracic aortic aneurysms. J Cardiovasc Surg (Torino) 2003;44:349-361.
42. Buth J, Harris PL, Hobo R, et al. Neurologic complications associated with endovascular repair of thoracic aortic pathology: Incidence and risk factors. a study from the European Collaborators on Stent/Graft Techniques for Aortic Aneurysm Repair (EUROSTAR) registry. J Vasc Surg 2007;46:1103-1110; discussion 1110-1101.
43. Lange C, Odegard A, Lundbom J, et al. Type III endoleak from a thoracic aortic stent-graft. J Endovasc Ther 2002;9:535-538.
44. Buth J, Harris PL, Van Marrewijk C, et al. Endoleaks during follow-up after endovascular repair of abdominal aortic aneurysm. Are they all dangerous? J Cardiovasc Surg (Torino) 2003;44:559-566.
45. Baum RA, Stavropoulos SW, Fairman RM, et al. Endoleaks after endovascular repair of abdominal aortic aneurysms. J Vasc Interv Radiol 2003;14:1111-1117.
46. Grabenwoger M, Fleck T, Czerny M, et al. Endovascular stent graft placement in patients with acute thoracic aortic syndromes. Eur J Cardiothorac Surg 2003;23:788-793.
47. Buth J, Penn O, Tielbeek A, et al. Combined approach to stent-graft treatment of an aortic arch aneurysm. J Endovasc Surg 1998;5:329-332.
48. Lotfi S, Clough RE, Ali T, et al. Hybrid repair of complex thoracic aortic arch pathology: long-term outcomes of extra-anatomic bypass grafting of the supra-aortic trunk. Cardiovasc Intervent Radiol 2013;36:46-55.
49. Lee DY, Williams DM, Abrams GD. The dissected aorta: part Ⅱ. Differentiation of the true from the false lumen with intravascular US. Radiology 1997;203:32-36.
50. Razavi MK, Nishimura E, Slonim S, et al. Percutaneous creation of acute type-B aortic dissection: an experimental model for endoluminal therapy. J Vasc Interv Radiol 1998;9:626-632.
51. DeBakey ME, Beall AC, Jr., Cooley DA, et al. Dissecting aneurysms of the aorta. Surg Clin North Am 1966;46:1045-1055.
52. Daily PO, Trueblood HW, Stinson EB, et al. Management of acute aortic dissections. Ann Thorac Surg 1970;10:237-247.
53. Sorensen HR, Olsen H. Ruptured And Dissecting Aneurysms Of The Aorta. Incidence And Prospects Of Surgery. Acta Chir Scand 1964;128:644-650.
54. Coady MA, Rizzo JA, Goldstein LJ, et al. Natural history, pathogenesis, and etiology of thoracic aortic aneurysms and dissections. Cardiol Clin 1999;17:615-635.
55. Gallo A, Davies RR, Coe MP, et al. Indications, timing, and prognosis of operative repair of aortic dissections. Sem Thorac Cardiovasc Surg 2005;17:224-235.
56. DeBakey ME, McCollum CH, Crawford ES, et al. Dissection and dissecting aneurysms of the aorta: twenty-year follow-up of five hundred twenty-seven patients treated surgically. Surgery 1982;92:1118-1134.
57. Larson EW, Edwards WD. Risk factors for aortic dissection: a necropsy study of 161 cases. Am J Cardiol 1984;53:849-855.
58. Roberts WC, Honig HS. The spectrum of cardiovascular disease in the Marfan syndrome: a clinico-morphologic study of 18 necropsy patients and comparison to 151 previously reported necropsy patients. Am Heart J 1982;104:115-135.
59. Ince H, Petzsch M, Rehders T, et al. Percutaneous endovascular repair of aneurysm after previous coarctation surgery. Circulation 2003;108:2967-2970.
60. Williams DM, Lee DY, Hamilton BH, et al. The dissected aorta: part Ⅲ. Anatomy and radiologic diagnosis of branch-vessel compromise. Radiology 1997;203:37-44.
61. Chung JW, Elkins C, Sakai T, et al. True-lumen collapse in aortic dissection: part I. Evaluation of causative factors in phantoms with pulsatile flow. Radiology 2000;214:87-98.
62. Masuda Y, Yamada Z, Morooka N, et al. Prognosis of patients with medically treated aortic dissections. Circulation 1991;84:III7-13.
63. Mehta RH, O'GaraO'Gara PT, Bossone E, et al. Acute type A aortic dissection in the elderly: clinical characteristics, management, and outcomes in the current era. J Am Coll Cardiol 2002;40:685-692.
64. Kusagawa H, Shimono T, Ishida M, et al. Changes in false lumen after transluminal stent-graft placement in aortic dissections: six years' experience. Circulation 2005;111:2951-2957.
65. Pasic M, Bergs P, Knollmann F, et al. Delayed retrograde aortic dissection after endovascular stenting of the descending thoracic aorta. J Vasc Surg 2002;36:184-186.

66. Lansman SL, McCullough JN, Nguyen KH, et al. Subtypes of acute aortic dissection. Ann Thorac Surg 1999;67:1975–1978; discussion 1979–1980.
67. Glower DD, Fann JI, Speier RH, et al. Comparison of medical and surgical therapy for uncomplicated descending aortic dissection. Circulation 1990;82:IV39–46.
68. Vedantham S, Picus D, Sanchez LA, et al. Percutaneous mana-gement of ischemic complications in patients with type–B aortic dissection. J Vasc Interv Radiol 2003;14:181–194.
69. Dake MD, Kato N, Mitchell RS, et al. Endovascular stent–graft placement for the treatment of acute aortic dissection. N Engl J Med 1999;340:1546–1552.
70. Chung JW, Elkins C, Sakai T, et al. True–lumen collapse in aortic dissection: part II. Evaluation of treatment methods in phantoms with pulsatile flow. Radiology 2000;214:99–106.
71. Bernard Y, Zimmermann H, Chocron S, et al. False lumen patency as a predictor of late outcome in aortic dissection. Am J Cardiol 2001;87:1378–1382.
72. Lee KH, Won JY, Lee do Y, et al. Elective stent–graft treatment of aortic dissections. J Endovasc Ther 2004;11:667–675.
73. Hagan PG, Nienaber CA, Isselbacher EM, et al. The International Registry of Acute Aortic Dissection (IRAD): new insights into an old disease. JAMA 2000;283:897–903.
74. Trimarchi S, Tolenaar JL, Tsai TT, et al. Influence of clinical presentation on the outcome of acute B aortic dissection: evidences from IRAD. J Cardiovasc Surg (Torino) 2012;53:161–168.
75. Lin J, Marrocco C, Galovich J, et al. Experience with early TEVAR treatment of uncomplicated type B aortic dissection. J Cardiovasc Surg (Torino) 2013;54:161–172.
76. Dagenais F, Normand JP, Turcotte R, et al. Changing trends in management of thoracic aortic disease: where do we stand with thoracic endovascular stent grafts? Can J Cardiol 2005;21:173–178.
77. Kato N, Hirano T, Shimono T, et al. Treatment of chronic aortic dissection by transluminal endovascular stent–graft placement: preliminary results. J Vasc Interv Radiol 2001;12:835–840.
78. Shimono T, Kato N, Yasuda F, et al. Transluminal stent–graft placements for the treatments of acute onset and chronic aortic dissections. Circulation 2002;106:I241–247.
79. Kang WC, Greenberg RK, Mastracci TM, et al. Endovascular repair of complicated chronic distal aortic dissections: intermediate outcomes and complications. J Thorac Cardiovasc Surg 2011;142:1074–1083.
80. Nienaber CA, Kische S, Akin I, et al. Strategies for subacute /chronic type B aortic dissection: the Investigation Of Stent Grafts in Patients with type B Aortic Dissection (INSTEAD) trial 1–year outcome. J Thorac Cardiovasc Surg 2010;140:S101–108; discussion S142–S146.
81. Williams DM, Lee DY, Hamilton BH, et al. The dissected aorta: percutaneous treatment of ischemic complications––principles and results. J Vasc Interv Radiol 1997;8:605–625.
82. Dake MD. Aortic intramural haematoma: current therapeutic strategy. Heart 2004;90:375–378.
83. Nienaber CA, Richartz BM, Rehders T, et al. Aortic intramural haematoma: natural history and predictive factors for complications. Heart 2004;90:372–374.
84. Song JK, Kim HS, Song JM, et al. Outcomes of medically treated patients with aortic intramural hematoma. Am J Med 2002;113:181–187.
85. Nienaber CA, von Kodolitsch Y, Petersen B, et al. Intramural hemorrhage of the thoracic aorta. Diagnostic and therapeutic implications. Circulation 1995;92:1465–1472.
86. Ganaha F, Miller DC, Sugimoto K, et al. Prognosis of aortic intramural hematoma with and without penetrating atherosclerotic ulcer: a clinical and radiological analysis. Circulation 2002;106:342–348.
87. Blanchard DG, Sawhney NS. Aortic intramural hematoma: current diagnostic and therapeutic recommendations. Curr Treat Options Cardiovasc Med 2004;6:99–104.
88. Sawhney NS, DeMaria AN, Blanchard DG. Aortic intramural hematoma: an increasingly recognized and potentially fatal entity. Chest 2001;120:1340–1346.
89. Eggebrecht H, Baumgart D, Schmermund A, et al. Penetrating atherosclerotic ulcer of the aorta: treatment by endovascular stent–graft placement. Curr Opin Cardiol 2003;18:431–435.
90. Kos X, Bouchard L, Otal P, et al. Stent–graft treatment of penetrating thoracic aortic ulcers. J Endovasc Ther 2002;9 Suppl 2:II25–31.
91. Eggebrecht, Herold, Schmermund, et al. Endovascular stent–graft treatment of penetrating aortic ulcer. Am Heart J 2006; 151:530–536.
92. Richeux L, Dambrin C, Marcheix B, et al. [Towards a new management of acute traumatic aortic ruptures]. J Radiol 2004;85:101–106.
93. Richens D, Field M, Neale M, et al. The mechanism of injury in blunt traumatic rupture of the aorta. Eur J Cardiothorac Surg 2002;21:288–293.
94. Demers P, Miller C, Scott Mitchell R, et al. Chronic traumatic aneurysms of the descending thoracic aorta: mid–term results of endovascular repair using first and second–generation stent–grafts. Eur J Cardiothorac Surg 2004;25:394–400.
95. Finkelmeier BA, Mentzer RM, Jr., Kaiser DL, et al. Chronic traumatic thoracic aneurysm. Influence of operative treatment on natural history: an analysis of reported cases, 1950–1980. J Thorac Cardiovasc Surg 1982;84:257–266.
96. Ott MC, Stewart TC, Lawlor DK, et al. Management of blunt thoracic aortic injuries: endovascular stents versus open repair. J Trauma 2004;56:565–570.
97. Fattori R, Napoli G, Lovato L, et al. Indications for, timing of, and results of catheter–based treatment of traumatic injury to the aorta. AJR Am J Roentgenol 2002;179:603–609.
98. Lachat M, Pfammatter T, Witzke H, et al. Acute traumatic aortic rupture: early stent–graft repair. Eur J Cardiothorac Surg 2002;21:959–963.

Chapter 26

기관지동맥색전술

김현범

주로 만성 폐질환에 동반되는 객혈*hemoptysis*은 비교적 흔한 합병증으로 대부분 그 양이 적고 보통 24시간 이내에 자연적으로 지혈된다. 그러나 대량 객혈*massive hemoptysis* 혹은 내과적으로 조절할 수 없는 객혈은 질식 혹은 드물지만 과다출혈을 일으켜 치명적일 수 있다.[1–3]

객혈의 원인은 다양한 폐질환이며, 특히 만성염증성 폐질환이 중요한 원인이다. 객혈의 가장 흔한 원인은 결핵*tuberculosis*이며, 이 외에 기관지확장증*bronchiectasis*, 아스페르길루스종*aspergilloma*, 폐암*lung cancer*, 폐렴*pneumonia*, 기관지결석*broncholith*, 폐농양*lung abscess*, 낭성섬유증*cystic fibrosis*, 진폐증*pneumoconiosis*, 사르코이드증*sarcoidosis*, 폐동정맥기형*pulmonary arteriovenous malformation* 등이 있다.[1–3] 최근의 국내 문헌 보고에서도 기관지동맥색전술*bronchial arterial embolization; BAE* 대상 환자 중 결핵이 전체의 50~70%를 차지하고 비결핵성 기관지확장증이 약 12~23%를 차지하여 두 질환이 객혈의 주요 원인 질환임을 알 수 있다.[4–7]

결핵 환자의 약 1/3은 질병의 경과 중에 어느 정도 객혈을 하지만, 임상적으로 의미 있는 객혈의 빈도는 약 8%, 치명적인 대량 객혈의 빈도는 1~5%로 알려져 있다. 객혈은 활동성 결핵보다 기관지확장증을 동반한 비활동성 결핵에서 더 흔하다고 한다. 결핵이 침범한 폐 부위에서는 섬유화*fibrosis*와 동맥내막염*endarteritis*, 혈전증*thrombosis* 등으로 인해 폐 혈류가 감소하여 모세혈관주위 기관지폐문합*pericapillary bronchopulmonary anastomosis*이 개방되어 기관지 혈류가 증가한다. 이로 인하여 증가된 혈압 때문에 작은 혈관이 파열되거나 염증 부위를 통하여 미만성 삼출*oozing*이 생겨 객혈이 발생한다. 그러므로 기관지동맥은 객혈의 주된 원천이다.[3]

치명적일 수 있고 적극적인 치료가 필요한 대량 객혈은 문헌에 따라 다양하게 정의되나, 일반적으로 24시간 동안 300~600mL 이상의 객혈을 말한다. 대량 객혈은 질식, 그리고 드물지만 과다출혈 때문에 보존적 치료만을 시행할 경우 사망률이 약 50~85%에 이르며, 기관지동맥색전술의 전통적이고 주된 적응증이다. 1973년 Remy 등이 처음으로 대량 객혈 환자를 대상으로 기관지동맥색전술을 시행해 성공적인 결과를 보고한 이후 기관지동맥색전술은 수술이 불가능한 환자의 대량의 혹은 재발성 객혈의 유용한 치료법으로 인정되고 있다.[8] 최근에는 1주 내에 하루 100mL 이상의 객혈을 3회 이상 하는 중등도의 객혈 혹은 경도지만 만성적

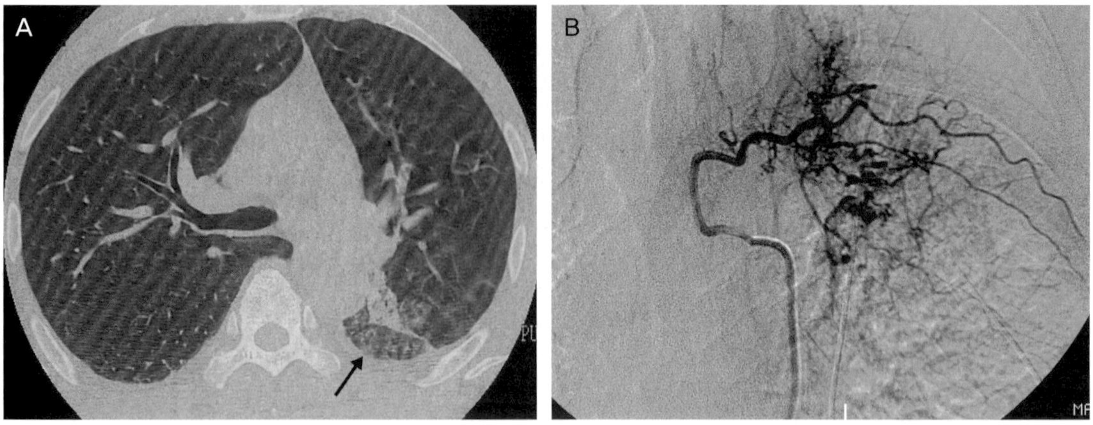

그림 26-1. 흉막비후 부위를 공급하는 비기관지 측부순환동맥*nonbronchial systemic collateral arteries* A. 객혈 환자의 HRCT상 좌하엽에 증가된 음영과 흉막비후(화살표)가 보인다. B. 혈관조영상에서 굵어진 늑간동맥*intercostal artery*이 과혈관성 병변에 혈류를 공급하고 있다.

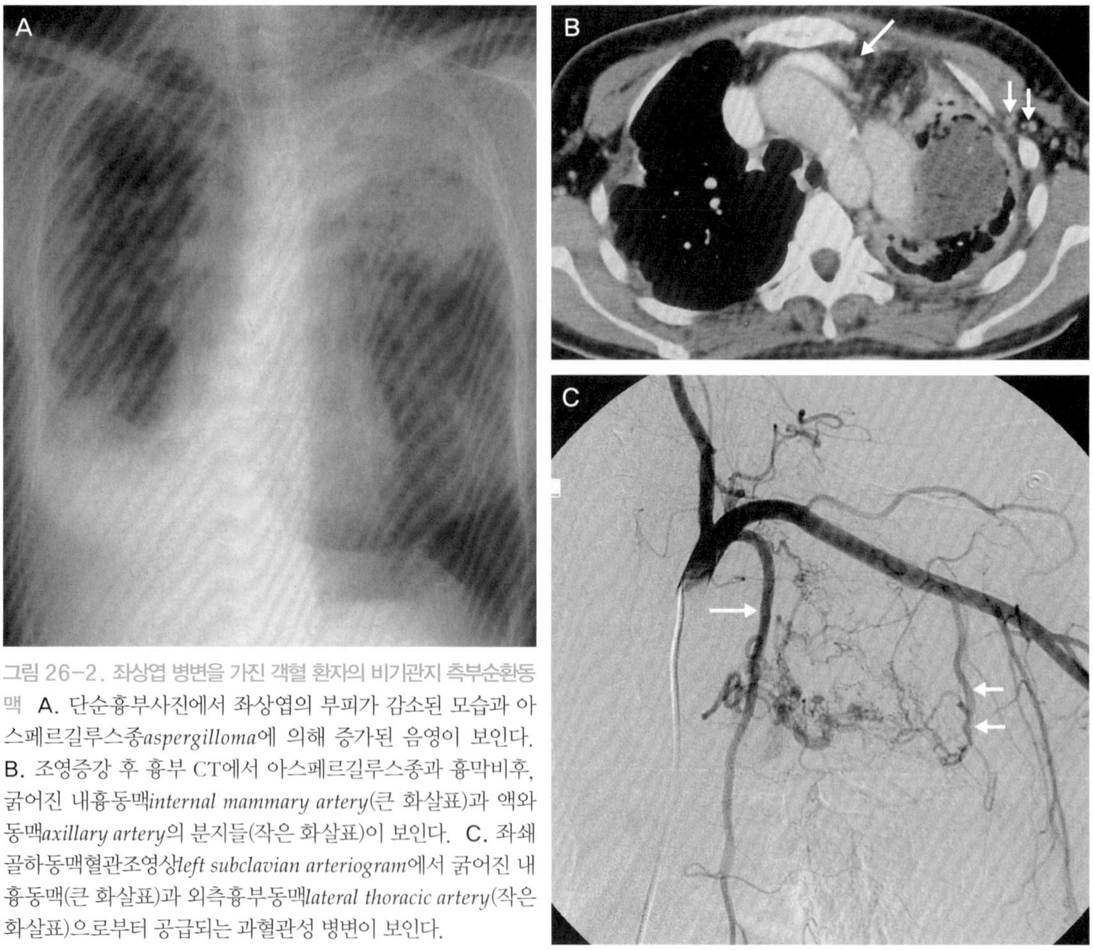

그림 26-2. 좌상엽 병변을 가진 객혈 환자의 비기관지 측부순환동맥 A. 단순흉부사진에서 좌상엽의 부피가 감소된 모습과 아스페르길루스종*aspergilloma*에 의해 증가된 음영이 보인다. B. 조영증강 후 흉부 CT에서 아스페르길루스종과 흉막비후, 굵어진 내흉동맥*internal mammary artery*(큰 화살표)과 액와동맥*axillary artery*의 분지들(작은 화살표)이 보인다. C. 좌쇄골하동맥혈관조영상*left subclavian arteriogram*에서 굵어진 내흉동맥(큰 화살표)과 외측흉부동맥*lateral thoracic artery*(작은 화살표)으로부터 공급되는 과혈관성 병변이 보인다.

이고 점차 심해지는 객혈도 적응증에 포함하는 경향이다.[1, 2, 9]

충분한 폐기능이 유지되고 출혈이 국소적인 경우 외과적 치료가 표준적인 치료방법이지만, 잔존 폐기능이 제한적인 환자에서는 외과적 치료가 불가능하며 응급으로 수술하면 치사율과 유병률이 높아진다. 수술 전에 기관지동맥색전술을 시행하면 수술과 관련된 치사율을 낮출 수 있다고 한다.[2, 10]

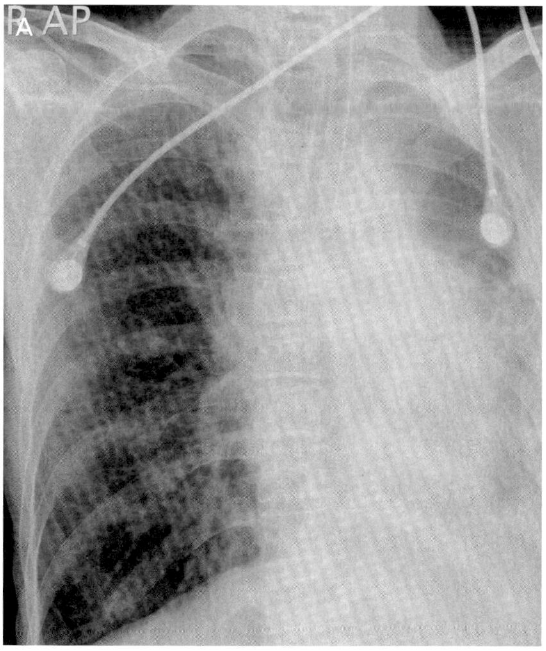

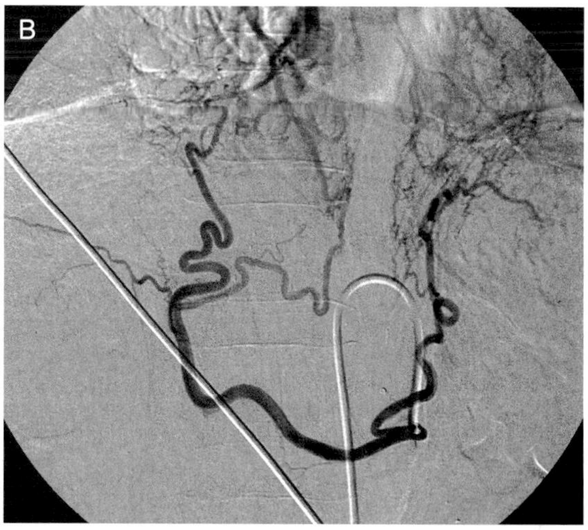

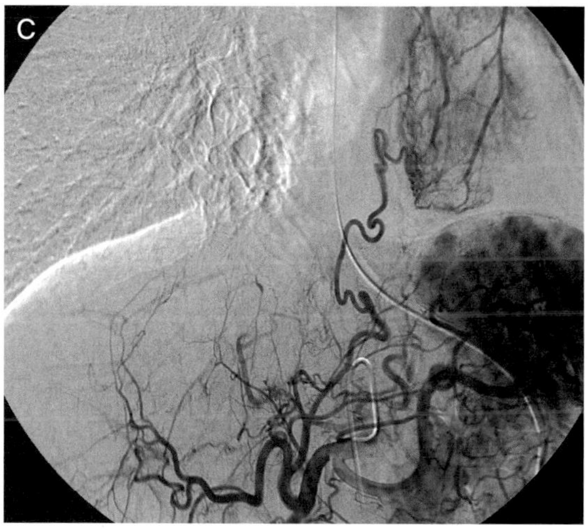

그림 26-3. 폐하부에 혈류를 공급하는 비기관지 측부순환동맥 A. 단순흉부사진에서 좌폐가 전체적으로 부피가 감소되어 있고 낭성 병변이 보이며 흉막비후가 심하다. B. 대동맥에서 공통분지로 기시하는 좌우의 하횡격막동맥*inferior phrenic artery*이 굵어져 과혈관성 병변에 혈류를 공급한다. C. 좌간동맥으로부터 기시하는 종격동분지가 굵어지고 사행성 주행을 하여 양 하폐의 과혈관성 병변에 혈류를 공급한다.

I 객혈의 원인혈관

기관지동맥*bronchial artery*은 폐의 일차 영양혈관이며 기관지를 따라 진행하여 호흡세기관지*respiratory bronchiole* 부위에서 폐순환과 문합한다.[11] 기관지동맥의 해부학은 제15장「흉부의 혈관 해부학」에서 자세히 언급하였다.

결핵이나 아스페르길루스종과 같은 만성 염증이 늑막으로 파급된 경우 늑막을 경유한 경흉막 측부순환*transpleural systemic collateral*이 늑간동맥*intercostal artery*, 쇄골하동맥*subclavian artery*, 액와동맥*axillary artery*, 하횡격막동맥*inferior phrenic artery*의 분지에서 나오는데 이는 대량 객혈의 중요한 원인 혈관이 될 수 있다(그림 26-1~26-3).[12-15] 142명의 객혈 환자를 대상으로 분석한 정 등의 보고에 따르면 치료가 필요한 동맥 300개 중 기관지동맥이 180개로 가장 많았으나 나머지 120개는 늑간동맥을 포함한 비기관지 측부순환동맥*nonbronchial systemic collateral arteries*이었으므로 기관지동맥색전술을 시행할 때 이 점을 반드시 염두에 두어야 한다.[6] 측부순환의 존재를 사전에 예측하는 것은 기관지동맥색전술 시술에 도움이 되며 환자의 예후에도 중요하다. 단순흉부촬영에서 백 등은 흉막비후, 폐실질 왜곡이 동반되거나 폐상부에 병변이 있으면 측부순환동맥이 존재할 가능성이 높다고 하였다.[5] MDCT 같은 검사기법의 발달로 혈관의 해부학을 비교적 정확히 예측할 수 있다. 최근 윤 등은 CT상 비기관지 측부순환동맥의 존재를 시사하는 소견으로 3mm 이상의 흉막비후와 흉막외지방*extrapleural fat* 내의 사행성 혈관의 존재 등을 보고하였다.[16]

기관지동맥조영술이나 기관지동맥색전술을 시행할 때는 항상 척수*spinal cord*의 동맥 공급에 유의하여 척수의 허혈성 손상이 일어나지 않도록 하여야 한다.[1, 2, 10] 척수의 전면을 공급하는 전척수동맥*anterior spinal artery*은 두개내 척추동맥*vertebral artery*에서 기시하여 척수의 복측정중구*ventral median sulcus*를 주행하며, 때로 늑간동맥이나 요동맥*lumbar artery*의 전수질동맥*anterior medullary artery*에서 기시한다. 많게는 6~8개의 전수질동맥이 전척수동맥을 공급하며 그

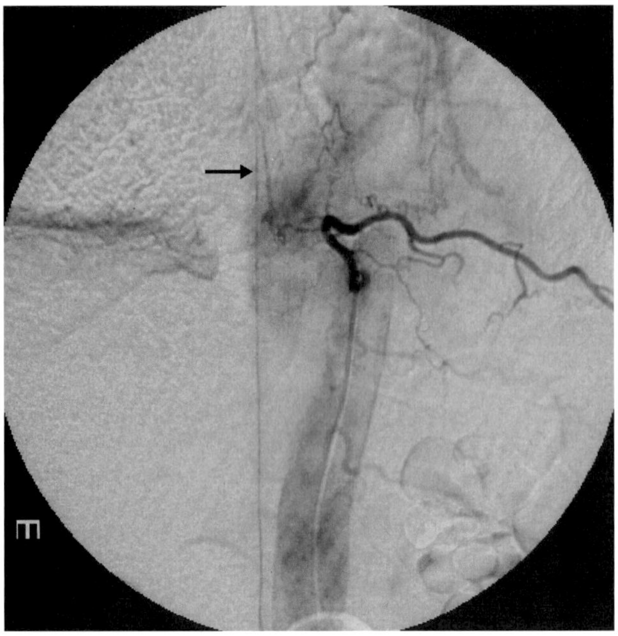

그림 26-4. 전척수동맥*anterior spinal artery* 좌늑간동맥혈관조영상*left intercostal arteriogram*에서 전형적인 머리핀 모양 주행을 하는 전척수동맥(화살표)이 잘 보인다.

중 가장 큰 것을 소위 'artery of Adamkiewicz'라고 부른다. 이는 제5흉추와 제5요추 사이의 다양한 부위에서 기시할 수 있으나 약 75%가 제9흉추와 제12흉추 사이에서 기시한다. 전수질동맥은 혈관조영상에서 전형적인 머리핀 모양*'hairpin' appearance*의 주행을 보인다(그림 26-4). 일반적으로 전수질동맥은 늑간동맥에서 기시하지만 약 5~10%는 우늑간기관지동맥이나 우기관지동맥에서 기시한다. 만약 혈관조영상에서 전척수동맥이 보이면 카테터를 그 기시부보다 원위부로 전진시켜 색전술을 시행하여 척수의 허혈성 손상의 가능성을 최소화하여야 한다. 척수의 뒤쪽에는 후측면을 주행하는 후척수동맥*posterior spinal artery*이 혈류를 공급하는데, 이는 늑간동맥 및 요동맥에서 기시하는 후근동맥*posterior radicular artery*에서 기원한다. 후근동맥은 전수질동맥에 비하여 크기가 작고 짧다. 일반적으로 근동맥*radicular artery*이 있다고 해서 색전술을 시행하지 않을 이유는 없으며, 이들의 우발적 색전*unintentional embolization*의 임상적 의의도 적다.

폐동맥*pulmonary artery*은 객혈 원인의 약 5%를 차지하며, 그중 가장 흔한 원인은 Rasmussen aneurysm이다. 이는 말초 폐동맥의 미란*erosion*에 의한 가성동맥류*pseudoaneurysm*로 결핵성 공동에서 발생한다.[11, 17, 18] 결핵성 공동을 가진 대량 객혈 환자에서 기관지동맥 및 비기관지 측부순환동맥의 색전술 후에 지혈에 실패했을 때는 Rasmussen aneurysm을 의심하고 폐동맥혈관조영술*pulmonary arteriography*의 시행을 고려한다.

Ⅱ 시술 방법 및 재료

대량 객혈 환자에게 기관지동맥색전술이 예정된 경우 출혈의 원인 질환을 진단하고 출혈 부위를 사전에 확인하기 위해 단순흉부촬영, 기관지내시경, CT 등의 검사법을 적극 활용하는 것이 좋다.[1, 2, 5, 10, 16, 19] 특히 CT는 결핵, 기관지확장증, 폐암, 아스페르길루스종 등의 원인 질환을 진단하는 데 탁월하며, 조영증강을 시행하면 대량 객혈의 원인인 pulmonary AV fistula나 결핵성 공동에 동반된 Rasmussen aneurysm 등의 혈관성 병변을 진단하는 데 도움이 된다. 최근에는 CT의 뛰어난 혈관 묘출 능력을 활용하여 기관지동맥 및 비기관지 측부순환동맥을 약 84%의 정확도로 예측할 수 있어 기관지동맥색전술의 시술에 도움이 되고 있다.[16] 기관지동맥색전술 과정에서 흉부대동맥 조영상을 시술 전후에 시행하면 기관지동맥의 위치를 예측하고 경흉막 측부순환의 정도를 파악하는 데 도움이 되며 기관지동맥색전술 후 중요한 측부순환동맥을 간과하는 실수를 예방할 수 있다.[20]

보통 5Fr의 혈관조영술용 카테터를 사용하며, Cobra, H1H, RC shapes 등의 forward-looking catheter나 Simmons Ⅰ, Shepherds' hook, Mikaelsson, sidewinder-shaped catheter 등과 같은 reverse-curve catheter를 혈관의 특성과 술자의 경험에 따라 선택한다.[2]

기관지동맥을 찾을 때는 먼저 제5, 6흉추 부위에서 시작한다. 공기가 찬 좌측 주기관지*left main stem bronchus*는 투시 중의 중요한 landmark이다. 기관지동맥, 특히 늑간기관지동맥을 선택했을 때는 혈관조영술용 카테터가 wedging 되지 않도록 주의해야 한다. 자칫하면 척수 허혈손상의 원인이 되기 때문이다.

기관지동맥은 주기관지의 주행을 따라 폐문을 향하며, 늑간동맥은 cephalic course를 그린 후 늑골의 하연을 따라 측면으로 주행하므로 쉽게 구분할 수 있다(그림 26-1). 기관지동맥에 조영제를 주입하면 기침이 유발될 수 있다는 점도 구분하는 데 도움이 된다. 조영제는 기침을 유발하고 횡단척수염*transverse myelitis*을 발생시킬 수 있기 때문에 반드시

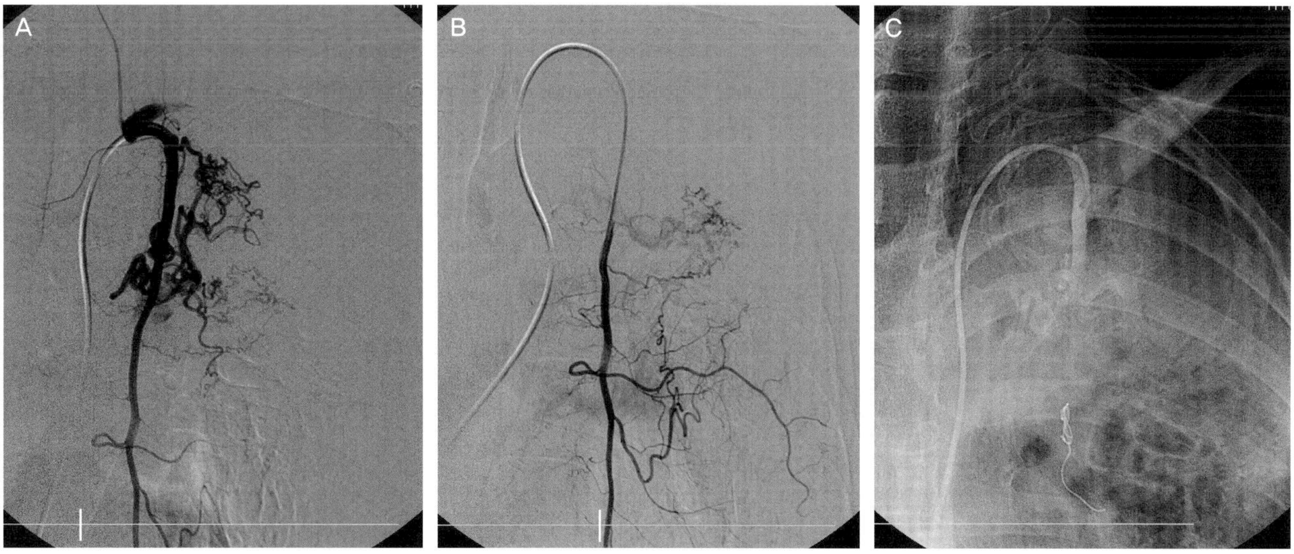

그림 26-5. 내흉동맥의 코일색전술 A. 객혈 환자(그림 26-2와 같은 환자)에서 시행한 좌내흉동맥혈관조영상*left internal mammary arteriogram*에서 근위부 내흉동맥으로부터 기시한 다수의 이상 혈관들이 병변 부위에 혈류를 공급하고 있다. B. 원위부 내흉동맥이 넓은 범위의 정상 영역에 혈류를 공급하고 있다. C. 이상혈관들의 기시부를 지난 부위의 내흉동맥 원위부에 코일로 색전술을 시행하여 입자성 물질이 원위부의 정상 영역을 색전하는 것을 예방하였다.

비이온성 조영제를 사용한다.[1-3]

객혈 환자에서 조영제의 유출은 진단적 가치가 있으나 실제로 혈관 조영상에서 확인되는 경우는 거의 없다. 실제로 가장 의미 있는 혈관조영상의 소견은 기관지 동맥의 비후와 기관지동맥-폐동맥 션트*bronchopulmonary shunt*이다. 이 외에 과혈관성*hypervascularity*과 기관지동맥의 동맥류*aneurysm*도 있다. 정상적인 기관지동맥도 객혈의 원인이 될 수 있다.

비정상적인 기관지동맥이 확인되지 않을 때는 변위 기시하는 기관지동맥이나 비기관지 측부순환동맥을 찾기 위해 대동맥궁조영술*arch aortography* 혹은 쇄골하동맥조영술을 시행한다. 병변이 하엽일 때는 복부 대동맥조영술을 시행하거나 하횡격막동맥을 확인하여야 한다(그림 26-2, 26-3).

만약 기관지동맥 혹은 비기관지 측부순환동맥에 대한 혈관조영술에서 병변이 확인되지 않으면 폐동맥조영술을 시행하여 Rasmussen aneurysm 혹은 pulmonary AV fistula와 같은 폐동맥 기원의 출혈의 가능성을 배제하여야 한다.[17, 18]

기관지내시경 등의 방법으로 출혈 부위를 미리 예측할 수 있을 때는 해당 부위의 기관지동맥과 비기관지 측부순환동맥을 집중적으로 치료할 수 있으나 그렇지 못할 때는 양측 폐를 모두 치료하는 것을 목표로 한다. 모든 비정상 동맥이 객혈의 원인이 되지는 않으나 객혈의 조기 재발 가능성이 높기 때문에 가능하면 모든 비정상 동맥에 대하여 색전술을 시행하는 것이 좋다. 환자에게 기관지동맥색전술을 시행한 과거력이 있을 경우 측부순환동맥에 대한 색전술의 필요성이 커진다.

효과적이며 안전한 원위부 색전을 위해 혈관조영술용 카테터의 wedging을 피하여야 하며 안정적으로 카테터의 위치를 유지하기 어려운 경우 미세카테터*microcatheter*를 이용한 동축기법*coaxial technique*을 이용하는 것이 좋다.

원위부 색전 없이 기관지동맥을 코일을 이용하여 근위부 색전만 시행하면 원위부의 측부순환으로 인하여 성공적인 지혈을 기대하기 어려우며, 재출혈이 생기면 시술에 방해가 되기 때문에 특별한 경우 외에는 이 방법을 권장하지 않는다. 폐동맥의 동맥류를 치료할 목적으로 혹은 내흉동맥같이 넓은 영역에 걸쳐 정상 영역을 공급하는 동맥을 치료할 때는 정상 조직의 색전을 방지할 목적으로 코일을 이용해 색전하기도 한다(그림 26-5). 아교 같은 색전물질을 사용한 기관지동맥색전술을 시도하여 성공적인 결과를 보고한 일부 문헌[21, 22]이 있으나 너무 작은 입자나 무수에탄올 혹은 10% 염화나트륨*sodium chloride* 같은 액상 색전물질을 사용하면 모세혈관 영역이 폐쇄되어 기관지 괴사 같은 심각한 합병증을 초래할 위험이 있다고 알려져 있다.[23, 24]

기관지동맥색전술에 사용되는 색전물질로는 젤폼*gelfoam*과 폴리비닐알코올*polyvinyl alcohol; PVA*과 같은 입자성 물질이 가장 흔히 이용된다. 젤폼 입자는 경제적이며 쉽게 구할 수 있고 필요에 따라 입자의 크기를 조절할 수 있으나 폐쇄된 혈관이 빨리 재개통되어 출혈이 재발할 가능성이 높다는 이론적인 단점이 있다. 그러나 실제 젤폼만 사용했을 때 재발률은 PVA 입자를 사용한 보고들의 재발률과 비슷하였다.[6] PVA 입자는 기관지동맥색전술에 가장 널리 사용되는 영구적 색전물질로서 여러 크기의 입자로 구분하여 사용할 수 있다. 조직의 허혈과 신경학적 손상을 예방하기 위해 250μm 이상의 입자를 사용하여야 하며 350~500μm의 입자가 가장 널리 사용된다.

Ⅲ 결과

기관지동맥색전술 후 75~91%에서 즉각적이며 성공적인 지혈 효과가 나타난다. 즉각적인 지혈에 실패하는 주요 원인은 기술적 문제와 Rasmussen aneurysm이다.[18, 25] 기술적 문제에 영향을 미치는 요소는 작은 기관지동맥, 만성 염증으로 인하여 초래된 종격동의 전위와 연관된 대동맥의 전위, 동맥경화성 변화로 인한 대동맥의 확장과 사행성 주행, 기관지동맥의 변위 기시, 접근이 불가능한 비기관지 측부순환동맥 등이다.

장기 추적 결과 재출혈의 빈도는 약 28~52%로 보고되며 이들 대부분은 보존적 치료로 조절할 수 있다. 재출혈의 원인은 불완전한 색전, 원인 질환의 지속 혹은 진행, 색전된 혈관의 재개통, 새로운 측부순환 동맥의 개통이다.[4, 5, 8, 9, 25, 26] 재출혈은 젊은 환자에서 흔하며, 진행된 흉막비후를 동반한 경우가 많다. 재발한 객혈의 흔한 원인 질환은 결핵, 아스페르길루스종, 종양 등이다. 재발이 가장 빈발하는 원인 질환은 공동성 아스페르길루스종*cavitary aspergilloma*이며 약 75%의 아스페르길루스종 환자에서 객혈의 재발을 보고한 예도 있다.[18] 공동성 아스페르길루스종의 벽은 두꺼우며 과혈관성인데 다양한 경로의 혈류를 공급받기 때문에 완전한 색전 자체가 매우 어렵다. 아스페르길루스종의 경우 색전 후 가능하다면 원인 질환을 제거하기 위하여 외과적 절제를 고려해야 한다.[3]

Ⅳ 합병증

기관지동맥색전술 후 가장 흔한 합병증은 흉통으로 기관, 기관지, 식도, 흉막, 흉벽 등의 일시적인 허혈이 생겼을 때 발생하며 자연 호전된다. 연하곤란은 기관지동맥의 식도 분지의 색전에서 기인하며 역시 자연적으로 호전된다. 간혹 대동맥 혹은 기관지동맥의 내막하박리*subintimal dissection*가 시술과정에서 발생하여 불완전 색전의 원인이 될 수 있으나 특별한 증상이나 문제는 일으키지 않는다고 한다.[1, 2, 10]

기관지동맥색전술의 가장 심각한 합병증은 드물지만 척수의 허혈손상과 기관지 괴사이다. 일과성 하반신마비*paraplegia*의 원인은 조영제의 독성이나 카테터의 wedging으로 인한 동맥 경련수축*spasm*이므로 비이온성 저삼투압 조영제*non-ionic lower osmolar contrast material*를 사용하고 wedging을 피하여야 한다. 근위부 기관지는 측부순환이 발달하지 못하여 허혈성 손상에 민감하며 식도의 중간 부분은 인근의 기관지동맥에서 주로 혈류를 공급받기 때문에 기관지분지와 식도분지가 동시에 색전될 경우 기관지 경색과 기관지식도루*bronchoesophageal fistula*가 초래될 수 있다.

참고문헌

1. Kim YJ. Bronchial arterial embolization. In: Han MC, Park JH. Interventional Radiology. 1st ed. Seoul: Ilchokak, 1999:24–29.
2. Mauro MA, Burke CT, Jaques PF. Transcatheter bronchial artery embolization for inflammation (hemoptysis) In: Stanley B, Pentecost MJ. Abram's Angiography: Interventional Radiology. 2nd ed. Philadelphia: Lippincott Williams & Wilkins, 2005:911–919.
3. Marshall TJ, Jackson JE. Vascular intervention in the thorax: bronchial arterial embolization for hemoptysis. Eur Radiol 1977;7:1221–1227.
4. Lee JM, Kwak HS, Han YM, et al. Bronchial arterial embolization for hemoptysis: analysis of outcome in various underlying causes. J Korean Radiol Soc 1999;41:45–53.
5. 백남철, 박경주, 정경일, 등. 객혈환자의 비기관지섭식동맥: 단순촬영에서의 예견인자. 대한방사선의학회지 2001;45:263–269.
6. 정석균, 김재규, 윤웅, 등. 객혈환자 치료를 위한 기관지동맥 및 비기관지 체동맥 색전술: 젤폼 단독 사용의 유용성. 대한방사선의학회지 2003;49:15–22.
7. 오진영, 이세원, 강영애, 등. 객혈환자에서 시행한 기관지동맥 색전술의 효과 및 성적예측지표. 대한내과학회지 2005;68:400–406.
8. Remy J, Voisin C, Ribert M, et al. Treatment, by embolization, of severe or repeated hemoptysis associated with systemic hypervascularization. Nouv Presse Med 1973;2:2060–2068.
9. Tokin ILD, Hanissian AS, Boulden TE, et al. Bronchial arteriography and embolotherapy for hemoptysis in patients with cystic fibrosis. Cardiovasc Intervent Radiol 1991;14:241–246.
10. Yoon W, Kim JK, Kim YH, et al. Bronchial and nonbronchial systemic artery embolization for life threatening hemoptysis: a comprehensive review. Radiographics 2002;22:1395–1409.
11. Stoll JF, Bettmann MA. Bronchial artery embolization to control hemoptysis: a review. Cardiovasc Intervent Radiol 1988;11:263–269.
12. Won JH, Park SI, Park KJ, et al. Microcatheter placement through a side hole created in a 5–F catheter into proximal subclavian arterial branches causing hemoptysis. J Vasc Interv 2004;15:881–884.
13. Jardin M, Remy J. Control of hemoptysis: systemic angiography and anastomoses of the internal mammary artery. Radiology 1988;168:377–388.
14. Hashimoto M, Heianna J, Okane K, et al. Internal mammary artery embolization for hemoptysis. Acta Radiologica 1999;40:187–190.
15. Keller FS, Rosch J, Loflin TG, et al. Nonbronchial systemic collateral arteries: significance in percutaneous embolotherapy for hemoptysis. Radiology 1987;164:687–692.
16. Yoon W, Kim YH, Kim JK, et al. Massive hemoptysis: prediction of nonbronchial systemic arterial supply with chest CT. Radiology 2003;227:232–238.
17. Remy J, Lemaitre L, Lafitte JJ, et al. Massive hemoptysis of pulmonary arterial origin: diagnosis and treatment. AJR Am J Roentgenol 1984;143:963–969.
18. Sanyika C, Corr P, Royston D, et al. Pulmonary angiography and embolization for severe hemoptysis due to cavitary pulmonary tuberculosis. Cardiovasc Intervent Radiol 1999;22:457–460.
19. Hsiao EI, Kirsch CM, Kagawa FT, et al. Utility of fiberoptic bronchoscopy before bronchial artery embolization for massive hemoptysis. AJR Am J Roentgenol 2001;177:861–867.
20. Chun HJ, Byung JY, Yoo SS, et al. Added benefit of thoracic aortography after transarterial embolization in patients with hemoptysis. AJR Am J Roentgenol 2003;180:1577–1581.
21. Grenier P, Cornud F, Lacombe P, et al. Bronchial artery occlusion for severe hemoptysis: use of isobutyl–2 cyanoacrylate. AJR Am J Roentgenol 1983;140:467–471.
22. 변준수, 조순구, 조영국, 등. 객혈의 치료에 있어서 아교–리피오돌 혼합물을 이용한 색전술. 대한방사선의학회지 2001;45:161–166.
23. Rabkin JE, Astafjev V, Gothman, et al. Transcatheter embolization in the management of pulmonary hemorrhage. Radiology 1987;163:361–365.
24. Ivanick MJ, Thorwarth W, Donohue J, et al. Infarction of the left main–stem bronchus: a complication of bronchial artery embolization. AJR Am J Roentgenol 1983;141:535–537.
25. Picard C, Parrot A, Boussaud V, et al. Massive hemoptysis due to Rasmussen aneurysm: detection with helicoidal CT angiography and successful steel coil embolization. Intensive Care Med 2003;29:1837–1839.
26. 박성근, 최석진, 최기복, 등. 객혈 환자의 동맥 색전술 후 재발성 출혈: 재발 기간에 따른 혈관조영술 소견. 대한방사선의학회지 2001;45:589–596.

Chapter 27

폐동정맥기형의 인터벤션

이상훈

폐동정맥기형 또는 폐동정맥루*pulmonary arteriovenous fistula*는 모세혈관의 형성부전으로 폐동맥과 폐정맥이 모세혈관을 통하지 않고 직접 연결되는 질환이다. 대부분 선천적으로 발생하나 드물게 후천적으로 발생하는 경우는 말기간질환 환자에서 폐간 증후군이 있을 때, 외상이나 선천성 심장질환 수술 후, 결핵, 매독, 방선균증*actinomycosis* 같은 감염 후에 나타난다고 알려져 있다.[1, 2] 결과적으로 산소를 폐에서 공급받지 않은 피가 체순환으로 공급되면서 동맥산소 포화도 감소, 호흡곤란, 피로감 등이 나타나게 된다. 또한 폐가 색전이나 박테리아에 대한 필터 역할을 하지 못함으로써 뇌의 일시적 허혈, 뇌졸중, 뇌농양 등이 초래될 수 있다.[3] 과거에는 동정맥기형이 있는 부위의 폐절제술 혹은 수술적 동맥 결찰로 치료하였으나, 1977년 Porstmann이 코일을 이용한 색전술*embolization*을 보고한 이후 분리형 풍선 *detachable balloon*을 이용한 색전술 등의 인터벤션 치료법들이 소개되었다. 현재는 영상유도하 카테터경유 색전술이 안전하고 효과적인 치료방법으로 인정받고 있다.[4, 5]

지난 20년간 3mm 이상의 기형동맥만 치료한다는 소위 '3mm guideline'이 있었지만 paradoxical embolization이 치료한 혈관의 크기와 무관하다고 알려지면서 2009 guideline부터는 3mm 이하의 기형동맥도 치료하도록 하고 있다.[6]

I 해부학적 분류

1개의 공급동맥 또는 여러 개의 공급동맥이지만 1개의 분절동맥에서 유래한 경우를 단순형*simple*(80~90%)으로, 2개 이상의 분절동맥에서 공급되며 2개 이상의 정맥으로 유출되는 경우를 복잡형*complex*(10~20%)으로 분류한다.[7]

약 5%는 단순형과 복잡형이 섞여 있는 미만형이며 이 경우 하엽에 호발하고 뇌농양 같은 합병증의 빈도가 높다는 보고도 있다. 특히 미만형일 때는 좌우 폐동맥 기시부의 공급동맥들을 반드시 혈관조영술로 파악해야 한다.[8]

II 증상

폐와 연관된 주 증상으로는 임상적으로 점차 진행하는 호흡곤란, 청색증, 객혈*hemoptysis*이 있으며 무증상의 폐

종괴로 나타나는 경우도 있다.

신경학적 증상으로는 뇌농양이나 색전증, 일시적 뇌허혈, 뇌졸중이 나타날 수 있다.

보고된 바에 따르면 약 60~90%는 피부, 점막, 다른 장기의 동정맥기형을 동반하는 오슬러-웨버-렌두증후군*Osler-Weber-Rendu syndrome*과 관련이 있다.[1, 9] 유전성 출혈모세혈관확장증*hereditary hemorrhagic telangiectasia*은 상염색체 우성으로 유전되며 피부, 위장관*gastrointestinal tract*, 신경계, 폐, 코 등 다섯 부위를 주로 침범한다. 동정맥기형의 2/3는 하엽에 발생하며 특징적으로 흉막하*subpleural*에 위치하고 약 35%는 다발성, 10%는 양측성으로 나타난다.[10] 코안 점막의 모세혈관확장증으로 인한 코출혈이나 객혈을 동반하기도 한다.[10]

Ⅲ 진단

임상적인 진단 기준은 재발성 및 자발성 코출혈, 다발성이며 특징적인 부위(입술, 구강, 손가락, 코 등)의 출혈성 모세혈관확장, 가족력(상염색체 우성), 장기의 병소(위장관의 출혈성 모세혈관확장, 폐, 뇌, 척수 등의 혈관 기형) 중 3가지 이상 해당되면 definite, 2가지 이상 해당되면 suspected, 2가지 미만이 해당되면 unlikely로 분류한다.

영상의학적 소견으로 단순흉부사진에서 폐 주변부의 경계가 명확한 구형 또는 타원형의 음영이 보일 수 있으나 크기가 작고 다발성인 경우 명확하게 관찰되지 않는다.

Contrast echo를 이용한 분석은 진단뿐 아니라 치료 후 경과 관찰에도 매우 유용한 방법이다. 흉부 CT는 공급동맥과 배출혈관의 크기 및 위치를 명확히 알 수 있고 색전술 후 경과 관찰에 좋은 진단 검사이다(그림 27-1).[11] 핵의학검사로 지름길*shunt*의 정도를 측정하는 것도 경과 관찰에 유용하다. 폐동맥조영술은 진단 및 시술 시에 기형동맥의 수와 크기를 알아보고 유형을 분류하는 데 가장 중요한 방법으로 알려져 있다.[12]

Ⅳ 시술 방법 및 재료

폐동맥색전술이 안전하고 효과적인 치료방법이다. 먼저 대퇴정맥*femoral vein*을 천자한 후 curved pigtail catheter 나 다기능*multipurpose* 카테터를 이용하여 우심실 및 폐동맥압을 측정한 후 좌우 각각에 AP와 contralateral anterior oblique 동맥조영술을 시행한다(그림 27-2).

카테터가 혈관벽에 붙으면 혈액을 흡인하지 못하므로 조영술을 시행하기 전에 카테터 상태를 확인한 후에 조영 사진을 얻어야 공기색전증*air embolism*, 서맥, 부정맥 등의 합병증을 최소화할 수 있다.

우중엽과 좌설상엽에 동정맥기형이 있는지 정확히 발견하려면 측면촬영을 해야 한다. 동맥이 동정맥기형의 늘어난 낭으로 유입 직전에 늘어나 있는 경우가 많기 때문에 측면촬영은 적절한 색전물질과 크기 및 기구를 선정하는 데도 도움이 된다.

여러 조영술 사진을 분석하여 폐동정맥기형의 위치, 분류, 크기 등을 명확히 한 후 크기가 큰 동정맥기형부터 순서

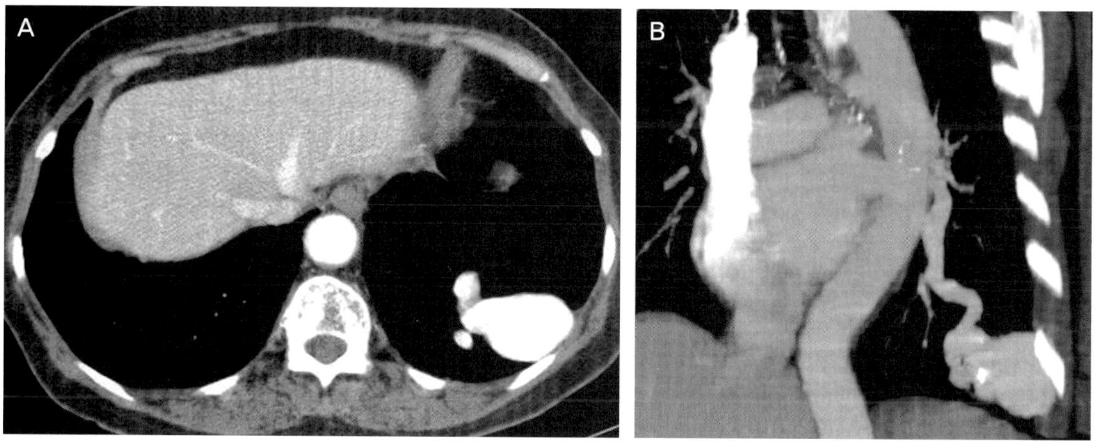

그림 27-1. 폐동정맥기형 A. 흉부 CT에서 왼쪽 하엽에 경계가 명확하게 조영증강된 종괴음영이 관찰된다. B. 크게 확장된 공급동맥이 확인된다. (국립암센터 김현범 선생 제공)

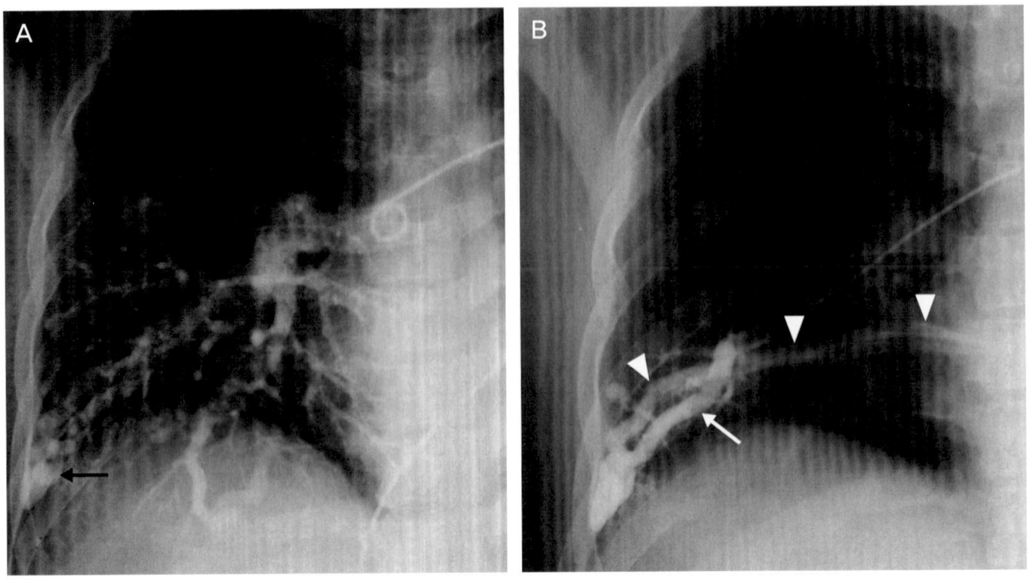

그림 27-2. 우측 폐동정맥기형의 폐동맥조영술 A. 우폐동맥조영술상 하엽과 중폐야에서 다발성 동정맥기형(화살표)이 관찰된다. B. 선택적 혈관조영술에서 공급동맥(화살표)과 배출혈관(화살촉)이 관찰된다.

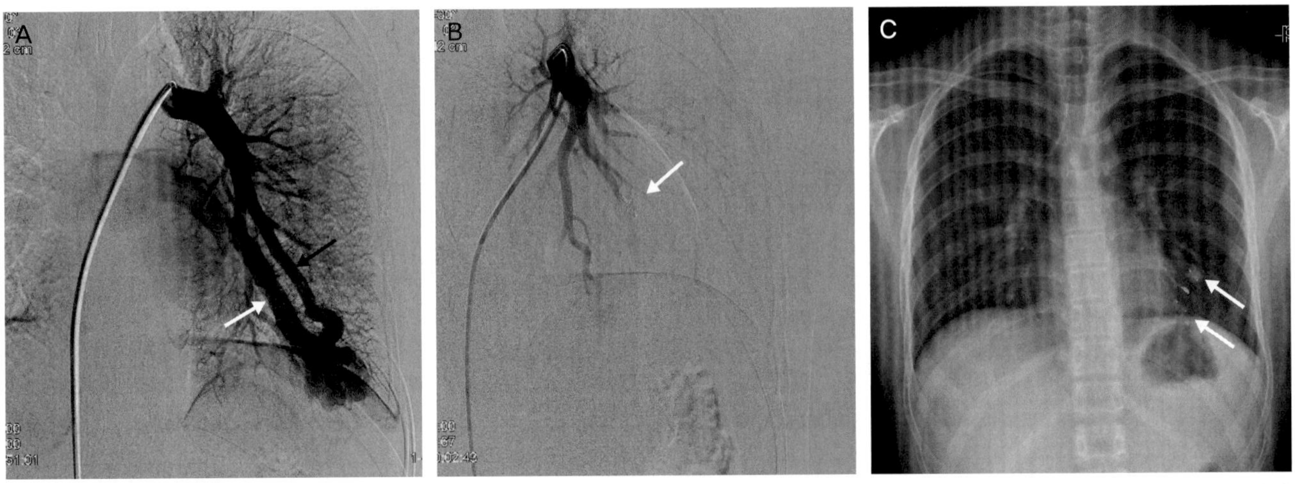

그림 27-3. 좌하엽 폐동정맥기형의 Amplatzer vascular plug 색전술 A. 좌하엽폐동맥조영술에서 공급동맥(검은 화살표)과 배출혈관(흰 화살표)이 관찰된다. B. 시술 후 공급동맥이 Amplatzer vascular plug(화살표)로 잘 색전되었다. C. 2개의 Amplatzer vascular plug(화살표)와 코일로 색전한 후의 흉부 사진.

대로 색전을 시행한다. 다발성인 경우 양쪽 폐를 광범위하게 색전하면 흉막삼출*pleural effusion* 같은 합병증이 생길 수 있으므로 한쪽 폐병소를 색전하고 1~2개월 후에 재색전술을 시행하기도 한다.

색전도구로는 코일이 가장 많이 사용되고 분리형 풍선이나 마개*plugs*형의 색전도구를 사용하는 경우도 있다.[12] 코일 재질은 스테인리스 코일 또는 백금이다.

일부에서는 시술 시 제거할 수 있는 코일을 사용하지만 여러 가지 장점에도 불구하고 가격이 비싸 제한적으로 사용된다.[13–17] 유입동맥의 직경보다 약 20% 큰 코일을 선택한다. 일반적으로 크기가 큰 코일을 한두 개 설치한 후 나머지 공간을 작은 코일로 채운다.

분리형 풍선은 짧은 시간에 즉각적인 기계적 동맥 폐쇄를 얻을 수 있고, 정확한 위치에 설치하고 제거하기가 쉬워서 임산부나 소아 또는 동맥이 길고 꼬여 있거나 동맥의 직경이 작아서 코일을 방출하기가 어려운 경우에 사용된다.[16]

최근 Amplatzer vascular plug를 사용한 보고에 의하면 plug는 폐동정맥기형 중 특히 공급동맥의 직경이 크고 혈류가 빠른 경우 코일에 비해 안전하게 색전할 수 있고, 하나의 장치로 완전히 혈관을 막을 수 있다는 장점이 있다(그림 27-3).[17]

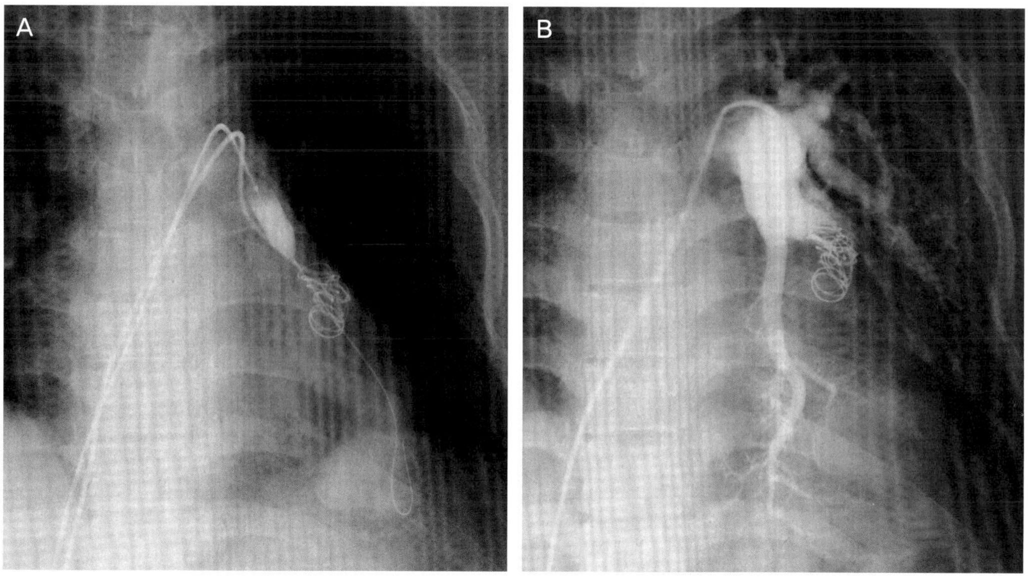

그림 27-4. 좌하엽 폐동정맥기형의 코일색전술 A. 근위부 공급동맥을 폐쇄풍선으로 차단해 혈류를 줄인 후 코일을 설치하고 있다. B. 좌폐동맥조영술에서 시술 후 공급동맥이 잘 색전된 모습이 보인다.

V 결과

여러 연구에 따르면 색전술의 성공률은 88~100%이며, 호흡곤란, 저산소증은 의미 있게 호전되는 것으로 알려져 있다.[18, 19] 장기간의 추적관찰 결과는 적으나 임상적 호전을 기대할 수 있다. 미만성이거나 크기가 큰 동정맥기형의 경우 임상적 경과가 좀 더 좋지 않다. 임신 중에는 동정맥기형의 크기가 증가하고 출혈이나 뇌 합병증의 위험도 커지므로 진단을 받았거나 가족력이 확인된 경우 주의 깊게 관찰하여야 하며, 임신 16주가 지나면 시술을 고려할 수 있다. 성공적인 시술 후 확장된 낭은 감소하여 완전히 없어지거나 섬유 조직 혹은 작은 혈전으로 남는다.

VI 합병증

코일색전술 시에는 적절한 크기의 코일을 선택하는 것이 중요하다. 만약 폐동맥 직경보다 작은 코일을 사용하면 원치 않은 원위부 혈관이 막히거나 코일이 동맥혈류로 이동할 수 있고, 너무 큰 크기의 코일을 사용하면 혈관 내에서 코일링이 되지 않고 색전 효과가 떨어지며 곁혈관에 의한 재개통 가능성이 높아진다. 또한 코일의 근위부가 정상 혈관 내에 돌출되어 색전이 발생할 가능성이 있다.[20] 시술 시 폐동맥 쪽 혈류가 매우 빨라서 코일이 원하는 폐동맥 위치에 설치되지 않을 때는 폐동맥 쪽 혈류를 차단해야 하는데, 그림 27-4처럼 반대쪽 대퇴정맥 경로를 통해 폐쇄풍선을 이용해서 근위부 폐동맥의 혈류를 차단한 뒤 코일을 삽입할 수 있다.

흉통과 발열을 동반하는 흉막삼출이 시술 후 2~3일경부터 발생할 수 있고 대부분 보존적 치료로 호전된다. 이 외에도 시술 중 부정맥, 객혈, 공기색전증, 혈관파열 등이 발생할 수 있다.

색전하고 나서 1개월 후 색전물질이 잘 유지되어 있는지 확인하고, 6~12개월 후에 치료 경과와 재발 유무를 확인한다.

참고문헌

1. Guttmacher AE, Marchuk DA, White RI Jr. Hereditary hemorrhagic telangiectasia. N Engl J Med 1995;333:918-924.
2. Saluja S, Henderson KJ, White RI Jr. Embolotherapy in the bronchial and pulmonary circulations. Radiol Clin North Am 2000;38:425-448.
3. Hewes RC, Auster M, White RI Jr. Cerebral embolism: first manifestation of pulmonary arteriovenous malformation in patients with hereditary hemorrhagic telangiectasia. Cardiovasc Interv Radiol 1985;8:151-155.
4. Porstmann W. Therapeutic embolization of arteriovenous fistula by catheter technique. In: Kelop P, ed. Current Concepts in Pediatric Radiology. Berlin: Springer, 1977;23-31.
5. Terry PB, Barth KH, Kaufman SL, et al. Balloon embolization for treatment of pulmonary arteriovenous fistulas. N Engl J Med 1980;302:1189-1190.
6. Faughnan ME, Palda VA, Garcia-Tsao G, et al. International guidelines for the diagnosis and management of hereditary hemorrhagic telangiectasia. J Med Genet 2011;48:73-87.
7. Kaufman SL, Martin LG, Zuckerman AM, et al. Peripheral transcatheter embolization with platinum microcoils. Radiology 1992;184:369-372.
8. Remy-Jardin M, Wattinne L, Remy J. Transcatheter occlusion of pulmonary arterial circulation and collateral supply: failures, incidents, and complications. Radiology 1991;180:699-705.
9. Plauchu H, de Chadarevian JP, Bideau A, et al. Age-related clinical profile of hereditary hemorrhagic telangiectasia in an epidemiologically recruited population. Am J Med Genet 1989;32:291-297.
10. Webb WR, Higgins CB. Thoracic Imaging: Pulmonary and Cardiovascular Radiology. Philadelphia: Lippincott Williams & Wilkins, 2005;7-14.
11. Remy J, Remy-Jardin M, Wattinne L, et al. Pulmonary arteriovenous malformations: evaluation with CT of the chest before and after treatment. Radiology 1992;182:809-816.
12. White RI Jr. Pulmonary arteriovenous malformations: how do we diagnose them and why is it important to do so? Radiology 1992;182:633-635.
13. Coley SC, Jackson JE. Endovascular occlusion with a new mechanical detachable coil. AJR Am J Roentgenol 1998;171:1075-1078.
14. Coley SC, Jackson JE. Pulmonary arteriovenous malformation. Clin Radiol 1998;53:396-404.
15. Klein GE, Szolar DH, Karaic R, et al. Extracranial aneurysm and arteriovenous fistula: embolization with the Guglielmi detachable coil. Radiology 1996;201:489-494.
16. Saluja S, Sitko I, Lee DW, et al. Embolotherapy of pulmonary arteriovenous malformations with detachable balloons: long term durability and efficacy. J Vasc Interv Radiol 1999;10:883-889.
17. Hart JL, Aldin Z, Braude P, et al. Embolization of pulmonary arteriovenous malformations using the Amplatzer vascular plug: successful treatment of 69 consecutive patients. Eur Radiol 2010;20:2663-2670.
18. Swanson KL, Prakash UB, Stanson AW. Pulmonary arteriovenous fistulas: Mayo clinic experience, 1982-1997. Mayo Clin Proc 1999;74:671-680.
19. Gupta P, Mordin C, Curtis J, et al. Pulmonary arteriovenous malformations: effect of embolization on right-to-left shunt, hypoxemia, and exercise tolerance in 66 patients. AJR Am J Roentgenol 2002;179:347-355.
20. White RI Jr, Lynch-Nyhan A, Terry P, et al. Pulmonary arteriovenous malformations: technique and long term outcome of embolotherapy. Radiology 1988;169:663-669.

Section VII

복부혈관 인터벤션

Chapter 28

복부대동맥류의 혈관내 치료법

이도연

복부대동맥류*abdominal aortic aneurysm; AAA*는 주로 동맥경화증에 의하여 노년층에 호발하는 심각한 혈관 질환으로 수술적 치료를 하지 않을 경우 AAA의 파열에 의한 사망률이 90%까지 보고되고 있다.[1, 2] AAA의 외과적 치료는 대동맥류를 인조혈관으로 대치하는 수술이지만 응급수술 시의 사망률이 약 40~50%이고 선택적 수술을 시행할 경우에는 1~5%이다.[2] 또한 대동맥류의 경우 대부분 원인 질환이 동맥경화증이므로 약 40~60%의 환자에서 관상동맥*coronary artery* 협착 질환이 동반되어 있으며, 이들 중 상당수는 심근경색증이나 관상동맥 폐쇄 질환의 정도가 매우 심하여 AAA에 대한 수술의 위험도가 매우 높다.[1]

최근 인터벤션 시술 및 혈관용 스텐트의 발전에 힘입어 stent-graft가 개발되었고, 이를 이용한 비교적 비침습적인 혈관내 시술이 AAA를 치료하는 treatment of choicc로 발전해 가고 있다. Stent-graft는 스텐트가 폐쇄성 혈관 치료에 이용되는 것과 달리 동맥류, 관통성 대동맥궤양*penetrating atherosclerotic ulcer; PAU* 및 대동맥박리*aortic dissection*, 동정맥루*arteriovenous fistula*, 종양침입 등의 치료에 외과적 수술을 대치할 수 있는 비교적 비침습적인 방법으로 이용되고 있다.[3-14] 1991년 Volodos 등[12]과 Parodi 등[6]이 대동맥류의 치료에 stent-graft를 처음으로 적용하여 보고하였고, 이후 인터벤션 시술을 이용한 혈관내 stent-graft의 삽입은 AAA의 수술과 관련된 유병률과 사망률을 줄일 수 있는 대체 치료법으로 발전하고 있다.

I Stent-graft의 구성

Stent-graft는 delivery system, graft 및 스텐트로 구성되어 있다. Introducer system은 혈관의 손상을 줄이기 위하여 가능한 한 직경이 작아야 하나, stent-graft는 graft와 스텐트가 복합된 제품이므로 15~20Fr 크기의 sheath가 사용된다. 국내에서는 12Fr의 sheath로 삽입이 가능한 separate stent-graft(S&G Biotech)가 개발되어 사용되고 있다.[15, 16] Stent-graft에 사용되는 graft는 polyester(Dacron) 혹은 expanded polytetrafluoroethylene(ePTFE)이다. Graft의 고정 및 마찰 봉쇄*frictional seal*를 위하여 사용되는 스텐트는 주로 자가팽창형 스텐트*self-expandable stent*이나 풍선확장형 스텐트*balloon-expendable stent*를 사용하기도 한다. 주로 사용되는 스텐트 재질은 나이티놀*nitinol*이며, 스테인

리스 스틸을 사용한 제품도 있다. 또한 stent-graft가 대동맥 내에 고정되도록 hook, anchor 또는 barb 등이 stent-graft에 달려 있다.

Ⅱ 환자 선택과 시술 전 영상

AAA는 대동맥의 직경이 3cm 이상이거나 신장동맥*renal artery* 기시부 위치의 대동맥보다 1.5배 이상 큰 경우로 정의된다. AAA의 파열 위험률은 직경이 5cm 미만인 경우 매년 0~5%인 데 비해 직경이 5~6cm인 경우는 매년 3~15%, 6~7cm인 경우는 10~20%, 7cm 이상인 경우는 20~50%로 알려져 있다. 따라서 AAA의 직경이 5cm인 경우, 추적검사에서 AAA의 직경이 0.5cm/년 이상 증가하는 경우, AAA에 의한 증상이 있는 경우, 대동맥류의 파열, 가족력상 AAA 파열 및 대동맥류 내의 혈전에 의한 반복적인 혈전색전증*thromboembolism* 등이 외과적 혹은 stent-graft를 이용한 AAA의 치료 적응증이다.

Stent-graft를 이용한 AAA 치료 시 대동맥의 분지 혈관인 신장동맥 및 장골동맥*iliac artery*과 AAA의 해부학적 관계를 잘 살펴보아야 한다. 시술 전 해부학적 평가를 할 때에는 그림 28-1과 같은 worksheet를 보편적으로 이용한다.[17]

1. 근위부 동맥류목*Proximal neck*

Proximal neck은 신장동맥 기시부 직하방부터 AAA가 시작되는 부위까지의 대동맥 부위로, 여기에서 대동맥의 직경, 길이, 구부러짐 및 혈관벽혈전 등을 평가한다(그림 28-2).

Stent-graft의 직경은 제조 회사의 제품에 따라 다르나 36mm가 현재 가장 큰 직경이다. Stent-graft로 치료 시 일반적으로 proximal-neck의 직경보다 10~20% 큰 제품을 사용하여야 하므로 대동맥 직경이 32mm 이상이라면 수술을 우선적으로 고려한다. Proximal neck의 직경이 점차적으로 커지는 경우(conical neck)에도 치료에 실패할 가능성이 높다.

Proximal neck의 길이가 15mm 이상이어야 내강누출*endoleak* 없이 치료할 수 있다.

Proximal neck의 구부러짐*angulation*도 stent-graft 치료가 성공하는 데 중요한 인자로서, 60° 이상인 경우에는 치료에 실패할 가능성이 높다. 그러나 proximal neck의 길이가 길면 구부러진 각도가 60° 이상이더라도 치료가 가능하다.

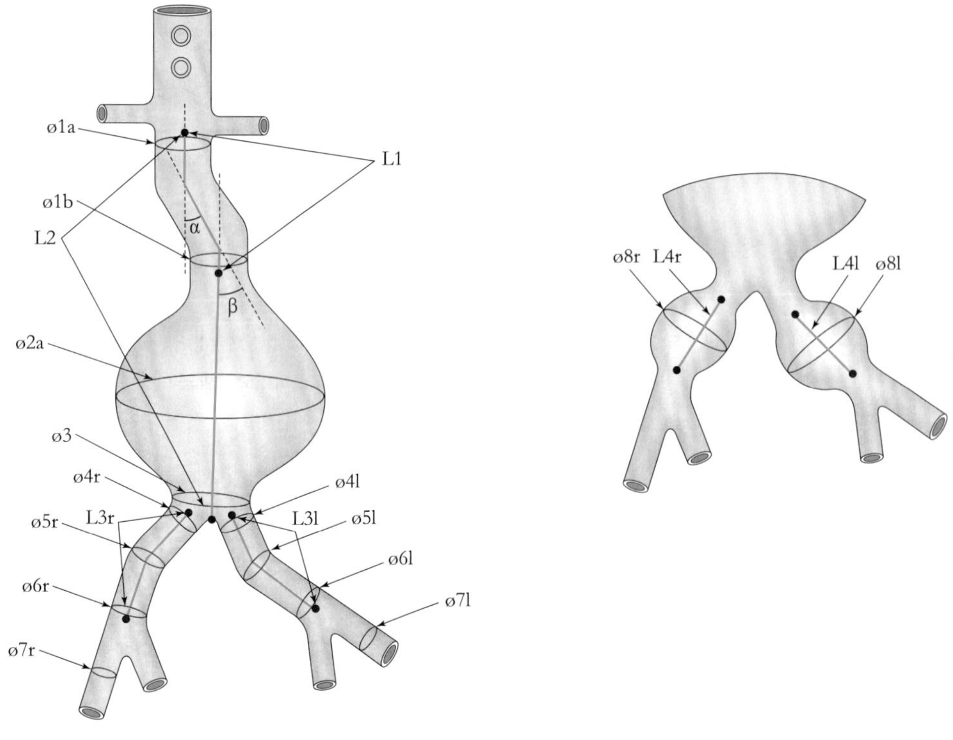

그림 28-1. AAA 치료 시 측정해야 할 혈관 직경 및 길이

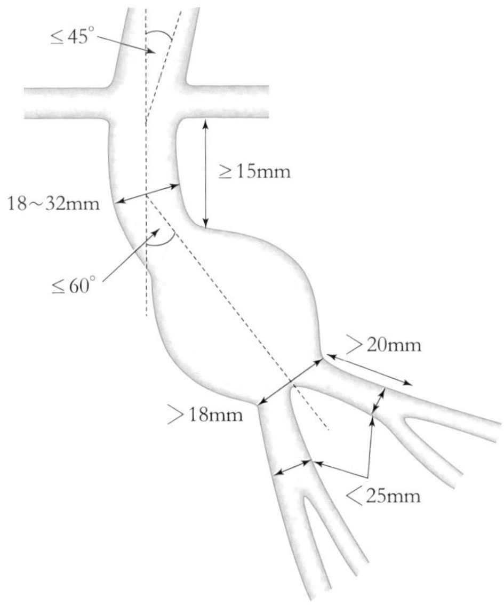

그림 28-2. Stent-graft 치료가 가능한 AAA의 해부학적 구조

Proximal neck에 혈관벽혈전, 죽종*atheroma* 및 석회화가 동반된 경우에도 치료 후 endoleak가 발생할 가능성이 높으므로 환자 선택 시 주의해야 한다.

또한 proximal neck에 구부러짐이 있거나 아래방향으로 넓어지는 모양*conical*을 보이는 경우에 치료가 꼭 필요하다면 stent-graft의 안정성을 높일 수 있도록 stent-graft의 근위부에 bare stent가 있는 제품을 사용하고 graft의 직경이 큰 제품을 사용하면 실패율을 낮출 수 있다. 앞서 언급했듯이 proximal neck의 길이가 짧거나 angulation이 심하여 endoleak가 발생할 가능성이 높은 경우 외국에서는 branched 혹은 fenestrated stent-graft를 이용하여 치료하고 있으나, 국내에서는 이러한 제품을 사용할 수 없어서 chimney(혹은 snorkel) technique을 이용한 치료가 시행되고 있다.[18]

2. 장골동맥*Iliac artery*

먼저 장골동맥의 직경 및 굴곡*tortuosity*을 평가한다.

AAA 환자의 약 20%가 장골동맥류*iliac artery aneurysm*도 갖고 있으며 크기가 30mm 이상인 경우에는 파열의 위험성이 있으므로 치료해야 한다. 현재 상품화된 장골동맥용 stent-graft로는 직경 25mm의 장골동맥까지 치료가 가능하다. 이 이상의 경우에는 내장골동맥*internal iliac artery*을 코일 혹은 Amplatzer vascular plug로 색전한 후 stent-graft를 외장골동맥*external iliac artery*까지 연장하여 삽입해 치료할 수 있다(그림 28-3). 내장골동맥을 색전하는 경우에 발생할 수 있는 합병증으로는 엉덩이*buttock* 혹은 넓적다리*thigh* 파행*claudication*, 발기불능*impotence,* 요축적*urinary retention*, 장허혈*bowel ischemia*, 신경통*neuralgia*, 불완전마

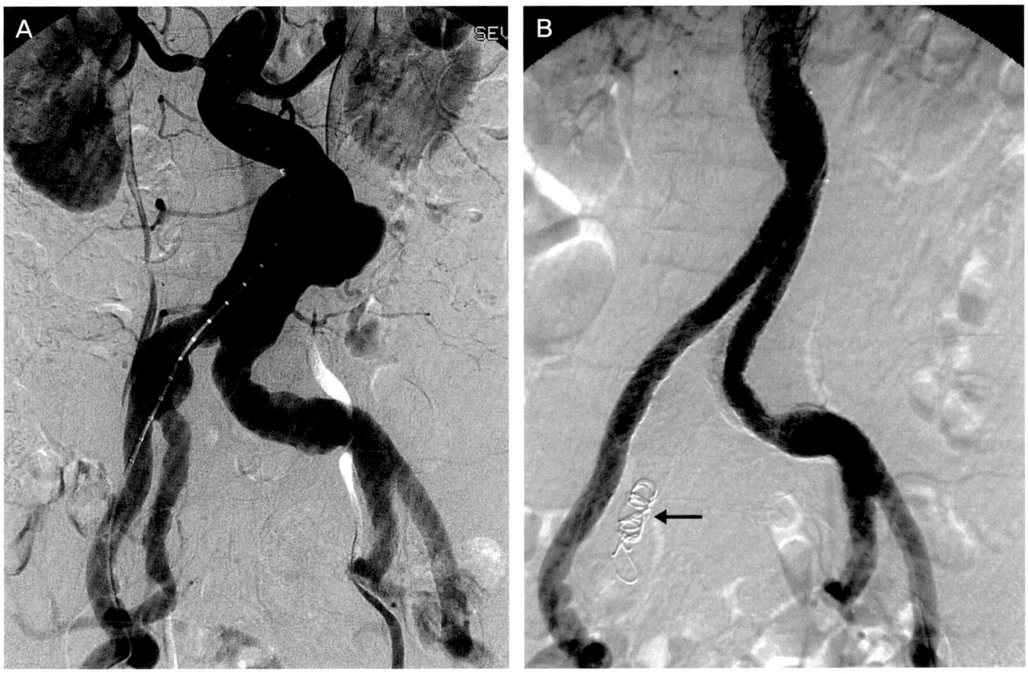

그림 28-3. AAA에 iliac artery aneurysm이 동반된 경우 A. 대동맥조영상 복부대동맥류와 우측 총장골동맥류가 관찰된다. B. 오른쪽 내장골동맥을 코일색전(화살표)한 후 bifurcated stent-graft를 삽입하여 AAA가 소실되었다.

비*paresis* 등이 알려져 있다. 양측 내장골동맥을 동시에 막는 경우에는 장허혈로 환자가 사망할 수도 있으므로 주의해야 한다. 앞에 언급한 것과 같은 합병증을 줄이기 위하여 외국에서는 branched stent-graft로 내장골동맥을 색전하지 않고 장골동맥류를 치료하고 있으나, 국내에서는 이러한 제품을 사용할 수 없어서 sandwich technique을 이용한 치료가 시행되고 있다.[19, 20]

Proximal neck에서와 같이 장골동맥에서도 부착 혈관의 길이가 20mm 이상 있어야만 endoleak가 발생하지 않는다. 그러나 치료 시 가능하면 부착 길이를 길게 하여 stent-graft를 내장골동맥 기시부 직전까지 삽입하는 것이 좋다. 그 이유는 특히 직경이 큰 AAA를 stent-graft로 치료한 경우 대동맥의 개조*remodeling* 때문에 장골동맥에 위치한 stent-graft가 상방으로 이동하여 endoleak가 발생할 수 있기 때문이다.

현재 상품화된 stent-graft의 introducer 직경은 5~8mm이며, 스텐트의 유연성이 좋지 않아 장골동맥이 작고 석회화된 경우나 굴곡이 심한 경우에는 치료하기가 어렵다.

Ⅲ Endovascular procedure

Stent-graft 시술은 전신 마취 또는 척추 마취하에 시행하나 국소마취로도 가능하다.

양측 서혜부*inguinal area*의 총대퇴동맥*common femoral artery*에 수술적 혈관절개술 혹은 preclosure technique을 이용한 경피적 방법으로 8~9Fr introducer sheath를 삽입한다. Stent-graft의 mainbody가 삽입되는 총대퇴동맥은 동맥경화증이 적고 장골동맥의 굴곡이 적은 쪽을 선택한다.

Stent-graft의 mainbody가 삽입되는 반대측의 총대퇴동맥에 위치한 sheath를 통하여 5Fr calibrated maker catheter를 신장동맥 기시부까지 삽입하고 혈관조영술을 시행하여 AAA의 proximal neck 및 장골동맥을 평가한다. 혈관조영술을 시행한 후 heparin 5,000~10,000U을 정맥주사하여 큰 카테터가 혈관 내에 삽입되어도 혈전이 생기지 않도록 한다.

Stent-graft의 mainbody가 삽입될 총대퇴동맥을 통하여 5Fr 카테터를 흉부대동맥*thoracic aorta*까지 삽입한 후 강직형 유도철사*super-stiff guide wire*를 흉부대동맥까지 위치시킨다. Super-stiff guide wire를 따라서 투시유도*fluoroscopic guide*하에 stent-graft의 근위부를 신장동맥이 위치한 부위까지 삽입한다(그림 28-4). 신장동맥이 위치한 부위의 대동맥은 허리척추*lumbar vertebrae*의 척추전만증*lordosis*으로 인해 infrarenal aorta에서 앞쪽으로 구부러진다. 따라서 infrarenal aorta에서 stent-graft의 근위부를 설치할 때는 X선 투시기의 C-arm에 10~20° 머리쪽 경사*cranial angulation*를 주고 시술하면 좀 더 정확히 신장동맥 기시부 직하방에 stent-graft를 위치시킬 수 있다. 또한 가장 낮은 신장동맥의 기시부가 잘 보이도록 측부 경사*oblique view*를 같이 주고 시술하면 좀 더 정확히 신장동맥 기시부 직하방에 stent-graft를 위치시킬 수 있다(그림 28-5).

Stent-graft의 mainbody를 설치한 반대측 총대퇴동맥을 통하여 삽입된 5Fr 카테터와 유도철사를 이용하여 mainbody의 반대측 다리*contralateral stump*에 도관술*cannulation*을 시행한다. 이때 삽관한 카테터가 mainbody 내에 위치해 있는지를 확인하기 위하여 pigtail catheter를 mainbody 내에 위치시키고 회전하여 pigtail이 자유롭게 회전하는지를 확인한다. Mainbody의 반대측 다리*stump* 내에 카테터가 위치한 것이 확인되면 5Fr 카테터 내로 super-stiff guide wire를 삽입한 후, 이 유도철사를 따라서 limb stent-graft를 장골동맥까지 삽입한다.

분지형 bifurcated stent-graft를 설치한 후에는 compliant balloon catheter를 이용하여 stent-graft의 근위부 및 원위부의 혈관과 stent-graft 연결 부위를 풍선으로 확장하여 endoleak가 발생하지 않도록 한다.

마지막으로 다시 5Fr pigtail catheter를 신장동맥 기시부까지 삽입하고 혈관촬영술을 시행하여 endoleak 등의 문제점이 없는지를 확인한다.

Ⅳ 결과

Stent-graft를 이용한 혈관내 치료*EndoVascular Aneurysm Repair; EVAR*와 외과적 치료를 무작위로 비교한 전향적 연구들이 미국 및 유럽에서 보고되었다.[21-26] AAA의 직경이 5cm 이상인 환자 345명을 대상으로 시행한 DREAM (Dutch Randomized Endovascular Aneurysm Management) trial은 외과적 치료와 관련된 사망률을 4.6%, EVAR 치료와 관련된 30일 사망률을 1.2%로 보고하였다. 2년 추적검사에서도 cumulative aneurysm-related death는 외과적 치료

그림 28-4. Bifurcated stent-graft로 AAA를 치료하는 시술 순서

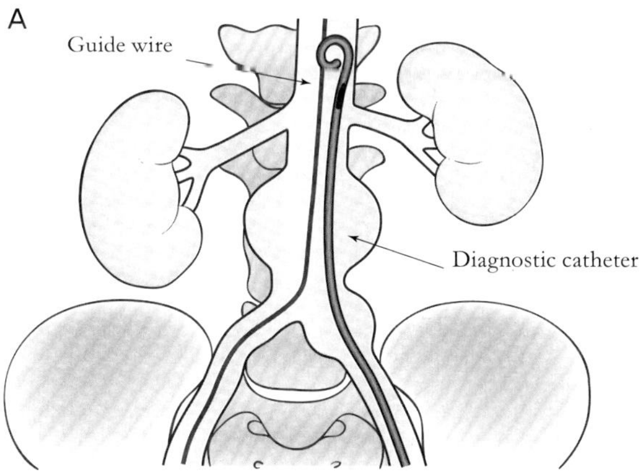

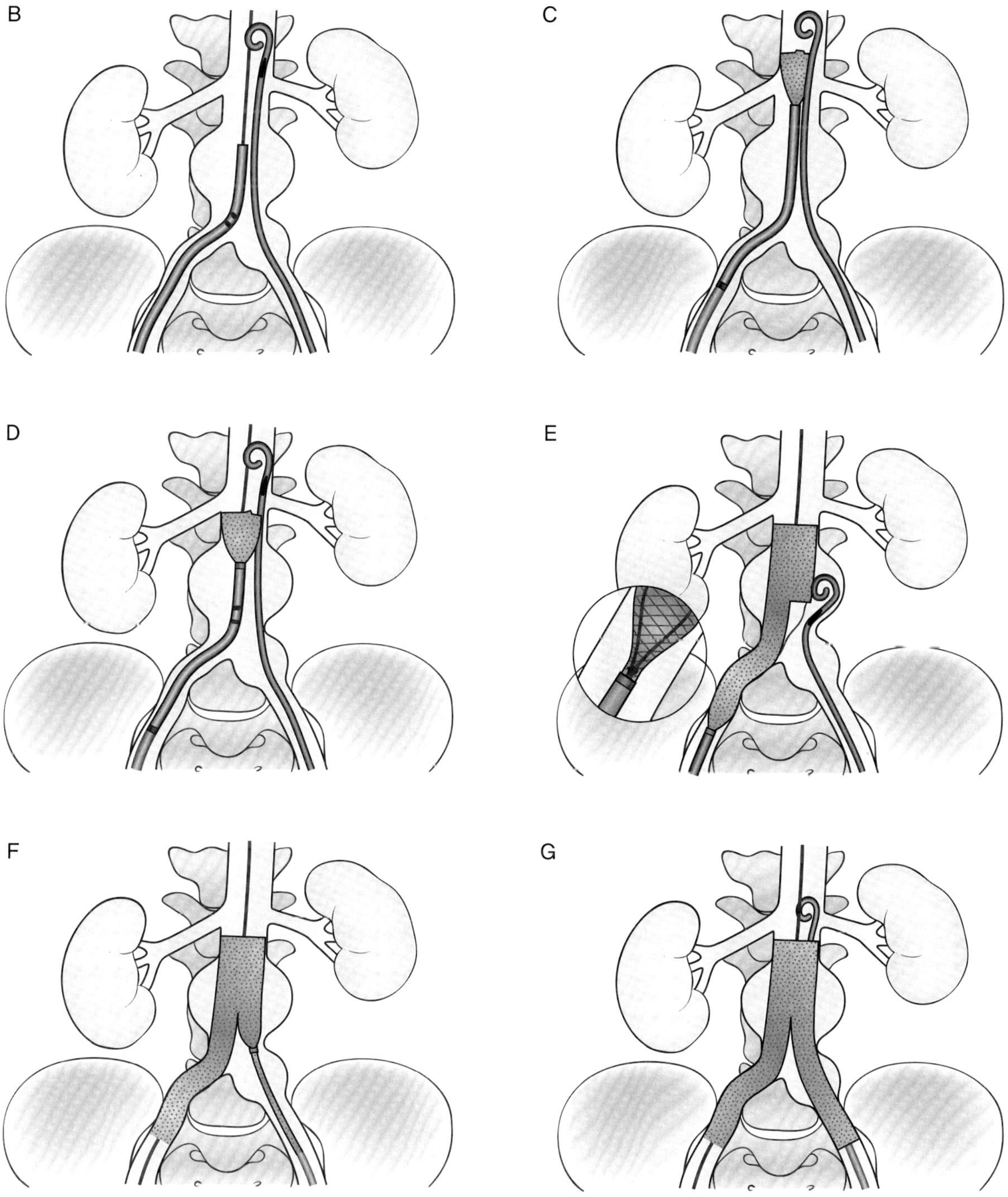

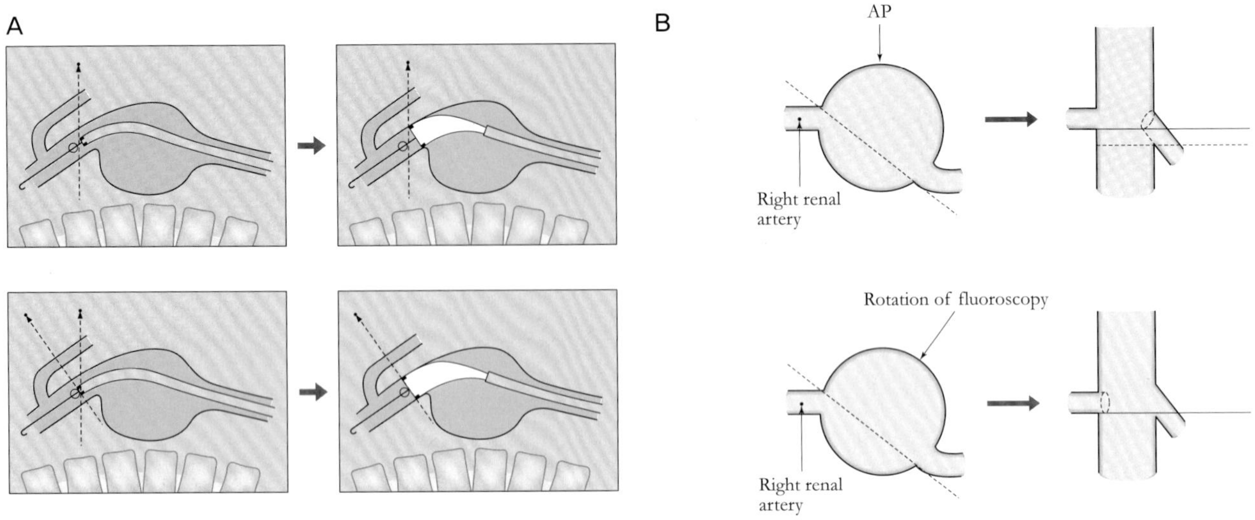

그림 28-5. 투시검사*fluoroscopy* A, B. 대동맥류의 근위부에 stent-graft를 설치할 때 AP view에서는 정확한 위치에 위치시킬 수 없다. X선 투시기의 C-arm을 머리쪽 경사*cranial angulation* 및 측부 경사*oblique angulation*를 줌으로써 좀 더 정확히 신장동맥 기시부 직하방에 위치시킬 수 있다.

의 경우 5.7%, EVAR의 경우 2.1%로 보고되었다. 그러나 cumulative survival rate는 외과적 치료가 89.6%, EVAR가 89.7%로 두 군 간에 차이가 없었다.

EVAR trial 1은 영국에서 AAA의 직경이 5.5cm 이상이며 60세 이상인 환자 1,082명을 대상으로 한 연구로, 30일 사망률은 외과적 치료가 4.7%, EVAR는 1.7%로 DREAM trial과 같이 stent-graft를 이용한 혈관내 치료가 외과적 치료와 비교하여 30일 사망률을 줄이는 것으로 보고되었다. EVAR trial 1의 4년 추적검사 결과도 DREAM trial의 연구 결과와 유사하여 all-cause mortality는 약 28%로 두 군 간에 차이가 없었으나, cumulative aneurysm-related death는 외과적 치료가 7%, EVAR가 4%로 보고되었다. Health-related quality of life는 두 군 간에 차이가 없었으나, 2개 연구 모두에서 EVAR군이 외과적 치료군에 비하여 재시술률*reintervention rate*이 2~3배 더 높았다.

장기 추적검사 결과에서도 두 연구 모두 mortality에서는 차이가 없었으나 재시술률은 EVAR군이 높은 것으로 보고되었다.

V 내강누출과 합병증

Stent-graft 시술 중 혹은 시술 후 발생할 수 있는 합병증으로 여러 가지가 보고되어 있다.

1. 혈관 손상

장골동맥의 굴곡이 심하거나 죽상경화증에 의하여 협착이나 심한 석회화가 있는 경우에는 직경이 큰 introducer sheath를 사용하므로 혈관의 박리 또는 파열이 발생할 수 있다. 또한 super-stiff guide wire를 잘못 사용해 대동맥 및 분지 혈관에 심한 합병증이 발생할 수 있다.

2. 색전증*Embolization*

시술 시 사용되는 여러 가지 기구로 인하여 혈관 내에 위치한 죽종*atheroma*의 일부나 혈전의 원위부 색전에 의하여 신장동맥 및 하지에 허혈이 발생할 수 있다.

3. Post-implantation syndrome

일반적으로 40°C 이하의 발열, 우울증, 요통 등의 증상이 10일까지 지속될 수 있다. Stent-graft 시술 환자의 50%에서 나타났다는 보고도 있다. 이러한 증상의 원인으로는 stent-graft에 의한 면역 시스템의 활성화, AAA 내 혈전 형성, 장기의 내장허혈*visceral ischemia* 등과 같은 여러 가지 기전들이 제시되고 있다.[27]

4. 상처 합병증

혈관절개술 혹은 천자 부위인 총대퇴동맥에 출혈, 혈종, 림프낭종*lymphocele*, 가성동맥류*pseudoaneurysm*, 상처 감염 등의 합병증이 발생할 수 있다.

5. 내강누출*Endoleak*

Endoleak는 대동맥류를 stent-graft로 치료한 후 stent-graft 주위의 aneurysm 내에 혈류가 지속적으로 남아 있는 것을 말한다. Endoleak가 시술 직후부터 관찰되는 경우를 'primary endoleak', 처음에는 없었으나 추적관찰 중에 발생하는 경우를 'secondary endoleak'라 한다. Endoleak는 aneurysm 내로의 혈류가 stent-graft로 완전히 차단되지 않음을 나타낸다. Endoleak는 자연적으로 폐쇄되기도 하나 간혹 endoleak가 계속 남아 AAA가 파열되기도 한다. Endoleak는 stent-graft 치료 후 약 10%(8~44%)에서 관찰되며, 형태와 원인에 따른 분류는 다음과 같다(그림 28-6).[28-31]

Type Ⅰ: Stent-graft의 근위부(Ⅰa)나 원위부(Ⅰb)가 대동맥 혹은 장골동맥의 내벽과 완전히 밀착되지 않아 발생하는 경우(그림 28-7).

Type Ⅱ: 측부혈관*collateral vessel*에 의하여 endoleak가 발생하는 경우로 하장간막동맥*inferior mesenteric artery*(Ⅱa) 또는 요동맥*lumbar artery*(Ⅱb) 등의 대동맥 분지혈관을 통하여 혈류가 역행하여 AAA와 연결되는 경우(그림 28-8).

Type Ⅲ: Modular type의 stent-graft를 사용하는 경우 stent-graft를 구성하는 부분의 연결 부위(Ⅲa) 또는 stent-graft의 graft가 찢어지거나 파열해 발생하는 경우(Ⅲb)(그림 28-9).

Type Ⅳ: 시술 후 30일 이내에 stent-graft의 fabric pore(인조혈관 구멍)를 통하여 혈류가 AAA 내로 통하는 경우.

Type Ⅴ(Endotension): Stent-graft로 AAA를 치료한 후 endoleak는 관찰되지 않으나 AAA의 크기가 커지는 경우.

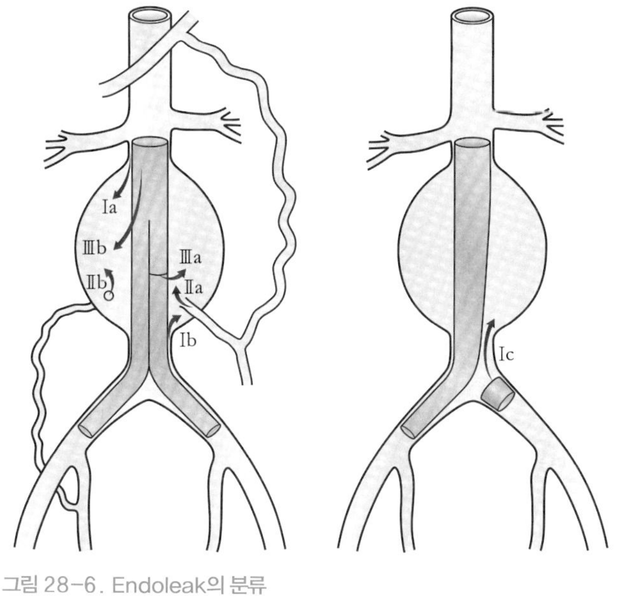

그림 28-6. Endoleak의 분류

측부혈관에 의한 type Ⅱ endoleak는 치료하지 않고 추적관찰을 하면 1/3~1/2은 자연적으로 치유되고 일부 환자에서는 대동맥류의 크기가 감소한다. 따라서 type Ⅱ를 치료해야 하는지에 대해서는 아직까지 정립된 바가 없다. Type Ⅱ endoleak는 허리경유접근법*translumbar approach*이나 혈관내접근법으로 코일이나 영구적인 색전물질을 이용하여 치료할 수 있다. 허리경유접근법은 경피적으로 동맥류를 직접 천자하여 색전물질을 주입하는 것이고, 혈관내접근법은 상장간막동맥*superior mesenteric artery*이나 내장골동맥을 경유하여 하장간막동맥이나 요동맥으로 진입하여 색전물질을 주입하는 것이다. Type Ⅰ과 Ⅲ는 AAA가 파열될 위험성이 있으므로 치료해야 한다. 풍선혈관성형술*balloon angioplasty*, 연장 소매 스텐트-그라프트*extension cuff stent-graft* 혹은 풍선확장형 스텐트(Palmaz stent) 삽입 등으로 치료할 수 있다. Type Ⅳ endoleak는 자연 치유되므로 임상적으로 의미가 없다. Endotension은 AAA 파열의 위험성이 높아 외과적 치료가 필요한 상태로, 혈압이 stent-graft의 직물 혹은 혈전을 통하여 전달되거나 endoleak의 혈류 속도가 매우 낮아 현존하는 영상진단법으로는 검출하지 못하는 것으로 설명하고 있다.

6. Stent-graft 혈전증*Stent-graft thrombosis*

장골동맥의 굴곡이 심한 경우에 삽입된 stent-graft의 유연성이 좋지 않아 발생할 수 있다. 또한 AAA를 stent-graft로 치료한 후 AAA가 개조*remodeling*되어 형태가 바뀌어 stent-graft의 다리 꼬임*limb kinking*이 발생해 혈전이

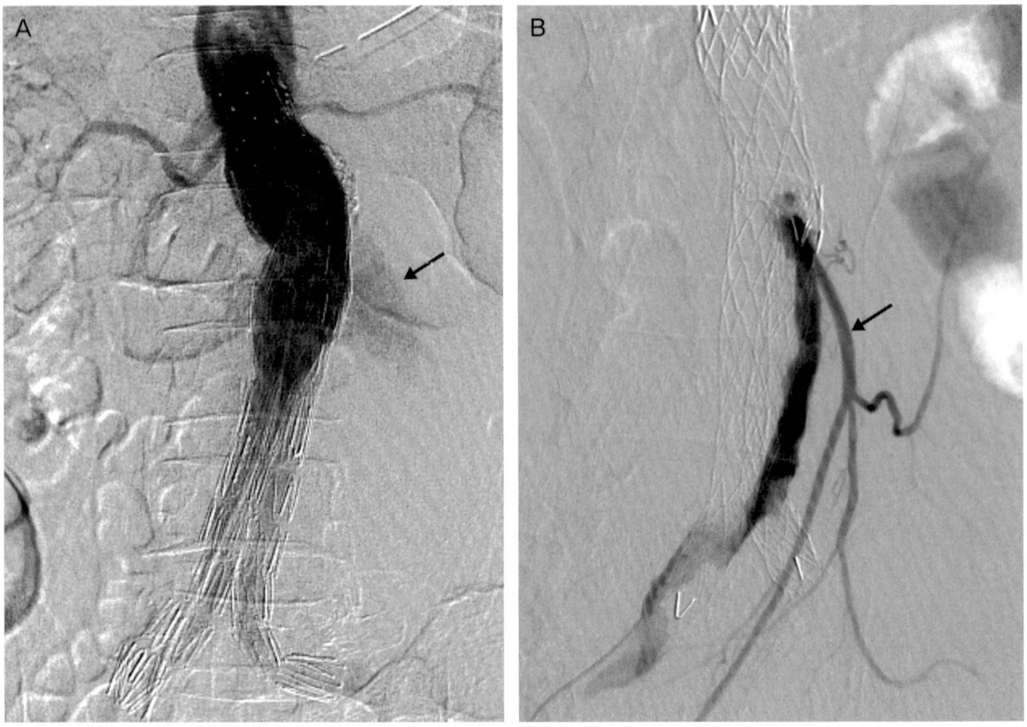

그림 28-7. Type I endoleak A. Stent-graft로 AAA를 치료한 후 근위부 연결 부위에서 발생한 type Ⅰa endoleak(화살표)가 관찰된다. B. 우측의 원위부 연결 부위와 하장간막동맥이 연결된 type Ⅰb endoleak(화살표)가 관찰된다.

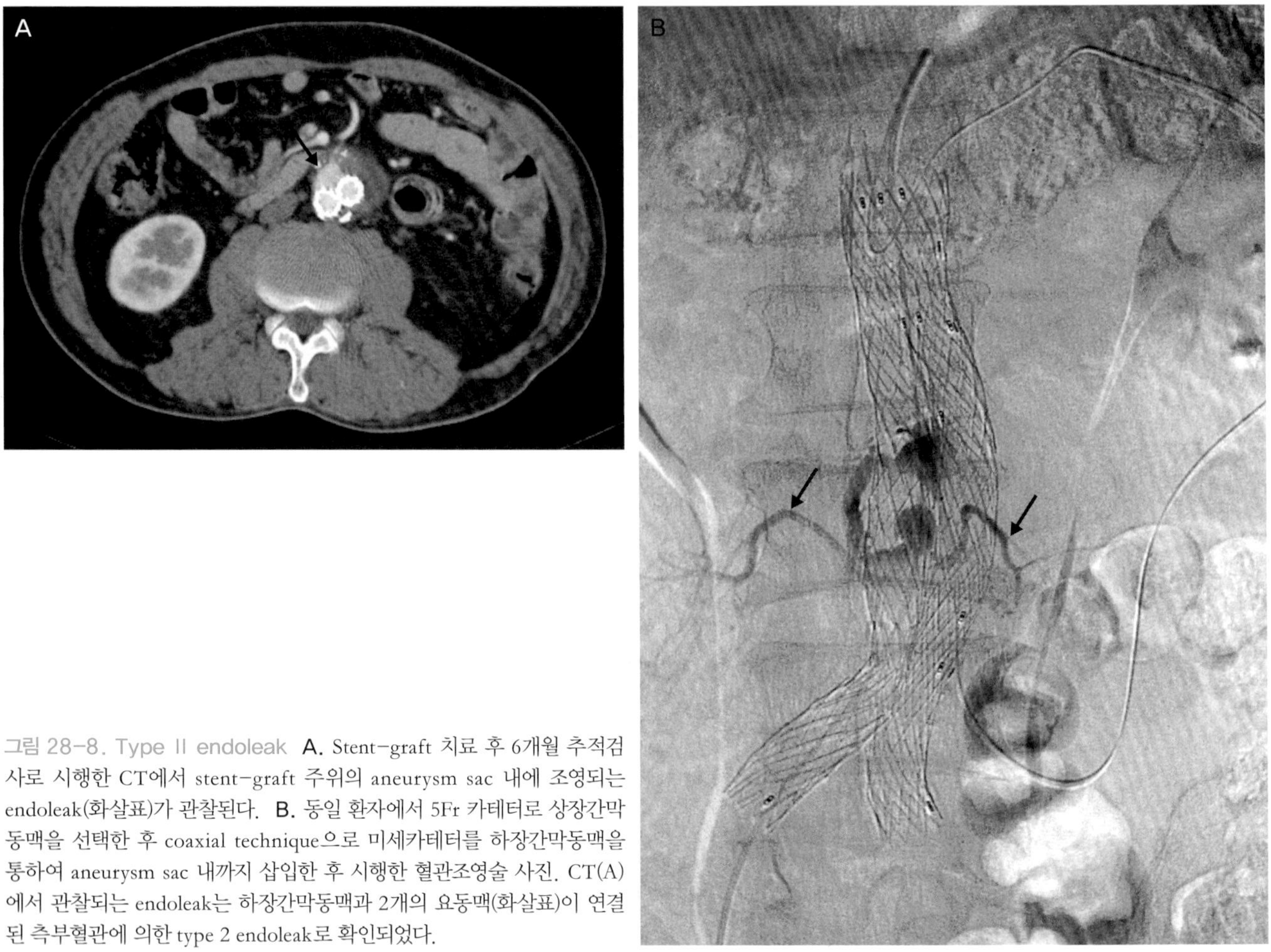

그림 28-8. Type II endoleak A. Stent-graft 치료 후 6개월 추적검사로 시행한 CT에서 stent-graft 주위의 aneurysm sac 내에 조영되는 endoleak(화살표)가 관찰된다. B. 동일 환자에서 5Fr 카테터로 상장간막동맥을 선택한 후 coaxial technique으로 미세카테터를 하장간막동맥을 통하여 aneurysm sac 내까지 삽입한 후 시행한 혈관조영술 사진. CT(A)에서 관찰되는 endoleak는 하장간막동맥과 2개의 요동맥(화살표)이 연결된 측부혈관에 의한 type 2 endoleak로 확인되었다.

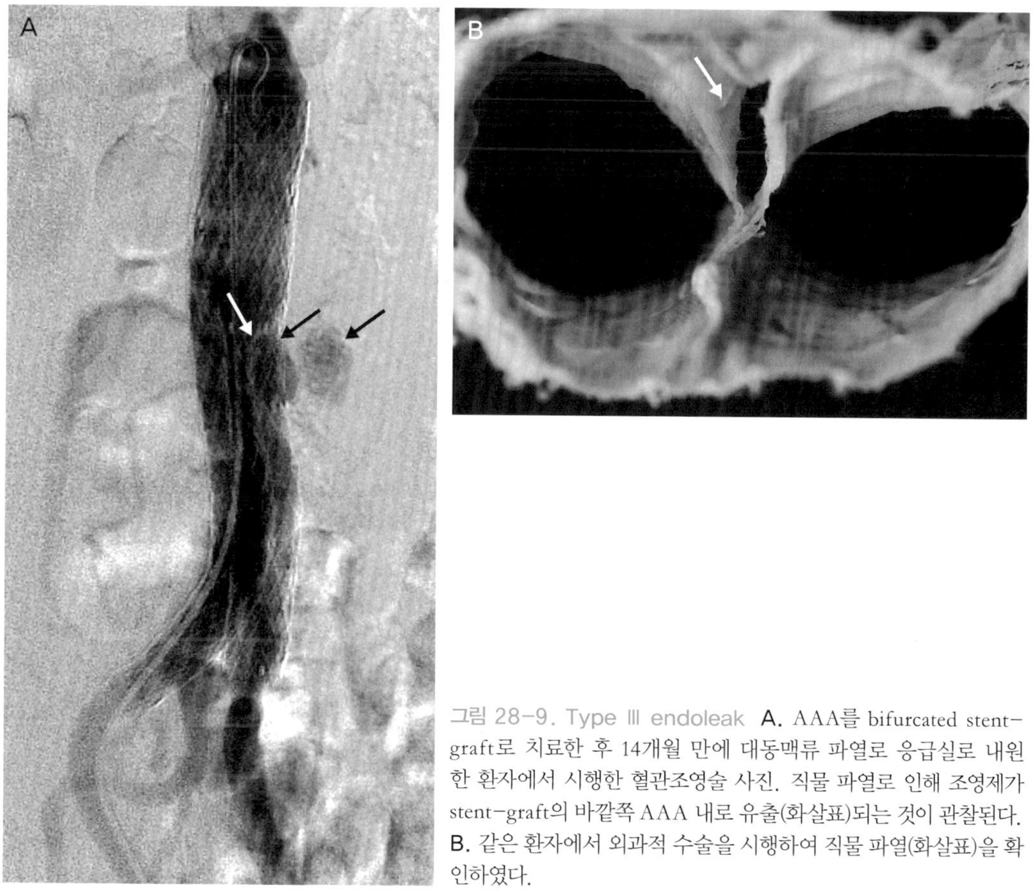

그림 28-9. Type Ⅲ endoleak A. AAA를 bifurcated stent-graft로 치료한 후 14개월 만에 대동맥류 파열로 응급실로 내원한 환자에서 시행한 혈관조영술 사진. 직물 파열로 인해 조영제가 stent-graft의 바깥쪽 AAA 내로 유출(화살표)되는 것이 관찰된다. B. 같은 환자에서 외과적 수술을 시행하여 직물 파열(화살표)을 확인하였다.

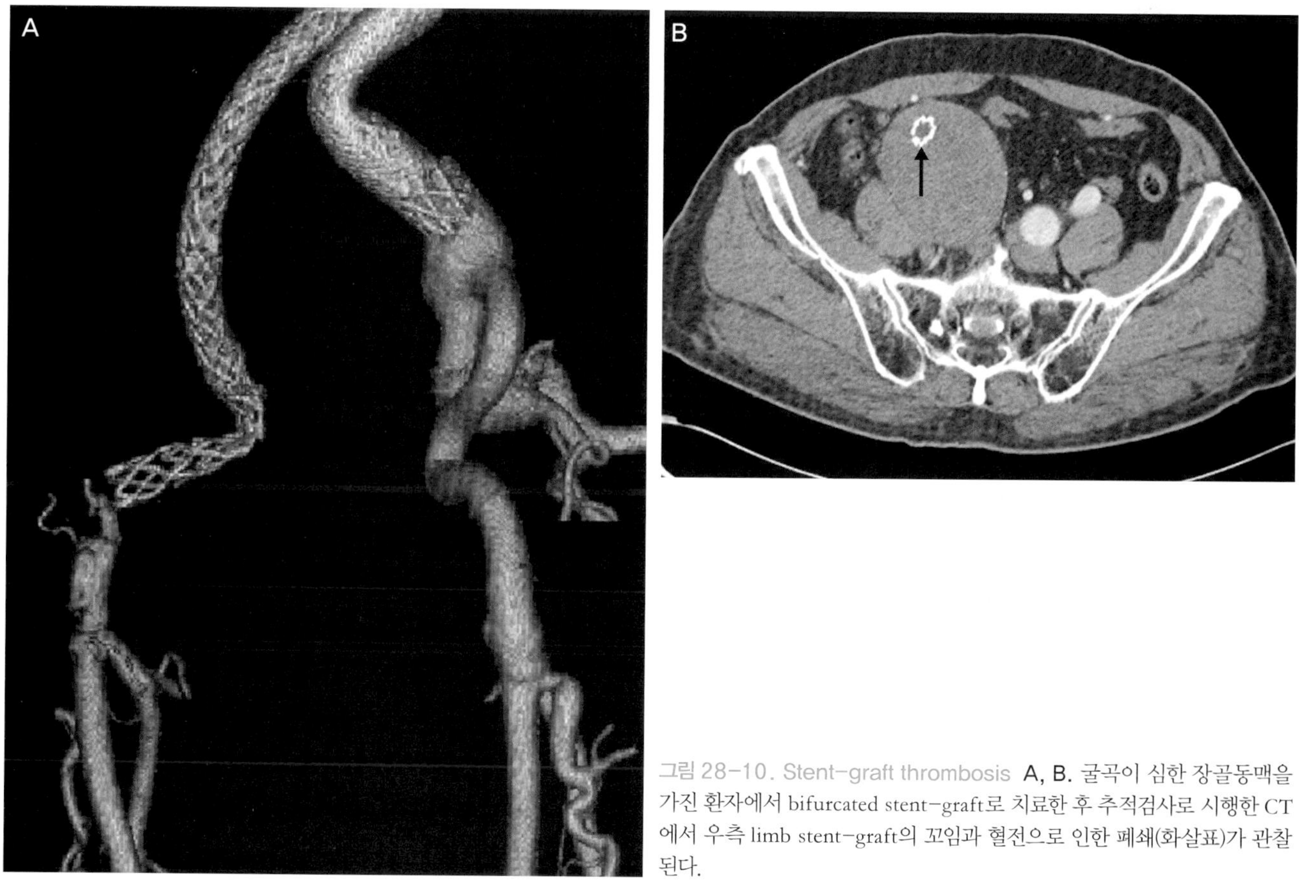

그림 28-10. Stent-graft thrombosis A, B. 굴곡이 심한 장골동맥을 가진 환자에서 bifurcated stent-graft로 치료한 후 추적검사로 시행한 CT에서 우측 limb stent-graft의 꼬임과 혈전으로 인한 폐쇄(화살표)가 관찰된다.

진행한다(그림 28-10). 이와 같이 stent-graft를 삽입한 후 limb kinking이 발생할 가능성이 있는 경우에는 예방적으로 balloon expandable 혹은 Wallstent type의 bare stent를 kinking이 있는 부위의 stent-graft 내에 삽입하여 합병증을 예방할 수 있다.

7. Stent-graft 감염

Stent-graft 시술 시 오염으로 인한 stent-graft의 감염에 항상 유의하여야 한다. 발생빈도는 매우 낮은 것으로(0.4%) 보고되고 있다.[32]

8. Device failure

1, 2세대의 stent-graft의 경우 migration, 스텐트의 부러짐과 직물 파열 등이 발생했다는 보고가 있었으나, 현재 사용 중인 3세대 제품에서는 이 같은 문제가 대부분 해결되었다.

Ⅵ 결론

결론적으로 stent-graft를 이용한 AAA의 치료는 외과적 치료와 비교하여 비교적 비침습적인 치료법으로 시술과 관련된 사망률을 3% 줄일 수 있으며 시술 시 출혈, 중환자실 및 병원 입원 기간(ICU & hospital stay), 전신적 합병증을 줄일 수 있는 좋은 치료법이나 AAA의 remodeling 및 endoleak 등의 문제점이 있으므로 시술 후 지속적으로 관찰해야 한다.

참고문헌

1. Ernst CB. Abdominal aortic aneurysm. N Eng J Med 1993;328:1167-1172.
2. Harris LM, Faggidli GL, Fiedler R, et al. Ruptured abdominal aortic aneurysms: factors affecting mortality rates. J Vasc Surg 1991;14:812-818.
3. Dotter CT. Transluminally-placed coilspring endarterial tube grafts. Long-term patency in canine popliteal artery. Invest Radiol 1969;4:329-332.
4. Piquet P, Rolland PH, Bartoli JM, et al. Tantalum-Dacron coknit stent for endovascular treatment of aortic aneurysms: a preliminary experimental study. J Vasc Surg 1994;19:698-706.
5. Dake MD, Miller DC, Semba CP, et al. Transluminal placement of endovascular stent-grafts for the treatment of descending thoracic aortic aneurysms. N Engl J Med 1994;331:1729-1734.
6. Parodi JC, Palmaz JC, Barone HD. Transfemoral intraluminal graft implantation for abdominal aortic aneurysms. Ann Vasc Surg 1991;5:491-499.
7. Kaufman JA, Brewster DC, Geller SC, et al. Custom bifurcated stent-graft for abdominal aortic aneurysms: initial experience. J Vasc Interv Radiol 1999;10:1099-1106.
8. Hausegger KA, Mendel H, Tiessenhausen K, et al. Endoluminal treatment of infrarenal aortic aneurysms: clinical experience with the Talent stent-graft system. J Vasc Interv Radiol 1999;10:267-274.
9. Dorffner R, Thurnher S, Polterauer P, et al. Treatment of abdominal aortic aneurysms with transfemoral placement of stent-grafts: complications and secondary radiologic intervention. Radiology 1997;204:79-86.
10. Blum U, Langer M, Spillner G, et al. Abdominal aortic aneurysms: preliminary technical and clinical results with transfemoral placement of endovascular self-expanding stent-grafts. Radiology 1996;198:25-31.
11. Chuter TA, Gordon RL, Reilly LM, et al. Abdominal aortic aneurysm in high-risk patients: short- to intermediate-term results of endovascular repair. Radiology 1999;210:361-365.
12. Volodos N, Karpovich I, Trojan V, et al. Clinical experience in the use self-fixing synthetic prosthesis for remote endoprosthetics of the thoracic and abdominal aorta and iliac arteries through the femoral artery and as intraoperative endoprosthesis for aortic reconstruction. Vasa Suppl 1991;33:93-95.
13. 고홍규, 이도연, 심원흠 등. 분지형 스텐트 이식편을 이용한 복부대동맥류의 치료. 대한방사선의학회지 1999;41:909-914.
14. 박재형, 송순영, 정진욱 등. 대동맥류에 대한 Gianturco 스텐트와 PTFE를 이용한 스텐트-그라프트의 임상적 응용. 대한방사선의학회지 1999;40:21-30.
15. 이도연, 최동훈, 강성권 등. 새로이 개발된 경피적 삽입술이 가능한 대동맥 인조혈관 스텐트의 임상 시험. 대한방사선의학회지 2003;48:13-21.
16. Lee DY, Kang SG, Choi D, et al. Percutaneous modular stent-grafts in the treatment of abdominal aortic aneurysms. J Endovasc Ther 2003;10:752-759.
17. Harris PL, Buth J, Miahle C, et al. The need for clinical trials of endovascular abdominal aneurysm repair. The

EUROSTAR Project. EUROpean collaborators on stent-graft techniques for abdominal aortic aneurysm repair. J Endovasc Surg 1997;1:72-79.
18. Kölbel T, Carpenter SW, Taraz A, et al. How to calculate the main aortic graft-diameter for a chimney-graft. J Cardiovasc Surg (Torino) 2013 Apr 5. [Epub ahead of print]
19. Lobato AC, Camacho-Lobato L. The sandwich technique to treat complex aortoiliac or isolated iliac aneurysms: results of midterm follow-up. J Vasc Surg 2013;57:26S-34S.
20. Matteo J, Cunningham J. Size matters! A reliable endovascular method to avoid infolding and endoleaks when reconstructing aortic bifurcations using stent grafts. Vascular 2012;20:124-128.
21. Prinssen M, Verhoeven ELG, Buth J, et al. A randomized trial comparing conventional and endovascular repair of abdominal aortic aneurysm. N Engl J Med 2004;351:1607-1618.
22. Greenhalgh RM, et al. Comparison of endovascular aneurysm repair with open repair in patients with abdominal aortic aneurysm (EVAR trial 1), 30-day operative mortality results: randomized controlled trial. Lancet 2004;364(9437):843-848.
23. Blankensteijn JD, de Jong SECA, Prinssen M, et al. Two-year outcomes after conventional or endovascular repairs of abdominal aortic aneurysms. N Engl J Med 2005;352:2398-2405.
24. Greenhalgh RM, et al. Endovascular aneurysm repair versus open repair in patients with abdominal aortic aneurysm (EVAR trial 1): randomized controlled trial. Lancet 2005;365:2179-2186.
25. Greenhalgh RM, Allison DJ, Bell PRF, et al. Endovascular versus open repair of abdominal aortic aneurysm. N Engl J Med 2010;362:1863-1871.
26. De Bruin JL, Baas AF, Buth J, et al. Long-term outcome of open or endovascular repair of abdominal aortic aneurysm. N Engl J Med 2010;362:1881-1889.
27. May J, White GH. Endovascular treatment of aortic aneurysms. In: Rutherford R, ed. Vascular Surgery. 5th ed. Philadelphia: WB Saunders, 1999:1281-1295.
28. White GH, May J, Waugh RC, et al. Type Ⅲ and type Ⅳ endoleak: toward a complete definition of blood flow in the sac after endoluminal AAA repair. J Endovasc Surg 1998;5:305-309.
29. Gilling-Smith G, Brennan, Harris PL, et al. Endotension after endovascular repair: definition, classification and implications for surveillance and intervention. J Endovasc Surg 1999;6: 305-307.
30. White GH, May J, Petrasek P, et al. Endotension: an explanation for continued AAA growth after successful endoluminal repair. J Endovasc Surg 1999;6:308-315.
31. Risberg B, Delle M, Eriksson E, et al. Aneurysm sac hygroma: a cause of endotension. J Endovasc Ther 2001;8:447-453.
32. Fiorani P, Speziale F, Calisti A, et al. Endograft infection: preliminary results of an international enquiry. J Endovasc Ther 2003:10;919-927.

Chapter 29

장허혈의 혈관내 치료법

성규보

I 장간막동맥의 동맥조영술

우리 몸의 장기는 고유의 분지하는 모양을 가지고 있으며 이러한 현상은 장간막동맥에서도 볼 수 있다(그림 29-1).

소장*small intestine*의 동맥 분지 중 십이지장*duodenum*의 동맥 분지는 독특한 연속활*arcade*의 모양 및 위치로 쉽게 구별할 수 있다. 그리고 공장*jejunum*이나 회장*ileum*의 동맥 분지는 빗자루 모양으로 작은 분지가 여러 개 나가는 모양으로 위*stomach*나 대장*large intestine*의 동맥 분지와는 쉽게 구별된다. 그러나 공장 및 회장의 동맥 분지는 서로 구별되지 않으며 상장간막동맥*superior mesenteric artery; SMA*의 근위부 분지를 공장, 원위부 분지를 회장 분지로 미루어 짐작한다. 또 소장은 연동운동을 하는 장기이므로 디지털감산혈관조영술*digital subtraction angiography; DSA*에서 이로 인한 인공물*artifact*이 보인다. 또 소장은 장간막*mesentery*으로 연결되어 있어 복막강*peritoneal cavity*에서 위치가 변할 수 있으며 이러한 현상은 척추를 중심으로 반대편으로도 이동이 가능하기 때문에 반복된 동맥조영상 분지의 모양이 바뀔 수 있다.

대장의 동맥 분지는 소장과는 달리 분지 수가 적고 일정한 간격으로 분지되는 모양을 취하며 다소 구불구불해서 소장 분지와 쉽게 구별된다.

II 생리적 기전

장*bowel*은 활발하게 대사하는 장기로 보통 때는 심박출량의 20%가 장으로 오며 식사 후에는 심박출량의 35%가 오게 된다. 장으로 오는 동맥혈류의 70%는 점막층과 점막하층을 공급하게 되고 근층과 장막에는 30%의 혈류가 공급된다.[1] 장에 혈류가 감소하면 허혈 손상을 받게 되고, 반대로 조직이 심각하게 손상되기 전에 혈류가 재개통되면 재관류 손상*reperfusion injury*을 받게 된다.

1. 허혈 손상

장허혈은 조직병리학적으로는 15분 내에 미세융모*microvilli*의 구조에 손상을 주며 융모세포가 감소하게 된다.[2] 3시간 정도면 융모*villi*의 움*crypt*이 소실되며 점막층에 심각하고 회복할 수 없는 손상을 가져온다. 지속적인 허혈 상태는

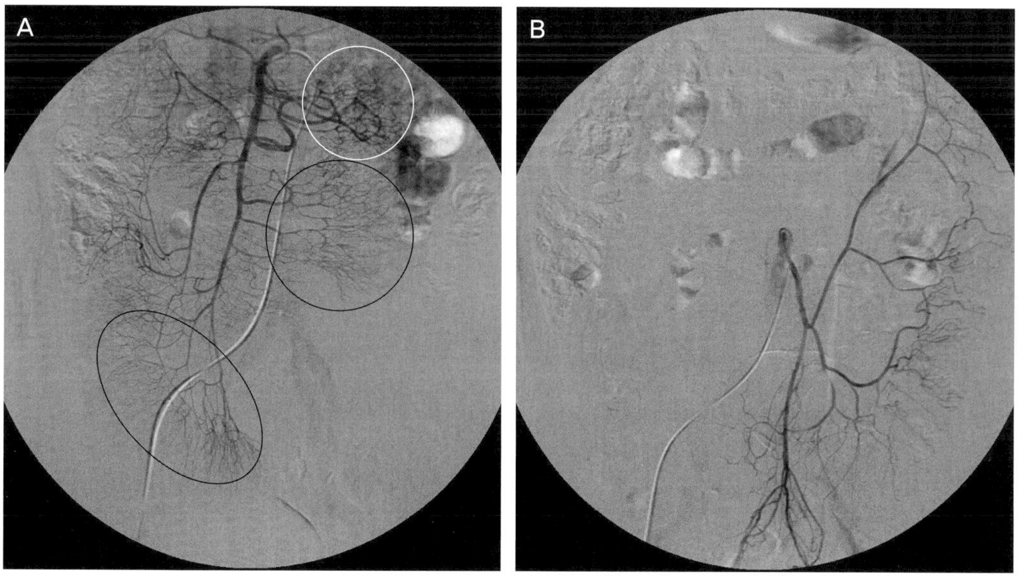

그림 29-1. 소장과 대장의 전형적인 분지 모양 A. 소장 분지의 전형적인 모양은 작은 분지가 빗자루같이 여러 개 나가는 모양이나(검은색 원) 장이 겹친 경우에는 전형적인 모양이 보이지 않는다(흰색 원). B. 대장은 분지 수가 적어 일정한 간격으로 분지되는 모양이며 다소 구불구불하기 때문에 소장 분지와 쉽게 구별된다.

점막층을 벗어나 점막하층과 근층의 손상을 초래하게 된다. 이러한 마지막 변화가 오기 전에 다시 혈액이 공급되면 재상피화*re-epithelialization*가 되며 24시간 내에 완전히 회복된다. 육안적으로 급성 장허혈은 장이 창백해지고 청색증을 보인다. 또 우선적으로 평활근이 수축되고 모든 연동운동이 소실되며 지속적으로 부종, 점막내 출혈 및 괴저가 발생한다. 이러한 변화들은 조직이 intraluminal hydrolysis, 담즙, 세균에 노출되어 있으므로 빨리 진행하게 된다. 많은 양의 세포외액이 장관내, 장관벽, 장간막 및 복막 안으로 빠져나가게 되어 혈액량감소 쇼크를 일으키게 된다.

2. 재관류 손상

이 과정은 xanthine oxidase에 의하여 ATP 대사 때 부산물로 생성되는 oxygen-derived free radical에 의하여 발생하게 된다. 이 자유기*free radical*는 지질과산화 작용*lipid peroxidation mechanism*, 세포막 손상, 미세혈관의 삼투성 증가와 hyaluronic acid 분해에 관여하여 조직 손상을 일으키게 된다.[3, 4] 장허혈로 발생한 독성 물질의 확산은 때로는 재관류 이후에 순환허탈*circulatory collapse*을 일으키는 원인이 된다.

Ⅲ 급성 장허혈

SMA색전증*SMA embolism*, 비폐쇄성 장허혈*nonocclusive mesenteric ischemia*, SMA혈전증*SMA thrombosis*과 장간막정맥혈전증*mesenteric vein thrombosis*이 급성 장허혈*acute mesenteric ischemia*의 4가지 중요한 원인이다. 그 외 대동맥박리*aortic dissection*, 단독 상장간막동맥박리*isolated SMA dissection*, 동맥염, 외상, 장꼬임*volvulus*, 장중첩증*intussusception*, 헤르니아*hernia*, 부착*adhesion*, 코카인 같은 마약, 콜레스테롤색전증, 장막힘증 등이 원인이 될 수 있다.

특징적인 임상증상은 복통이며, 복통의 정도가 압통의 정도와 일치하지는 않는다. 사망률이 높은 질환이므로 원인을 알아내어 적절한 치료로 장경색증*bowel infarction*을 예방하고 최소화하는 데 치료의 목적이 있다.

위험인자는 고령, 심장부정맥, 판막심장병, 울혈성 심장기능상실, 저심박출상태, 전신 죽상동맥경화증, 악성종양 등에 의한 과다응고상태, digitalis 같은 약제의 사용 등이다.

고식적인 진단과 치료방법으로는 사망률이 70%까지 보고되었으나, 현재는 원인을 찾아내고 적극적인 치료를 시행하여 사망률을 50% 이하로 낮추었다.[5-9]

비침습적인 CT와 CT angiography가 가장 유용한 진단방법이다. SMA와 상장간막정맥*superior mesenteric vein; SMV*의 개통성과 장의 확장, 장벽비후, 비정상적인 조영증강, 장벽속*intramural* 또는 문맥*portal vein* 내 가스와 같은 장허혈 또는 장경색증의 소견과 함께 복강 내 다른 장기에 대한 정보도 얻을 수 있다. 동맥조영술은 진단 목적보다는 인터벤션을 시행하는 과정 중에 하게 되며 celiac trunk와 SMA의 기시부를 보기 위한 복부대동맥조영술 측면상, 막힌 혈관의 선택적 동맥조영술 및 우회순환을 확인하기 위한 장간막동맥조영술을 시행한다. 그러나 동맥협착의 정도와 장허혈의 임상증상이 정확하게 일치하지는 않는다.

1. 장간막동맥색전증*Mesenteric arterial embolism*

급성 장허혈의 40~50%를 차지하는 가장 흔한 원인으로 색전*embolus*은 대부분 심장에서 발생한다. 임상 경과는 혈전증이나 비폐쇄성 허혈보다 좋다고 알려져 있으나 사망률이 54%까지 보고되어 있다.[10, 11]

CT angiography로 혈관 내의 충만결손이나 폐쇄된 혈관의 끝이 볼록한 특징적인 모양을 확인하면 진단한다. 색전은 SMA 기시부에서 약 3cm 떨어진 곳에서 많이 발견된다(그림 29-2).[12] 색전증이 발생한 지 24시간 내에 치료하면 사망률은 32~57% 정도이나 24시간이 경과한 후에는 88~90%로 증가하므로 진단 즉시 적절한 치료를 시행해야 한다.[13, 14]

장허혈이 장경색증으로 빠르게 진행하기 때문에 대부분 응급 수술을 하며, 색전제거술, 수술 중 혈전용해요법, 생존할 수 없는 장의 절제술 등을 시행한다.

인터벤션 치료로는 색전용해요법과 경피적 색전제거술이

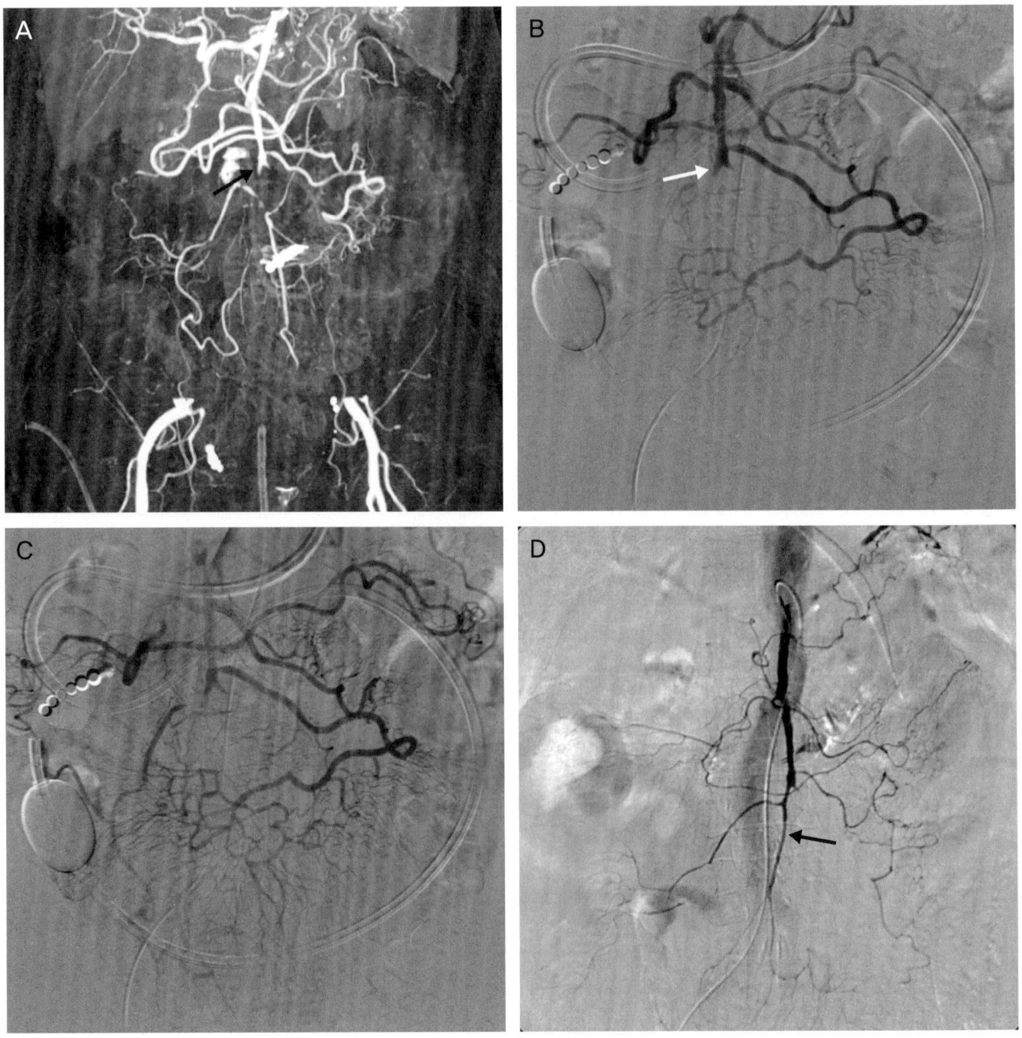

그림 29-2. SMA색전증 **A, B, C.** 색전증으로 인하여 소장 분지들과 회결장동맥, 우결장동맥이 막혀 있으며(화살표), 곁통로를 통하여 원위부 분지들이 조영되고 있다. **D.** 카테터를 통하여 urokinase를 주입한 후 회결장동맥과 우결장동맥은 재개통(화살표)되었으나 일부 소장 분지들은 폐쇄되고 전체적으로 동맥이 연축되어 있다.

있으나 아직까지 그 역할이 명확하지 않다. 색전용해술은 1979년부터 시작되었으며[15] 성공적으로 시행한 보고들이 있다.[16-19] 인터벤션 치료의 문제점은 심한 장괴사가 있는 것을 알지 못하고 시행하거나 심한 장허혈이 있는 환자에서 시행한 경우 재관류 손상으로 사망에까지 이를 수 있다는 것이다. 또 이 치료방법이 실패할 경우 치료 시기가 늦어질 수 있으므로 혈전용해술 시작 후 1시간 내에 증상이 소실되지 않거나 심해지면 즉시 치료를 중단하고 개복술을 시행하는 것이 좋다.[20] 혈전용해요법*thrombolytic therapy*은 ① 색전으로 막힌 동맥이 완전 폐쇄되지 않은 경우, ② SMA의 회결장동맥*ileocolic artery*이 분지하는 원위부 또는 SMA의 분지에서 색전된 경우, ③ 증상이 시작되고 12시간이 경과하지 않은 환자에서 시행할 것을 권장하는 보고가 있다.[21] 색전과 동반된 장혈관의 수축이 동맥 재개통 후에도 남아 장관류에 문제가 생긴 경우에는 장간막동맥에 카테터를 삽입하여 papaverine을 주입한다. Papaverine은 문맥을 통하여 간을 한 번 통과하면 약 90%가 대사되므로 전신저혈압이나 심장부정맥이 발생할 가능성이 매우 낮다. 카테터를 통하여 40~50mg을 bolus로 주고 0.5~1mg/min의 속도로 주입한다.

2. 비폐쇄성 장허혈*Nonocclusive mesenteric ischemia*

장동맥의 협착 없이 장허혈이 나타나는 경우로 심장병이나 패혈증으로 상태가 위중한 환자에서 발생할 수 있다. 급성 장허혈 원인의 20~30%를 차지하며 특히 사망률이 높다.[6, 9] 장간막동맥 수축은 전신저혈압의 결과로 나타나며, 저혈압이 교정된 후에도 남아 있을 수 있고 digitalis나 dopamine이 선행 요인이 될 수 있다. 경련적인 장간막동맥의 수축은 미세혈관 수축, 미세혈전 형성, 모세혈관 흐름의 지연으로 나타나며, 전신저혈압은 catecholamine 분비를 촉진하여 혈관 수축을 더욱 촉진한다.

혈관조영상 보이는 소견은 ① 전체적인 동맥수축, ② 동맥분지의 충만결손, ③ 현저한 동맥혈류의 감소 및 대동맥으로의 조영제 역류, ④ 장간막정맥 충만의 심한 지연 또는 불완전한 출현, ⑤ papaverine 45~60mg 주입 후 혈류의 증가 등이다.

장간막동맥 내로 papaverine 같은 혈관확장제를 증상이 소실될 때까지 약 24시간 동안 주입하여 치료한다. 증상이 소실된 후에는 papaverine 대신 생리식염수를 2시간 정도 주입하면서 증상이 재발하지 않는지를 확인한다. 혈관확장제를 주입하는 동안 이상 소견이 있으면 혈관조영술을 시행하여 혈관 상태를 확인하고, 복막 자극증상이 나타나는 경우에는 개복하여 장의 생존 여부를 확인하여야 한다.

3. 장간막동맥혈전증*Mesenteric arterial thrombosis*

죽상동맥경화증*atherosclerosis* 등에 의하여 장간막동맥에 협착이 있는 환자에서 발생한다. 환자의 25~50%가 만성 장허혈증 증상의 병력이 있으므로 SMA색전증과 감별하는데 도움이 된다. 주된 증상은 이학적 소견과 잘 맞지 않는 갑자기 발생한 심한 복통이다.

진단은 조영증강 CT angiography로 한다. 색전증과의 감별점은 ① 만성 폐쇄로 인하여 많은 우회혈관이 발달해 있으며, ② 기시부에서 1~2cm 이내의 부위가 막혀 있고, ③ 폐쇄 부위가 색전증의 전형적인 볼록한 모양을 보이지 않는다는 점이다.

복막염 증상이 의심되는 급성 장허혈 환자에게는 즉시 개복술을 시행하여 장의 생존력*viability*을 평가하고, 생존이 불가능한 장 부위를 절제하고 막힌 동맥 부위에는 우회로조성술*bypass surgery*을 시행한다. 급성 장허혈에서 수술로 인한 사망률은 50% 정도로 보고되어 있다.[6, 9] 최근에는 인터벤션 치료가 증가 추세에 있으며 아주 높은 성공률(47/56)과 수술보다 낮은 사망률(36% vs. 50%)이 보고된 바 있다.[22] 증상이 급성으로 나타나지 않고 곁통로*collateral*가 잘 발달된 환자에서는 인터벤션이 동맥의 협착 또는 폐쇄를 치료하는 방법이 될 수 있으며 덜 침습적인 방법이다. SMA에 풍선혈관성형술을 시행하거나 스텐트를 설치하고, 약물이나 물리적 방법으로 혈전을 제거한다. 그러나 증상이 심하여 장괴사가 의심되는 환자에게 인터벤션 시술을 시행하여 수술 시기를 놓치게 해서는 안 된다. 개복술*laparotomy*이 시행된 환자에서는 SMA 원위부를 천자하여 역행성으로 스텐트를 설치할 수도 있다.[23, 24] 인터벤션 치료 후 30일 내 사망률은 약 25%로 수술의 20%와 비슷하다.[25] SMA가 복부대동맥과 이루는 각도 때문에 대퇴동맥*femoral artery* 대신 상완동맥*brachial artery*을 천자할 수도 있다. 그러나 상완동맥을 천자할 경우 합병증의 빈도가 높다는 점(5% vs. 10%)을 기억해야 한다.

4. 장간막정맥혈전증*Mesenteric vein thrombosis*

매우 드문 질환으로 급성 장허혈 원인의 6~9%를 차지한다. 응고항진, 문맥 수술을 포함한 혈관벽의 손상, 문맥고혈압 및 정맥울혈*venous stasis*, 복부염증질환, 구강용 피임제 등이 문제가 되어 발생할 수 있다.[26, 27] 골수증식성 질환*myeloproliferative neoplasm*이나 악성종양*malignant tumor*이 혈전의 가장 흔한 원인이다. 비장절제술*splenectomy* 후 및 간경변*liver cirrhosis* 환자에서도 혈전이 많이 발생한다.[28] 확실한 원인을 알 수 없는 경우에 원발성*primary* 또는 특발성*idiopathic* 장간막정맥혈전증이라고 하며 0~49%가 이에 속한다.[29, 30] 혈전이 아주 작은 소정맥에서 발생하는 경우에는 응고항진이 가장 흔한 원인으로 isolated mesenteric vein thrombosis로만 나타나고, 장간막정맥의 주 분지에서 시작되는 경우에는 그 부위 정맥의 국소적인 원인이 많으며 문맥혈전증*portal vein thrombosis*을 동반한다.[27] SMV를 주로 침범하나 그 이유는 명확하지 않으며, 0~11%에서 하장간막정맥*inferior mesenteric vein; IMV* 침범을 동반한다.[31-33] 혈전이 급성으로 발생하면 우회경로가 충분히 발달할 수 없으므로 장점막층에 부종이 오며 이차적으로 동맥 관류저하가 발생한다. 이로 인하여 장경색이 발생할 수 있으며, 이러한 현상은 isolated mesenteric vein thrombosis일 때 더 많이 발생한다.[34]

진단은 임상적으로 가능성을 의심하는 데서부터 시작되며, 조영증강 CT로 90% 이상 진단할 수 있다. 급성 장간막정맥혈전증*acute mesenteric vein thrombosis*은 종종 복통을 동반한다. 만성 장간막정맥혈전증*chronic mesenteric vein thrombosis*은 우연히 발견되는 경우가 많으며 문맥고혈압과 식도정맥류가 주 증상이다. 만성으로 발생한 경우에는 주위에 발달된 우회정맥*collateral circulation*이 감별 진단에 도움이 된다. 혈관조영술 소견은 ① 저항 증가로 인한 동맥혈류의 지연, ② 장간막동맥의 수축과 동맥기 지속, ③ 지속적이고 강한 장점막의 염색, ④ 장간막정맥이 보이지 않음, ⑤ 장간막정맥 또는 문맥 내의 혈전 등이다.

치료의 목적은 장경색증을 막고 혈전증이 재발하는 것을 막는 것이다. 급성 장간막정맥혈전증에 대한 첫 번째 치료는 항응고제 투여이다. 장경색증, 장천공*perforation*, 복막염*peritonitis*이 있는 경우에 수술로 장을 절제하기도 한다. 만성 장간막정맥혈전증 치료의 목표는 문맥고혈압의 합병증 예방이다. 인터벤션은 복막염 증상이 없는 환자 중 장경색증의 가능성이 없는 환자에서 고려할 수 있다. 특히 항응고제 치료를 48~72시간 동안 할 때 복통이 심해지는 환자에게 시행할 수 있다.[35] 장간막정맥에는 경피경간경로*percutaneous transhepatic route* 또는 경정맥경유로*transjugular route*를 통해서 접근할 수 있으며, 복수가 찬 환자에서는 transjugular route가 더 안전하다. 장간막정맥이 개통된 경우에는 papaverine 같은 혈관확장제와 혈전용해제를 사용할 수 있다. 이러한 치료가 끝난 후에는 항응고제 치료를 시행하여야 한다. 이러한 치료에 대한 보고는 많지 않으며, 20명의 환자 중 75%에서 혈전이 부분 또는 완전히 용해되었다고 보고한 문헌이 있다. 그러나 60%에서 주요 합병증이 발생하였고 출혈이 가장 많이 발생하였다.[35] TIPS를 시행할 수 있는데, 폐쇄된 문맥 부위를 지나 혈류가 유지되도록 하는 것이 주 목적이다. 한 보고에서는 환자 24명 중 20명에서 성공적으로 시행하여 증상이 즉시 호전되었다고 보고하였다.[36] 만성 장간막정맥혈전증 시에는 내시경이나 약물치료에 반응하지 않는 식도 또는 위 정맥류를 TIPS로 치료할 수 있다.[37]

5. 대동맥박리*Aortic dissection*

급성 장허혈의 5%는 대동맥박리의 합병증으로 발생한다. 대동맥박리가 SMA를 직접 침범하거나, SMA로 혈류를 주는 대동맥강*false or true lumen*의 압력이나 혈류가 충분치 않은 2가지 원인 때문에 발생한다. 수술로 인한 사망률은 90%로 보고되어 있다.[38]

대동맥박리가 SMA로 확산된 경우에는 탄성반동*elastic recoil*으로 인하여 풍선혈관성형술이 효과적이지 않으므로 스텐트를 삽입하여야 한다.[39] SMA로 혈류를 주는 대동맥강의 압력이나 혈류량이 충분하지 않은 경우에는 8~20mm의 풍선카테터를 사용하여 천공술*fenestration*로 치료한다.

6. 단독 상장간막동맥박리*Isolated SMA dissection*

대동맥박리와 동반되지 않은 장간막동맥박리는 드물게 발생하며 주로 SMA를 침범한다. 위험인자로 고혈압, 흡연, 고지혈증, 관상동맥질환, 죽상동맥경화증, 당뇨병 등이 알려져 있으나 정상 동맥에서 발생하는 경우가 더 많다. 단독 상장간막동맥박리는 비교적 젊은(55.4세) 남자(64.2%, 291명 중 245명)에서 많이 발생한다고 보고되었다.[40] 장간막동맥의 박리는 경미하게 진행하여 거짓속공간*false lumen*에 혈전*thrombus*이 차면서 멈추는 정도부터, 심하게 진행하여 장간막동맥을 완전히 폐쇄하거나 외막*adventitia*을 통해서 파열되는 경우까지 다양하게 나타난다. 임상증상은 다양하나 명치통증*epigastic pain*이 가장 흔한 증상이며 그 외 구역*nausea*, 구토*vomiting*, 복부팽만*abdominal distension*, 설사*diarrhea* 등이 나타난다.

치료의 목적은 박리 부위의 false lumen을 봉쇄하고 수축된 원위부 혈관을 확장시켜 혈류를 증가시키는 것이다. 증상이 없는 경우에는 치료가 필요 없으며 추적검사를 규칙적으로 시행하면 된다. 증상이 있는 경우에는 외과적 수술, 인터벤션 및 2가지 방법의 혼합치료*hybrid treatment*를 시행할 수 있다. 개복수술은 장허혈, 장괴사 및 동맥파열이 의심될 때 시행한다. 인터벤션 시술방법은 SMA 내 혈관확장제 투여, 스텐트설치술이며, 혼합치료는 개복 후 동맥박리의 원위부에서 천자하여 박리 부분에 스텐트를 설치하는 것이다(그림 29-3). 동맥 내 혈관확장제 투여만으로도 증상이 소실되는 경우에는 스텐트의 설치 필요성이 논란이 될 수 있다. 또 스텐트 설치 후에도 원위부 동맥이 수축할 수 있으므로 혈관확장제 사용이 도움이 된다.[40] 스텐트 설치

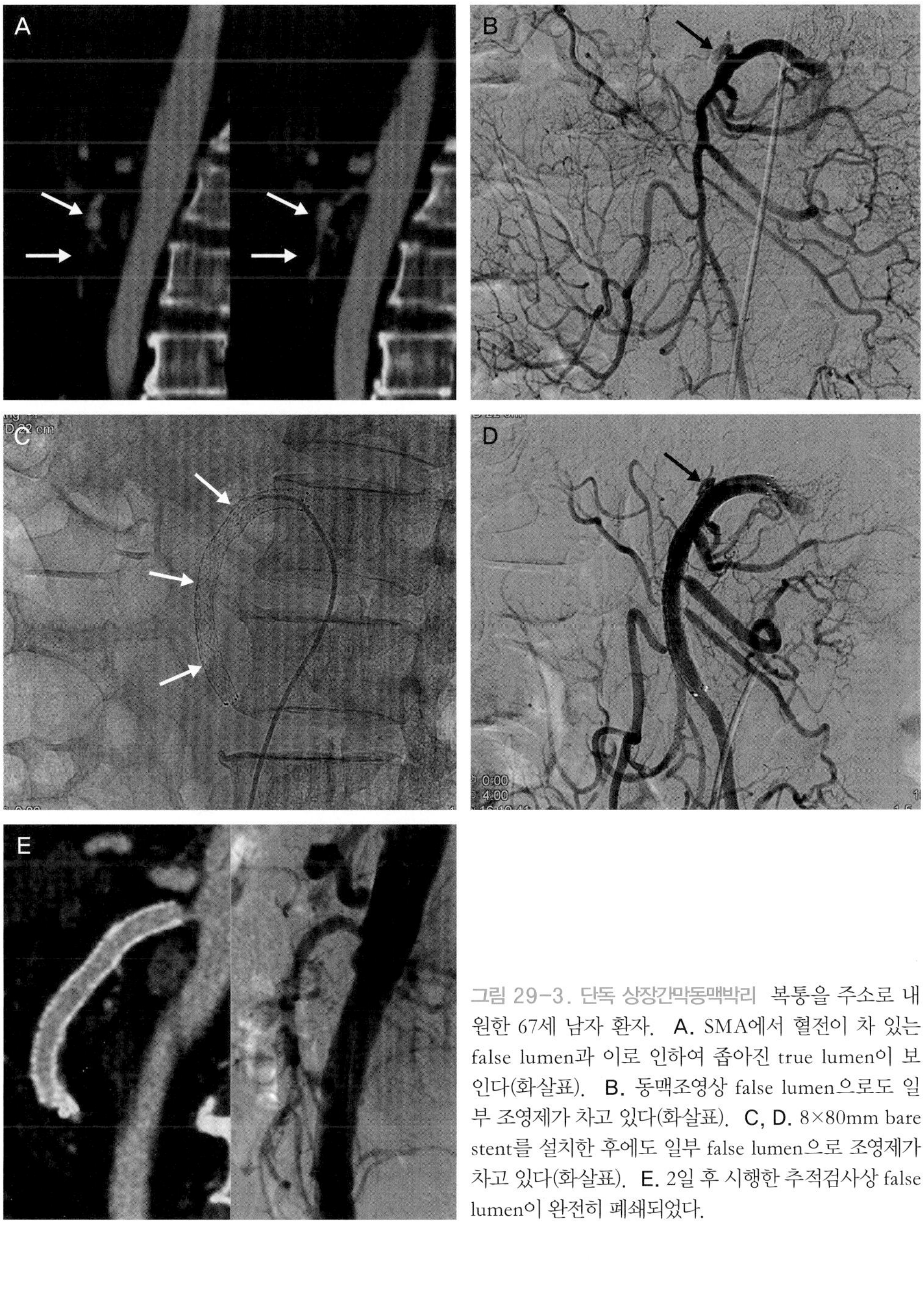

그림 29-3. 단독 상장간막동맥박리 복통을 주소로 내원한 67세 남자 환자. A. SMA에서 혈전이 차 있는 false lumen과 이로 인하여 좁아진 true lumen이 보인다(화살표). B. 동맥조영상 false lumen으로도 일부 조영제가 차고 있다(화살표). C, D. 8×80mm bare stent를 설치한 후에도 일부 false lumen으로 조영제가 차고 있다(화살표). E. 2일 후 시행한 추적검사상 false lumen이 완전히 폐쇄되었다.

는 수술과 비교하여 덜 침습적인 방법이며 시술 직후 즉시 임상증상이 호전된다. 스텐트 설치의 적응증에 대해서는 논란이 있는데, 복통이 있는 경우, 동맥강이 80% 이상 좁아진 경우, 동맥확장이 20mm 이상인 경우로 언급되고 있다.[40, 41] 스텐트 설치 시에 SMA가 완전히 막혀 있다면 유도철사*guide wire*가 false lumen으로 들어가 박리를 더 진행시키지 않도록 주의해야 한다. 유연성이 좋은 자가팽창성 스텐트를 사용하는 것이 바람직하며, 박리가 시작되는 근위부 굴곡 부위가 완전히 덮일 수 있도록 설치해야 한다. 추적검사 결과도 좋은 편이다(97%, 62명 중 60명).[40] Stent-graft는 정상 SMA 분지를 막으므로 사용하지 않는 것이 좋다.

Ⅳ 만성 장허혈 *Chronic mesenteric ischemia*

만성 장허혈은 주로 죽상동맥경화증으로 인한 동맥협착

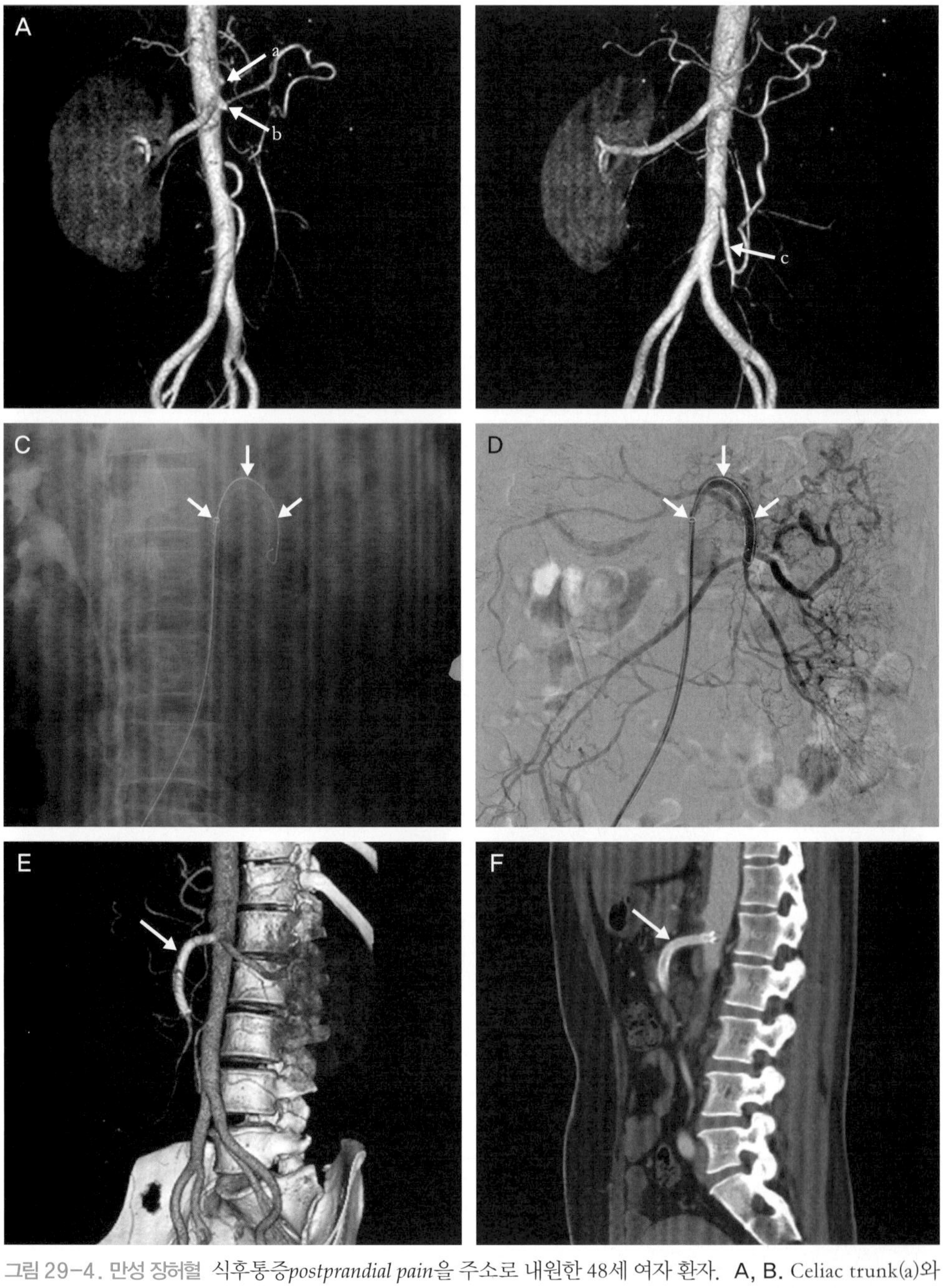

그림 29-4. 만성 장허혈 식후통증*postprandial pain*을 주소로 내원한 48세 여자 환자. A, B. Celiac trunk(a)와 SMA(b)가 막혀 있으며 IMA(c)에서 곁통로를 형성하여 혈류를 공급받고 있다. C, D. 6×68mm bare stent를 삽입하여 SMA를 성공적으로 재개통시킨 모습. E, F. 2주 후 시행한 CT에서 SMA가 잘 개통되어 있다.

때문에 발생하며, 장을 침범하는 가장 흔한 혈관계 질환이다. 그러나 SMA와 하장간막동맥*inferior mesenteric artery; IMA* 간에 측부순환이 잘 발달되어 있기 때문에 증상이 나타나는 경우는 흔하지 않다.

특징적인 임상증상과 영상검사에서 혈관협착이 나타나면 만성 장허혈로 진단한다. 전형적인 임상소견은 여자 환자(70%)에서 식후에 나타나는 복부불쾌감 또는 복부통증*intestinal angina*, 그리고 이로 인하여 식사를 기피하여 나타나는 체중감소이다. 복부통증은 식사 후 기능적으로 혈류의 증가가 필요한 경우에 혈류량이 증가하지 못하여 통증이 발생하는 현상으로, 식후 1시간 내에 발생하여 1~2시간 동안 지속되며 섭취한 음식의 종류보다는 양과 관계가 있다. 혈관협착은 도플러 초음파, CT angiography 및 MR angiography로 검사할 수 있다. 도플러 초음파검사의 정확도는 90% 정도로 보고되어 있다.[42, 43]

주로 수술적 방법보다는 인터벤션으로 스텐트를 설치하는 방법으로 치료하고 있다(그림 29-4). 그 이유는 인터벤션 치료가 수술보다 초기 사망률과 유병률이 낮기 때문이다.[44] 또 협착 재발률 및 이 질환과 관련된 사망률에 차이가 없으며, 장기 생존율도 같다고 보고되었다.[45] 인터벤션 치료의 기술적 성공률은 96%, 임상적 성공률은 88%로 보고되었으며 시술과 연관된 사망률은 1.7%, 재발률은 17%로 보고되었다.[46] 재발한 경우에는 모두 만성 장허혈 증상을 보였다. 수술은 인터벤션이 실패한 경우에 고려할 수 있다. 동맥내막절제술*endarterectomy*이나 우회로조성술*bypass graft*을 시행한다. 그러나 관상동맥질환이 동반된 경우가 많아 수술로 인한 사망률은 3.5~15%로 보고되었으며,[47] 70세 이상의 환자에서는 수술 후 합병증이 발생할 가능성이 매우 높다.

참고문헌

1. Granger CN, Richardson PDI, Kvietys PR, et al. Intestinal blood flow. Gatroenterology 1980;78:837–863.
2. Kazmers A, Zwolak R, Appeleman HD, et al. Pharmacologic interventions in acute mesenteric ischemia: improved survival with intravenous glucagons, methylprednisolone and prostacyclin. J Vasc Surg 1984;1:472–481.
3. DelMaestro R, Thaw HH, Bjork J, et al. Free radicals, a mediator of tissue injury. Acta Physiol Scand Suppl 1980;492:43–57.
4. DelMaestro RF, Björk J, Arfors KE. Increase in microvascular permeability induced by enzymatically generated free radicals. Ⅱ. Role of superoxide anion radical, hydrogen peroxide and hydroxyl radical. Microvasc Res 1981;22:255–270.
5. Boley SJ, Sprayregen S, Veith FJ, et al. An aggressive roentgenologic and surgical approach to mesenteric ischemia. Surg Annu 1973;5:355–378.
6. Kaleya RN, Sammartano RJ, Boley SJ. Aggressive approach to acute mesenteric ischemia. Surg Clin North Am 1992;72:157–182.
7. Heys SD, Brittenden J, Crofts TJ. Acute mesenteric ischemia: the continuing difficulty in early diagnosis. Postgrad Med J 1993;69:48–51.
8. Batellier J, Kieny R. Superior mesenteric artery embolism: eighty-two cases. Ann Vasc Surg 1990;4:112–116.
9. Park WM, Gloviczki P, Cherry KJ, et al. Contemporary management of acute mesenteric ischemia: factors associated with survival. J Vasc Surg 2002;35:445–452.
10. Wyers MC. Acute mesenteric ischemia: diagnostic approach and surgical treatment. Semin Vasc Surg 2010;23:9–20.
11. Schoots IG, Koffeman GI, Legemate DA, et al. Systematic review of survival after acute mesenteric ischemia according to disease etiology. Br J Surg 2004;91:17–27.
12. Daniel AL, Matsumot AH, Hagspiel KD, et al. Endovascular interventions for acute and chronic mesenteric ischemia. In: Baum S, Pentecost MJ, eds. Abrams' Angiography: Interventional radiology. Philadelphia: Lippincott Williams & Wilkins, 2006:398–414.
13. Boley SJ, Feinstein FR, Sammartano R, et al. New concepts in the management of emboli of the superior mesenteric artery. Surg Gynecol Obstet 1981;153:561–569.
14. Inderbitzi R, Wagner HE, Seiler C, et al. Acute mesenteric ischemia. Eur J Surg 1992;158:123–126.
15. Jamieson AC, Thomas RJ, Cade JF. Lysis of a superior mesenteric artery embolus following local infusion of streptokinase and heparin. Aust N Z J Surg 1979;49:355–356.
16. Badiola CM, Scoppetta DJ. Rapid revascularization of an embolic superior mesenteric artery occlusion using pulse-spray pharmacomechanical thrombolysis with urokinase. AJR Am J Roentgenol 1997;169:55–57.
17. Boyer L, Delorme JM, Alexandre M, et al. Local fibrinolysis for superior mesenteric artery thromboembolism. Cardiovasc Intervent Radiol 1994;17:214–216.
18. Gallego AM, Ramirez P, Rodriguez JM, et al. Role of urokinase in the superior mesenteric artery embolism. Surgery 1996;120:111–113.
19. Schoenbaum SW, Pena C, Koenigsberg P, et al. Superior mesenteric artery embolism: treatment with intraarterial urokinase. J Vasc Interv Radiol 1992;3:485–490.

20. Simo G, Echenagusia AJ, Camunez F, et al. Superior mesenteric arterial embolism: local fibrinolytic treatment with urokinase. Radiology 1997;204:775–779.
21. Brandt LJ, Boley SJ. AGA technical review on intestinal ischemia. American Gastrointestinal Association. Gastroenterology 2000;118:954–968.
22. Arthurs ZM, Titus J, Bannazadeh M, et al. A comparison of endovascular revascularization with traditional therapy for the treatment of acute mesenteric ischemia. J Vasc Surg 2011;53:698–704.
23. Wyers MC, Powell RJ, Nolan BW, et al. Cronenwett JL. Retrograde mesenteric stenting during laparotomy for acute occlusive mesenteric ischemia. J Vasc Surg 2007;45:269–275.
24. Sonesson B, Hinchliffe RJ, Dias NV, et al. Hybrid recanalization of superior mesenteric artery occlusion in acute mesenteric ischemia. J Endovasc Ther 2008;15:129–132.
25. Kalra M, Ryer EJ, Oderich GS, et al. Contemporary results of treatment of acute arterial mesenteric thrombosis: has endovascular treatment improved outcomes? Perspect Vasc Surg Endovasc Ther 2012;24:171–176.
26. Grendell JH, Ockner RK. Mesenteric venous thrombosis. Gastroenterology 1982;82:358–372.
27. Kumar S, Kamath PS. Acute superior mesenteric venous thrombosis: one disease or two? Am J Gastroenterol 2003;98:1299–1304.
28. Tripodi A, Mannucci PM. The coagulopathy of chronic liver disease. N Engl J Med 2011;365:147–156.
29. Abu–Daff S, Abu–Daff N, Al–Shahed M. Mesenteric venous thrombosis and factors associated with mortality: a statistical analysis with five–year follow–up. J Gastrointest Surg 2009;13:1245–1250.
30. Amitrano L, Guardascione MA, Scaglione M, et al. Prognostic factors in noncirrhotic patients with splanchnic vein thromboses. Am J Gastroenterol 2007;102:2464–2470.
31. Grisham A, Lohr J, Guenther JM, et al. Deciphering mesenteric venous thrombosis: imaging and treatment. Vasc Endovasc Surg 2005;39:473–479.
32. Alvi AR, Khan S, Niazi SK, et al. Acute mesenteric venous thrombosis: improved outcome with early diagnosis and prompt anticoagulation therapy. Int J Surg 2009;7:210–213.
33. Thatipelli MR, McBane RD, Hodge DO, et al. Survival and recurrence in patients with splanchnic vein thromboses. Clin Gastroenterol Hepatol 2010;8:200–205.
34. Singal AK, Kamath PS, Tefferi A. Mesenteric Venous Thrombosis. Mayo Clin Proc 2013;88:285–294.
35. Hollingshead M, Burke CT, Mauro MA, et al. Transcatheter thrombolytic therapy for acute mesenteric and portal vein thrombosis. J Vasc Interv Radiol 2005;16:651–661.
36. Semiz–Oysu A, Keussen I, Cwikiel W. Interventional radiological management of prehepatic obstruction of [corrected] the splanchnic venous system. Cardiovasc Intervent Radiol 2007;30:688–695. [published correction appears in Cardiovasc Intervent Radiol 2008;31(1):232.]
37. de Franchis R; Baveno V Faculty. Revising consensus in portal hypertension: report of the Baveno V consensus workshop on methodology of diagnosis and therapy in portal hypertension. J Hepatol 2010;53:762–768.
38. Fann JI, Sarris GE, Mitchel RS, et al. Treatment of patients with aortic dissection presenting with peripheral vascular complications. Ann Surg 1990;212:705–713.
39. Dake MD, Semba CP, Kee St. Endovascular stents and stent–grafts in the management of thoracic aortic dissections and aneurysms. In: Matsumoto AH, ed. Noncardiac Thoracic Interventions. Baltimore: Williams & Wilkins, 1997:223–254.
40. Luan JY, Li X, Li TR, et al. Vasodilator and endovascular therapy for isolated superior mesenteric artery dissection. J Vasc Surg 2013;57:1612–1620.
41. Min SI, Yoon KC, Min SK, et al. Current strategy for the treatment of symptomatic spontaneous isolated dissection of superior mesenteric artery. J Vasc Surg 2011;54:461–466.
42. Bowersox JC, Zwolak RM, Walsh DB, et al. Duplex ultrasonography in the diagnosis of celiac and mesenteric artery occlusive disease. J Vasc Surg 1991;14:780–786.
43. Zwolak RM, Fillinger MF, Walsh DB, et al. Mesenteric and celiac duplex scanning: a validation study. J Vasc Surg 1998;27:1078–1087.
44. Schermerhorn ML, Giles KA, Hamdan AD, et al. Mesenteric revascularization: management and outcomes in the United States, 1988–2006. J Vasc Surg 2009;50:341–348.
45. Tallarita T, Oderich GS, Gloviczki P, et al. Patient survival after open and endovascular mesenteric revascularization for chronic mesenteric ischemia. J Vasc Surg 2013;57:747–755.
46. Silva JA, White CJ, Collins TJ, et al. Endovascular ther-apy for chronic mesenteric ischemia. J Am Coll Cardiol 2006;47:944–950.
47. White CJ. Chronic Mesenteric Ischemia: Diagnosis and Management. Prog Cardiovasc Dis 2011;54:36–40.

Chapter 30

위장관 출혈의 혈관내 치료법

김정호

위장관 출혈에서 카테터를 이용한 인터벤션 치료는 약 45년의 역사를 가지고 있다. 1968년 Nusbaum 등이 정맥류 출혈에 대해 경동맥 약물 주입을 보고한 이후로 위장관동맥 출혈에 대해서 경동맥 약물 주입이 시행되었다.[1, 2] 1972년 Rosch와 Dotter가 상부 위장관 출혈에 대한 동맥색전술을 보고한 이래, 이 방법은 안전하고 효과적인 치료법으로 자리잡았다.[3] 1974년 Bookstein 등이 하부 위장관 출혈에 대한 동맥색전술을 보고하였다.[4] 하지만 초기에 하부 위장관 출혈의 동맥색전술은 장 경색 발생률이 20~33%에 이르러 하부 위장관 출혈에 대해서는 경동맥 약물 주입이 선호되었다.[4, 5] 1990년대 중반부터는 미세카테터*microcatheter*의 발달과 미세코일 및 색전물질의 발달에 힘입어 하부 위장관 출혈에 대해서도 동맥색전술이 우위를 차지하게 되었다.[6]

급성 상부 위장관 출혈이 의심되면 먼저 내시경을 이용한 진단 및 치료를 시행한다. 상부 위장관 출혈의 95% 이상은 내시경으로 진단할 수 있고, 일반적으로 내시경을 통해 전기소작술*electrocautery*, 주입경화법*injection sclerotherapy*, 결찰*banding* 등을 시행해 치료한다.[7] 급성 하부 위장관 출혈의 경우에 내시경 치료를 시도해볼 수 있으나 많은 양의 혈액이나 대변 물질로 인해 진단 및 치료에 실패하는 경우가 많다. 내시경적 치료에 실패하거나 호전되지 않으면 응급개복수술 또는 인터벤션이 필요하다.[8] 출혈의 위치를 모르거나 환자의 활력상태가 불안정한 상태에서 응급수술을 시행하면 수술 후 사망률이 높아지므로 일반적으로 선택적 동맥조영술 및 인터벤션을 선호한다.[9]

I 위장관 동맥의 해부학

위장관 출혈의 색전술을 하려면 위장관동맥의 혈관해부학을 정확하고 완벽하게 이해해야 한다(제16장 참조). 위장관은 혈관의 측부혈행이 풍부하게 발달한 장기이므로 색전 후에도 심각한 허혈이나 색전이 발생하지 않는다(그림 30-1~30-3). 그러나 측부혈행으로 인해 효과적으로 지혈되지 않는 경우가 있으며, 특히 이중으로 혈류를 공급받는 장기에서 유의해야 한다.[10] 이중으로 혈류를 공급받는 장기는 〈표 30-1〉과 같다. 효과적으로 지혈하려면 혈류를 공급하는 동맥의 양쪽을 모두 색전하여야 하고, 색전 후 지혈 유무를 평가할 때에도 양쪽 동맥에 대한 조영술을 시행해야 지혈 성공 여부를 정확하게 알 수 있다.

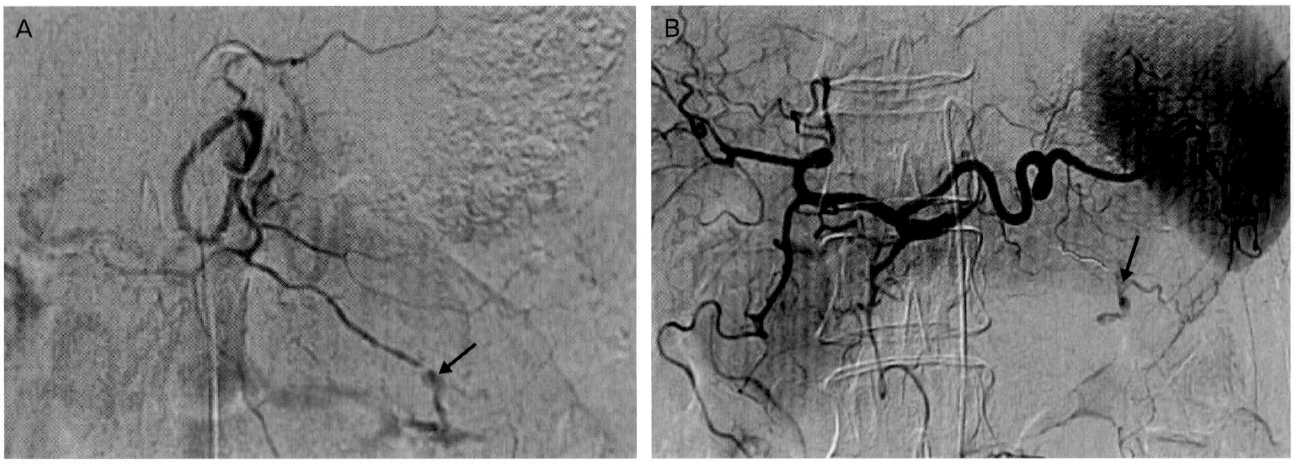

그림 30-1. 위암에 의한 위장출혈의 이중 혈류공급 A. 좌위동맥조영술에서 위장 체부에서 유출된 조영제가 보인다(화살표). B. 좌위동맥의 출혈 분지를 미세코일과 젤폼으로 색전한 뒤 시행한 복강동맥조영술 사진. 동일 부위에서 좌위대망동맥을 통한 조영제 유출이 보인다(화살표).

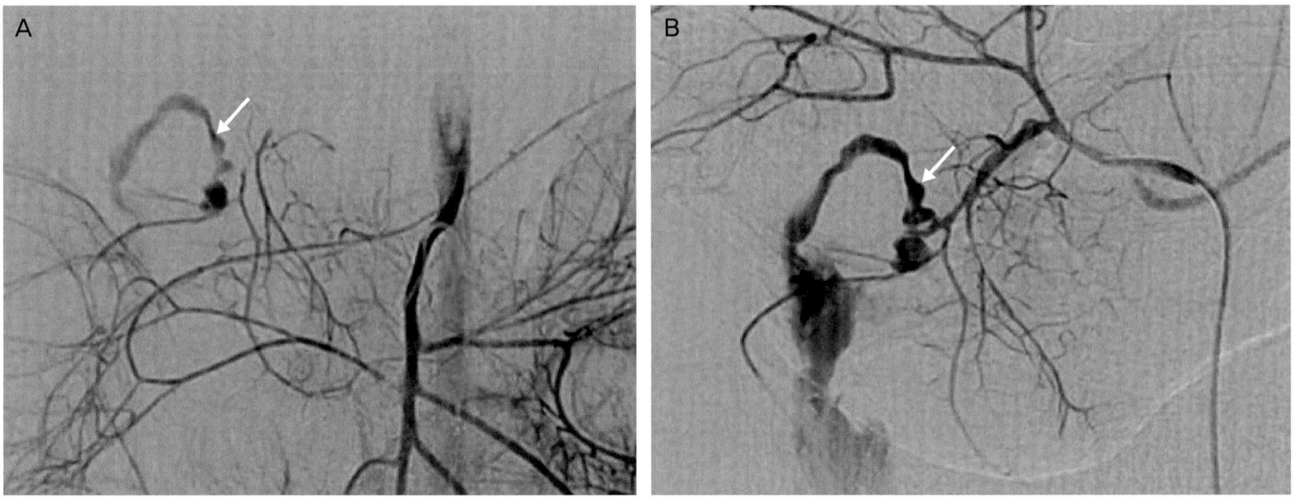

그림 30-2. 십이지장궤양에 의한 출혈의 이중 혈류공급 A. 상장간막동맥조영술상 십이지장궤양 부위에서 하부 췌십이지장동맥 부위의 조영제 유출이 관찰된다(화살표). B. 복강동맥조영술상 십이지장궤양 부위에서 상부 췌십이지장동맥의 조영제 유출이 보인다(화살표).

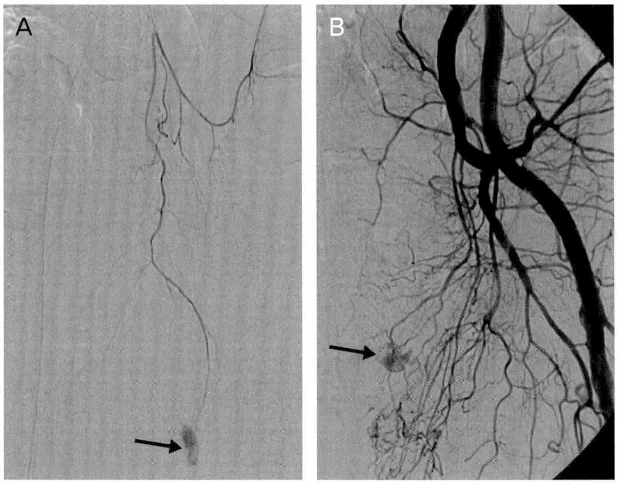

그림 30-3. 직장궤양에 의한 출혈의 이중 혈류공급 A. 하장간막동맥조영술상 superior rectal artery에서 조영제가 유출되고 있다(화살표). B. 좌내장골동맥조영술상 inferior rectal artery에서 조영제가 유출되고 있다(화살표).

〈표 30-1〉 위장관에서 이중으로 혈류를 공급받는 장기

장기	혈류공급 동맥
Splenic flexure of colon	Middle & left colic artery
Duodenum	Superior & inferior pancreaticoduodenal artery
Lesser curvature of stomach	Right & left gastric artery
Greater curvature of stomach	Right & left gastroepiploic artery
Distal rectum	Superior & inferior hemorrhoidal artery

Ⅱ 위장관 출혈의 영상진단

1. 활동성 위장관 출혈*Active gastrointestinal bleeding*

위장관 출혈의 진단 및 치료 시 내시경을 가장 먼저 시행한다. 내시경은 식도-위-십이지장 내시경과 대장 내시경으로 구성되며 일반적으로 소장은 진입하기가 어려워 볼 수 없다. 또한 위장관 내에 피덩이*blood clot*나 대변물질이 많이 차 있으면 내시경적 진단 및 치료가 어렵다.

동위원소를 이용한 스캔검사(scintigraphy)를 시행하기도 하는데 ^{99m}Tc-sulfur colloid나 ^{99m}Tc-labeled RBC 등의 동위원소 제제를 이용한다. 이 검사는 비침습적이고, 분당 0.1mL 정도의 적은 양의 출혈뿐만 아니라 간헐적 출혈이나 정맥출혈도 진단할 수 있으므로 주로 내시경과 혈관조영술에서 출혈 부위를 찾지 못한 경우에 사용된다(그림 30-4).[11] 그러나 스캔검사기 출혈 위치를 알아내는 정확도는 41~100%로 혈관조영술에 비해 떨어지는데, 이는 장관의 연동운동으로 인하여 실제 출혈 부위와 떨어진 부위에 동위원소가 섭취될 수 있기 때문이다.[12]

CT angiography는 분당 0.3mL의 출혈을 진단할 수 있으며 활동성 출혈의 진단 민감도는 85%, 특이도는 89%이다.[13, 14] CT angiography는 직접적으로 출혈을 진단할 수 있고, 원인이 되는 질환을 발견하고 병변의 위치를 예측할 수도 있다(그림 30-5).[15] 또한 동맥출혈과 정맥류 출혈을 감별하는 데 도움이 되고, 정확한 혈관해부학을 보여 주고 치료계획을 세우는 데 도움이 되므로 인터벤션 치료를 하기

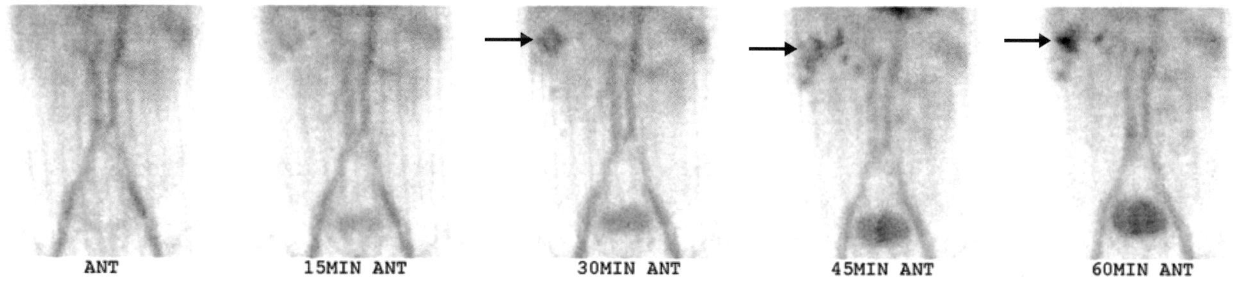

그림 30-4. 스캔검사상 위장관 출혈 60분 동안 촬영한 ^{99m}Tc-labeled RBC 스캔에서 상행결장의 hepatic flexure 부위에 국소적 섭취가 있고(화살표) 그 강도가 점점 세지며 결장을 따라 이동한다.

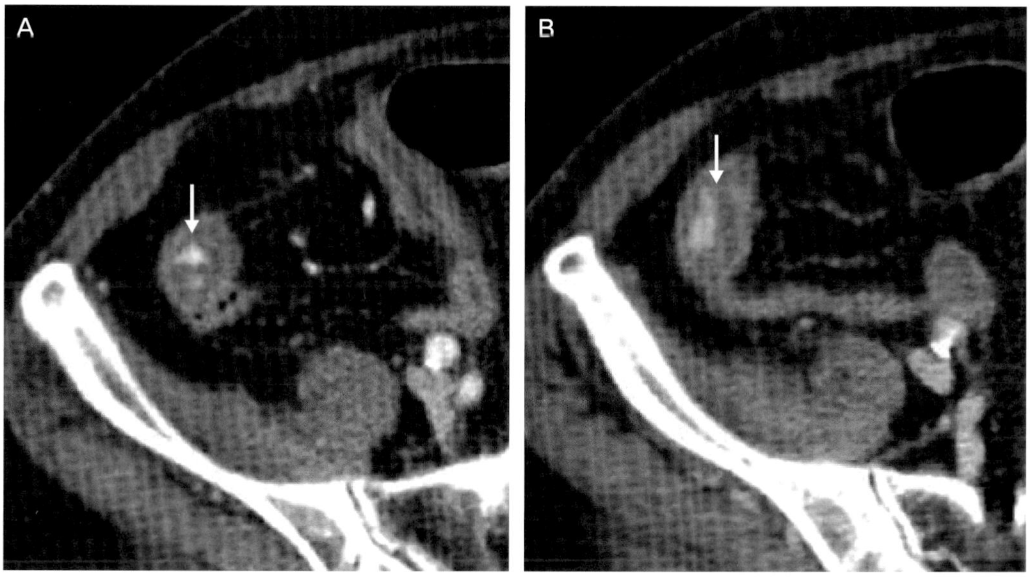

그림 30-5. CT angiography상 위장관 출혈 A. 동맥기에 촬영한 CT angiography에서 말단회장 부위의 조영제 유출이 보인다(화살표). B. 지연기 촬영 영상. 계속되는 출혈과 장 연동운동으로 인해 장내 조영제가 희석되며 형태가 변하는 모습을 볼 수 있다(화살표).

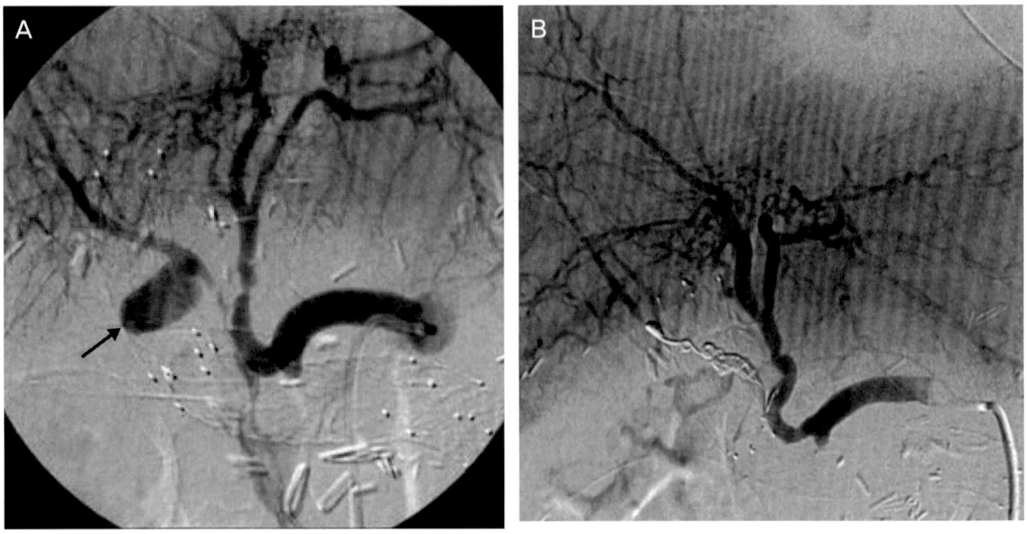

그림 30-6. 췌장암으로 수술을 받은 후 발생한 가성동맥류에 의한 십이지장 출혈 A. 총간동맥조영술에서 우간동맥에 위치한 가성동맥류가 보인다(화살표). B. 가성동맥류의 기시 부위를 중심으로 우간동맥의 원위부와 근위부를 모두 색전하였다. 간 우엽은 좌간동맥으로부터 측부혈행을 받고 있다.

전에 시행할 것을 추천한다.[16] CT angiography에서 음성이면 혈관조영술에서 출혈을 발견할 확률은 매우 낮다.

혈관조영술은 중환자나 협조를 얻기 힘든 환자에게 시행할 수 있으며, 특별한 전처치가 필요 없고 내시경과 달리 위장관 내에 blood clot이 많이 찬 경우에도 진단이 가능하다.[17-19] 최소 분당 0.5mL 이상의 출혈이 있으면 진단이 가능하다고 알려져 있으나 이는 동물실험에서 인공적으로 출혈을 유발시킨 후 검사한 결과로, 실제 임상에서는 분당 1mL 이상 출혈해야 진단되는 경우가 많다. 출혈성 병변이 간헐적으로 출혈하는 경우라면 출혈이 멈춘 동안에는 혈관조영술이 위장관 출혈을 진단하는 데 도움이 되지 않는다.[20] 위장관의 활동성 출혈을 시사하는 소견은 ① 수축기압이 100mmHg 이하이거나 맥박이 분당 100 이하일 때, ② 5unit 이상의 수혈이 필요할 때, ③ 헤모글로빈이 5g/dL 이상 떨어졌을 때 등이다. 최근에 외상이나 수술을 받은 병력이 있는 환자에서는 상기의 소견이 없더라도 가성동맥류 때문에 간헐적 출혈이 나타날 수 있으므로 출혈을 의심해야 한다(그림 30-6).

혈관조영술에서 조영제가 장관 내로 유출되면 위장관 출혈로 진단할 수 있다. 위장관이 blood clot으로 차 있는 경우 유출된 조영제가 관상으로 관찰되어 정맥으로 오인되기도 하지만(pseudovein sign) 정맥기 이후까지 관상이 지속되므로 쉽게 감별할 수 있다(그림 30-7).[21] 위장관 출혈의 간접 소견은 가성동맥류 혹은 동맥류, 불규칙한 혈관 모양, 갑작스런 혈관 절단, 동정맥루, 신생혈관 생성 등이므로 주의를 요한다(그림 30-8). 게실 내에 정체된 바륨, 디지털감산혈관조영술*digital subtraction angiography*상의 장내 공기, 진하게 조영된 정맥, 정상 부신 조영, 뭉쳐 있는 장관점막의 정상 조영, 염증이 있는 장관점막의 과조영, wedged injection 등이 출혈 소견으로 오인되기도 한다. 장관의 연동운동과 호흡으로 인한 인공음영*artifact*이 출혈 병변으로 오인되거나 출혈 병변을 가릴 수 있으므로, 연동운동을 제어하는 약제를 미리 투여하고, 환자의 호흡을 최대한 멈추게 한 상태에서 영상을 얻고, 디지털 감산으로 처리하기 전 영상도 반드

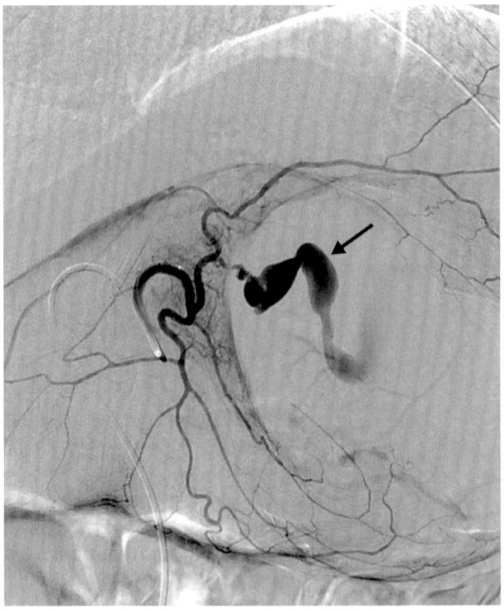

그림 30-7. Pseudovein sign 위궤양이 있는 환자의 좌위동맥조영술 사진. 유출된 조영제가 마치 정맥처럼 보인다(화살표).

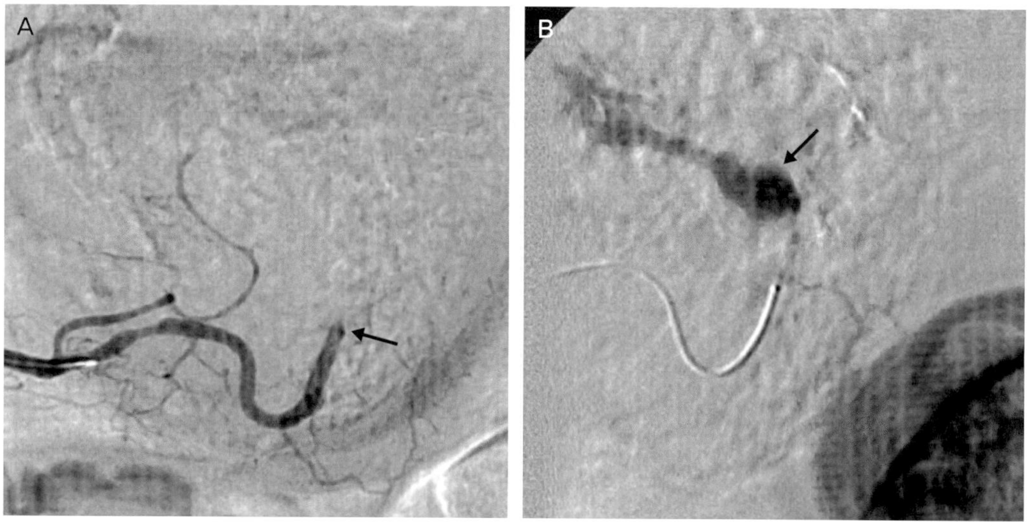

그림 30-8. 위장관 출혈의 간접소견: 갑작스런 혈관절단 A. 비장동맥조영술 사진. 비장동맥이 끊겨 있고 원위부가 보이지 않으며 조영제 유출도 없다(화살표). B. 미세카테터로 좀 더 진입한 뒤 시행한 혈관조영술에서 조영제가 위 내로 유출되는 모습이 보인다(화살표).

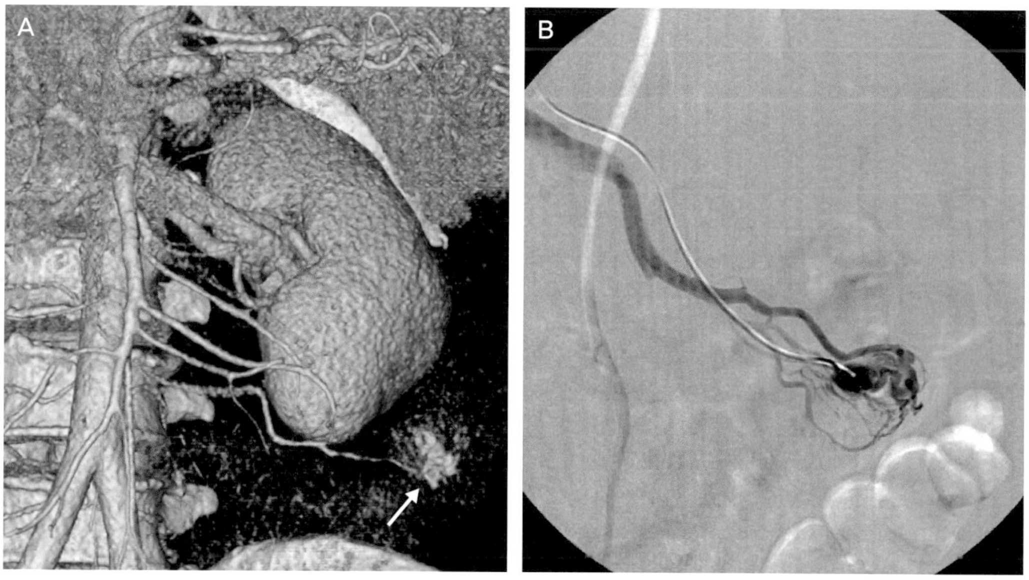

그림 30-9. 공장의 혈관이형성증*angiodysplasia*에 의한 모호성 위장관출혈 A. CT angiography에서 공장에 비정상적인 혈관 구조물이 확인되었으며 혈관이형성증으로 의심되었다(화살표). B. 미세카테터로 혈관을 초선택한 뒤 시행한 혈관조영술 사진. 혈관이형성증이 관찰되고 조영제가 일찍 정맥으로 배출되는 모습이 보인다.

시 순차적으로 검토해야 한다.

임상적으로는 급성 위장관 출혈이 확실하지만 혈관조영사진에서 출혈이 관찰되지 않는 경우 혈관확장제, 항응고제 또는 항혈전제 등을 동맥 내로 주입하여 출혈을 인위적으로 유발한 후 검사하는 방법도 있으나 위험성이 높아 실제 임상에서는 잘 시행되지 않는다.[22, 23]

2. 모호성 위장관 출혈*Obscure gastrointestinal bleeding*

모호성 위장관 출혈은 식도-위-십이지장 내시경과 대장 내시경에서 이상 소견이 없으면서 지속적 혹은 반복적으로 발생하는 출혈을 말한다. 토혈, 흑색변, 혈변배설*hematochezia*처럼 overt 위장관 출혈로 나타나기도 하나, 철결핍성 빈혈이나 양성 대변 잠혈반응처럼 occult 위장관 출혈로 나타날 수 있다. 모호성 위장관 출혈은 전체 위장관 출혈의 5%를 차지한다.[24]

모호성 위장관 출혈의 원인으로는 소장 병변이 가장 많으며 대개 angioectasia 혹은 소장 종양이 가장 흔하다. 다음으로 상부 위장관 병변이 흔하며 대장 병변이 가장 드물다. 상부 위장관 및 대장 병변인 경우 내시경을 반복하여 시행하며, 소장 병변이 의심되는 경우에는 캡슐 내시경이 추천된다. 캡슐 내시경은 모호성 위장관 출혈의 진단검사의 gold standard로 자리잡았으며, 특히 소상 병변의 평가에 유용하다.[25, 26] 캡슐 내시경은 진단율이 38~83%로 보고자에 따라 매우 다양하고, 치료적 도구가 아니며, 출혈의 위치를 정확히 알기가 어렵다.

CT angiography는 모호성 위장관 출혈의 경우 민감도가 45%로 낮지만 혈역학적으로 불안정한 환자에서는 진단을 위한 영상검사로 가장 좋다고 알려져 있다(그림 30-9).[15] 혈관조영술은 활동성 출혈이 없다면 진단율이 20% 이하이다.

Ⅲ 위장관 출혈의 인터벤션 치료

위장관 출혈은 내시경적 치료가 우선이며 대개 치료에 잘 반응하지만, 10% 정도의 환자는 재발하거나 출혈이 지속되므로 인터벤션 치료나 수술적 치료를 시행한다.[27] 수술은 응급상황에서 효과적이나 사망률이 10%에 이르므로 내시경과 동맥색전술이 실패한 경우에 고려한다(그림 30-10).

1. 동맥색전술

동맥색전술은 출혈 부위 가까이에 카테터를 위치시키고 색전물질로 출혈동맥을 기계적으로 폐색시키는 시술로서, 지혈효과가 즉각적이고 카테터를 장시간 유지시킬 필요가 없다는 장점이 있다. 색전물질 주입 시에는 색전 부위의 선택에 유의하여야 하는데, 너무 근위부를 색전하면 측부혈행으로 효과적인 색전이 이루어지지 않고, 너무 장점막 가까이의 원위부를 색전하는 경우에는 장관의 허혈이나 경색이 발생하므로 유의해야 한다. 색전물질로는 젤폼 절편*gelfoam pledget*, 미세코일*microcoil*, polyvinyl alcohol (PVA) particle 등이 주로 이용되며, 최근에는 N-butyl cyanoacrylate(NBCA)가 사용되기도 한다(그림 30-11).[28-30] 무수알코올이나 젤폼 분말*gelfoam powder* 등은 점막허혈 및 장괴사를 초래하므로 수술이 예정된 경우를 제외하고는 치료 목적으로 사용하지 않는다. 색전물질은 혈관의 해부학적 상태, 출혈 혈관의 초선택 가능 여부, 시술자의 숙련도, 출혈의 형태(조영제 유출/가성동맥류) 등에 따라 선택해야 한다.[31] 일반적으로 초선택이 가능하다면 NBCA를 사용하는 것이 효과적이다. 출혈혈관을 초선택할 수 없을 때 상부 위장관 출혈의 경우 젤폼 절편을 사용할 수 있으나, 하부 위장관 출혈의 경우에는 합병증의 위험이 높으므로 색전술 대신 내시경이나 수술을 고려해야 한다. 가성동맥류의 경우 출혈 혈관의 원위부를 선택할 수 있다면 미세코일로 색전하는 것이 좋으나 원위부를 선택하지 않는다면 NBCA를 고려할 수 있다.

동맥색전술의 기술적 성공률은 상부 및 하부 위장관 출혈 모두에서 93% 이상으로 높으나 임상적으로 환자의 2/3에서만 성공한다고 알려져 있으며 환자의 24~33%에서 재출혈이 발생한다.[15] 초기 실패의 원인은 ① 주 출혈동맥에 협착이 있어 카테터를 삽입하지 못하거나, ② 혈관경련수축이나 굴곡으로 인해 출혈 분지혈관을 선택할 수 없거나, ③ 혈액응고 이상이 교정되지 않는 경우이다. 후기 실패의 원인은 재개통, 곁순환, 새로운 출혈 부위, 지속적인 혈액응고 이상, 다기관부전, 패혈증, 스테로이드 치료 등이다.

색전술의 합병증으로 장허혈이 흔히 발생한다.[15] 장허혈은 수술이나 방사능 치료를 받았던 환자에서 발생할 확률이 높으며, 색전물질로 glue나 작은 크기의 입자성 색전물질을 사용했을 때 발생빈도가 증가한다. 장허혈은 대개 자연 치유되며 문제를 일으키지 않으나 6% 미만에서 심각한 허혈성 손상을 일으킬 수 있다. 때로는 지연성 장협착이 발생할 수 있으나 보통 임상적으로 의미가 없다.

(1) 상부 위장관 출혈에 대한 동맥색전술

상부 위장관 출혈은 트라이츠인대*Treitz ligament*의 상부에서 발생하는 출혈로서 세 종류의 원인이 있다. 첫째는 장의 일차적 병리로 인한 직접 출혈로서 소화성 궤양이 가장 흔하고 그 외에 급성 출혈성 위염, 말로리-바이스증후군*Mallory-Weiss syndrome*, 악성 궤양, 혈관성 종양 등이 있다.[32] 둘째는 혈액담즙*hemobilia* 혹은 가성혈액담즙*pseudohemobilia*처럼 파터팽대부*ampula of Vater*를 통한 출혈로서 transpapillary hemorrhage라 한다. 셋째는 variceal hemorrhage로 문맥고혈압에 의한 합병증이므로 이 장에서는 다루지 않는다. 최근에는 내시경을 통한 시술(endoscopic sphincterotomy, biopsy, polypectomy 등)이 자주 시행되므로 이로 인한 의인성 출혈의 빈도도 증가하고 있다. 자발적 상

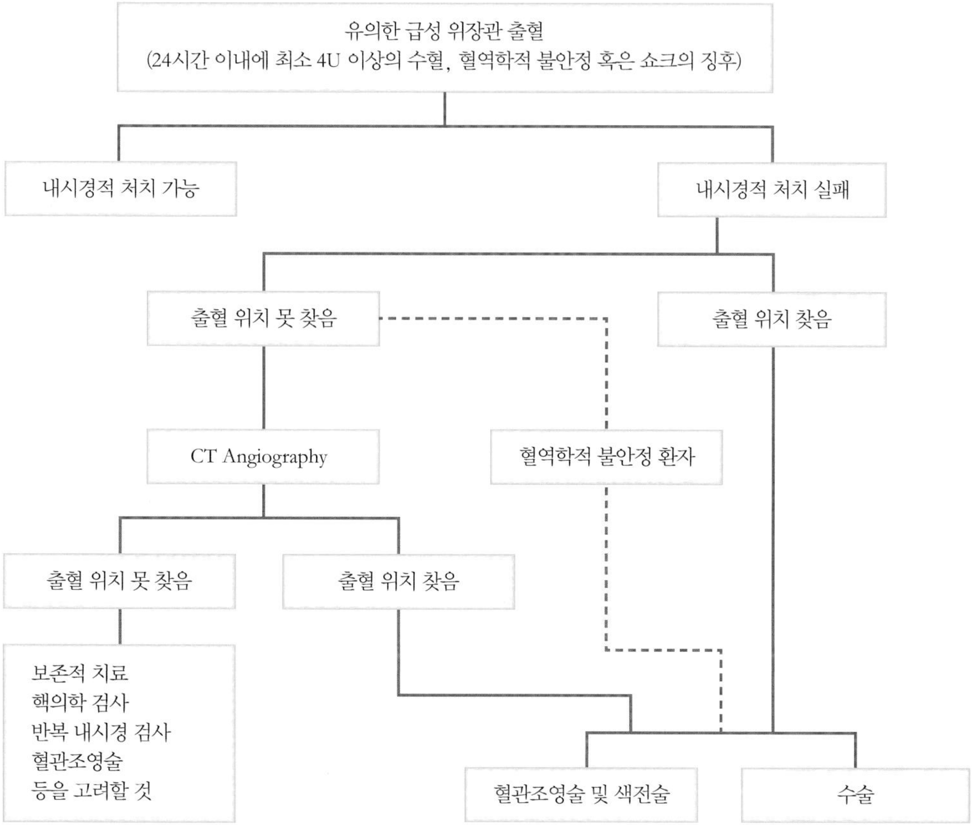

그림 30-10. 급성 위장관 출혈의 치료 순서도

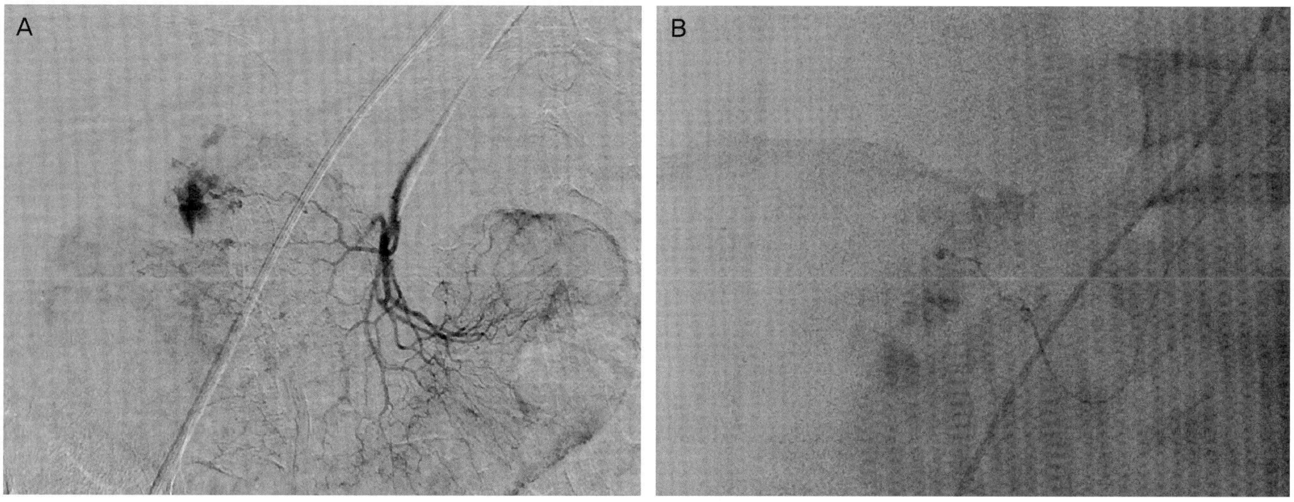

그림 30-11. NBCA로 치료한 소장출혈 A. 미세카테터를 사용하여 회장동맥의 출혈 부위에 접근하여 시행한 선택적 동맥조영술에서 조영제 유출이 있다(화살표). B. 출혈 부위의 직혈관*vasa recta*을 선택하여 25% NBCA(Lipiodol:NBCA=3:1)로 출혈 혈관을 색전하였다.

부 위장관 출혈의 빈도는 대략 연간 10만 명 중 100명이며 하부 위장관 출혈의 6배 정도이다. 사망률은 대략 10% 내외이다.

임상적으로 상부 위장관 출혈이 확실하지만 혈관조영 사진으로 그 원인을 찾을 수 없는 경우에 좌위동맥*left gastric artery*이나 위십이지장동맥*gastroduodenal artery*의 색전을 권장하는 보고도 있다.[33, 34] 좌위동맥은 상부 위장관 출혈, 특히 위출혈의 원인 중 85% 이상을 차지하는 동맥이고, 좌위동맥 전체를 색전하더라도 임상적으로 심각한 합병증이 발생하지 않는다.

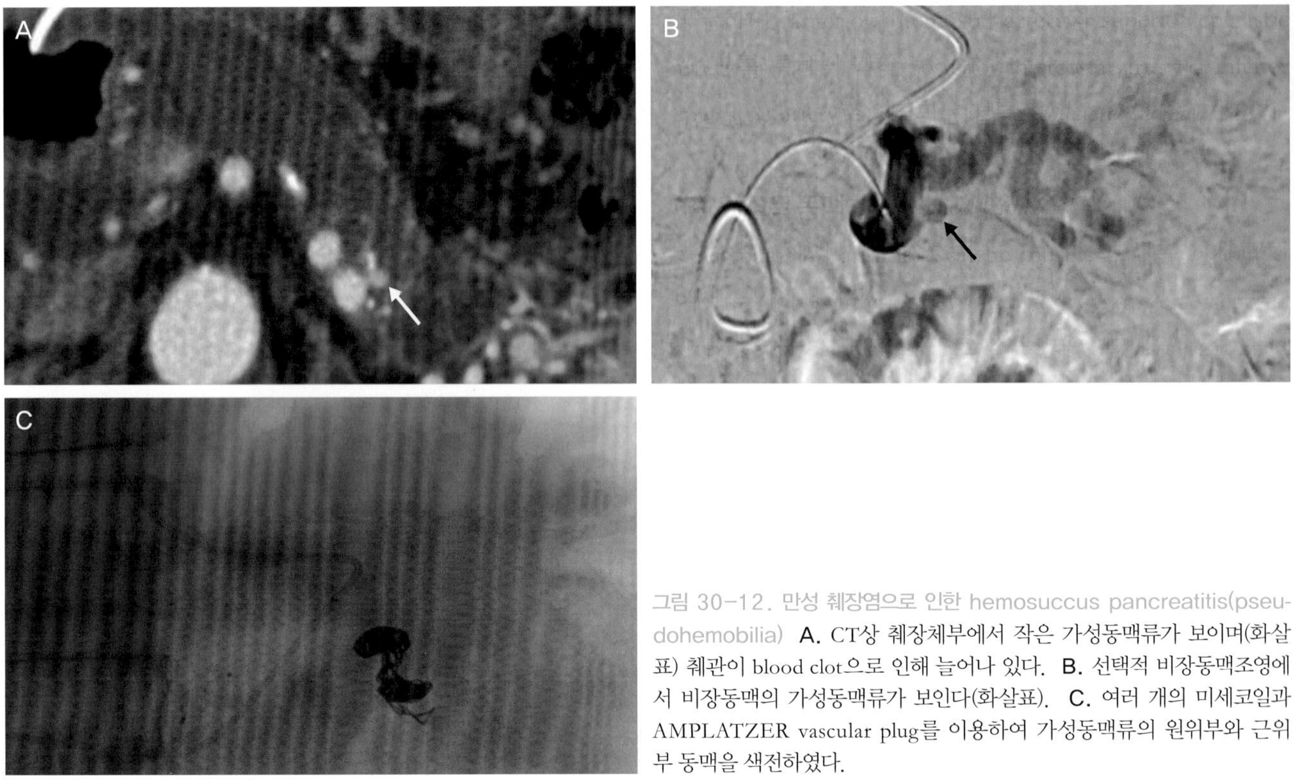

그림 30-12. 만성 췌장염으로 인한 hemosuccus pancreatitis(pseudohemobilia) A. CT상 췌장체부에서 작은 가성동맥류가 보이며(화살표) 췌관이 blood clot으로 인해 늘어나 있다. B. 선택적 비장동맥조영에서 비장동맥의 가성동맥류가 보인다(화살표). C. 여러 개의 미세코일과 AMPLATZER vascular plug를 이용하여 가성동맥류의 원위부와 근위부 동맥을 색전하였다.

췌장염의 합병증으로 발생하는 가성동맥류의 파열로 인한 상부 위장관 출혈은 사망률이 50% 이상이고 수술적 치료가 불가능한 경우가 대부분이므로 색전치료가 효과적이다.[35] 가성동맥류는 대부분 CT로 진단할 수 있으므로 시술 전에 철저하게 영상검사 결과를 검토해야 한다. 췌장 내 또는 췌장 주위의 어느 동맥에서도 발생할 수 있으므로 위십이지장동맥, 췌십이지장동맥*pancreaticoduodenal artery*, 비장동맥*splenic artery*, 중결장동맥*middle colic artery* 등이 출혈의 원인이 된다. 색전치료의 원칙은 가성동맥류를 직접 색전하거나, 가성동맥류로 혈액을 공급하는 동맥의 근위부 및 원위부를 동시에 색전하여 고립시키는 것이다(그림 30-12). 동맥을 통해 가성동맥류로 카테터가 접근할 수 없는 경우에는 경피적으로 직접 천자하여 색전할 수 있다.[36]

담도출혈도 상부 위장관 출혈의 원인이다. 대부분 수술, 경피적 간담도 시술 및 내시경 시술 후에 발생하며, 최근 들어 증가하는 추세이다. 시술 직후에 발생하지만 경우에 따라서는 시술한 지 몇 주 후에도 발생할 수 있으므로 상부 위장관 출혈 환자가 위와 같은 병력이 있는 경우 담도출혈을 의심해야 한다. 동맥조영 사진에서 조영제의 유출로 인해 담도가 직접 조영되는 경우도 있으나 간동맥의 가성동맥류나 동문맥단락*arterioportal shunt*으로 보이기도 한다. 경피적 담도배액관이 있는 경우에는 이로 인한 tamponade 효과로 동맥조영 사진에서 출혈이 발견되지 않을 수 있으므로 반드시 유도철사*guide wire*를 유지하고 배액관을 제거한 후 동맥조영술을 시행해야 한다(그림 30-13).[37]

(2) 하부 위장관 출혈에 대한 동맥색전술

하부 위장관 출혈은 Treitz ligament 이하에 발생하는 출혈이다. 일반적으로 혈변*hematochezia*이 주 증상이지만 임상적으로 상부 위장관 출혈도 출혈량이 많으면 혈변 증상을 보여 하부 위장관 출혈로 오인될 수 있다. 하부 위장관 출혈의 80%는 결장출혈이고 결장출혈의 대부분이 50세 이상에서 발생한다. 원인 질환은 게실증, 혈관이형성증*angiodysplasia*, 종양, 각종 염증성 질환 및 결장궤양, 혈관염, 치질 등이다.

혈관조영술 시 방광내 조영제에 의해 직장이나 골반강내의 하부 위장관 출혈 부위가 가려질 수 있으므로 Foley catheter를 삽입하고 검사를 시작해야 한다. 우선 상장간막동맥*superior mesenteric artery* 및 하장간막동맥*inferior mesenteric artery*을 선택하여 조영술을 시행하고 간혹 중결장동맥*middle colic artery*과 공장동맥*jejunal artery*의 일부가 celiac trunk에서 분지할 수 있기 때문에 celiac trunk에 대한

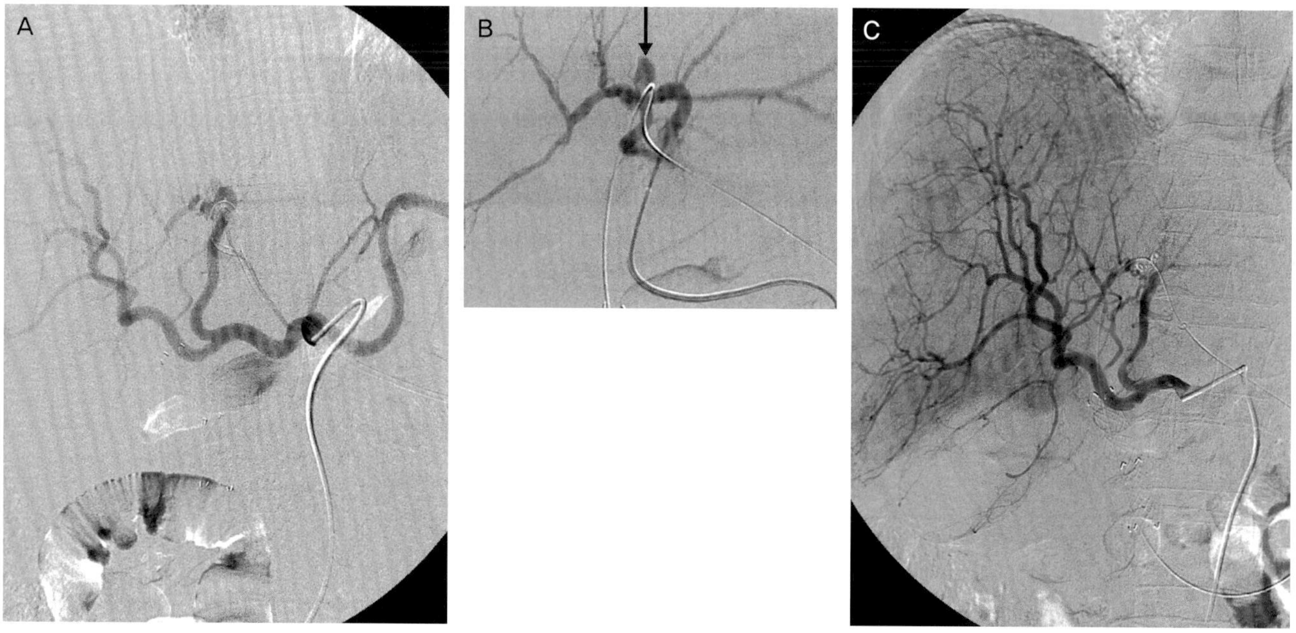

그림 30-13. 토혈을 일으킨 경피적 담도배액 카테터 A. 복강동맥간 조영상 출혈소견은 보이지 않는다. B. 유도철사를 남기고 담도배액 카테터를 제거한 후 다시 시행한 동맥조영상 좌측 간동맥에 작은 가성동맥류가 보인다(화살표). C. 여러 개의 미세코일을 이용하여 좌측 간동맥을 색전한 후 시행한 동맥조영 사진에서 더 이상 가성동맥류는 보이지 않는다.

동맥조영술도 추가해야 한다.

하부 위장관 중 결장은 다른 위장관에 비해 혈관분포 및 측부혈행이 빈약하므로 색전술을 과도하게 시행하면 쉽게 장괴사를 유발할 수 있다. 최근에는 미세카테터를 이용한 초선택적 동맥색전술의 발달로 색전술로 인한 장괴사를 최소화할 수 있고 장괴사가 발생하더라도 대량출혈로 인한 응급수술보다는 예후가 좋으므로 동맥색전술을 많이 시행한다.[38-40] 직장은 내장골동맥*internal iliac artery*으로부터 풍부한 측부혈행을 공급받아 장괴사의 위험이 적으므로 동맥색전술이 안전하며 효과적이다.

혈관이형성증은 장점막 또는 점막하층의 모세혈관이 비정상적으로 확장되는 질환으로 대개 맹장이나 상행결장에 호발한다. 파열되거나 궤양을 동반하는 경우 출혈을 일으키는데, 간헐적인 출혈이 대부분이지만 간혹 대량출혈을 일으키기도 한다. 동맥조영술에서는 가는 동맥이 비정상적으로 군집을 이루고 조영제가 축적되어 장관벽이 진하게 조영된다. 정맥이 조기에 유출되고 지속적으로 관찰되는 것이 특징이다.[41]

2. 경동맥 약물주입법

일반적으로는 색전물질을 이용하여 출혈 혈관을 막는 색전술을 시행하지만 카테터를 출혈 부위까지 충분히 삽입할 수 없는 경우 혈관을 수축시키는 약물을 지속적으로 주입하는 것이 경동맥 약물주입법이다(그림 30-14). 뇌하수체후엽 호르몬의 하나인 vasopressin이 혈관수축 약물로 가장 널리 사용되는 약제이다. 생리적으로 위장관 및 혈관내 평활근을 수축시키므로 동맥으로 출혈 혈관에 직접 주입하면 출혈성 병변에 대해 지혈효과를 기대할 수 있다.[42]

장간막동맥*mesenteric artery*의 기시부에 진단용 카테터를 위치시킨 후 vasopressin을 생리식염수나 5% dextrose에 희석하여 분당 0.2U의 속도로 20분간 주입한 후 동맥조영술을 재시행하여 지혈 유무를 판단한다. Vasopressin의 효과는 즉각적이므로 주입 후 20분 정도면 동맥조영술을 통해 치료효과를 판단할 수 있다.[19, 43] Vasopressin 주입 후 동맥조영술에서 출혈이 지속되면 분당 0.4U의 속도로 20분간 추가로 주입한다. 0.4U/min으로 주입한 후에도 지혈이 이루어지지 않으면 vasopressin을 주입하는 것만으로는 지혈이 불가능함을 의미하므로 동맥색전술 등의 다른 치료법을 고려해야 한다(그림 30-15).

지혈이 이루어지면 환자를 중환자실로 옮긴 후 vasopressin 희석액을 같은 주입속도로 12~24시간 지속한다. 재출혈이 없으면 다시 24시간 동안 주입속도를 반으로 줄여 지속적으로 주입한다. Vasopressin을 끊은 후에는 생리식

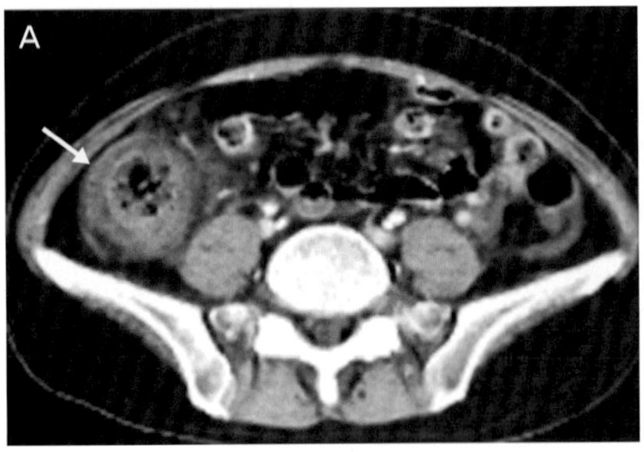

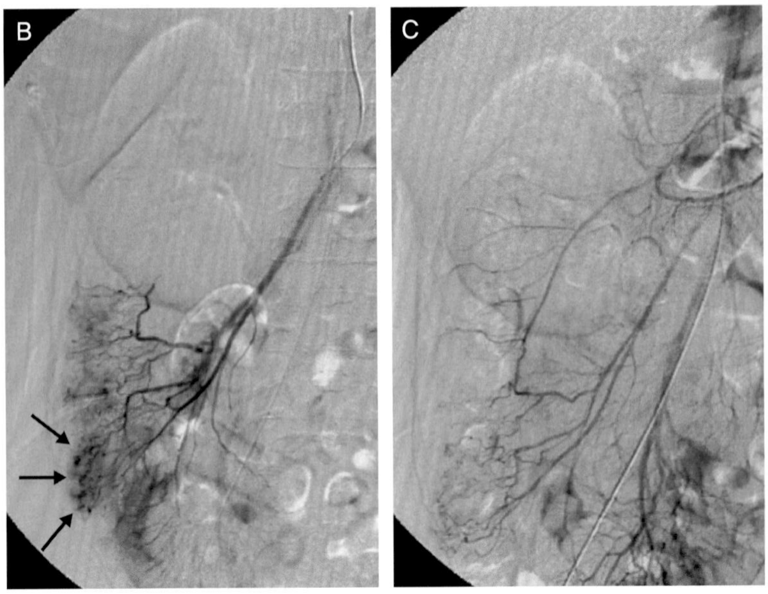

그림 30-14. 백혈병 환자에서 발생한 출혈성 맹장염에 대한 경동맥 vasopressin 주입법 A. CT상 맹장벽의 비후와 주위 지방의 침윤이 있다(화살표). B. 선택적 우결장동맥 조영상 맹장 부위에 경계가 불분명한 과혈관성 병변과 함께 조영제 유출 소견이 보인다(화살표). C. 분당 0.2U으로 vasopressin을 20분간 동맥 내로 주입한 후 시행한 동맥조영상에서 더 이상 과혈관성 병변 및 조영제 유출은 관찰되지 않는다.

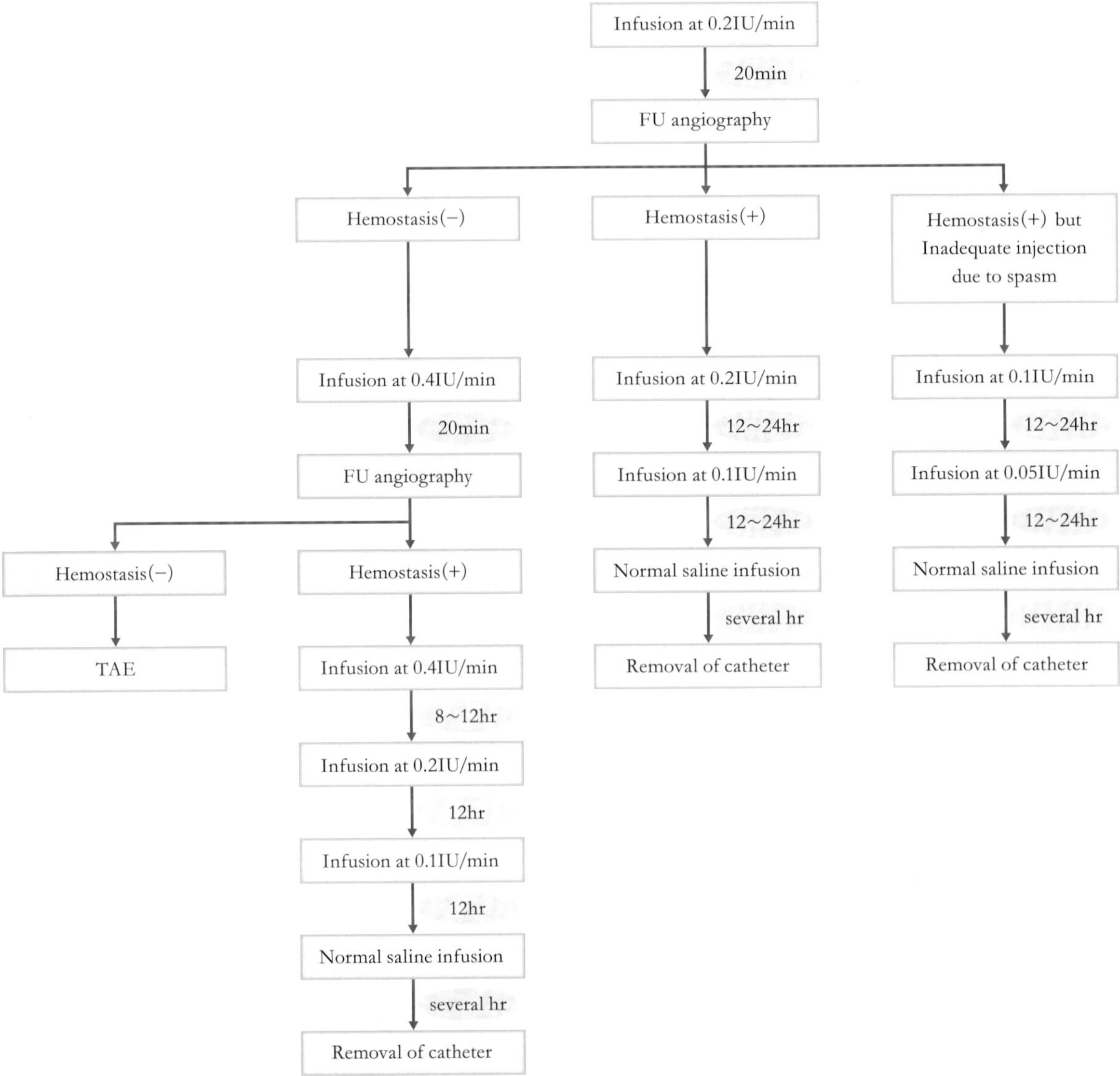

그림 30-15. 경동맥 vasopressin 주입법의 프로토콜

염수나 dextrose 용액을 12시간 동안 주입한다. Vasopressin의 용량을 줄여 가는 과정 중에 재출혈이 발생하면 다시 처음 용량으로 돌아가서 주입한다.

Vasopressin은 위장관에 비교적 안전한 약물로 심각한 허혈을 일으키지 않는다고 알려져 있다. 그러나 시술 후 장시간 동안 카테터를 유지해야 하므로 치료시간이 길어지고 카테터의 위치를 혈관조영실 밖에서 확인하기 어렵다는 단점이 있다. Vasopressin은 관상동맥에도 수축제로 작용하므로 고령의 환자에서는 nitroglycerin을 지속적으로 투여하면서 시술하여야 하고, 기존에 허혈성 심혈관 질환이 있는 환자에서는 금기이다.[44, 45] 또한 항이뇨효과가 있어서 수분저류 및 전해질 불균형이 발생할 수 있으므로 시술 중에 이뇨제를 투여하고 전해질을 적절히 공급해야 한다. Vasopressin 주입 직후 장관의 일시적인 수축 및 연동운동 항진으로 인하여 복통이 발생할 수 있으나 10~15분 내에 소실되고 재발하지 않는다. 만약 복통이 지속되면 장관의 허혈을 의미하므로 혈관조영술을 다시 시행하여 카테터의 끝이 작은 혈관분지에 박혀 있는지 등을 확인해야 한다.

참고문헌

1. Nusbaum M, Baum S, Kuroda K, et al. Control of portal hypertension by selective mesenteric arterial drug infusion. Arch Surg 1968;97:1005-1014.
2. Baum S, Nusbaum M. The control of gastrointestinal hemorrhage by selective mesenteric arterial infusion of vasopressin. Radiology 1971;98:497-505.
3. Rosch J, Dotter CT, Brown MJ. Selective arterial embolization: a new method for control of acute gastrointestinal bleeding. Radiology 1972;102:303-306.
4. Bookstein JJ, Chlosta EM, Foley D, et al. Transcatheter hemostasis of gastrointestinal bleeding using modified autogenous clot. Radiology 1974;113:277-285.
5. Chuang VP, Wallace S, Zornoza J, et al. Transcatheter arterial occlusion in the management of rectosigmoidal bleeding. Radiology 1979;133:605-609.
6. Darcy M. Treatment of lower gastrointestinal bleeding: vasopressin infusion versus embolization. J Vasc Interv Radiol 2003;14:535-543.
7. Cook DJ, Guyatt GH, Salena BJ, et al. Endoscopic therapy for acute nonvariceal upper gastrointestinal hemorrhage: a meta-analysis. Gastroenterology 1992;102:139-148.
8. Vreeburg EM, Snel P, de Bruijne JW, et al. Acute upper gastrointestinal bleeding in the Amsterdam area: incidence, diagnosis, and clinical outcome. Am J Gastroenterol 1997;92:236-243.
9. Ang D, Teo KT, Tan A, et al. A comparison of surgery versus transcatheter angiographic embolization in the treatment of nonvariceal upper gastrointestinal bleeding uncontrolled by endoscopy. Eur J Gastroenterol Hepatol 2012;24:929-938.
10. Ring EJ, Oleaga JA, Freiman D, et al. Pitfalls in the angiographic management of hemorrhage: hemodynamic considerations. AJR Am J Roentgenol 1977;129:1007.
11. Alavi A, Dann RW, Baum S, et al. Scintigraphic detection of acute gastrointestinal bleeding. Radiology 1977;124:753-756.
12. Hastings GS. Angiographic localization and transcatheter treatment of gastrointestinal bleeding. Radiographics 2000;20:1160-1168.
13. Wu LM, Xu JR, Yin Y, et al. Usefulness of CT angiography in diagnosing acute gastrointestinal bleeding: a metaanalysis. World J Gastroenterol 2010;16:3957-3963.
14. Sun H, Jin Z, Li X, et al. Detection and localization of active gastrointestinal bleeding with multidetector row CT angiography: a 5-year prospective study in one medical center. J Clin Gastroenterol 2012;46:31-41.
15. Valek V, Husty J. Quality improvements guidelines for transcatheter embolization for acute gastrointestinal nonvariceal hemorrhage. Cardiovasc Intervent Radiol 2013;36:608-612.
16. Geffroy Y, Rodallec MH, Boulay-Coletta I, et al. Multidetector CT angiography in acute gastrointestinal bleeding: why, when, and how. Radiographics 2011;31:E35-E47.
17. Athanasoulis CA, Waltman AC, Novelline RA, et al. Angiography: its contribution to the emergency management of gastrointestinal hemorrhage. Radiol Clin North Am 1976;14:265-280.
18. Shapiro M, Simon D. Angiography in massive UGI bleeding--would you believe better than endoscopy? Am J Gastroenterol 1991;86:1090-1091.
19. Zuckerman DA, Bocchini TP, Birnbaum EH. Massive hemorrhage in the lower gastrointestinal tract in adults: diagnostic imaging and intervention. AJR Am J Roentgenol 1993;161:703-711.
20. Sos TA, Lee JG, Wixson D, et al. Intermittent bleeding from minute to minute in acute massive gastrointestinal hemor rhage: arteriographic demonstration. AJR Am J Roentgenol 1978;131:1015-1017.
21. Ring EJ, Athanasoulis CA, Waltman AC, et al. The pseudo-vein: an angiographic appearance of arterial hemorrhage. J Can Assoc Radiol 1973;24:242-244.
22. Ryan JM, Key SM, Dumbleton SA, et al. Nonlocalized lower gastrointestinal bleeding: provocative bleeding studies with intraarterial tPA, heparin, and tolazoline. J Vasc Interv Radiol 2001;12:1273-1277.
23. Mernagh JR, O' Donovan N, Somers S, et al. Use of heparin in the investigation of obscure gastrointestinal bleeding. Can Assoc Radiol J 2001;52:232-235.
24. Liu K, Kaffes AJ. Review article: the diagnosis and investi-

gation of obscure gastrointestinal bleeding. Aliment Pharmacol Ther 2011;34:416–423.
25. Filippone A, Cianci R, Milano A, et al. Obscure and occult gastrointestinal bleeding: comparison of different imaging modalities. Abdom Imaging 2012;37:41–52.
26. Heo HM, Park CH, Lim JS, et al. The role of capsule endoscopy after negative CT enterography in patients with obscure gastrointestinal bleeding. Eur Radiol 2012;22:1159–1166.
27. Yamamoto H. Double–balloon endoscopy. Clin Gastroenterol Hepatol 2005:S27–S29.
28. Tadavarthy SM, Moller JH, Amplatz K. Polyvinyl alcohol (Ivalon) – a new embolic material. Am J Roentgenol Radium Ther Nucl Med 1975;125:609–616.
29. Sharma S, Kothari SS, Rajani M, et al. Life–threatening arterial haemorrhage: results of treatment by transcatheter embolization using home–made steel coils. Clin Radiol 1994;49:252–255.
30. Kish JW, Katz MD, Marx MV, et al. N–butyl cyanoacrylate embolization for control of acute arterial hemorrhage. J Vasc Interv Radiol 2004;15:689–695.
31. JH Shin. Recent update of embolization of upper gastrointestinal tract bleeding. Korean J Radiol 2012;13:S31–S39.
32. Leng EK. Transcatheter embolization in management of hemorrhage from duodenal ulcer: long–term results and complications. Radiology 1992;182:703–707.
33. Lang EV, Picus D, Marx MV, et al. Massive upper gastrointestinal hemorrhage with normal findings on arteriography: value of prophylactic embolization of the left gastric artery. AJR Am J Roentgenol 1992;158:547–549.
34. Arrayeh E, Fidelman N, Gordon RL, et al. Transcatheter arterial embolization for upper gastrointestinal nonvariceal hemorrhage: is empiric embolization warranted? Cardiovasc Intervent Radiol 2012;35:1346–1354.
35. Barge JU, Lopera JE. Vascular complications of pancreatitis: role of interventional therapy. Korean J Radiol 2012;13:S45–S55.
36. Manazer JR, Monzon JR, Dietz PA, et al. Treatment of pancreatic pseudoaneurysm with percutaneous transabdominal thrombin injection. J Vasc Surg 2003;38:600–602.
37. Hidalgo F, Narvaez JA, Rene M, et al. Treatment of hemobilia with selective hepatic artery embolization. J Vasc Interv Radiol 1995;6:793–798.
38. Funaki B, Kostelic JK, Lorenz J, et al. Superselective microcoil embolization of colonic hemorrhage. AJR Am J Roentgenol 2001;177:829–836.
39. Guy GE, Shetty PC, Sharma RP, et al. Acute lower gastrointestinal hemorrhage: treatment by superselective embolization with polyvinyl alcohol particles. AJR Am J Roentgenol 1992;159:521–526.
40. Ledermann HP, Schoch E, Jost R, et al. Embolization of the vasa recta in acute lower gastrointestinal hemorrhage: A report of five cases. Cardiovasc Intervent Radiol 1999;22:315–320.
41. Baum S, Athanasoulis CA, Waltman AC, et al. Angiodysplasia of the right colon: a cause of gastrointestinal bleeding. AJR Am J Roentgenol 1977;129:789–794.
42. Goodman LS, Gilman A, eds. The Pharmacologic Basis of Therapeutics. 5th ed. New York: Macmillan, 1975:855.
43. Athanasoulis CA, Baum S, Rosch J, et al. Mesenteric arterial infusions of vasopressin for hemorrhage from colonic diverticulosis. Am J Surg 1975;129:212–216.
44. Bush HL Jr, Nabseth DC. Intravenous nitroglycerin to improve coronary blood flow and left ventricular performance during vasopressin therapy. Surg Forum 1979;30:226–228.
45. Gimson AE, Westaby D, Hegarty J, et al. A randomized trial of vasopressin and vasopressin plus nitroglycerin in the control of acute variceal hemorrhage. Hepatology 1986;6:410–413.

Chapter 31

고형장기 내장동맥의 인터벤션

김영주

I 내장동맥 동맥류의 색전술

내장동맥 동맥류*visceral artery aneurysm; VAA*는 드물게 발생하는 질환(0.01~0.2%)이지만 CT나 다른 진단검사 방법의 발달에 따라 점점 발견 빈도 수가 증가하고 있다. 이 질환의 22%가 임상적으로 응급상황이며 8.5%는 사망에 이르는 질환으로 즉각적인 치료가 필요하다(〈표 31-1〉). CT나 혈관조영술로 동맥류*aneurysm* 원위부 혈관의 평가, 즉 측부순환*collateral vessel*을 발견하는 것이 혈관내 치료*endovascular treatment*에 중요한 사항이다. 동맥류의 크기와 위치에 따라 coil 및 glue 색전술이나 covered stent를 사용하여 치료할 수 있다.

1. 원인

VAA는 동맥혈관 세 층이 모두 완전한 진성동맥류*true aneurysm*와 동맥 세 층의 일부가 결손된 가성동맥류*pseudoaneurysm*로 나눌 수 있다. 대부분의 VAA는 탄력섬유*elastic fiber*의 감소 또는 분절과 민무늬근*smooth muscle*의 감소에 의해 동맥의 중막층이 퇴행성 변화를 일으켜 발생한다. 원인은 동맥경화증*atherosclerosis*, 섬유근육형성이상*fibromuscular dysplasia*, 콜라겐 장애*collagen disorder* 등이다(〈표 31-2〉).[1]

가성동맥류는 수상*trauma*, 염증*inflammation*, 감염*infection*이나 혈관염*vasculitis* 등에 의해 발생하며 특히 췌장염*pancreatitis*의 경우는 소화효소가 혈관벽을 파괴하여 인접한 혈관에 발생한다.[2, 3]

2. 증상

VAA는 파열되기 전에는 대부분 증상이 없다. 동맥류가 파열될 경우 복부 통증, 위장관 출혈, 쇼크 등이 생길 수 있다. 간동맥 동맥류가 파열될 경우 Quincke triad(상복부 통증, 혈액담즙, 폐쇄성 황달)가 환자의 1/3에서 보일 수 있다. 비장동맥 동맥류 환자는 상복부 통증이 발생하고 몇 시간 내지 며칠 후에 쇼크에 빠지는 경우가 많은데, 이는 출혈이 초기에는 소망*lesser sac*에 국한되어 있다가 소망을 뚫고 복막강으로 자유롭게 파급되는 double rupture 현상 때문이다. 비장동맥 동맥류의 파열은 임신, 문맥고혈압과도 밀접한 연관성이 있다. 임신한 여성에서는 estrogen, progesterone

〈표 31-1〉 VAA의 발생률과 파열률

	발생률	파열률
Splenic artery	60%	20%
Hepatic artery	20%	80%
Superior mesenteric artery	5%	38%
Celiac trunk	4%	80%
Gastric artery	3%	90%
Gastroduodenal artery	3%	75%

〈표 31-2〉 VAA의 병인

Atherosclerosis	32%
Medial degeneration	24%
Abdominal and surgical trauma	22%
Infectious and inflammatory disease	10%
Congenital disease(Marfan, Ehlers-Danlos, fibromuscular dysplasia, hereditary hemorrhagic telangiectasia)	

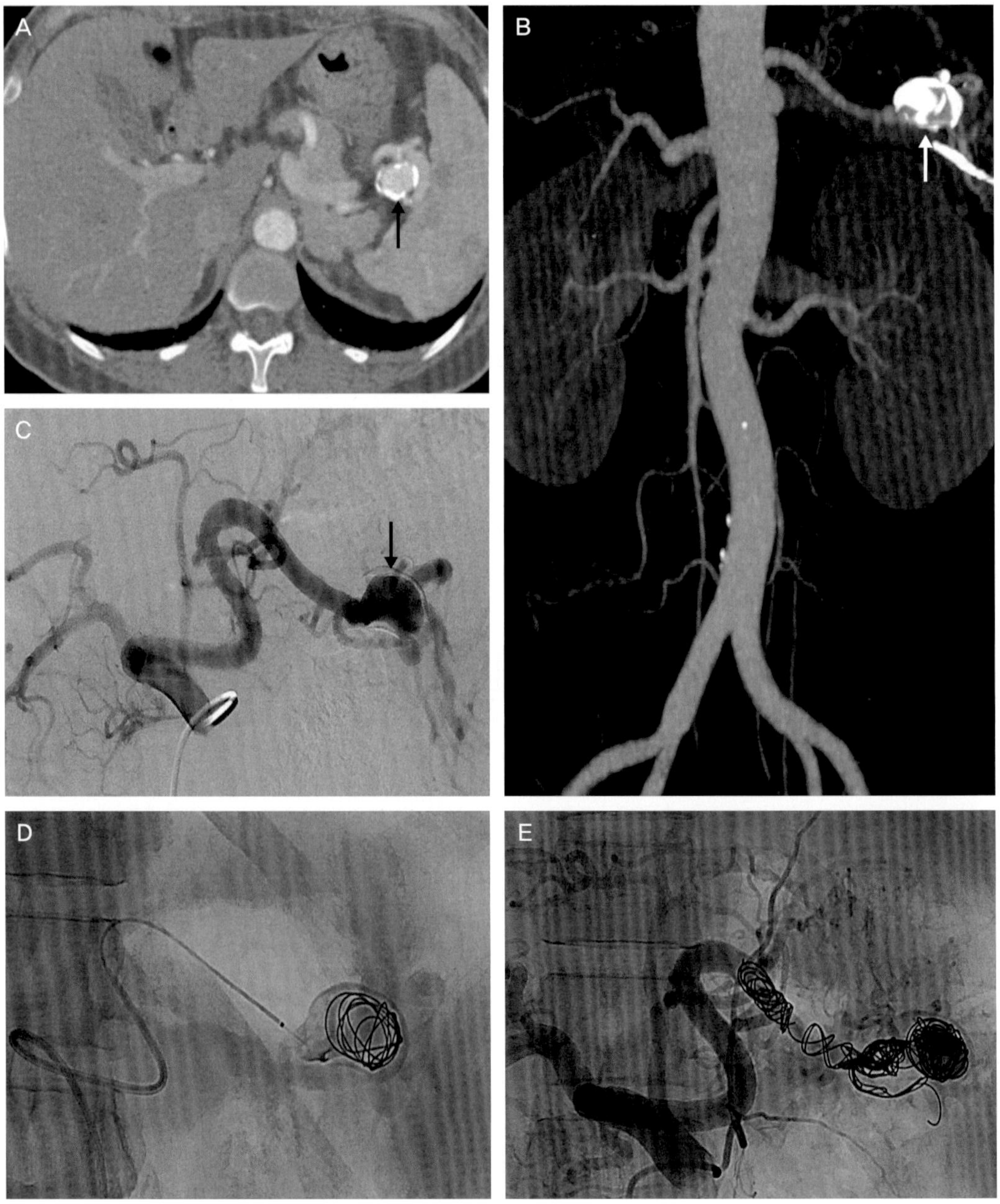

그림 31-1. 비장동맥 동맥류의 치료 **A, B.** CT 스캔. Splenic hilum에 테두리 석회화를 보이는 비장동맥 동맥류(화살표)가 있다. **C.** 복강과 비장 동맥 혈관조영상. Splenic hilum level에 약 2cm 크기의 동맥류(화살표)가 관찰되고 벽 석회화가 동반되어 있다. **D.** 색전술. 미세카테터*microcatheter*를 이용하여 먼저 비장동맥 동맥류가 있는 부위를 지나 코일을 이용하여 동맥류 및 근위부 비장동맥까지 색전술을 시행하였다. **E.** 마지막 복강동맥 혈관조영상에서 비장동맥 동맥류는 완전히 색전되어 있고 비장은 측부순환을 받고 있다.

과 Relaxin hormone에 의해 혈관벽의 탄력성이 변화되어 동맥류가 발생하며, 임신에 의한 혈류의 증가가 파열의 가능성을 높인다.[2-5]

3. 치료

동맥류의 위치, 환자의 증상 및 동반 질환에 따라 수술이나 혈관내 치료를 시행할 수 있다. 증상이 없거나 혈관이 파열되어도 혈역학적으로 안정된 환자에서는 혈관내 치료를 우선적으로 고려할 수 있다. 혈관내 치료의 목적은 동맥혈류에서 동맥류를 분리하여 동맥류의 파열을 방지하는 것이다.[6, 7] 크게 3가지 방법으로 나눌 수 있는데, 첫째, 동맥류 내부를 코일로 패킹하는 방법, 둘째, 동맥류의 원위부와 근위부 혈관을 코일이나 vascular plug로 색전하는 방법, 셋

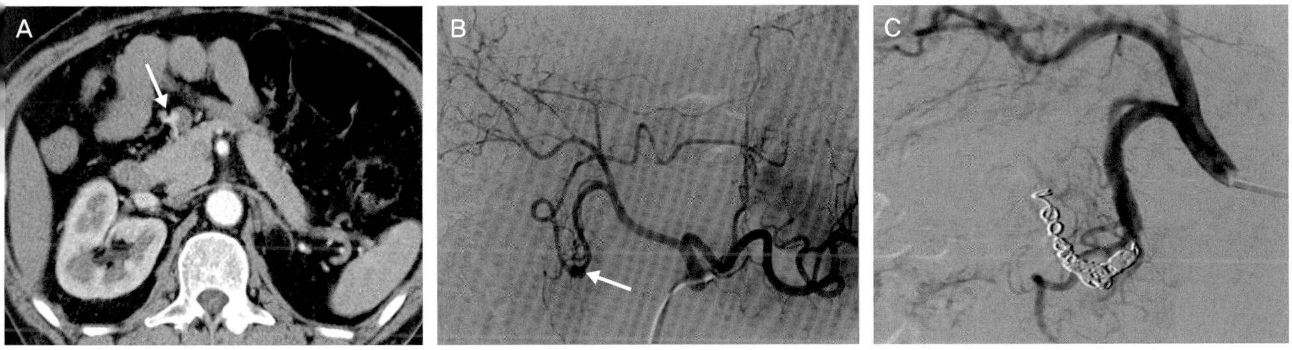

그림 31-2. 위십이지장동맥에 생긴 동맥류의 치료 A. CT 스캔. 위십이지장동맥에서 기원한 thrombotic aneurysm(화살표)이 있다. B. 복강동맥 혈관조영상. 위십이지장동맥의 동맥류가 확장(화살표)되어 있다. C. 색전술. Parent artery의 원위부에서부터 근위부 동맥까지 코일색전술을 시행하였다.

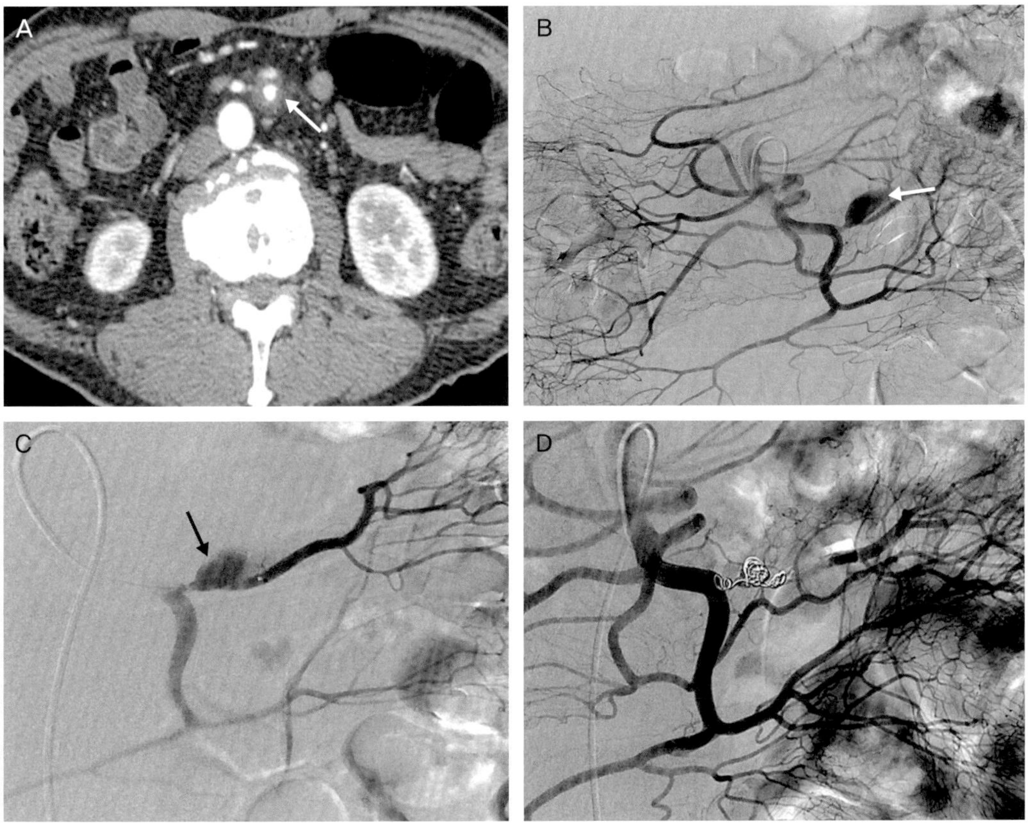

그림 31-3. 상장간막동맥의 공장분지*jejunal branch*에서 발생한 동맥류의 치료 A. CT 스캔. Perivascular soft tissue density mass(화살표)가 SMA의 공장분지를 감싸고 있고 동맥류 확장과 원위부 협착이 의심된다. B. SMA angiogram. 가성동맥류 같은 양상의 sac(화살표)이 공장분지에서 보인다. C. 미세카테터 혈관조영상. 동맥류(화살표)를 지나 상장간막동맥의 원위부부터 시술을 시행하였다. D. Completion angiogram. 코일색전술 후 동맥류는 보이지 않고 원위부는 측부순환을 받고 있다.

째, covered stent를 사용하여 동맥류의 혈류를 차단하는 방법이다(그림 31-1~31-3). 진성동맥류는 동맥류의 목*neck*이 작은 경우 코일 패킹이 선호되고, 혈관이 6mm 이상으로 클 경우 covered stent를 설치할 수 있으며, 혈관이 작거나 동맥류의 neck이 큰 경우에는 원위부와 근위부 혈관을 색전하는 방법이 적당하다. 가성동맥류에서 코일 패킹을 시행하는 것은 재출혈의 위험이 높아 권장되지 않는다. 내장동맥은 측부순환이 풍부하여 근위부 혈관만 막는다면 원위부 혈관을 통해서 혈류가 동맥류로 전달된다. 따라서 근위부 혈관만 막는 것은 바람직하지 않다. 원위부 혈관이 너무 가늘거나 접근하기 어려운 경우 particle이나 glue를 이용하여 원위부 혈관을 색전할 수 있다.

무증상 환자에서 동맥류가 발견된 경우 동맥류가 2cm 이상이거나 임신 가능성이 있는 여성이면 치료를 권장한다.

Ⅱ 내장동맥 외상의 색전술

그동안 복부 둔상*abdominal trauma*에 의한 중증 고형장기 손상의 치료로 수술적 치료가 우선시되어 왔다. 그러나 최근에는 CT가 보편화되고 발달하면서 복강내외 실질장기들의 손상 여부와 정도를 보다 빠르고 정확히 진단할 수 있게 되어 비수술적 치료도 좋은 성적을 보여 주고 있다.[8, 9]

외상성 복부장기 손상 환자는 대개 고형장기가 손상되는데 비장, 간, 신장 등의 순서로 빈도가 높으며, 손상 기전에 따라 손상의 양상이 달라진다. 교통사고 등에 의한 둔상*blunt trauma*이 다수를 차지하나 관통상(자상이나 총상 같은 penetrating injury) 또는 iatrogenic injury 등이 최근 증가하고 있다. 이런 중증외상 환자들 중에서 응급실에서 사망하는 환자의 대부분(80% 이상)은 48시간 이내에 사망에 이르게 되는데 절반 이상이 과다출혈로 사망하는 것으로 알려져 있다. 인터벤션을 이용한 비수술적 치료는 혈역동학적으로 안정적인 환자에서 개복 수술을 요하는 동반 손상이 없어야 하고, 고형장기의 손상 정도 및 범위를 파악할 수 있고, 환자의 집중관찰이 가능하며, 임상적으로 상태 악화 시 즉시 수술을 시행할 수 있는 조건에서 시행하여야 한다. 하지만 수술 자체가 불가능하거나 수술이 어려운 응급상황에서 환자를 신속하고 비수술적으로 혈역동학적으로 안정시켜 수술적 치료를 가능하게 하는 중간 과정으로 인터벤션을 시행할 수도 있다.

1. 간동맥색전술

간은 복강에 비교적 잘 고정된 고형장기이므로 복부 수상 후 손상을 받기 쉽고 손상에 의한 사망원인으로 첫 번째에 해당한다. 과거에는 수술적 치료가 우선이었으나 최근에는 성인의 80%, 소아의 97%에서 대증치료*conservative treatment*를 하는 경향이다.

간은 복강 내 가장 큰 고형장기로 간실질이 약하고 피막*capsule*이 얇으며 척추에 고정되어 있어 손상을 받기 쉽다. 특히 간우엽은 척추에 가깝고 커서 간좌엽보다 쉽게 손상을 받는다. 간손상의 85% 이상은 고정된 늑골, 척추나 후복벽에 눌려서 발생한다. 횡격막을 통해 전파된 우측 흉곽에 대한 압력은 간우엽의 dome에 타박상*contusion*을 일으키므로 간손상이 대부분 Couinaud segment 6, 7, 8에 생긴다. 감압손상*deceleration injury* 시 간의 인대*ligament* 부착 부위와 후복벽은 전단력*shear force*을 일으키는 곳으로 작용하여 각 간엽을 파열시키거나 하대정맥, 간정맥 손상을 일으키고, steering column injury는 간 전체를 손상시킬 수 있다.

둔상으로 인한 간손상이 일어날 때 간장만 손상되는 경우는 50% 이하이고 45%에서 비장이 손상된다. 간 우상부 손상 시 33%에서 늑골이 골절되고, 간좌엽 손상 시 십이지장이나 췌장이 손상될 수 있다.

수상 시의 간손상은 ① 피막하혈종*subcapsular hematoma*이나 간내혈종*intrahepatic hematoma*, ② 열상*laceration*, ③ 타박상*contusion*, ④ 간혈관 파열*hepatic vascular disruption*, ⑤ 담관손상*bile duct injury* 등의 양상으로 나타난다. 수상 후 합병증은 약 20%에서 발생하며 지연파열, 혈액담즙증*hemobilia*, 동정맥루*arteriovenous fistula*, 가성동맥류, biloma와 농양*abscess* 등이 있다.

담낭손상은 드물게 동반된다. 음주 시에는 오디괄약근*Oddi sphincter*의 압력이 높아져 손상되기 쉬우나 만성 담낭염이 있는 경우에는 파열될 가능성이 떨어진다. 담낭손상은 타박상이 가장 많고 박리*avulsion*나 열상, 천공*perforation* 등이 발생할 수 있다.[10]

(1) 임상소견

복막자극징후*peritoneal irritation*로 우상압통, 반동압통*rebound tenderness*, guarding 등과 출혈에 의한 임상증상으로 쇼크 등을 보일 수 있다.

(2) 진단방법

1) 초음파

환자가 불안정하고 다량의 혈액이 복강 내에서 발견되이 응급수술을 할 때에는 도움이 되나, 환자가 안정적인 경우에도 초음파검사의 복강 내 액체 발견 민감도는 겨우 44%이므로 CT를 시행하는 것이 바람직하다.[11]

2) CT 스캔*CT scan*

MDCT 출현 이후 CT 스캔으로 많은 정보를 얻을 수 있게 되었다. 손상 정도는 CT criteria staging liver trauma based on the AAST liver injury scale로 분류한다(《표 31-3》).

피막하혈종*subcapsular hematoma*의 CT 소견은 렌즈핵모양*lenticular configuration*이다. 주로 간우엽 전외측에 위치하고 간 실질을 직접 눌러 간모양을 변형시킨다. 간내혈종은 응고된 혈액이 아직 응고되지 않은 혈액이나 담즙에 둘러싸여 불규칙한 고밀도를 띠며, 시간이 지나면 밀도가 감소하고 추적관찰에서 경계가 명확한 삼출액 소견을 보인다(그림 31-4). 국소적인 80~350HU 정도의 고밀도 구역은 현재 출혈 부위나 가성동맥류를 나타내며, 문맥주위 저음영*periportal low attenuation*은 문맥혈관*portal vessel* 주위에 울혈이나 담즙 유출, 부종이나 확장된 문맥주위 림프관*periportal lymphatics*을 나타낸다. 열상은 주로 간 변연부에 조영증강되지 않는 길쭉하거나 가지 친 모양으로 보이고 급성 열상은 뾰족하거나 너덜너덜한 경계*sharp or jagged margin*를 보이며 multiple parallel laceration은 compressive forces(bear claw lacerations)로 나타난다(그림 31-5). CT는 수술 후 출혈이나 인터벤션 후 재출혈을 예상하는 데 도움을 준다. 혈종의 경우 조영제 혈관외유출*extravasation*은 85~350HU(mean, 132HU)이나 급성 출혈은 40~70HU(mean, 51HU) 정도로 측정된다.

(3) 혈관내 치료

Grade Ⅰ~Ⅲ injury의 경우에는 혈역동학적으로 안정적이면 일반적으로 NOM(non-operative management)을 시행한다. Grade Ⅳ~Ⅴ의 경우에는 인터벤션이 투입하는 수액량을 감소시키지 않으나 resuscitation에는 도움이 되므로 환자의 상태에 따라 치료방법을 결정한다. 만약 급성 출혈의 증거가 보인다면 즉시 응급색전술을 시행한다.

복부대동맥조영술*abdominal aortography*을 시행하여 대량출혈, 해부학적 변이와 다음 시술의 지침을 결정해야 한다. 혈관조영술 시 복강동맥*celiac artery*, 고유간동맥*proper hepatic artery*과 상장간막동맥*superior mesenteric artery; SMA*을 조기동맥기*early arterial phase*부터 문맥정맥기*portal venous phase*까지 촬영한다.

동맥색전술은 조영제 유출, 가성동맥류, 동정맥단락이 있는 경우에 시행한다. 혈관이 하나일 때, 혈관 손상이 클 때, 정확한 위치를 색전해야 할 때에는 주로 코일을 사용하고, 다발성, 원위부의 손상이나 다양한 측부순환이 있는 경우에는 particulate agent(gelfoam, ivalon, microsphere 등)

〈표 31-3〉 Liver Injury Scale

Grade		Injury Description
Ⅰ	Hematoma	Subcapsular, <10% surface area
	Laceration	Capsular tear, <1cm parenchymal depth
Ⅱ	Hematoma	Subcapsular, 10~50% surface area; intraparenchymal, <10cm long
	Laceration	1~3cm parenchymal depth, <10cm long
Ⅲ	Hematoma	Subcapsular, >50% surface area or expanding; ruptured subcapsular or parenchymal hematoma
		Intraparenchymal hematoma >10cm or expanding
	Laceration	>3cm parenchymal depth
Ⅳ	Laceration	Parenchymal disruption involving 25~75% of hepatic lobe or 1~3 Couinaud segments within a single lobe
Ⅴ	Laceration	Parenchymal disruption involving >75% of hepatic lobe or >3 Couinaud segments within a single lobe
	Vascular	Juxtahepatic venous injuries, i.e., retrohepatic vena cava/central major hepatic veins
Ⅵ	Vascular	Hepatic avulsion

Advance one grade for multiple injuries, up to grade Ⅲ.

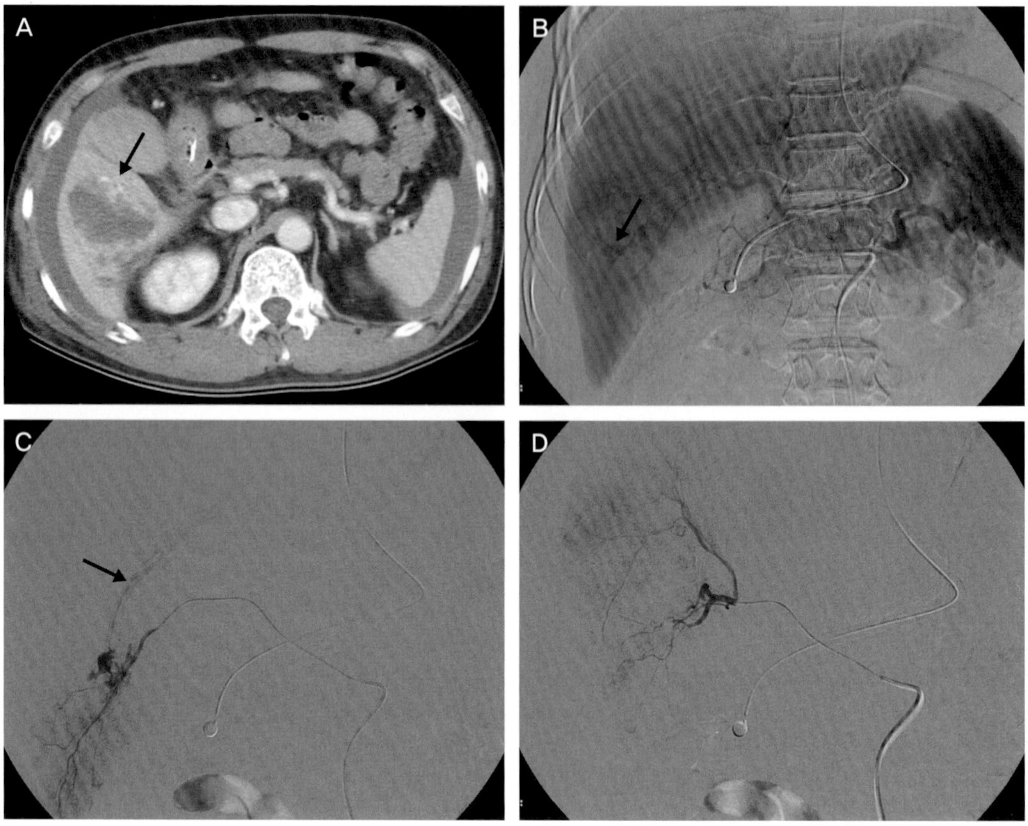

그림 31-4. 교통사고 후 간실질 출혈과 혈액복막*hemoperitoneum* 소견을 보인 43세 남자 환자 A. CT 스캔. Intraparenchymal hemorrhage(화살표)와 혈액복막이 보인다. B. 복강동맥 혈관조영술. 우측 간에 parenchymal hemorrhage와 조영제 유출(화살표)이 있다. C. Superselective angiography. 조영제 유출과 간정맥(화살표)으로 조기배액 소견이 있다. D. 색전술 후. 젤폼 색전술 후에 조영제 유출 소견이 없어졌다.

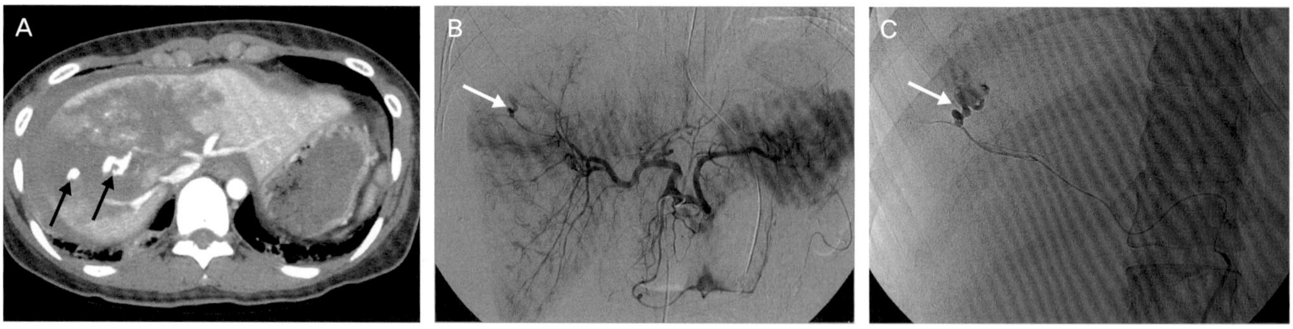

그림 31-5. 낙상 후 간 열상 소견을 보인 38세 여자 환자 A. CT 스캔: Linear, branching laceration이 있으며 intraparenchymal extravasation(화살표)이 있다. B. 복강동맥 혈관조영술. 간동맥들이 stretching과 splaying을 보이고 있고 조영제가 유출(화살표)되어 있다. C. Superselective angiography. 미세카테터로 초선택했을 때 조영제 유출(화살표)이 있다.

나 glue를 사용한다(그림 31-4, 31-5). 색전 성공률은 83~88%이다.[12, 13] 합병증으로는 농양*abscess*, nontarget embolization, 담낭경색*gallbladder infarction* 등이 있다. 특히 간우엽색전술 시에는 담낭동맥*cystic artery* 기시부를 잘 찾아 담낭경색을 피하도록 한다.[14, 15]

2. 비장동맥색전술*Splenic artery embolization; SAE*

비장은 좌상복부 복강 내에 위치한 장기로 적혈구의 성숙과 혈소판의 저장고로서의 기능뿐만 아니라 항원의 옵소닌작용*opsonization*, 여과*filtration* 및 포식*phagocytosis*의 기능에도 관여하는 면역계에서도 중요한 기능을 한다. 무게는 성인에서 약 75~100g이다. 하루에 350L의 혈액이 통과하고, 1unit의 혈액을 보관하는 인체에서 가장 혈관이 풍부한 장기이기 때문에 비장손상 시 생명에 위협을 받는 상황이 초래된다. 그러나 둔상을 입었을 때 복부 압통과 팽창은 50%, 저혈압은 25~30%에서 나타나고, 임상증상이 미미하므로 주의해야 한다.[16, 17]

(1) 혈관 해부학

비장동맥은 비장과 위와 췌장의 일부를 공급한다. 비장동맥은 82%가 복강동맥에서 기시하나 aorta나 SMA에서도 기시할 수 있다. Splenic hilum에서 비장동맥은 상·하부 비장동맥으로 나뉘며, superior polar artery에서 나오는 단위동맥*short gastric artery*과 좌위동맥의 연결이 중요한 비장의 측부순환 중 하나이다. 비장동맥은 췌장의 체부와 미부에 분지를 내는데 가장 큰 분지는 등쪽 췌장동맥*dorsal pancreatic artery*이며, 두 번째 큰 분지는 비장동맥의 중간에서 나오는 greater pancreatic artery(arteria pancreatica magna)이다. 만약 비장동맥색전술을 시행하려면 이러한 췌장동맥을 염두에 두고 시술을 시행해야 원하지 않는 색전을 피할 수 있다.[18]

(2) 진단방법

1) 초음파

초음파검사의 목적은 좌상복부의 혈액 유무 판단에 있으나 최근 연구는 비장손상 시 우상복부 71%, 좌상복부 33%, 골반강은 30%의 경우에서만 액체가 발견되어 비장손상에 대한 초음파검사의 민감도에 대해 부정적인 견해를 발표하였다. 하지만 Yoshii 등은 액체 유무와 상관없이 비장손상을 90%의 특이도로 찾아냈다고 발표하였으며 비장 내의 혈종을 발견하고자 세심하게 검사하면 비장손상 진단율을 높일 수 있다고 하였다.[19]

2) CT 스캔

비장은 모양이 다양하고 2~3cm 깊이의 틈*cleft*이 있어서 열상과 감별해야 하며 약 10~30%에서 문부*hilar region*에 부비장*accessory spleen*이 있으므로 분절상과 혼동할 수 있다. 비장손상은 피막하출혈, 비장내혈종, 열상, 자가비장절제*autosplenectomy*나 fragmentation 등 다양한 양상으로 나타난다.

Spleen injury grading scale(The Organ Injury Scaling Committee of the American Association for the Surgery of Trauma)에 따른 손상 정도는 다음과 같다(〈표 31-4〉).[20]

혈액복막*hemoperitoneum*은 비장손상과 동반되며 피막파열*capsular disruption* 없이 약 9%에서 perisplenic clot이 보이는데 이를 sentinel clot이라 하며 이 소견은 내장 손상*visceral injury*의 민감한 소견이므로 주의 깊게 원인을 찾아야 한다(그림 31-6).[21]

복강내 혈액은 초기에는 20~30HU 정도이나 혈색소*hemoglobin*가 농축되면 50~75HU로 올라갈 수 있다. Clot

〈표 31-4〉 Splenic Injury Classification

Splenic Hematoma Grade	Size	Capsule Intact	Active Bleeding	Expanding
Ⅰ	Subcapsular <10% surface area	Y	N	N
Ⅱ	Subcapsular 10~50% surface area; parenchymal <5cm diameter	Y	N	N
Ⅲ	Subcapsular >50% surface area or ruptured	Y/N	Y	Y
	subcapsular; parenchymal >5cm diameter	Y	N	
Ⅳ	Parenchymal ruptured	N	Y	
Splenic Laceration Grade	**Depth**		**Active bleeding**	**Vessel Involved**
Ⅰ	<1cm depth		N	N
Ⅱ	1~3cm depth(cannot involve a trabecular vessel)		Y	N
Ⅲ	>3cm depth or involving trabecular vessel		Y	Trabecular
Ⅳ	Major devascularization(>25% parenchyma)		Y	Segmental or Hilar
Ⅴ	Shattered spleen, Complete devascularization		Y	Hilar

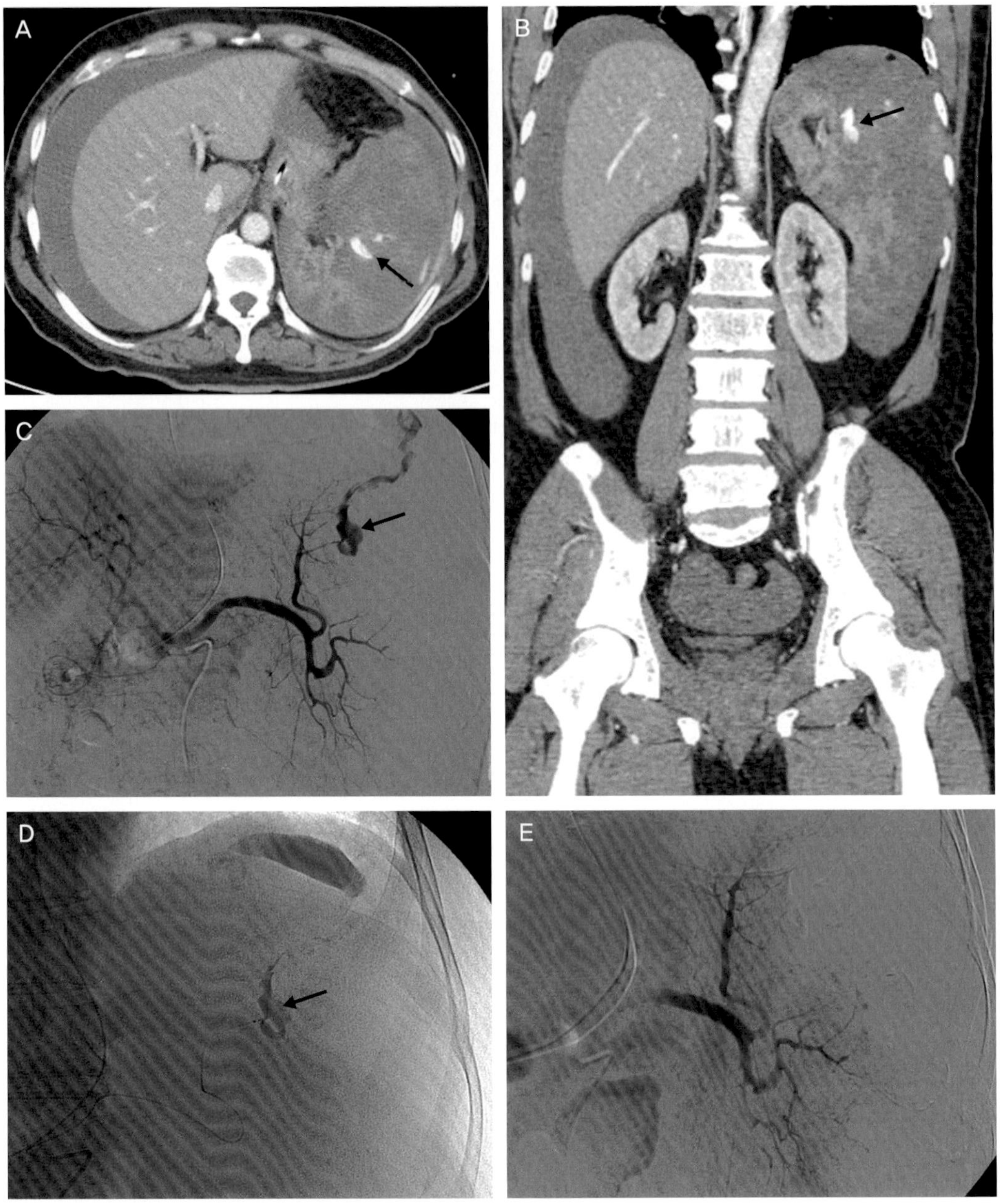

그림 31-6. 외상성 비장손상에 대한 glue 색전술 A, B. CT 스캔. Splenic perfusion 감소와 크기 증가 소견이 있으며 upper polar artery의 extravasation(화살표)이 있다. C. 복강동맥 혈관조영술. 비장의 upper polar branch의 extrasplenic extravasation(화살표)이 subphrenic area에 퍼져 있다. D. Superselective angiography. Glue/Lipiodol(1:2) embolization 후에 glue cast(화살표)가 보인다. E. SAE 후. 색전술 후에 조영제 유출이 없어졌다.

용해는 48~72시간에 시작되며 수주 후에는 물(0~20HU)과 비슷한 밀도를 보인다. 혈액복막은 1주일 후에 상당히 감소하지만 만약 복강내 혈종이 3~7일 동안 지속되면 출혈을 의심해야 한다. 조영증강 후 CT에서 hyperattenuating area가 보이면 가성동맥류나 동정맥루에서 조영제의 유출을 의심해야 한다.[22]

(3) 혈관내 치료

혈관조영술 소견 중 가장 믿을 만한 소견은 조영제의 혈관외유출이며, 혈관차단*abrupt cutoff of vessels*, 불규칙한 혈관벽, 가성동맥류와 비장정맥의 조기출현*early filling of splenic veins* 등이 있다. 혈종에 의한 무혈관 구역*avascular zone*, 혈관압박*compression of vascular pattern*, 불규칙한 실질*parenchymal irregularity*이나 얼룩형성*mottling* 등도 관찰될 수 있다.[17]

외상성 비장손상의 치료는 비장절제술 등의 수술적 요법과 비수술적 보전요법이 있다. 비장절제술은 비장절제 후 전격성 감염*overwhelming postsplenectomy sepsis*, 수술 이

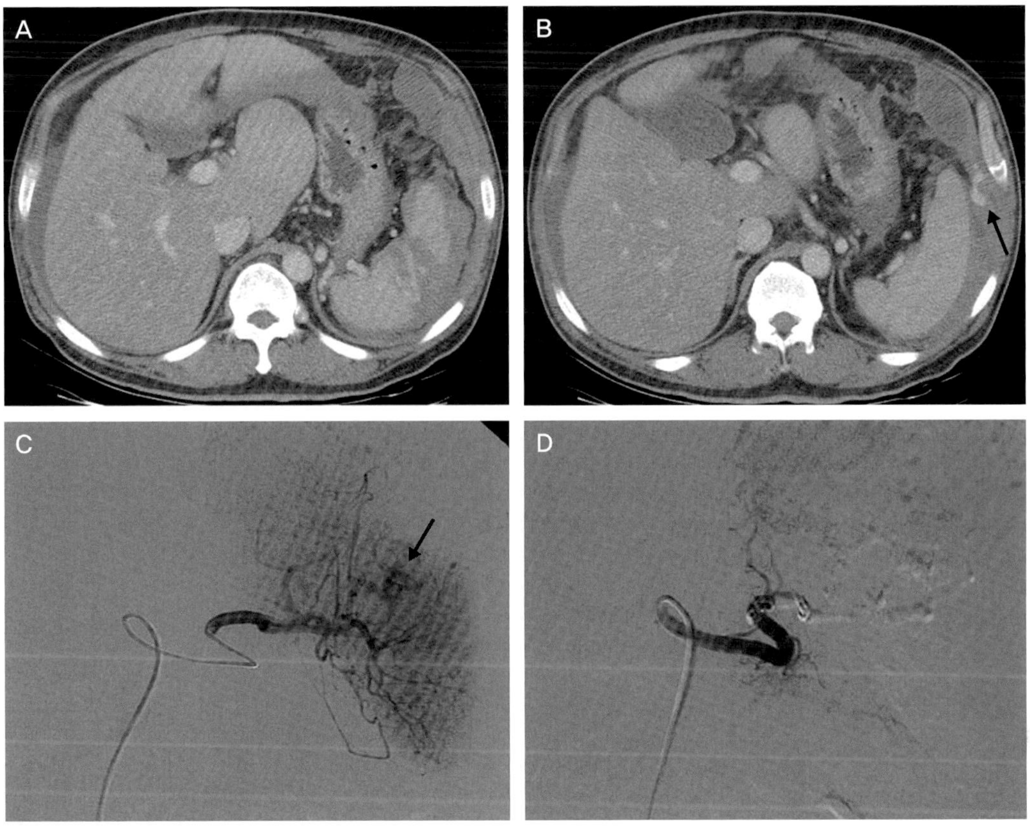

그림 31-7. 외상성 비장손상에 대한 코일색전술 A. CT 스캔. Splenic laceration과 perisplenic hemorrhage가 간 주위의 fluid보다 density가 높다(sentinel clot). B. CT 스캔. 비장 주위에 출혈과 조영제 유출(화살표)이 있다. C, D. 비장동맥 혈관조영술. Parenchymal extravasation(화살표)이 있고 코일을 이용하여 main SAE을 시행하였다.

후에 발생할 수 있는 농양, 호흡기계 합병증, 출혈 등 다양한 합병증이 보고되었다. 비장동맥색전술*splenic artery embolization; SAE*은 main SAE와 selective SAE으로 나뉜다. 비장 밖으로 조영제 유출이 있거나 비장손상이 국소적인 경우는 selective SAE을 시행하고, 비장 내 조영제 유출이나 가성동맥류만 보이거나 비장손상이 미만성인 경우는 main SAE를 시행한다. Main SAE는 등쪽 췌장동맥이 분지된 이후에서 비장동맥을 색전하며, 비장 혈압을 감소시켜 지혈 효과를 얻으며, 색전 원위부에 측부순환이 형성되어 비장 경색의 가능성을 감소시킨다.[23-26] 혈관조영술의 소견에 따라 selective SAE와 main SAE를 병합하기도 한다(그림 31-6, 31-7).

SAE의 합병증 발생률은 비장절제술과 비교할 수 없을 정도로 낮으며, 비장경색, 늑막삼출, 농양, 췌장염 등이 있다. 합병증의 발생빈도는 색전된 비장조직 크기에 좌우되는데 60~70% 이상의 색전은 삼가는 것이 좋다.

Ⅲ 비외상 환자에서의 비장동맥색전술

1. 비장기능항진증*Hypersplenism*

비장기능항진증이란 비장의 과잉 활동으로 비장 내에 적혈구의 40%, 혈소판의 90%까지 이르는 다량의 혈액을 일시적으로 함유하거나 정상 혈액세포를 빠르게 파괴하는 현상을 말한다. 원인으로는 원발성인 반티증후군*Banti syndrome*, 속발성인 문맥고혈압과 간경변증, 혈소판감소자색반*thrombocytopenic purpura*, thalassemia major, 유전구형적혈구증*hereditary spherocytosis* 등과 같은 혈액장애, 백혈병이나 림프선암 등에 의한 비장 침윤이 있다.

임상증상으로는 복부팽만, 통증, 호흡곤란, 비장종대, 비장비대*splenomegaly*, 혈소판 감소, 백혈구 감소와 빈혈 등이 있다.[27] 비장제거술로 비장기능항진증을 치료할 수 있으나 항체를 형성할 수 없어서 패혈증에 빠지는 합병증이 발생할 수 있다.

비장일부색전술*partial splenic embolization*은 젤폼, 코일

coil, PVA 등의 색전물질로 비장동맥의 분지 일부를 색전하여 비장의 과잉 활동을 억제하는 방법이다. 혈액학적 효과가 나타나려면 비장 체적의 60~70%를 감소시켜야 하며, 한 번에 색전술을 시행할 경우 심한 통증이 수반되므로 비장의 30~40% 체적만 감소시키는 색전술을 시행하고 그 결과를 관찰한 후에 색전이 부족하면 다시 시술하는 방법으로 합병증을 줄일 수 있다.[28, 29]

2. Splenic artery steal syndrome

만성 간질환과 문맥고혈압이 있으면 splenic arteriolar resistance가 감소하여 비장혈류가 증가한다. 간이식을 받은 경우 수여자의 질병으로 인해 hepatic arteriolar resistance가 증가하면 비장의 혈류가 더 증가하게 되는데, 이와 같이 간부전, 간의 혈류 감소와 비장혈류 증가가 간이식 환자에서 발생할 때 splenic artery steal syndrome이라고 한다.

이는 간이식 후 몇 시간에서 몇 주에 걸쳐 나타나는 드문 경우(3~4%)이지만 간이식 후 발생하는 심각한 합병증이다. 혈관내 치료법으로 비장동맥의 중간 부분을 색전하면 임상적으로 호전시킬 수 있다는 보고가 있다.[30]

참고문헌

1. Hossain A, Reis ED, Dave SP et al. Visceral artery aneurysms: experience in a tertiary-care center. Am Surg 2001;67:432-437.
2. StanleyJ C, Fry WJ. Pathogenesis and clinical significance of splenic artery aneurysms. Surgery 1974;76:898-909.
3. Baggio E, Migliara B, Lipari G, et al. Treatment of six hepatic artery aneurysms. Ann Vasc Surg 2004;18:93-99.
4. Shanley CJ, Shah NL, Messina LM. Common splanchnic artery aneurysms: splenic, hepatic and celiac. Ann Vasc Surg 1996;10:315-322.
5. Abbas MA, Stone WM, Fowl RJ, et al. Splenic artery aneurysms: two decades experience at Mayo clinic. Ann Vasc Surg 2002;16:442-449.
6. Ogino H, Banno T, Sato Y, et al. Superior mesenteric artery stent-graft placement in a patient with pseudoaneurysm developing from a pancreatic pseudocyst. Cardiovasc Intervent Radiol 2004;27:68-70.
7. Lagana D, Carrafiello G, Mangini M, et al. Multimodal approach to endovascular treatment of visceral artery aneurysms and pseudoaneurysms. Eur J Radiol 2006;59: 104-111.
8. MP Federle, HI Goldberg, JA Kaiser, et al. Evaluation of abdominal trauma by computered tomography. Radiology 1981;138:637-644.
9. Carrillo EH, Wohltmann C, Richardson JD, et al. Evolution in the treatment of complex blunt liver injuries. Curr Probl Surg 2001;38:1-60.
10. Sondenaa K, Horn A, Nedrebo T. Diagnosis of blunt trauma to the gallbladder and bile ducts. Eur J Surg 2000;166:903-907.
11. Udobi KF, Rodriguez A, Chiu WC, et al. Role of ultrasonography in penetrating abdominal trauma: a prospective clinical study. J Trauma 2001;50:475-479.
12. Scwartz RA, Teitlebaum GP, Katz MD, et al. Effectiveness of transcatheter embolization in the control of hepatic and vascular injuries. J Vasc Intervent Radiol 1993;4:359-365.
13. Wahl WL, Ahms KS, Brandt MM, et al. The need for early angiographic embolization in blunt liver injuries. J Trauma 2002;52:1097-1101.
14. Takayashu K,Moriyama N, Muramatsu Y, et al. Gallbladder infarction after hepatic embolization. AJR Am J Roentgenol 1985;144:135-138.
15. Mohr AM, Lavery RF, Barone A, et al. Angiographic embolization for liver injuries: low mortality, high morbidity. J Trauma 2003;55:1077-1082.
16. 곽규성, 김영주, 이명섭 등. 비장손상환자에서의 경도관동맥색전술의 효과 및 장점. 대한방사선학회지 2000;43:39-45.
17. Stainken BF. Transcatheter arterial embolization in the management of splenic trauma. In: Baum S, Pentecost MJ, eds. Abrahams' Angiography: Interventional Radiology. Philadelphia: Lippincott Williams & Wilkins, 2006:1019-1025.
18. Michels NA. The variational anatomy of the spleen and splenic artery. Am J Anatomy 1942;70:21.
19. Yoshii H, Sato M, Yamamoto S, et al. Usefulness and limitations of ultrasonography in the initial evaluation of blunt abdominal trauma. J Trauma 1998;45:45-50.
20. Mirvis SE, Whitley NO, Gens DR. Blunt splenic trauma in adults: CT-based classification and correlation with prognosis and treatment. Radiology 1989;171:33-39.
21. Orwig D, Federle MP. Localized clotted blood as evidence of visceral trauma on CT: the sentinel clot sign. AJR Am J Roentgenol 1989;153:747-749.
22. Schurr MJ, Fabian TC, Gavant M, et al. Management of blunt splenic trauma: computed tomographic contrast blush predicts failure of nonoperative management. J Trauma 1995;39:507-512.
23. Sclafani SJ, Weisberg A, Scalea TM, et al. Blunt splenic injuries: nonsurgical treatment with CT, arteriography, and transcatheter arterial embolization of the splenic artery. Radiology 1991;181:189-196.
24. Smith JS Jr, Wengrovitz MA, DeLong BS. Prospective validation of criteria, including age, for safe, nonsurgical management of the ruptured spleen. J Trauma 1992;33: 363-368; discussion 368-369.
25. Hagiwara A, Yukioka T, Ohta S, et al. Nonsurgical management of patients with blunt splenic injury: efficacy of transcatheter arterial embolization. AJR Am J Roentgenol 1996;167:159-166.
26. Smith JS Jr, Cooney RN, Mucha P. Nonoperative management of the ruptured spleen: a revalidation of criteria. Surgery 1996;120:745-750; discussion 750.
27. Peck-Radosavljevic M. Hypersplenism. Eur J Gastroenterol Hepatol 2001;13:317-323.
28. Mozes MF, Spigos DG, Pollak R, et al. Partial splenic embolization, an alternative to splenectomy: results of a prospective, randomized study. Surgery 1984;96:694-702.
29. Harned RK 2nd, Thompson HR, Kumpe DA, et al. Partial splenic embolization in five children with hypersplenism: effects of reduced-volume embolization on efficacy and morbidity. Radiology 1998;209:803-806.
30. Uflacker R, Selby JB, Chavin K, et al. Transcatheter splenic artery occlusion for treatment of splenic artery steal syndrome after orthotopic liver transplantation. Cardiovasc Intervent Radiol 2002;25:300-306.

Chapter 32

간문맥색전술

윤현기

간의 악성종양 환자의 근치적 치료는 간절제술이다. 간종양의 크기가 작고 수술 후 남게 되는 잔존간부피*future liver remnant; FLR*가 충분하다면 수술을 시행할 수 있다. 그러나 간종양이 크거나 위치가 부적당하여 간의 대량절제가 필요하거나, 종양의 크기가 작아도 FLR이 충분하지 않으면 수술 후 간기능부전이 발생하며, 심하면 환자가 사망에 이르게 된다.[1, 2] 만일 FLR을 늘릴 수 있다면 수술 후 간기능부전을 피하거나 줄일 수 있으며 이러한 목적으로 활용할 수 있는 인터벤션이 간문맥색전술*portal vein embolization; PVE*이다.[3–7]

I 적응증

간기능이 정상인 간종양 환자에서 간절제를 안전하게 하려면 전체간부피*total liver volume; TLV*에서 FLR이 차지하는 비율이 최소한 20~25% 이상이어야 한다 . 그러나 급·만성 간질환으로 간기능이 비정상이거나 고령, 당뇨병 등의 동반질환이 있거나, 수술 전후로 항암치료를 받는 경우에는 FLR/TLV의 비율이 30~40% 이상 되어야 안전하게 간절제술을 시행할 수 있다.[8] 일부 외과의들은 만성 간질환이 있다면 수술 후 합병증을 줄이기 위해 FLR/TLV의 비율과 무관하게 모든 환자에게 PVE를 시행해야 한다고 주장하기까지 한다. 따라서 PVE의 적응증은 환자의 상태에 따라 FLR이 25~40% 미만인 환자이며 간기능이 나쁜 경우 50% 미만까지 적응증을 확대 적용하기도 한다. PVE의 상대적 금기증은 교정되지 않는 출혈성 소인을 가진 환자이거나 종양의 간문맥침범이 심한 경우, 문맥고혈압이 심한 경우, 간내외 전이 등이나, 이런 경우에도 때에 따라서는 PVE와 간절제술을 시행할 수 있다.

II CT volumetry

시술 전 간부피를 측정할 때는 조영증강 CT나 MRI로 정확하게 측정하여야 하며, 시술 후 간부피의 변화도 마찬가지 방법으로 측정하여 수술 가능 여부와 수술시기를 결정한다.[9–16] TLV를 측정할 때에는 주된 종양의 부피를 제거하고 측정하며, FLR은 수술의 종류에 따라 남겨질 간으로서 경우에 따라 우엽, 좌엽, 외분절*lateral segment* 등이

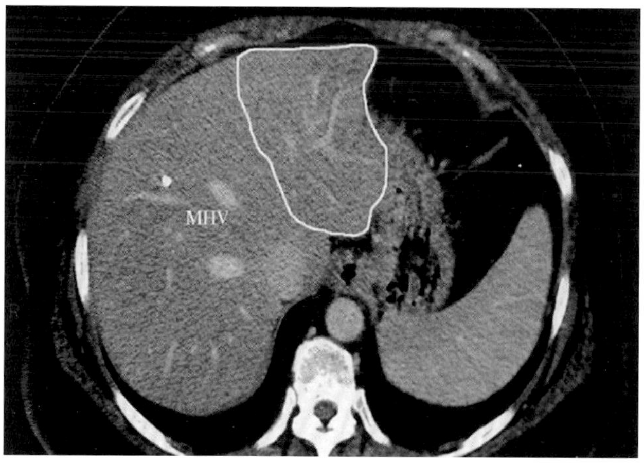

그림 32-1. CT volumetry 5mm 이하 절편두께로 측정한 조영증강 CT에서 FLR 부위를 표시하여 모든 단면을 3차원적으로 합산하여 부피를 측정한다.

해당한다(그림 32-1). 최근 단층영상의 3차원적 재구성*3D reconstruction*이 가능해짐에 따라 측정 두께를 5mm 이하 간격으로 촬영하면 간부피를 약 5%의 오차범위 내에서 정확하게 측정할 수 있다. 일부 저자들은 이러한 측정의 번거로움을 피하기 위해 환자의 체중과 체표면적에 따라 일률적으로 수술 후 필요한 간부피를 산정하기도 한다.[17]

Ⅲ 시술방법

PVE 시술 전후 통증 관리는 pethidine hydrochloride (Demerol)의 근육 혹은 정맥주사, 또는 midazolam hydrochloride와 fentanyl citrate의 정맥주사 등으로 하게 된다. 즉 전신마취는 거의 필요 없이 국소마취로 시술할 수 있다. 시술 전후에 적당한 항생제의 정맥주사가 권장된다. 특히 담도암 때문에 담관확장이 동반된 환자에게는 항생제를 필수적으로 사용한다.

PVE 시술은 크게 동측접근*ipsilateral approach*과 반대편접근*contralateral approach*으로 나눌 수 있다(그림 32-2). 동측접근은 간종양이 있는 부위, 즉 수술로 제거될 부위를 천자하여 시술하는 것을 말한다. 반대편접근은 종양이 없는 부위, 즉 수술 후 남아 있을 부위로 시술하는 것을 말한다. 시술자의 선호도가 영향을 미칠 수 있으나 주로 남아 있을 간의 손상을 방지하기 위해 동측접근으로 시술한다. 그러나 동측의 간종양이 너무 크거나 다수여서 종양을 피해서 천자하기가 어렵거나 우문맥 분지들 간의 각도가 너무 예각을 이루어 카테터로 모든 분지를 선택하기 어려운 경우에는 부득이 반대편접근으로 시술하는 것이 안전하다. 문맥을 천자할 때에는 경피경간담즙배액술*PTBD*과 같은 방법으로 chiba needle 등의 세침을 사용하며, 이때 초음파의 도움을 받을 수 있다. 간우엽 천자의 경우 5번이나 6번 분절분지를, 좌엽 천자의 경우 3번 분절분지를 주로 천자한다. 일단 문맥의 천자가 이루어지면 modified Seldinger 기법을 이용하여 hair wire와 yellow sheath를 차례로 삽입한다. 그다음 유도철사*guide wire*와 카테터를 순서대로 문맥 내로 삽입한다. 카테터 삽입 전에 vascular sheath를 먼저 위치시키고 그 안으로 카테터를 삽입할 수도 있다. 일단 카테터를 사용하여 시술 전 간문맥조영을 하여 정확한 해부학적 구조와

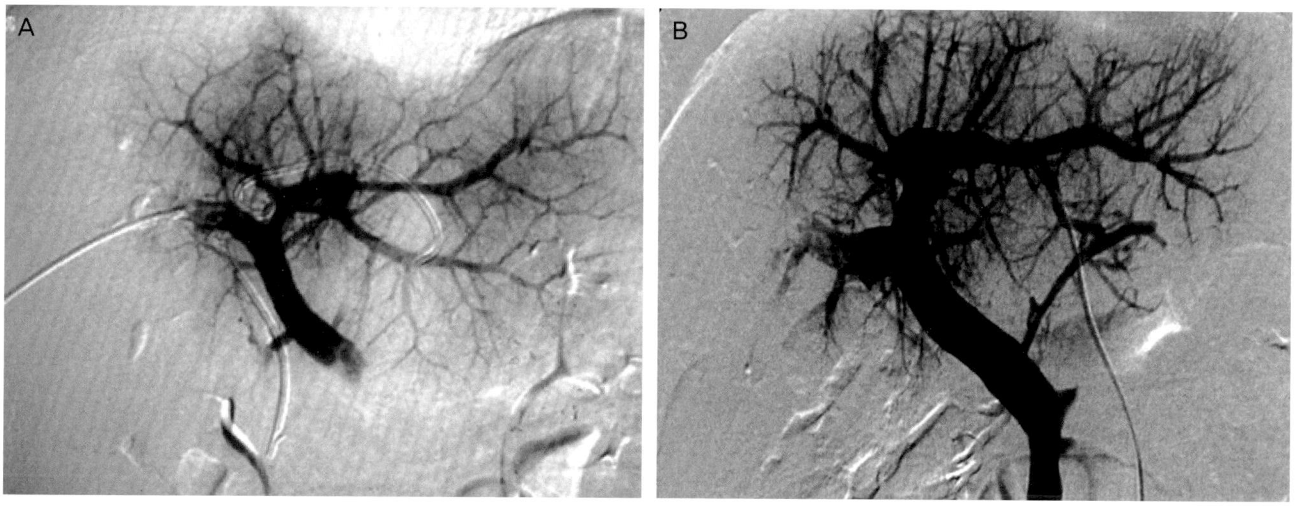

그림 32-2. 간문맥색전술의 ipsilateral, contralateral approach 우측 간문맥을 색전할 때 우측문맥천자(ipsilateral approach)나 좌측문맥천자(contralateral approach)를 사용할 수 있다. 수술 후 남겨질 간좌엽의 손상을 최소화하기 위해 ipsilateral approach를 주로 사용한다.

변이를 확인하며, 시술 전후 상태를 비교하기 위해 남아 있을 간문맥(우엽절제의 경우 좌문맥)을 선택적으로 조영하면 도움이 된다. 부수적으로 시술 전후의 간문맥압의 변화를 측정하여 수술 전에 환자의 예후에 대한 사전정보를 얻을 수도 있다.[18]

색전물질은 다양한 재료를 사용할 수 있어서 이론적으로는 모든 색전물질을 사용할 수 있다. 흔히 사용하는 재료로는 젤라틴스펀지*gelfoam*, polyvinyl alcohol(PVA) 등의 입자성 재료와 N-butyl cyanoacrylate(NBCA), 에탄올 등의 액체성 재료, 코일*coil*, Amplatzer vascular plug 등의 금속성 재료 등을 들 수 있다.[19] 젤라틴스펀지나 PVA 등의 입자를 사용할 때에는 각각 2×2×2mm 이상이나 700∼900μ 이상의 굵은 입자를 사용하는 것이 바람직하며 너무 작은 입자는 다량을 사용하여도 색전이 완전하지 않을 수 있다. 일반적으로 입자성 물질은 NBCA나 에탄올 등의 액상물질에 비해 FLR의 확대효과가 다소 낮으므로, FLR의 확대를 극대화해야 하는 환자의 경우에는 액상물질이 권장되며, 경우에 따라 2가지 이상의 색전물질을 동시에 사용하여 더 완선한 색전을 시도할 수 있다. 문맥의 최대한 근위부까지 색전해야 하지만, 시술 부주의로 반대편 문맥까지 색전하는 경우가 생기지 않도록 주의해야 한다. 이러한 색전의 합병증을 방지하기 위해 문맥이 분지되는 근위부에서 풍선카테터를 사용하거나 Amplatzer vascular plug, 코일 등을 추가로 사용하기도 한다(그림 32-3).

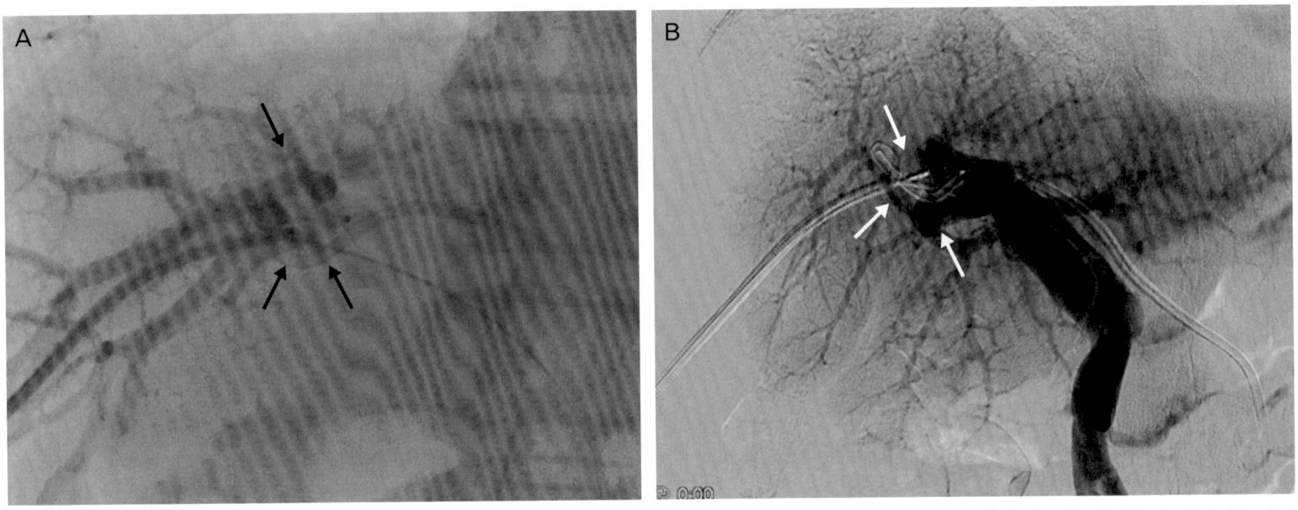

그림 32-3. Amplatzer vascular plug의 사용 우문맥의 색전에 근위부를 Amplatzer vascular plug(화살표)로 막아 혈류를 차단한 후 젤라틴스펀지로 색전술을 시행하였다.

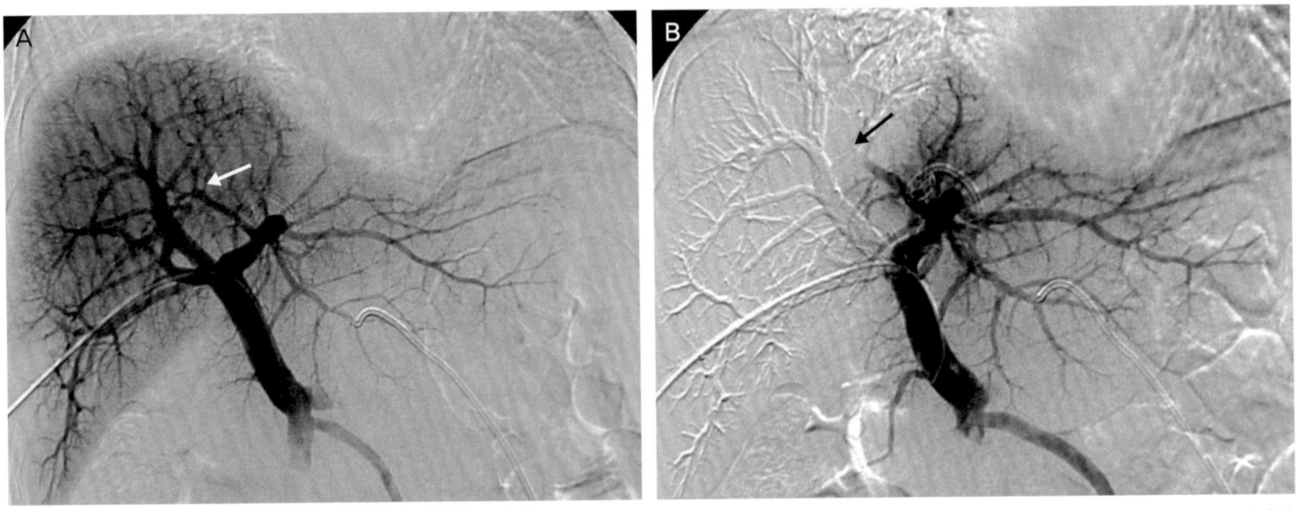

그림 32-4. 확대간우엽절제술 전 우문맥+4분절 색전술 간우엽 및 좌엽의 내분절*medial segment*을 절제하기 위해 좌엽의 외분절*lateral segment* 분지만 남기고 4분절(화살표)까지 색전술을 시행하였다.

색전술 후 최종적으로 문맥조영술로 확인하며, 천자한 경로는 젤라틴스펀지, 코일, NBCA 등으로 추가적으로 색전해 주어 간 표면으로부터의 출혈을 방지한다. 특히 반내편접근의 경우에서 후에 남겨질 간에서 출혈이 발생하면 매우 곤란하므로 더욱 확실하게 이와 같은 천자 경로를 색전해야 한다. 확대간절제술, 특히 확대우엽절제술(우엽절제+제4분절 절제술)을 시행하기 전에 단순히 우측문맥만 색전할지, 우측문맥과 함께 좌측의 제4분절 문맥까지도 색전할지에 대해서는 이견이 있다.[20] 제4분절*segment IV*까지 막는 시술은 기술적으로 어렵고 합병증의 발생이 증가할 수 있으나, 간좌엽 외분절*lateral segment*의 부피를 더 증가시킬 수 있다(그림 32-4).

Ⅳ 효과

PVE 후 색전이 이루어진 간엽은 위축되고 반대측 간엽은 확대된다. 대략 하루에 9~21cm^3 정도로 간의 부피가 늘어난다. 시술 약 2주 후에 추적 CT나 MRI를 촬영하여 부피를 측정해 보면 시술 전에 비해 20~40%가량 FLR가 확대되며 전체 간용적에 대비한 FLR의 부피비로는 10~20% 가량 증가한다. PVE 후 FLR이 증가하는 이유에 대해서는 여러 가지 가설이 있다. 가장 단순한 설명은 간문맥으로 다양한 간의 성장을 촉진하는 인자들이 흘러가는데 대략 절반 이상이 색전되어 막히면, 막히지 않은 문맥으로 더 많은 양의 성장촉진인자들이 유입되어 결과적으로 해당 부위의 간부피가 증가한다는 이론이다. 이러한 관여인자들로는 hepatocyte growth factor(HGF), insulin-like growth factor(IGF), transforming growth factor(TGF) 등이 있다.[21] TGF는 α와 β 2가지가 있는데 문맥이 색전된 부위에서는 α-TGF의 증가보다 β-TGF의 증가가 더 커 α-TGF/β-TGF ratio가 작아지는 반면, 색전되지 않은 부위에서는 α-TGF의 증가가 더 커 α-TGF/β-TGF ratio가 커진다. 이와 같이 간부피는 α-TGF/β-TGF ratio에 비례하여 커지거나 작아지며, α-TGF/β-TGF ratio가 작아지는 색전 부위는 간이 위축되고 α-TGF/β-TGF ratio가 커지는 색전되지 않은 부위는 간부피가 증가하게 된다는 것이다(그림 32-5).[22] 이러한 요소에 더하여 문맥벽에 가해지는 mechanical stress로 인해 색전되지 않은 부위의 문맥으로 혈류가 증가하면서 문맥벽의 shear stress가 증가하면 이로 인해 interleukin-6와 같은 인자의 생성이 촉진되어 간부피가 증가한다고 설명된다.[23]

PVE 후 대략 2~3주 이상을 기다리면 수술하기에 적당한 정도의 FLR이 얻어진다. 환자에 따라 간재생의 속도와 정도가 다르기 때문에 약 10~20%의 환자에서 2~3주 후에도 수술하기에 적당한 정도까지 간이 재생되지 않으므로 이런 경우 차선책을 강구하여야 한다. 일단 간종양의 성장속도가 느리고 간외 전이의 위험이 작다고 판단되면 재생을 더 기다려 볼 수 있다.[24] 문제는 PVE 후 기다리는 동안에 종양의 성장속도가 가속될 수 있다는 보고가 있다는 점이다. 따라서 기다리는 동안 간동맥의 화학색전술이나 전신항암치료를 하는 것이 바람직하다는 주장도 있다. 이럴 경

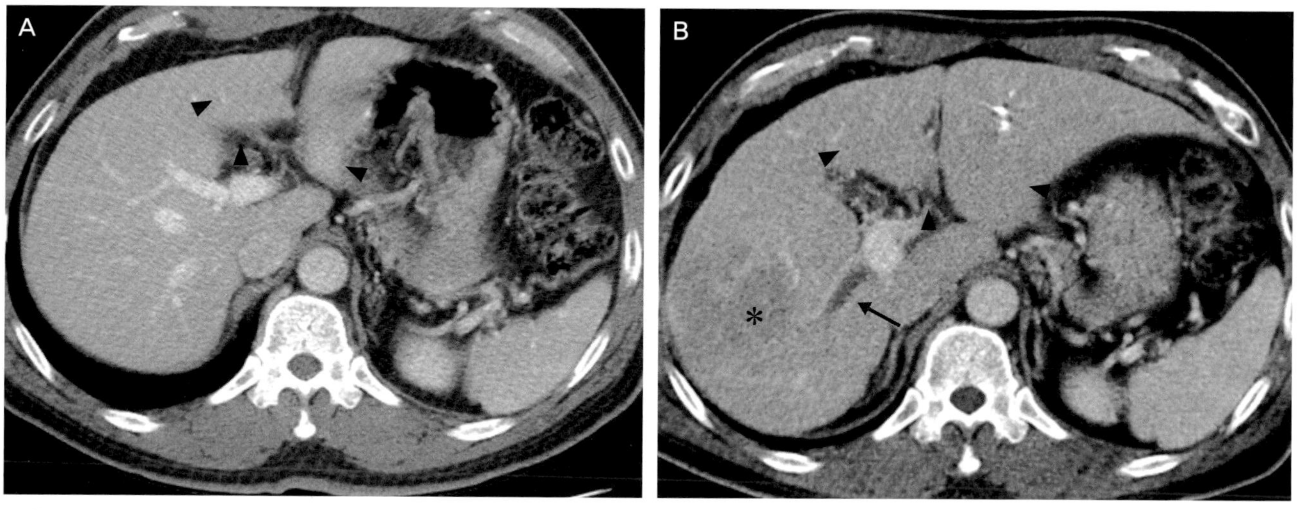

그림 32-5. 간문맥색전술 후 FLR 및 간종양의 부피 변화 A. 간문맥색전술 전 B. 간문맥색전술 후. 우문맥색전(화살표) 후 FLR(좌간엽, 화살촉)이 현저하게 증가한 반면 간종양(꽃표)도 크기가 증가하였다.

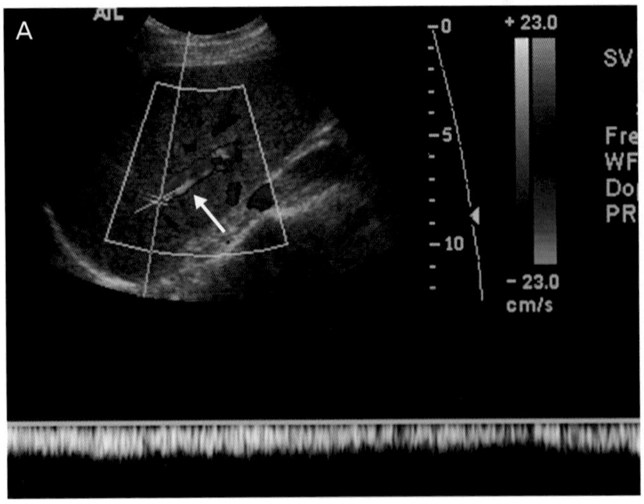

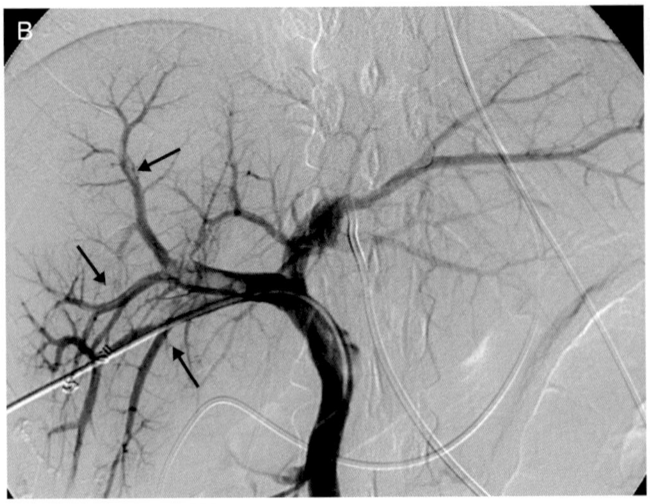

그림 32-6. 문맥색전술 후 도플러검사의 유용성 우문맥색전술 1주 후 도플러검사에서 재개통된 우문맥이 보인다. 색전술 후 2주 만에 재시술을 시행하였으며 불완전색전으로 재개통된 우문맥분지들이 보인다.

우 PVE와 간동맥화학색전술을 동시에 시행하면 심한 간허혈이 발생할 수 있으므로 두 시술 간에 3~4주의 적당한 시간 간격을 두고 시행하여야 한다. 기다리는 동안 이렇게 항암제를 사용하면 간종양의 성장이나 간내외 전이를 막을 수 있는 반면, 간의 재생을 방해할 수 있어서 각각의 환자에서 종합적으로 간 종양의 성장속도와 간 재생속도의 영향을 저울질하여 항암치료 추가 여부를 판단하는 것이 중요하다. 간의 생장이 충분하지 않은 경우 간정맥의 색전술이 간재생을 증대하는 효과를 가져올 수 있으나, 이 추가 시술은 다소 난이도가 높고 합병증이 증대할 수 있다는 점을 고려하여 표준시술로 인정받으려면 연구가 더 필요하다. 간의 부피 변화는 CT나 MRI 추적검사로 측정하지만 간문맥이 불완전하게 색전되었거나 재개통 여부를 확인하는 목적이라면 도플러 초음파검사를 시행하는 것도 유용하다(그림 32-6).[25]

PVE의 효과는 많은 연구에서 밝혀지고 있는데, FLR이 부족하여 PVE를 시행한 군의 사망률은 FLR이 충분하여 PVE 시술 없이 수술한 군과 동등하였다. 즉 FLR이 작더라도 PVE만 효과적으로 시행한다면 FLR이 충분한 군으로 변화하게 된다는 의미이다. 또한 FLR이 작은 군을 둘로 나누었을 때 PVE를 시행한 군이 시행하지 않은 군에 비해 수술 후 합병증이나 사망률이 유의하게 낮았다. 이러한 경향은 환자의 간기능이 나쁜 환자들에서 더욱 확실한 차이를 보였다.

V 합병증

PVE 후에 발생할 수 있는 합병증은 경증과 중증으로 나눌 수 있다. 경증 합병증은 우상복부 동통, 발열, 구역 등의 색전후증후군*postembolization syndrome*과 간기능의 일시적 교란이며, 대략 20%를 넘지 않는 범위에서 발생한다.[26] 간기능은 간효소와 빌리루빈 수치가 일시적으로 상승하였다가 대략 1주일 이내에 시술 전 상태로 복귀하는 변화를 보인다. 흥미롭게도 일부 환자에서는 PVE 시술 시행 전보다 간기능이 호전되는 경우도 있다. 중증 합병증은 출혈, 감염, 담즙의 복강내 유출 및 저류, 간허혈, 문맥색전의 반대편 파급 등이며 대략 5% 이내에서 발생한다(그림 32-7). 대개 대증적 치료로 회복되지만 경우에 따라서는 장기간 광범위항생제를 사용하거나 혈종이나 담즙저류에 대한 배액관 삽입, 출혈 부위에 대한 경도관색전술 등이 필요하며 심하면 수술이 불가능해질 수도 있다. 또한 2~3주의 대기기간 동안 종양이 급속히 성장하거나 간내외전이가 발생하여 수술이 불가능해지는 부작용이 있을 수 있다.

VI 최신 경향

PVE를 이용하면 간절제술의 적응증을 확대할 수 있을 뿐만 아니라 다양한 병행치료가 가능해지는 장점이 있다. 간절제는 일반적으로 한쪽 간엽에 국한되어어야 시행이 가능하지만 PVE를 응용하면 간의 양쪽에 종양이 있더라도

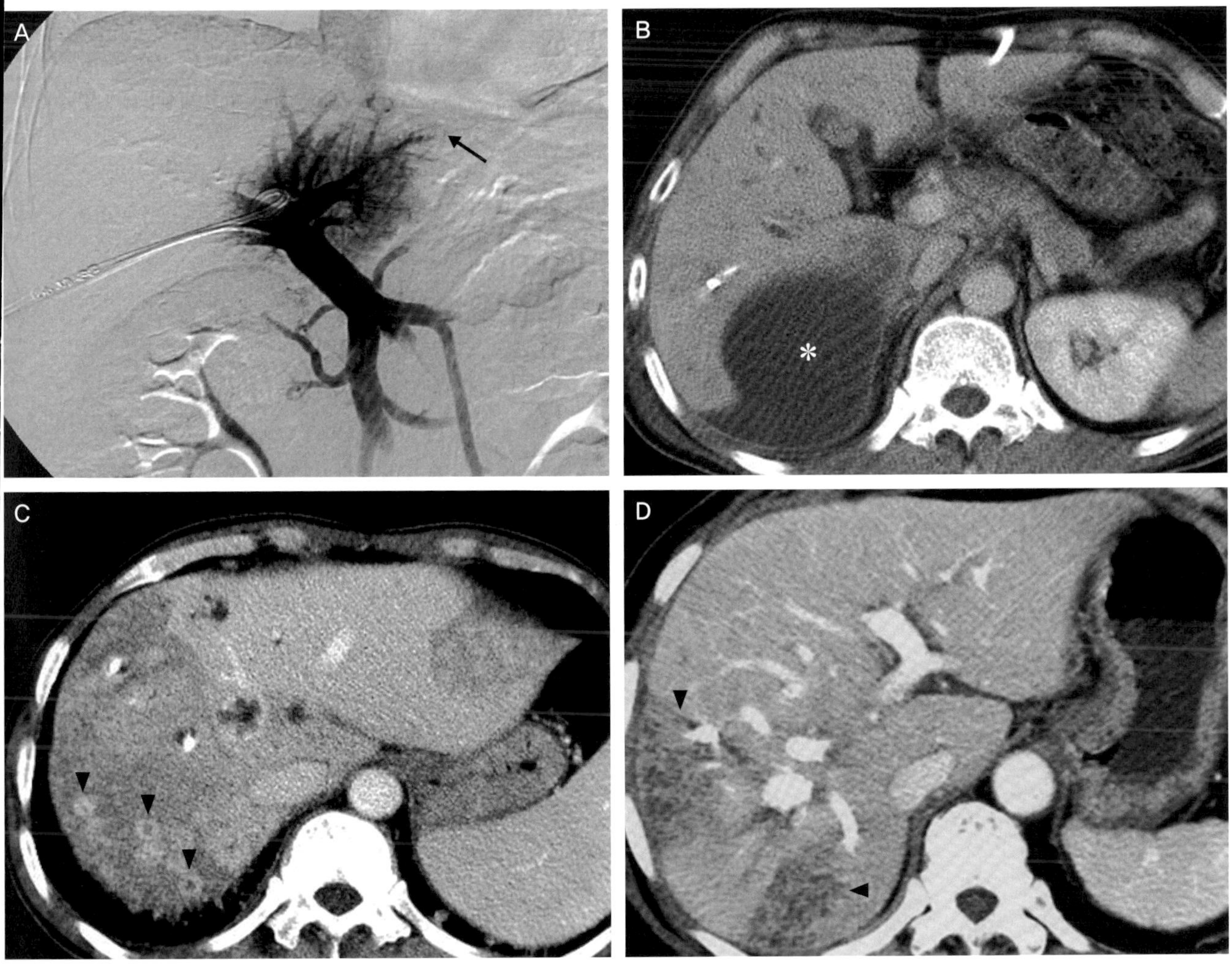

그림 32-7. 간문맥색전술 후 합병증의 예 A. 좌문맥까지 파급된 색전물질(화살표) B. 간피막하 담즙유출(꽃표) C. 감염에 의한 다발성 농양의 형성(화살촉) D. 간실질의 허혈성 경색*ischemic infarction*(화살촉)

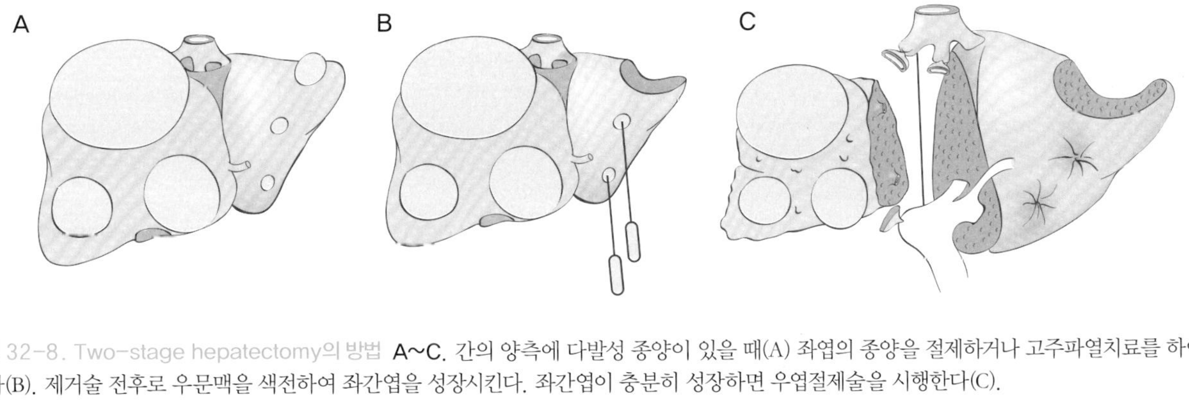

그림 32-8. Two-stage hepatectomy의 방법 A~C. 간의 양측에 다발성 종양이 있을 때(A) 좌엽의 종양을 절제하거나 고주파열치료를 하여 제거한다(B). 제거술 전후로 우문맥을 색전하여 좌간엽을 성장시킨다. 좌간엽이 충분히 성장하면 우엽절제술을 시행한다(C).

수술이 가능할 수 있다. 한쪽 간의 종양에 색전술이나 고주파열치료 등의 국소치료를 시행하고, 반대쪽 간에 PVE를 시행한 후 국소치료로 종양이 없어진 부위가 충분히 확대되면 종양이 남아 있는 색전 부위의 간엽을 절제하는 것이다(그림 32-8). 즉 양측 간엽 모두에 종양이 있더라도 한쪽 간엽이 상대적으로 종양침범이 심하지 않다면 국소치료와 PVE를 응용하여 간절제술을 병행하는 방법을 모색할 수 있게 되었다.

참고문헌

1. Kubota K, Makuuchi M, Kusaka K, et al. Measurement of liver volume and hepatic functional reserve as a guide to decision-making in resectional surgery for hepatic tumors. Hepatology 1997;26:1176-1181.
2. Shoup M, Gonen M, D' Angelica M, et al. Volumetric analysis predicts hepatic dysfunction in patients undergoing major liver resection. J Gastrointest Surg 2003;7:325-330.
3. Kinoshita H, Sakai K, Hirohasji K, et al. Preoperative portal vein embolization for hepatocellular carcinoma. World J Surg 1986;10:803-808.
4. Makuuchi M, Thai BL, Takayasu K, et al. Preoperative portal embolization to increase safety of major hepatectomy for hilar bile duct carcinoma: a preliminary report. Surgery 1990;107:521-527.
5. Parges O, Belghiti J, Kianmanesch R, et al. Preoperative portal vein embolization before right hepatectomy; prospective clinical trial. Ann Surg 2003;237:208-217.
6. Abdalla EK, Hicks ME, Vauthey JN. Portal vein embolization: rationale, technique, and future prospect. Br J Surg 2001;88:165-175.
7. Abdalla EK, Barnett CC, Doherty D, et al. Extended hepatectomy in patients with hepatic malignancies with and without preoperative portal vein embolization. Arch Surg 2002;137:675-680.
8. Madoff DC, Hicks ME, Vauthey JN, et al. Transcatheter portal vein embolization: anatomy, indications, and technical considerations. Radiographics 2002;22:1063-1076.
9. Madoff DC, Abdalla EK, Vauthey JN. Portal vein embolization in preparation for major hepatic resection: evolution of a new standard of care. J Vasc Interv Radiol 2005;16:779-790.
10. Giraudo G, Greget M, Oussoultzoglou, et al. Preoperative contralateral portal vein embolization before major hepatic resection is a safe and efficient procedure: a large single institution experience. Surgery 2008;143:476-482.
11. Abulkhir A, Limongelli P, Healey AJ, et al. Preoperative portal vein embolization for major liver resection: a meta-analysis. Ann Surg 2008;247:49-57.
12. Kang BK, Kim JH, Kim KM, et al. Transcatheter arterial chemoembolization for hepatocellular carcinoma after attempted portal vein embolization in 25 patients. AJR Am J of Roentgenol 2009;193:446-451.
13. Denys A, Bize P, Demartines N, et al. Quality improvement for portal vein embolization. Cadiovasc Intervent Radiol 2010;33:452-456.
14. Ribero D, Abdalla EK, Madoff DC, et al. Portal vein embolization before major hepatectomy and its effects on regeneration, respectability and outcome. Br J Surg 2007;94:1386-1394.
15. Aviritscher R, Duke E, Madoff DC. Portal vein embolization: rationale, outcomes, controversies and future directions. Expert Rev Gastroenterol Hepatol 2010;4:489-501.
16. De Baere T, Denys A, Madoff DC. Preoperative portal vein embolization: indications and technical considerations. Tech Vasc Interv Radiol 2007;10:67-78.
17. Vauthey JN, Abdalla EK, Doherty DA, et al. Body surface area and body weight predict total liver volume in Western adults. Liver Transpl 2002;8:233-240.
18. Kanematsu I, Furui J, Yanaga K, et al. Measurement of portal venous pressure is useful for selecting optimal type of resection in cirrhotic patients with hepatocellular carcinoma. Hepatogastroenterology 2005;52:1828-1831.
19. Yoo H, Ko GY, Gwon DI, et al. Preoperative portal vein embolization using an amplatzer vascular plug. Eur Radiol 2009;19:1054-1061.
20. Madoff DC. Abdalla EK, Gupta S, et al. Transhepatic ipsilateral right portal vein embolization extended to segment IV: improving hypertrophy and resection outcomes with spherical particles and coils. J Vasc Interv Radiol 2005;16:215-225.
21. Starzl I, Francavilla A, Halgrinson C. The origin, hormonal nature, and action of hepatotrophic substances in portal venous blood. Surg Gynecol Obstet 1973;137:179-199.
22. Kusaka K, Imamura H, Tomiya T, et al. Expression of transforming growth factor-alpha and -beta in hepatic lobes after hemihepatic portal vein embolization. Dig Dis Sci 2006;51:1404-1412.
23. Kawai M, Naruse K, Komatsu S, et al. Mechanical stress-dependent secretion of interleukin 6 by endothelial cells after portal vein embolization: clinical and experimental studies. J Hepatol 2002;37:240-246.
24. Shin JH, Yoon HK, Kwon J, et al. Volumetric analysis of the liver after right portal vein embolization: mid-term follow-up based on embolization score. Clin Radiol 2010;65:288-296.
25. Goto Y, Nagino M, Nimura Y. Doppler estimation of portal blood flow after percutaneous transhepatic portal vein embolization. Ann Surg 1998;228:209-213.
26. Di Stefano DR, de Baere T, Denys A, et al. Preoperative percutaneous portal vein embolization: evaluation of adverse events in 188 patients. Radiology 2005;234:625-630.

Chapter 33

문맥고혈압의 인터벤션

김효철

문맥고혈압은 문맥압의 비정상적인 상승과 문맥전신순환 측부혈류*portosystemic collateral* 형성에 의해 유발된 증후군을 의미한다. 임상적으로 의미 있는 문맥고혈압의 압력은 문맥과 하대정맥 사이의 압력 차이*portosystemic pressure gradient*로 표시하며 압력 차이가 12mmHg 이상일 때 임상증상을 나타내게 된다.[1] 문맥 혈류의 저항 증가는 전동모양혈관*presinusoidal*(portal vein thrombosis), 동모양혈관*sinusoidal*(cirrhosis), 후동모양혈관*postsinusoidal*(Budd-Chiari syndrome)에서 발생할 수 있으며 이 중 가장 흔한 원인이 간경화증이다. 문맥고혈압에 따르는 합병증으로는 위식도정맥류출혈, 비장기능항진증*hypersplenism*, 복수, 간성뇌병증, 문맥고혈압성 위병증*portal hypertensive gastropathy*, 간신증후군*hepatorenal syndrome* 등이 있으며, 이들 중 정맥류 출혈이 인터벤션 치료가 필요한 대표적인 합병증이다.

문맥고혈압으로 인해 발생할 수 있는 정맥류에는 식도정맥류, 위정맥류, 이소성정맥류*ectopic varix* 등이 있다(그림 33-1). 문맥고혈압 환자 중 30%에서 발생하는 위정맥류는 출혈률이 10~36% 정도로 식도정맥류에 비해 적지만, 한 번 출혈하면 사망률이 14~45%에 이르러 식도정맥류 출혈보다 위험한 합병증이다.[2]

정맥류 출혈의 치료방법으로는 내과적 약물치료, 경화술과 결찰술을 포함한 내시경적 치료, 인터벤션 시술, 수술적 션트 형성 등이 있다. 션트 수술은 응급으로 시행할 경우 시술과 관련된 사망률이 높다는 단점이 있어 거의 시행되지 않는다. 식도정맥류 출혈의 경우 내시경적 치료와 내과적 약물치료로 대부분 조절되므로 1차적으로 내과적 치료에 실패하였을 때 인터벤션 치료를 이용할 수 있다. 위정맥류 출혈의 경우 내시경적 치료의 재출혈 및 합병증의 빈도가 적지 않아 인터벤션 치료가 많이 행해지고 있다.[3] 인터벤션으로 문맥고혈압을 해결하거나 정맥류를 색전하는 것이 치료의 목표이다. 문맥압을 감소시키는 시술로는 션트를 만드는 경정맥경유간내문맥전신순환션트*TIPS*와 정맥 유입을 줄이는 부분비장색전술이 있다. 정맥류를 색전하는 시술로는 원심정맥*efferent vein*을 막고 경화제를 투입하는 역행성경정맥위정맥류폐색술*BRTO*과 구심정맥*afferent vein*으로 접근하는 경피적 색전술이 있다. 구심정맥으로 접근하는 경로는 transhepatic, transplenic, transparaumbilical vein이다.

I 경정맥경유간내문맥전신순환션트

Transjugular intrahepatic portosystemic shunt; TIPS

1. 역사 및 이론적 배경

1969년 Rosch 등[4]이 동물실험에서 간문맥과 간정맥의 연결을 만드는 데 처음으로 성공하였다. 이후 Colapinto 등[5]이 인체에서 풍선확장술로 간문맥정맥 션트를 만들었으나 당시에는 간실질의 탄성을 극복하고 션트를 개방 상태로 유지해줄 수 있는 적절한 방법이 없어 션트의 조기 폐쇄가 일어났다. 1989년 Richter 등[6]이 스텐트를 이용한 간문맥전신순환션트를 보고하면서 TIPS가 널리 행해지게 되었다.

TIPS의 기본원리는 간문맥과 간정맥 사이에 스텐트를 설치하여 문맥전신션트를 만들어 문맥압을 감압하는 것이다. 이로 인해 정맥류 혈류를 감소시켜 출혈을 조절하며 출혈 이외의 문맥고혈압의 합병증들을 치료하는 방법이다. 그러나 인위적인 문맥전신션트에 따른 합병증이 발생할 수 있다는 문제점도 있다. TIPS 후에는 문맥전신션트로 인한 문맥 관류의 감소를 보상하기 위해 간동맥 혈류가 증가하여 전체적인 간 관류에는 큰 변화가 없다.[7] 간동맥 혈류의 보상작용이 불충분할 경우 간으로의 혈류 감소로 인해 점진적인 간부전이 발생할 수 있다. 또한 문맥전신션트를 통해 체정맥으로의 혈류가 증가하여 중심정맥압이 증가한다. 이러한 TIPS 후의 혈역학적 변화를 이해하면 적응증과 비적응증을 쉽게 이해할 수 있다.[8]

2. 적응증과 금기증

TIPS의 적응증은 ① 내시경적 치료로 지혈되지 않는 정맥류 출혈, 특히 위정맥류 출혈, ② 환자가 내시경적 치료에 견디지 못하는 경우나 자주 재발하는 정맥류 출혈, ③ 조절되지 않는 복수, ④ 간신증후군, ⑤ 버드-키아리증후군*Budd-Chiari syndrome*, ⑥ 문맥고혈압성 위병증, ⑦ 간성수흉증*hepatic hydrothorax*, ⑧ 간폐증후군*hepatopulmonary syndrome* 등이다.[9]

절대적 금기는 낭포성 간질환, 심한 폐동맥고혈압, 우심부전, 심한 간부전, 담패혈증*biliary sepsis* 등이다. 상대적 금기는 감염, 문맥혈전, 심한 간성뇌병증, 담도 확장 등이

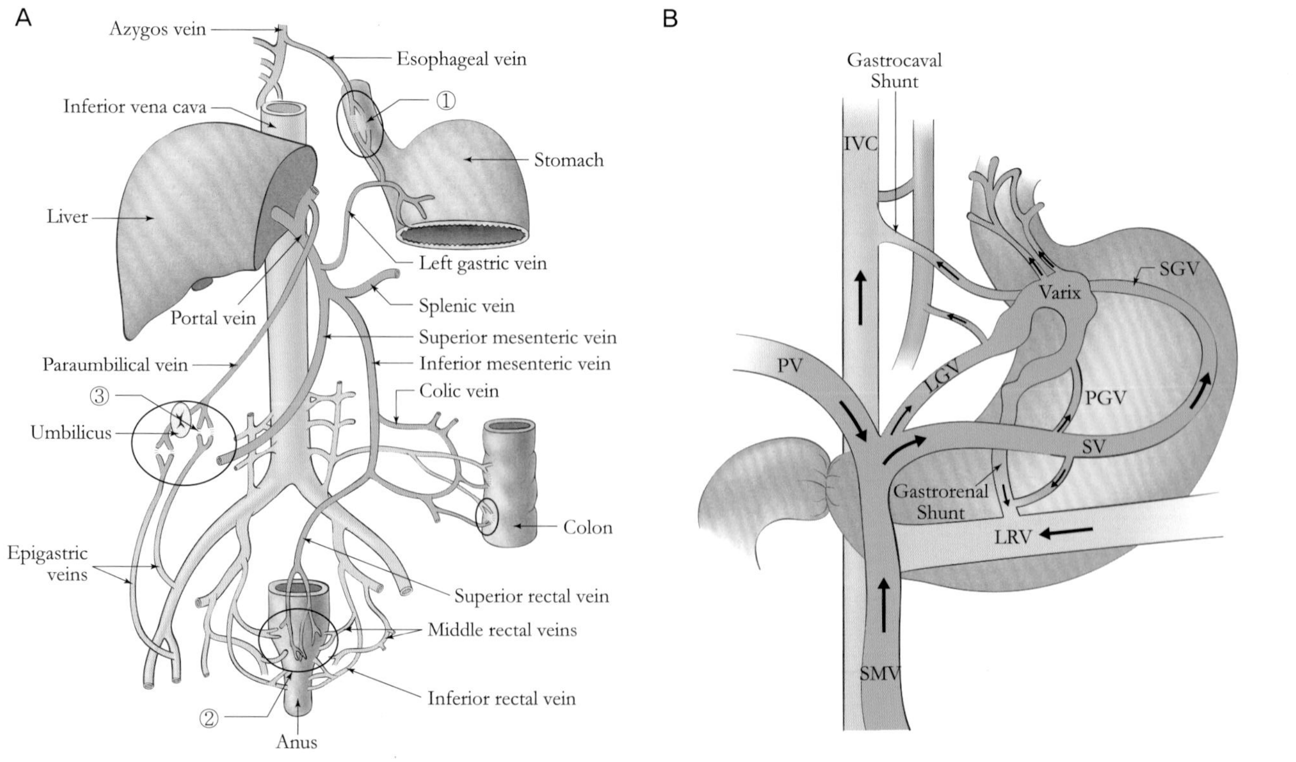

그림 33-1. 문맥전신션트 A. 문맥전신션트의 주요 경로 ① 위식도정맥얼기기정맥 ② 직장정맥얼기 ③ 제정맥 B. 위정맥류의 주요 경로. SGV: short gastric vein, PGV: posterior gastric vein, LGV: left gastric vein, SV: splenic vein, LRV: left renal vein.

다.[9] 간세포암, 혈관종, 동정맥기형 등의 경우도 션트 형성의 예상 경로에만 위치하지 않으면 TIPS를 시행할 수 있다.

3. 시술방법

TIPS 시술 전 초음파검사나 컴퓨터단층촬영*computed tomography; CT*을 통해 간문맥과 간정맥의 해부학적 관계와 간문맥 혈전 여부, 천자 경로의 간암 존재 여부 등을 평가한다.

먼저 우측내경정맥*internal jugular vein*을 천자한 후 우간정맥을 선택한다. 16G Colapinto needle로 우간정맥에서 우측 주문맥을 천자하여 5Fr 카테터를 비장정맥에 삽입한 후 문맥조영술을 시행하고 문맥압을 측정한다(그림 33-2A, B). 우간정맥을 이용하는 이유는 직경이 크고 우측 문맥과 가장 가까이 있으며 일정하게 문맥의 상후방에 위치해 있기 때문에 우간정맥에서 전하방을 향해 천자하면 문맥천자를 쉽게 할 수 있기 때문이다.[10] 경우에 따라서는 중간정맥이나 좌간정맥을 이용할 수 있으며 문맥 분지나 좌측 문맥을 천자하는 경우도 있다. 경험이 많은 시술자는 시술 전 CT에서 문맥의 위치를 가늠하여 천자할 수 있고, 경험이 적은 시술자는 이산화탄소를 간정맥으로 주입하는 이산화탄소 간접 문맥조영술*CO_2 indirect portography*로 문맥을 조영하거나,[11] 간동맥으로 미세카테터를 삽입하여 문맥의 위치를 파악할 수 있다. 문맥 천자 시 가장 주의해야 할 것은 간 피막 외 문맥을 천자하여 풍선으로 확장시킨 후에 발생하는 복강내 출혈이다.[12] 문맥을 천자한 후 9Fr introducer를 주문

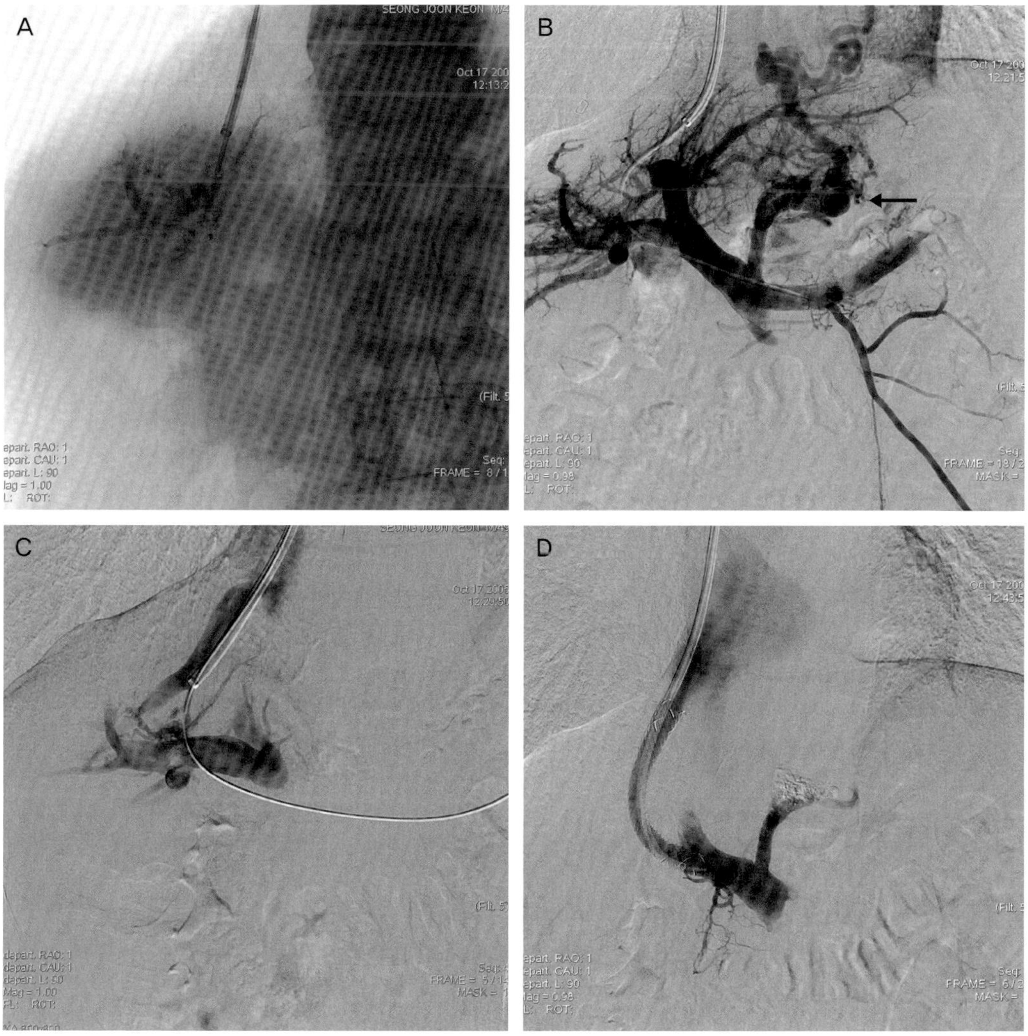

그림 33-2. TIPS의 시술과정 A. 내경정맥을 천자하여 5Fr 카테터로 우간정맥을 선택한다. 16G transjugular needle로 우문맥을 천자한다. B. 5Fr 카테터를 비장정맥에 위치시킨 후 시행한 문맥조영술에서 위식도정맥류(화살표)가 관찰된다. C. 9Fr introducer를 통해 시행한 tractogram에서 조영제의 복강내 유출이 관찰되지 않아 간내 문맥이 천자된 것을 확인할 수 있다. D. 10mm 풍선카테터로 간실질 경로를 확장한 후 스텐트를 설치한다. 문맥조영술에서 정맥류가 더 이상 보이지 않는다.

맥까지 진입시킨 후 introducer를 서서히 션트 경로를 통해 간정맥까지 빼면서 조영제를 연속적으로 주입하여 조영제의 복강내 유출 여부를 확인한다(그림 33-2C). 만약 조영제의 복강내 유출이 보이면 풍선확장술을 시행하지 말고 다른 경로를 찾아 새로이 문맥을 천자하여야 한다. 적절한 문맥이 천자되었으면 천자 경로를 풍선카테터로 확장한 후 적절한 직경(10mm)의 스텐트를 삽입한다(그림 33-2D). 간정맥 협착이 지연 션트 폐쇄 부위 중 가장 많기 때문에 하대정맥 근처의 간정맥까지 스텐트를 연장하여 위치시키면 스텐트의 개통성을 오래 유지시키는 데 도움이 된다.[13] 또한 간이식 수술의 가능성이 있는 환자의 경우 하대정맥 내나 주문맥 내에는 스텐트를 삽입하지 않는 것이 적절하다. TIPS 시술만으로도 대부분의 경우 혈역학적으로 현저히 개선되므로 부가적인 정맥류색전술은 대개 시행하지 않는다. 시술 도중 대량 출혈이 지속된다면 정맥류색전술을 시행하여 보다 안전하게 시술할 시간을 확보하는 것이 타당하며, 최근에는 정맥류색전술을 시행하는 것이 TIPS의 개존성을 높이고 재출혈을 방지하는 데 도움이 된다는 보고도 있다.[14]

4. 합병증

TIPS의 합병증은 시술과 연관되어 생길 수 있는 합병증, 스텐트 자체에 의한 합병증, portosystemic shunt 효과에 의한 합병증 등으로 나눌 수 있다. 시술과 관련하여 생길 수 있는 합병증으로는 간정맥을 통한 간내문맥으로의 접근 과정 중 간내담도 천자로 인한 혈액담즙증과 조기 단락 폐색, 담낭 천자, 우측 신장 천자, 심부정맥, 간동맥 손상, 간외문맥 천자 등이 발생할 수 있다. 이 중 가장 위험한 합병증은 간외문맥의 천자와 이의 풍선확장술에 의한 대량의 복강내 출혈이다. 스텐트와 연관된 합병증으로는 급성 또는 지연성 스텐트 내강의 폐쇄 혹은 협착, 스텐트의 부적절한 위치 선정, 스텐트의 위치 이동, 길이 단축 등이 있다. Portosystemic shunt 효과에 의한 합병증으로는 간성뇌병증의 발생 또는 기존의 간성뇌병증의 악화, 간기능부전의 악화 등이 있다. 간성뇌병증은 고식적 치료로 대부분 호전되나 3~7%는 내과적 치료에 반응하지 않는다. 이러한 경우 폐색 풍선*occlusion balloon*이나 코일을 이용하여 션트를 인위적으로 폐색시키거나 reduced stent를 이용하여 션트의 직경을 감소시킬 수 있다.[15]

5. 결과

시술의 기술적 성공률은 93~100%로 보고되어 있다. 시술의 혈역학적 효과는 시술 직후 문맥압을 측정해 의미있는 감소가 보이면 확인된다. 통상 문맥체정맥 압력차가 12mmHg 이하이면 효과적으로 감압되었다고 인정한다.[16] 식도정맥류 출혈의 단기 지혈 성공률은 81~94%로 보고되어 있다.

시술과 관련된 사망률은 0~2%, 30일 조기 사망률은 3~15%로 보고되어 있다. TIPS 시술 후 1년, 2년, 3년, 5년 생존율은 각각 61~71%, 51~60%, 49~50%, 41~42%로 보고되어 있으며 Child A, B와 C군 간에 통계적으로 유의한 차이가 있다.[16-19]

TIPS 후 장기 추적관찰에서 중요한 문제점은 션트의 폐색 또는 협착으로 인한 정맥류의 재출혈이다. TIPS 후 일차 개통률*primary patency*은 22~66%(1년), 17~42%(2년)이며, 일차 보조 개통률*primary assisted patency*은 67~83%(1년), 61~79%(2년)으로 보고되었다.[16-19] 장기추적에서 1년, 2년 정맥류 재출혈률은 20~26%, 21~32%로 보고되었다. 스텐트 자체의 내막비후에 의한 협착과 유출 간정맥의 협착이 단락 협착의 주요 원인이고 담즙 누출도 션트 조기 폐색의 중요한 원인이다. 따라서 stent-graft를 사용하여 담즙의 혈관 내 유입을 막아 TIPS의 개존성을 높일 수 있으며, 최근에는 스텐트를 대신하여 일반적으로 stent-graft를 사용한다.[20-23]

정맥류 출혈로 TIPS를 시행한 경우 내과적 치료에 비하여 재출혈은 적지만 간성뇌병증의 발생이 많고 생존율을 증가시키지 못하는 것으로 보고되고 있다. 난치성 복수로 TIPS를 시행한 경우 내과적 치료법에 비해 복수 조절은 더 잘 되지만 장기 생존율은 차이가 없고 간성뇌병증의 위험은 증가하는 것으로 보고되고 있다. 따라서 TIPS는 내과적 치료에 반응하지 않는 환자에서 이차 치료법으로 권고되고 있다. 최근에는 재출혈의 위험성이 높은 환자에서 조기에 TIPS를 시행하면 환자의 예후에 도움이 된다는 보고가 있다.[24]

TIPS 1~2주 후에 기본 초음파검사를 시행하고, 3~6개월 간격의 주기적인 초음파검사로 션트의 개통 여부를 확인한다. 재협착에 대하여 확립된 초음파 진단 기준은 없으나, shunt 내의 혈속이 60cm/sec 이하인 경우, 국소적으로 혈속이 50cm/sec 이상 증가한 경우, 기본 검사치보다 혈속이 50cm/sec 이상 증가하거나 감소한 경우에 션트의 기능부전을 의심할 수 있다.[25] 초음파에서 션트의 기능부전이 의심되면 혈관조영술을 시행하고, 협착이 발견되면 풍선확장술이나 새로운 스텐트설치술을 시행하여 정맥류 재출혈을 방지한다.

Ⅱ 역행성경정맥위정맥류폐색술

Balloon-occluded retrograde transvenous obliteration for gastric variceal bleeding; BRTO

1. 역사 및 이론적 배경

TIPS가 위정맥류의 치료방법으로 많이 이용되고 있으나 스텐트 개존성, 간성뇌병증 발생 등의 문제점이 있다. 이 같은 문제점들을 해결하기 위해 1991년 Kanagawa 등[26]이 처음 보고한 BRTO는 최근 활발히 이용되고 있다. 간을 천자하지 않고 내경정맥이나 대퇴정맥을 이용하므로 TIPS에 비해 덜 침습적이며 위정맥류 소실률이 높고 합병증이 적은 것으로 알려져 있어 위정맥류의 일차적인 혈관내 치료법으로 자리 잡았다.[27-29]

BRTO는 occlusion balloon을 이용해 위정맥류의 유출경로인 gastrorenal shunt를 막아 빠른 혈류를 멈추게 한 후 역행적으로 경화제를 정맥류 내에 주입하여 정맥류 내부에 혈전을 형성시키는 방법이다. TIPS와 달리 문맥체정맥 단락을 폐색시키므로 간성뇌병증의 치료에 도움이 되며 문맥을 통한 간으로의 혈류를 증가시킴으로써 간기능이 호전된다는 장점이 있다.[30, 31] 그러나 BRTO는 문맥압을 감소시키지 못하고 오히려 증가시켜 식도정맥류, 문맥고혈압성 위병증, 복수 등의 합병증을 악화시킨다는 단점이 있다.[32, 33] BRTO 후의 혈역학적 변화는 초기에는 문맥압이 증가하지만 동모양혈관 확장*sinosoidal dilatation*으로 인한 간내 저항의 감소와 측부혈류의 발달로 인해 4주 후면 문맥압은 시술 전 상태로 돌아온다. 또한 간내 저항의 감소로 인해 간 혈류가 증가하고 이로 인해 간기능이 좋아진다.

2. 적응증

BRTO의 적응증으로는 ① 위정맥류 출혈의 지혈, ② 내시경으로 성공적인 지혈 후 위정맥류 재출혈 예방, ③ 간성뇌병증의 치료 등이 있다. 출혈의 병력이 없는 환자에서 BRTO를 시행하는 것에 대해서는 이견이 많지만 출혈의 고위험군에서는 출혈에 따른 사망률을 줄여 궁극적으로 생존기간을 증가시킨다는 주장도 있다.[34]

상대적 금기증은 지속되는 위정맥류 출혈이다. BRTO는 gastrorenal shunt를 막게 되므로 시술 도중에는 위정맥류의 압력이 상승하여 위정맥류의 출혈이 악화되며, 경화제가 정맥류 내부에 머무르지 않고 유출된다. 따라서 위정맥류 출혈이 있는 환자에서는 내과적 치료로 지혈을 시행하고 1~2일 후에 BRTO를 시행하는 것이 안전하다.

3. 시술방법

시술 전 CT를 통해 위정맥류와 신장정맥 사이의 gastrorenal shunt의 존재 여부를 확인하여야 한다. 또한 삼차원

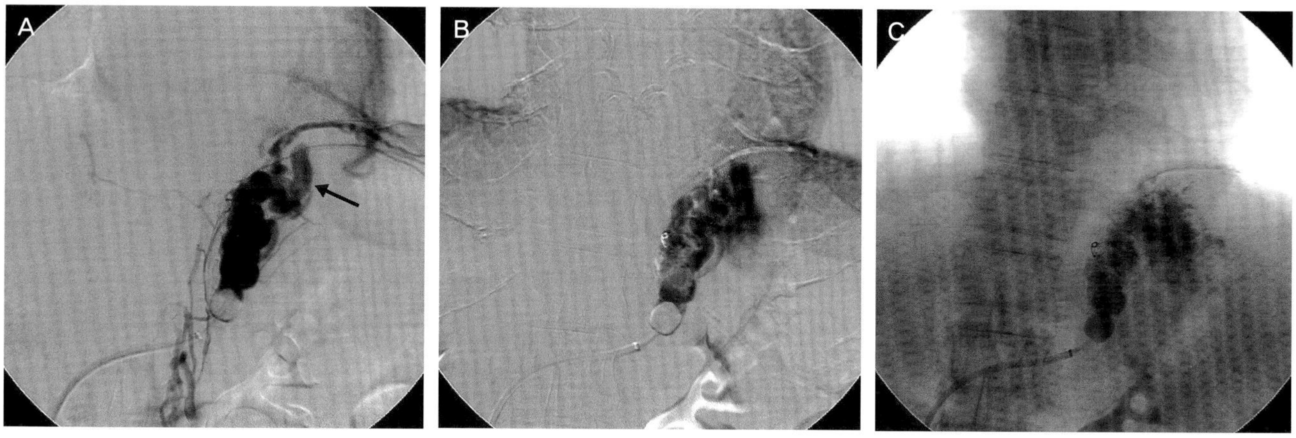

그림 33-3. BRTO의 시술과정 A. 풍선카테터로 gastrorenal shunt를 막은 다음 시행한 좌부신정맥조영술 사진. 위정맥류가 부분적으로 관찰되고(화살표) 측부혈관들이 보인다. B. 측부혈관을 미세카테터*microcatheter*로 선택하여 미세코일로 막은 다음 시행한 좌부신정맥조영술 사진. 위정맥류가 모두 관찰된다. C. 5% ethanolamine oleate를 정맥류 내에 주입한 후 경화치료를 시행한다.

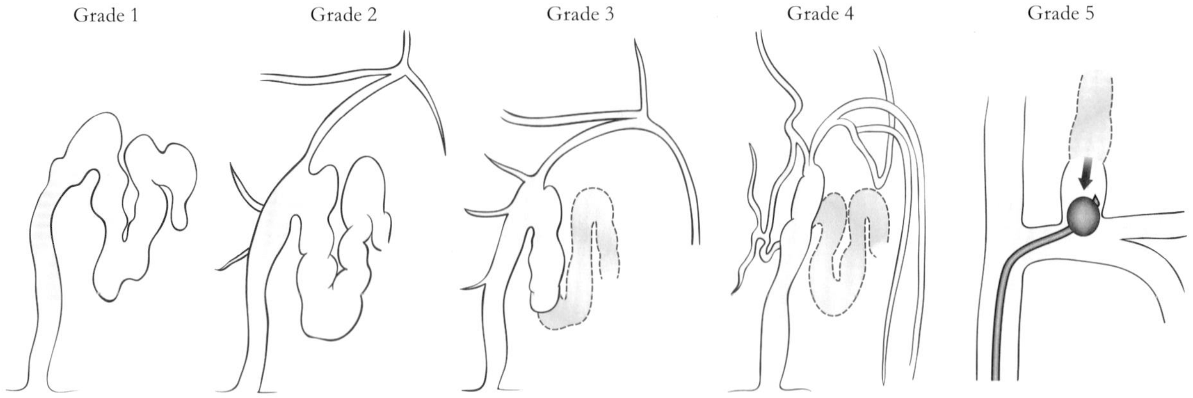

그림 33-4. 위정맥류의 Hirota grade

영상을 통해 정맥류의 모양을 확인하여 시술 시 정맥조영술에서 보이는 정맥류와 모양이 일치하는지를 평가하면 정맥류를 완벽히 제거하는 데 도움이 된다.[35]

먼저 우대퇴정맥이나 내경정맥을 천자하여 카테터로 좌신장정맥*left renal vein*을 선택한다. 카테터로 혈관조영술을 시행하여 gastrorenal shunt를 확인한다. 풍선카테터를 gastrorenal shunt에 삽입하고, 풍선을 확장시켜 gastrorenal shunt를 막은 다음 혈관조영술을 시행한다(그림 33-3A). 정맥조영술을 통하여 위정맥류와 연결된 측부혈류 유무와 위정맥류를 충분히 조영시키면서 문맥으로 역류되지 않는 조영제의 양을 확인하고 위정맥류 내에 들어간 조영제의 소실 여부를 관찰한다. 충분한 양의 조영제를 주입하여도 하횡격막정맥*inferior phrenic vein* 등의 측부혈행으로 인해 위정맥류가 충분히 보이지 않는다면 측부혈행을 코일 등으로 막는다(그림 33-3B). 혈관조영술에서 측부정맥과 위정맥류의 정도에 따라 Hirota 등[28]의 분류를 기준으로 5가지로 구분한다(그림 33-4). 측부정맥 없이 위정맥류만 있는 경우를 grade 1, 작은 측부정맥이 있으며 조영제가 3분 이상 위정맥류에 남아 있는 경우를 grade 2, 중간 크기의 측부정맥이 있으면서 조영제가 위정맥류에 부분적으로 차거나 3분 내에 위정맥류가 소실되는 경우를 grade 3, 크고 많은 측부정맥이 있어 위정맥류가 보이지 않는 경우를 grade 4, 좌측 부신정맥이 풍선으로 막히지 않을 만큼 직경이 큰 경우를 grade 5로 분류하였다. Grade 1, 2의 경우 경화제를 주입하여 치료하면 되고 grade 3, 4의 경우 측부혈류를 통해 경화제가 전신 순환으로 빠져나가 경화제에 의한 합병

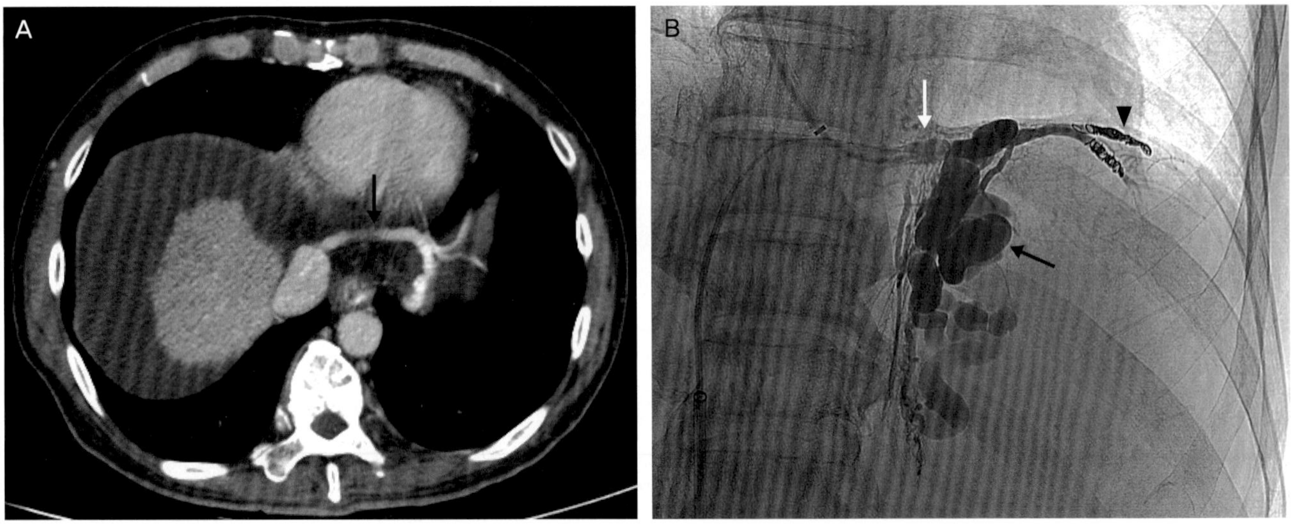

그림 33-5. 횡격막정맥을 통한 BRTO A. CT에서 굵어진 좌횡격막정맥(화살표)이 관찰된다. B. 우경정맥을 천자한 후 좌횡격막정맥으로 occlusion balloon catheter(흰 화살표)를 삽입하고, 원위부 좌횡격막정맥을 코일(화살촉)로 색전하였다. 이후 정맥조영술에서 위정맥류(검은 화살표)와 구심정맥이 관찰된다. 정맥류 내에 경화제를 주입하여 치료를 시행한다.

증이 생길 수 있으므로 측부혈류를 미세코일이나 5~10cc 정도의 경화제로 폐색시킨 후 정맥조영술을 시행하여 정맥류가 완전히 보이는 것이 확인되면 경화제를 주입한다(그림 33-3C). Grade 5의 경우는 시술을 할 수 없다.[28, 36] 경화제로는 대개 5% ethanolamine oleate를 사용하는데, 최근 국내에서 생산이 중단되어 3% sodium tetradecyl sulfate나 3% polidocanol을 사용하며, 조영제를 섞어 경화제가 방사선 투시하에서 보이도록 한다.[37, 38] 경화제는 위정맥류에 충분히 충만되고 구심정맥이 일부 보일 때까지 천천히 주입한다. 구심정맥이 보일 때까지 주입하는 이유는 구심정맥이 보이면 잔여 정맥류가 없다는 것을 의미하기 때문이다. 시술 중 첫 1시간 동안은 5분 간격으로 경화제가 위정맥류에 남아 있는지 여부와 풍선카테터의 파열 여부를 투시검사로 확인한다. 경화시간은 저자들마다 1시간에서 24시간까지 다양하다. 이론적으로 오래 할수록 안전하고 경화 효과가 충분하겠지만 장기간 카테터를 유치할 경우 환자가 절대 안정을 계속해야 하는 불편함이 있다.[32-34] 저자는 시술 다음날 오전에 CT를 시행하여 잔존 위정맥류가 없는 것을 확인하고 카테터를 제거한다.

Gastrorenal shunt가 없는 경우 TIPS나 경피적 색전술로 정맥류를 치료하여야 하지만, 드물게 횡격막정맥이나 심낭횡격막정맥*pericardiacophrenic vein*이 위정맥류와 연결된 경우 이를 통해서 시술할 수 있다(그림 33-5).

4. 합병증

BRTO 후의 합병증으로는 시술 시 경한 복통, 구역, 구토 등이 있을 수 있으며 시술 후 발열, ethanolamine oleate에 의한 용혈로 인해 혈색소뇨증이 있을 수 있으나 대부분 저절로 호전된다. 용혈 현상에 의한 신부전을 막기 위해 일본에서는 haptoglobin 4,000U을 시술 전에 미리 전신 투여할 것을 권장하나, 실제로 용혈에 의한 신부전은 보고된 바 없으며, 국내에서는 haptoglobin을 사용할 수 없다. 최근에는 경화제로 sodium tetradecyl sulfate를 사용하며, 이에 의한 부작용은 보고된 바 없다. 시술 후 초기에는 문맥압 항진으로 인해 복수, 문맥고혈압성 위병증 등이 발생할 수 있으며 식도정맥류가 악화될 수 있다. 드물지만 풍선카테터가 파열해 폐색전증이 발생할 수 있다.[39]

5. 결과

BRTO의 기술적 성공률은 87~100%로 보고되고 있으며 95%에서 시술 후 정맥류 내부에 완전한 혈전이 형성된다. 추적관찰 중 위정맥류의 재발률은 2.7~6.3% 정도로 보고되고 있다.[32, 33] 시술 후 내시경으로 관찰하면 점차적으로 정맥류의 크기가 감소하다가 시술 6개월 후면 정맥류가 소실된다. 간성뇌병증은 시술 1주일 이내에 호전된다. BRTO 후 문맥고혈압에 의해 복수가 발생할 수 있으나 일시적이며 보존적 치료로 조절할 수 있다. 특히 시술 1개월 후에는 간기능이 좋아지고 문맥압이 시술 전 상태로 감소하면서 대부분 조절된다. BRTO 후 검사실 소견으로는 간 혈류의 증가로 인해 시술 1개월 후 serum albumin이 증가하며 Child-Pugh score가 향상된다.[40] 시술 1년 후에는 측부혈류로 인한 간향성 혈류의 감소로 인해 간기능의 호전이 사라진다.[32] BRTO 후 문맥압 증가로 인해 식도정맥류가 악화될 수 있으며 식도정맥류의 악화율은 보고자에 따라 약간의 차이는 있지만 대략 17~37%이다.[32, 33] 이에 반해 실제 식도정맥류 출혈률은 5% 정도로 낮다.[32, 33]

Ⅲ 경피적 정맥류색전술

1. 경피경간정맥류색전술

Percutaneous transhepatic variceal embolization; PTVE

PTVE는 1970년대부터 위식도 정맥류 출혈에 사용되었으며 지혈 성공률이 70~90%였다.[41] 그러나 수개월 이내에 시술 환자의 37~65%에서 정맥류 재발과 재출혈이 발생하여 1990년대부터 내시경 시술로 대체되었다.

먼저 경피적으로 간내 문맥을 직접 천자한 후 sheath를 삽입하고 카테터를 문맥과 비장정맥으로 삽입하여 문맥조영술을 시행한다. 정맥류의 구심정맥과 정맥류의 위치를 확인하고, 미세카테터로 구심정맥을 선택한 후 색전물질로 구심정맥과 정맥류를 색전한다. 간 실질의 접근경로를 색전물질로 막으면서 sheath를 제거하는 것으로 시술을 종료한다(그림 33-6). 과거에는 젤라틴스펀지*gelatin sponge*, 트롬빈*thrombin*, 코일 등을 색전물질로 사용하였고, 측부순환의 발달로 정맥류 재발이 빈번하였다. 최근에는 액상 색전물질인 N-butyl-2-cyanoacrylate를 색전물질로 사용하여 정

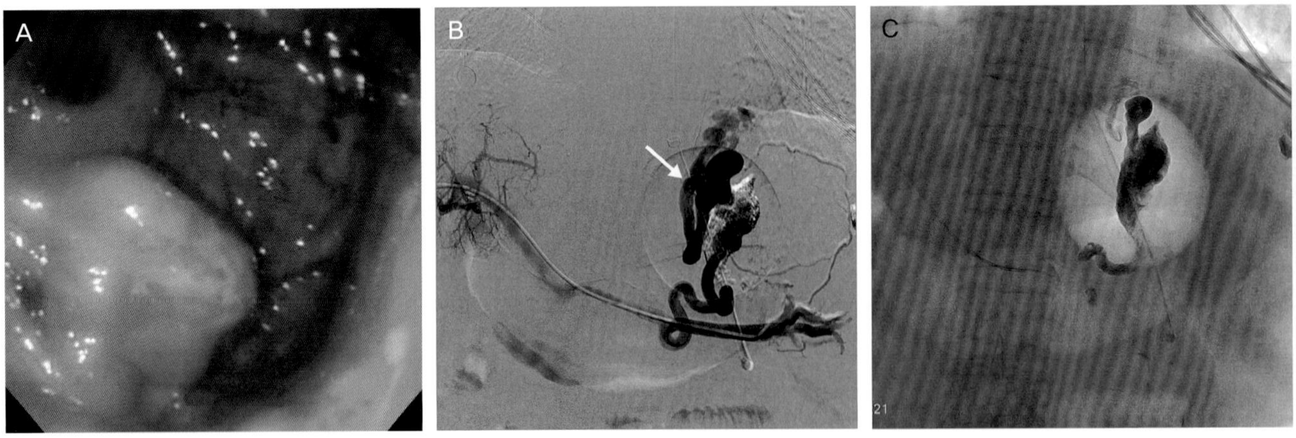

그림 33-6. PTVE의 시술과정 A. 내시경에서 위정맥류가 관찰된다. 내시경으로 액상 색전물질인 N-butyl-2-cyanoacrylate를 주입하였으나 출혈이 지속되었다. B. 경피적으로 우측 간문맥을 천자한 후 카테터를 비장정맥에 삽입하여 혈관조영술을 시행하였고, 위정맥류(화살표)가 관찰된다. C. 후위정맥*posterior gastric vein*으로 N-butyl-2-cyanoacrylate를 주입하여 위정맥류색전술을 시행하였다.

맥류 및 점막하 측부순환 혈관을 색전하여, 정맥류의 재발을 많이 감소시켰다는 보고도 있다.[42, 43]

내시경으로 치료하기 어려운 식도정맥류나 위정맥류 환자에서 TIPS나 BRTO를 시행하기 곤란한 경우 PTVE를 시행할 수 있다. 또한 PTVE는 이소성정맥류를 색전하기 위해 문맥으로 접근하는 경로로 사용된다. 복수가 많은 경우 간문맥을 천자하기 어렵고, 출혈의 위험이 증가하므로 카테터로 복수를 배액한 후 시행할 수 있다. 문맥혈전증이 있거나 주문맥이 폐색된 경우 시술하기가 어렵다.

2. 경피경비장정맥류색전술
Percutaneous transsplenic variceal embolization

비장은 과혈관성 기관이므로 비장을 인터벤션의 접근경로로 사용할 경우 출혈이 발생할 가능성이 높을 것으로 예상되었다. 그러나 최근에 출혈의 합병증 없이 안전하게 시술할 수 있다는 보고가 있다.[44, 45] 먼저 경피적으로 비장 내부의 비장정맥을 직접 천자한 후 sheath를 삽입하고 정맥조영술을 시행한다. 이후 시술방법은 경피경간정맥류색전술과 동일하다. 비장의 천자 경로를 색전물질로 막으면서 sheath를 제거하는 것이 가장 중요한데, 코일로 천자 경로의 안쪽을 막고, N-butyl-2-cyanoacrylate를 이용하여 천자 경로의 바깥쪽과 피막 주위를 막아 출혈의 합병증을 예방할 수 있다.[45]

문맥혈전증이 있거나 주문맥이 폐색된 환자같이 PTVE를 시행하기 곤란한 환자에게는 경피경비장정맥류색전술이 유용하다.

Ⅳ 이소성정맥류색전술*Ectopic varix embolization*

이소성정맥류*ectopic varix*는 위식도정맥류를 제외한 복부의 다른 부위에 발생한 정맥류이며, 전체 정맥류 출혈의 5%를 차지한다. 문맥전신션트의 주요 경로는 ① 위식도 정맥얼기*gastroesophageal plexus*-기정맥*azygos vein*, ② 직장정맥얼기*hemorrhoidal plexus*, ③ 재개통된 제정맥*umbilical vein*, ④ 췌십이지장정맥*pancreaticoduodenal vein*-하대정맥이다. 따라서 십이지장, 소장, 대장, 항문, 배꼽 주위에 이소성정맥류가 흔하며, 수술한 병력이 있는 경우 수술 부위, 방광, 자궁, 난소 등에 발생할 수 있다. 장루 수술을 받은 경우 장루에 정맥류가 흔히 발생한다. 발생한 위치에 따라 위장관 출혈, 복강내 출혈, 장루 출혈이 발생할 수 있다.

이소성정맥류의 치료로는 앞서 설명한 TIPS, BRTO, 경피적 색전술을 시행할 수 있으며, 환자의 상태, 시술자의 숙련도, 정맥류의 해부학적 구조에 따라 적절한 시술을 적용하여야 한다. TIPS는 거의 모든 이소성정맥류에 시행 가능하며, TIPS 경로를 통해서 이소성정맥류의 색전술을 동시에 시행하기도 한다. BRTO는 원심정맥을 occlusion balloon으로 막을 수 있을 때 시술할 수 있으며, 주로 하대정맥과 연결된 십이지장정맥류나 소장정맥류에 시행할 수 있다.[46] 경피적 정맥류색전술로 간이나 비장을 통하여 문맥으로 접근하여 이소성정맥류를 색전할 수 있고, 복벽에 가까운 정맥류나 장루에 생긴 정맥류는 직접 천자하여 경화제를 주입하거나 색전물질로 치료할 수도 있다(그림 33-7).

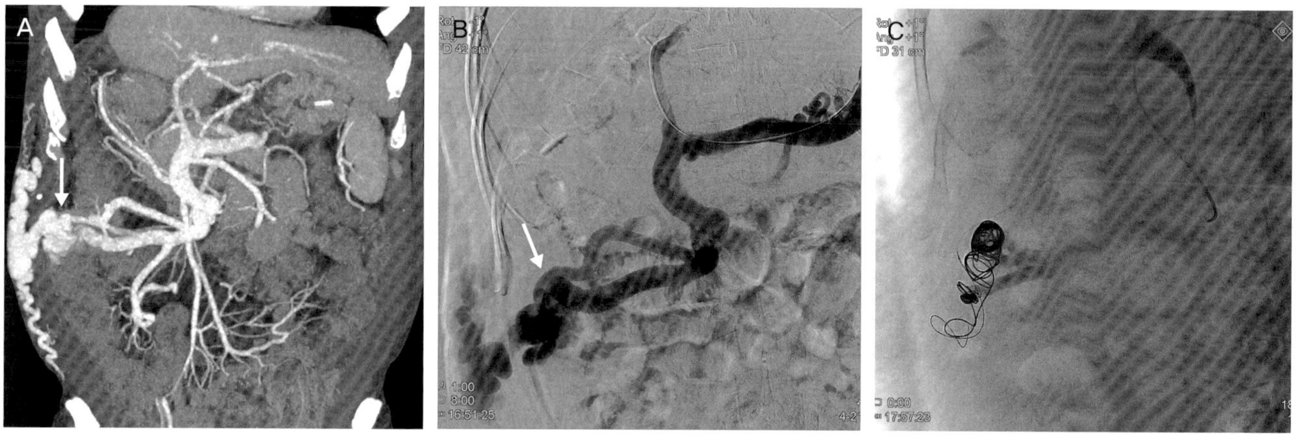

그림 33-7. 우간절제술을 받은 환자의 이소성정맥류의 경피경비장정맥류색전술 A. CT에서 우상복부에 정맥류(화살표)가 관찰된다. 수술 부위에 장 유착이 발생하였고, 유착 부위에 정맥류가 발생하였다. B. 경피적으로 비장정맥을 천자한 후 혈관조영술을 시행하였고, 공장정맥류가 관찰된다. C. 공장정맥*jejunal vein*으로 코일과 N-butyl-2-cyanoacrylate를 주입하여 정맥류색전술을 시행하였다.

V 부분비장색전술*Partial splenic embolization*

부분비장색전술은 1970년대부터 정맥류 출혈이나 문맥고혈압에 의한 비장기능항진증의 치료에 효과가 있는 것으로 알려져 있다. 그러나 시술 후 색전후증후군*postembolization syndrome*이 흔하고, 비장농양과 비장파열 같은 심각한 합병증이 종종 발생하여 널리 사용되지 못하고 있다. 비장동맥을 선택적으로 색전하여 비장정맥의 혈류량을 감소시켜 문맥압을 감소시키는 원리의 술식이며, 젤폼이나 폴리비닐알코올*polyvinyl alcohol*을 색전물질로 사용한다. 최근에 부분비장색전술과 BRTO를 같이 시행하여 식도정맥류의 방지에 도움이 된다는 보고도 있다.[47]

VI 결론

식도정맥류 출혈은 내시경과 약물을 이용한 내과적 치료가 1차적 치료법으로 자리 잡았으나 내과적 치료에 반응하지 않는 경우 TIPS나 PTVE를 시행하여야 한다. 위정맥류의 치료에 있어서는 gastrorenal shunt가 있는 경우 BRTO를 우선적으로 시행하여야 하고, gastrorenal shunt가 없는 경우 TIPS나 PTVE를 고려할 수 있다. 문맥혈전증으로 PTVE를 시행할 수 없는 환자에서는 경피경비장정맥류색전술이 대안이 될 수 있다.

참고문헌

1. Bosch J, Pizcueta P, Feu F, et al. Pathophysiology of portal hypertension. Gastroenterol Clin North Am 1992;21:1–14. Review.
2. Sarin SK, Lahoti D, Sacena SP, et al. Prevalence, classification and natural history of gastric varices: a long–term follow–up study in 568 portal hypertension patients. Hepatology 1992;16:1343–1349.
3. Caldwell S. Gastric varices: is there a role for endoscopic cyanoacrylates, or are we entering the BRTO era? Am J Gastroenterol 2012;107:1784–1790.
4. Rosch J, Hanafee WN, Snow H. Transjugular portal venography and radiologic portocaval shunt: an experimental study. Radiology 1969;92:1112–1114.
5. Colapinto RF, Stronell RD, Gildiner M, et al. Formation of intrahepatic portosystemic shunts using a balloon dilatation catheter: preliminary clinical experience. AJR Am J Roentgenol 1983;140:709–714.
6. Richter GM, Palmaz JC, Nöldge G, et al. The transjugular intrahepatic portosystemic stent–shunt. A new nonsurgical percutaneous method. Radiologe 1989;29:406–411.
7. Richter GM, Brado M, Simon C, et al. Changes in liver perfusion caused by transjugular intrahepatic stent shunt. Zentralbl Chir 1997;122:108–116.
8. Saugel B, Phillip V, Gaa J, et al. Advanced hemodynamic monitoring before and after transjugular intrahepatic portosystemic shunt: implications for selection of patients––a prospective study. Radiology 2012;262:343–352.
9. Boyer TD, Haskal ZJ. American association for the study of liver diseases practice guidelines: the role of transjugular intrahepatic portosystemic shunt creation in the management of portal hypertension. J Vasc Interv Radiol 2005;16:615–629.
10. Uflacker R, Reichert P, D'Albuquerque LC, et al. Liver anatomy applied to the placement of transjugular intrahepatic portosystemic shunts. Radiology 1994;191:705–712.
11. Adamus R, Pfister M, Loose RW. Enhancing transjugular intrahepatic portosystemic shunt puncture by using three–dimensional path planning based on the back projection of two two–dimensional portographs. Radiology 2009;251:543–547.
12. Schultz SR, LaBerge JM, Gordon RL, et al. Anatomy of the portal vein bifurcation: intra–versus extrahepatic location–implications for transjugular intrahepatic portosystemic shunt. J Vasc Interv Radiol 1994;5:457–459.
13. Clark TW, Agarwal R, Haskal ZJ, et al. The effect of initial shunt outflow position on patency of transjugular intrahepatic portosystemic shunts. J Vasc Interv Radiol 2004;15:147–152.
14. Chen S, Li X, Wei B, et al. Recurrent variceal bleeding and shunt patency: prospective randomized controlled trial of transjugular intrahepatic portosystemic shunt alone or combined with coronary vein embolization. Radiology 2013;268:900–906.
15. Maddoff DC, Wallace MF, Ahrar K, et al. TIPS–related hepatic encephalopathy: management options with novel endovascular techniques. Radiographics 2004;24:21–37.
16. LaBerge JM, Somberg KA, Lake JR, et al. Two–year outcome following transjugular intrahepatic portosystemic shunt for variceal bleeding: results in 90 patients. Gastroenterology 1995;108:1143–1151.
17. Martin M, Zaiko AB, Orons PD, et al. Transjugular intrahepatic portosystemic shunt in the management of variceal bleeding: indications and clinical results. Surgery 1993;114:719–727.
18. Rossle M, Haag K, Ochs A, et al. The transjugular intrahepatic portosystemic stent–shunt procedure for variceal bleeding. N Engl J Med 1994;330:165–171.
19. Chalasani N, Clark WS, Martin LG, et al. Determinants of mortality in patients with advanced cirrhosis after transjugular intrahepatic portosystemic shunting. Gastroenterology 2000;118:138–144.
20. Haskal ZJ. Improved patency of transjugular intrahepatic portosystemic shunts in humans: creation and revision with PTFE stent–grafts. Radiology 1999;213:759–766.
21. Hausegger KA, Karnel F, Georgieva B, et al. Transjugular intrahepatic portosystemic shunt creation with the Viatorr expanced polytetrafluoroethylene–covered stent–graft. J Vasc Interv Radiol 2004;15:239–248.
22. Rossi P, Salvatori FM, Fanelli F, et al. Polytetrafluoroethylene–covered nitinol stent–graft for transjugular intrahepatic portosystemic shunt creation: 3–year experierence. Radiology 2004;231:820–830.
23. Charon JM, Alaeddin FH, Pimpalwar SA, et al. Results of a retrospective multicenter trial of the viatorr expanded polytetrafluoroethylene–covered stent–graft for transjugular intrahepatic portosystemic shunt creation. J Vasc Interv Radiol 2004;15:1219–1230.
24. García–Pagán JC, Caca K, Bureau C, et al. Early use of TIPS in patients with cirrhosis and variceal bleeding. N Engl J Med 2010;362:2370–2379.
25. Feldstein VA, Patel MD, LaBerge JM. Transjugular intrahepatic portosystemic shunts: accuracy of Doppler US in determination of patency and detection of stenoses. Radiology 1996;201:141–147.
26. Kanagawa H, Mima S, Kouyama H et al. A successfully treated case of fundic varices by retrograde transvenous obliteration with balloon. Jpn J Gastroenterol 1991;88:1459–1462.
27. Kanagawa H, Mima S, Houyama H, et al. Treatment of gastric fundal varices by balloon–occluded retrograde transvenous obliteration. J Gastroenterol Hepatol 1996;11:51–58.
28. Hirota S, Matsumoto S, Tomita M, et al. Retrograde transvenous obliteration of gastric varices. Radiology 1999;211:349–356.
29. Cho SK, Shin SW, Lee IH, et al. Balloon–occluded retrograde transvenous obliteration of gastric varices: outcomes and complications in 49 patients. AJR Am J Roentgenol

2007;189:W365-372.
30. Kawanaka H, Ohta M, Hashizume M, et al. Portosystemic encephalopathy treated with balloon-occluded retrograde transvenous obliteration. Am J Gastroenterol 1995;90:508-510.
31. Akahane T, Iwasaki T, Kobayashi N, et al. Changes in liver function parameters after occlusion of gastrorenal shunts with balloon-occluded retrograde transvenous obliteration. Am J Gastroenterol 1997;92:1026-1030.
32. Fukuda T, Hirota S, Sugimura K. Long-term results of balloon-occluded retrograde transvenous obliteration for the treatment of gastric varices and hepatic encephalopathy. J Vasc Interv Radiol 2001;12:327-336.
33. Ninoi T, Nishida N, Kaminou T, et al. Balloon-occluded retrograde transvenous obliteration of gastric varices with gastrorenal shunt: long-term follow-up in 78 patients. AJR Am J Roentgenol 2005;184:1340-1346.
34. Matsumoto A, Hamamoto N, Nomura T, et al. Balloon-occluded retrograde transvenous obliteration of high risk gastric fundal varices. Am J Gastroenterol 1999;94:643-649.
35. Matsumoto A, Kitamoto M, Imamura M, et al. Three-dimensional portography using multislice helical CT is clinically useful for management of gastric fundic varices. AJR Am J Roentgenol 2001;176:899-905.
36. Kiyosue H, Mori H, Matsumoto S, et al. Transcatheter obliteration of gastric varices. Part 2. Strategy and techniques based on hemodynamic features. Radiographics 2003;23:921-937.
37. Choi SY, Won JY, Kim KA, et al. Foam sclerotherapy using polidocanol for balloon-occluded retrograde transvenous obliteration(BRTO). Eur Radiol 2011;21:122-129.
38. Sabri SS, Swee W, Turba UC, et al. Bleeding gastric varices obliteration with balloon-occluded retrograde transvenous obliteration using sodium tetradecyl sulfate foam. J Vasc Interv Radiol 2011;22:309-316.
39. Park SJ, Chung JW, Kim HC, et al. The prevalence, risk factors, and clinical outcome of balloon rupture in balloon-occluded retrograde transvenous obliteration of gastric varices. J Vasc Interv Radiol. 2010;21:503-507.
40. Park KS, Kim YH, Choi JS, et al. Therapeutic efficacy of balloon-occluded transvenous obliteration in patients with gastric variceal bleeding. Korean J Gastroenterol 2006;47:370-378.
41. L'Hermine C, Chastanet P, Delemazure O, et al. Percutaneous transhepatic embolization of gastroesophageal varices: results in 400 patients. AJR Am J Roentgenol 1989;152:755-760.
42. Kwak HS, Han YM. Percutaneous transportal sclerotherapy with N-butyl-2-cyanoacrylate for gastric varices: technique and clinical efficacy. Korean J Radiol 2008;9:526-533.
43. Tian X, Wang Q, Zhang C, et al. Modified percutaneous transhepatic variceal embolization with 2-octylcyanoacrylate for bleeding gastric varices: long-term follow-up outcomes. AJR Am J Roentgenol 2011;197:502-509.
44. Tuite DJ, Rehman J, Davies MH, et al. Percutaneous transsplenic access in the management of bleeding varices from chronic portal vein thrombosis. J Vasc Interv Radiol 2007;18:1571-1575.
45. Chu HH, Kim HC, Jae HJ, et al. Percutaneous transsplenic access to the portal vein for management of vascular complication in patients with chronic liver disease. Cardiovasc Intervent Radiol 2012;35:1388-1395.
46. Minamiguchi H, Kawai N, Sato M, et al. Balloon occlusion retrograde transvenous obliteration for inferior mesenteric vein-systemic shunt. J Vasc Interv Radiol 2011;22:1039-1044.
47. Chikamori F, Kuniyoshi N, Kawashima T, et al. Gastric varices with gastrorenal shunt: combined therapy using transjugular retrograde obliteration and partial splenic embolization. AJR Am J Roentgenol 2008;191:555-559.

Section VIII

비뇨생식기계 혈관 인터벤션

Chapter 34

신장동맥협착의 혈관내 치료법

신성욱

신장동맥협착*renal artery stenosis; RAS*은 선천성 질환을 포함하여 혈관염, 섬유근육형성이상*fibromuscular dysplasia; FMD* 등에 의해 유발될 수 있으나 가장 흔한 원인은 죽상경화*atherosclerosis*이다. 죽상경화성 신장동맥협착*atherosclerotic RAS; ARAS*은 고령화에 따라 발생빈도가 증가하는 추세이다.[1] RAS는 신장혈관고혈압*renovascular hypertension; RVH*이나 신장기능상실을 유발할 수 있고 다른 심혈관 질환의 지표가 될 수 있다는 점에서 임상적 의의가 있다.[2] 고혈압 환자 중 RVH가 차지하는 비율은 0.2~5% 정도이지만 이차성 고혈압의 원인 중에서는 가장 빈도가 높다.[3]

RAS가 고혈압을 유발하는 기전은 급성기에는 renin-angiotensin Ⅱ-aldosterone 계통의 활성화를 통해 이루어진다. 즉 RAS에 의해 신혈류와 압력이 저하되면 이는 사구체*glomerulus*의 mesangium에 위치한 압력수용체에 의해 감지되고 사구체옆장치*juxtaglomerular apparatus*에서 renin 분비 및 angiotensin Ⅱ의 합성을 촉진한다. Angiotensin Ⅱ는 강력한 동맥 수축제인 동시에 부신에서 aldosterone의 생성을 촉진하여 나트륨과 수분을 축적시켜 혈압을 상승시킨다. RVH이 만성적 변화로 이행될 경우 vasoconstrictive remodeling이 일어나 renin의 분비가 억제되고 이때는 angiotensin-converting enzyme inhibitor(ACEI)나 angiotensin Ⅱ receptor blocker(ARB)에 반응하지 않거나 사용 후 신기능이 나빠질 수도 있다. 또한 지속적인 고혈압에 노출된 반대측 신장에도 광범위한 소동맥 손상 및 사구체경화증이 발생할 수 있다.[4, 5] RAS가 진행하면 사구체여과율*glomerular filtration rate; GFR* 및 신장 실질의 감소를 초래하여 ischemic nephropathy를 유발한다.[6] Ischemic nephropathy에 의한 신장기능의 저하는 일반적으로 서서히 진행하지만 일단 만성 신장기능상실로 이행할 경우 연간 사망률이 30%에 이를 정도로 예후가 나쁘다.[7]

RAS의 75~85%를 차지하는 ARAS는 FMD와 더불어 의미 있는 RAS의 95% 이상을 차지한다. 전체 인구에서 ARAS의 정확한 빈도는 알려져 있지 않으나 64세 이하에서는 약 5%, 75세 이상에서는 40% 이상, 정상혈압군에서는 17%, 고혈압군에서는 약 56%의 빈도로 발견되며 주로 신장동맥의 대동맥 쪽 입구(ostium)나 근위 1/3 부위를 침범한다.[8] ARAS의 정도가 50~60% 이상인 환자는 1~3년간의 추적검사에서 RAS가 심해지거나 신장동맥이 완전히 막히는 경우가 빈번하다는 보고들은 ARAS가 진행성 질환임을 시사한다.[9] FMD는 남자보다 여자(75%)에게 많이 발생하며 호발 연령은 10~30대이다. 약 2/3에서 양측성으로 발생하며 침범 부위에 따라 intimal fibroplasia, medial dysplasia, adventitial fibroplasia type 등으로 나눈다.[10] Intimal fibroplasia type은 FMD 중 10% 정도를 차지하며 신장동맥의 근위-중간 부위에 비교적 대칭적인 동심성의 국소적 혹은 분절 협착으로 보이는데, 섬유 조직의 과증식에 의한 병변으로 매우 치밀하게 협착된 경우가 많다. Medial dysplasia type은 몇 가지 아형(medial fibroplasia, perimedial fibroplasia, medial hyperplasia)으로 나뉜다. 이 중 medial fibroplasia type은 FMD의 80% 정도를 차지하며 전형적인 'string-of-beads' 양상을 띠는데, 병변 중 넓어진 부위 *bead*는 동맥류*aneurysm*처럼 보이기도 한다. 주로 신장동맥의 원위부 2/3나 분절동맥의 근위부를 침범한다(그림 34-1). Perimedial fibroplasia type은 'string-of-beads' 양상으로 보이나 이때의 bead는 정상 혈관의 직경보다 작은 경우가 많으며, medial hyperplasia type은 intimal fibroplasia type과 유사한 모양을 보인다. Adventitial fibroplasia type은 FMD 중 1% 이하를 차지할 정도로 매우 드물어 특징적인 소견이 알려져 있지 않다. Medial fibroplasia type은 12~16%의 환자에서 서서히 진행하지만 신장동맥의 완전 폐색이나 신장의 위축을 보이는 경우는 드물다. 그러나 intimal fibroplasia type은 치료하지 않을 경우 신장 위축으로 진행하는 경우가 상대적으로 흔한 것으로 알려져 있다.

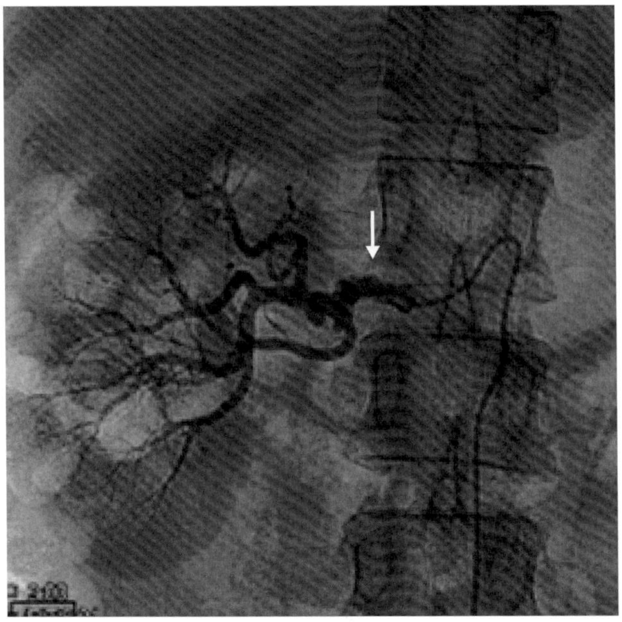

그림 34-1. 35세 여자 환자의 섬유근육형성이상*fibromuscular dysplasia*
우측 신장동맥 조영술상 신장동맥의 원위 1/3 및 근위분절동맥에서 비교적 전형적인 'string of beads' 양상의 병변이 보인다(화살표).

기타 원인으로는 신장이식과 같은 수술 후, 신경섬유종증*neurofibromatosis*, 다카야스동맥염*Takayasu's arteritis*, 방사선치료, 대동맥 박리 등이 포함된다.[11] Takayasu's arteritis는 원인 미상의 혈관염으로서 주로 흉부대동맥과 그 분지인 팔머리동맥*brachiocephalic trunk*을 침범하며, 이 외에 폐동맥과 복부대동맥이나 그 분지 혈관을 침범하는 경우도 있다. 동양권의 젊은 여자에게 호발하며 우리나라에서는 반 이상의 환자에서 복부대동맥이나 신장동맥을 침범하는 것으로 알려져 있다.[12, 13] Neurofibromatosis가 고혈압을 야기하는 기전은 대동맥축착*coarctation of aorta*, 크롬친화세포종*pheochromocytoma*이나 RAS에 의한다. Neurofibromatosis가 직접 혈관을 침범할 때는 복부대동맥이나 신장동맥을 가장 흔히 침범한다. 이는 ganglioneuromatous tissue에 의해 혈관이 눌리거나 혈관벽의 중배엽 형성이상에 의해 섬유성 조직이 증식하여 발생하며, 대부분 신장동맥의 ostium 쪽을 침범한다.[14] 신장이식 후의 RAS도 고혈압이나 신기능의 이상을 초래할 수 있으며 많게는 신장이식 후 23%에서 발견된다. 이식신장의 RAS의 빈도가 높은 이유로는 첫째, 영상기법의 발달로 발견율이 높아진 점, 둘째, 새로운 면역억제제들이 혈관 손상과 관련이 있다는 점을 들 수 있다.[15, 16]

I 진단

도플러초음파, CT angiography(CTA), MR angiography (MRA), 혈관내 초음파 혹은 혈관조영술상 혈관 내경이 70% 이상 협착되었거나, 50~70% 정도 협착되었으면서 병변 전후로 수축기압이 20mmHg 이상 혹은 평균 혈압이 10mmHg 이상 차이가 있을 경우 혈역학적으로 의미 있는 협착으로 생각한다.[17] 도플러초음파에서 수축기 혈류 속도가 180~200cm/sec 이상이면 혈역학적으로 의미 있는 협착을 시사하나, 저자나 환자군에 따라 검사의 민감도가 60~90%로 다양하다.[18, 19] CTA나 MRA는 좀더 객관적인 영상정보를 제공하나 CTA는 방사선 및 요오드 조영제의 사용에 따른 제한이 있으며, MRA에 사용되는 gadolinium 조영제도 nephrogenic systemic fibrosis와의 관련성이 제기됨에 따라 GFR이 저하된 환자에서는 주의가 필요하다.[20] 선택적 신장정맥 레닌 측정법이나 captopril renography 등의 기능적 검사는 과거보다 자주 이용되지 않으며, 생물표지자 중 심근에서 유리되는 신경호르몬인 뇌나트륨이뇨펩티드*brain natriuretic peptide*가 RVH가 있을 때 상승하며 RAS 치료 후 저하되는 소견을 보인다는 보고가 있다.[21, 22]

혈역학적으로 의미 있는 RAS가 있고 다음과 같은 임상증상이 동반되면 풍선혈관성형술이나 스텐트설치술 등의 적응증이 되며, 신장의 크기가 7cm 이상일 때 시행한다. ① 가속*accelerated* 혹은 불응*refractory* 고혈압(이전에 약물로 조절되던 고혈압이 갑자기 악화되거나, 적절한 3-drug 용법으로 조절되지 않거나, 급성의 종말기관 손상, 즉 급성 신부전, 심부전, 시력 혹은 신경학적 이상을 동반하는 고혈압), ② 진행성 신장기능상실, ③ 진행성 신장위축, ④ Cardiac disturbance syndrome(좌심 박출은 유지되면서 급성 폐부종, 울혈심부전이 반복되거나 불안정협심증이 동반되는 경우).[11, 17] 술자에 따라서는 임상증상이 없더라도 협착 정도가 80% 이상이면서 단일신장*solitary kidney*이거나 RAS가 진행할 때, 신장의 크기가 작아질 때에는 치료를 추천하기도 한다. 신장기능상실을 대상으로 치료할 경우 안정화된 만성 신장기능상실보다는 허혈에 의해 신장기능이 급속히 저하되는 환자들에서 치료 효과가 크다는 보고가 있으나, 가장 적절한 치료군에 대해서는 추가 연구가 필요하다[17, 23](그림 34-2).

Ⅱ 시술 방법 및 재료

임상적으로 의미 있는 RAS에 시행하는 경피적 치료법은 풍선카테터*balloon catheter*를 이용한 경피경관신장동맥성형술*percutaneous transluminal renal angioplasty; PTRA*이나 스텐트를 이용한 신장동맥 스텐트삽입술*renal artery stent therapy; RAST*이다. 두 치료법의 기본적인 술기는 거의 동일하다. 풍선카테터나 스텐트 공히 0.035in 혹은 구경이 좀 더 작은 0.018/0.014in 유도철사를 기초로 한 다양한 제품군이 있다. 일반적으로 0.035in 제품은 0.018/0.014in 제품에 비해 팽창력이 강하고 비순응적*non-compliant*이며 투시유도하에 좀 더 잘 보인다는 장점이 있는 반면, 구경이 크고 유도철사를 따라 전진하는 추적성*trackability*이나 유연성*flexibility*은 떨어진다는 단점이 있다.

시술 전날에 aspirin 325mg qd나 dipyridamole 75mg bid

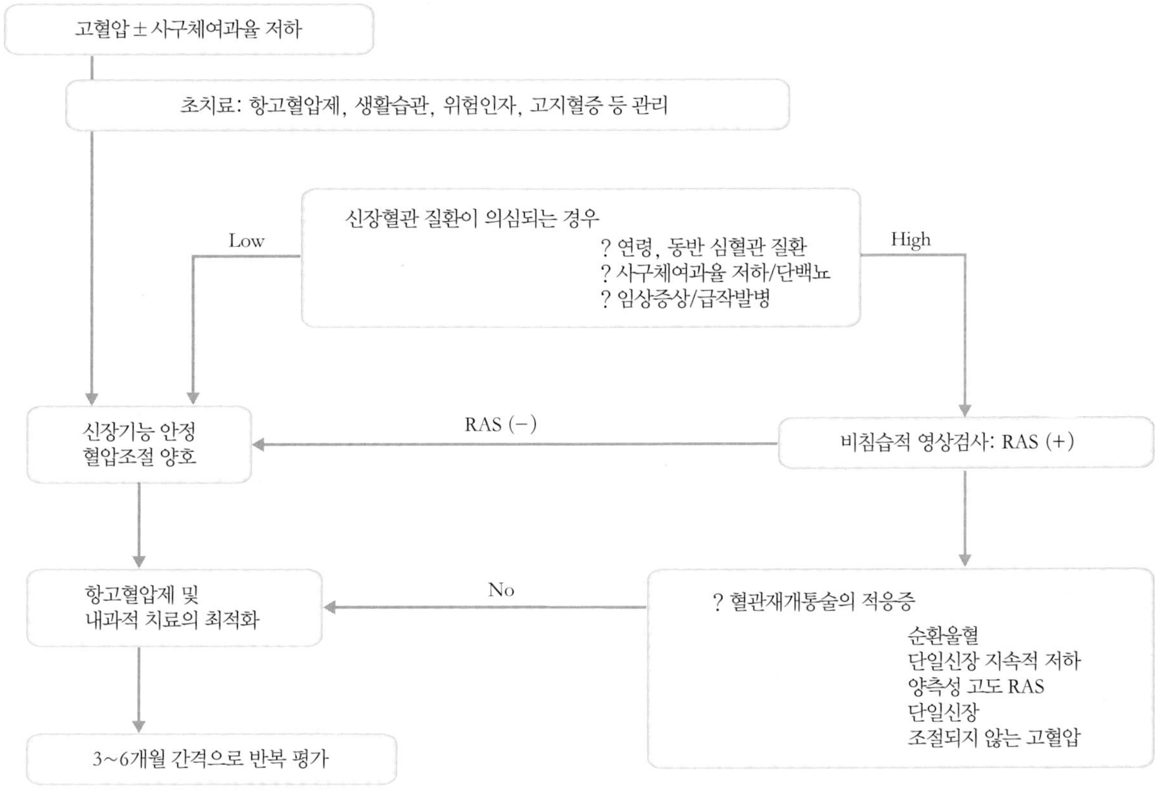

그림 34-2. 신장혈관 질환의 진단 및 인터벤션 흐름도

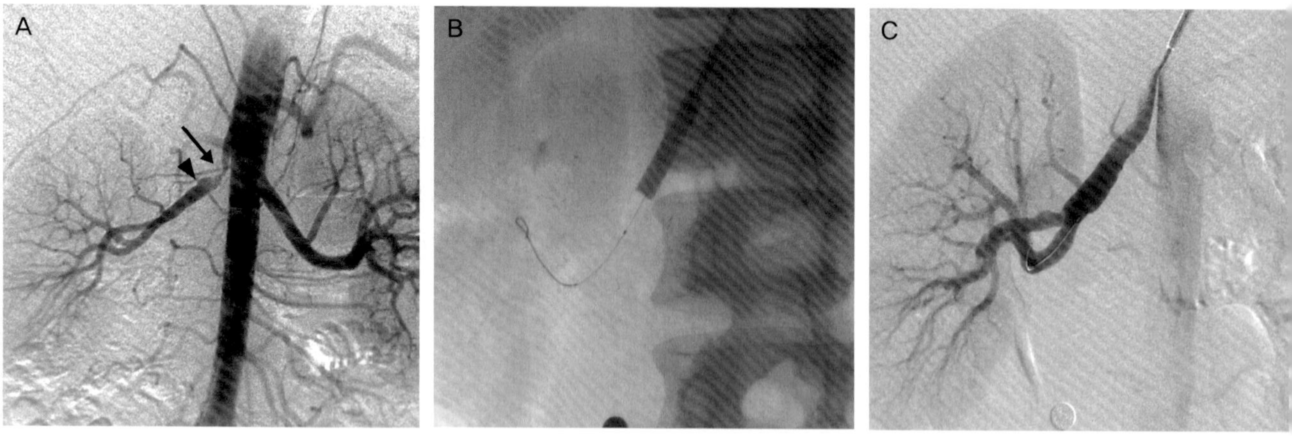

그림 34-3. 30세 남자 환자에서 상완동맥 경로를 이용한 신장동맥의 혈관성형술 A. 복부대동맥조영술에서 FMD에 의해 오른쪽 신장동맥의 근위부에 심한 협착(화살표)이 있으며 협착의 원위부에 동맥류 모양의 확장된 부위(화살촉)가 있다. B. 신장동맥이 대동맥과 예각을 이루고 있어 상완동맥 경로를 통해 혈관성형술을 시행하였다. C. 혈관성형술 후 신장동맥 협착이 현저히 호전되었다.

로 항혈전 요법을 시행하며 ARAS일 때는 clopidogrel을 추가로 복용하기도 한다. 지속성 항고혈압 약물은 시술 후 저혈압을 초래할 수 있으므로 복용을 중단하고 가능한 한 속효성 항고혈압 약제나 ACEI로 혈압을 조절하는 것이 좋다. 주로 대퇴동맥*femoral artery* 경로를 통해 시술하며 신장 하방의 복부대동맥이 막혀 있거나 신장동맥이 대동맥에서 예각을 이루는 경우는 액와동맥*axillary artery*이나 상완동맥*brachial artery*을 통해 시행할 수도 있다(그림 34-3). 적당한 모양과 크기의 유도카테터를 사용하면 조영제를 반복해서 주입하고 카테터를 지지하기에 편리하다. 주로 8Fr 유도카테터를 사용해 왔으나 근래 0.014in 시스템의 도입으로 6Fr 유도카테터를 사용할 수 있게 되어 요골동맥*radial artery*을 이용하는 경우도 있다.[24] 혈관조영술을 시행할 때, 특히 ARAS의 경우에는 병변이 신장동맥의 ostium이나 근위부에 위치하는 경우가 많으므로 적절한 oblique view를 취해야 한다. 일반적으로 왼쪽 신장동맥은 AP view, 오른쪽 신장동맥은 30° 정도 LAO view가 적당하며, CTA나 MRA가 있는 경우 이를 참조하면 적절한 촬영 각도를 추정할 수 있다.[25]

혈관조영술로 병변의 위치와 정도를 확인한 후 유도철사와 카테터를 이용하여 병변 부위를 통과하는데, 이 과정에서 신장동맥의 혈관경련수축*vasospasm*이나 박리*dissection* 같은 혈관 손상이 생기지 않도록 주의한다. 신장동맥에 혈관확장제(nitroglycerin 100~200μg and/or verapamil 2.5mg increments)를 직접 주입하면 vasospasm을 줄일 수 있다. 주로 이용되는 카테터는 reverse curve catheter(그림 34-4)이다. 일단 유도철사를 먼저 통과시킨 후 카테터를 약간 잡아당기면 대부분의 경우 카테터가 병변 부위를 통과하게 되며, 이때 소량의 조영제를 주입하여 카테터가 혈관 내강에 안전하게 위치해 있는지 확인한다(그림 34-5). 0.035in J-유도철사를 신장동맥 상방의 대동맥에 위치시킨 후 0.014in 유도철사를 병행 사용하여 협착 부위를 통과할 경우 유도카테터에 의한 혈관손상이나 죽종색전*atheroembolus*을 줄일 수 있다('no-touch' technique)(그림 34-6). 카테터가 병변을 통과한 후에는 5,000U(70U/kg)의 헤파린을 정주하며 시술 도중 activated clotting time(ACT)이 220초 이상이 되도록 유지한다.

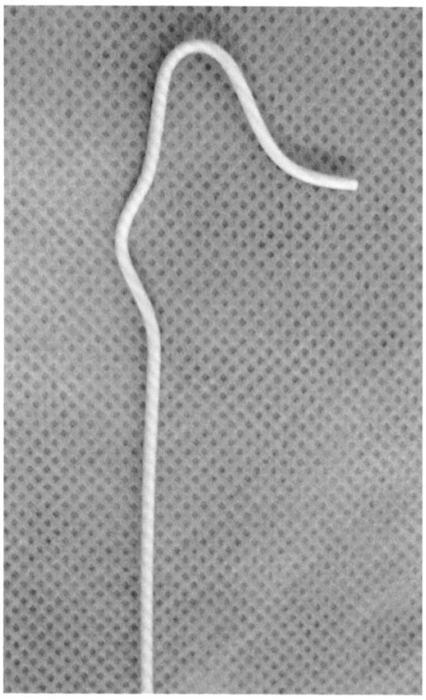

그림 34-4. 신장동맥 협착 부위를 통과하는 데 편리한 reverse curve catheter

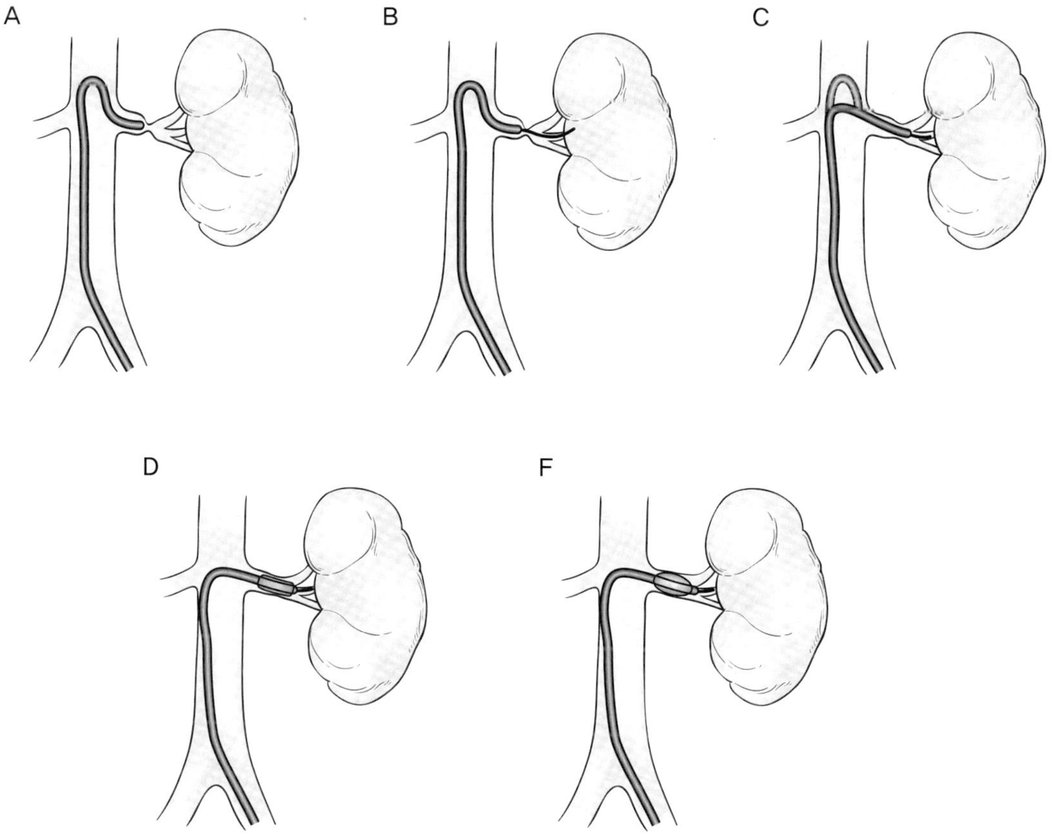

그림 34-5. Reverse curve catheter를 이용한 신장동맥 혈관성형술의 기법 A. 신장동맥의 입구에 5Fr reverse curve catheter를 위치시킨다. B. 유도철사를 조작하여 신장동맥의 협착 부위를 통과한다. C. 유도철사를 따라 카테터를 약간 아래로 잡아 당기면 카테터가 협착 부위를 통과한다. D. 뻣뻣하고 긴 유도철사로 바꾼 뒤 이를 따라 풍선카테터를 전진시켜 협착 부위에 위치시킨다. E. 풍선카테터를 확장시켜 혈관성형술을 시행한다.

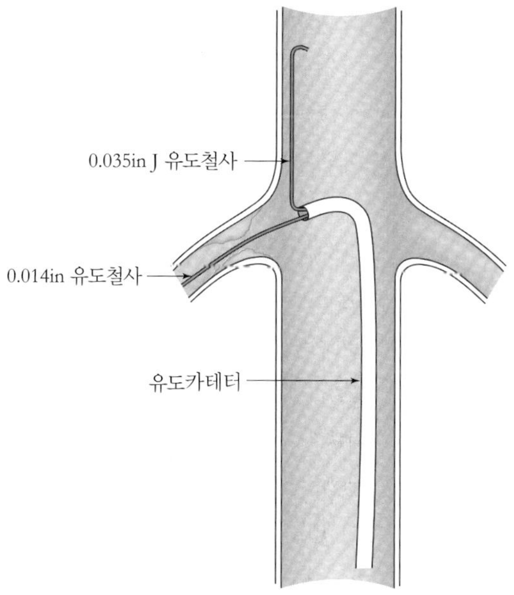

그림 34-6. 'No-touch' technique 0.035in J-유도철사를 신장동맥 상방의 대동맥에 위치시킨 후 0.014in 유도철사를 병행 사용하여 협착 부위를 통과하면 유도카테터와 혈관벽의 직접 접촉을 줄여 유도카테터에 의한 혈관손상이나 죽종색전*atheroembolism*을 감소시킨다.

병변의 위치가 ostium쪽인 경우 먼저 작은 크기의 풍선카테터를 이용하여 predilatation을 시행하면 큰 풍선카테터나 스텐트가 용이하게 통과할 수도 있다. 혈관성형술에 사용하는 풍선카테터는 일반적으로 병변에 인접한 정상 신장동맥 직경보다 10% 정도 큰 것을 선택한다. 대부분의 경우 풍선카테터의 최대 허용 압력에 도달하기 전에 풍선이 완전히 펴지지만, 성공적인 PTRA에 필요한 적절한 압력이나 팽창 유지 시간에 대해서는 뚜렷하게 의견이 일치된 바가 없다. 환자의 반응이 중요한데, 일반적으로 풍선카테터를 팽창시키면 환자는 약간의 옆구리 혹은 복부 통증을 호소하고, 풍선을 수축시키면 통증이 즉시 완화되는 것이 정상이다. 환자가 심한 통증을 호소하면 더 이상 풍선을 팽창시켜서는 안 된다. 풍선을 수축시킨 이후에도 환자가 통증을 호소한다면 혈관파열이나 박리 등의 심각한 합병증이 발생했을 가능성이 있으므로 혈관조영술로 확인한 후 즉각 적절한 조치를 취해야 한다. PTRA 후 확보된 혈관의 최초

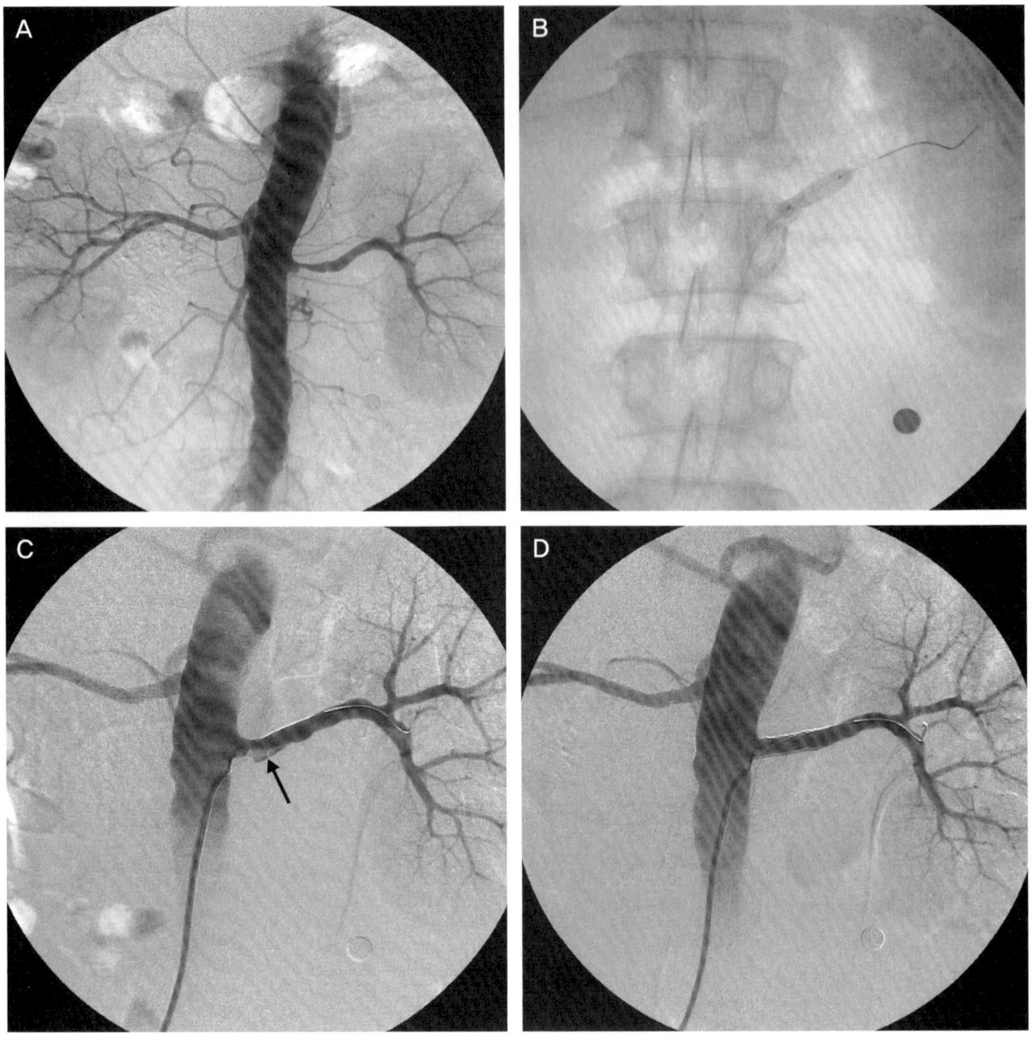

그림 34-7. 58세 남자 환자의 죽상동맥경화성 신장동맥 협착의 혈관성형술 후 발생한 동맥박리 A. 복부대동맥조영술에서 좌측 신장동맥의 근위부에 있는 편심성 협착이 보인다. B. 풍선카테터를 이용하여 혈관성형술을 시행하였다. C. 혈관성형술 시행 직후 신장동맥에서 심한 동맥박리가 관찰된다(화살표). D. 스텐트 삽입 후 동맥박리는 더 이상 관찰되지 않으며 협착 부위가 완전 개통되었다.

직경이 클수록 재협착이 감소할 것으로 예상하여 신장동맥 직경보다 20~25%까지 큰 풍선카테터를 사용하는 경우도 있는데, 이때는 순차적으로 카테터의 크기를 늘려 가는 것이 안전하다. 협착 부위가 신장동맥의 분기*bifurcation*에 있거나 해부학적 구조가 복잡할 경우 'kissing balloon' 기법을 이용하면 치료의 효과도 높이고 안전하게 치료할 수 있다.

RAST의 기본적인 술기는 PTRA와 동일하다. 풍선팽창형 스텐트*balloon-expandable stent*가 많이 쓰이는데, 이것은 자가팽창형 스텐트*self-expandable stent*에 비해 팽창력이 좋고 병변 부위에 정확하게 스텐트를 삽입할 수 있다. RAST는 이전의 PTRA 후 자주 재발하는 RAS, 탄성반동*elastic recoil* 등에 의해 PTRA의 결과가 나쁘거나 심한 박리가 생긴 경우 등에 사용하나(그림 34-7), ostial ARAS에는 대부분 PTRA를 하지 않고 직접 RAST를 시행한다(그림 34-8). 스텐트도 풍선카테터와 마찬가지로 신장동맥 직경에 비해 약 10% 정도 큰 것으로 선택하며, 병변을 충분히 포함하면서 대동맥 쪽으로 1~3mm 정도 돌출되고 병변 하방의 신장동맥을 1~2mm 정도 포함하는 길이를 선택한다. 2개 이상의 스텐트를 사용할 경우에는 2mm 정도 겹치도록 한다.

시술 직후 혈관조영술에서 혈류가 매우 느린 경우 외에는 헤파린은 추가로 사용하지 않으며, ACT가 140초 이하이면 sheath를 제거할 수 있다.

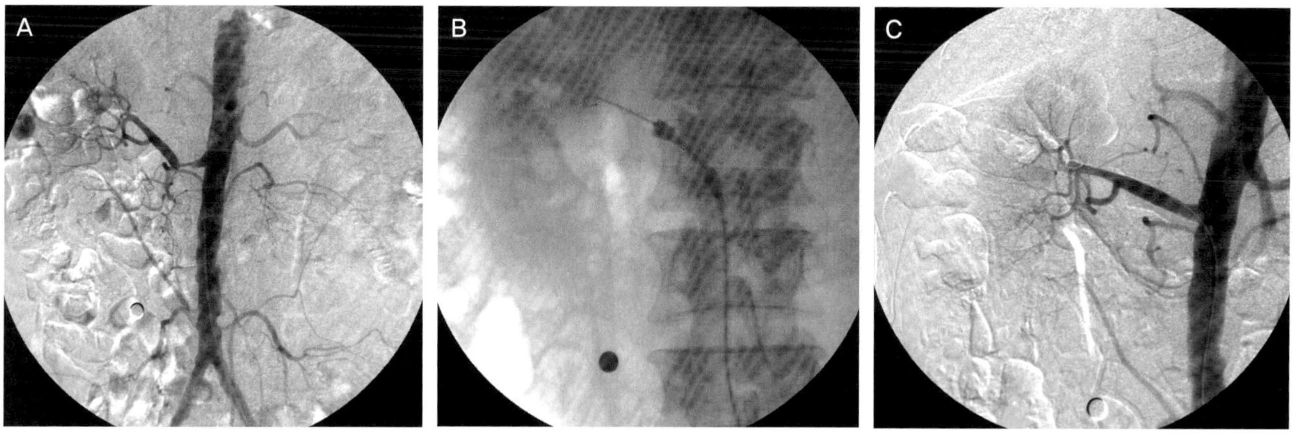

그림 34-8. 63세 남자 환자의 죽상동맥경화성 신장동맥협착의 스텐트삽입술 A. 복부대동맥조영술에서 우측 신장동맥의 근위부에 심한 협착이 있다. B. 협착 부위에 풍선팽창형 스텐트를 위치시킨 후 스텐트를 펼치고 있다. C. 스텐트 삽입 후 협착 부위가 완전 개통되었다.

Ⅲ 결과

일반적으로 경피적 치료에 좋은 결과를 보이는 병변은 FMD, 일측성 RAS, 3cm 이하의 짧은 RAS, non-ostial RAS 등이다.[26] 치료의 기술적 성공률은 95% 이상이다.[17] 치료에 가장 잘 반응하는 FMD의 경우 30% 이내의 환자에서 완치(혈압약을 복용하지 않고도 정상 혈압이 유지되는 경우)를 기대할 수 있고 추가적으로 50% 정도의 환자에서는 임상상의 호전을 기대할 수 있으나 11~23%에서 치료를 요하는 재협착이 발생한다.[27] ARAS의 경우에는 이미 진행된 신장 손상, 동반 질환 등으로 인해 치료 후 혈압의 완치는 드물지만(5% 이하) 약 70% 내외의 환자에서 호전을 기대할 수 있다.[17] 그러나 신장기능이 약 25%의 환자에서만 호전되고 약 50%에서 인정화를 기대할 수 있으나 25% 정도에서는 악화되는 결과를 보인다.[28] 최근에 발표된 내과적 치료와 경피적 치료를 비교한 무작위 임상 연구에 따르면, 두 군 간에 혈압이나 신장기능의 변화에 통계적으로 차이가 없었다고 하나, 경피적 치료를 성공적으로 받은 환자에서만 임상증상이 의미 있게 호전되었다는 보고도 있어 ARAS에서의 경피적 치료의 역할에 대해서는 연구가 더 필요할 것으로 생각된다.[29-31]

Takayasu's arteritis는 적혈구침강속도*erythrocyte sedimentation rate; ESR*가 상승한 경우 스테로이드를 투여해 병변의 활성도를 억제한 다음에 시술하는 것이 원칙이나 ESR의 민감도는 높지 않다. PTRA나 RAST의 기술적 성공률은 95% 정도이며 치료 후 약 16%에서 재협착이 발생한다.[32] 그러나 Takayasu's arteritis는 젊은 연령에 발병하여 염증이 만성적인 경과를 보이므로 스텐트에 의해 재협착이 유발될

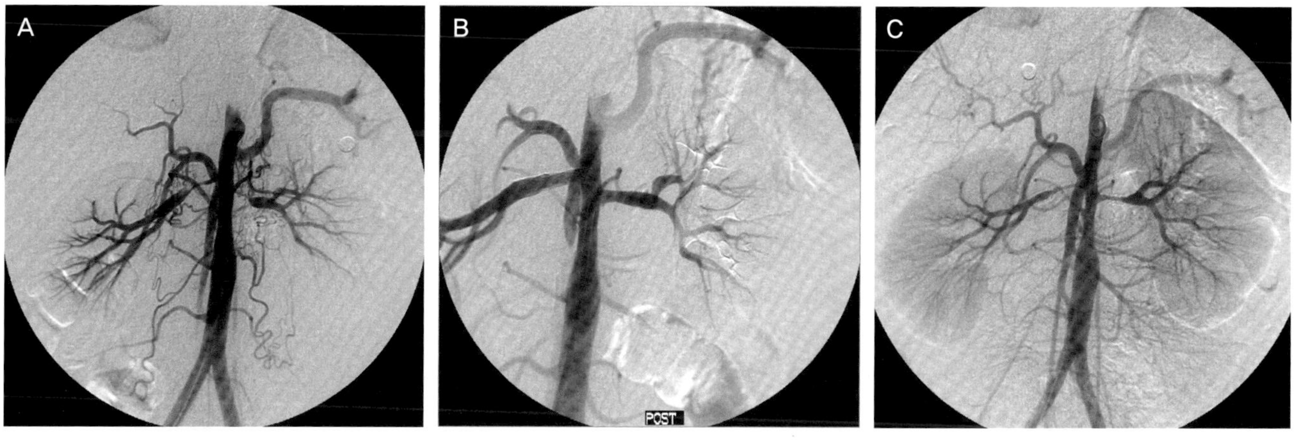

그림 34-9. 20세 여자 환자의 Takayasu's arteritis에 의한 신장동맥협착 A. 양측 신장동맥의 근위부에 심한 협착이 있고 복부 대동맥도 좁아져 있다. B. 양측 신장동맥에 스텐트를 삽입하여 협착을 치료하였다. C. 6개월 뒤 추적검사에서 스텐트 내부에 재협착이 관찰된다.

가능성이 높아 가능한 한 PTRA만으로 치료하는 것이 바람직하다(그림 34-9).

Ⅳ 합병증 및 추적검사

RAS의 경피적 치료에 따르는 합병증의 발생률은 10~15% 정도이지만 적극적인 치료를 요하는 주요 합병증의 빈도는 5% 이내이다[33](〈표 34-1〉). 가장 흔히 접하는 합병증은 동맥 천자 부위의 혈종이나 혈관 손상으로, 이는 대부분 보존적 치료로 해결된다. 30일 사망률은 1% 이하인데 원인으로는 신장동맥 파열, 콜레스테롤색전증, 급성 신장기능부전, 서혜인대*inguinal ligament* 상방의 출혈 등이 있다. 조영제 사용에 따른 신장병증*contrast-induced nephropathy; CIN*은 조영제 주입 후 48~72시간 이내에 혈청 creatinine이 기저치의 25~50% 이상 혹은 0.5~1mg/dL 이상 증가하는 경우로, RAS에 대한 경피적 시술 후 약 1.5~6%의 빈도로 발생한다.[34] CIN의 빈도를 줄이려면 시술 전후 12시간 동안 생리식염수를 정주하여 충분히 수분을 공급하고 사용하는 요오드 조영제의 양을 되도록 줄여야 한다. CO_2 가스를 이용한 혈관조영술을 고려해볼 수 있고, 항산화제인 N-acetylcyteine을 이용해 CIN의 발생을 줄였다는 보고가 있다.[35] 콜레스테롤 혈전 혹은 죽상판*atheromatous plaque*의 색전증에 의해 신장기능이 심각하게 저하될 수 있다. 이를 예방하기 위해 필터나 풍선카테터가 달린 유도철사 등의 기구를 이용하여 약 90%의 환자에서 신장기능을 보존할 수 있었다는 보고들이 있으나, 아직은 신장동맥 전용 기구가 개발되지 않았고 기구 사용에 따르는 신장동맥의 손상이나 시술의 복잡성 등으로 인해 이의 효용성에 대해서는 좀 더 전향적인 연구가 필요하다.[36]

〈표 34-1〉 신장동맥협착의 경피적 치료의 합병증

Intervention-site complications	
Local thrombus	1%
Angioplasty-related non-occlusive dissection	2~4%
Arterial rupture	1~2%
Guidewire-related dissection	4%
Intervention-related complications	
Renal failure	1.5~6%(chronic dialysis 1%)
Nephrectomy	1%
Segmental renal infarction & perinephric hematoma	3%
Other complications	
Emboli to extremities	1.5~2%
Cholesterol microemboli	1%
Puncture-site trauma requiring surgery	1~3%
Myocardial infarction	1%

시술 1~2주 후 도플러초음파를 시행하고 3년간 6~12개월 간격으로 초음파 추적검사를 시행한다. 신장기능이나 고혈압이 악화되는 경우에는 추가적인 검사를 시행한다. ARAS로 치료받은 대부분의 환자는 고지혈증이나 당뇨 등과 같은 심혈관 질환의 위험인자를 동반하고 있으므로 이들 인자의 관리가 중요하다. 저밀도지질단백질*low-density lipoprotein; LDL*치가 최소 100mg/dL 미만이 되도록 하고, 혈압은 ACEI/ARB 제제를 근간으로 120/80mmHg 이하가 되도록 관리한다. 시술 후 clopidogrel(75mg/day)을 1~3개월 정도 처방하고, 이후에는 aspirin(81~325mg/day)을 평생 복용할 수도 있다.

참고문헌

1. White CJ. Catheter-based therapy for atherosclerotic renal artery stenosis. Circulation 2006;113:1464-1473.
2. Bloch MJ, Trost DW, Pickering TG, et al. Prevention of recurrent pulmonary edema in patients with bilateral renovascular disease through renal artery stent placement. Am J Hypertens 1999;12:1-7.
3. Safian RD, Textor SC. Renal-artery stenosis. N Engl J Med 2001;344:431-442.
4. Detection, evaluation, and treatment of renovascular hypertension. Final report. Working Group on Renovascular Hypertension. Arch Intern Med 1987;147:820-829.
5. von Knorring J, Edgren J, Lepantalo M. Long-term results of percutaneous transluminal angioplasty in renovascular hypertension. Acta Radiol 1996;37:36-40.
6. Jacobson HR. Ischemic renal disease: an overlooked clinical entity? Kidney Int 1988;34:729-743.
7. Mailloux LU. Atherosclerotic ischemic renal vascular disease: do published outcomes justify the overzealous diagnostic

approaches? Semin Nephrol 2003;23:278-282.
8. Holley KE, Hunt JC, Brown AL, Jr., et al. Renal artery stenosis. A clinical-pathologic study in normotensive and hypertensive patients. Am J Med 1964;37:14-22.
9. Caps MT, Perissinotto C, Zierler RE, et al. Prospective study of atherosclerotic disease progression in the renal artery. Circulation 1998;98:2866-2872.
10. Bergentz SE. Natural history of renal artery stenosis. Ann Chir Gynaecol 1992;81:98-101.
11. Matsumoto AH SD, Spinosa DJ, Angle JF, et al. Evaluation and endovascular therapy for renal artery stenosis. In: Baum S, ed. Abram's Angiography: Interventional Radiology. 2nd ed. Baltimore: Lippincott Williams & Wilkins, 2006;362-397.
12. Park YB, Hong SK, Choi KJ, et al. Takayasu arteritis in Korea: clinical and angiographic features. Heart Vessels Suppl 1992;7:55-59.
13. Park JH, Han MC, Kim SH, et al. Takayasu arteritis: angiographic findings and results of angioplasty. AJR Am J Roentgenol 1989;153:1069-1074.
14. Baxi R, Epstein HY, Abitbol C. Percutaneous transluminal renal artery angioplasty in hypertension associated with neurofibromatosis. Radiology 1981;139:583-584.
15. Patel NH, Jindal RM, Wilkin T, et al. Renal arterial stenosis in renal allografts: retrospective study of predisposing factors and outcome after percutaneous transluminal angioplasty. Radiology 2001;219:663-667.
16. Fervenza FC, Lafayette RA, Alfrey EJ, et al. Renal artery stenosis in kidney transplants. Am J Kidney Dis 1998;31:142-148.
17. White CJ. Optimizing outcomes for renal artery intervention. Circ Cardiovasc Interv 2010;3:184-192.
18. Napoli V, Pinto S, Bargellini I, et al. Duplex ultrasonographic study of the renal arteries before and after renal artery stenting. Eur Radiol 2002;12:796-803.
19. Postma CT, van Aalen J, de Boo T, et al. Doppler ultrasound scanning in the detection of renal artery stenosis in hypertensive patients. Br J Radiol 1992;65:857-860.
20. Glockner JF, Vrtiska TJ. Renal MR and CT angiography: current concepts. Abdom Imaging 2007;32:407-420.
21. Silva JA, Chan AW, White CJ, et al. Elevated brain natriuretic peptide predicts blood pressure response after stent revascularization in patients with renal artery stenosis. Circulation 2005;111:328-333.
22. Rastan A, Krankenberg H, Müller-Hülsbeck S, et al. Improved renal function and blood pressure control following renal artery angioplasty: the renal artery angioplasty in patients with renal insufficiency and hypertension using a dedicated renal stent device study (PRECISION). EuroIntervention 2008;4:208-213.
23. Rivolta R, Bazzi C, Stradiotti P, et al. Stenting of renal artery stenosis: is it beneficial in chronic renal failure? J Nephrol 2005;18:749-754.
24. Trani C, Tommasino A, Burzotta F. Transradial renal stenting: why and how. Catheter Cardiovasc Interv 2009;74:951-956.
25. Kim PA, Khilnani NM, Trost DW, et al. Fluoroscopic landmarks for optimal visualization of the proximal renal arteries. J Vasc Interv Radiol 1999;10:37-39.
26. Guidelines for percutaneous transluminal angioplasty. Standards of Practice Committee of the Society of Cardiovascular and Interventional Radiology. Radiology 1990;177:619-626.
27. Slovut DP, Olin JW. Fibromuscular dysplasia. N Engl J Med 2004;350:1862-1871.
28. Isles CG, Robertson S, Hill D. Management of renovascular disease: a review of renal artery stenting in ten studies. QJM 1999;92:159-167.
29. Wheatley K, Ives N, Gray R, et al. Revascularization versus medical therapy for renal-artery stenosis. N Engl J Med 2009;361:1953-1962.
30. Bax L, Woittiez AJ, Kouwenberg HJ, et al. Stent placement in patients with atherosclerotic renal artery stenosis and impaired renal function: a randomized trial. Ann Intern Med 2009;150:840-848, W150-841.
31. Balk E, Raman G, Chung M, et al. Effectiveness of management strategies for renal artery stenosis: a systematic review. Ann Intern Med 2006;145:901-912.
32. Sharma S, Gupta H, Saxena A, et al. Results of renal angioplasty in nonspecific aortoarteritis (Takayasu disease). J Vasc Interv Radiol 1998;9:429-435.
33. Martin LG, Rundback JH, Sacks D, et al. Quality improvement guidelines for angiography, angioplasty, and stent placement in the diagnosis and treatment of renal artery stenosis in adults. J Vasc Interv Radiol 2003;14:S297-310.
34. Porter GA. Contrast-associated nephropathy: presentation, pathophysiology and management. Miner Electrolyte Metab 1994;20:232-243.
35. Birck R, Krzossok S, Markowetz F, et al. Acetylcysteine for prevention of contrast nephropathy: meta-analysis. Lancet 2003;362:598-603.
36. Cooper CJ, Haller ST, Colyer W, et al. Embolic protection and platelet inhibition during renal artery stenting. Circulation 2008;117:2752-2760.

Chapter 35

신장 및 골반 손상의 인터벤션

신병석

I 신장손상

신장손상은 대부분 복부둔상*blunt trauma*(80~90%)과 연관되며, 이 외에도 관통상*penetrating injury*이나 의인성 손상*iatrogenic injury*으로 인하여 일어난다. 복부손상 시는 비장과 간의 손상이 많으므로 신장손상이 있는 경우 동반된 장기 손상을 반드시 확인하여야 한다. 신장만 손상된 경우 대부분(98%) 작은 손상으로 국소적 열상*focal laceration*과 동반된 혈종*hematoma*이 많다.[1] 특히 소아는 어른에 비하여 상대적으로 신장의 크기가 크고 이동성*mobility*이 높아 신장손상의 위험도가 높다.[2, 3] 관통상*penetrating injury*은 드물지만 80% 이상에서 심각한 신장손상과 중요 혈관의 손상을 동반하여 대량 출혈이 일어나는 경우가 많아 즉각적인 처치가 필요하다. 의인성 손상*iatrogenic injury*은 신장생검이나 신장루설치술*nephrostomy*, 쇄석술*lithotripsy*와 관련된다. 신장생검의 경우 90% 정도에서 출혈이 있고 보존적 치료로 대부분 호전되나, 출혈이 심한 경우에는 색전술이 필요하다. 그 밖에 신장손상과 관련된 합병증으로 신장집합계*renal collecting system*의 파열로 인한 요낭종*urinoma*, 수신증*hydronephrosis*, 신우신염*pyelonephritis* 등이 있다.[1, 4]

1. 검사 및 진단

복부둔상이나 관통상 후 혈뇨가 있거나 현미경적 혈뇨와 저혈압(90mmHg 이하), 현미경적 혈뇨와 동반된 손상이 있을 경우에 영상의학 검사를 시행하여 손상 여부를 확인하여야 한다.[5–7] 신장손상 시 95% 이상에서 혈뇨*hematuria*(>5 red blood cells/HPF)는 보이지만 신장동맥혈전증*renal artery thrombosis*의 24%, 신우요관이행부 손상*ureteropelvic junction injury* 환자의 1/3에서 혈뇨가 없을 수 있으므로 무혈뇨만으로 심각한 신장손상이 없다고 볼 수 없다.[8] 따라서 신장손상이 의심된다면 CT를 시행하여 신장열상*renal laceration*, 혈종*hematoma*, 동맥에서의 조영제 유출*arterial contrast extravasation* 및 요(소변)의 유출*urinary extravasation*이나 신장 혈류가 차단되어 조영증강되지 않는 부위*devascularized segment*의 유무를 확인하여야 하며, 이는 적절한 치료방법을 선택하는 데 도움이 된다.[1, 9] 둔상 시 신장동맥이 심하게 신장되면 혈관 내막*intima*이 찢어져 박리*dissection*되고, 혈소판 응집과 혈관 폐색을 초래하여 신장동맥이 폐쇄될 수 있다. 이때는 CT에서 출혈은 동반하지 않고 단지 신실질이 조영되지 않는 소견을 보인다(그림 35-

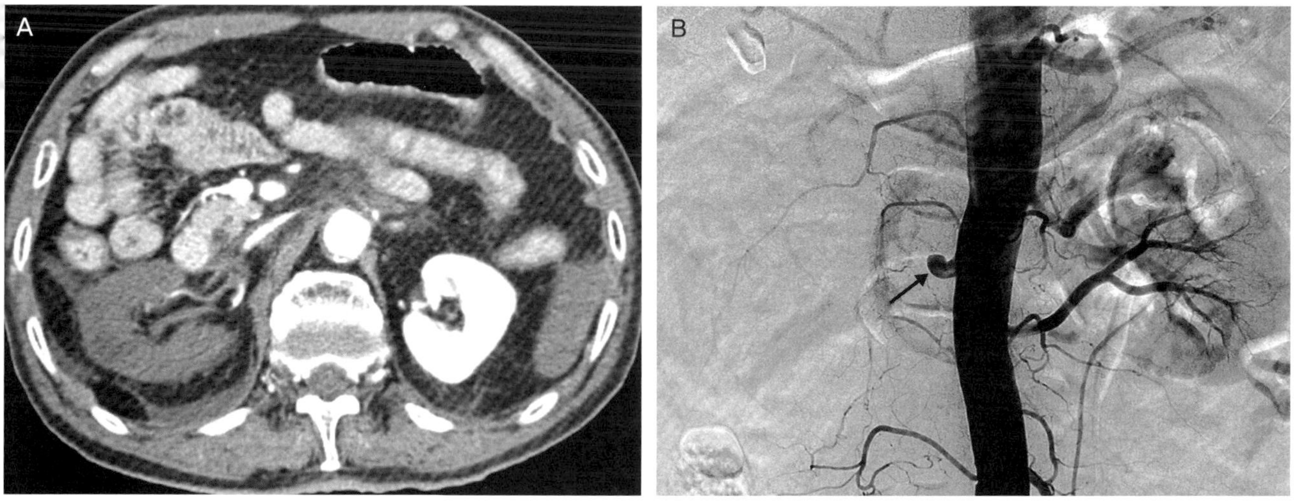

그림 35-1. 우측 신장동맥의 완전폐색 A. 복부외상 후 시행한 조영증강 CT에서 우측 신장동맥의 손상으로 우측 신실질 전체가 조영되지 않고 저음영을 보인다. B. 대동맥조영술에서 우측 신장동맥이 완전폐색(화살표)을 보인다.

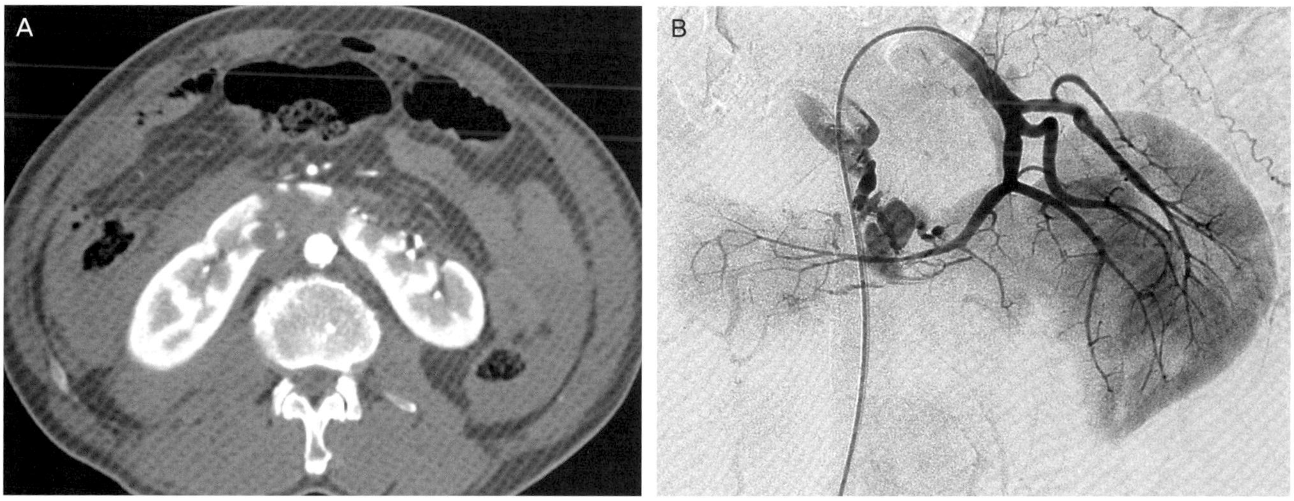

그림 35-2. 마제신*horseshoe kidney*을 가진 환자의 복부외상 A. 조영증강 CT에서 요추 앞의 신실질의 외상으로 인한 열상*laceration*과 혈종*hematoma*이 보인다. B. 좌측 신장혈관조영술에서 동맥분지의 파열로 인한 조영제의 유출이 보인다.

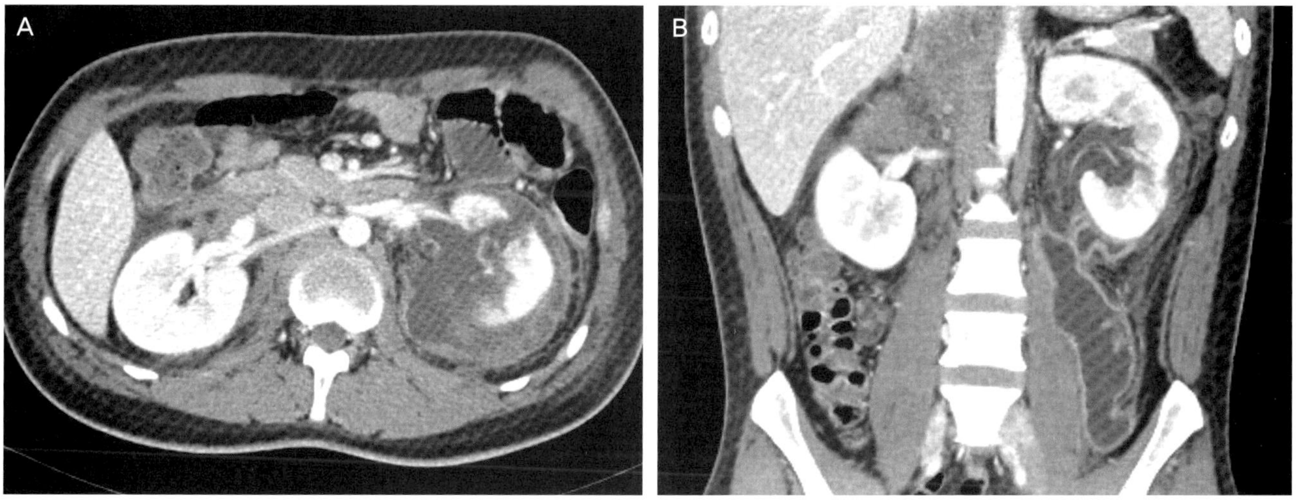

그림 35-3. 신장외상 후 발생한 요낭종*urinoma* A, B. 조영증강 CT 축면 영상*axial image*(A)과 관상면 영상*coronal image*(B)에서 신실질의 열상과 동반된 신우*renal pelvis* 결손이 보이고, 하방으로 많은 양의 요낭종이 형성되어 있다.

〈표 35-1〉 The American Association for the Surgery of Trauma Organ Injury Severity Scale Kidney Grading System

Grade	Type of injury	Description of injury
Ⅰ	Contusion Hematoma	Microscopic or gross hematuria, urologic studies normal Subcapsular, nonexpanding without parenchymal laceration
Ⅱ	Hematoma Laceration	Nonexpanding perirenal hematoma confirmed to renal retroperitoneum <1.0cm parenchymal depth of renal cortex without urinary extravagation
Ⅲ	Laceration	<1.0cm parenchymal depth of renal cortex without collecting system rupture or urinary extravagation
Ⅳ	Laceration Vascular	Parenchymal laceration exteding through renal cortex, medulla, and collecting system Main renal artery or vein injury with contained hemorrhage
Ⅴ	Laceration Vascular	Completely shattered kidney Avulsion of renal hilum which devascularizes kidney

1). 신장에 낭종, 종양 등이 있거나 선천성 신장기형이 있는 경우 정상 신장보다 쉽게 손상될 수 있다. 특히 신실질이 연결되는 마제신*horseshoe kidney*은 뒤에 요추가 있어 쉽게 손상을 입을 수 있다(그림 35-2). 신낭종 환자에서는 낭종이 파열되거나 출혈이 일어날 수 있으며, 요관신우이행부 폐쇄로 인한 수신증이 있는 경우 파열되어 요낭종*urinoma*이 형성되기 쉽다(그림 35-3). 신실질 외에 요관이나 방광이 손상될 수 있으므로 CT의 지연기 영상*delay phase*에서 조영제의 유출 등을 확인하고 신장루설치술*nephrostomy*을 시행하거나 double J stent 삽입을 고려한다.

신장손상의 정도는 손상 깊이와 혈관 침범에 따라 AAST Grading으로 나눈다[10, 11](〈표 35-1〉).

Grade Ⅰ, Ⅱ의 경우 후복막강 출혈*retroperitoneal bleeding*이 있더라도 보존적 치료를 시행하고,[12, 13] 추적관찰 시 저혈압, 적혈구용적률*hematocrit* 감소, 패혈증*sepsis* 등의 증상이 나타나는 경우에는 인터벤션 시술을 고려한다. Grade Ⅲ, Ⅳ에 인터벤션 시술을 통한 치료가 도움이 되며 신장절제술*nephrectomy*의 비율은 10% 이하로 알려져 있다. Grade Ⅴ는 즉각적인 외과적 수술이 필요한 경우가 많다.[14-18]

2. 인터벤션 시술

(1) 혈관조영술*Angiography*

먼저 대동맥조영술을 시행하여 신장동맥의 갯수와 분지하는 위치를 파악하고 신장혈관의 손상 여부와 폐색 여부를 확인하여야 한다. 이후에 각 신장동맥에 대한 선택적 혈관조영술을 시행하여 가성동맥류*pseudoaneurysm*나 현성출혈*active arterial bleeding*의 위치를 더 정확하게 확인하여 필요 시 동맥색전술을 시행한다.[19, 20] 현성출혈이 없더라도 신실질 내 혈종이 있을 때는 혈관이 펴지거나 밀린 양상

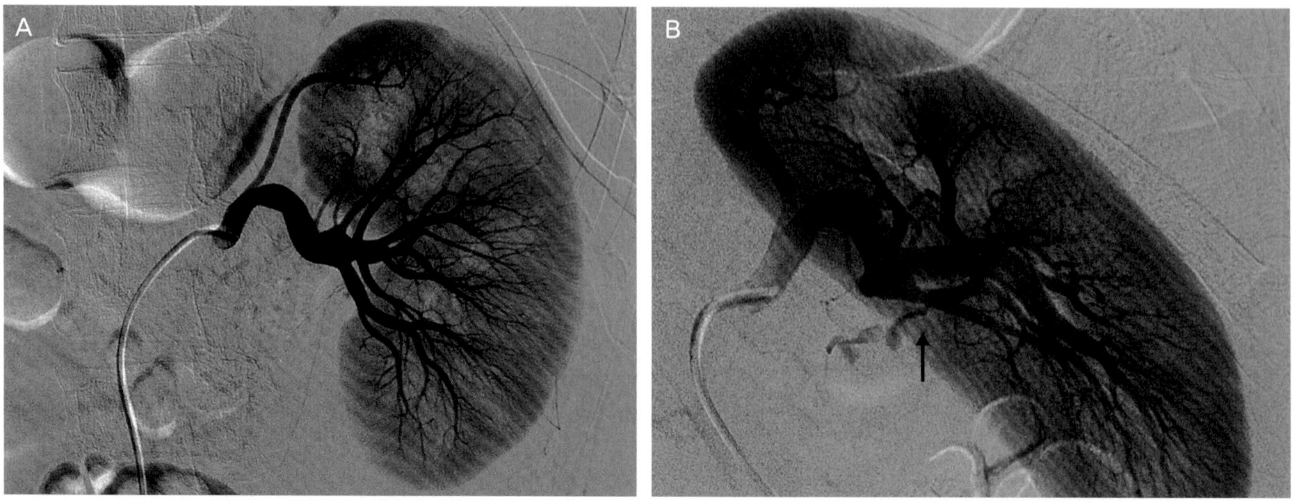

그림 35-4. 좌측 신장에서의 출혈로 시행한 혈관조영술 A. Anterioposterior view에서 명확한 조영제 유출이 보이지 않는다. B. Rotation, oblique view에서 조영제 유출(화살표)이 확인되고 출혈 부위를 알 수 있다.

이, 신장피막하*subcapuslar* 혈종이 있을 때는 신실질이 오목하거나 평편하게 눌린 양상이, 신장주위*perirenal*의 혈종이 있으면 신장이 밀린 양상이 나타난다. 출혈량이 소량이면 출혈 부위가 짙은 신장기능도*dense renogram*에 가려져 보이지 않을 수도 있으므로 회전영상*rotation view*, 확대영상*magnification view*의 선택적 혈관조영술을 추가로 시행하여 손상 부위를 확인하여야 한다(그림 35-4). 출혈 부위에서는 조영제 유출*contrast extravasation*, 가성동맥류*pseudoaneurysm*, 또는 동정맥루*arteriovenous fistula* 소견을 보인다.

(2) 색전술*Embolization*

신장동맥의 색전술 시는 신장동맥이 끝동맥*end-artery*이므로 색전 부위의 괴사를 피할 수 없기 때문에 미세카테터를 이용하여 초선택적 색전술*superselective embolization*을 시행하는 것이 잔여 신실질의 기능을 유지시키는 데 중요하다.[21] 주로 사용되는 색전물질은 젤폼*gelfoam*과 색전코일이며, 재출혈의 가능성이 있는 경우에는 비흡수성 색전물질인 polyvinyl alcohol(PVA) particle, 색전코일, glue 등을 사용할 수 있다. 신장동맥의 색전술 후에는 드물게 고혈압이 발생할 수 있다. 약 10%에서는 색전증후군*post-embolization syndrome*으로 통증, 미열과 백혈구증가증*leukocytosis*이 나타날 수 있으나 이는 일시적인 현상이며, 작은 부피의 색전술은 증상이 없는 경우가 많다.[21, 22]

Ⅱ 골반손상

골반 내의 출혈은 주로 교통사고나 추락으로 인해 해면골*cancellous bone*이 골절되거나 골반내 동맥 또는 정맥이 손상되어 발생하며, 전체 둔상 환자의 3~9%에서 일어난다. 골반내 출혈은 전체 골반외상 환자의 6~17%는 활력징후가 불안정한 상태로 병원에 오고, 그중 많게는 23%의 환자가 많은 양의 골반출혈로 사망한다.[23] 드물게 관통상에 의한 손상이 있을 수 있다. CT를 시행하여 동반된 복강 혹은 골반내 장기의 손상을 파악하고 이에 대한 외과적 처치를 해야 한다.

골반출혈의 정도는 골반골절 손상기전에 따라 다르다. 골반골절의 유형은 ① lateral compression, ② anteroposterior compression, ③ vertical shear, ④ combined injury이다. 이 중 전체의 약 65%를 차지하는 lateral compression은 안정골절*stable fracture*로서 골반내 압박*pelvic packing*이나 골반뼈고정술을 시행하면 출혈이 멈출 수도 있다. 그러나 골반손상 유형 중에서 anteroposterior compression, vertical shear, combine injury는 불안정골절로서, 골반고정술 등으로도 동맥의 손상에 따른 출혈이 멈추지 않는 경우가 많아 혈관색전술을 통한 치료가 매우 중요하다.[24, 25]

골반외상 시 동맥구조물은 골반 내에 고정된 인대구조물에 의하여 비틀리거나 위치가 이동된 골반골절편에 찢겨지거나 또는 골절파편에 의해 관통당하는 손상을 입는다. 동맥손상의 유형으로 완전절단*complete transection*, 부분절단*partial transection*, 내막파열*intimal disruption*, 급성 동정맥루*acute arteriovenous fistula*, 혈관경련수축*vasospasm*, 근육내 혈종*intramural hematoma* 등의 손상 등이 있다. CT는 골반골절의 유형뿐만 아니라 혈종의 위치와 양, 혈관의 손상 정도와 출혈 부위를 정확히 알아내는 데 매우 중요하며 동반된 골반내 장기의 손상을 확인하는 데 중요하다.[26-28] 골반외상의 조기 치료에서 가장 중요한 점은 골반내 장기의 손상이나 근골격계 손상*osteoligament injury*의 복구보다 먼저 혈역학적 안정을 빨리 유지시켜 주는 것이다. 그러려면 동맥혈의 지혈이 매우 중요한데, 골반외상 환자의 10% 정도에서 현성출혈이 있고, 지속적인 저혈압 상태의 환자는 지속적으로 현성출혈(57~75%)이 있을 수 있다. 그러나 골반충전술*pelvic packing*이나 골반고정술로는 동맥혈의 출혈을 잘 막을 수 없고, 수술적 혈관결찰술은 혈종 제거 시 눌림효과*tamponade effect*를 없애 오히려 대량 출혈을 조장할 수 있으며, 출혈로 시야가 확보되지 않아 손상받은 혈관으로의 접근과 적절한 치료가 어려울 수 있어 성공률이 떨어지고 사망률이 높아질 수 있어 복강내 장기 손상이 동반되지 않은 한 수술적 치료를 먼저 시행하지 않는다.[29] 따라서 골반내 출혈을 동반한 골반골절에서 수술적 치료보다는 동맥색전술이나 stent-graft 설치술을 통한 인터벤션 시술이 매우 중요하다.[23, 30, 31]

1. 검사 및 진단

일반적인 방법으로 혈관조영술을 시행한다. Pigtail catheter를 요동맥*lumbar artery* 부위에 위치시켜 손상을 받았을 가능성이 있는 부위가 모두 포함되도록 한다. 골반출혈은 대부분 내장골동맥*internal iliac artery*에서의 출혈로 상둔동맥*superior gluteal artery*에서 가장 많이 발생하며, 내음부동맥*internal pudendal artery*, 폐쇄동맥*obturator artery*, 하둔동맥*inferior gluteal artery*, 외측천골동맥*lateral sacral artery*, 장요동맥*iliolumbar artery* 순으로 손상을 많이 입는다. 이 외에 요동맥*lumbar artery*, 하복벽동맥*inferior epigastric artery*의 분지들, 외음부동맥*external pudendal artery*과 천장골회신동맥*superficial iliac circumflex artery*에서도 출혈이 일어날 수 있으므로 확인해야 한다.[24, 32, 33]

혈관조영술의 소견은 조영제의 혈관외유출, 가성동맥류, 혈관폐색, intimal flap, 동정맥루와 국소적인 혈관경련수축 등이다. 외장골동맥*external iliac artery*이 손상되면 혈관경련수축이 일어날 수 있으며 이는 혈관수축, 외상, 내막박리에 의하여 발생할 수 있다. 그러나 이러한 소견이 없다고 해서 동맥 출혈이 없다고 볼 수는 없다.

정확한 출혈 부위를 발견하려면 obturator artery가 우측 inferior epigastric artery에서 분지하는 것 같은 해부학적 변이도 숙지하고 있어야 한다.[25] 치골지*pubic ramus*가 골절된 때에는 external iliac artery에서 기시하는 inferior epigastric artery의 symphyseal branch에서 출혈이 있을 수 있으므로 주의한다. 출혈 부위가 명확하지 않다면 external iliac artery와 internal iliac artery를 선택하여 따로 혈관조영술을 시행하고 필요 시 rotation, oblique, magnification view를 추가로 시행한다(그림 35-5). 지연성 조영제 유출이 있을 수 있으므로 20초 이상까지 촬영하여야 한다. 또한 방광 내의 조영제로 인하여 출혈 부위가 보이지 않을 수도 있기 때문에 환자 상태가 비교적 안정적인 경우에는 시술 전

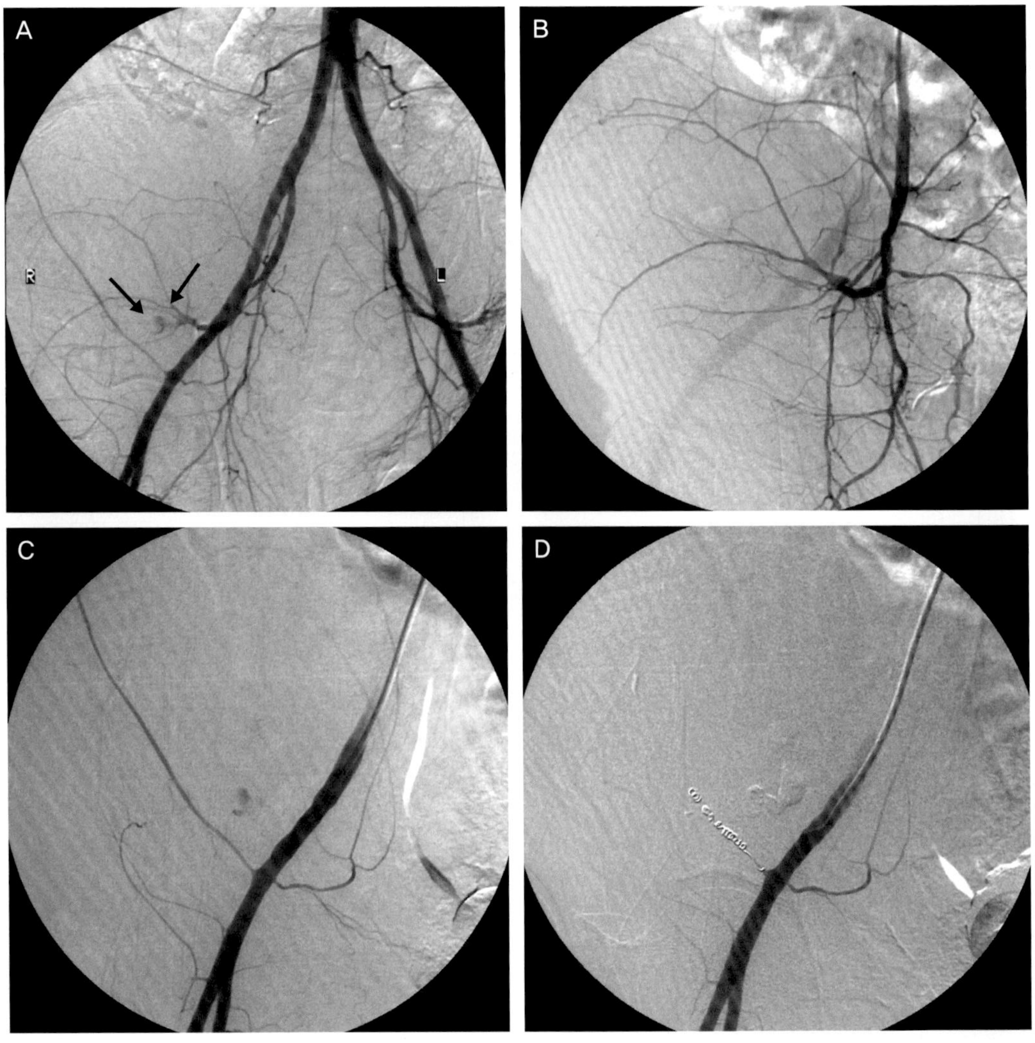

그림 35-5. 골반뼈 골절과 관련된 출혈 A, B. 대동맥조영술(A)에서 right internal iliac artery의 posterior division에서의 출혈이 의심된다(화살표). 그러나 selective internal iliac arteriogram(B)에서는 출혈 부위가 보이지 않는다. C. Selective external iliac arteriogram에서 right deep circumflex artery에서의 출혈임을 알 수 있다. D. 미세카테터로 초선택*superselection* 후에 미세코일로 색전술을 시행한 후의 사진. 조영제 유출은 보이지 않는다.

폴리 도뇨관*foley catheter*을 삽입하면 도움이 된다. 조영제의 혈관외유출로 오인하기 쉬운 경우는 월경 중인 여성에서 정상 자궁의 홍조*normal uterine blush*나 남성의 음경 기서*base* 부위의 bulbospongiosal stain 등이며, 출혈로 오인할 수도 있으니 주의한다.[25]

2. 인터벤션 시술

(1) 색전술

골반의 대량 출혈로 인하여 환자가 혈역학적으로 불안정한 경우에는 가능한 한 빠른 시간 내에 색전술을 시행하는 것이 중요하다.[34, 35] 색전술은 일반적인 원칙에 따른다. 일반적으로 출혈하는 분지혈관에서 선택적 색전술을 시행하는 것이 합병증의 감소에 도움이 되지만 심한 혈관경련수축이 있거나 복잡한 해부학적 구조로 인하여 출혈 부위까지 접근하기가 어려운 경우에 초선택적 색전술에 시간을 허비하게 되면 색전술을 시행하더라도 출혈이 지속적으로 일어나고 수혈 양이 많아져 결국 응고병증 상태에 빠져 환자가 더욱 악화될 위험성이 높아진다. 따라서 출혈 부위로 접근하기가 쉽지 않은 경우에는 출혈하는 동맥분지까지 선택되지 않더라도 즉각적으로 색전술을 시행하는 것이 더 중요하다. Internal iliac artery에서의 여러 부위에서 많은 양의 출혈로 인하여 혈역학적으로 불안정한 환자의 경우 광범위한 부위에 비선택적 색전술을 시행할 수 있다. 이는 색전 효과가 떨어지거나 골반장기의 허혈을 유발할 수도 있지만, 빠른 시간 내에 색전술이 가능하므로 후속조치가 빨라져 오히려 환자의 빠른 치료와 회복에 도움을 줄 수 있다.

색전물질로는 주로 젤폼 절편이나 색전코일을 사용한다. 비교적 크기가 큰 PVA도 사용할 수 있으나 크기가 작은(<250μm)의 PVA나 젤폼파우더*gelfoam powder*의 경우 세동맥*arteriole*에까지 폐색을 일으켜 골반 내장기관, 연조직과 신경조직에 손상을 줄 수 있어 가급적 사용하지 않는다. 특히 absolute alcohol과 같은 액상형 색전물질은 색전 범위를 조절하기가 어렵고 조직의 괴사를 유발하므로 사용하지 않는다. Internal iliac artery, superior gluteal artery 등의 큰 분지혈관에서의 국소적 손상으로 출혈이나 동정맥루가 있는 경우에는 색전코일이나 Amplatzer plugs를 사용하는 것이 유용하다. Internal iliac artery의 입구에 너무 가까운 부위에서 색전술을 하면 색전물질이 역류*reflux*하여 동측 하지의 혈관에 색전을 일으킬 수 있다.[23] 심부대퇴동맥*deep femoral artery*이나 근육형동맥*muscular artery* 등이 막히는 경우에는 거의 증상이 나타나지 않지만 표재대퇴동맥*superficial femoral artery*이나 슬와동맥*popliteal artery*에 색전증이 발생하면 하지에 심한 허혈을 일으킬 수 있으므로 매우 주의하여야 한다. 혈관 내에서 색전물질*emboli*이 보이는 경우에는 카테터를 삽입하여 흡입색전제거술*aspiration embolectomy*을 시행하거나 색전코일의 경우 snare를 이용해서 제거할 수 있으며, 필요하다면 외과적 처치를 시행한다.

성공적인 색전술 이후에 환자의 혈역학적 상태가 개선되어 혈관경련수축이 호전되면서 이전에 보이지 않던 부위에서 출혈이 있거나 반대편 internal iliac artery 등에서의 측부순환을 통하여 정중앙에 위치한 구조물에서 재출혈이 있을 수 있다. 골반 외의 복부나 흉부의 예기치 못한 부위에서 출혈이 있을 수 있으므로, 색전술 후 지속적으로 혈역학적 상태가 불안정한 경우에는 혈관조영술로 상태를 확인하고 다른 장기에서의 출혈이 없는지 면밀히 확인한 후에 시술을 마쳐야 한다.

(2) 스텐트/스텐트 그라프트*stent/stent graft*

골절된 골반뼈가 조각나거나 관통상이 생긴 경우 총장골동맥*common iliac artery*이나 external iliac artery와 같은 중요한 축동맥*main axial artery*이 손상될 수 있다. 동반된 장기의 손상 없이 혈관손상만 있는 경우 혈관유출 부위나 가성동맥류, 동정맥루 부위를 충분히 덮는 길이의 스텐트 또는 stent-graft를 설치하여 성공적으로 지혈할 수 있다. 그러나 장기손상이 동반된 경우에는 즉시 외과적 수술을 시행해야 한다. 수술 시 출혈 때문에 동맥손상 부위로 접근하기 어렵겠다고 예상되는 경우에는 수술 전에 인터벤션 시술을 먼저 시행하거나, 여의치 않은 경우 폐쇄풍선*occlusion balloon*으로 일시적으로 출혈을 멈추어 수술 시 혈액 손실을 줄이는 방법이 있으나 손상이 악화될 수도 있으므로 주의해서 시행하여야 한다.[36]

(3) 지속발기증*Priapism*

골반외상 시 방광, 후요도*posterior urethra* 등에 손상이 발생할 수 있으며 음경과 고환의 손상을 동반하기도 한다. 외상에 의하여 음경의 해면체동맥*cavernosal artery*이 손상되어 음경해면체*corpus cavernosum penis*의 혈관칸*lacunae vasorum* 사이에 동정맥루가 형성되어 지속발기증이 발생할 수 있다. 이러한 high-flow priapism는 정맥 폐쇄와 관

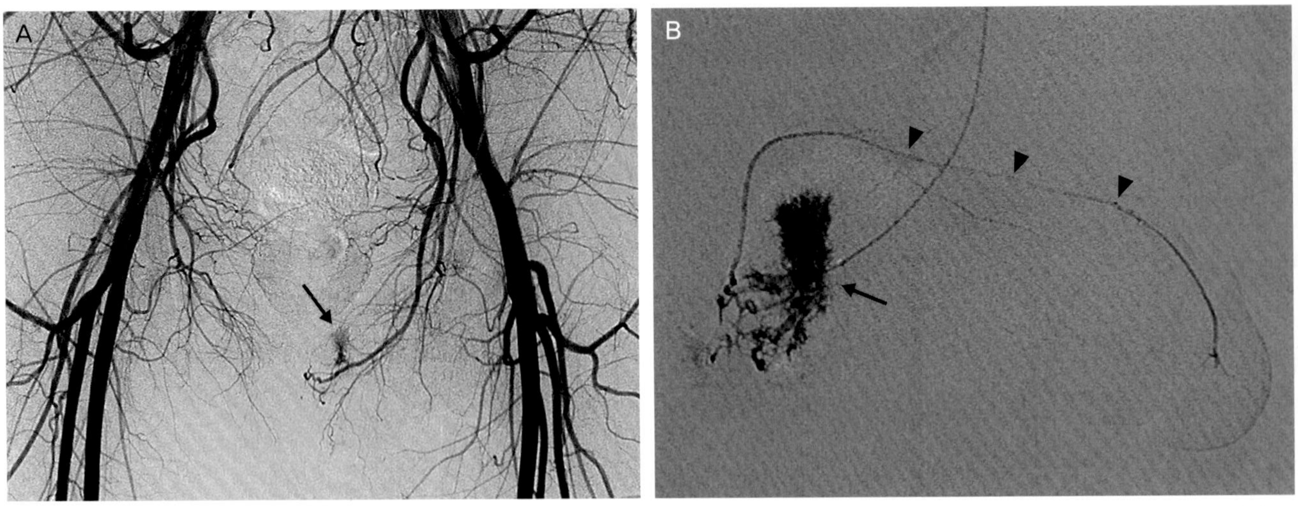

그림 35-6. 골반외상 후 발생한 지속발기증*priapism* A. 골반혈관조영술에서 left internal iliac artery에서 기시하는 internal pudendal artery에서 조영제가 유출되고 있다(화살표). B. 미세카테터로 internal pudendal artery까지 진입하여 시행한 혈관조영술에서 음경의 기저부에서 조영제가 corpus cavernosum penis를 채우는 모습이 확인된다(화살표). 음경의 상부로 가느다란 cavernosal artery를 볼 수 있다(화살촉).

련된 low-flow priapism과 달리 손상받은 동맥의 색전술로 치료할 수 있으며, 도플러초음파를 이용하여 진단할 수 있다. 인터벤션 시술을 위하여 먼저 골반 전체를 포함하는 대동맥조영술과 internal iliac artery의 선택적 혈관조영술을 시행하여 손상 부위를 확인한 후, 미세카테터를 internal iliac artery의 말초분지동맥*terminal branches*인 internal pudendal artery까지 진입시켜 색전술을 시행한다(그림 35-6). 일시적 색전물질로 자가혈전*autologous blood clot*이나 젤폼을 주로 이용하며, 미세코일이나 N-butyl cyanoacrylate을 사용하기도 한다. 색전술 후에 11~38%에서 재시술이 필요하며 75~100%에서 발기기능을 회복시킬 수 있다.[37-40]

참고문헌

1. Alonso RC, Nacenta SB, Martinez PD, et al. Kidney in danger: CT findings of blunt and penetrating renal trauma. Radiographics 2009;29:2033-2053.
2. Bixby SD, Callahan MJ, Taylor GA. Imaging in pediatric blunt abdominal trauma. Semin Roentgenol 2008;43:72-82.
3. Sidhu MK, Hogan MJ, Shaw DW, et al. Interventional radiology for paediatric trauma. Pediatr Radiol 2009;39:506-515.
4. McAninch JW. Renal injuryies. In: Gillenwater JY, Grayhack JT, Howards SS, et al., eds. Adult and Pediatric Urology. 3rd ed. St Louis: Mosby, 1996:539-553.
5. Sandler CM, Amis ES Jr, Bigongiari LR, et al. Diagnostic approach to renal trauma. American College of Radiology. ACR Appropriateness Criteria. Radiology 2000;215:727-731.
6. Sagalowsky AI, Peters PC, Genitourinary trauma. In: Walsh PC, Retik AB, Vaughan ED, et al, eds. Campbell's Urology. 7th ed. Philadelphia: WB Saunders, 1998;3085-3119.
7. McAndrew JD, Corriere JN Jr. Radiographic evaluation of renal trauma: evaluation of 1103 consecutive patients. Br J Urol 1994;73:352-354.
8. Boone TB, Gilling PJ, Husmann DA. Ureteropelvic junction disruption following blunt abdominal trauma. J Urol 1993;150:33-36.
9. Mirvis SE. Trauma. Radiol Clin North Am 1996;34:1225-1257.
10. Santucci RA, McAninch JW, Safir M, et al. Validation of the American Association for the Surgery Trauma Organ injury severity scale for the kidney. J Trauma 2001;50:195-200.
11. http://www.aast.org/Library/TraumaTools/InjuryScoring Scales. aspx#kidney
12. Shoobridge JJ, Bultitude MF, Koukounaras J, et al. A 9-year experience of renal injury at an Australian level 1 trauma centre. BJU Int 2013;112:53-60.
13. van der Vlies CH, Olthof DC, van Delden OM, et al. Management of blunt renal injury in a level 1 trauma centre in view of the European guidelines. Injury 2012;43:1816-1820.
14. Gourgiotis S, Germanos S, Dimopoulos N, et al. Renal injury: 5-year experience and literature review. Urol Int 2006;77:97-103.
15. Hotaling JM, Sorensen MD, Smith TG 3rd, et al. Analysis of diagnostic angiography and angioembolization in the acute management of renal trauma using a national data set. J Urol

2011;185:1316–1320.
16. Sarani B, Powell E, Taddeo J, et al. Contemporary comparison of surgical and interventional arteriography management of blunt renal injury. J Vasc Interv Radiol 2011;22:723–728.
17. Chow SJ, Thompson KJ, Hartman JF, et al. A 10–year review of blunt renal artery injuries at an urban level I trauma centre. Injury 2009;40:844–850.
18. Hotaling JM, Wang J, Sorensen MD, et al. A national study of trauma level designation and renal trauma outcomes. J Urol 2012;187:536–541.
19. Bruce LM, Croce MA, Santaniello JM, et al. Blunt renal injury: Incidence, diagnosis, and management. Am Surg 2001;67:550–554.
20. Hagiwara A, Sakaki S, Goto H, et al. The role of interventional radiology in the management of renal injury: a practical protocol. J Trauma 2001;51:526–531.
21. Bauer JR, Ray CE. Transcatheter arterial embolization in the trauma patient: a review. Semin Intervent Radiol 2004;21:11–22.
22. Hanks SE, Katz MD. Arteriography and endovasculr management of renal trauma. In: Baum S, Pentecost MJ, eds. Abrams' Angiography: Interventional Radiology. 2nd ed. Philadelphia: Lippincott Williams & Wilkins. 2006:1026–1036.
23. Hoffer EK. Transcatheter embolization in the treatment of hemorrhage in pelvic trauma. Semin Intervent Radiol 2008;25:281–292.
24. Ben–Menachem Y, Coldwell OM, Young JWR, et al. Hemorrhage associated with pelvic fractures: causes, diagnosis, and emergent management. AJR Am J Roentgenol 1991;157:1005–1014.
25. Kaufman JA. Abdominal aorta and iliac arteries. In: Kaufman JA, Lee MJ, eds. Vascular & Interventional Radiology. Philadelphia: Mosby, 2004:246–285.
26. Mohseni S, Talving P, Kobayashi L, et al. The diagnostic accuracy of 64–slice computed tomography in detecting clinically significant arterial bleeding after pelvic fractures. Am Surg 2011;77:1176–1182.
27. Pinto A, Niola R, Tortora G, et al. Role of multidetector–row CT in assessing the source of arterial haemorrhage in patients with pelvic vascular trauma. Comparison with angiography. Radiol Med 2010;115:648–667.
28. Chan DP, Abujudeh HH, Cushing GL Jr, et al. CT cystography with multiplanar reformation for suspected bladder rupture: experience in 234 cases. AJR Am J Roentgenol 2006;187:1296–1302.
29. Coimbra R, Hoyt D, Winchell R, et al. The ongoing challenge of retroperitoneal vascular injuries. Am J Surg 1996;172:541–544.
30. Velmahos GC, Toutouzas KG, Vassiliu P, et al. A prospective study on the safety and efficacy of angiographic embolization for pelvic and visceral injuries. J Trauma 2002;53:303–308.
31. White R, Krajcer Z, Johnson M, et al. Results of a multicenter trial for the treatment of traumatic vascular injury with a covered stent. J Trauma 2006;60:1189–1195.
32. Kam L, Jackson H, Ben–Menachem Y. Vascular injuries in blunt pelvic trauma. Radiol Clin North Am 1981;19:171–186.
33. Matalon TS, Athanasoulis CA, Margolies MN, et al. Hemorrhage with pelvic fractures: efficacy of transcatheter embolization. AJR Am J Roentgenol 1979;133:859–864.
34. Agolini SF, Shah K, Jaffe J, et al. Arterial embolization is a rapid and effective technique for controlling pelvic fracture hemorrhage. J Trauma 1997;43:395–399.
35. Boufi M, Bordon S, Dona B, et al. Unstable patients with retroperitoneal vascular trauma: an endovascular approach. Ann Vasc Surg 2011;25:352–358.
36. Nicholson AA. Vascular radiology in trauma. Cardiovasc Intervent Radiol 2004;27:105–120.
37. White C, Gulati M, Gomes A, et al. Pre–embolization evaluation of high–flow priapism: magnetic resonance angiography of the penis. Abdom Imaging 2013;38:588–597.
38. Kim KR, Shin JH, Song HY, et al. Treatment of high–flow priapism with superselective transcatheter embolization in 27 patients: a multicenter study. J Vasc Interv Radiol 2007;18:1222–1226.
39. Oztürk MH, Gümüş M, Dönmez H, et al. Materials in embolotherapy of high–flow priapism: results and long–term follow–up. Diagn Interv Radiol 2009;15:215–220.
40. Baba Y, Hayashi S, Ueno K, et al. Superselective arterial embolization for patients with high–flow priapism: results of follow–up for five or more years. Acta Radiol 2007;48:351–354.

Chapter 36

자궁동맥색전술

김만득

I 자궁근종색전술*Uterine fibroid embolization; UFE*

1. 서론

자궁근종은 가임 여성의 약 20~40%에서 발견되는 여성의 골반 내 종양 중에서 가장 흔한 질환이다. 자궁근종의 발생 원인은 잘 알려져 있지 않지만 호르몬과 관계가 있을 것으로 보고 있다. 약 10~20%의 근종이 증상을 일으키며, 주 증상으로는 과다월경, 심한 생리통, 근종 자체에 의한 주변 장기 압박증상(빈뇨, 허리 통증, 하복부 불편감, 변비, 요로 압박으로 인한 수신증) 등이 있다.[1]

자궁근종에 대한 치료로는 전통적으로 자궁절제술*hysterectomy*이 주류를 이루어 왔다. 미국에서는 자궁절제술이 연간 60만 건에 이르며 이 중 약 1/3은 자궁근종의 치료 목적으로 이루어지고 있다.[2] 또한 근종절제술*myomectomy*, 근종용해술*myolysis*, 호르몬요법과 같은 보존적 치료법이 있으며, 그 외 초음파나 고주파 등을 이용한 국소적 치료법들이 조금씩 시도되고 있다. 근종절제술은 시술받은 환자의 약 20~25%에서 재발로 인해 증상이 다시 생겨 결국 자궁절제술 같은 수술적 치료를 요하게 되는 단점이 있다.[3-5] 호르몬치료법은 증상 호전과 근종 크기 감소 효과가 있으나, 치료를 중단할 경우 수개월 내에 치료 이전의 크기로 다시 자라 증상이 재발한다.[6] 또한 골다공증이나 폐경기 증상 같은 부작용이 발생하기 때문에 6개월 이상 장기적으로 사용할 수 없으며, 주로 수술 전에 근종 크기와 혈류량을 줄여 수술 시 과다출혈 등을 예방하려는 한시적 효과를 목적으로 사용된다. 그러던 중, 프랑스 산부인과 의사인 Ravina 교수가 근종제거술 시 출혈 등의 합병증을 감소시키기 위해 자궁동맥*uterine artery; UA*을 통한 색전술을 의뢰하였는데, 자궁동맥색전술*uterine artery embolization; UAE*을 받은 환자의 다수에서 근종의 크기가 감소하고 증상이 호전되어 색전술 자체에 치료 효과가 있었음이 밝혀져 1995년 처음으로 보고되었다.[7] 이후 북미 등에서 자궁근종색전술*uterine fibroid embolization; UFE*에 대한 연구가 많이 나오기 시작하였고, 마침내 2008년 미국산부인과학회*ACOG*에서 산부인과 의사를 위한 시술 가이드라인의 일종인 practice bulletin board에 단기 및 장기 추적 결과 UFE는 안전하고 효과적이라고 발표하였다. 지금은 미국에서 연간 약 3만 명의 환자가 이 시술을 받고 있고, 국내에서는 한 해 평균 최소한 500예 이상 시술이 이루어지고 있다.

2. 이론적 배경

혈관이 색전되면 혈전이 생기고 한편으로는 색전물질에 대한 foreign body giant cell reaction 및 혈관염을 일으켜 혈관이 막히게 된다. 자궁근종은 정상 자궁근육층*myometrium* 조직에 비해 허혈에 더 취약하여, UA를 색전하면 정상 자궁조직은 골반의 측부순환으로 허혈을 피할 수 있지만 근종은 이미 커진 UA로부터만 혈액을 공급받아 허혈성 괴사가 일어나고 근종의 크기가 줄어들게 된다. 만약 근종이 UA 외에 다른 곳, 예를 들어 난소동맥*ovarian artery; OA* 등으로부터 혈액을 공급받는다면 UA만 색전해서는 근종을 완전히 괴사시킬 수가 없게 된다.

3. 해부학

UA는 하행분절*descending segment*, 수평분절*transverse segment*, 상행분절*ascending segment*로 나뉜다. 내장골동맥*internal iliac artery*에서 시작하는 UA는 골반의 측벽을 따라 아래로 주행하다가 방향을 바꿔 중앙을 향해 수평으로 주행한다. 자궁에 도달하면 다시 위쪽으로 방향을 바꾸고 많은 perforating vessel을 분지한다. Perforating vessel은 자궁 내에서 서로 연결되어 있어 한쪽 UA만 막아서는 괴사를 얻기 어려우며 특별한 경우를 제외하고는 양쪽 UA 모두를 색전해야 한다.

Transverse segment가 ascending segment로 방향을 바꾸는 지점 부위에서 아래로 주행하는 cervicovaginal branch라는 작은 동맥을 관찰할 수 있는데, 색전술을 시행할 때 이 동맥을 지표로 활용한다(그림 36-1). 즉 ascending segment를 색전하면서 cervicovaginal branch를 남겨 두는 것이 일반적인 색전방법이라고 할 수 있다.

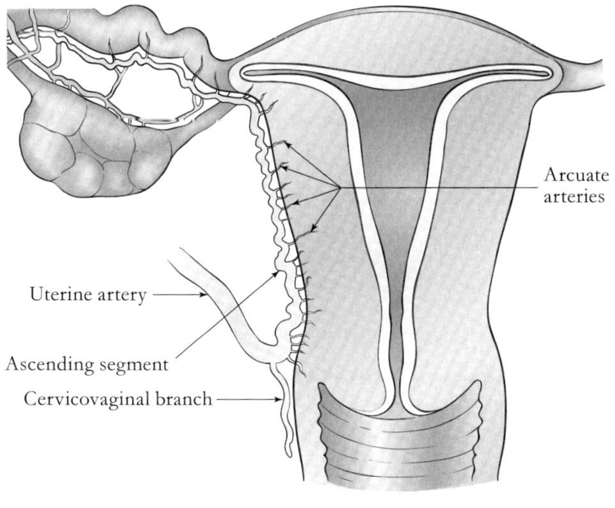

그림 36-1. Cervicovaginal branch의 모식도 Ascending segment와 transverse segment 사이에서 분지한다.

4. 진단

자궁근종의 진단에는 초음파와 MRI가 가장 많이 이용된다. 초음파는 근종을 진단하기 쉽고 비용을 절감할 수 있지만 시술자에 따라 진단에 차이가 있을 수 있다. 반면 MRI는 근종의 위치, 크기, 수를 보다 객관적으로 알 수 있고, 다른 골반 질환의 동반 여부, 즉 자궁선근증*adenomyosis*, 자궁내막증*endometriosis*, 수난관증*hydrosalpinx*, 자궁내막암*endometrial cancer* 혹은 자궁경부암*cervical cancer* 등을 알아보는 데 초음파에 비해 뛰어나다. 특히 조영증강 MRI 영상을 얻을 경우 근종의 혈관 발달 정도를 알 수 있어 시술 후 근종의 괴사 여부를 판단할 수 있다.[8,9] 특히 시술 전 MRI에서 전혀 조영증강되지 않고 퇴화되어 있다고 판단되는 근종일 때에는 색전술을 피해야 한다.

5. 적응증

어떤 환자를 시술할 것인가를 결정하는 것은 매우 중요하다. 반드시 환자가 호소하는 증상이 자궁근종에 의한 것이어야 한다. Endometriosis나 나팔관염 등의 골반내 염증이 동반된 경우 환자의 증상이 근종 때문인지 골반내 염증 때문인지 알 수 없으므로 주의해야 한다. 증상이 없는 근종이라면 좀 더 추석관찰할 필요가 있다.

또 최근 1년 동안 자궁암 검사를 받았는지 확인하고, 그렇지 않은 경우 이학적 검사와 세포검사를 해야 한다. 골반내 방사선치료를 받은 기왕력이 있는 환자나 혈관염을 앓고 있는 경우 측부순환 장애로 자궁이 괴사될 수 있으므로 주의해야 한다. 커다란 근종으로 인한 주위 장기 압박증상만 있는 환자, 종괴의 크기가 다소 줄었다 하더라도 여전히 주위 장기를 압박할 것으로 예상되는 환자는 좋은 선택이라고 보기 어렵다. McLucas 등은 근종이 8.5cm 이상이면 치료에 실패할 가능성이 높다고 하였고,[10] Pelage 등은 10cm 이상이면 색전술 후 감염 등의 합병증 발생이 우려되므로 피해야 한다고 하였다.[11] 반면에 Katsumori 등은 152명의 환자를 대상으로 근종이 10cm 이상인 그룹과 10cm 미만인 두 그룹을 비교하였는데, 합병증 면에서 두 그룹 간에 유의한 차이가 없었다고 보고하여,[12] 근종의 크기에 따른 UFE의 효용성은 좀 더 연구가 필요한 상태이다.

최근 Kim 등은 10cm 이상의 근종에 Gonadotropin-Releasing Hormone(GnRH)을 1~5회 투여하여 근종의 크기를 감소시킨 후 UFE를 시행하였나. 일반적으로 GnRH 투여는 UA를 수축시켜 색전술에 방해가 된다고 알려져 있어서 한 달에서 수개월 기다린 후 시술할 것을 주장하는 이도 있으나, 이들은 거대근종의 경우에는 이미 UA가 상당히 커져 있어서 GnRH 투여로 UA의 크기가 감소하여도 색전술에 영향이 없다고 보고하였다.[13]

Pedunculated subserosal myoma인 경우, 색전술 후 괴사된 근종이 복강 내로 떨어져 2차 감염의 우려가 있다는 주장이 있으나 이론적인 가능성일 뿐이고 아직 문헌에 보고된 적이 없다. 최근 여러 연구에 의하면 pedunculated subserosal myoma에도 색전술을 안전하게 시행하였다고 한다.[14]

자궁경부에 생긴 근종*cervical fibroid*은 전체 근종의 5%를 차지한다. 자궁경부는 근종 제거술을 하기 까다로운 부위이며 출혈 등의 합병증이 높은 곳이다. 색전술로도 완전 괴사의 확률이 약 20%밖에 안 될 정도로 어렵다고 보고되고 있는데, 이는 자궁경부에 측부순환이 발달해서 그러한 것으로 추측되며, 환자를 선택할 때 주의해야 한다(그림 36-2).[15] 이미 폐경이 온 여성에게도 근종으로 인한 빈뇨 등으로 종괴에 의한 압박증상이 있거나, 혹은 폐경의 증상 치료를 위한 호르몬 투여 과정 중 부정 출혈 등의 증상이 있는 경우 악성일 가능성을 배제할 수 있다면 색전술 치료를 고려할 수 있다.

6. 시술 전 검사

기본적인 CBC, 출혈 경향이 있는지 검사한다. 난포자극호르몬*FSH*, 황체형성호르몬*LH* 같은 검사는 시술 전 반드시 검사해야 하는 항목은 아니지만 45세 이상인 환자처럼 시술 후 폐경 등의 합병증이 높은 환자군일 경우 사전에 기초 자료로 검사할 필요가 있다. FSH의 경우 생리 시작 3일째에 채혈하여야 한다. 그렇지 않은 경우 생리 주기에 따라 혈중 농도가 달라지므로 해석할 때 주의해야 한다. 주기와 상관 없이 난소 기능을 반영하는 anti-Müllerian hormone(AMH)이 많이 이용되고 있다.

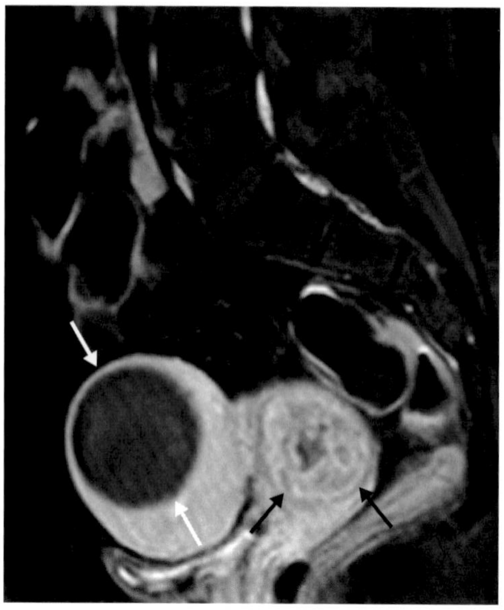

그림 36-2. 자궁근종색전술 후 3개월째 시행한 조영증강 MRI 자궁 기저부*fundus*에 위치한 근종은 완전 괴사(흰 화살표)되었으나 자궁경부 쪽에 위치한 근종은 거의 괴사되지 않았으며 조영증강(검은 화살표)되고 있다.

7. 시술

대개 우측 대퇴동맥*femoral artery*을 천자하여 시술하나 연구자에 따라 방사선 피폭을 줄이기 위해 양측 femoral artery로 동시에 접근하기도 한다. 5Fr pigtail catheter를 대동맥 분지 상방에 두고 골반동맥 조영을 시행한 후 양측 UA를 확인한다. 5Fr curved catheter를 이용해 internal iliac artery을 선택한 후 UA의 기시부를 알기 위해 혈관조영술을 추가로 얻는데, 이때 선택하려는 UA의 반대쪽 혹은 같은 쪽 전사위(contralateral or ipsilateral anterior oblique) 45° 영상을 얻으면 UA가 어디서 기시하는지 보다 쉽게 알 수 있다. UA의 기시부를 확인한 뒤에 UA를 선택할 때, 혈관경련 수축을 줄이기 위해 미세카테터*microcatheter*를 사용하는 것이 좋다. 미세카테터의 원위부는 cervicovaginal branch를 넘어서 위치하는 것이 좋으나, 전체 시술 환자의 50%에서는 이 혈관이 안 보이고 비록 색전술을 하더라도 부작용이 매우 드물다고 알려져 있다.

UA로 진입된 미세카테터로 혈관조영술을 얻게 되는데 이때는 OA로의 역류가 있는지 확인한다. 난소로 가는 혈관이 보이지 않으면 일반적으로 355~500μm PVA 입자로 색전술을 시행한다. 만약 난소로 주행하는 혈관의 크기가 확장되었다면 코일을 이용해서 난소를 보호하거나, 또는 적어도 역류되는 시점에서 크기가 500μm 이상 되는 PVA 입자를 사용할 수도 있다(그림 36-3).

UA 조영술에서는 MRI의 coronal image상 근종이 보이는 위치에서 근종의 영양혈관 분포 내지 tumor staining을 보는 것이 중요하다. 근종의 영양동맥은 일반적으로 굵고 직선 형태이며 분지가 적다.

(1) 색전을 끝내는 시점

시술자마다 약간씩 다르지만 PVA 입자를 기준으로 하였을 때 심박동수 10회 동안 조영제가 UA에 그대로 있을 때까지 색전하는 방법이 가장 무난해 보인다. 자궁주변 유출정맥*draining vein*이 보이는 시점을 endpoint로 잡는 연구자도 있다. Endpoint를 확인하려면 1cc 주사기를 이용하여 미세카테터에 조영제를 2cc 정도 주입한 후 심박동수를 센다. 경우에 따라서 UA의 재소통 가능성을 조금이라도 줄이기 위해 적은 양의 gelfoam을 추가로 사용하기도(secondary supplemental embolization for capping) 한다.

(2) 난소동맥 색전*Ovarian artery embolization*

양측 UA를 모두 색전한 후, 양측 신장동맥 아래에 pigtail catheter를 두고 대동맥 조영술을 시행하여 OA의 측부순환 유무를 확인한다.

OA의 측부순환이 확인되었을 때 OA를 색전할 것인가에 대해서는 아직 논란이 있다.

근종에 대한 OA의 측부순환이 자명한 경우에는 색전하지 않으면 치료가 불완전해질 수 있지만, OA를 색전하면 난소에 직접적인 기능부전을 발생시킬 수 있으며 이는 폐경 등의 합병증으로 이어질 수 있기 때문에 비록 OA를 1개만 색전하더라도 환자의 나이 등을 고려하여 결정한다.

최근 이 등은 349명의 환자에서 MRI뿐만 아니라 UA의 조영증강 MR angiography를 사용하여 시술 전 UA의 해부학을 파악할 수 있었으며, OA의 측부순환을 예측할 수도 있다고 하였다.[16] 특히 UA가 하장간막동맥*inferior mesenteric artery*보다 크기가 작은 경우, OA가 굵어진 경우 OA로부터의 측부순환 가능성이 많다고 보고하였다.

OA 색전이 불가피하다면 반대측 난소에 이상이 없는지 다시 한 번 확인한 뒤 gelfoam이나 PVA 등을 이용해 색전을 시도한다(그림 36-4). 양쪽 OA 모두를 색전하는 방법은 효용성과 안전성 면에서 받아들여지지 않고 있다.

8. 색전물질

색전물질로는 polyvinyl alcohol(PVA) 입자, tris-acryl gel-

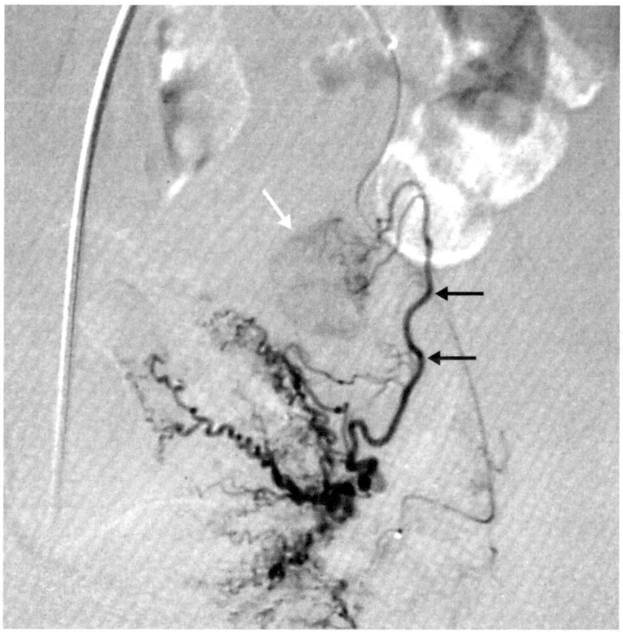

그림 36-3. 미세카테터를 이용한 자궁동맥조영술 OA(검은 화살표)로의 역류와 난소(흰 화살표)가 희미하게 보인다. 색전물질이 OA로 유입될 우려가 있을 때에는 500μm 이상의 입자를 사용하면 보다 안전하다.

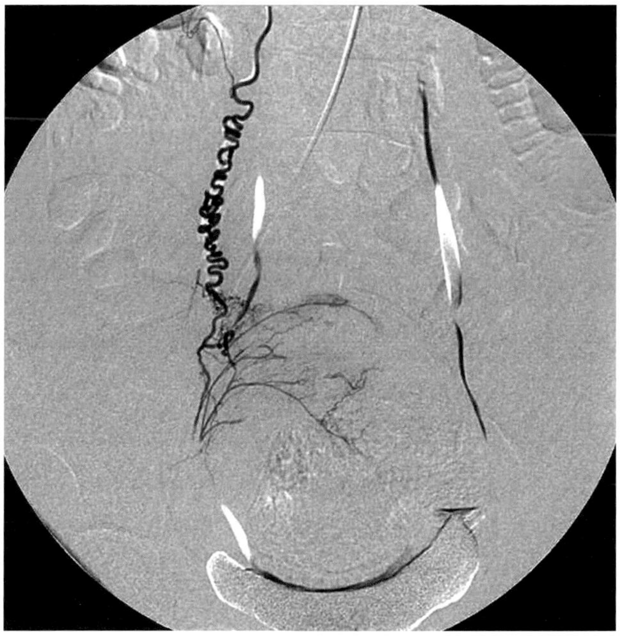

그림 36-4. 우측 난소동맥조영술 OA로부터 자궁근종으로 가는 혈관이 관찰된다. Gelfoam을 이용하여 조심스럽게 OA를 색전하였다.

atin microsphere, PVA microsphere, gelfoam 등이 있다.

(1) Non-spherical(Classic) PVA particle

현재까지 가장 많이 사용되는 색전물질이다. 보고자에 따라 여러 가지 입자 크기를 사용하였는데, 작은 입자(250~355μm)를 사용한 보고가 큰 입자(500~700μm)를 사용한 보고보다 근종의 크기 감소율은 더 좋은 반면, 염증이나 통증 같은 합병증이 더 많이 발생하는 경향이 있어 현재는 355~500μm 크기가 일반적으로 사용되고 있다. Tris-acryl gelatin microsphere와 비교하였을 때도 최근 연구에 의하면 UFE의 치료 효과에 차이가 없고 비용이 적게 든다. 반면에 clumping되어 카테터가 막힐 수 있으므로 충분히 희석한 후 천천히 주입하여야 한다.

(2) Tris-acryl gelatin microsphere

최근에 개발된 색전물질로, 북미나 유럽 등에서 UFE에 많이 사용되고 있다. 보통 500~700μm 크기를 사용한다. PVA 입자에서 나타나는 카테터 막힘 현상이 적고 색전 효과가 뛰어나나, 환자 1명에 사용되는 양이 PVA보다 평균 3배 이상 많아서 비용이 많이 든다. 또한 Tris-acryl gelatin microsphere 자체의 장기 추적 결과가 필요할 것으로 보인다.[17]

(3) PVA microsphere(Spherical PVA)

Microsphere의 장점과 PVA라는 친숙한 색전물질을 결합하여 개발되었으나 최근 Spies 등의 보고에 따르면 500~700μm를 이용하였을 때 Tris-acryl gelatin microsphere와 비교하여 색전 효과가 현저히 떨어져 UFE에 적합하지 않다고 한다.[18]

(4) Gelfoam

Gelfoam은 산후 출혈 등에서 이미 안정성이 알려진 색전물질이다. Gelfoam pledget만을 색전물질로 사용해도 근종의 크기 감소와 증상 치료에 효과적이었다는 일부 보고가 있으나, 아직 근종 색전에 보편적으로 사용되지는 않는다.[19]

9. 결과

UFE의 여러 연구를 종합해 보면, 월경과다 증상의 83~90%, 생리통의 77~79%, 압박증상*pressure symptoms*의 86~93%가 개선되었고, 4~11%에서 치료에 실패하며, 시술 만족도는 91~97%에 달한다. 색전술 후 근종은 42~73%에서, 자궁 자체는 35~55%에서 부피가 감소하였다. 이러한 부피 감소는 약 1년까지 계속 진행한다고 알려져 있다.[20-26] 국내에서는 김 등이 69명의 환자를 대상으로 연구한 결과, 월경과다의 87.5%, 생리통의 83.3%, 압박증상의 79.2%가 임상적으로 호전되었다고 보고하였다.[27]

Spies 등은 5년 장기추적 결과 20%가량이 재발하여 UFE가 장기간에도 효과가 있다고 발표하였다. 재발의 원인으로는 새로 생긴 근종, 불완전한 근종의 괴사로 인한 근종의 재성장, 초기 근종의 크기가 너무 큰 경우 등이 제시되고 있으나 좀 더 연구가 필요한 상태이다.[28]

Goodwin 등은 근종제거술과 UFE를 비교하였는데 두 그룹 모두 증상의 호전과 자궁의 부피 감소는 통계적으로 차이가 없었던 반면, 입원기간과 일상생활로 복귀하는 기간은 UFE을 받은 그룹이 의미 있게 적다고 하였다.[29]

UFE와 수술을 5년 동안 비교한 한 연구에서는, UFE 그룹에서 치료 실패 또는 합병증으로 다시 치료를 받은 경우가 32%로, 수술한 그룹의 4%보다 의미 있게 많았다고 보고하였다.[30] 이는 UFE가 자궁을 보존할 수 있다는 장점을 가진 반면, 보존함으로써 생길 수 있는 재치료 가능성에 대하여 시술 전 환자에게 충분한 설명과 동의를 구해야 된다는 의미가 될 수 있다.

10. 추적검사

시술 후 1개월까지는 외래를 한두 차례 방문하여 부작용이 발생하였는지 주의 깊게 살펴보고, 3~6개월 후에 MRI를 촬영하여 시술 전 MRI와 비교하여 근종과 자궁의 부피 감소율과 조영증강 영상을 통하여 근종의 완전 괴사 여부를 확인한다. 근종과 자궁의 부피를 계산할 때에는 'length×width×depth×0.5233' 공식을 주로 이용한다.[31] 초음파로는 시술자에 따라 정확한 부피 변화를 측정하기가 어려우며, 특히 근종의 완전 괴사 여부를 알기가 어렵다. 근종이 완전 괴사된 경우 T1 강조영상에서 hemorrhagic infarction으로 인한 고신호를, T2 강조영상에서 저신호를 나타내며, 조영증강 T1강조 영상에서 조영증강되지 않는다(그림 36-5). 만약 근종 부피의 10% 이상에서 조영증강되면 근종의 재발 가능성에 대하여 환자에게 미리 설명해 두는 것

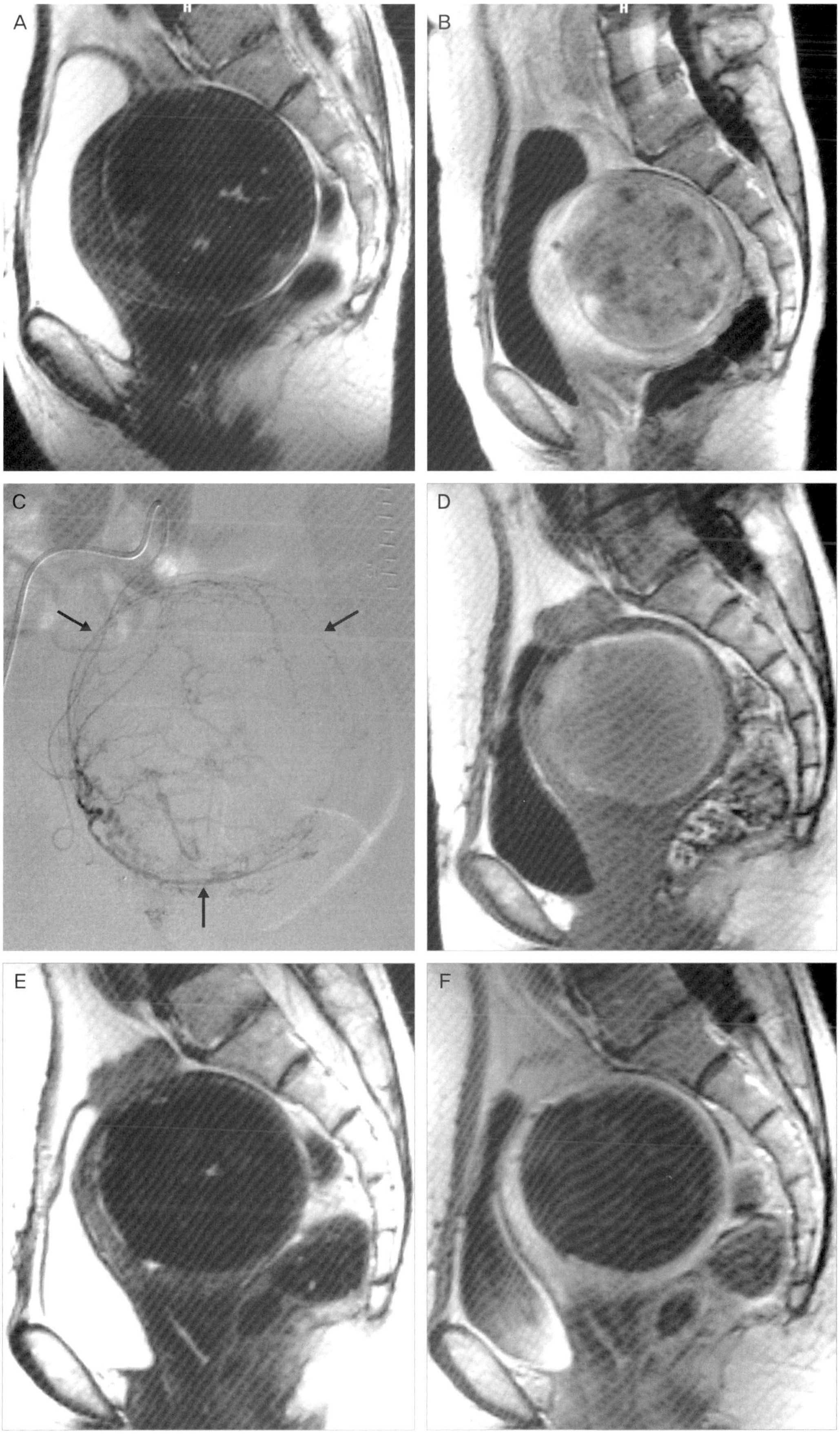

그림 36-5. 벽내 자궁근종을 가진 54세 환자 A, B. 시술 전 T2 강조영상(A), 조영증강 T1 강조 MRI 영상(B)에서 8.3cm 크기의 조영증강된 자궁근종이 보인다. C. 자궁동맥 혈관조영술에서 근종으로 가는 영양동맥*feeding artery*들(화살표)이 보인다. D~F. 색전 후 T1 강조영상(D)에서 근종의 출혈성 괴사로 인한 고신호가, T2 강조영상(E)에서 저신호가 보이며, 조영증강 T1 강조영상(F)에서 조영증강이 전혀 안 되고 있다.

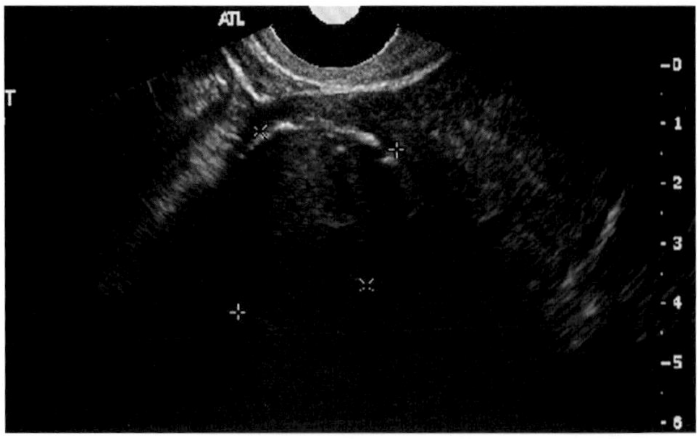

그림 36-6. 색전술 후 3년이 지난 자궁근종 질 초음파 검사상 석화화된 자궁근종이 마치 태아의 머리처럼 보인다.

이 좋다. 단기 추적관찰 후에는 1년에 한두 차례 정기검사를 시행한다. 괴사된 근종은 시간이 지나면서 퇴화되어 근종 주위로 석회화를 동반하기도 하여 초음파검사에서 태아의 머리(fetal head sign)같이 보이는 경우도 있다(그림 36-6).

11. 합병증

UFE 후에 올 수 있는 합병증에 적절히 대처하려면 합병증을 충분히 이해하고 있어야 한다(〈표 36-1〉). 거의 모든 환자가 색전술을 시행한 직후부터 생리통과 유사한 심한 골반내 통증을 호소하며, 24시간이 지나야 통증이 많이 가라앉게 된다. 통증을 조절하는 방법으로는 morphine 등을 환자 스스로가 조절하는 PCA(patient-controlled analgesia) 펌프나, ketoprofen 또는 morphine 등을 정맥주사하는 방법이 있다. 하지만 이러한 통증은 환자에 따라 수일간 지속될 수 있음을 환자에게 미리 충분히 설명하는 것이 좋으며, 심한 통증이 계속해서 지속될 때 입원 기간을 다소 지연하더라도 합병증이 동반되었는지 유심히 관찰할 필요가 있다. 시술 당일 약 2/3의 환자에서 구역과 구토를 볼 수 있고, vaginal spotting/discharge가 있을 수 있으며, 약 20%에서 미열이 날 수 있는데 이는 색전후증후군*post-embolization syndrome*으로 보존적 치료를 하면 자연 치유된다. 하지만 감염과의 감별이 중요한데, 감염의 경우 높은 고열의 지속, 질 분비물의 악취, 분비물의 세균학적 검사 등으로 알 수 있다. 감염 가능성을 낮추려면 색전술 전날부터 시술 후 1주일까지 예방적으로 광범위 항생제를 투여하는 것이 좋으며, 외래 추적관찰이 필요하다. 매우 드물지만, 환자의 1~2%에서 자궁이 괴사되어 감염을 일으켜 응급 자궁절제술을 받은 예가 있다.[21] 감염되지 않은 상태에서 환자가 색전술 후 통증이 가라앉지 않고 계속 지속될 때는 MRI를 시행하여 정상 자궁근육층이 잘 보존되어 있는지 확인해 볼 수 있으나, 자궁괴사의 빈도는 매우 낮다.

색전물질이 OA로 유입되면 난소기능 부전이 발생할 수 있으며 그 빈도는 약 2~7%로 보고되고 있다.[32-34] 이러한 폐경 환자는 나이가 45세 이상인 경우가 월등히 많은데, 가능한 이유로 functional reserve가 많지 않은 노화된 난소에서 약간의 색전술로도 기능부전이 온다는 주장, 여성의 자연 폐경이 45세에서 4%, 49세에서 35%로 폐경 시점이 색전 시점과 우연히 일치한다는 주장, 자궁절제술만 받은 환자의 약 15%에서 폐경이 온다는 점으로 볼 때 자궁이 난소의 정상적 기능에 일정 부분 내분비적으로 기여한다는 가능성이 제기되고 있다. 간혹 근종의 괴사된 조직이 반복적으로 조그만 덩어리 형태로 떨어지거나, 한 번에 질로 배출되어 추적검사에서 근종이 완전히 없어지는데 이때 복통, 혈성 분비물 등이 동반되기도 한다.[35-37] 이를 부작용이라고 보는 견해도 있으나, 환자 대부분에서 별 합병증 없이 자연 배출되거나(그림 36-7), 자궁경*hysteroscope* 등으로 어렵지 않게 근종이 배출되므로 부작용이라기보다는 조절 가능한 치료 반응의 일부라고 보는 견해도 있다.[38]

〈표 36-1〉 자궁근종색전술의 합병증

Postembolization syndrome: Postprocedural pain, mild fever, nausea/vomitting
Postpuncture hematoma
Infection: pyometra, foul odor, high fever
Intermittent vaginal discharge (bloody)
Ovarian failure: Transient /permanent amenorrhea
Uterine necrosis
Transvaginal passage (expulsion) of leiomyomata
Pulmonary embolism

12. 임신과의 연관성

임신을 원하는 여성을 만나면 시술을 담당한 의사로서는 UFE 시행에 주저하게 된다. UAE가 자궁 내막에 손상을 주어 착상을 방해하거나 또는 UAE을 받은 여성이 임신하였을 때 태아가 자라면서 태반을 포함한 많은 혈류의 공급이 UA 외에 다른 곳으로부터 원활할지, 태아가 정상적으로 발달할 수 있을지 염려된다. UFE와 임신의 관계는 아직 명확하게 확립되어 있지 않으며 지금도 연구가 계속 진행 중이라고 볼 수 있다. 다만 지금까지의 보고를 종합하면, 정상적인 임신과 출산의 예가 많이 보고되고 있어 UFE가 임신을 방해하지는 않는 것으로 보인다는 주장과, 전치태반이나 유착태반 같은 태반 이상과 관계가 있을 수 있다는 보고가 있다.[39–41] 태반 이상은 임신한 여성이 35세 이상일 때, 다분만, 흡연, 제왕절개술 병력 등이 위험 요소로 알려져 있어 태반 이상이 UFE와 직접적인 관련이 있는지는 확실하지 않으나, 어찌 되었건 UFE를 시술받았던 환자가 임신하였을 때에는 태반 상태를 자세히 관찰해야 한다.

그 외에 이상태위*malpresentation*, 임신나이보다 작은 영아*small for gestational age; SGA* 등도 보고되고 있지만 이것 역시 UFE 자체 때문인지 아니면 치료 후 아직 남아 있는 근종 때문인지 정확하지 않다. 분만 후 출혈의 빈도도 색전술을 받지 않은 여성(4~6%)보다 다소 높게(9%) 보고되어 있다.[42] Kim 등은 총 94명의 UFE 환자를 대상으로 조사한 결과, 임신을 원했던 6명 중 5명(83.3%)이 임신하였고, 1명에서 조기 양막파열로 인한 SGA가 있었으나 신생아 모두 건강하였으며 uteroplacental insufficiency나 자궁수축 이상 등은 없어 UFE가 임신에 영향을 미치지 않았다고 보고하였다.[43] 이러한 사실에 기초할 때, 어쨌든 UFE를 받았던 여성이 임신한 경우에는 주의 깊게 관찰해서 대비해야 한다. 체코의 산부인과 의사인 Mara 등은 4~12cm의 자궁근종에 대하여 근종제거술과 색전술을 무작위로 시행하여 임신 결과를 보고하였는데 임신율, 정상 만기임신*term pregnancy*, 유산율 등에서 근종제거술이 색전술보다 다소 우월하다고 하였다.[44] 현재 SIR(Society of Interventional Radiology)에서는 임신을 계획하고 있는 여성에게는 근종제거술을 일차적으로 권유하고 있으나, 근종이 내막과 너무 근접해 있어 근종제거술 시 내막 손상이 우려되거나 다발성 근종으로 근종제거술이 불가능한 상태 등 수술이 어렵다고 판단되는 경우에는 색전술을 시행하도록 권고하고 있다. 의학적 지식 외에 환자의 여러 가지 사회경제적 상황 등을 고려하여 환자와 일정 부분 치료방향을 같이 상의하여 결정하는 것이 바람직하다.

13. 방사선 노출

Nikolic 등은 UFE 시술에 노출된 방사선량은 평균 22.34cGy로 우려할 만한 수준은 아니라고 하였다. 하지만 난소는 방사선에 민감한 장기이므로 가급적 방사선 조사량을 줄여야 한다. 그러기 위해서는 환자 테이블을 X-ray source에서 멀리하고 image intensifier와는 가깝게 하는 것이 좋다. 확대영상은 피폭량을 늘리므로 가급적 사용을 줄이고 collimation을 이용하여 필요 없는 곳에 방사선을 조사하는 일이 없도록 한다. X선 사진 1장을 찍을 때 fluoroscopy 50초에 해당하는 양이 나오므로 꼭 필요한 경우를 제외하고는 다른 혈관조영술에 사용하는 초당 3~4 frame보

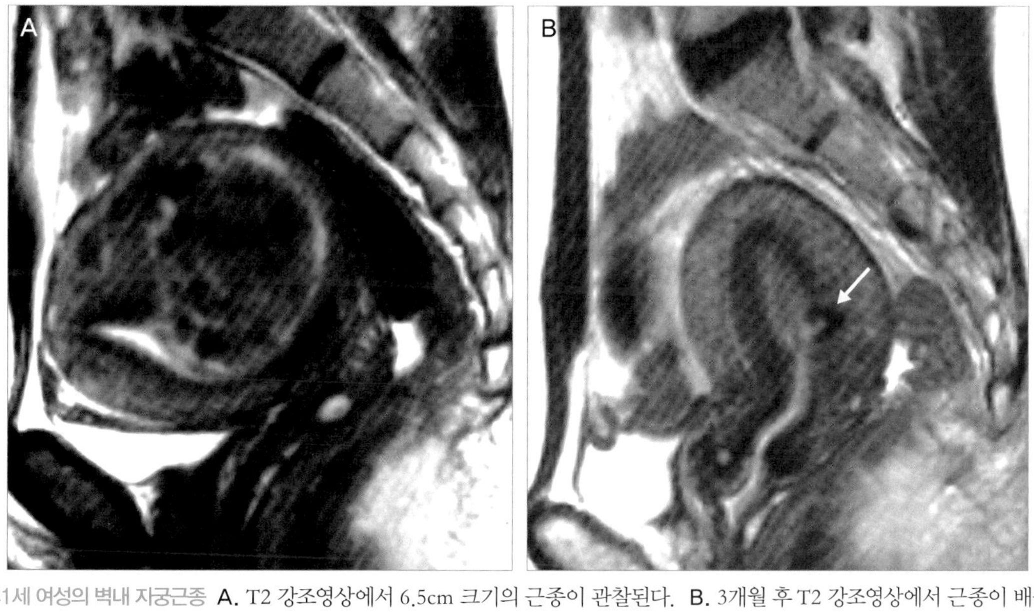

그림 36-7. 41세 여성의 벽내 자궁근종 A. T2 강조영상에서 6.5cm 크기의 근종이 관찰된다. B. 3개월 후 T2 강조영상에서 근종이 배출되어 더 이상 보이지 않으며 국소적 자궁 결손이 보인다(화살표).

다 적은 초당 0.5~1 frame으로 촬영하는 것이 좋다.[45, 46]

14. 자궁선근증*Adenomyosis*

Adenomyosis는 자궁내막선*endometrial gland* 또는 간질*stroma* 조직이 자궁근육층에 존재하면서 주위 평활근의 증식을 초래하는 질환이다. 증상은 자궁근종과 유사하나, 자궁절제술 외에는 특별한 치료방법이 없는 질환으로 알려져 있다. Adenomyosis에 대한 UAE의 효용성은 아직도 논란의 여지가 있으며, UFE의 실패원인으로도 보고된 적이 있다.[47] Adenomyosis에 대한 색전술의 유용성에 대하여 Siskin이나 Kim 등은 단기 추적 결과 90% 이상 증상이 호전되었다고 보고하였다.[48, 49] 하지만 Pelage 등은 16명의 adenomyosis 환자를 대상으로 색전술 후 2년 추적하였을 때 9명 중 5명(55%)에서만 증상이 개선되어 결과가 실망스럽다고 하였다.[50] 반면 Kim 등은 54명의 환자를 5년 장기 추적한 결과 초기 성공률 92.6%, 재발률 38%(그림 36-8)라고 보고하여 Pelage 연구 결과와 달리 비교적 우수한 성적을 발표하였다. 이들은 두 그룹 간의 성적 차이에 색전물질 입자의 크기가 작용했을 것으로 추측하였는데, 작은 입자의 크기가 adenomyosis의 괴사를 보다 많이 유도하였다고 보고하였다.[51] 이들은 adenomyosis에 특별한 치료방법이

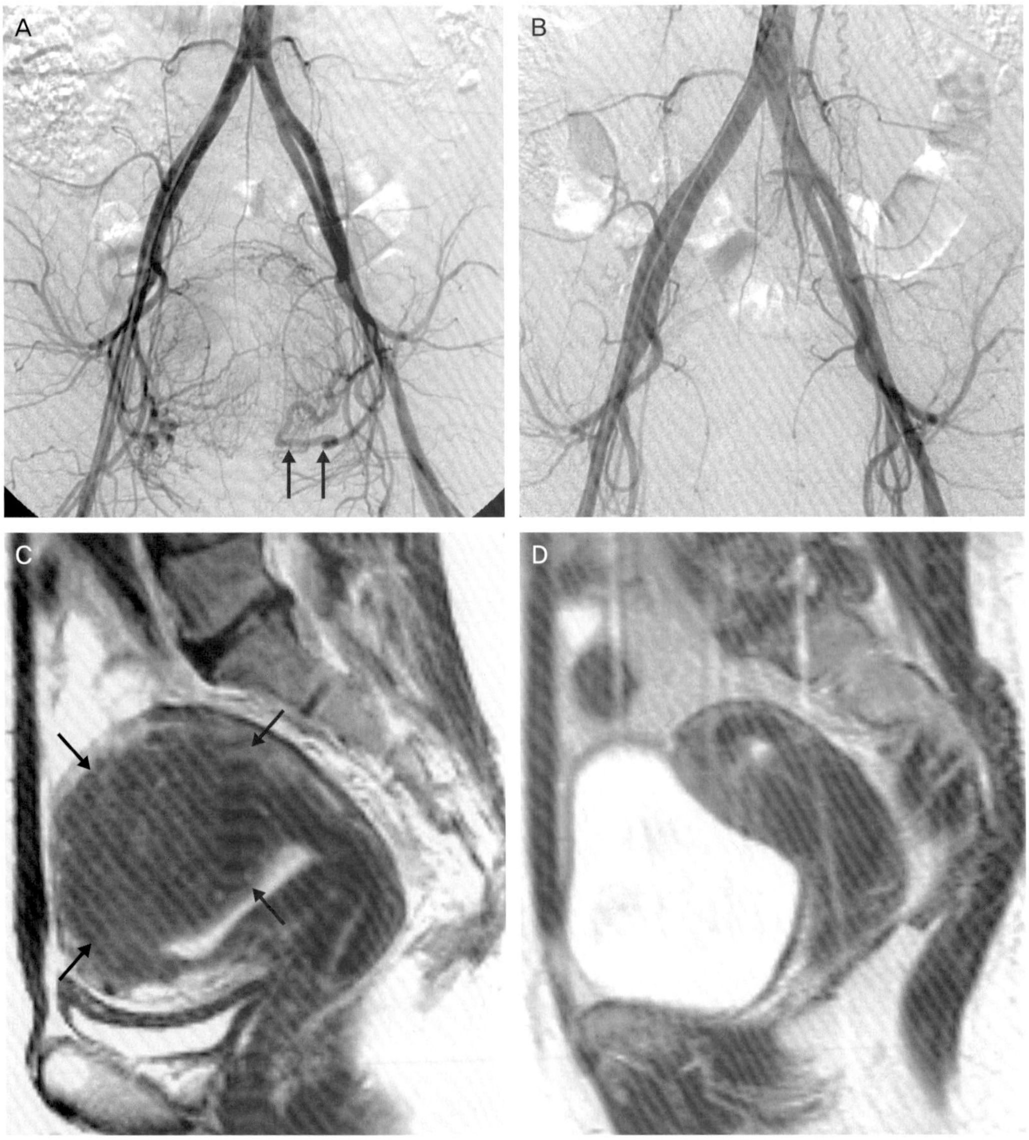

그림 36-8. Focal adenomyosis uteri로 진단받은 42세 여성 A. 혈관조영술에서 양측 UA가 굵어져 있다(화살표). B. 색전술 후 혈관조영술에서 양측 UA가 색전되어 더 이상 보이지 않는다. C. 시술 전 T2 강조영상에서 자궁 후벽*junctional zone*(화살표)이 두꺼워져 있다. D. 시술 후 4년 뒤 T2 강조영상에서 adenomyotic region이 크게 감소되어 있다. 자궁의 부피 감소율은 488cc에서 83cc로 82.9%가 감소하였다.

없다는 것을 감안할 때, 근종에 비하여 비교적 적지 않은 재발률에도 불구하고, adenomyosis에 대한 일차적 치료로 색전술을 고려할 것을 제안하였다. 색전술 후 adenomyosis의 괴사는 예후에 매우 중요하다. Kim 등은 150～250μm PVA 입자를 색전술 처음에 소량 쓰고 점차적으로 색전입자의 크기를 250～350μm, 350～500μm로 늘리면서 색전술을 하는 1-2-3 프로토콜을 이용하여 adenomyosis의 완전 괴사율을 80% 이상까지 올렸다고 보고하였다.[52] 하지만 이러한 방법은 심한 통증을 유발하는 단점이 있어 통증 조절에 더 신경을 써야 하며, 간혹 내막을 얇아지게 하는 경우가 있어 임신을 원하는 여성에게는 피해야 한다. Kim 등은 adenomyosis 중에서도 MRI의 sagittal T2 강조영상에서 복직근과 신호강도가 비슷하게 낮은 경우 치료 결과가 더 좋다고 하였다.[52]

15. 결론

UFE는 안전하고 근종으로 인한 여러 증상에 매우 효과적인 치료법이라 할 수 있다. 자궁의 기능을 보존할 수 있고, 수술을 피할 수 있으며, 입원기간이 짧고 회복 속도가 빨라 조기에 일상생활에 복귀할 수 있으며, 한 번의 시술로 여러 개의 자궁근종을 동시에 치료할 수 있고, 일단 치료된 근종은 재발하지 않는다. 만약 실패하더라도 다른 여러 가지 치료를 다시 시행할 수 있어서 UFE는 여성의 자궁근종 치료에 일차적인 치료방법으로 기대된다.

Ⅱ 산과적 출혈*Obstetric hemorrhage*

1. 서론

산과적 출혈은 질분만 또는 제왕절개 후 6주 안에 발생하는 출혈로서 3～5%에서 치명적인 산과적 응급 상황이다. 산과적 출혈에 대한 치료가 발전하였지만 아직도 5대 모성 사망 원인의 하나이다.[53]

(1) 정의

산과적 출혈의 정의는 다양하지만 일반적으로 정상분만 후 500mL 이상 출혈이 있거나, 제왕절개 후 적어도 1,000mL의 출혈이 있는 경우로 정의된다.[54] 그렇지만 임상적으로 출혈량을 정확히 측정하기 어렵기 때문에, 입원에서 산욕기까지 적어도 10%의 hematocrit 감소가 있거나 임상적으로 수혈이 요구되는 경우로도 정의된다.[55, 56] 분만 후 첫 24시간 이내의 출혈을 원발성 출혈 또는 조기출혈이라고 하며, 24시간 이후부터 6주 사이의 출혈을 이차 출혈 또는 지연출혈이라고 정의한다.[57]

(2) 원인 및 빈도

가장 흔한 원인은 자궁근육무력증이며, 그 외에 vaginal laceration, 혈종, 잔류태반, 자궁파열 또는 자궁내번증*uterine inversion*, 혈액응고장애, 전치태반, 유착태반 등이 있다.[58, 59] 제왕절개의 증가와 이에 따른 자궁반흔의 증가로 인해 태반형성의 장애에 의한 출혈이 증가하고 있다. 분만 후 출혈의 빈도는 1～11%로 다양하게 보고되었다.[54, 60]

(3) 치료법의 선택

대부분의 경우 uterotonic drug 투여, 자궁내 탐포네이드, vaginal laceration 봉합 등 보존치료로 출혈이 멈춘다. 보존치료에도 출혈이 계속되면 자궁내 풍선확장술, internal iliac artery 또는 UA ligation, B-Lynch ligation, hysterectomy 등의 수술적 치료를 하게 된다.[61, 62] 수술적 치료는 전신마취를 요하며, 수술과 관련된 감염, 출혈, 요관손상 등의 합병증과 이로 인한 모성 이환율과 사망률이 증가한다.[63, 64] 또한 internal iliac artery나 UA ligation은 골반강 내의 풍부한 측부순환 때문에 지혈 효과가 떨어지며 hysterectomy는 영구 불임을 초래한다.

이와 비교하여 internal iliac artery 또는 UA의 경피적 색전술은 자궁과 생식능력을 보존하면서 수술적 치료보다 덜 침습적이고 이환율도 적은 효과적인 치료법이다. UAE은 1979년 Brown 등이 처음 보고하였으며, 분만 후 심한 출혈 환자에서 hysterectomy와 internal iliac artery ligation을 시행하였으나 지속적인 출혈이 있어, internal pudendal artery의 연결 동맥인 medial femoral circumflex artery에 색전술을 시행하여 성공적으로 지혈하였다고 보고하였다.[65] 이후 산과적 출혈의 보존치료에 반응이 없는 경우, 일차 치료방법으로 UAE의 유용성이 보고되었다.[8, 10] 분만 후 출혈(급성 또는 지연기), 수술 후 출혈, 자궁외임신 출혈, 자궁동정맥 기형, 전치태반이 있는 제왕절개 분만 같은 출혈 위험성이 높은 환자에서 수술 전 예방적 차원의 UAE는 성공적인 치료효과를 가져왔다.[66-69]

2. 진단

출혈 동맥의 직접적인 소견은 조영제의 혈관외유출*extravasation*이며, 일반적으로 분당 0.5~1cc의 출혈이 있을 때 혈관조영술에서 보인다.[70] 분만 후 출혈 환자의 혈관조영술에서 출혈 동맥이 보이는 빈도는 33~100%로 다양하게 보고되었다.[71] 흔한 출혈 동맥은 UA, pudendal artery, vaginal artery이며 드물게 OA, 하복벽동맥*inferior epigastric artery*이 보고되었다.[53, 72] 혈관조영술에서 조영제의 extravasation이 없다고 해서 출혈이 없는 것은 아니다. 간헐적인 출혈, arterial spasm 또는 혈관수축에 의해 혈관조영술에서 보이지 않을 수 있다(그림 36-9). 특히 자궁무력증으로 인한 출혈은 양측 UA의 충혈*hyperemia* 상태로만 보이는 경우가 많다.[73] 출혈 동맥이 보이지 않는다고 색전술을 하지 않으면 안 되며, 특히 원인이 자궁무력증인 경우에는 양측 UAE를 시행하여 출혈 동맥의 vascular bed의 압력을 충분히 낮추어 정상적인 지혈기전의 회복을 도모해야 한다.

3. 시술

다양한 시술방법이 있는데, 일반적으로 우측 총대퇴동맥*common femoral artery*을 천자하여 4~5Fr 코브라형 카테터를 이용하여 좌측 internal iliac artery 조영술을 시행하고 출혈 동맥이 보이면 4~5Fr 카테터나 3Fr 미세카테터를 이용하여 출혈 동맥을 선택하여 색전술을 시행한다. 대부분 UA가 목적 동맥이므로 시술시간을 단축하고 신속히 색전하기 위해 internal iliac artery에서 나가는 UA의 기시부를 잘 볼 수 있는 contralateral oblique view하에(그림 36-10) 로드맵을 이용해 UA를 선택하는 방법이 좋다. 동측의 internal iliac artery를 선택할 때에는 Waltman loop technique[74]을 이용하며, 우측 internal iliac artery 조영술을 시행하여 출혈 동맥의 유무를 확인한 후 좌측과 동일한 방법으로 색전술을 시행한다(그림 36-11). 한쪽에서만 출혈 동맥이 확인된 경우에도 출혈 동맥 색전술 후 측부혈류에 의한 재출혈을 방지하기 위하여 제왕절개술 후의 출혈인 경우에는 반대측 internal iliac artery의 anterior division을, 그 외의 출혈인 경우는 반대측 UA를 색전해야 한다.

또 다른 시술방법으로 우측 common femoral artery를 천자한 다음 pigtail catheter를 이용하여 골반내 조영술을 시행하고 혈관해부학과 출혈 동맥 유무를 확인한 후, 카테터를 4~5Fr 코브라형으로 교환하여 반대측 internal iliac artery의 anterior division까지 카테터를 전진시키고, 로드맵을 이용해 3Fr 미세카테터를 UA에 진입시킨다. 이때 카테터는 UA 기시부에서 적어도 3~4cm 안에 위치하게 한

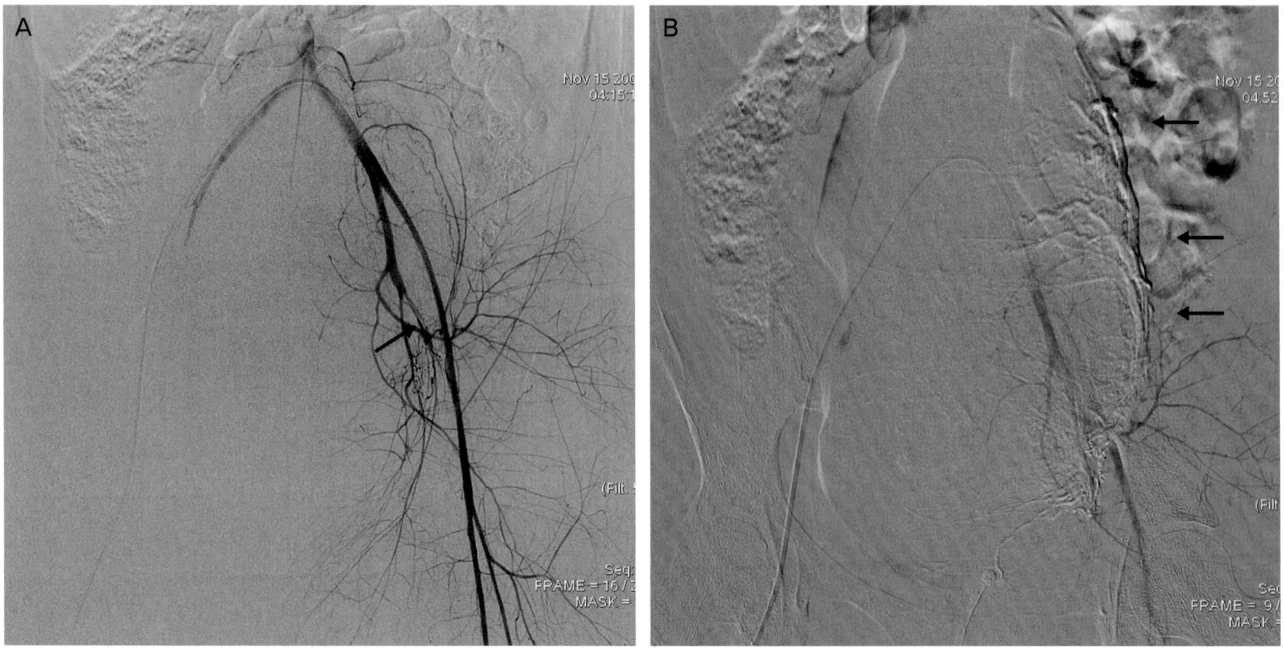

그림 36-9. 자궁무력증으로 인한 출혈 A. 정상 분만 후 2,000cc의 출혈이 있었던 산모에서 우측 femoral artery를 천자하여 좌측 internal iliac artery에서 시행한 혈관조영상. UA의 spasm(화살표)이 있으며 조영제의 extravasation은 없었다. B. 미세카테터로 UA를 선택하여 gelfoam으로 색전술을 시행하였다(화살표).

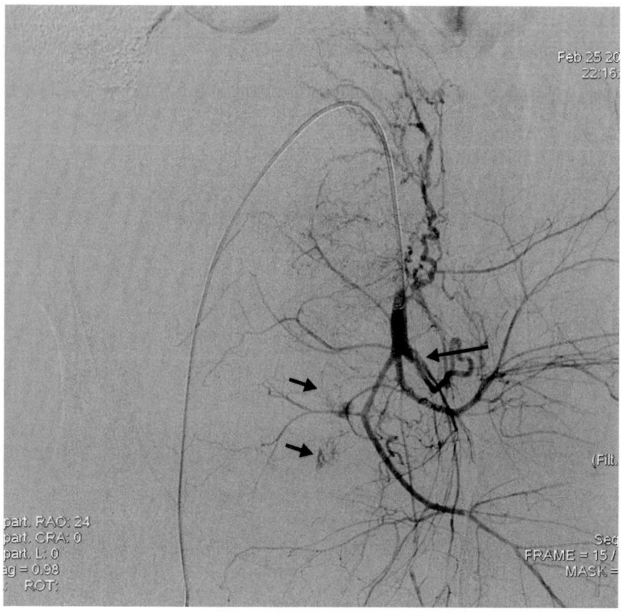

그림 36-10. Contralateral oblique view(30°)에서 시행한 internal iliac artery의 혈관조영술 UA의 기시부(긴 화살표)와 조영제의 extravasation(짧은 화살표)이 보인다.

다. 다시 조영제를 주입하여 카테터의 위치를 확인하고 목적하지 않은 장기로 조영제가 역류하지 않았는지 확인하고 색전술을 시행한다.

자궁무력증으로 인한 출혈인 경우 internal iliac artery의 anterior division 색전술이나 UA 색전술로도 충분하지만, laceration에 의한 출혈일 경우 출혈 동맥을 찾아 superselective embolization을 시행하는 것이 적절하다(그림 36-12).

색전물질로는 gelfoam, PVA 입자, embospheres, 코일 등을 사용할 수 있다. 일반적으로 가장 많이 사용하는 gelfoam pledgets 또는 gelfoam slurry는 신속하게 지혈하는 데 탁월한 색전물질이다. 코일은 internal iliac artery에서 색전술을 할 때 원하지 않는 목적 동맥이 광범위하게 경색되거나 괴사하는 경우를 방지하기 위해 사용되거나 laceration에 의한 조영제의 extravasation이 있는 경우, 가성동맥류 등의 색전술에 사용된다.

일반적으로 색전술의 end point는 UA의 가지가 색전되어 보이지 않거나 UA의 기시부에서 3~4cm 정도 근위부를 제외한 UA가 색전되었을 때이다. 색전술 후에는 신장동맥 부근의 대동맥에 카테터를 위치시키고 혈관조영술을 시행하여 목적혈관의 폐쇄 정도를 확인하고, OA나 다른 측부순환에 의한 출혈이 있는지 확인한다. 드물게 제왕절개 후 출혈에서 외장골동맥*external iliac artery*이나 inferior epigastric artery에서 기시하는 원인대동맥*round ligament artery*이 출혈 동맥일 수 있다(그림 36-13).

4. 결과

UAE 후 지혈 성공률은 90% 이상으로 보고되었다[75,76](〈표 36-2〉). 또한 양측 internal iliac artery 또는 UA ligation의 수술적 치료보다 성공률이 높게 보고되었다. 색전술

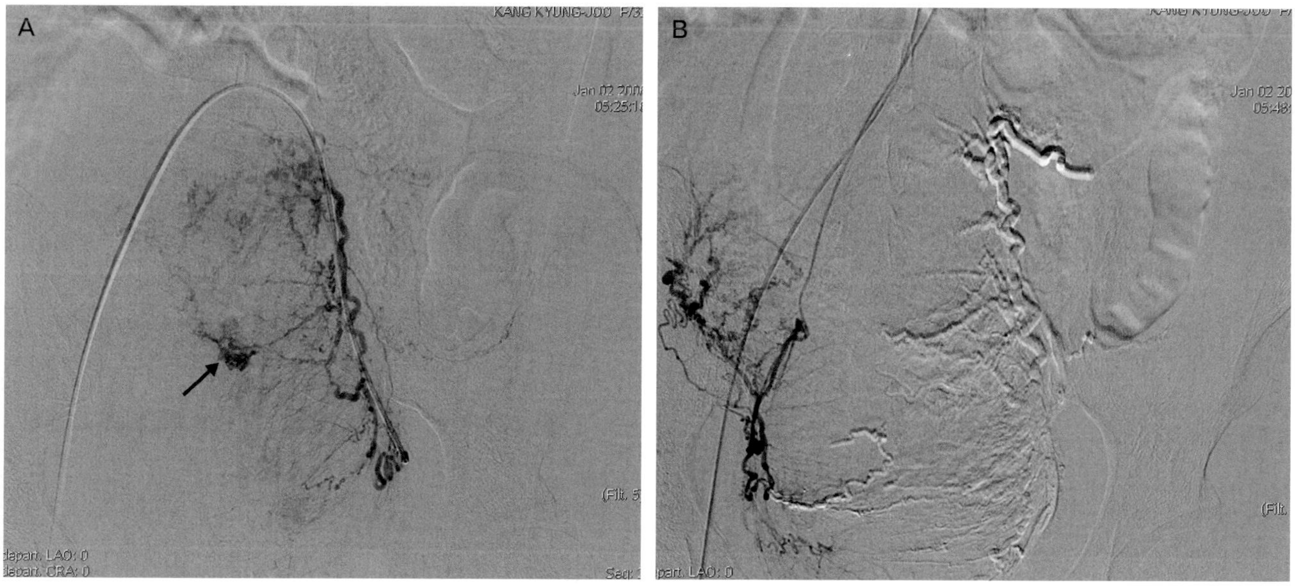

그림 36-11. 일반적인 자궁동맥색전술 A. 자궁동맥 혈관조영술에서 조영제의 extravasation(화살표)과 충혈된 UA가 보인다. B. 반대측 자궁동맥색전술 후 같은 쪽 UA를 Waltman loop technique으로 선택하여 혈관조영술을 시행하였으며 충혈된 UA가 보인다.

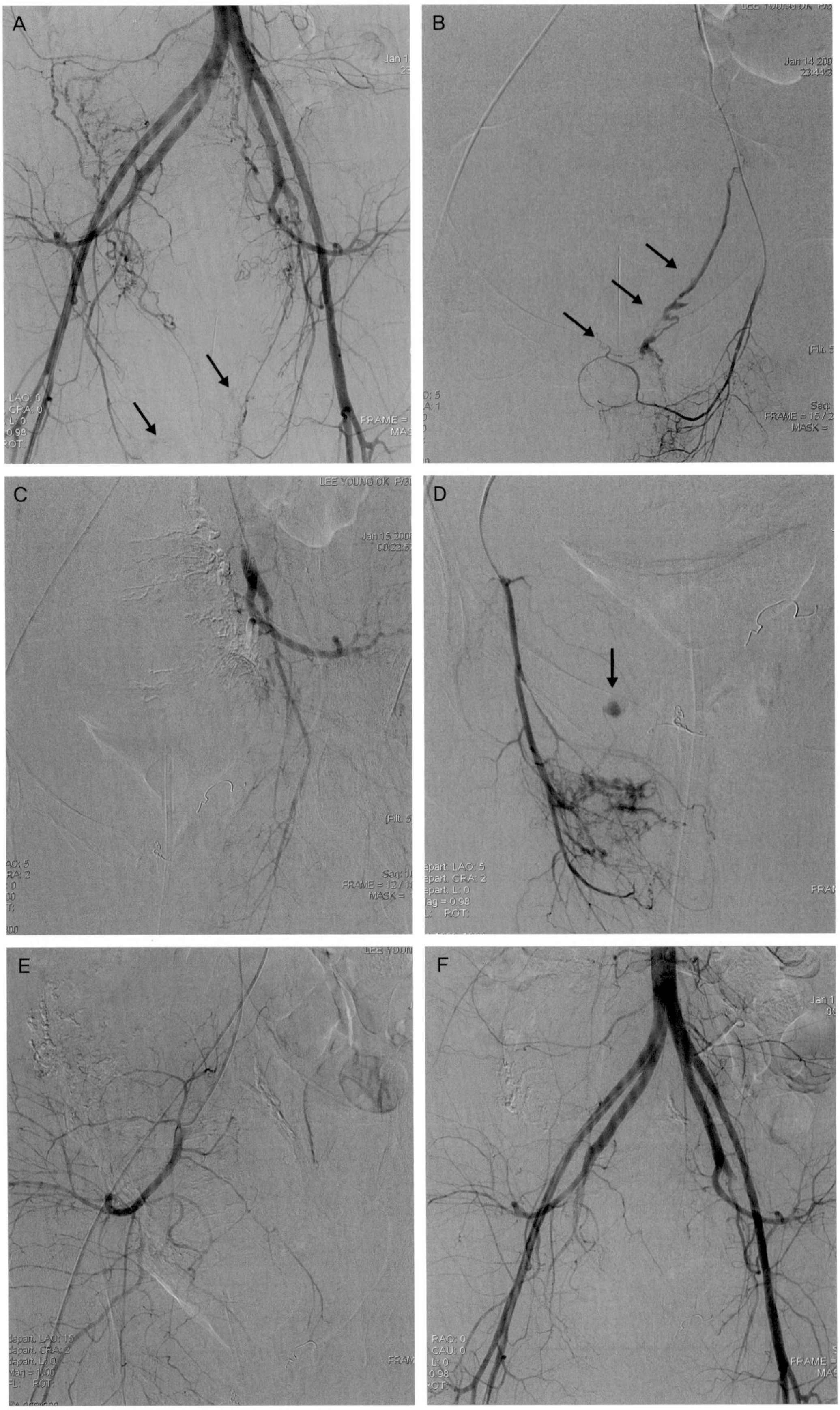

그림 36-12. 생식길 열상에 의한 출혈 A. 골반강내 혈관조영술에서 양측 UA의 hyperemia와 vaginal artery에서의 extravasation이 보인다(화살표). B. microcatheter로 좌측 vaginal artery에서 시행한 혈관조영술에서 많은 조영제의 extravasation이 보인다(화살표). C. 미세코일과 gelfoam으로 출혈 동맥과 UA를 색전한 후 더 이상 조영제의 extravasation은 없었다. D~F. 우측 vaginal artery 조영상에서도 조영제의 extravasation(화살표)이 있어서 미세코일로 색전술을 시행하였으며 골반강내 혈관조영술에서 더 이상의 출혈 소견이 보이지 않는다.

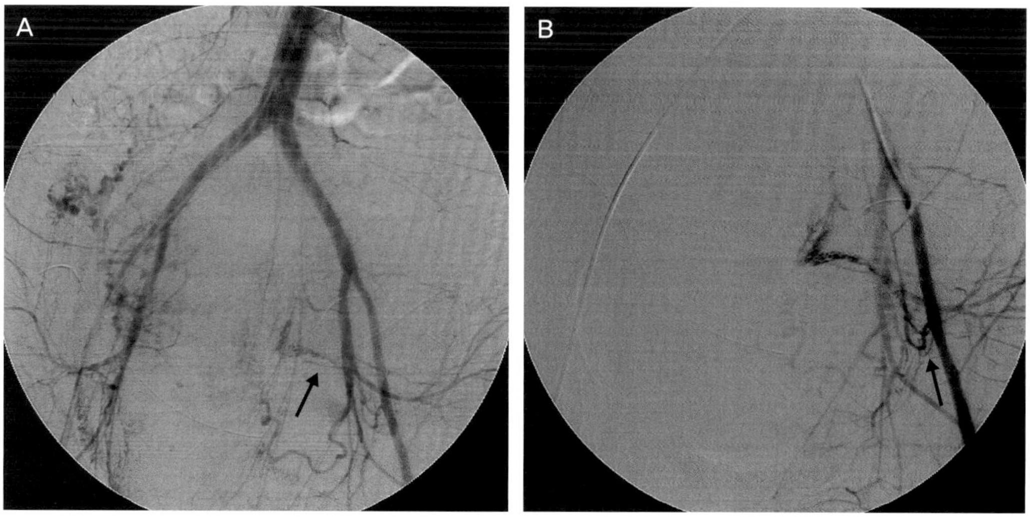

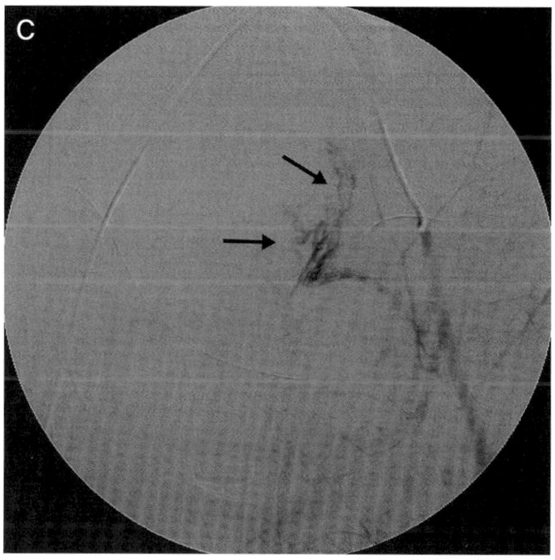

그림 36-13. 제왕절개 후 출혈 A. 골반강내 혈관조영술상에서 양측 UA의 hyperemia와 좌측 external iliac artery에서 조영제의 extravasation이 의심된다(화살표). B, C. External iliac artery에서 시행한 혈관조영술. Inferior epigastric artery에서 기시한 round ligament artery에서 조영제의 extravasation이 보인다(화살표).

〈표 36-2〉 Postpartum hemorrhage treated by embolization; literature survey

Report (Ref.)	*N	Success(%)	Re-embolization		Death(%)
			Rate(%)	Etiology	
Pelage 1998 (11)	27	26/27(96)	2/27(7)	+RC Ovarian collateral	
Deux 2001 (59)	25	24/25(96)	2/25(8)	Ovarian collateral Tcchnical failure	0
Salomon 2003 (75)	28	28/28(100)			4
Tourné 2003 (76)	12	11/12(92)			0
Vegas 2006 (54)	27	26/27(96)	2/27(7)	+RC	0

*N: number of cases, +RC: re-canalization

의 실패 원인은 유착태반, 일측에서만 색전술을 시행한 경우, vaginal laceration 같은 자궁이 아닌 곳에서의 출혈, 적극적인 혈역학적 치료를 하지 않은 경우, OA에 의한 측부순환, 출혈 동맥의 불완전 색전술에 의한 재개통 등이다.

출혈의 원인으로는 자궁무력증이 가장 많았으며 vaginal laceration, 혈종, 태반형성 이상 등이 있다. 질분만 후 출혈이 70~80%, 제왕절개 후 출혈이 20~30%로 보고되었다. 산과적 출혈에서 gelfoam으로 UAE를 시행한 환자의 추적

보고에 따르면 91~100%에서 정상적인 생리가 돌아와 수정에 지장이 없음을 기대할 수 있다.[24, 77] UAE 후 정상적인 임신과 출산이 보고되었으며,[78, 79] Casele 등은 분만 후 출혈로 색전술을 시행한 환자 중 5명이 임신하였으며 이 중 1명에서 도플러초음파 검사상 배꼽동맥 기형에 의한 자궁내 성장지연이 나타났다고 보고하였다.[80]

5. 합병증과 추적검사

합병증 발생빈도는 6~7% 정도로 비교적 드문 편이다. 3~5일간 발열, 통증, 구역 같은 색전술후증후군이 대부분이며 자궁괴사, 일시적인 난소부전, 방광벽 괴사, 질루형성, 근육통, 신경손상, external iliac artery의 천공 또는 폐쇄 등이 보고되었다.[69, 81-83] 그러므로 원하지 않는 장기의 색전과 이와 관련된 허혈성 합병증을 피하려면 골반강내 해부학을 숙지하고 선택적 색전술을 시행하여야 효과적이고 합병증 없는 성공적인 지혈을 이룰 수 있다.

6. 결론

결론적으로 산과적 출혈의 경피적 색전술은 안전하고, 비침습적이며, 생식능력을 보존하고, 지혈효과가 신속하고 높으며 합병증이 적다는 장점이 있다. UAE가 수정에 미치는 영향은 명확하게 밝혀지지 않아 아직 연구가 필요하지만, 대부분의 경우 정상적인 생리가 회복되었으며, 임신과 정상적인 출산이 가능하다.

참고문헌

1. Wallach EE, Vu KK. Myomata uteria and infertility. Obstet Gynecol Clin North Am 1995;11:791-799.
2. Lepine LA, Hillis SD, Marchbanks PA, et al. Hysterectomy surveillance-United States, 1980-1993. MMWR CDC Surveill Summ 1997;46:1-15.
3. Reidy JF, Bradley EA. UA embolization for fibroid disease. Cardiovasc Intervent Radiol 1998;21:357-360.
4. Sutton CJ. Treatment of large uterine fibroids. Br J Obstet Gynaecol 1996;103:494-496.
5. Hutchins FZ. Abdominal myomectomy as a treatment for symptomatic uterine fibroids. Obstet Gynecol Clin North Am 1995;22:781-789.
6. Worthington-Kirsch RL, Popky GL, Hutchins FL Jr. Uterine arterial embolization for the management of leiomyomas: quality-of-life assessment and clinical response. Radiology 1998;208:625-629.
7. Ravina JH, Herbreteau D, Ciraru-Vigneron N, et al. Arterial embolisation to treat uterine myomata. Lancet 1995;346:671-672.
8. Omary RA, Vasireddy S, Chrisman HB, et al. The effect of pelvic MR imaging on the diagnosis and treatment of women with presumed symptomatic uterine fibroids. J Vasc Interv Radiol 2002;13:1149-1153.
9. Burn PR, McCall JM, Chinn RJ, et al. Uterine fibroleiomyoma: MR imaging appearances before and after embolization of uterine arteries. Radiology 2000;214:729-734.
10. McLucas B, Adler L, Perrella R. Predictive factors for success in uterine fibroid embolisation. Minim Invasive Ther Allied Technol 1999;8:429-432.
11. Pelage JP, Le Dref O, Soyer P, et al. Fibroid-related menorrhagia: treatment with superselective embolization of the uterine arteries and midterm follow-up. Radiology 2000;215:428-431.
12. Katsumori T, Nakajima K, Mihara T. Is a large fibroid a high-risk factor for UA embolization? AJR Am J Roentgenol 2003;181:1309-1314.
13. Kim MD, Lee M, Lee MS, et al. UA embolization of large fibroids: comparative study of procedure with and without pretreatment gonadotropin-releasing hormone agonists. AJR Am J Roentgenol 2012;199:441-446.
14. Margau R, Simons ME, Rajan DK, et al. Outcomes after UA embolization for pedunculated subserosal leiomyomas. J Vasc Interv Radiol 2008;19:657-661.
15. Kim MD, Lee M, Jung DC, et al. Limited efficacy of UA embolization for cervical leiomyomas. J Vasc Interv Radiol 2012;23:236-240.
16. Lee MS, Kim MD, Lee M, et al. Contrast-enhanced MR angiography of uterine arteries for the prediction of ovarian artery embolization in 349 patients. J Vasc Interv Radiol 2012;23:1174-1179.
17. Spies JB, Allison S, Flick P, et al. Polyvinyl alcohol particles and tris-acryl gelatin microspheres for UA embolization for leiomyomas: results of a randomized comparative study. J Vasc Interv Radiol 2004;15:793-800.
18. Spies JB, Allison S, Flick P, et al. Spherical polyvinyl alcohol versus tris-acryl gelatin microspheres for uterine artery embolization for leiomyomas: results of a limited randomized comparative study. J Vasc Interv Radiol 2005;16:1431-1437.
19. Katsumori T, Nakajima K, Mihara T, et al. UA embolization using gelatin sponge particles alone for symptomatic uter-ine fibroids: midterm results. AJR Am J Roentgenol 2002;178:135-139.
20. Spies JB, Ascher SA, Roth AR, et al. UA embolization for leiomyomata. Obstet Gynecol 2001;98:29-34.

21. Walker WJ, Pelage JP. UA embolisation for symptomatic fibroids: clinical results in 400 women with imaging follow up. BJOG 2002;109:1262 1272.
22. Pron G, Bennett J, Common A, et al. The Ontario Uterine Fibroid Embolization Trial. Part 2. Uterine fibroid reduction and symptom relief after UA embolization for fibroids. Fertil Steril 2003;79:120-127.
23. Andersen PE, Lund N, Justesen P, et al. UA embolization of symptomatic uterine fibroids. Acta Radiol 2001;42:234-238.
24. Brunereau L, Herbreteau D, Gallas S, et al. UA embolization in the primary treatment of uterine leiomyomas: technical features and prospective follow-up with clinical and sonographic examinations in 58 patients. AJR Am J Roentgenol 2000;175:1267-1272.
25. Hutchins SL Jr, Worthington-Kirsch RL, Berkowitz RP. Selective UA embolization as primary treatment for symptomatic leiomyomata uteri. J Am Assoc Gynecol Laparosc 1999;6:279-284.
26. Goodwin SC, McLucas B, Lee M, et al. UA embolization for the treatment of uterine leiomyomata: mid-term results. J Vasc Interv Radiol 1999;10:1159-1165.
27. 김경아, 김만득, 김희진 등. 자궁 동맥 색전술을 이용한 자궁 근종의 치료. 대한영상의학회지 2005;52:401-407.
28. Spies JB, Bruno J, Czeyda-Pommersheim F, et al. Long-term outcome of UA embolization of leiomyomata. Obstet Gynecol 2005;106:933-939.
29. Goodwin SC, Bradley LD, Lipman JC, et al. UA embolization versus myomectomy: a multicenter comparative study. Fertil Steril 2006;85:14-21.
30. Moss JG, Cooper KG, Khaund A, et al. Randomised comparison of UA embolisation (UAE) with surgical treatment in patients with symptomatic uterine fibroids (REST trial): 5-year results. BJOG 2011;118:936-944.
31. Orsini LF, Salardi S, Pilu G, et al. Pelvic organs in premenarcheal girls: real-time ultrasonography. Radiology 1984;153: 113-116.
32. Spies J, Spector A, Roth AR, et al. Complications after UA embolization for leiomyomas. Obstet Gynecol 2002;100: 873-880.
33. McLucas B, Adler L, Perella R. Uterine fibroid embolization: nonsurgical treatment for symptomatic fibroids. J Am Coll Surg 2001;192:95-105.
34. Spies J, Roth A, Gonsalves S, et al. Initial results from uterine fibroid embolization for symptomatic leiomyomata. J Vasc Interv Radiol 1999;10:1149-1157.
35. Abbara S, Spies JB, Scialli AR, et al. Transcervical expulsion of a fibroid as a result of UA embolization for leiomyomata. J Vasc Interv Radiol 1999;10:409-411.
36. Worthington-Kirsch RL, Hutchins FL Jr, Berkowitz RP. Regarding sloughing of fibroids after UA embolization. J Vasc Interv Radiol 1999;10:1135.
37. Berkowitz RP, Hutchins FL Jr, Worthington-Kirsch RL. Vaginal expulsion of submucosal fibroids after UA embolization. A report of three cases. J Reprod Med 1999;44:373-376.
38. Park HR, Kim MD, Kim NK, et al. Uterine restoration after repeated sloughing of fibroids or vaginal expulsion following UA embolization. Eur Radiol 2005;15:1850-1854.
39. Siskin GP, Englander M, Stainken BF, et al. Embolic agents used for uterine fibroid embolization. AJR Am J Roentgenol 2000;175:767-773.
40. Ravina JH, Vigneron NC, Aymard A, et al. Pregnancy after embolization of uterine myoma : report of 12 cases. Fertil Steril 2000;73:1241-1243.
41. Pron G, Mocarski E, Bennett J, et al.; Ontario UFE Collaborative Group. Pregnancy after UA embolization for leiomyomata: the Ontario multicenter trial. Obstet Gynecol 2005;105:67-76.
42. Goldberg J, Pereira L, Berghella V. Pregnancy after UA embolization. Obstet Gynecol 2002;100:869-72.
43. Kim MD, Kim NK, Kim HJ, et al. Pregnancy following UA embolization with polyvinyl alcohol particles for patients with uterine fibroid or adenomyosis. Cardiovasc Intervent Radiol 2005;28:611-615.
44. Mara M, Maskova J, Fucikova Z, et al. Midterm clinical and first reproductive results of a randomized controlled trial comparing uterine fibroid embolization and myomectomy. Cardiovasc Intervent Radiol 2008;31:73-85.
45. Worthington-Kirsch RL, Andrews RT, Siskin GP, et al. Uterine fibroid embolization: technical aspects. Tech Vasc Interv Radiol 2002;5:17-34.
46. Nikolic B, Spies JB, Lundsten MJ, et al. Patient radiation dose associated with UA embolization. Radiology 2000;214: 121-125.
47. Smith SJ, Sewall LE, Handelsman A. A clinical failure of uterine fibroid embolization due to adenomyosis. J Vasc Interv Radiol 1999;10:1171-1174.
48. Siskin GP, Tublin ME, Stainken BF, et al. UA embolization for the treatment of adenomyosis: clinical response and evaluation with MR imaging. AJR Am J Roentgenol 2001;177: 297-302.
49. Kim MD, Won JW, Lee DY, et al. UA embolization for adenomyosis without fibroids. Clin Radiol 2004;59:520-526.
50. Pelage JP, Jacob D, Fazel A, et al. Midterm results of UA embolization for symptomatic adenomyosis: initial experience. Radiology 2005;234:948-953.
51. Kim MD, Kim S, Kim NK, et al. Long-term results of UA embolization for symptomatic adenomyosis. AJR Am J Roentgenol 2007;188:176-181.
52. Kim MD, Kim YM, Kim HC, et al. UA embolization for symptomatic adenomyosis: a new technical development of the 1-2-3 protocol and predictive factors of MR imaging affecting outcomes. J Vasc Interv Radiol 2011;22:497-502.
53. Gilbert L, Porter W, Brown VA. Postpartum haemorrhage--a continuing problem. Br J Obstet Gynaecol 1987;94:67-71.
54. Vegas G, Illescas T, Munoz M, et al. Selective pelvic arterial embolization in the management of obstetric hemorrhage.

Eur J Obstet Gynecol Reprod Biol 2006;127:68-72.
55. Combs CA, Murphy EL, Laros RK, Jr. Factors associated with hemorrhage in cesarean deliveries. Obstet Gynecol 1991;77:77-82.
56. Feinberg BB, Resnik E, Hurt WG, et al. Angiographic embolization in the management of late postpartum hemorrhage. A case report. J Reprod Med 1987;32:929-931.
57. Pelage JP, Soyer P, Repiquet D, et al. Secondary postpartum hemorrhage: treatment with selective arterial embolization. Radiology 1999;212:385-389.
58. Shevell T, Malone FD. Management of obstetric hemorrhage. Semin Perinatol 2003;27:86-104.
59. Deux JF, Bazot M, Le Blanche AF, et al. Is selective embolization of uterine arteries a safe alternative to hysterectomy in patients with postpartum hemorrhage? AJR Am J Roentgenol 2001;177:145-149.
60. Pelage JP, Le Dref O, Mateo J, et al. Life-threatening primary postpartum hemorrhage: treatment with emergency selective arterial embolization. Radiology 1998;208:359-362.
61. Seror J, Allouche C, Elhaik S. Use of Sengstaken-Blakemore tube in massive postpartum hemorrhage: a series of 17 cases. Acta Obstet Gynecol Scand 2005;84:660-664.
62. Danso D, Reginald P. Combined B-lynch suture with intrauterine balloon catheter triumphs over massive postpartum haemorrhage. BJOG 2002;109:963.
63. Vedantham S, Goodwin SC, McLucas B, et al. UA embolization: an underused method of controlling pelvic hemorrhage. Am J Obstet Gynecol 1997;176:938-948.
64. Zelop CM, Harlow BL, Frigoletto FD Jr., et al. Emergency peripartum hysterectomy. Am J Obstet Gynecol 1993;168:1443-1448.
65. Brown BJ, Heaston DK, Poulson AM, et al. Uncontrollable postpartum bleeding: a new approach to hemostasis through angiographic arterial embolization. Obstet Gynecol 1979;54:361-365.
66. Descargues G, Mauger Tinlot F, Douvrin F, et al. Menses, fertility and pregnancy after arterial embolization for the control of postpartum haemorrhage. Hum Reprod 2004;19:339-343.
67. Frates MC, Benson CB, Doubilet PM, et al. Cervical ectopic pregnancy: results of conservative treatment. Radiology 1994;191:773-775.
68. Gaens J, Desnyder L, Raat H, et al. Selective transcatheter embolization of a uterine arteriovenous malformation with preservation of the reproductive capacity. J Belge Radiol 1996;79:210-211.
69. Rosenthal DM, Colapinto R. Angiographic arterial embolization in the management of postoperative vaginal hemorrhage. Am J Obste Gynecol 1985;151:227-231.
70. Nusbaum M, Baum S, Blakemore WS. Clinical experience with the diagnosis and management of gastrointestinal hemorrhage by selective mesenteric catheterization. Ann Surg 1969;170:506-514.
71. Badawy SZ, Etman A, Singh M, et al. Uterine artery embolization: the role in obstetrics and gynecology. Clin Imaging 2001;25:288-295.
72. Ko SF, Lin H, Ng SH, et al. Postpartum hemorrhage with concurrent massive inferior epigastric artery bleeding after cesarean delivery. Am J Obstet Gynecol 2002;187:243-244.
73. Goffinet F, Haddad B, Carbonne B, et al. Practical use of sulprostone in the treatment of hemorrhages during delivery. J Gynecol Obstet Biol Reprod(Paris) 1995;24:209-216.
74. Waltman AC, Courey WR, Athanasoulis C, et al. Technique for left gastric artery catheterization. Radiology 1973;109:732-734.
75. Salomon LJ, deTayrac R, Castaigne-Meary V, et al. Fertility and pregnancy outcome following pelvic arterial embolization for severe post-partum haemorrhage. A cohort study. Hum Reprod 2003;18:849-852.
76. Tourné G, Collet F, Seffert P, et al. Place of embolization of the uterine arteries in the management of post-partum haemorrhage: a study of 12 cases. Eur J Obstet Gynecol Reprod Biol 2003;110:29-34.
77. Stancato-Pasik A, Mitty HA, Richard HM, 3rd, et al. Obstetric embolotherapy: effect on menses and pregnancy. Radiology 1997;204:791-793.
78. Goldberg J, Pereira L, Berghella V. Pregnancy after UA embolization. Obstet Gynecol 2002;100:869-872.
79. Wang H, Garmel S. Successful term pregnancy after bilateral UA embolization for postpartum hemorrhage. Obstet Gynecol 2003;102:603-604.
80. Casele HL, Laifer SA. Successful pregnancy after bilateral hypogastric artery ligation. A case report. J Reprod Med 1997;42:306-308.
81. Amato P, Roberts AC. Transient ovarian failure: a complication of UA embolization. Fertil Steril 2001;75:438-439.
82. Pirard C, Squifflet J, Gilles A, et al. Uterine necrosis and sepsis after vascular embolization and surgical ligation in a patient with postpartum hemorrhage. Fertil Steril 2002;78:412-413.
83. Porcu G, Roger V, Jacquier A, et al. Uterus and bladder necrosis after UA embolisation for postpartum haemorrhage. BJOG 2005;112:122-123.

Chapter 37

성선정맥기능부전의 인터벤션

김재욱

I 정계정맥류*Varicocele*

1. 서론

정계정맥류는 남성 불임의 가장 큰 원인을 차지하는 질환으로서 일반 남성의 약 15%, 1차성 불임 남성의 35%, 2차성 불임 남성의 약 81%에서 발견되는 비교적 흔한 질환이다.[1, 2] 고환정맥*testicular vein*에 역류가 발생하여 덩굴정맥얼기*pampiniform plexus*가 꾸불꾸불하게 확장되는데, 원인이 확실하게 밝혀지지는 않았지만 testicular vein의 판막 이상이나 선천성 무판막증에 의해 역류가 발생하는 경우가 많으며, 이차적으로 대동맥과 상장간막동맥*superior mesenteric artery* 사이에 좌측 신장정맥*renal vein*이 눌려 압력이 올라가거나, 종양에 의해 renal vein이 눌리거나, 여러 원인에 의해 좌측 renal vein에 혈전이 생긴 경우에도 발생할 수 있다.[3]

정계정맥류가 남성 불임을 일으키는 원인에 대해서는 여러 가설이 있다. Norepinephrine과 다른 대사물질이 renal vein에서 testicular vein을 통해 역류해 고환에 영향을 미친다는 가설, 역류로 인해 고환의 온도가 올라가고 정맥혈 저류로 인해 각종 독성물질이 축적되어 저산소 상태를 유발한다는 가설 등이 제시되고 있다.[2, 3] 이러한 고환의 환경 변화는 라이디히세포*Leydig cell*를 감소시키고 남성호르몬 *testosterone*의 분비 저하를 유발하며 고환기능을 점진적으로 저하시켜 정자부족증에서부터 무정자증에 이르기까지 다양한 남성 불임을 유발하게 된다.[4–6] 또한 오래 서 있거나 운동 후에 음낭에 통증이 발생하거나 붓는 증상을 유발하기도 하며 동측 대복재정맥*great saphenous vein*으로 혈류가 단락되면서 하지정맥류와 연관되기도 한다.

1952년 Tulloch가 양측 정계정맥류 결찰 후에 정자부족증 환자에서 정자 생성이 다시 회복되었다고 보고하면서 수술적 치료에 관심을 갖게 되었다.[7] 이후 수술에 비해 비침습적이면서 외래시술이 가능하며 수술로 인한 각종 합병증을 줄일 수 있는 인터벤션 시술들이 연구되었고, 분리형 풍선색전술, 코일색전술, 고열조영제를 이용한 색전술, 경화제를 이용한 경화요법 등이 1980년대 초에 소개되어 현재 유럽에서는 인터벤션 시술이 정계정맥류의 1차 치료법으로 자리매김하고 있다.[8–11]

2. 진단

정계정맥류는 고환질환을 검사하기 위해 초음파를 시행하다가 우연히 발견되거나 남성 불임검사 중에 발견되는 경우가 많다. 때로는 통증이 발생하거나 음낭이 붓고 굵은 혈관확장이 관찰되는 증상으로 환자가 내원하여 발견되기도 한다. 환자가 선 상태에서 발살바법*Valsalva manuever*을 이용하여 복압을 증가시키면 pampiniform plexus의 확장과 역류에 의한 혈류 흐름을 촉진할 수 있어 경험 있는 의사라면 진단하는 데 어려움은 없다. 임상 단계에 따라 3단계로 나뉘는데, 1단계는 숨을 참고 배에 힘을 줄 때만 만져지는 경우, 2단계는 힘을 주지 않아도 만져지는 경우, 3단계는 pampiniform plexus가 확장된 것이 눈으로 보이는 경우이다.[12]

Testicular venography가 정계정맥류의 기본 진단법이나 침습적인 검사로 색전술이나 정맥경화요법을 하기 위해 인터벤션 시술과 함께 주로 시행되고 있다. 비침습적인 방법으로 요즘은 도플러초음파가 기본적으로 시행된다. 도플러초음파 검사에서 pampiniform plexus의 정맥 직경이 2mm 이상이면서 분광 도플러초음파 검사에서 1초 이상 지속되는 역방향 혈류가 관찰되면 정계정맥류로 진단한다[13](그림 37-1). 이는 임상 전 단계의 정계정맥류나 임상적으로 불분명한 경우에 유용한 방법이다.[14] 정계정맥류가 심하여 고환 내 정계정맥류가 발생한 경우에도 도플러초음파로 쉽게 진단할 수 있다.[15]

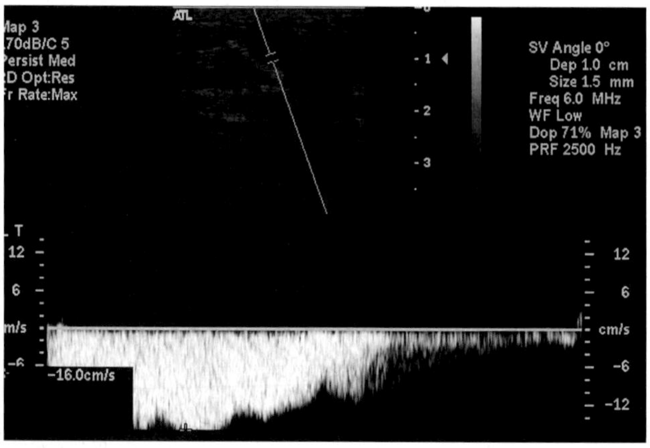

그림 37-1. 정계정맥류의 초음파검사 소견 Gray-scale 영상에서 pampiniform plexus의 직경이 2mm 이상이고, Valsalva법을 시행하면서 시행한 분광 도플러초음파 검사에서 1초 이상 지속되는 정맥혈의 역류가 확인되면 진단할 수 있다.

3. 치료의 적응증

정계정맥류에 대한 시술 적응증은 일반적으로 수술 적응증과 같이 ① 임상 3단계 이상의 정계정맥류, ② 통증이나 불편감을 동반한 경우, ③ 정액검사 결과가 비정상일 때, ④ 좌측 고환이 우측 고환에 비해 3mL 이상 부피가 감소한 경우 등이다.[16] 그러나 수술 시 발생할 수 있는 음낭수종이나 고환위축 같은 합병증은 색전술 치료 시에는 발생하지 않으므로 잠재적 불임에 대한 예방을 목적으로 치료하는 청소년의 경우에는 보다 안전하고 후유증이 적은 색전술 치료를 1차적 치료로 고려하는 것이 좋다.[16, 17]

4. 시술방법

(1) 정맥조영술*Venography*

Testicular venography에서 정맥 접근법은 크게 2가지이다. 일반적으로 우측 대퇴정맥*femoral vein*을 초음파 유도하에 천자하는 아래접근법*inferior approach*을 사용한다. 이는 시술자가 보다 편한 위치에서 시술할 수 있고 환자에게 시술로 인한 불안감을 덜 유발하여 많이 사용하는 방법이다. 하지만 좌측 renal vein이 하대정맥*inferior vena cava; IVC*에서 다리 방향으로 예각을 이루며 비스듬히 주행하고 있고 정맥 자체가 쉽게 확장되어 카테터를 충분히 지지해 주지 못하기 때문에 좌측 renal vein을 통해 좌측 testicular vein을 선택하기 어려울 수 있다. 좌측 renal vein 도관술이 쉽도록 고안된 sheath catheter와 4Fr 카테터(혹은 5Fr 고환 카테터 혹은 Cobra catheter와 3Fr 동축 카테터)를 이용하여 coaxial technique으로 좌측 renal vein과 좌측 testicular vein에 접근한다(그림 37-2). 또 하나의 정맥 접근법으로 우측 내경정맥*right internal jugular vein*이나 우측 상완정맥*brachial vein* 혹은 척골측피부정맥*basilic vein*을 천자하여 시술을 시행하는 위접근법*superior approach*이 있다(그림 37-3A). 이 경우 IVC와 좌측 testicular vein이 둔각을 이루어 접근하기가 용이하므로 4Fr 카테터만을 이용하여 testicular vein의 원위부까지 접근할 수 있다. 우측 internal jugular vein을 이용하는 경우에는 환자의 목을 움직일 수 없고 환자에게 불안감을 줄 수 있으나, 우측 brachial 혹은 basilic vein 천자법은 이러한 불편감을 주지 않아 환자에게 좀 더 안정감을 줄 수 있다. 위접근법을 이용할 때에는 카테터와 유도철사가 심장의 우심실에 말리지 않도록 주의하여야 한다.[3, 16, 18]

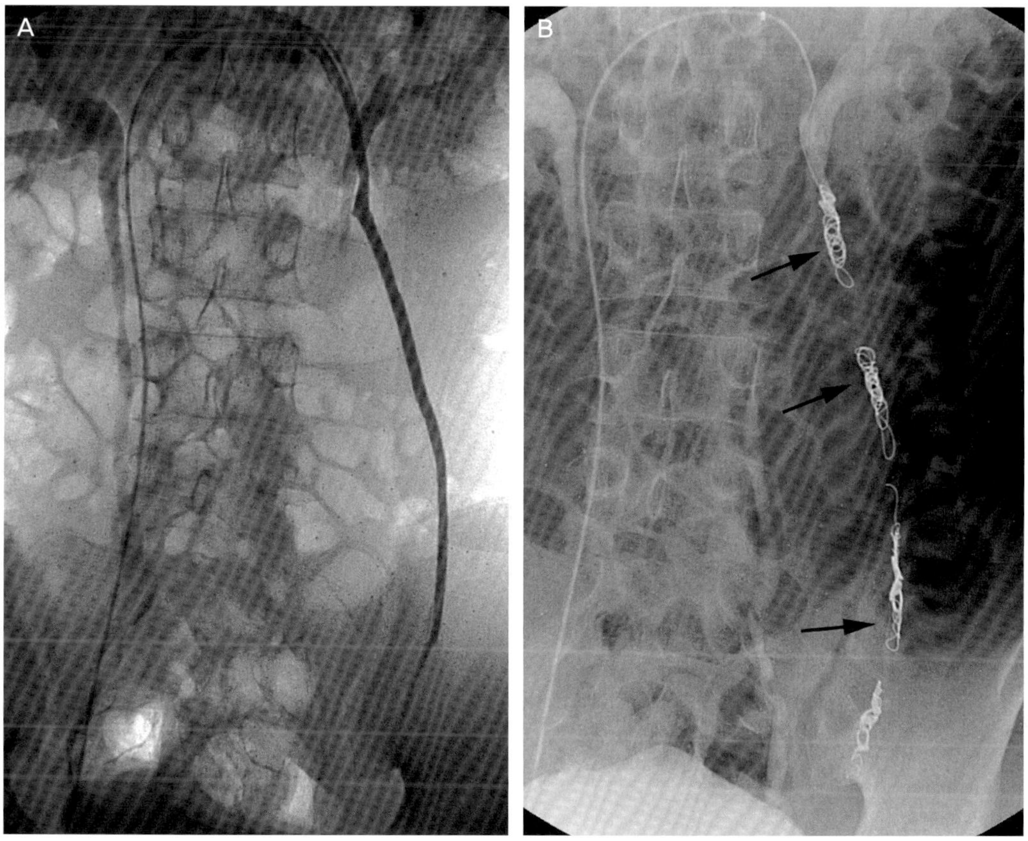

그림 37-2. 제I형 testicular vein 부전증에 대한 미세코일 색전술 A. 좌측 renal vein에 카테터 끝을 위치시키고 환자에게 Valsalva법을 하게 하면서 얻은 정맥조영상. 좌측 testicular vein을 통해 조영제가 역류하고 있다. Testicular vein 1개에 부전증이 나타나는 제I형 testicular vein 부전증이다. B. 미세카테터를 이용해 testicular vein의 원위부에 접근하여 미세코일(화살표)로 색전술을 시행하였다.

위의 방법으로 좌측 renal vein을 선택하여 좌측 testicular vein 분지 부위보다 원위부의 inferior branch에 카테터 끝을 위치시킨 후 Valsalva법을 시행하면서 10~15mL(5mL/s)의 조영제로 정맥조영술을 시행하여 좌측 testicular vein의 판막부전 여부를 확인한다. 대부분의 정계정맥류 환자에서는 testicular vein의 판막부전에 의해 역류가 확인되나, retroperitoneal vein이나 periureteric vein 등 aberrant vein과 연결되어 역류가 생기는 경우(제IVb형)에는 testicular vein의 역류가 보이지 않을 수도 있다. 따라서 임상적으로 정계정맥류가 의심되며 도플러초음파 검사에서 역류가 확인되었다면 비전형 정맥에 의한 역류를 확인하기 위해 유도철사를 부드럽게 조정하여 정상 판막 부위를 통과시킨 후 정맥조영술을 시행하여 비전형 정맥연결을 확인해야 한다[19](그림 37-3B~D). 시술 중 venospasm 때문에 원위부로 카테터를 진행하기 어려운 경우에는 미세카테터를 이용하거나 50μg nitroglycerine을 투여할 수도 있으나 대개 5~10분 정도 기다리면 정맥경련이 풀린다.

우측 testicular vein은 좌측 testicular vein에 비해 선택하기 어려운 경우가 많다. 이때에는 우측 renal vein 기시부에서 카테터 끝을 IVC의 앞쪽을 향하게 하여 Valsalva법을 시행하면서 정맥조영술로 판막기능부전이 있는 우측 testicular vein을 확인한 후 카테터 끝이 입구에 걸리도록 IVC를 따라 천천히 내려오면 입구를 찾을 수 있다. Testicular vein의 변이가 있는 경우에는 좌측 검사와 같은 방법으로 확인하며 변이의 형태를 파악한 후 색전술 및 경화요법을 시행하여야 한다.[20]

(2) 색전술 및 경화요법 *Embolization and sclerotherapy*

Testicular vein 색전술에 사용되는 색전방법으로는 코일을 이용한 기계적 색전술과 경화제를 사용하는 정맥경화요법이 주로 사용되며 그 밖에 tissue adhesives, hot contrast, 분리형 풍선을 이용하는 방법들이 시행되고 있다.

코일을 이용한 testicular vein 색전술의 경우 testicular vein의 직경보다 약간 큰 코일을 사용하여야 migration되지 않고 효과적으로 역류를 차단할 수 있다. 코일의 위치는 해부학적 변이와 우회정맥에 따라 결정된다. 재발률을 낮추려

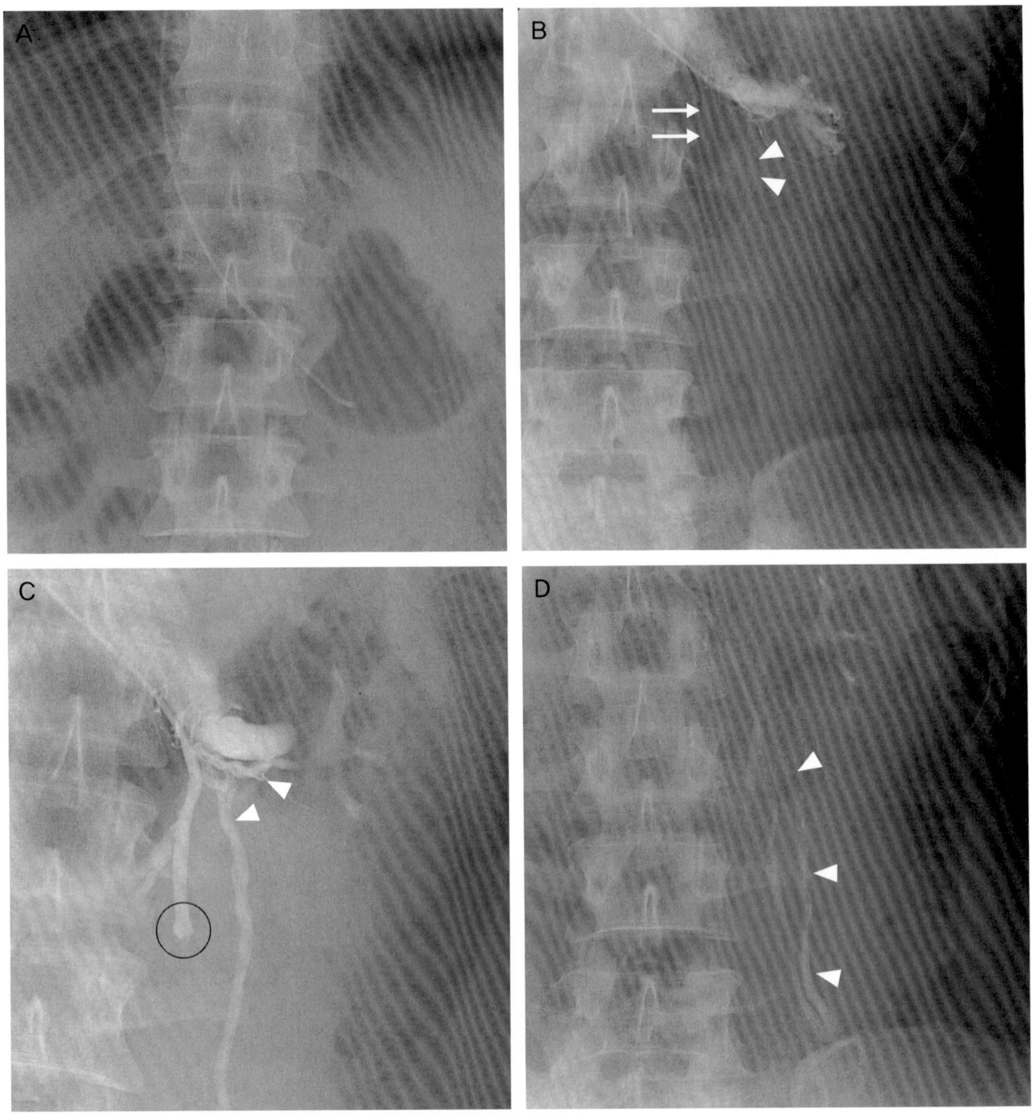

그림 37-3. 제Ⅳb형 testicular vein 부전증에 대한 정맥경화요법 A. 우측 basilic vein을 천자하여 4F 100cm Cobra catheter를 이용해 위쪽에서 접근하였다. B. 좌측 renal vein에 카테터를 위치시킨 후 시행한 정맥조영술에서 좌측 testicular vein의 근위부(화살표)가 일부 보이고 우회정맥에 의한 역류(화살촉)가 희미하게 보인다. C. 좌측 testicular vein의 근위부에 카테터를 위치시킨 후 얻은 정맥조영상. 좌측 testicular vein의 판막이 정상(원)이며 우회정맥(화살촉)을 통한 조영제의 역류가 확인된다. D. 유도철사를 이용하여 testicular vein의 정상 판막을 조심스럽게 통과시킨 후 얻은 정맥조영상. 전체적인 우회정맥과의 연결이 확인된다. STS foam을 이용하여 정맥경화요법을 시행하였다. Lipiodol과 공기를 함께 섞어 만든 경화제가 우회정맥을 따라 퍼진 것(화살촉)이 확인된다.

면 원위부로는 서혜관*inguinal canal* 위치에, 근위부로는 우측 renal vein과 연결되는 입구 근처에 코일을 위치시키고, 우회정맥이 발달한 경우에는 우회정맥 분지보다 근위부에 추가로 위치시키는 것이 좋다.[21] Marsman[22]의 보고에 따르면, testicular vein이 단순한 해부학 형태를 띠는 경우(제Ⅰ, Ⅲ형)에는 코일을 이용한 색전술의 기술적 성공률이 97%가량이나, 복잡한 형태의 변이인 경우에는 기술적 성공률이 좌측은 73%, 우측은 57%가량이라고 한다. 정맥변이가 있는 경우에는 원하는 위치에 코일을 효과적으로 위치시키기가 어렵고, 주변 우회정맥으로 인한 재발 가능성이 높아 코일을 단독으로 사용하기보다는 경화제와 함께 사용하는 것이 성공률을 높이고 재발률을 낮출 수 있을 것으로 보인다. 코일을 단독 사용할 경우에는 우회정맥과의 연결을 정확히 파악하여 모든 연결되는 부위에서 색전술을 시행하여야 한다. Renal vein과 연결되는 부위에 코일색전술을 시행할 때에는 코일이 renal vein으로 밀려 나오지 않게 하여 폐색전증이 발생하지 않도록 주의하여야 한다.

최근에는 각종 경화제를 이용한 정맥경화요법이 주로 사용되고 있다. 경화제로 Polidocanol, STS(sodium tetradecyl sulfate), Varicocid(sodium morrhuate plus benzyl alcohol) 등이

〈표 37-1〉 시술 중 만나게 되는 어려운 점과 그 대처방법

문제점	대처방법
Femoral vein puncture가 어렵다.	1. 처음부터 micropuncture set을 사용한다. 2. 초음파 유도하에 천자를 시행한다. 3. 환자로 하여금 Valsalva법을 하게 하여 femoral vein을 확장시킨다.
Testicular vein으로 접근하기가 어렵다.	1. 유도카테터나 긴 sheath를 사용한다. 2. Testicular vein으로 들어갈 때 미세카테터를 사용한다. 3. Jugular vein이나 basilic vein으로 다시 천자하여 시행한다.
원위부 색전술을 위한 testicular vein의 원위부로 접근하기가 어렵다.	1. Hydrophilic catheter와 유도철사를 이용한다. 2. 미세카테터를 이용하여 미세코일을 사용한다. 3. 5Fr 카테터 대신 4Fr 카테터를 사용한다.
혈관수축이 일어났다.	1. 혈관확장제를 사용한다(정맥계에서는 큰 도움이 안 됨). 2. 10~15분 정도 기다렸다가 다시 시도한다. 3. 혈관수축은 주로 지나친 조작에 의해 발생한다. 부드럽게 시술하는 것이 혈관수축을 줄이는 최선의 방법이다.

From Beddy P, Geoghegan T, Browne RF, et al. Testicular vari-cocels. Clin Radiol 2005;60:1248-1255.

사용되며, air-block technique이나 foam technique으로 정맥경화요법을 시행한다. 시술자에 따라 다양한 방법이 사용되고 있으나 저자가 주로 사용하는 방법인 foam technique을 소개하면 다음과 같다. 3% STS 2mL와 공기 3mL을 10mL 주사기에 담고 three-way stopcock에 연결하여 격렬하게 섞어 거품 형태로 만든다. Pampiniform plexus로 경화제가 들어가면 대부분 혈전정맥염*thrombophlebitis*을 유발하므로 경화제가 pampiniform plexus로 들어가지 못하도록 내서혜륜*internal inguinal ring* 부위에 코일색전술을 먼저 시행하거나 손으로 압박하여 조영제가 pampiniform plexus로 넘어가지 않는 것을 확인한 후, 만들어 놓은 경화제를 투시영상을 보면서 주입한다. 이때 환자로 하여금 Valsalva법을 하게 하거나 테이블을 15~20° 정도 세워서 시행하면 경화제가 renal vein으로 유출되는 것을 최소화할 수 있다. 경화제를 주입할 때 등쪽이나 아랫배 쪽으로 뻗치는 통증을 호소하는 환자가 많은데 대부분 일시적인 현상이며 곧 호전된다. 만일 증상이 지속되면 진통제를 사용하여 통증을 경감시켜 주는 것이 좋다.[16]

코일색전술이든 정맥경화요법이든 일단 정맥을 막은 후에는 효과적으로 역류가 차단되었는지를 확인하기 위해 시술 후 10~20분 후에 다시 renal vein에서 정맥조영술을 시행한다. 일반적으로 시술 중 만나게 되는 어려운 점과 그에 대한 대처 방안은 〈표 37-1〉과 같다.

시술 후에는 sheath를 제거하고 지혈한 다음 회복실에서 1~2시간가량 환자를 안정시킨 후 환자가 움직일 만큼 편안한 상태에 이르면 퇴원시킬 수 있다. 정계정맥류 인터벤션 치료는 외래시술이 가능하며, 환자는 시술 후 다음 날부터 일상생활로 복귀할 수 있다.

5. 결과

색전술 혹은 경화요법의 기술적 성공률은 left testicular vein의 경우 82.8~97%로 다양하게 보고되고 있는데 주로 복잡한 정맥변이가 있는 경우에 성공률이 낮고 시술자에 따른 편차가 크다.[16, 22-24] 좌측 renal vein의 경화요법에 대한 최근 보고에 따르면[24] 362명의 환자 중 93.8%에서 성공하였으며, 실패한 24명의 환자 중 13명(54%)이 testicular vein 변이 제Ⅳb형태(testicular vein의 판막은 정상이며 측부순환을 통해 역류하는 형태)를 보였으며, 제Ⅳb형인 73명 중 60명에서만 성공하여 82%의 성공률을 보여 testicular vein 변이에 따라 기술적 성공률(82~100%)이 크게 차이가 나는 것을 알 수 있다. 따라서 testicular vein의 다양한 변이에 대한 지식과 각각에 대한 기술적 방법을 숙달하면 기술적 성공률을 올릴 수 있을 것으로 보인다.

재발률도 보고에 따라 1년 재발률 약 20%에서[16] 4년 재발률 7%[25]까지 편차가 큰데, 이는 정계정맥류의 수술적 치

료와 비슷한 결과이다. 고식적인 수술적 치료와 복강경 치료, 경화요법을 비교한 논문에 따르면 전반적인 재발률에는 큰 차이가 없고 모든 치료법에서 동일하게 초기의 임상등급이 심한 경우에 시술 후 재발률이 높다고 한다.[18]

6. 합병증

시술 중 발생할 수 있는 합병증으로는 정맥파열이 비교적 흔하다. 대부분 특별한 조치 없이 지혈되지만 이로 인해 venospasm이 발생하여 더 이상 시술할 수 없는 경우도 있으므로 카테터나 유도철사를 조작할 때 주의하여야 한다. 가장 주의해야 할 합병증은 코일이 renal vein으로 이동하여 폐색전증이 발생하는 것이다. 이는 renal vein과 testicular vein이 만나는 부분을 명확히 확인하고 testicular vein보다 약간 큰 직경의 코일을 renal vein에서 2~3cm 떨어져 있는 곳에 위치시키면 예방할 수 있다.

시술 후 가장 흔한 합병증은 경화제가 pampiniform plexus로 일부 흘러 들어가서 thrombophlebitis가 발생하는 것이다. 대부분 시술한 지 24~48시간 후에 음낭*scrotum*에 통증과 염증이 발생하고, 몸살감기 증상같이 37.5~38°C가량의 열이 나면서 전신이 불편한 증상이 있다. 이로 인해 testicular sclerosis를 유발할 수도 있어 음낭 초음파검사가 필요하나, 대부분의 경우 경구 스테로이드와 해열진통제만으로도 호전된다.[16]

Ⅱ 골반울혈증후군*Pelvic congestion syndrome; PCS*

1. 서론

만성골반통*chronic pelvic pain*은 가임기 여성에게 6개월 이상 지속되는 비월경성 통증으로서, 일회적 급성 통증과 달리 통상적 진단과 치료에 반응하지 않는 지속적 통증이다. 우리나라에서는 아직 이에 대한 체계적 통계가 없는 상태인데, 미국에서 보고된 바에 따르면 chronic pelvic pain으로 산부인과를 찾는 여성은 모든 산부인과 환자의 2~10% 정도이며, 산부인과에서 시행되는 복강경검사*laparoscopy* 대상 질환의 약 20%를 차지하는 것으로 알려져 있다. 미국에서는 현재 약 10만 명의 여성이 chronic pelvic pain을 호소하고 있으며 이 중 61%는 통증에 대하여 만족할 만한 설명을 듣지 못하고 있는 실정이다.[26]

Chronic pelvic pain의 원인으로는 비뇨생식기 문제, 소화기 문제, 혹은 정신신체장애 등의 다양한 원인이 있으나 기질적 원인을 알 수 없는 환자들 중 대부분이 골반울혈증후군*pelvic congestion syndrome; PCS*를 가지고 있을 것으로 여겨진다. PCS는 1857년 Richet가 tubo-ovarian varicocele로 처음 기술하였고,[27] Cotte가 pelvic pain과 ovarian varicosities의 관련성을 처음 언급했으며,[28] Beard group이 1970년대에 시작하여 현재까지 임상증상, 검사방법, 진단기준, 심리적 요소 등에 초점을 맞추어 연구를 진행하여 왔다.[29]

PCS 환자는 간헐적으로 급성 악화를 보이는 둔중한 아픔*dull ache*, 때로는 매우 날카로운 아픔을 느낀다. 대부분 골반강 정맥압을 증가시키는 모든 상황, 즉 오래 서 있거나 앉아 있을 때, 걸을 때, 성교 시, 심한 운동을 할 때 통증이 악화된다. 그렇기 때문에 PCS 환자들은 이런 활동을 자꾸 피하게 된다. 성교통증*dyspareunia*(71~78%), 성교후통증*postcoital aching*(65%)도 흔히 나타나는 증상이며, 그 외에 약 54%에서 월경과다*menorrhagia* 등의 월경장애가 나타난다. 25% 정도는 월경간출혈*intermenstrual bleeding*을 보인다. 소화기, 비뇨기 증상도 흔한데 팽만감, 구역*nausea*, diffuse abdominal cramping 등과 빈뇨, 요절박증 등이 나타날 수 있다. 이들은 방광 주위, 직장 주위 공간의 울혈에 의한 것으로 여겨진다. 그 외 두통, 피로감, 불면증 등의 일반 자율신경장애가 나타날 수 있고 섬유근육통 등의 증상을 호소하는 경우도 있다.[30, 31] 정신과적으로도 매우 광범위한 증상을 보일 수 있는데 불안, 우울증 등이 가장 흔하다.

신체검사상 복부 촉진 시 난소지점*ovarian point*에 압통이 있다. Ovarian point는 anterior superior iliac crest와 배꼽을 이은 선의 위쪽 중간 1/3 지점이다. 이 지점은 ovarian vein이 골반 뼈를 가로지르는 위치로, 이곳을 누르면 pelvic venous pressure가 올라가 난소 압통이 악화된다. Beard group의 보고에 따르면 복부 촉진 시 ovarian point의 압통과 postcoital ache가 같이 있는 경우 94%의 민감도와 77%의 예민도로 PCS를 진단할 수 있다고 한다. 반면 Taylor 등은 posterior parametrium과 uterosacral ligament의 압통이 가장 믿을 만한 징후라고 보고하였다.[31, 32]

2. 진단

(1) 정맥조영술

골반정맥류를 진단하는 가장 확실한 방법은 정맥조영술로 구불구불하게 늘어난 ovarian vein을 직접 보는 것으로, 구체적인 방법은 정계정맥류 진단을 위한 정맥조영술과 거의 차이가 없다. Kennedy와 Hemingway[33]는 pelvic vein congestion의 방사선학적 기준을 기술하였는데 ovarian vein의 직경이 10mm를 넘고, 자궁정맥*uterine vein*이 울혈되어 있고, 난소정맥얼기*ovarian venous plexus*가 울혈되어 있고, 중앙선을 가로질러 반대편 venous plexus가 조영되고, vulvar 또는 thigh varicosity 들이 있는 경우로 정의하였다(그림 37-4).

정맥조영술은 침습적이며 특히 가임기 여성이 전리 방사선에 노출되는 위험성이 있어 색전술 치료를 시행할 경우에 진단과 치료 목적으로 시행한다.[34-37] 최근에는 비침습적인 방법인 US, CT, MRI 등이 골반정맥류를 확인하는 데 도움이 되지만 누워서 검사를 시행하기 때문에 진단 민감도가 정맥조영술에 비해 낮고, 특히 복강경으로 검사하는 경우에는 복강 내에 가스를 주입하기 때문에 정맥이 눌려 환자의 40~80% 성노에서 진단을 놓칠 수 있다.[34, 38]

(2) 경질 초음파

미국에서는 pelvic pain을 호소하는 환자에게 우선적으로 초음파검사를 시행하며, pelvic varices에는 경질 도플러 초음파*transvaginal Doppler US*를 사용할 수 있다. 정맥혈 도플러 신호를 보이는 다발성으로 늘어난 혈관이 자궁과 난소 주변에서 관찰되면 ovarian, pelvic varices로 진단한다. 3가지 진단 기준은 ① 4mm 이상 직경의 pelvic vein, ② 3cm/sec 이하의 느린 혈류, ③ 양측 pelvic varicose vein과 연결되어 자궁근육층*myometrium* 내에서 보이는 늘어난 궁상정맥*arcuate vein* 등이다.[34]

(3) MRI

MRI에서 pelvic varices는 자궁과 난소, 때로는 broad ligament와 골반벽, 어떤 경우에는 paravaginal venous plexus까지 침범하는, 늘어나고 구불구불하며 조영증강되는 관상 구조물로 보인다.[35] T1강조영상에서 pelvic varices는 flow-void artifact 때문에 신호가 없고 gradient-echo MR image에서 높은 신호강도를 보인다. T2강조영상에서는 보통 낮은 신호강도를 보이지만, 정맥혈의 느린 흐름 때문에 높은 신호강도 또는 혼합 신호강도를 보이기도 한다.[36] Gadolinium enhanced three-dimensional T1 gradient-echo image가 pelvic varices를 보는 데 가장 적합하며, pelvic varices 내 혈류가 높은 신호강도로 나타난다(그림 37-5A).

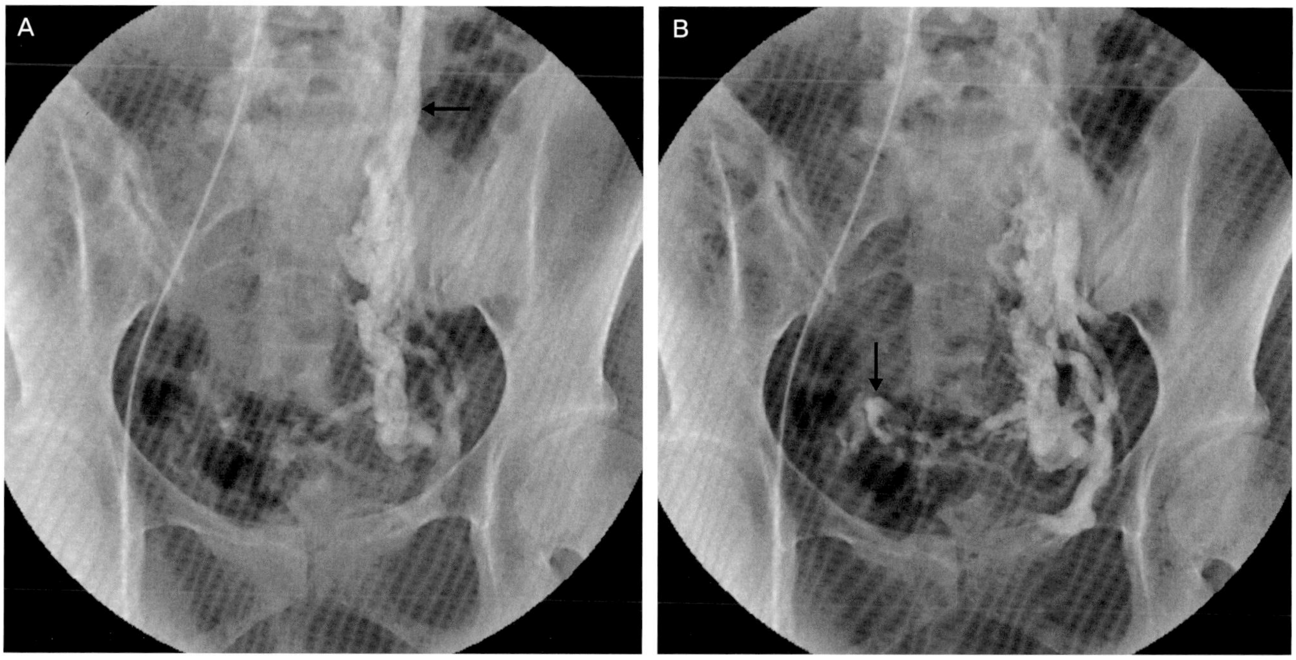

그림 37-4. 좌측난소정맥조영술 A. 늘어난 ovarian vein(화살표) B. 중앙선을 가로지른 자궁정맥 울혈(화살표)

3. 시술방법

Chung 등[39]은 PCS의 치료로서 색전술과 자궁절제술 *hysterectomy*을 비교한 논문에서 색전술이 hysterectomy를 하는 경우보다 통증 경감 효과가 크다고 보고하였다. 최근 들어 PCS의 치료로서 ovarian vein 색전술의 빈도가 크게 늘고 있어 인터벤션 시술의사의 역할이 커지고 있다. Edward 등[40]이 1993년에 처음 보고한 바에 따르면, 대부분의 환자에서 통증이 크게 경감하였고 부작용은 천자 자리의 혈종 1예와 ovarian vein의 천공 1예뿐이어서 비교적 안전한 시술이라고 기술하였다. 색전물질로는 enbucrilate(Histoacryl L Transparent, B. Braun, Melsungen, Germany)나 5~15mm의 백금 코일을 많이 사용하였으며, 최근에는 sodium morrhuate나 STS 같은 경화제를 같이 사용하여 정맥류를 완전 폐쇄시킨다(그림 37-5).

일반적으로 7Fr guiding sheath를 femoral vein을 거쳐 IVC 내 또는 좌측 renal vein 내에 장착한 후, 5Fr 카테터로 ovarian vein을 선택하여 역방향 정맥조영상*retrograde venogram*을 얻은 후 3Fr 미세카테터를 사용하여 색전술을 시행한다. 정계정맥류 색전술에서 기술한 바와 같이 위접근법을 통해 시술하면 4Fr 카테터만을 이용하여 ovarian vein 원위부까지 접근할 수 있으므로 시술비용을 낮추고 환자의 부담을 줄일 수 있다.

Sacroiliac joint 1/2 아래 지점부터 색전술을 시작하여 앞방향*antegrade*으로 전장의 ovarian vein을 완전히 색전시키도록 한다. 이때 sacroiliac joint 아래로 색전술 카테터가 내려가지 않도록 함으로써 역방향으로 deep pelvic plexus까지 색전물질이 들어가지 않게 주의해야 하며, 앞방향으로는 색전물질이 전신정맥*systemic vein*으로 떠내려가 폐색전을 초래하지 않도록 주의해야 한다.

Internal iliac vein에 색전술을 시행할 때는 총대퇴정맥*common femoral vein*으로 접근하여 반대측 internal iliac

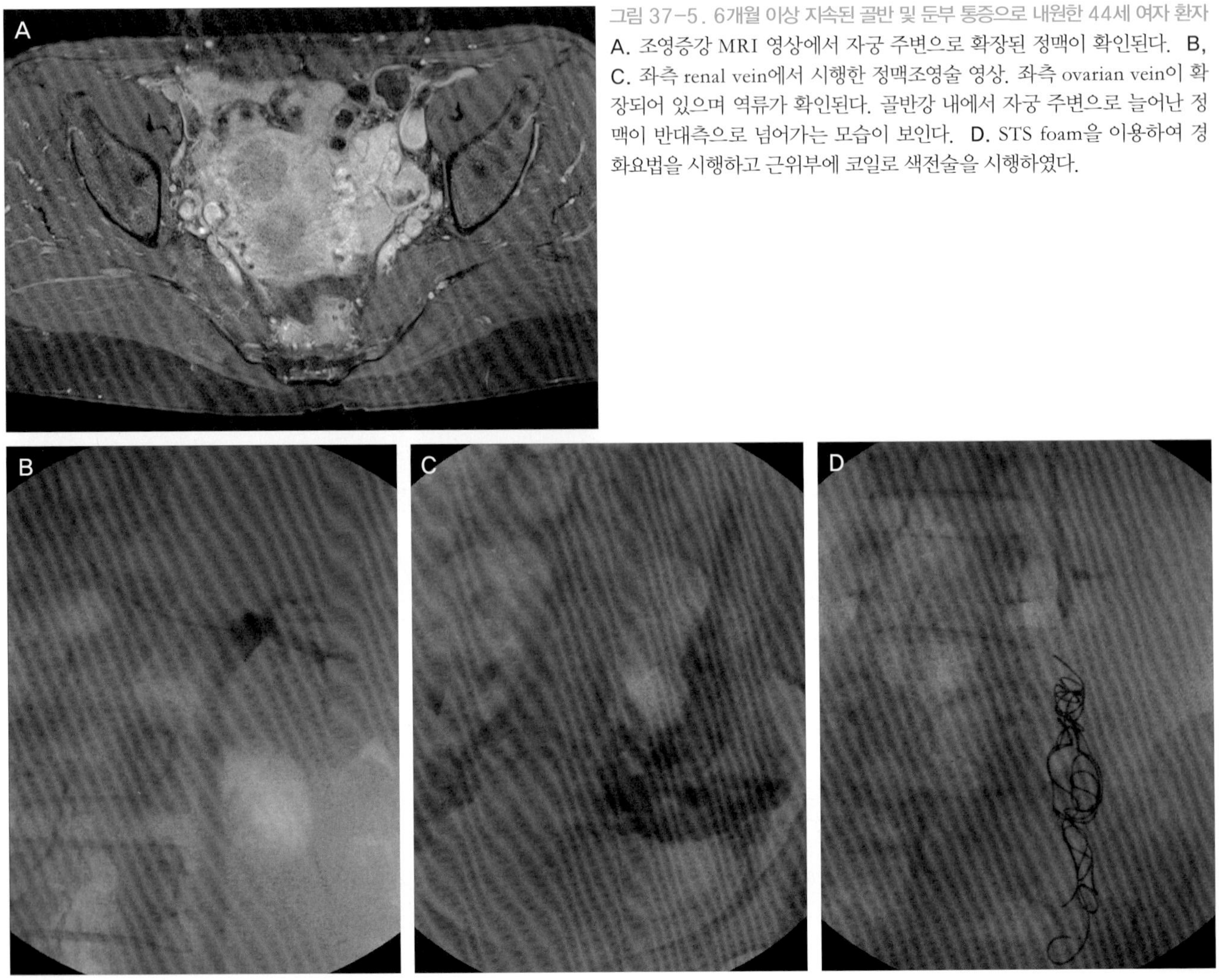

그림 37-5. 6개월 이상 지속된 골반 및 둔부 통증으로 내원한 44세 여자 환자
A. 조영증강 MRI 영상에서 자궁 주변으로 확장된 정맥이 확인된다. B, C. 좌측 renal vein에서 시행한 정맥조영술 영상. 좌측 ovarian vein이 확장되어 있으며 역류가 확인된다. 골반강 내에서 자궁 주변으로 늘어난 정맥이 반대측으로 넘어가는 모습이 보인다. D. STS foam을 이용하여 경화요법을 시행하고 근위부에 코일로 색전술을 시행하였다.

vein을 선택한 후 Berman wedge catheter(Arrow International, Reading, PA)나 occlusion balloon catheter를 사용하여 정맥조영술을 시행한다. 남아 있는 pelvic varices가 보이는 경우 풍선을 부풀려 유지한 채로 색전물질을 internal iliac vein에 주입하고, 이후 약 5분 동안 풍선을 유지한 후 카테터를 제거한다. Internal iliac vein에서는 코일이 이동하여 폐색전증을 유발할 수 있으므로 되도록 코일을 사용하지 않는다.

Ovarian vein 양쪽을 모두 막아야 된다는 주장과, 한쪽 ovarian vein만 막아도 효과가 같다는 주장,[37] ovarian vein 뿐만 아니라 pelvic congestion의 또 다른 원인이 되는 지류 정맥인 iliac vein도 같이 막아야 한다는 주장[38, 41] 등이 있는데 어느 것이 옳은지 아직 완전히 정립된 바는 없다. 최근의 보고를 보면 2000년에 Maleux 등[37]이 PCS 환자 41명에게 ovarian vein 색전술을 시행하였는데, 좌측 ovarian vein만 색전한 집단과 양측 ovarian vein을 모두 색전한 집단 간의 임상 결과에 통계적으로 유의한 차이가 없었다고 한다. 한편 Kim 등[38]은 2006년에 127명의 환자에게 시행한 색전술 성적을 발표하였다. 이들은 gelfoam(Pharmacia and Upjohn, Kalamazoo, MI)과 5% sodium morrhuate(American Regent Laboratories, Shirley, NY)의 혼합물을 색전물실로 사용하여 두 차례에 걸쳐 양측 ovarian vein과 양측 internal iliac vein 모두를 색전한 결과, 현저한 통증 경감 효과를 얻으면서도 생리 주기에 아무런 영향을 미치지 않았다고 보고하였다.

최근 여러 논문에서 PCS 색전술의 치료 결과를 보고했는데 50~80%에서 chronic pelvic pain이 호전되었다고 한다.[37, 38, 42-45] 이렇듯 PCS 치료에서 색전술은 안전하고 효과적인 1차 치료방법이라고 할 수 있겠다.

Ⅲ 결론

정계정맥류와 골반울혈증후군의 치료에 있어서 코일색전술과 경화요법은 ① 수술적 치료에 비해 간단하고 시술시간이 짧고 비용이 저렴하면서 전신 혹은 척수 마취가 필요 없으며, ② 외래시술이 가능하여 시술 후 일상생활로의 복귀가 빠르고, ③ 시술 후 합병증 발생이 적고, 발생하더라도 입원이 필요한 경우가 거의 없으며, ④ 수술과 비교해 기술적 성공률과 재발률이 비슷하여 수술을 대신할 수 있는 1차적 치료법으로 고려할 수 있다.

참고문헌

1. Gorelick JL, Goldstein M. Loss of infertility in men with varicocele. Fertil Steril 1993;59:613-616.
2. Goldstein M. Surgical management of male infertility and other scrotal disorders. In: Walsh PC, ed. Campbell's Urology. 8th ed. Philadelphia: Saunders, 2002:1571-1579.
3. Kim SH. Embolotherapy of varicocele. In: Han MC, Park JH, eds. Interventional Radiology. Seoul: Ilchokak, 1999:53-59.
4. Chehval MJ, Purcell MH. Deterioration of semen parameters over time in men with untreated varicocele: evidence of progressive testicular damage. Fertil Steril 1992;57:174-177.
5. Gat Y, Bachar GN, Everaert K, et al. Induction of spermatogenesis in azoospermic men after internal spermatic vein embolization for the treatment of varicocele. Hum Reprod 2005;20:1013-1017.
6. Gat Y, Gornish M, Belenky A, et al. Elvation of serum testosterone and free testosterone after embolization of the internal spermatic vein for the treatment of varicocele in infertile men. Hum Reprod 2004;19:2303-2306.
7. Tulloch WS. A consideration of sterility tactors in the light of subsequent pregnancies: II. Subfertility in the male. Trans Edinb Obstet Soc 1952;151:73-77.
8. 량승후, 박재형. 경피적 코일색전술에 의한 정계정맥류의 치료. 대한방사선의학회지 1987;23:861-867.
9. White RI Jr., Kaufman SL, Barth KH, et al. Occlusion of varicoceles with detachable balloons. Radiology 1981;139:327-334.
10. Berkman WA, Price RB, Wheatley JK, et al. Varicoceles: a coaxial coil occlusion system. Radiology 1984;151:73-77.
11. Seyferth W, Jecht E, Zeltler E. Percutaneous sclerotherapy of varicocele. Radiology 1981;139:335-340.
12. Beddy P, Geoghegan T, Browne RF, et al. Testicular varicocels. Clin Radiol 2005;60:1248-1255.
13. Mihmanli I, Kurugoglu S, Cantasdemir M, et al. Color Doppler ultrasound in subclinical varicocele: an attempt to determine new criteria. Eur J Ultrasound 2000;12:43-48.
14. Gonda RL Jr, Karo JJ, Forte RA, et al. Diagnosis of subclinical varicocele in infertility. AJR Am J Roentgenol 1987;148:71-75.
15. Demirbaş M, Ellergezen A, Bilen CY, et al. Intratesticular varicocele treated with percutaneous embolization. Urology 2001;58:1058.

16. Lord DJE, Burrows PE. Pediatric varicocele embolization. Tech Vasc Interven Rad 2003;6:169–175.
17. Stom DW, Hogan MJ, Jayanthi VR. Initial experience with percutaneous selective embolization: A truly minimally invasive treatment of adolescent varicocele with no risk of hydrocele development. J Pediatr Urol 2010;6:567–571.
18. Abdulmaaboud MR, Shokeir AA, Farage Y, et al. Treatment of varicocele: A comparative study of conventional open surgery, percutaneous retrograde sclerotherapy, and laparoscopy. Urology 1998;52:294–300.
19. Sigmund G, Bahren W, Gall H, Lenz M, et al. Idiopathic varicoceles: Feasibility of percutaneous sclerotherapy. Radiology 1987;164:161–168.
20. Shuman L, White RI Jr., Mitchell SE, et al. Right-sided varicocele: Technique and clinical results of balloon embolotherapy from the femoral approach. Radiology 1986;158:787–791.
21. Kaufman SL, Kadir S, Barth KH, et al. Mechanisms of recurrent varicocele after balloon occlusion or surgical ligation of the internal spermatic vein. Radiology 1083;147:435–440.
22. Marsman JW. The aberrantly fed varicocele: frequency, venographic appearance, and results of transcatheter embolization. AJR Am J Roentgenol1995;164:649–657.
23. Nabi G, Asterlings A, Greene DR, et al. Percutaneous embolization of varicoceles: outcomes and correlation of semen improvement with pregnancy. Urology 2004;63:359–363.
24. Lenz M, Hof N, Kersting-Sommerhoff B, et al. Anatomic variants of the spermatic vein: importance for percutaneous sclerotherapy of idiopathic varicocele. Radiology 1996;198:425–431.
25. Reyes BL, Trerotola SO, Venbrux AC, et al. Percutaneous embolotherapy of adolescent varicocele: results and long-term follolw-up. J Vasc Interv Radiol 1994;5:131–134.
26. Perry CP. Current concepts of pelvic congestion and chronic pelvic pain. JSLS 2001;5:105–110.
27. Hobbs JT. The pelvic congestion syndrome. Br J Hosp Med 1990;43:200–206.
28. Beard RW, Belsey EN, Lieverman MV, et al. Pelvic pain in woman. Am J Obstet Gynecol 1977;128:566–570.
29. El-Minawi AM. Pelvic varicosities and pelvic congestion syndrome. In: Howard FM, Perry CP, Carter JE, El-Minawi AM, eds. Pelvic Pain: Diagnosis and Management. Philadelphia: Lippincott, Williams & Wilkins, 2000:171–183.
30. Metzger DA. Pelvic congestion. In: Steege JF, Metzger DA, Levy BS, eds. Chronic Pelvic Pain: An Integrated Approach. Philadelphia: WB Saunders, 1999:149–160.
31. Taylor HC. Vascular congestion and hyperemia, their effect on structure and function in the female reproductive organs. Part Ⅱ. Am J Obstet Gynecol 1949;57:637–653.
32. Kennedy A, Hemingway A. Radiology of ovarian varices. Br J Hosp Med 1990;44:38–43.
33. Beard RW, Highman JH, Pearce S, Reginald PW. Diagnosis of pelvic varicosities in women with chronic pelvic pain. Lancet 1984;2:946–949.
34. Desimpelaere JH, Seynaeve PC, Hagers YM, et al. Pelvic congestion syndrome: demonstration and diagnosis by helical CT. Abdom Imaging 1999;24:100–102.
35. Coakley FV, Varghese SL, Hricak H. CT and MRI of pelvic varices in women. J Comput Assist Tomogr 1999;23:429–434.
36. Maleux G, Stockx L, Wilms G, et al. Ovarian vein embolization for the treatment of pelvic congestion syndrome: long-term technical and clinical results. J Vasc Interv Radiol 2000;11:859–864.
37. Kim HS, Malhotra AD, Rowe PC, et al. Embolotherapy for pelvic congestion syndrome: long-term resuls. J Vasc Interv Raiol 2006;17:289–297.
38. Chung MH, Huh CY. Comparison of treatments for pelvic congestion syndrome. Tohoku J Exp Med 2003;201:131–138.
39. Edwards RD, Robertson IR, MacLean AB, et al. Case report: pelvic pain syndrome? successful treatment by ovarian vein embolization. Clin Radiol 1993;47:429–431.
40. Venbrux AC, Chang AH, Kim HS, et al. Pelvic congestion syndrome (pelvic venous incompetence): impact of ovarian and internal iliac vein embolotherapy on menstrual cycle and chronic pelvic pain J Vasc Interv Radiol 2002;13:171–178.
41. Sichlau MU, Yao JST, Vogelzang L. Transcatheter embolotherapy for the treatment of pelvic congestion syndrome. Obstet Gynecol 1994;83:892–896.
42. Tarazov PG, Prozorovakji KV, Ryzhov VK. Pelvic pain syndrome caused by ovarian varices: treatment of transcatheter embolization. Acta Radiol 1997;98:1023–1025.
43. Maleux G, Stockx L, Wilms G, Marchal G. Ovarian vein embolization for the treatment of pelvic congestion syndrome: long-term and technical and clinical results [abstract]. J Vasc Interv Radiol 1999;10(suppl):247–248.
44. Cordis PR, Eclavea A, Buckley PJ, et al. Pelvic congestion syndrome: early clinical results after transcatheter ovarian vein embolization. J Vasc Surg 1998;28:862–868.
45. Machan L, Mowatt J, Hurwitz T, Doyle L, Fry P. Clinical outcome of women with chronic pelvic pain treated by ovarian vein embolization [abstract]. J Vasc Interv Radiol 1998;9(suppl):185.

Section IX

정맥계 인터벤션

Chapter 38

하지정맥기능부전의 인터벤션

조성범

정맥류*varicose vein*는 Hippocrates가 처음 기술하고 AD 2세기 Galen이 처음으로 수술한 기록이 있는, 매우 오랫동안 인류를 괴롭혀온 질병 중 하나이다. 조사에 의하면 남자의 10~15%, 여자의 20~25%에서 정맥기능부전*venous insufficiency*이 있는 것으로 나타나며 이 중 대복재정맥*great saphenous vein; GSV*의 역류*reflux*가 가장 흔한 형태이다.[1] Edinburgh vein study[2]에 의하면 모든 정맥분절 중에서 역류가 가장 잘 일어나는 부위는 복재대퇴이음부*sapheno-femoral junction; SFJ*로 나타났다. 수술적 치료법으로는 묶음 술*ligation*, crossectomy, stripping(saphenectomy)이 있으나 ligation을 한 경우 85%에서 GSV가 막히지 않으며 신생혈관증식*neovascularization*으로 인하여 SFJ의 역류와 varicose vein이 재발할 확률이 매우 높다.[3-8] Stripping의 경우 역류의 재발률이 평균 28%(14~49%)에 이르고 전신마취의 부담과 입원 치료해야 한다는 점, 수술 후 생기는 혈종과 그에 따른 통증으로 인해 환자의 만족도가 떨어지는 것으로 나타났다.[9]

Varicose vein은 증상뿐 아니라 미용상의 이유로 치료받기를 원하는 환자가 많으므로 수술적 치료보다 흉터가 남지 않는 새로운 치료법이 개발되게 되었다. 이 장에서는 흉터가 적게 남고 외래에서 치료 가능하며 환자 만족도가 높은 endovenous thermal ablation(EVTA)을 소개한다.

Ⅰ 해부학

다양한 정맥질환과 치료법을 정확히 이해하려면 하지 정맥계*venous system of lower extremity*의 정상 해부학적 구조와 기능을 이해하는 것이 필수적이다(19장 참조). 2004년 International interdisciplinary committee가 그동안 혼동되어 사용되던 해부학적 명칭 및 정의를 새로이 규정하였는데, 그중 중요한 사항을 〈표 38-1〉에 정리하였다.[10]

Ⅱ 발생기전

동맥압은 심장의 수축에 의해 결정되지만 정맥압은 대부분 중력에 의해 형성된다. 서 있는 자세에서는 판막*valve*이 없는 하대정맥*inferior vena cava; IVC*과 장골정맥*iliac vein*의 역류로 인하여 하지에는 약 500cc의 혈액이 쌓이게 된다.

〈표 38-1〉 새롭게 바뀐 명칭

옛 명칭	새 명칭
Femoral vein	Common femoral vein
Superficial femoral vein	Femoral vein
Deep vein of the thigh	Profunda femoris vein
Sural vein	Soleal veins, gastrocnemius veins
Greater saphenous vein	Great saphenous vein(GSV)
Lesser saphenous vein	Small saphenous vein(SSV)
Hunterian perforator	Mid-thigh perforator
Boyd's perforator	Paratibial perforator
Dodd's perforator	Perforator of the femoral canal
Cockett's perforator	Posterior tibial perforator
May's perforator	Ankle perforator
Sherman's perforator	Paratibial perforator
Gastrocnemius point	Intergemellar perforator

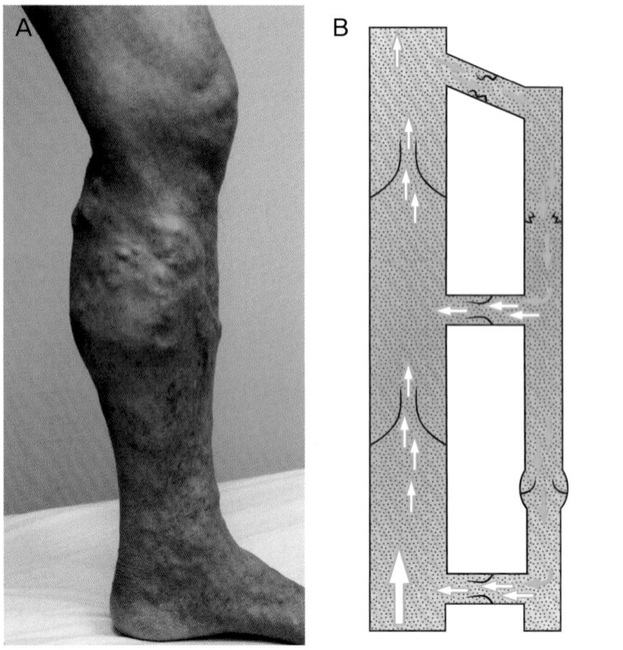

그림 38-1. 역류로 인한 varicose vein의 발생 기전

〈표 38-2〉 하지 varicose vein의 원인

유전
인종
성별
평소 자세
체중과 신장
직업
호르몬: 에스트로겐, 프로게스테론
임신
원발성 판막부전
선천적으로 없는 경우
판막의 수가 부족한 경우
정맥벽이 약화된 경우
노화
관통정맥기능부전*perforator insufficiency*
동정맥루*arteriovenous fistula*
이차성 판막부전
정맥염*thrombophlebitis*
표재정맥혈전증
정맥이 잘 늘어나는 경우
호르몬에 의한 변화

심부정맥*deep vein* 및 표재정맥*superficial vein*에는 판막이 있어 하지 말단에서 심장으로 혈액을 보내는 데 중요한 역할을 하며 하지 근육이 수축하여 정맥혈이 판막을 지나면 판막이 닫히면서 혈액의 역류를 방지하여 심장 쪽으로 연속적인 흐름을 만든다. 또한 관통정맥*perforating vein; PV*의 판막은 superficial vein에서 deep vein으로 가는 혈류를 유지시키고 역류를 방지하여 근육 수축 시 발생하는 압력으로부터 피부 및 피하조직을 보호하는 역할도 수행한다.

Venous insufficiency는 신체 말단 부위에서 심장으로 돌아가는 정맥환류에 장애가 생기거나 감소하는 말초정맥계*peripheral venous system*의 이상을 말하며 주로 정맥벽*vein wall* 및 판막 이상으로 역류가 발생하여 생기지만, 정맥혈을 심장으로 보낼 때 펌프 역할을 담당하는 하지 근육 및 관절의 이상까지 포함하여 말한다. Primary venous insufficiency는 비교적 초기에 나타나는 이상 소견을 말하며, 혈관벽 및 판막의 이상으로 역류가 발생하고 정맥성 고혈압이 지속되어 정맥 직경이 늘어나고 구불구불해져 telangiectasia(dilated intradermal venules of less than 1 mm in diameter), reticular vein(blue, green intradermal veins 1~3mm in diameter), varicose vein 등이 나타난다. Chronic venous insufficiency는 지속된 정맥성 고혈압으로 통증, 부종, 과다색소침착, 궤양 등이 동반된 경우를 말한다.[10]

Varicose vein은 직경이 3mm 이상으로 늘어나고 구불구불해진 피하정맥을 말한다. Venous insufficiency의 최종 결과로 나타날 수도 있고 진행 과정의 한 부분으로 나타날 수도 있다. 원발성과 이차성으로 나뉜다. 대부분의 경우에 varicose vein의 발생기전은 그 원인이 무엇이건 정맥환류에 역류가 발생하는 것이다(그림 38-1). 역류의 발생기전으로 지금까지는 판막의 기능부족이 널리 알려져 있지만 최근게는 판막의 기능부족보다는 혈관벽의 강도가 약하게 되어 정맥의 직경이 늘어나고 이로 인하여 판막이 완전히 닫히지 않아 판막의 기능부족이 온다는 이론이 더 설득력을 얻고 있다.[11]

Varicose vein의 원인은 매우 다양하여 1가지 원인으로는 설명하기 어렵고 여러 가지 원인이 복합적으로 관여하는 것으로 생각된다(《표 38-2》). 임신 중에는 호르몬의 영향으로 varicose vein이 잘 생기지만 80~90%가 출산 후 자연 소실되므로 임신 중에는 압박스타킹 등으로 보존적 치료를 하고 출산 후 12주가 경과되어도 없어지지 않고 남아 있는 경우 치료한다.[12]

Ⅲ 영상진단

Varicose vein의 진단은 병력이나 이학적 소견만으로도 가능하지만 치료방침을 결정하려면 정확한 역류점*reflux point*을 확인하고 varicose vein과의 연관성을 확인해야 한다. 도플러초음파는 실시간으로 검사할 수 있고 색도플러*color doppler*로 혈류역동학적 검사도 동시에 시행할 수 있어 varicose vein의 진단 및 치료방침 결정에 필수적인 검사이다. 도플러초음파 검사의 일차적인 목적은 가장 높은 압력의 역류점을 찾아 확인하고 심부정맥혈전증*deep vein thrombosis; DVT* 등 deep vein의 폐색 유무를 확인하는 것이다. 이 외에도 심부정맥기능부전*deep vein insufficiency*, PV기능부전*perforator insufficiency*, 해부학적 변이 및 재발된 varicose vein의 원인을 진단할 수 있다.[13, 14]

SFJ 및 GSV의 역류를 찾는 데에는 일어선 자세에서 종아리를 힘껏 쥐어짰다가 놓으면서 검사하는 방법(manual calf compression-release test)이 가장 정확하다(그림 38-2). 이때 검사할 다리의 발 밑에 약 10cm 정도 높이의 받침대를 대고 환자의 무릎을 약간 굽혀 힘을 빼게 한 후 체중은 반대편 다리로 지탱하게 한 상태에서 검사하여야 한다. SFJ의 역류는 종단면 영상에서 색도플러 검사를 하면 쉽게 확인할 수 있으며 SFJ의 physiologic reflux는 지속시간이 0.5초를 넘지 않는다. 따라서 0.5초 이상 지속되는 역류는 병적인 것으로 판단한다.[15] SFJ의 역류를 확인한 후 횡단면 영상으로 GSV 주행을 따라 내려가면서 직경을 측정하고, GSV 내부의 역류 유무, GSV 분지의 역류 유무, varicose vein이 GSV의 분지에서 기원한 것인지(truncal, axial varicosity), 아니면 종아리나 허벅지의 deep vein과 perforating vein의 기능부전이 동반되었는지도 검사한다. SSV 역시 일어선 자세에서 manual calf compression-release test로 검사한다. SSV는 deep vein과의 합류점의 변이가 많으므로 주의해야 하며 gastrocnemius vein과 혼동하지 말아야 한다. 하지의 모든 PV를 검사하기란 불가능하지만 재발한 varicose vein인 경우 사전 검사에서 놓친 PV가 원인인 경우가 많으므로 대표적인 PV는 주의 깊게 검사하여야 한다.[16] PV 검사에는 횡단면, 사위 영상이 유용하다. 보통 직경이 3.5mm 이상인 경우 거의 대부분이 역류(>0.5초)를 동반하며, 색도플러를 이용하여 확인할 수 있다.[15]

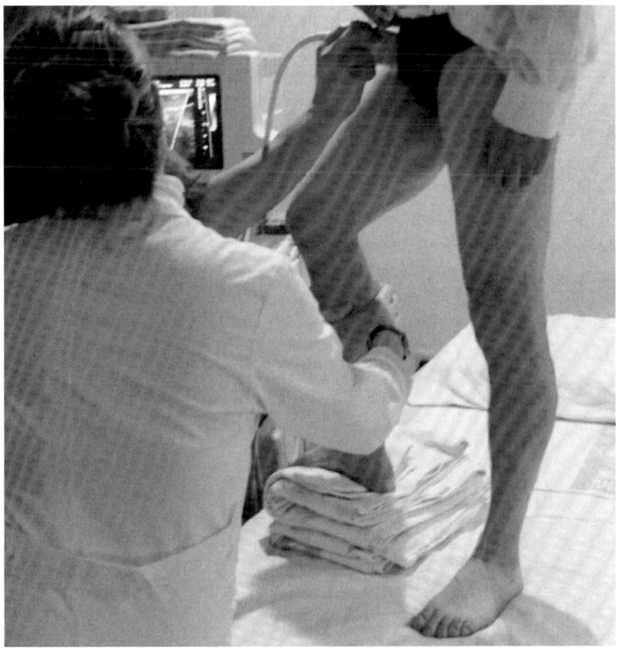

그림 38-2. 역류점을 찾기 위한 초음파검사(manual calf compression-release test) 환자가 일어선 자세에서 종아리를 힘껏 쥐어짰다가 놓으면서 검사한다. 이때 검사할 다리의 발 밑에 약 10cm 정도 높이의 받침대를 대고 환자의 무릎을 약간 굽혀 힘을 빼게 한 후 체중은 반대편 다리로 지탱하게 한 상태에서 검사한다.

Ⅳ 작용기전 및 치료원칙

EVTA에는 endovenous laser ablation(EVLA)과 endovenous radiofrequency ablation(ERFA)이 있으며 작용기전 및 치료방법은 비슷하다. 경피적으로 삽입된 laser fiber나 RF catheter를 통해 혈관벽에 열을 가하면 endothelium이 파괴되어 박피되고 media와 intramural collagen의 변성과 함께

〈표 38-3〉 Varicose vein 치료의 원칙

압력이 가장 높은 역류점부터 치료
근위부에서 원위부로 치료
큰 정맥부터 치료
가능한 한 전체 varicose vein을 한 번에
치료 후 바로 압박한다.
치료 후 움직이지 않는 것은 금물

〈표 38-4〉 RF Closure 및 EVLT의 금기증

Deep vein thrombosis
ABI<0.9†
Klippel-Trenaunay-Weber syndrome†
인공심장박동기를 삽입한 환자‡
임신
환자의 거부

† relative contraindication
‡ No contraindication in EVLT

heat-induced collagen contraction이 발생하여 정맥이 수축되고 혈전이 생기며 섬유화 과정을 거쳐 봉합된다.[15, 17-20]

Varicose vein의 치료는 가장 압력이 높은 역류점을 먼저 제거하고, 근위부에서 원위부로 치료하며, 큰 정맥부터 치료하는 것이 가장 효과적이다(〈표 38-3〉). SFJ은 varicose vein 환자에서 가장 많이 나타나는 역류점이자 가장 압력이 높은 역류점이다. 따라서 SFJ에 역류가 있다면 반드시 먼저 교정해 주어야 한다.

V 적응증과 금기증

EVTA의 적응증은 GSV, SSV의 역류를 동반한 primary varicose vein이다. 금기증은 〈표 38-4〉와 같다. 클리펠-트레노네-베버증후군*Klippel-Trénaunay-Weber syndrome*의 경우 환자에 따라 선택적으로 시술할 수 있다. EVLA의 경우 전기적 자극이 없기 때문에 pacemaker를 삽입한 환자에서도 사용할 수 있다.

VI 기구 및 시술방법

1. 기구

정맥 천자를 위하여 혈관 천자기구 및 vascular sheath, 유도철사가 필요하다. EVLA의 경우 laser fiber의 끝이 날카롭고 유도철사를 사용할 수 있는 내강이 없기 때문에 laser fiber를 넣어서 사용할 수 있는 4~5Fr의 vascular sheath(치료할 정맥의 길이보다 긴) 또는 유도카테터*guiding catheter*가 필요하다. Laser fiber의 굵기는 약 600μm이며 현재 사용 가능한 laser fiber의 파장 종류는 hemoglobin-specific wavelength인 810, 940, 980nm와 water-specific wavelength인 1319, 1320, 1470nm 등이다. 1999년 FDA 허가를 받은 RF catheter는 초기 tuft형 electrode(RF Closure catheter)에서 2007년 카테터 앞부분에 7cm 길이의 선형 전극이 있는 형태로 바뀌었다(ClosureFast catheter, CF catheter). 7Fr 굵기에 60cm, 100cm 길이의 두 종류가 있으며 0.025in 유도철사를 사용할 수 있는 내강이 있다. 카테터에는 6.5cm 간격으로 눈금이 새겨져 있어 5mm씩 겹쳐서 치료할 수 있게 되어 있다.

2. 시술방법

EVTA는 대부분 무릎아래 10cm 정도까지만 시행하므로 보통 무릎 부위나 무릎아래 10cm 정도에서 GSV를 천자한다. 서혜부에서 발가락까지 소독한 후 sheath를 삽입하고 상행정맥조영술*ascending venography*을 시행하여

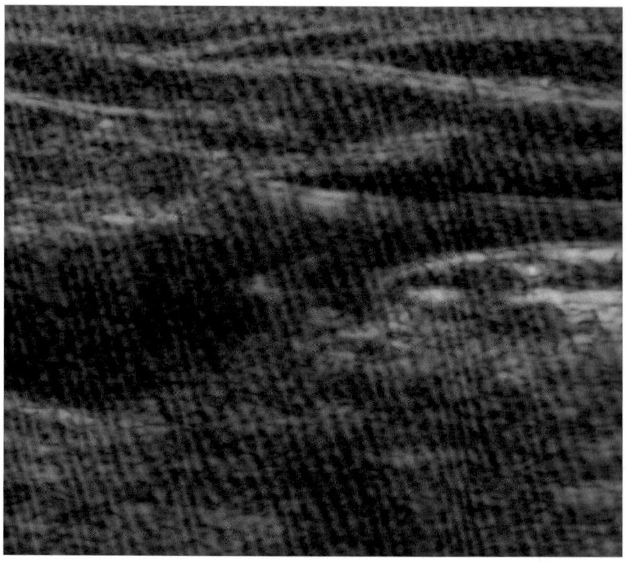

그림 38-3. CF catheter와 laser fiber의 tip 위치 Saphenofemoral junction 하방 1~1.5cm 또는 superficial epigastric vein 하방에 위치시킨다.

GSV의 전체적인 주행과 PV의 위치, SFJ의 위치를 확인한다. 이때 정맥조영술에서 GSV가 spasm으로 인해 직경이 현저히 감소한 것을 볼 수 있다. 카테터 삽입 시 조영제를 약간 주입하고 투시하에서 삽입하면 정맥이 천공되는 일 없이 삽입할 수 있다. 특히 정맥이 심하게 구부러졌을 때에는 유도철사를 이용하는 것이 좋다. CF catheter, laser fiber의 tip은 SFJ 1~1.5cm 하방에 위치시키며 이 위치는 표재배벽정맥*superficial epigatric vein; SEV* 하방이 된다(그림 38-3). 이는 SEV, superficial circumflex iliac vein, superior external pudendal vein의 정상 혈류를 유지시켜 neovascularization의 동인을 없애고[5-8] 혈전 생성을 방지하기 위해서이다. 초음파나 투시로 tip의 위치를 확인하고 Tumescent anesthesia를 시작한다. 시술자에 따라 다르지만 생리식염수에 희석하여 만든 0.1% lidocaine 용액 100~300cc를 초음파 유도하에 치료할 정맥 전장에 걸쳐 perivenous space에 골고루 충분히 시행한다(그림 38-4). Sodium bicarbonate를 섞으면 lidocaine을 중화하여 마취 시 환자의 통증을 경감할 수 있다. Tumescent anesthesia는 통증을 경감시키고, heat-sink effect로 화상과 saphenous nerve의 손상을 예방하며 GSV를 압박하여 전극과 정맥벽의 접촉을 좋게 하여 치료효과를 극대화할 수 있기 때문에 전체 시술 중 매우 중요한 부분이다. Tip 위치를 다시 확인한 후 midazolam 1 ample을 정맥주사하고 다리를 약 15° 올리고 치료를 시작한다.

ERFA의 경우 CF catheter를 generator에 연결한 후 20초간 120°C까지 가열하고 CF catheter를 당겨 6.5cm씩 이동하여 전장을 치료한다. SFJ 바로 아래 첫 분절은 흔하게 재개통되는 부분이므로 두 번 치료한다. EVLA의 경우 laser fiber를 유도카테터 또는 long sheath와 함께 뒤로 당기면서 치료한다. 시술자와 기기의 종류에 따라 조금씩 다르지만 일반적으로 첫 10cm는 1~2mm/sec, 그다음부터는 2~3mm/sec의 속도로 당기면서 정맥벽에 적어도 70~80J/cm length의 에너지를 전달하는 것을 목표로 치료한다.[15] 정맥천자 부위에서 너무 가까운 부분까지 치료하려고 하면 피부 화상을 입히기 쉬우므로 천자 부위에서 2~3cm까지만 치료하는 것이 좋다. 치료가 끝나면 지혈하고 드레싱해 준 후 30~40mmHg(Class Ⅱ)의 압박스타킹을 적어도 일주일 동안 신게 하며, 가능하면 취침 시에도 신게 한다. 스타킹을 신는 이유는, 스타킹 자체가 varicose vein 치료의 한 방법이기도 하지만 thermal ablation 후 박피된 내피를 밀착시켜 섬유화를 유도하고 혈전의 발생을 줄여 결과적으로 정맥염 같은 염증반응을 줄이고 재개통의 가능성을 줄여줄 것으로 기대되기 때문이다. 또한 calf muscle pump를 향상시켜 deep vein의 혈류를 좋게 하기 때문이다. 예방적으로 3

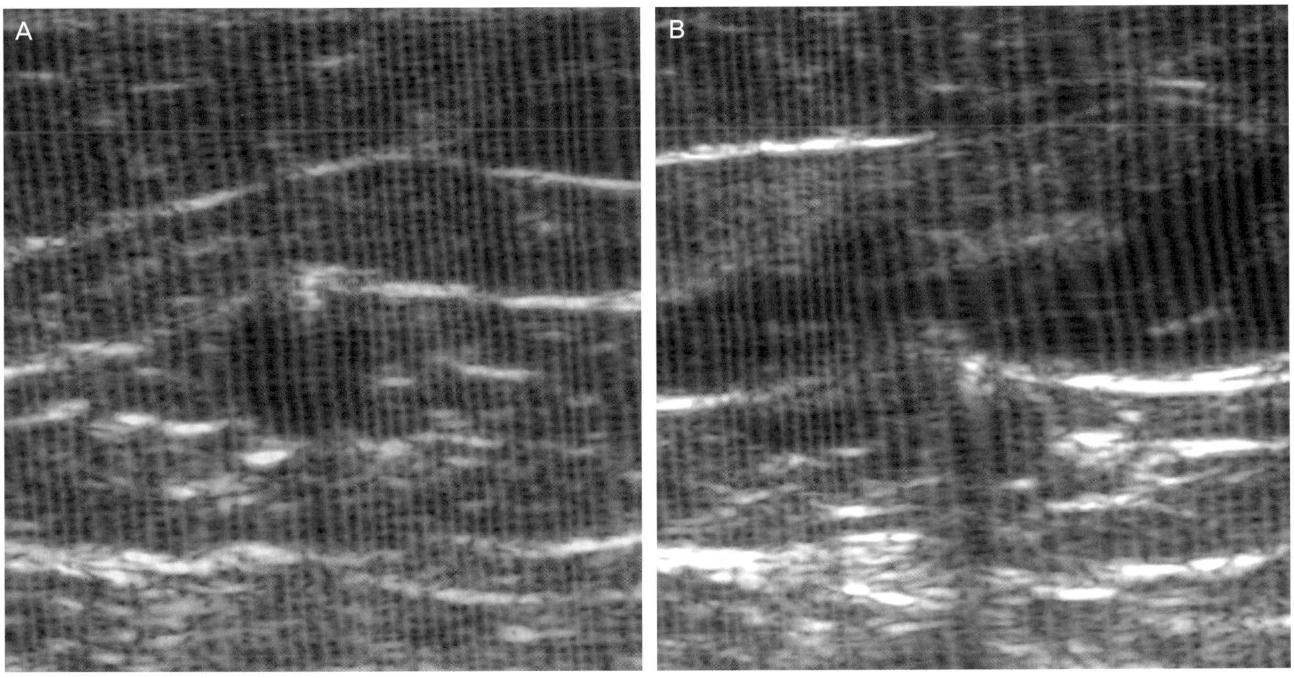

그림 38-4. Tumescent anesthesia 초음파 유도하에 GSV 주위에 골고루 lidocaine 희석액을 주입한다. A. Tumescent anesthesia 시행 전 B. Tumescent anesthesia 시행 후. 시행 전과 비교하여 주입된 마취액으로 인하여 GSV 주변부 에코가 감소되어 있으며 GSV가 압착되어 있다.

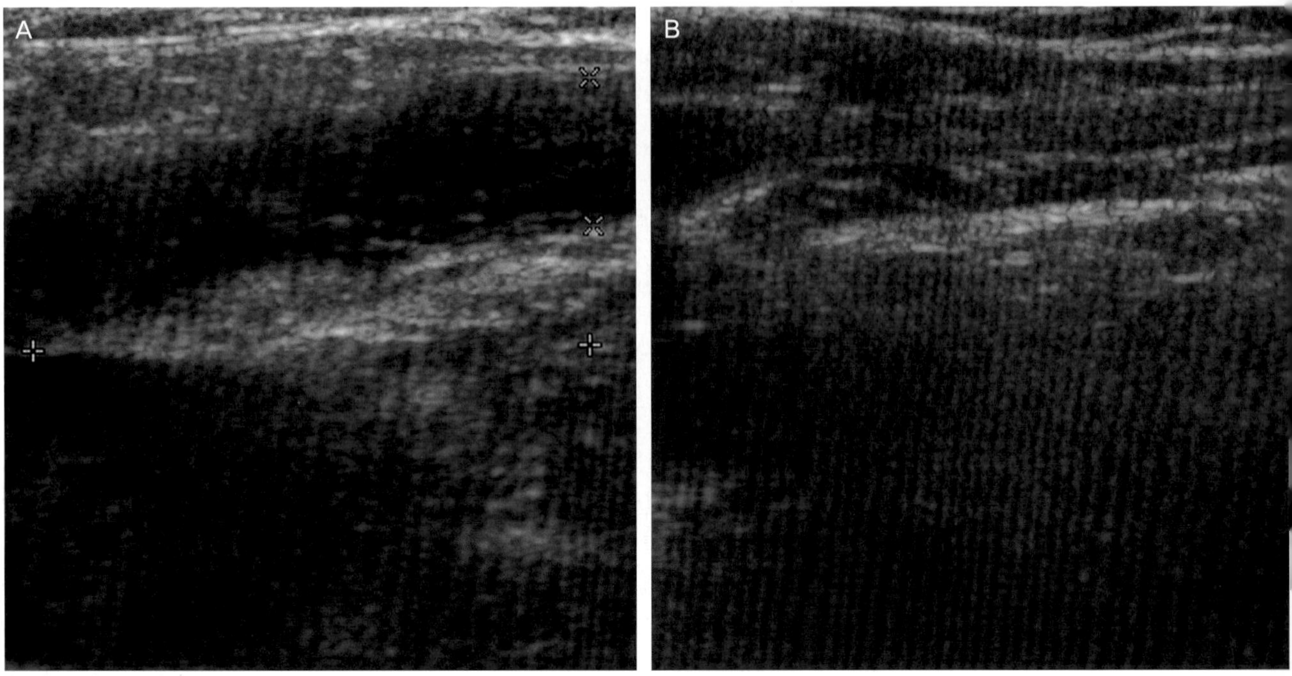

그림 38-5. EVTA 후 추적 도플러초음파 검사 A. EVTA 1주 후 도플러초음파 검사. 약간의 혈전과 함께 정맥벽 비대에 의한 다층구조가 보이고 정맥 수축으로 인하여 정맥 내강이 소실되었다. B. EVTA 6개월 후 도플러초음파 검사. GSV가 더욱 작아져 Saphenofemoral junction 일부분을 제외하고는 잘 보이지 않는다.

일 정도 항생제를 처방하고, 환자의 통증이 심할 때는 소염제나 진통제를 처방한다. 가벼운 운동은 적극 권장하나, 뜨거운 목욕을 하거나 달리기, 등산 등 심한 운동은 2주일 정도 피하는 것이 좋다. 일주일 후 추적 도플러검사를 시행하여 GSV가 잘 막혔는지 검사하고, 만약 막히지 않았으면 시술을 재시도할 수 있다. 6개월, 1년 후에 추적검사를 시행하고 그 이후에는 1년 단위로 검사하는 것이 좋다. EVTA로 GSV와 SSV의 역류를 치료한 후에도 남아 있는 varicose vein은 경화치료나 보행 정맥절제술*ambulatory phlebectomy*로 치료할 수 있다.

Ⅶ 결과

치료 1주 후 도플러초음파 검사를 하면 약간의 혈전과 함께 정맥수축, 정맥벽 비대에 의한 정맥 내강의 소실을 볼 수 있으며(그림 38-5), calf compression-release test에서 역류가 소실된 것을 볼 수 있다. 종아리의 varicose vein 역시 없어지거나 크기 및 분포가 줄어들며 PV의 기능부족을 동반한 경우에도 크기가 줄어든다. GSV는 점차 직경이 작아져 6개월이나 1년 후에는 초음파검사에서 보이지 않을 정도로 작아진다(그림 38-5).

1. Endovenous radiofrequency ablation(ERFA)

1주 후 도플러검사에서 조기 폐쇄율*occlusion rate*은 96~98%이다.[18, 19] Nicolini 등[21]에 의하면 3년 추적검사에서 total occlusion rate는 75%, partial occlusion rate(<5cm open segment)는 18%였고, incomplete occlusion rate(>5cm open segment)는 7.4%였다. Closure study group이 보고한 5년 추적검사에서 87.2%의 폐쇄율을 보였으며 처음부터 폐색되지 않은 경우(type Ⅰ, 12.4%), 재개통된 경우(type Ⅱ, 69.7%), 정맥 폐색은 있으나 역류가 발생한 경우(type Ⅲ, 17.8%) 등 3가지 실패 유형*anatomic failure*을 보여 주었다. Anatomic failure가 없는 환자의 85~94%에서 증상이 개선되었고 anatomic failure가 있는 환자의 70~80%에서도 증상이 개선되어 대부분의 환자가 ERFA로 증상 개선 효과를 얻었다.[22] 새로운 CF catheter를 사용한 보고에서는 폐쇄율이 6개월에 99.6%, 1년에 95.2%였고 3년 추적검사에서는 92.6%였으며, 95.7%의 환자에서 역류가 없어지고 증상이 개선되었다.[23-25] 역류의 재발률은 6개월에 3.8%, 1년과 2년에 각각 9.8%, 10.2%로 stripping보다 오히려 좋

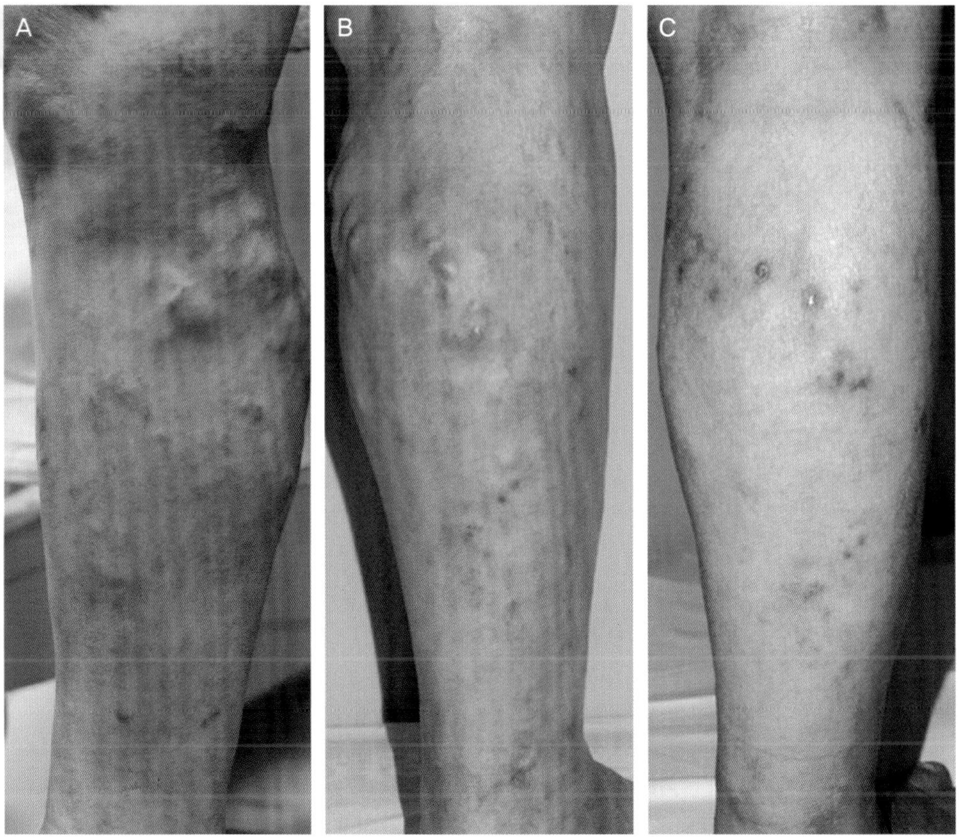

그림 38-6. 67세 남자 우측 하지 varicose vein 환자 A, B. 측면과 후면 사진으로 saphenofemoral junction의 역류로 인하여 GSV가 튀어나오고 분지들이 늘어나 varicose vein을 형성한 전형적인 소견이다. C. ERFA와 ambulatory phlebectomy를 시행하고 난 후 2년 추적검사에서 varicose vein이 재발하지 않았다.

은 결과를 보였다.[19, 26] 흥미로운 점은 역류 재발률이 GSV의 재개통률보다 적다는 것인데, ERFA 후 정맥벽의 강도가 보강되어 정맥 판막의 기능이 회복된 결과로 보인다.[19, 26] Goldman 등[27]의 결과에서도 재개통된 GSV의 31%에서만 SFJ의 역류를 보였다. 수술과 비교하여 varicose vein 및 역류의 재발률에 차이가 없고, 증상 및 이학적 소견 역시 ERFA 후 시간이 경과하면서 현저히 개선되고, 특히 외래에서 치료 가능하고 치료 후 통증이 적고 회복이 빨라 바로 일상생활이 가능하여 환자의 만족도가 매우 높다.[17–19, 26–30](그림 38-6).

2. Endovenous laser ablation(EVLA)

EVLA 후 1년 이상의 추적검사에서 폐쇄율이 87.9~100%로 높았고,[31, 32] 3년 이상의 추적검사에서는 97~100%였으며,[32, 33] Myers 등은 4년 추적검사에서 76%의 primary occlusion rate를 보고하였다.[34] SSV insufficiency의 경우 폐쇄율이 6개월에 100%, 1년에 93.8%였다.[23, 35] 현재까지의 연구보고에 의하면 laser wavelength에 따른 결과 차이는 없다.[15] EVLA는 수술과 비교하여 varicose vein 및 역류의 재발률에는 차이가 없으나, 수술에 비해 통증이 적고 일상생활로 더 빨리 복귀할 수 있다.[15] 앞으로 좀 더 조사가 필요하지만, 폐쇄율, 재개통률, 증상 개선 등에서 EVLA와 ERFA 간 차이는 없으나 ERFA 후 통증이나 bruise가 좀 더 적게 발생하였다.[15]

Ⅷ 부작용

감각이상은 신경 주행을 따라 6주 이상 지속되는 무감각, 저림, 감각저하, 감각과민을 말한다. 많은 피부신경들이 정맥 주위에 위치하지만 그중에서도 saphenous nerve는 popliteal crease 15cm 밑에서 GSV와 가장 가깝게 위치하고 SSV의 윗부분은 posterior cutaneous nerve of thigh와, 아랫부분은 medial sural cutaneous nerve와 가깝게 위치한다. 감각이상이 발생하는 빈도는 EVLA, ERFA 모두 3% 정도이며, 무릎 위쪽의 GSV만 치료했을 때보다 무릎 아래쪽의 GSV까지 치료한 경우에 감각이상이 훨씬 많이 발생하여 해부학적 위치에 따라 발생빈도가 다름을 알 수 있다.[19] SSV를 레이저로 치료한 경우 감각이상의 발생빈도는 1.3~

4.2%이다.[36, 37] 대개 6개월에서 1년 사이에 감각이상이 회복되므로 신경손상은 중등도의 일시적인 것으로 보인다.

감각이상의 발생을 줄이기 위해서는 충분한 tumescent anesthesia를 하는 것이 중요하다. 무릎 아래쪽의 GSV는 기능부족을 보이는 PV의 혈류를 직접적으로 받지 않고 분지의 하나인 posterior arch vein을 통해서 deep vein과 연결되기 때문에 최대 무릎 아래쪽 10cm까지만 치료해도 GSV 기능부족에 의한 영향을 해결할 수 있다.[38]

피부 화상을 입을 수 있으며 피하지방이 적은 남성에게서 많이 나타난다. 그 외 혈전, 반상출혈, 홍반, 정맥염 등이 발생할 수 있다.

IX 결론

EVTA는 치료 효과가 높고 재발률이 낮으며 부작용이 적어 varicose vein의 치료에서 수술을 대치할 수 있는 치료법이다. Society of vascular surgery와 American venous forum의 치료 지침은 EVTA를 수술에 앞서 시행할 것을 권고하고 있다. EVTA는 치료 후 흉터가 거의 없고, 외래에서 시술하며, 치료 당일에 일상생활로 복귀할 수 있다는 점에서 환자 만족도가 매우 높은 치료방법이다.

참고문헌

1. Callam MJ. Epidemilogy of varicose veins. Br J Surg 1994; 81:167–173.
2. Evans CJ, Allan PL, Lee AJ, et al. Prevalence of venous reflux in the general population on duplex scanning: the Edinburgh vein study. J Vasc Surg 1998;28:767–776.
3. Rutherford RB, Sawyer JD, Jones DN. The fate of residual saphenous vein after partial removal or ligation. J Vasc Surg 1990;12:422–428.
4. Chandler JG, Pichot O, Sessa C, et al. Defining the role of extended saphenofemoral junction ligation: a prospective comparative study. J Vasc Surg 2000;32:941–953.
5. Glass GM. Neovascularization in recurrence of varices of the great saphenous vein in the groin: phlebography. Angiology 1988;39:577–582.
6. Jones L, Braithwaite BD, Selwyn D, et al. Neovascularization is the principal cause of varicose vein recurrence: results of a randomized trial of stripping the long saphenous vein. Eur J Vasc Endovasc Surg 1996;12:442–445.
7. Nyamekey I, Sephard NA, Davies B, et al. Clinicopathological evidence that neovascularization is a cause of recurrent varicose veins. Eur J Vasc Endovasc Surg 1998;15:412–415.
8. Bradurt AW, Stonebridge PA, Callam MJ, et al. Recurrent varicose veins: assessment of the saphenofemoral junction. Br J Surg 1994;81:373–375.
9. Davies AH, Steffen C, Cosgrove C, et al. Varicose vein surgery: patient satisfaction. J R Coll Surg Edinb 1995; 40:298–299.
10. Bergan JJ, Pascarella L, Bunke N. Venous anatomy, physiology, and pathophysiology. In: Alam M, Silapunt S, eds. Treatment of Leg Veins. 2nd ed. London: Saunders, 2011:1–9.
11. Rose SS. Anatomic obervations on causes of varicose veins. In: Goldman MP, Weiss RA, Bergan JJ. eds. Varicose Veins & Telangiectasias: Diagnosis and Management. 2nd ed. St. Louis: Quality Medical Publishing, Inc., 1999:12–41.
12. Sumner DS. Venous dynamics–varicosities. Clin Obstet Gynecol 1981;24:743–760.
13. van Bemmelen PS, Sumner DS. Laboratory evaluation of varicose veins. In: Goldman MP, Weiss RA, Bergan JJ. eds. Varicose Veins & Telangiectasias: Diagnosis and Management. 2nd ed. St. Louis: Quality Medical Publishing, Inc., 1999:87–109.
14. Min R, Khilnani N, Golia P. Duplex ultrasound evaluation of lower extremity venous insufficiency. J Vasc Interv Radiol 2003;14:1233–1241.
15. Gloviczki P, Comerota AJ, Dalsing MC, et al. The care of patients with varicose veins and associated chronic venous diseases: Clinical practice guidelines of the Society for Vascular Surgery and the American Venous Forum. J Vasc Surg 2011;53:2S–48S.
16. Pierik EGJM, Toonder IM, van Urk H, et al. Validation of duplex ultrasonography in detecting competent and incompetent perforating veins in patients with venous disease of the lower leg. J Vasc Surg 1997;26:49–52.
17. Goldman MP. Closure of the great saphenous vein with endoluminal radiofrequency thermal heating of the vein wall in combination with ambulatory phlebectomy: preliminary 6–month follow–up. Dermatol Surg 2000;26:452–456.
18. Weiss RA, Weiss MA. Controlled radiofrequency endovenous occlusion using a unique radiofrequency catheter under duplex guidance to eliminate saphenous varicose vein reflux: a 2–year follow–up. Dermatol Surg 2002;28:38–42.
19. Chandler JG, Pichot O, Sessa C, et al. Treatment of primary venous insufficiency by endovenous saphenous vein obliteration. Vasc Surg 2000;34:201–214.
20. Weiss RA, Goldman MP. Controlled radiofrequency–mediated endovenous shrinkage and occlusion. In: Goldman MP, Weiss RA, Bergan J, eds. Varicose Veins & Telangiectasias: Diagnosis and Management. 2nd ed. St. Louis: Quality Medical Publishing, Inc., 1999:217–224.

21. Nicolini P. Treatment of primary varicose veins by endovenous obliteration with the VNUS closure system: results of a prospective multicenter study. Eur J Vasc Endovasc Surg 2005;29:433–439.
22. Merchant RF, Pichot O; Closure Study Group. Long-term outcomes of endovenous radiofrequency obliteration of saphenous reflux as a treatment for superficial venous insufficiency. J Vasc Surg 2005;42:502–509.
23. Proebstle TM, Vago B, Alm J, et al. Treatment of the incompetent great saphenous vein by endovenous radiofrequency powered segmental thermal ablation: first clinical experience. J Vasc Surg 2008;47:151–156.
24. Rasmussen LH, Lawaetz M, Bjoern L, et al. Randomized clinical trial comparing endovenous laser ablation, radiofrequency ablation, foam sclerotherapy and surgical stripping for great saphenous varicose veins. Br J Surg 2011;98:1079–1087.
25. Proebstle TM, Alm J, Gockeritz O, et al. Three-year European follow-up of endovenous radiofrequency-powered segmental thermal ablation of the great saphenous vein with or without treatment of calf varicosities. J Vasc Surg 2011;54:146–152.
26. Kabnick LS, Merchant RF. Twelve and twenty-four month follow-up after endovascular obliteration of saphenous vein reflux: a report from the multi-center registry. J Phlebol 2001;1:17–24.
27. Goldman MP, Amiry S. Closure of the great saphenous vein with endoluminal radiofrequency thermal heating of the vein wall in combination with ambulatory phlebectomy: 50 patients with more than 6-month follow-up. Dermatol Surg 2002;28:29–31.
28. Rautio T, Ohinmaa A, Perälä J, et al. Endovenous obliteration versus conventional stripping operation in the treatment of primary varicose veins: a randomized controlled trial with comparison of the costs. J Vasc Surg 2002;35:958–965.
29. Lurie F, Creton D, Eklof B, et al. Prospective randomized study of endovenous radiofrequency obliteration (closure procedure) versus ligation and stripping in a selected patient population (EVOLVeS Study). J Vasc Surg 2003;38:207–214.
30. Hinchliffe RJ, Ubhi J, Beech A, et al. A prospective randomized controlled trial of VNUS closure versus surgery for the treatment of recurrent long saphenous varicose veins. Eur J Vasc Endovasc Surg 2006;31:212–218.
31. Mundy L, Merlin TL, Fitridge RA, et al. Systematic review of endovenous laser treatment for varicose veins. Br J Surg 2005;92:1189–1194.
32. Min R, Khilnani N, Zimmet. Endovenous laser treatment of saphenous vein reflux: long-term results. J Vasc Interv Radiol 2003;14:991–996.
33. Agus GB, Mancini S, Magi G. The first 1000 cases of Italian Endovenous-laser Working Group (IEWG). Rationale, and long-term outcomes for the 1999–2003 period. Int Angiol 2006;25:209–215.
34. Myers KA, Jolley D. Outcome of endovenous laser therapy for saphenous reflux and varicose veins: medium-term results assessed by ultrasound surveillance. Eur J Vasc Endovasc Surg 2009;37:239–245.
35. Samuel N, Carradice D, Wallace T, et al. Randomized clinical trial of endovenous laser ablation versus conventional surgery for small saphenous varicose veins. Ann Surg 2013;257:419–426.
36. Huisman LC, Bruins RM, van den Berg M, et al. Endovenous laser ablation of the small saphenous vein: prospective analysis of 150 patients, a cohort study. Eur J Vasc Endovasc Surg 2009;38:199–202.
37. Park SW, Hwang JJ, Yun IJ, et al. Endovenous laser ablation of the incompetent small saphenous vein with a 980-nm diode laser: our experience with 3 years follow-up. Euro J Vasc Endovasc Surg 2008;36:738–742.
38. Bergan JJ, Kumins NH, Owens EL, et al. Surgical and endovascular treatment of lower extremity venous insufficiency. J Vasc Interv Radiol 2002;13:563–568.

Chapter 39

정맥혈전색전증의 인터벤션

최선영

심부정맥혈전증*deep vein thrombosis; DVT*은 사지의 심부정맥*deep veins*에 혈전*thrombus*이 형성되는 질병으로 주로 하지에 발생한다. 하지의 DVT는 발생빈도가 매우 높은 질병으로, 합병증으로 폐색전증*pulmonary embolism; PE*과 혈전후증후군*post-thrombotic syndrome; PTS* 등을 일으킬 수 있다. 흔히 DVT와 PE를 함께 묶어서 정맥혈전색전증*venous thromboembolism; VTE*이라고 부른다. 이 장에서는 VTE의 치료에 널리 적용되는 혈관내 치료법*endovascular treatment*에 대해서 소개한다.

I 기본적 이해

1. 임상증상

주 증상은 침범된 하지의 부종과 통증이다. 그 밖에 온감, 홍반, 정맥을 따라서 느껴지는 통증, 만져지는 정맥, 확장된 표재정맥*superficial vein*, 측부혈류 등이 관찰된다.

Phlegmasia alba dolens(milk leg or white leg)은 심한 형태의 DVT가 동반된 상태로 심한 하지 부종으로 나타난다. 하지의 혈류는 표재정맥계*superficial venous system*를 통해서 유지되며, 청색증*cyanosis*은 동반하지 않은 상태이다. DVT가 좀 더 진행되어 superficial venous system까지 모두 폐색되면 phlegmasia cerulea dolens(blue leg) 상태가 된다. 이때 병변이 있는 하지에는 cyanosis가 동반되며 동맥부전증*arterial insurfficiency*, 구획증후군*compartment syndrome*, 정맥괴저*venous gangrene* 등으로 진행될 수 있다.[1]

2. 발생기전

VTE의 발생빈도에 대한 국내 연구는 아직까지 부족한 상황이다. 미국과 유럽의 연구에 따르면 증상이 있는 VTE의 발생 빈도는 연간 10만 명당 71~117명 정도로 매우 높은 것으로 알려져 있다.[2] 정맥혈전의 발생은 1856년 Virchow가 제시한 ① 응고항진성*hypercoagulability*, ② 혈류저류*stasis*, ③ 혈관손상*injury to the vessel wall*에 의한 것으로 알려졌으나, 최근 연구에 따르면 선천적 또는 후천적인 혈액 응고계의 이상, 즉 응고*coagulation*와 섬유소용해*thrombolysis, fibrinolysis* 사이의 균형 이상이 정맥혈전 발생의 중요한 원인으로 밝혀졌다.[3] 정맥혈전의 발생에 관여

〈표 39-1〉 DVT의 위험인자

선천성 위험인자
Antithrombin Ⅲ deficiency
Protein S deficiency
Protein C deficiency
Factor V Leiden
Hyperhomocysteinaemia
Prothrombin 20210A
Increased factor Ⅷ
후천성 위험인자
나이: 40세 이상에서 높음
수술: 일반적인 수술, 두부 수술, Hip/ Knee 수술
외상
악성종양
정맥혈전과 폐동맥색전증의 병력
움직일 수 없음: 4일 이상 누워 있음
임신과 분만
Estrogen 치료(oral contraceptives 포함)
Congestive heart failure, myocardial infarction
비만
정맥류
염증성 장염
Femoral vein 카테터 삽입
가족력

하는 여러 가지 선천적·후천적 위험인자가 알려져 있으며, DVT의 치료과정에서도 위험인자는 중요한 요인으로 인정되고 있다(〈표 39-1〉).

3. DVT의 분류

(1) 해부학적 위치에 따른 분류

1) Proximal DVT

DVT가 슬와정맥*popliteal vein*, 대퇴정맥*femoral vein*, superficial femoral vein, 심부대퇴정맥*deep femoral vein*, 총대퇴정맥*common femoral vein*, 장골정맥*iliac vein*, 하대정맥*IVC* 등에 분포하는 경우 proximal DVT라고 분류한다. Proximal DVT는 흔히 PE를 동반한다.[1]

2) Calf vein DVT

DVT가 1개 이상의 장딴지정맥*calf vein*(anterior tibial veins, posterior tibial veins), peroneal veins, deep muscular veins에 분포하는 경우 calf vein DVT라고 분류한다. Proximal DVT를 동반하지 않고 단독으로 calf vein DVT가 있을 때 증상이 있는 PE를 동반하는 경우는 매우 드물다.[1]

(2) 발생 시기에 따른 분류

1) 급성 DVT*acute DVT*

증상이 발생한 지 2주 이내의 DVT이거나 영상검사에서 DVT의 발생시기를 이 기간으로 판단하는 경우에 급성 DVT로 분류한다.[1]

대부분의 DVT는 calf vein의 정맥판막에서 시작된다. 초기에 부분적으로 작게 만들어진 혈전은 혈액응고계의 불균형에 의하여 급격하게 확산된다. 진단 시에 한 정맥 부위만 침범하는 경우는 드물고 대부분 상부로 확장되어서 다양한 형태로 여러 부위를 침범한다. 이러한 DVT는 시간의 경과에 따라서 혈전과 정맥벽에 많은 변화를 초래하여 여러 가지 다양한 형태로 보인다.

2) 아급성 DVT*subacute DVT*

DVT의 증상이 발생한 지 2~3주 내이거나 영상검사에서 DVT의 발생시기를 이 기간으로 판단하는 경우를 아급성 DVT로 분류한다.[1]

3) 만성 DVT*chronic DVT*

DVT의 증상이 발생한 지 4주 이상 경과했거나 영상검사에서 DVT의 발생시기를 이 기간으로 판단하는 경우에 만성 DVT로 분류한다.[1] 이 시기가 되면 정맥 내 혈전과 혈관내막세포의 작용에 의하여 혈전의 기질화*organization*가 시작되어 합병증으로 PTS가 발생할 수 있다.

4. 혈전후증후군*Post-thrombotic syndrome; PTS*

PTS는 DVT의 가장 중요하고도 흔한 만성 합병증이다. 전체 DVT 환자의 약 30~50%에서 발생하며, 항응고요법*anticoagulant therapy*을 받고 있는 DVT 환자에서도 발생할 수 있다.[4,5] PTS의 증상은 매우 다양하여 만성적인 하지통증 같은 경미한 증상부터 하지운동장애, 조절되지 않는 하지부종 및 하지궤양 등 심각한 증상까지 나타날 수 있어, 환자의 삶의 질을 저하시키는 요인으로 작용할 수 있다.

DVT가 지속되면 venous valvular reflux와 persistent (residual) venous obstruction이 발생하게 된다. 이것은 만성적인 정맥성 고혈압을 유발하여 venous return을 방해하고 장딴지근육의 관류를 감소시키는 반면, 조직의 투과성은 증가시켜 결과적으로 PTS가 발생하게 된다. PTS는 앞서 기술한 대로 다양한 징후 및 증상을 나타내는데, 하지의 통증, 무거움, 부종, 소양증 등을 동반하며, 모세혈관확장증, 갈색색소침착, 정맥습진, 이차성 정맥류*secondary varicose veins*, lipodermatosclerosis, 궤양 등을 동반할 수 있다. 특히 궤양의 경우 경미한 상처에 의해서 유발될 수 있으며 만성적이며 통증을 수반하고 치료효과가 떨어진다.[6, 7] PTS의 치료법으로 약물치료, 압박요법*compression therapy*, 궤양에 대한 치료 등이 있으나, PTS는 일단 발생하면 치료가 매우 힘들고 치료에 소요되는 의료비 부담도 상당히 증가하는 질병이다.[6] 따라서 DVT의 발생을 예방하고, 급성 DVT 발생 시 PTS가 발생하지 않도록 적절히 치료하는 것이 매우 중요하다.

5. 장골정맥압박증후군*Iliac vein compression syndrome*(May–Thurner syndrome, pelvis spur syndrome)

하지 DVT는 우측에 비하여 좌측에서 60% 정도 많이 발생하는데, 우측 총장골동맥*right common iliac artery; RCIA*과 5번 요추체*5th lumbar vertebral body* 사이에서 좌측 총장골정맥*left common iliac vein; LCIV*이 눌려서 그러한 것으로 설명되며, 장골정맥압박증후군*Iliac vein compression syndrome*(May–Thurner syndrome, pelvis spur syndrome)이라고 불린다.[8]

1851년 Virchow에 의해 LCIV가 RCIA에 의해 압박된다는 사실이 처음 알려졌고, 이후 1956년에 R. May와 J. Thurner가 RCIA와 이에 의해 압박되는 LCIV가 교차하는 부위 혈관 내벽에 spur 형태의 변형(venous spurs)이 발생하는 것을 처음 발표하였다.[9] 이들은 RCIA와 5th lumbar vertebral body 사이에서 LCIV가 압박되면서 RCIA의 지속적인 박동*pulsation*으로 인해 LCIV의 intimal reaction이 발생한 것이 원인이라고 설명하였고, 이것이 좌측 골반 및 하지 DVT의 선행요인*predisposing factor*이라고 설명하였다. 실제로 좌측 골반 및 하지 DVT의 약 50~60%는 iliac vein compression syndrome을 동반한다고 알려져 있다.[10, 11] Iliac vein compression syndrome은 다른 DVT 치료와 달리 혈관 내벽의 변형을 함께 교정해야 하므로 일반적으로 혈전제거술뿐 아니라 병변이 있는 LCIV에 스텐트삽입술을 함께 시행한다.

Ⅱ 영상검사

1. 상행정맥조영술*Ascending Venography*

급성 DVT의 정맥조영술 소견은 정맥내 충만결손, tram track sign, 폐쇄 등이고, 만성 DVT의 소견은 충만결손, 긴 모양의 결손과 막, 정맥 내경의 협착, 판막이 없는 정맥, 확장된 측부혈관, 정맥류, 석회화이다. 하지만 정맥조영술은 혈관을 직접 천자해서 조영제를 주입하여 행해지는 침습적인 검사로, 최근 진단 목적으로 시행되는 경우는 드물다.

2. 초음파검사*Ultrasonography; US*

급성 DVT의 US 소견은 저에코의 flow void, 정맥 내경의 증가, 압박되지 않는 정맥, 움직이는 혈전이다. 만성 DVT의 소견은 고에코의 혈전, 불규칙한 정맥벽, 정맥판막*venous valve*의 이상, 정맥혈류의 이상이다. Proximal DVT의 경우 민감도와 특이도가 매우 높아(민감도 71~100%, 특이도 93~100%) DVT의 가장 기본적인 검사 방법으로 인정되고 있다.[12] 하지만 골반 내에 위치한 IVC 및 iliac vein의 DVT 동반 여부의 검사에 제한이 있고, calf vein DVT의 경우 민감도와 특이도가 매우 낮고 검사 정확도가 떨어진다는 단점이 있다.

3. CT 정맥조영술*CT venography*

CT 소견은 정맥 내 충만결손, 정맥 충혈, 뚜렷하게 구분되며 조영증강되는 정맥벽, 측부혈관의 발달, 주위 연조직의 변화 등이다. CT venography는 하지 전체의 정맥을 검사할 수 있을 뿐 아니라 골반 내에 위치한 IVC 및 iliac vein도 함께 검사할 수 있다는 장점이 있다. 또한 혈전의 나이, 정맥벽의 변화, 주위 연조직의 변화를 객관적으로 평가함으로써 혈전증의 진행 과정에 대한 정보를 얻을 수 있다. 민감도와 특이도가 매우 높고(민감도 71~100%, 특이도 93~100%) PE를 함께 평가할 수 있어서 최근 DVT 진단을 위한 검사로 많이 이용되고 있다.[12] 또한 시술 후 추적검사, 즉 정맥의 개통률*patency*과 DVT 재발 유무를 확인할 수 있는 좋은 추적검사 방법으로 인정되고 있다.[11, 13, 14]

Ⅲ 치료방법

하지 DVT의 치료방법은 크게 탄력압박스타킹 착용 등의 대증요법, 전신적 항응고제 투여, 혈전용해술*thrombolytic therapy*로 나눌 수 있다.

과거에는 대증요법과 함께 전신적 항응고제 투여를 시행하는 것이 가장 일반적인 DVT의 치료법이었다. 이러한 치료법은 혈전의 진행을 차단하는 데에는 효과가 있으나, 혈전의 재발 및 PTS의 예방에 대한 효과는 확실하지 않다는 단점이 있었다.[15] 이러한 한계를 극복하기 위하여 전신혈전용해술*systemic thrombolysis*이 시도되었으나 출혈의 위험이 높아 최근에는 거의 시행되지 않는다. 그 대신 카테터를 이용한 국소적 혈전용해술*catheter-directed thrombolytic therapy*과 흡인혈전제거술*aspiration thrombectomy* 등 경피적 인터벤션 시술이 시도되었고, 최근에는 전신적 항응고제 투여와 인터벤션 시술을 병행하는 것이 가장 효과적인 proximal DVT의 치료법으로 인정되고 있다.[16-19]

증상이 있는 proximal DVT의 치료 목적은 ① 정맥 내의 혈전을 조기에 제거하여 혈류를 회복시켜 주고, ② PE의 발생을 예방하고, ③ 정맥 벽과 판막의 기능을 회복시켜 만성적인 PTS를 예방하고, ④ 국소적인 정맥의 협착과 폐쇄를 정상화하여 정상적인 혈류를 개통시키는 것이다. 결국 급성 합병증인 정맥성 허혈과 PE를 방지하고 만성적으로 PTS로 진행되지 않도록 하는 것이다. 그러나 혈전의 나이, 침범 부위, 위험인자, 정맥벽의 변화 등에 따라 치료방법이 다양하기 때문에, 각 시술의 기본적인 방법과 역할을 이해하고 병변에 따라서 여러 가지 방법을 조합하여 진행하는 것이 중요하다.

1. 항응고요법*Anticoagulation*

하지의 급성 DVT의 초기 치료를 위한 전신 anticoagulation의 방법으로 미분획 헤파린*unfractionated heparin; UFH*을 정맥주입하고 최소한 6개월 이상 warfarin을 경구 투여하는 방법을 많이 이용하였다. 최근에는 UFH 대신 저분자량 헤파린*low-molecular-weight heparins; LMWHs*을 많이 사용한다. Anticoagulation은 혈전이 혈류를 완전히 차단하지 않은 popliteal vein과 femoral vein thrombosis의 치료에는 효과가 있다. 그러나 ① 급성 DVT를 효과적으로 제거하지 못하고, ② DVT의 위치나 정도에 관계없이 치료방법이 획일적이며, ③ 정맥의 해부학적 폐쇄나 협착을 인식하고 치료하지 못한다는 것이 단점이다. 결국 anticoagulation은 급성 DVT를 효과적으로 제거하지 못하고 오지 endogenous fibrinolytic capacity에 의존하여 혈전 감소를 기대하는 방법이다. 따라서 추적검사를 하면 정맥 내경의 완전 개통률이 낮고, 개통이 되더라도 정맥은 섬유조직에 의해서 부분적으로 막혀 있어 DVT의 재발률과 PTS의 발생률이 높게 관찰된다.[18]

2. 수술적 혈전제거술*Surgical thrombectomy*

역사적으로 급성 하지 DVT에서 혈전을 제거하는 방법으로 가장 먼저 시도되었다. 현재는 일반적으로 시행되지는 않고 정맥괴저와 혈전용해술에 반응하지 않는 경우에만 제한적으로 시행되고 있다.

3. 전신 혈전용해술*Systemic thrombolysis*

급성 DVT에서 anticoagulation의 단점을 극복하기 위해서 시행된 방법이다. Anticoagulation에 비해서 혈전 제거 효과가 우수하다는 것이 밝혀졌으나 중요한 합병증인 출혈의 발생빈도가 매우 높아 현재 거의 시행되지 않는다.

4. 혈관내 치료법*Endovascular treatment*

(1) 카테터유도혈전용해술*Catheter-directed thrombolytic therapy; CDT*

1) 시술 적응증 및 금기증

증상이 있는 대부분의 DVT 환자에게 CDT를 시행할 수 있다. 하지만 시술의 성공에 따른 환자의 이득, 시술과 연관된 출혈 등의 합병증 가능성, CDT 이외에 대안이 될 만한 다른 시술의 시행 가능성 등을 모두 고려하여 환자의 개별 상태에 따라서 CDT 시행 여부를 판단해야 한다. 일반적인 CDT 시술의 금기증은 출혈성 병변이 있거나 항응고제 용법에 금기인 경우이다. 시술의 일반적인 적응증 및 금기증은 〈표 39-2〉과 〈표 39-3〉에 정리하였다.

2) 시술방법

주로 병변 동측의 popliteal vein을 통해서 접근하며, 경우에 따라서 internal jugular vein 또는 common femoral vein을 통해서 시술할 수 있다. Popliteal vein을 통하여 시

〈표 39-2〉 Catheter-directed thrombolysis의 적응증

Indication*	Acceptable Bleeding Risk	Life Expectancy	Primary Goals
Phlegmasia cerulea dolens	Low−moderate	Any	Limb salvage survival
Acute/subacute IVC thrombosis	Low−moderate	Any	PE prevention preserve organs symptom relief
Acute iliofemoral DVT	Low	Long	Prevent PTS
Acute femoropopliteal DVT	Low	Long	Prevent PTS
Subacute/chronic iliofemoral DVT	Low†	Long	Alleviate PTS prevent PTS

The suggested threshold for these indications is 95%
When thrombolytic therapy is being used.

From Vedantham S, Thorpe PE, Cardella JF, et al. Quality impro-vement guidelines for the treatment of lower extremity deep vein thrombosis with use of endovascular thrombus removal. J Vasc Interv Radiol 2009;20:S227−239.

〈표 39-3〉 Catheter-directed thrombolysis의 금기증

절대적 금기증

활동성 내부 출혈 또는 범발성 혈관내응고증*disseminated intravascular coagulation; DIC*

3개월 이내 발생한 상세불명의 뇌혈관 사고(일과성 허혈발작*transient ischemic attacks; TIA* 포함), 신경외과적 수술(두개내, 척추), 또는 두개내 외상

Anticoagulation에 절대적 금기증

확실한 상대적 금기증

심폐소생술, 주요 수술, 분만, 조직검사, 또는 주요 외상 등이 10일 이내에 발생한 경우, 3개월 이내에 안과 수술을 받은 경우

두개내 종양 또는 기타 질환, 간질

조절되지 않는 고혈압: 수축기압 >180mmHg, 이완기압 >110mmHg

3개월 이내에 발생한 위장관 출혈

혈전용해제, 항응고제, 조영제로 인한 심한 알레르기 또는 기타 반응(스테로이드 또는 항히스타민 제제 전처치로 조절되지 않는 경우

심한 저혈소판증

Right to left cardiac or pulmonary shunt 또는 좌심방혈전증

Hemodynamic compromise를 동반한 심각한 폐동맥색전증

감염성 정맥혈전증 의심

기타 상대적 금기증

신부전(serum creatinine >2.0mg/dL)

심한 간부전

세균심내막염

당뇨출혈망막병증

From Vedantham S, Thorpe PE, Cardella JF, et al. Quality impro-vement guidelines for the treatment of lower extremity deep vein thrombosis with use of endovascular thrombus removal. J Vasc Interv Radiol 2009;20:S227−239.

술할 때에는 먼저 환자가 엎드린 자세에서 초음파 유도하에 popliteal vein을 천자한다. 그다음 카테터를 이용하여 정맥조영술을 시행하여 혈전의 해부학적 위치와 정도를 파악한다. 이후 multi-sidehole infusion catheter를 혈전 내에 삽입한 다음 혈전용해제를 투여한다(그림 39-1). DVT의 혈관내 치료에 사용할 수 있는 혈전용해제의 종류는 여러 가지이나 국내에서는 대부분 urokinase(UK)를 사용한다. UK의 사용량에 대해서는 여러 가지 의견이 있으나 국내에서는 주로 시간당 60,000~120,000U 용량을 사용한다.[1] 혈전을 효과적으로 제거하려면 시간당 투여되는 혈전용해제 용액의 부피가 큰 것이 좋다. 따라서 UK를 희석해서 시간당 투여되는 혈전용해제의 부피가 25~100mL가 되도록 하는 것이 좀 더 효과적이다.[1] 혈전용해제와 함께 항응고제를 정맥으로 투여해야 한다. 일반적으로 UFH를 사용하며, 정해진 heparin 양은 없으나 국내에서는 통상 3,000~5,000U을 일시에 주입한 다음 시간당 200~500U을 주입한다. CDT를 시술한 지 약 8~24시간 후 추적 정맥조영술*follow-up venography*을 시행하여야 하며, 혈전이 남아 있는 경우 혈전용해제를 지속적으로 주입하거나 mechanical thrombectomy, balloon maceration, aspira-

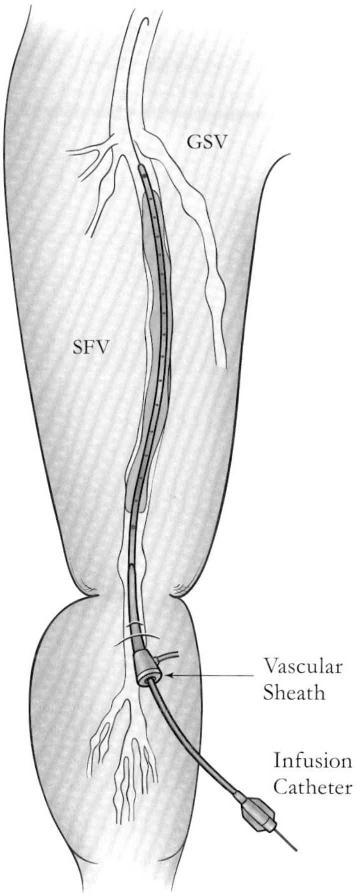

그림 39-1. Iliofemoral DVT에서 popliteal vein을 통한 catheter-directed thrombolytic therapy의 모식도

tion thrombectomy 등 다른 치료법을 병용할 수 있다(그림 39-2). CDT 시행 시 hematocrit, platelet count, PTT를 매 6~8시간마다 반드시 확인한다.

3) 결과

하지의 급성 DVT 환자에서 anticoagulation만 단독으로 사용한 경우에 비해 CDT를 시행한 환자에서 PTS의 발생이 유의하게 낮다는 것은 ACCP(American College of Chest Physicians)의 진료지침에도 잘 나타나 있다(PTS 발생률이 CDT는 33.8%, anticoagulation 단독은 70%).[20] CDT에 대한 가장 대표적인 후향적 대규모 연구는 1999년도에 미국에서 발표된 다기관 결과분석으로, 증상이 있는 473명의 하지 DVT 환자를 대상으로 후향적으로 CDT를 시행한 후 결과를 분석한 연구이다.[21] 이 연구 결과에 따르면 100% 재개통된 경우는 약 31%이고, 50~99%의 재개통률도 약 52%이며, 50% 미만으로 재개통된 경우는 약 17%에 그쳤다. 또한 합병증으로 출혈이 동반된 경우가 약 11%로 관찰되었으나 대부분은 혈관 천자 부위의 출혈로 나타나, CDT 시술이 비교적 효과적이고 안전한 시술임을 입증하였다. 다만 2명의 환자에서 뇌내출혈*intracerebral hemorrhage; ICH*이 발생하여, ICH 등의 major bleeding의 위험이 여전히 존재함을 나타냈다.

(2) 경피적 기계적 혈전제거술*Percutaneous mechanical thrombectomy; PMT*

CDT의 시술에 따른 혈전용해제의 용량을 감소시키고 동시에 보다 효과적으로 혈전을 제거하고자 혈전제거 기기가 개발되었다. 혈전제거 기기는 다량의 혈전을 작은 조각으로 부수므로 혈전을 효과적으로 제거할 수 있다. 다양한 종류의 기기가 개발되었으나 국내에서 주로 사용되는 기구는 Arrow-Trerotola percutaneous thrombolytic device (Arrow, Reading, PA, USA)이다. 혈전제거 기기를 이용한 PMT는 DVT에 대해서 CDT와 비슷한 정도의 높은 치료효과가 있고, 시술 시간이 비교적 짧으며, 시술에 사용되는 혈전용해제의 용량을 감소시킬 수 있다는 것이 장점이다.[22] 하지만 기구 가격이 고가여서 환자의 의료비가 상승하며 정맥판막의 손상 가능성 역시 배제하기 힘들다는 단점이 있어서 제한적으로 사용되고 있다.

(3) 흡인혈전제거술*Aspiration thrombectomy*

내경이 비교적 큰 8~12Fr 구경의 long vascular sheath 또는 유도카테터*guiding catheter*를 이용하여 음압을 형성하여 혈전을 흡입하여 제거하는 시술로, 비교적 간단한 시술기구와 시술자의 수작업만으로 시술이 이루어진다. PMT의 장점을 살리며 동시에 고가의 의료기기 사용을 배제하고자 시도된 시술법으로, 혈전제거 효과가 높아서 CDT와 더불어 우리나라에서 많이 이용되는 시술법이다. CDT에 비해 시술 시 사용되는 혈전용해제의 사용량이 적고 시술시간이 비교적 짧다는 장점이 있나. 하지만 시술 중 sheath 또는 카테터의 tip에 혈관벽과 판막이 손상될 위험이 있으므로 주의해서 시술해야 한다. 현재까지 다양한 aspiration thrombectomy의 효과에 대한 연구가 진행되고 있으나, 좀 더 많은 객관적인 연구가 기대되고 있다.[23, 24]

(4) 스텐트삽입술

Iliac vein compression syndrome의 경우 혈전이 모두 제거된 후에도 LCIV에 심한 협착이 남는다. 이 병변은 혈관내벽의 변형에 의한 것으로 일반적으로 풍선카테터를 이용

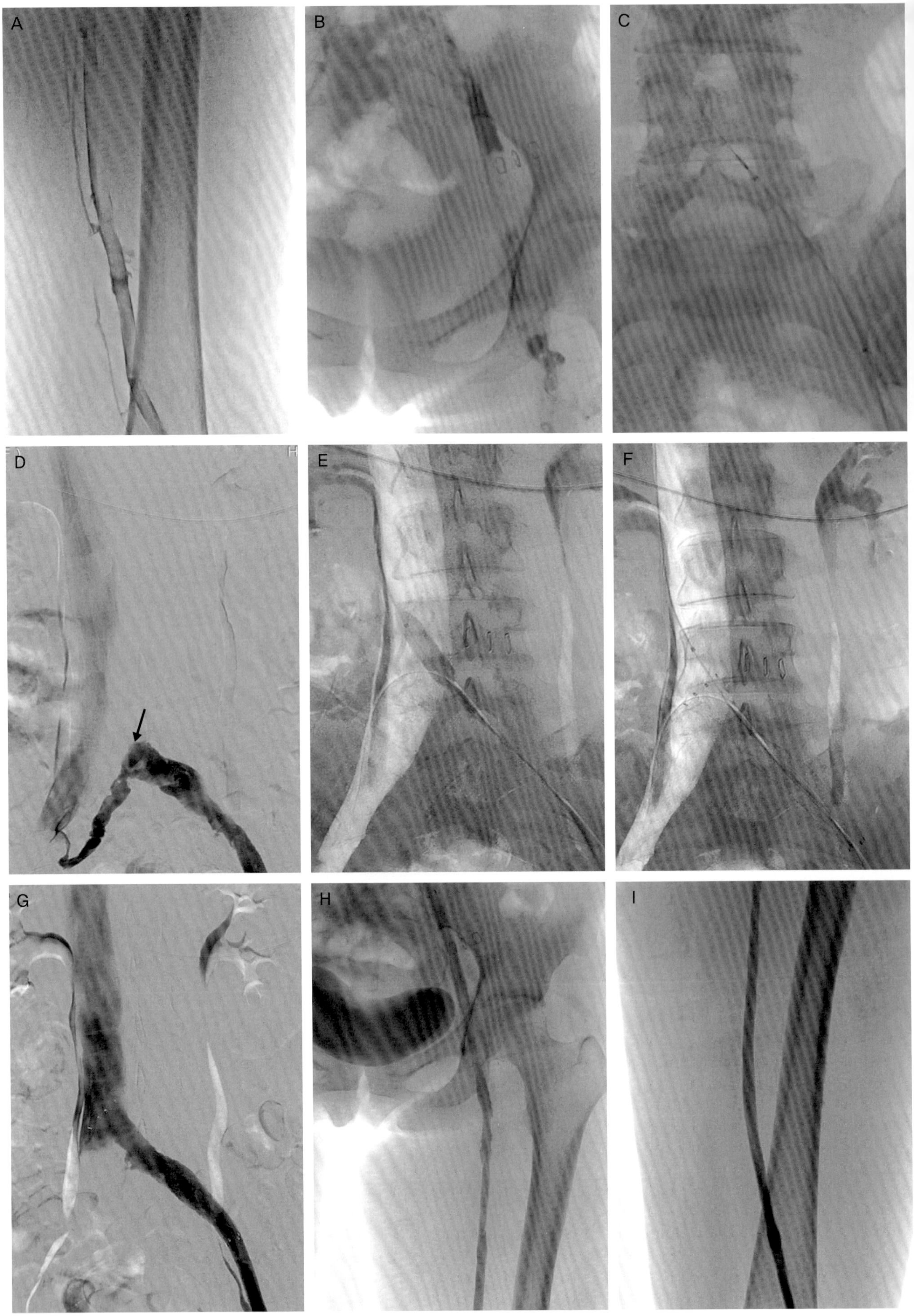
A
B
C
D
E
F
G
H
I

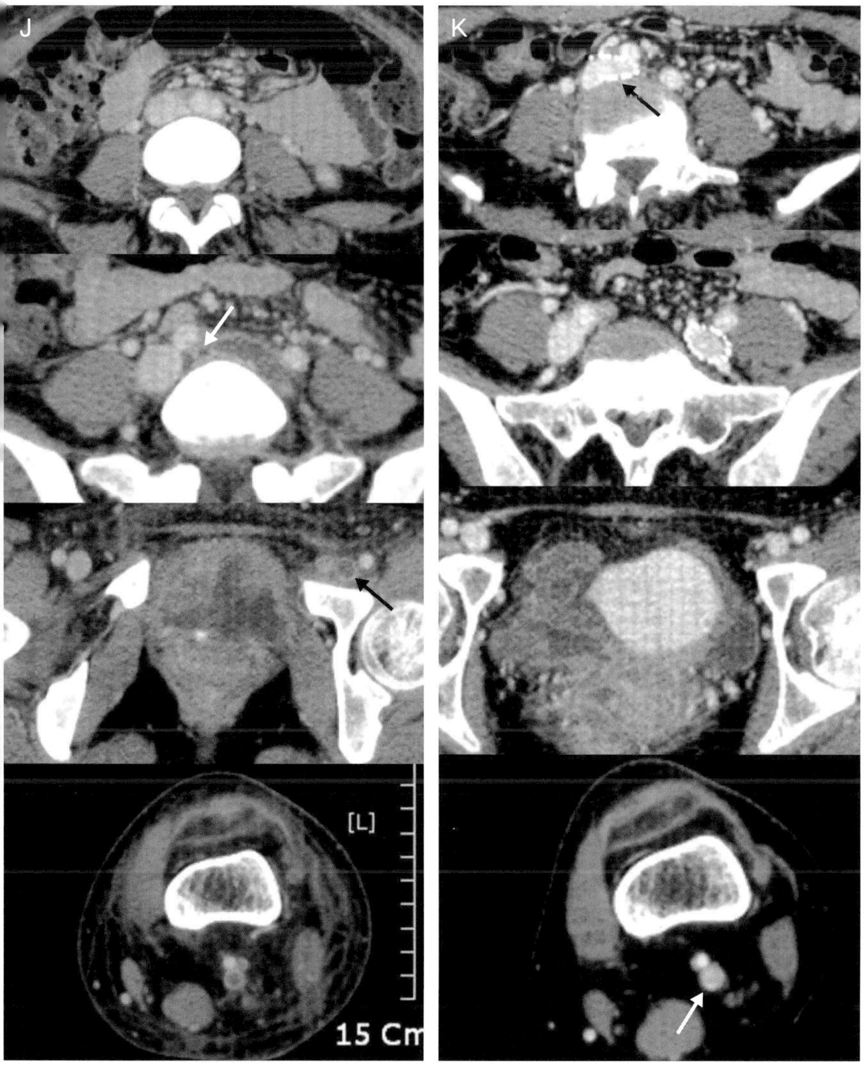

그림 39-2. 약 2주간 지속된 좌측 하지의 부종과 통증을 주소로 내원한 40세 여자 환자 A, D. 좌측 popliteal vein을 통해 삽입된 카테터를 통해 시행한 정맥조영술에서 popliteal vein부터 iliac vein에 걸쳐서 다량의 혈전이 보이며, 혈류는 거의 보이지 않는다. C. Pigtail catheter를 이용하여 혈전을 잘게 부순 후(그림 생략), multi-sidehole catheter를 iliac vein에 삽입하여 시간당 80,000U urokinase를 주입한다. D. 12시간 후 시행한 정맥조영술에서 대부분의 혈전은 용해되었고, iliac vein에 일부 혈전이 남아 있고, LCIV이 RCIA에 의해 압박된 모습이 보인다(화살표). Iliac vein compression syndrome임을 알 수 있다. E, F. 11Fr long sheath를 이용하여 남은 혈전을 흡입한 후(그림 생략), 카테터와 유도철사를 이용하여 폐쇄된 LCIV를 개통시킨 후, 풍선카테터를 이용하여 막힌 혈관 내경을 확장시키고 스텐트를 삽입하였다. G~I. 시술 후 시행한 정맥조영술에서 남은 혈전 없이 정상적인 혈류의 흐름이 회복되었다. J. 인터벤션 시술 전 CT venography. RCIA와 5번째 lumbar vertebral body 사이에서 좌측 CIV가 압박된 것이 보이며(흰색 화살표), 좌측 하지에 DVT가 보여(검은색 화살표), iliac vein compression syndrome임을 알 수 있다. K. 인터벤션 시술 6개월 후 CT venography. 이전에 시술한 스텐트가 잘 유지된 모습이 보이며(검은색 화살표) 좌측 하지 정맥 혈류도 원활하다(흰색 화살표).

한 혈관성형술*angioplasty*만으로 교정되지 않으며, 일반적으로 혈관벽을 지지할 수 있는 스텐트를 삽입한다(그림 39-2). 이 외에도 iliofemoral vein에 ① 국소적이지만 심한 협착이나 폐쇄, ② 혈전용해술에 반응이 없는 기질화된 혈전, ③ 종양이나 다른 병변에 의한 압박 등이 있는 경우 스텐트 삽입의 적응증이 될 수 있다.[25, 26] 일반적으로 femoral vein(superficial femoral vein)과 그 하방에 위치한 정맥에 대한 스텐트삽입술은 추천되지 않는다.[16, 25]

스텐트 삽입 후 단기적인 개통 결과는 매우 좋은 것으로 알려져 있다. 중 · 장기적인 결과에 대해서도 역시 좋은 결과를 나타내는 연구들이 있으며, 스텐트 삽입 후 재협착에 대한 적극적인 추적검사와 재협착에 대한 인터벤션 시술은 장기적 개통률을 높일 수 있는 중요한 요소이다.[26] 하지만 스텐트 자체의 intimal hyperplasia 등 여러 가지 요인에 의하여 재협착의 가능성이 있으므로 좀 더 많은 연구를 통하여 보다 객관적으로 평가해야 한다.

Ⅳ 시술 합병증

하지 DVT에 대한 인터벤션 시술에서 가장 중요한 합병증은 혈전용해제의 사용에 따른 출혈이다. 대부분 특별한 치료가 필요 없는 경미한 정도이고 수혈이 필요할 만큼 심각한 출혈이 일어날 가능성은 매우 낮다. 하지만 ICH 등의 major bleeding의 가능성이 있으므로 혈전용해제 사용 시 주의해야 한다. 일반적으로 혈전용해제의 총 사용량보다는 혈전용해제의 투여시간이 출혈의 발생과 상관관계가 있어서 투여시간이 길어질수록 출혈의 위험이 증가한다. CDT 시술에서 ICH는 약 0.4% 정도로 발생한다고 알려져 있으며, 그 외 합병증으로 PE, 감염, 패혈증 등이 있다.[21]

V 시술 후 관리

시술 후에는 정맥 압박스타킹을 약 6개월간 착용하는 것이 좋고, 6~12개월 정도 anticoagulation을 시행하여야 하며, INR 2.0~3.0을 유지해야 한다. 인터벤션 시술 후 anticoagulation을 시행하는 목적은 혈전의 재발을 방지하여 deep vein의 기능을 정상화하기 위해서이다. 이후 추적검사에서 정맥 내경이 유지되고 혈류가 정상인 경우 anticoagulation을 중단할 수 있다. 그러나 응고항진성이 동반된 경우, 위험인자가 해결되지 않은 경우, 만성적인 변화에 의하여 DVT 재발 가능성이 높은 경우에는 계속해서 anticoagulation을 시행해야 한다.

VI 폐색전증*Pulmonary embolism; PE*

PE는 발생빈도가 높지만 임상증상이 모호한 경우가 많아 간과하기 쉬운 질환이다. PE의 가장 흔한 원인은 하지의 DVT로, PE와 DVT는 매우 밀접한 관계가 있어서 PE와 DVT를 함께 묶어서 정맥혈전색전증*venous thromboembolism; VTE*이라고 부른다. PE로 진단되면 그 원인으로 하지의 DVT를 우선 의심해 보아야 하며, 반대로 DVT가 진단된 경우 PE 발생 여부를 알아보아야 한다.

PE를 진단하는 영상기법으로 흉부 X선 촬영, 방사선동위원소주사법(ventilation/perfusion scan), CT angiography, 폐혈관조영술*pulmonary arteriography*, 자기공명영상*MRI* 등이 있다. 이 중 ventilation/perfusion scan이 과거에 선별검사*screening test*로 많이 이용되었으나, 최근에는 주로 CT angiography를 사용한다. CT angiography는 PE에 대한 민감도와 특이도가 가장 높은 검사법으로 main pulmonary artery, lobar pulmonary artery, segmental pulmonary artery의 PE를 진단하는 데 유용하다.

과거에는 폐혈관조영술이 PE 진단의 표준검사였으나 최근 MDCT를 이용한 CT angiography의 진단능이 오히려 더 우수함이 알려지고, 폐혈관조영술의 경우 정맥을 천자하는 침습적 검사인 점, 조영제의 사용에 따른 부작용, 폐동맥고혈압을 조장할 수 있다는 점, 유도철사나 카테터에 의한 부정맥 유발 등의 단점이 있어, 현재 진단 목적으로 폐혈관조영술을 시행하는 경우는 매우 드물다.

VII 결론

하지에 발생한 급성 DVT에는 anticoagulation만 시행하는 것보다 인터벤션 시술을 병행하는 것이 혈전을 보다 효과적으로 제거하여 단기간 내에 정맥 혈류를 정상으로 회복시킬 수 있으며 정맥 판막의 기능을 유지시키는 효과적인 방법이라는 것이 많은 연구를 통해서 입증되었다.[18, 21] 하지만 인터벤션 시술과 관련된 혈전용해제의 사용에 따른 안정성에 대하여 보다 객관적인 연구가 필요한 것이 사실이다.[18, 20] 현재 미국에서 진행 중인 The ATTRACT trial (Acute Venous Thrombosis: Thrombus Removal with Adjuvant Catheter Directed Thrombolysis)의 결과가 나오면 보다 객관적인 결론을 도출할 수 있을 것으로 생각된다.

하지에 발생한 급성 DVT에 기본적인 인터벤션 방법은 CDT이지만 aspiration thrombectomy 등을 적절하게 혼용해서 보다 안전하고 효과적으로 혈전제거술을 시행하는 것이 바람직하다. 또한 인터벤션을 통하여 효과적으로 치료하려면 시술자가 DVT에 대한 전반적인 이해와 각 시술에 대한 전체적인 이해와 응용 능력을 필수적으로 갖추어야 한다.

참고문헌

1. Vedantham S, Thorpe PE, Cardella JF, et al. Quality improvement guidelines for the treatment of lower extremity deep vein thrombosis with use of endovascular thrombus removal. J Vasc Interv Radiol 2009;20:S227-239.
2. White RH. The epidemiology of venous thromboembolism. Circulation 2003;107:I4-8.
3. Dalen JE. Pulmonary embolism: what have we learned since Virchow? Natural history, pathophysiology, and diagnosis. Chest 2002;122:1440-1456.
4. Prandoni P, Lensing AW, Cogo A, et al. The long-term clinical course of acute deep venous thrombosis. Ann Intern Med 1996;125:1-7.
5. Kahn SR, Shrier I, Julian JA, et al. Determinants and time course of the postthrombotic syndrome after acute deep venous thrombosis. Ann Intern Med 2008;149:698-707.
6. Kahn SR. The post-thrombotic syndrome. Hematology Am Soc Hematol Educ Program 2010;2010:216-220.
7. Prandoni P, Kahn SR. Post-thrombotic syndrome: prevalence, prognostication and need for progress. Br J Haematol 2009;145:286-295.
8. Fazel R, Froehlich JB, Williams DM, et al. Clinical problem-solving. A sinister development--a 35-year-old woman presented to the emergency department with a 2-day history of progressive swelling and pain in her left leg, without antecedent trauma. N Engl J Med 2007;357:53-59.
9. May R, Thurner J. The cause of the predominantly sinistral occurrence of thrombosis of the pelvic veins. Angiology 1957;8:419-427.
10. Mickley V, Schwagierek R, Rilinger N, et al. Left iliac venous thrombosis caused by venous spur: treatment with thrombectomy and stent implantation. J Vasc Surg 1998;28:492-497.
11. Chung JW, Yoon CJ, Jung SI, et al. Acute iliofemoral deep vein thrombosis: evaluation of underlying anatomic abnormalities by spiral CT venography. J Vasc Interv Radiol 2004;15:249-256.
12. Thomas SM, Goodacre SW, Sampson FC, et al. Diagnostic value of CT for deep vein thrombosis: results of a systematic review and meta-analysis. Clin Radiol 2008;63:299-304.
13. Katz DS, Loud PA, Bruce D, et al. Combined CT venography and pulmonary angiography: a comprehensive review. Radiographics 2002;22 Spec No:S3-19; discussion S20-14.
14. Roh BS, Park KH, Kim EA, et al. Prognostic value of CT before thrombolytic therapy in iliofemoral deep venous thrombosis. J Vasc Interv Radiol 2002;13:71-76.
15. Strandness DE, Jr., Langlois Y, Cramer M, et al. Long-term sequelae of acute venous thrombosis. JAMA 1983;250:1289-1292.
16. Semba CP, Dake MD. Iliofemoral deep venous thrombosis: aggressive therapy with catheter-directed thrombolysis. Radiology 1994;191:487-494.
17. Bjarnason H, Kruse JR, Asinger DA, et al. Iliofemoral deep venous thrombosis: safety and efficacy outcome during 5 years of catheter-directed thrombolytic therapy. J Vasc Interv Radiol 1997;8:405-418.
18. Enden T, Haig Y, Klow NE, et al. Long-term outcome after additional catheter-directed thrombolysis versus standard treatment for acute iliofemoral deep vein thrombosis (the CaVenT study): a randomised controlled trial. Lancet 2012;379:31-38.
19. Laiho MK, Oinonen A, Sugano N, et al. Preservation of venous valve function after catheter-directed and systemic thrombolysis for deep venous thrombosis. Eur J Vasc Endovasc Surg 2004;28:391-396.
20. Kearon C, Akl EA, Comerota AJ, et al. Antithrombotic therapy for VTE disease: Antithrombotic Therapy and Prevention of Thrombosis, 9th ed: American College of Chest Physicians Evidence-Based Clinical Practice Guidelines. Chest 2012;141:e419S-494S.
21. Mewissen MW, Seabrook GR, Meissner MH, et al. Catheter-directed thrombolysis for lower extremity deep venous thrombosis: report of a national multicenter registry. Radiology 1999;211:39-49.
22. Lin PH, Zhou W, Dardik A, et al. Catheter-direct thrombolysis versus pharmacomechanical thrombectomy for treatment of symptomatic lower extremity deep venous thrombosis. Am J Surg 2006;192:782-788.
23. Park SI, Lee M, Lee MS, et al. Single-session Aspiration Thrombectomy of Lower Extremity Deep Vein Thrombosis Using Large-size Catheter without Pharmacologic Thrombolysis. Cardiovasc Intervent Radiol 2013 Jun 21. [Epub ahead of print]
24. Oguzkurt L, Ozkan U, Gulcan O, et al. Endovascular treatment of acute and subacute iliofemoral deep venous thrombosis by using manual aspiration thrombectomy: long-term results of 139 patients in a single center. Diagn Interv Radiol 2012;18:410-416.
25. Semba CP, Razavi MK, Kee ST, et al. Thrombolysis for lower extremity deep venous thrombosis. Tech Vasc Interv Radiol 2004;7:68-78.
26. Titus JM, Moise MA, Bena J, et al. Iliofemoral stenting for venous occlusive disease. J Vasc Surg 2011;53:706-712.

Chapter 40

대정맥의 인터벤션

서태석

I 하대정맥 필터*Inferior vena cava filter; IVC filter*

심부정맥혈전증*deep vein thrombosis; DVT*에서 폐색전은 사망률이 9%에 이르는 치명적인 합병증으로 미국에서는 매년 24만 명이 폐색전으로 사망한다.[1, 2] 대부분의 환자에서는 항응고치료로 DVT를 치료할 수 있지만 일부에서는 항응고치료가 효과적이지 못하거나 금기가 되는 경우가 있어 IVC에 필터를 삽입하는 것이 폐색전을 예방하는 효과적인 방법으로 이용된다.[3]

1967년에 최초의 필터인 Mobin–Uddin umbrella filter가 DVT 환자에서 IVC를 결찰하던 기존의 수술적 방법에서 발생하는 합병증을 줄이면서도 효과적으로 폐색전을 예방하려는 시도로 개발된 이후로 다양한 형태의 필터들이 출시되었다.[4, 5] 최근에는 삽입 후 폐색전의 위험성이 없어졌을 때 제거할 수 있는 제거 가능 필터*retrievable filter*가 개발되고, 외상 환자에서 필터 삽입이 증가하고 평균수명이 길어져 DVT에 의한 폐색전의 빈도가 증가함에 따라 더욱 광범위하게 사용되고 있다.[6-8]

1. 적응증과 금기증

적응증은 크게 절대적 적응증과 상대적 적응증으로 나뉜다. 전자는 폐색전이 이미 발생한 DVT 환자 중 항응고치료에 문제가 있는 경우이며, 후자는 폐색전 유무에 상관없이 DVT 환자 중에서 여러 가지 임상적 조건을 고려하여 결정된다(〈표 40–1〉).[9] 특히 상대적 적응증 중 예방적 적응증의 경우에는 폐색전이 발생하기 전이더라도 고위험군이라면 미리 삽입한다. 또 DVT 환자에게 기계적 혈전제거술 또는 혈전용해술을 시행하는 과정에서 크기가 큰 혈전이 떨어져 폐색전이 발생하면 바로 심폐기능정지를 유발하여 매우 치명적이므로 필터를 미리 삽입할 것을 추천한다(그림 40–1).

금기증은 만성 IVC혈전증이나 말초정맥이 모두 폐쇄되어 IVC로 접근할 경로가 없는 경우처럼 삽입이 불가능할 때를 제외하고 거의 없으나 균혈증, 치료되지 않는 감염이 있을 때에는 주의해서 삽입한다.[9] 필터를 영구적으로 삽입할 때는 평생 동안 발생 가능한 합병증 등을 고려해야 하며, 특히 청소년 등 젊은 환자에게 삽입할 때에는 신중하게 결정해야 한다.[10] 그러나 최근에는 retrievable filter를 사용하여 젊은 환자에서도 외상이나 수술 등으로 인하여 혈전

〈표 40-1〉 IVC 필터의 적응증

절대적 적응증	
	항응고치료의 금기
	항응고치료에도 불구하고 폐색전 재발
	항응고치료의 합병증 발생
	항응고치료를 받을 수 없는 경우
상대적 적응증	
	Iliac vein 및 IVC 내의 커다란 유동성 혈전
	만성 혈전성 폐색전 질환(색전제거술의 시행)
	심폐기능이 제한된 환자에서 혈전성 폐색전 질환(폐성심)
	약물치료의 수행이 어려운 환자
	심한 조화운동불능*ataxia*
	IVC 필터 삽입 후 폐색전의 재발
	DVT 혈전용해술
	Renal vein이나 IVC를 침범한 신세포암
	예방적 삽입(현재 혈전성 폐색전은 없으나 발생 가능성이 높은 경우)
	심한 외상(두부 및 척수 손상, 골반 및 하지 골절)
	수술이 예정된 혈전성 폐색전 과거력 환자
항응고치료의 금기	
	항응고치료에 의한 출혈
	헤파린 관련 고혈소판혈전증후군*Heparin-associated thrombocythemia thrombosis syndrome*
	최근의 출혈
	최근의 대외상이나 대수술
	출혈성 뇌졸중
	저혈소판증(<50,000/mm^3)
	Guaiac 양성반응 대변
	중추신경계 종양, 뇌동맥류 또는 동정맥기형

From Kinney TB. Update on inferior vena cava filters. J Vasc Interv Radiol 2003;14:425-440.

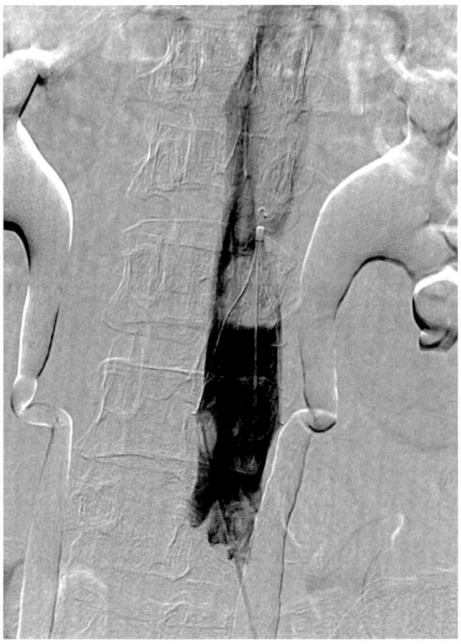

그림 40-1. 하지 DVT의 혈전 제거 과정에서 필터에 여과된 혈전

〈표 40-2〉 Optional filter의 적응증

일시적 필터 삽입이 필요하거나 DVT 환자에서 수술 예정
예방 목적: 폐색전증 고위험군
중증외상(광범위 골반/장골 골절)
척수마비, 외상성 뇌손상으로 장기간 운동불능
폐색전 위험이 높은 주요 수술
위축소수술
과응고상태
DVT나 폐색전의 과거력
진행형 악성종양
정맥 재건
이동 가능한 DVT나 다량의 근위부 DVT
심폐기능부전에서의 폐색전

From Keeling AN, Kinney TB, Lee MJ. Optional inferior vena caval filters: where are we now? Eur Radiol 2008;18:1556-1568.

용해술이 금기일 경우에는 폐색전을 예방하고자 일시적 삽입을 적극적으로 시행하고 있다. 현재 사용되는 필터들은 삽입 후 폐색전증의 위험이 없어지면 제거하는 것과, 삽입 후 제거할 수 없는 경우 영구적으로 유치하는 것 중 하나를 선택할 수 있는 선택필터*optional filter*이다.[11]

일시적 필터 삽입의 적응증은 DVT의 혈전제거술 과정이나 외과수술 과정 중에 일시적 삽입이 필요한 환자, 외상이나 출산 후 환자, 치료 가능한 내과적 질환에 의한 일시적인 운동제한이 있는 환자 등이다(그림 40-2, 〈표 40-2〉).[11-13] 그러나 악성종양 말기나 혈액 과다응고 성향이 있는 환자와 같이 혈전에 의한 색전의 위험이 진행 중이거나 영구적으로 남아 있을 때, 장기간 또는 영구적 항응고치료의 금기 환자, 심폐기능이 저하된 환자(심성폐, 울혈심부전, 만성 폐질환 등)에서 폐색전이 발생하면 치명적이라고 판단될 때는 일시적 삽입을 시행하면 안 된다.

2. 필터의 선택

이상적인 필터는 〈표 40-3〉과 같은 조건을 갖추어야 한다.[14] 필터를 선택할 때에는 IVC의 직경, 삽입경로와 이용하는 정맥의 상태, 신장정맥*renal vein*의 위치, 일시적 또는 영구적 삽입기간, 삽입의 용이성, 필터의 재질과 물리적 특성(추후 MRI 검사를 위한 자성 여부) 등을 고려하여 선택해야 한다. 과거에는 Greenfield filter(Boston scientific), Birds Nest filter(Cook), TrapEase Filter(Cordis), Günther-Tulip vena cava MR-Eye Filter(Cook), Tempofilter(B. Braun)

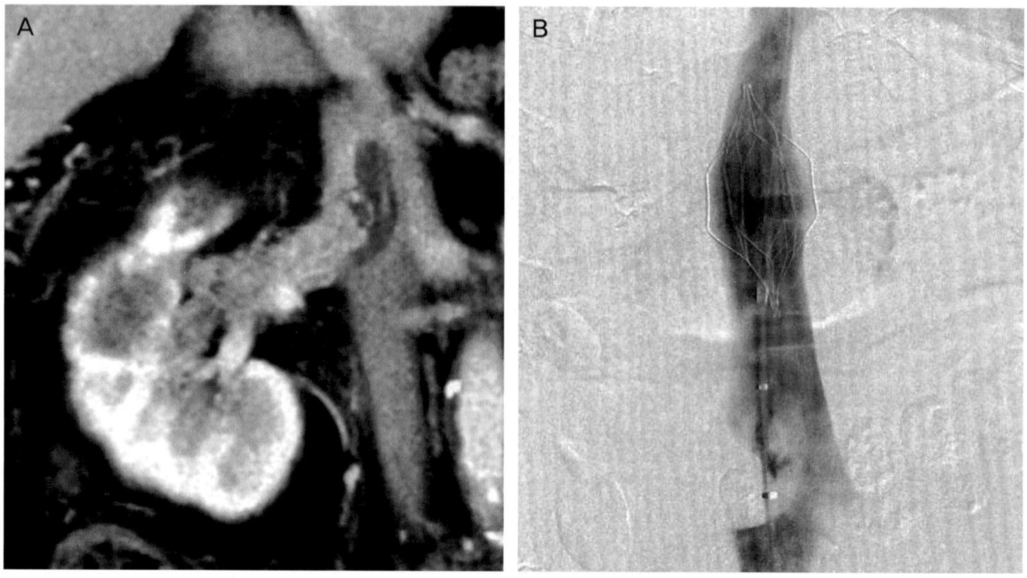

그림 40-2. Renal vein 상방 IVC에 필터 삽입 A. 복부 CT에서 우측 신장의 신세포암*renal cell carcinoma*과 함께 IVC로 연장된 renal vein의 혈전이 보인다. B. 수술 과정에서 폐색전이 발생할 위험을 방지하기 위해 renal vein 상방 IVC에 필터를 삽입하였다. 수술 3일 후 필터를 제거하였다.

〈표 40-3〉 이상적인 필터

삽입 후 영구적인 비혈전 유발성과 생체적합성
혈류를 방해하지 않으면서 다양한 크기의 혈전을 모두 여과
IVC 내에 확실한 고정
경피적 삽입 용이
작은 삽관기 직경
쉽고 조절이 가능한 설치
위치 조정 가능
MRI 촬영 가능
저렴한 가격
삽입 경로의 혈전 유발 가능성이 낮음
제거 가능

From Grassi CJ. Inferior vena caval filters: analysis of five currently available devices. AJR Am J Roentgenol 1991;156:813–821.

등이 이용되었으나 현재 국내에서 이용 가능한 필터는 Celect filter(Cook)와 OptEase Filter(Cordis) 2가지 종류이다. Vena Tech Low-Profile Filter(B. Braun), G2 Recovery filter(Bard Peripheral Vascular), ALN filter(ALN Implants Chirurgicaux) 등 여러 가지 필터가 개발되어 있으나 현재 국내에는 수입되지 않는다.

(1) Celect Filter

Celect filter는 원추형으로 길이 48mm이며 IVC의 직경이 30mm 이하일 때 삽입할 수 있다. 4개의 1차다리 끝은 IVC의 벽에 고정하기 위해 약 1mm가량이 상방으로 굽어 있으며(anchor) 1차다리 사이에는 직경이 더 작은 철사로 이루어진 2개의 2차다리가 각각 위치하여 상부에서 보았을 때 모두 12개의 철사로 이루어진 구조이다(그림 40-3A). 상부에는 제거용 갈고리*hook*가 달려 있어 반드시 내경정맥*internal jugular vein; IJV*을 통해 접근하여 올가미로 갈고리를 잡아 제거한다. 삽관기는 대퇴정맥*femoral vein*용(8.5Fr)과 IJV용(6.5Fr)이 구분되어 있으므로 사용 시 주의해야 한다. 필터는 femoral vein용 삽입기구에 고정되어 있으므로 IJV로 삽입할 경우에는 IJV용 삽입기구에 옮겨서 준비해야 한다. 원추형 모양의 필터는 반대로 삽입하면 효과가 없다. 시술과정에서 약 20%의 필터가 기울어져 삽입되거나 갈고리가 IVC의 벽에 닿는데, 이런 경우에는 제거가 불가능할 수도 있다.[6, 15]

(2) OptEase Filter

OptEase Filter는 나이티놀 원통을 레이저로 깎아서 만든 이중바구니형*double basket*으로 길이는 50mm이며 IVC의 직경이 30mm 이하일 때 삽입할 수 있다. 6개의 지지대로 구성되어 있으며 각 지지대의 상부에는 심장으로의 이동을 방지하기 위해 고정침이 달려 있고 하부에는 제거할 때 필요한 갈고리가 달려 있으므로 반드시 femoral vein을 통하여 제거한다(그림 40-3B). 삽관기는 외경 6Fr이며 접근경로에 관계없이 사용하나 삽입 시에는 필터의 방향이 바뀌지 않도록 주의한다.

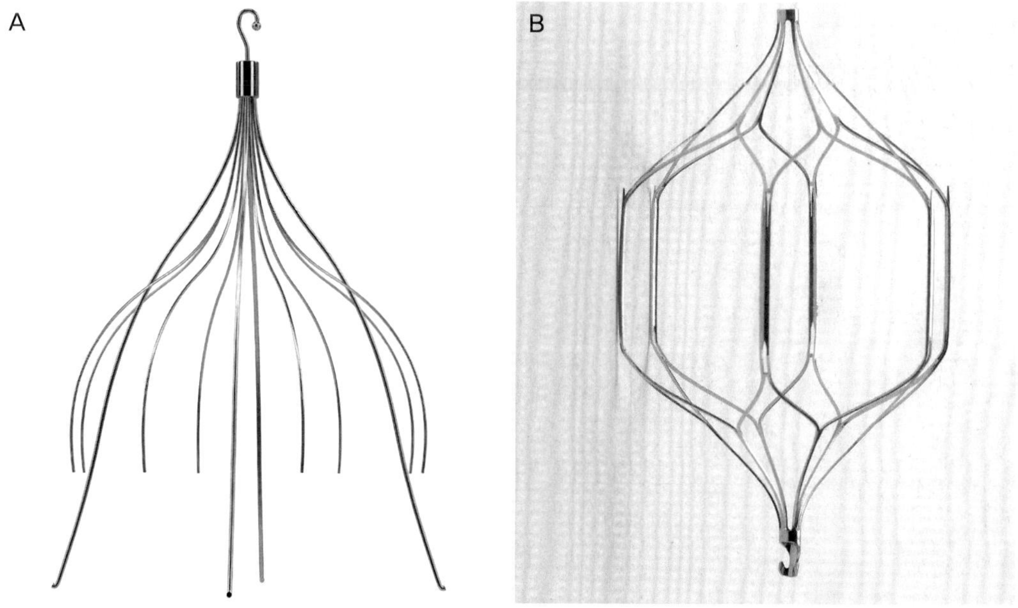

그림 40-3. Celect filter(A)와 OptEase filter(B)

3. 필터의 삽입

시술 전 검사로는 CT 정맥조영술, 하지의 도플러 및 정맥조영술 등을 시행하여 IVC의 길이와 직경, renal vein의 위치와 수, 해부학적 변이, 혈전의 분포, 외부 병변에 의한 IVC의 압박, 관련 질환 등을 평가해야 하며 이 중 CT가 가장 좋은 검사법이다.[10] 폐색전 유무를 알기 위해 환기/관류 스캔을 시행하기도 하나, 최근에는 폐동맥에서 색전 유무와 범위, 복부와 하지정맥계를 동시에 평가하는 방법으로 CT 정맥조영술을 하지 DVT 환자에서 필터를 삽입하기 전에 많이 시행한다.[16]

IVC필터 삽입을 위한 접근경로로는 시술이 편리한 femoral vein을 많이 이용하나 시술자의 선호도에 따라 우측 IJV를 이용하기도 하며, 혈전이 양측 장골정맥*iliac vein*이나 IVC에 분포한 경우에 IJV를 이용한다. 삽입하기 전에 양측 iliac vein이 합류하는 부위에 다목적 카테터를 위치시키고 IVC조영술을 시행하여 IVC의 직경 및 해부학적 구조, renal vein의 위치, 혈전의 분포 등을 다시 평가한다(그림 40-4A). 그러나 CT에서 혈전에 의해 IVC가 폐쇄된 경우에는 기구를 과도하게 조작하다 혈전이 떨어져 폐색전을 유발할 수 있으므로 주의해야 한다. Renal vein의 위치는 주로 양측 renal vein에서 들어오는 혈류에 의해 IVC에서 올라가는 조영제가 충만결손으로 보여 쉽게 알 수 있으며, 간혹 renal vein으로 조영제가 역류되어 직접 보이는 경우도 있다. 필터는 가능하면 기울어지지 않게 설치해야 하며, 삽입 후에는 다시 IVC조영술을 시행하여 필터가 설치된 위치, 비대칭적 설치, IVC의 천공 등의 합병증 발생 여부를 확인해야 한다(그림 40-4B, C).

IVC 내에서 이상적인 필터의 위치는 renal vein 하방의 IVC로, 필터의 상부가 renal vein 합류부 또는 바로 아래에 위치하는 것이다.[10] IVC의 중복*duplication*이 있을 경우에는 양쪽에 각각 설치하거나 직경이 작은 IVC를 색전시킨 후 직경이 큰 IVC에 설치한다. 또 편측 accessory renal vein이나 circumaortic left renal vein이 있는 경우에는 2개의 renal vein 사이에 필터를 삽입하면 두 renal vein이 측부순환의 경로가 될 수 있으므로 반드시 하방에 있는 renal vein보다 낮은 곳에 설치해야 폐색전을 막을 수 있다. Renal vein 상방의 IVC에 필터를 설치하는 경우는 renal vein 혈전증, renal vein 하방 IVC혈전증, 임신이나 출산이 가능한 여성에서 직경이 큰 좌측 난소정맥*ovarian vein*이 개통된 경우, IVC 필터를 삽입한 후 그보다 상방으로 혈전이 진행한 경우 등이다(그림 40-2).[9]

4. 합병증

필터 삽입과 관련된 합병증은 보고자에 따라 다양하다(〈표 40-4〉).[6, 9, 14, 15, 17] 합병증은 크게 삽입과정과 관련된 합병증 및 필터가 삽입된 기간 동안 발생하는 합병증과

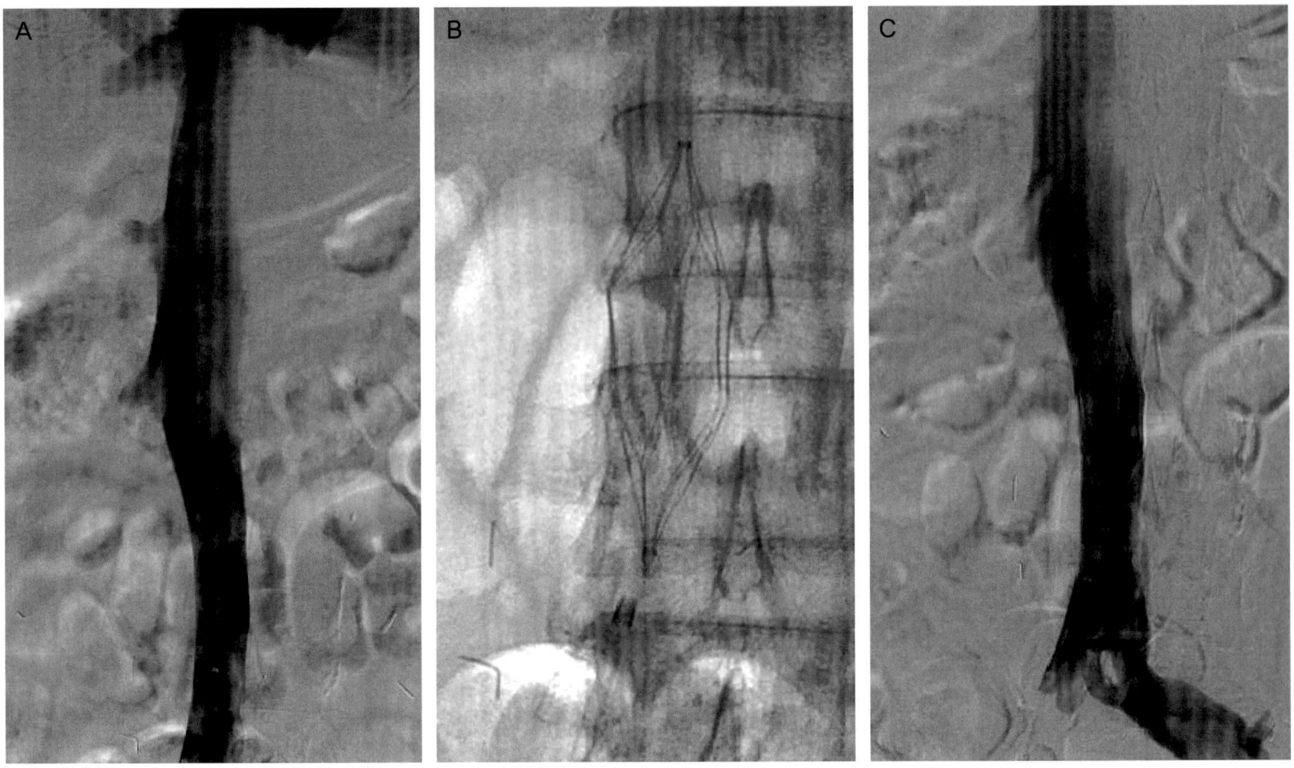

그림 40-4. OptEase filter 삽입과정 A. 삽입 전 IVC조영상. 우측 femoral vein을 통해서 카테터를 양측 iliac vein 합류 부위에 위치시키고 시행한다. B. 필터 설치. 양측 renal vein 하방 IVC에 필터를 위치시키고 삽관기로부터 필터를 방출하여 팽창시킨다. C. 필터 삽입 후 IVC조영상.

retrievable filter를 사용한 경우 제거와 관련된 합병증이 있다. 합병증 중에서 가장 문제가 되는 것은 폐색전과 IVC의 폐쇄다. 필터를 삽입한 후에 증상을 동반하는 폐색전이 재발하는 비율은 약 0~5%이며 이 중 0.7%는 치명적인 폐색전이다. 재발성 폐색전의 원인으로는 필터에 여과된 혈전이 상방으로 진행되거나 이로 인한 IVC의 폐쇄, 필터 하방의 혈전이 필터 사이로 IVC의 벽을 따라 상방으로 진행, 필터 상방의 IVC에서 새로운 혈전형성, 시술 전 IVC조영술에서 발견되지 않았거나 시술 후 새롭게 형성된 측부순환에 의한 재발 등이다.[9] 또 대부분의 필터가 치명적 폐색전을 일으키는 비교적 커다란 혈전만을 여과할 수 있는 모양이므로 실제로 작은 혈전들은 필터를 통과하여 증상이 없는 폐색전을 일으킬 수 있다. IVC의 폐쇄는 Titanum Greenfield filter에서 30%까지 보고되었으나 현재 사용 중인 필터는 10% 미만이다. 원인은 혈전이 여과된 뒤 크기가 증가하거나 필터에 의한 IVC 벽의 과증식 등으로 알려져 있다(그림 40-5A, B). 특히 원추형 필터가 IVC 내에서 비대칭적으로 기울어져 삽입될 경우 재발성 폐색전이나 IVC의 폐쇄가 증가한다.[9] Celect filter에서는 다리가 IVC의 벽을 뚫고 나가는 합병증이 보고되었다(그림 40-5C).[6, 15]

〈표 40-4〉 IVC 필터의 합병증

합병증	Rate (%)
삽입과정과 관련된 합병증	
IVC 천공	9~24
접근경로의 혈전	2~28
IVC 필터 삽입과 관련된 사망	0.12
유도철사의 포획*guide wire entrapment*	<1
삽입기간 동안의 합병증	
폐색전증	2~5
치명적 폐색전증	0.7
IVC 폐쇄	6~30
필터의 이동	3~69
정맥부전*venous insufficiency*	5~59
필터의 부러짐	1

From Kinney TB. Update on inferior vena cava filters. J Vasc Interv Radiol 2003;14:425-440.

5. 필터의 제거

OptEase filter를 일시적으로 삽입한 후 안전하게 제거할 수 있는 시기는 약 2주 이내이며, Celect filter는 평균 179일

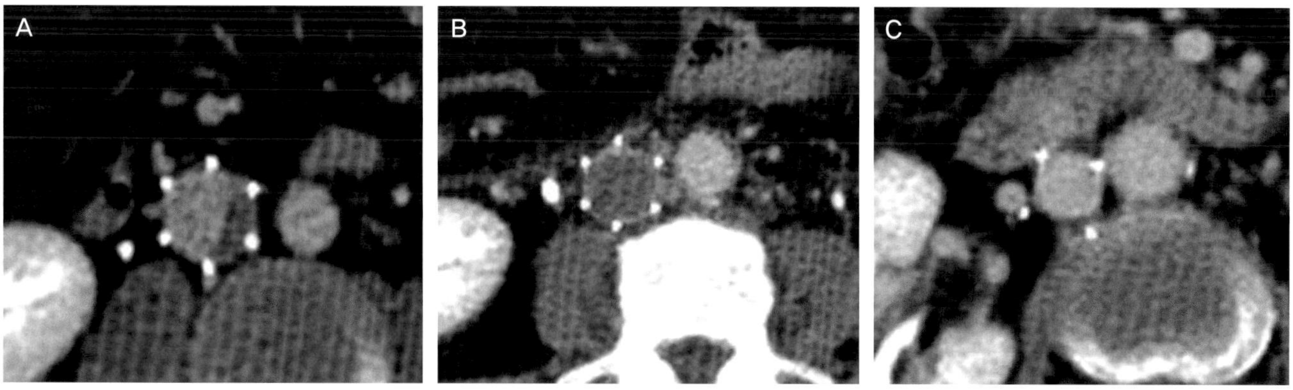

그림 40-5. 필터의 합병증 A. IVC 내막의 과도한 증식 B. 혈전에 의한 IVC 폐쇄 C. Celect filter 삽입 후 2개월에 촬영한 CT에서 5시와 8시 방향의 지지대가 IVC의 벽을 천공하였다.

후 96.6%에서 제거가 가능하였다.[18] 필터를 제거하기 전에 도플러 검사나 CT를 촬영하여 하지 DVT와 필터에 걸린 혈전 유무를 확인해야 한다. 만약 필터 내에 직경 3~5mm 또는 길이 20mm 이상 크기의 혈전이 걸린 경우에는 필터를 제거하면 안 되지만 카테터를 이용한 혈전용해술 후에 제거하기도 한다.[19-21] 필터를 제거할 때에는 삽입할 때와 같은 방법으로 접근한다. 필터의 구조에 따라 Celect filter는 IJV를 통하여 제거하고 OptEase filter는 femoral vein을 통해 제거한다.

먼저 IVC조영술을 시행하여 필터에 여과된 혈전 유무나 필터 주변에서 혈관벽의 증식 정도를 확인한다(그림 40-6A). 제거용 sheath를 필터의 제거용 갈고리까지 접근시킨 후 sheath를 통해 삽입한 올가미로 갈고리를 걸어 sheath 내로 끌어들여 제거한다(그림 40-6B, C). 제거 후에는 IVC조영술을 다시 시행하여 제거과정에서 IVC가 손상되었는지 등을 확인한다. 제거의 합병증으로는 IVC 파열 등이 있으

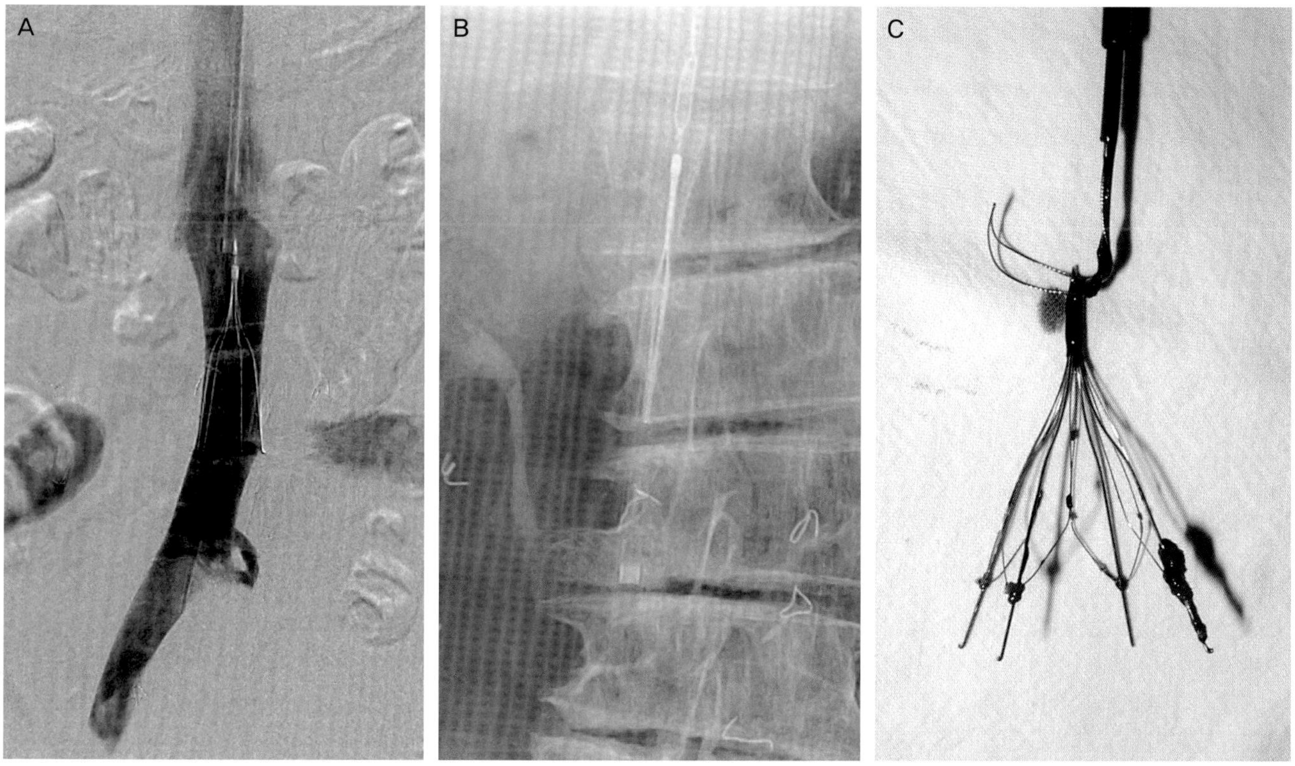

그림 40-6. Günter-Tulip filter 제거과정 A. 제거 전 IVC조영상. 우측 IJV를 통해 다목적카테터를 IVC에 위치시키고 시행한다. B. 필터 제거. 올가미로 제거용 갈고리를 잡아서 sheath 내로 필터를 끌어들인다. C. 제거된 Günter-Tulip filter의 모습. 필터 지지대와 꼭지 부위에 작은 혈전들이 붙어 있다(화살표).

며, 제거에 실패하는 원인은 주로 필터가 기울어져 삽입되어 제거용 hook이 IVC 벽에 묻혀 있는 경우이거나 내막의 과다증식이다.[6, 11, 15, 20, 21]

Ⅱ 하대정맥 폐쇄 및 협착

1. 원인, 증상 및 진단

IVC 폐쇄는 주로 IVC의 간분절에서 발생한다. 원인은 동양에서는 특발성*idiopathic*인 경우가 가장 많으며, IVC 주위 장기에서 발생한 악성종양의 침범 등에 의해 발생하기도 한다.[22, 23] 또 간이식과 관련하여 IVC의 협착이 발생할 수도 있다. 간분절 또는 상간분절 IVC가 막히면 간정맥의 혈류장애로 인해 압력이 높아져 울혈이 발생하므로 임상적으로 간기능저하, 복수, 정맥류 등의 버드-키아리증후군*Budd-Chiari syndrome*을 일으키며, 하지에서 올라오는 IVC의 혈류장애가 일어나므로 하지부종, 음낭이나 음문의 부종을 유발하고, 측부순환을 형성하기 위해 복벽이나 흉벽에 정맥류가 발생하는 IVC 증후군을 나타낸다.[24]

IVC의 폐쇄나 협착의 진단은 초음파, CT, MR 등으로 가능하다. IVC조영술은 경피경관혈관성형술*percutaneous transluminal angioplasty; PTA*과 같은 인터벤션 치료의 과정으로만 시행해야 하며, IVC조영술만으로도 IVC에 혈전이 형성되어 추후에 PTA 자체를 불가능하게 만들거나 형성된 혈전에 의해 폐색전과 같은 합병증을 유발할 수 있으므로 단순히 IVC 폐쇄를 진단하기 위해 IVC조영술을 시행하면 절대 안 된다.[25-27]

2. 치료

PTA를 시행하기 전에 IVC조영술을 시행하는데 IJV와 femoral vein을 모두 천자하여 양쪽 카테터의 끝을 막힌 IVC의 상하부에 놓고 동시에 IVC조영술을 시행하면 막힌 부위를 잘 볼 수 있다. 그러나 이때는 측부순환을 형성하는 정맥류들이 잘 보이지 않으므로 femoral vein을 통해서 삽입된 카테터의 끝을 하부의 IVC나 iliac vein에 위치시키고 조영제를 주입하면 잘 보인다(그림 40-7A, B). IVC의 심한 협착이나 폐색 환자에서는 유도철사가 통과되지 않아 막힌 부분을 관통해야 하는데 일반적으로는 IJV를 통하여 pigtail catheter를 우심방을 지나 폐색부 상부의 IVC에 위치시키고, femoral vein을 통하여 삽입된 기구로 pigtail catheter를 겨냥하여 IVC에서 우심방을 향해 뚫게 된다. 관통에는 Terumo guide wire의 단단한 끝(stiff end)이나 Amplatz Superstiff guide wire와 같은 강직한 유도철사를 이용하거나 Brokenborough SP needle이나 septostomy needle과 같은 길이가 긴 바늘을 이용하며, 이상의 방법으로도 통과시킬 수 없을 경우 Nd-Yag Laser를 이용하여 통과시킬 수도 있다.[28, 29] 유도철사가 통과한 후에 풍선카테터를 이용한 PTA를 시행할 때는 높은 기압의 PTA가 가능한 직경 10mm의 풍선카테터 2개 또는 3개를 병변에 의한 풍선의 함몰 부위가 완전히 소실될 때까지 팽창시킨 후 60~120초간 유지한다(그림 40-7C, D). PTA 후에는 다시 IVC조영술을 시행하여 막혔던 부위의 개통성 및 정맥류 소실을 확인한다(그림 40-7E, F). 시술과정 동안에는 heparin을 투여하여 풍선카테터와 확장 부위에 혈전이 생기는 것을 예방하도록 한다. IVC의 협착이나 폐쇄 부위에 섬유화가 심해 병변이 매우 딱딱하거나 PTA 후에 탄력반동*elastic recoil*으로 인해 충분한 내경을 확보하기가 어려울 때, PTA를 시행해도 여러 번 재발하거나 그 기간이 너무 짧을 경우에는 스텐트를 삽입할 수 있다. 스텐트를 삽입할 때에는 IVC 크기에 맞는 직경 24~26mm를 사용하며, 길이가 너무 짧으면 심장이나 폐로 스텐트가 이동할 수 있고, 너무 길면 나중에 시행할 수 있는 간이식에 방해가 되므로 6~8cm의 적당한 길이를 선택해야 한다.

PTA를 시행하면 수주 내에 Budd-Chiari syndrome이나 IVC syndrome의 증상이 호전된다. 길이가 짧은 간분절 또는 상간분절 IVC의 협착일 때에는 PTA의 성공률이 높지만, 길이가 긴 협착일 때에는 PTA 후에도 2차적 치료가 필요한 경우가 많다.[24, 28, 29] Furui는 풍선카테터를 이용한 PTA 후 60%의 환자에서 2~12개월(평균 7개월)에 증상이 재발하였다고 보고하였으며, PTA를 반복할 경우 1회 PTA당 평균 개통기간이 9.5개월이었다. 그러나 스텐트 삽입은 시술 후 3~8년(평균 5년) 동안 재발이 없어 매우 효과적인 방법으로 알려져 있다.[29]

IVC에 혈전이 동반된 경우에는 혈전의 크기가 크고 주위의 혈류가 정체되어 혈전용해제를 투여해도 효과적이지 못하므로 직경 5~7mm의 풍선으로 폐쇄 부위를 미리 확장하여 혈류를 유지시킨 상태에서 혈전용해제를 투여하면 폐색전을 발생시키지 않고 효과적으로 혈전을 녹일 수 있으며

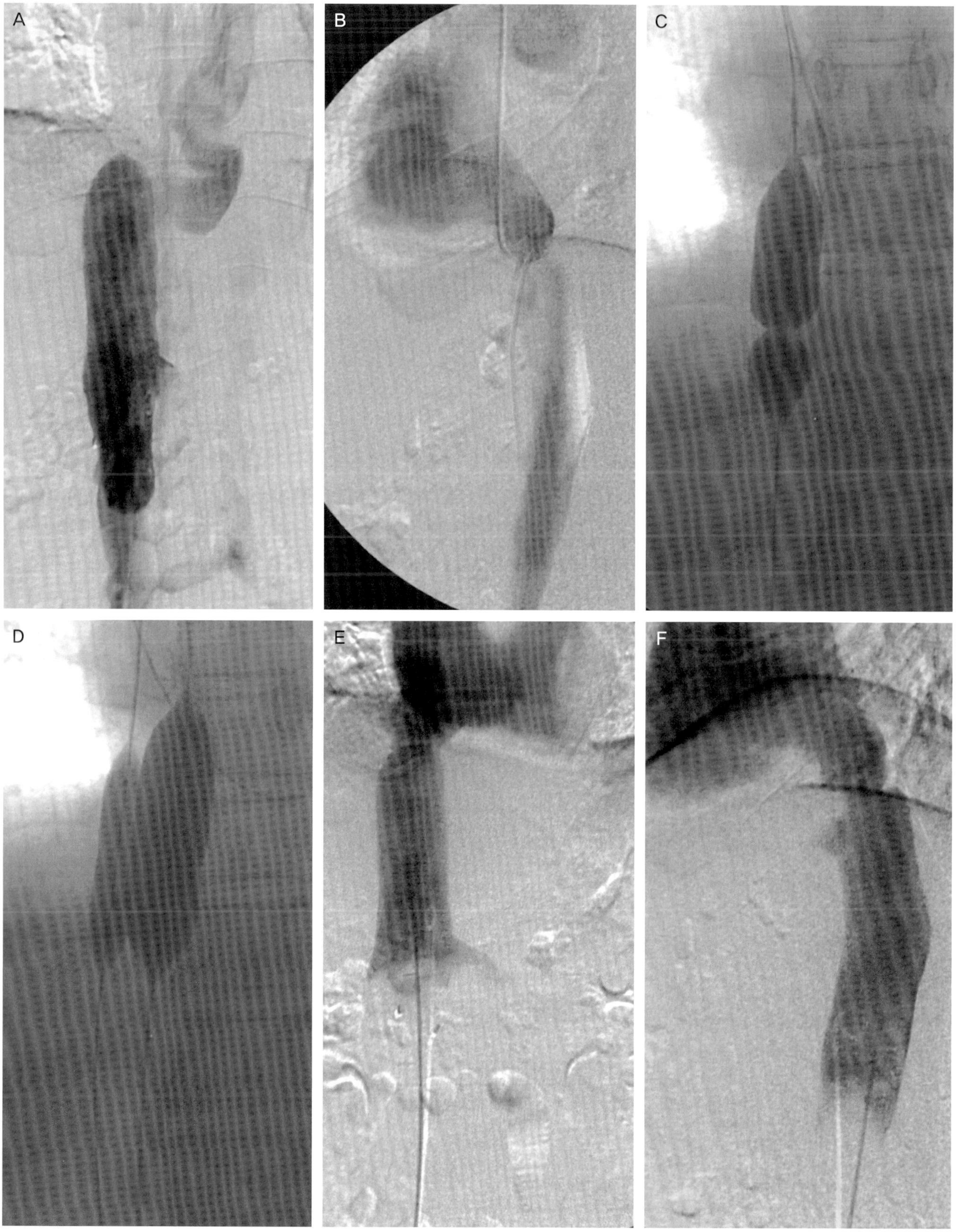

그림 40-7. 막성 IVC폐쇄 환자에서의 PTA 치료 A. 시술 전 IVC조영술 전후면 촬영상. 우측 femoral vein을 통해 pigtail catheter IVC에 위치시키고 시행한 IVC조영상에서 IVC가 간분절에서 폐쇄되어 있고 azygos vein을 통한 측부순환으로 조영제가 배출되는 모습이 보인다. B. IVC조영 측면상. 우측 IJV를 통해 카테터를 삽입하여 동시에 조영제를 주입하며 촬영하였을 때 막힌 위치가 정확히 보인다. C. 직경 20mm, 길이 4cm의 풍선카테터를 팽창시킨 초기에 폐쇄 부위 때문에 함몰되어 보인다. D. 하나의 풍선으로 확장시킨 후 직경 10mm의 새로운 풍선카테터를 추가로 삽입하여 이중 풍선확장술*double balloon technique*로 폐쇄된 부위를 완전히 확장시킨다. E, F. PTA 후 IVC조영 전후면상(E) 및 측면상(F). IVC에서 우심실로 조영제가 바로 배출되며 시술 전에 보이던 측부순환 정맥들이 보이지 않는다.

이후에 PTA를 시행한다.[29]

Ⅲ 상대정맥증후군

Superior vena cava syndrome; SVC syndrome

1. 정의, 원인 및 증상

SVC syndrome은 SVC의 협착이나 폐쇄에 의한 두경부와 양쪽 상지의 정맥순환 장애로, 좌위호흡*orthopnea*과 상지부종이 주 증상이며 심한 경우 호흡곤란, 경련 및 뇌부종에 의한 혼수 등을 동반하는 질환이다. 원인의 60~97%가 폐암의 침범이나 림프종과 같은 악성종양이며, 양성협착의 원인으로는 종양 치료를 위한 방사선 조사, 항암치료나 혈액투석을 위한 중심정맥관 삽입 및 인공심장박동기 삽입 등이 있다.[30-32]

2. 치료

악성 SVC syndrome의 치료방법은 스텐트 삽입, 화학요법*chemotherapy*, 방사선치료, 수술의 4가지이다. 화학요법은 소세포폐암이나 림프종인 경우에 시행하며 성공률이 60~80%이고 증상이 호전되기까지 2~3주가 걸리는 단점이 있다. 방사선치료는 성공률이 약 15~60%로 방사선 조사 후 발생하는 부종에 의해 오히려 증상이 악화될 수도 있다. 증상 호전까지 3주 정도의 시간이 걸리며 방사선 조사 후 섬유화로 인한 협착이 유발될 수 있다. 수술은 인조혈관을 이용한 우회로 수술로, 기대여명이 짧은 환자에서 흉골절개가 필요하여 무리가 따른다.

인터벤션 치료는 PTA만 할 경우 개통성이 좋지 않아 단독으로는 하지 않으며 스텐트 삽입을 같이 시행한다. 스텐트 삽입은 약 87%에서 시술 후 1일 내에 증상이 호전되며, 재발률이 낮고, 스텐트 삽입으로 증상이 호전된 후 바로 화학요법이나 방사선치료를 할 수 있어 일차적 치료법으로 인정된다.[33-35] SVC syndrome에 비피복형 스텐트*bare stent*를 사용할 경우 종양이 자라면서 개통성이 떨어져 1년 개통률이 48%에 불과하지만, 피복형 스텐트*covered stent*는 1년 개통률이 94%로 더 우수한 성적을 보였다.[36]

스텐트 삽입경로는 대부분 femoral vein이나 경우에 따라 brachial vein이나 IJV를 이용할 수도 있다. 유도철사가 통과한 후에는 풍선으로 미리 확장한 후 스텐트를 삽입하며, 시술과정 동안 혈전 형성을 방지하기 위해 3,000 IU의 heparin을 투여한다. 스텐트를 삽입할 때는 종양이 침범하지 않은 혈관이 10mm 이상 남도록 해야 하며, 양측 무

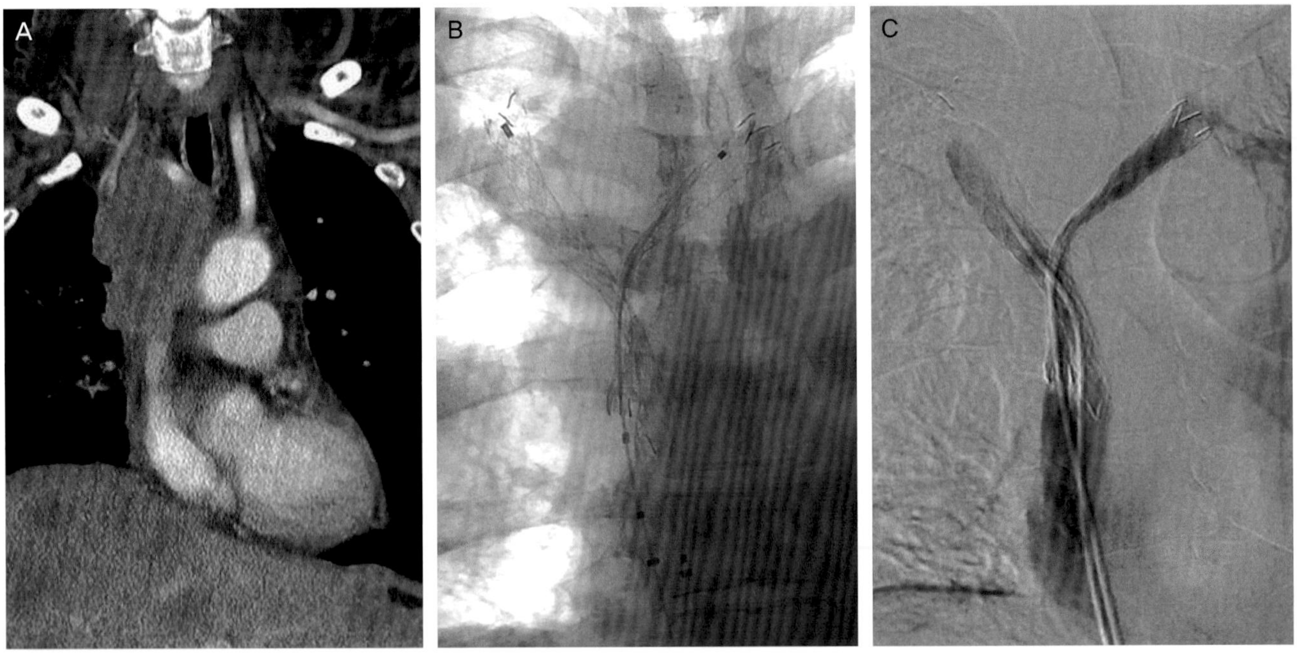

그림 40-8. SVC syndrome에서 스텐트 삽입 A. 흉부 CT에서 상부종격동을 침범한 폐암이 보이며 이로 인하여 SVC와 양측 innominate vein이 압박되었다. B. 우측 femoral vein을 통해 양측 innominate vein과 SVC 사이에 Y 모양으로 스텐트를 삽입하였다. C. 스텐트 삽입 후 조영상에서 스텐트를 통한 혈류가 잘 유지되어 있다.

명정맥*innominate vein*을 모두 침범한 경우는 편측 또는 양측 innominate vein과 SVC에 걸쳐 스텐트를 삽입한다(그림 40-8). 직경 16mm 이상의 스텐트를 삽입하면 SVC 파열로 인한 사망과 정맥혈류 증가로 인한 폐부종의 위험이 커지므로 주의해야 한다.[35] SVC 협착에 혈전증이 동반된 경우 흡인이나 분절시키는 방법으로 추가적인 치료를 할 수 있다. 시술 후에는 혈소판 응집을 억제하는 aspirin을 3~6개월간 투여한다.[35]

시술의 급성 합병증으로는 SVC파열, 심장압전, 심낭혈종, 폐부종, 급성 혈전형성, 반회신경 압박손상, 스텐트 이동 등이 있으며, 지연기의 합병증으로는 재협착 및 항응고 치료와 관련한 출혈이 있다.[34, 35]

참고문헌

1. 인광호. 학술위원회 연구보고: 급성 폐혈전색전증 전국 실태조사 보고. 결핵 및 호흡기질환 2003;54:5-14.
2. Bick RL. Hereditary and acquired thrombophilia. Part I. Preface. Semin Thromb Hemost 1999;25:251-253.
3. Sakuma M, Nakamura M, Nakanishi N, et al. Inferior vena cava filter is a new additional therapeutic option to reduce mortality from acute pulmonary embolism. Circ J 2004;68:816-821.
4. Mobin-Uddin K, Smith PE. Martines LO, et al. A vena caval filter for the prevention of pulmonary embolus. Surg Forum 1967;18:209-211.
5. Magnant JG, Walsh DB, Juravsky LI, et al. Current use of inferior vena cava filters. J Vasc Surg 1992;16:701-706.
6. Peterson L, Inferior vena cava filters. Trends Med Oct 2003.
7. Rutherford RB. Prophylactic indications for vena cava filters: critical appraisal. Semin Vasc Surg 2005;18:158-165.
8. Uberoi R, Tapping CR, Chalmers N, et al. British Society of Interventional Radiology (BSIR) Inferior Vena Cava (IVC) Filter Registry. Cardiovasc Intervent Radiol 2013;36:1548-1561.
9. Kinney TB. Update on inferior vena cava filters. J Vasc Interv Radiol 2003;14:425-440.
10. Grassi CJ, Swan TL, Cardella JF, et al. Quality improvement guidelines for percutaneous permanent inferior vena cava filter placement for the prevention of pulmonary embolism. J Vasc Interv Radiol 2001;12:137-141.
11. Keeling AN, Kinney TB, Lee MJ. Optional inferior vena caval filters: where are we now? Eur Radiol 2008;18:1556-1568.
12. Elliott G, Stevens S. Temporary vena caval interruption and thrombolysis in the management of deep vein thrombosis. Curr Treat Options Cardiovasc Med 2005;7:149-158.
13. Leon L, Rodriguez H, Tawk RG, et.al. The prophylactic use of inferior vena cava filters in patients undergoing high-risk spinal surgery. Ann Vasc Surg 2005;19:442-447.
14. Grassi CJ. Inferior vena caval filters: analysis of five currently available devices. AJR Am J Roentgenol 1991;156:813-821.
15. Doody O, Given MF, Kavnoudias H, et al. Initial experience in 115 patients with the retrievable Cook Celect vena cava filter. J Med Imaging Radiat Oncol 2009;53:64-68.
16. Katz DS, Hon M. Current DVT imaging. Tech Vasc Interv Radiol 2004;7:55-62.
17. Liu WC, Do YS, Choo SW, et al. The mid-term efficacy and safety of a permanent nitinol IVC filter (TrapEase). Korean J Radiol 2005;6:110-116.
18. Lyon SM, Riojas GE, Uberoi R, et al. Short- and long-term retrievability of the Celect vena cava filter: results from a multiinstitutional registry. J Vasc Interv Radiol 2009;20:1441-1448.
19. Millward SF, Grassi CJ, Kinney TB. Reporting standards for inferior vena caval filter placement and patient follow-up: supplement for temporary and retrievable/optional filters. J Vasc Interv Radiol 2005;16:441-443.
20. Oliva VL, Szatmari F, Giroux MF, et al. The Jonas study: evaluation of the retrievability of the Cordis OptEase inferior vena cava filter. J Vasc Interv Radiol 2005;16:1439-1445.
21. Rosenthal D, Wellons ED, Lai KM, et al. Retrievable inferior vena cava filters: initial clinical results. Ann Vasc Surg 2006;20:157-165.
22. Mitchell MC, Boitnott JK, Kaufman S, et al. Budd-Chiari syndrome: etiology, diagnosis and management. Medicine 1982;61:199-218.
23. Hirooka M, Kimura C. Membranous obstruction of the hepatic portion of the inferior vena cava. Surgical correction and etiological study. Arch Surg 1970;100:656-663.
24. Lee BB, Villavicencio L, Kim YW, et al. Primary Budd-Chiari syndrome: outcome of endovascular management for suprahepatic venous obstruction. J Vasc Surg 2006;43:101-108.
25. 이동호, 임재훈, 고영태 등. IVC의 막성폐쇄에 의한 Budd-Chiari 증후군: 초음파 및 전산화단층촬영소견의 비교. 대한방사선의학회지 1992;28:387-392.
26. Park JH, Lee JB, Han MC, et al. Sonographic evaluation of inferior vena caval obstruction: correlative study with vena cavography. AJR Am J Roentgenol 1985;145:757-762.
27. Park JH, Han JK, Choi BI, et al. Membranous obstruction of the inferior vena cava with Budd-Chiari syndrome: MR imaging findings. J Vasc Interv Radiol 1991;2:463-469.
28. Park JH, Chung JW, Han JK, et al. Interventional management of benign obstruction of the hepatic inferior vena cava. J Vasc Interv Radiol 1994;5:403-409.
29. Furui S. PTA and stent placement for obstruction of hepatic

IVC. In: Han MC, Park JH, eds. Interventional Radiology. Seoul: Ilchokak, 1999:355-363.

30. Santoro D, Postorino A, Condemi CG, et al. Tunneled dialysis catheter and pacemaker leads determining superior vena cava syndrome. J Vasc Access 2011;12:271-272.
31. Ariza MAG, Gamboa P, Gimeno MJ, et al. Percutaneous treatment of superior vena cava syndrome using metallic stents. Eur Radiol 2003;13:853-862.
32. Bornak A, Wicky S, Ris HB, et al. Endovascular treatment of stenoses in the superior vena cava syndrome caused by non-tumoral lesions. Eur Radiol 2003;13:950-956.
33. Canales JF, Cardenas JC, Dougherty K, et al. Single center experience with percutaneous endovascular repair of superior vena cava syndrome. Catheter Cardiovasc Interv 2011;77:733-739.
34. Cho TH, Janho K, Mohan IV. The role of stenting the superior vena cava syndrome in patients with malignant disease. Angiology 2011;62:248-252.
35. Fagedet D, Thony F, Timsit JF, et al. Endovascular treatment of malignant superior vena cava syndrome: results and predictive factors of clinical efficacy. Cardiovasc Intervent Radiol 2013;36:140-149.
36. Gwon DI, Ko GY, Kim JH, et al. Malignant superior vena cava syndrome: a comparative cohort study of treatment with covered stents versus uncovered stents. Radiology 2013;266:979-987.

Chapter 41

선택적 정맥채혈술

박홍석

I 부신정맥 채혈술

Aldosterone 과다 분비로 인한 원발성 알도스테론증*aldosteronism*의 가장 흔한 원인은 양측성 특발성 부신과증식이고, 그다음이 aldosterone 분비선종이다.[1] 후자는 수술적 제거로 근치적인 치료가 가능하지만 전자는 spironolactone 같은 aldosterone 길항제를 이용한 약물치료를 해야 한다. 두 질환은 CT와 MRI 등의 영상검사를 이용하여 비교적 정확하게 진단·감별할 수 있다. 하지만 aldosterone 분비선종은 크기가 작아 영상검사로 발견되지 않거나 부신과증식과 감별하기 어려운 경우가 많아 영상소견만으로 치료를 결정할 경우 적절치 않은 치료를 받을 확률이 38%까지 보고된 바 있다.[1] 이러한 오류를 피하기 위해 원발성 알도스테론증에서 두 질환을 감별하고 aldosterone을 과분비하는 부신의 위치를 찾아내는 양측 부신정맥*adrenal vein* 채혈검사가 표준검사로 이용되고 있다.[2]

1. 부신정맥의 해부학

우측 부신정맥*adrenal vein*은 신장정맥*renal vein*의 상방, 11번 흉추와 1번 요추 사이의 대정맥 우후방으로 연결된다. 2개 이상일 수도 있고 하횡격막정맥*inferior phrenic vein*이나 우측 신장정맥으로 연결될 수도 있으나 이 경우도 하나의 부신정맥은 항상 하대정맥*inferior vena cava; IVC*으로 연결된다(그림 41-1). 좌측 부신정맥은 비교적 일정한 해부학적 구조를 보이는데 좌측 inferior phrenic vein과 합쳐져서 좌측 신장정맥으로 연결되고, 1% 미만에서 신장정맥으로 직접 연결된다. 서양인의 부검연구에서 우측 부신정맥은 길이 1~15mm, 직경 3.5~5mm이고, 좌측 부신정맥은 inferior phrenic vein과 합쳐지기 전의 길이가 1~4cm, 합쳐진 후 신장정맥까지의 길이가 1~3cm이고 직경은 대개 4~5mm이다. 저자의 경험으로 보아 실제 환자, 특히 우리나라 사람은 이보다 직경이 작다. 양측 부신정맥은 표재성의 emissary vein 혹은 capsular vein과 연결되고, 이들은 흔히 inferior phrenic vein, intercostal vein, 신장정맥, hepatic vein이나 후복막의 정맥들과 연결되며 대개 우측 부신의 바깥 방향, 안쪽 방향 혹은 아래로 연결된다.

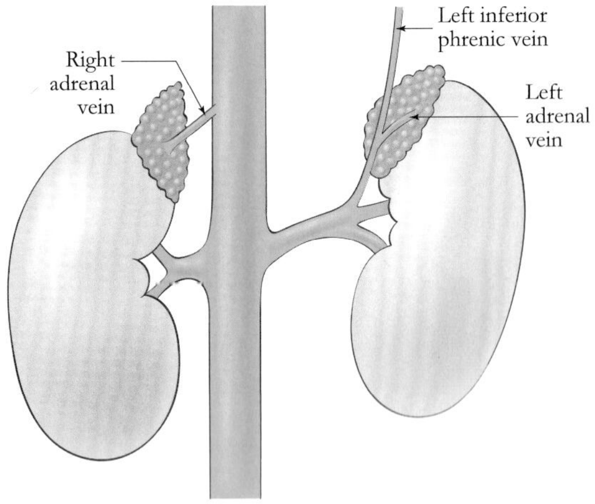

그림 41-1. 부신정맥의 해부학

2. 시술방법

시술 전 말초정맥을 통하여 합성 부신피질자극호르몬인 Cosyntropin 250μg을 5% dextrose 용액 1L에 혼합하여 시술 30분 전부터 정주하여 부신을 자극한다.

우측 대퇴정맥*femoral vein*을 천자하고 CT를 참고하여 5Fr 카테터를 이용하여 부신정맥을 선택한 후 소량, 대개 3mL 내외의 조영제를 서서히 주입하여 조영한다. 정맥 선택과 조영제 주입 시 혈종이나 혈관파열이 생길 수 있으므로 주의한다. 우측 부신정맥의 정맥은 크기가 작고 카테터를 삽입하는 각도가 역방향인 경우가 많아 선택하기가 어렵

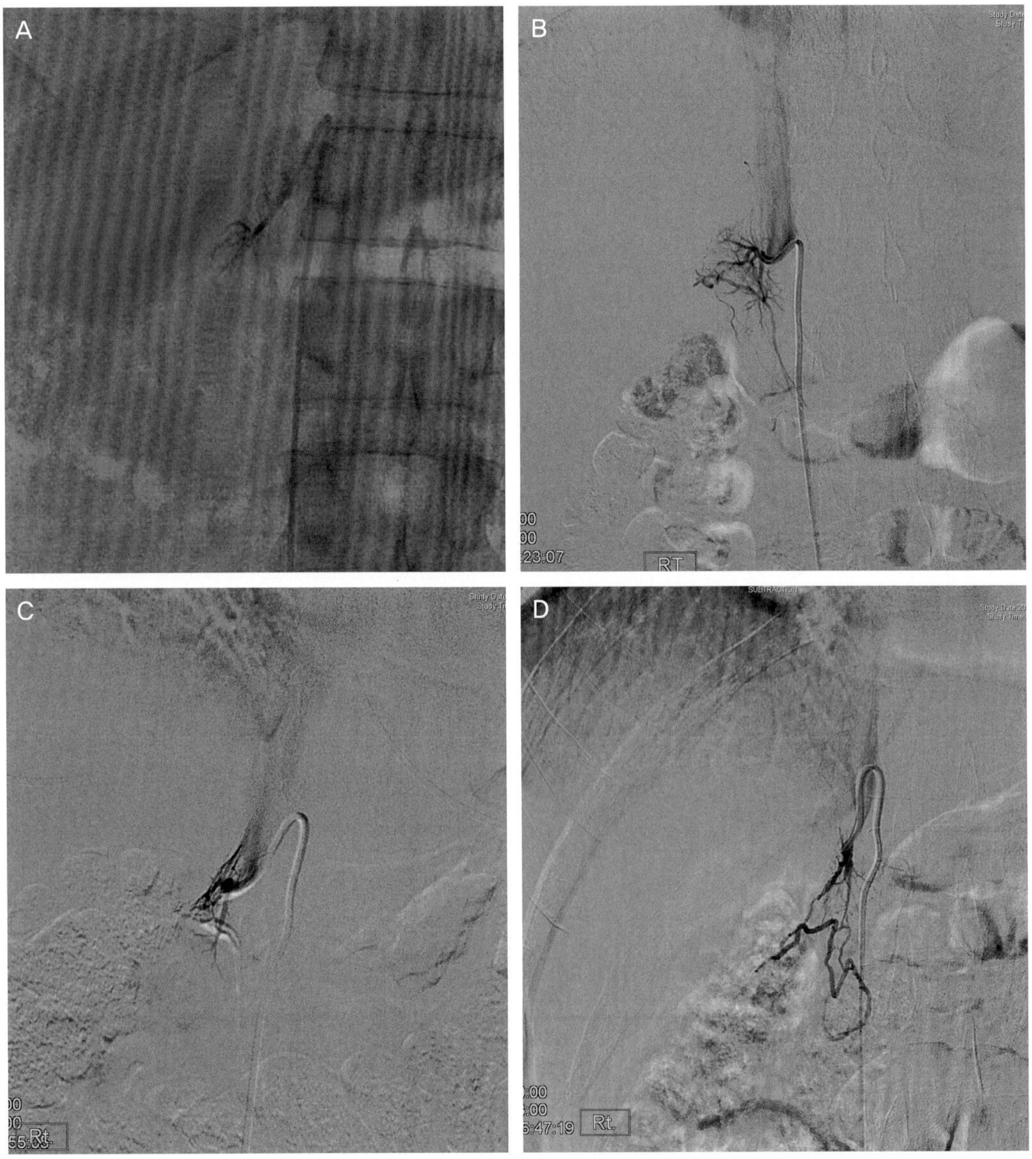

그림 41-2. 다양한 우측 부신정맥 조영상 전형적인 삼각주 모양*delta-pattern*으로 나타나거나(A, B), 전체적으로 삼각형을 띠면서 central vein을 가진 선상*gland-like*의 조영상을 보이고(C, D) 부신피낭*adrenal capsule*을 뚫고 나가는 communicating vein이 보일 수 있다(B, D).

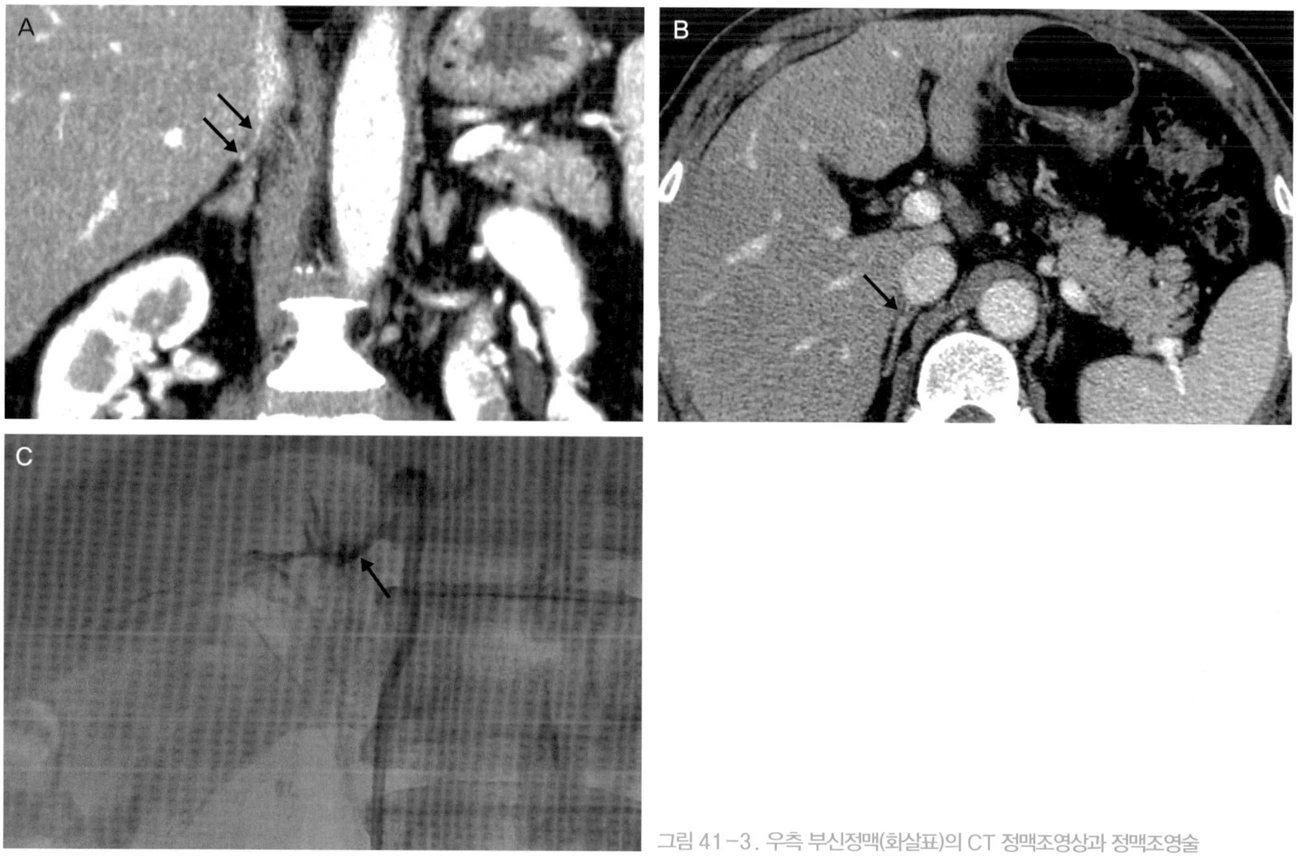

그림 41-3. 우측 부신정맥(화살표)의 CT 정맥조영상과 정맥조영술

다. 정맥조영(그림 41-2)을 하여 삼각형의 선상*gland-like* 모양이나 blush가 보이면 성공적인 선택으로 판단할 수 있지만, 종종 작은 accessory hepatic vein과 혼동할 수 있고, 부신정맥의 직경이 가늘거나 교통정맥*communicating vein*이 많거나 굵으면 조영제가 충분히 들어가지 않아 조영상을 얻기 어려운 경우도 많다. 우측 부신정맥에서 채혈에 성공하려면 적절한 부신 CT를 시행하여 부신정맥의 위치를 확인한 후 시술하는 것이 좋다(그림 41-3). CT에서도 부신정맥을 찾을 수 없다면 부신의 중간 부위에서 IVC의 우후방을 선택하고 Cobra, Mickelson, Simon 등 다양한 4~5Fr 카테터나, 동축성으로 미세카테터를 사용하면 성공률을 높일 수 있다. 우측 부신정맥은 대개 직경이 작아 갑작스럽게 과도한 음압을 걸 경우 혈관이 허탈*collapse*되거나 카테터의 입구가 막혀 채혈하기가 어렵다. 낮은 음압으로 자주 반복하여 채혈하거나 자연배액, 혹은 주사기에 공기를 소량 채운 상태에서 음압을 걸어 채혈하는 방법이 도움이 될 수 있다. 좌측 부신정맥에서는 Cobra catheter를 좌측 신장정맥에 진입한 후 카테터를 상방으로 회전시켜 부신정맥을 선택하거나 Mickelson catheter를 신장정맥에 걸친 후 당겨서 신장정맥의 위쪽 벽을 향하게 하여 선택한다. 부신정맥까지 들어가는 데 미세카테터를 사용하면 용이하고 신속하게 선택할 수 있다(그림 41-4).

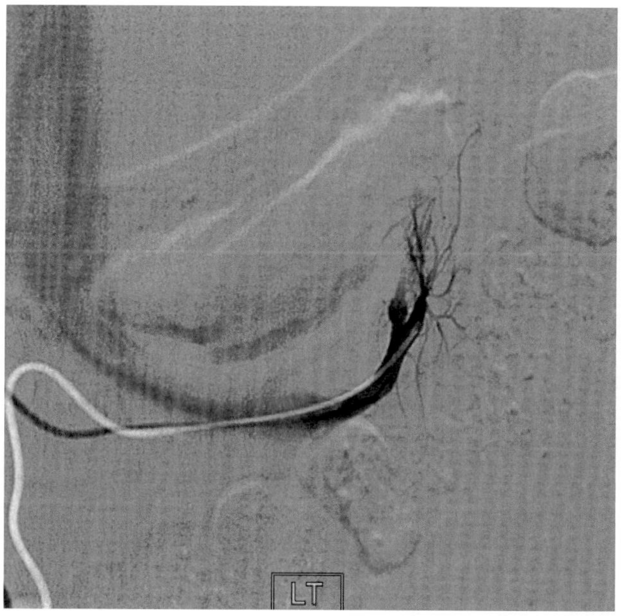

그림 41-4. 좌측 부신정맥 조영상

3. 채혈검사의 판정

부신정맥 채혈의 성공 여부는 혈관조영실에서 부신정맥을 조영하고 적당량의 혈액을 채혈하는 시점에서 판단되는 것이 아니라 채혈한 혈액에서 적절한 cortisol과 aldosterone의 수치가 확인되어야 판단할 수 있다. 적절한 부신정맥 채혈의 판단기준은 IVC 채혈 혈액의 cortisol과 비교하여 부신정맥 채혈 혈액의 cortisol이 1.1~5배일 때로 매우 광범위하다. 1.1배를 기준으로 할 때에 비하여 5배를 기준으로 하면 부적합 채혈의 빈도가 4%에서 45%로 증가하게 된다. 이에 대하여 확립된 기준은 없으나 대개 시술 전 Cosyntropin으로 자극한 경우에는 2~5배를, 자극하지 않은 경우에는 1.1~3배를 기준으로 한다.[3] 최근의 지침에 따르면 전자의 경우에는 10배까지도 하고 있지만 5배로 하여도 치료방침을 결정하는 데 무리가 없다.[4] 채혈한 정맥혈의 cortisol 비율이 기준 이상이면 적절하게 채혈되었다고 판단하고, 양측 부신정맥에서 채혈한 혈액의 aldosterone/cortisol의 비율을 비교하여 일측이 반대편에 비하여 4배 이상이고, 반대편의 부신정맥과 IVC의 aldosterone/cortisol의 비가 1 이하인 경우 aldosterone 분비선종으로 진단한다.[5]

채혈의 성공률은 30.5~95%으로 다양하게 나타나며[5-7] 일반적으로 다른 인터벤션 시술보다 실패율이 높은 편이다. 이는 정맥의 특성상 동맥과 달리 혈관조영으로 찾기 어려우며 특히 부신정맥의 직경이 작아 카테터를 선택하기가 어렵고, 선택한 혈관에서 검사에 필요한 양을 충분히 채혈하기 어려운 경우가 있기 때문이다. 또 채혈검사가 성공적이었는지는 시술이 끝난 후 검사실에서 결과가 나와야 알 수 있으므로 성공 여부를 즉각적으로 알 수 없고, 드문 질환으로 시술의 빈도가 많지 않아 시술자가 이에 익숙해지기 어렵기 때문이다.

부신정맥 채혈의 성공률을 높이기 위해서는 시술 전에 적절한 부신 CT를 시행하여 부신정맥의 위치를 파악하고, 다양한 부신정맥의 구조에 대한 부신정맥 채혈검사의 시술방법을 표준화하는 것이 도움이 된다. 또, 즉석에서 cortisol치를 측정하여 채혈검사를 마치기 전에 채혈이 적절했는지 확인하고, 여러 명의 의사가 나눠서 시술하기보다는 전담 의사를 선정하여 시술을 집중시킴으로써 경험을 빨리 축적해 성공률을 높일 수 있다.[7]

4. 합병증

빈도는 대개 1~5%로 드물며, 높게 보고되는 경우에도 10% 미만이다.[6, 7] 주로 지속적인 통증, 부신정맥 파열, 출혈, 혈종, 부신정맥 혈전증, 부신경색 등이 발생할 수 있다.[8] 합병증을 줄이기 위해서는 부신정맥 선택 시 카테터를 조심스럽게 사용하고, 조영제를 주입할 때 처음에는 천천히 소량 주입하여 혈관 내에 카테터가 자연스럽게 위치하면서 정맥이 조영되는지 확인하고 주입량을 서서히 늘려 조영상을 얻도록 하고, 가급적 조영제 자동주입기를 이용한 조영은 피한다.

II 인슐린종의 동맥자극 정맥채혈술

인슐린종*insulinoma*은 췌장의 신경내분비종양의 약 60%를 차지하는 종양으로 인슐린의 과분비로 저혈당 증세와 카테콜아민 분비로 인한 심계항진, 발한, 두통 등의 증상을 보인다. 혈중 인슐린 수치가 6μU/mL 이상이고 공복 시 혈당 수치가 45mg/dL 이하이면서 저혈당 증세가 나타나면 의심한다. 90%에서 수술로 완치가 가능하지만[9] 많은 경우에서 크기가 2cm 미만이므로[10] 위치를 찾는 것이 중요하다. 전형적으로 조영증강 CT의 동맥기에서 강하게 조영증강되는 종괴로 나타나지만 종종 조영증강되지 않고 문맥기나 지연기에서 저음영으로 나타난다. CT로 찾을 수 없는 경우도 37% 정도로 보고되고 있어[11] 이런 경우 수술 중 초음파 검사로 찾아낼 수 있지만[12] 시술 전 위치를 아는 것이 수술 방법을 정하는 데 중요하므로 채혈검사를 실시하여 위치를 예측하게 된다.

과거에는 경피적으로 간내 문맥을 천자하여 카테터를 비장정맥*splenic vein*, 상장간막정맥*superior mesenteric vein*, 간문맥의 여러 부위에서 채혈하여 각 부위에서의 인슐린 값으로 위치를 정하는 경피경간 문맥채혈검사*percutaneous transhepatic portal venous sampling*를 시행하였다. 하지만 이 방법은 정확도가 75~80% 정도이고[12] 합병증 발생률이 9.2%, 사망률이 0.7%로 비교적 높게 보고되고,[13] 시술이 침습적이고 번거롭다. 따라서 최근에는 동맥자극 정맥채혈검사*arterial stimulation with venous sampling*를 시행한다. 췌장을 공급하는 동맥에 칼슘을 주입하면 인슐린종에서 인슐린의 분비가 증가하고 분비된 인슐린은 문맥을 통하여 간정맥으

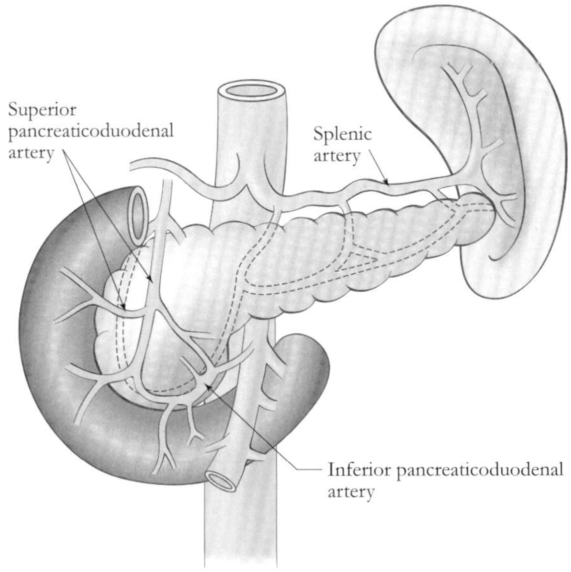

그림 41-5. 췌장의 동맥 혈류

로 돌아 나오는데 이를 채혈하여 측정한다. 보조적으로 인슐린 전구물질인 proinsulin의 분해산물인 C-peptide의 값을 같이 측정하면 정확도를 높일 수 있다.[14]

1. 췌장동맥의 해부학

췌장의 동맥혈 공급은 크게 3개 부위로 나누어 이루어진다(그림 41-5). 췌장 두부의 상부와 경부는 위십이지장동맥*gastroduodenal artery*에서 분지한 상췌십이지장동맥*superior pancreaticoduodenal artery*에서 혈액을 공급받고, 췌장 두부의 하부와 구상돌기*uncinate process*는 상장간막동맥*superior mesenteric artery; SMA*에서 기시하는 하췌십이지장동맥*inferior pancreaticoduodenal artery*에서 혈액을 공급받는다. 췌장의 체부와 미부는 비장동맥*splenic artery*에서 분지하는 등췌장동맥*dorsal pancreatic artery*, 대췌장동맥*greater*

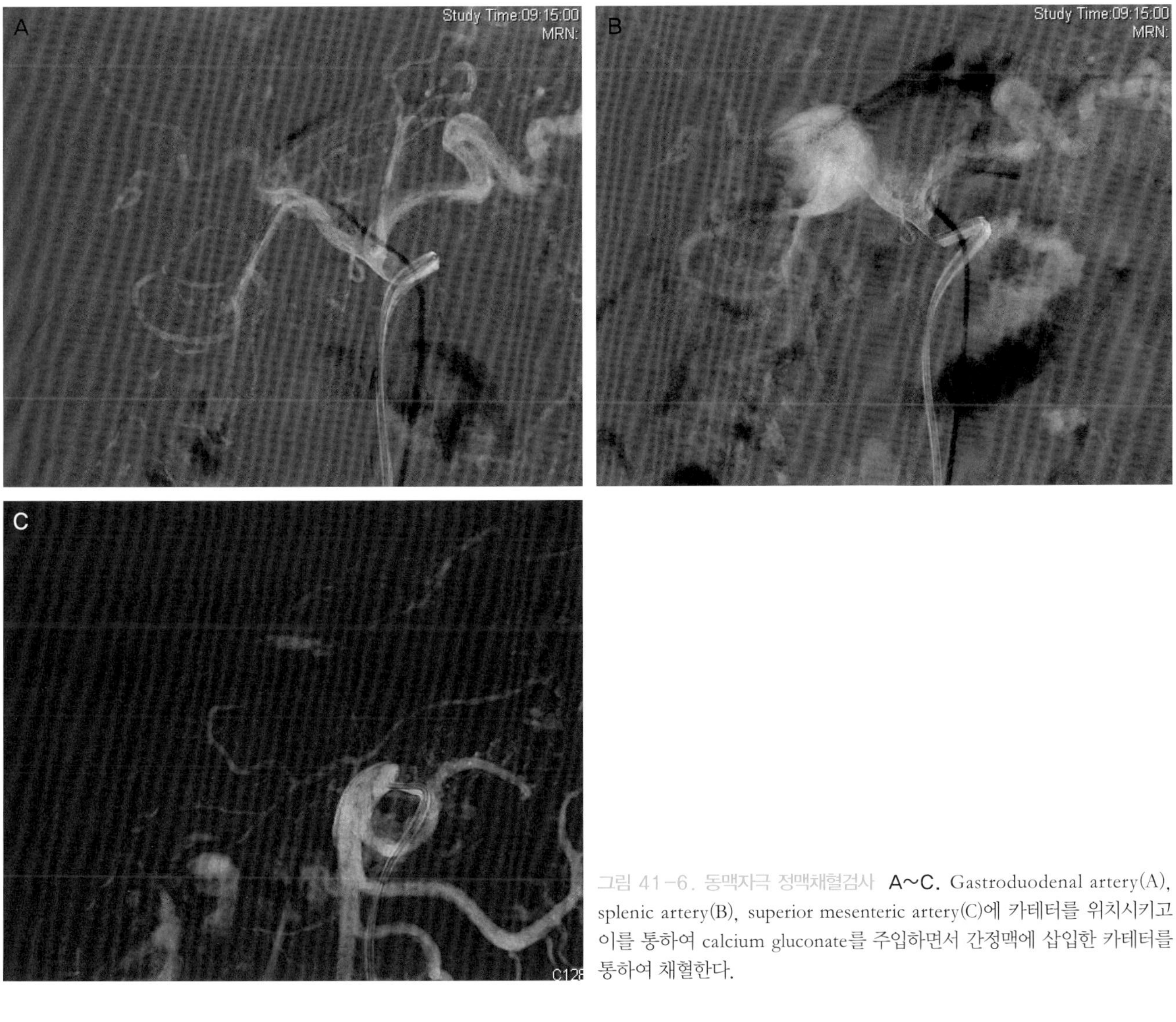

그림 41-6. 동맥자극 정맥채혈검사 A~C. Gastroduodenal artery(A), splenic artery(B), superior mesenteric artery(C)에 카테터를 위치시키고 이를 통하여 calcium gluconate를 주입하면서 간정맥에 삽입한 카테터를 통하여 채혈한다.

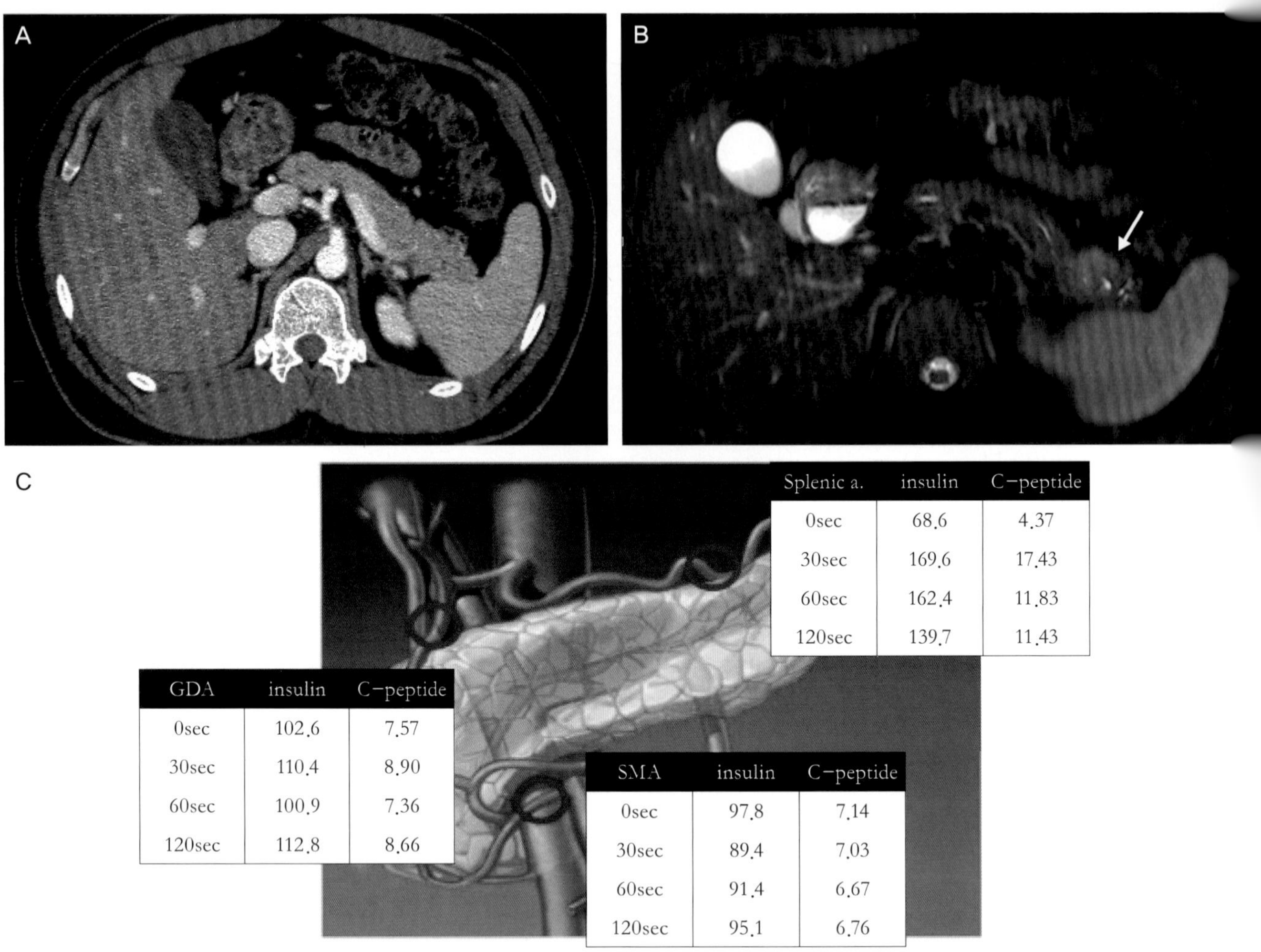

Splenic a.	insulin	C-peptide
0sec	68.6	4.37
30sec	169.6	17.43
60sec	162.4	11.83
120sec	139.7	11.43

GDA	insulin	C-peptide
0sec	102.6	7.57
30sec	110.4	8.90
60sec	100.9	7.36
120sec	112.8	8.66

SMA	insulin	C-peptide
0sec	97.8	7.14
30sec	89.4	7.03
60sec	91.4	6.67
120sec	95.1	6.76

그림 41-7. 동맥자극 정맥채혈검사의 실시 예 A, B. 조영증강 CT에서 주변의 조직과 비슷하거나 약간 낮은 정도의 조영증강과 MRI에서 고신호강도를 갖는 종괴(화살표)가 의심되었다. C. 동맥자극 정맥채혈검사를 실시하여 splenic artery 자극에서 인슐린과 C-peptide의 분비가 2배 이상 증가한 결과에 따라 위치를 확인하고 원위부 췌장절제술을 시행하였다. 병리검사 결과 인슐린종으로 확진하였다.

pancreatic artery, 꼬리췌장동맥*caudal pancreatic artery*에서 혈액을 공급받는다.

2. 시술방법 및 채혈검사의 판정

먼저 우측 내경정맥*internal jugular vein*이나 femoral vein을 천자하여 5Fr 카테터를 우측 간정맥에 위치시킨다. 다양한 카테터를 사용할 수 있으나 측공이 있는 Cobra catheter가 채혈에 용이하다. 우측 femoral artery를 천자하고 5Fr 카테터로 복강동맥*celiac artery*과 SMA를 선택하고 2~3Fr의 미세카테터로 gastroduodenal artery, splenic artery, SMA를 초선택한다(그림 41-6). Calcium gluconate (0.025mEq Ca2+/kg)를 5mL 생리식염수에 희석하여 초선택된 혈관으로 빠르게 주입한다. 주입 전 우측 간정맥에 삽입된 카테터를 통해 채혈하고 주입 후 30초, 60초, 120초에 각각 채혈한다. 3개의 동맥에 대해서 동일한 방법으로 calcium gluconate 주입과 간정맥에서의 채혈을 각각 시행한다. 각 동맥마다 적어도 5분 이상의 시간 간격을 두어야 하며, 선택하여 자극하는 혈관의 순서는 중요하지 않다. 30초와 60초에 얻은 인슐린 값이 다른 부위에 비하여 2배 이상 증가할 경우 의미 있는 결과로 판정한다(그림 41-7).

3. 결과와 합병증

검사의 민감도는 90% 정도로 CT, MRI, 내시경적 혹은 수술 중 초음파검사에 비하여 높고, 문맥채혈검사의 77%보다 높으며, C-peptide와 같이 검사하면 성공률을 더 높일 수 있다.[15, 16] 합병증은 드물고, 인슐린 과분비에 의한 저혈당증이 발생할 수 있어 채혈검사를 할 때 혈당검사도 시행하는 것이 좋고, 특히 검사 전 장기간 칼슘길항제*calcium channel blocker*를 사용한 경우 주의해야 한다.[17]

참고문헌

1. Mattsson C, Young WFJ. Primary aldosteronism: Diagnostic and treatment strategies. Nat Clin Pract Nephrol 2006;2:198–208.
2. Kempers MJE, Lenders JWM, Outheusden LV, et al. Systematic review: diagnostic procedures to differentiate unilateral from bilateral adrenal abnormality in primary aldosteronism. Ann Intern Med 2009;151:329–337.
3. Ceral J, Solar M, Krajina A, et al. Adrenal venous sampling in primary aldosteronism: a low dilution of adrenal venous blood is crucial for a correct interpretation of the results. Euro J Endo 2010;162:101–107.
4. Funder JW, Carey RM, Fardella C, et al. Case detection, diagnosis, and treatment of patients with primary aldosteronism: an endocrine society clinical practice guideline. J Clin Endocr Metabol 2008;93;3266–3281.
5. Lee JS, Kang MY, Kim SW, et al. The clinical implication and problems of adrenal vein sampling in patients with primary aldosteronism. J Kor Endocr Soc 2007;22:428–435.
6. Vonend O, Ockenfels N, Gao X, et al. Adrenal venous sampling: evaluation of the German Conn's registry. Hypertension 2011;57:990–995.
7. Daunt N. Adrenal vein sampling: how to make it quick, easy, and successful. RadioGraphics 2005;25:S143–S158.
8. Patel SM, Lingam RK, Beaconsfield TI, et al. Role of radiology in the management of primary aldosteronism. RadioGraphics 2007;27:1145–1157.
9. Grama D, Eriksson B, Martensson H, et al. Clinical characteristics, treatment and survival in patients with pancreatic tumors causing hormonal syndromes. World J Surg 1992;16:632–639.
10. Chatziioannou A, Kehagias D, Mourikis D, et al. Imaging and localization of pancreatic insulinomas. Clin Imaging 2001;25:275–283.
11. Fidler JL, Fletcher JG, Reading CC, et al. Preoperative detection of pancreatic insulinomas on multiphasic helical CT. AJR Am J Roentgenol 2003;181:775–780.
12. Brown CK, Bartlett DL, Doppman JL, et al. Intraarterial calcium stimulation and intraoperative ultrasonography in the localization and resection of insulinomas. Surgery 1997;122:1189–1194.
13. Doppman JL, Miller DL, Chang R, et al. Insulinoma: localization with selective intraarterial injection of calcium. Radiology 1991;178:237–241.
14. Baba Y, Miyazono N, Nakajo M, et al. Localization of insulinomas: Comparison of conventional arterial stimulation with venous sampling (ASVS) and superselective ASVS. Acta Radiol 2000;41:172–177.
15. Sung YM, Do YS, Lee MK, et al. Selective intra–arterial calcium stimulation with hepatic venous sampling for preoperative localization of insulinomas. Korean J Radiol 2003;4:101–108.
16. Kirchhoff TD, Merkesdal S, Frericks B, et al. Intraarterial calcium stimulation (ASVS) for pancreatic insulinoma: comparison of preoperative localization procedures. Radiologe 2003;43:301–305.
17. Moreira RO, Vaisman M, Peixoto PC, et al. Is long–term use of a calcium channel blocker associated with an exacerbated response of an insulinoma during selective intraarterial calcium stimulation? Acta Radiol 2003;44:354.

Chapter 42

중심정맥카테터삽입술

배재익

영상유도로 시행하는 중심정맥카테터삽입술*central vein catheterization; CVC*은 안전하고, 실패율이 낮고, 카테터를 가장 적당한 곳에 위치시킬 수 있으며, 시간 및 비용 효율이 높다는 것이 입증되어, 현재 예정된 CVC의 대부분을 혈관조영실에서 시행하고 있다.[1-3] 중심정맥카테터는 주로 수술이나 응급상황에서의 수액공급, 혈액투석*hemodialysis*, 혈장분리반출술*plasmapheresis*, 화학요법*chemotherapy*, 장기항생제치료, 수혈, 총정맥영양요법*total parenteral nutrition; TPN* 등에 사용되어 왔으나 최근에는 안정성과 유용성이 더욱 인정되어, 장기간 동안 정맥 확보가 필요한 환자나 중환자실 환자 등에게 반복적인 말초정맥관보다는 중심정맥카테터를 삽입하는 경우가 날로 증가하고 있다.[4-6]

이 장에서는 다양한 중심정맥카테터의 장단점과 사용 가능한 기간 등을 알고, 이를 바탕으로 환자에게 가장 적절한 카테터를 고르는 방법, 각 카테터에 맞는 적절한 정맥을 선택하여 안전하게 이를 삽입하는 방법, 그리고 카테터 관리의 원칙과 방법을 설명하고자 한다.

I 중심정맥카테터의 종류

중심정맥카테터는 사용기간에 따라 장기와 단기 카테터, 용도에 따라 투석용과 주입용으로 크게 나눌 수 있다. 세분하면 대략 다음 6가지로 나눈다.[5, 6] 기본적으로 장기간 사용할 때에는 카테터의 전체 또는 일부를 피하에 터널을 만들어 심는 방법을 이용한다. 일부를 심는 경우 카테터의 매몰부에는 Dacron 소재의 cuff가 있어 일정 기간 후 피하에서 고정되고 균의 내부 침입을 최소화하도록 디자인되어 있다. 대개 높은 혈류를 감당할 수 있는 카테터는 짧고 굵고 단단하게 만들어져 있고, 낮은 혈류만 감당하는 카테터는 가늘고 부드럽게 만들어져 있다(〈표 42-1〉).

1. 터널식 주입용 카테터

1973년 Broviac이 실리콘 재질의 카테터를 몸에 심어 장기간 사용한 경험을 보고하고, 1979년 Hickman이 이를 보완하여 발표한 이래로 많은 형태의 터널식 카테터가 개발되어 왔다. 터널식 주입용 카테터는 이 중 관이 가늘고, cuff에서 카테터 끝까지 길이가 충분하여 환자의 조건에 맞춰서 카

〈표 42-1〉 중심정맥카테터의 종류와 주요 용도

카테터	사용기간	용도
비터널식 카테터	2주 이하	응급소생술, 응급투석
비터널식 PICC	2주~2개월	지속적 항생제 투입, 비경구영양요법
터널식 카테터	2개월 이상	항암치료, 비경구영양요법, 혈액투석, 혈장분리반출
정맥포트	3개월 이상	항암치료

테터를 필요한 길이로 잘라서 사용하는 방식의 카테터를 말한다. 주로 실리콘 재질로 만든다. 카테터 끝이 end-hole 형태인 Hickman/Broviac catheter와 slit-valve 형태인 Groshong catheter가 있는데, 현재 국내에서는 Hickman/Broviac catheter를 주로 사용한다. 관내강 개수는 1~3개로 다양하나 2개나 3개가 선호되며, 카테터 굵기도 다양하나 성인에서는 10~12Fr 크기를 주로 사용한다. 주로 항암요법, TPN, 장기 항생제치료 등에 이용된다.

2. 터널식 투석용 카테터

터널식 카테터 중 2개의 넓은 관이 붙어 있는 형태로서 투석 등의 고혈류를 담당할 수 있게 만들어진 카테터를 말한다(그림 42-1). 폴리우레탄 재질이 많으나 실리콘 재질도 있다. 카테터 끝은 투석된 피의 재순환을 줄이기 위하여 층이 지거나 갈라져 있는 등 여러 모양으로 디자인되어 있다. 짧게 끝나거나 빨간색으로 표시된 쪽이 동맥 측 관이며 이 쪽으로 혈액을 뽑아낸다. 길게 끝나거나 파란색으로 표시된 쪽이 정맥 측 관이며 이를 통하여 대개 투석된 혈액을 주입한다. 카테터의 길이는 cuff에서 카테터 끝까지의 길이로 표시된다. Quinton사의 상품명인 PermCath®라고 많이 불린다. 역시 장기 중심정맥카테터에 속하고 최소 1개월 이상 사용을 목적으로 한다. NFK DOQI guideline은 1주 이상 카테터를 통한 혈액투석이 필요하다면 비터널식 카테터보다는 터널식 카테터를 삽입하도록 권고하고 있다.[7] 혈액투석 이외에 혈장분리나 말초혈액줄기세포 수집에도 사용될 수 있다.[5, 6]

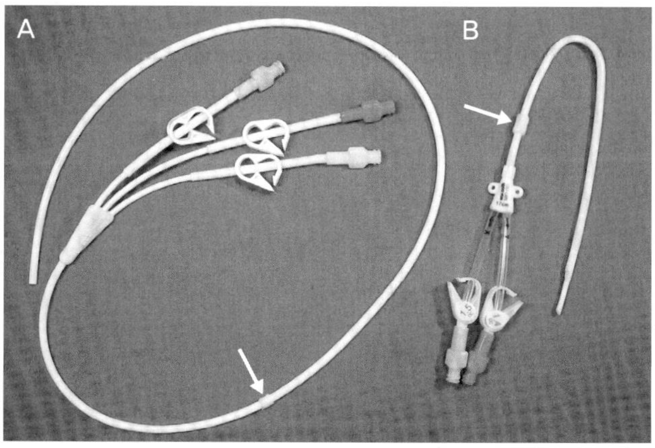

그림 42-1. 터널식 카테터 A. 12Fr Hickman/Broviac형 터널식 주입용 카테터. 화살표는 띠를 나타낸다. B. 터널식 혈액투석용 카테터. 카테터 끝은 층이 져 있다. 화살표는 띠를 나타낸다.

3. 비터널식 주입용 카테터

주로 응급상황에서 수액요법이 필요한 경우나 수술/마취 등을 위하여 짧은 기간 동안 사용할 때 삽입하는 가장 간단한 형태의 중심정맥카테터이다. 최근에는 응급상황 이외에 항암요법이나 중기간의 항생제치료, TPN 등에도 많이 사용되고 있다. 예전에는 환자 침상이나 수술대에서 특별한 영상유도 없이 삽입하였으나 최근에는 혈관조영실에서 영상유도하에 삽입하는 경우가 많다. 관내강이 1, 2개이며 2주 이내 짧은 기간 동안 사용할 것을 권고한다. 소아에서는 4~5Fr, 성인에서는 6~7Fr의 굵기가 많이 사용된다. 7Fr 이하 굵기의 비터널식 주입용 카테터의 경우 혈액투석 카테터와는 달리 내경정맥 이외를 통한 삽입이 특별히 금기시되지 않는데, 그 이유는 쇄골하정맥을 통해 삽입하면 환자가 편안하고 위생적으로 카테터를 유지하여 감염 발생률을 낮출 수 있기 때문이다.[8]

4. 비터널식 투석용 카테터

피하 매몰부나 cuff가 없는 굵고 짧은 2개의 관으로 구성되어 혈액을 빠르게 뽑고 다시 주입할 수 있게 만들어진 카테터이다(그림 42-2). 소아에서는 10Fr, 성인에서는 주로 12~14Fr의 관을 사용한다. 카테터 끝은 층이 지거나 측공

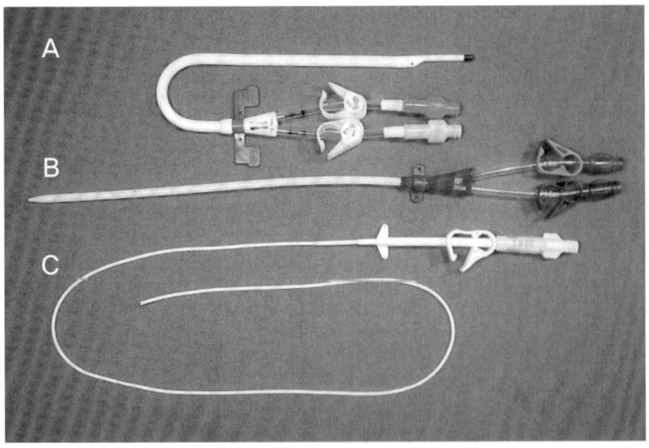

그림 42-2. 비터널식 카테터 A. 13.5Fr 비터널식 혈액투석용 카테터. 끝에 층이 지고 떠는 없다. B. 12.5Fr 비터널식 혈액투석용 카테터. 끝이 측공 방식이고 뾰족하여 삽입하기가 쉽다. C. 5Fr PICC 카테터.

방식 등으로 다양하다.[6] 터널식 투석용 카테터와 달리 피하 매몰부나 cuff가 없어 감염에 약하므로 짧은 기간 동안 사용할 것을 권장한다. National Kidney Foundation의 DOQI guideline에서는 1주 이하로 사용할 것을 권고한다.[8] 터널식과 마찬가지로 혈액투석 이외에도 혈장분리나 말초혈액 줄기세포 수집에 사용될 수 있다.

5. 말초삽입 중심정맥카테터

Peripherally inserted central catheter; PICC

위팔의 정맥을 통하여 삽입하고 끝은 중심정맥에 위치시키는 중심정맥카테터를 말한다. 가늘고(2~6Fr) 길게 만들어져 있으므로 환자에 맞는 길이로 적당히 잘라서 peel away sheath를 통하여 삽입한다. 보통 관내강이 하나인 카테터를 가장 많이 사용되나 관내강이 2개인 것도 있다. 약 2주에서 최대 2개월 동안 사용을 목적으로 한다. 중기간의 수액요법 유지, 항생제치료, 항암화학요법, 총정맥영양 등에 사용할 수 있다(그림 42-2). 중환자실 환자나 1~2주 정도 정맥관이 필요한 환자에게도 말초정맥관을 여러 번 반복적으로 삽입하는 것보다 처음에 PICC를 삽입하는 것이 더 좋을 수 있다.[9]

6. 정맥포트

카테터를 정맥에 삽입하고 이와 연결되는 포트는 피하에 심는 장치를 말한다(그림 42-3). 어떤 정맥으로 카테터를 삽입하는지에 따라서 중심정맥포트*central venous port*와 말초삽입포트*peripherally inserted port*로 나눌 수 있다. 카테터 끝이 end-hole 형태 혹은 slit-valve 형태로 되어 있다. 카테터를 사용하려면 포트를 바늘로 찔러야 한다. 장기 중심정맥카테터이며 최소 2개월 이상 사용을 목적으로 한다.[6] 카테터 관련 감염이 가장 적게 생기므로 감염에 취약한 환자에서는 2개월 이하 사용이 목적이더라도 사용할 수 있다. 주기적으로 시행하는 화학항암요법에 가장 적합하고 장기 항생제치료나 TPN에 사용할 수 있다. 혈액투석용 포트는 혈액투석용 카테터와 적응증이 동일하다.

Ⅱ 중심정맥 접근방법

1. 중심정맥의 선택

삽입할 카테터의 종류와 환자의 상태에 따라서 가장 적절한 정맥을 정한다(〈표 42-2〉 참조). 환자 상태를 파악하려면 환자 병력과 신체검사, 영상자료를 꼼꼼히 분석해야 한

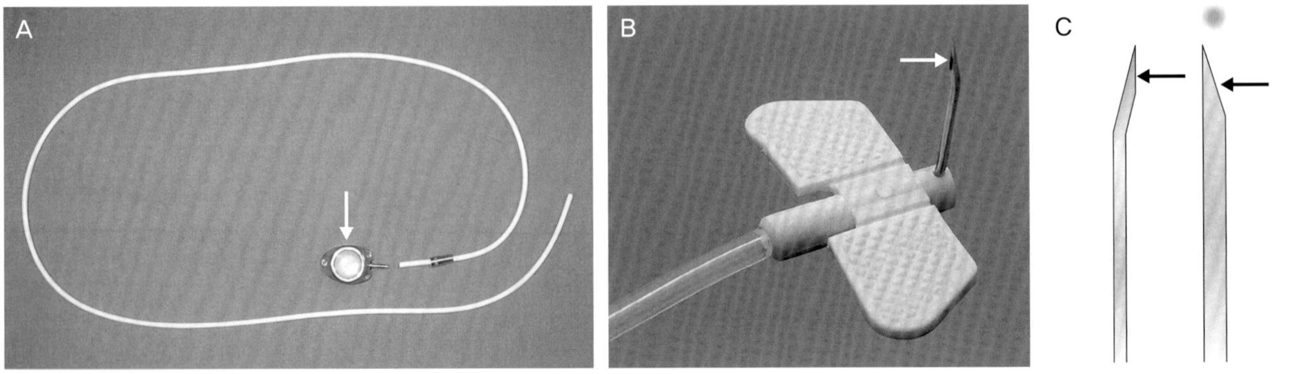

그림 42-3. 정맥포트 A. 8Fr 실리콘 카테터와 포트(화살표). B. 포트 전용 바늘(non-coring needle). 화살표: 개구부. C. 개구부(화살표)가 사면에 위치한 일반 바늘(우측)은 격막을 잘라내는*coring* 형상이므로 격막을 크게 손상할 수 있다.

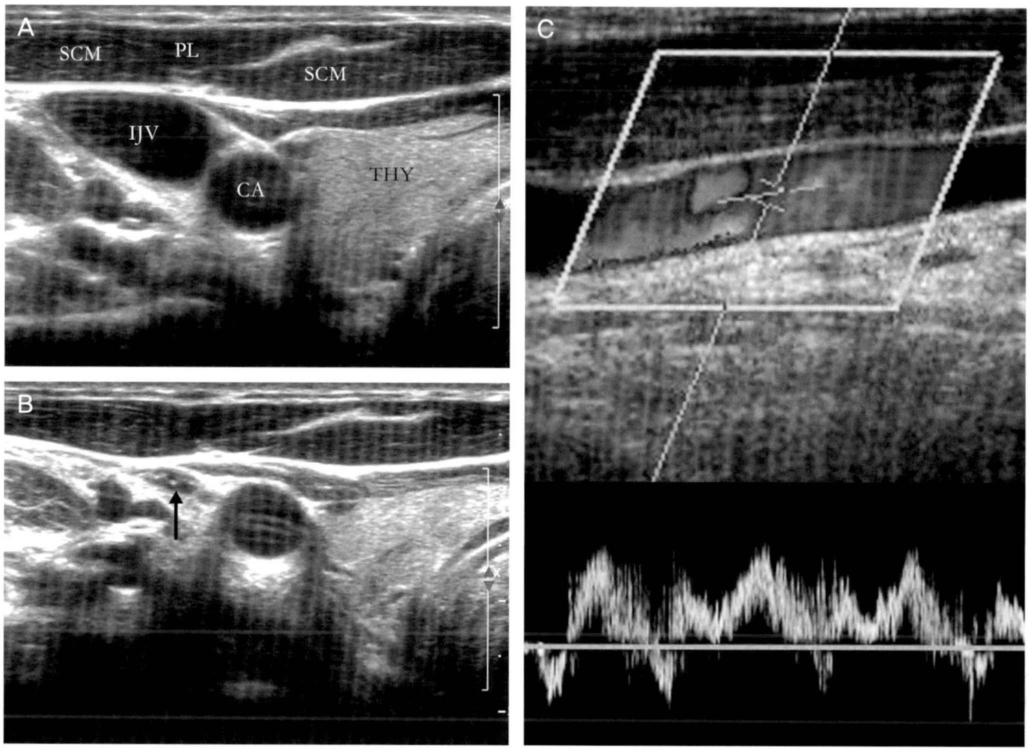

그림 42-4. Internal jugular vein의 초음파 소견 A. Internal jugular vein(IJV)이 carotid artery(CA)의 약간 전외방, sternocleidomastoid muscle(SCM)의 두 갈래 사이의 바로 아래에 위치해 있다. SCM을 덮은 platysma mulscle(PL)도 보인다. THY: Thyroid. B. IJV(화살표)는 탐색자로 눌렀을 때 쉽게 눌려야 한다. C. IJV의 도플러 파형에 right atrium의 압력 변화가 반영된 것을 볼 수 있다.

다(〈표 42-3〉 참조). 중심정맥카테터 삽입의 과거력이 있다면 정맥혈전이나 정맥협착 가능성을 염두에 두고 문진과 사전 검사를 해야 한다. 유방절제술이 계획되어 있거나 시행되었다면 환측은 반드시 피해야 한다. 이는 수술 이후 잘 생기는 림프부종이 악화될 수 있고 감염의 위험이 높아지며, 이후 시행될 수 있는 방사선치료에 방해가 될 수 있기 때문이다.[10] 시술 부위 피부 상태도 잘 살펴야 하고, 중심정맥 폐쇄를 시사하는 부종이나 collateral vein 등이 없는지도 잘 살펴야 한다. 영상검사로는 초음파검사가 가장 유용하고 보편적으로 이용되는데, 천자할 정맥 위치, 동맥을 비롯한 주변부와의 관계뿐만 아니라, 정맥이 잘 눌리는지를 보아 해당 혈관의 개통성을 살피고, 심호흡이나 발살바법*Valsalva maneuver*에 따른 정맥 직경 변화를 관찰하여 심부정맥*deep vein* 개통성을 추정한다. 호흡에 따른 정맥 직경 변화는 collateral vein이 발달한 경우에는 위양성이 생길 수도 있으므로, 가능하다면 도플러 파형을 보아 우심방 압력 변화가 잘 반영되는지를 살펴보도록 한다(그림 42-4). 중심정맥 폐쇄가 의심된다면 정맥조영검사로 이를 검사하는 것이 좋다.[6, 6]

PICC를 제외한 모든 중심정맥카테터 삽입에 가장 추천되는 경로는 우측 내경정맥*internal jugular vein; IJV*이다. 이

〈표 42-2〉 중심정맥카테터 삽입 시 주로 사용되는 혈관

정맥관	정맥
PICC	Basilic, cephalic, brachial veins
혈액투석 카테터	RIJV, REJV, LIJV, LEJV
터널식 주입용 카테터	RIJV, REJV, LIJV, LEJV, RSCV, LSCV
정맥포트	RIJV, LIJV, RSCV, LSCV

R(L)IJV: right(left) internal jugular vein, R(L)EJV: right(left) external jugular vein, R(L)SCV: right(left) subclavian vein.

〈표 42-3〉 중심정맥카테터 삽입을 위한 기본 진찰

개인력
이전의 중심정맥카테터 삽입의 과거력
두경부 및 흉부의 수술력
종격동, 경부, 흉부의 질병
유방 절제의 과거력
상완 및 두경부 종창의 과거력
신체검진
원발성 혹은 전이성 피부 병변, 화상 부위
상지부종 여부
어깨, 목, 가슴부 곁정맥 확장 여부
환자의 선호도

유는 피부에서 가장 가까워 접근하기가 쉽고, 영상유도가 용이하며, 시술 관련 합병증 발생 가능성이 가장 낮고, 우심방까지 거의 직선으로 연결되므로 카테터 삽입과정이 쉬울 뿐만 아니라 카테터 유발 정맥혈전이나 정맥협착 발생률이 가장 낮기 때문이다.[4-6] 다음으로 고려할 정맥은 우측 외경정맥*external jugular vein; EJV*이다. 그다음으로는 좌측 IJV와 좌측 EJV가 좋다. 같은 IJV라도 좌측의 경우는 경로가 구불구불하고 좌측 팔머리정맥*brachiocephalic vein; BCV*에 협착을 유발할 수 있으므로 가능한 한 피해야 한다. 다음은 우측 쇄골하정맥*subclavian vein; SCV*, 그다음은 좌측 SCV의 순서로 선택한다.[4-6] 카테터 종류에 따라 선택해야 할 정맥의 우선순위가 약간씩 다르다(〈표 42-1〉 참조).

총대퇴정맥*common femoral vein; CFV*은 카테터 관련 정맥혈전이나 정맥협착, 감염 발생률이 높고 환자의 보행을 방해하므로 보행이 불가능한 환자를 대상으로 짧은 기간 동안(약 1주) 제한적으로 사용해야 한다. 불가피하게 CFV로 카테터를 삽입해야 한다면 좌측보다는 우측을 선택한다.[4-6] 모든 중심정맥이 막히고 collateral vein만 남아 있을 때는 적당한 collateral vein을 골라서 카테터를 삽입할 수도 있다. 물론 이 경우 정맥이 잘 막히고 정맥혈 흐름에 지장을 줄 수도 있다.[11] 상대정맥*superior vena cava; SVC*이 다 막혀 있고 하대정맥*inferior vena cava; IVC*만 남은 경우라면 translumbar IVC catheterization을 시행할 수 있다.[12] SVC와 infrarenal IVC가 모두 막혔다면 transhepatic IVC catheterization을 할 수 있다.[6, 13]

혈액투석용 카테터를 SCV로 삽입하는 것은 구부러진 경로와 pinch off 등으로 인한 카테터의 기능부전뿐 아니라 정맥협착을 많이 유발하여 향후 동정맥루를 이용한 혈액투석 시 만성적인 문제를 야기하게 되므로 불가피한 경우가 아니면 시행하지 않는다.[7, 14] 짧은 기간 사용되는 비터널식 주입용 카테터는 환자의 편의와 감염 발생에 있어 IJV 삽입보다 유리하다는 점을 고려하여 SCV로 삽입할 수 있다.[8] 이 경우에도 좌측보다는 우측을 우선 고려한다.

2. 중심정맥의 천자방법

(1) 내경정맥*Internal jugular vein; IJV*

초음파 유도가 가장 안전하고 좋은 방법이나 유도철사가 진행되지 않거나 정맥협착이 의심되는 경우에는 정맥조영하에 시술하도록 한다. 쇄골의 상연에서 2~3cm 이내 부위를 천자하는 것이 좋다. 특히 터널식 카테터나 정맥포트의 경우에는 피하 매몰 부분과 예각을 이루지 않도록 가능한 한 쇄골에 가깝게 천자하는 것이 매우 중요하다. 목빗근*sternocleidomastoid muscle; SCM*의 아래쪽 두 갈래 사이에서 IJV의 앞쪽 벽을 천자하는 전천자방법*anterior access*(그림 42-5)과 SCM의 바깥에서 이의 뒤로 바늘을 진행시켜 IJV의 옆쪽 벽을 천자하는 후천자방법*posterolateral access*이 다 가능하다.[6] 후천자방법은 CA가 IJV 바로 뒤에 위치해 있어 동맥이 같이 천자될 가능성이 높거나, SCM을 피하기 힘든 경우에 특히 유용하다. 세트에 포함된 18G 바늘로 천자할 수 있으나, 정맥이 매우 가늘거나 중요 구조물이 바로 인접해 있어 합병증 발생 가능성이 높을 때에는 21G 굵기의 바늘이 포함된 미세천자세트*micropuncture set*를 사용하는 것이 좋다.

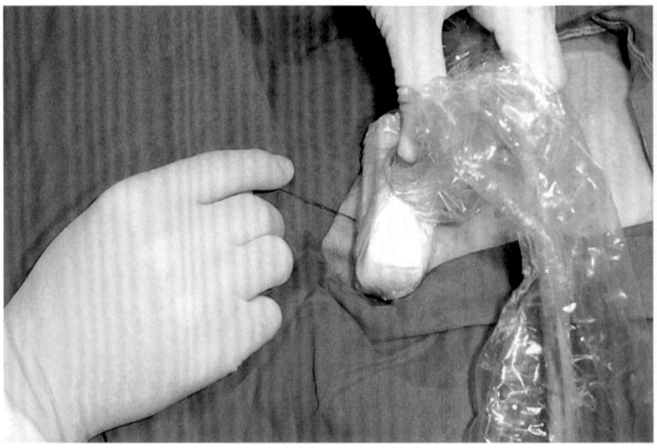

그림 42-5. Internal jugular vein 천자를 위한 초음파 유도

(2) 액와/쇄골하정맥*Axillary/subclavian vein*

초음파 유도가 보편적이다. 쇄골 아래에 탐색자를 위치시켜 SCV를 종방향이나 횡방향으로 보면서 바늘을 유도하면 된다. 동맥과 정맥은 맥박, 눌림, 호흡에 따른 직경 변화 등으로 쉽게 구별할 수 있다. 투시하에서 천자할 수도 있는데, SCV는 제1늑골이 그리는 원호의 중간지점 약간 아래쪽으로 지나가므로, 제1늑골 바깥가장자리 약간 아래쪽으로 3~4cm 떨어진 부위를 피부천자 지점으로 정하고 제1늑골을 목표로 찌른 후 서서히 바늘을 빼면서 확인한다(그림 42-6). Pinch off syndrome을 방지하려면 쇄골 아래가 아니라 제1늑골의 위나 외연 근처에서 천자해야 한다.[6, 15] 정맥조영을 시행하면서 천자할 수도 있다.

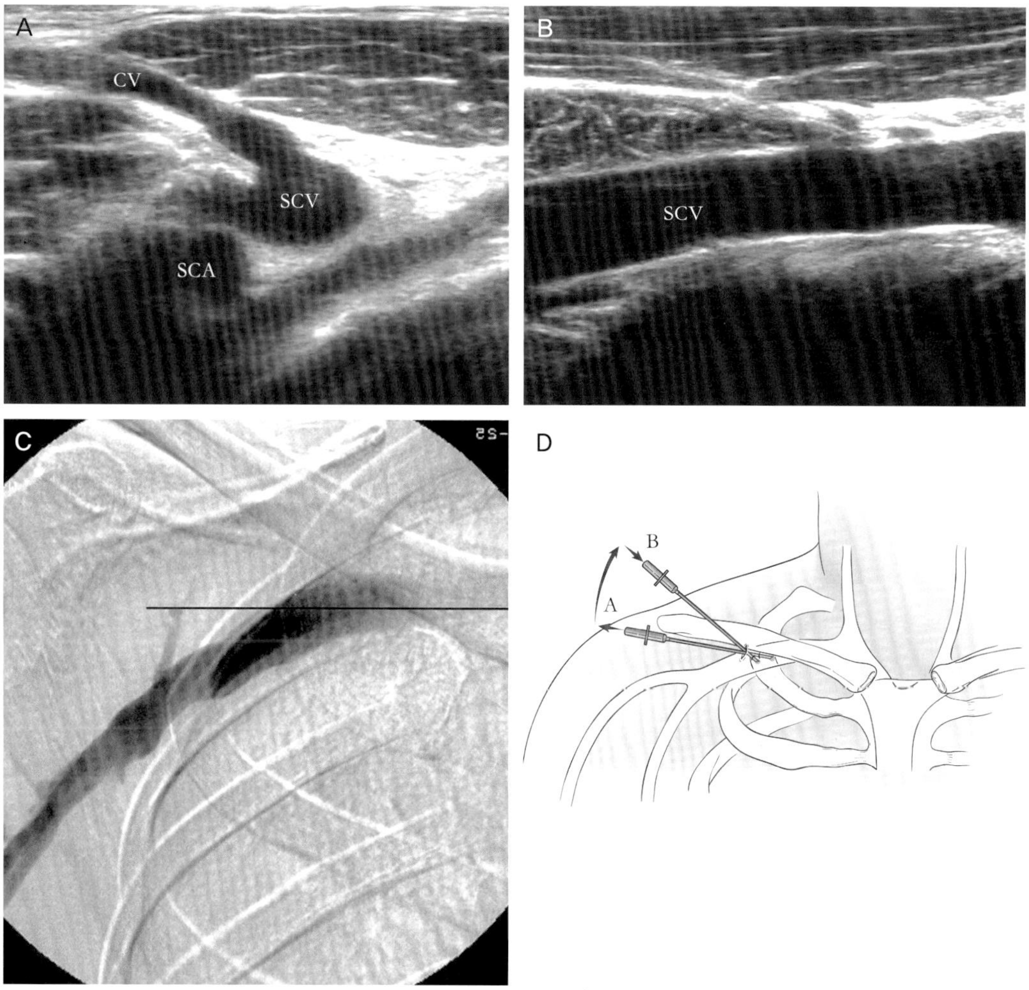

그림 42-6. Subclavian vein 천자 A, B. 초음파로 subclavian vein을 횡방향 및 종방향으로 잘 볼 수 있다. 동맥과 정맥은 눌러 보면 쉽게 구별할 수 있다. CV: cephalic vein, SCA: subclavian artery, SCV: subclavian vein. C, D. Subclavian vein은 대개 제1늑골 외연 중간지점의 약간 아래로 주행한다. 따라서 제1늑골 위에서 정맥이 천자되도록 목표점을 정하고 이 점에서 외하방 3cm 정도 떨어진 지점에서부터 목표점으로 바늘을 찌르되 늑골의 내연을 지나치지 않도록 한다. 흡인하면서 바늘을 뒤로 후퇴시켜 정맥천자 여부를 확인한다. 천자되지 않았다면 바늘의 각도를 약간 더 세우고 다시 시행한다.

(3) 팔정맥*brachial vein*

PICC는 위팔의 아랫부분에서 척골측피부정맥*basilic vein*을 천자하여 삽입하는 것이 가장 좋다. 이유는 주관절*elbow joint* 움직임에 영향을 적게 받고, 환자에게도 편하기 때문이다. 이를 위해서 팔을 외전*abduction*과 외회전*external rotation* 상태로 해놓으면 천자하기가 좋다. Basilic vein이 여의치 않으면 요골측피부정맥*cephalic vein*이나 brachial vein을 선택할 수 있으나, 만약 혈관조영실에서 영상유도하에 PICC를 삽입하는 경우라면 그다음으로 brachial vein 천자를 더 선호한다. Brachial vein은 같은 자세에서 쉽게 초음파로 관찰되고, 더 굵으며, 심장까지의 경로가 더 직선적이어서 삽입하기가 쉽고, 혈전이 덜 생기며, cephalic vein을 보존할 수도 있기 때문이다. 압박띠를 겨드랑이 부분에

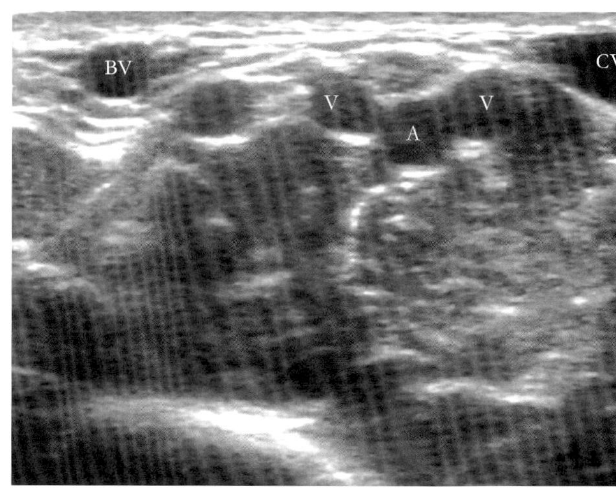

그림 42-7. Brachial vein의 초음파 소견 위팔의 하부에서 횡방향으로 시행한 초음파 소견이다. Brachial artery(A) 바로 옆에 brachial veins(V)이 보인다. Basilic vein(BV)은 brachial artery보다 내측으로 떨어져 피하에 얕게 위치한다. 외측에서는 cephalic vein(CV)이 보인다.

묶어 놓고 손의 말초정맥으로 희석된 조영제를 주입하여 basilic vein을 조영시킨 후 천자하거나, 초음파 유도로 천자할 수 있다. 초음파상으로 basilic vein은 brachial artery의 내측으로 약간 떨어져 피하층에 위치하므로 쉽게 구별할 수 있다(그림 42-7).

Ⅲ 카테터 설치방법

1. 터널식 카테터

먼저 정맥을 천자하고 유도철사는 심장에 자극을 주지 않도록 가능하면 IVC까지 안전하게 위치시키는 것이 좋다. IJV/EJV 접근의 경우 피부탈출부는 쇄골 아래 3~4cm 지점이 무난하지만, 피하지방이 많을수록 흉골*sternum*에 가까운 곳이 좋다. SCV 접근의 경우에는 흉골 근처, CFV 접근인 경우는 장골능 주변이나 대퇴부에 정한다. 피부탈출부를 정하면 정맥천자부*venous entry site* 쪽으로 터널을 만들어 카테터 중간을 이 터널에 심는데, 이때 cuff는 피부탈출부에서 1~2cm 정도 속에 위치시킨다. 이후 카테터를 적당한 길이로 잘라 peel away sheath를 통하여 삽입한다(그림 42-8). 카테터 길이를 잴 때에는 유도철사를 삽입하여 정맥천자부에서 SVC와 우심방 이행부까지를 재는 방법이 가장 정확하다. Peel away sheath를 통하여 카테터를 삽입하는 순간에 환자가 숨을 들이쉬면 많은 양의 공기가 직접 우심방으로 들어갈 수 있으므로 환자에게 '음~' 소리를 내게 한다.[6] Valsalva법은 환자가 제대로 하는지 확인하기 어렵고, 자칫 환자가 중간에 숨을 크게 들이쉬면 많은 양의 공기가 흡입될 수 있으므로 하지 않는 것이 좋다. 협조가 잘 안 되는 경우나 소아의 경우에는 복부를 강하게 누르거나 sheath의 중간을 손가락이나 겸자로 잡고 단계적으로 삽입할 수도 있다. Peel away sheath는 찢어서 제거하면 된다. 카테터 끝의 위치, 중간의 꼬임 여부, 기능을 확인하고, 헤파린 식염수*heparinized saline; HS*를 관내강에 채운다. 마지막으로 피부절개를 봉합하고 카테터를 고정한다.

2. 정맥포트

과정은 터널식 카테터와 비슷하나, 피하를 박리하여 포켓을 만들고 여기에 포트를 심는다는 것이 다르다. 심는 위치는 주로 전흉벽이다. 포켓은 피하 1cm 정도에 적당한 크기로 만들어 피부에 긴장이 가지 않으면서도 포트가 잘 만

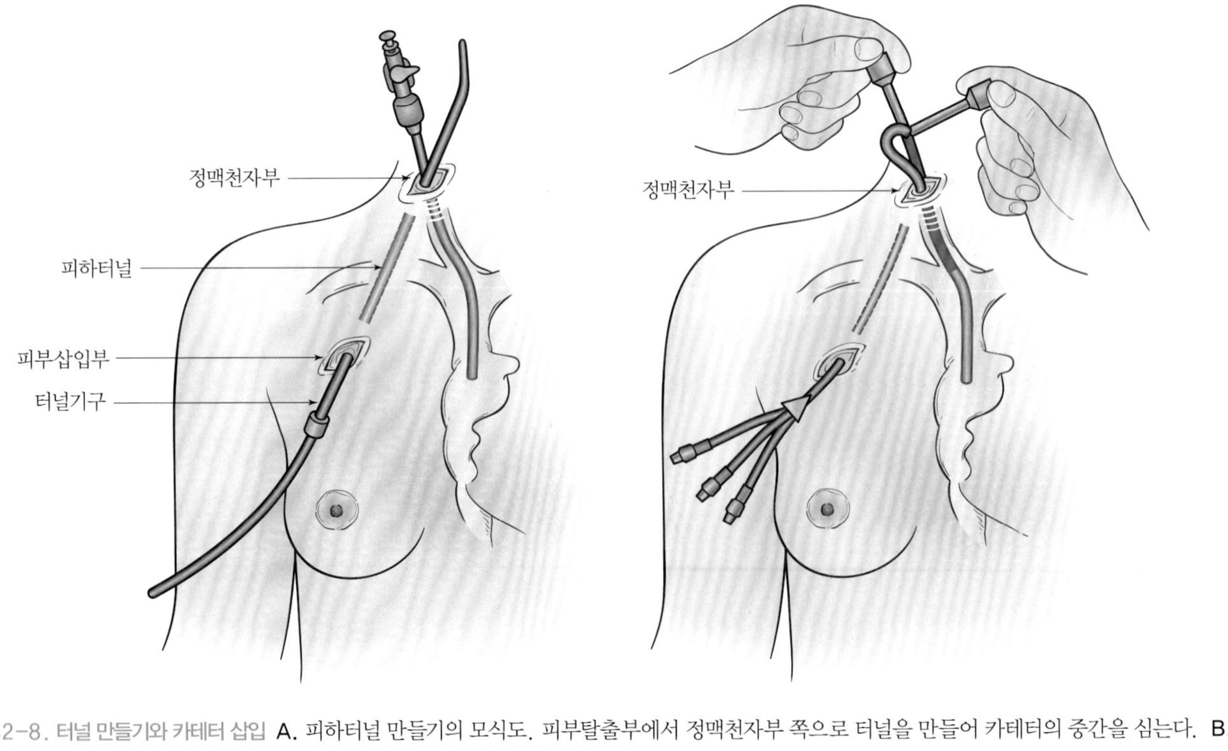

그림 42-8. 터널 만들기와 카테터 삽입 A. 피하터널 만들기의 모식도. 피부탈출부에서 정맥천자부 쪽으로 터널을 만들어 카테터의 중간을 심는다. B. 카테터를 peel away sheath로 삽입하고 sheath를 양쪽으로 벌려 찢어서 제거한다.

져지게 해야 한다. 포켓의 크기를 포트가 약간 꽉 끼일 정도로 만들면 뒤집어지거나 움직일 가능성이 거의 없으므로 대개 심부근막에 따로 고정하지는 않는다.[16] 포켓은 여러 상황과 포트 모양에 따라 절개부의 위나 아래 방향으로 만들면 된다. 우측 IJV로 접근한 경우에는 카테터를 연결한 포트 부분을 먼저 심고, 카테터를 필요한 길이로 자른 다음 peel away sheath를 통하여 삽입하는 것이 좋다. 좌측 IJV로 접근한 경우에는 카테터를 먼저 peel away sheath를 통하여 삽입한 다음 적당한 길이로 자르고 포트를 연결하여 포켓에 심는 것이 좋다. 왜냐하면 좌측 접근의 경우, 좌측 BCV를 지나 우심방까지 구불구불한 경로를 취하므로 유도철사를 이용하더라도 필요한 길이를 정확히 계산하기가 힘들고, 유도철사를 이용해야만 카테터가 azygos vein 등에 걸리지 않고 우심방까지 삽입하기가 용이하기 때문이다.

3. PICC

천자부에서 상대정맥-우심방*SVC-RA* 이행부까지 길이를 유도철사로 재어 카테터 길이를 조절한 후, peel away sheath를 통해 삽입한다. 팔을 벌린 상태에서 PICC를 삽입하고 팔을 모으면 카테터 끝이 약 1~2cm 정도 아래로 내려간다는 점을 고려하여야 한다.[17] 세트에 포함된 부착형 고정장치로 카테터를 고정할 수 있으나,[18] 한국에서는 이를 따로 구입할 수 없어 주기마다(7~10일) 교환하기가 어려우므로 피부에 봉합해서 고정하는 것이 낫다.

4. 카테터 끝의 위치

대부분의 중심정맥카테터 끝은 SVC-RA 이행부에 위치시키는 것이 좋다(그림 42-9).[6, 19] 짧으면 카테터 끝이 SVC의 한쪽 벽에 닿아 카테터 기능이상이나 혈전, 협착 등이 생길 가능성이 커지고 너무 길면 심장을 자극한다. SVC-RA 이행부는 투시영상에서 기관분기부*carina*에서 2개의 척추체*vertebral body* 아래 정도로 생각하면 된다.[20] 혈액투석용 카테터같이 혈류가 많이 필요한 경우에는 끝을 RA 중간 정도에 위치시키는 것이 좋다.[5] 카테터 끝의 위치를 정할 때 환자의 조건과 자세도 잘 고려하여야 한다. 특히 피하지방이 많은 환자에서 전흉벽에 터널식 카테터나 포트를 삽입한 경우, 환자가 일어서면 카테터 끝이 위로 이동하므로 이를 보정해 주어야 한다.

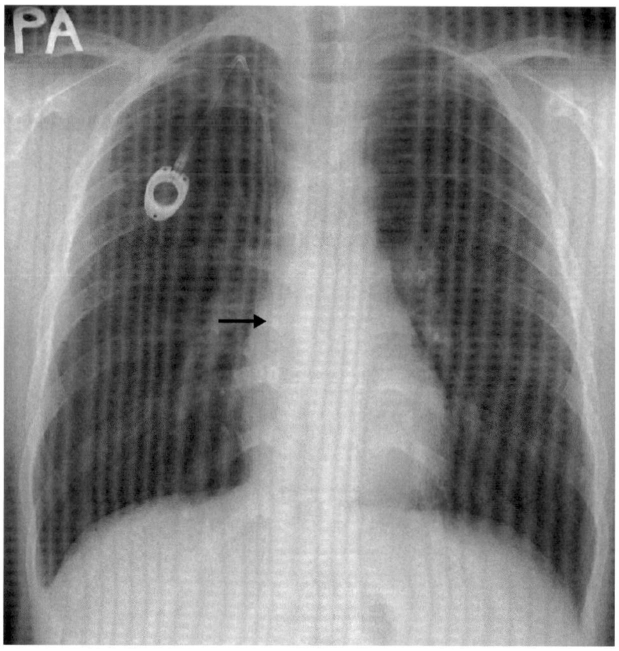

그림 42-9. 카테터 끝 위치 우측 IJV를 통하여 정맥포트가 삽입되어 있고 카테터 끝(화살표)은 SVC-RA 이행부에 잘 위치해 있다.

Ⅳ 카테터 관리

중심정맥카테터의 통일된 관리지침은 아직 부족하고 병원이나 관리자별로 매우 다양하다. 또한 정해진 지침이라도 환자의 사정에 따라서 변형이 불가피한 경우도 많다. 다음에서는 터널식 카테터나 정맥포트를 중심으로 널리 인정받고 있는 관리방법을 기술한다.

1. 삽입부

시술 직후 시술 부위에 모래주머니를 1~2시간 올려놓는 것이 좋다. 시술부 통증 지속(48 시간 이상)이나 악화, 분비물의 증가, 중열, 종창 등이 생긴다면 출혈이나 감염, 카테터 손상이 있을 가능성이 높으므로 즉시 조치한다. 피부절개부 봉합사는 7~10일 후에 제거한다. 카테터 고정용 봉합사는 2~4주 사이에 반드시 제거하도록 한다. 3주일 이후부터 샤워를 할 수 있는데 이때에는 방수 소재로 삽입부와 관을 잘 감싸게 한다. 삽입부 소독과 드레싱은 매우 중요하다. 카테터 유발 균혈증*catheter related bloodstream infection; CRBSI*의 주요 원인이 삽입부 colonization이기 때문이다. 소독할 때에는 피부정화*cleansing*와 소독제 사용*antisepsis*이 모두 중요하다.[21, 22] 첫 1주일 동안은 거즈-테이프 드레

〈표 42-4〉 중심정맥카테터 피부탈출부의 관리

1. 손세척하고 기존의 드레싱을 제거한다.
2. 다시 손세척하고 소독장갑을 착용한다.
3. 알코올(swap)로 피부탈출부 주위를 닦는다. 안쪽에서부터 바깥쪽 방향으로 나선을 그리고서 진행하고 충분한 영역이 포함되도록 한다. 2회 반복한다.
4. Povidone iodine으로 알코올과 같은 방법으로 피부를 닦은 후 2~3분간 말린다.
5. 알코올(wipe)로 탈출부에서 허브까지 관의 외면을 닦는다.* 이때 소독제가 피부탈출부로 흘러내리지 않게 한다.
6. 2×2in 크기의 Y-거즈를 대고 나머지 부분의 povidone iodine을 닦아낸다.
7. 위에 2×2in 거즈를 다시 덮고 테이프로 마감한다.
8. 카테터를 말아 루프를 만들어 테이프 위나 근처 피부에 고정한다.

* 폴리우레탄 카테터는 알코올에 손상될 수 있으므로 povidone iodine과 생리식염수를 사용하는 방법을 추천한다.

싱*gauze & tape dressing*을 하고, 1주일 이후에는 transparent dressing으로 전환할 수 있다. 거즈-테이프 드레싱의 경우 2일에 한 번씩 갈아 주고, 환자의 백혈구 수치가 200×103/mL 이하라면 매일 갈아 주어야 한다. 거즈가 젖거나 더러워지면 바로 갈아 준다(〈표 42-4〉).[2] transparent dressing 은 이론적으로는 1주일 정도 사용할 수도 있다고 하지만 실제로는 잘 떨어지고 감염방지 효과가 크지 않으므로 거즈-테이프 드레싱처럼 취급하는 것이 바람직하다.[22]

2. 카테터 허브*hub*

허브를 통한 감염은 일단 생기면 전신 감염을 더욱 잘 유발하기 때문에 예방이 매우 중요하다. 대개 허브를 만지는 손을 통해 감염된다. 따라서 허브에 정맥관이나 주사기 등을 연결할 때에는 손세척 및 소독과 무균조작을 하여야 한다.[21, 22] 허브에 stopcock valve를 연결하는 것은 오염의 가능성을 높이기 때문에 바람직하지 않다.[4]

3. 관세척

관세척의 목적은 관 내에 혈전이나 약물 침전물이 쌓여서 관이 막히는 것을 방지하는 것이지만 방법과 빈도, 사용액 등이 아직 통일되지 않아 환자에게 혼선을 일으키기도 한다. 여기에서는 종공형 카테터*end-hole catheter*를 기준으로 대체로 통용되는 방법에 대하여 기술한다.

카테터를 사용한 뒤에는 항상 관세척을 시행하여야 한다. 또한 사용하지 않는 경우에도 모든 관내강을 매일 한 번씩 세척해야 한다. 관세척에 가장 많이 사용되는 용액은 HS 이나 normal saline(NS)을 사용해도 차이가 없다는 보고도 있다.[23] 저혈류용 카테터의 경우 HS 100IU/mL, 혈액투석용 카테터의 경우 1,000IU/mL를 추천한다(〈표 42-5〉).[4] 혈액투석용 카테터의 경우 HS 5,000U/mL를 사용하기도 하나, 이 경우 환자의 출혈 가능성이 커질 수도 있다.[24]

국내에는 관세척 전용 HS가 없고 5,000IU/mL와 1,000 IU/mL 두 종류밖에 없어 100IU/mL 농도를 사용하려면 희석하여야 한다. 관내강 용적의 2배 정도를 주입하여야 관내강을 효과적으로 채울 수 있다.[25] 터널식 주입용 카테터의 경우 개인마다 길이가 다르지만 대략 2.5mL 정도를 사용하면 된다. 관을 통해 주사제를 주입하였거나 채혈한 경우에는 NS 10mL로 먼저 세척한 뒤 HS를 사용한다. 이때 중요한 점은 주입의 마지막 순간까지 주입하는 압력을 유지한 상태로 clamp를 잠그는 것이다. 주사기에 적당한 양압을 가하지 않거나, 카테터를 잠그기 전에 주사기를 분리하면 혈액이 관 안으로 역류해 혈전이 생길 수 있기 때문이다. 집에서 관세척을 시행해야 한다면 관마개를 바늘로 찔러서 하는 것이 원칙이다(〈표 42-6〉). 관마개는 대개 1주일에 한 번씩 교체한다.[6]

〈표 42-5〉 추천하는 관세척 용액

카테터	관세척 용액
PICC	100U/mL 헤파린 식염수
터널식 주입용 카테터	100U/mL 헤파린 식염수
정맥포트	100U/mL 헤파린 식염수
혈액투석 카테터	1,000U/mL* 헤파린 식염수

* 5,000U/mL을 사용하기도 한다.

〈표 42-6〉 중심정맥카테터의 관세척 방법(가정관리)

1. 손세척을 한다.
2. 관내강 수만큼의 10mL 주사기에 100U/mL 헤파린 식염수 2.5cc를 무균적으로 담는다.
3. 카테터의 관마개를 알코올과 povidone iodine으로 닦는다.
4. 주사기로 관마개를 찔러서 헤파린 식염수를 주사한다. 마지막 0.5cc를 주사할 때에는 주사하는 양압을 유지한 채로 카테터의 클램프를 잠근다. 모든 관내강에 동일하게 시행한다.

4. 혈액투석용 카테터

투석용 카테터를 연결할 때에는 환자에게 반드시 마스크를 씌우고 의료진은 마스크와 소독장갑을 착용한 상태로 시행한다. 허브는 소독한 후 충분히 말려야 한다. 투석 후에는 NS로 세척한 다음 고농도의 HS를 채우고 새로운 마개를 씌운다. HS 대신 항생제나 혈액응고 방지제인 trisodium citrate를 사용하기도 한다. 혈전으로 카테터가 막힌 경우에는 삽입부와 터널에 감염이 없다면 혈전용해제를 주입하여 개통시켜 보거나 유도철사를 이용하여 새 카테터로 교체한다.[26] CRBSI가 생긴 경우 항생제에 잘 반응하여 환자가 안정화되는 추세라면 유도철사를 이용하여 새 카테터로 교체할 수 있지만 그렇지 않다면 카테터를 완전히 제거하여야 한다.[27]

5. 정맥포트

포트를 사용할 때에는 반드시 전용바늘을 사용하여야 한다. 전용바늘은 일반 바늘과 달리 바늘의 개구부*opening*가 수직면에 있어 포트격막의 손상을 최소화할 수 있다(그림 42-3).[6] 천자할 때에는 수직방향으로 격막을 관통하여 포트의 바닥에 닿을 때까지 찌른다. 천자한 후 혈액을 뽑아 보아 기능을 확인하고, 바늘을 잘 고정한 후 사용하면 된다. 사용 후에는 관세척을 한다. 100IU/mL 농도의 HS를 사용하고, 약제나 TPN 후에는 10mL, 채혈 후에는 20mL 정도를 사용할 것을 권장한다. 포트를 사용하지 않을 때에도 최소 한 달에 한 번씩 5mL 정도로 관세척을 해야 한다.[6] 관세척을 하고 바늘을 뽑을 때에는 카테터 속으로 혈액이 역류할 수 있으므로 마지막 0.5mL를 주입하는 양압을 유지하면서 바늘을 포트에서 빼내야 한다.

V 합병증

1. 시술 관련 합병증

영상유도로 IJV로 삽관할 때 기흉의 발생빈도는 1.6% 미만으로 매우 드물다.[6] 21G 바늘을 사용한다면 기흉이 생기더라도 대부분 저절로 없어지거나, 흉막 공간으로 작은 배액관을 삽입하여 해결할 수 있다. 동맥천자를 했을 경우 바늘을 빼고 천자부를 5분 이상 눌러 지혈한다. 21G 바늘을 사용하는 경우, 동맥을 천자하더라도 혈액유출 양상만 보고 이를 감지하기 힘들 수 있는데, 이때 유도철사를 삽입하면 상행대동맥 방향인 mediastinum의 중간을 향하는 것을 볼 수 있다.[5] 카테터 삽입 시 peel away sheath를 통해 공기가 흡인되어 공기색전*air embolism*이 발생할 수 있다. 흡인된 공기의 양이 많지 않으면 대부분 기침, 흉통, 빈맥 등 가벼운 증상이 생기다가 회복되지만, 양이 많으면 우심실 출구 폐쇄, 좌심방으로의 혈액유입 감소, 저혈압과 관상동맥 허혈, 심장혈관계허탈*cardiovascular collapse*이 생길 수 있다.[28] 예방을 위해서는 정확한 시술 조작이 필수적이고 시술 전 환자의 탈수상태 교정도 중요하다. 일단 발생하였다면 더 이상 공기가 들어가지 않도록 재빨리 시술을 마무리 짓고 100% 산소를 흡입시킨다. 고농도 산소는 폐포내 산소분압을 높이므로 폐동맥으로 들어간 질소가 폐포로 확산되어 나온다. 환자를 좌측으로 돌려 공기가 우심방에 고이게 하는 방법도 거론되고 있으나 실제 상황에서 유용성이 충분히 입증되지는 않았다.[6, 28]

2. 감염

카테터 관련 감염은 피부탈출부 감염, 터널-포켓 감염, CRBSI 등인데, 면역이 저하된 환자일수록, 관내강의 수가 많을수록, 오랜 기간 사용할수록 잘 생긴다. 피부탈출부 감염은 피부에 국한된 감염으로서 경구 항생제치료로 대부분 해결된다. 터널-포켓 감염은 전신증상 없이 터널이나 포켓에 국한된 경우로서 대부분 카테터를 제거해야 해결된다. CRBSI는 카테터에 의하여 생긴 균혈증으로 카테터를 제거하고 2~4주간 항생제를 사용해야 한다.[26]

3. 카테터 기능이상

카테터 기능이상의 원인에는 카테터 위치이동이나 꺾임, 부러짐, fibrin sheath 형성, mural thrombosis, 정맥혈전이나 정맥협착 등이 있다. 카테터가 이동한 경우, 정맥 안에 있는 카테터 길이가 충분하다면 유도철사, snare 등으로 끝의 위치를 바꾸어 볼 수 있으나 다시 같은 문제가 발생할 가능성이 높으므로 더 적절한 경로와 길이로 교체하는 것이 좋다.[6] 쇄골에 매우 근접해서 SCV 접근을 하면 카테터가 costoclavicular space에서 주변의 뼈, 인대, 또는 근육에 의하여 눌릴 수 있는데 이를 pinch off syndrome이라 한다. 눌리는 정도가 심하면 카테터가 부러질 수도 있다. 흉부영상이나 투시영상에서 카테터가 쇄골 아래에서 꺾인 소견이 보인다면 즉시 카테터를 제거해야 한다.[6, 15]

Fibrin sheath는 이물질을 배제하려는 생체의 정상적인 반응으로서, 삽입부 혈관내피 손상에서부터 시작되고 카테터를 둘러싸며 형성되는데, 카테터 끝까지 감싸게 되면 기능이상이 생긴다. 특징적으로 카테터를 통한 주입은 가능하나 혈액흡인이 안 된다. 먼저 혈전용해제를 주입해 보고(〈표 42-7〉), 실패하면 유도철사를 이용하여 새 관으로 교체하는 것이 좋다. 카테터 교체 도중 fibrin sheath는 대개 찢어지지만, 새 카테터를 이전보다 약간 더 깊숙이 삽입하는 것이 좋다. Snare 등을 이용하여 fibrin sheath를 벗겨내는 방법은 효과에 비하여 비용이 많이 들기 때문에 제한적으로 시행하는 것이 좋다.[29]

〈표 42-7〉 카테터 내 혈전용해제 주입법(Urokinase administration)

1. 혈액투석관의 경우에는 가능한 한 기존의 헤파린을 제거한다.
2. 관내강 용적만큼의 urokinase(5000IU/mL)를 먼저 주입한다.
3. 10분 간격으로 2회 생리식염수 0.3mL씩을 추가할 수 있다
4. 30분 후 관을 통해 혈액흡인을 시도한다.
5. 1~4의 과정을 반복할 수 있다.

4. 정맥의 합병증

카테터나 주입물질에 자극을 받아 중심정맥 협착이 생길 수 있다. 예방을 위해서 가능한 한 외상이 적도록 시술하고, 가능한 한 가는 카테터를 삽입하고, 끝이 한쪽 벽으로 치우치지 않게 하는 것이 좋다. SCV로 카테터를 삽입한 경우 뼈의 움직임, 심장박동에 의한 카테터의 움직임 등으로 자극이 심하여 중심정맥 협착 발생률이 높으므로 혈액투석을 하고 있거나 할 예정인 환자에서는 SCV로 삽관하면 안 된다.[14] 카테터로 인해 혈전성 정맥폐쇄가 생기는 경우도 있는데, 환자의 상황에 따라서 치료방침이 달라진다. 정맥폐쇄에 따른 증상의 유무와 현재 및 향후 카테터 필요성, 다른 정맥경로 존재 여부에 따라 적절히 판단하여야 한다.

참고문헌

1. 김찬교, 도영수, 백철화 등. 중재적 방사선학적 터널식 중심정맥도관 설치술: 557예의 결과와 합병증. 대한방사선의학회지 2002;48:217-223.
2. 신성욱, 도영수, 김재형 등. 우측 내경정맥 경로를 이용한 피하터널식 중심정맥도관 삽입술. 대한방사선의학회지 2002;48:217-223.
3. Duszak Jr R, Bilal N, Picus D, et al. Central venous access: evolving roles of radiology and other specialties nationally over two decades. J Am Coll Radiol 2013;10:603-612.
4. Mauro M, Black S. Central venous access. In: Bakal C, Silbrezweig J, Cynamon J, Sprayregen S, eds. Vascular and Interventional Radiology: Principal and Practice. New York: Thieme Medical Publisher, 2002:441-458.
5. Mauro M, Weeks S. Venous access. In: Baum S, Pentecost M, eds. Abrams' Angiography: Interventional Radiology. 2nd ed. Philadelphia: Lippincott Williams & Wilkins, 2006:1142-1156.
6. Ray CJ. Central Venous Access. Philadelphia: Lippincott Williams & Wilkins, 2001.
7. Foundation NK. KDOQI Clinical Practice Guidelines and Clinical Practice Recommendations for Diabetes and Chronic Kidney Disease. Am J Kidney Dis 2007;49:S12-S154.
8. Miller DL, O'Grady NP. Guidelines for the prevention of intravascular catheter-related infections: recommendations relevant to interventional radiology for venous catheter placement and maintenance. J Vasc Interv Radiol 2012;23:997-1007.
9. Periard D, Monney P, Waeber G, et al. Randomized controlled trial of peripherally inserted central catheters vs. peripheral catheters for middle duration in-hospital intravenous therapy. J Thromb Haemost 2008;6:1281-1288.
10. Ganz PA. The quality of life after breast cancer: solving the problem of lymphedema. N Eng J Med 1999;340:383-385.
11. Kaufman J, Crenshaw WB, Kuter I, et al. Percutaneous placement of a central venous access device via an intercostal vein. AJR Am J Roentgenol 1995;164:459-460.
12. Denny D, Greenwood L, Morse S, et al. Inferior vena cava: translumbar catheterization for central venous access. Radiology 1989;172:1013-1014.
13. Kaufman JA, Greenfield AJ, Fitzpatrick GF. Transhepatic cannulation of the inferior vena cava. J Vasc Interv Radiol 1991;2:331-334.
14. Schillinger F, Schillinger D, Montagnac R, et al. Central venous stenosis in hemodialysis: comparative angiographic study of subclavian and internal jugular access]. Nephrologie 1994;15:129.
15. Krutchen AE, Bjarnason H, Stackhouse DJ, et al. The mechanisms of positional dysfunction of subclavian venous catheters. Radiology 1996;200:159-163.
16. Kim SS, Kim HP, Bae JI, et al. Evaluation of the necessity of port fixation in central venous port implantation. J Kor Soc Radiol 2010;63:217-220.
17. Forauer AR, Alonzo M. Change in peripherally inserted central catheter tip position with abduction and adduction of the upper extremity. J Vasc Interv Radiol 2000;11:1315-1318.
18. Yamamoto AJ, Solomon JA, Soulen MC, et al. Sutureless securement device reduces complications of peripherally inserted central venous catheters. J Vasc Interv Radiol 2002;13:77-81.
19. Vesely T. Central venous catheter tip position: a continuing controversy. J Vasc Interv Radiol 2003;14:527-534.
20. Baskin KM, Jimenez RM, Cahill AM, et al. Cavoatrial junction and central venous anatomy: implications for central venous access tip position. J Vasc Interv Radiol 2008;19:359-365.
21. Penne K. Using evidence in central catheter care. Semin Oncol Nurs 2002;18:66-70.
22. Ryder M. Evidence-based practice in the management of vascular access devices for home parenteral nutrition therapy. J Parenter Enteral Nutr 2006;30:S82-S93.
23. Goode CJ, Titler M, Rakel B, et al. A meta-analysis of effects of heparin flush and saline flush: quality and cost implications. Nurs Res 1991;40:324-330.
24. Karaaslan H, Peyronnet P, Benevent D, et al. Risk of heparin lock-related bleeding when using indwelling venous catheter in haemodialysis. Nephrol Dial Transplant 2001;16:2072-2074.
25. Gorski LA. Infusion nursing standards of practice. J Infus Nurs 2007;30:151-152.
26. Scheel PJ, Kuhn D. Management of the infected catheter. In: Gray R, Sands J, eds. Dialysis Access: A Multidisciplinary Approach. Philadelphia: Lippincott Williams & Wilkins, 2002:283-289.
27. Duszak Jr R, Haskal ZJ, Thomas-Hawkins C, et al. Replacement of failing tunneled hemodialysis catheters through pre-existing subcutaneous tunnels: a comparison of catheter function and infection rates for de novo placements and over-the-wire exchanges. J Vasc Interv Radiol 1998;9:321-327.
28. Vesely TM. Air embolism during insertion of central venous catheters. J Vasc Interv Radiol 2001;12:1291-1295.
29. Gray RJ, Levitin A, Buck D, et al. Percutaneous fibrin sheath stripping versus transcatheter urokinase infusion for malfunctioning wellpositioned tunneled central venous dialysis catheters: a prospective, randomized trial. J Vasc Interv Radiol 2000;11:1121-1129.

Chapter 43

혈액투석 동정맥루의 재개통술

구동억

신장기능이 소실된 환자는 체외 투석기를 통해 주기적으로 혈액 노폐물을 걸러 주어야 한다. 혈액을 투석하려면 주기적으로 정맥천자를 하여 200mL/분 이상 많은 양의 혈액을 카테터를 통해 체외로 순환시켜야 한다. 이러한 조건을 만들기 위해 인위적으로 팔에 있는 동맥과 정맥을 연결하여 동정맥루*arteriovenous fistula; AVF*를 만든다. AVF를 만드는 방법으로는 동맥과 정맥을 직접 연결하는 방법과 동맥과 정맥 사이에 인조혈관*graft*을 삽입하는 방법이 있다. 동맥과 직접 연결된 정맥은 시간이 지날수록 점차 혈류가 많아지면서 정맥이 굵어지고 동맥화되어 천자하기가 쉽고 많은 양의 혈액을 체외 순환하는 데 적합한 환경이 만들어진다(그림 43-1). AVF를 만들 수 없거나 일시적으로 사용할 경우에는 중심정맥에 12Fr 카테터를 삽입하여 혈액투석에 이용할 수도 있다.

혈액투석 치료를 받는 만성신부전*chronic renal failure; CRF* 환자에서 적절한 AVF 유지를 위한 지속적인 관리는 필수적이다. 이상적인 AVF는 투석에 적합한 혈류를 유지하고, 장기간 사용할 수 있으며, 감염, 협착, 가성동맥류*pseudoaneurysm*, 허혈과 같은 합병증의 빈도가 적어야 한다. 그러나 임상적으로는 AVF 합병증이 투석 환자에서 가장 중요한 입원 원인이다. National Kidney Foundation(NKF)의 Vascular Access Work Group에서는 혈액투석 환자 삶의 질과 예후를 향상시키기 위해 두 가지 목표를 정하였는데, 하나는 자가혈관을 이용한 AVF 수술 빈도를 늘리는 것이고, 또 하나는 AVF가 혈전으로 막히기 전에 기능이상을 조기에 발견하여 교정하는 것이다.

2011년 우리나라의 신대체요법 환자는 63,341명(혈액투석 42,596명)이고 혈액투석, 복막투석, 신장이식이 각각 67.3%,

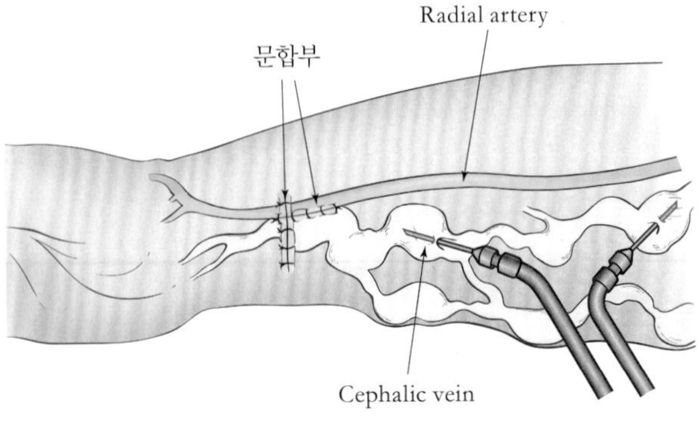

그림 43-1. 자가혈관 AVF 노정맥과 노동맥 사이에 AVF를 형성하면 정맥에 많은 혈류가 흘러 점차 동맥화된다.

12.1%, 20.6%를 차지한다. 원인은 당뇨신장병증*diabetic nephropathy* 47.1%, 고혈압사구체경화증*hypertensive glomerulosclerosis* 19.6%, 만성사구체신염*chronic glomerulonephritis* 10.3%로 당뇨신장병증이 계속 증가하고 있다.[1]

Ⅰ 역사적 배경

1960년 Quinton[2]이 카테터를 사용하여 혈액투석을 처음으로 시행하였다. 1966년 Brescia와 Cimino[3]는 말초혈관에 자가혈관 AVF를 만들었는데 이것은 오랫동안 사용할 수 있고, 쉽게 만들 수 있으며 합병증도 적다. Polytetrafluoroethylene(PTFE)을 사용한 graft AVF는 1973년에 처음 보고되었다.[4] 일시적 혹은 응급투석에는 이중내강 카테터*double-lumen catheter*를 중심정맥에 설치하여 사용하지만 감염, 협착, 혈전이 잘 생겨 오랜 기간 지속하기가 어렵다. 장기 혈액투석에 필요한 AVF는 우선적으로 팔 원위부에 만들며, 자가혈관 AVF는 graft에 비하여 개통률, 감염, 혈전 면에서 우수하다. 수술 후 자가혈관 AVF는 2~3개월, graft는 3~6주 후부터 투석에 이용할 수 있다.

AVF를 만들기 전에 ① 과거 중심정맥관이나 pacemaker 삽입력, ② AVF 수술에 실패한 경우, ③ 과거 팔, 가슴, 목에 수술을 받았거나 외상력이 있는 경우, ④ 이학적 검사에서 팔에 부종이 있는 경우, ⑤ 측부순환정맥*collateral circulation*이 있는 경우, ⑥ 양쪽 팔의 굵기에 차이가 있는 경우에는 정맥손상 가능성이 있기 때문에 수술 전에 정맥조영술을 시행하여 수술 위치를 선정하는 것이 좋다. Brescia-Cimino fistula는 수술 후 30일 이내의 조기 실패율이 8~30%로 수술 전 정맥조영술로 적합한 위치를 선정하면 실패율을 줄일 수 있다.

Ⅱ AVF 기능부전의 사전검사

혈액투석용 AVF는 일정 시간이 지나면 점차 정맥에 협착이나 혈전, 동맥류가 발생하면서 기능부전을 유발한다. 협착은 자가혈관 AVF보다는 graft AVF에서 더 흔히 발생한다. 수술 후 1개월 이내에 발생하는 정맥 혈전은 주로 수술 결함이나 혈관 성숙 전 조기 사용 때문이다. 수술 1개월 이후에 발생하는 혈전의 원인 중 80%가 정맥협착이고 20%는 투석 후 과도한 압박, 천자술기의 결함, 저혈압, 체액 감소, 수면 중 투석 정맥 압박, 동맥 혈전 등이다. 수술 1개월 후 혈전 발생빈도는 0.5~0.8회/환자/년이다.

Graft AVF 기능부전은 대부분 정맥문합부 협착 때문이며 이에 대한 조기발견 및 교정이 혈전을 예방하는 최선의 방법이다. Graft 기능부전에 대한 사전검사의 중요성은 Jefferson group과 Duke group의 연구에서 잘 알 수 있다. Ggraft-정맥문합부압력/팔 수축기압이 0.5 이상이며 fistulogram에서 50% 이상 협착이 있을 때 경피경관혈관성형술*percutaneous transluminal angioplasty; PTA*을 시행한 결과 ① 혈전 발생이 줄었고, ② AVF 문제로 인한 입원이 4.2일/환자/년에서 1.7일/환자/년으로 줄었고, ③ graft 수명이 2년에서 3년으로 연장되었다.

Dialysis Outcome Quality Initiative(DOQI)에서는 graft-정맥문합부 협착이 50% 이상이며 ① 과거에 혈전이 있었던 경우, ② 투석 시 정맥압이 상승하는 경우, ③ 비정상적인 요소*urea* 재순환, ④ 이학적 검사 결과가 비정상인 경우, ⑤ 투석량 감소 중 하나라도 있으면 PTA를 권장하였다. 다음은 사전검사 방법에 대한 간단한 설명이다.

1. Direct flow measurement

자가혈관 AVF에서 300mL/분, graft AVF에서 450~650mL/분 이하이면 2주 이내에 기능부전에 빠질 가능성이 높다. 이것은 graft 협착 발견에 유용하지만 자가혈관 AVF에서는 측부순환혈관이 많아 혈류가 협착에 비례하지 않으므로 민감도가 낮다.

2. Static venous dialysis pressure

투석혈류 속도 0인 상태에서 측정한 정맥압은 여러 변수에 영향을 받지 않기 때문에 정확성이 높다. Graf-정맥문합부에서의 수축기압은 팔 수축기압의 40% 이하여야 하며 이보다 높다면 정맥문합부 협착일 가능성이 있다.

3. Dynamic venous dialysis pressure

투석 중 투석기를 통해서 자동적으로 측정되는 정맥압으로 일정한 혈류에서 측정하는데 정맥협착이 있으면 정맥압이 증가한다. 혈류 200mL/분으로 일정하게 하고 투석 후 2

~5분에 150mmHg 이하를 임계치로 정하고 정맥압이 3회 연속 정상보다 증가하였다면 정맥협착을 의심해야 한다.

4. 요소 재순환*Urea recirculation*

요소 재순환이란 투석이 이루어진 혈액이 다시 투석용 동맥카테터를 통해 유입되는 비율을 말한다. AVF로 유입되는 동맥혈류가 적거나 정맥협착으로 정맥압이 증가되면 높게 나타난다. 재순환율이 15~20% 이상이면 동정맥루조영술*fistulography*이 필요하지만 검사의 민감도는 낮다.

5. 이학적 검사

Graft AVF에서 지속적인 진동은 혈류가 좋음을 반영하며 대개 1,200mL/분 이상의 혈류가 유지된다. 반면 박동이 느껴진다면 협착이 있음을 의미하며, 평균 634mL/분 혈류로 협착에 대한 치료가 필요하다. 협착 부위에서는 박동이 진동으로 변하므로 이학적 검사로 협착 위치를 정확히 찾을 수 있다(그림 43-2).

자가혈관 AVF는 graft보다 쉽게 촉지할 수 있어 이학적 검사가 매우 중요하다. 협착 전방향의 정맥은 단단하게 확장된 맥박으로 촉지된다. 협착 부위에서는 graft와 마찬가지로 맥박이 진동으로 전환되며 협착 후방향의 정맥은 맥박이나 진동이 약하며 정맥이 약간 수축되어 있다(그림 43-3).

유입동맥협착 때 정맥은 전체적으로 압력이 낮으며 약한 진동만 느낄 수 있고 투석 시 혈액이 잘 유입되지 않는다. 중심정맥에 협착이나 폐쇄가 있으면 팔과 얼굴에 부종이 발생하며 가슴과 목 부위의 피하에서 측부순환정맥을 관찰할 수 있다(그림 43-4).

6. 동정맥루조영술*Fistulography*

위에 열거한 방법에서 정맥협착으로 의심되면 반드시 fistulography를 시행하여 협착 위치와 정도를 파악하여 치료방법을 선택한다. 혈액투석을 받지 않는 환자는 조영제로 인해 신장기능이 악화되어 예정보다 일찍 혈액투석을 할 가능성이 있기 때문에 주의해야 하며, 초음파를 이용하는 것도 한 방법이다. 먼저 AVF 동맥문합부 근처 정맥을 천자한 다음 말초정맥에서 중심정맥까지 검사하고 천자 부위 상부를 압박하여 조영제를 동맥까지 유입시켜 검

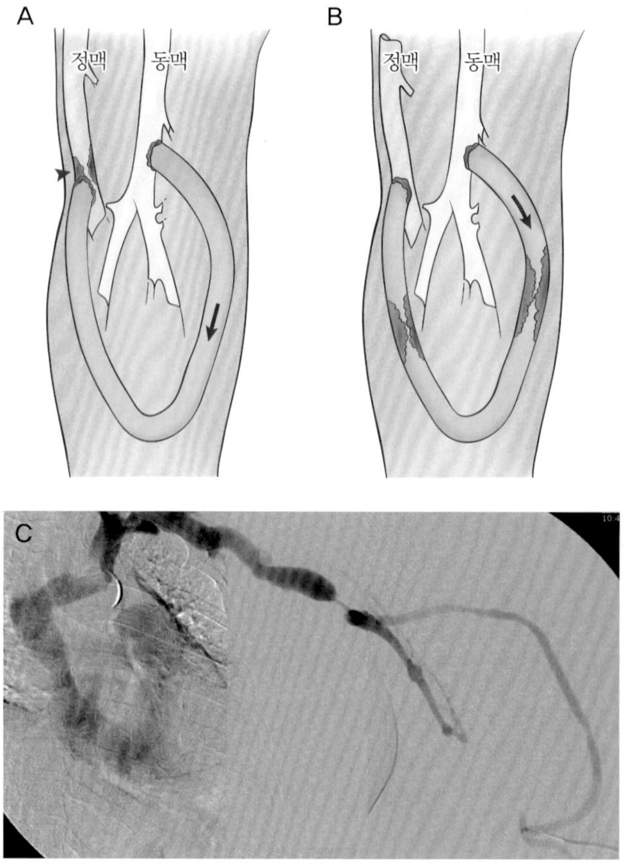

그림 43-2. Graft AVF의 이학적 검사 A. 정맥문합부 협착으로 graft 전체에서 박동성을, 정맥문합부 근처에서 심한 진동을 느낄 수 있다. B. Graft 내부 천자 부위에 협착이 있는 경우로 동맥문합부와 graft 협착 부위 사이에서 박동성을, graft 내부의 협착과 협착 사이에서 약한 박동/진동을, graft 협착과 정맥문합부 사이에서 약한 진동을 느낄 수 있다. C. Graft fistulogram에서 정맥문합부의 협착이 보이며 동맥문합부와 graft 자체에는 협착이 없다.

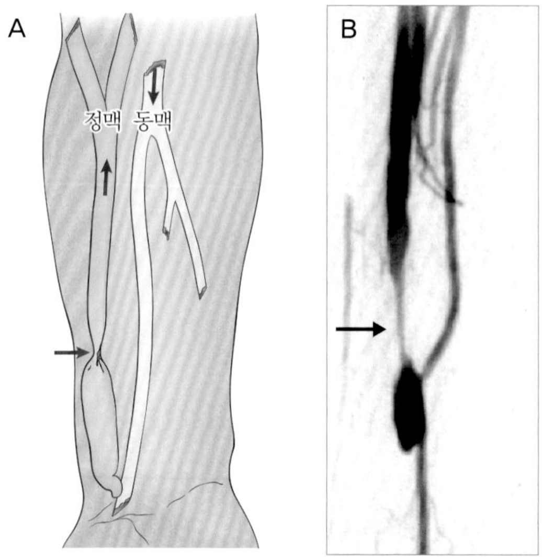

그림 43-3. 자가혈관 AVF의 이학적 검사 A. 문합부와 정맥 협착부 사이에서 정맥의 팽창과 박동성을 느낄 수 있으며 협착 부위에서는 강한 진동을 느낄 수 있다. B. Radiocephalic fistula로 문합부 하방에 협착(화살표)이 보이며 협착 부위에서 맥박이 진동으로 전환된다.

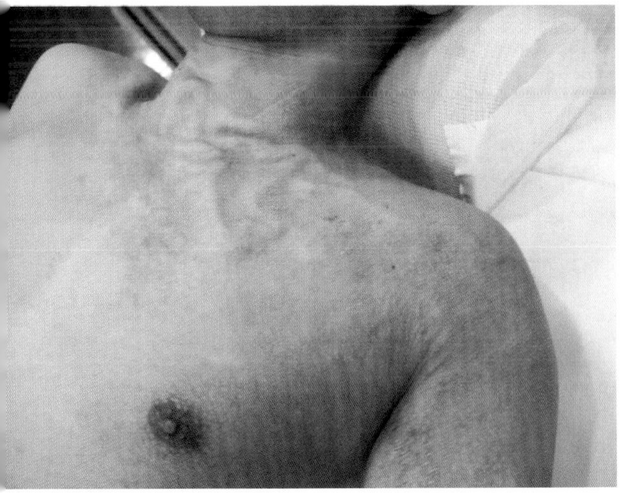

그림 43-4. 좌측 중심정맥폐쇄 환자 흉벽에서 많은 측부순환정맥이 보인다.

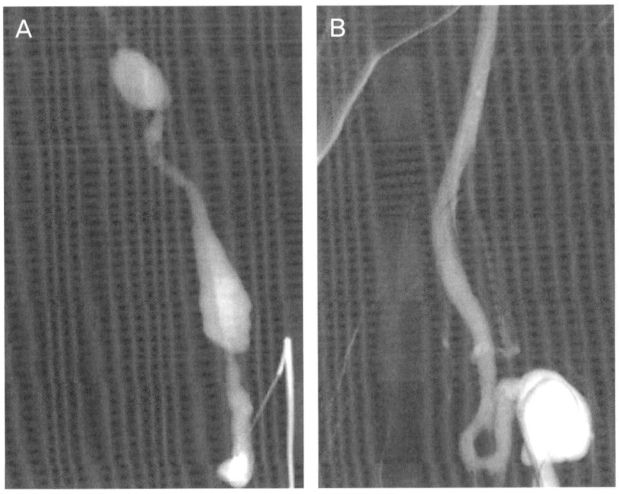

그림 43-6. 좌측 radiocephalic AVF 주관절 부위에 동맥류만 있는 것처럼 보이지만 다른 방향의 촬영에서 짧은 폐쇄가 보인다.

사한다. 액와정맥*axillary vein*에는 근육이나 유방 압박으로 가성협착이 생길 수 있기 때문에 겨드랑이를 약간 벌린 상태에서 검사한다(그림 43-5). 측부순환혈관은 협착의 간접증거이므로 협착 부위를 찾기 위해 여러 방향으로 촬영할 필요가 있다. 또한 주관절 부위 정맥은 여러 방향에서 촬영해야 정확한 혈관의 형태를 파악할 수 있다(그림 43-6). 혈전으로 막힌 graft에서는 진동이나 박동을 느낄 수 없으며 이때 fistulography는 무의미하다. 하지만 자가혈관의 경우 fistulography로 막힌 길이와 나머지 부분의 정맥을 검사하여 수술로 교정할 부위를 결정해 주어야 한다. Fistulography에서 이상 소견이 없거나 임상적으로 투석 시 혈액유입에 문제가 있을 때에는 반드시 유입동맥을 검사해야 한다. 임상적 혹은 혈류학적 이상은 없고 단지 해부학적 협착만 있는 경우는 PTA의 적응증이 되지 않는다. Barth[5]는 fistulogram의 절반 이상에서 2군데 이상의 협착이 발견되었으며 DOQI에서는 수술 후 반드시 fistulogram으로 추가적인 협착이 있는지 확인할 것을 권고하였다.

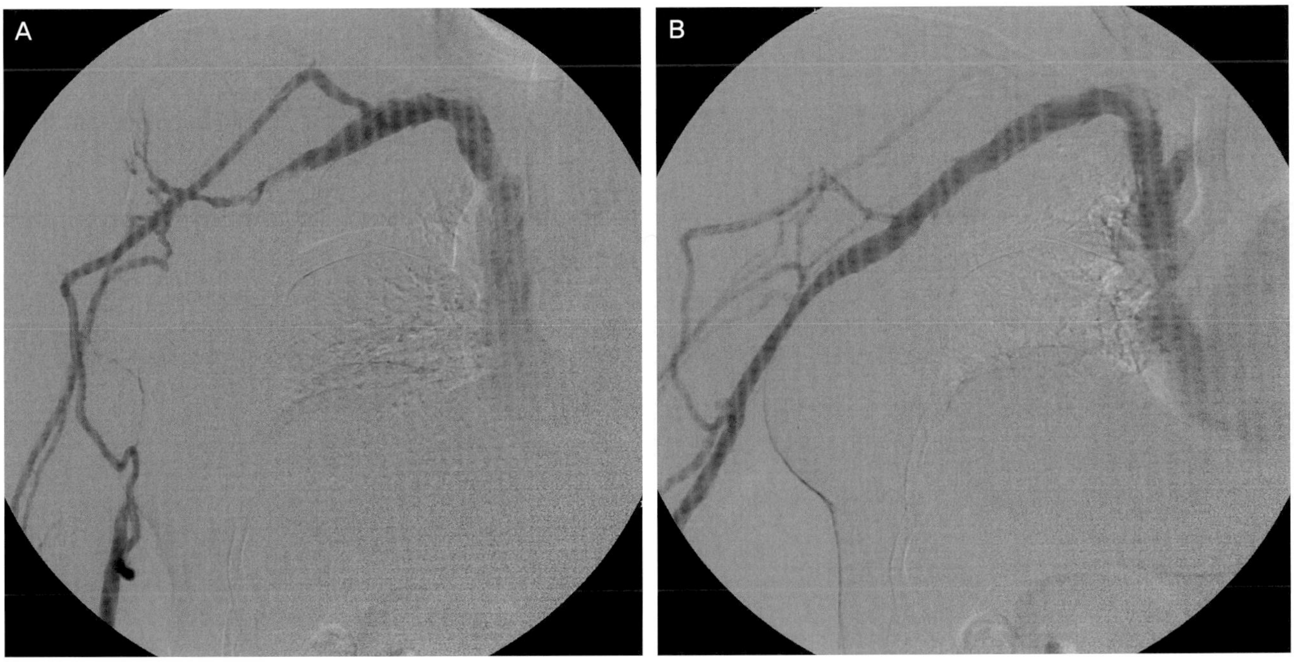

그림 43-5. 우측 팔 fistulography A. 내전*adduction* 상태에서 액와정맥이 막힌 것처럼 보인다. B. 외전*abduction* 상태에서는 정상으로 보인다.

Ⅲ 정맥협착의 발병기전

AVF 기능부전의 대부분은 내막증식*intimal hyperplasia*으로 인한 graft-정맥문합부 협착 때문에 발생한다(그림 43-2B). 내막증식의 정확한 병리생리학적 기전은 잘 알려져 있지 않다. AVF가 만들어지면 정맥은 혈압과 혈류가 급격히 증가하여 과다하게 팽창되고 내피세포*endothelium*가 손상을 입는다.[6] 내피세포 손상으로 중층의 평활근세포*smooth muscle cell*가 활성화되기 시작하는데 여기에는 여러 가지 인자가 관여한다. 와류, 내경불일치*compliance mismatch*, 강속 및 저속 전단긴장*shear stress* 등의 혈역동적 요인, intima와 smooth muscle cell 간의 복잡한 상호반응, 혈소판 및 염증계의 여러 성분들이 관여하는 것으로 추정된다. 또한 PTFE는 이물질로 작용하여 주변 대식세포*macrophage*의 반응을 촉진하여 다양한 cytokine을 생성시킨다. 증식한 smooth muscle cell은 내층으로 이동해 증식하며 세포외 바탕질*extracellular matrix*이 생성 및 축적되는 과정을 거쳐 intimal hyperplasia가 이루어진다.

Ⅳ AVF 기능부전의 치료

AVF 기능부전의 외과적 치료로는 thrombectomy with revision, patch angioplasty, graft interposition 등이 있다. 외과적 치료는 사용 가능한 정맥을 점차 잠식하며 같은 부위에 치료를 반복할수록 개통률이 감소한다는 단점이 있다.

인터벤션 치료로는 PTA, 혈관내 스텐트설치술*endovascular stenting*, 혈전용해술*thrombolysis*이 있다. PTA는 같은 부위에 반복해서 시술할 수 있지만 스텐트는 PTA에 실패한 경우 주로 사용하며 정맥을 점차 잠식한다는 단점이 있다. 혈전폐쇄의 인터벤션 시술 때 혈전 일부가 폐동맥으로 유입되면 serotonin 분비로 기관지연축*bronchospasm*이 생길 수 있기 때문에 이것을 방지하기 위해 heparin 사용을 권장한다. 하지만 혈전이 없을 때 heparin을 사용하는 데 대해서는 논란이 있고, PTA 후 장기간 항응고제 치료는 하지 않는다. 인터벤션 시술의 금기는 감염과 심한 응고저하*hypocoagulability* 상태이다.

1. AVF 협착의 치료

AVF 협착은 혈전이 발생하기 전에 치료하는 것이 중요하다. Katz 등[7]은 혈전폐쇄 graft에서는 1개월에 50%가, 비혈전군의 PTA에서는 24주에 50%가 개통되었다고 보고하였다. Graft에서 협착은 정맥문합 부위와 평소 천자 부위에 주로 생기며, 자가혈관 AVF에서는 동맥문합부 2~3cm 하방 정맥과 천자 부위에 발생한다. 동맥문합 부위 협착은 혈액유입 감소가 있으면 확장하지만 증상이 없는 경우에는 오히려 이차적 과혈류*secondary high flow* 혹은 도류현상*steal phenomenon*이 생길 수 있다.

천자초*sheath*는 협착 부위 방향으로 삽입하되 협착 부위에서 최소 5cm 정도 거리를 두어야 한다. 유입동맥이나 동맥문합부 협착인 경우에는 후향적으로 접근하며 유도철사*guide wire*가 통과되지 않는 경우에는 상완동맥을 천자하여 접근한다. U-shaped graft에서 정맥문합부 방향이 분명하지 않을 때 graft 중간을 압박하면 한쪽에서는 박동이, 반대쪽에서는 진동이나 박동이 없어지는데 박동이 있는 쪽이 동맥문합부이다.

풍선은 주위 정상 정맥 직경과 같거나 1mm 큰 것을 사용하며, graft 문합부에는 직경 7mm의 풍선을 사용한다. 풍선이 완전히 펴질 때까지 서서히 압력을 올려 1~3분간 유지하며 PTA 후 유도철사를 유지한 채 바로 fistulography를 시행한다. 혈관손상과 잔존 협착이 없고 이학적 검사에서 정맥이나 graft에서 진동이 느껴지면 치료에 성공한 것으로 볼 수 있다(그림 43-7). 잔존 협착이 30% 이상이면 1~2mm 큰 풍선으로 확장하거나 스텐트로 잔존 협착을 제거한다. 풍선 확장에 저항성이 있는 병변에는 30기압 이상이 가능한 고압력풍선*ultrahigh-pressure balloon*이나 cutting balloon을 사용하며 두 경우 모두 성공률이 높다.[8] Cutting balloon은 시술 시 통증이 일반 풍선 확장에 비하여 적지만 graft-정맥문합부 협착에서 일반 풍선과 비교해서 기술적 성공률[80.8%/75.4%(P=0.24)], 6개월 개통률(p=.531)에 차이가 없고 기구와 연관된 합병증은 cutting balloon이 많다는 보고(5.2%/0%)가 있다.[9] 하지만 Kariya 등은 자가혈관 AVF에서는 차이가 없었고 graft-정맥문합부 협착에서 6개월 개통률이 71%, 38%(p=0.039)로 cutting balloon의 유용성을 보고하기도 하였다.[10] AVF에서 스텐트는 풍선과 비교하였을 때 개통률 연장에 도움이 되지 않기 때문에 제한적으로 사용한다. 스텐트 적응증은 ① 심한 탄성반동*elastic*

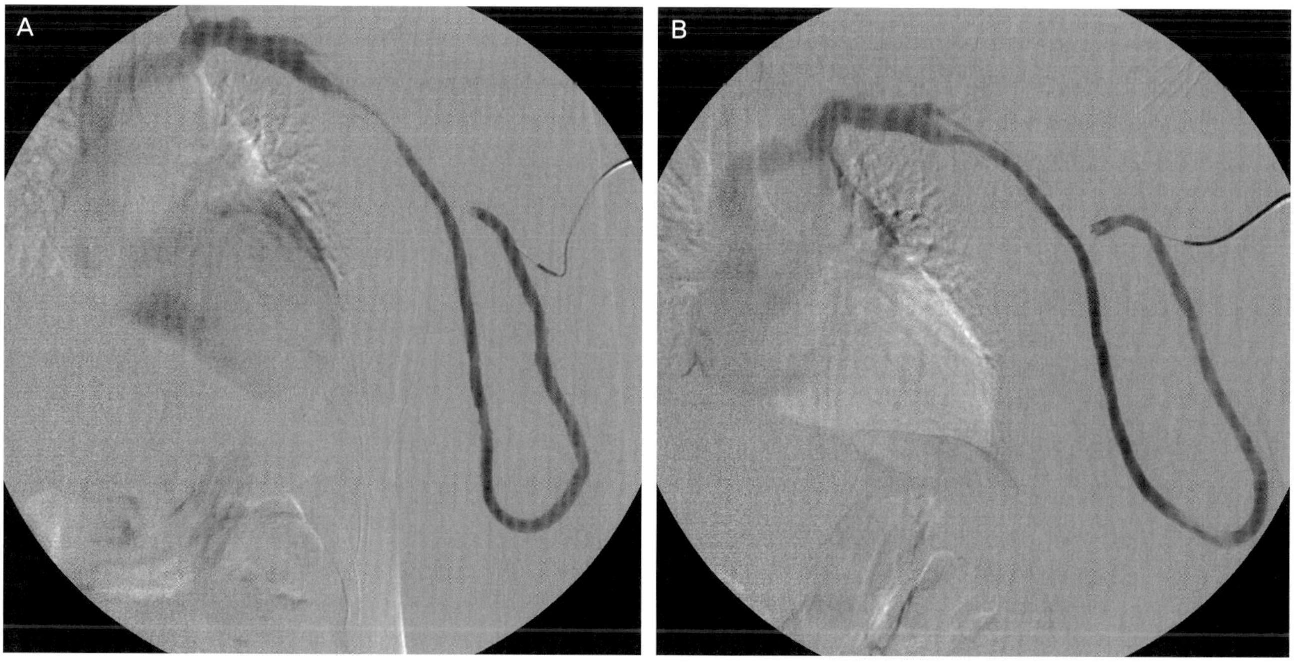

그림 43-7. 왼팔 graft AVF A. 시술 전 사진에서 정맥문합부의 협착이 보인다. B. 시술 후에는 잔존 협착 없이 확장되었다.

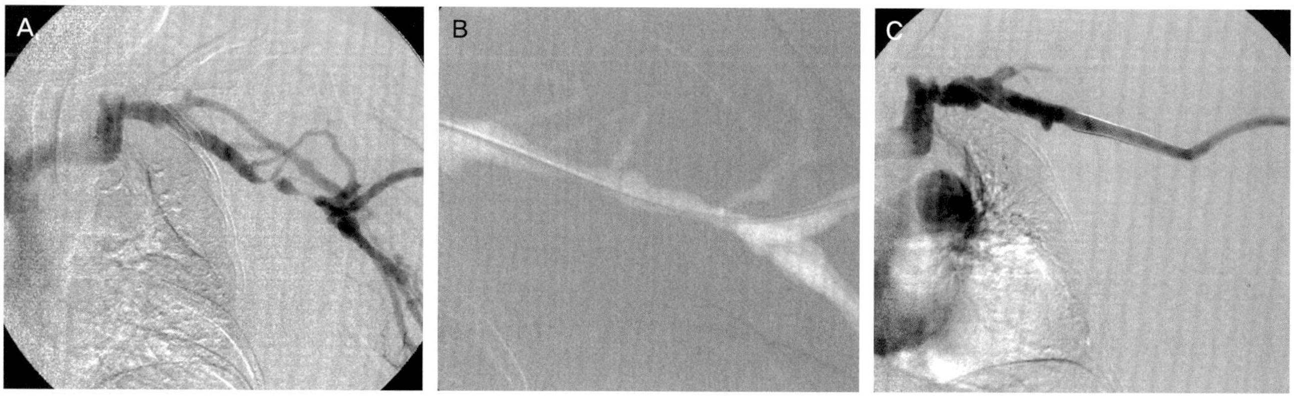

그림 43-8. Graft 문합부 스텐트설치술 A. Graft fistulogram에서 정맥문합부의 협착이 보인다. B. 풍선확장 후에도 잔존 협착이 보인다. C. 직경 8mm 스텐트 삽입 후 잔존 협착이 보이지 않는다.

*recoil*으로 실패한 경우, ② 풍선확장술에 실패한 환자 중 제한된 AVF sites와 수술적 접근이 불가능한 환자, ③ 정맥파열 환자, ④ 3개월 동안 2번 이상 재협착이 발생한 경우 등이다.[11] 유연한 자가팽창형 스텐트를 사용하며 혈관 직경보다 1~2mm 큰 것을 사용한다(그림 43-8). 근래에 graft-정맥문합부 협착에서 stent-graft와 풍선확장술의 6개월 개통률이 51%, 23%($p < 0.001$)로 stent-graft가 우월하다고 보고된 바 있다.[12]

기술적 성공의 기준은 30% 이하의 잔존 협착이며, graft-정맥문합부의 압력이 팔 수축기압의 33% 이하로 떨어지는 것을 기준으로 삼는 경우도 있다. 임상적으로는 이학적 검사에서 AVF 정맥의 계속적인 진동이 느껴지면 시술에 성공했다고 볼 수 있으며, 박동이 있으면 또 다른 협착을 의심해야 한다. DOQI guideline에서는 혈전 없는 AVF와 graft 협착 치료에서 PTA는 6개월 일차 개통률을 50%, 수술은 1년 50%를 목표로 설정하고 있으며, 3개월 내에 2회 이상 협착이 재발하면 수술적 교정을 권고하고 있다.

2. 혈전성 폐쇄 AVF 치료

혈전성 폐쇄는 바로 치료해야 일시적 중심정맥관 삽입을 피할 수 있다. 수술로는 thrombectomy with patch angioplasty, thrombectomy with graft revision이 있고 인터벤션 치료로는 pharmacomechanical thrombolysis, mechanical thrombectomy가 있다. 인터벤션 금기증은 심한 폐동맥고혈압, 심한 폐질환, right-to-left shunt, 감염이 있는 경우 등이다.

자가혈관 AVF는 정맥내막세포에서 항응고요소를 분비하며 측부순환정맥이 있기 때문에 graft보다 혈전형성이 적다. 혈전이 발생한 graft는 쉽게 촉지할 수 있고, 직경이 일정하며, 혈전 양이 평균 3.2mL로 많지 않고, 거의 일정한 부위에 협착이 발생한다는 특징이 있다. 하지만 자가혈관 AVF는 정맥벽이 얇아서 촉지하기가 어렵고, 해부학적 위치가 다양하여 문합부를 찾기가 어려우며, 협착이 어디에나 생길 수 있으며, 협착이 심하여 유도철사가 통과하기 쉽지 않은 경우가 많다. 또한 측부순환정맥과 혈전의 양이 많고, 동맥류가 있는 경우도 많으며 유입동맥에 혈전이 있는 경우도 있어 graft 혈전에 비해 치료하기가 어렵다. Winkler[13]의 graft 혈전 연구에 따르면, 아래팔 graft의 혈전 양은 3~5mL이며 대부분의 혈전이 쉽게 부서지고 용해되는 red thrombus로 구성되어 있다. 동맥문합부에서 형성되는 혈전은 arterial plug라 부르며 red thrombus와 달리 적혈구, 혈소판, fibrin이 층층이 구성되어 단단하고 혈전용해제에 쉽게 녹지 않는다(그림 43-9).

혈전성 폐쇄가 있는 AVF는 우선 혈전 제거 후 혈전을 유발한 협착 부위 치료가 원칙이다. 혈전을 제거하기 전에 heparin 3,000IU를 투여하고 혈전이 있는 정맥이나 graft에 2개 sheath를 서로 반대방향으로 삽입하는 crossed-catheter technique을 사용한다. Sheath 삽입 후 소량의 조영제로 위치를 확인하며, 이때 혈전이 동맥으로 유출되지 않게 주의한다. 두 곳 천자 부위는 상당한 거리를 두고 있어야 카테터가 서로 겹치지 않게 되고 혈전을 완전히 제거할 수 있다. 혈전제거술 후에는 혈전을 유발한 협착 부위를 확장한다. 확장 후에도 박동이 느껴지면 잔존 협착이나 혈전이 있음을 의미하므로, 진동이 느껴질 때 시술을 종료하는 것이 중요하다. 하지만 어떤 기술을 사용하여 혈전을 제거하느냐보다는 협착 부위의 치료 결과에 장기개통률이 좌우된다.

(1) Pharmacomechanical thrombolysis

혈전용해제를 이용한 치료는 카테터를 삽입하여 장시간 주입하는 방식으로, 출혈이 흔하고 환자를 오랫동안 관찰

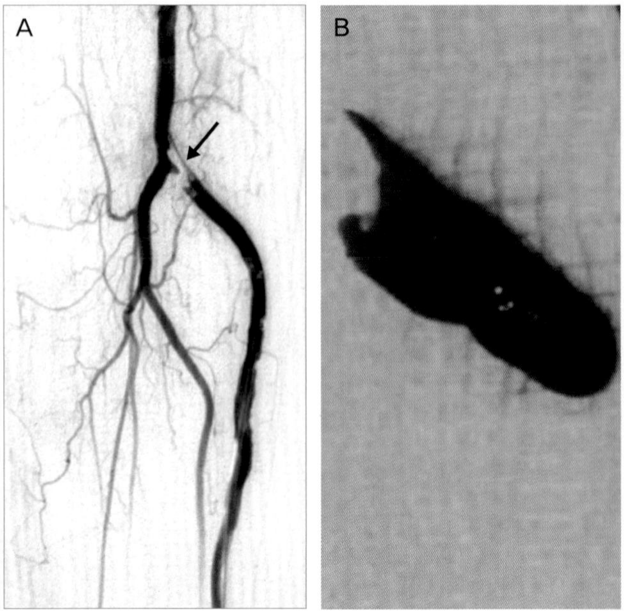

그림 43-9. 동맥문합부에서 형성된 혈전 A. Urokinase를 이용한 graft 혈전용해술에도 동맥문합부에 잔존 혈전이 남아 있다(화살표). B. 수술로 제거한 arterial plug.

해야만 하므로 잘 사용하지 않는 방법이다.

Davis[14]는 crossed-catheter technique으로 고농도의 urokinase를 주입하고 남은 혈전을 angled catheter로 부숴서 제거하는 방법으로 시술시간 86분, 성공률 90%, 6개월 누적개통률 62%를 보고했는데, 이 방법은 시간이 많이 소요된다. Valji[15]는 multisided hole catheter를 crossed-catheter technique으로 설치하여 고농도의 urokinase (25,000U of urokinase/mL)를 heparin과 혼합해 15~20분간 소량씩 혈전에 강하게 분사하는 방식을 사용하였는데, 이것은 urokinase에 의한 혈전용해와 용액 분사에 의한 기계적 혈전용해를 결합한 것이다(Pulse-spray pharmacomechanical thrombolysis; PSPMT). 초기 보고에서 299,000U urokinase를 사용하였고, 시술시간 46분, 93%의 초기성공률과 1년 개통률 26%, 1년 누적개통률 51%를 이루었다.

(2) 기계적 혈전제거술 *Mechanical thrombectomy*

기계적 혈전제거술의 기본적 술기는 ① crossed-catheter technique으로, ② 기구나 기술을 이용하여 혈전을 부수고, ③ 부서진 혈전을 흡입 제거하며, ④ 혈전을 유발한 협착을 치료하는 것이다. 지금까지 다양하게 개발된 graft 혈전제거용 기구들은 PSPMT보다 빠르고 안전하며 효과적으로 혈전을 제거할 수 있다. Graft 혈전제거에 사용하는 기구는 다음과 같다.

Arrow-Trerotola device(PTD, Arrow International, Reading, PA, USA)는 3,000rpm으로 회전하는 nitinol basket이 있어 혈전을 가루로 만들어 흡입 제거하는 방식의 기구로, 대부분의 혈전이 1mm 이하로 부서져 쉽게 sheath를 통해 흡입 제거된다. 평균 시술시간 75분, 95%의 기술적 성공률, 41%의 90일 개통률이 보고되었다.[16]

Amplatz device(Microvena, White Bear Lake, MN, USA)는 가스로 유도되는 high speed cam(150,000 rpm)으로 소용돌이를 유도하여 혈전을 1,000μm이하의 가루로 만든다. 기술적 성공률 89%, 30일 개통률 47%로 보고되었지만 63%에서 용혈이 일어나고 arterial plug는 처리하기가 곤란하다는 단점이 있다.[17]

Angiojet catheter(Medrad), Hydrolyser catheter(Cordis), Oasis catheter(Boston Scientific)는 venturi effect로 혈전을 부수어 흡입 제거하는 방식의 기구이다. 89%의 기술적 성공률, 55%의 3개월 개통률이 보고된 바 있고, 2예의 동맥색전증, 1예의 폐색전증이 있었으며, 혈전을 제거할 때 많은 혈액이 같이 흡입되기 때문에 빈혈 환자나 자주 시술을 받아야 하는 환자에게는 부담스런 방법이다.[18]

Desilets-Hoffman sheath는 side port를 분리할 수 있는 sheath로서, 분리된 sheath를 이용하여 graft 혈전을 흡입, 제거하는 방식의 기구이다. 비용이 적게 들지만 다른 기구와 성공률은 비슷하다(그림 43-10).[19]

자가혈관 AVF 혈전 제거술에도 혈전용해제보다는 기구를 이용한 기계적 혈전제거술을 주로 사용하며 성공률은 63~83%로 보고되고 있다.[20, 21] Shatsky[22]는 Arrow-Trerotola PTD를 사용하여 87%의 기술적 성공률과 38%의 6개월 개통률을 보고하였다. 최근에는 혈관조영실에서 혈전이 발생한 자가혈관에 정맥절개를 하고 혈전을 쥐어짜는 형식으로 혈전을 제거하는 인터벤션 방법으로 혈전이 많은 자가혈관 AVF를 치료했다는 보고가 있다.[23] 일반적으로 자가혈관 혈전치료는 graft보다 기술적 성공률이 낮지만 개통률은 높다. 혈전의 원인인 협착 부위를 찾을 수 있는 확률은 수술의 경우 약 42~52%, PTA의 경우 90%이다.[15] Graft 혈전의 PTA와 외과적 치료의 유용성에 대해서는 논란이 있는데 DOQI guideline에서는 PTA는 3개월 개통률이 40%, 수술은 6개월 개통률이 40% 이상 되어야 하며, 둘 다 85% 이상의 임상적 성공을 목표로 설정하고, PTA는 정맥을 보존하기 때문에 가능하면 수술보다 먼저 시행할 것을 권고하였다.

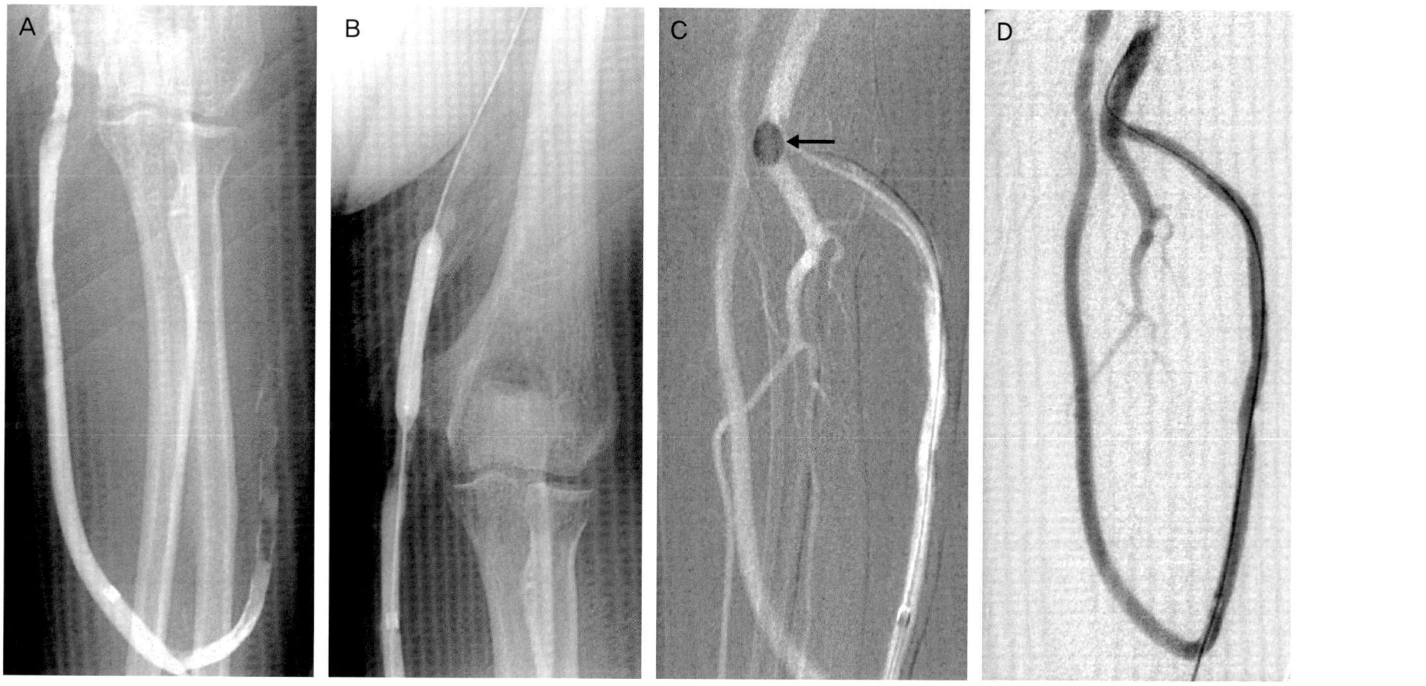

그림 43-10. Desilets-Hoffman sheath를 이용한 혈전 흡입술 A. Graft 정맥부위(venous limb)의 혈전은 Desilets-Hoffman sheath를 이용하여 대부분 흡입 제거하였으며 graft 동맥부위(arterial limb)에는 아직 혈전이 남아 있다. B. 정맥문합부 협착에 풍선확장술을 시행하고 있다. C. Graft 동맥부위에 있는 혈전 제거 후 남은 arterial plug를 Fogarty balloon(화살표)을 이용하여 graft 내부로 끌어들이고 있다. Arterial plug는 sheath를 통해 흡입되지 않기 때문에 폐로 흘려보낸다. D. 마지막 fistulogram에서 잔존 혈전이나 협착이 보이지 않는다.

3. 중심정맥협착의 치료

중심정맥협착이 발생하면 팔이나 얼굴에 심한 부종이 발생하며 가끔 이명이 생기기도 하며 가슴에는 측부순환정맥들이 보인다. 중심정맥협착의 원인은 중심정맥관에 의한 정맥손상, 와류에 의한 내막비후, 혈전, 정맥 판막의 비후 등이다. 중심정맥협착은 투석 환자의 5~17%에서 나타나며 대부분이 중심정맥관 삽입력과 관련이 있다.[24] 쇄골하정맥 삽입(40~50%)이 내경정맥 삽입(10%)보다 중심정맥협착을 더 많이 발생시킨다. 최선의 예방법은 중심정맥관을 삽입하지 않는 것이며, DOQI guideline에서는 투석이 필요할 것으로 예상되면 미리 AVF를 만들 것, 혈전이 생기면 즉각 치료할 것, 중심정맥관이 필요하면 내경정맥을 이용할 것을 권하고 있다. 중심정맥협착에 대한 외과적 치료로는 우회술을 주로 시행하며, 개흉술*thoracotomy*이 필요할 수도 있기 때문에 매우 제한적이다.

(1) 풍선확장술

중심정맥 PTA 시 간혹 폐쇄 부위에서 유도철사 통과 후 풍선카테터가 통과하지 못하는 경우가 있다. 이때는 유도철사를 대퇴정맥까지 내려 유도철사를 밖으로 유도한 후 소위 'through-and-through technique'으로 기구를 쉽게 통과시킬 수 있다. 유도철사가 중심정맥폐쇄 부위를 통과하지 못하는 경우에는 transjugular intrahepatic portosystemic shunt(TIPS)용 기구를 이용하여 폐쇄 부위를 직접 천자하여 유도철사를 통과시킬 수 있다.[25] 단순 중심정맥협착에는 일차적으로 풍선확장술을 시행한다. 주변 정상 정맥보다 1~2mm 큰 풍선, 고압력풍선으로 2분 혹은 5분 이상 확장한다. 잔존 협착이 30% 이하이고 5~10mmHg 이하로 압력차가 줄고 측부순환정맥이 보이지 않으면 기술적으로 성공했다고 본다. 팔 부종은 수일에서 수주 사이에 점차 소실되지만 24시간 내에 소실되기도 한다. 1년 개통률은 0~35%로 보고자에 따라 차이가 크며, 탄성반동이 있는 경우에는 3개월 이내에 100%에서 재발하였다는 보고도 있다. Sprouse[26]는 중심정맥 협착/폐쇄는 PTA에 잘 반응하지만 평균 6.5개월째에 증상이 재발하며 자주 시술이 필요하여 장기간 유지가 힘들다고 하였다. 특히 우측 무명동맥(brachiocephalic artery)의 압박으로 좌측 무명정맥에 협착이 발생하는 경우가 많으며, 이때는 PTA 후 탄성반동이 흔하고 재발도 빈번하다(그림 43-11). 또한 정맥 판막 비후 때문에 풍선확장술 후에도 잔존 협착이 남는 경우가 많아 중심정맥은 말초정맥보다 풍선확장술의 유용성이 낮은 편이다.

(2) 스텐트설치술

스텐트 적응증은 초기 풍선확장술에 실패한 경우, 탄성반동, 3개월 이내에 2번 이상 재발한 경우이다. 직경이 크고 매우 유연한 스텐트가 필요하며, 가능하면 짧고 직경이 큰 스텐트를 사용한다. 스텐트를 설치할 때 반대쪽 무명정맥, 같은 쪽 내경정맥 입구에 걸치지 않게 해야 다음에 중심정맥관을 설치할 때 유리하다. 설치할 때 스텐트가 간혹 폐나 심장으로 이동하기도 하는데 시술 시 유도철사를 하대정맥까지 위치시키면 최소한 스텐트가 심장으로 이동하는 것을 방지할 수 있다. 스텐트설치술의 초기 성공률은 90% 이상, 1년 개통률은 20~31%로 재협착이 빈번하다(그림 43-12). Aytekin[27]은 중심정맥협착에서 스텐트는 수술을 대치할 수 있지만 6, 12개월 개통률이 50%, 14.3%로 대부분 재시술을 반복해야 한다고 보고하였다. Dammers 등[28]은 수술과의 비교에서 임상적 성공률은 양쪽 모두 92%이며 1년 개통

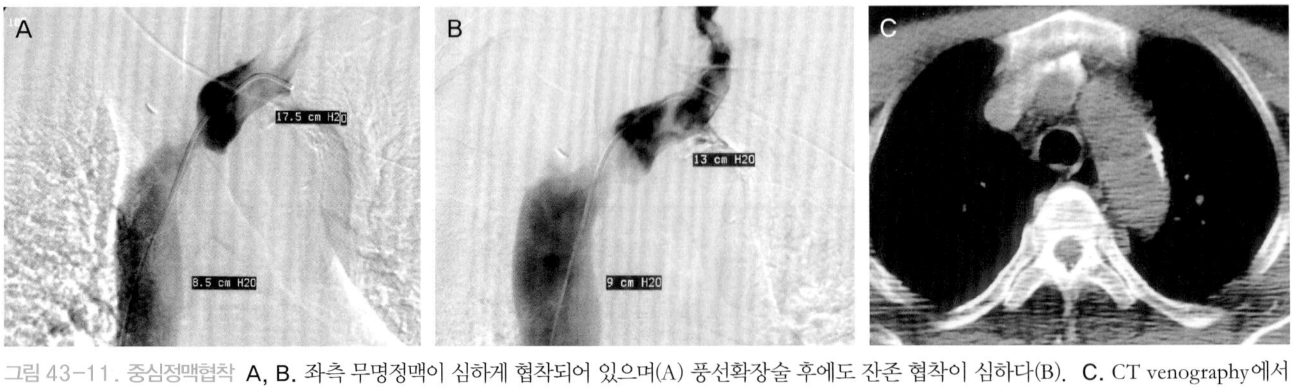

그림 43-11. 중심정맥협착 A, B. 좌측 무명정맥이 심하게 협착되어 있으며(A) 풍선확장술 후에도 잔존 협착이 심하다(B). C. CT venography에서 무명정맥이 우측 무명동맥과 흉골 사이에 끼어 심한 압박을 받고 있다.

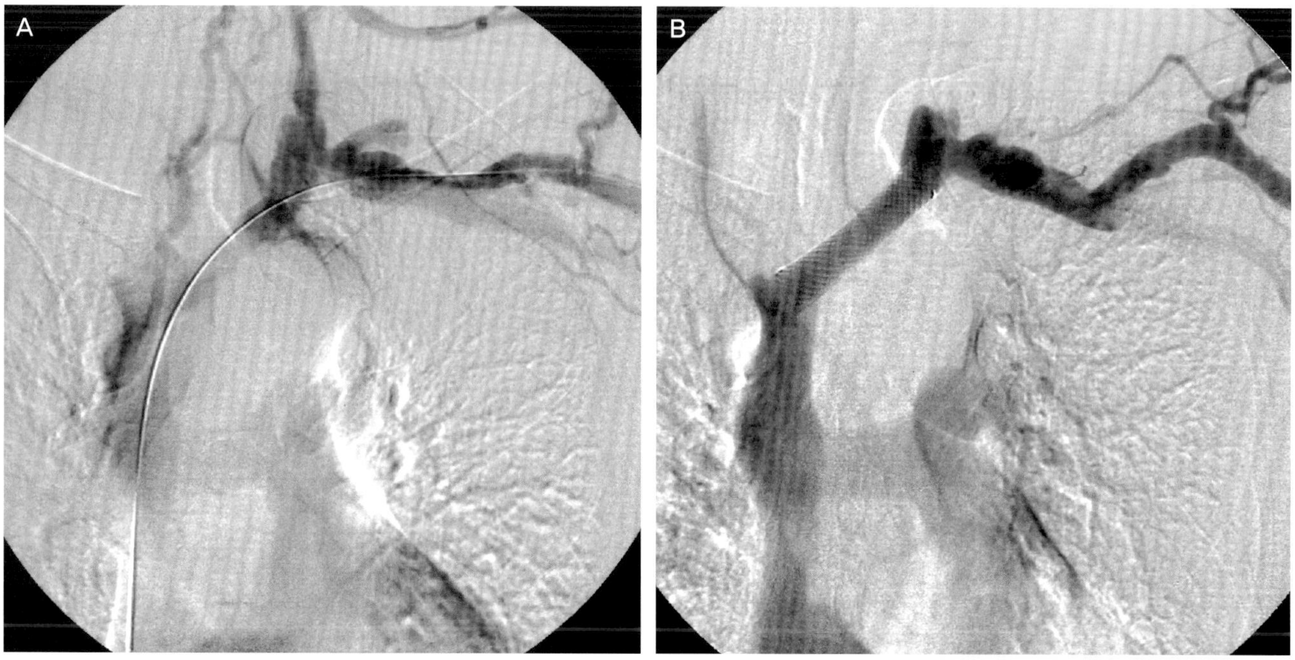

그림 43-12. 중심정맥 스텐트 설치 A. 풍선확장술 후 무명정맥에 탄성반동으로 인한 협착이 여전히 보인다. B. 스텐트 설치 후 잔존 협착과 측부순환 정맥이 보이지 않는다.

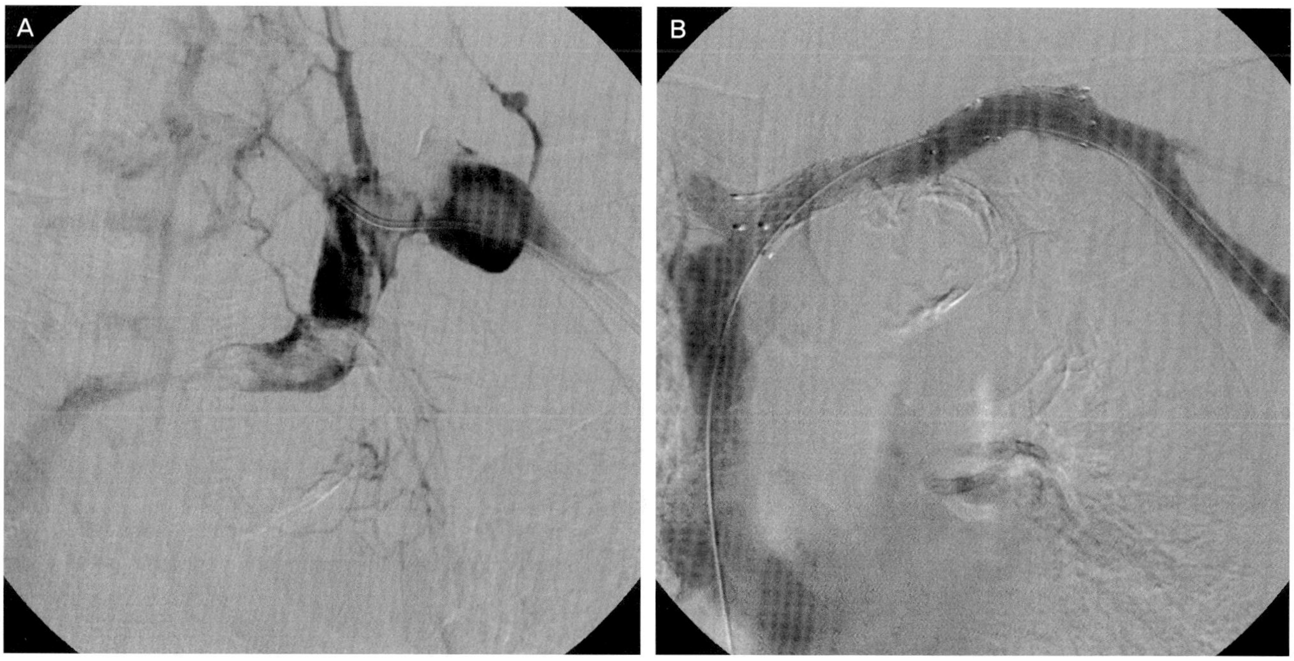

그림 43-13. 중심정맥 혈전 A. 무명정맥과 쇄골하정맥에 다량의 혈전이 보이며 무명정맥협착(화살표)이 동반되어 있다. B. 스텐트 삽입 후 혈전과 협착이 보이지 않는다.

률은 PTA가 63%, 수술이 75%이지만 합병증은 PTA가 많았다고 보고하였다. 하지만 수술은 개흉술이 필요한 경우도 있어 PTA에 실패했을 때에 시도하는 것이 좋다고 하였다. 근래에 stent-graft를 이용해 중심정맥 협착/폐쇄를 치료한 결과 시술 성공률이 100%, 1년 개통률이 67%였다는 보고가 나온 바 있어 이 방법은 풍선확장술이나 스텐트 시술 후 재발한 병변에 좋은 대안으로 떠올랐다.[29]

중심정맥협착 중 3~4%가 혈전성 폐쇄로 보고되고 있다. 이들은 근위부에 반드시 협착을 동반하고 있어 혈전뿐만 아니라 협착도 같이 치료해야 한다. 혈전을 없애기 위해 혈전

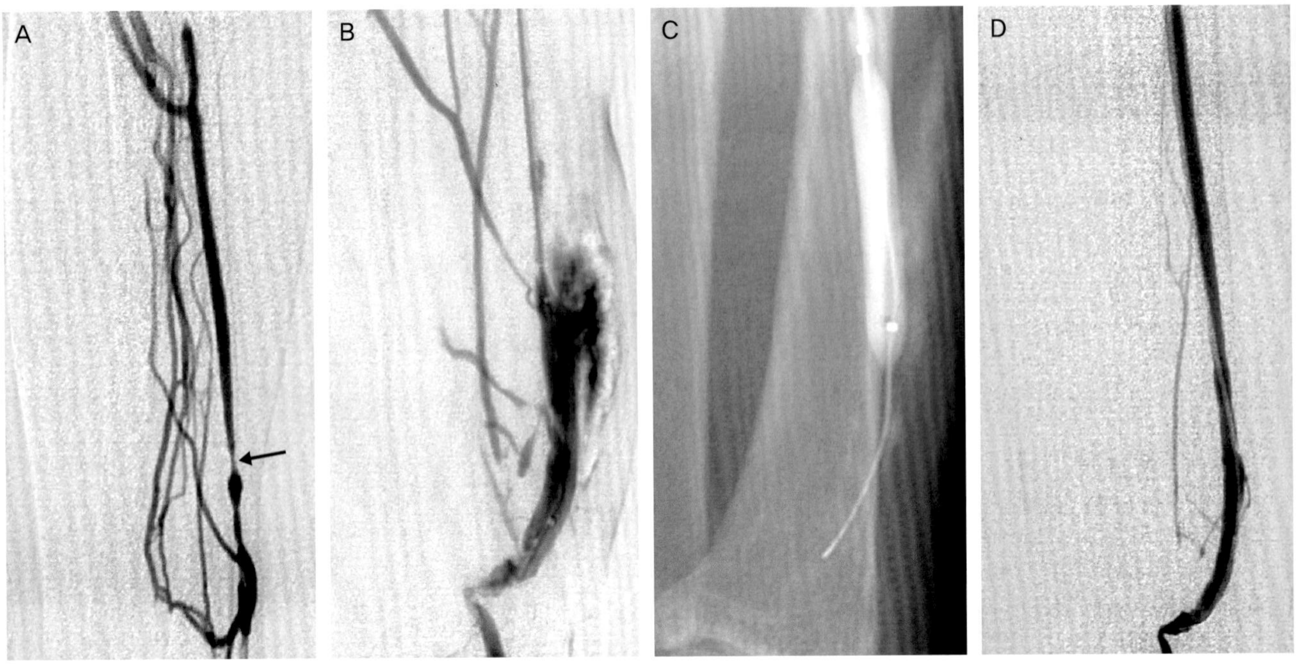

그림 43-14. 정맥파열 A. Fistulogram에서 cephalic vein에 협착이 보인다(화살표). B. 풍선확장술 후 협착 부위 정맥파열로 조영제 누출이 보인다. C. 풍선으로 파열 부위 혈류를 약 3분간 차단한다. D. 최종 fistulogram에서 조영제 누출이 더 이상 보이지 않는다.

용해술을 시행하기도 하지만 시간이 오래 걸리고 혈전용해제가 많이 필요하여 합병증이 생길 가능성이 높다. 유도카테터*guiding catheter*나 기구를 이용하여 혈전을 제거하기도 하지만 혈액누수가 많다는 것이 단점이다. 중심정맥 혈전에 일차적으로 스텐트를 설치하면 혈전이 정맥 벽에 붙어 정맥이 성공적으로 개통될 수 있다(그림 43-13).[30]

V 시술과 연관된 합병증

1. 정맥파열

정맥파열은 가장 흔한 합병증의 하나로 풍선허리가 갑자기 없어지면서 심한 통증을 유발한다. 발생빈도는 Brescia-Cimino fistula에서 8%, 상완 자가혈관 AVF에서 15%이며, 특히 잘 생기는 부위는 cephalic arch, axillary out-flow of transposed brachiobasilic vein, 자가혈관 AVF에서 손목 주위 정맥이다. 파열 위험성이 높은 경우 풍선확장술 후 유도철사를 협착 부위에서 제거하지 말고 fistulogram에서 파열이 확인되면 파열 부위에서 2기압으로 약 3~5분간 풍선으로 혈류를 차단하면 대부분 지혈이 가능하다(그림 43-14). 하지만 3회 시행하여도 출혈이 계속되는 경우에는 스텐트나 stent-graft를 사용한다.[31]

2. 폐색전증

폐색전증은 혈전성 시술 시 항상 염두에 두어야 할 합병증이다. Graft 혈전제거술 후 폐 관류스캔을 했을 때 59%에서 관류 결손이 나타나지만 폐색전증의 임상적 증상이 있는 경우는 0.5% 내외이다.[32] 하지만 심한 심폐질환이 있는 환자가 폐색전증으로 사망했다는 보고가 있어 세심한 주의가 필요하다.[33] 심한 폐질환이나 right-to-left shunt가 있다면 외과적 혈전제거술이 바람직하다.

3. 동맥색전증

Graft 혈전제거술 후 동맥색전증은 외과적 혈전제거술 후 12%,[34] PTA는 1.4%에서 발생하며[35] 대부분 허혈증상은 없다. 경피적 치료로는 Fogarty balloon을 이용하여 혈전을 graft 안으로 끌어들이는 방법, 유도카테터를 이용하여 흡입 제거하는 방법, urokinase를 이용한 혈전용해술 등이 있지만 증상이 없는 경우에는 임상적으로 관찰하는 것도 한 방법이다(그림 43-15).

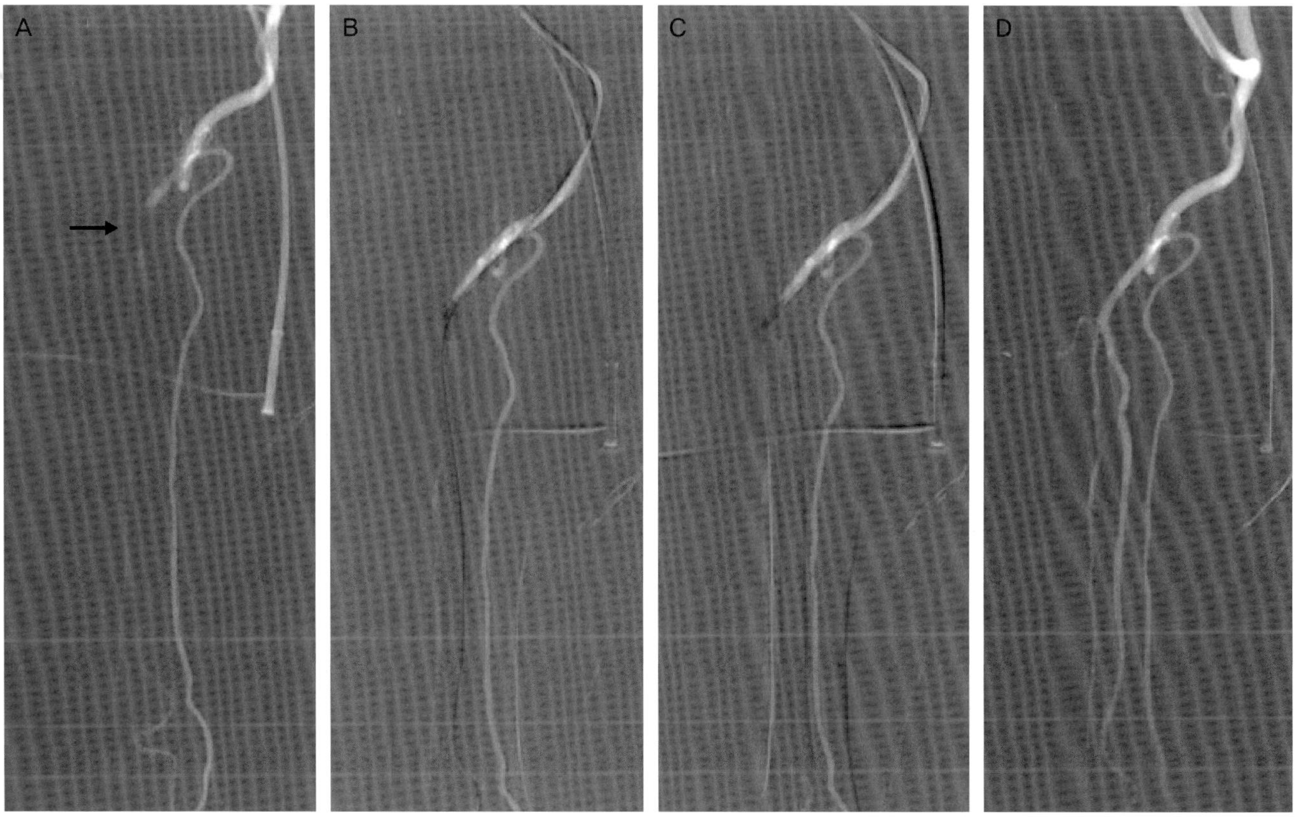

그림 43-15. 동맥색전증 A. 우측 상완 graft 혈전제거술 후 reflux arteriogram에서 동맥색전이 보인다(화살표). B, C. 7Fr 유도카테터를 이용하여 색전을 카테터 끝에 흡착시켜 graft로 끌어들인다. D. 마지막 fistulogram에서 잔존 색전은 보이지 않는다.

4. 출혈

천자 부위에서 출혈이 발생하면 큰 sheath를 사용한 경우에는 압박지혈보다 봉합지혈이 효과적이다.

5. 감염

감염은 투석 환자에게 치명적이다. 힘든 확장술을 오래한 경우, 여러 번의 천자가 필요한 경우, 혈전이 있는 경우, access를 최근에 수술한 경우에는 antistaphylococci antibiotics를 전신적으로 사용한다.

6. 심정지

투석 환자가 AVF의 기능부전으로 투석을 하지 못하면 전해질 이상, 특히 K^+ 상승이 나타난다. 이때 PTA나 혈전제거술을 하면 용혈로 K^+이 증가하여 심정지가 발생할 수 있다. 모든 인터벤션 시술 전 반드시 K^+을 검사하여 일정 수준 이상이면 먼저 투석을 시행한 후 시술하는 것이 안전하다.

Ⅵ 결론

임상적 이상이 있는 50% 이상의 협착에는 미리 확장술을 시행하면 AVF의 수명을 연장하는 데 도움이 된다. 스텐트는 풍선확장술에 실패한 일부 선택된 경우에만 사용하는 것이 좋다. PTA는 최소침습적이며 정맥을 보존하면서 수술과 비슷한 결과를 얻을 수 있는 방법이다.

NKF DOQI에서는 투석 환자의 AVF 합병증에 대해 신장전문의, 투석실 간호사, 인터벤션 영상의학의, 혈관외과의들의 공동대응을 촉구하였으며, 임상적으로 혹은 투석 중 이상이 생기면 반복적으로 fistulography를 하여 조기에 PTA를 할 것을 권유하였다.

참고문헌

1. 대한신장학회 등록위원회. 우리나라 신대체요법의 현황-인산 민병석 교수 기념 말기 신부전 환자 등록사업 2011. 대한신장학회지 2012;31:62-71.
2. Quinton WE, Dillard DH, Scribner BH. Cannulation of blood vessels for prolonged hemodialysis. Trans Am Soc Artif Intern Organs 1960;6:104-113.
3. Brescia MJ, Cimino JE, Appel K, et al. Chronic hemodialysis using venipuncture and a surgically created arteriovenous fistula. N Engl J Med 1966;275:1089-1092.
4. Chinitz JL, Yokoyama T, Bower R, et al. Self-sealing prosthesis for arteriovenous fistula in man. Trans Am Soc Artif Intern Organs 1972;18:452-455.
5. Barth KH, Gosnell MR, Palestrant AM, et al. Hydrodynamic thrombectomy system versus pulse-spray thrombolysis for thrombosed hemodialysis grafts: A multicenter prospective randomized comparison. Radiology 2000;217:678-684.
6. Clowes AW, Rosenberg RD, Clowes MM. Regulation of arterial smooth muscle cell proliferation by heparin in vivo. Surg Forum 1983;34:357-360.
7. Katz SG, Kohl RD. The percutaneous treatment of angio-access graft complications. Am J Surg 1995;170:238-242.
8. Wu CC, Lin MC, Pu SY, et al. Comparison of cutting balloon versus high-pressure balloon angioplasty for resistant venous stenoses of native hemodialysis fistulas. J Vasc Interv Radiol 2008;19:877-883.
9. Vesely TM, Siegel JB. Use of the peripheral cutting balloon to treat hemodialysis-related stenoses. J Vasc Interv Radiol 2005;16:1593-1603.
10. Kariya S, Tanigawa N, Kojima H et al. Primary patency with cutting and conventional balloon angioplasty for different types of hemodialysis access stenosis. Radiology 2007;243:578-587.
11. Quinn SF, Schuman ES, Hall L, et al. Venous stenosis in patients who undergo hemodialysis: treatment with self-expandable endovascular stents. Radiology 1992;183:499-504.
12. Haskal ZJ, Trerotola S, Dolmatch B, et al. Stent graft versus balloon angioplasty for failing dialysis-access grafts. N Engl J Med 2010;362:494-503.
13. Winkler TA, Trerotola SO, Davidson DD, et al. Study of thrombus from thrombosed hemodialysis access grafts. Radiology 1995;197:461-465.
14. Davis G, Dowd C, Bookstein J, et al. Thrombosed dialysis grafts: efficacy of intrathrombotic deposition of concentrated urokinase, clot maceration, and angioplasty. AJR Am J Roentgenol 1987;149:177-181.
15. Valji K, Bookstein JJ, Roberts AC, et al. Pharmacomechanical thrombolysis and angioplasty in the management of clotted hemodialysis grafts: early and late clinical results. Radiology 1991;178:243-247.
16. Trerotola SO, Davidson DD, Filo RS, et al. Preclinical in vivo testing of a rotational mechanical thrombolytic device. J Vasc Interv Radiol 1996;7:717-723.
17. Uflacker R, Rajagopalan PR, Vujic I, et al. Treatment of thrombosed dialysis access grafts: randomized trial of surgical thrombectomy versus mechanical thrombectomy with the Amplatz device. J Vasc Interv Radiol 1996;7:185-192.
18. Overbosch EH, Pattynama PMT, Aarts HJ, et al. Occluded hemodialysis shunts: dutch multicenter experience with the hydrolyser catheter. Radiology 1996;201:485-488.
19. 구동억, 김정훈, 박성태 등. 인조혈관 동정맥루 혈전증에서 Desilets-Hoffman sheath를 이용한 혈전흡입술의 유용성. 대한방사선의학회지 2004;51:45-53.
20. Vorwerk D, Sohn M, Schurmann K, et al. Hydrodynamic thrombectomy of hemodialysis fistulas: first clinical results. J Vasc Interv Radiol 1994;5:813-821.
21. Rousseau H, Sapoval M, Ballini P, et al. Percutaneous recanalization of acutely thrombosed vessels by hydrodynamic thrombectomy (hydrolyser). Eur Radiol 1997;7:935-941.
22. Shatsky JB, Berns JS, Clark TW, et al. Single-center experience with the Arrow-Trerotola Percutaneous Thrombectomy Device in the management of thrombosed native dialysis fistulas. J Vasc Interv Radiol 2005;16:1605-1611.
23. Won JH, Bista AB, Bae JI, et al. A venotomy and manual propulsion technique to treat native arteriovenous fistulas occluded by thrombi. AJR Am J Roentgenol 2012;198:460-465.
24. Beathard GA. Percutaneous transvenous angioplasty in the treatment of vascular access stenosis. Kidney Int 1992;42:1390-1397.
25. Goo DE, Kim YJ, Choi DL, et al. Use of a rosch-uchida needle for recanalization of refractory dialysis-related central vein occlusion. AJR Am J Roentgenol 2010;194:1352-1356
26. Sprouse LR 2nd, Lesar CJ, Meier GH 3rd, et al. Percutaneous treatment of symptomatic central venous stenosis. J Vasc Surg 2004;39:578-582.
27. Aytekin C, Boyvat F, Yagmurdur MC, et al. Endovascular stent placement in the treatment of upper extremity central venous obstruction in hemodialysis patients. Eur J Radiol 2004;49:81-85.
28. Dammers R, de Haan MW, Planken NR, et al. Central vein obstruction in hemodialysis patients: results of radiological and surgical intervention. Eur J Vasc Endovasc Surg 2003;26:317-321.
29. Jones RG, Willis AP, Jones C, et al. Long-term results of stent-graft placement to treat central venous stenosis and occlusion in hemodialysis patients with arteriovenous fistulas. J Vasc Interv Radiol 2011;22:1240-1245.
30. Vorwerk D, Guenther RW, Schurmann K. Stent placement on fresh venous thrombosis. Cardiovasc Intervent Radiol 1997;20:359-363.
31. Rundback JH, Leonardo RF, Poplausky MR, et al. Venous rupture complicating hemodialysis access angioplasty: percutaneous treatment and outcomes in seven patients. AJR Am J Roentgenol 1998;171:1081-1084.
32. Swan TL, Smyth SH, Ruffenach SJ, et al. Pulmonary em-

bolism following hemodialysis access thrombolysis/thrombectomy J Vasc Interv Radiol 1995;6:683–686.

33. Lazzaro CR, Trerotola SO, Shah H, et al. Modified use of the arrow–trerotola percutaneous thrombolytic device for the treatment of thrombosed hemodialysis access grafts. J Vasc Interv Radiol 1999;10:1025–1031.

34. Trerotola SO, Johnson MS, Shah H, et al. Incidence and management of arterial emboli from hemodialysis graft surgical thrombectomy. J Vasc Interv Radiol 1997;8:557–562.

35. Sofocleous CT, Schur I, Koh E, et al. Percutaneous treatment of complications occurring during hemodialysis graft recanalization. Eur J Radiol 2003;47:237–246.

Section X

간암의 인터벤션

Chapter 44

간암의 치료 지침

임영석

원발 간암*primary liver cancer*(이하 간암)은 간에서 일차적으로 발생하는 악성종양으로서 우리나라에서는 연간 약 1만 5천 명의 환자가 새로 발병한다.[1] 전체 원발 간암 중 간세포암*hepatocellular carcinoma*이 약 80%를 차지하며 담관세포암*cholangiocarcinoma*, 간모세포종, 혈관육종 등이 나머지 20%를 차지한다. 이 장에서는 주로 간세포암에 대하여 다룬다.

우리나라의 간암 발병률은 2010년 현재 인구 10만 명당 연간 22.9명으로서 갑상선암, 위암, 대장암, 폐암에 이어 5위이다. 간암의 발병률은 남녀 간에 큰 차이를 보여서, 2010년 인구 10만 명당 연간 발병률이 남자는 37.1명, 여자는 10.4명이었다. 그러나 간암이 사회경제적으로 중요한 이유는 최다 발병연령이 50대 후반으로 비교적 젊고, 진단 이후 사망률이 매우 높기 때문이다.[2] 간암 진단 이후 5년 생존율은 과거에 비해 다소 향상되었으나 여전히 약 27%로 매우 불량하다.[3]

간세포암의 가장 중요한 원인은 간경화이며, 최소 80~90%의 환자에서 진단 당시 간경화가 동반되어 있다. 간경화는 간세포암에 대해 독립적인 사망 위험인자로 작용하고 간세포암 치료과정 중에 악화될 수 있으므로 치료 계획을 수립할 때 반드시 함께 고려하여야 한다. 우리나라 간세포암 환자의 약 75%는 만성 B형 간염과 관련이 있다. 만성 C형 간염, 과음, 기타 원인이 각각 약 10% 내외씩 관련된다. 우리나라에서 만성 B형 간염의 가장 중요한 전염 경로는 신생아기의 모자간 수직감염이다. 따라서 신생아에 대한 예방백신이 광범위하게 적용된 지 약 30여 년이 지났지만, 예방백신의 효과로 성인에서 간세포암의 발병률이 줄어들려면 앞으로도 약 20여 년이 경과해야 할 것으로 추산된다.

I 진단

간세포암 환자의 대부분은 초기에 특이한 증상이 없기 때문에 증상 발현으로는 조기에 진단하기가 어렵다. 우리나라 간세포암 환자의 약 50%는 진단 당시 제3병기 이상으로 진행되어 있어서 간이식, 간절제술, 고주파열치료술 등 근치적 목적의 치료를 적용하기가 어렵다. 간세포암은 발병 고위험군이 분명히 밝혀져 있고 조기 진단으로 근치적 치료를 적용하여 장기 생존을 기대할 수 있기 때문에 주기적인 감시검사*surveillance*의 대상이 된다. 만성 B형 간염은 간세포암의 위험을 약 60~200배 증가시키고, 간경화는 그에 2~10배를 더 증가시키기 때문에 이 2가지 요인들 중 하나라도 있는 경우 간세포암 감시검사의 대상이 된다. 국내외 대부분의 진료 지침은 간세포암 감시검사로서 초음파검사 +/- 혈청 알파태아단백*alfa-fetoprotein; AFP*을 6개월 간격으로 하도록 권고하고 있다.[1, 4, 5]

간세포암은 조직검사를 하지 않고도 영상학적 검사만으로 진단할 수 있는 몇 안 되는 악성종양이다. 간세포암의 영상학적 진단은 발병 고위험 요인, 즉 간경화나 만성 B형 간염의 존재를 전제로 하며, 정상 간조직에 대비한 종양의 혈류변화의 특징을 기반으로 한다.[1, 4, 5] 간세포암의 영상학적 진단이 가능한 집단을 고위험군으로 제한한 것은 검사의 양성예측도*positive predictive value*가 질병의 유병률에 크게 영향을 받기 때문이다. 즉, 간세포암의 유병률이 낮은 저위험군에서는 전형적인 영상학적 검사 소견을 나타내는 종괴가 있더라도 양성예측도가 낮기 때문에 조직검사를 통해서 확진하여야 한다. 간세포암은 과혈관성 종양으로서 주로 동맥으로부터 혈류를 공급받는 것이 특징이다. 따라서 고위험 요인을 가진 환자에서 감시검사 결과 간세포암이 의심되는 경우에는 동맥기*arterial phase*와 문맥기*portal phase*, 지연기*delayed phase*를 포함한 역동적 컴퓨터단층촬영*CT* 혹은 자기공명영상*MRI*을 촬영하여야 한다. 크기가 1cm 이상이고, 이 중 1가지 검사에서 동맥기 조영증강과 문맥기 혹은 지연기 조영감소가 나타나는 경우가 간세포암의 전형적인 소견으로서 조직검사를 하지 않고 치료를 시행하도록 권고한다(그림 44-1). 1가지 검사에서 비전형적인 소견을 보이는 경우에는 다른 1가지 검사를 추가로 시행하여 진단한다. 그러나 2가지 검사에서 모두 비전형적인 소견을 보이는 경우에는 조직검사를 통해서 확진하여야 한다.

조직검사는 그 침습성과 초음파 표적의 어려움 등으로 인해 시행할 수 없는 경우가 많으며, 암 파종*seeding*의 위험성도 있어서 고위험군에서 영상학적 검사로서 간세포암에 부

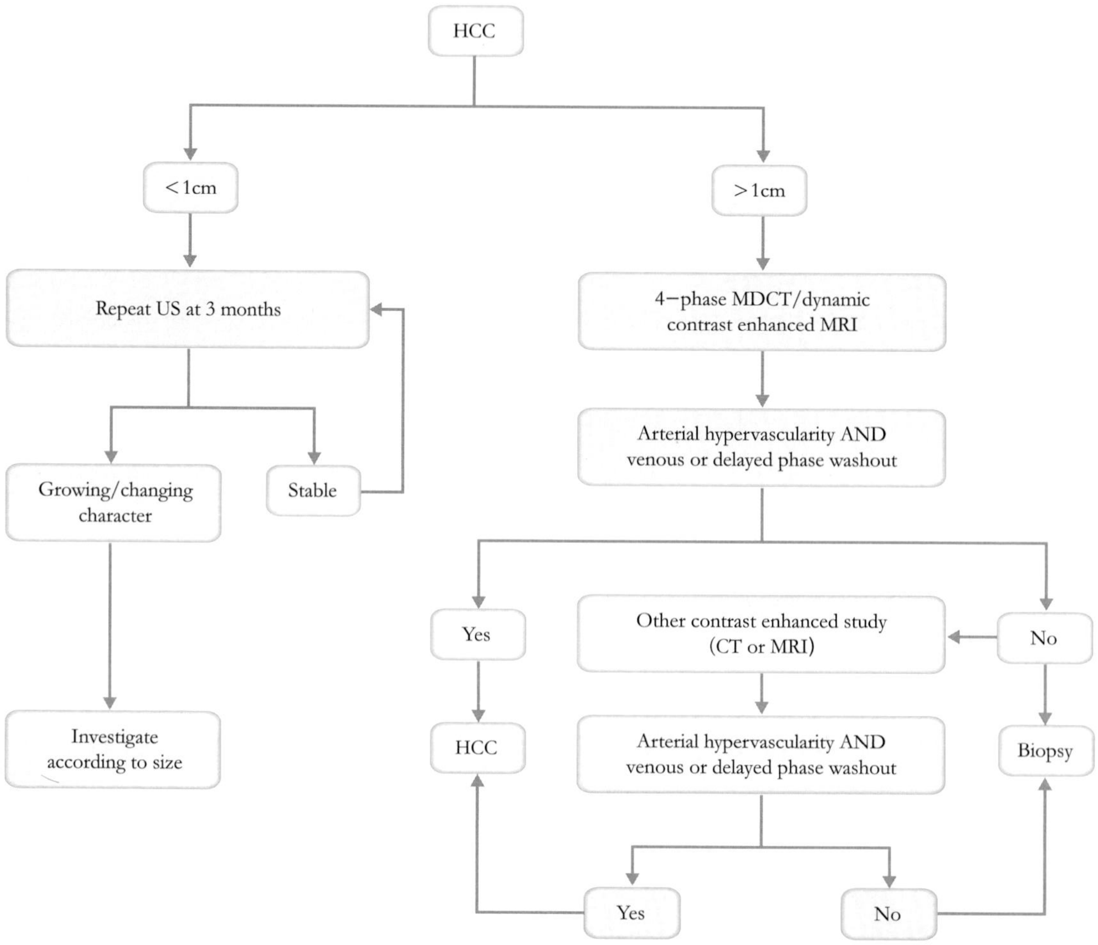

그림 44-1. 간세포암 선별검사 중 발견된 간 결절에 대한 진단 흐름도(미국간학회*AASLD* 권고안)

〈표 44-1〉 AJCC/UICC TNM staging system for hepatocellular carcinoma(HCC)

Classification	Description
T1	Single tumor without vascular invasion
T2	Single tumor with vascular invasion, or multiple tumors, none >5cm
T3	Multiple tumors, any >5cm(T3a), or tumors involving major branch of portal or hepatic veins(T3b)
T4	Tumors with direct invasion of adjacent organs other than the gallbladder, or perforation of visceral peritoneum
N1	Regional lymph node metastasis
M1	Distant metastasis

Stage	Tumor	Node	Metastasis
The 6th edition of TNM staging system (2002)			
Ⅰ	T1	N0	M0
Ⅱ	T2	N0	M0
ⅢA	T3	N0	M0
ⅢB	T4	N0	M0
ⅢC	Any T	N1	M0
Ⅳ	Any T	Any N	M1
The 7th edition of TNM staging system (2010)			
Ⅰ	T1	N0	M0
Ⅱ	T2	N0	M0
ⅢA	T3a	N0	M0
ⅢB	T3b	N0	M0
ⅢC	T4	N0	M0
ⅣA	Any T	N1	M0
ⅣB	Any T	Any N	M1

〈표 44-2〉 간세포암에 대한 병기체계

병기체계	간기능	AFP	Performance status	Tumor staging	발표 연도
Okuda	ascites, albumin, bilirubin	no	no	tumor greater or less than 50% of liver	1985
CLIP	Child-Pugh score	<400 또는 >400ng/mL	no	number of nodules, tumor greater or less than 50% of liver, portal vein thrombosis	1998
GRETCH	bilirubin, alkaline phosphatase	<35 또는 >35ng/mL	yes	portal vein thrombosis	1999
BCLC	Child-Pugh score	no	yes	tumor size, number of nodules, portal vein thrombosis	1999
CUPI	ascities, bilirubin, alkaline phosphatase	<500 또는 >500ng/mL	presence of symptoms	TNM	2002
c-JIS	Child-Pugh score	no	no	TNM	2003
Tokyo	albumin, bilirubin	no	no	tumor size, number of tumors	2005
bm-JIS	Child-Pugh score	yes(and AFP-L3 and DCP)	no	TNM	2008
ALCPS	ascities, bilirubin, alkaline phosphatase, Child-Pugh score	yes	abdominal pain, weight loss	tumor size, portal vein thrombosis, lung metastases	2008
MESIAH	MELD, albumin	yes	no	tumor size, number, vascular invasion, metastasis	2012

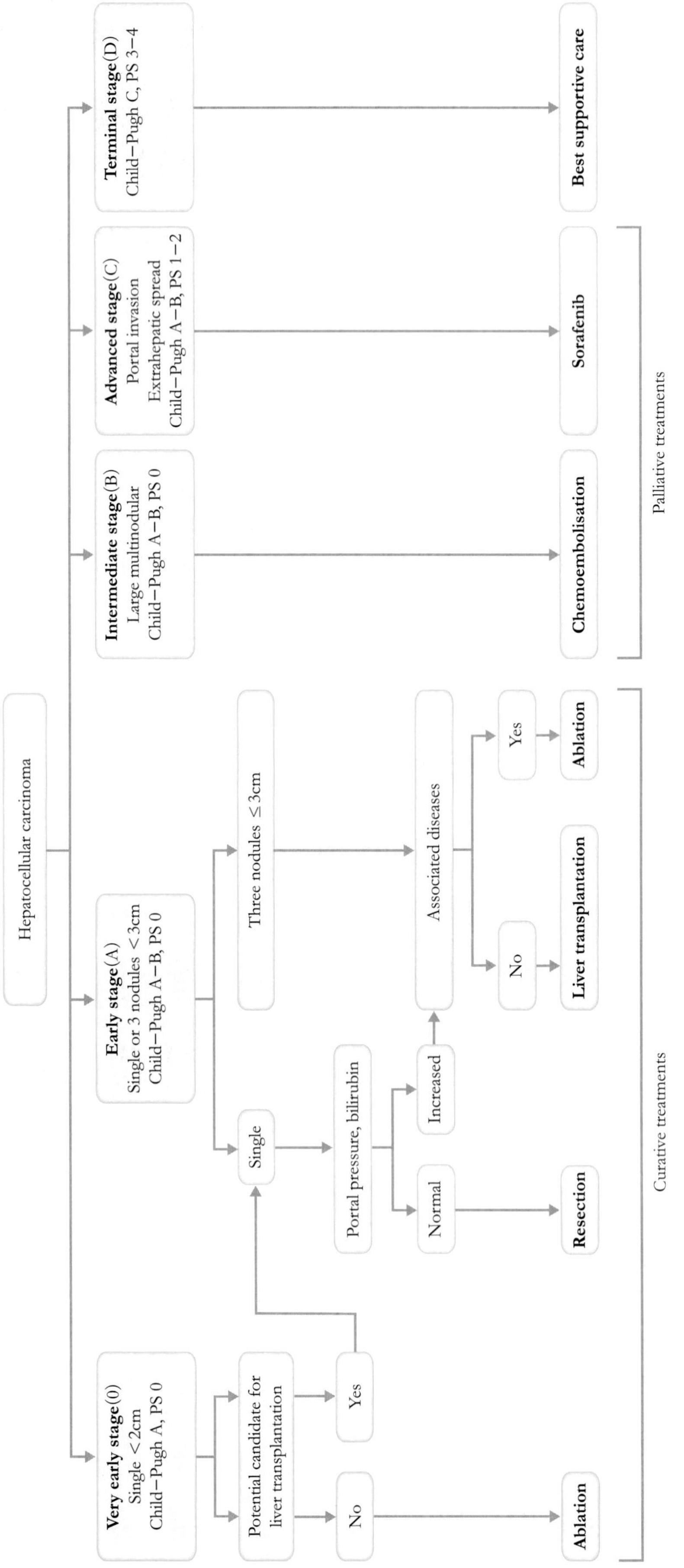

그림 44-2. Barcelona Clinic Liver Cancer 병기 분류와 치료 계획 PST: performance status test, N: nodules, M: metastases, PEI: percutaneous ethanol injection.

합하는 소견이 있는 경우에는 추천되지 않는다.

AFP나 des-gammacarboxy prothrombin(DCP 또는 protein induced by vitamin K absence- Ⅱ(PIVKA Ⅱ)) 등의 혈청학적 지표는 임상진료에서 간암의 감시검사, 진단, 치료반응 판정 등에 널리 쓰이고 있다.

Ⅱ 병기

일반적으로 고형 장기의 암의 예후 및 치료 방침은 대부분 진단 당시의 종양 병기에 따라 결정되며, Tumor-Node-Metastasis(TNM) system이 병기체계로 가장 널리 쓰인다. 간세포암에 대한 TNM 병기체계는 American Joint Committee on Cancer(AJCC)/International Union Against Cancer(UICC)에 의해 2002년 제6판이, 2009년 제7판이 발표되었다(<표 44-1>).[6] 이 병기체계는 간기능이 잘 보존되어 있고 수술 등의 근치적 치료가 가능한 환자에서는 예후를 예측하는 데 유용하다고 입증되었다. 그러나 TNM 병기는 환자의 잔존 간기능 정도를 평가하지 못한다는 단점이 있다. 간세포암 환자의 대부분에 동반되는 간경화증은 간세포암의 중요한 독립 예후인자로서 간세포암의 치료 결정에 매우 중요한 요인이기 때문에 병기에는 반드시 간기능을 평가하는 지표가 포함되어야 한다. 현재까지 10가지 다양한 병기들이 간세포암의 병기로 제시되어 있으며 모두 종양 병기와 간기능의 정도를 포함하고 있다(<표 44-2>). 이 중 BCLC(Barcelona Clinic Liver Cancer group) 병기체계는 병기에 따른 치료방법을 추천하고 있으며, 미국간학회*AASLD* 및 유럽간학회*EASL*의 공식 병기체계로 인정받아서 널리 이용되고 있다(그림 44-2).[4, 5, 7]

Ⅲ 치료

수술적 간 부분절제술은 오랫동안 간세포암 치료의 근간을 이루어 왔다. 간절제술은 간경화가 없거나 문맥고혈압이 없는 조기 병기 간세포암 환자에서 60~80%의 5년 생존율을 보장한다.[8, 9] 따라서 간절제술을 비롯하여 이와 유사한 치료 성적을 나타내는 간이식 혹은 국소치료요법(고주파열치료, 국소 알코올주입술 등)이 근치적 치료*curative intent treatment*로 인정되고 있다. 그러나 약 50% 이상의 환자가 진행된 병기 혹은 진행된 간경화 상태에서 진단되므로 경동맥화학색전술, 표적치료 항암제, 외부 조사 방사선 치료 등 비근치적 치료의 역할도 중요하다.

간세포암 치료에서 반드시 고려해야 할 점은, 재발률이 매우 높고 대부분 간내 국소재발이라는 것이다. 따라서 다른 종양과는 달리 재발하더라도 국소치료를 반복하는 경우가 많고, 비근치적 치료를 하다가 근치적 치료로 전환하는 경우도 많다.

1. 간절제술

간 부분절제술은 간이식을 제외하고 치료 후 재발률이 가장 낮고 생존율이 가장 높기 때문에 가장 우선적으로 고려해야 하는 치료방법이다. 그러나 간절제술 단기 사망률이 문제될 수 있기 때문에 수술을 받을 수 있는 조건이 까다롭다. 즉, 종양병기가 조기(BCLC 병기 0 혹은 A)이면서 간기능이 잘 보존되어 있어야 하고(Child-Pugh 분류: A), 문맥고혈압이 없거나 심하지 않아야 한다.[1, 4, 5] 이런 조건을 가진 환자를 선별할 경우 치료 관련 단기 사망률은 1~3% 이하이고 5년 생존율이 60~80%를 상회하는 것으로 보고되고 있으며, BCLC 병기 0에 해당하는 경우에는 5년 생존율이 70% 이상에 이르는 것으로 보고되어 있다.[10]

최근에는 간세포암이 간의 말초 부위에 위치할 경우 복강경 수술을 시도하기도 한다. 복강경 수술의 장점은 환자에게 절제로 인한 반흔을 최소화할 수 있고 수술 후 회복이 빠르다는 것이다.

간절제술 이후 재발은 일반적으로 2년 이내에 발생하는 단기 재발과 2년 이후 재발하는 장기 재발로 분류된다.[11] 단기 재발의 가장 중요한 예후인자는 수술 병리 조직에서 암세포의 미세 혈관 침범 혹은 추가 종괴의 존재이다. 단기 재발의 대부분은 원발 종양의 간내 파종에 의한 것으로 추정된다. 간절제술 전 혹은 직후에 경동맥화학색전술을 시행하는 것은 재발을 줄이는 데 효과가 없다. 수술한 지 2년 이후의 재발은 기저 간질환에 의해 de novo로 발생한 것으로 간주된다. 따라서 수술 후 기저 만성 간염과 간경화증을 지속적으로 적절히 치료하면 간세포암의 장기 재발률을 줄일 수 있다.

2. 간이식술

간이식은 간세포암뿐만 아니라 기저 질환인 간경화와 간세포암의 전구 병변인 이형 결절을 모두 제거할 수 있는 가장 이상적인 치료방법이다. 그러나 간이식술 후 면역억제제를 사용하기 때문에 간세포암의 재발은 곧 사망을 의미한다. 따라서 신중하게 적용하여야 한다. 현재 세계적으로 가장 널리 이용되는 간이식술의 적응증은 밀란 척도*Milan criteria*이다.[12] 즉, 간외 전이 및 혈관 침범이 없고, 단일 종괴인 경우 5cm 이하, 다수 종괴인 경우 3개 이하이면서 각각 3cm 이하인 간세포암이 이에 해당된다. Milan 척도 안에 드는 환자의 간이식 후 4년 생존율은 75%로 간세포암 이외의 적응증으로 간이식술을 받은 환자와 유사하였다. 최근에는 기준을 좀 더 완화하려는 다양한 시도들이 보고되었다.

간이식술을 광범위하게 시행할 수 없는 가장 큰 장애물은 공여간의 부족이다. 생체 간이식은 비록 아직까지 장기간의 추적관찰 결과가 없고, 공여자의 안전성과 관련하여 윤리적 문제를 일으킬 수 있으며, 간세포암 환자들 중 적절한 생체 간이식술 선정 기준이 정해져 있지 않다는 단점이 있으나 동양권에서 많이 시행되고 있다.

3. 국소치료술

국소치료술은 고주파열치료술이나 알코올주입술 등 탐촉자*probe*를 통해 종양에 열에너지를 전달하거나 세포괴사 물질 주입으로 치료하는 방법을 말한다. 국소치료술은 유도하는 괴사의 범위가 작기 때문에 간절제술이 위험할 정도로 진행된 간경화 또는 문맥고혈압증 환자에서도 안전하게 시술할 수 있고 시술 후 회복이 빨라서 널리 이용되고 있다. 일반적인 국소치료술의 적응증은 종양 개수 3개 이하, 종양 크기 3cm 이하이다.[13–15] 국소치료술은 보통 초음파 유도하에 시행되므로 초음파로 표적을 구분할 수 있는 경우에 가능하다. 그러나 최근에는 CT 혹은 MRI로 촬영한 영상 정보를 초음파 기기에 대입하여 목표를 찾는 항해유도 장비*navigation*를 이용하여 어려운 위치의 병변도 치료가 가능한 경우가 많다. 때로는 투시기*fluoroscope*를 이용하거나 경동맥화학색전술을 일차적으로 시행한 후 종양에 침착된 리피오돌*Lipiodol*을 이용하여 CT로 목표를 찾아 치료하는 CT 유도 고주파열치료술도 이용되고 있다. 고주파열치료술은 복강경 수술과 결합되어 이용되기도 한다.

국소치료술은 간절제술에 비해 절제연이 좁아서 종양재발률은 다소 높은 편이나 환자 생존율은 거의 유사한 것으로 보고되고 있다.[16, 17] 국소치료술의 성적은 종양의 크기와 밀접한 관련이 있는 것으로 알려져 있다. 즉, 종양의 크기가 2cm 이하인 경우에는 무병생존율이 수술적 절제술과 거의 유사할 정도로 우수한 결과를 보인다. 고주파열치료술은 알코올주입술에 비해 성적이 더 좋다. 그러나 종양의 크기가 2cm 이하인 경우에는 두 치료의 성적이 거의 유사하다고 보고되어 있다.[13–15] 고주파열치료술은 종양의 위치에 따라서 알코올주입술에 비해 출혈, 담도 손상, 담즙종, 간농양, 기흉 등의 부작용의 위험이 더 높을 수 있고 비용이 더 많이 들고, 굵은 혈관 인접 종양에서는 열이 전달될 때 혈류로 인해 식어서 완전괴사가 어려운(heat sink effect) 등의 단점이 있으므로, 증례에 따라 치료방법을 달리할 수 있다.

4. 경동맥화학색전술

경동맥화학색전술은 항암제와 Lipiodol 및 혈관색전물질을 섞어서 카테터를 이용하여 간동맥을 통해 종양 동맥으로 주입하는 방법을 말한다. 경동맥화학색전술은 다발성 간세포암에 대하여 가장 추천되는 치료이다. 그러나 종양의 위치가 다른 근치적 목적의 치료를 하기에 위험하거나 어려운 경우에는 단일 종괴에도 적용된다. 경동맥화학색전술의 치료 효과는 종양의 혈관 분포 및 크기와 관련이 있다. 즉, 종양의 동맥혈류가 많을수록, 종양의 크기가 작을수록 효과가 좋다.

수술적 절제술이 불가능한 진행성 간세포암 환자를 대상으로 경동맥화학색전술을 시행한 군과 시행하지 않은 대조군을 비교한 결과 환자의 생존율이 유의하게 향상되는 것으로 무작위대조군 연구들을 통해 입증되었다.[18–20] 문맥을 침범한 간세포암 환자에서는 간으로의 문맥혈류가 감소되어 있기 때문에 경동맥화학색전술 후 혈류가 급격히 감소해 간부전이 발생할 위험이 있다. 따라서 BCLC 진료 지침에서는 혈관침범 간세포암에 대하여 경동맥화학색전술을 추천하지 않는다. 그러나 간기능이 Child-Pugh 분류 A로 잘 보존되어 있고, 일측 간엽 문맥혈류가 유지되어 있거나 우회혈류*collateral vessels*가 잘 발달한 경우에는 안전하게 시술할 수 있다는 보고가 많다. 최근 문맥침범 간세포암에 대해 경동맥화학색전술 후 방사선치료를 병용한 효과가 경동맥화학색전술 단독치료에 비하여 좋은 결과를 보였다는 보고가 많다.

(1) 새로운 경동맥 치료술

1) 약물방출 미세구를 이용한 화학색전술

약물방출 미세구*drug-eluting microbead*는 100~700um 크기의 미세구와 항암약물을 결합하여 색전물질로 이용하는 방법이다.[21, 22] 항암제의 전신혈류 유입으로 인한 부작용을 감소시키고 종양 반응을 증가시킬 수 있는 것으로 보고되어 있다. 그러나 간 중앙 부위에 위치한 큰 간세포암의 경우 기존 경동맥화학색전술에 비해 간농양이 상대적으로 높은 비율로 보고되므로 주의가 필요하다.

2) Yttrium-90(^{90}Y) microsphere를 이용한 방사선색전술

이 방법은 경동맥화학색전술 후 흔히 나타나는 색전후증후군과 같은 전신 부작용이 적다.[23-25] 그러나 임상 적용 초기에 시행된 후향적 연구에서는 치료로 인한 사망률이 약 10%에 달했다고 보고되어 적절한 환자를 선정하는 것이 중요하다. 간 이외의 장기로 주입되면 기존의 경동맥화학색전술보다 심한 합병증이 발생되므로 각별한 주의와 경험이 필요하다.

5. 외부조사 방사선치료

일반적으로 간세포는 30Gy 이상의 방사선을 조사하면 손상되는 데 비해 간세포암은 약 45Gy의 방사선을 조사해야 치료 효과가 나타난다. 따라서 2차원적 방사선요법으로는 안전하게 고용량의 방사선을 종괴에 전달하기가 어려웠다. 그러나 최근에 컴퓨터 영상 기술의 도움으로 3차원 방사선치료*conformal radiation therapy; CRT*나 강도변조 방사선조사*intensity modulated radiation therapy; IMRT* 등의 기법이 발달하면서, 정상 간 부위에는 최저 용량의 방사선을 조사하면서도 간세포암에는 고용량의 방사선을 조사하여 치료하는 방법이 가능해졌다.[26] 따라서 간세포암의 뼈나 림프절 전이 혹은 문맥 침범 등의 다양한 분야에서 보완적 또는 대안적 치료로서 방사선치료가 이용되고 있다.

6. 전신화학요법

전신화학요법은 간세포암의 혈관침범이나 간외 전이가 있거나 다른 치료법에 반응하지 않고 진행하는 경우에 적용한다. 화학요법은 세포 DNA에 작용하는 기존의 세포독성 화학요법제*cytotoxic chemotherapy agent*와 세포신호전달체계에 작용하는 표적치료제*molecularly targeted agent*로 구분되는데, doxorubicin 등의 세포독성 화학요법제들은 대부분 치료 반응이 충분치 않고 반응 기간 또한 짧아서 추천되지 않는다. 간세포암에 대한 표적치료제로는 sorafenib이 생존 향상 효과가 유일하게 입증되었다. Sorafenib은 암 발생 기전에 관여하는 여러 세포내 신호전달체계(multikinase)를 억제하여 암세포의 성장을 억제한다. 서양 환자들을 대상으로 한 Sorafenib 대규모 3상 시험에서 치료군과 대조군의 중앙 생존 기간은 각각 10.7개월과 7.9개월이었으며, 우리나라를 포함한 동양 환자들을 대상으로 한 3상 시험에서는 각각 6.5개월과 4.2개월로 나타나 생존연장 효과가 있음이 입증되었다.[27, 28] Sorafenib 부작용으로는 수족 피부 부작용*hand foot skin reaction; HFSR*, 설사, 피로감, 체중감소 등이 발생할 수 있으므로 주기적인 추적관찰이 필요하다.

Ⅳ 결론

간세포암은 여전히 우리나라에서 발생률과 사망률이 높다. 특히 중년 남성에서 빈발하며 예후가 매우 불량하기 때문에 사회적 중요도가 높다. 간세포암은 발병의 고위험군이 분명히 밝혀져 있고, 조기 진단될 경우 근치적 목적의 치료를 통해 양호한 장기 생존율을 기대할 수 있다. 그러나 증상으로는 조기에 진단하기가 매우 어렵기 때문에, 고위험군은 6개월 간격으로 초음파검사 등 감시검사를 받아야 한다.

간세포암은 간경화나 만성 B형 간염 등 고위험요인을 가진 환자에서는 역동적 CT 혹은 MRI에서의 특징적 소견을 통해 조직검사를 하지 않고도 영상학적으로 진단할 수 있다.

간세포암은 다른 고형암과 달리 기저에 간경화 및 간염을 동반한 경우가 대부분이고, 간경화와 간염의 정도는 간세포암의 병기와 독립적인 예후인자로 작용하기 때문에 치료결정 시 함께 고려하여야 한다. 간세포암 환자에게는 수술적 절제술, 간이식, 국소치료법 등 근치적 목적의 치료를 우선적으로 적용하여야 한다. 간기능이 양호한 환자에서 간세포암이 절제 가능하다면 근치적 목적의 간절제술이 우선적으로 추천된다. 간세포암 환자에게 가장 높은 생존율을 보장하는 치료는 간이식이므로 적합한 공여자가 있는 경우에는 간경화의 정도와 무관하게 간이식술을 고려한다. 간세포암의 크기가 3cm보다 작고 3개 이하인 경우에는 국소치료법을 고려할 수 있다. 근치적 치료가 불가능한 다발성 간세포암에서는 경동맥화학색전술을 시행한다. 표적항암치료는 완치를 유도하기는 어려우나 환자의 생존기간을 연장시킨다는 사실이 입증되었으므로 다른 치료가 어려운 경우에는 고려해야 한다.

간세포암은 일차 치료 후 단기 혹은 장기 재발이 빈번하기 때문에 면밀한 추적관찰이 필요하다. 재발을 줄이려면 기저 간염을 적극적으로 치료해야 한다. 재발이 확인된 경우에는 여러 가지 치료를 반복적 혹은 상호보완적으로 적용한다.

참고문헌

1. 대한간암연구회, 국립암센터. 2009 간세포암종 진료 가이드라인[Practice guidelines for management of hepatocellular carcinoma 2009]. Korean J Hepatol 2009;15:391-423.
2. Lim YS, Hwang JS, Kim SH, et al. Clinical characteristics and outcome of hepatocellular carcinoma in korea: results from random sample audit of statutory nation-wide cancer registry. APASL Single Topic Conference 2011.
3. Park JW, Kim CM. [Epidemiology of hepatocellular carcinoma in Korea]. Korean J Hepatol 2005;11:303-310.
4. Bruix J, Sherman M. Management of hepatocellular carcinoma: An update. Hepatology 2011;53:1020-1022.
5. European Association for the Study of the Liver. EASL-EORTC clinical practice guidelines: management of hepatocellular carcinoma. J Hepatol 2012;56:908-43.
6. Edge SB, Byrd DR, Compton CC, et al. AJCC Cancer Staging Manual. 7th ed. Springer, 2010.
7. Forner A, Llovet JM, Bruix J. Hepatocellular carcinoma. Lancet 2012;379:1245-1255.
8. Llovet JM, Schwartz M, Mazzaferro V. Resection and liver transplantation for hepatocellular carcinoma. Semin Liver Dis 2005;25:181-200.
9. Makuuchi M, Sano K. The surgical approach to HCC: our progress and results in Japan. Liver Transpl 2004;10:S46-52.
10. Kim BK, Kim SU, Park JY, et al. Applicability of BCLC stage for prognostic stratification in comparison with other staging systems: single centre experience from long-term clinical outcomes of 1717 treatment-naive patients with hepatocellular carcinoma. Liver Int 2012;32:1120-1127.
11. Kumada T, Nakano S, Takeda I, et al. Patterns of recurrence after initial treatment in patients with small hepatocellular carcinoma. Hepatology 1997;25:87-92.
12. Mazzaferro V, Bhoori S, Sposito C, et al. Milan criteria in liver transplantation for hepatocellular carcinoma: an evidence-based analysis of 15 years of experience. Liver Transpl 2011;17 Suppl 2:S44-57.
13. Cho YK, Kim JK, Kim MY, et al. Systematic review of randomized trials for hepatocellular carcinoma treated with percutaneous ablation therapies. Hepatology 2009;49:453-459.
14. Lin SM, Lin CJ, Lin CC, et al. Radiofrequency ablation improves prognosis compared with ethanol injection for hepatocellular carcinoma < or =4 cm. Gastroenterology 2004;127:1714-1723.
15. Shiina S, Teratani T, Obi S, et al. A randomized controlled trial of radiofrequency ablation with ethanol injection for small hepatocellular carcinoma. Gastroenterology 2005;129:122-130.
16. Chen MS, Li JQ, Zheng Y, et al. A prospective randomized trial comparing percutaneous local ablative therapy and partial hepatectomy for small hepatocellular carcinoma. Ann Surg 2006;243:321-328.
17. Huang J, Yan L, Cheng Z, et al. A randomized trial comparing radiofrequency ablation and surgical resection for HCC conforming to the Milan criteria. Ann Surg 2010;252:903-912.
18. Llovet JM, Bruix J. Systematic review of randomized trials for unresectable hepatocellular carcinoma: Chemoembolization improves survival. Hepatology 2003;37:429-442.
19. Llovet JM, Real MI, Montana X, et al. Arterial embolisation or chemoembolisation versus symptomatic treatment in patients with unresectable hepatocellular carcinoma: a randomised controlled trial. Lancet 2002;359:1734-1739.
20. Lo CM, Ngan H, Tso WK, et al. Randomized controlled trial of transarterial Lipiodol chemoembolization for unresectable hepatocellular carcinoma. Hepatology 2002;35:1164-1171.
21. Lammer J, Malagari K, Vogl T, et al. Prospective randomized study of doxorubicin-eluting-bead embolization in the treatment of hepatocellular carcinoma: results of the PRECISION V study. Cardiovasc Intervent Radiol 2010;33:41-52.
22. Varela M, Real MI, Burrel M, et al. Chemoembolization of hepatocellular carcinoma with drug eluting beads: efficacy and doxorubicin pharmacokinetics. J Hepatol 2007;46:474-481.
23. Hilgard P, Hamami M, Fouly AE, et al. Radioembolization with yttrium-90 glass microspheres in hepatocellular carcinoma: European experience on safety and long-term survival. Hepatology 2010;52:1741-1749.
24. Kulik LM, Carr BI, Mulcahy MF, et al. Safety and efficacy

of 90Y radiotherapy for hepatocellular carcinoma with and without portal vein thrombosis. Hepatology 2008;47:71–81.
25. Salem R, Lewandowski RJ, Mulcahy MF, et al. Radioembolization for hepatocellular carcinoma using Yttrium–90 microspheres: a comprehensive report of long–term outcomes. Gastroenterology 2010;138:52–64.
26. Fuss M, Salter BJ, Herman TS, et al. External beam radiation therapy for hepatocellular carcinoma: potential of intensity–modulated and image–guided radiation therapy. Gastroenterology 2004;127:S206–217.
27. Llovet JM, Ricci S, Mazzaferro V, et al. Sorafenib in advanced hepatocellular carcinoma. N Engl J Med 2008;359:378–390.
28. Cheng AL, Kang YK, Chen Z, et al. Efficacy and safety of sorafenib in patients in the Asia–Pacific region with advanced hepatocellular carcinoma: a phase Ⅲ randomised, double–blind, placebo–controlled trial. Lancet Oncol 2009;10:25–34.

Chapter 45

간암의 경동맥화학색전술

윤창진 · 정진욱

우리나라는 만성 B형 바이러스성 간염의 유병률이 성인의 약 4%에 달하는 만연 지역이므로 간세포암의 이환율이 높고, 간세포암 발병 후 5년 장기 생존율이 20% 내외에 불과하여 그로 인한 사망률 또한 매우 높다. 종양의 치료법 중에서 국소 재발 가능성만 고려한다면 수술적 절제술이 가장 우수하고, 고주파열치료술(3cm 이하의 작은 간세포암)과 에탄올주입술(2cm 이하인 작은 간세포암)이 그 뒤를 따른다. 따라서 종양의 수가 1개이고 문맥고혈압이 없어 간 절제로 인한 간기능 저하 위험과 원위부 재발 가능성이 낮은 환자에서는 일차적으로 수술적 절제를 고려하고, 문맥고혈압이 있지만 3cm 또는 2cm 이하의 간세포암에 대해서는 고주파열치료술이나 에탄올주입술 치료를 고려한다. 그러나 진단 시 수술의 적응증이 되는 환자는 20~30%에 불과하며, 진행된 병기와 간경화로 인한 문맥고혈압 및 기저 간기능 저하 등으로 인하여 수술 적응증이 되지 않거나 수술이 가능하더라도 수술 합병증과 높은 원위부 재발률 등으로 다른 국소치료법보다 나은 장기 생존율을 기대하기 어려운 경우가 대부분이다. 고주파열치료술이나 에탄올주입술의 경우에도 종양이 해부학적으로 어려운 위치에 있으면 시술의 위험이 높아지거나 완전한 치료가 힘들어진다. 따라서 현재 우리나라에서 간세포암의 초치료로 가장 많이 시행되고 있는 것이 경동맥화학색전술*transcatheter arterial chemoembolization; TACE*이다.

I TACE의 원리

간은 간동맥과 문맥으로부터 이중 혈류공급을 받는 기관이다. 정상적인 간조직은 70~80%의 혈류와 50%의 필요 산소량을 문맥으로부터 공급받는 반면, 간세포암은 대부분 과혈관성 종양으로 90% 이상의 혈액을 간동맥으로부터 공급받는다. 따라서 간동맥을 통하여 치료물질을 주입하면 정상 간조직에 비하여 간세포암에 고농도로 투여되어 선택적인 종양 치료가 가능하다는 것이 TACE의 기초적인 이론적 근거이다.

TACE는 종양 공급동맥*feeding artery*의 색전효과와 경동맥 항암효과*intraarterial chemotherapy*를 동시에 추구하는 치료법이다. 종양에 혈류를 공급하는 동맥을 선택적으로 차단하면 직접적으로 종양의 허혈성 괴사를 일으킬 뿐 아니라, 종양조직의 혈류가 감소됨으로써 주입된 항암제가 종

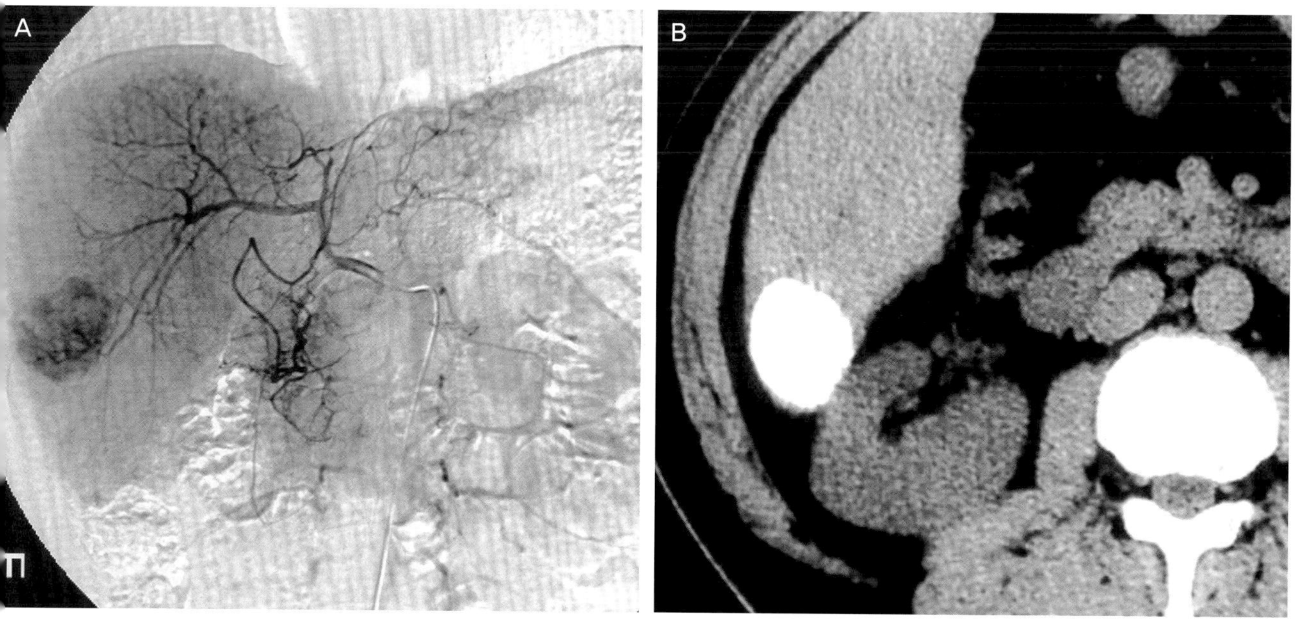

그림 45-1. 리피오돌의 선택적 분포 A. 복강동맥조영술에서 S6 분절에 단독결절형의 과혈관성 간세포암이 있다. Lipiodol과 항암제의 혼합물을 동맥내로 주입하여 Lipiodol이 간세포암에 선택적으로 축적되었다. B. 일주일 후 추적 CT에서 Lipiodol이 종양에 밀집해 축적되어 있어 종양의 완전괴사를 기대할 수 있다.

양조직에 고농도로 더 오래 머물게 되고 허혈로 인해 종양 세포막의 펌프 기능이 저하되어 더 많은 양의 항암제가 종양 세포 내로 유입되는 효과가 나타나서 항암효과를 발휘한다. 이러한 복합적 치료효과를 극대화하기 위하여 다양한 종류의 색전물질 및 항암제가 사용되고 있는데, 그중 가장 널리 시행되는 것이 Lipiodol TACE이다.[1]

Lipiodol은 양귀비 씨에서 추출한 지방산을 요오드화한 에틸에스테르*ethyl esters of iodized fatty acids of poppy seed oil*로 구성되고 지방산은 리놀렌산*linoleic acid*과 올레인산*oleic acid*이다. Lipiodol은 림프조영술을 위해 개발된 유성조영제지만 간동맥에 주입하였을 때 간세포암과 같은 과혈관성 종양의 종양혈관에 선택적으로 많이 분포되며 한 번 종양에 도달한 Lipiodol은 수주에서 수개월까지 종양혈관에 머무른다는 사실이 알려지면서 TACE에 사용되기 시작하였다(그림 45-1). 이처럼 Lipiodol을 간동맥으로 투여하였을 때 나타나는 종양 선택성은 종양의 과혈관성에 의한 흡관효과*siphon effect*, 종양혈관의 기형적 구조 및 Kupffer 세포의 결함으로 Lipiodol의 배출이 어려운 점, Lipiodol의 높은 점액성(0.5~1 poise), 종양혈관의 과투과성*enhanced permeability* 등으로 설명되고 있다. 또한 Lipiodol은 자체가 색전물질로서 말초혈관(25~125μm)의 색전을 초래한다.

Lipiodol TACE는 Lipiodol과 항암제 등을 혼합하여 종양에 혈류를 주로 공급하는 동맥에 주입한 후 gelatin sponge, PVA(polyvinyl alcohol) particle 등 색전물질로 종양공급 동맥 혈류를 차단하는 시술이다(그림 45-2). 주로 사용되는 항암제는 adriamycin, mitomycin, cisplatin 등 수용성 항암제로 지용성인 Lipiodol과 현탁액*emulsion* 형태로 혼합하여 투여하는데, 특히 유성내수성*water-in-oil; W/O*형의 현탁액이 색전효과가 높다(그림 45-3). Lipiodol

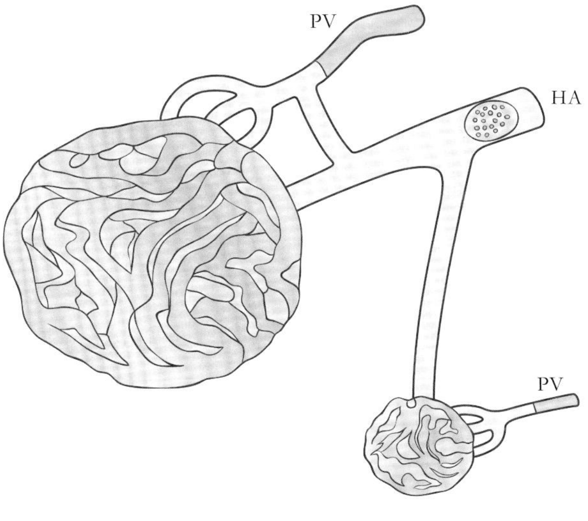

그림 45-2. 리피오돌 TACE의 원리 Lipiodol과 항암제의 혼합물을 종양 혈관에 충분히 주입할 때 Lipiodol이 동맥을 통하여 과혈관성 종양을 채울 뿐 아니라 동정맥연결을 통하여 주위의 문맥 말초분지에까지 색전효과를 일으킨다. Gelatin sponge 색전을 추가하면 종양의 허혈성 괴사를 초래하고 종양 내의 항암제를 고농도로 유지할 수 있다.

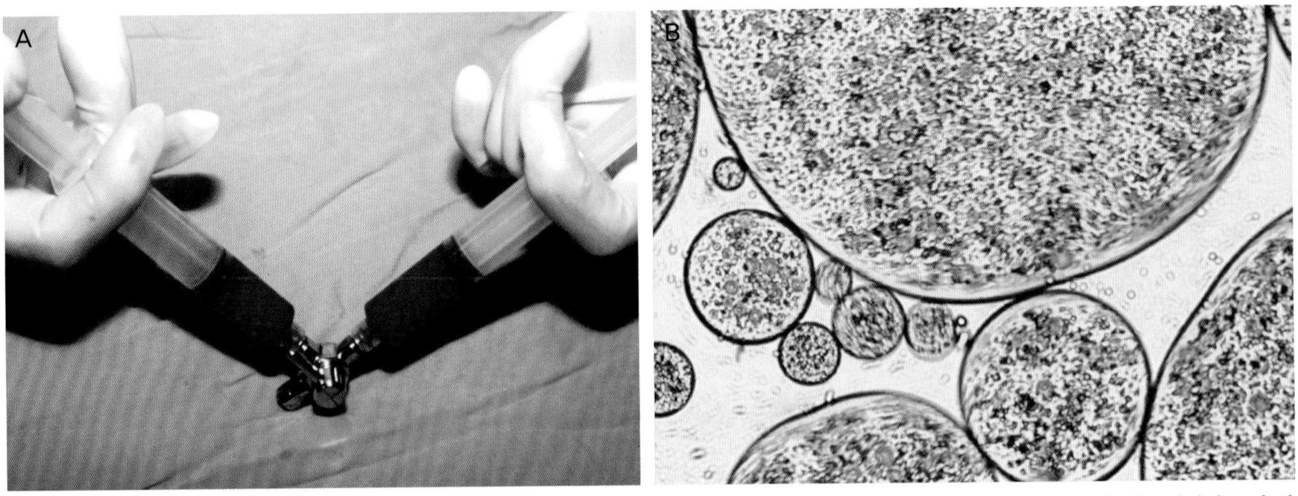

그림 45-3. 리피오돌과 항암제 adriamycin의 펌핑식 혼합법 A, B. Water-in-oil형의 Lipiodol(A)과 adriamycin 현탁액(B). 수용성 조영제에 녹아 있는 adriamycin의 수용성 비말*droplet*이 Lipiodol의 큰 기름 방울 속에 무수히 분포해 있다.

을 간동맥으로 투여하면 작은 동맥-문맥 문합*arterioportal communication*이나 종양의 정맥 관류*venous drainage* 경로를 통하여 종양 주변 문맥에도 유입될 수 있다. 따라서 종양 주변의 문맥을 충분한 양의 Lipiodol-항암제 혼합액으로 채우면 일부 문맥혈류가 남아 있는 종양 경계부나 조기 간세포암에도 치료효과를 기대할 수 있다. Lipiodol-항암제 혼합물을 투여한 뒤에 색전물질을 이용하여 동맥을 차단하면 Lipiodol-항암제 혼합물만 사용하였을 때보다 종양 괴사를 비롯한 치료효과가 커지지만 정상 간조직의 손상도 커지므로 Lipiodol-항암제 혼합물 및 색전물질을 종양 공급혈관에 선택적으로 투여하도록 최선을 다하여야 한다. Lipiodol과 함께 사용하는 항암제 종류나 색전물질에 따라 치료효과가 달라질 가능성은 있지만 현재 명확하게 밝혀진 바는 없다.

Ⅱ 적응증

TACE가 일차적인 치료로 확립된 경우는 Child-Pugh A 혹은 B이면서 혈관침범이나 전이가 없는 다발성 간세포암이다. 그러나 실제 임상에서 TACE를 시행하는 경우는 훨씬 광범위하다. 간세포암에서 TACE의 적응증을 나열하면 다음과 같다.

① 단발성, >3cm
 a) 수술 고위험군: 심폐기능 불량, 고령, 수행상태 불량
 b) 수술 거부
 c) 수술적 절제 불가능
 d) 종양이 수술 난이도가 높은 부위에 위치하여 수술에 따른 합병증이 높다고 예상되는 경우
 e) 수술적 절제는 가능하나 문맥고혈압의 유무 및 종양의 위치/크기/분포에 따라 수술적 절제 후 간기능 저하 가능성을 고려하였을 때 생존율 향상이 불확실하다고 판단되는 경우
② 단발성, <3cm: 상기한 이유로 수술이 고려되지 않는 상황에서 경피적 국소치료술(고주파열치료술, 에탄올주입술)이 기술적으로 어려운 경우에는 종양의 위치, 초음파 유도 가능성, 복수 등을 고려
③ 다발성 또는 다발성 의심
④ 침윤성 간암
⑤ 혈관침윤이 확인된 간암
 a) 잔존 간기능이 좋은 경우
 b) 간실질의 종양 분포가 한쪽 엽이나 그 이하에 국한되어 있어 치료에 따른 간실질 손상 범위가 제한적인 경우
⑥ 전이를 동반한 간암: 간암 원발 병소의 치료가 환자의 예후를 결정한다고 판단될 때
⑦ 간암파열
⑧ 간암으로 인한 혈액담즙*hemobilia*
⑨ 수술적 절제, 간이식, 경피적 국소치료술 후 재발한 간암
⑩ 간이식 환자를 위한 bridge 또는 downstaging therapy
⑪ Child C 환자군: 초선택 치료가 가능한 경우
⑫ 진단 및 치료 목적: 종양 표지자가 상승하고 있으나 영상

검사에서 나타나지 않는 경우

간세포암 외의 전이암도 과혈관성 종양일 경우 TACE의 적응증이 되며 대장직장암, 위암, 안구 흑색종*ocular melanoma*, 도세포 종양*islet cell tumors*, 유암종*carcinoid*, 육종*sarcoma* 등이 해당된다. 또한 양성 간종양으로 거대혈관종*giant hemangioma*, 간선종*hepatic adenoma*, 상피모양혈관내피종*epithelioid hemangioendothelioma*도 적응증이 될 수 있다.

TACE의 절대적 금기증은 없으나 일반적으로 나쁜 예후 인자가 두세 가지 이상 있는 경우 권장하지 않는다. 주요 인자로는 미만성 종양, 심한 간기능 저하(빌리루빈 5mg% 이상, 치료에 반응하지 않은 복수, 심한 간성 뇌병증, Child-Pugh C), 주문맥 침범이 대표적이다. 또한 항암치료의 금기증(심한 혈소판감소, 백혈구감소, 심부전, 신부전)이나 조영제에 아나필락시스양 반응*anaphylactoid reaction*이 있는 경우에도 시술하지 않는다.

간세포암이 주문맥을 침범한 경우에도 간기능이 유지되어 있거나 간실질 침범 범위가 작은 간암에 대해서는 안전하게 시술할 수 있고 생존율 향상을 기대할 수 있다.[2-4] 간암파열은 간기능에 관계없이 응급 TACE의 적응증이 될 수 있으며, 파열 위험이 높은 돌출형 간암의 경우 심한 간기능 저하가 있더라도 초선택적 TACE를 예방적으로 시행할 수 있다. 간외 전이가 있더라도 간내 종양이 환자의 이환 및 사망의 주요 원인으로 판단되는 경우도 TACE의 적응증이다.

Ⅲ 색전술을 위한 간동맥 해부학

1. 복강동맥의 정상 변이

복강동맥*celiac axis*과 간동맥*hepatic artery*의 혈관해부학을 정확하게 이해하여야 모든 간동맥을 빠짐없이 확인할 수 있고 간암의 공급원이 되는 모든 혈관을 색전할 수 있기 때문에 혈관해부학에 대한 지식은 성공적인 TACE의 첫걸음이다. 복강동맥과 간동맥의 다양한 정상변이는 제16장에서 자세히 언급하였다.

2. 측부순환 혈관의 색전술

간암이 크거나 간의 변연부에 위치할 경우 간동맥 외의 측부순환*collateral supply*을 통해서도 혈액을 공급받는다. 또한 색전술을 반복하여 간동맥이 막히거나 좁아진 경우에도 간외 측부순환을 통해 혈액을 공급받을 수 있다. 이때에는 해당 측부순환 혈관에도 TACE를 시행하여야 효과적인 치료가 가능하다.[5, 6] 가장 흔한 측부순환 혈관은 우하횡격막동맥*right inferior phrenic artery*(그림 45-4)이며, 그 외에 복막동맥*omental artery*, 부신동맥*adrenal artery*, 늑골간동맥*intercostal artery*, 담낭동맥*cystic artery*, 좌하횡격막동맥*left inferior phrenic artery*, 우내흉동맥*right internal mammary artery*, 신장동맥*renal artery* 혹은 신피막동맥*renal capsular artery* 등이 있다. 이러한 측부순환의 존재는 특히 종양이

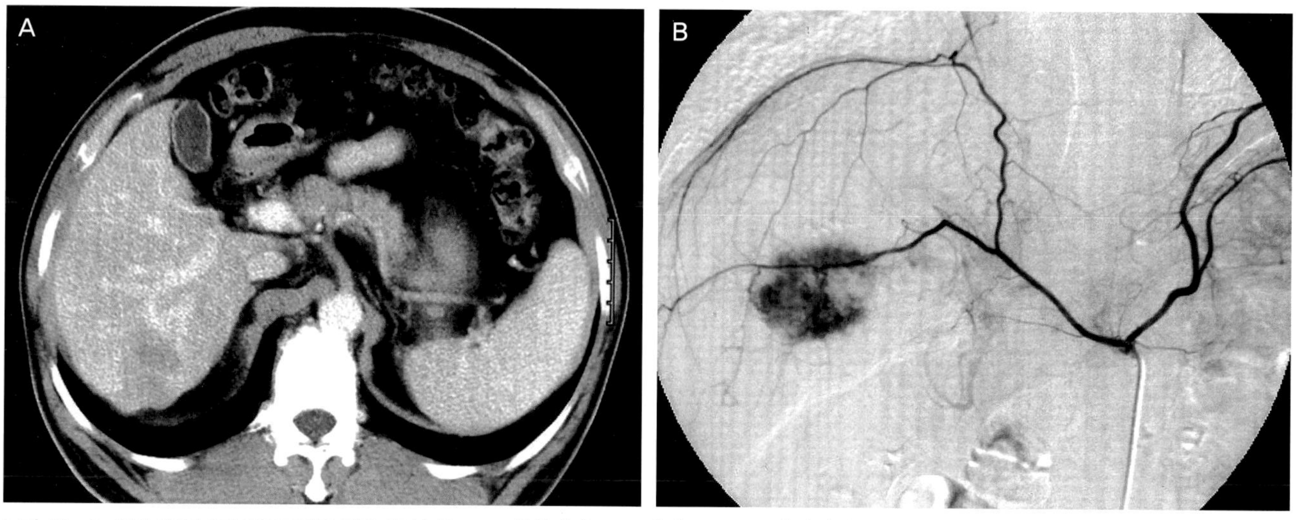

그림 45-4. 하횡격막동맥에 의한 간암의 간외 측부순환 A. 조영증강 후 CT. 간의 bare area에 위치한 후분절에 저감쇠음영 종괴*low attenuation mass*(화살표)가 있다. B. 우하횡격막동맥이 이 종괴의 주요 공급혈관이다.

돌출된 형태나 주위장기를 침범할 때, 인대나 간의 bare area에 접해 있을 때 의심할 수 있고 대개의 경우 CT로 예측 가능하다.[7]

Ⅳ 시술방법

시술하기 전에 간절제, 담도소화관 문합술, 담도계 시술 등을 포함한 간담도계 치료 이력과 당뇨 등을 포함한 동반 질환과 수행 능력을 평가한다. 간기능을 평가하기 위하여 혈액검사 및 복수, 간성혼수 유무를 파악한다. 치료 후 효과 판정을 위하여 종양지표(-fetoprotein and PIVKA-Ⅱ) 검사도 필수적이다. 조영증강 CT 혹은 MR로 종양의 크기, 위치, 범위, 형태, 혈관침범 유무, 복수 유무, 비장 종대, 문맥체정맥 측부순환*portosystemic collateral* 유무 등을 진단하고, 간동맥의 해부학적 구조와 측부순환 동맥의 가능성 및 관련 해부학을 확인한다. 림프절을 포함한 전이 여부도 확인한다.

시술 전에 6~8시간 금식 및 경정맥 수분 공급(200mL/h)을 시행한다. 제산제, 항구토제, 진통제를 경정맥 투여하며, 예방적 항생제는 고위험군(담도소화관 문합술, 담도계 시술 과거력)이 아니라면 일반적으로 사용하지 않는다.

총대퇴동맥의 맥박을 확인하고 서혜부를 소독한 다음 Seldinger 기법으로 동맥을 천자하고 sheath를 삽입한다.

혈관조영 카테터로 복강동맥 및 상장간막동맥조영술을 시행하며 문맥기까지 확인한다(indirect portogram). 혈관조영 카테터로는 5Fr 내경의 RH형, Yashiro형, Cobra형 등이 흔히 사용된다. 간동맥의 해부학적 구조와 종양의 위치 및 공급혈관을 파악한다. 필요한 경우 각도를 달리해서 간동맥조영술을 시행할 수 있고, 총간동맥에서 C-arm CT hepatic arteriography를 시행하면 간동맥 해부학과 종양의 위치 및 공급동맥을 동시에 삼차원적으로 평가할 수 있다.

혈관조영 카테터 내강 속으로 미세유도철사*microguidewire*를 따라 2~3Fr의 미세카테터*microcatheter*를 삽입하여 종양의 공급동맥으로 접근한다. 간종양이 명확히 조영되지 않거나 부분적으로만 보일 경우 CT/MR 소견을 참고하여 추가적으로 의심되는 종양 공급동맥이나 측부순환 혈관에 대하여 선택적 혈관조영술을 시행한다. 최근 C-arm CT의 발전으로 시술 중 간동맥으로 조영제를 주입하면서 C-arm CT hepatic arteriography를 시행하면 혈관 발달이 미미한 종양과 공급혈관, 여러 개의 공급혈관, 측부순환 유무 등을 식별하는 데 매우 유용하다(그림 45-5).

TACE를 시행할 종양의 공급혈관에 미세카테터를 위치시킨다. 간동맥의 해부학적 구조와 병변의 위치, 범위에 따라 lobar, segmental 혹은 subsegmental TACE를 시행할 수 있으나, 가능한 한 선택적 색전을 시행하여 정상 간조직을 보존하여야 한다.

색전물질의 용량은 종양의 크기, 과혈관성의 정도에 따라 결정한다. 국내에서는 주로 Lipiodol 2~10mL와 Adriamycin 10~50mg을 소량의 비이온성 수용성 조영제에 녹인

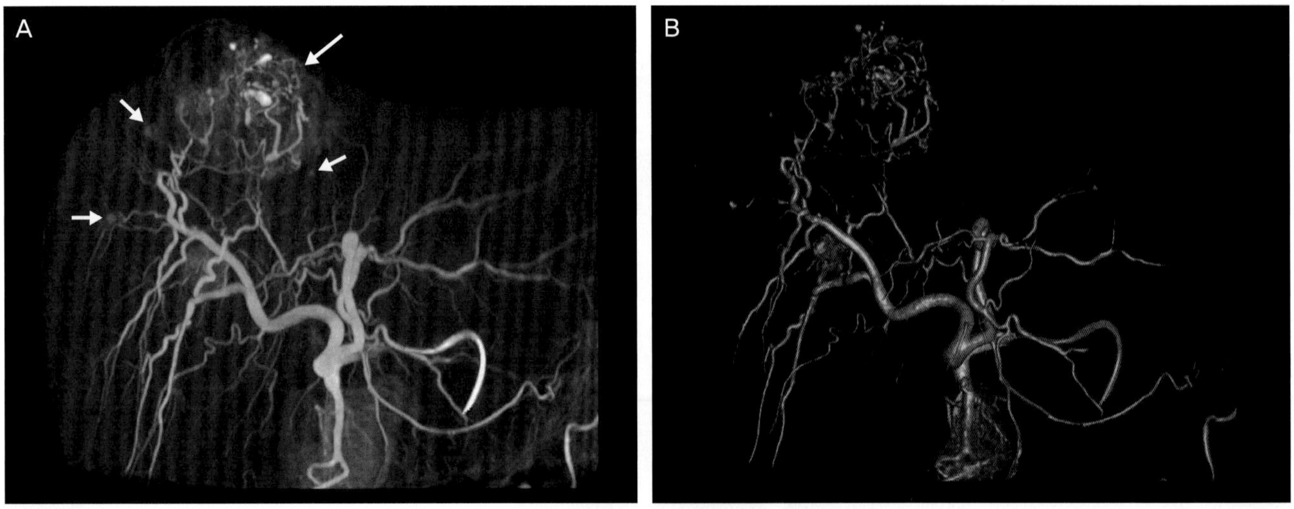

그림 45-5. 시술 전 역동적 조영증강 CT에서 2개의 간세포암종이 확인된 53세 여자 환자에서 시행한 C-arm CT hepatic arteriography **A.** Maximum-intensity-projection 영상에서 2개의 간세포암종(큰 화살표) 이외에 1cm 미만의 작은 종괴(작은 화살표) 3개가 전부 확인된다. **B.** Volume rendering 영상에서는 간동맥의 분지 양상과 간세포암종 영양동맥의 주행을 삼차원적으로 이해할 수 있다.

것을 주사기로 펌핑 방식*pumping method*으로 혼합해 사용한다(그림 45-3).

투시 관찰하에 색전물질을 미세카테터를 통하여 서서히 주입한다. 종양 주변의 작은 문맥이 조영되면 충분한 양의 색전물질이 투여된 것으로 간주한다(oily portogram). Lipiodol-항암제를 주입한 후에도 종양공급 혈관의 혈류가 남아 있는 경우 gelatin sponge나 PVA particle로 색전한다.

색전술 후 간동맥조영술을 다시 시행하여 목표 종양의 종양 염색이 없어져 색전에 성공하였는지 확인한다.

V TACE의 효과와 장기 치료성적

1. 시술 후 추적관찰

시술 후 1~2주 내외에 CT 촬영으로 종양에 축적된 Lipiodol의 분포를 확인하여 단기효과를 판정할 수 있다. 2~4주 이내에 간기능 및 종양지표 혈액검사와 임상소견으로 환자의 상태를 계속 추적한다. 조영증강 CT/MR을 4~8주에 시행하여 국소 혹은 다른 부위의 재발을 추적한다. 재발이 없는 경우 초음파는 매 3개월, CT/MR은 매 3~6개월 간격으로 시행하여 재발 여부를 확인한다. 추적 영상에서 종양 크기가 감소하거나 Lipiodol이 지속적으로 농축되어 보이는 경우에는 예후가 양호하다. 경계부 재발 혹은 다른 부위 재발의 증거가 있는 경우 TACE를 반복하거나 적절한 국소요법을 병행한다. 진행성 혹은 다발성 간암은 2~4개월 간격으로 반복 치료를 요하는 경우가 많다.

2. 국소 치료효과

대부분의 간종양에서 부분 혹은 완전 종양괴사가 발생한다. 종양 괴사율은 50~100%로 다양하게 보고되나, 3~4cm 이하의 결절형 간세포암에서 분엽성/세분엽성 TACE를 시행한 경우 70% 정도에서 종양의 완전괴사를 기대할 수 있으며 장기 국소재발률은 약 30%이다.[8] 국소 치료효과의 좋은 예후인자로는 작은, 결절형, 과혈관성 종양, 세분엽성 색전술, 유성문맥상*oily portogram*(그림 45-6), 추적 CT에서 Lipiodol의 지속적 축적이 있는 경우 등이다.[9, 10]

3. 장기 생존율

원발성 간세포암의 TACE에 의한 생존율 향상에 대하

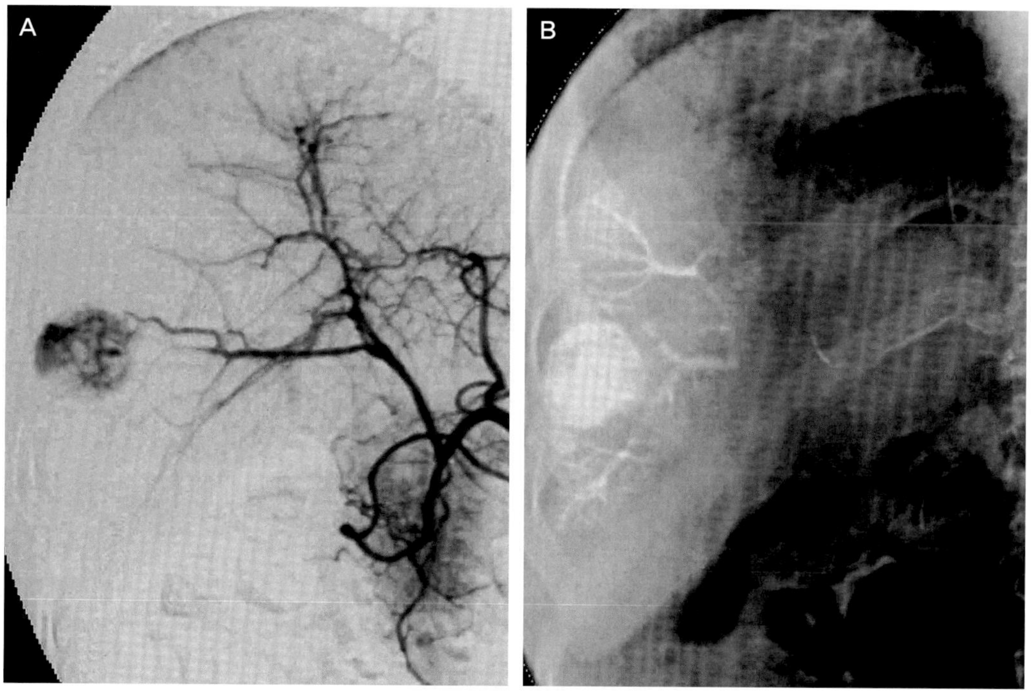

그림 45-6. 61세 여자 환자에서 단독결절형 종양의 TACE A. 간동맥조영술에서 간우엽에 위십이지장동맥에서 기시한 우간동맥이 공급하는 단독결절형 종양이 있다. B. 세분절형*subsegmental* 초선택적 TACE로 충분한 양의 리피오돌로 과혈관성 종양을 채우면 주위의 문맥분지들이 유성문맥상*oily portogram*을 보인다.

여 1990년대의 초기 연구들은 서로 엇갈린 결과를 보였으나, 2000년 초반 수행된 무작위대조연구들과 이를 바탕으로 한 메타분석들은 일관되게 생존율 향상을 보고하여 그 효과가 명확히 증명되었다.[11–14] 이 중 대표적인 무작위 연구에서는 2년 생존율이 63%로 대조군 27%에 비하여 유의한 생존율 향상을 보였다. 다만, 이러한 연구들에서 제외된 수행능력 저하, 주문맥 혈관 침범, Child-Pugh C, 간외 전이 등 나쁜 예후인자를 지닌 환자군에서의 효과에 대해서는 증명된 바가 없다. 따라서 현재 널리 사용되는 간세포암의 병기(Barcelona Clinic Liver Cancer staging)에서 TACE는 중간 단계*intermediate stage* 간세포암의 표준치료로 권장되고 있다.[15] 국내 환자를 대상으로 한 보고들 중 최근의 무작위 추출 조사에서의 생존율은 1년 54.8%, 3년 35.0%, 5년 26.4%로 보고되었다.[16] 장기생존율의 예후인자로는 Child-Pugh class, 종양의 크기 및 침범 유형, 문맥침범 유무 등이 중요하다. 예후인자의 유무에 따라 생존율이 크게 달라지므로 생존율이나 치료성적을 비교할 때는 다양한 예후인자가 비교군 간에 동일하여야 비교가 가능하다.

수술 후 재발한 간암에 대한 TACE의 성적은 수술을 시행하지 않은 경우와 비슷하므로 수술이 용이한 경우 먼저 간절제술을 시행하고, 재발할 경우 TACE를 시행하는 것이 좋다.[17] 간암에 의한 주문맥 침범의 경우 1년 생존율이 30%로 예후가 불량하나, 간종양의 범위가 한쪽 엽에 국한되며 간기능이 Child-Pugh A일 때에는 TACE로 좋은 효과를 얻을 수 있어 적극적인 치료가 필요하다[2, 3](그림 45-7).

4. 병합요법*Combined therapy*

최근 TACE와 다른 간암 치료방법들을 병합함으로써 각 치료법의 장점을 살려 상승효과*synergistic effect*를 얻고자 하는 시도가 있다. 대표적인 예가 에탄올주입법*percutaneous ethanol injection;, PEIT*이나 고주파열치료술*radiofrequency ablation; RFA*과 병합하는 요법이다. 에탄올주입법 병합의 경우, TACE로 종양 내부의 격막을 파괴한 후 에탄올주입법을 시행하면 에탄올의 종양 내 확산을 강화함으로써 더 많은 괴사를 유발할 수 있으며, 결과적으로 국소 재발률 및 생존율이 향상된다.[18] TACE로 종양 혈류를 감소시킴으로써 고주파열치료술의 약점인 heat-sink effect를 극복하고 소작범위를 확대하려는 시도도 활발하다. 이 병합요법은 특히 고주파열치료술 후 국소재발률이 높은 3~5cm의 간세포암에서 고주파열치료술 단독요법에 비하여 치료효과가 우수함이 증명되었다.[19, 20]

VI 합병증

TACE 후에는 다양한 합병증이 나타날 수 있다. 주요 합병증은 간농양*liver abscess*, 간실질 경색*parenchymal infarction*, 폐색전*pulmonary embolism*, 허혈성 담낭염*ischemic cholecystitis* 등으로 5% 미만으로 보고된다. 주요 합병증의 발생은 소인성 요인*predisposing factors*이 있는 경우가 많은데, 주요 요인은 주문맥폐색, 간기능저하, 담도폐색, 담도수술의 병력, Lipiodol의 과다사용, 반복적 TACE로 인한 간동맥 폐색, 비선택적 색전술 등이다.[21]

1. 색전후증후군*Postembolization syndrome*

가장 흔한 합병증으로 구역, 구토, 고열 및 복통이 나타나는데, 간실질의 급성 허혈, 간피막의 팽창, 담낭동맥 색전에 의한 담낭허혈, 폐색전 등이 원인으로 추정된다. 대체로 3~4일 내에 소실되는 자기한정적*self-limiting* 합병증이지만 재원기간 연장이나 추가치료 지연을 야기한다. 고열이 지속되면 간농양, 패혈증 등의 감염성 합병증을 의심하여야 한다.[22, 23]

2. 급성 간부전 및 간경색 *Acute hepatic failure & hepatic infarction*

급성 간부전은 TACE의 가장 심한 합병증으로 대부분 보존적 치료로 회복되나 드물게 비가역성 간부전이 발생할 수 있다. 주문맥폐색, 과빌리루빈혈증, 항암제 과다사용, 심한 간경화 등이 비가역성 간부전의 소인성 요인으로 여겨진다.[24] 담도폐색도 급성 간부전과 패혈증이 발생하는 빈도가 높으므로 TACE 전 담즙배액술로 담도 감압을 할 것을 권장한다. TACE는 간부전에는 이르지 않더라도 전반적인 간기능을 저하시키고 국소적 간경색을 일으킬 수 있다. 이러한 합병증을 최소화하기 위하여 소인성 요인이 있는 경우 색전물질의 양을 줄이고 최대한 선택적 색전술을 시행하여야 한다.

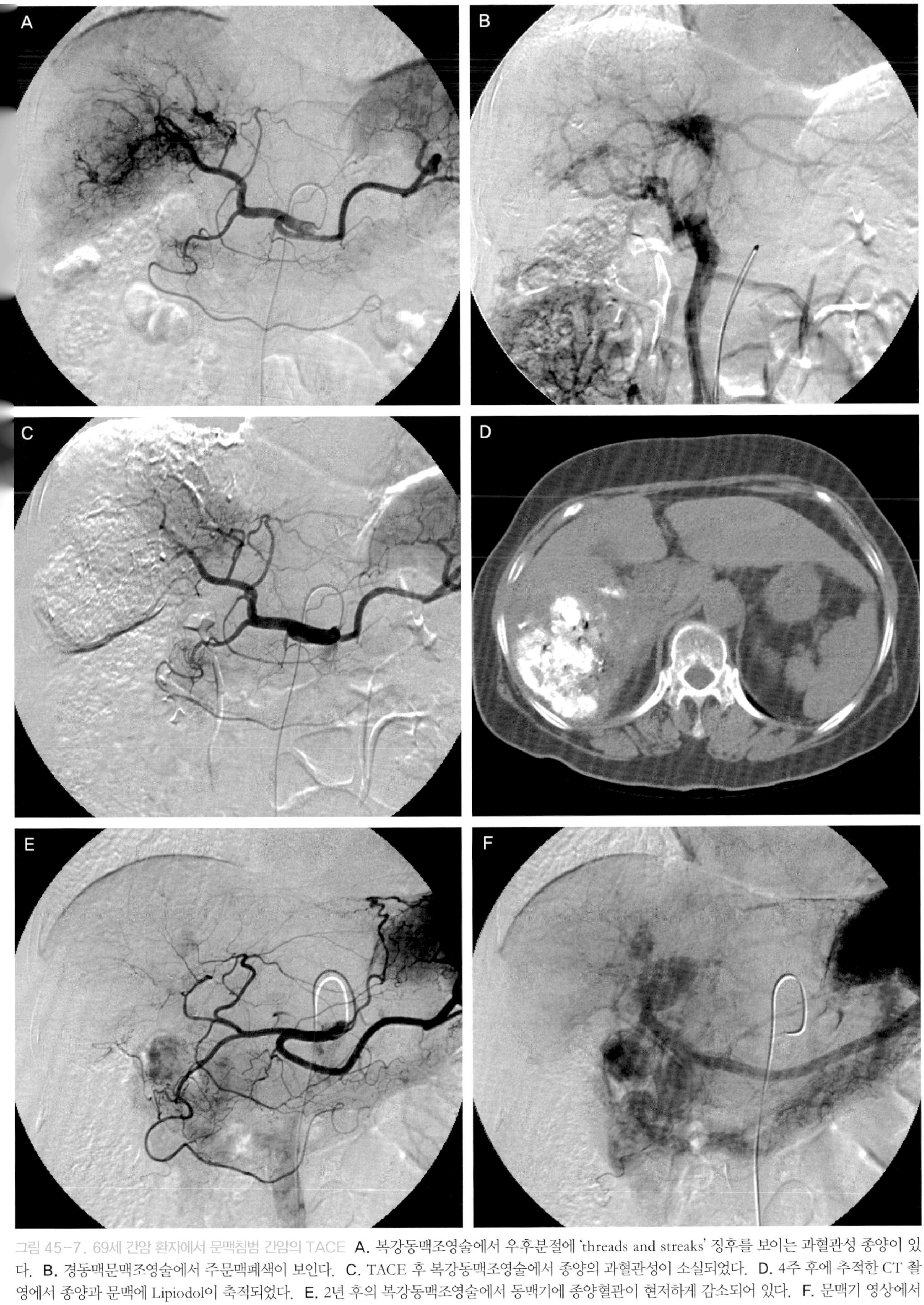

그림 45-7. 69세 간암 환자에서 문맥침범 간암의 TACE A. 복강동맥조영술에서 우후분절에 'threads and streaks' 징후를 보이는 과혈관성 종양이 있다. B. 경동맥문맥조영술에서 주문맥폐색이 보인다. C. TACE 후 복강동맥조영술에서 종양의 과혈관성이 소실되었다. D. 4주 후에 추적한 CT 촬영에서 종양과 문맥에 Lipiodol이 축적되었다. E. 2년 후의 복강동맥조영술에서 동맥기에 종양혈관이 현저하게 감소되어 있다. F. 문맥기 영상에서 주문맥의 폐색이 재개통되어 있다.

3. 담도손상 및 간농양

TACE를 반복적으로 시행할 때에는 종양 공급혈관을 가능한 한 선택적으로 색전하여 정상 간조직을 최대한 보존하는 것이 중요하다. 반복적인 색전술로 동맥 분지가 손상되면 담관주위 혈관총*peribiliary plexus*이 폐색되며 담관벽의 허혈을 초래하여 담관협착, 담즙종*biloma*을 형성할 수 있다. 간농양은 0.2~2%로 보고되는 주요 합병증으로 주문맥폐색이나 담도계 이상이 있는 경우 발생빈도가 높다. 담도-장관 문합술은 가장 중요한 소인성 요인으로 특히 주의해야 하며, 시술 전 예방적 항생제와 관장을 권장한다.[25] 대부분 경정맥 항생제와 경피적 배액술로 치료할 수 있다.

4. Nontarget embolization

간외의 기타 장기에 색전물질이 역류 혹은 유입되거나 혈관분지의 해부학적 변이를 사전에 인지하지 못한 경우에 의도하지 않은 혈관 색전으로 발생하는 합병증이다. 담낭동맥이 색전되면 담남염이 발생하며 대부분 자기한정적으로 회복되나 드물게 담낭파열, 괴저성*gangrenous* 혹은 기종성*emphysematous* 담낭염으로 진행할 수 있다.[26] 우간동맥 색전술 시 담낭동맥 기시부의 원위부에서 색전하면 예방할 수 있다. 복강동맥협착이나 비장비대가 심한 경우 총간동맥의 혈류가 역전되어 있어 비장동맥으로 색전물질이 유입되어 비장경색이 발생할 수 있다. 좌상복부에 동통 등의 증상이 있으나 대부분 자기한정적으로 회복된다. 색전물질이 위십이지장동맥으로 유입되면 급성 췌장염, 십이지장궤양이 발생할 수 있으며, 부수적 좌위동맥*accessory left gastric artery*이나 우위동맥으로 색전물질이 유입되면 위궤양이 발생할 수 있다. 특정 부위의 피부 병변으로 발현할 수 있는 nontarget embolization으로 좌간동맥에서 기시하는 겸상동맥*falciform artery*이 색전될 경우 제대상부*supraumbilical*에 피부발적이 발생한다. 겸상동맥으로 색전물질이 유입될 가능성이 있는 경우 겸상동맥 근위부를 코일로 색전한 후 TACE를 시행하면 예방할 수 있다. 이 외에도 내흉동맥*internal mammary artery*이 색전되면 좌우 상복부에, 우늑간동맥*right intercostal artery*이 색전되면 우측 옆구리에 피부병변이 발생하며, 심한 경우 피부이식이 필요할 수 있다. 문맥 및 간정맥 내 종양침범이 있는 경우 종양혈관을 통하여 간동맥-문맥 혹은 간동맥-간정맥으로 동정맥루가 형성되며, 이를 통하여 많은 양의 Lipiodol이 폐순환으로 유입될 수 있다. 혈관조영에서 동정맥루가 보이지 않는 경우에도 많은 양의 Lipiodol을 사용하면 그중 일부가 폐순환으로 유입되어 일시적인 폐색전과 염증을 유발할 수 있다.[27]

5. 의인성 혈관손상*Iatrogenic vascular injury*

TACE 시술 중 발생하는 동맥박리는 복강동맥과 고유간동맥이 호발 부위로 대부분 자발적으로 치유되나 드물게 완전폐색이나 가성동맥류로 진행할 수 있다.[28] 최근 혈관조영 카테터의 발전과 미세혈관 카테터의 사용으로 인하여 발생빈도가 크게 감소하였다.

6. 항암제에 의한 독성

TACE 중 주입된 Lipiodol과 항암제는 간종양에 고농도로 국한되어 분포하지만 일부는 전신순환으로 유입되며, 특히 비선택적으로 정상 간조직에 주입된 약물은 전신적인 독성을 나타낼 수 있다. TACE를 반복하면 이러한 효과가 가중되어 탈모나 특정 장기의 기능저하가 발생할 수 있다. Adriamycin은 간에서 분해되며 45%가 담즙으로 배설되고 골수기능저하와 심장독성이 있다. 심근손상은 약물의 누적용량에 좌우되는데, 심하면(450mg/m^2 이상) 울혈심부전을 일으킨다. 간기능 저하가 심한 경우 혈장농도가 4~5배 증가하므로 특히 주의해야 한다. Mitomycin C는 골수기능저하를 주로 일으키며, Cisplatin은 신장으로 배설되므로 수분을 충분히 공급해야 한다.

참고문헌

1. Ohishi H, Yoshimura H, Uchida H, et al. Transcatheter arterial embolization using iodized oil (lipiodol) mixed with an anticancer drug for the treatment of hepatocellular carcinoma. Cancer Chemother Pharmacol 1989;23 Suppl:S33-66.
2. Chung JW, Park JH, Han JK, et al. Hepatocellular carcinoma and portal vein invasion: results of treatment with transcatheter oily chemoembolization. AJR Am J Roentgenol 1995;165:315-321.
3. Chung GE, Lee JH, Kim HY, et al. Transarterial chemoembolization can be safely performed in patients with hepatocellular carcinoma invading the main portal vein and may improve the overall survival. Radiology 2011;258:627-634.
4. Georgiades CS, Hong K, D'Angelo M, et al. Safety and efficacy of transarterial chemoembolization in patients with unresectable hepatocellular carcinoma and portal vein thrombosis. J Vasc Interv Radiol 2005;16:1653-1659.
5. Kim JH, Chung JW, Han JK, et al. Transcatheter arterial embolization of the internal mammary artery in hepatocellular carcinoma. J Vasc Interv Radiol 1995;6:71-74.
6. Chung JW, Park JH, Han JK, et al. Transcatheter oily chemoembolization of the inferior phrenic artery in hepatocellular carcinoma: the safety and potential therapeutic role. J Vasc Interv Radiol 1998;9:495-500.
7. Kim HC, Chung JW, Lee W, et al. Recognizing extrahepatic collateral vessels that supply hepatocellular carcinoma to avoid complications of transcatheter arterial chemoembolization. Radiographics 2005;25 Suppl 1:S25-39.
8. Matsui O, Kadoya M, Yoshikawa J, et al. Small hepatocellular carcinoma: treatment with subsegmental transcatheter arterial embolization. Radiology 1993;188:79-83.
9. Itsubo M, Koike K, Tsuno S, et al. Subsegmental transcatheter arterial embolization for small hepatocellular carcinoma. Hepatogastroenterology. 2002;49:735-739.
10. Choi BI, Kim HC, Han JK, et al. Therapeutic effect of transcatheter oily chemoembolization therapy for encapsulated nodular hepatocellular carcinoma: CT and pathologic findings. Radiology 1992;182:709-713.
11. Llovet JM, Bruix J. Systematic review of randomized trials for unresectable hepatocellular carcinoma: Chemoembolization improves survival. Hepatology 2003;37:429-442.
12. Llovet JM, Real MI, Montana X, et al. Arterial embolisation or chemoembolisation versus symptomatic treatment in patients with unresectable hepatocellular carcinoma: a randomised controlled trial. Lancet 2002;359:1734-1739.
13. Lo CM, Ngan H, Tso WK, et al. Randomized controlled trial of transarterial lipiodol chemoembolization for unresectable hepatocellular carcinoma. Hepatology 2002;35:1164-1171.
14. Camma C, Schepis F, Orlando A, et al. Transarterial chemoembolization for unresectable hepatocellular carcinoma: meta-analysis of randomized controlled trials. Radiology 2002;224:47-54.
15. Llovet JM, Burroughs A, Bruix J. Hepatocellular carcinoma. Lancet 2003;362:1907-1917.
16. 대한간암연구회. 제13차 총회 자료집, 2010년 7월.
17. Park JH, Han JK, Chung JW, Han MC, Kim ST. Postoperative recurrence of hepatocellular carcinoma: results of transcatheter arterial chemoembolization. Cardiovasc Intervent Radiol 1993;16:21-24.
18. Kamada K, Kitamoto M, Aikata H, et al. Combination of transcatheter arterial chemoembolization using cisplatin-lipiodol suspension and percutaneous ethanol injection for treatment of advanced small hepatocellular carcinoma. Am J Surg 2002;184:284-290.
19. Ni JY, Liu SS, Xu LF, et al. Meta-analysis of radiofrequency ablation in combination with transarterial chemoembolization for hepatocellular carcinoma. World J Gastroenterol 2013;19:3872-3882.
20. Peng ZW, Zhang YJ, Chen MS, et al. Radiofrequency ablation with or without transcatheter arterial chemoembolization in the treatment of hepatocellular carcinoma: a prospective randomized trial. J Clin Oncol 2013; 31:426-432.
21. Chung JW, Park JH, Han JK, et al. Hepatic tumors: predisposing factors for complications of transcatheter oily chemoembolization. Radiology 1996;198:33-40.
22. Dhand S, Gupta R. Hepatic transcatheter arterial chemoembolization complicated by postembolization syndrome. Semin Intervent Radiol 2011;28:207-211.
23. Sakamoto N, Monzawa S, Nagano H, et al. Acute tumor lysis syndrome caused by transcatheter oily chemoembolization in a patient with a large hepatocellular carcinoma. Cardiovasc Intervent Radiol 2007;30:508-511.
24. Chan AO, Yuen MF, Hui CK, et al. A prospective study regarding the complications of transcatheter intraarterial lipiodol chemoembolization in patients with hepatocellular carcinoma. Cancer 2002;94:1747-1752.
25. Song SY, Chung JW, Han JK, et al. Liver abscess after transcatheter oily chemoembolization for hepatic tumors: incidence, predisposing factors, and clinical outcome. J Vasc Interv Radiol 2001;12:313-320.
26. Tarazov PG, Polysalov VN, Prozorovskij KV, et al. Ischemic complications of transcatheter arterial chemoembolization in liver malignancies. Acta Radiol 2000;41:156-160.
27. Chung JW, Park JH, Im JG, et al. Pulmonary oil embolism after transcatheter oily chemoembolization of hepatocellular carcinoma. Radiology 1993;187:689-693.
28. So YH, Chung JW, Park JH. Balloon fenestration of iatrogenic celiac artery dissection. J Vasc Interv Radiol 2003;14:493-496.

Chapter 46

약물방출 미세구를 이용한 경동맥화학색전술

천호종

암 치료를 위하여 항암제를 혈류 내로 주입하면 전신순환을 통해 심장독성, 골수기능저하, 구역 및 구토, 탈모 등의 다양한 합병증을 일으킬 수 있다. 이러한 전신독성을 가능한 줄이고 종양 내로 전달되는 항암제의 용량을 높이는데 효과적인 치료가 경동맥화학색전술*transcatheter arterial chemoembolization; TACE*이다. TACE는 종양에 혈액을 공급하는 동맥 내로 항암제를 주입하고 이를 색전하는 치료방법으로서, 특히 간동맥에서 주로 혈액을 공급받는 간암 환자에서는 수술적 절제나 고주파열치료가 불가능한 경우 일차적인 치료로 널리 이용되고 있다.

최근 항암제를 loading할 수 있는 미세구*microsphere*가 개발되어 간암의 TACE에 이용되고 있다. 이 미세구에 loading된 항암제는 장시간 동안 일정 속도로 서서히 방출되므로 보다 많은 용량의 항암제를 사용할 수 있고, 이로 인한 전신독성도 최소화하면서 종양 내의 항암제 농도를 극대화할 수 있다.

이 장에서는 약물방출 미세구, 특히 그동안 가장 많이 연구된 DC bead(Biocompatibles, UK)를 중심으로 물리화학적 및 약동학적 특성을 알아보고, 실제 임상에서 사용하는 방법과 지금까지 보고된 임상연구 결과를 통한 효과와 안정성에 대해 알아보고자 한다.

I 약물방출 미세구

1. 물리화학적 특성

DC bead는 2-acrylamido-2-methylpropanesulphonate sodium salt(AMPS)기를 가진 폴리비닐알코올 하이드로겔 중합체*polyvinyl alcohol hydrogel polymer*로서 미세구 형태를 이루고 있다. Sulphonate group으로 이루어진 AMPS기는 나트륨 이온과 미세구가 담기게 되는 용액의 양전하를 띤 다른 이온 사이에 이온 교환을 가능하게 한다. 즉, doxorubicin같이 양전하를 띤 항암제가 미세구 내로 확산되어 들어오면 기존에 결합되어 있던 나트륨 이온을 대치하여 sulphonate group에 정전기적 상호작용*electrostatic interaction*을 통해 이온결합하게 된다.[1] 이렇게 결합된 항암제는 종양 내에서와 같은 이온 환경에서만 다시 방출된다. DC bead는 doxorubicin 외에도 epirubicin이나 irinotecan 등의 항암제도 충진*loading*할 수 있다.

2. 약동학적 특성

Doxorubicin 용액을 DC bead에 혼합하고 일정 시간이 지나면 용액 내에는 0.2% 정도의 doxorubicin만 남고 나머지는 모두 DC bead 입자에 loading된다.[2] 토끼 간의 VX2 종양을 이용한 동물시험에 의하면 doxorubicin을 loading한 DC bead를 주입하여 종양을 색전하면 종양조직 내의 doxorubicin 농도가 3일 후에 최고가 되고 7일까지 고농도로 유지되며 서서히 감소하지만 14일까지도 종양조직 내에서 검출된다고 한다. 대조군으로 간동맥 내로 doxorubicin만 주입한 경우에는 종양조직 내의 doxorubicin 농도가 매우 낮았다(그림 46-1A). 같은 동물실험에서 DC bead를 주입한 군에서는 혈장 doxorubicin 농도가 대조군에 비해 70~85% 정도 낮았다.[3]

Doxorubicin을 loading한 DC bead에 대한 임상연구 데이터에 의하면 doxorubicin의 혈장농도는 DC bead를 주입하고 5분에 최고치에 도달하고 12시간 동안 급속히 감소하였는데, 그 최고치가 doxorubicin 150mg 군에서도 낮았고 전신독성이 나타나지 않았다. 동일한 연구의 2상 데이터는 리피오돌*Lipiodol*을 이용한 고식적*conventional* TACE와 비교하였는데, doxorubicin의 최고 혈장농도(C_{max})가 DC bead군에서 17배 낮았다.[4] Varela 등은 DC bead TACE와 conventional TACE를 시행한 후 혈장 doxorubicin 농도를 5분부터 168시간까지 시간대별로 측정한 데이터를 보고하였는데, DC bead TACE군에서 doxorubicin의 C_{max} 및 누적농도가 모두 통계적으로 유의하게 낮았다.[5](그림 46-1B, C) 이러한 동물 및 임상시험을 통해 DC bead의 약동학적 특성은 종양조직 내의 항암제 농도를 최대화할 수 있고 혈

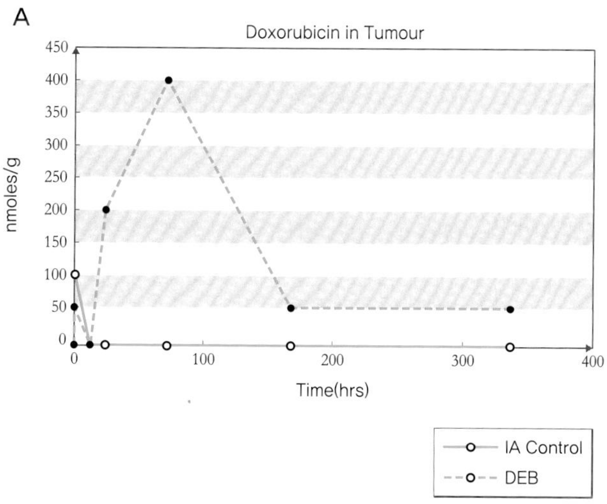

그림 46-1. DC bead의 약동학적 특성 A. 토끼 간의 VX2 종양에 대해 doxorubicin을 loading하여 DC bead TACE를 시행하면 종양조직 내의 doxorubicin의 농도가 3일 후에 최고가 되고 7일까지 고농도로 유지되지만 대조군으로 간동맥 내로 doxorubicin만 주입한 경우에는 종양조직 내의 doxorubicin 농도가 매우 낮았다. B, C. DC bead TACE와 conventional TACE를 시행한 후 혈장 doxorubicin 농도를 시간대별로 측정한 데이터에 의하면 DC bead TACE군에서 doxorubicin의 최고 혈장농도 및 누적농도가 모두 통계적으로 유의하게 낮았다.

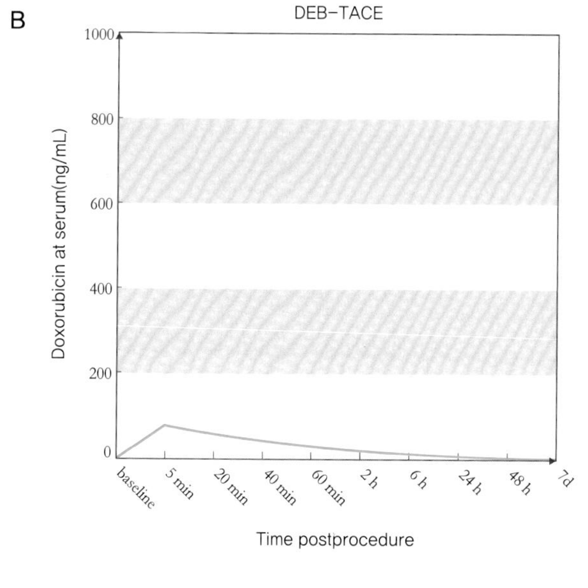

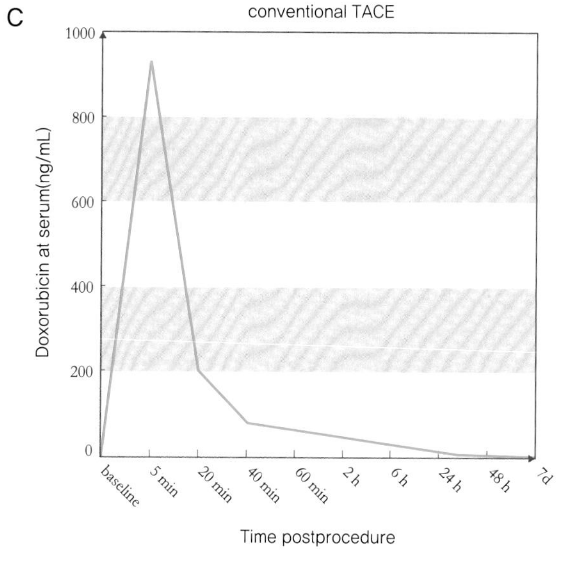

장 내의 농도는 낮게 유지할 수 있다는 것을 알 수 있다.

Ⅱ DC bead 경동맥화학색전술

1. DC bead의 사전준비

(1) Loading 용량 결정

일반적으로 DC beads 1 vial은 2mL의 microsphere로 구성된다. 여러 in vitro 연구에 의하면 DC beads 1mL에 37.5mg doxorubicin을 loading할 수 있다고 알려져 있으므로 DC bead 2mL로 구성된 한 vial에 최대 75mg까지 loading이 가능하다.[6] 1회의 TACE에 부작용 없이 DC bead에 loading하여 사용할 수 있는 doxorubicin 최대 용량은 150mg이다.[7]

(2) 입자*particle* 크기의 선택

DC bead의 입자 크기는 100~300μm, 300~500μm, 500~700μm, 700~900μm 등 4가지 종류로 나누어져 있다. 크기가 커질수록 항암제를 loading하는 시간이 더 오래 걸리는데 100~300μm의 particle은 20분 정도 걸리는 반면 700~900μm의 particle은 120분 정도 걸린다.

일반적으로 입자의 크기가 작으면 종양에 가깝게 혈관의 원위부까지 도달하고 종양 주위의 곁순환까지 색전할 수 있으므로 종양괴사에 효과적인 반면, 입자의 크기가 크면 종양에서 먼 근위부까지밖에 도달하지 못하므로 색전 후에 종양 주위에 곁순환이 발달하여 종양이 덜 괴사될 수 있다. 100~300μm와 700~900μm 두 종류의 DC bead를 이용한 동물실험에 의하면 100~300μm의 DC bead로 색전한 경우에는 간동맥 주위 조직에 급성 호중구의 침윤과 함께 광범위한 괴사가 일어나고 담도증식, 혈관증식을 동반하는 문맥섬유화가 나타났다. 700~900μm의 DC bead로 색전한 경우에는 간동맥의 괴사만 일어나고 주위조직의 손상은 없었다.[8] 따라서 종양의 색전효과를 높이려면 가능한 한 작은 입자를 사용하는 것이 유리하다.

종양의 크기가 큰 경우에는 100~300μm의 DC bead로 종양을 완전히 색전하려면 한 vial 이상의 색전물질이 필요하다. 이러한 경우에는 100~300μm의 DC bead를 두 vial 이상 사용하거나 300~500μm 한 vial을 사용하기도 하고 100~300μm의 DC beads를 먼저 주입한 후 300~500μm로 마무리하기도 한다. 1회의 TACE에 허용되는 doxorubicin의 최대 용량은 150mg이므로 한 vial에 75mg을 loading한 경우에는 1회 두 vial, 50mg을 loading한 경우에는 1회 세 vial까지 사용할 수 있다. 1회의 TACE로 종양을 완전히 색전하지 못해 그 이상의 DC bead가 필요한 경우에는 2~4주 후에 추가로 시행할 수 있다. DC bead 입자의 크기는 종양의 크기뿐 아니라 종양의 혈관분포정도 *vascularity*, shunt 유무 등을 고려하여 시술자의 경험에 따라 선택한다.

(3) DC bead 희석

항암제를 loading한 DC bead는 반드시 비이온성 조영제에 혼합하여 사용하여야 한다(그림 46-2). 일반적으로 DC bead 한 vial에 비이온성 조영제를 혼합하여 10~20mL가

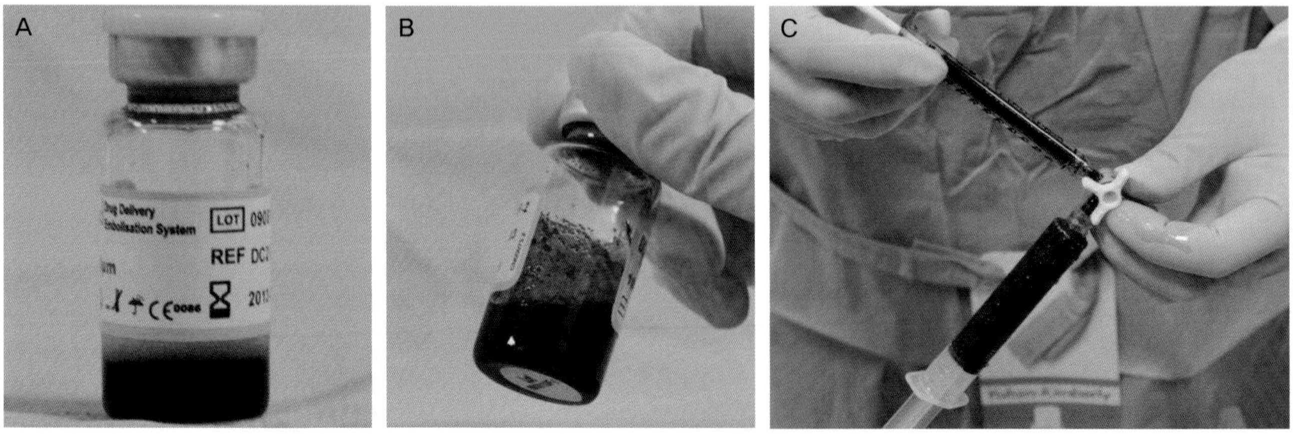

그림 46-2. DC bead 의 준비 A. Doxorubicin을 loading하기 전의 DC bead B. Doxorubicin을 loading한 후의 DC bead C. Three-way cork을 이용하여 조영제와 희석하고 혼합한 후 1cc 주사기를 이용하여 주입한다.

되도록 하여 사용하지만 더 묽게 희석하여 사용할수록 주입시간은 오래 걸리나 보다 효과적으로 주입할 수 있다. 조영제와 혼합하면 DC bead 입자가 혼합액 내에서 부유하는 경향이 있으므로 주입 직전에 three-way stopcock을 이용하거나 주사기를 돌리는 방식 등으로 잘 혼합하여 주입하는 것이 중요하다.

(4) 환자 선택

일반적으로 DC bead TACE의 적응증과 제외기준은 conventional TACE와 유사하다.

2. TACE 방법

DC bead를 이용한 TACE 방법은 색전물질을 제외하고 기본적으로 conventional TACE와 동일하지만 Lipiodol이 아닌 미세구를 사용하기 때문에 몇 가지 차이점에 유의하여 시술하여야 한다.

(1) 카테터의 위치

Conventional TACE와 마찬가지로 미세카테터*microcatheter*를 이용한 초선택적 접근*superselective approach*이 가장 효과적이면서 정상 간실질의 손상을 최소화할 수 있는 방법이다. 이 방법을 사용할 때에는 작은 분지에 미세카테터를 위치시켜야 할 경우가 많은데, 이때 유의할 점은 카테터의 끝이 작은 분지에 wedging되어 종양으로 가는 혈류가 감소되는 상황을 피해야 한다는 것이다. 종양으로 가는 혈류가 감소하면 주입 도중 근위부 색전*proximal embolization*이 일어나 충분한 색전효과를 얻지 못할 수 있다.

초선택적 접근이 불가능한 경우에는 분엽성*segmental* 또는 대엽성 접근*lobar approach*을 할 수 있다. 항암제가 loading된 DC bead가 간 이외의 장기에 유입되면 지속적으로 항암제가 방출되는 특성으로 인해 conventional TACE보다 더 심각한 합병증이 발생할 수 있으므로 간 이외의 장기로 가는 분지가 있는지 세심히 살펴야 한다. 카테터 끝의 원위부에 간외분지*extrahepatic branch*가 있거나 역류가 발생하면 쉽게 간외분지로 DC bead가 들어가기 쉬운 위치인 경우에는 간외분지를 미세코일 등으로 먼저 색전한 후 DC bead를 주입하는 것도 심각한 합병증을 예방하는 좋은 방법이다.

(2) 주입 속도

DC bead 입자들이 주입되는 과정에서 서로 엉겨 붙으면 근위부 색전이 발생할 수 있으므로 가능한 한 천천히 주입하여야 한다. 일반적으로 DC beads 혼합액 1mL를 1분 이상에 걸쳐서 주입하는 것을 권장한다.

(3) 주입 중지시점*end point*

DC bead 혼합액의 주입을 중지하는 시점은 색전하고 있는 혈관이 완전히 막힐 때까지가 아니라 2~5회의 심박동 내에 조영제가 사라지는 정도의 시점(near stasis)이다. Polyvinyl alcohol(PVA)로 구성된 DC bead를 혈관이 완전히 막힐 때까지 주입하면 색전된 동맥의 영구적 폐색을 일으킬 수 있으므로 추가적인 TACE가 필요한 경우에 문제가 된다. 또한 완전히 막힐 때까지 주입하면 주입 도중에 역류가 발생하는 경우가 흔하여 원하지 않는 부위로 DC bead가 유입될 수 있다.

항암제가 loading된 DC bead를 모두 주입하고도 원하는 주입 중지 시점에 도달하지 않은 경우에는 다른 종류의 PVA 입자나 젤폼*gelfoam* 등을 이용하여 bland embolization을 하거나 2~4주 후에 추가로 DC bead TACE를 시행한다.

(4) 간외동맥을 통한 주입

간암이 간의 변연부에 위치한 경우 간동맥이 아닌 간외동맥을 통해 혈류를 공급받을 수 있는데 conventional TACE와 마찬가지로 이들 동맥에 대해 DC bead TACE를 시행할 수 있다. 이들 간외동맥에 DC bead를 주입할 경우 간암 이외에 간외 장기로 가는 동맥에 항암제가 유입되어 합병증을 일으킬 수 있으므로 유의하여야 하는데, 특히 담낭동맥으로 주입하는 경우 담낭염이 발생할 수 있다. 이 외에도 피부로 가는 분지가 포함되는 경우 다양한 정도의 피부 합병증이 발생할 수 있으므로 내흉동맥, 늑골동맥, 겸상인대동맥*hepatic falciform artery* 등에 DC bead를 주입하는 것은 가능한 한 피해야 한다[9](그림 46-3).

(5) 추적 영상검사

시술 직후에 CT를 촬영하면 DC bead와 혼합되어 주입된 조영제가 종양 주위에 머물러 있는 모습이 잘 관찰된다(contrast saturation). 이때 종양의 변연부를 따라 결손 없이 조영제가 잘 관찰되면 치료가 잘된 것으로 판정할 수 있다

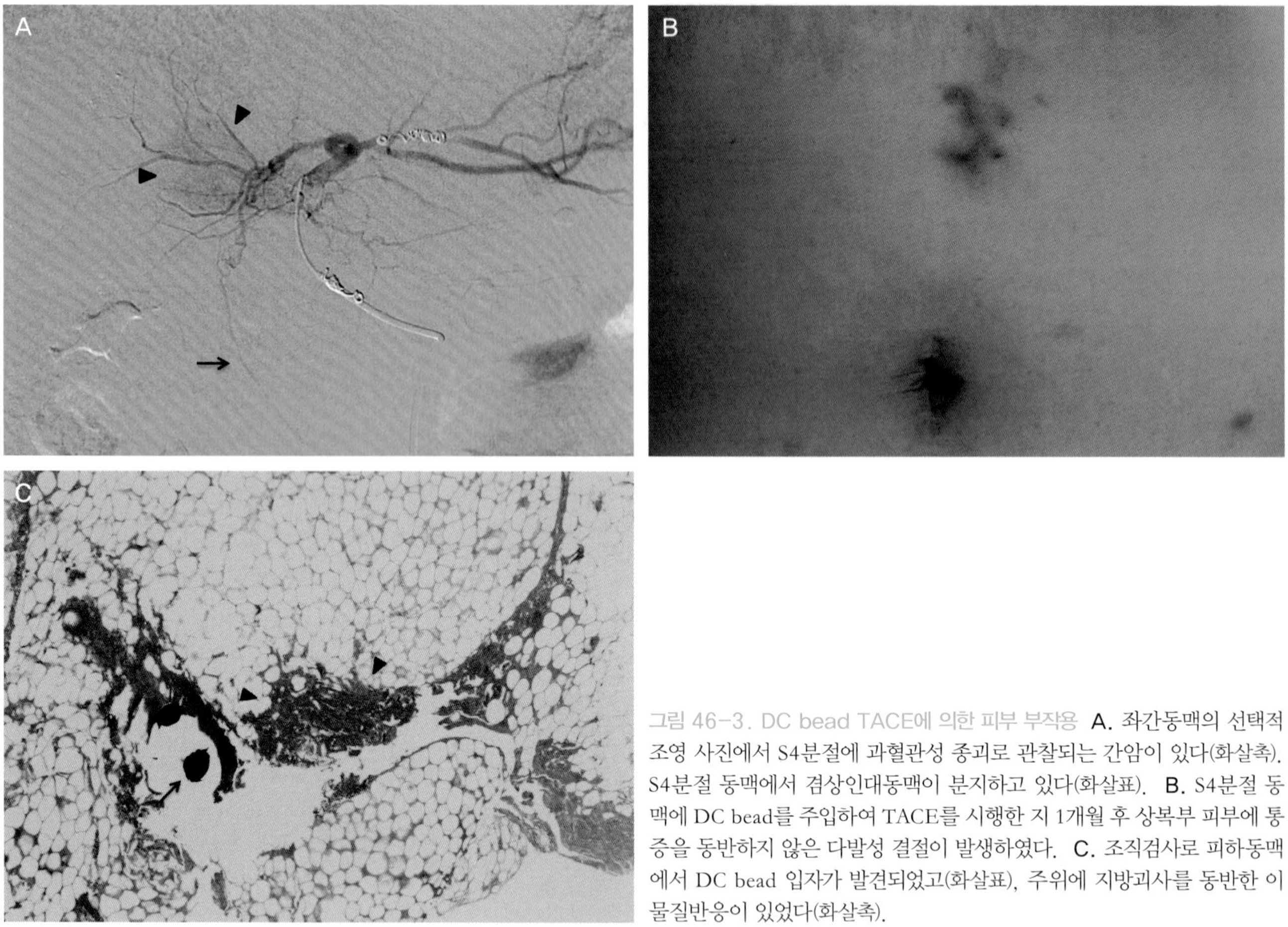

그림 46-3. DC bead TACE에 의한 피부 부작용 A. 좌간동맥의 선택적 조영 사진에서 S4분절에 과혈관성 종괴로 관찰되는 간암이 있다(화살촉). S4분절 동맥에서 겸상인대동맥이 분지하고 있다(화살표). B. S4분절 동맥에 DC bead를 주입하여 TACE를 시행한 지 1개월 후 상복부 피부에 통증을 동반하지 않은 다발성 결절이 발생하였다. C. 조직검사로 피하동맥에서 DC bead 입자가 발견되었고(화살표), 주위에 지방괴사를 동반한 이물질반응이 있었다(화살촉).

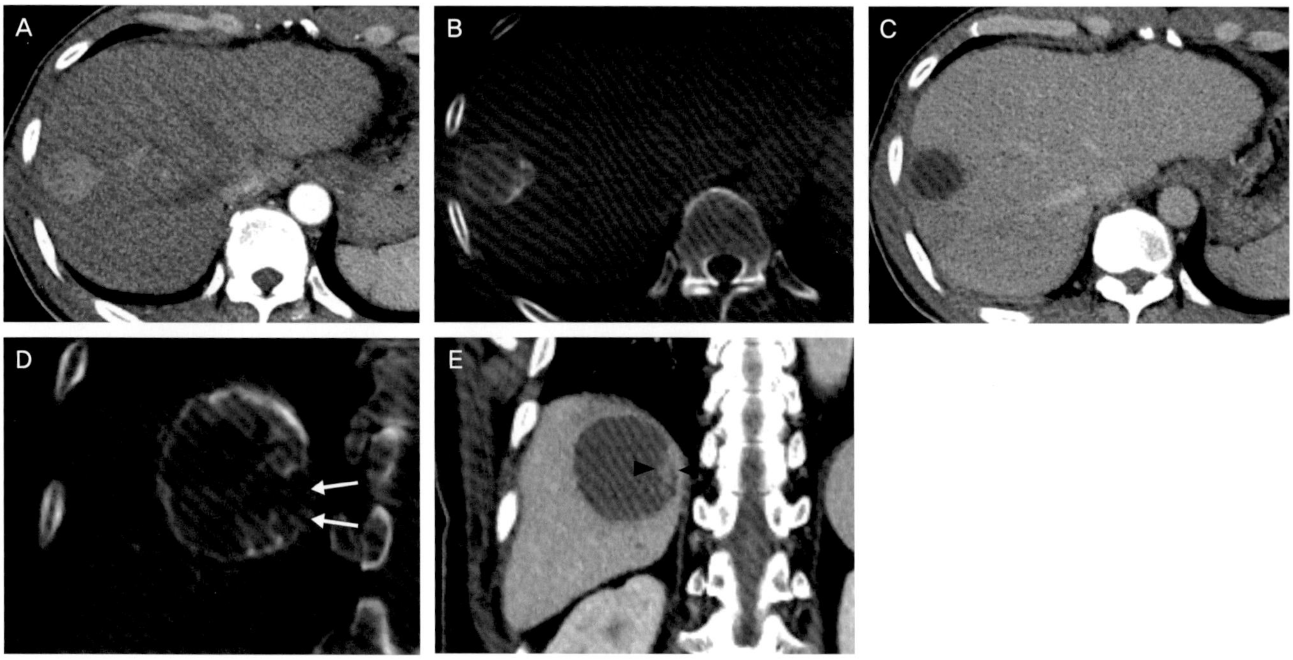

그림 46-4. DC bead TACE 직후 촬영한 cone-beam CT A. 조영증강 CT에서 S8분절에 과혈관성 종괴로 관찰되는 간암이 있다. B. 시술 직후에 촬영한 cone-beam CT에서 종양의 변연부로 결손 없이 조영제가 머물러 있다(complete marginal contrast saturation). C. 1개월 후 추적검사로 촬영한 조영증강 CT에서 간암은 더 이상 조영증강되지 않아 완전한 괴사가 이루어졌다(complete response). D. 다른 환자의 시술 직후에 촬영한 cone-beam CT에서 종괴 변연부 후방의 일부에 조영제가 머무르지 않고 결손된 부분이 있다(화살표). E. 이 부위에 1개월 후 추적검사로 촬영한 조영증강 CT에서 조영증강되는 잔존 종양이 발견되었다(화살촉).

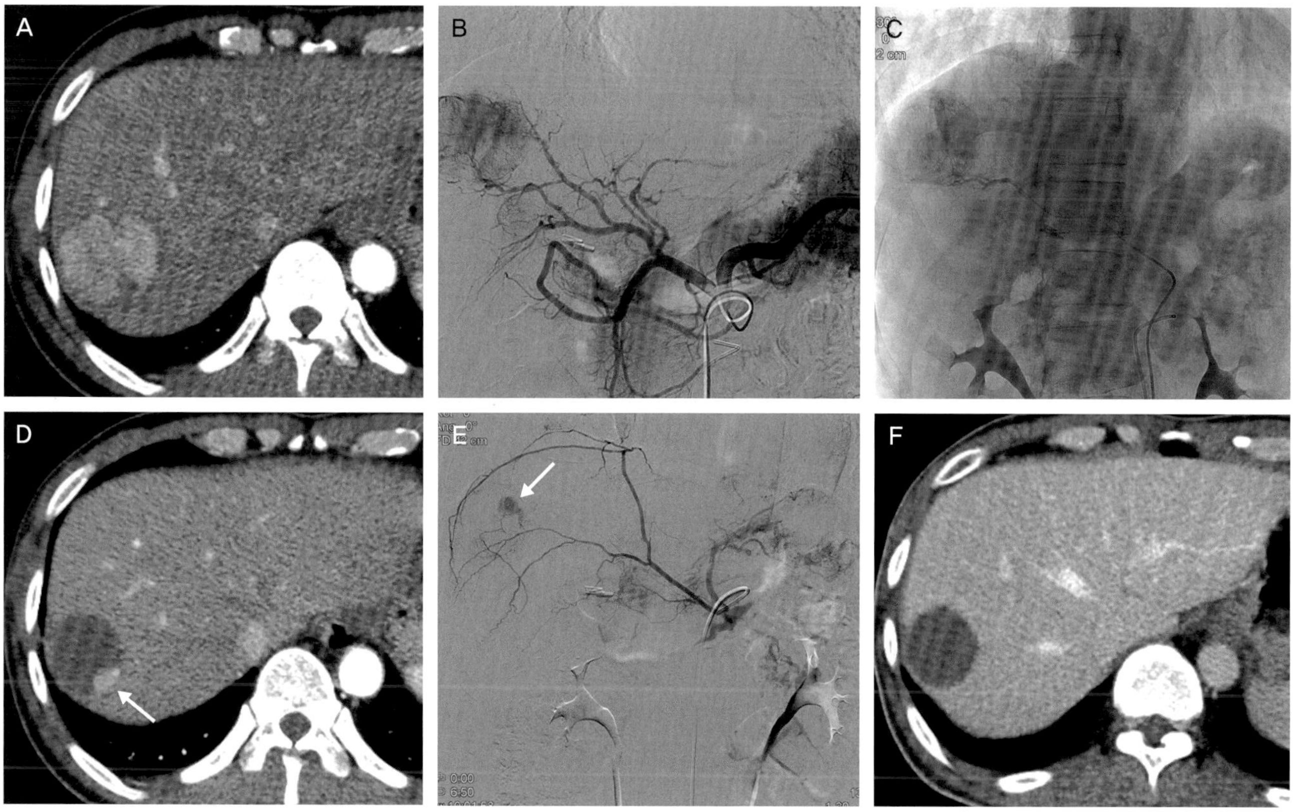

그림 46-5. DC bead TACE 시행 후 추적 영상검사 A. 조영증강 CT에서 S7, S8 분절에 간암이 있다. B, C. 복강동맥조영술에서 관찰된 과혈관성 종괴에 대하여 DC bead 300~500μm에 doxorubicin 50mg을 loading하여 미세카테터를 통해 색전술을 시행하였다. D. 1개월 후 추적검사한 조영증강 CT 사진. 간암종괴가 대부분 괴사되어 조영증강되지 않았으나 후방 변연부에 작은 조영증강을 나타내는 잔존 종양이 있다(partial response)(화살표). E. 우측 하횡격막동맥조영술에서 과혈관성 종괴로 관찰되는 잔존 종양이 보인다(화살표). DC bead 100~300μm에 doxorubicin 25mg을 loading하여 추가로 색전술을 시행하였다. F. 다시 1개월 후 추적검사한 CT에서 잔존 종양도 더 이상 조영되지 않아 간암 전체가 괴사되었다(complete response).

(그림 46-4A). 만일 조영제의 결손이 있으면 이 부위에 잔존 종양이 남아 있을 수 있으므로 추적 영상검사에서 유의해서 관찰하여야 한다[10](그림 46-4B).

일반적으로 시술 후 2~4주에 역동성 조영증강 CT 또는 MR검사를 시행하는데 괴사가 일어난 부위는 조영증강되지 않는 부분으로, 잔존 종양은 조영증강이 잘되는 부분으로 관찰된다(그림 46-5). 이러한 영상소견을 근거로 종양반응을 평가하는데 그 기준으로 mRECIST이나 EASL criteria를 가장 많이 이용한다.[11]

추적 영상검사에서 완전반응*complete response*으로 판단되면 2~3개월에 한 번씩 추적 영상검사를 시행하여 재발 유무를 평가하여야 한다. 부분반응*partial response*, 안정 병변*stable disease*, 진행 병변*progressive disease*으로 판단되는 경우 심각한 합병증이 없다면 첫 TACE 이후 4~8주에 추가적인 TACE를 시행한다.

Ⅲ 결과

1. 안전성

(1) 간독성

DC bead를 이용하여 TACE를 시행한 후 3~4일 동안 일시적으로 간효소 수치가 약간 상승하지만 수일 내에 TACE를 하기 전 수준으로 감소한다.[4, 7, 12] Conventional TACE와 비교해 볼 때 DC bead를 이용한 TACE에서 간효소 수치가 적게 상승한다.[13] 간농양이나 간부전이 종종 보고되고 있으나 그 빈도는 conventional TACE에 비해 많지 않다.

(2) 전신독성

Doxorubicin과 관련된 독성으로 탈모, 골수기능저하, 폐부종, 구역 및 구토, 부정맥, 심근증 등이 보고되고 있

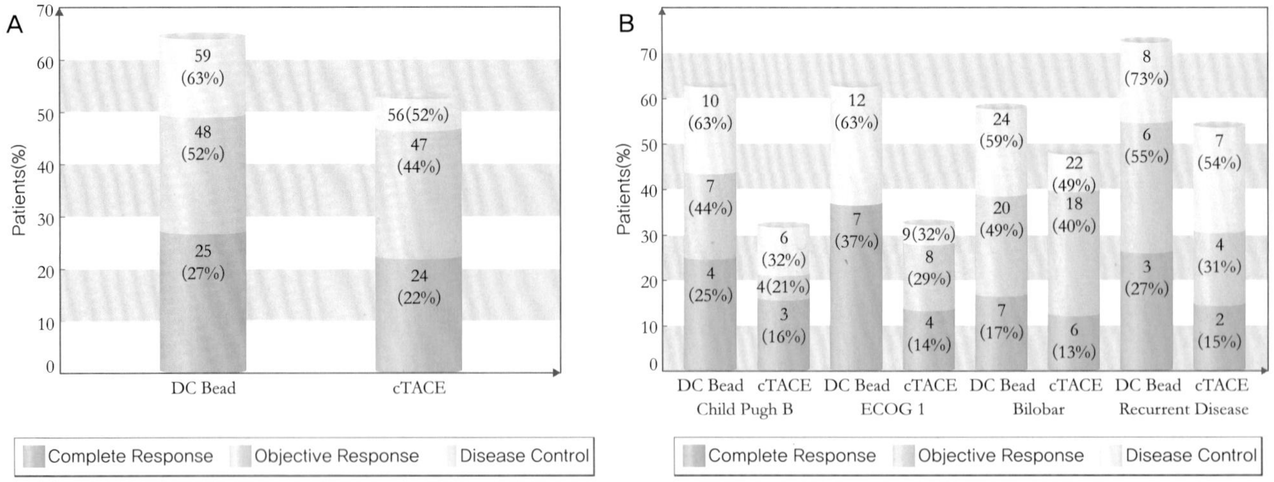

그림 46-6. DC bead TACE와 conventional TACE의 전향적 무작위 비교연구(PRECISION V) **A.** DC bead TACE 군과 conventional TACE 군에서 전체 종양반응률은 각각 52%, 44%로 통계적으로 유의한 차이는 없었다. **B.** 간기능이 나쁜 환자(Child-Pugh B군), 활동도*performance status*가 불량한 환자(ECOG 1), 양측 엽에 간암이 있었던 환자, 재발한 환자 등의 임상병기가 진행된 환자에서는 DC bead TACE군이 conventional TACE 군에 비해 종양반응률이 통계적으로 높았다(P>0.05).

는데 그중 심장독성이 가장 심각하다. 심근 기능의 저하가 발생할 확률은 축적용량에 비례하는데 300mg/m^{2}의 doxorubicin이 축적되면 1~2%, 728mg/m^{2}가 축적되면 21%까지 발생한다고 알려져 있다. Conventional TACE와 비교한 연구에 의하면 doxorubicin과 관련된 전신독성은 DC bead TACE의 경우 적은 것으로 알려져 있다.[13] 항암제를 사용하지 않은 bland embolization과 비교한 연구에서도 DC bead TACE 군과 전신독성의 빈도 면에서 통계적으로 유의한 차이가 없었다.[14] 따라서 DC bead를 이용하면 항암제로 인한 전신독성을 최소화함으로써 보다 안전하게 TACE를 시행할 수 있고 환자의 생존율을 높이는 데 기여하리라 생각된다.

(3) 색전후증후군*Post-embolization syndrome*

색전후증후군은 색전술을 시행한 후 가장 흔하게 발생하는 합병증으로 발열, 복통, 구역 및 구토 등이 일시적으로 나타난다. 색전후증후군은 DC bead TACE를 받은 환자에서도 다양한 빈도로 보고되었다.[7, 12] Conventional TACE와 비교한 연구에 의하면 conventional TACE 군과 DC bead TACE 군 간의 발생빈도는 비슷하다고 알려져 있다.[13]

2. 효과

(1) 종양반응률

종양반응률은 항암치료를 받은 환자 중 완전반응 또는 부분반응을 보인 환자의 비율로서 일반적으로 생존율과 밀접한 관련이 있다.[15] DC bead TACE에 관한 임상연구에서 대상이 된 간암의 크기에 따라 다양한 종양반응률을 보고하였는데,[4, 5, 7, 16] 이는 conventional TACE의 결과와 비교해 볼 때 대체적으로 높았다.[17-19]

항암제를 사용하지 않은 bland embolization과 비교한 연구에 의하면 bland embolization의 6개월 종양반응률은 55.8%, DC beads TACE는 73.2%로 DC beads TACE가 높았다.[14] Conventional TACE와의 전향적 무작위 비교연구에 의하면 DC beads TACE군과 conventional TACE군에서 종양반응률은 각각 52%, 44%로 통계적으로 유의한 차이는 없었으나 간기능이 나쁜 환자(Child-Pugh B군), 활동도(performance status)가 불량한 환자(ECOG 1), 양측 엽에 간암이 있었던 환자, 재발한 환자 등의 임상병기가 진행된 환자에서는 DC beads TACE군이 conventional TACE군에 비해 종양반응률이 통계적으로 높았다[13](그림 46-6).

(2) 장기 생존율

173명의 간암 환자를 대상으로 DC bead TACE를 시행한 전향적 연구에 의하면 1년, 2년, 3년, 4년, 5년 생존율은 각각 93.6%, 83.8%, 62%, 41%, 22.5%로 보고되었으며 평균 전체생존율은 43.8개월이었다. BCLC 병기 A군의 5년 생존율은 29.4%, B군은 12.8%로 BCLC A군의 생존율이 통계적으로 유의하게 높았다. 다량분석을 통해 종양의 개수가 적을수록, 과혈관성 종양일수록, 첫 치료에서 부분반응 이상으로 판정될수록 예후가 양호하였다.[20] Conventional TACE에 대한 메타분석*meta-analysis*연구에 의하면 conventional TACE의 1년, 2년, 3년, 5년 생존율은 각각 71±18%, 48±16%, 34±13%, 14±10%였으므로 DC bead TACE를 시행한 경우에 높은 생존율이 보고되었다.[20, 21] 그러나 conventional TACE에 대한 연구들에는 종양의 크기, 분화도, 병기 및 간기능 등이 다양한 환자군이 포함되었으므로 DC bead TACE와의 생존율을 정확하게 비교하려면 전향적 무작위 비교연구가 필요하다.

Ⅳ 현황과 향후 전망

DC bead 이외에도 다른 특성을 가진 약물방출 미세구가 개발되어 임상에 사용되고 있고 이에 대한 연구결과가 발표되고 있다.[22] 특히 HepaSphere(Merit Medical, USA)는 초흡수성 다중체 미세구*superabsorbent polymer microsphere*로 DC bead와 동일한 이온교환 방식으로 doxorubicin과 같은 항암제를 loading할 수도 있고 확산에 의해 cisplatin 등의 항암제를 흡수하는 방식으로 loading할 수 있는 약동학적 특성을 가지고 있다. HepaSphere는 doxorubicin 외에 다양한 항암제를 약물방출 미세구를 이용한 TACE에 사용할 수 있다.[23] Superabsorbent microsphere의 특성상 혼합하는 조영제의 종류나 식염수와 희석 정도에 따라 팽창 정도가 다양하므로 입자의 크기를 시술자가 조절하여 사용할 수 있다. DC bead나 HepaSphere 이외에도 미세구의 크기가 100μm 이하로 더 작다거나 크기가 좀 더 일정한 제품이 개발되고 있으므로 향후 약물방출 미세구를 이용한 TACE를 할 때 다양한 선택을 할 수 있을 것으로 생각된다.

약물방출 미세구를 이용한 TACE는 향상된 종양반응률과 적은 전신독성으로 인해 간암 환자의 생존율을 높일 수 있을 것이라는 기대감으로 시술 횟수가 점점 증가하는 추세이며 이에 대한 연구도 활발히 이루어지고 있다. 향후 다양한 약물방출 미세구를 이용한 TACE의 종양반응률 및 안전성에 대한 광범위한 연구가 필요하다. 특히 conventional TACE와 비교하는 대규모 전향적 무작위 비교연구를 통해 약물방출 미세구를 이용한 TACE에 생존율을 높이는 효과가 있는지 증명하는 것이 무엇보다도 중요하다. 또한 고주파 열치료 및 신생혈관생성억제 약제*anti-angiogenesis agent* 등과 병합치료를 시행했을 때의 종양반응률 및 생존율에 대한 연구도 필요하다.

참고문헌

1. Lewis AL, Gonzalez MV, Leppard SW, et al. Doxorubicin eluting beads–1: effects of drug loading on bead characteristics and drug distribution. J Mater Sci Mater Med 2007;18:1691–1699.
2. Lewis AL, Gonzalez MV, Lloyd AW, et al. DC bead: in vitro characterization of a drug–delivery device for transarterial chemoembolization. J Vasc Interv Radiol 2006;17:335–342.
3. Hong K, Khwaja A, Liapi E, et al. New intra–arterial drug delivery system for the treatment of liver cancer: preclinical assessment in a rabbit model of liver cancer. Clin Cancer Res 2006;12:2563–2567.
4. Poon RT, Tso WK, Pang RW, et al. A Phase I/II trial of chemoembolization for hepatocellular carcinoma using a novel intra–arterial drug–eluting bead. Clin Gastroenterol Hepatol 2007;5:1100–1101.
5. Varela M, Real MI, Burrel M, et al. Chemoembolization of hepatocellular carcinoma with drug eluting beads: efficacy and doxorubicin pharmacokinetics. J Hepatol 2007;46:474–481.
6. Gonzalez MV, Tang Y, Philips GJ, et al. Methods for evaluating drug elution and in vitro–in vivo correlation. J Mater Sci Mater Med 2008;19:767–775.
7. Malagari K, Alexopoulou E, Chatzimichail K, et al. Transcatheter chemoembolization in the treatment of HCC in patients not eligible for curative treatments: midterm results of doxorubicin–loaded DC Bead. Abdom Imaging 2008;33:512–519.
8. Lewis AL, Taylor RR, Hall B, et al. Pharmacokinetic and safety study of doxorubicin–eluting beads in a porcine model of hepatic arterial embolization. J Vasc Interv Radiol 2006;17:1335–1343.
9. Kim HY, Bae SH, Park CH, et al. Supraumbilical subcutaneous fat necrosis after transcatheter arterial chemoembolization with drug–eluting beads: case report and review of the literature. Cardiovasc Intervent Radiol 2013;36:276–279.
10. Oh JS, Chun HJ, Choi BG, et al. Transarterial chemoembolization with drug–eluting beads in hepatocellular carcinoma: usefulness of contrast saturation features on cone–beam computed tomography imaging for predicting short–term tumor response. J Vasc Interv Radiol 2013;24:483–489.
11. Lencioni R, Llovet JM. Modified RECIST (mRECIST) assessment for hepatocellular carcinoma. Semin Liver Dis 2010;30:52–60.
12. Varela M, Real MI, Burrel M, et al. Chemoembolization of hepatocellular carcinoma with drug eluting beads: efficacy and doxorubicin pharmacokinetics. J Hepatol 2007;46:474–481.
13. Lammer J, Malagari K, Vogl T, et al. Prospective randomized study of doxorubicin–eluting–bead embolization in the treatment of hepatocellular carcinoma: results of the PRECISION V study. Cardiovasc Intervent Radiol 2010;33:41–52.
14. Malagari K, Pomoni M, Kelekis A, et al. Prospective randomized comparison of chemoembolization with doxorubicin–eluting beads and bland embolization with BeadBlock for hepatocellular carcinoma. Cardiovasc Intervent Radiol 2010;33:541–551.
15. Gillmore R, Stuart S, Kirkwood A, et al. EASL and mRECIST responses are independent prognostic factors for survival in hepatocellular cancer patients treated with transarterial embolization. J Hepatol 2011;55:1309–1316.
16. Song MJ, Chun HJ, Song do S, et al. Comparative study between doxorubicin–eluting beads and conventional transarterial chemoembolization for treatment of hepatocellular carcinoma. J Hepatol 2012;57:1244–1250.
17. Groupe D' Etude et de Traitment du Carcinome Hepatocellulaire. A comparison of lipiodol chemoembolization and conservative treatment for unresectable hepatocellular carcinoma. N Engl J Med 1995;332:1256–1261.
18. Llovet JM, Real MI, Montana X, et al. Barcelona Liver Cancer Group. Arterial embolisation or chemoembolisation versus symptomatic treatment in patients with unresectable hepatocellular carcinoma: a randomized controlled trial. Lancet 2002;359:1734–1731.
19. Lo CM, Ngan H, Tso WK, et al. Randomized controlled trial of transarterial lipiodol chemoembolization for unresectable hepatocellular carcinoma. Hepatology 2002;35:1164–1161.
20. Malagari K, Pomoni M, Moschouris H, et al. Chemoembolization with doxorubicin–eluting beads for unresectable hepatocellular carcinoma: five–year survival analysis. Cardiovasc Intervent Radiol 2012;35:1119–1128.
21. Marelli L, Stigliano R, Triantos C, et al. Transarterial therapy for hepatocellular carcinoma: which technique is more effective? A systematic review of cohort and randomized studies. Cardiovasc Intervent Radiol 2007;30:6–25.
22. Seki A, Hori S, Kobayashi K, et al. Transcatheter arterial chemoembolization with epirubicin–loaded superabsorbent polymer microspheres for 135 hepatocellular carcinoma patients: single–center experience. Cardiovasc Intervent Radiol 2011;34:557–565.
23. Seki A, Hori S. Switching the loaded agent from epirubicin to cisplatin: salvage transcatheter arterial chemoembolization with drug–eluting microspheres for unresectable hepatocellular carcinoma. Cardiovasc Intervent Radiol 2012;35:555–562.

Chapter 47

간암의 방사선색전술

김윤환

Yttrium-90(^{90}Y) 미세구의 동맥 내 주입을 통한 절제 불가능한 간암의 치료는 1960년대에 처음으로 도입되었다. 이는 과혈관*hypervascular* 간세포암(이하 간암)에 방사성 색전물질을 동맥을 통해 주입하여 정상 간조직은 보호하면서 간암에는 고선량의 방사성동위원소를 전달하여 치료하는 새로운 방법으로 발전해 왔다. 간암이 간동맥으로부터 주로 혈류를 공급받는다는 점을 이용한 방사선색전술은 경동맥화학색전술*transcatheter arterial chemoembolization; TACE*과 유사한 치료방법으로, 간암에 대한 체내 방사선치료*internal radiation*와 공급 혈관의 색전효과를 일으켜 치료하는 것이 그 기본 원리이다.[1, 2]

초기의 연구는 대장암의 간전이 치료에 주로 초점을 맞추었으나 경험이 축적되면서 원발성 간암 환자에게도 ^{90}Y 미세구를 이용한 방사선색전술을 사용하게 되었다.[3-5] 현재 전 세계적으로 2가지 ^{90}Y 미세구가 사용되고 있다. 하나는 ^{90}Y 레진 미세구(SIR-Spheres; SIRteX Medical Limited, Lane Cove, Australia)이고(그림 47-1), 또 하나는 ^{90}Y 유리 미세 구(TheraSphere; MDS Nordion, Ottawa, Ontario, Canada)이다. 2가지 모두 ^{90}Y이 방사선 활성 입자이나 전달체가 다르다. ^{90}Y은 순수한 베타선 방출 물질로 64.2시간의 반감기를 가지고 붕괴되어 안정한 ^{90}Zr이 된다. 방출된 전자는 평균 2.4mm(유효 최대투과 11mm)의 조직 투과성이 있으며, 조직 1kg당 1GBq(27mCi)의 ^{90}Y은 50Gy 선량을 나타낸다. ^{90}Y 레진 미세구는 생체적합성, 비분해성이며 직경 29~35μm의 레진을 기반으로 한다. SIR-Spheres는 미세구당 활성이 평균 40Bq이며 멸균수나 조영제 내에 현탁액으로 있을 수 있다. SIR-Spheres는 2002년에 대장직장암의 간전이에 대해 간동맥으로 주입되는 floxuridine 기반의 수술 후 화학요법*adjuvant chemotherapy*과 병행하는 조건으로 FDA에서 시판 전 허가*pre-market approval*를 받았다.[6-9] 전달되는 ^{90}Y의 방사능은 간의 부피에 의존적이녀 위장관계와 폐로의 shunt에 따라 조절되는데, 이 shunt는 ^{99m}Tc-macroaggregated albumin(^{99m}Tc-MAA) 스캔으로 측정한 추정값을 기반으로 계산한다(〈표 47-1〉).

I 적응증과 금기증

방사선색전술의 적응증은 절제 불가능한 간암으로 원발성 간암과 전이성 간암이 모두 해당된다. 2011년 Sangro와

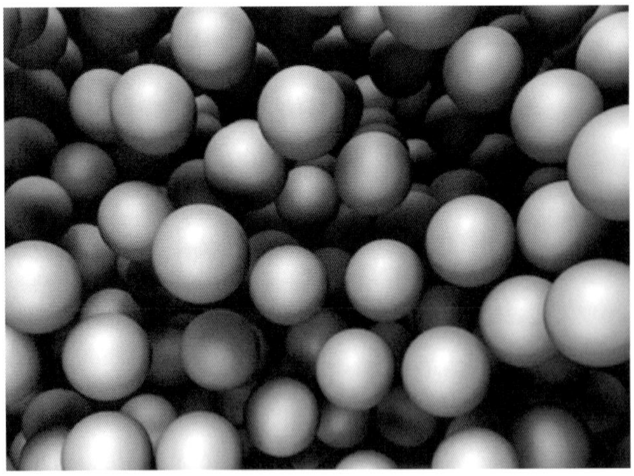

그림 47-1. Resin Microspheres(SIR-Spheres)의 전자현미경 사진

Salem 등은 간암을 치료하는 데 있어 방사선색전술 후 좋은 결과를 나타내는 경우를 다음과 같이 나열하였다.[10]

- 병변이 간에만 존재하는 경우
- 간기능이 Child Pugh Class A 혹은 B7까지로 well-com-pensated cirrhosis
- Lobar 또는 bilobar, 단순 결절 또는 다결절, 비침윤형*non-infiltrating* 또는 침윤형*infiltrating*이나 미만성*diffuse*이 아니고 광범위하게 퍼진 상태 또는 질환이 아닐 때
- 간문맥 혈관 침범이 있다고 해서 반드시 금기는 아님.
- 가능하면 First line therapy로 하는 것이 이상적
- 잔존 간기능이 충분하면 방사선색전술 재시도 가능

방사선색전술은 다음과 같은 환자에게는 금기이다.[11]

- 과거에 간에 외부 방사선치료를 받은 적이 있는 경우
- 복수 혹은 임상적으로 간기능 부전이 있는 경우
- 간기능의 비정상적인 합성과 배설이 현저한 경우
- ^{99m}Tc-MAA scan으로 확인 시 lung shunting 20% 이상인 경우
- 혈관조영술에서 기형적인 혈관구조가 보여 위, 췌장, 십이지장 등으로 심각한 역류*reflux*가 발생할 것으로 예상되는 경우
- 치료 2주 전에 capecitabine 치료를 받은 적이 있는 경우 혹은 SIR-Spheres 치료 중에 받을 계획이 있는 경우
- 문맥에 심한 혈전증이 있는 경우

최근까지 알려진 치료 전 고위험 인자는 다음과 같다.

- 침윤형 종양
- 간의 70% 이상을 대체한 대형 종양
- 알부민 농도가 3.0g/dL 미만인 환자에서 종양이 간의 50% 이상을 차지하는 경우
- AST 또는 ALT가 정상 범위의 5배 이상인 경우
- 빌리루빈이 2mg/dL보다 높은 경우

최근에 문맥 제1분지 수준에서 문맥순환장애가 있는 환자에서 ^{90}Y 미세구를 안전하게 사용할 수 있다는 연구 결과가 발표되었다.[12] 이전의 동맥 내 간암 치료나 전신화학요법의 사용 병력은 방사선색전술의 금기로 생각되지 않는다.

Ⅱ 시술

1. 시술방법

(1) 치료 전 혈관조영술 및 ^{99m}Tc-MAA 주입

치료 전 복강*celiac* 및 간동맥조영술을 시행하는 목적은 혈관 해부학을 확인하고 치료 계획을 수립하며 가능한 간외

〈표 47-1〉 Yttrium-90 미세구의 특성

Microsphere product	Yttrium-90 characteristics				Matrix material	Density (g/mL)	Diameter (μm)	Administered amount of particles(mg)	Administered number of particles	Standard Dose (MBq)	Activity per microsphere (Bq)
	T1/2(h)	Cross section[a] (barn)	β-energy (keV)	Mean tissue range(mm)							
TheraSphere® (MDS Nordion Inc.)	64.0	1.3	2,280 (99.9%)	3.9	Glass	3.3	25±10	110[b]	4,000,000	5,000	1,250[b] ~2,500
SIR-Spheres® (SIRTeX Ltd.)					Resin	1.6	32±10	1,370[b]	50,000,000	3,000	50[b]

a: Thermal neutron cross section of yttrium-89, b: Calculated values shunt를 확인하는 것이다. 위장관으로 향하는 혈관을 통해 ^{90}Y 미세구가 전달되면 심각한 합병증을 일으키기 때문에 위동맥 변이에 대하여 코일을 사용한 예방적 색전술이 가능한지를 반드시 고려하여야 한다. 동정맥 shunt는 간암에서 흔하고 ^{90}Y 미세구가 폐로 shunt되어 방사선 폐렴을 유발할 수 있으며, 폐로 가는 총 방사선량이 25Gy에 달할 경우 심각한 이환률을 보이고 사망을 초래할 수도 있다는 사실은 잘 알려져 있다. 따라서 치료하기 전에 반드시 폐로의 shunt에 대하여 평가해야 한다. ^{99m}Tc-MAA 스캔은 폐로 갈 수 있는 방사선의 분율*percent*을 계산하기 위해 치료 전 혈관조영술을 시행할 때 우측, 좌측 또는 주 간동맥에 ^{99m}Tc-MAA를 주입한 후 SPECT 스캔을 시행하는 것이다(그림 47-2). 일반적으로 ^{99m}Tc-MAA는 유리 형태보다는 레진 형태의 미세구(밀도 1.6g/cm^3)에 더 적합한 시뮬레이션이다.

(2) 선량 측정*Radiation dosimetry*[13, 14]

^{90}Y의 방사선량은 정상 간과 간종양의 혈관 분포가 달라 측정하기가 복잡하고 어렵다. 일반적으로 암조직의 선량이 더 많다.

Treatment activity required(GBq)=[Desired dose(Gy)]×[liver mass(kg)]/50

간의 질량은 간의 부피(mL)를 측정하고 1.03g/mL의 변환상수를 이용하여 결정한다.

약물 주입 후 전달되는 간 선량*liver dose*(Gy)은 다음 식으로 계산한다.

Injected liver dose(Gy)=50×[Injected activity(GBq)]×[1−F*]/Mass of liver target(Kg)
(F*는 ^{99m}Tc-MAA SPECT로 측정된 폐로 간 방사선량의 분율)

레진 미세구의 실제 선량을 계산하는 데에는 체표면적*body surface area; BSA model*과 Partition model이라는 2가지 방법이 사용된다.

1) BSA Model

Activity[GBq]=(BSA−0.2)+(Tumor volume I/100)

2) Partition model

이 방법은 정상 간조직에서의 방사선량은 정상 간을 가진 환자에서는 80Gy를, 간경변이 있는 환자에서는 70Gy를 초과하지 않도록 제한하며, 폐로의 양은 25Gy를 넘지 않도록 한다. 그러나 이론적으로 종양에 대한 최대용량의 제한은 없다(그림 47-3).

이 방법으로 레진 미세구의 선량을 측정하기 전에 반드시 2가지를 측정해야 한다. 첫째로 간동맥조영 CT(CT during hepatic arterigraphy; CTHA)를 시행하여 치료하고자 하는 혈관 부위에 포함되는 종양과 정상 간의 부피를 측정한다. 둘째로 감마 스캔으로 측정한 종양과 정상 간의 비율 그리고 간과 폐에 있는 ^{99m}Tc-MAA 비율을 각기 측정한다. 보통 폐조직의 양을 1,000cc 정도로 예상하여 계산하며, 조직중량을 계산하기 위해 모든 조직농도를 1g/cc로 한다.

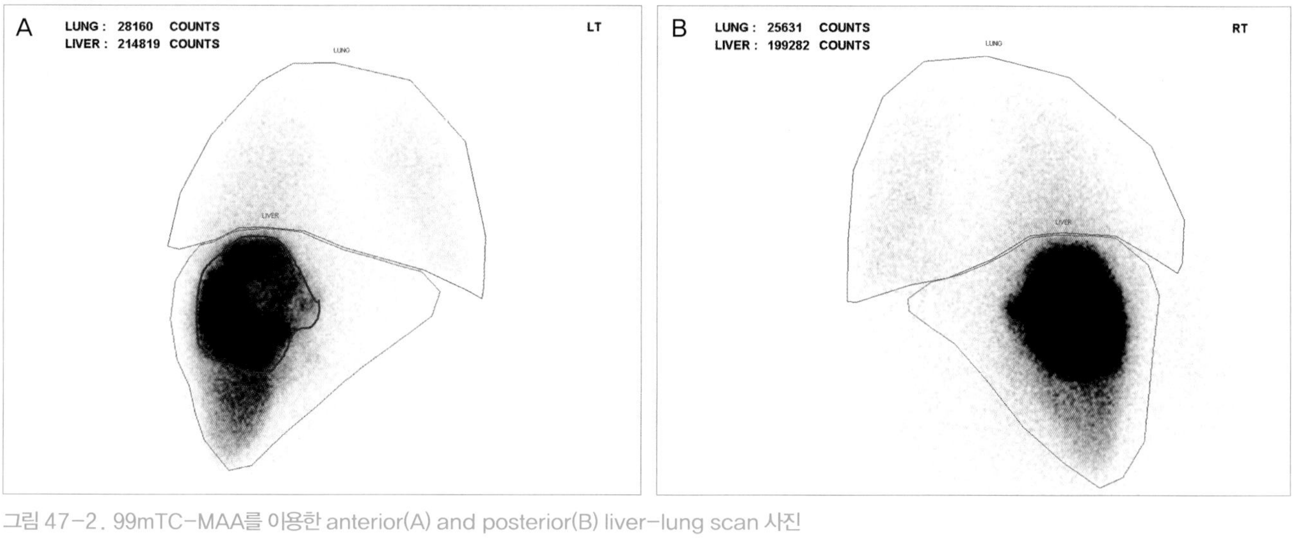

그림 47-2. 99mTC-MAA를 이용한 anterior(A) and posterior(B) liver-lung scan 사진

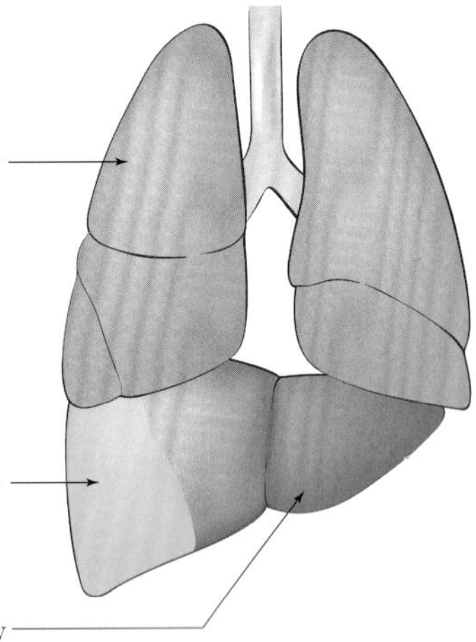

그림 47-3. Partition model의 기본 원리

3) 션트 비율의 계산

폐로 가는 방사선량은 다음과 같은 식에 따라 미세구가 균일하게 분포한다는 가정하에 추정된다.

Radiation dose(Gy)=[Activity(GBq)×Lung shunt fraction ×50]/Mass of lungs(kg)

혈액을 포함한 총 폐 질량은 1kg으로 가정한다. Lung shunt fraction(LSF)은 ^{99m}Tc-MAA 스캔을 기초로 다음 식에 따라 계산한다.

LSF=Number of counts in lungs/(Number of counts in lungs+number of counts in liver)

유리 미세구 사용 시 간-폐 션트분율이 10%보다 큰 경우, 레진 미세구 사용 시 션트분율이 20%보다 큰 경우, 혹은 폐에 잠재적으로 흡수될 선량이 25Gy보다 클 것으로 예상되는 션트분율일 경우에는 ^{90}Y 미세구를 이용한 치료를 고려하지 않는다.

(3) ^{90}Y 방사선색전술

^{90}Y은 절대 췌장, 위, 십이지장 등에 전달되면 안 되므로 동위원소를 주입하는 미세카테터를 항상 위십이지장동맥 *GDA*과 멀리 떨어진 곳에 위치하도록 하여 ^{90}Y이 위나 십이지장으로 역류되거나 흘러 들어가지 않도록 주의해야 한다. ^{90}Y이 GDA로 흘러 들어가는 것을 막기 위해 반드시 미세코일로 GDA를 막아야 하며, 해부학적으로 흔히 시술 전에

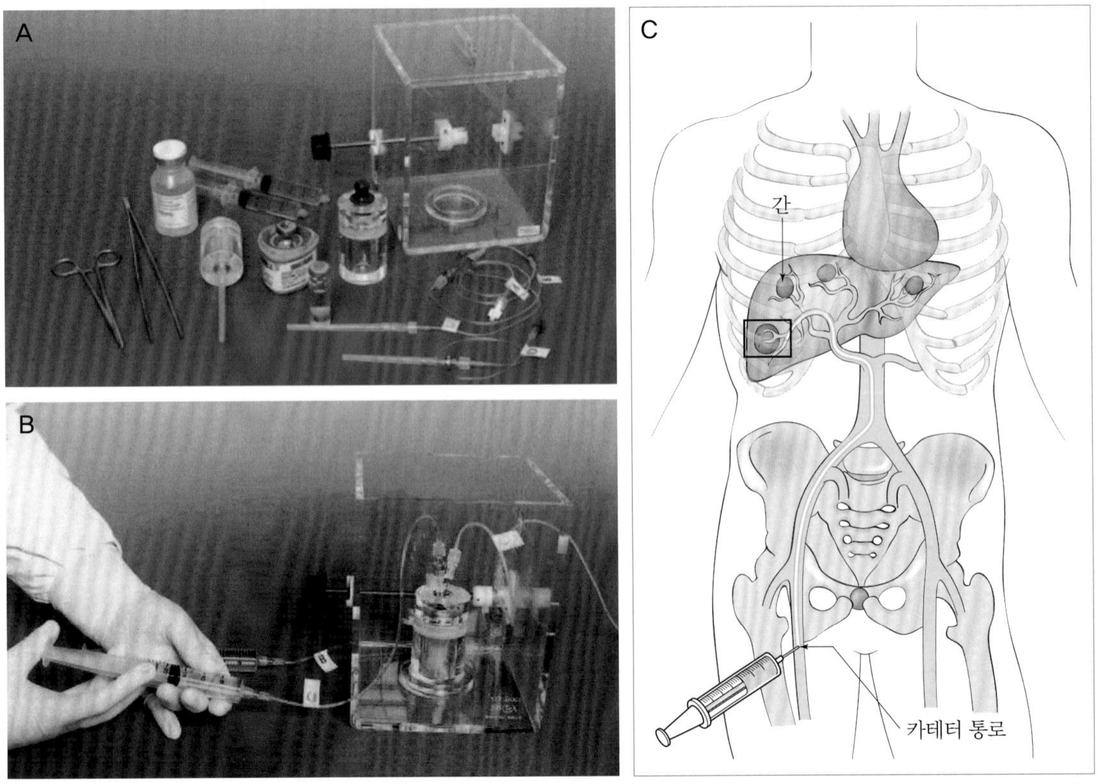

그림 47-4. 방사선색전술 시술 재료(A) 및 시술 모식도(B, C)

막아야 할 혈관은 우위동맥*RGA*, 담낭동맥*CyA*, 부좌위동맥*ALGA* 등이다.[13]

^{90}Y을 주입하는 시술과정은 TACE와 거의 비슷하다(그림 47-4). 인터벤션 영상의사는 시술과정 중 ^{90}Y이 간 이외의 다른 장기로 유입될 가능성이 있는지를 확인하기 위해 카테터의 위치를 조영제를 사용하여 반복해서 점검해야 한다. ^{90}Y은 분당 5mL를 넘지 않도록 천천히 전달하도록 한다. 빠른 주입 속도는 다른 장기로의 유입을 일으키는 가장 큰 원인이 된다. 시술을 마친 후에는 카테터를 제거한다.

2. 방사선 문제

방사선 안전성은 항상 매우 중요한 사항이다. 방사선에 취약한 영역은 눈, 피부, 손이다. ^{90}Y에서 나오는 베타선은 보통 공기 중에서는 1m 이상 전파되지만 아크릴 내에서는 1cm 미만으로 상당히 감소한다. 바이알은 아크릴 재질로 만들지만 배출선과 카테터는 그렇지 않다. 환자로부터 나오는 전형적인 표면 선량은 4~12mrem/hr이다. 이 선량 범위는 외래 방사선 치료에서 받아들여지는 방사선 수준 이내이며, 입원 환자나 외래 환자에 대해 특별한 예방책이 필요하지는 않다.

Ⅲ 치료 결과

1. 독성 및 초기 사망률

Goin 등은 간암에 대한 ^{90}Y의 간동맥 주입 후 독성 및 초기 사망률과 관련된 위험인자에 대한 획기적인 논문 2편을 발표하였다.[15, 16] 이 논문들은 1986년과 2003년 사이에 ^{90}Y 간동맥 치료를 받은 121명의 환자들(간암 118명)의 독성 반응률을 보여 주었다. 대부분의 환자에게 진행된 간암으로 간기능부전이 동반되었는데, 25명(21%)의 환자에서 사망에 이르는 주요 합병증이 나타났다. 그중 12명에서의 독성은 치료와 연관된 것으로 확인되었다. 치료와 연관된 독성으로는 다른 연구에서 제시된 것에 비해 더 높은 발생률과 심각한 간독성, 간질성 폐렴 및 위장관 출혈 등이 나타났다. 90일 사망률과 관련된 위험인자도 보고되었다. 7개의 변수가 연구되었는데 5개는 간 예비능*reserve*과 관련된 변수(침윤성 종양, 종양 부피가 간 부피의 70% 이상, 종양 부피가 간 부피의 50% 이상, albumin 수치가 3g/dL 이하, bilirubin이 2mg/dL 이상, AST/ALT가 정상 수치의 5배 이상이고 2개는 간 예비능과 무관한 변수(폐 용량>30Gy). 원발성 간암으로 진단되지 않은 경우)였다. 1개 이상의 불리한 변수를 가신 환사(27%)는 고위험군으로 분류되었다. 90일 사망률은 고위험군과 저위험군에서 각각 49%와 7%였다(P<.001). 고위험군과 저위험군의 중간생존율은 각각 3.6개월과 15.5개월이었다(P<.001). 치료와 관련된 것으로 판단된 12건의 치명적 독성 중에서 11건이 고위험군 환자에게서 발견되었다.

저위험군 환자에서 발생한 간독성에 대한 좀더 세부적인 분석 결과 45%의 환자가 양측엽 종양을 가지고 있었고, 16%에서 종양이 간의 50% 이상을 대체하였다. 17%에서 간문맥혈전이 있었고, 14%에서 복수가 있었다. 10%는 Child-Pugh B였고 33%는 Okuda stage Ⅱ였으며 16%는 CLIP score가 2 이상이었다. 이 환자들 중 거의 절반(42%)에서 Southwest Oncology Group criteria로 grade 3 이상의 간독성이 발생하였다. 그러나 그중 다수(78%)는 일시적이었다. 가장 빈번한 독성은 복수, 빌리루빈 증가, AST/ALT 증가였다. 치료 전 증가된 빌리루빈 수치와 방사선 용량은 간독성 위험도 증가와 상관관계가 있었다(각각 P=.001과 P=.08). 이에 더하여, ^{90}Y 치료를 2회 이상 받은 환자 23명에서 치료 간격이 짧은 것도 간독성 위험도 증가와 관련이 있었다(P=.05).

2. 생존

Geschwind 등의 연구에서 Okuda stage Ⅰ과 Ⅱ로 분류된 환자들의 중간*median* 생존기간 및 1년 생존율은 각각 628일과 63%, 384일과 51%였다(P=.02).[17] 이 생존율은 Groupe d'Etude et de Traitement du Carcinome Hepatocellulaire가 1년 생존율 62%(Okuda stage Ⅰ 환자에서는 90%)를 보고한 TACE의 결과와 유사하다.[18] Goin 등은 저위험군의 중간생존기간은 466일이고, 고위험군의 경우는 108일이라고 보고하였다(HR, 6.0; 95% CI, 3.6~10.1; P<0.0001).[15] 간문맥 및 분엽분지의 종양색전*tumor thrombus*을 가진 간암 환자군의 치료 후 중간생존기간은 216일(95% CI; 126~423일)이었다. 진단일부터 계산하면 이 군의 중간생존기간은 496일(95% CI; 383~853일)이었다. 2011년 Sangro 등이 유럽 여러 기관의 환자군 325명을 분석한 바에 따르면, 과반이 넘는 56.3%가 BCLC C군, 26.8%가 BCLC B군으로 전체 환

〈표 47-2〉 A summary of response rate, survival, and prognostic factors after ^{90}Y treatment from recent studies

Author, year	n	Response rate	Survival	Prognostic factors
[20]Mazzaferro, 2012	52	CR 9.6% OR 40.4%	15 months	Response Child-Pugh score
[19]Sangro, 2011	325		12.8 months	ECOG status Nodules >5 INR >1.2 Extrahepatic disease
[23]Salem, 2011	123	RR 72%	20.5 months	Female sex Child-Pugh class UNOS stage
[24]Kulik, 2008	71	PR 42% SD 35%	15.5 months	
[25]Young, 2007	41		Okuda Ⅰ: 21.7 months Okuda Ⅱ: 14.2 months	
[26]Sangro, 2006	24	PR 24% SD 64%	7 months	
[27]Salem, 2005	43	PR 47%	Okuda Ⅰ: 24 months Okuda Ⅱ: 13 months	Main PVT AFP >400ng/mL >25% tumor burden
[28]Carr, 2004	65	OR 38%	Okuda Ⅰ: 21 months Okuda Ⅱ: 10 months	

AFP: alpha-fetoprotein, CR: complete response, RR: response rate, OR: objective response, PR: partial response, SD: stable disease, ECOG: European Cooperative Oncology Group, PVT: portal vein thrombosis, UNOS: The United Network of Organ Sharing.

자의 중간생존율이 12.8개월이었다.[19] 2012년 Mazzafero 등은 문맥종양 색전이 있는 군과 없는 군의 중간 overall 생존율이 18개월, 13개월로, 혈관을 침범한 간암의 치료에 ^{90}Y이 유용할 수 있음을 제시한 바 있다.[20] 그러나 Salem 등은 총 291명의 환자군 중에 문맥종양 색전이 있는 Child-Pugh B군의 중간생존율을 불과 5.6개월로 보고하여 대조적이다.[21] 〈표 47-2〉는 최근 여러 연구들의 종양반응률, 생존율, 예후인자 들을 비교하여 정리한 것이다.[19, 20, 22-28]

현재까지 생존기간에 대한 TACE 등 다른 치료방법과의 비교 연구는 제한적인 상태이다. Kooby 등은 간암에 대하여 TACE와 방사선색전술이 치료 효과와 독성 면에서 비슷한 결과를 보인다고 보고하였으며,[29] Lewandowski 등은 UNOS(united network for organ sharing) T3에서 T2로의 downstaging에 방사선색전술의 결과가 더 좋다고 보고하는 등,[30] 현재 진행되고 있는 연구 결과가 기대되고 있다.

3. 합병증

^{90}Y 미세구 치료와 관련된 가장 흔한 부작용은 빌리루빈 증가(34.7%), 통증(17.4%), 복수(16.5%), 고혈당증(16.5%) 및 종양 용해로 인한 간효소치의 일시적 상승(16.5%)인데, 치료 후 2~3주가 지나면 대부분 정상치로 돌아온다. 다른 부작용은 피로감, 간의 대상부전, 부종, 혈소판 감소, 위장관계 증상(복통, 구역, 구토, 식욕부진, 위염 등)이며 위 및 십이지장 궤양도 발생한다. 심각한 부작용은 ^{90}Y을 간 전체에 주입했을 때 발생한다.

4. 시술 후 관리 및 추적관찰

^{90}Y 미세구색전술을 시행한 후 환자를 하룻밤 입원시킨다. 약한 통증 및 구역은 약으로 조절할 수 있다. 경도의 간효소치 증가가 있을 수 있으나 보통 임상적 의의는 없다. 4~6주에 추적 영상검사, 혈액검사, 종양표지자 검사 등을 시행한다. 치료에 대한 종양의 반응을 확인하고 환자의 간기능 및 전신상태를 확인하기 위해 환자에 따라 1~3개월 간격으로 진료 일정을 잡는다. CT 또는 MR에 의한 종양 반응을 확인하며, 전신상태 및 간기능 검사를 하여 추가 치료가 필요한지를 결정한다(그림 47-5).

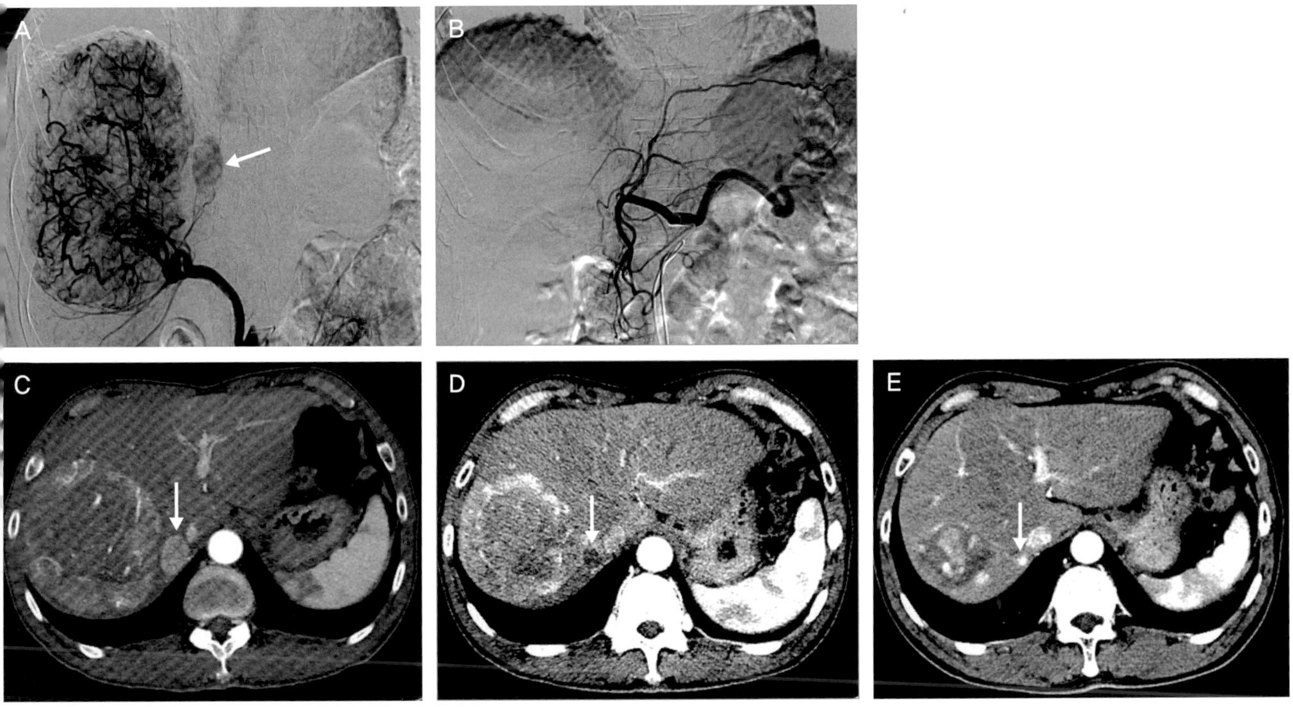

그림 47-5. 방사선색전술의 증례 A, B. 62세 남자 환자로 우측 간동맥이 상장간막동맥으로부터 분지되는 변이가 있으며, 이 혈관에서 크고 작은 2개의 간암(화살표)을 공급하는 혈관을 보여 준다(PIVKA Ⅱ는 >100,000mAU/mL, AFP는 29.31ng/mL). C. 방사선색전술 전 동맥기 CT 사진에서 직경이 10cm인 과혈관의 간암 병변과 하대정맥의 우하부측에 밀착된 2cm 직경의 작은 과혈관 결절이 보인다. D. 시술 후 1개월째에 찍은 동맥기 CT 사진. 주 병변의 직경이 8.6cm로 작아졌으며, 작은 병변은 일부 괴사와 함께 크기가 감소하였다. E. 시술 후 3개월째에 찍은 사진. 주 병변의 직경이 반으로 줄어들었고, 종양의 일부가 괴사되었으며, 작은 병변은 더 현저히 작아졌으나 아직 과혈관성을 볼 수 있다(PIVKA Ⅱ 54mAU/mL, AFP 18.3ng/mL). 이 환자는 한 번의 방사선색전술 후 색전후증후군이 전혀 없었으며, 3개월 만에 종양 크기가 현저히 감소하고 조직괴사가 일어난 증례이다.

Ⅳ 결론

카테터를 통한 여러 치료방법으로 완전히 간암 괴사를 유도한 후에도 진행성(intermediate- 및 advanced-stage) 간암의 비수술적 치료는 아직은 만족할 수 없는*suboptimal* 암 조절*tumor control*과 빈번한 재발 때문에 인터벤션 영상의학과 의사에게 숙제로 남아 있다. 간동맥을 통해 주입하여 치료하는 ^{90}Y의 강력한 항암효과를 적용한다면 지금까지 시행해온 기존 간암 치료방법들을 보완 또는 대치하는 좋은 계기가 되리라 생각한다. 그러나 ^{90}Y 방사선색전술의 비용 대비 효과 면에서는 적절한 적응증에 대한 더 많은 조사와 연구가 필요하나.[19, ??, 31-33]

참고문헌

1. Ariel IM, Pack GT. Treatment of inoperable cancer of the liver by intra-arterial radioactive isotopes and chemotherapy. Cancer 1967;20:793-804.
2. Dawson LA. Hepatic arterial yttrium 90 microspheres: another treatment option for hepatocellular carcinoma. J Vasc Interv Radiol 2005;16:161-164.
3. Dancey, JE, Shepherd FA, Paul K, et al., Treatment of nonresectable hepatocellular carcinoma with intrahepatic ^{90}Y -microspheres. J Nucl Med 2000;41:1673-1681.
4. Lau WY, Ho S, Leung TWT, et al. Selective internal radiation therapy for nonresectable hepatocellular carcinoma with intraarterial infusion of 90yttrium microspheres. Int J Radiat Oncol Biol Phys 1998;40:583-592.
5. Shepherd FA, Rostein LE, Houle S, et al. A phase I dose escalation trial of yttrium-90 microspheres in the treatment of primary hepatocellular carcinoma. Cancer 1992;70:2250-2254.
6. Lau WY, Leung TWT, Ho S, et al. Treatment of inoperable hepatocellular carcinoma with intrahepatic arterial yttrium -90 microspheres: a phase I and Ⅱ study. Br J Cancer 1994;70:994-999.
7. Lim L, Gibbs P, Yip D, et al. Prospective study of treatment with selective internal radiation therapy spheres in patients with unresectable primary or secondary hepatic malignancies. Intern Med J 2005;35:222-227.
8. Popperl G, Helmberger T, Munzing W, et al. Selective internal radiation therapy with SIR-Spheres in patients with nonresectable liver tumors. Cancer Biother Radiopharm 2005;20:200-208.
9. Campbell AM, Bailey IH, Burton MA. Analysis of the distribution of intra-arterial microspheres in human liver following hepatic yttrium-90 microsphere therapy. Phys Med Biol 2000;45:1023-1033.
10. Sangro B, Salem, R, Coldwell C, et al. Radioembolization for hepatocellular carcinomoma. A review of the evidence and treatment recommendations. Am J Clin Oncol 2011;34:422-431
11. 김윤환, 조성범, 정환훈. 방사선색전술. 대한간암연구학회지 2010;10:11-16
12. Salem R, lewandowski R, Roberts C, et al. Use of Yttrium-90 glass microspheres (TheraSphere) for the treatment of unresectable hepatocellular carcinoma in patients with portal vein thrombosis. J Vasc Interv Radiol 2004;15:335-345.
13. Sirtex Medical. SIR-Spheres® training program: physicians and institutions. Lane Cove: Sirtex Medical.
14. Ho S, Lau WY, Leung TW, et al. Partition model for estimating radiation doses from yttrium-90 microspheres in treating hepatic tumours. Eur J Nucl Med 1996;23:947-952.
15. Goin JE, Salem R, Carr BU, et al. Treatment of unresectable hepatocellular carcinoma with intrahepatic yttrium 90 microspheres: factors associated with liver toxicities. J Vasc Interv Radiol 2005;16:205-213.
16. Goin JE, Salem R, Carr BI, et al. Treatment of unresectable hepatocellular carcinoma with intrahepatic yttrium 90 microspheres: a risk-stratification analysis. J Vasc Interv Radiol 2005;16:195-203.
17. Geschwind JF, Salem R, Carr BI, et al. Yttrium-90 microspheres for the treatment of hepatocellular carcinoma. Gastroenterology 2004;127:194-205.
18. Groupe d'Etude et de Traitement du Carcinome Hepatocellulaire. A comparison of Lipiodol chemoembolization and conservative treatment for unresectable hepatocellular carcinoma. N Engl J Med 1995;332:1256-1261.
19. Sangro B, Carpanese L, Cianni R, et al. Survival after yttrium-90 resin microsphere radioembolization of hepatocellular carcinoma across Barcelona Clinic Liver Cancer stages: a European evaluation. Hepatology 2011;54:868-878.
20. Mazzaferro v, Sposito C, Bhoori S, et al. Yttrium90 radioembolization for intermediate-advanced hepatocarcinoma: A phase Ⅱ study. Hepatology 2013;57:1826-1837.
21. Salem R, Lewandowski RJ, Mulcah MF, et al. Radioembolization for hepatocellular carcinoma using yttrium-90 microspheres: a comprehensive report of long term outcomes. Gastroenterology 2010;138:52-64.
22. Kim YH, Kim DY, Yttrium-90 radioembolization for hepatocellular carcinoma: What we know and what we need to know. Oncology 2013;84(suppl 1):34-39.
23. Salem R, Lewandowski RJ, Kulik L, et al. Radioembolization results in longer time-to-progression and reduced toxicity compared with chemoembolization in patients with hepatocellular carcinoma. Gastroenterology 2011;140:497-507.
24. Kulik LM, Carr BI, Mulcahy MF, et al. Safety and efficacy of 90Y radiotherapy for hepatocellular carcinoma with and without portal vein thrombosis. Hepatology 2008;47:71-81.
25. Young JY, Rhee TK, Atassi B, et al. Radiation dose limits and liver toxicities resulting from multiple yttrium-90 radioembolization treatments for hepatocelular carcinoma. J Vasc Interv Radiol 2007;18:1375-1382.
26. Sangro B, Bilbao JI, Boan J, et al. Radioembolization using 90Y-resin microspheres for patients with advanced hepatocellular carcinoma. Int J Radiat Oncol Biol Phys 2006;66:792-800.
27. Salem R, Lewandowski RJ, Atassi B, et al. Treatment of unresectable hepatocellular carcinoma with use of 90Y microspheres(TheraSphere): safety, tumor response, and survival. J Vasc Interv Radiol 2005;16:1627-1639.
28. Carr BI. Hepatic arterial ^{90}Yttrium glass microspheres (TheraSphere) for unresectable hepatocellular carcinoma: interim safety and survival data on 65 patients. Liver Transpl 2004;10:S107-S110.
29. Kooby DA, Eqnatashvili V, Srinivasan S, et al. Comparison of yttrium-90 radioembolization and transcatheter arterial chemoembolization for the treatment of unresectable hepatocellular carcinoma. J Vasc Interv radiol 2010;21:224-230.
30. Lewandowski RJ, Kulik LM, Riaz, et al. a comparative an-

alysis of transarterial downstaging for hepatocellular carcinoma: chemoembolization versus radioembolization. Am J Transplant 2009;9:1920-1928.

31. Lau WY, Kennedy AS, Kim YH, et al. Patient selection and activity planning guide for selective internal radiotherapy with yttrium-90 resin microspheres. Int J Radiat Oncol Biol Phys 2012;82:401-407.

32. Kim DY, Park BJ, Kim YH, et al. Radioembolization with Yttrium-90 Resin Microspheres in Hepatocellular Carcinoma: A Multicenter Prospective Study. Am J Clin Oncol 2013 Sep 21. [Epub ahead of print]

33. Salem R, Lewandowski RJ, Gates VL, et al. Research reporting standards for radioembolization of hepatic malignancies. J Vasc Interv Radiol 2011;22:265-278.

Chapter 48

간종양의 국소적 소작치료

임현철

악성 간종양의 근치적 치료는 수술적 절제이지만 실제로는 종양의 범위와 위치, 잔여 장기의 기능 및 불량한 전신상태 등으로 환자의 약 70~80%에서는 적용하기가 어렵다. 간세포암의 경우 경동맥화학색전술*transcatheter arterial chemoembolization; TACE*이 대표적인 비수술적 시술로 가장 널리 이용되고 있으나, 조기 간세포암의 경우에는 최근에는 고주파열치료술*radiofrequency ablation; RFA* 같은 국소 치료법이 표준 시술로서 인정받고 있다.

국소치료법은 수술적 절제가 불가능한 환자에서 물리적 또는 화학적 방법을 이용하여 고형 종양을 치료하는 비수술적 치료법이다. 물리적 국소치료법은 고온(고주파*radiofrequency*, 마이크로웨이브*microwave*, 레이저*laser*)이나 저온(냉동요법*cryoablation*) 등 온도를 이용한 방법과 에탄올 등의 화학적 물질을 이용한 치료법으로 대별된다. 각 치료법마다 장단점을 지니고 있으며, 그중 현재 고주파열치료술이 치료 효과나 안정성 면에서 가장 널리 인정받고 있다. 특히 간암 치료에 있어서는 최근 개정된 Barcelona Clinic Liver Cancer(BCLC) guideline에서 2cm 이하의 간암(very early stage)이며 잠재적인 간이식 대상이 아닌 경우에는 수술을 대신하여 고주파열치료술이 일차 치료방법으로 인정받게 되었다.[1] 최근에는 마이크로웨이브소작술*microwave ablation; MWA*이 주목받고 있고, irreversible electroporation(IRE) 및 high-intensity focused ultrasound(HIFU)를 이용한 치료방법도 도입되고 있으나 아직까지는 임상 연구가 더 필요한 상황이다.[2-7]

이 장에서는 간세포암의 고주파열치료술을 중심으로 국소치료법의 원리, 적응증, 치료방법, 치료성적 및 합병증에 대해 살펴보고, 에탄올치료 및 최신 국소치료법에 대하여 간단히 소개한다.

I 고주파열치료술*Radiofrequency ablation; RFA*

1. 치료원리

열을 이용하여 암을 치료해 보려는 개념은 기원전 문헌에서도 찾아볼 수 있듯이 비록 새로운 것은 아니지만, 실제로 고주파*radiofrequency* 등을 이용한 간세포암의 국소 열치료는 1990년대에 들어서야 임상적으로 가능해졌다. 고주파열치료술의 치료기전은 약 500kHz 정도의 주파수로 진동

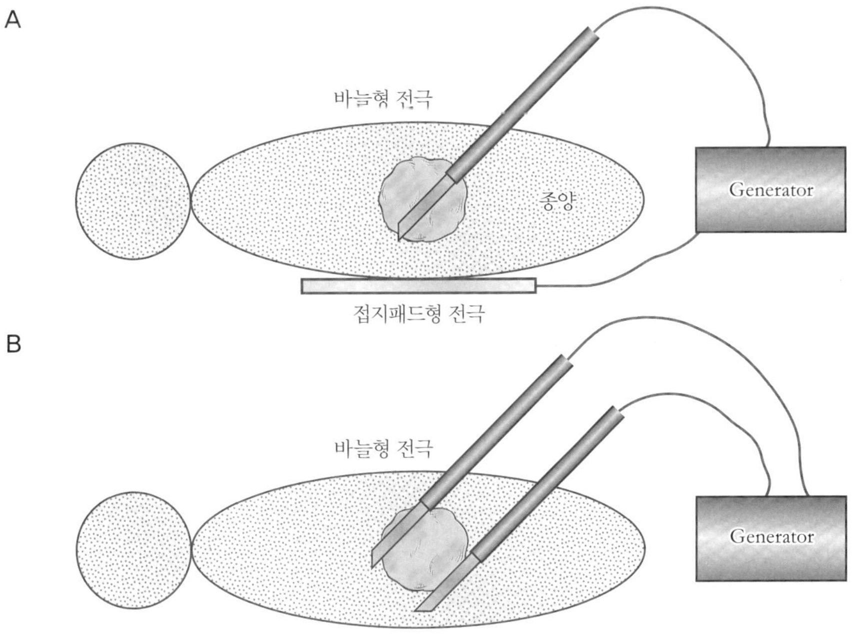

그림 48-1. 고주파열치료술의 방식 A. 단극형*monopolar mode*: 바늘형 전극을 종양 내에, 접지패드형 전극을 체외에 설치하여 치료하는 방법으로 대부분의 기기가 이 방식을 택하고 있다. B. 양극형*bipolar mode*: 체외에 부착하는 접지패드형 전극 없이 2개의 전극을 종양주위에 설치하여 치료하는 방식으로 최대 3개까지 동시에 작동하도록 다극형*multipolar mode*까지 개발되어 있다.

하는 교류 전류가 종양 내에 삽입한 바늘 형태의 제1전극의 끝에서 제2전극으로 이동할 때, 전극 주위 조직 내의 이온들이 불안정해짐에 따라 일종의 마찰열을 유발함으로써 조직의 비특이적 열손상을 유도하는 것이다. 이때 제2전극으로 체외 접지패드를 이용하는 경우는 단극*monopolar* 방식으로, 제1전극과 동일하게 체내 조직 내에 삽입하는 경우는 양극*bipolar* 방식으로 분류한다(그림 48-1).[6, 8]

45°C 이상에서는 수시간, 50~55°C에서는 4~6분이면 조직에 비가역적인 변성이 초래되며, 60~100°C 범위에서는 미토콘드리아와 세포질내 효소의 비가역적인 손상으로 인해 즉각 응고괴사*coagulation necrosis*가 일어난다. 그러나 100°C 이상이 되면 조직이 기화 또는 탄화되어 조직 내 저항이 상승해 전류의 원활한 전도에 오히려 장애 요인이 된다. 따라서 모든 열치료의 핵심적인 치료전략은 목표 치료부(종양+종양주위 정상 조직 5~10mm) 전역에 걸쳐 최소 50°C 이상의 온도를 적어도 5분 이상 지속시키는 것이다.[2, 3, 6, 8]

고주파 에너지의 조직 내 축적은 고주파 전류의 밀도, 전류 강도, 전극 크기, 조직 전도율, 전류공급의 시간과 방법 등에 좌우된다. 열효율이란 생성 열량과 손실 열량의 차이를 일컫는데, 열치료를 효과적으로 시행하려면 열 생성을 최대화하고 열 손실을 최소화함으로써 열효율을 극대화해야 한다. 특히 전극의 끝에서 생기는 기화 또는 탄화현상*carbonization*은 조직 내로의 열전도를 감소시키거나, 혈관주위 종양의 경우 혈류로 인한 heat-sink effect로 소작 효율을 감소시키는 주 요인이 된다.[2, 3, 6, 8]

2. 치료기구

고주파열치료에는 고주파 발생기*generator*와 고주파전극*electrode*이 필요하다. 고주파 발생기는 대개 출력범위가 150~250W이고, 전극은 단극형으로 팽창형*multi-tined, expandable*, 내부냉각형*internally cooled*, 관류형*perfusion*, 양극형*bipolar*이 사용되어 왔고, 최근에는 분리가 가능한 다발전극*separable clustered*이 소개되었다. 팽창형 전극은 약 7~12개의 우산살 또는 나뭇가지 모양의 내장된 구부러진 전극을 안에 지니고 있고 종양 내에서 펼쳐져 전극 발생 범위를 최대화한다. 내부냉각형 전극은 전극 내에 냉각된 식염수를 순환시켜 전극의 끝에 과도한 조직 가온으로 인한 숯형성을 감소시켜 열전도를 극대화한다. 관류형 전극은 전극 끝의 작은 구멍을 통해 고농도의 식염수를 조직 내로 직접 관류시켜 열전도 효율의 향상을 도모한다. 양극형 전극의 경우 하나의 바늘형 전극 끝에 2개의 전극을 장착하여

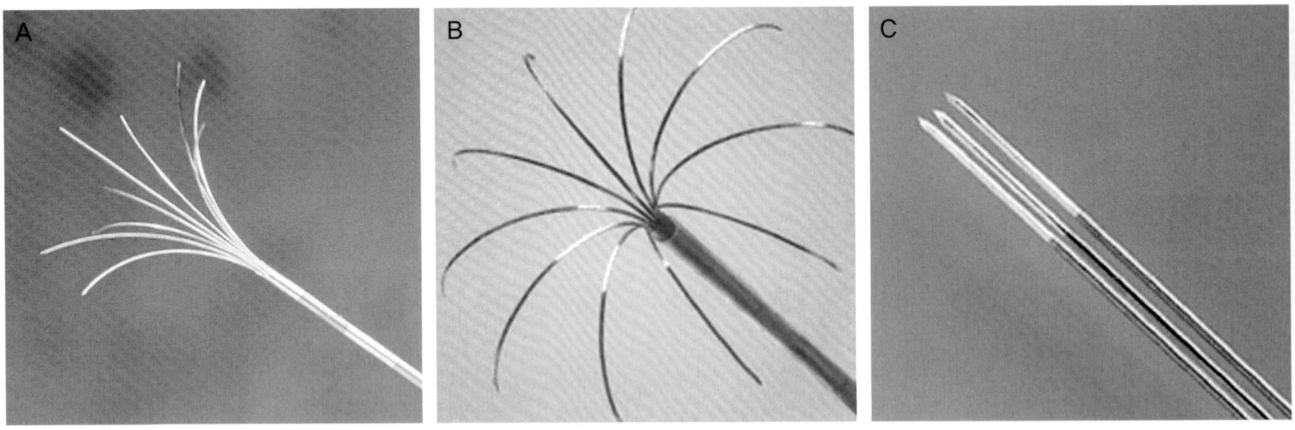

그림 48-2. 고주파열치료 시 사용되는 다양한 전극 A. 단극형 팽창형 전극(Angiodynamics) B. 단극형 팽창형 전극(Boston Scientific) C. 단극형 내부냉각형 전극(Covidien)

양극방식의 치료가 가능하도록 하였다(그림 48-2). 최근 소개된 분리 가능한 다발전극은 하나의 전극 몸통에 3개의 전극을 나눌 수 있게 만들어 크기가 큰 종양의 중복 소작술 시 도움을 준다.[5, 8, 9]

대부분의 기기는 치료 중 조직 내 온도나 저항을 측정하여 소작 조건을 자동적으로 조절함으로써 소작 효율을 극대화하도록 구성되어 있다. 단위 소작당 소요시간은 기기에 따라 다양하다(7~20분). 생체 내에서 재현 가능한 소작부의 범위는 이론적으로는 기종에 관계없이 최대 직경이 약 3~4cm로 알려져 있으나, 치료할 조직의 물리학적 · 생리학적 특성에 따라 소작 범위가 다양하다. 또한 기기에 따라 소작 부위의 기본 형태가 다양하므로, 좋은 치료 결과를 얻으려면 시술자가 전극별 특성을 정확히 이해해야 한다.[5, 6, 8]

3. 적응증 및 비적응증

간세포암에 대한 고주파열치료술의 적응증은 국제적으로 통일된 기준은 없으나, 대부분의 간세포암 진료가이드라인에 따르면 최대 직경 3cm 이하, 3개 이하의 조기 간세포암 환자를 국소치료의 적응증으로 권장하고 있다. 특히 2cm 이상 크기의 간암에 비해 2cm 미만의 간세포암의 경우 국소 재발률이 월등히 낮은 것으로 알려져 있는데, 이는 고주파열치료의 1회 소작으로 괴사시킬 수 있는 간 조직의 용적에 한계가 있기 때문이다.[10] 비적응증은 조절되지 않는 출혈 소인, 영상유도가 불가능한 경우, 협조가 불가능한 환자, 전신성 급성 감염, 간성 혼수 등이다.

그러나 간세포암의 비수술적 치료를 시행하는 의사는 상기한 적응증에 너무 얽매이지 말고, 간세포암의 대체 치료법을 항상 숙지하여 꼭 치료가 필요한 시점에 각 종양의 특성이나 환자의 상태를 종합하여 최적의 단독 또는 병합 치료법을 여러 다양한 간암치료에 관여하는 과들과 논의(tumor board)하여 최선의 치료를 모색하는 자세를 갖추어야 한다. 최근 종양이 너무 커서 경피적 고주파열치료술만으로 완전 치료를 기대하기 어려운 경우에는 색전술 등의 다른 치료방법과의 병합치료 및 MWA도 시도되고 있다(그림 48-3).[11, 12]

4. 치료 전 평가 및 검사

영상유도하 종양치료*image-guided tumor ablation*는 계획*planning*, 표적*targeting*, 관찰*monitoring*, 조정*controlling*, 치료효과 평가*assessment of therapeutic effect*의 5단계로 나뉘는데, 치료 전 평가에 해당하는 단계는 계획에 국한된다. 우선 시술 전 기본 검사로 출혈소인 검사, 간기능검사 및 종양지표검사 등을 시행한다. 간암에 대해서는 초음파, CT, MR 등의 영상검사를 이용하여 확실한 진단(1cm 이상의 결절의 경우 적어도 CT나 MR상 동맥기 조영증강과 지연기 Washout이 있어야 함)을 내려야 한다. 특히 초발암의 경우 영상소견이 비특이적이라면 치료 전 사전 생검으로 확진해야 한다. 영상검사에서 고주파열치료술의 적응증에 해당하고 초음파 유도하 치료를 고려하는 경우에는 계획초음파*planning ultrasonography*를 시행하여 종양의 모양과 위치 및 주위 혈관과의 관계 등을 면밀히 평가하여 전극 삽입경로, 전극 종류, 치료횟수 등을 사전에 계획해 안전하고도 완전한 치료

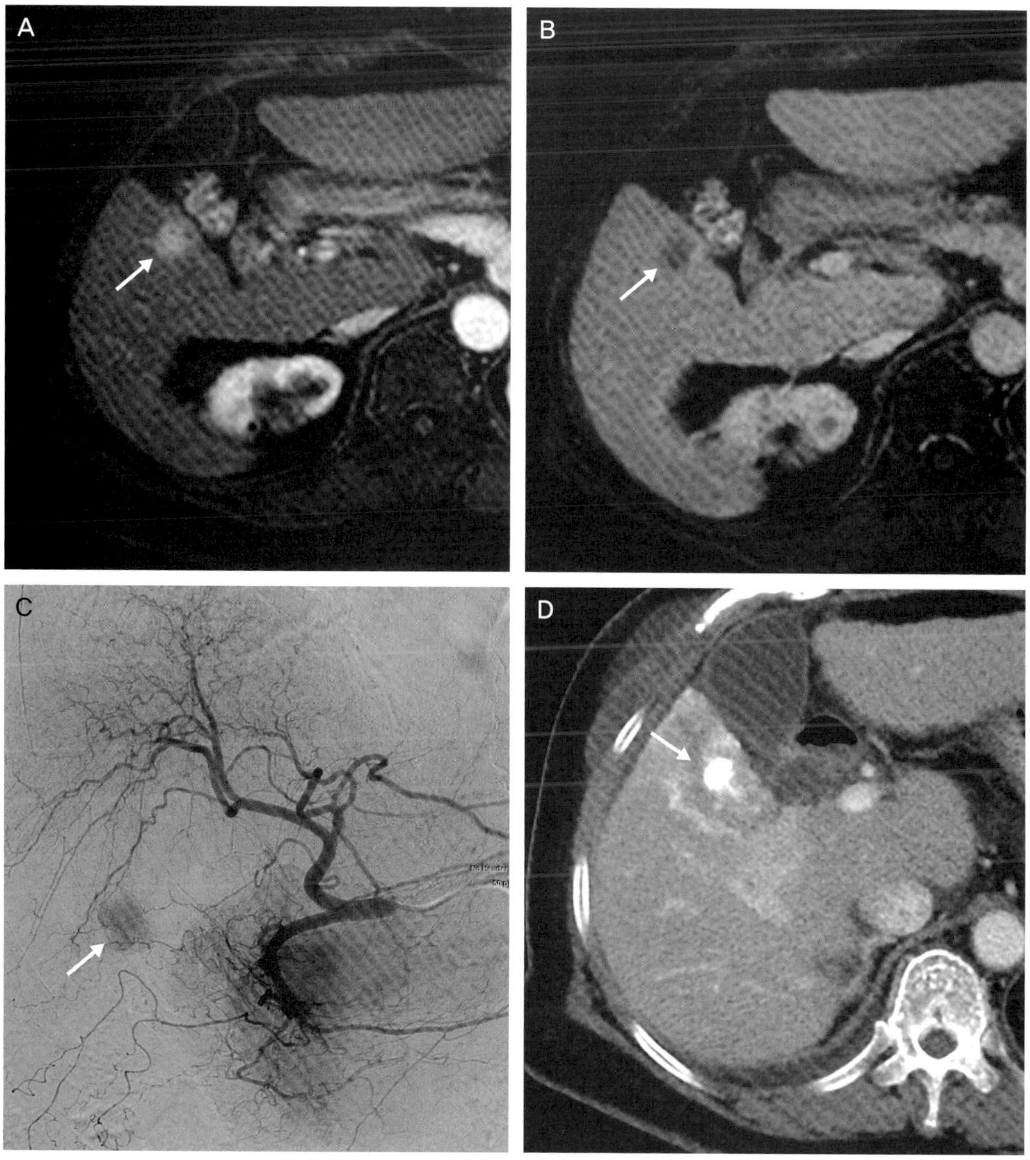

그림 48-3. 간동맥화학색전술과의 병합요법으로서의 고주파열치료술 A. 간의 S5에 MR 동맥기 영상에서 1.2cm의 과혈관성 종양이 확인된다(화살표). B. MR의 hepatobiliary phase에서 간암의 경계가 좋지 못하여(화살표) 혈관침범의 가능성이 있어 병합치료를 계획하였다. C. 간동맥조영술에서 목표 병변이 S5(화살표)에 과혈관성으로 확인되어 먼저 색전술로 치료하였다. D. 이후 고주파열치료술을 추가로 시행하였고, 시술 직후 추적 CT에서 리피오돌 침착 부위 주변으로 ablation zone(화살표)이 충분히 형성되어 있다.

를 시행해야 한다(그림 48-4).[13]

5. 치료방법

경피적, 복강경하, 개복하의 3가지 경로를 통해 전극을 삽입한다. 대부분 최소침습적인 측면을 고려하여 경피적 경로를 선호하며, 경피적 경로로 시행하기 어려울 때 다른 경로를 이용하게 된다. 간피막하에 위치하며 복강경 시야가 좋은 경우에는 복강경하 경로를 이용하는 것도 도움이 된다. 간의 양엽에 종양이 있어 수술적 치료가 어려운 경우에도 개복하에 큰 종양 부위를 포함한 간을 절제한 후 작은 종양에 개복 후 고주파열치료를 시행하는 병합치료도 시행되고 있다(그림 48-5).

경피적 경로를 통한 치료는 대부분 국소마취와 Demerol, Midazolam, Propofol 또는 Fentanyl을 이용한 의식하 정맥마취하에 시행되며, 불완전 소작 등의 특별한 사유가 없는 한 1회*session*로 치료를 종결한다. 국내와 아시아권 의사들은 초음파 유도하 시술을 선호하며, 구미에서는 CT나 MR을 이용하기도 한다. 우선 계획초음파에서 계획한 삽입경로를 통해 초음파유도하에 고주파전극을 종양의 원하는

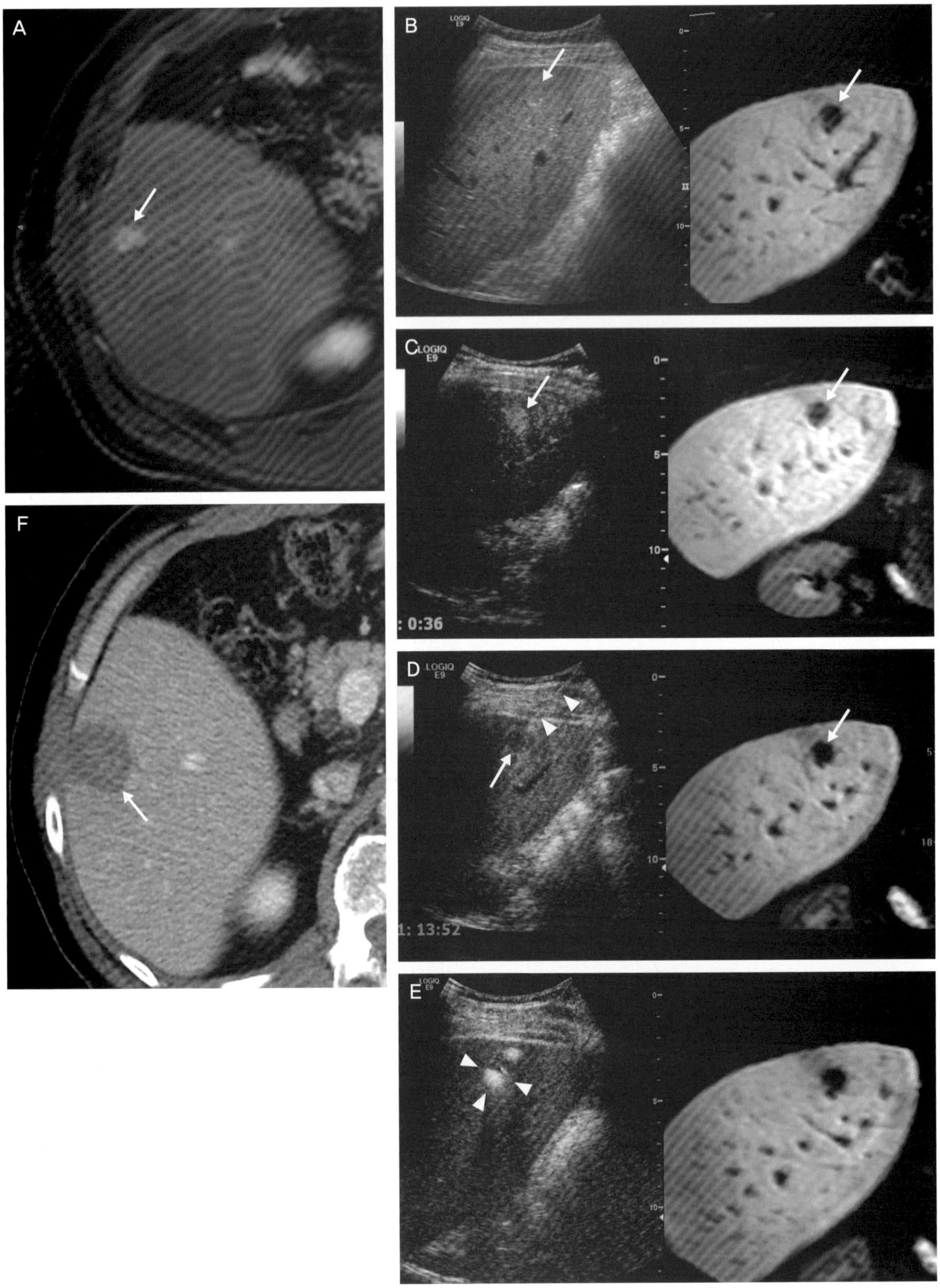

그림 48-4. 초음파 유도하 고주파열치료술의 주요 단계 A. 영상 확인: 간이식 후 생긴 재발한 간암(화살표)을 MR 영상으로 확인하였다. B, C. 계획*planning*: 초음파검사로 종양의 특성을 평가하여 전극 삽입경로와 소작 횟수를 계획하는 단계이다. 특히 MR을 이용한 초음파 융합 영상 및 초음파 조영제(Sonazoid)는 gray-scale상 불분명한 병변의 정확한 위치 및 특성을 파악하는 데 도움이 된다. 초음파 조영제의 vascular phase에서 병변(화살표)이 주변 간실질에 비해서 이른 동맥기 조영증강을 보이고 있고, 10분이 지난 post-vascular phase에서 defect(화살표)로 확인된다. D. 전극 설치*targeting*: 전극(화살촉)을 종양의 계획된 부위에 삽입하는 과정이다. 초음파 조영제를 사용할 경우 post-vascular phase에서 defect area(화살표)를 향하여 정확히 바늘을 삽입한다. E. 치료 모니터*monitoring*: 미세기포로 인한 고에코성 변화(화살촉)를 시술 중에 실시간으로 모니터함으로써 적정 치료 여부를 평가한다. F. 치료효과 판정*assessment of therapeutic response*: 치료 전(A), 후(F)의 영상을 비교하여 치료 부위(화살표)가 종양 부위를 포함했는지를 평가한다.

부위에 위치시키고(그림 48-3) 전원을 켠 후 치료를 시행한다. 1회 열치료*ablation*에 소요되는 시간은 기기에 따라 6~20분가량이며 종양의 크기에 따라 3, 4회 중첩소작이 필요한 경우 그만큼 시간이 더 걸릴 수 있다. 치료 시 실시간 초음파 영상과 기존에 얻은 CT 또는 MR 영상을 서로 겹쳐서 보여주는 영상융합기술*image fusion*을 이용하거나, 초음파 조영제(SonoVue, Sonazoid)를 이용하면 시술의 정확성을 높일 수 있어 최근 두 기법을 이용한 시술이 급증하고 있다.[14, 15]

초음파 유도하 시술 중에는 시술 적정성을 평가해야 한다. 조직이 가온됨에 따라 조직 내 수분이 기화하면서 발생하는 작은 공기방울*microbubble*에 의해 새로 관찰되는 고에코성 치료 부위가 치료 전 종양 부위를 충분히 포함하는가를 관찰하면서 치료를 진행한다(그림 48-3). 그러나 고에코성 부위가 실제 소작부를 정확히 반영하지 않으며, 먼저 치료한 고에코성 부위에 의한 후방음영으로 인해 치료되지 않은 잔여종괴 부위를 정확히 파악하기가 어렵다는 것이 단점이다. 따라서 종괴의 크기가 클수록 체계적으로 계획한 후 치료에 임하여야 하며, 초음파를 포함한 영상유도하 인터벤션 시술에 대한 시술자의 경험이 풍부할수록 최대의 치료효과를 거둘 수 있다. 또한 국소재발을 최소화하기 위하여 종양주위 약 5~10mm의 정상 실질 부위를 치료범위에 포함시키는 전략이 필요하다. 치료 종료 후에는 전극 경로를 통한 출혈이나 종양 파급의 가능성을 최소화하고자 전극을 간에서 제거하면서 전극의 경로를 소작한다.

6. 치료 후 관리 및 평가

시술 직후에는 출혈 유무를 확인하고 동통 및 고열을 치료해야 한다. 따라서 시술 후 적어도 2시간까지는 생체활력징후를 자주 체크하고, 필요한 경우 CBC나 PT, LFT 등을 시술 직후 검사하여 출혈의 진행 여부나 간 손상 정도에 대한 정보를 얻을 수 있다.[2, 5, 8] 초음파 장비가 전극의 유도나 시술 상황을 모니터할 수 있는 필수 장비임에는 틀림이 없으나 치료 결과를 객관적으로 평가하는 데에는 한계가 있

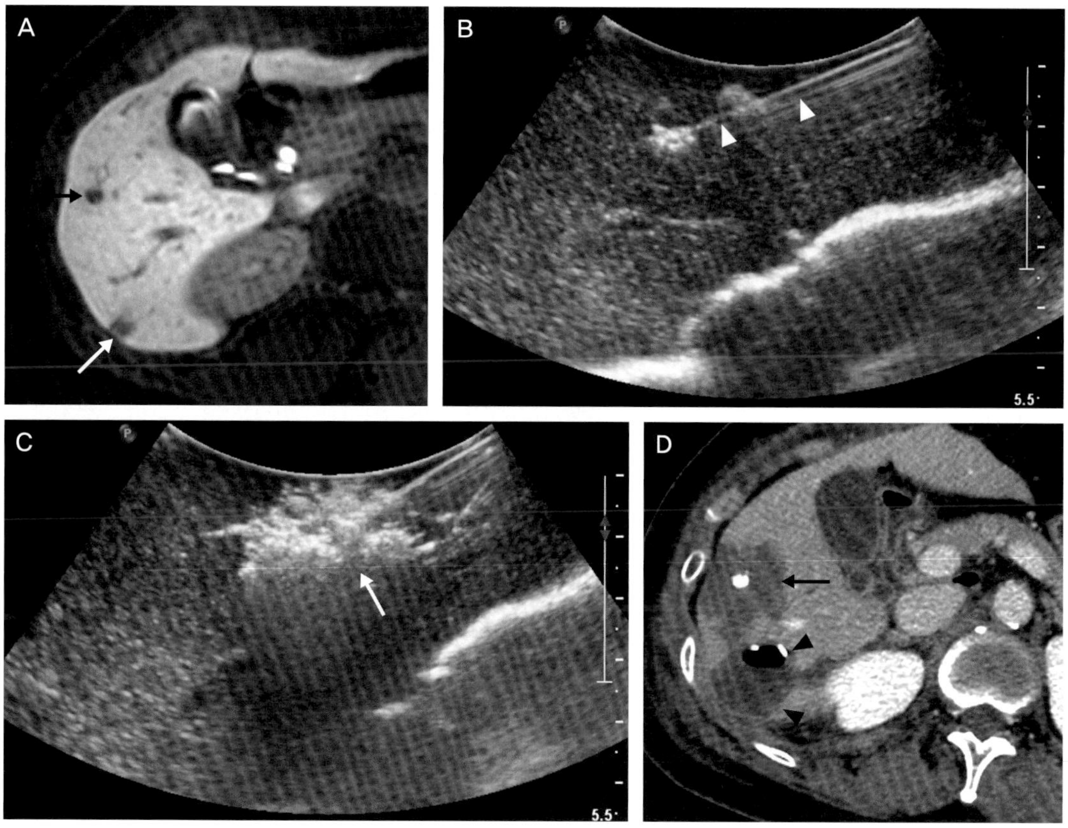

그림 48-5. 수술적 절제술과의 병합요법으로서의 고주파열치료술 A. 대장암 환자로 치료 전 MR의 hepatobiliary phase에서 간의 S5와 S6에 2개의 저신호 간전이 병변(화살표)들을 확인한 후 간의 S6에 tumorectomy를 하고, S5의 병변에는 고주파열치료술을 시행하기로 계획하였다. B. 간의 S5의 석회를 포함한 작은 간전이 병변에 전극을 삽입한다(화살촉). C. 고주파열치료술 도중 목표 병변 주변으로 echogenic ablation area(화살표)를 모니터한다. D. 시술 직후 시행한 CT상 간의 S5의 석회를 함유한 전이 병변 주변으로 충분한 ablation zone(화살표)이 확보된 것을 알 수가 있고, S6의 병변(화살촉)은 수술로 제거되었다.

다. 따라서 대부분의 병원에서는 시술 후 적어도 1개월 이내에 나선형 CT를 이용한 역동적 CT를 시행하여 치료를 평가하고 있다. CT에서 완전치료의 기준은 소작으로 균질한 조영증강을 보이지 않는 저음영부가 치료 전 종양부를 적어도 포함시켰을 때이다. 일부 기관에서는 시술 직후 조영증강 초음파검사나 MRI를 이용하여 치료효과를 평가한다. 조영증강 초음파검사의 경우 검사자의 숙련도와 최첨단 초음파기기가 필요하다는 제약점이 따르고, MRI의 경우에도 고가의 기기를 시술 중 장시간 점유해야 한다는 단점이 있어 보편화되지 못하고 있다. 그러나 조영증강 초음파검사는 잔여종괴의 평가에 있어 CT와 유사하다는 보고가 있으며, 특히 추적 중 CT나 MRI에서 매우 작은 국소종양진전 *local tumor progression* 부위를 정확히 유도하여 추가치료를 하는 데 매우 유용한 것으로 알려져 있다.

시술 후 적어도 1개월 이내에 CT 등의 영상진단을 시행하여 충분히 치료되지 못한 잔여 종괴의 유무를 평가하고, 만약 잔류종양이 보이면 적절한 추가 치료를 한다. 이후에는 약 3~4개월 주기로 CT나 MRI를 이용하여 추적한다.

7. 치료성적

최근까지 발표된 간암의 고주파열치료술 후 5년 생존율이 60~70%에 이르고 있고, 10년 생존율 또한 27~32% 정도로 매우 우수하다.[16-18] 간암 고주파열치료술의 국소재발률과 5년 생존율에 대한 보고를 정리하면 〈표 48-1〉과 같다. 2012년 Shiina 등은 5cm 이하, 3개 이하의 간암 환자 1,170명에 대해 고주파열치료술을 시행한 결과 1, 3, 5, 7, 10년 생존율이 각각 96.6%, 80.5%, 60.2%, 45.1%, 27.3%였으며, 장기생존율에 관한 예후인자로는 종양의 크기, 종양의 개수, Child 분류를 보고하였다.[19] 2013년 Kim 등은 비슷한 환자군 1,305명에게 고주파열치료술을 시행하여 1, 3, 5, 7, 10년 생존율을 각각 95.5%, 77.9%, 59.7%, 43.2%, 32.3%로 보고하였다. 장기생존율에 관해서는 환자의 연령, Child 분류, 간염에 대한 항바이러스제 치료 유무, 원격전이 유무가 통계적으로 유의한 예후인자로 나타났다.[16] 이렇게 최근 발표된 고주파열치료 후 생존율에 대한 연구결과를 종합해 보면 5년 생존율이 약 60%를 상회할 정도로 우수하여 외과적 절제술과 근접한 성적으로 평가되고 있다. 현재 간암의 고주파열치료술과 외과적 절제술을 비교한 3개의 randomized controlled study들과 1개의 retrospective nationwide study의 결과가 서로 상충하여, 추후 이에 대한 연구 및 검증이 더 필요하다.[20-23]

2003년 Livraghi 등의 다기관 공동연구에 의하면 2,320명의 간암 환자에게 고주파열치료술을 시행한 후 시술과 관련된 사망률은 0.3%였으며, 원인은 장파열에 의한 다기관 부전, 복막염에 의한 패혈성 쇼크, 종양파열에 의한 심한 출혈, 담도협착에 의한 간부전 등이었다.[24] 추가 치료를 요하는 주요 합병증 발생률은 2.2%로, 수술에 비해 고주파열치료술이 비교적 안전한 시술임을 알 수 있다. 이는 2002년 대한고주파열치료연구회에서 11개 병원의 공동연구를 통해 보고한 사망률 0.1%, 주요 합병증 발생률 2.4%와 유사하다. 2003년에 Mulier 등이 고주파열치료술 후 합병증에 대한 연구논문 82편을 분석한 결과, 사망률 0.2%, 합병증 발생률 8.9%로 수술적 치료에 비해 사망률이 월등히 낮아 비교적 안전한 시술로 인식되었다.[25] Kim 등이 2013년에 발표한 간암 환자에 대한 10년간의 고주파열치료에 관한 연구에서도 주요 합병증이 1,305건 중 26건(2.0%)으로 매우 안전한 치료술임을 확인할 수가 있다(〈표 48-2〉).[16] 하지만 고주파열치료술의 주요 합병증인 출혈, 농양, 담도나 위장관 열손상, 접지패드 화상, 전극경로 및 간문맥을 통한 종양전이 등에 대하여 시술자는 이들을 조기에 진단하고 적절히 치료할 수 있도록 충분히 숙지하고 있어야 하겠다.

〈표 48-1〉 간암의 고주파열치료술의 장기 생존율에 관한 최신 치료성적

연도	연구자	증례수 (명)	종양 크기 (cm)	생존율(%)			
				1년	3년	5년	10년
2005	Lencioni et al.	206	2.8	97	67	41	NA
2010	Waki et al.	88	1.8	NA	83	70	NA
2012	Shiina et al.	1,170	2.5	96.6	80.5	60.2	27.3
2013	Kim et al.	1,305	2.2	95.5	77.9	59.7	32.3

NA: Non available

〈표 48-2〉 간암의 고주파열치료술에 관한 합병증

연도	연구자	증례 수(명)	Mortality	Major Cx	Minor Cx
2003	Livraghi et al.	2,320	0.3%	2.2%	<5%
2007	Choi et al.	570	0	1.9%	4.2%
2012	Shiina et al.	1,170	0.03%	2.2%	NA
2013	Kim et al.	1,305	0	2.0%	6.3%

Cx: Complication, NA: Non available

Ⅱ 경피적 에탄올주입술

Percutaneous ethanol injection; PEI

1. 치료원리

PEI는 1983년 Sugiura 등이 간세포암의 치료방법으로 PEI를 처음 소개한 이후 주로 3cm 이하의 작은 간세포암의 치료에 많이 이용되어 왔다. 최근 국소치료 관련 학회에서는 용어 정의상 Percutaneous Ethanol Ablation(PEA)을 더 권장하고 있다. 주입된 에탄올의 주된 치료작용은 종양세포의 탈수와 단백변성이며, 종양혈관에 손상을 주어 혈전과 폐쇄를 야기하여 종양조직의 즉각적인 응고괴사를 일으키고 섬유화를 초래한다.[26]

2. 적응증 및 비적응증

PEI의 주요 적응증은 원발성 간세포암이다. 전이성 암이나 담관암종*cholangiocarcinoma* 등에도 이용할 수 있지만, 이들 암조직은 섬유성이며, 간세포암보다 단단하여 피막이 없어 주입한 에탄올이 암조직 내에 머무르지 않고 흘러나가기 때문에 상대적으로 치료효과가 적다. 일반적인 PEI의 적응증은 ① 간세포암이 간에 국한된 경우, ② 간세포암의 수가 3개 이하, 3cm 이하인 경우, ③ 국소적, 결절성 간세포암인 경우 등이다. Heat-sink effect가 없어 주요 혈관과 인접한 간암이나, collateral thermal injury의 위험성이 없어 심장 등의 중요 장기에 인접한 병변의 경우 고주파열치료술에 비해 유리할 수 있다. 제어하기 힘든 복수나 심한 출혈소인이 있는 환자에게는 원칙적으로 PEI를 시행할 수 없다.

3. 치료방법

PEI 시술 시 주로 사용하는 기구는 침 끝에 3개의 곁구멍이 있는 21~22G의 길이 15~20cm 침이다. 간암이 정확히 천자되면 95~99.5% 에탄올을 서서히 주입하며 종양 내에 고에코의 에탄올이 간암 내에 파급되는 것을 확인한다(그림 48-6). 간암의 모든 부위에 에탄올이 잘 파급될 수 있도록 간암의 한 군데 이상을 천자하여 주입하는 것이 좋다. PEI 1회에 대개 에탄올 2~8mL를 주입하지만 일부에서는 담도나 문맥의 심각한 손상을 방지하고자 1회 주입량을 4mL로 제한하고 있다.[27] 초음파 유도하 PEI 도중 에탄올이 문맥이나 담도로 유출되는 것이 보이면 즉시 주입을 중지하고 다른 부위를 천자하고 주입한다. PEI 시 간암을 완전히 파괴하기 위하여 에탄올 주입을 일주일에 2, 3회 반복 실시하는데 이때 주입하는 에탄올의 양은 에탄올을 간암의 모든 부위에 파급시키기 위하여 매번 달라질 수 있다.

4. 치료성적

Livraghi 등에 따르면 간암의 PEI 후 1, 2, 3년 생존율은 각각 90%, 80%, 63%이다. 그중 크기가 5cm 이하의 단일 간암의 1, 3, 5년 생존율은 Child class A에서 98%, 79%, 47%였다.[28] 또한 Lencioni 등은 서구 간암 환자의 3, 5, 7년 overall survival rate을 각각 67%, 41%, 19%로 보고 하였으며, 이 성적은 PEI가 수술적 절제와 견줄 만한 치료법이라는 것을 보여 준다.[29] 고주파열치료술과 비교해서는 최근 시행된 5개 randomized controlled trial에 따르면, 조기 간암의 경우 국소재발률에 있어서 고주파열치료술이 일관되게 PEI보다 성적이 좋다(2년 국소재발률: 2~18% vs. 11~45%).[19, 30-33] 이처럼 PEI의 가장 큰 단점은 치료 후 높은 국소재발률이며, 3cm이 넘는 간세포암의 경우 시술 후

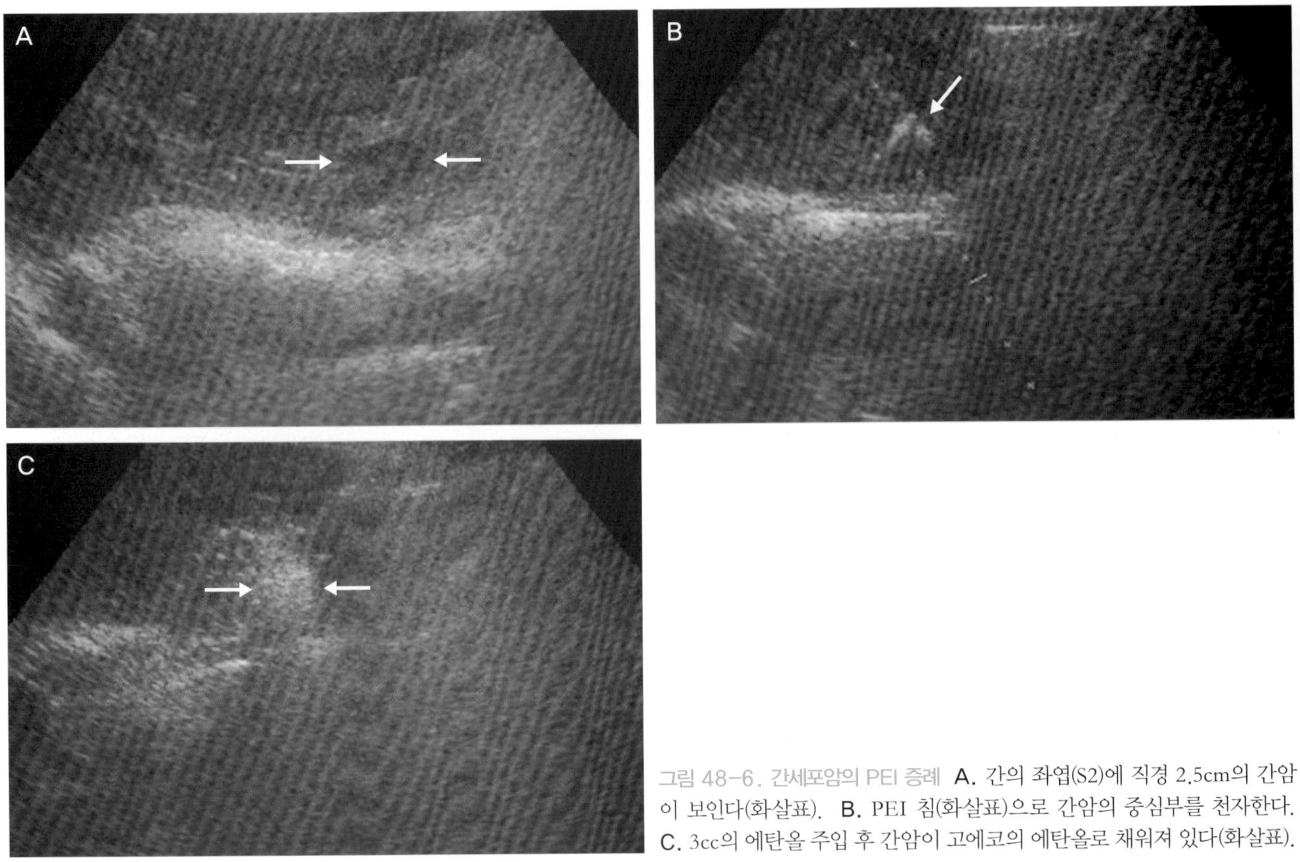

그림 48-6. 간세포암의 PEI 증례 A. 간의 좌엽(S2)에 직경 2.5cm의 간암이 보인다(화살표). B. PEI 침(화살표)으로 간암의 중심부를 천자한다. C. 3cc의 에탄올 주입 후 간암이 고에코의 에탄올로 채워져 있다(화살표).

43%까지 이를 수 있다고 보고된다.[34] 이에 따라 최근 고주파열치료술의 기술 및 장비의 발달로 점차 PEI의 영역이 축소되는 상황이기는 하나, 고주파열치료가 어려운 위치이거나 열 손상 가능성이 높은 제한된 범위를 소작할 때에는 유용한 대안으로 활용될 것으로 보인다.

시술 도중 혹은 직후에 환자가 심한 통증을 호소하는 경우는 바늘 삽입 경로를 통해 에탄올이 누출되어 간 피막의 신경을 자극하기 때문으로 알려져 있다. 에탄올이 전신 혈류에 섞이게 되면 술에 취한 느낌이나 열이 발생할 수 있다. 또한 에탄올이 종양 바깥으로 누출되어 인접한 담관에 협착을 만들 수 있다.[35] 따라서 hilar bile duct 주변 간암의 경우 고주파열치료술뿐만 아니라 PEI를 시술할 때 반드시 주의해야 한다. 이 외의 합병증으로 복강내출혈, 간경색, 기흉, 간농양 등이 드물게 발생한다.[36]

Ⅲ 그 외 치료방법

고주파열치료술보다 더 열효율이 높은 에너지원을 사용하는 MWA는 915MHz 또는 2.45GHz의 전자기파를 사용한다. 환자 몸 안에서 전기 회로가 만들어지는 고주파열치료술과 달리 MWA는 microwave 자체가 applicator 주변의 물 분자들에 매우 빠른 진동을 일으켜 마찰열을 발생시킨다. 폐나 뼈, 또는 탄화된 조직과 같이 전기 전도가 좋지 않은 조직에서도 효과적인 치료가 가능하며, 고주파열치료와 달리 주변 혈류의 heat-sink effect의 영향을 적게 받는다.[37] 그동안 보고된 유일한 무작위 비교연구에 따르면, 고주파열치료와 비교했을 때 비록 효과가 뛰어나지는 않았고,[38] 아직은 충분한 데이터와 증거가 부족하다. 하지만 기술의 발전에 따라 앞으로 간암에 대한 local ablation therapy의 한 축을 담당할 것으로 기대되는 새로운 치료법이다.

아직 임상연구 단계이지만 HIFU나 IRE 같은 새로운 치료방법들도 각각 자궁근종 및 골전이로 인한 통증의 조절, 수술이 불가능한 진행성 췌장암 등에 대해 실험적으로 연구되고 있으며,[39-41] 향후 간암에도 적용될 날이 올 것으로 기대된다.

Ⅳ 요약

고주파열치료술 및 PEI를 포함한 국소소작 치료법들은 수술적 치료를 고려하지 않는 3cm 이하 3개 이하의 비교적 제한된 범위의 간세포암 환자에 있어서 생존율 향상이 입증된 안전하고도 효과적인 치료법이다. 고주파열치료술의 경우 최근 들어 여러 개의 전극을 동시에 삽입한 후 동시에 치료함으로써 중첩소작의 기술적 난점을 해결하여 완전 치료율을 향상시키려는 노력 끝에 다양한 새로운 전극모델이 개발되어 소개되고 있다. 기기 개발 측면 외에도 종양조직 자체의 열역학적 환경을 조절함으로써 소작효율 향상을 꾀하는 연구가 활성화될 것으로 예상된다. 국소치료법의 치료효율을 향상시키려면 기본적인 치료원리에 대한 이해, 적절한 기기의 선택 및 활용, 면밀한 환자 선정 및 시술 후 관리, 충분한 안전연*ablative margin* 확보를 위한 체계적인 중첩소작 및 종양의 위치에 따른 치료전략의 숙지 등이 전제되어야 할 것이다. 기존의 수술적 치료나 색전술 등의 인터벤션 시술 등과의 병합치료 등으로 그 적응증을 확대할 수 있을 것으로 보이며, MWA나 HIFU 및 IRE 등의 첨단 치료법들이 실용화되기 전까지는 당분간 간암의 비수술적 치료법에서 주도적인 역할을 견지해 나갈 것으로 예견된다.

참고문헌

1. Forner A, Llovet JM, Bruix J. Hepatocellular carcinoma. Lancet 2012;379:1245–1255.
2. Dodd GD, 3rd, Soulen MC, Kane RA, et al. Minimally invasive treatment of malignant hepatic tumors: at the threshold of a major breakthrough. Radiographics 2000;20:9–27.
3. Gazelle GS, Goldberg SN, Solbiati L, et al. Tumor ablation with radio-frequency energy. Radiology 2000;217:633–646.
4. Goldberg SN, Gazelle GS, Mueller PR. Thermal ablation therapy for focal malignancy: a unified approach to underlying principles, techniques, and diagnostic imaging guidance. AJR Am J Roentgenol 2000;174:323–331.
5. McGhana JP, Dodd GD, 3rd. Radiofrequency ablation of the liver: current status. AJR Am J Roentgenol 2001;176:3–16.
6. Rhim H, Goldberg SN, Dodd GD, 3rd, et al. Essential techniques for successful radio-frequency thermal ablation of malignant hepatic tumors. Radiographics 2001;21:S17–35.
7. Lubner MG, Brace CL, Hinshaw JL, et al, Jr. Microwave tumor ablation: mechanism of action, clinical results, and devices. J Vasc Interv Radiol 2010;21:S192 203.
8. Rhim H, Dodd GD, 3rd. Radiofrequency thermal ablation of liver tumors. J Clin Ultrasound 1999;27:221–229.
9. Yoon JH, Lee JM, Han JK, et al. Dual switching monopolar radiofrequency ablation using a separable clustered electrode: comparison with consecutive and switching monopolar modes in ex vivo bovine livers. Korean J Radiol 2013;14:403–411.
10. Livraghi T, Meloni F, Di Stasi M, et al. Sustained complete response and complications rates after radiofrequency ablation of very early hepatocellular carcinoma in cirrhosis: Is resection still the treatment of choice? Hepatology 2008;47:82–89.
11. Min JH, Lee MW, Cha DI, et al. Radiofrequency ablation combined with chemoembolization for intermediate-sized (3–5cm) hepatocellular carcinomas under dual guidance of biplane fluoroscopy and ultrasonography. Korean J Radiol 2013;14:248–258.
12. Liu Y, Zheng Y, Li S, et al. Percutaneous microwave ablation of larger hepatocellular carcinoma. Clin Radiol 2013;68:21–26.
13. Rhim H, Lee MH, Kim YS, et al. Planning sonography to assess the feasibility of percutaneous radiofrequency ablation of hepatocellular carcinomas. AJR Am J Roentgenol 2008;190:1324–1330.
14. Dohmen T, Kataoka E, Yamada I, et al. Efficacy of contrast-enhanced ultrasonography in radiofrequency ablation for hepatocellular carcinoma. Intern Med 2012;51:1–7.
15. Lee MW, Rhim H, Cha DI, et al. Percutaneous radiofrequency ablation of hepatocellular carcinoma: fusion imaging guidance for management of lesions with poor conspicuity at conventional sonography. AJR Am J Roentgenol 2012;198:1438–1444.
16. Kim YS, Lim HK, Rhim H, et al. Ten-year outcomes of percutaneous radiofrequency ablation as first-line therapy of early hepatocellular carcinoma: analysis of prognostic factors. J Hepatol 2013;58:89–97.
17. Waki K, Aikata H, Katamura Y, et al. Percutaneous radiofrequency ablation as first-line treatment for small hepatocellular carcinoma: results and prognostic factors on long-term follow up. J Gastroenterol Hepatol 2010;25:597–604.
18. Shiina S, Tateishi R, Arano T, et al. Radiofrequency ablation for hepatocellular carcinoma: 10-year outcome and prognostic factors. Am J Gastroenterol 2012;107:569–577.
19. Shiina S, Teratani T, Obi S, et al. A randomized controlled trial of radiofrequency ablation with ethanol injection for small hepatocellular carcinoma. Gastroenterology 2005;129:122–130.
20. Chen MS, Li JQ, Zheng Y, et al. A prospective randomized trial comparing percutaneous local ablative therapy and partial hepatectomy for small hepatocellular carcinoma. Ann Surg 2006;243:321–328.
21. Huang J, Yan L, Cheng Z, et al. A randomized trial compar-

ing radiofrequency ablation and surgical resection for HCC conforming to the Milan criteria. Ann Surg 2010;252:903–912.

22. Feng K, Yan J, Li X, et al. A randomized controlled trial of radiofrequency ablation and surgical resection in the treatment of small hepatocellular carcinoma. J Hepatol 2012; 57: 794–802.

23. Hasegawa K, Kokudo N, Makuuchi M, et al. Comparison of resection and ablation for hepatocellular carcinoma: A cohort study based on a Japanese nationwide survey. J Hepatol 2013;58:724–729.

24. Livraghi T, Solbiati L, Meloni MF, et al. Treatment of focal liver tumors with percutaneous radio-frequency ablation: complications encountered in a multicenter study. Radiology 2003;226:441–451.

25. Mulier S, Mulier P, Ni Y, et al. Complications of radiofrequency coagulation of liver tumours. Br J Surg 2002;89:1206–1222.

26. Shiina S, Tagawa K, Unuma T, et al. Percutaneous ethanol injection therapy for hepatocellular carcinoma. A histopathologic study. Cancer 1991;68:1524–1530.

27. Tanikawa K, Majima Y. Percutaneous ethanol injection therapy for recurrent hepatocellular carcinoma. Hepatogastroenterology 1993;40:324–327.

28. Livraghi T, Bolondi L, Lazzaroni S, et al. Percutaneous ethanol injection in the treatment of hepatocellular carcinoma in cirrhosis. A study on 207 patients. Cancer 1992;69:925–929.

29. Lencioni R, Caramella D, Bartolozzi C. Hepatocellular carcinoma: use of color Doppler US to evaluate response to treatment with percutaneous ethanol injection. Radiology 1995; 194:113–118.

30. Brunello F, Veltri A, Carucci P, et al. Radiofrequency ablation versus ethanol injection for early hepatocellular carcinoma: A randomized controlled trial. Scand J Gastroenterol 2008;43:727–735.

31. Lencioni RA, Allgaier HP, Cioni D, et al. Small hepatocellular carcinoma in cirrhosis: randomized comparison of radio-frequency thermal ablation versus percutaneous ethanol injection. Radiology 2003;228:235–240.

32. Lin SM, Lin CJ, Lin CC, et al Radiofrequency ablation improves prognosis compared with ethanol injection for hepatocellular carcinoma < or =4 cm. Gastroenterology 2004; 127:1714–1723.

33. Lin SM, Lin CJ, Lin CC, et al. Randomised controlled trial comparing percutaneous radiofrequency thermal ablation, percutaneous ethanol injection, and percutaneous acetic acid injection to treat hepatocellular carcinoma of 3 cm or less. Gut 2005;54:1151–1156.

34. Khan KN, Yatsuhashi H, Yamasaki K, et al. Prospective analysis of risk factors for early intrahepatic recurrence of hepatocellular carcinoma following ethanol injection. J Hepatol 2000;32:269–278.

35. Cha DI, Lee MW, Rhim H, et al. Therapeutic efficacy and safety of percutaneous ethanol injection with or without combined radiofrequency ablation for hepatocellular carcinomas in high risk locations. Korean J Radiol 2013;14:240–247.

36. Di Stasi M, Buscarini L, Livraghi T, et al. Percutaneous ethanol injection in the treatment of hepatocellular carcinoma. A multicenter survey of evaluation practices and complication rates. Scand J Gastroenterol 1997;32:1168–1173.

37. Yu NC, Lu DS, Raman SS, et al. Hepatocellular carcinoma: microwave ablation with multiple straight and loop antenna clusters--pilot comparison with pathologic findings. Radiology 2006;239:269–275.

38. Shibata T, Iimuro Y, Yamamoto Y, et al. Small hepatocellular carcinoma: comparison of radio-frequency ablation and percutaneous microwave coagulation therapy. Radiology 2002; 223:331–337.

39. Kim YS, Kim JH, Rhim H, et al. Volumetric MR-guided high-intensity focused ultrasound ablation with a one-layer strategy to treat large uterine fibroids: initial clinical outcomes. Radiology 2012;263:600–609.

40. Gianfelice D, Gupta C, Kucharczyk W, et al. Palliative treatment of painful bone metastases with MR imaging--guided focused ultrasound. Radiology 2008;249:355–363.

41. Martin RC, 2nd, McFarland K, Ellis S, et al. Irreversible electroporation therapy in the management of locally advanced pancreatic adenocarcinoma. J Am Coll Surg 2012; 215:361–369.

Chapter 49

포트시스템을 이용한 동맥내 화학요법

원제환

동맥을 통한 국소적 약물요법은 종양이 있는 표적동맥에 약물을 직접 투여하기 때문에 정맥을 통한 전신화학요법에 비하여 적은 양을 투여해도 표적장기의 약물농도가 높아 전신적인 독성을 줄이면서 국소적인 치료효과를 극대화할 수 있다.[1] 이러한 동맥내 화학요법*intra-arterial chemotherapy; IAC*이 널리 이용되기 시작한 것은 대장암의 간전이 환자에서 외과의사가 개복 후 간동맥에 카테터를 넣고 결찰하는 방법이 보급되면서부터로, 이를 통해 장기간 동안 규칙적으로 화학요법을 시행하는 것이 가능해졌다.[2, 3] 그러나 이러한 수술적 방법은 전신마취하에 복부를 절개해야 하므로 회복기간이 길 뿐 아니라 합병증 발생률도 높다.[3-5] 1997년 Strecker 등이 경피적으로 설치가 가능한 형태의 포트시스템을 고안함에 따라 인터벤션 의사가 외과적 도움 없이 IAC에 필요한 포트를 설치할 수 있게 되었다.[6] Wacker 등은 경피적으로 혈관조영 기법을 이용해 카테터를 동맥 내에 설치하였고, 카테터가 기능하지 않을 경우 경피적 재시술로써 교정하였다.[7]

IAC는 문맥종양 혈전이 있는 환자군에서부터 적용되기 시작하였다. 화학색전술은 간문맥혈전이 있는 경우에는 간부전의 위험성이 있으며, 특히 주간문맥혈전이 있는 경우는 일반적인 금기사항이기 때문이다. 또한 종양의 크기가 매우 커도 한 번에 사용할 수 있는 Lipiodol의 양에 제한을 받으므로 화학색전술이 제한적이다. 따라서 위와 같이 화학색전술 후에 간기능부전 같은 합병증이 우려되는 경우가 IAC의 주요 적응증이다. 이 외에 화학색전술 및 에탄올 주입에도 불구하고 종양의 크기가 커진 경우, 간정맥과 동맥 간의 심한 단락으로 Lipiodol에 의한 폐색전증이 우려되는 경우도 치료의 적응증이 된다.[8-10]

I 시술도구

포트는 동맥용으로 따로 개발된 것이 있으나 현재 우리나라에는 수입되지 않아 주로 소아정맥용 포트시스템을 이용한다. 동맥용 포트카테터는 shaft가 5Fr, 원위부는 2.7Fr이며 경계 부위에 곁구멍이 만들어져 있다. 소아정맥용 포트시스템에는 주로 5~5.8Fr의 카테터를 이용한다. 이보다 더 큰 외경의 카테터는 동맥 폐쇄의 가능성이 높으므로 피하는 것이 좋다.

Ⅱ 시술방법

간동맥으로 접근할 때는 대퇴동맥과 좌쇄골하동맥을 이용할 수 있다. 복강동맥의 굴곡이 심해 대퇴동맥으로 접근하기 어려울 때에는 좌쇄골하동맥을 천자한다. 이때 초음파 유도하에 micropuncture set를 이용하여 anterior wall puncture를 해야 혈종의 발생을 막을 수 있다.

포트 설치 전에 반드시 간동맥조영술을 시행하여 간동맥의 해부학적 구조를 파악해야 한다. 포트카테터는 하나의 동맥에만 설치할 수 있기 때문에 간동맥이 2개 이상일 경우에는 가장 굵은 주동맥을 제외하고 나머지 동맥들의 기시부를 코일로 색전한다. 이렇게 하면 색전한 동맥의 간영역은 간내 우회동맥*intrahepatic collateral*을 통하여 주동맥으로부터 피를 공급받으므로 간 전체에 약물이 골고루 미칠 수 있다(그림 49-1).

위장 및 십이지장으로 항암제가 유출되면 점막에 궤양 등을 유발할 수 있으므로 위십이지장동맥과 우위장동맥을 코일로 색전한다. 단, 위십이지장동맥의 혈류가 간동맥으로 흐르는 역전이 있는 경우에는 색전술이 필요없다.

Port chamber가 들어갈 피하 포켓은 대퇴동맥을 천자한 경우에는 서혜하부 또는 상부에, 좌쇄골하동맥을 천자한 경우에는 전흉벽의 좌상부에 만든다. 피하 포켓은 동맥 천자 부위에서 4~5cm 떨어진 곳에 가로로 3~4cm 정도 피부를 절개한 다음 피하조직을 박리해서 만든 후 거즈로 packing해 놓아 출혈을 막는다.

포트카테터는 끝이 혈관벽과 직접 닿아 막히는 것을 방지하기 위해 곁구멍을 미리 만들어 놓는다.

혈관조영 카테터 안으로 0.035in 친수성 유도철사를 원하는 포트카테터 위치보다 깊이 넣은 후 유도철사를 따라 포트카테터를 삽입한다.

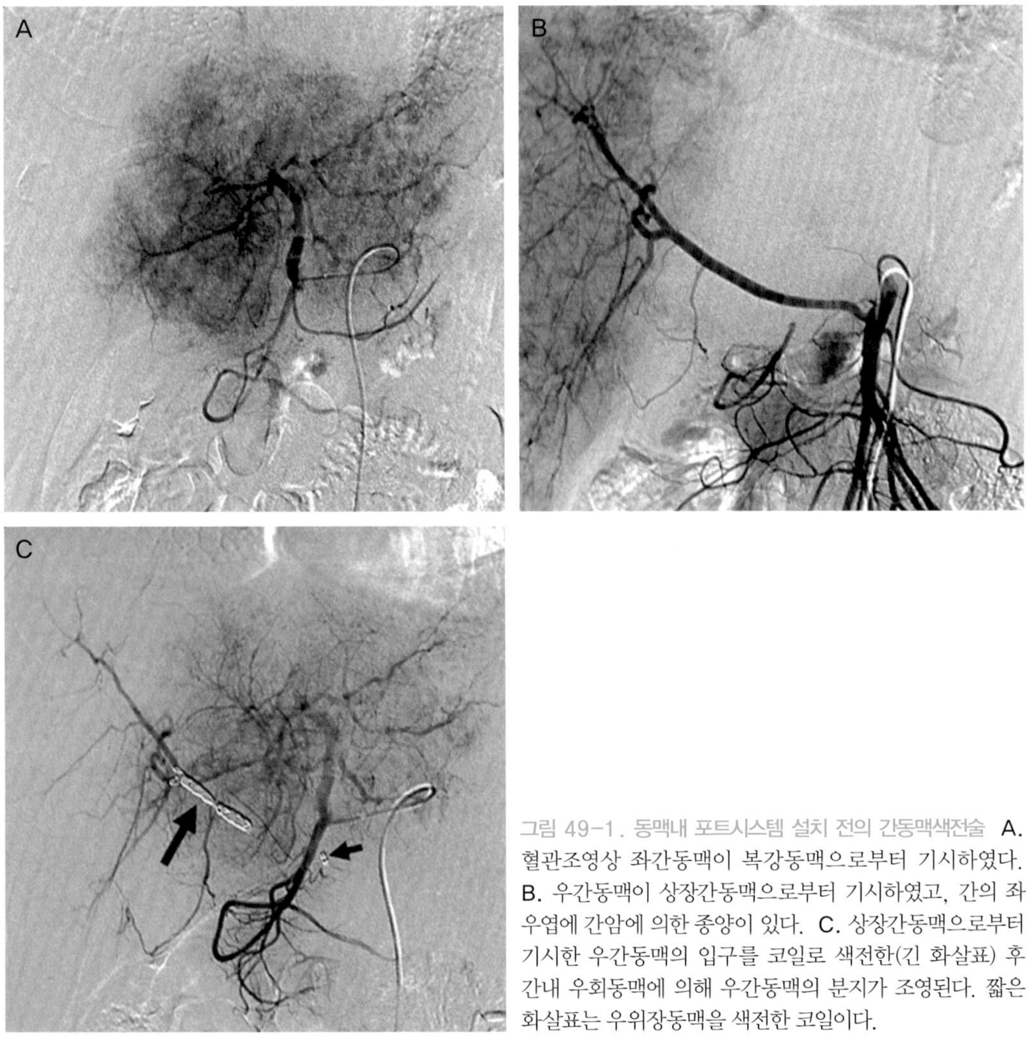

그림 49-1. 동맥내 포트시스템 설치 전의 간동맥색전술 A. 혈관조영상 좌간동맥이 복강동맥으로부터 기시하였다. B. 우간동맥이 상장간동맥으로부터 기시하였고, 간의 좌우엽에 간암에 의한 종양이 있다. C. 상장간동맥으로부터 기시한 우간동맥의 입구를 코일로 색전한(긴 화살표) 후 간내 우회동맥에 의해 우간동맥의 분지가 조영된다. 짧은 화살표는 우위장동맥을 색전한 코일이다.

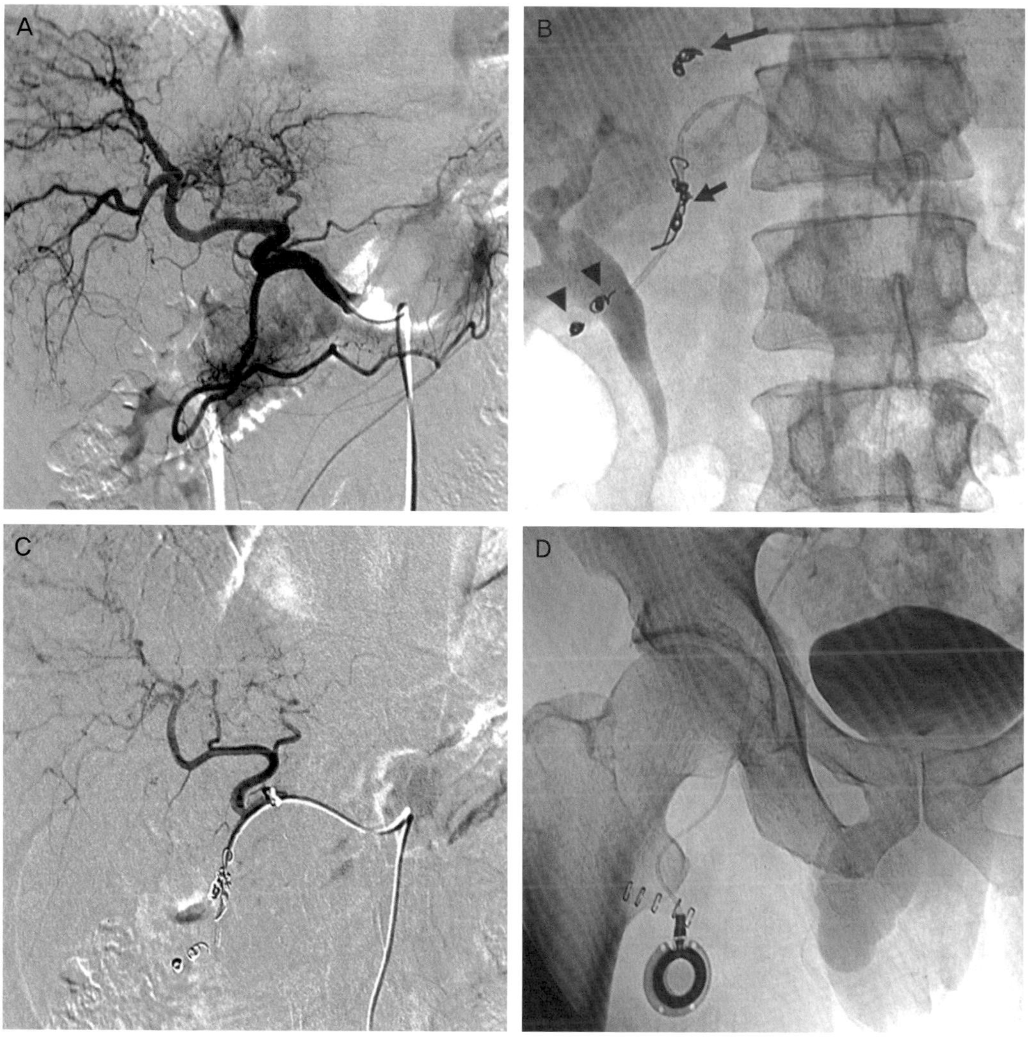

그림 49-2. 문맥혈전을 동반한 간세포암 환자에서 동맥내 포트시스템 삽입 A. 간동맥조영술에서 간 좌우엽에 여러 개의 과혈관성 종양이 있다. B. 단순촬영상 우위장동맥을 막은 코일(긴 화살표) 및 카테터를 십이지장동맥에 고정한 코일(짧은 화살표), 카테터의 끝을 막은 코일(화살촉)이 있다. C. 5개월 후에 포트를 통한 혈관조영상 위장관계로의 조영제 유출 없이 카테터의 곁구멍을 통하여 간동맥의 모든 분지가 조영된다. D. 서혜하부 피하에 포트를 위치시키고 실로 봉합하여 고정한다.

초기에는 포트카테터를 단순히 총간동맥 혹은 고유간동맥에 위치시켜 놓았으나 간동맥의 조기폐쇄가 자주 동반되었다. 이는 간동맥의 박동으로 인하여 카테터가 동맥벽을 자극하여 내막형성을 유노한 것으로 추측되고 있다. 따라서 이후에는 카테터의 끝을 위십이지장동맥에 위치시키고, 미리 만들어 놓은 곁구멍을 고유간동맥이 분지하는 곳에 위치시킨다. 미세카테터를 포트카테터 내로 진입시켜 곁구멍을 통해 십이지장동맥으로 나와서 포트카테터의 원위부를 코일 혹은 코일 및 N-butyl 2-cyanoacrylate(NBCA)와 Lipiodol을 1:1.5 로 혼합한 용액을 이용하여 동맥 벽에 고정한 후 카테터의 end hole 역시 코일로 색전한다(그림 49-2A~C).[11] 때로는 코일이나 NBCA를 사용하지 않고 포트카테터를 동맥의 내경이 허용하는 최대한 깊숙이 위십이지장동맥의 분지인 우위대망동맥*right gastroepiploic artery*까지 넣고 고정한다.[12] 이때 미리 뚫어 놓은 곁구멍을 통해 고유간동맥으로 약물이 흐르도록 하며, 시간이 지나면 카테터의 원위부는 우위대망동맥이 폐색됨에 따라 자연히 고정된다.[13] 이와 같이 포트카테터를 고정하면 시술과 관련해 가장 흔한 합병증인 카테터의 이동을 막고 간동맥의 폐쇄를 줄여 오랫동안 기능을 유지할 수 있다.

피하포켓과 천자 부위 사이에 mosquito forceps을 이용해 피하터널을 만든 후 카테터를 피하로 통과시킨다. 피하터널을 통과한 카테터를 port chamber와 연결한 후 포켓 안에 패킹해 두었던 거즈를 빼고 포켓 내부에 chamber를 매복한다. 이때 포켓 내부를 항생제를 섞은 식염수로 세척하면 세균감염과 같은 합병증을 막을 수 있다.

Chamber를 고정하는 것은 카테터의 이동을 방지하는 데 중요하다. 제대로 고정되지 않아 포트가 회전할 경우 카테터가 표적동맥에서 빠질 수 있기 때문이다. 고정하는 방법으로는 NBCA와 Lipiodol을 혼합한 후 chamber 바닥에 주입하여 고정하는 방법과 흡수성 실을 이용하여 봉합하는 방법이 있다(그림 49-2D).

피부를 봉합한 후에 천자침으로 포트의 실리콘 창을 천자하여 헤파린 2,500U을 10cc 식염수에 섞은 용액을 주입하는 '헤파린 블록'을 시행함으로써 카테터 내의 혈액응고를 막는다. 이때 헤파린 용액을 주입하면서 천자침을 제거해야 혈액의 역류를 막을 수 있다.

항암제 주입이 끝나 천자침을 포트에서 제거하기 전에는 항상 헤파린 블록을 시행하고, 화학요법 기간 동안에는 매 2주마다 헤파린 블록을 하여 포트시스템 내의 혈전 생성을 예방한다.

Ⅲ 화학요법 약제

간암의 IAC의 약제는 보고된 논문마다 차이가 있으나 가장 흔하게 사용하는 약제의 조합은 FP(5-Fluorouracil(5-FU)+Cisplatin(CDDP)) 혼합치료와 5-FU/interferon 혼합치료이다.[8, 9, 14-18] 저용량 FP 혼합치료는 infusion pump를 이용하여 5-FU 170mg/m^{2}을 50mg/hr의 속도로, CDDP 7~10mg/m^{2}을 10mg/hr 속도로 5일간 투여하는 방법이다. CDDP는 저용량으로 투여하므로 신독성을 예방하기 위한 사전 수액요법은 일반적으로 실시하지 않아도 된다. 위와 같은 약제의 조합으로 환자가 견디는 한 보통 4주 간격으로 치료를 반복한다. 한편 심 등은 CDDP 60mg/m^{2}을 2시간 동안 1일간, 5-FU 500mg/m^{2}을 5시간 동안 3일간 투여하였다.[18]

5-FU/interferon 혼합치료는 4주를 한 주기로 할 때, 5-FU 500mg을 첫째 주와 둘째 주에 1~5일 동안 총 5g을 동맥포트를 통해 주입하고 interferon-α는 5million IU을 매주 1, 3, 5일째에 근육주사하는 방법으로 총 60million IU

〈표 49-1〉 간세포암에 대한 IAC의 치료성적

Author	Patients	Regimen	Response rate	Median survival
Uka, 2007	HCC (n=55)	5-FU+systemic INF-α	28%	9.0 months
Obi, 2006	PVVT (n=116)	5-FU+systemic INF-α	52%	6.9 months
Yamasaki, 2005	HCC (n=20)	CDDP+5-FU CDDP+5-FU+Leucovorin (or isovorin)	20% 48.3%	
Hamada, 2004	HCC (n=88)	CDDP+5-FU or Doxorubicin+epirubicin	17%	19.5 months
Yang, 2004	HCC (n=63)	CDDP+5-FU+Mitoxantrone	23.8%	4.9 months
Jang, 2004	HCC (n=20)	CDDP+5-FU	23.5%	
Sumie, 2003	HCC (n=16)	CDDP+5-FU	56.3%	2.7 years
Lai, 2003	PVTT (n=18)	CDDP+5-FU	33%	9.5 months
Tanioka, 2003	HCC (n=38)	CDDP+5-FU	47%	
Ando, 2002	PVTT (n=48)	CDDP+5-FU	48%	10.2 months
Sangro, 2002	HCC (n=26)	CDDP+etoposide	38 %	10 months
Lee, 2001	HCC (n=25)	CDDP+5-FU	17%	7.6 months
Chung, 2000	PVTT (n=68)	CDDP CDDP+systemic INF-α	14% 33%	11 weeks 19 weeks
Seno, 1999	HCC (n=37)	5-FU+epirubicin+mitomycin FEM+CDDP	24.3%	7.1 months 8.5 months

Response rate: complete response rate+partial response rate
HCC: advanced hepatocellular carcinoma, PVTT: Hepatocellular carcinoma with portal vein tumor thrombosis, CDDP: cisplatin, 5-FU: 5-fluorouracil, INF-α: recombinant interferon-α-2b, FEM: 5-FU+epirubicin+mitomycin

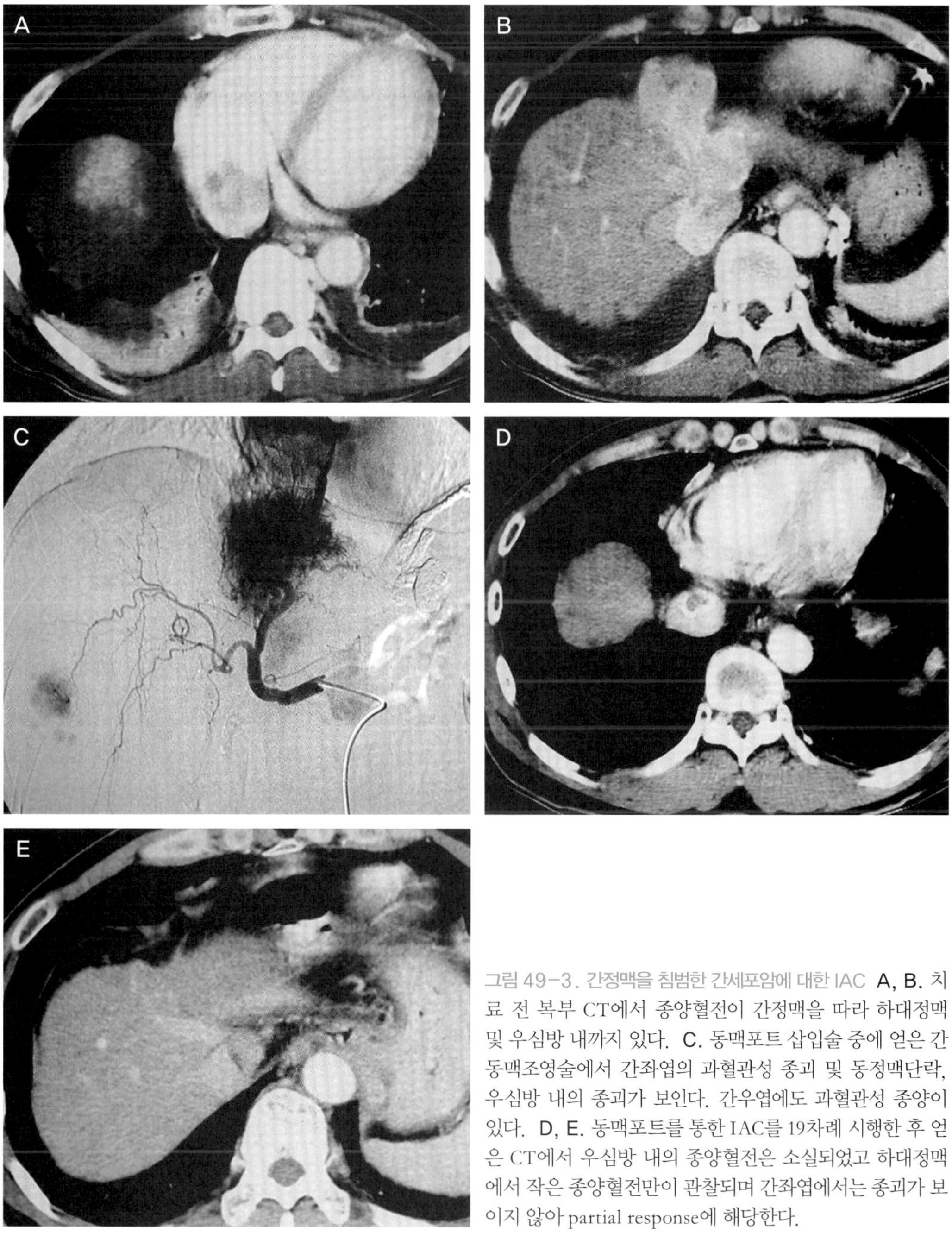

그림 49-3. 간정맥을 침범한 간세포암에 대한 IAC **A, B.** 치료 전 복부 CT에서 종양혈전이 간정맥을 따라 하대정맥 및 우심방 내까지 있다. **C.** 동맥포트 삽입술 중에 얻은 간동맥조영술에서 간좌엽의 과혈관성 종괴 및 동정맥단락, 우심방 내의 종괴가 보인다. 간우엽에도 과혈관성 종양이 있다. **D, E.** 동맥포트를 통한 IAC를 19차례 시행한 후 얻은 CT에서 우심방 내의 종양혈전은 소실되었고 하대정맥에서 작은 종양혈전만이 관찰되며 간좌엽에서는 종괴가 보이지 않아 partial response에 해당한다.

을 주입하는 방법을 이용한다.[15-17] 정 등은 주문맥 혈전 혹은 전이가 있는 간암 환자에게 CDDP(2mg/kg, every 8weeks)와 recombinant interferon-α-2b(3 million IU/m^2, 3 time a week)을 주입하였다고 보고하였다.[19] 이 외에 doxorubicin 40~70mg과 emulsion 2~3mL를 함께 주입하거나 doxorubicin(10~20mg/m^2)만 2~4주 간격으로 주입하기도 한다.[10]

Ⅳ 치료결과

진행된 간암에서의 IAC의 임상적 결과는 〈표 49-1〉에 요약하였다. 치료 전과 후의 CT나 MRI를 이용하여 종양의 크기를 측정하여 다음과 같은 기준에 따라 치료효과를 판정한다. 일반적으로 반응률*response rate*은 complete response와 partial response rate를 합친 것을 의미한다.

Complete response(CR): 종양이 완전히 보이지 않고 4주

동안 새로운 병변이 나타나지 않은 경우

Partial response(PR): 종양의 크기가 50% 이상 감소하고 4주 동안 새로운 병변이 나타나지 않은 경우(그림 49-3)

No change(NC): 종양의 크기가 50% 미만으로 감소하거나 25% 미만으로 커지고 4주 동안 새로운 병변이 나타나지 않은 경우

Progressive disease(PD): 종양의 크기가 25% 이상 커지거나 새로운 병변이 나타난 경우

치료에 대한 반응률은 17~56%으로 보고되나 각 연구마다 대상환자 및 치료약제가 다르므로 이를 고려해야 한다(〈표 49-1〉).[10, 14-31] Ando 등은 문맥의 종양혈전이 있는 48명의 간암 환자에게 저용량 FP 치료를 시행하여 48%의 반응률을 얻었고 1, 2, 3, 5년 축적생존율은 각각 45%, 31%, 25%, 11%였다고 보고하였다.[14] Seno 등은 37명의 진행된 간암 환자를 대상으로 5-FU, epirubicin, mitomycin, CDDP 등을 투여하여 반응률은 24.3%를, 6개월 및 1년 생존율은 67.6%, 29.7%를 얻었다.[22] Hamada 등은 88명의 진행된 간암 환자를 대상으로 CDDP+5-FU 혹은 doxorubicin, epirubicin 등을 투여하여 17%의 반응률을 보였고 1, 3년 생존율은 55%, 24%였으며 평균 생존기간은 19.5달±1.9였다고 보고하였다.[10] Obi 등은 하나 이상의 주문맥 가지를 침범한 간암 환자를 대상으로 하여 5-FU/Interferon 복합치료를 통해 52%의 반응률(16% CR, 36% PR)을 얻었으며 6개월, 1년 및 2년 생존기간은 각각 53%, 34%, 18%였다.[15]

치료에 따른 예후에 대해 Hamada 등은 CLIP(Cancer of the Liver Italian Program) score, Okuda stage, 치료에 따른 반응 정도(CR, PR or PD) 등이 의미 있는 독립된 예후인자로 보고하였다.[10] Ando 등과 Lai 등도 치료에 대한 반응과 간의 예비기능*hepatic reserve function*이 중요한 예후인자라고 하였다.[14, 23] 한편 Obi 등은 생존기간에 영향을 미치는 예측변수*predictor*로 CR 유무, 치료 횟수, 문맥침범 정도, 총 빌리루빈 수치 등을 보고하였다.[15]

V 합병증 및 부작용

포트시스템과 관련한 주요 합병증은 카테터의 표적동맥 이탈, 간동맥 폐쇄, 카테터 폐쇄, 포트 주변의 감염 등이다(〈표 49-2〉). 포트카테터를 고정하지 않았던 시기의 논문에서는 카테터의 이탈 발생빈도가 6.1~41.3%로 보고되었으나 고정술을 시행한 이후부터는 2.2~5.4%로 현저하게 감소하였다. 간동맥 폐쇄 또한 이전에는 6.0~22.2%로 보고되었으나 카테터 말단부를 고정한 후부터는 3.9~6.8%로 대부분의 논문에서 일정하게 감소하였다.[11, 12, 28, 29]

간동맥의 폐쇄는 대부분 혈전에 의해서 발생하기 때문에 urokinase를 미세카테터를 통하거나 포트 내에 직접 주입함으로써 재개통을 시도할 수 있다. Yamagami 등은 헤파린 1,000~2000U과 urokinase 60,000~240,000IU을 20~40mL의 생리식염수에 녹여 주입함으로써 84%에서 재개통에 성공하였다.[30] 이러한 혈전용해술은 포트카테터가 폐쇄되거나 port chamber 내에 혈전이 생성된 경우에도 사용할 수 있다.

이 밖에도 삽입된 포트 주변으로의 출혈 및 혈종, 포트와 연결 부위의 카테터 훼손으로 인한 포트 주변으로의 약물유출, 포트와 카테터의 분리, 카테터 꼬임, 포트를 덮고 있는 피부괴사 등이 올 수 있다. 또한 시술과정에서 색전용 코일이 원위부로 이동하거나 NBCA를 주입하는 과정에서 NBCA가 주변 동맥으로 유출될 가능성이 있으니 주의해야 한다. 좌쇄골하동맥으로 접근하여 포트를 설치한 경우에는 혈전색전증에 의한 뇌경색이 드물게 올 수 있으며, 간

〈표 49-2〉 동맥내 포트삽입술과 관련된 합병증

Common complications
Dislodgement of indwelling catheter
Hepatic arterial occlusion
Infection of port catheter system
Obstruction of catheter
Rare complications
Disconnection between port and indwelling catheter
Subcutaneous leakage of anticancer drug
Significant bleeding around the implanted port
Recanalization of embolized non-target arteries
Coil migration/malperfusion of NCBA into the common hepatic artery
Cerebral infarction/transient numbness of the left arm*
Side effects of intra-arterial chemotherapy
Nausea/vomiting/loss of appetite
Flu-like syndrome
Leukocytopenia/thrombocytopenia
Deterioration of hepatic function
Gastroduodenal ulcer

NBCA: N-butyl 2-cyanoacrylate
*: in case of left subclavian artery approach

혹 일시적인 좌측 상지의 저린감이나 무감각 등이 발생할 수 있다고 알려져 있다.[10-30]

동맥을 통한 항암제 주입에 따른 합병증으로 구역, 구토, 식욕감퇴, 발열 등이 흔하고, 이 밖에 백혈구감소증, 혈소판감소증 같은 골수 기능저하, 간기능 부전, 위십이지장 궤양 등이 올 수 있다. 소화성 궤양의 원인은 위십이지장 허혈에 따른 변화이거나 항암제 유출로 인한 직접적 독성에 따른 변화로 생각된다.[14-31]

Ⅵ 추적검사

두 번째 화학요법 시기부터는 약물을 투여하기 전에 반드시 복부단순촬영을 시행하여 카테터의 위치이동이 없는지를 확인한 후에 화학요법을 시행한다. 만약 위치가 변동되어 원하지 않은 곳으로 항암제가 유출될 것으로 우려되면 위치를 교정한다. 보통 매 3개월마다 CT를 통하여 종양의 크기를 측정하여 치료에 대한 반응 여부를 결정한다.

참고문헌

1. Watkins E, Khazei AM, Nahra KS. Surgical basis for arterial infusion chemotherapy of disseminated carcinoma of the liver. Surg Gynecol Obstet 1970;130:581–605.
2. Niederhuber JE, Ensminger W, Gyves J, et al. Regional chemotherapy of colorectal cancer metastatic to liver. Cancer 1984;53:1336–1343.
3. Arai Y, Endo T, Sone Y, et al. Management of patients with unresectable liver metastases from colorectal and gastric cancer employing an implantable port system. Cancer Chemother Pharmacol 1992;31:S99–S102.
4. Charnsangavei C, Kirl IR, Dubrow, et al. Arterial complication from long–term hepatic artery chemoinfusion catheters: Evaluation with CT. AJR Am J Roentgenol 1993;160:859–864.
5. Hohn DC, Stagg RJ, Freidman MA, et al. A randomized trial of continuous intravenous versus hepatic intraarterial floxuridine in patients with colorectal cancer metastatic to the liver: The Northern California Oncology Group trial. J Clin Oncol 1989;7:1646–1654.
6. Strecker EP, Boos I, Ostheim–Dzerowycz W, et al. Percutaneously implantable catheter–port system: preliminary technical results. Radiology 1997;202:574–577.
7. Wacker FK, Boese–Landgraf J, Wagner A, et al. Minimally invasive catheter implantation for regional chemotherapy of the liver: a new percutaneous transsubclavian approach. Cardiovasc Intervent Radiol 1997;20:128–132.
8. Toyoda H, Nakano S, Kumada T. et al. The efficacy of continuous local arterial infusion of 5–FU and cisplatin through an implanted reservoir for severe advanced hepatocellular carcinoma. Oncology 1995;52:295–299.
9. Ando E, Yamashita F, Tanaka M, et al. A Novel chemotherapy for advanced hepatocellular carcinoma with tumor thrombosis of the main trunk of the portal vein. Cancer 1997;79:1890–1896.
10. Hamada A, Yamakado K, Nakatsuka A, et al. Hepatic arterial infusion chemotherapy with use of an implanted port system in patients with advanced hepatocellular carcinoma: prognostic factors. J Vasc Interv Radiol 2004;15:835–841.
11. Yamagami T, Kato T, Iida S, et al. Value of transcatheter arterial embolization with coils and n–butyl cyanoacrylate for long–term hepatic arterial infusion chemotherapy. Radiology 2004;230:792–802.
12. Hashimoto M, Watanabe O, Takahashi S, et al. Efficacy and safety of hepatic artery infusion catheter placement without fixation in the right gastroepiploic artery. J Vasc Interv Radiol 2005;16:465–470.
13. Choi SY, Kim AH, Kim KA, et al. A simplified technique of percutaneous hepatic artery port–catheter insertion for the treatment of advanced hepatocellular carcinoma with portal vein invasion. Korean J Radiol 2010;11:648–655.
14. Ando E, Tanaka M, Yamashita F, et al. Hepatic arterial infusion chemotherapy for advanced hepatocellular carcinoma with portal vein tumor thrombosis: analysis of 48 cases. Cancer 2002;95:588–595.
15. Obi S, Yoshida H, Toune R, et al. Combination therapy of intraarterial 5–Fluorouracil and systemic interferon–alpha for advanced hepatocellular carcinoma with portal venous invasion. Cancer 2006;106:1990–1997.
16. Nagano H. Treatment of advanced hepatocellular carcinoma: intraarterial infusion chemotherapy combined with interferon. Oncology 2010;78:142–147.
17. Uka K, Aikatai H, Takaki S, et al. Pretreatment predictor of response, time to progression, and survival to intraarterial 5–fluorouracil/interferon combination therapy in patients with advanced hepatocellular carcinoma. J Gastroenterol 2007;42:845–853.
18. 심명기, 김도영, 박준용 등. 간문맥종양혈전증을 동반한 간세포암종에서 반복적인 간동맥 내 항암약물주입요법의 효과. Korean J Hepatol 2005;11:268–274.
19. Chung YH, Song IH, Song BC, et al. Combined therapy consisting of intraarterial cisplatin infusion and systemic interferon–alpha for hepatocellular carcinoma patients with major portal vein thrombosis or distant metastasis. Cancer 2000;88:1986–1991.
20. Sumie S, Yamashita F, Ando E, et al. Interventional radiology for advanced hepatocellular carcinoma: comparison of hepatic artery infusion chemotherapy and transcatheter arterial lipiodol chemoembolization. AJR Am J Roentgenol

2003;181:1327-1334.
21. Sangro B, Rios R, Bilbao I, et al. Efficacy and toxicity of intra-arterial cisplatin and etoposide for advanced hepatocellular carcinoma. Oncology 2002;62:293-298.
22. Seno H, Ito K, Kojima K, et al. Efficacy of an implanted drug delivery system for advanced hepatocellular carcinoma using 5-fluorouracil, epirubicin and mitomycin C. J Gastroenterol Hepatol 1999;14:811-816.
23. Lai YC, Shih CY, Jeng CM, et al. Hepatic arterial infusion chemotherapy for hepatocellular carcinoma with portal vein tumor thrombosis. World J Gastroenterol 2003;9:2666-2670.
24. 이현석, 원제환, 유병무 등. 진행된 간암 환자에서 동맥내 포트 시스템을 통한 저용량 화학요법의 효과. 대한방사선의학회지 2001;45:13-19.
25. Yang TS, Chang HK, Chen JS, et al. Chemotherapy using 5-fluorouracil, mitoxantrone, and cisplatin for patients with advanced hepatocellular carcinoma: an analysis of 63 cases. J Gastroenterol 2004;39:362-369.
26. 장병국, 권기민, 정우진 등. 진행된 원발성 간세포암종에서 5-fluorouracil, cisplatin을 이용한 국소적 간동맥항암제주입요법의 효과. Korean J Hepatol 2004;10:271-278.
27. Tanioka H, Tsuji A, Morita S, et al. Combination chemotherapy with continuous 5-fluorouracil and low-dose cisplatin infusion for advanced hepatocellular carcinoma. Anticancer Res 2003;23:1891-1897.
28. Yamasaki T, Kimura T, Kurokawa F, et al. Prognostic factors in patients with advanced hepatocellular carcinoma receiving hepatic arterial infusion chemotherapy. J Gastroenterol 2005;40:70-78.
29. Tanaka T, Arai Y, Inaba Y, et al. Radiologic placement of side-hole catheter with tip fixation for hepatic arterial infusion chemotherapy. J Vasc Interv Radiol 2003;14:63-68.
30. Yamagami T, Kato T, Iida S, et al. Interventional radiologic treatment for hepatic arterial occlusion after repeated hepatic arterial infusion chemotherapy via implanted port-catheter system. J Vasc Interv Radiol 2004;15:633-639.
31. 원제환, 이종혁, 고경희·등. 국소적 약물주입을 위한 경피적 동맥내 포트설치술: 110예의 결과와 합병증. 대한방사선의학회지 2000;43:417-422.

Section XI

생검 및 배액술

Chapter 50

영상유도 생검

김지형

생검*biopsy*은 생명을 뜻하는 그리스어 'bio'와 본다라는 뜻의 그리스어 'opsia'가 합쳐진 합성어로서 19세기 중엽 프랑스의 피부과 의사 Ernest Besnier가 처음 도입한 용어이다. 글자 그대로 생체 조직을 병리학적으로 파악하기 위하여 조직 샘플을 얻어내는 행위를 의미하며, 얻어낸 조직 샘플 자체를 의미할 때도 있다. 생검은 수술 기법을 이용한 외과적 생검*surgical biopsy*과, 바늘을 이용해서 조직 일부나 세포를 얻어내는 바늘생검*needle biopsy*으로 나뉜다. 외과적 생검은 다시 병변 전체를 잘라내는 절제생검*excisional biopsy*과 병변 일부만을 잘라내는 절개생검*incisional biopsy*, wedge biopsy으로 나눌 수 있다.[1, 2]

바늘생검은 피부를 통과시킨 바늘로 병변을 찌름으로써 조직을 얻어내는 경피적 바늘생검*percutaneous needle biopsy; PCNB*을 주로 의미하지만, 소화관이나 기도를 통한 내시경적 접근을 통해서도 시행 가능하며, 일단 피부를 통과하고 이차적으로 담도, 혈관 등을 통하여 병변에 접근한 뒤 시행할 수도 있다. PCNB는 생검 대상 조직이나 병변이 얕게 위치하는 경우 손으로 만져서 위치를 확인하여 시행하거나, 고정된 장기의 경우 해부학적 landmark를 참조하여 시행하기도 하나, 대부분 영상유도하에 시행하므로 흔히 '영상유도 경피적 바늘생검*image guided percutaneous needle biopsy*'이라고 불린다. PCNB는 사용하는 바늘의 크기와 검체를 얻어내는 방법에 따라서 분류되기도 한다. 21~25G 크기의 가는 바늘로 병변을 찔러서 세포군을 얻어내는 방법을 세침흡인검사*fine needle aspiration biopsy; FNAB*라고 하며, 16~20G 크기이면서 바늘 끝부분에 병변 조각을 작게 잘라낼 수 있도록 홈이 마련된 바늘을 사용하는 방법을 중심부바늘생검*core needle biopsy*이라고 한다. Core needle biopsy에 사용되는 홈 달린 바늘은 대개 총처럼 생긴 장치에 장착해서 사용하기 때문에 core needle biopsy를 총생검*gun biopsy*이라고 부르기도 한다.[1-7] 이 장에서는 영상유도 PCNB는 전반적인 내용을 기술하고자 한다.

I 영상유도 생검의 임상 적용 및 비적응증

생검은 병변의 악성 여부 판별과 양성 질환 확진, 장기의 질병 상태 파악, 병원균 배양 등을 위한 검체를 획득하여 병리과에 제공하려는 목적으로 시행되며, 병변의 범위를 파악하고(수술 표본의 변연부 검사, 감시 림프절 검사 등) 치료 후 치료 효과를 알아내기 위한 목적으로도 이용된다. 최근에 악성종양의 분자생물학적 특성이 많이 밝혀지면서 치료 이전과 치료 중간에 생검을 통하여 암조직을 얻어내어 암종의 구체적 진단과 함께 항암제 감수성 검사, 생물학적 표지자*biomarker* 검사, 치료 후 암종의 생물학적 특성 변화 등에 대한 검사를 시행하는 것이 일반화되고 있으므로 생검의 역할과 범위가 더 확대될 것이다.

생검이 시행되는 부위는 두개강 내부나 척수강 내부를 제외한 모든 인체 부위를 망라하며 일반적으로 경부 림프절, 갑상선, 흉부(폐, 흉막, 흉벽), 유방, 근골격 조직, 간, 전립선 등의 병변에 대하여 생검이 이루어진다. 각 생검 부위에 따라서 사용하는 바늘의 종류 및 목표 조직으로의 접근을 위한 영상유도 방법에 차이가 있으며 생검 기법도 약간씩 다르다. 생검의 임상 적용에 있어서 교정이 불가능한 응고병증*coagulopathy*이 있는 경우와 환자의 협조를 전혀 얻을 수 없는 경우를 제외하고는 절대적인 금기증은 없다. 그러나 각 부위별로 위험요소가 있는 경우(예를 들어 기종성 변화가 심한 폐에 존재하는 결절이나 간 표면에 있는 고혈관성 결절 등), 생검 바늘이 병변에 도달하는 경로에 해부학적으로 위험한 구조물(혈관, 신경다발 등)이 있는 경우, 이전의 수술 반흔이나 장내 가스 등으로 인하여 영상유도(초음파 유도 시 해당)에 지장을 받는 경우에는 시술에 실패하거나 합병증이 발생할 수 있으므로 사전에 의뢰 의사와 충분히 상의해야 한다.[8, 9] 항응고제 사용 환자는 충분한 기간 동안 투여를 중단하여 출혈 성향이 교정된 후에 생검하는 것이 원칙이다. 보통 표준형 헤파린은 4~6시간 이상, 기타 항응고제는 5~7일 정도 중단하는 것이 원칙이지만 반감기가 긴 제형의 헤파린도 있고 환자 상황에 따라서 투여 중단이 불가능한 경우도 있으며, 중단해도 간혹 출혈 성향이 회복되지 않는 환자가 있으므로 주의가 요망된다. 복수가 있는 경우 전통적으로 혈액복강*hemoperitoneum* 등의 합병증 위험이 높다고 알려져 있으나 확실한 근거는 없으며, 접근하기 어려운 간 병변을 생검하고자 최근에는 수액을 복강 내에 주입하여 인공 복수를 만드는 경우도 있으므로 증례별 접근이 필요하다. 병변의 사전 파악도 적응증을 결정할 때 매우 중요한데, 크롬친화세포종*pheochromocytoma*, 혈우병성 가성종양*hemophilic pseudotumor*, 혈관기형*vascular malformation*, 포충낭*echinococcal cyst* 등이 의심되는 경우에는 생검을 피하거나 사전에 부작용(혈압상승, 출혈, 과민반응성 쇼크)에 대하여 충분히 준비하고 생검을 시행하여야 한다.[10, 11] 첫 번째 생검에서 충분한 결과가 나오지 않아서 재생검 의뢰가 들어온 경우에는 병리검사를 시행한 병리과 의사와 충분히 상의하여 재생검을 시행할 것인지 수술적 생검으로 전환할 것인지를 신중하게 결정해야 한다. 환자의 순응 여부도 매우 중요한 요소인데, 의식이 명료하지 않거나 정신질환이 있어서 협조가 불가능한 경우에는 진정제 등을 투여하여 수면을 유도한 뒤 시술을 시행하는 것이 안전하다. 환자가 호흡기를 통하여 호흡하는 경우나 기침이 심한 경우, 신체 부위에 통증이 심해서 일관되게 자세를 유지하지 못하는 경우에도 시술이 곤란하므로 상황에 맞게 대처해야 한다. 환자가 도저히 협조할 수 없는 상황이면서 진정 유도도 불가능한 경우에는 생검을 하지 말아야 한다.

Ⅱ 시술 전 준비

가장 중요한 사전 준비 사항은 생검에 대한 사전 계획을 세우는 것이다. 시행한 영상검사(US, CT, MRI 등) 소견을 참고로 하여 가장 안전하고 확실하게 시술할 수 있도록 시술 시 환자의 자세나 피부 천자 후 바늘의 경로 등을 사전에 결정해 두어야 한다. 환자 상태를 확인하는 일도 매우 중요한데, 막상 시술하려고 환자를 혈관조영실이나 초음파실로 옮겼을 때 환자의 활력징후가 안정적이지 못하거나 협조를 얻지 못하거나 시술에 필요한 자세를 취할 수 없는 등의 문제가 발견되어 당황하는 경우가 발생할 수 있다. 출혈과 관련된 여러 수치를 파악하는 것은 필수적이다. 혈소판 수치와 PT, aPTT를 반드시 알아보고 혈소판 수치가 10만 이하로 떨어지거나 PT, aPTT가 비정상적으로 연장된 경우에는 그 원인과 교정 가능 여부를 반드시 파악한 뒤 시술 여부를 결정한다. 시술 전에는 최소 6시간 정도 금식해야 하는데 오전 일찍 시술하는 경우에는 자정 이후 금식*midnight NPO*을 시행하고, 오전 늦게 시행하거나 오후에 시행하는 경우에는 아침식사를 가볍게 먹도록 하는 것이 좋다. 고혈압 약을 복용하는 환자라면 금식과 상관없이 복약하도록 하며, 당뇨병 환자는 아침식사를 하도록 하고 투여 중인 당뇨약을 복용하거나 주사한 뒤 오전 늦게 일정을 잡는 것이 좋다. 시술 전에 Ⅳ line을 확보하고 수액을 연결하며, 환자의 전신 상태가 좋지 않거나 기타 위험요소가 있는 경우에는 응급 상황을 염두에 두고 의뢰한 과의 전공의를 참관시키거나 전공의에게 바로 연락할 수 있도록 사전에 준비해 두어야 한다. 혈관조영실에는 대개 응급 처치를 위한 응급 구명 장비가 준비되어 있으므로 만약의 경우를 대비하여 사용법을 숙지해 두어야 한다. 진정 요법에 대한 결정도 중요한데, 환자 상태가 진정제를 투여받는 데 문제가 없다면 진정 요법을 시행하는 것이 검사자와 피검사자 모두에게 유리한 경우가 많다. 환자를 시술대에 눕힌 뒤 소독하기 전에 진정제를 환자의 연령과 체중에 맞게 주사하며, 고령 환자나 전신 상태가 좋지 않은 환자의 경우에는 사전에 담당 주치의와 충분히 상의하고 투여 후 활력징후를 잘 살펴보아야 한다.

Ⅲ 생검 기구 및 장비

투시장비, 초음파, CT 등의 영상 장비, 병변에서 표본을 얻는 데 필요한 생검용 바늘, 얻은 표본을 병리과로 보내기 위한 슬라이드와 50% 에탄올, 포르말린 등을 갖추어야 한다. 일반적으로 경부 림프절이나 유방 병변, 갑상선 병변, 기타 체벽에 있는 표재성 병변을 생검할 때, 간에서 조직이나 국소 병변을 생검할 때에는 초음파 유도하에 생검을 시행한다. 초음파는 병변의 위치를 확인하면서 도플러검사를 할 수 있어 병변 및 주변 혈관에 대한 정보를 미리 얻을 수 있으므로 생검할 때 혈관 구조를 피할 수 있다. 흉막 병변이거나 흉막에 붙어 있는 폐실질 병변에는 초음파를 이용하기도 하지만, 일반적으로 폐실질 병변인 경우에는 공기 때문에 초음파 유도가 불가능하므로 주로 투시기나 CT를 이용하여 생검을 시행한다. 투시 유도 시에는 사전에 시행한 CT를 먼저 보고 병변의 깊이와 위치, 주변 구조물과의 관계 등을 파악한 뒤 생검 시 천자의 위치 및 바늘의 경로 등을 미리 계획하고 나서 생검을 시작한다.

생검용 바늘은 길이와 직경, 조직을 얻는 방식에 따라 몇 가지로 분류된다. 바늘의 길이는 대부분 10~20cm이며 병변의 깊이나 위치에 따라서 편리한 길이를 선택할 수 있다. 직경은 크게 소직경과 대직경으로 나뉘는데, 소직경 바늘은 21~25G, 대직경 바늘은 14~19G이다. 조직 획득 방식에 따라서 흡인 방식 바늘*aspiration type needle*과 절단 방식 바늘*cutting type needle*로 나뉘는데 절단 방식 바늘은 바늘 끝에 홈이 있어서 조직을 찔렀을 때 조직 일부가 떨어져 나오는 tissue coring type과 바늘 끝보다 약간 뒤에 생검창*biopsy window*이 있어서 이 생검창에 병변 조직이 걸려 떨어져 나오는 방식으로 나뉜다. 소직경 바늘과 대직경 바늘(그림 50-1, 〈표 50-1〉) 모두 각각 흡인형과 절단형이 있지만 일반적으로 소직경 바늘은 흡인형이고 대직경 바늘은 대부분 절단형이다. 생검창이 있는 바늘은 일반적으로 생검총*biopsy gun*에 장착해서 사용하므로 생검창 바늘을 이용

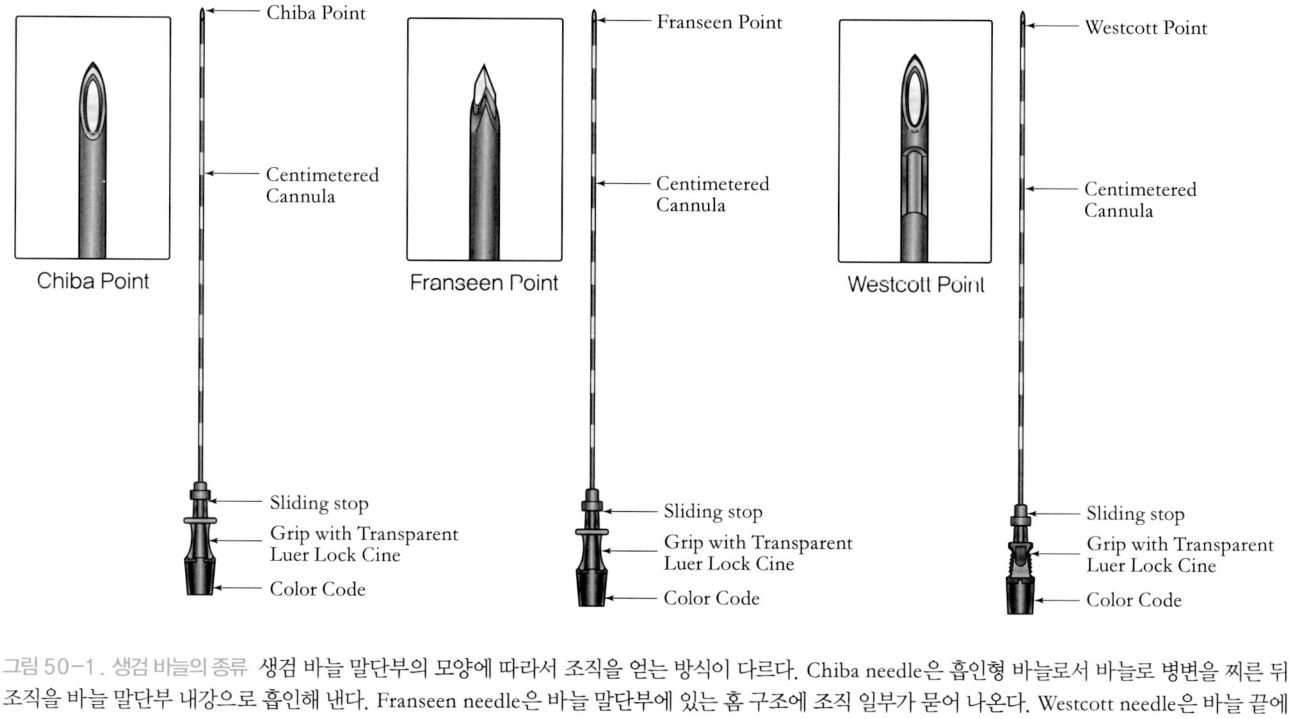

그림 50-1. 생검 바늘의 종류 생검 바늘 말단부의 모양에 따라서 조직을 얻는 방식이 다르다. Chiba needle은 흡인형 바늘로서 바늘로 병변을 찌른 뒤 조직을 바늘 말단부 내강으로 흡인해 낸다. Franseen needle은 바늘 말단부에 있는 홈 구조에 조직 일부가 묻어 나온다. Westcott needle은 바늘 끝에서 조금 뒷부분에 조직이 걸려 나오도록 생검창이 만들어져 있다.

〈표 50-1〉 생검용 바늘의 종류

Aspiration type needle	Chiba needle(20, 22, 23G) Turner needle(16, 18, 20, 22G)
Cutting type needle	Franseen needle(18, 20, 22G) Mandrin needle(21, 22, 23G)
Cutting type needle with biopsy window in distal end	Westcott needle(20G) Tru-Cut needle(14, 16, 18, 20G)

한 생검은 흔히 총생검*gun biopsy*이라고 불린다. 유방에서는 회전식 칼날과 진공흡인장치가 달린 맘모톰*mammotome*이 이용되기도 하는데 바늘 생검보다 조직을 더 크게 채취할 수 있고 병변의 크기 감소 혹은 제거까지 가능하다는 장점이 있다. 바늘은 되도록 크기가 작고 덜 침습적일수록 안전성이 높아지고 사용하기도 쉽지만 장기 및 병변에 따라서 크기가 큰 절단방식 바늘 사용이 불가피한 경우가 실제로 많이 존재한다. 간조직 생검, 국소 간병변 생검, 폐병변 생검 등에는 대부분 절단 방식 바늘이 이용되며, 갑상선 병변이나 경부 림프절, 기타 표재성 병변에는 크기가 작은 바늘을 사용한 흡인 생검을 적용하는 경우가 많지만 검사의 정확성을 위해서 절단 바늘을 이용한 중심부생검*core biopsy*이 요구되는 경우도 있다. 그러나 큰 직경의 절단형 바늘일수록 정상 조직 손상이나 출혈 등의 합병증 발생 정도 및 빈도가 증가하므로 두 바늘의 장단점과 병변에 관련된 여러 가지 요소들을 고려해서 결정하도록 한다. 채취한 표본은 흡인으로 얻은 경우 슬라이드에 도말한 뒤 50% 에탄올 용액에 넣어서 병리과로 보내며, 병변의 조직 조각을 얻은 경우에는 포르말린 용액에 넣어서 병리과로 보낸다. 조직에서 세균 배양이 필요한 경우에는 표본을 생리식염수에 넣어서 보내며, 이러한 특수 목적이 있는 경우는 의뢰자가 미리 알려 주어야하므로 미리 서로 의견을 교환하도록 한다.

Ⅳ 생검방법

1. 초음파 유도 생검

표재성 병변이나 간 등 고형 장기의 생검에는 초음파 유도가 이용되는데 표재성 병변에는 7.5~12MHz의 초음파 탐촉자를, 심부 병변에는 3.5~5MHz의 탐촉자를 이용한다. 우선 환자의 자세를 잡고(앙와위, 복와위, 측와위) 초음파로 병변을 확인하면서 적절한 바늘의 천자 위치와 진행 경로를 결정한다. 소독을 하고 소독포를 씌운 뒤에 천자 위치에 국소마취제(lidocaine)를 5~10cc 정도 침윤시키고 거즈로 누르면서 국소마취제가 잘 스며들도록 잠시 기다린다. 소독 비닐로 싼 초음파 탐촉자로 병변을 확인하면서 바늘로 피부를 천자하는데, 미리 천자 부위의 피부를 수술칼로 2~3mm 정도 절개하면 바늘을 통과시키고 바늘의 각도를 조절하기가 용이하다. 천자 후 초음파 영상을 보면서 바늘을 병변까지 진행시키는데, 바늘을 진행시키는 방법에 따라서 free hand 기법과 needle guidance 기법이 있다. Needle guidance 기법은 초음파 탐촉자에 유도기*adaptor*를 달고 유도기를 따라서 바늘이 지나가는 경로가 초음파 기기에 내장된 소프트웨어에 의하여 유도선으로 화면에 표시되면, 그 선을 따라서 바늘을 통과시켜 목표점에 도달하는 기법으로, 복강 및 골반강 내의 심부 조직이나 전립선 등의 생검 시 흔히 사용된다(그림 50-2). Free hand 기법은 유방, 갑상선, 경부 림프절, 타액선 등 주로 표재성 조직을 생검할 때 많이 사용하는 기법으로, 유도기 없이 바늘과 병변을 동시에 초음파로 보면서 바늘을 병변의 목표점까지 진행시키는 방법이다. 초음파 탐촉자의 중간 부위에서부터 바늘을 진행시키는 법이 있고 탐촉자의 한쪽 끝부분에서 비스듬하게 사선으로 바늘을 진행시키는 법이 있는데 후자의 경우 바늘 전체를 보기가 용이하기 때문에 더 많이 이용되고 있다(그림 50-3). 흡인 바늘이나 수동 절단형 바늘인 경우 당연히 바늘을 병변 속까지 진행시켜야 하지만, 생검총을 이용하는 경우에는 생검총을 발사할 때 바늘이 1~2cm 정도 앞으로 나가면서 조직을 얻게 되므로 이 점을 고려해서 바늘 끝이 도달하는 목표점을 설정해야 한다. 일반적으로 생검총을 이용할 때는 발사 거리를 염두에 두고 바늘 끝을 병변 직전에 위치시킨 뒤 생검총을 발사하여 정상 조직 일부와 병변 조직 일부가 함께 바늘의 생검창에 걸리도록 한다. 그러나 이런 방법을 이용할 때 병변의 외부가 매우 단단한 경우에는 바늘이 튕겨 나오거나 원치 않은 방향으로 빗나갈 수 있으므로 바늘 끝으로 병변을 살짝 찌른 뒤 생검총을 발사한다. 생검 시 호흡 조절이 매우 중요한데 일단 장기를 바늘로 찌른 뒤에는 깊은 호흡을 하지 않도록 조심시키고, 반드시 환자에게 숨을 멈추도록 지시한 뒤 흡인이나 생검총 발사를 해야 한다. 특히 폐조직 생검 때는 가능한 숨을 내쉰 호기 상태에서 바늘이 폐를 통과하도록 해야 기흉 발생을 줄일 수 있다.

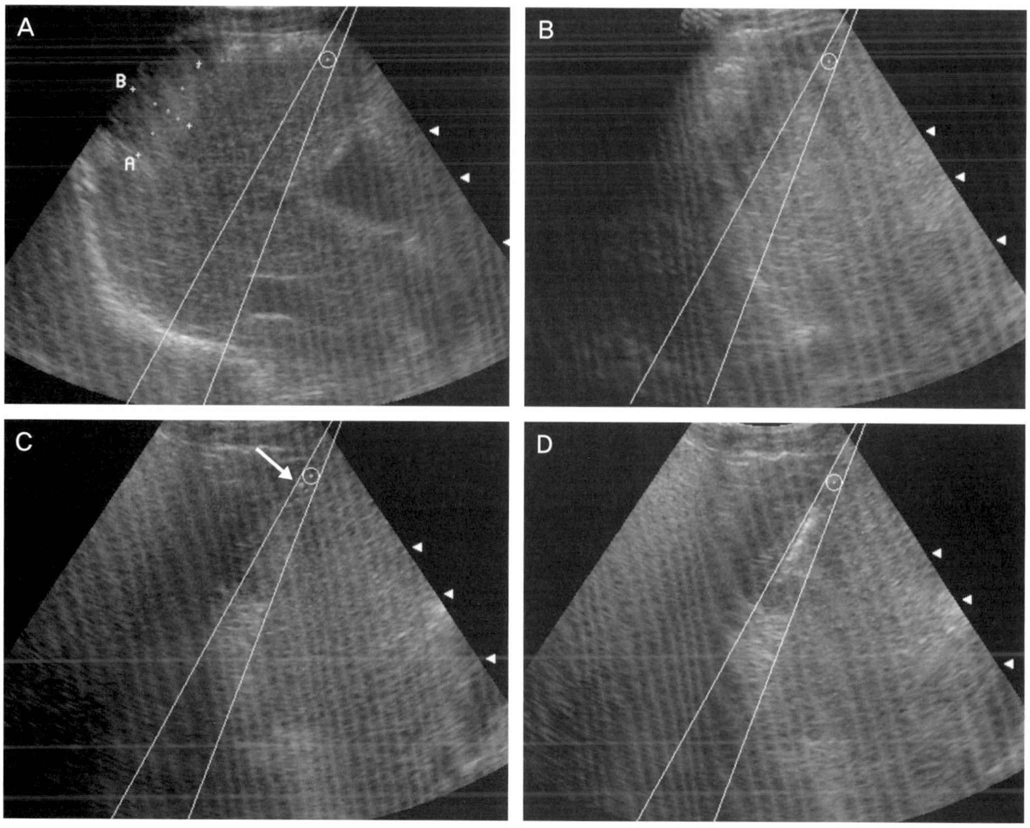

그림 50-2. Needle guidance 기법을 이용한 초음파 유도 생검 A. CT에서 종양 의심 병변이 보였던 환자로 초음파검사에서 동일 위치에 정상 간조직과 구분되는 혼합에코성(중심부 고에코, 변연부 저에코) 병변이 보였다. B. 생검을 위해서 화면에 표시된 유도선이 병변을 지나도록 초음파 탐촉자의 위치를 조절하였다. C. 유도선을 따라서 생검총에 장착된 바늘을 진입시키고 생검총 발사 후 생검바늘이 나가는 거리를 계산하여 생검바늘 끝을 병변 근처나 병변 내에 위치시킨다(화살표). D. 생검총을 발사한 뒤 생검바늘이 정상 조직 일부를 지나 병변의 내부까지 진행한 것이 보인다.

생검총을 이용하면 조직 구조가 유지된 검체를 얻을 수 있는 데 반해 흡인형 바늘을 사용하면 세포군만을 얻게 되는데 이때 2가지 기법으로 검체를 얻을 수 있다. 첫째는 aspiration method로서 바늘 끝을 병변 안에 넣고 바늘에 주사기를 연결한 뒤 흡인기로 음압을 주면서 상하로 조금씩 움직이면서 조직 일부를 바늘 안으로 흡인해 내는 것이다. 둘째는 non-aspiration method로서 바늘 끝을 병변 내에 두고 앞뒤로 5~10mm 정도씩 빠르게 움직여서 바늘 안으로 조직 일부가 들어오도록 하는 기법이다. 생검 바늘의 허브에 피가 보이면 움직임을 멈추고 바늘을 빼낸 뒤 주사기를 연결하여 양압을 살짝 가해서 바늘 끝 부분에 들어온 조직을 병리 검사용 슬라이드 위 혹은 검체 용기 내로 밀어낸다. 이 방법은 흡인 방법에서 종종 나타나는 조직으로부터의 과도한 혈액 흡인을 피할 수 있다는 것이 장점이며 고형장기에서만 사용 가능하다. 흡인형 세침 바늘로 위의 2가지 기법이 모두 가능하기 때문에, 세침 바늘을 이용한 생검을 흔히 언급하듯 세침흡인생검*fine needle aspiration biopsy; FNAB*이라고 부르는 것보다는 세침생검*fine needle biopsy*이라고 부르는 것이 맞지만 관습적으로 FNAB라는 용어로 통칭되고 있다.

피검자가 정신이 명료하고 대화가 가능하다면 협조를 미리 요청하는 것이 좋은데, 특히 숨을 참고 내쉬는 사전 연습을 몇 번 해본 뒤 생검 시술을 시작하면 큰 도움이 된다. 특히 갑상선 생검을 할 때에는 피검자가 마음대로 침을 삼키지 않도록 주의를 주어야 한다. 바늘을 진행시키는 과정에서 피검자가 예고 없이 크게 침을 삼키면 바늘이 엉뚱한 방향으로 진행되고 때로는 주변에 있는 혈관을 찌르는 위험한 상황이 발생할 수도 있다. 흉부에는 주로 CT 유도 생검을 이용하지만 흉벽이나 흉막 병변, 폐병변 중 흉막에 붙어 있는 병변 등에는 초음파를 이용할 수 있다. 흉막액이나 폐경결*pulmonary consolidation* 등이 있으면 이들이 초음파 창*window* 역할을 하여 폐내 병변을 생검할 수도 있지만 병변의 위치 및 크기에 따라 시술이 제한적일 수밖에 없다. 늑골이나 견갑골 때문에 초음파검사에서 병변을 볼 수 없는

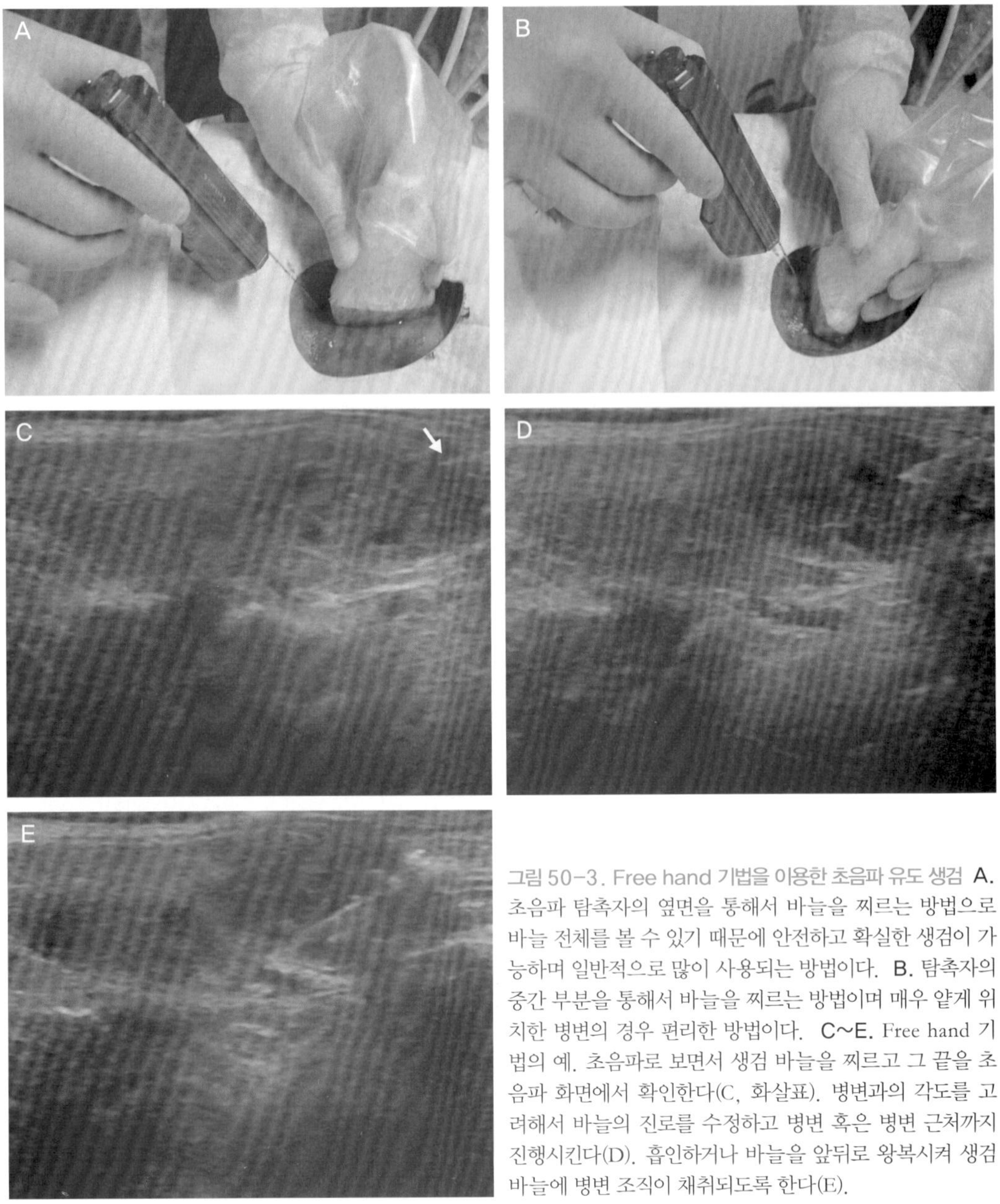

그림 50-3. Free hand 기법을 이용한 초음파 유도 생검 **A.** 초음파 탐촉자의 옆면을 통해서 바늘을 찌르는 방법으로 바늘 전체를 볼 수 있기 때문에 안전하고 확실한 생검이 가능하며 일반적으로 많이 사용되는 방법이다. **B.** 탐촉자의 중간 부분을 통해서 바늘을 찌르는 방법이며 매우 얕게 위치한 병변의 경우 편리한 방법이다. **C~E.** Free hand 기법의 예. 초음파로 보면서 생검 바늘을 찌르고 그 끝을 초음파 화면에서 확인한다(C, 화살표). 병변과의 각도를 고려해서 바늘의 진로를 수정하고 병변 혹은 병변 근처까지 진행시킨다(D). 흡인하거나 바늘을 앞뒤로 왕복시켜 생검 바늘에 병변 조직이 채취되도록 한다(E).

경우에는 투시장비나 CT를 이용하면 비교적 쉽게 생검이 가능하므로 무리해서 초음파 유도 생검을 시행할 필요는 없다.

최근 소개된 초음파 장비 중 fusion 초음파 기기는 미리 촬영한 CT 혹은 MRI 영상을 초음파 기기에 설치된 소프트웨어를 통하여 얻어 들인 뒤 초음파로 landmark가 될 수 있는 몇 가지 해부학적 지점을 찾아서 등록함으로써 초음파 영상에서 검사자가 보고 있는 지점이 CT나 MRI에서 어느 곳인지 확인할 수 있는 장비이다. 초음파 영상 옆에 CT나 MRI 영상을 함께 띄우고 CT나 MRI에서 보였던 병변이 현재 검사자가 보고 있는 초음파 단면의 어떤 위치인지 알 수 있으므로 초음파에서 확실하지 않았거나 보이지 않았던 병변의 위치를 파악할 수 있으며, 초음파로 확인하기 어려운 병변의 생검이나 고주파소작술에 이용되고 있다(그림 50-4).

2. 투시 유도 생검

투시 유도 생검은 폐 병변에 대해서 전통적으로 사용해 온 방법이다. 최근에는 기술적인 발전으로 CT의 방사선량이 줄고 스캔 및 영상 재구성 시간이 짧아지면서 CT 유도 생검이 투시 유도 대신 이용되는 경향이 있다. 투시 유도

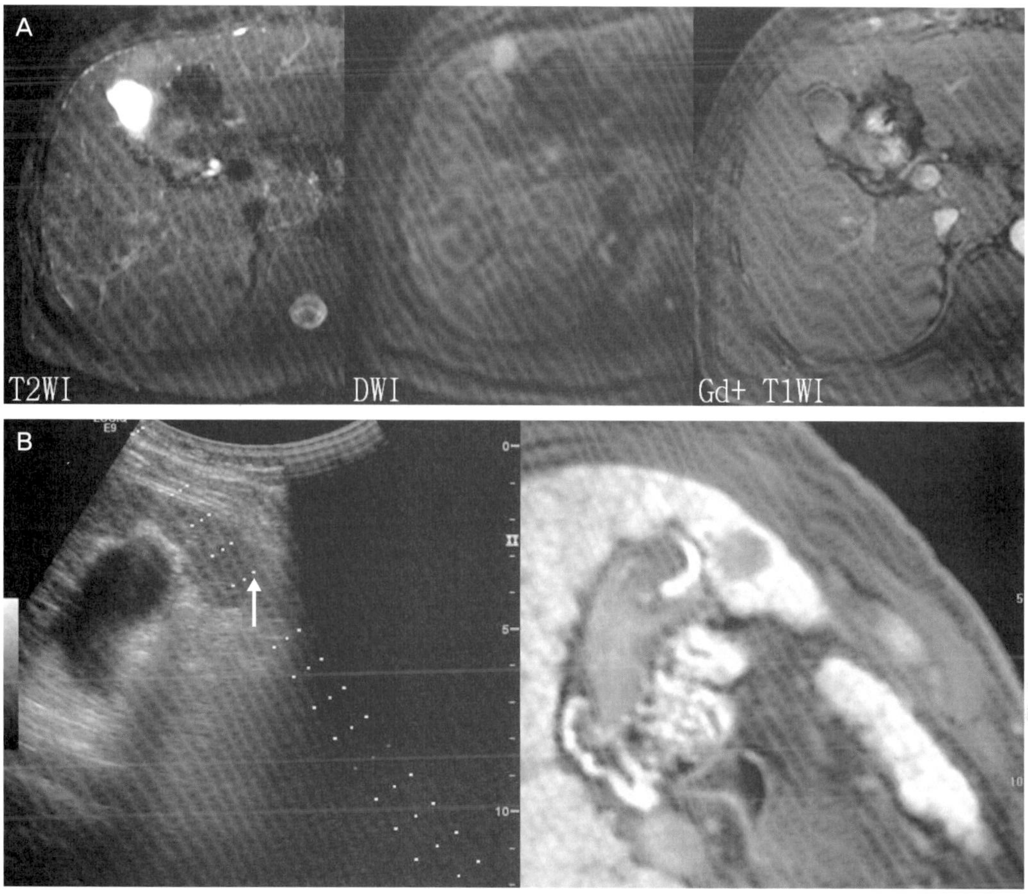

그림 50-4. Fusion 초음파를 이용한 생검 A. 임상적으로 HCC가 의심되는 환자에서 MRI를 시행하였으며 MR T2WI 및 DWI에서 S4b 분절에 고신호강도 음영이 발견되었으나 조영증강이 확실하게 나타나지 않았고 확진을 위해서 조직생검이 필요하였다. B. 초음파 유도 조직검사를 시행하려고 하였으나 초음파에서 병변이 확실히 보이지 않았다. Fusion 초음파장비를 이용하여 MRI에서 보이는 병변과 일치하는 위치를 초음파에서 찾아내어 (화살표) 생검을 시행하였고 HCC로 확진되었다. (삼성서울병원 이민우 교수 제공)

폐병변 생검에는 주로 흡인형 바늘을 사용하며, 우선 CT를 촬영하여 병변의 깊이와 생검 시 바늘의 천자 위치와 위험 구조를 피할 수 있는 바늘 진행의 최단 경로 등을 파악한 뒤 시행한다. 생검 전 준비 사항은 앞에서 언급한 초음파 유도 생검과 거의 동일하다. 투시 화면을 보면서 미리 측정한 병변의 깊이만큼 병변을 향하여 바늘을 진행시킨 뒤 C-arm을 돌리면서 바늘이 병변에 도달했는지 확인한 뒤 바늘을 상하로 움직이거나 흡인하여 조직을 얻는다. 흉부에서 바늘로 천자할 때 혈관이나 신경이 지나가는 늑골 직하방부는 피해야 하며, 천자 부위 및 그 위아래 늑골 하방에 국소마취제를 주입하여 늑골신경 차단을 시행하면 통증을 완화하는 데 매우 유용하다. 생검에서 국소마취 및 진정제 투여는 매우 중요한 시술의 한 부분이므로 항상 정확하고 충분하게 시행하여야 한다.[8, 9, 11-13]

폐 이외에 투시 유도가 사용되는 곳으로 담도 병변을 들 수 있다. 담도 병변의 경우 흔히 내시경을 이용한 역행성 접근을 통해 생검하지만 내시경적 접근이 불가능하거나 어려울 때에는 경피경간담즙배액술*percutaneous transhepatic bile drainage; PTBD*을 시행하고 PTBD tract에 sheath를 삽입한 뒤 조영제를 주입해서 담도의 막힌 부분이나 불규칙한 담도 내강 부위를 확인하고 담도로 brush 혹은 생검용 forcep을 집어넣어 이 부위까지 진행시킨 뒤 조직을 얻는다. 그러나 이 방법은 일종의 blind biopsy이므로 정확성에 문제가 있을 수 있고, 최근에는 PTBD tract로 통과할 만큼 작은 담도내시경이 있으므로 담도내시경을 이용한 생검으로 대체되고 있다.

3. CT 유도 생검

초음파 유도가 어려운 장기나 병변, 혹은 투시 유도로 위험한 구조물을 피하기가 어렵거나 너무 작은 폐 병변에 대해서는 CT 유도 생검이 가능하다. 미리 촬영한 CT에서 병

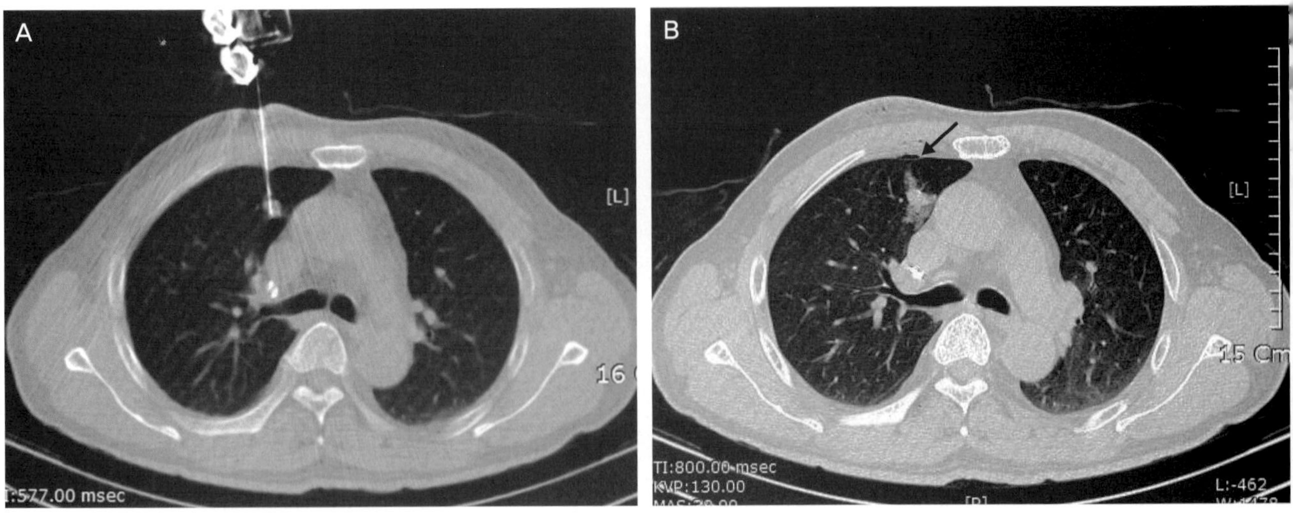

그림 50-5. CT fluoroscopy 유도 생검 A. 실시간으로 CT 단면 영상을 보면서 생검 바늘로 1cm 크기의 병변을 찌른 뒤 생검총을 발사하여 조직을 얻었다. CT fluoroscopy를 이용하면 실시간으로 바늘과 병변을 동시에 볼 수 있기 때문에 작은 병변도 정확하고 빠르게 생검할 수 있다. B. CT fluoroscopy의 또 다른 장점은 조직검사 후 폐 상태를 평가할 수 있다는 것이다. 총생검 후 병변 주변에 발생한 출혈과 미량의 기흉(화살표)을 볼 수 있었으며 별도의 흉부 단순 촬영 없이 환자를 병동으로 돌려보내고 지켜보기로 하였다.

변의 위치를 파악한 뒤 환자를 CT table 위에 생검에 적합한 자세로 눕히고, 다시 CT scan을 시행하여 생검을 시행할 단면을 정하고 그 단면부에 방사선비투과성 생검 격자를 올려 놓고 다시 CT scan을 시행한다. 격자의 어느 지점을 통하여 생검 바늘을 삽입할지 결정되면 유도바늘 혹은 생검바늘로 결정된 위치를 천자하여 일단 바늘 일부를 체벽 내에 위치시키고 다시 CT로 바늘의 각도와 병변 위치가 잘 맞는지 확인한 뒤 측정해 놓은 병변의 깊이만큼 바늘을 진행시킨다(그림 50-5).[8, 14, 15] 확실하게 조직을 얻었다면 한 번만 시행해도 문제가 없으나 일반적으로 세 번 정도 조직을 얻는다. 유도바늘을 이용한 coaxial method를 사용하면 한 번 유도바늘을 삽입한 뒤 추가적인 천자 없이 유도바늘 속으로 직경이 더 작은 생검 바늘을 통과시켜 원하는 만큼 여러 차례에 걸쳐 조직을 얻을 수 있다. 폐 병변의 생검이 끝난 뒤에는 바로 환자에게 몸을 뒤집도록 하면 기흉의 발생을 줄일 수 있다(roll-over technique). 일반적인 CT 대신에 CT fluoroscopy를 사용하면 여러 번 CT로 바늘을 확인하는 번거로움이 없이 바로 병변과 바늘의 진행을 단면상으로 확인하면서 생검할 수 있어서 매우 편리하며, 특히 혈관 등의 위험 구조에 인접한 병변의 경우 안전한 생검에 도움이 된다(그림 50-5).[16, 17] 방사선 피폭이 문제가 될 수 있으나 일반 CT 유도 생검에서도 병변에 정확히 접근하기 위하여 여러 번 스캔하는 경우가 대부분이므로 큰 차이는 없을 것으로 생각되며, 일반 CT 유도보다 생검에 소요되는 시간을 줄일 수 있고 안전성을 도모할 수 있으며 자세 유지가 곤란하거나 전신 상태가 좋지 않은 환자에서 생검 편의성을 높여 주기 때문에 폐 병변뿐 아니라 다른 부위의 생검에서도 매우 편리한 유도 수단이 된다. CT 유도 폐 생검에서 늑골이나 늑연골이 바늘의 진행 코스를 가리는 경우가 종종 있다. 이런 경우 흡기 및 호기를 조절하면서 늑골을 피하도록 해보고, 이래도 안 되는 경우 베개나 시트 등을 환자 밑에 집어넣어 피검자의 상체를 굴곡 혹은 신전시키면 늑골을 피해서 바늘을 진행시킬 수 있다.

V 합병증

생검의 합병증 빈도는 시술 조직, 사용한 바늘의 종류, 환자의 상태 등에 따라서 다양하게 보고되고 있다. 가장 흔한 합병증은 시술 후 통증과 출혈인데 대개 시간이 지남에 따라서 저절로 호전되는 경우가 많고 통증성 쇼크에 빠지거나 출혈 때문에 수혈을 시행하게 되는 경우는 매우 드물다. 폐에서 생검 후 기흉이 발생하는 경우에는 산소치료만으로 회복이 가능하나, 심한 경우는 흉관 삽입을 시행해야 한다(그림 50-6). 흡기 상태를 피하고 호기 상태 혹은 호기와 흡기의 중간 상태에서 생검 바늘이 폐를 지나도록 하면 기흉 발생 가능성을 줄일 수 있으며, 폐실질에서 전진과 후퇴 이외의 쓸데 없는 바늘의 움직임을 지양하면 기흉 빈도를 줄

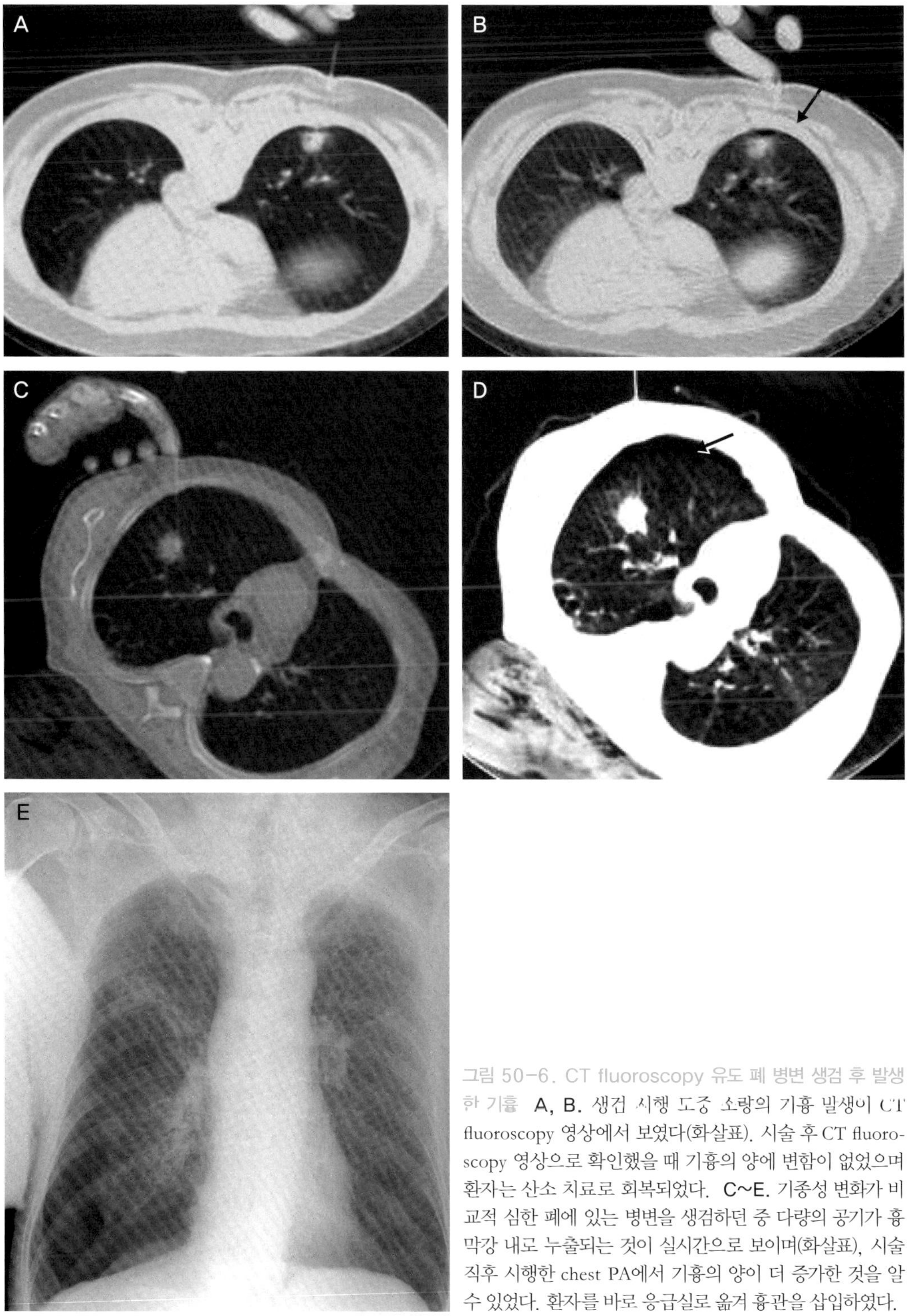

그림 50-6. CT fluoroscopy 유도 폐 병변 생검 후 발생한 기흉 **A, B.** 생검 시행 도중 소량의 기흉 발생이 CT fluoroscopy 영상에서 보였다(화살표). 시술 후 CT fluoroscopy 영상으로 확인했을 때 기흉의 양에 변함이 없었으며 환자는 산소 치료로 회복되었다. **C~E.** 기종성 변화가 비교적 심한 폐에 있는 병변을 생검하던 중 다량의 공기가 흉막강 내로 누출되는 것이 실시간으로 보이며(화살표), 시술 직후 시행한 chest PA에서 기흉의 양이 더 증가한 것을 알 수 있었다. 환자를 바로 응급실로 옮겨 흉관을 삽입하였다.

이는 데 기여할 수 있다. 바늘의 직경이 클수록, 단순 흡인형보다는 절단형 바늘일수록 출혈이나 기흉 등 합병증의 빈도가 더 높은 것으로 보고되고 있으나, 시술 목적에 따라서 바늘 종류를 결정하므로 반드시 작은 직경이나 흡인형 바늘을 선호할 필요는 없으며, 숙련될수록 합병증의 빈도는 바늘의 직경이나 종류와 관계 없이 현저히 감소한다. 폐기종*pulmonary emphysema*이 있으면 기흉 발생 가능성이 높으므로 사전에 충분히 고려해야 하며 시술 전에 기흉에 대비한 후 시작하는 것이 좋다. 생검 후 간혹 국소적 혹은 전신적 감염이 발생하는데, 이때에는 항생제 투여를 고려한다. 신장 생검의 경우에는 혈뇨나 요종*urinoma*이 발생할 수 있다. 대개 저절로 호전되지만 혈뇨가 심한 경우 수혈이 필요하거나 신장동맥색전술 등으로 적극적 지혈을 시도해야 하며, 요종 역시 이차 감염이나 기타 임상증상이 발생하면 배액관을 삽입하여야 한다. 간에서는 출혈, biloma, bile peritonitis 등이 드물게 발생하는데 담즙 누출이 심한 경우 PTBD를 시행하여 누출 담즙의 양을 줄이거나 수술적으로 해결해야 할 수 있다. 악성종양을 생검하고 난 뒤 바늘이 지나간 경로를 따라서 악성종양이 파급되는 경우가 드물게 발생하며, 결핵성 병변 생검 이후에 병변에서 피부로 연결되는 결핵성 누공이 생길 수도 있으므로 주의해야 한다. 생검은 비교적 쉽고 간단한 술기로서 합병증의 빈도가 적고 거의 대부분 경미한 수준에 국한되므로 큰 문제가 되는 경우는 거의 없다. 그러나 위에서 열거하였듯이 간혹 심한 경우 생명이 위협받고 사망에 이를 수 있으므로 항상 주의를 기울여야 한다.[8-11, 18]

참고문헌

1. Lieskel B, Ravichandran D, Wright D. Role of fine-needle aspiration cytology and core biopsy in the preoperative diagnosis of screen-detected breast carcinoma. Br J Cancer 2006;95:62-66.
2. Gong Y, Sneige N, Guo M, et al. Transthoracic fine-needle aspiration vs concurrent core needle biopsy in diagnosis of intrathoracic lesions: A retrospective comparison of diagnostic accuracy. Am J Clin Pathol 2006;125:438-444.
3. Samir AE, Vij A, Seale MK, et al. Ultrasound-guided percutaneous thyroid nodule core biopsy: clinical utility in patients with prior nondiagnostic fine-needle aspirate. Thyroid 2012;22:461-467.
4. Westcott JL. Direct percutaneous needle aspiration of localized pulmonary lesions: results in 422 patients. Radiology 1980;137:31-35.
5. Westcott JL. Percutaneous needle aspiration of hilar and mediastinal masses. Radiology 1981;141:323-329.
6. Vimpeli S, Saarenmaa I, Huhtala H, et al. Large-core needle biopsy versus fine-needle aspiration biopsy in solid breast lesions: comparison of costs and diagnostic value. Acta Radiol 2008;49:863-869.
7. Rockey DC, Caldwell SH, Goodman ZD, et al. Liver biopsy. Hepatology 2009;49:1017-1044.
8. Copel L, Sosna J, Kruskal JB, et al. Ultrasound-guided percutaneous liver biopsy: indications, risks, and technique. Surg Technol Int 2003;11:154-160.
9. Klein JS, Zarka MA. Transthoracic needle biopsy: An overview. J Thorac Imaging 1997;12:232-249.
10. Hanna NN, Kenady DE. Hypertension in patients with pheochromocytoma. Curr Hypertens Rep 1999;1:540-545.
11. Tobkes AI, Nord HJ. Liver biopsy: review of methodology and complications. Dig Dis 1995;13:267-274.
12. Screaton NJ, Flower CDR. Percutaneous needle biopsy of the pleura. Radiol Clin North Am 2000;38:293-301.
13. Chang DB, Yang PC, Yu CJ, et al. Untrasonography and untrasonographically guided fine needle biopsy of impalpable cervical lymph nodes in patients with non-small cell lung cancer. Cancer 1992;70:1111-1114.
14. Arakawa H, Nakajima Y, Jurihara Y, et al. CT-guided transthoracic needle biopsy: a comparison between automated biopsy gun and fine needle aspiration. Clin Radiol 1996;51:503-506.
15. Goralnik CH, O'Connell DM, El Yousef SB, et al. CT-guided cutting-needle biopsies of selected chest lesions. AJR Am J Roentgenol 1988;151:903-907.
16. Zech CJ, Helmberger T, Wichmann MW, et al. Large core biopsy of the pancreas under CT fluoroscopy control: results and complications. J Comput Assist Tomogr 2002;26:743-749.
17. Muehlstaedt M, Bruening R, Diebold J, et al. CT fluoroscopy-guided transthoracic needle biopsy: sensitivity and complication rate in 98 procedures. J Comput Assist Tomogr 2002;26:191-196.
18. Berquist TH, Bailey PB, Cortese DA, et al. Transthoracic needle biopsy: accuracy and complications in relation to location and type of lesion. Mayo Clin Proc 1980;55:475-481.

Chapter 51

경정맥경유 간생검 및 신장생검

강병철

I 경정맥경유간생검*Transjugular liver biopsy; TJLB*

1. 서론

간생검은 급성 및 만성 간질환 환자의 평가에서 절대표준*golden standard*이 되는 검사 방법으로서 간질환의 최초 진단, 진행, 치료 평가에 대한 궁극적인 정보를 제공한다. 1882년 Paul Elrich가 처음 제안한 이후 수술적 간생검 및 경피적 간생검*percutaneous liver biopsy*이 차례로 임상에 도입되었으며 다양한 생검 바늘 및 영상 도구들의 개발과 함께 더욱더 안전하고 확실한 방법으로 발전하여 현재에 이르고 있다. 이 장에서 기술하는 경정맥경유간생검*transjugular liver biopsy; TJLB*은 간생검 방법의 하나로 1964년 Dotter가 동물실험 모델[1]을 통하여 처음 제안하였고, 1967년 Hanafee[2]가 처음으로 임상에서 실행하였다. TJLB는 경정맥을 통하여 경삽입관*rigid cannula*을 거치한 후, 상대정맥*superior vena cava; SVC*과 하대정맥*inferior vena cava; IVC*을 통하여 간정맥으로 카테터를 이동시킨 뒤 생검 기구를 카테터 내로 삽입하여 간조직을 얻는 생검법이다. 도입 당시 간생검 시 발생하는 출혈성 합병증을 줄일 수 있다는 점이 장점으로 받아들여져 위험 환자군에서 적극적으로 사용될 것으로 기대되었으나 당시 TJLB에 사용된 간생검 바늘의 크기가 작았기 때문에, 얻은 조직이 일반적인 간생검으로 얻은 것보다 더 작게 조각난다는 점이 단점으로 지적되어 임상에서 많이 이용되지 못하였다. 그러나 자동절단식 생검바늘*automatic cutting-type Tru-cut needle*이 개발되어 경피적 접근으로 얻은 간조직과 별다른 차이가 없어지면서 임상 이용의 폭이 넓어지게 되었다.[3-7] 도입 초기에 TJLB의 적응증은 출혈 질환, 선천성 지혈장애, 복수, 급성 간질환, 피하지방이 많은 환자, 간이식 환자 등의 조직검사에만 국한되었으나,[8-13] 현재는 간정맥과 문맥계의 혈류역학을 평가하는 데에도 사용되고 있다.[14]

2. 적응증

미만성 간질환*diffuse liver disease*이 의심되어 조직검사가 필요하거나 어떤 이유로 인하여 간의 혈류역학적 평가가 필요한 상황에서 직접적인 경피적 간천자가 금기시될 때 대체 방법으로 적용할 수 있으며, 가장 흔한 적응증은 응고장애*coagulation disorder*이다.[15] 일반적으로 경피적 간생검에서는

International Normalized Ratio(INR)가 1.5 이상 또는 혈소판 수치가 50,000/mL 미만일 때는 적응증이 아닌 것으로 판단한다.[16] 그 외에 복수, 간자색반병*peliosis hepatis*, 병적 비만, 간이식, 경피적 간생검이 실패한 경우에 시행할 수 있다.

3. 금기증

특별한 금기증은 없다. 그러나 시술 전에 교정 가능한 응고 문제는 교정하고 시행한다. SIR(Society of Interventional Radiology)의 지침[17]에 의하면 INR이 정상의 2.5배 이상, 혈소판 수치가 50,000/mL^3 이하일 때 금기로 제안한다. 그 외에 접근 가능한 정맥이 없는 경우와 국소 간병변의 생검은 상대적 금기로 판단된다. 물론 병변의 위치가 적절하고 경피적 생검이 불가능한 경우에는 국소 간병변의 생검에 제한적으로 이용될 수도 있다.[18]

4. 시술방법

(1) 기구

Venous access set, 9Fr×35cm vascular sheath, 0.035in×180cm Bentson guide wire(Cook Medical, Bloomington, IN), 0.035in×180cm Rosen wire(Cook), 또 는 Amplatz superstiff wire(Boston Scientific, Natick, MA), 간생검 kit system 〔LABS-100 또는 LABS-200 set (Cook)〕(그림 51-1) 등.

(2) 환자의 준비 사항

일반적인 인터벤션 시술에 적용되는 전처치를 따르면 된다. 약 6시간 이상 금식해야 하며, 조영제를 사용하기 때문에 조영제 알레르기가 있거나 혈청 크레아티닌*serum creatinine* 수치가 좋으면, 혈관 조영제 대신 이산화탄소CO_2를 사용하여 혈관조영술을 시행할 수 있다. 모든 환자에서 조영제 알레르기 여부를 확인해야 하며, 만약 중증도의 알레르기 반응이 있다면 기본 가이드라인에 따라 전처치하여야 한다.[19]

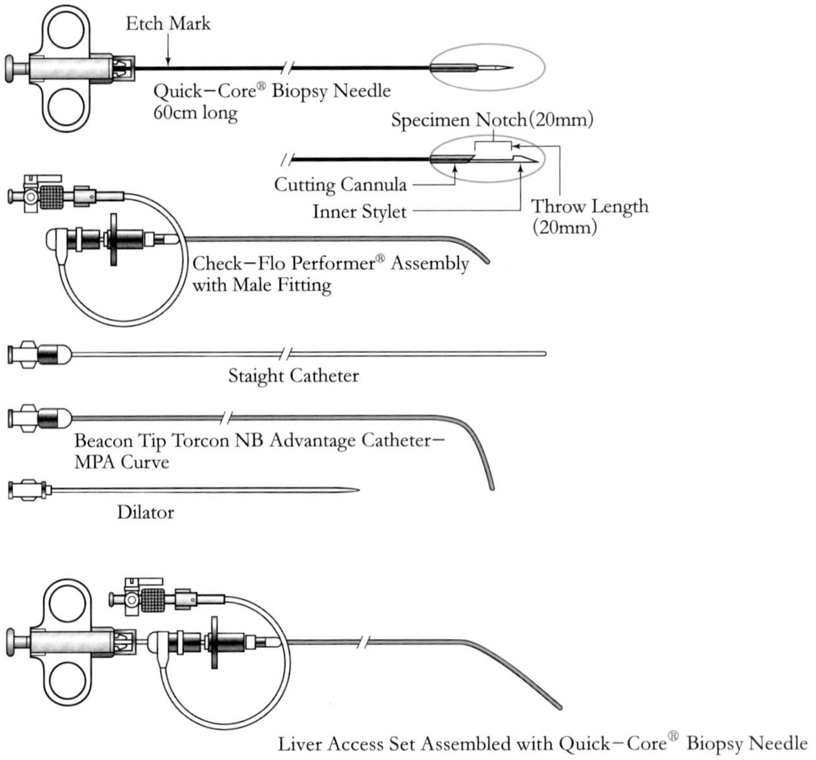

그림 51-1. 경정맥경유간생검 침 TJLB 세트(LABS-200, Cook)는 7Fr stiff cannula와 19G Quick-Core® biopsy needle을 포함한다. Quick-Core® biopsy needle은 trocar의 길이가 60cm이며 15mm needle notch와 20mm needle throw length를 가진다.

(3) 시술방법

초음파 유도하에 경정맥으로 접근하며 대개 미세천자법*micropuncture method*를 사용한다. 9Fr, 35cm vascular sheath를 IVC로 진입시킨다. 이곳에서 IVC와 우심방의 압력을 측정한다. 5Fr 다목적카테터*multipurpose catheter*를 이용하여 우간정맥 또는 중간 간정맥을 선택한다. 간정맥조영술을 시행하여 선택된 간정맥의 개통 여부를 확인한다(그림 51-2). 카테터를 폐쇄풍선카테터*occlusion balloon catheter*로 교환하고 풍선을 간정맥의 중간에 위치시킨 후 1~3cc 조영제를 주입하여 풍선을 부풀리고 쐐기간정맥압*wedge hepatic venous pressure; WHVP*을 측정한다. 유도철사를 사용하여 다시 occlusion balloon catheter를 TJLB용 경삽입관*rigid cannula*으로 교환한다. 교환한 경삽입관을 사용하여 선택된 간정맥 안으로 충분히 진입한다. 이때 Rosen wire(Cook)나 Amplatz superstiff wire(Boston Scientific)를 사용하면 어렵지 않게 충분히 진입할 수 있다. 간생검은 TJLB용 경삽입관의 지지하에 그 안으로 진입한 자동절단식 생검바늘*automatic cutting-type Tru-cut TJLB needle*을 사용하여 시행한다(그림 51-3). 간의 주변부에서 1개, 간의 중심부에서 2개의 간조직을 얻는 방법을 추천한다. 평균 시술시간은 40분, 투시검사 시간*fluoroscopy time*은 4~6분, 방사선 조사량은 0.5~1mSv 정도로 알려져 있다.

5. 검체의 관리

절대 검체가 부서지지 않도록 주의하여야 한다. 포르말린 용액이나 생리 식염수가 담긴 용기 내에서 생검 조직이 되도록 가운데 부분에 위치하도록 하여 포르말린이나 식염수 속에서 유동*floating*하도록 해야 한다.[18]

6. 시술 후 환자 관리

앉은 자세*sitting position* 또는 반 앉은 자세*semirecumbent position*를 취하는 것이 이상적이다. 대개 2시간 정도를 회복시간으로 간주하며 그 사이에 활력징후*vital sign*와 복부 통증 여부를 확인한다. 일반적으로 우상복부에서 둔통*dull pain*을 호소하나 만약 심한 복부 통증을 호소하면 조영제를 사용하지 않은 컴퓨터단층촬영*non-contrast CT*을 시행하여 피막하 출혈*subcapsular hemorrhage* 또는 복강내 출혈이 있는지 살펴야 한다.[18]

7. TJLB 결과에 대한 연구

지금까지 보고된 TJLB의 기술적 성공률은 약 87~97%이다.[20, 21] 카테터를 간정맥에 위치시키는 데 실패한 것이

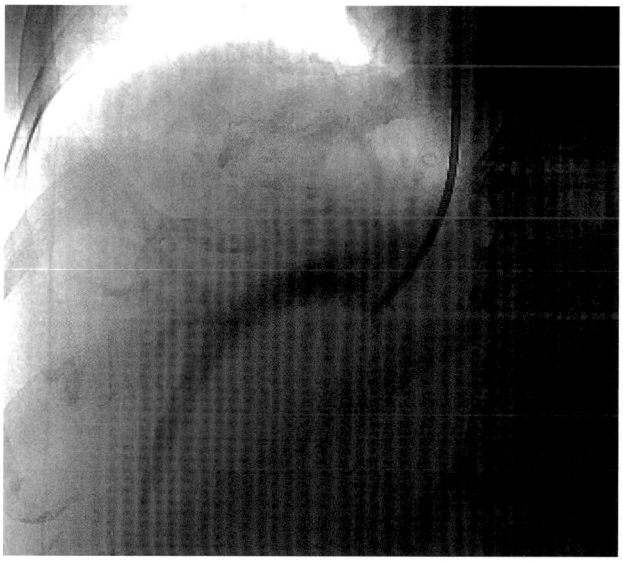

그림 51-2. 간정맥조영술과 경삽입관의 간정맥 내로의 위치 9Fr long vascular sheath의 내부로 5Fr long multipurpose catheter를 이용하여 우간정맥을 선택한 후, 간정맥조영술을 시행하여 선택된 간정맥의 개통 여부를 확인한다. (세브란스병원 원종윤 교수 제공)

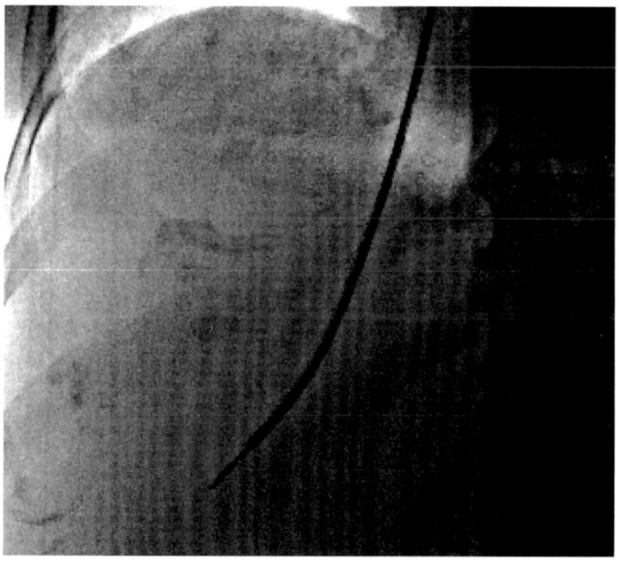

그림 51-3. 간생검침의 위치 TJLB용 stiff cannula의 지지하에 그 안으로 진입한 자동절단식 생검바늘*automatic cutting-type Tru-cut TJLB needle*을 사용하여 생검한다. (세브란스병원 원종윤 교수 제공)

기술적 실패의 주요 원인이다. 특히 정상적인 간이 아닌, 해부학적 구조가 변형된 간이식 환자에서 자주 발생한다. 이는 이식된 간에서는 고정되지 않은 간의 무게로 인하여 간정맥이 회전하기 때문이다. 우측 경정맥 접근이 불가능한 경우에도 시술에 실패한다. 이 경우에는 좌측 경정맥, 외경정맥, 쇄골하정맥, 대퇴정맥 등 다른 정맥들을 이용하면 성공할 수도 있으나 시술을 신중하게 고려해야 한다.[22–24]

길이 15mm의 완전한 문맥 6~10개를 포함하면 미만성 간질환의 진단에 충분한 생검 채취 시료가 될 수 있지만,[8, 25] 만성 간염을 진단하려면 최소한 길이 20mm, 완전한 문맥 11개가 필요하며,[4, 18] 적어도 샘플을 3개 이상 얻어야 병리 검사를 할 수 있다. 조직 샘플의 조각화*sample fragmentation*는 진단에 장애를 초래하는 또 다른 인자로서, 간경화 환자에게 TJLB를 시행한 경우의 14~25%에서 발생한다.[18]

8. 합병증

TJLB 이후 발생하는 합병증은 1.3~6.5%로 보고되고 있다.[10] 대개 경한 합병증*minor complication*이며, 천자 부위의 출혈로 인한 경우가 대부분이고, 피막하 혈종*subcapsular hematoma*이 발생한 경우 간피막*liver capsule*이 팽창해 환자가 복부동통을 호소할 수 있다. 중한 합병증*major complication*은 SIR standards의 보고에 의하면 발생빈도가 0.6%이며[10] 사망률은 어른에서는 0.1% 이내, 소아에서는 0.1%로 보고되어 있다. 사망 원인은 피막외 천자*extracapsular puncture*, 간정맥조영술 시 조영제의 쐐기주입*wedge injection* 후 간피막천공*capsular perforation*, 간동맥파열, 심실리듬장애*ventricular dysrhythmia* 등이며 혈액담즙증*hemobilia*, 가성동맥류*pseudoaneurysm* 등도 원인이 될 수 있다. 그러나 일반적인 경피적 간생검이나 미세복강경접근법*minilaparoscopy approach*보다 빈도가 더 낮은 것으로 보고되고 있다.[26]

II 경정맥경유신장생검*Transjugular renal biopsy; TJRB*

1. 서론

신장생검은 주로 경피적으로 시행되며 그 목적은 원인이 확실치 않은 급성 및 만성 신장질환의 조직학적 진단이다. 1949년 Iverson과 Brun이 처음으로 경피적 신장생검을 시행하였고[27] 그 후 기술적으로 크게 진보해 왔다. 절대 금기증은 통제가 불가능한 출혈, 제어 불가능한 고혈압, 비협조적인 환자, 일측성 신장*solitary native kidney*이다. 그중에서 통제가 불가능한 출혈은 가장 흔히 만나는 금기증이며, 이 때문에 개복, 복강경 접근법, 경정맥 접근 등의 시술이 시도되어 왔다. 1990년 Mal 등이 TJRB를 처음 시행하였다.[28] 이 시술은 경피적 신장생검이 안전하지 않거나, 간과 신장을 동시에 생검해야 하는 경우에 시도되어 왔다.[29–35] 초기에는 생검에 흡인침*aspiration needle*을 사용하였으나, 최근에는 측각침*side cutting needle*을 이용한 중심생검*core biopsy*를 시행한다.[36–37]

2. 적응증[30, 38, 39](〈표 51-1〉)

TJLB와 마찬가지로 출혈 성향의 환자가 주된 적응증이다. 혈소판 수치가 낮거나(50,000/mL^3 이하), 항응고제를 사용 중인 환자가 주된 대상이다. 경피적 생검술이 어려운 상황, 예를 들어 환자의 정신적 혹은 신체적 문제로 협조를 얻을 수 없거나 엎드린 자세가 불가능한 경우에도 적용 가능하다. 그 외에 단일신장*single functional/anatomical kidney*, 이전에 경피적 신장생검이 실패한 경우(예: severe obesity), 해부학적 신장 위치의 상승*high renal position*, 이전 경피적 신장생검 시 조각난 검체 등에도 적용 가능하다.

〈표 51-1〉 TJRB의 적응증

혈액응고장애*coagulation profiles*
혈소판감소증*thrombocytopenia*
비협조적이거나 신장생검에 필요한 자세가 불가능한 환자(unable to lie prone/ventilated/tracheostomy)
와파린 사용자*warfarin treatment*
단일신장*single kidney*
경피적 신장생검에 실패한 환자*failed percutaneous biopsy*
간생검과 신장생검을 동시에 받아야 하는 환자*simultaneous liver and renal biopsy*
High BMI(body mass index)
심한 간비장비대*massive hepatosplenomegaly*, 골수이형성증*myelodysplasia*
미세신장동맥류*renal microaneurysm*

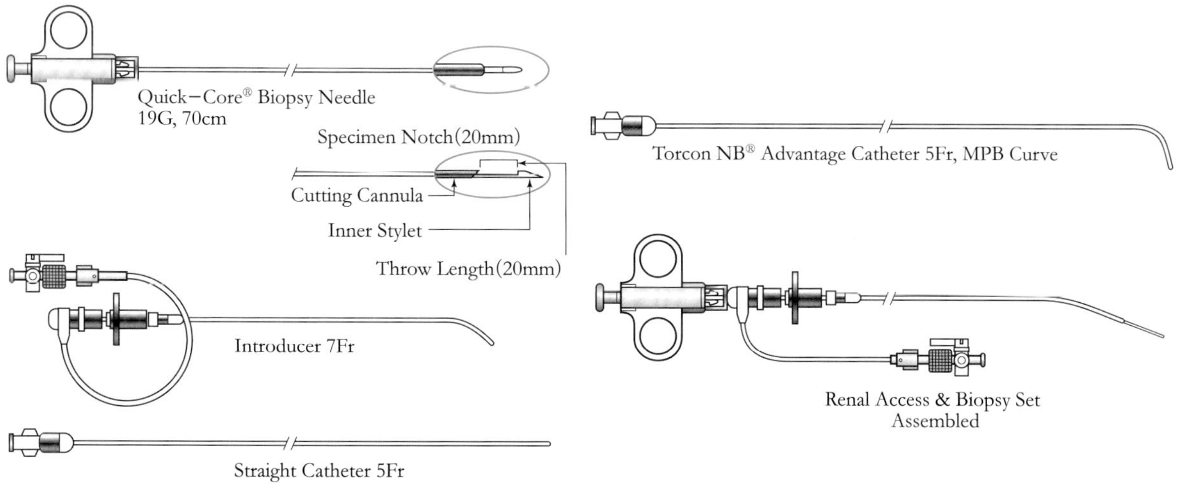

그림 51–4. 경정맥경유신장생검 침 Renal access & biopsy set(RABS–100 or 200; Cook)는 5Fr/90cm long multipurpose catheter, 14G/60.5cm long transjugular cannula, 19G/70cm long Quick–Core® blunt needle로 구성된다.

3. 시술 준비물

4Fr micropuncture set(Cook, Bloomington, IN), 0.035in guide wire, 9Fr vascular sheath(Terumo Medical, Elkton, MD), Renal access and biopsy set(RABS–100; Cook)(그림 51–4): 5Fr/90cm multipurpose catheter, 14G/60.5cm transjugular cannula, 19G/70cm Quick–Core® blunt needle 등이 필요하다.

4. 환자의 준비와 시술방법

초음파 유도하에 경정맥으로 접근하는 것은 TJLB와 동일하다. 미세천자침*micropuncture needle*을 사용하여 초음파 유도하에 내경정맥을 천자하고, 유도철사를 이용하여 9Fr vascular sheath로 교체한다. 신장접근 및 생검 세트*renal access and biopsy set; RABS–100*(Cook)를 사용하여 신장생검을 시행하는데 0.035in 유도철사의 유도하에 5Fr, 90cm 다목적카테터*long multipurpose catheter*를 신장정맥까지 진입시킨 후 0.035in 유도철사를 제거하고, 다목적카테터 내로 5~10mL의 조영제를 주입하여 신장정맥조영술을 시행해서 정확한 위치를 확인한다(그림 51–5A). 다목적카테터 내로 180cm 길이의 교환철사를 삽입하고 다목적카테터를 제거한 뒤 14G, 60.5cm 경정맥삽입관(long transjugular cannula)을 넣는다. 삽입관 끝을 후외측 방향으로 향하게 하여 신장의 피질로 향하게 한 뒤 유도철사를 제거하고 19G, 70cm 경정맥경유신장생검 침(long Quick–Core® blunt needle)을 삽입한 후 이를 이용하여 신장생검을 실시한다(그림 51–5B). 대개 우측 신장에서 시행한다.

5. 적합한 생검의 획득

10개 이상의 사구체*glomeruli*를 얻도록 생검을 시행한다.[37] 생검 시술 횟수가 증가하면 사구체의 숫자가 증가하여 진단에 중요한 도움을 주나, 위험한 합병증의 발생 확률도 높아진다. 따라서 5, 6회 내의 시술을 시행하는 것이 비교적 안전하면서도 필요한 양의 조직을 얻을 가능성이 높다.[36–37]

6. 생검 후 환자의 관찰 항목

피막의 천공*extracapsular perforation*으로 인한 출혈 여부를 확인한다. 특히 저혈압성 빈맥*hypotensive tachycardia*이 나타나면서 2g/dL 이상의 Hgb level의 저하가 나타나면 출혈이 거의 확실하므로 CT 촬영 및 응급처치를 준비해야 한다. 혈청크레아티닌*serum creatinine level*이 시술 전보다 25% 이상 증가하면 조영제 유발 신기능장애*contrast–induced nephropathy*일 가능성이 크므로 이에 대한 조치를 취해야 한다.

7. 합병증과 처치

10% 전후의 경한 합병증*minor complication*이 보고되고

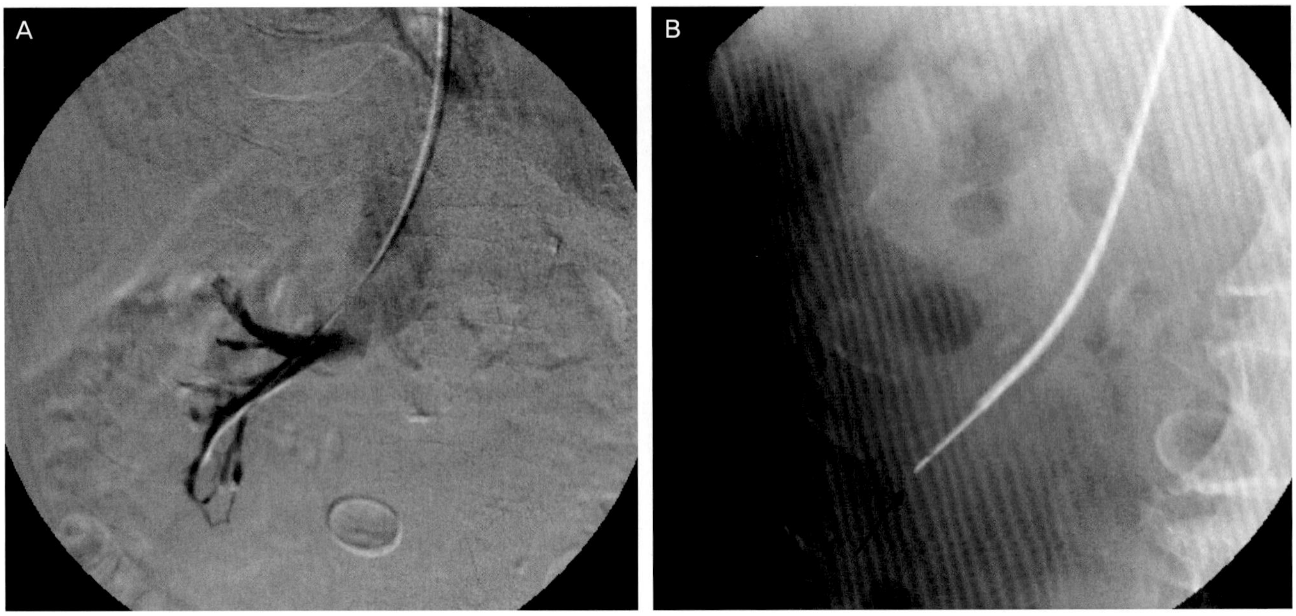

그림 51-5. TJRB의 시술 A. 우신장정맥조영술로 생검지지집*introducer*이 하부신정맥 내에 있음을 확인한다. B. 19G 중심생검바늘을 신피막 인근(화살표)까지 진입시켜서 조직 생검을 시행한다. (경희의료원 오주형 교수 제공)

있고,[33, 36-37] 환자가 혈뇨나 신장 부위의 동통을 호소할 수 있다. 보존적 치료*conservative management*만으로 대부분의 증상과 징후가 소실되나, 중한 합병증으로 심한 출혈이 발생하였을 때는 수혈, 색전술, 요관스텐트*ureteric stent* 삽입술 등으로 처치할 수 있다. 중한 합병증*major complication*이 유발될 수도 있는데[13, 37, 40] 주로 과다출혈로 인한 합병증이며 이에 대한 응급 처치가 필요하다. 신장피막천공*renal capsular perforation*과 신집합계천공*renal collecting system puncture*으로 인한 경우 과다출혈이 발생할 수 있으며 대퇴동맥을 이용한 선택적 신장조영술 후 100μm PVA[polyvinyl alcohol 입자(Boston Scientific)] 또는 미세코일을 이용한 색전술로 동맥집합계교통*arteriocalyceal communication*을 막아서 출혈이 멈추도록 한다.

(1) 피막천공*Capsular perforation*

생검천자*needle puncture*를 6번 이상 시행하였을 때 통계적으로 유의하게 증가한다고 보고되고 있다. 실제 보고에서 TJRB 후에 피막천공이 상당히 많이 보고되고 있으며, 중한 합병증이 아닌 것으로 간주하는 보고도 있다. See 등은 TJRB 후에 59%에서 한 곳의 피막천공*isolated capsular perforation*, 저지된 피막하 출혈*contained subcapsular leak*, 두 곳 이상의 피막하천공*concurrent capsular perforation*, 신집합계천공 등이 발생하였으며, 그중 약 10%만 임상적으로 중한 합병증*major complication*으로 간주되어 코일색전술을 시행하였다고 보고하였다.[37]

(2) 집합계천공*Collecting system puncture*

약 10~15% 이내에서 발생하는 것으로 보고되고 있다. 신장혈관*renal artery*과 집합계 사이의 교통*communication*이 발생하므로 육안적 혈뇨가 생길 확률이 높다. 육안적 혈뇨나 헤모글로빈(Hb) 감소 같은 증상 및 징후가 관찰되고, 혈류역학적으로 불안정하다면 반드시 혈관조영술을 시행하고 색전술을 고려하여야 한다.

참고문헌

1. Dotter CT. Catheter biopsy. Experimental technic for transvenous liver biopsy. Radiology 1964;82:312–314.
2. Hanafee W, Weiner M. Transjugular percutaneous cholangiography. Radiology 1967;88:35–39.
3. Banares R, Alonso S, Catalina MV, et al. Randomized controlled trial of aspiration needle versus automated biopsy device for transjugular liver biopsy. J Vasc Interv Radiol 2001;12:583–587.
4. Behrens G, Ferral H, Giusto D, et al. Transjugular liver biopsy: comparison of sample adequacy with the use of two automated needle systems. J Vasc Interv Radiol 2011;22:341–345.
5. Bruzzi JF, O' Connell MJ, Thakore H, et al. Transjugular liver biopsy: assessment of safety and efficacy of the Quick–Core biopsy needle. Abdom Imaging 2002;27:711–715.
6. Gorriz E, Reyes R, Lobrano MB, et al. Transjugular liver biopsy: a review of 77 biopsies using a spring–propelled cutting needle (biopsy gun). Cardiovasc Interv Radiol 1996;19:442–445.
7. Ishikawa T, Kamimura H, Tsuchiya A, et al. Comparison of a new aspiration needle device and the Quick–Core biopsy needle for transjugular liver biopsy. World J Gastroenterol 2006;12:6339–6342.
8. Bravo AA, Sheth SG, Chopra S. Liver biopsy. N Engl J Med 2001;344:495–500.
9. Dawson MA, McCarthy PH, Walsh ME, et al. Transjugular liver biopsy is a safe and effective intervention to guide management for patients with a congenital bleeding disorder infected with hepatitis C. Intern Med J 2005;35:556–559.
10. Kalambokis G, Manousou P, Vibhakorn S, et al. Transjugular liver biopsy––indications, adequacy, quality of specimens, and complications––a systematic review. J Hepatol 2007;47:284–294.
11. Lebrec D. Various approaches to obtaining liver tissue–choosing the biopsy technique. J Hepatol 1996;29:1008–1010.
12. Miraglia R, Luca A, Gruttadauria S, et al. Contribution of transjugular liver biopsy in patients with the clinical presentation of acute liver failure. Cardiovasc Interv Radiol 2006;29:1008–1010.
13. Saab S, Cho D, Quon DV, et al. Same day outpatient transjugular liver biopsies in haemophilia. Haemophilia 2004;10:727–731.
14. Azoulay D, Raccuia JS, Roche B, et al. The value of early transjugular liver biopsy after liver transplantation. Transplantation 1996;61:406–409.
15. Strassburg CP, Manns MP. Approaches to liver biopsy techniques––revisited. Semin Liver Dis 2006;26:318–327.
16. Malloy PC, Grassi CJ, Kundu S, et al. Consensus guidelines for periprocedural management of coagulation status and hemostasis risk in percutaneous image–guided interventions. J Vasc Interv Radiol 2009;20:S240–249.
17. Sacks D, McClenny TE, Cardella JF, et al. Society of Interventional Radiology clinical practice guidelines. J Vasc Interv Radiol 2003;14:S199–202.
18. Behrens G, Ferral H. Transjugular liver biopsy. Semin Interv Radiol 2012;29:111–117.
19. Greenberger PA, Patterson R, Radin RC. Two pretreatment regimens for high–risk patients receiving radiographic contrast media. J Allergy Clin Immunol 1984;74:540–543.
20. Gamble P, Colapinto RF, Stronell RD, et al. Transjugular liver biopsy: a review of 461 biopsies. Radiology 1985;157:589–593.
21. Lebrec D, Goldfarb G, Degott C, et al. Transvenous liver biopsy: an experience based on 1000 hepatic tissue samplings with this procedure. Gastroenterology 1982;83:338–340.
22. Khosa F, McNulty JG, Hickey N, et al. Transvenous liver biopsy via the femoral vein. Clin Radiol 2003;58:487–491.
23. Siegel. EL.;Caresio JE, DA. Use of the external jugular vein approach for transvenous liver biopsy. J Vasc Interv Radiol 1992;3:371–374.
24. Yavuz K, Geyik S, Barton RE, et al. Transjugular liver biopsy via the left internal jugular vein. J Vasc Interv Radiol 2007;18:237–241.
25. Colloredo G, Guido M, Sonzogni A, et al. Impact of liver biopsy size on histological evaluation of chronic viral hepatitis: the smaller the sample, the milder the disease. J Hepatol 2003;39:239–244.
26. Beckmann MG, Bahr MJ, Hadem J, et al. Clinical relevance of transjugular liver biopsy in comparison with percutaneous and laparoscopic liver biopsy. Gastroenterol Res Pract 2009;2009:article ID 947014.
27. Iversen P, Brun C. Aspiration biopsy of the kidney. Am J Med 1951;11:324–330.
28. Mal F, Meyrier A, Callard P, et al. Transjugular renal biopsy. Lancet 1990;335:1512–1513.
29. Abbott KC, Musio FM, Chung EM, et al. Transjugular renal biopsy in high–risk patients: an American case series. BMC Nephrol 2002;3:5.
30. Cluzel P, Martinez F, Bellin MF, et al. Transjugular versus percutaneous renal biopsy for the diagnosis of parenchymal disease: comparison of sampling effectiveness and complications. Radiology 2000;215:689–693.
31. Jouet P, Meyrier A, Mal F, et al. Transjugular renal biopsy in the treatment of patients with cirrhosis and renal abnormalities. Hepatology 1996;24:1143–1147.
32. Misra S, Gyamlani G, Swaminathan S, et al. Safety and diagnostic yield of transjugular renal biopsy. J Vasc Interv Radiol 2008;19:546–551.
33. Rychlik I, Petrtyl J, Tesar V, et al. Transjugular renal biopsy. Our experience with 67 cases. Kidney Blood Press Res 2001;24:207–212.
34. Sam R, Leehey DJ, Picken MM, et al. Transjugular renal biopsy in patients with liver disease. Am J Kidney Dis 2001;37:1144–1151.
35. Sofocleous CT, Bahramipour P, Mele C, et al. Transvenous

transjugular renal core biopsy with a redesigned biopsy set including a blunt-tipped needle. Cardiovasc Interv Radiol 2002;25:155-157.
36. Sarabu N, Maddukuri G, Munikrishnappa D, et al. Safety and efficacy of transjugular renal biopsy performed by interventional nephrologists. Semin Dial 2011;24:343-348.
37. See TC, Thompson BC, Howie AJ, et al. Transjugular renal biopsy: our experience and technical considerations. Cardiovasc Interv Radiol 2008;31:906-918.
38. Hergesell O, Felten H, Andrassy K, et al. Safety of ultrasound-guided percutaneous renal biopsy-retrospective analysis of 1090 consecutive cases. Nephrol Dial Transplant 1998;13:975-977.
39. Song JH, Cronan JJ. Percutaneous biopsy in diffuse renal disease: comparison of 18- and 14-gauge automated biopsy devices. J Vasc Interv Radiol 1998;9:651-655.
40. Stiles KP, Yuan CM, Chung EM, et al. Renal biopsy in high-risk patients with medical diseases of the kidney. Am J Kidney Dis 2000;36:419-433.

Chapter 52

농양의 경피적 배액술

한준구

농양은 고름(농)이 국소적으로 모인 것이 조직이나 장기 내부 또는 제한된 공간 내에 발생한 것이다. 농양은 주로 세균감염에 의해 발생한다. 감염에 의해 생긴 삼출액의 양이 복강(또는 골반강)의 정상적인 치유 또는 흡수 능력을 초과하면 복막염이 발생하게 된다. 농양은 이 과정에서 세균의 염증반응과 인체의 방어기전이 일정한 균형을 이룰 때 발생한다.

복부농양의 약 2/3는 복부 수술 후에 발생하며, 나머지의 대부분은 복부장기의 천공 후에 생긴다.[1] 과거에는 전통적으로 복부농양을 수술로 치료하였다. 비록 항생제가 감염 치료에 중요한 역할을 하고 있지만, 경구 또는 경정맥 항생제 투여로는 농양의 내부에서 세균의 증식을 억제할 만큼 충분한 농도에 도달하기가 어렵다. 따라서 농양 치료에 있어서 내용물의 완전한 배액은 성공적 치료를 위해 필수적이다.[2]

인터벤션 시술이 발달하기 이전에는 수술적 치료(incision and drainage)가 유일한 방법이었다. 그러나 횡단영상 기법과 인터벤션 기법이 발달함에 따라 보다 빠르고 안전하게 내용물을 배액할 수 있게 되어 경피적 배액술이 광범위하게 사용되고 있다. 경피적 배액술과 수술적 치료는 상호 배타적인 시술이 아니다. 경피적 배액술로 환자의 상태를 호전시킨 후 보다 침습적이지만 완치가 가능한 수술적 치료를 추후에 시행하는 방법은 수술의 합병증을 줄일 수 있어 그 이용이 늘어나고 있다.

I 치료의 원칙

인터벤션 시술에서 농양의 치료 목표는 수술 없이 환자를 완치시키는 것이다. 농양이 완전히 소실되려면 염증이 가라앉은 앞뒤 양쪽의 농양벽이 서로 접촉하고 융합하여 '여유공간*dead space*'이 없어져야 한다. 이렇게 되려면 ① 현재 고여 있는 고름 혹은 액체를 완전히 배액하여야 하고 ② 염증이 있는 내벽에서 추가적으로 흘러나오는 삼출액을 지속적으로 배액하여 내부에 액체가 남아 '여유공간'을 만들지 못하게 하여야 한다. 또 ③ 내부의 괴사조직을 제거하여 이런 괴사조직이 '여유공간'을 남겨 두거나 염증 재발의 원인이 되는 것을 막아야 한다.

우선 첫 번째 목표를 달성하기 위하여 배액관 내경, 측공*side hole*, 배액시스템(connecting tube 및 배액 주머니*bag*)의 직

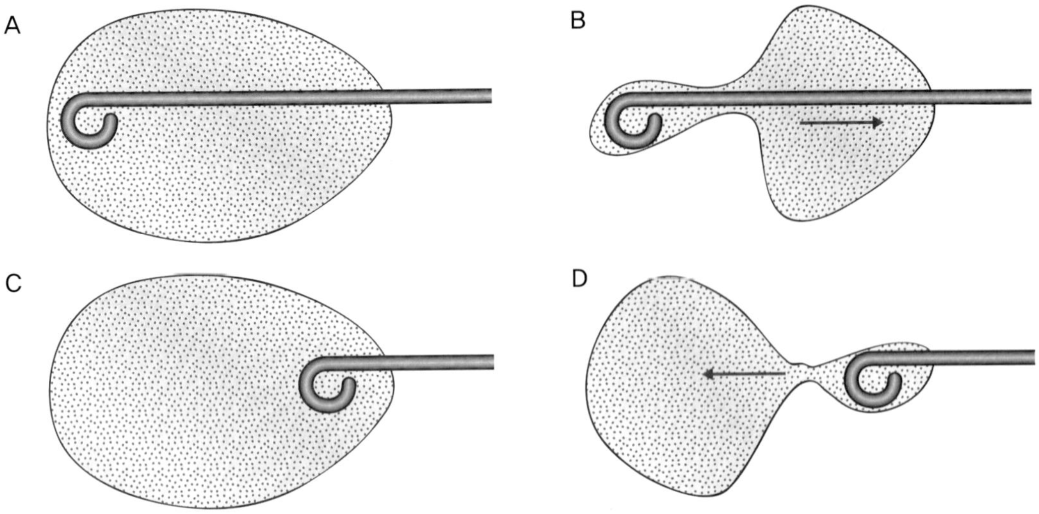

그림 52-1. 농양 내 가장 적절한 배액관의 위치 **A, B.** 배액관을 삽입할 때에는 한쪽 끝에서 반대쪽 끝까지 내강을 관통하여 위치시키는 것이 좋다. 이렇게 설치된 배액관은 배액관 자체가 '심지효과*wicking effect*'를 가지므로 내용물의 배액을 촉진한다. 또 배액 과정에서 측공 주위의 dead space가 먼저 소실되므로 배액관의 위치를 조절해야 할 때 배액관을 약간 잡아 빼는 간단한 동작으로 쉽게 위치를 조절할 수 있다. **C, D.** 배액관을 얕은 곳에 두면 측공 주위가 먼저 배액되어 깊은 곳에 농양이 남게 된다. 배액관을 깊은 곳에 위치한 농양으로 밀어 넣으려면 A, B와 달리 카테터와 유도철사를 이용하여 투시 유도하에서 시술하여야 한다. 따라서 경피적 농양배액술 시 배액관의 위치는 농양을 관통하여 가장 깊은 곳까지 위치시키는 것이 바람직하다.

경은 농양 내에 있을 것으로 예상되는 가장 큰 덩어리보다 커야 한다. 일반적으로 농양을 배액할 때 10Fr 이하의 배액관은 권장하지 않으며, 배액관 사이에 2 또는 3-way stop cock을 사용하는 것 역시 적절치 못한 선택이다. Stop cock 내부의 직경은 1~2mm 정도로 7Fr 정도밖에 되지 않으며 배액시스템의 다른 부분이 아무리 넓더라도 한 곳의 병목에서 폐쇄가 발생하면 배액시스템 전체의 기능이 정지된다는 것을 기억하여야 한다.

두 번째 목표를 위해서 배액관(혹은 배액관의 측공)은 농양 내 가장 낮은 곳(dependent position)에 위치하여야 한다. 또 농양을 배액할 때에는 배액관의 측공과 인접한 부위가 가장 먼저, 그리고 효과적으로 줄어들게 된다. 따라서 배액관을 삽입할 때에는 농양의 한쪽 끝에서부터 천자하여 반대편 끝까지 밀어 넣는 것이 바람직하다. 이렇게 하면 더욱 효과적으로 배액할 수 있으며, 향후 배액관의 위치를 용이하게 조정할 수 있고 또 다른 배액관을 넣어야 할 필요성이 줄어든다(그림 52-1). 배액관의 위치를 조정할 때에도 잡아 빼는 것이 밀어 넣는 것보다 쉬우므로 농양을 관통하여 깊이 넣어 두는 방법은 장점이 많다.

배액 도중 위장관과 농양 간에 교통*fistula*이 발견될 수 있다. 이런 때에는 배액관 1개는 농양의 가장 낮은 곳에, 또 하나는 교통이 있는 곳에 두는 것이 농양과의 교통을 빨리 없애고 배액관을 유지하는 기간을 줄일 수 있다고 한다.[3, 4]

Ⅱ 진단

초음파와 CT는 농양의 진단에 가장 많이 사용되는 방법이다. 초음파는 이동검사가 가능하며 방사선 피폭이 없고 정확도가 높다. 그러나 뚱뚱한 사람, 장내공기가 많은 사람, 수술 직후 상처가 큰 사람 등에서는 효과가 제한적이어서[1] 대개 1차적 선별검사로 사용된다. 초음파상 농양은 저에코성 액체로 보이나, 내용물에 따라서는 혼합에코 또는 고에코 등 다양한 모양으로 보일 수 있다.[5]

CT는 초음파보다 더 정형화된 정보를 제공하며, 시술자의 기술이나 환자의 체형과 무관하다는 장점이 있어 정확도가 95%를 상회한다.[6] CT는 과거와 달리 실시간 투시영상이 가능해져서 인터벤션 시술에 점점 더 많이 이용되고 있다. 일반적으로 초음파가 1차적 검사로 사용되나, 연구자에 따라서는 CT가 비용 대비 효과 면에서 가장 좋다고 주장하기도 한다.[7]

흉강, 복강 및 골반강내 액체저류*fluid collection*에서 내용물을 진단할 때에는 다양한 횡단영상방법*cross sectional imaging*을 이용한다. 농양은 대개 임상양상으로 진단할 수 있지만 혈종, 담즙종, lymphocele 등과도 감별해야 한다. 비록 액체 내 공기 또는 흉막이나 복막의 조영증강 등 동반된 염증을 시사하는 소견이 도움이 되기는 하지만, 염증의 유무와 액체의 종류를 100% 확진할 수 있는 영상소견은 없으므로 의심스러울 때에는 진단적 흡인술을 해본다.[8, 9]

흉곽내 배액술은 대부분 흉막액이나 농흉에 대해 시도된다. 폐농양에 대해서는 배액술 자체의 효과는 어느 정도 있으나 농흉, 기흉과 같은 합병증이 많고, 기관지흉막루 *bronchopleural fistula*의 위험성이 높아 효과에 대한 논란이 있으므로 대상을 신중하게 선정하여야 한다.[10, 11]

Ⅲ 경피적 배액술의 실제

1. 환자 전처치

시술 전 6시간 정도 금식시키고, 항생제 및 진통제 투여를 위하여 정맥 라인을 확보한다. 광범위 항생제, 특히 그람음성균 및 혐기성균에 감수성이 있는 약제를 투여한다. 피부와 가까운 곳에 위치한 농양을 배액할 때는 대개 국소마취제만으로 충분하나 fentanyl과 midazolam으로 얕은 진정*conscious sedation*을 하면 환자의 고통과 불필요한 움직임이 줄어들어 보다 정확하고 안전하게 시술할 수 있다. Conscious sedation 중에는 환자의 혈압, 맥박수, 산소포화도 및 심전도를 모니터하여야 한다.

시술 시작 전 혈액응고와 관련된 검사 결과를 확인하고, 혈소판 수혈, 신선냉동혈장 수혈 등 출혈 요인을 교정하도록 한다. 최근 많이 사용되는 Aspirin이나 Clopidogrel 같은 항혈소판제를 투여받는 환자는 특별히 주의해야 한다. 이 약제들은 INR이나 aPTT와 같은 검사 결과에는 영향을 주지 않으나 출혈 위험성이 높아지므로 7~10일 이상 사용을 중지하는 것이 좋다. 그러나 이와 같은 출혈 요인이 완전히 교정되지 못한 경우에도 검사 결과만으로 절대적 금기를 결정하지는 않으며, 시술의 위험성과 이득을 세심히 비교하여 시술 여부를 결정한다. 간혹 시술 중 통증이 심한 경우 부교감신경계가 과도하게 자극되어 구역, 구토, 서맥과 혈압강하 등이 발생할 수 있다. 이럴 때에는 atropin 같은 부교감신경계 차단제가 도움이 된다.

2. 천자경로의 선택

일반적으로는 복벽이나 흉벽을 통한 경로를 사용한다. Transabdominal/thoracic drainage는 시술이 편리하고 시술 후 배액관 고정 및 관리도 간편하여 가장 기본적인 방법으로 널리 사용된다. 흉막액이나 농흉일 때에는 초음파 유도하에 액체가 많은 곳 중 가장 낮은 곳에서 천자한다. 기흉일 때에는 투시유도하에 가슴의 앞쪽에서 공기가 가장 많은 곳을 선택하여 천자한다. 커다란 농흉이나 복수를 제외하고, 흉부나 복부 장기에 생긴 농양을 천자할 때에는 조직생검과 마찬가지로 장기의 정상적인 실질을 통하여 천자되도록 경로를 선택하여야 합병증을 줄이는 데 유리하다. 환자의 일상생활을 고려하여 환자가 자주 취하는 자세(누워서 잠자거나 앉아 있는 자세 등)에 불편함이 없는 곳을 선택하는 배려가 필요하다.

복강 병변에 대해서는 복벽을 통해 최단경로를 선택하게 되나, 위장관 또는 폐/늑막 손상에 주의하여야 한다. 특히 상복부에서 늑막의 위치가 예상보다 매우 낮은 경우가 많고, 늑막 또는 폐실질을 건드리면 기흉, 농흉, 각혈 등의 합병증이 발생할 수 있다. 시술 중 늑막손상을 피하려면 가능한 한 낮은 위치에서 위쪽으로 각도를 주어 천자하여야 하며, 늑막손상이 발견되면 예방적으로 흉강 내에 또 다른 배액관을 삽입하는 것을 심각하게 고려한다. 늑골 사이의 공간을 통해 천자할 때에는 혈관이나 신경이 많은 늑골의 아래쪽을 피해 가능한 한 늑골 위쪽에 가까운 곳을 천자한다.

위장관 손상을 피하기 위하여 초음파보다 CT 유도를, 복벽보다 후복막을 통한 경로를 권장한다. 병변이 작거나 주위에 위험한 구조물이 있을 때에는 CT fluoroscopy를 사용하여 바늘을 정밀하게 유도할 수 있다. 최근에 디지털 투시장비의 flat panel detector를 이용한 cone-beam CT가 개발되어 혈관조영 장비에 통합되어 쉽게 사용할 수 있게 되었다. Cone-beam CT는 환자를 CT실로 옮길 필요 없이 간편하게 횡단영상을 얻을 수 있으므로 배액술 중 바늘 끝을 정밀하게 유도할 때 큰 도움이 되며, 배액술 외에도 다양한 인터벤션 시술에서 유용하게 사용된다.[12]

골반강내 병변의 경우 장관, 방광, 자궁, 골반뼈 등에 의해 접근경로가 매우 제한된다. 이때에는 경질, 경직장 또는 경둔부*transgluteal* 경로를 사용할 수 있다.

경둔부 경로는 대좌골공*greater sciatic foramen*을 통해 배

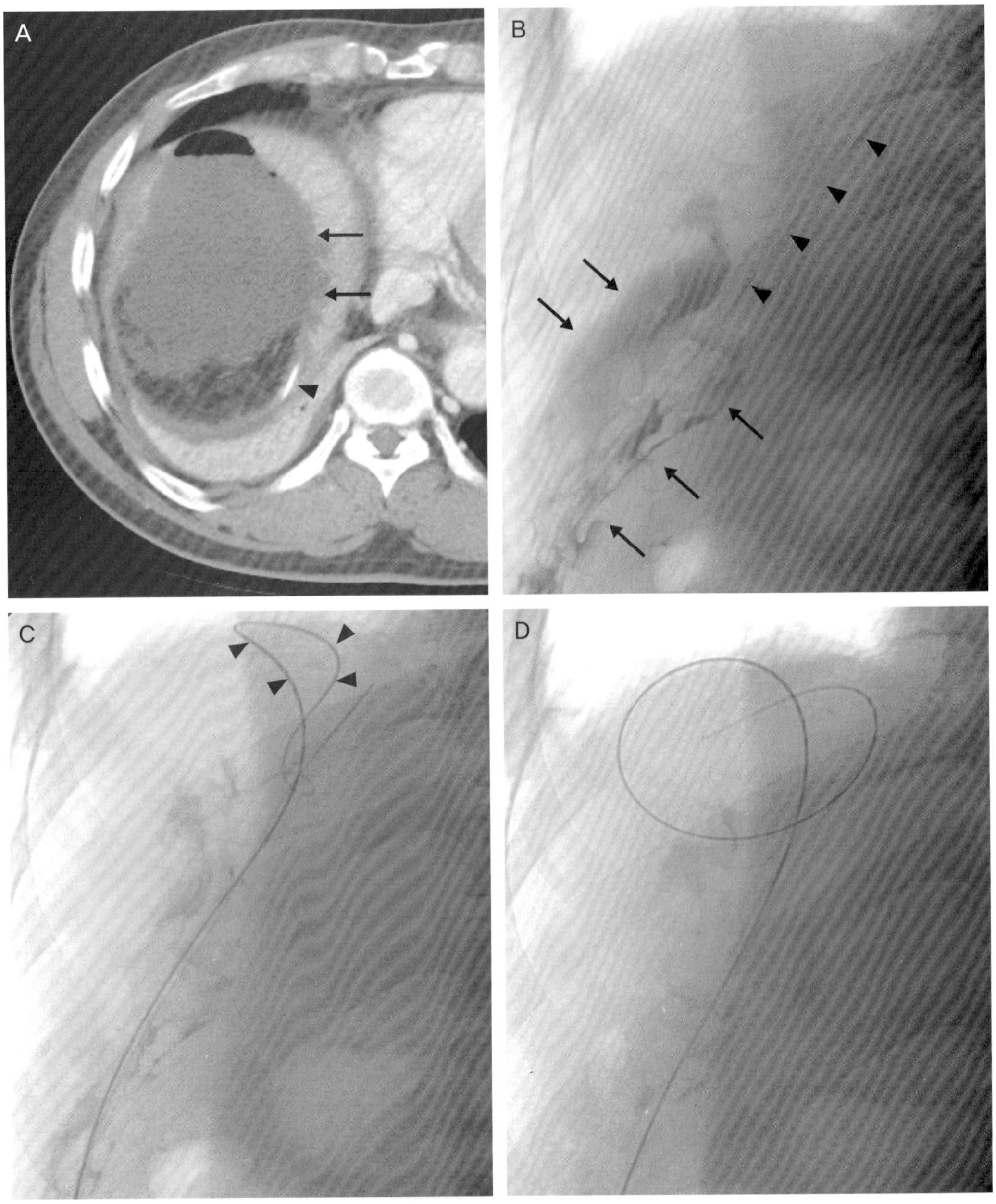

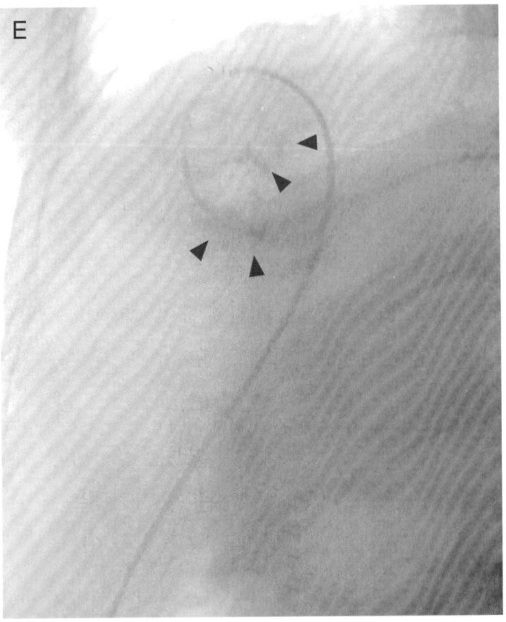

그림 52-2. 기존의 수술적 drain을 이용한 배액관의 삽입 증례 1(reprinted from reference 16 with permission)
A. 54세 남자 환자로 우측 간 segment 6, 7, 8을 절제한 환자이다. 수술 후 열이 나서 찍은 CT상 큰 fluid collection이 우측 횡격막 하부에서 관찰된다(화살표). 내부에 air-fluid level과 air bubble들이 보인다. 병변의 우측 뒤쪽으로 수술 시 외과의사가 삽입한 Jackson Pratt drain(화살촉)이 보인다. B. 배액관(화살촉)을 통해 조영제를 주입하자 대부분의 조영제가 측공으로 새어 나와(화살표) 미성숙된 tract 및 복막강 내에 고인다. 횡격막하 농양은 조영되지 않는다. C. 유도철사를 넣고 Jackson Pratt drain을 제거한 후 5Fr Kumpe type catheter와 유도철사(화살촉)를 넣어 횡격막하 농양을 찾는다. D. 유도철사가 농양 내로 들어가 말려 있다. E. 유도철사를 따라 5Fr 카테터를 넣고 sample로 소량의 내용물을 확인하고 조영제를 주입한다. 소량의 조영제가 농양 내에 있는 것이 보인다(화살촉). 이 방법으로 농양 내에 카테터가 있는 것을 확인한 후 적절한 크기의 배액관으로 교체하면 시술이 종료된다.

액하는 것으로, 이곳에는 sciatic nerve, piriformis muscle, superior gluteal nerve 등 신경, 혈관, 근육 등이 많아 시술에 주의가 필요하다. 이 중 가장 중요한 구조물은 sciatic nerve로 greater sciatic foramen의 앞 1/3 정도를 지나간다. 따라서 greater sciatic foramen의 뒤쪽으로, 천골*sacrum*에 바짝 붙어서 천자하는 것이 안전하다.[13]

경질*transvaginal* 경로는 골반강내 농양 배액 시 또 다른 좋은 방법이다. 경질초음파 및 이를 통한 다양한 인터벤션 시술이 늘어나고 있으며, 골반강내 깊숙이 위치한 농양도 이 방법으로 쉽게 관찰되는 경우가 많다. 초음파 단독 또는 초음파 및 투시 양쪽을 같이 사용하여 배액술을 시행할 수 있다. 방광을 비우고 환자를 눕혀 무릎을 세운 자세를 취하게 한 후 질 입구를 소독한다. 경질초음파 유도하에 긴 바늘을 사용하여 천자 부위를 국소마취한 후 일반적인 초음파 유도 시술과 마찬가지로 배액관을 삽입한다.[14, 15]

직장과 바로 인접한 농양에는 경직장 배액술을 시행할 수 있다. 경직장 경로를 통한 수술적 배액술은 오래전부터 시행된 방법으로 특별한 위험성은 보고되지 않았다.[16] 경직장 초음파로 병변을 겨냥한 후 경질 배액술과 같은 방법으로 시술하면 된다. 환자의 자세는 농양의 위치에 따라 다르나 일반적으로 옆으로 누운 자세를 취하게 한다. 이 시술은 환자가 고통을 거의 느끼지 않는다는 장점이 있으나 배변 시 배액관이 같이 빠져나오기 쉽다는 것이 단점이다.[17, 18]

늑막이나 소장을 관통해야만 배액이 가능한 경우도 존재한다. 이 경우에는 합병증의 위험성과 시술을 며칠 미루거나 개복수술을 하는 것의 위험성을 비교해 시술 여부를 판

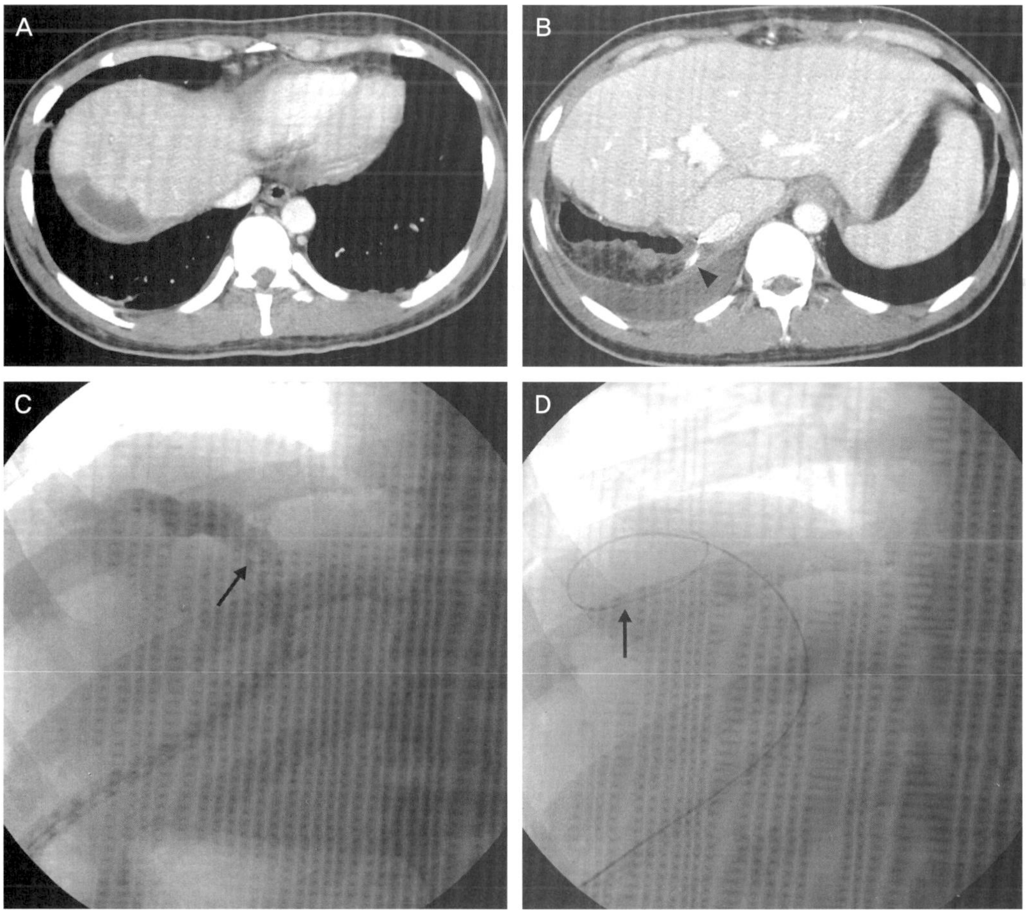

그림 52-3. 기존의 수술적 drain을 이용한 배액관의 삽입 증례 2(reprinted from reference 16 with permission) **A.** 25세 여자 환자로 간이식 공여를 위하여 우측 간엽절제술을 시행받은 환자이다. 수술 후 열이 나서 찍은 CT상 우측 횡격막하에서 작은 농양이 관찰된다. 이 부위는 폐로 둘러싸여 있어 안전한 천자경로를 확보하기 어려운 곳이다. **B.** A의 약 2.5cm 하방에서 Jackson Pratt drain의 맨 위쪽 끝이 관찰되며(화살촉), reactive change로 생각되는 우측 늑막삼출액이 있다. 이 증례에서 수술적 배액관과 농양 사이에는 약 2.5cm의 거리가 있다. **C.** 수술적 배액관을 통하여 조영제를 주입하였을 때 우측 횡격막하 농양(화살촉)과의 연결(화살표)이 관찰된다. **D.** 수술적 배액관을 제거하고 5Fr 카테터와 유도철사를 이용해 농양 내로 진입한다. 유도철사가 농양 내에 말려 있다(화살표). 이 방법으로 환자에게 아무런 고통이나 침습적인 조작 없이 농양 배액관을 삽입하여 농양을 치료할 수 있었다.

단하여야 한다. 늑막관통 후 기흉이나 농흉은 또 다른 카테터 배액술로 쉽게 치료할 수 있으며 위나 소장은 배액관으로 관통하더라도 소장-피부루가 생겨 문제가 되는 경우는 많지 않다. 또 대부분의 고형 장기는 큰 위험 없이 관통이 가능하고, 며칠을 기다리면 농양의 크기가 커져 주변 장기를 밀어내면서 안전한 시술이 가능해지기도 한다. 그러나 큰 혈관이나 대장은 반드시 피하여야 하며, 위에 말한 다른 장기들 역시 천자경로에 포함되지 않도록 최대한 노력한다.

수술 후 농양은 외과의사가 넣은 배액관*drain* 근처에 흔히 발생하며 수술상처, 장내공기 등으로 인하여 좋은 접근경로가 없는 경우가 많다. 이럴 때에는 외과적 배액관의 기능이 불충분하여 농양이 발생한 경우가 많으므로 배액관을 교체하면 비교적 손쉽고 비침습적으로 문제를 해결할 수 있다.[19]

수술적 배액관의 교체방법은 다음과 같다. 투시유도하에서 기존의 배액관 내로 조영제를 주입한다. 때로 수술적 배액관은 측공이 너무 많아 조영제가 효과적으로 주입되지 않을 수 있다. 이때는 일반적인 혈관조영술용 유도철사를 배액관 내로 넣어 경로를 확보한 후 배액관을 제거하고 유도철사를 따라 짧은 카테터(5Fr Kumpe Type, Cook, Bloomington, In, USA)를 넣고 조영제를 주입한다. 목표로 한 농양이 발견되면 카테터와 유도철사를 이용해 그곳을 선택하고 적절한 새로운 배액관을 그곳에 위치시킨다. 이 시술은 새로운 천자에 따른 위험이나 고통 없이 환자의 몸 속 깊은 곳에 위치한 농양을 효과적으로 치료할 수 있는 좋은 방법이다[19](그림 52-2, 52-3).

3. 배액관의 선택

배액관과 그 측공은 내부의 액체와 찌꺼기를 충분히 배액할 수 있을 만큼 커야 한다. 담즙저류*biloma* 또는 단순낭종 배액 후 경화요법*sclerotherapy* 등 아주 제한적인 경우를 제외하고 농양의 배액에 10Fr보다 가는 배액관을 사용하는 것은 권장하지 않으며 보통 12Fr 이상을 사용한다. 가는 배액관일수록 배액관이 막혀 기능장애를 일으켜 입원기간 및 시술횟수가 늘어날 가능성이 높아진다.

액체의 배액과 동시에 소량의 공기가 농양 속으로 들어갈 수 있는 흡인배출관(Sump Type)을 사용하면 보다 효과적으로 배액할 수 있다는 보고가 있다.[20, 21] 그러나 Sump Type 배액관이 고가이며, 경피적 배액술에 사용하는 작은 구경에서는 쉽게 내부가 막힐 수 있어 이 방법은 광범위하게 사용되지 않는다. 배액관은 Self-locking Type을 사용하는 것이 좋다. Non-self-locking Type은 농양의 크기나 모양 때문에 Self-locking Type의 사용이 불가능한 경우에만 제한적으로 사용한다. 배액관을 고정할 때에는 다양한 기구들을 사용한다(그림 52-4).

4. 배액관의 삽입

일반적으로 Seldinger 기법이 사용된다. 농양의 크기가 아주 크거나 천자 부위와 가까운 경우에는 Trocar 기법도 사용된다.

Seldinger 기법은 16G 바늘로 병변을 천자한 후 그 내부로 0.035in 유도철사를 넣고 경로를 점차적으로 확장한 후 배액관을 넣는 방법이다. 병변이 작고, 주위에 위험한 장기들이 있으면 경피경간 담즙배액술처럼 21G 바늘로 천자하고 0.018in 유도철사로 시작할 수도 있다.

Trocar 기법은 21~22G 바늘로 목표를 천자한 후 바로 그 옆에서 평행하게 카테터 속에 뾰족한 금속 Trocar를 넣은 기구로 병변을 직접 천자하는 방법으로, 시술이 빠르고 간편하다는 장점이 있다.

5. 배액관의 관리

배액관 삽입 후 내용물 전체를 흡인해낼 것인가에 대해서는 논란이 있다. 흡인에 반대하는 이유는 흡인과정에서 혈류 내로 농양 성분이 유입될 수 있고 이로 인해 패혈증을 일으킬 위험이 높아지기 때문이다. 반대로 흡인을 지지하는 이유는 자연배액 시 내용물이 끈적끈적하면 효과적인 배액이 불가능하므로 내용물을 빨리 배액하는 것이 좋고, 흡인된 양과 배액 전 영상진단으로 예측했던 양과 비교하여 농양이 확실히 배액되었는지, 혹은 내부 격막으로 인하여 불충분하게 배액되었는지를 판단할 수 있기 때문이다. 필자는 배액관 삽입 후 내용물을 모두 흡인하는 쪽을 선호하며, 흡인 후 흡인량의 1/4 정도의 생리식염수로 내부를 3, 4회 부드럽게 세척한다. 흉부 병변에 대한 배액술 후에는 기흉 등의 합병증을 예방하기 위하여 흉관과 마찬가지로 음압이 일정한 배액시스템에 연결하는 것이 바람직하다(그림 52-5).

배액관 삽입 후에는 임상의사와 인터벤션 시술의사가 긴밀히 협조하여 관리해야 한다. 시술 후에는 ① 임상경과를

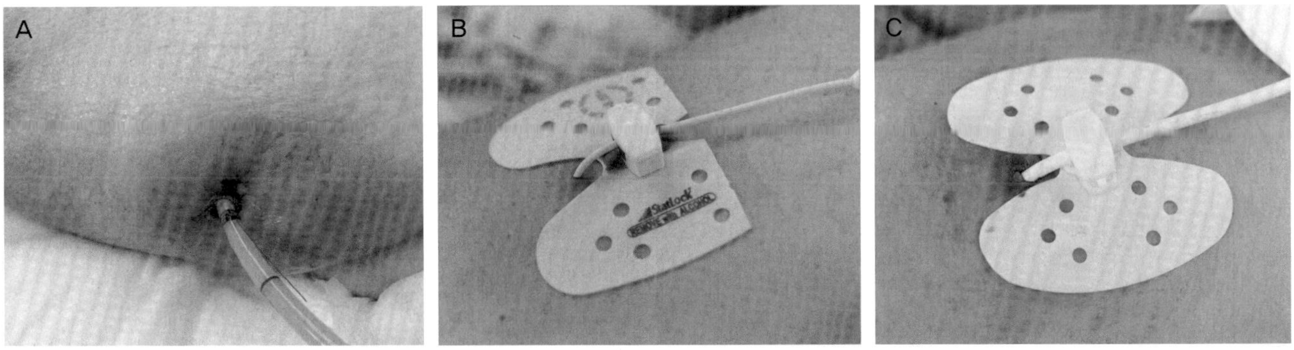

그림 52-4. 다양한 배액관의 고정 방법 A. 배액관을 피부에 직접 봉합하여 고정하는 방법이다. 피부 감염의 위험이 높고 잘못 잡아당겨질 때 피부가 손상될 수 있으므로 Self-locking catheter를 사용할 수 없는 경우 혹은 기존 고정기구들로 잘 고정되지 않는 경우에 제한적으로 사용한다. B, C. 여러 종류의 고정기구가 상품화되어 있으며 각 병원의 상황에 따라 적절한 물품을 선택할 수 있다.

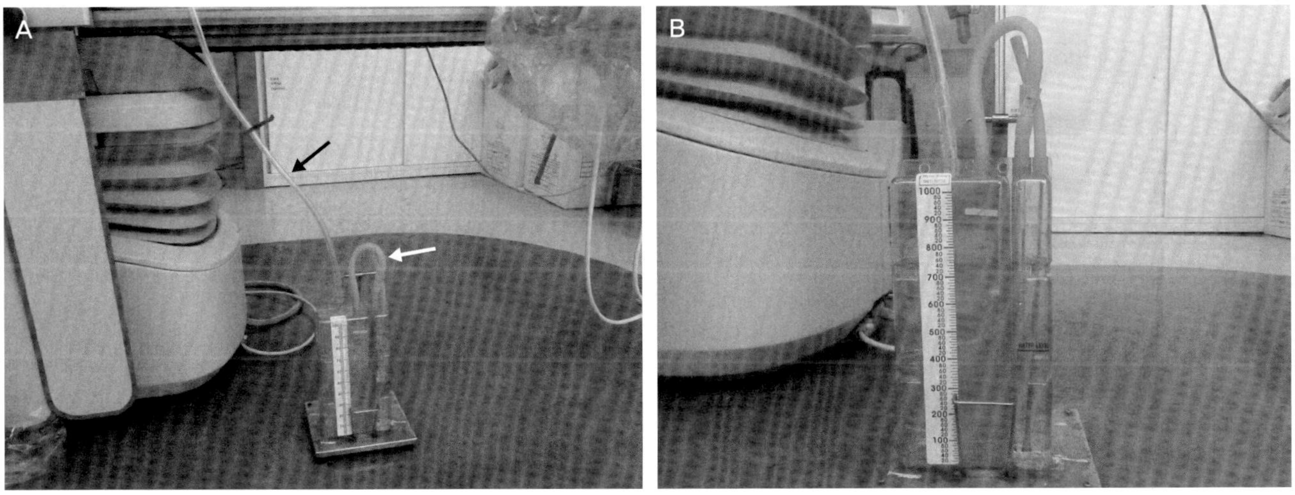

그림 52-5. 늑막액 배액 후 배액시스템(2 chamber system)의 연결 음압을 걸어 빨아내는 3 chamber system과 음압 없이 자연배액되는 2 chamber system 중 상황에 알맞은 것을 선택한다. A. 환자 측에 연결된 관(검은 화살표)은 배액량을 측정할 수 있는 큰 collecting chamber로 연결된다. Collecting chamber에서 연결된 관(흰 화살표)은 공기의 역류를 막아 주는 water seal chamber로 연결된다. 환자 측으로 연결된 관은 중력에 의해 액체가 잘 흐를 수 있도록 중간에 loop가 생기지 않게 위치시킨다. B. Water seal chamber에는 소량의 물을 표시 부위까지 채워서 collecting chamber와 연결된 straw가 수면 아래에 있도록 한다.

면밀히 관찰하고 ② 환자를 점검하며 ③ 배액시스템을 조사한다.[22] 시술에 성공하였다면 환자의 상태가 24~48시간 내에 정상화되어야 한다. 72시간이 지나도 열이 떨어지지 않으면 배액이 불충분하거나 몸 안에 또 다른 발열 원인이 있기 때문일 가능성이 높다. 배액관을 통해 조영제를 주입하여 배액관의 기능을 확인하고, 연결된 또 다른 농양이 있는지 찾아보거나 CT로 남아 있는 농양 또는 제3의 장소에 염증이 없는지 확인할 필요가 있다. 배액량이 갑자기 줄어드는 것은 배액관이 막혔기 때문일 수 있고, 배액량이 갑자기 늘어나는 것은 장이나 담도, 췌관 등과 교통*fistula*이 생겼기 때문일 가능성이 크다.

매일 상처 소독 시 배액관 삽입부에 연조직염*cellulitis*이나 농양이 있는지 검사하여야 하며, 배액관이 빠지거나 배액관 주위로 액체가 새는지도 관찰하여야 한다. 또 외부로 노출된 배액시스템이 꼬이거나 막혔는지도 점검한다. 병실에서는 매일 3~5cc의 생리식염수로 배액관을 청소해야 한다. 이것은 배액관이 찌꺼기나 섬유소 응괴*fibrin clot*로 막히는 것을 예방하고, 개통 상태를 확인하는 데 필수적이다. 식염수가 잘 주입되지 않거나 배액관 주위로 새는 것이 관찰되면 배액관이 막히거나 빠졌음을 의미한다. 식염수가 잘 주입되나 배액되지 않는다면 ① 배액관이 부분적으로 막혀 one-way valve처럼 되었거나 ② 농양 내에 구획이 생겨 주입된 식염수가 더 깊고 효과적으로 배액되지 않는 부분으로 흘러 들어갔기 때문이거나 ③ 장이나 담도와 교통이 생겨

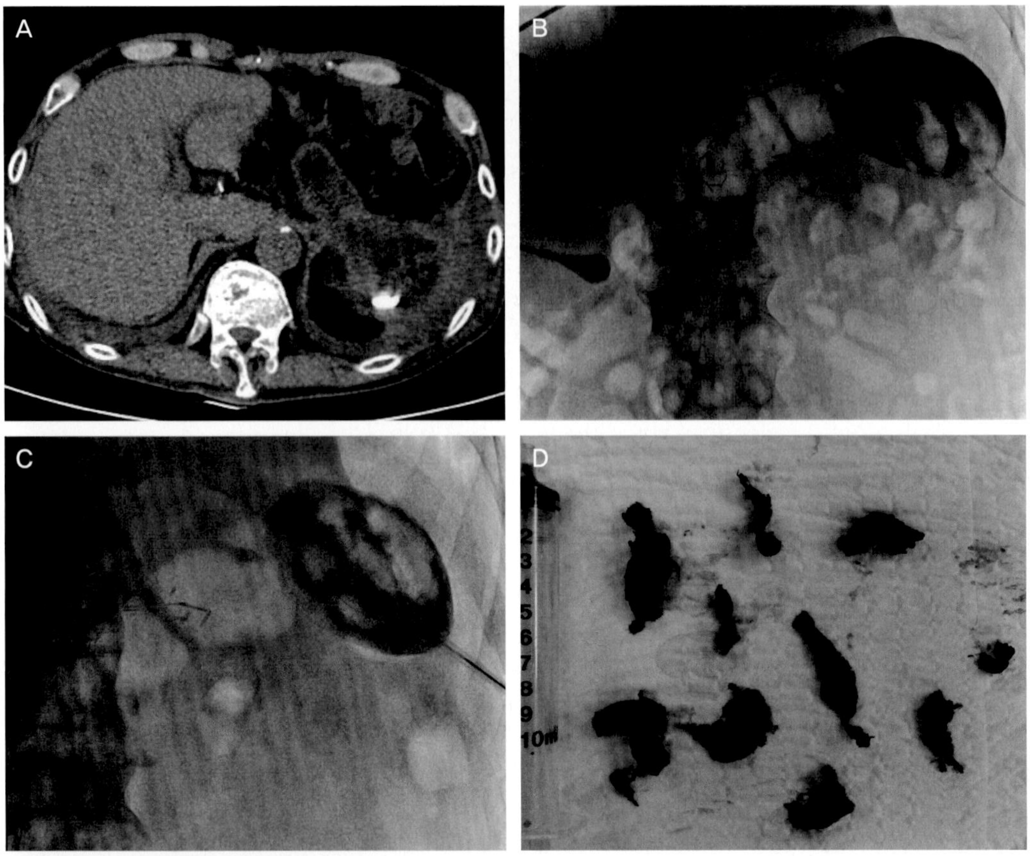

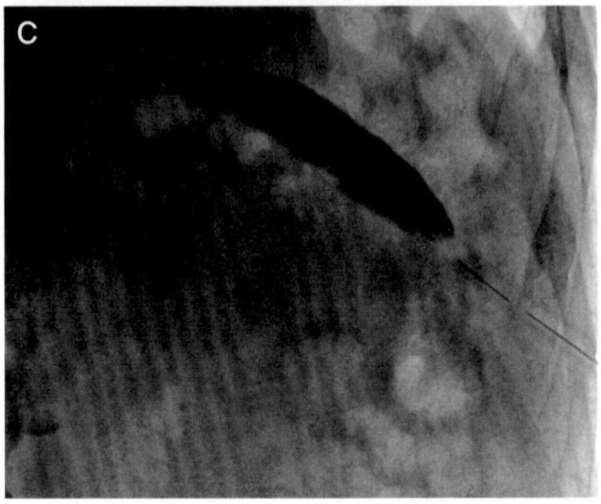

그림 52-6. 배액관을 통한 Debridement 수술 후 발생한 급성 췌장염과 비장경색 후 발생한 좌상복부 농양으로 6주 이상 배액관을 설치한 환자로 배액량이 감소되지 않고 지속적인 염증 소견이 있었다. **A.** CT상 커다란 농양이 있고 내부의 지방괴사로 인한 고형물질이 다량 관찰된다. **B.** 배액관을 통해 조영제를 주입하자 농양 내부에서 고형물질이 다량 관찰된다. **C.** 배액관 경로를 통해 14Fr stone basket(Cook)을 넣고, 고형물질을 제거하고 있다. **D.** Stone basket으로 제거한 다량의 고형물질이다. 제거할 수 있는 고형물질의 크기는 배액관 경로의 크기에 따라 결정된다. **E.** 3, 4일 간격으로 5회 debridement을 시행하였고 내부의 고형물질을 완전히 제거하였다. 환자는 이후 염증 소견이 호전되어 배액관을 제거받은 후 퇴원하였다.

그쪽으로 들어갔거나 ④ 내용물이 반고형물*semisolid*이어서 흡인 시 측공이 막히기 때문이다. 어떤 경우에나 인터벤션 시술의사와 상의하여 배액관의 기능과 위치를 재확인할 필요가 있다.

농양과 인접 장기와의 교통 유무를 진단하고자 배액관 삽입 직후에 다량의 조영제를 주입하는 것은 바람직하지 못하다. 이 시기에는 농양의 크기가 커서 충분한 양의 조영제를 주입하기가 어렵고, 또 다량의 조영제로 인해 농양내 압력이 높아지면 패혈증 등 합병증이 발생할 가능성도 높다. 따라서 수일 후 농양의 크기가 줄어든 다음 진단적 검사를 시행하고, fistula 유무, 위치 및 크기에 따라 배액관을 조정하는 것이 바람직하다.

6. 배액관을 통한 추가적 인터벤션 시술

다량의 고형 또는 반고형물 때문에 배액이 효과적으로 이루어지지 않는 경우(예: 괴사성 췌장농양, 혈종 등)에는 'Debridement Irrigation'이라는 시술이 필요할 수 있다. 혈관조영실에서 16~20Fr 이상의 배액관으로 교체한 후 소량(약 20~50cc)의 생리식염수를 주입하고 50cc 주사기로 강한 음압을 가한 상태에서 배액관을 체외로 잡아 빼면 배액관 내부 및 측공에 고형물질들이 붙어서 따라 나오게 되는데, 이런 시술을 반복하여 고형물질을 제거한다. 때로는 담석 바구니*stone basket*를 이용해 내부의 고형물질을 작은 크기로 분쇄하거나 직접 제거한다(그림 52-6).

커다란 액체 내에 배액관을 삽입하면 내부에 fibrin clot 등에 의해 2차적으로 내부 구획이 발생하여 효과적으로 배액되지 않는 경우가 발생할 수 있다. 흔히 CT 영상에서는 배액관이 액체 내부 혹은 한쪽 끝에 위치해 있으나 배액량이 현저히 감소하는 형태로 나타난다. 이때에는 배액관을 제거하고 혈관촬영용 배액관으로 교체(Davis 혹은 Kumpe catheter, Cook)한 후 이를 통해 조영제를 주입하여 구역의 크기 및 모양을 확인하고 나서 카테터와 유도철사를 이용해 구획을 파괴하거나 배액관을 더 깊은 곳에 위치한, 충분히 배액되지 않는 구획 쪽으로 밀어 넣는 시술을 한다(그림 52-7). 구획이 다발성이어서 효과적으로 배액되지 않을 때에는 섬유소원 용해법*fibrinolytic therapy*를 시도할 수 있다. 이 방법은 배액관을 통해 섬유소원 용해제(urokinase 등)를 주입하여 내부의 섬유성분들을 용해시켜서 추가적인 구획의 발생을 막고, 기존 구획들의 연결을 촉진함으로써 배액관을 추가로 삽입하지 않고 완전 배액이 되도록 하는 것이다. 이 방법은 과거 오랫동안 다양한 방법으로 사용되어 왔는데, 대표적인 방법 중 하나를 소개하면 다음과 같다. 식염수 100cc에 urokinase 10만U을 섞은 뒤 배액관을 통하여 주입하고 배액관을 잠근다. 2~3시간 후 배액관을 열고 배액 흡인 장치에 연결한 뒤 음압을 가하여 흡인해 낸다. 이런 방법을 하루 1, 2회, 총 서너 차례 반복 시행한다. 이 방법의 성공률은 40~85%이다.[23-26]

객혈을 동반한 강내 아스페르길루스종*intracavitary aspergilloma*의 치료에서 폐동맥 색전술은 응급 지혈에 효과가 있으나 재발이 흔하므로 수술적 제거가 가장 확실한 치료이다. 그러나 수술에 따르는 위험이 높은 경우에는 인터벤션 시술을 시도하기도 한다. 8Fr 정도의 비교적 가는 배액관을 공동 내에 삽입하고 항진균제인 amphotericin B 50mg을 20mL의 5% 포도당 용액에 섞어 10일간 매일 주입한다. 시술 후 30분간 환자는 공동이 있는 측을 아래쪽으로 해서 누워 있어야 한다. 주입된 액체는 다시 뽑아내지 않는다. 이 방법은 단기효과가 비교적 좋지만, 배액관을 장기간 유지해야 하는 불편함이 있어, 공동 내에 오랜 기간 동안 머물 수 있도록 젤 혹은 페이스트 형태로 만든 항진균제를 18G 바

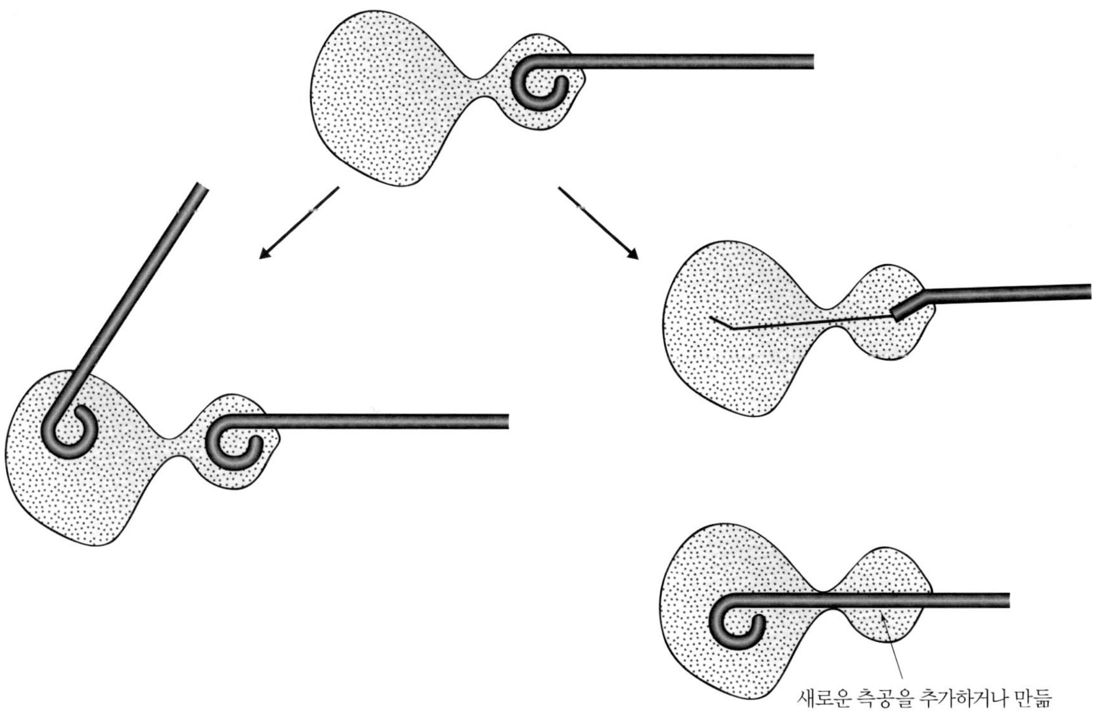

그림 52-7. 배액관 유지 중 발생하는 잔여 공간*residual cavity*의 치료 가능하다면 우측 그림처럼 기존의 배액관의 위치 및 측공*side hole*을 조절하여 해결하는 것이 비침습적이고 좋은 방법이다. 그러나 안쪽에 새로 구획된 농양과 연결이 없는 경우에는 불가피하게 새로운 배액관을 삽입해야 한다.

늘로 공동을 천자하여 한 번 주입하는 방법도 사용되고 있다. 그러나 이 방법들은 단기 지혈효과는 우수하나 객혈의 재발이 흔하며 장기적 효과는 알려져 있지 않다.[27]

7. 배액관의 제거

배액관을 제거하기 전 조영제를 주입히여 남아 있는 공간의 크기 및 fistula 여부를 확인하게 된다. 배액관의 제거 조건은 ① 배액관이 막히지 않은 상태에서, ② 하루 배액량이 10mL 이하, ③ 열이 없을 것, ④ 조영제 주입 시 남은 공간의 크기가 작을 것 등이다. 배액량 10mL는 보수적인 기준이며, 병변의 형태 및 배액되는 액체의 성상에 따라 더 빨리 제거할 수도 있고, 하루에 나오는 양이 10mL 이하라도 남아 있는 공간이 크다면 며칠 더 기다리는 것이 바람직할 수도 있다.

Ⅳ 경피적 배액술의 합병증

가장 흔한 합병증은 시술 후 통증과 출혈인데 대개 시간이 지남에 따라서 저절로 호전되며, 통증성 쇼크에 빠지거나 실혈 때문에 생명 징후에 이상이 발생하여 수혈하게 되는 경우는 드물다. 시술 중 혹은 시술 직후 급격히 열이 오르거나 오한이 발생하는 경우가 드물지 않으나 대부분 보존적 치료에 반응한다.

배액술 후 주로 문제가 되는 것은 지속적인 fistula로 인하여 배액관을 제거하기 어려운 경우이다. Fistula는 원래 병변에 있었던 경우도 있고, 배액관 삽입 시 위 혹은 소장 등을 관통하거나, 액체가 찬 위장관을 농양으로 오인하여 잘못 배액관을 삽입하는 경우도 있다. 대부분 관통에 의해 발생한 fistula는 큰 문제 없이 치유되는 경우가 많으며, 원발병소가 치료된 후 배액관을 nelaton catheter와 같은 직선형 배액관으로 바꾼 다음 병실에서 천천히 배액관의 길이를 줄여 나간다. Fistula가 지속되는 경우에는 glue 색전술을 시도해 볼 수도 있다.

Ⅴ 경피적 배액술의 효과

경피적 배액술의 성공률은 '성공'의 정의에 따라 다를 수 있다. 일반적으로 배액술의 성공은 열이 떨어지고 농양이 소실되어 수술적 치료를 피할 수 있어야 하며 장기적으로 재발이 없는 것을 의미한다. 단방성이며 비교적 단순한 농양의 치료 성공률은 90~100%로 알려져 있다.

그러나 췌장농양이나 위장관과 fistula를 동반한 농양의 치료 성공률은 이보다 낮은 60~100% 정도로 알려져 있다.[19, 22] 이 외에도 많은 논문들이 경피적 배액술에서 수술적 배액술보다 높은 치료성공률과 낮은 유병률 및 사망률을 보고하고 있다.[22, 28] 수술과 경피적 배액술의 성적을 완전한 전향적 무작위로 비교한 연구는 없었던 것이 사실이지만 경피적 배액술이 너무나 널리 시행되고, 경피적 배액술의 우수성을 경험적으로 알고 있는 현 시점에서 전향적 무작위 배정 비교연구를 하는 것은 비윤리적인 행위라고 생각된다.

경피적 배액술로 '완치'는 이룰 수 없더라도 대부분의 환자에서 증상을 호전시킬 수 있다. 이렇게 증상을 경감할 수 있기 때문에 환자는 보다 안정된 상황에서 보다 근원적인 수술적 치료를 받을 수 있는 '시간 벌기 효과*temporizing effect*'로 수술의 합병증을 낮추고 수술의 성공률을 높일 수 있다.[29]

참고문헌

1. Fry DE, Clevenger FW. Reoperation for intraabdominal abscess. Surg Clin North Am 1991;71:159-173.
2. Movssa AR, Lavelle-Jones M, Scott M. Surgical Complication. In: Sabiston DC, ed. Textbook of Surgery. Philadelphia: Saunders, 1986:331-345.
3. Edwards KC, Katzen BT, Wood C. Continuous gentle suction apparatus for abscess drainage. Radiology 1982;145:537.
4. Dawson SL, Mueller PR, Ferruci JT Jr. Mucomyst for abscesses: a clinical comment. Radiology 1984;151:342.
5. Kressel HY, Filly RA. Ultrasonographic appearance of gas containing abscess in the abdomen. AJR Am J Roentgenol 1978;130:71-73.
6. Knochel JQ, Koehler PR, Lee TG, et al. Diagnosis of abdominal abscesses with computed tomography, ultrasound and III Indium leukocyte scans. Radiology 1980;137:425-432.
7. Cook DE, Walsh JW. Computed tomography and ultrasound -guided drainage of abscesses or other fluid collections. In: Pinson NM, Tisnado J, Cho S, eds. Emergency Radiology. Boston: Little, Brown & Co., 1984:343-368.
8. Mueller PR, Van Sonnenbeg E, Ferruci JT Jr. Percutaneous drainage of 250 abdominal fluid collections. Part Ⅱ. Current Procedural concepts. Radiology 1984;151:343-347.
9. Dobrin PB, Gully PH, Greenlee HB, et al. Radiologic diagnosis of intraabdominal abscess: do multiple tests help? Arch Surg 1986;121:41-46.
10. Kelogrigoris M, Tsagouli P, Stathopoulos K, et al. CT-guided percutaneous drainage of lung abscesses: review of 40 cases. JBR-BTR 2011;94:191-195.
11. Yunus M. CT guided transthoracic catheter drainage of intrapulmonary abscess. J Pak Med Assoc 2009;59:703-709.
12. Orth RC, Wallace MJ, Kuo MD. C-arm cone-beam CT: general principles and technical considerations for use in interventional radiology. J Vasc Interv Radiol 2008;19:814-821.
13. Butch RJ, Mueller PR, Ferruci JT Jr. et al. Drainage of pelvic abscesses through the greater sciatic foramen. Radiology 1986;158:487-491.
14. Van Sonnenberg E, D'Agostino HB, Casola G, et al. US-guided transvaginal drainage of pelvic abscesses and fluid collections. Radiology 1991;181:53-56.
15. Van Der Kolk HL. Small deep pelvic abscesses: definition and drainage guided with an endovaginal probe. Radiology 1991;181:283-284.
16. Mauro MA, Jaques PF, Mandell VS, et al. Pelvic abscess drainage by the transrectal catheter approach in men. AJR Am J Roentgenol 1985;144:477-479.
17. Bennett JD, Kozak RI, Taylor BM, et al. Deep pelvic abscesses: transrectal drainage with radiologic guidance. Radiology 1992;185:825-828.
18. Lomas DJ, Dixon AK, Thomson HJ, et al. CT guided drainage of pelvic abscess: the perineal transrectal approach. Clin Radiol 1992;45:246-249.
19. Kim YJ, Han JK, Lee JM, et al. Percutaneous drainage of postoperative abdominal abscess with limited accessibility: preexisting surgical drains as alternative access route. Radiology 2006;239:591-598.
20. Van Sonenberg E, D'Agostino HB, Casola G, et al. Percutaneous abscess drainage: current concepts. Radiology 1991;181:617-626.
21. Van Sonnenberg E, Schiffman HR, Casola G, et al. Simplified solvent infusion and drainage in closed systems double-lower single catheter method. AJR Am J Roentgenol 1985;144:259-260.
22. Ayoub DM. Abscess drainage and management. In: Workshop Handout Book. SCVIR 1998;98:1-10.
23. Lee KS, Im JG, Kim YH, et al. Treatment of thoracic multiloculated empyema with intracavitary urokinase: A prospective study. Radiology 1991;179:771-775.
24. Lemmer JH, Botham MJ, Orringer MB. Modern management of adult thoracic empyema. J Thorac Cardiovasc Surg 1985;90:849-855.
25. Pollack JS, Passik CS. Intrapleural urokinase in the treatment of loculated pleural effusion. Chest 1994;105:868-873.
26. Moulton JS, Benkert RE, Weisiger KH, et al. Treatment of complicated pleural fluid collections with image-guided drainage and intracavitary urokinase. Chest 1995;108:1252-1259.
27. Kravitz JN, Berry MW, Schabel SI, Judson MA. A modern series of percutaneous intracavitary instillation of amphotericin B for the treatment of severe hemoptysis from pulmonary aspergilloma. Chest 2013;143:1414-1421.
28. Glass CA, Cohn I Jr. Drainage of intra-abdominal abscesses: a comparison of surgical and CT guided catheter drainage. Am J Surg 1984;147:315-317.
29. Aedec M, Jacqueline L, Wellman J, et al. Role of surgical and percutaneous drainage in the treatment of abdominal abscesses. Arch Surg 1983;118:273-280.

Section XII

담도계 비혈관 인터벤션

Chapter 53

경피경간담즙배액술과 경피담낭조루술

김재형

경피경간담즙배액술*percutaneous transhepatic bile drainage; PTBD*은 담관 폐쇄로 인한 폐쇄성 황달 환자에서 피부를 천자하고 간을 통하여 확장된 담관 내에 배액관을 삽입하여 담즙을 체외로 배출시킴으로써 담관내 압력을 감소시켜 환자의 증상을 호전시키는 시술이다. PTBD는 1969년 Kaude 등이 처음 시도하였으며,[1] 현재까지 폐쇄성 황달 치료의 기본적인 시술로 널리 시행되고 있으며, 이 시술로 확보한 경로를 통해서 생검이나 스텐트설치술 등의 이차적인 진단이나 치료를 시행하고 있다.

담낭의 경피감압술은 1743년에 처음 보고되었으나[2] 1980년에 이르러 경피담낭조루술*percutaneous cholecystostomy*과 그와 관련된 다른 경피적 시술들이 인기를 얻게 되었다.[3, 4] 급성 담낭염 환자에서 다른 임상적 문제 때문에 담낭절제술을 견딜 수 없는 경우 percutaneous cholecystostomy가 유용하게 사용되었으며, 중환자의 보존적 치료 또는 근치적 치료방법으로 사용되었다.[5-9]

경피담낭인터벤션은 진단적 인터벤션과 치료적 인터벤션으로 나눌 수 있다. 진단적 담낭인터벤션에는 담낭흡인, 생검, 담낭담관조영술*cholecystocholangiography* 등이 있고, 치료적 담낭인터벤션에는 percutaneous cholecystostomy, MBTE(methyl tert-butyl ether) 직접용해술, 경피담낭결석제거술*percutaneous cholecystolithotomy* 등이 있다.

I 경피경간담즙배액술

Percutaneous transhepatic bile drainage; PTBD

1. 적응증

PTBD의 적응증은 〈표 53-1〉과 같다.[10] 절대적 금기증은 없으며 상대적 금기증으로는 출혈 경향을 들 수 있다. 혈소판 수가 50,000/mm^3 이하이거나 프로트롬빈시간이 50% 이하일 때는 시술 전 출혈 경향을 교정해야 한다. 그러나 출혈 경향이 있는 환자라도 다른 치료법보다 합병증의 빈도가 낮을 것으로 예상된다면 PTBD를 시도해 볼 수 있다. 이 외에 다발성 간낭종, 과혈관종양, 혈관기형, 다발성 전이가 있는 경우는 상대적인 금기이나, 병변이 침범되지 않는 경로가 있다면 시도할 수 있다. 다량의 복수가 있는 경우 PTBD를 시행하면 천자 부위로 지속적인 복수유출이 있을 수 있다. 이 경우 경피적 천자가 필요 없는 내시경적 담즙배액술

〈표 53-1〉 PTBD의 적응증

황달 환자에서 담즙배액술	악성종양의 고식요법 수술 전 담관내 감압
담즙누출의 전환술	
이차적 진단시술	생검
이차적 치료시술	담석제거술 담관협착 확장 내부방사선조사 담관 스텐트설치술

From 성규보. Percutaneous transhepatic biliary drainage(PTBD); Indications, techniques, results. 혈관 및 중재적방사선과학연구회. 혈관 및 중재적 방사선과학 증례집 제3호. 서울: 성문각, 1996:5-11.

〈표 53-2〉 PTBD 시술의 원칙

통증을 줄이려는 노력	충분한 안정과 마취 간피막은 한 번만 천자
감염을 줄이려는 노력	단순한 기구 사용 최단시간 내 시술 최소한의 조영제 사용 하나의 배액관으로 최대범위 배액 삽입 후 최대한 배액 삽입 후 즉시 세척하지 않기 담관조영술은 2~3일 후 시행 Internal drainage는 이차적으로 시술
출혈을 줄이려는 노력	간피막은 한 번만 천자 최대한 말단부 담관 천자 간세포암 환자에서 시술 주의

을 먼저 고려하고, 불가피하게 시술하는 경우에는 간좌엽을 통해 PTBD를 하면 복수유출을 줄일 수 있으며, 체내배액술*internal drainage*로 가능한 한 빨리 교체하는 것이 좋다.

2. 시술방법

합병증 방지를 위한 원칙은 〈표 53-2〉와 같다.

(1) 환자의 전처치

시술 전에 영상진단을 필히 시행하여야 하며 가능하면 컴퓨터단층촬영술*computed tomography; CT*로 객관적인 정보를 확보한다. 이는 폐쇄성 황달의 확진뿐만 아니라, 천자할 부위 선정에 있어 주변 장기와의 상대적 위치, 간내담관과 혈관의 관계, 간 양엽의 상대적 크기를 파악하고, 천자침이 통과할 부위의 간 상태를 알기 위한 절차이다. 말기 악성종양 환자에서 간기능 상실로 인한 황달을 폐쇄성 황달로 오인하여 PTBD를 요청할 수 있으므로 이를 감별해야 하며, 영상소견을 참고하여 천자침이 과혈관 종양을 통과하지 않도록 경로를 잡는 것이 좋다.

시술 전에 최소 4시간 금식해야 하며, 환자에게 시술에 대하여 충분히 설명하고 동의서를 받아야 한다. 시술 전 수액 공급을 위한 정맥 통로가 필요하며, 담관폐쇄 환자의 30~60%에서 담관염이 동반되므로[11, 12] 담즙으로 배출되는 광범위 항생제를 사용한다. 이러한 전처치로 시술 전후에 발생할 수 있는 감염된 담즙의 혈관역류로 인한 패혈증에 대비한다. 시술하기 30분 전에 atropine sulfate나 pethidine hydrochloride를 근육주사하여 진정과 통증 완화를 도모하며, midazolam이나 fentanyl 등을 정맥주사할 수도 있다. 전처치 약물을 과량 투여하지 않도록 주의해야 하며, 투여 후 시술 중에는 환자의 상태를 주의 깊게 감시해야 한다.

(2) 유도

간내담관의 천자는 초음파 유도하에 하는 방법과 투시하에 하는 방법이 있다. 초음파 유도는 간좌엽을 천자할 때 특히 유리하며, 천자 때 방사선 피폭선량을 줄일 수 있으며, 정확히 천자할 수 있어 투시하에서 하는 방법보다 사망률이 적다는 보고도 있다.[13] 원하는 담관에 정확히 천자된 것을 확인한 후 배액관 삽입까지의 시술은 투시하에서 시행하는 것이 일반적이다.

(3) 마취

시술 중 심한 통증을 호소하는 경우에는 진정과 더불어 충분한 마취가 필요하다. 보통 2% lidocain 10mL로 피부에서 간 표면의 직하부 실질까지 국소마취를 한다. 우측 PTBD는 늑간신경차단*intercostal nerve block*을 같이하는 것이 일반적이며 천자부 늑간강*intercostal space*과 상하 각각 하나의 늑간강에서 시행한다. 천자할 위치에서 등쪽으로 5cm 부위의 늑골 하부 모서리에서 시행한다. 그러나 심부통*deep pain*은 호전되지 않는다.

(4) 천자

간외담관이 막힌 경우 PTBD를 위한 천자는 어느 간내담관이나 가능하지만 일반적으로 좌엽의 경우 Couinaud 분류의 S2, S3에, 우엽의 경우 S5, S6에 시행하며, 양측 간내담관이 분리된 경우 1개의 배액관으로 가장 넓은 부위에

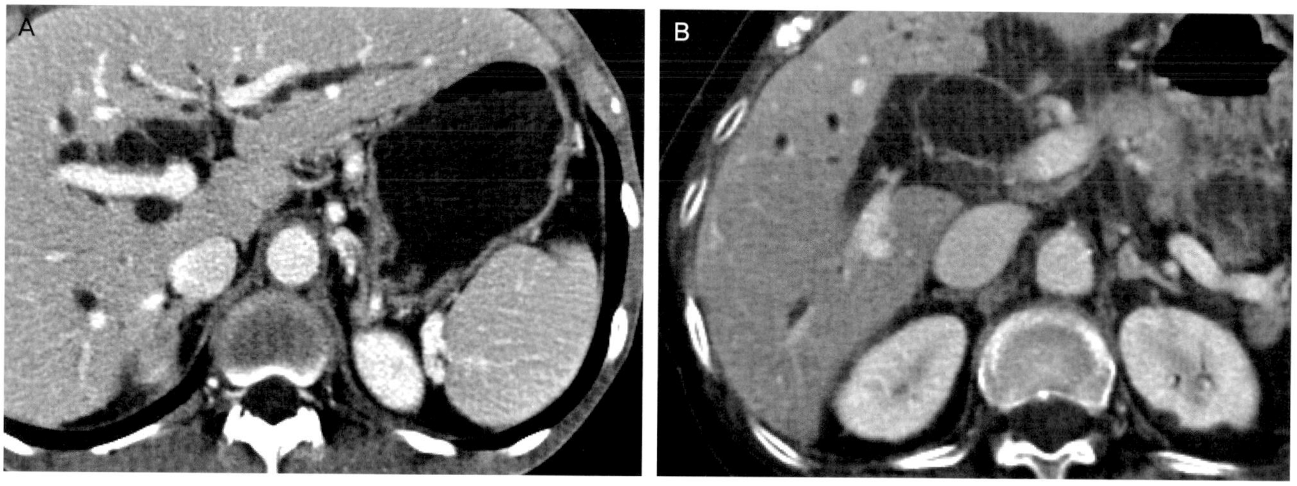

그림 53-1. 간 좌우엽의 담관과 문맥과의 위치관계 A, B. 폐쇄성 황달이 있는 환자의 CT에서 좌엽 S3의 담관은 문맥에 비해 뒤에 위치하며(A), 우엽 S5, S6의 담관은 문맥에 비해 앞에 위치한다(B). 문맥이 천자되었을 때 이 위치 상관 관계를 고려하면 담관의 위치를 예측할 수 있다.

서 담즙 배액이 가능하도록 적절한 부위를 천자한다. 천자 각도는 간문*hepatic hilum*을 향하여야 하고, 원만한 경로를 이루기 위해 천자되는 담관과 예각으로 천자하여야 한다. 우엽에서의 천자는 자연적으로 예각이 이루어지지만, 좌엽 천자에서는 우상방을 향하는 비스듬한 천자를 시행하여야 예각을 이룰 수 있다. 간실질을 통과하는 길이를 짧게 하기 위하여 가능한 한 가장 말단 부위의 담관을 천자하는 것이 좋으며, 이렇게 함으로써 간동맥이나 간문맥의 손상을 최소화할 수 있다. 천자의 횟수를 가능한 한 줄여야 하며 간피막은 한 번만 천자되도록 한다. 초음파 유도로는 간피막의 위치를 어렵지 않게 알 수 있으나 투시하에서는 간의 외측면에서 4~5cm 정도 여유를 두어야 천자침이 간피막을 벗어나지 않는다.

간우엽을 천자할 때 흉막강을 통과하지 않도록 주의한다. 깊이 숨을 들이쉰 상태에서 흉막반전부*pleural reflection*의 위치를 확인하고 이의 하부에서 천자를 시도하여야 흉막삼출, 기흉 등의 합병증을 피할 수 있다. 또 중심부 액와선*mid-axillary line*을 기준으로, 늑골의 직상부를 통하여 천자한다. 간좌엽을 천자할 때에 간좌엽의 크기는 개인 간에 차이가 크며, 위나 횡행결장*transverse colon*이 위치하므로 사전에 영상으로 천자가 가능한지 확인하여야 한다는 점을 염두에 둔다. 시술자의 손이 투시에 노출되는 경우 초음파 유도로 천자하고, 투시를 조준*collimation*하면 피폭을 줄일 수 있다. S3의 담관이 S2의 담관에 비해 전하부에 위치하므로 이를 천자하는 것이 기본이다.

간세포암의 담관 침윤에 의한 폐쇄성 황달의 경우 과혈관성 종양으로 PTBD를 하는 동안 기구의 자극으로 쉽게 출혈하게 되며, 또 대부분의 환자가 출혈성 경향이 있어 출혈이 멈추지 않고 점차적으로 나빠질 수 있다. 따라서 시술 중 기구 및 배액관이 폐쇄 부위를 자극하지 않도록 각별히 주의하여야 한다.

21G Chiba needle을 이용하여 간을 천자하고 주사기로 음압을 주며 바늘을 뺄 때 담즙이 흡인되면 가능한 한 뽑아주고 소량의 조영제를 주입하여 담관임을 확인한다. 잘 흡인되지 않으면 바늘을 천천히 빼면서 조영제를 주입하여 담관을 확인한다. 문맥이 천자된 경우 조영제를 주입하였을 때 혈류에 의해 소실된다. PTBD를 시도하는 부위에서 담관은 간좌엽의 경우 문맥보다 뒤에, 간우엽의 경우 문맥보다 앞에 위치하며, 문맥이 천자된 경우 이를 기준으로 담관의 위치를 예측할 수 있다(그림 53-1). 조영제는 천자된 담관만 조영되도록 소량을 주입한다. 조영제 주입으로 담관 내의 압력이 증가하면 감염된 담즙이 혈류로 역류하여 패혈증에 빠질 수 있기 때문이다.

(5) 배액관 삽입

담관이 천자되면 0.018in hairwire를 삽입하고 피부를 절개한다. Hairwire를 따라 yellow sheath를 삽입하고 sheath의 외측만 남긴 후 0.035in 유도철사*guide wire*를 삽입한 다음, 사용할 배액관에 따라 확장기*dilator*로 경로를 확장하고 배액관을 삽입한다. 배액관을 선택할 때는 담즙이 충분히 배액되고, 호흡이나 이동에 따라 꺾이거나 빠지지 않도록 7~10Fr 크기를 이용한다. 배액관 끝의 위치가 총담관이

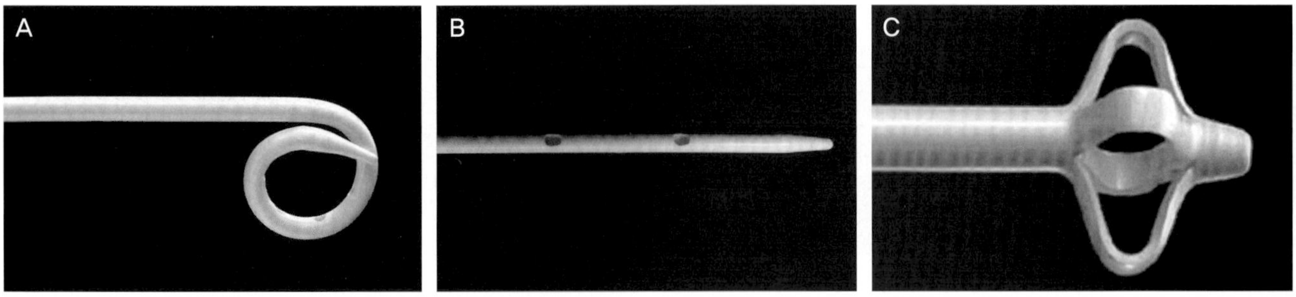

그림 53-2. 배액관의 종류 A. Pigtail형 B. 직선형 C. Malecot형

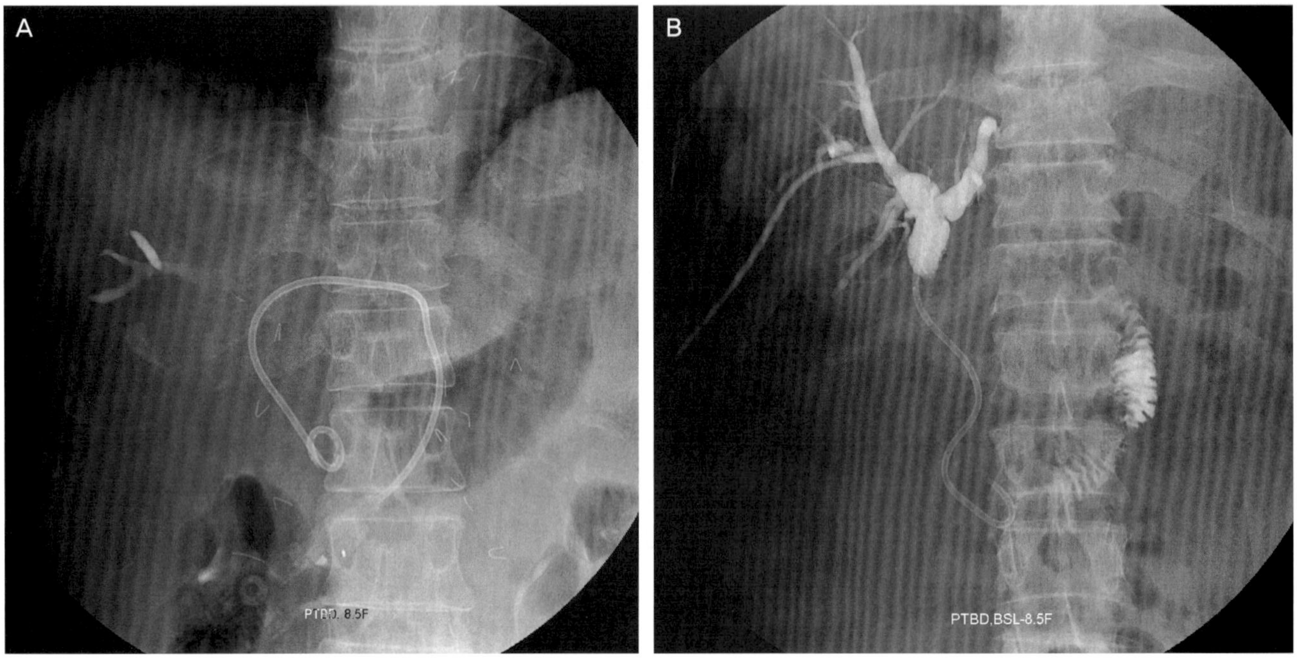

그림 53-3. 배액법 A. External drainage. 최소한의 조영제를 사용하여 담관을 확인할 정도로만 조영하는 것이 원칙이다. B. External-internal drainage. External drainage를 시도하고 염증, 부종이 가라앉은 후 시도하는 것이 원칙이다.

면 pigtail형을 사용하는 것이 일반적이고, 간내담관의 경우 담관의 확장 정도에 따라 pigtail형 이외에 직선형이나 Malecot형의 배액관을 사용할 수 있다(그림 53-2). 배액관은 담관의 폐쇄 부위에서 1cm 정도 떼어 놓아 막힌 부위를 자극하지 않도록 한다.

(6) 고정

배액관으로만 고정되는 것이 좋기 때문에, 이런 측면에서는 잠기는 pigtail형이 유리하다. 배액관을 피부에 고정하는 방법으로 봉합하는 법과 고정기구를 이용하는 법이 있다. 어떤 방법이든 배액관을 안정되게 고정할 수 있어야 하며, 고정으로 인한 자극이 적어야 하고 피부 부위를 소독할 수 있어야 한다.

(7) 배액법

담즙을 배액시키는 방법에는 internal drainage, external drainage, external-internal drainage가 있다(그림 53-3). Internal drainage은 플라스틱 스텐트*plastic stent*나 금속 스텐트*metallic stent*를 협착 부위에 삽입하는 것이다. External drainage는 담즙을 배액관을 통해 체외로 배액시키는 보편적인 방법으로, 가장 간단하며 기능부전 때 배액관을 교환하기가 편리하나, 환자가 담즙 주머니를 가지고 다녀야 하는 불편함이 있다. 또, 장기간 삽입하면 체액과 전해질의 손실이 문제가 될 수 있다. External-internal drainage은 담즙이 장으로 내려가게 되어 담즙의 체내 순환을 유지시킬 수 있다. 이때 internal drainage를 위하여 막힌 병변 부위를 통과하여야 하는데, 심한 폐색이 아니면 협착 부위를 대부분 쉽게 통과한다.[14] 그렇지 않은 경우 2~3일간 external drainage를 통해 담관내 압력을 낮추고 염증을 치료한 후 이차적으로 다시 시도하면 대부분 시술이 가능하다. External drainage와 마찬가지로 몸 바깥에 담즙 주머니가 있기 때문에 환자가 행동하기 불편할 수 있으나 담관내에 있는 배액관이 길기 때문에 우연히 빠지는 일은 적다.

3. 시술 후 관리

시술 후 24시간 이상 잘 관찰하여야 하며, external-internal drainage를 시도한 경우에도 2~3일간은 배액관을 열어 체외배액이 함께 이루어지도록 한다. Internal drainage로 전환하였을 때 통증, 발열, 담즙누출이 발생하면 다시 external drainage를 병행한다. 하루에 2~3회씩 생리식염수로 세척하며, 담관염의 증상이 있으면 배액관이 폐쇄되었거나 이동했을 가능성이 있으므로 즉시 조치해야 한다. PTBD 경로가 성숙하는 데 1~2주가 필요하며, 이후에 배액관이 빠지면 같은 경로를 찾을 수 있으나 그렇지 않은 경우 다시 PTBD를 시행하여야 한다.

4. 합병증

조기 합병증으로 동통, 발열, 패혈증, 담즙누출, 출혈 등이 있으며 지연기에 담관염, 배액관 이탈, 폐쇄, 전해질 손실 등이 생길 수 있다.[15, 16] 시술과 관련된 사망률은 0.6%에서 2.5%로 보고되고 있으며, 원인은 패혈증, 과다출혈, 담즙성 복막염, 흉막 합병증 등 다양하다.[15, 17-19] 이런 합병증은 적절한 시술로 예방할 수 있으므로 주의점에 대해 잘 알아야 한다.

(1) 동통

앞에서 서술한 진통제를 투여하고 국소마취를 하며, 호흡부전을 방지하기 위해 환자 감시장치와 인력을 갖추어야 한다. 또, 첫 시술을 무리하게 하여 환자의 고통을 가중시키지 않아야 한다. 시술 중에 발생한 담즙누출로 인해 복막이 화학적으로 자극을 받아 환자가 통증을 느낄 수 있다. 담즙을 충분히 흡인하고, 경로 확장 후에는 신속하게 배액관을 삽입하여야 담즙누출을 최소화할 수 있다.

(2) 감염

감염을 최소화하려면 시술 도중 담관내 압력을 올릴 수 있는 어떠한 조작도 피해야 하며, 진단적 담관조영술은 적어도 2~3일 후에 시행하는 것이 바람직하다.

(3) 출혈

PTBD에 의한 혈관 손상은 비교적 흔한 합병증으로, 동맥출혈과 정맥출혈, 급성출혈과 지연출혈로 나눌 수 있다.[11] 혈관 손상을 피하려면 가능한 한 주변부 담관을 천자하여 담관 주변의 혈관이 함께 천자되는 것을 최소화하여야 하며, 만일 중앙부 담관이 천자되면 주변부 담관을 다시 천자하는 것이 바람직하다. 문맥출혈은 주로 시술 직후에 일어난다. 문맥의 작은 분지에서의 출혈은 배액관을 삽입하여 조절할 수 있고, 보다 큰 문맥의 경우 배액관을 막아 놓고 1~2일 기다리거나, 조금 더 굵은 직경의 배액관을 삽입하면 대부분 해결된다. 동맥손상에 의한 출혈은 보통 수일이 경과한 후에 발생하고 지연기에 가성동맥류 형성에 의한 출혈도 있을 수 있다. 동맥출혈은 선홍색으로 배액관을 막거나 교체하는 것으로 조절되지 않으며, 즉시 혈관조영술로 출혈 부위를 확인하고 색전술을 시행해야 한다. 먼저 배액관을 그대로 두고 혈관조영술을 시행하며, 출혈 부위가 발견되지 않으면 유도철사로 경로를 유지한 상태에서 배액관을 제거하고 혈관조영술을 시행하면 동맥의 손상에 의한 조영제 유출이나 가성동맥류를 확인할 수 있다. 색전술은 해부학적으로 병변 원위부까지 접근하여 시행하여야 재개통을 막을 수 있으며, 미세코일*microcoil*이나 glue 등을 이용한다(그림 53-4).

(4) 담즙누출*Bile leakage*

정상 기능의 배액관에서는 문제되지 않으나 배액관이 막히거나 이탈에 의해 곁구멍*side hole*이 담관 내에 위치하지 않는 경우에 발생한다. 이전의 영상과 비교하여 배액관의 위치가 이동했는지 확인하고, 이동했으면 원래위치로 시키고 이동하지 않았으면 배액관을 통한 담관조영술을 시행하여 배액관이 폐쇄되었는지 확인한다. 배액관이 꼬여 폐쇄될 수 있으며, 이때에는 더 단단하거나 굵은 관으로 교환한다. 이런 문제가 없는데 담즙누출이 지속된다면 직경이 더 큰 배액관으로 교체해야 한다. 이탈이 시술 1주일 이내에 발생하면 담관내 감압이 불완전하며 PTBD 경로도 섬유화가 충분히 이루어지지 않아 담즙상 복막염의 위험이 크므

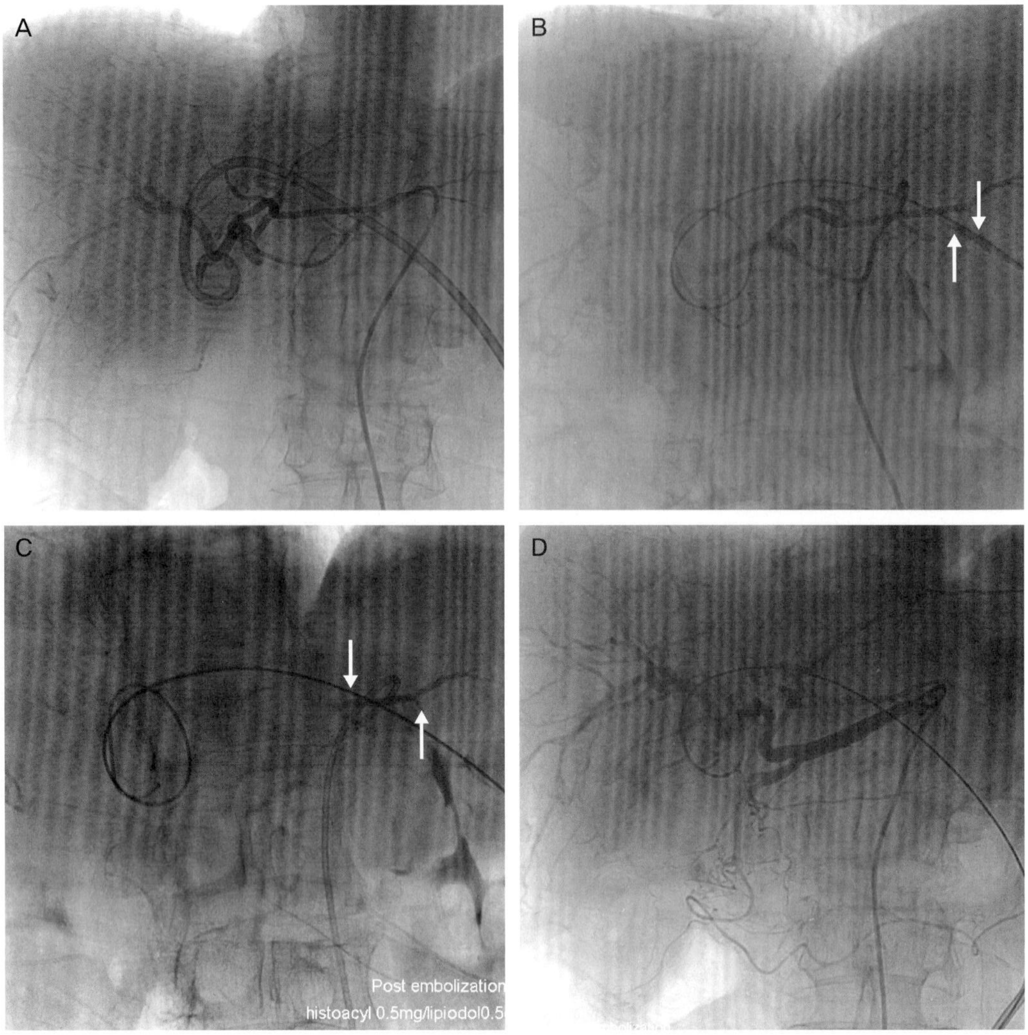

그림 53-4. PTBD 후 동맥손상에 의한 출혈 A. PTBD 5일 후 혈액담즙증*hemobilia*으로 의뢰된 환자의 최초 복강동맥 조영사진*celiac angiogram*에서 조영제의 누출이나 가성동맥류는 보이지 않는다. B. 안전하게 유도철사를 삽입하고 배액관을 제거한 후 촬영한 혈관조영 사진에서 조영제가 유도철사 주위를 따라 누출되는 모습이 보인다(화살표). C. 좌간동맥*left hepatic artery*의 작은 분지에 의한 출혈로서, glue를 이용하여 원위부까지 막아 형성된 glue cast(화살표)가 보인다. D. 색전술 후 시행한 혈관조영 사진. Glue cast 때문에 혈류가 없으며 조영제의 누출은 소실되었다.

로 반드시 배액관의 위치를 재조정하거나 새로운 배액관으로 교환해 주어야 한다. 3~4주 후에는 경로 섬유화로 담즙성 복막염이 일어날 가능성은 적으며 급성 합병증이 생기는 경우는 드물다. 대부분은 경로가 잘 형성되어 쉽게 재삽입할 수 있으나, 재삽입하지 못한 경우에는 급성 증상이 있으면 서둘러 새로운 PTBD를 시행하고, 급성 증상이 없다면 담관이 확장되기를 기다려 재시도할 수 있다.

이 외에 흉막 합병증으로 담관흉막루*biliopleural fistula*, 기흉, 혈흉, 농흉 등의 흉막 합병증이 3% 이내로 보고되고 있다.[20] 늑막을 관통한 것을 발견한 경우에는 다시 PTBD를 시행하여 새로운 배액관을 삽입하고 기존의 배액관은 제거한다. 흉막삼출이 많거나 줄지 않는 경우 배액해 주어야 하며, 배액관 경로로 피부나 복막강, 드물게는 흉강에 악성종양이 전이될 수도 있다.[21, 22] 장기간 배액을 시행하는 환자에서 무결석담낭염*acalculous cholecystitis*이 알려져 있고, 이는 종양 자체나 배액관에 의한 담관 폐쇄와 관련이 있다.[23]

Ⅱ 경피담낭조루술*Percutaneous cholecystostomy*

1. 적응증

Percutaneous cholecystostomy의 적응증은 첫째로 담석이 있는 급성 담낭염이나 담석이 없는 무담석 담낭염 *acalculous cholecystitis*이다. 담석이 있는 급성 담낭염의 경우

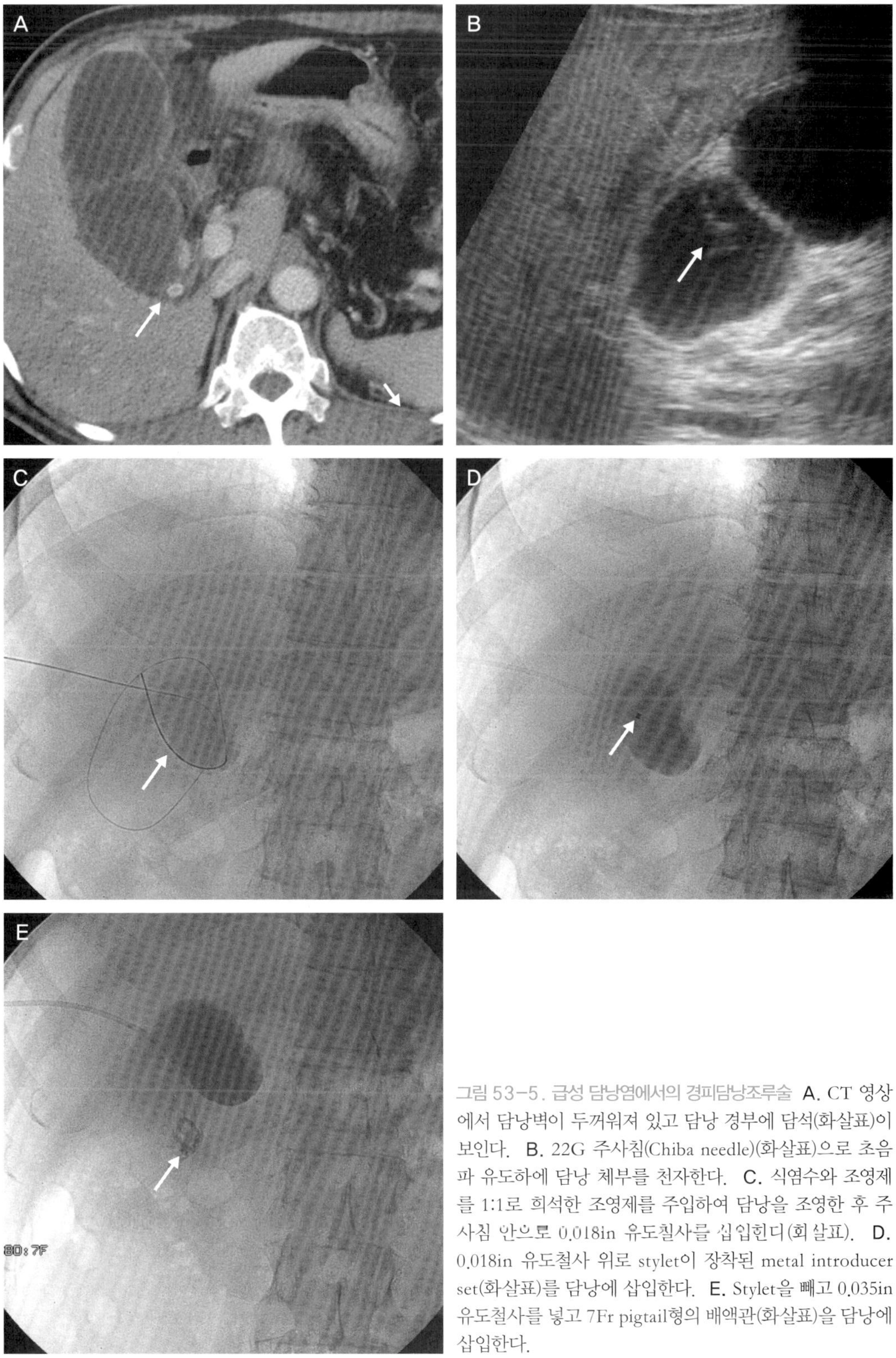

그림 53-5. 급성 담낭염에서의 경피담낭조루술 A. CT 영상에서 담낭벽이 두꺼워져 있고 담낭 경부에 담석(화살표)이 보인다. B. 22G 주사침(Chiba needle)(화살표)으로 초음파 유도하에 담낭 체부를 천자한다. C. 식염수와 조영제를 1:1로 희석한 조영제를 주입하여 담낭을 조영한 후 주사침 안으로 0.018in 유도철사를 삽입한다(화살표). D. 0.018in 유도철사 위로 stylet이 장착된 metal introducer set(화살표)를 담낭에 삽입한다. E. Stylet을 빼고 0.035in 유도철사를 넣고 7Fr pigtail형의 배액관(화살표)을 담낭에 삽입한다.

환자의 전신 상태가 심각하거나 75세 이상의 노령 환자와 같이 응급 수술을 시행할 수 없는 경우에는 percutaneous cholecystostomy를 통하여 환자를 안정시킨 후 담낭절제술을 진행한다(그림 53-5). 무담석 담낭염의 경우에는 수술이 필요 없기 때문에 percutaneous cholecystostomy가 궁극적인 치료가 될 수 있다. 두 번째는 담낭축농*GB empyema*이나 담낭수종*GB hydrops*, 담낭천공이다(그림 53-6). 세 번째로, 담낭관 이하의 총담관 폐쇄가 있는 선택적인 경우에 일시적인 담관 배액 목적으로 시술할 수 있다.[4-9, 24]

절대적 금기사항은 출혈 경향이 있는 경우로서 혈소판이

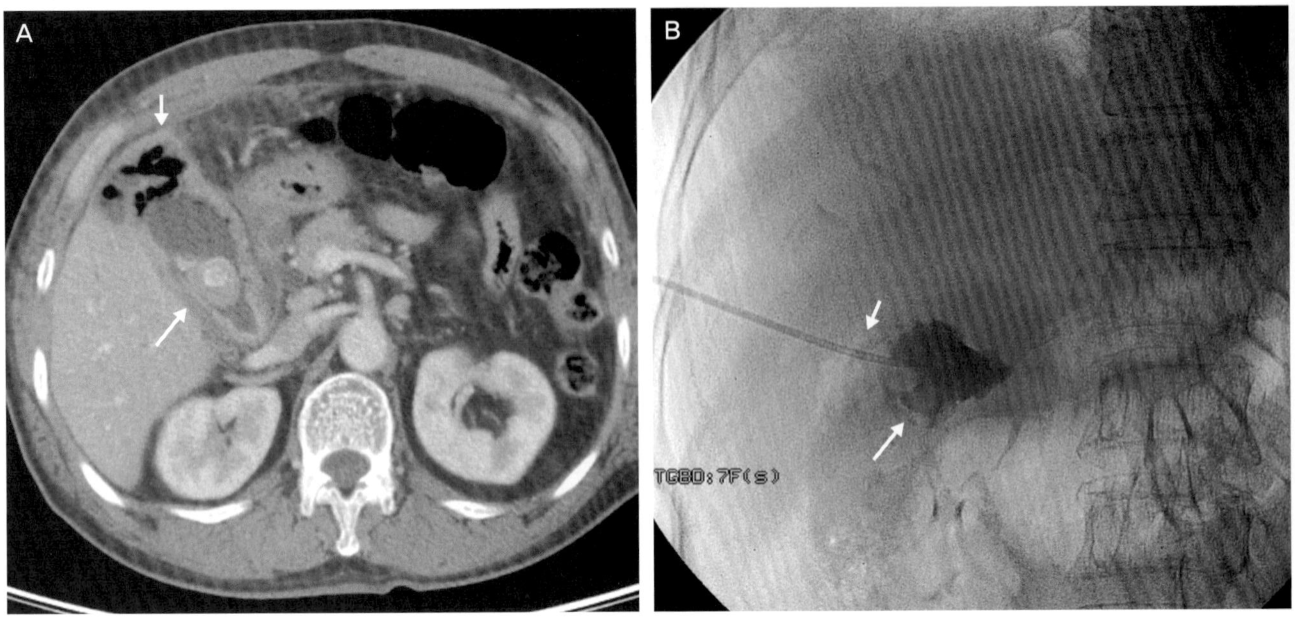

그림 53-6. 국소적인 담낭천공을 동반한 담낭축농*GB empyema*에서의 경피담낭조루술 A. 조영증강 CT 영상에서 담낭벽이 두꺼워져 있고 담낭에 담석(화살표)이 보인다. 담낭 기저부에 담낭벽 결손과 공기방울(짧은 화살표)이 있어 담낭천공을 나타낸다. B. 7Fr pigtail형의 배액관을 담낭에 삽입하였다. 담낭에 담석(화살표)이 있고 담낭 주위에 공기방울(짧은 화살표)이 있다.

50,000/cm^3 이하이거나, 프로트롬빈시간이 15초 이상인 경우이다. 상대적 금기사항은 다량의 복수가 있어서 혈복강 또는 담즙 유출에 따른 복막염을 초래할 위험이 있는 경우이다.

2. 시술방법

Percutaneous cholecystostomy를 시행하는 방법은 매우 다양하다. 접근 경로는 간을 통하는 경우(경간transhepatic)와 복막을 통과하는 경우(경복막transperitoneal)로 나눌 수 있고 배액관을 설치하는 방법에 따라 Seldinger 기법과 Trocar 기법으로 나눌 수 있다.

(1) 경간 경로 대 경복막 경로

경간 경로의 장점은 담낭의 기저부*fundus*와 달리 간에 부착되어 있고 움직임이 적은 담낭 부위로 배액관이 삽입된다는 것이다. 따라서 천자하기 쉽고 담즙 유출이 있는 경우에는 간에 의해 눌릴 수 있기 때문에 담즙 유출을 막을 수 있다. 단점은 percutaneous cholecystolithotomy를 시행할 경우 큰 경로로 확장하는 과정에서 출혈 가능성이 증가한다는 것이다.

경복막 경로는 간을 통과하지 않고 담낭을 직접 천자하는 방법이다. 경복막 경로의 장점은 향후 percutaneous cholecystolithotomy를 시행할 경우 큰 경로로 확장하기가 용이하다는 것이다. 그러나 담낭 기저부의 이동이 심하여 천자하기가 어렵고, 횡행결장*transverse colon*이 담낭을 싸고 있으면 결장이 천공될 가능성이 있다. 또한 Seldinger 기법을 사용하는 경우 유도철사가 담낭 밖에서 말리기 쉽다.

(2) Seldinger 기법 대 Trocar 기법

Seldinger 기법은 초음파를 이용하여 담낭의 위치와 담낭의 염증 유무를 확인하며 담낭을 천자하고 그다음 시술은 투시하에 시행하는 방법이다. 21~22G 주사침(Chiba needle)으로 초음파 유도하에 담낭을 천자한다. 담낭이 천자되면 소량의 조영제를 주입하여 담낭을 조영한다. 주사침 안으로 0.018in 유도철사를 삽입한 후 피부를 배액관이 들어갈 정도(2~3mm)로 절개한다. 0.018in 유도철사 위로 stylet이 장착된 metal introducer set를 담낭에 삽입한 후 stylet을 빼고 0.035in 유도철사를 넣고 7Fr에서 9Fr의 확장기*dilator*를 사용하여 경로를 확장한 후 7~8.5Fr pigtail형의 배액관을 담낭에 삽입한다(그림 53-5). 경로 확장 과정에서 유도철사가 담낭 입구 부위에서 꺾이지 않도록 조심한다. 이런 경우에는 유도철사나 배액관이 담낭 밖인 복강 내에 위치하게 된다.

Trocar 기법은 환자를 시술실로 옮길 수 없는 상황일 때 침대 옆에서 시행할 수 있으며, 초음파 유도하에 경간 경로

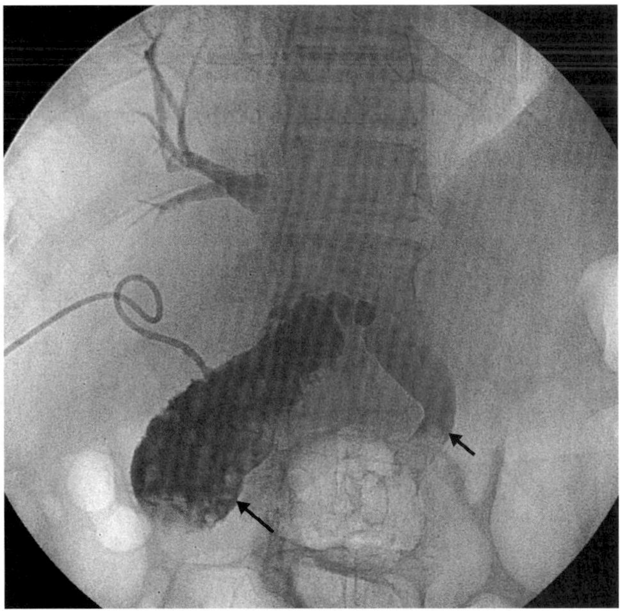

그림 53-7. 경피담낭조루술 후의 담낭담관조영술*cholecystocholangiography* 경피담낭조루술 후 5일이 지나 시행한 담낭담관조영술에서 담낭에 많은 수의 담석들(화살표)이 있고 총담관(짧은 화살표)에도 담석이 있다.

로 시행한다.[25-28] 먼저 배액관이 들어갈 피부를 국소마취한 후 배액관이 들어갈 정도(2~3mm)로 절개한다. 초음파 유도하에 21~22G 주사침(Chiba needle)이나 척수 바늘로 담낭을 천자하여 기준 바늘로 삼는다. 천자 후 담즙을 흡인하여 바늘이 담낭에 있는 것을 확인한다. 8Fr pigtail형의 배액관을 기준 바늘에 일렬로 위치시키면서 한 번에 신속히 담낭 안으로 삽입한다. 배액관의 담낭내 위치는 초음파나 담즙 흡인으로 확인한다.

3. 시술 후 관리

배액관은 하루에 2~3회 정도 약 10mL의 생리식염수로 세척해야 개통 기간을 늘릴 수 있다. 배액관은 최소 2주 후에 제거해야 한다. 담낭과 피부 사이의 경로가 성숙되기까지는 2주가 필요하며, 만약 그전에 배액관을 제거하면 담즙이 복강으로 유출될 수 있다. 따라서 배액관을 제거하기 전에 담낭과 피부 사이의 경로가 성숙되었는지 확인하여야 한다.[29]

급성 담낭염의 증상이 호전되면 담낭염의 원인을 알기 위해 담낭담관조영술*cholecystocholangiography*을 시행한다(그림 53-7). 담낭관의 개통 여부, 담낭, 담낭관, 총담관의 담석 유무를 확인한다. 담낭관에 담석이 있으면 수술적 담낭제거술이나 percutaneous cholecystolithotomy를 시행하여 담석을 제거한 후에 배액관을 제거한다. 총담관에 담석이 있으면 수술적 제거, 경피경간총담관쇄석술*percutaneous transhepatic choledocholithotripsy*, 내시경역행담췌관조영술*endoscopic retrograde cholangiopancreatography; ERCP* 등을 이용하여 제거할 수 있다.

4. 합병증

Percutaneous cholecystostomy의 합병증 발생률은 0~8%로 수술적 담낭조루술의 약 24%에 비해 매우 낮다. 주요 합병증은 출혈, 미주신경 자극에 의한 서맥과 저혈압, 담즙 유출에 의한 복막염이다.[30-33] 약 5%에서는 담낭이 간에 부착되어 있지 않고 복막에 싸여 있거나 장간막에 매달려 있는데, 이러한 경우에는 경간 경로를 이용하여 천자하더라도 담즙이 유출될 가능성이 있다. 담즙 유출이 의심되면 항생제를 투여하고 환자를 유심히 관찰해야 하며, 환자의 상태가 안정되지 않으면 복강경이나 개복술이 필요하다. 미주신경 자극에 의한 서맥과 저혈압을 예방하기 위해 시술 전에 atropine을 사용해야 한다고 주장하는 저자들이 있으나 대부분 사용하지 않는다.[34]

참고문헌

1. Kaude JV, Weidenmier CH, Agee OF. Decompression of bile ducts with the percutaneous technique. Radiology 1969;93: 69-71.
2. Glenn F, Grafe WR Jr. Historical events in biliary tract surgery. Arch Surg 1966;93:848-852.
3. Elyaderani M, Gabriele OF. Percutaneous cholecystostomy and cholangiography in patients with obstructive jaundice. Radiology 1979;130:601-612.
4. Shaver RW, Hawkins IF Jr, Soong J. Percutaneous cholecystostomy. AJR Am J Roentgenol 1982;138:1133-1136.
5. Werbel GB, Nahrwold DL, Joehl RJ, et al. Percutaneous cholecystostomy in the diagnosis and treatment of acute cholecystitis in the high-risk patient. Arch Surg 1989;124:782-785.
6. Van Steenbergen W, Ponette E, Marchal G, et al. Percutaneous transhepatic cholecystostomy for acute complicated cholecystitis in elderly patients. Am J Gastroenterol 1990;85: 1363-1369.
7. Boland GW, Lee MJ, Leung J, et al. Percutaneous cholecystostomy in critically ill patients: early response and final outcome in 82 atients. AJR Am J Roentgenol 1994;163:339-342.
8. Hatzidakis AA, Prassopoulos P, Petinarakis I, et al. Acute cholecystitis in high-risk patients: percutaneous cholecystostomy vs conservative treatment. Eur Radiol 2002;12:1778-1784.
9. Lee MJ, Saini S, Brink JA, et al. Treatment of critically ill patients with sepsis of unknown cause: value of percutaneous cholecystostomy. AJR Am J Roentgenol 1991;156:1163-1166.
10. 성규보. Percutaneous transhepatic biliary drainage(PTBD); Indications, techniques, results. 혈관 및 중재적방사선과학연구회. 혈관 및 중재적 방사선과학 증례집 제3호. 서울: 성문각, 1996:5-11.
11. Yee AC, Ho CS. Complications of percutaneous biliary drainage: benign versus malignant diseases. AJR Am J Roentgenol 1987;148:1207-1209.
12. Clark CD, Picus D, Dunagan WC. Bloodstream infections after interventional perocedures in the biliary tract. Radiology 1994;191:495-499
13. Takada T, Yasuda H, Hanyu F. Technique and management of percutaneous transhepaic cholangial drainage for treating an obstructive jaundice. Hepatogastroenterology 1995;42: 317-322.
14. Sawada S, Tanigawa N. Percutaneous transhepatic biliary drainage. In: Han MC, Park JH. Interventional Radiology. Seoul: Ilchokak, 1999:540-552.
15. Gunther RW, Schild H, Thelen M. Review article: percutaneous transhepatic biliary drage: experience with 311 procedures Cardiovasc Intervent Radiol 1988;11:65-71.
16. 한준구. 경피경간 담즙 배액술의 합병증: 예방과 치료. 혈관 및 중재적방사선과학연구회. 혈관 및 중재적 방사선과학 증례집 제3호. 서울: 성문각, 1996:27-33.
17. Mueller PR, vanSonnenberg E, Ferrucci JT, Jr. Percutaneous biliary drainge: Technical and catheter related problems. Experience with 200 cases. AJR Am J Roentgenol 1982;138: 17-23.
18. Hamlin JA, Friedman M, Stein MG, et al. Percutaneous biliary drainage: complications in 188 consecutive catheterizations. Radiology 1986;158:199-202.
19. Nilsson U, Evander A, Ihse I, et al. Percutaneous transhepatic cholangiography and drainage: risks and complications Acta Radiol 1983;24:433-439.
20. Strange C, Allen ML, Freedland PN, et al. bilopleural fistula as a complication of percutaneous biliary drainage: experimental evidence for pleural inflammation. Am Rev Respir Dis 1988;137:959-961.
21. Chapman WC, Sharp KW, Weaver F, et al. Tumor seeding from percutaneous biliary catheter. Ann Surg 1989;209:708-715.
22. Anschuetz SL, Vogelzang RL. Malignant pleural effusion: a complication of transhepatic biliary drainage. AJR Am J Roentgenol 1986;146:1165-1166.
23. Lillemoe KD, Pitt HA, Kaufman SL, et al. Acute cholecystitis occurring as a complication of percutaneous transhepatic drainage. Surg Gynecol Obstet 1989;168:348-352.
24. vanSonnenberg E, D'Agostino HB, Casola G, et al. The benefits of percutaneous cholecystostomy for decompression of selected cases of obstructive jaundice. Radiology 1990;176: 15-18.
25. McGahan JP. A new catheter design for percutaneous cholecystostomy. Radiology 1988;166:49-52.
26. Sosna J, Copel L, Kane RA, et al. Ultrasound-guided percutaneous cholecystostomy: update on technique and clinical applications. Surg Technol Int 2003;11:135-139
27. Akhan O, Akinci D, Ozmen MN. Percutaneous cholecystostomy. Eur J Radiol 2002;43:229-236.
28. Cope C. Percutaneous subhepatic cholecystostomy with removable anchor. AJR Am J Roentgenol 1988;151:1129-1132.
29. D'Agostino HB, vanSonnenberg E, Sanchez RB, et al. Imaging of the percutaneous cholecystostomy tract: observations and utility. Radiology 1991;181:675-678.
30. vanSonnenberg E, D'Agostino HB, Goodacre BW, et al. Percutaneous gallbladder puncture and cholecystostomy: results, complications, and caveats for safety. Radiology 1992;183:167-170.
31. Taormina V, McLean GK. Chronic bile peritonitis with progressive bile ascites: a complication of percutaneous biliary drainage. Cardiovasc Intervent Radiol 1985;8:103-105.
32. 강성권, 송호영, 윤현기 등. 경피적 담낭루 설치술: 60예 치험. 대한방사선의학회지 1996;34:89-93.
33. Dewhurst C, Kane RA, Mhuircheartaigh JN, et al. Complication rate of ultrasound-guided percutaneous cholecystostomy in patients with coagulopathy. AJR Am J Roentgenol 2012;199:753-760.
34. vanSonnenberg E, Wing VW, Pollard JW, et al. Life-threatening vagal reactions associated with percutaneous cholecystostomy. Radiology 1984;151:377-380.

Chapter 54

담관 스텐트설치술

이병희 · 박동희

담관폐쇄로 인한 폐쇄성 황달 환자에서 담즙 배액을 위한 치료로 가장 널리 행해지는 시술은 경피경간담즙배액술*percutaneous transhepatic bile drainage; PTBD*이다. 그러나 PTBD는 체외카테터를 가지고 있기 때문에 일시적인 담즙 배액에는 효과적이나 장기간 체외카테터를 유지하는 데는 많은 문제점이 있다. 환자가 체외카테터를 볼 때마다 본인의 질병을 의식하게 되고, 피부에 자극과 염증이 발생하여 일상생활에 지장을 초래하게 된다. 또한 주기적으로 카테터를 세척 및 소독해야 하며, 카테터 주위로 담즙이 누출되거나 부주의 등으로 인하여 체외카테터가 빠질 때마다 교체해야 한다.

체외카테터로 인한 이런 문제점들을 해결하기 위하여 담관폐쇄 부위에만 위치시켜 담즙을 체내로 배액하는 스텐트가 개발되어 현재 널리 사용되고 있다.

스텐트설치술은 수술이 불가능한 악성 담관폐쇄의 고식적 치료법으로 인정되고 있으며 이로 인하여 환자의 삶의 질이 향상되게 되었다. 스텐트는 재질에 따라 플라스틱과 금속 재질로 나뉘며, 경피 또는 내시경을 통해 삽입할 수 있다.

I 플라스틱 스텐트

1978년 Burcharth 등이 플라스틱 스텐트를 처음으로 소개한 이후 최근에 이르기까지 많은 형태의 플라스틱 스텐트가 개발되었다.[1-5]

초기에는 플라스틱 스텐트를 PTBD 경로를 통해 삽입하였으나 스텐트의 외경이 10~12Fr 정도로 커서 삽입 시 간 손상의 우려가 높고, 합병증 발생 시 재시술이 힘들다는 단점이 있었다. 그 후 6~7Fr의 경로로 삽입할 수 있는 금속 스텐트가 소개되면서 PTBD 경로로는 플라스틱 스텐트를 거의 사용하지 않게 되었다. 반면 내시경으로는 바터팽대부*ampulla of Vater*를 통하여 간단히 삽입할 수 있으며, 합병증 발생 시에도 쉽게 제거가 가능하므로 경피적 접근보다는 내시경으로 삽입하는 것이 일반적이다. 현재 내시경으로 삽입할 수 있는 플라스틱 스텐트로는 Cotton-Huibregtse stent(Cook, USA), Cotton-Leung stent(Cook), Tannenbaum stent(Cook) 등이 있다(그림 54-1).

플라스틱 스텐트는 조기 폐쇄, 담관염*cholangitis*, 위치 이동의 발생빈도가 높다는 단점을 가지고 있다. 플라스틱 스텐트의 조기 폐쇄는 6~23%에서 발생하며, 90일 평균 개

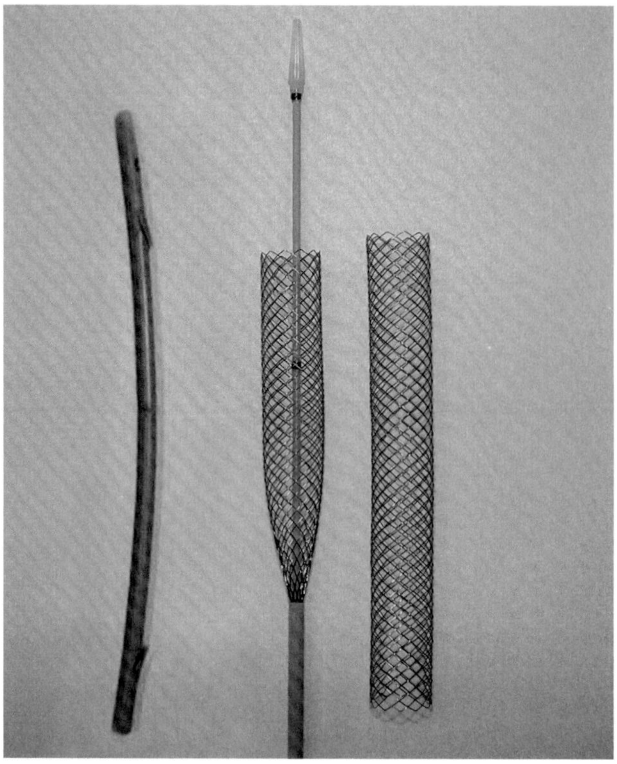
그림 54-1. 플라스틱 스텐트와 금속 스텐트 10Fr 플라스틱 스텐트, 금속 스텐트가 장착된 6Fr delivery system, 10mm 직경으로 확장된 금속 스텐트(왼쪽부터).

통률은 67~73%로 보고되며,[5-7] cholangitis는 20~41%에서 발생한다.[6, 8] 원인은 작은 내경과 담즙 내 세균이다. 스텐트가 내시경 안을 통과하여야 하므로 외경이 12Fr 이하로 제한될 수밖에 없어서 내경은 구조적으로 3mm를 넘지 못한다. 반면 담즙과 접촉하는 표면적이 넓어 초기에 플라스틱 스텐트의 표면에 담즙 내 세균이 쉽게 부착하여 증식하게 되고 동시에 glycoprotein이 주위에 침착된다. 점차 세균이 번식하면서 bilirubin이 분해되어 calcium bilirubinate crystal이 침착해 스텐트가 폐쇄되며, cholangitis도 발생하게 된다. 플라스틱 스텐트의 물리적 및 화학적 성분도 조기 폐쇄의 원인이 되는데, polyurethane이나 Percuflex 등의 재질은 Teflon이나 polyethylene보다 표면이 더 부드럽고 평탄해서 담관폐쇄의 빈도가 적다.[9, 10] 플라스틱 스텐트는 표면이 미끄러워 여러 가지 고정장치에도 불구하고 3~15%에서 위치 이동이 일어난다.[6, 7]

이러한 이유로 플라스틱 스텐트는 3개월마다 교환해 주어야 하는 번거로움이 있어, 현재 악성 담관폐쇄의 경우 생존기간이 3개월 이내로 예측되거나 양성 협착일 때 일반적으로 사용된다.

Ⅱ 금속 스텐트

Carrasco 등[11]이 1985년에 금속 스텐트를 사용한 임상 결과를 처음 소개한 이후 많은 연구가 이루어져, 현재 금속스텐트설치술은 수술할 수 없는 악성 담관폐쇄의 고식적 치료로 자리잡고 있다.

금속 스텐트의 가장 큰 장점은 스텐트가 수축된 상태에서 6~7Fr의 작은 경로를 통해 쉽게 삽입할 수 있어 삽입 시 간 손상이 적으며, 펼쳐진 후에는 10mm 정도의 큰 직경을 얻을 수 있다는 것이다(그림 54-1). 따라서 담즙이 원활하게 배액되며, 플라스틱 스텐트에서 흔히 발생하는 담즙 찌꺼기로 인한 조기 폐쇄의 빈도를 감소시킬 수 있다. 금속 스텐트는 주로 nitinol 재질의 그물망 형태로 만들어져 있어 담관 내에서 충분히 펴지면 담관벽에 파묻히게 되므로 위치가 거의 바뀌지 않는다. 또한 표면적이 작기 때문에 cholangitis의 발생이 적다. 넓은 내경이 확보되므로 이 공간을 통하여 iridium 등을 이용한 근접방사선조사치료 *brachytherapy* 등의 병합 치료도 가능하다. 하지만 플라스틱 스텐트에 비하여 가격이 비싸고 삽입 후 제거하기 힘들다는 것이 단점이다.

1. 악성 담관폐쇄에서의 금속스텐트설치술

금속스텐트설치술은 수술이 불가능한 간내 혹은 간외 악성 담관폐쇄 환자로 PTBD의 금기증이 아닌 환자에서 시행할 수 있다. 이런 악성 담관폐쇄의 주요 원인으로는 담관암*bile duct cancer*, 담낭암*gallbladder cancer*, 췌장암*pancreatic cancer*, 간십이지장인대*hepatoduodenal ligament* 내의 악성 림프절 전이 등을 들 수 있다. 단, 림프종같이 내과적 치료로 담관폐쇄의 호전을 기대할 수 있거나, 향후 근치적 수술을 시행할 가능성이 있는 환자, 전신 상태가 불량하여 예상되는 생존기간이 3개월 이내로 짧은 경우, PTBD를 시행한 후에도 혈청 bilirubin치가 감소하지 않는 경우, 종양으로 인하여 간내 담관이 모두 분리된 경우(Bismuth type Ⅳ), 간세포암이 담관을 침범한 경우, 담관내 유두상 성장을 하는 큰 종괴가 있는 경우, bile leakage나 fistula 등이 있는 경우에는 그 효과를 기대하기 어려우므로 이 점을 충분히 고려하여 신중하게 환자를 선택하여야 한다.[12]

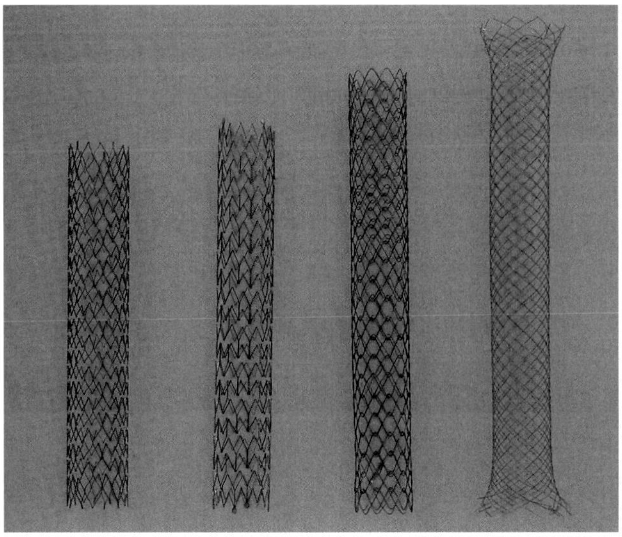

그림 54-2. 담관용 금속 스텐트 왼쪽부터 Sentinol stent, Zilver stent, Niti-S stent, Wallstent.

(1) 금속 스텐트의 종류

금속 스텐트는 풍선팽창형 스텐트*balloon-expandable stent*와 자가팽창형 스텐트*self-expandable stent*로 나뉜다. 풍선팽창형 스텐트는 투시에서 불투과도가 높아 시술과정에서 스텐트가 잘 보인다는 장점이 있으나 스스로 펴지지 않기 때문에 설치할 때 담관 내에서 풍선카테터를 이용하여 충분히 확장시켜 주어야 한다. 그러나 폐쇄 정도가 심하면 대부분 풍선으로 충분히 확장시키기가 어렵다. 또한 삽입 시 직경이 자가팽창형 스텐트보다 크고, 담관이 굴곡된 부위에서 유연성이 떨어지므로 담관에서는 일반적으로 유연성과 지속적인 팽창성을 가진 자가팽창형 스텐트를 사용한다. 현재 사용되는 자가팽창형 금속 스텐트는 Hercules stent(S&G Biotech, Korea), Niti-S stent(TaeWoong Medical Corporation, Korea), Sentinol stent(Boston Scientific Corporation, USA), Smart stent(Cordis, USA) Wallstent(Meditech/Boston Scientific Corporation, USA), Zilver stent(COOK, USA) 등이다(그림 54-2).

(2) 시술방법

금속 스텐트를 임상에 도입한 초기에는 경피적 설치술에 사용하였으나, 1990년대 중반부터 내시경을 이용한 치료가 발전하면서 내시경적 설치술에도 널리 사용하게 되었다. 내시경적 설치술이 많이 사용되는 이유는 간 손상 없이 삽입할 수 있기 때문이다. 폐쇄 위치와 시술자의 경험에 따라서 삽입 방법을 결정한다. 폐쇄 위치가 간외담관의 원위부인 경우에는 내시경적 방법이 좋으며, 간외담관의 근위부이거나 간내담관인 경우에는 PTBD 경로를 통한 경피적 설치술이 효과적이다. 여기서는 PTBD 경로를 통한 경피적 설치술에 대하여 설명한다.

경피적 방법으로 담관 내에 금속 스텐트를 설치하려면 PTBD를 선행하여야 한다. 담관폐쇄 환자는 대부분 황달이 심하고 cholangitis를 동반하므로 초기 PTBD 시행일에는 PTBD 이외의 무리한 시술은 가급적 피하는 것이 바람직하다. 또한 PTBD 시 담관이 완전히 폐쇄된 것처럼 보여도 종양에 의해 담관이 완전히 폐쇄되는 경우는 거의 없으며, 동반된 부종으로 인하여 담관협착의 정도가 심하게 보이는 경우가 많다. 따라서 우선 PTBD를 시행하여 cholangitis를 치료하고, 담관내 감압이 이루어지면 협착 부위의 부종도 소실되어 스텐트 삽입을 위한 협착 부위 통과가 용이해지므로 PTBD 후 5~7일 간격을 두고 단계적으로 스텐트를 삽입하는 것이 좋다. 그러나 폐쇄 부위를 통과하기가 어렵지 않고, 담관내 혈종이나 고름, 담즙 찌꺼기 등이 없으면 PTBD와 동시에 스텐트를 설치할 수도 있다.

금속스텐트설치술 시 전처치로는 대부분의 담관폐쇄 환자에서 염증을 일으키는 원인균인 G(-) enteric bacteria, 특히 *E. coli*, *Klebsiella*, *Enterobacter* 등을 치료할 수 있는 항생제를 시술 24시간 전부터 투여하는 것이 좋다. 일반적으로 midazolam 1~2mg을 시술 전 정맥주사하고 시술과정에서 필요할 때 진통제를 투여한다.

우선 체외카테터를 통하여 담관조영술을 시행하여 담관폐쇄 근위부를 확인한다. 유도철사를 체외카테터를 통하여 삽입한 후 체외카테터를 제거하고 PTBD 경로를 통하여 조영술용 카테터와 유도철사로 담관의 폐쇄 부위를 통과하여 십이지장까지 충분히 위치시킨다. 조영술용 카테터를 통하여 조영제를 주입하여 폐쇄 원위부를 확인한 후 스텐트를 설치할 정확한 위치를 결정한다. 이때 십이지장 이하 소장에 협착이나 통과 장애가 없음을 반드시 확인하여야 한다. 조영술용 카테터를 제거하고 스텐트 delivery system을 유도철사를 통하여 삽입한다. 유도철사가 힘을 받지 않는 경우에는 heavy-duty guide wire 같은 비교적 단단한 유도철사를 사용할 수도 있다. 압축된 스텐트가 협착 부위를 충분히 포함하는 위치에 있는지 확인한 후 covering sheath를 제거하여 스텐트를 펼친다. 종양의 진행을 감안하여 폐쇄 부위보다 충분히 긴 스텐트를 선택하는 것이 좋다(overstenting). 또한 금속 스텐트의 종류에 따라 팽창되는 과정에서 길이가

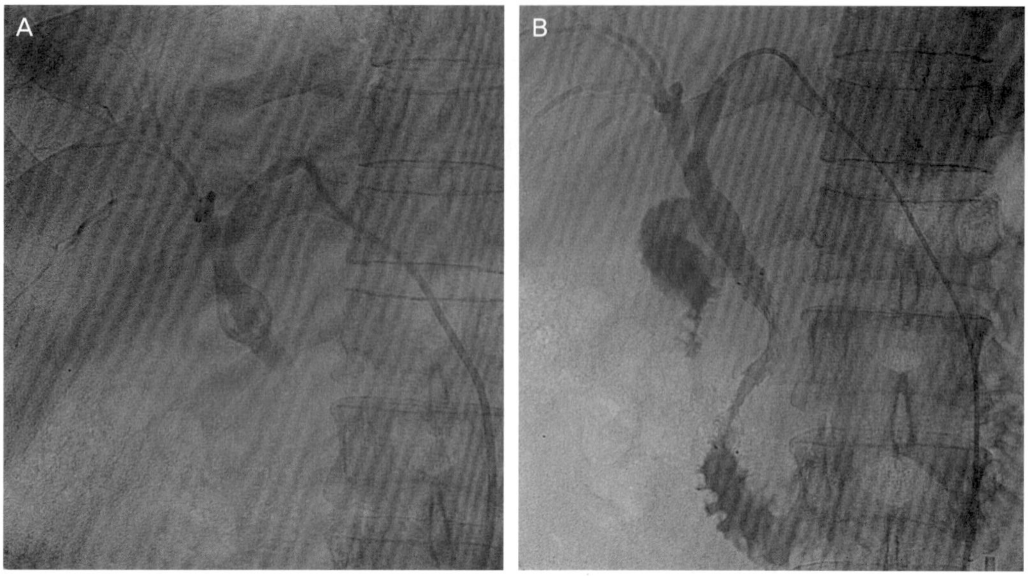

그림 54-3. 췌장암으로 인한 총담관폐쇄 환자에서 금속 스텐트 설치 전(A), 후(B) 담관조영술 금속 스텐트가 ampulla of Vater를 지나 십이지장까지 설치되어 있다.

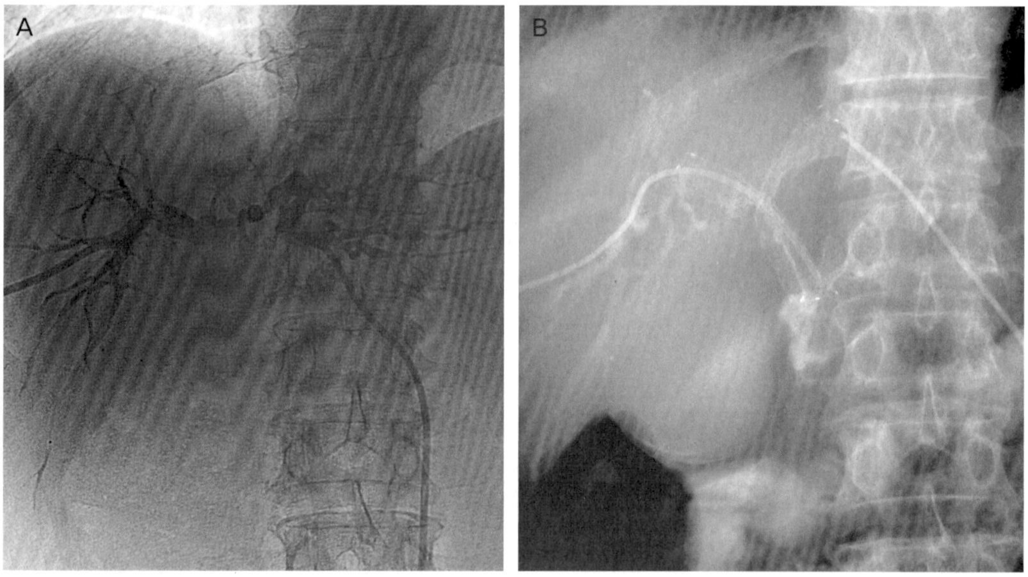

그림 54-4. 간문부 담관암 환자(A)에서 양쪽 PTBD 경로를 통하여 Y형으로 설치된 2개의 금속 스텐트(B)

단축되는 정도가 다르므로 각 스텐트의 단축 정도를 미리 파악하여 폐쇄 부위에 정확히 위치시켜야 한다(그림 54-3).

간문부 폐쇄로 좌우의 담관이 분리된 경우에 한쪽 담관만을 금속 스텐트로 배액하면 배액되지 않는 담관의 cholangitis 발생빈도가 높으므로 양측 담관을 모두 배액하는 것이 증상을 호전시키는 데 더 효과적이다.[13-16] 양쪽 담관을 모두 배액하는 방법에는 양쪽 담관에 각각 PTBD를 시행하여 각각의 경로로 스텐트를 삽입하는 Y형 설치술과 한쪽 담관을 통하여 양쪽 담관에 스텐트를 삽입하는 T형 설치술이 있다(그림 54-4~54-6).

총담관*common bile duct*폐쇄의 경우에는 스텐트의 원위부를 총담관 원위부에 두는 것보다 Ampulla of Vater를 지나 십이지장 안에 위치시키는 것이 스텐트의 개통성을 오래 유지시키는 데 좋다.

스텐트가 원하는 위치에 설치된 것을 확인한 후 일시적으로 체외카테터를 거치해 두어야 한다. 이 체외카테터는 시술 중 발생할 수 있는 혈종 등으로 인한 조기 폐쇄 시 치료 경로를 확보하고, 간내 경로에서의 출혈을 억제하며, 스텐트의 개통성을 평가하기 위한 담관조영술을 시행하는 데 필요하다. 이 체외카테터는 5~7일 후 담관조영술로 스텐트

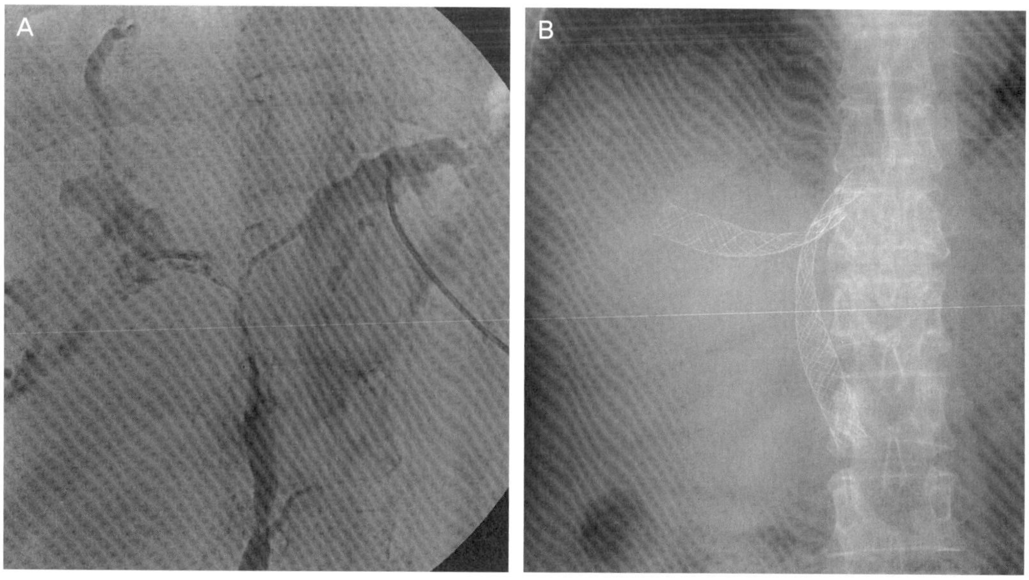

그림 54-5. 간문부 담관암 환자(A)에서 왼쪽 PTBD 경로를 통하여 T형으로 설치된 2개의 금속 스텐트(B)

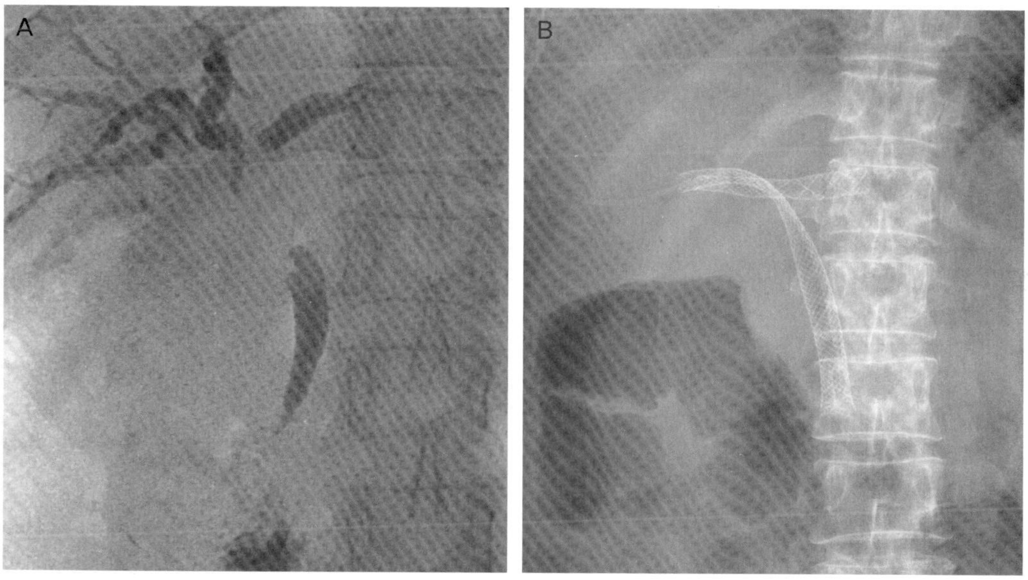

그림 54-6. 간문부 담관암 환자(A)에서 오른쪽 PTBD 경로를 통하여 T형으로 설치된 2개의 금속 스텐트(B)

의 개통성을 확인한 후에 제거한다.

스텐트설치술 전 풍선확장술의 필요성에 대해서는 논란이 있다. 현재 사용하고 있는 스텐트 delivery system이 6Fr 정도로 충분히 가늘기 때문에 협착 부위를 통과하는 데 큰 문제가 없으며, 오히려 풍선확장술로 인하여 hemobilia의 발생빈도가 높으며, 확장 시 동통이 심해 환자에게 불편감을 주는 점으로 인하여 스텐트설치술 전 풍선확장술은 큰 의미가 없다는 보고도 있다.[17] 반면에 협착 정도가 심하여 스텐트를 삽입한 지 5~7일 후에도 스텐트가 펴지지 않는다면 풍선카테터로 스텐트를 충분히 확장해줄 필요가 있다.

(3) 임상 결과

악성 담관폐쇄 환자는 평균 생존기간이 짧아 스텐트 설치 후 재폐쇄가 일어나기 전에 환자가 사망하는 경우가 많고 폐쇄 원인과 부위에 따라 스텐트의 개통률이 달라질 수 있어 담관 스텐트의 개통기간을 평가하기는 매우 어렵다. 따라서 환자의 생존기간과 스텐트의 개통기간은 연구 방법에 따라 다양하게 보고되는데, 환자의 평균 생존기간은 8~15개월, 스텐트의 평균 개통기간은 7~12개월 정도로 보고되고 있다.[6, 8, 18-20]

플라스틱스텐트설치술과 비교하여 금속스텐트설치술은

초기 비용은 높지만 개통기간이 길고 합병증 발생이 적어 재시술률이 낮으므로 전체적인 비용 효과 면에서는 금속 스텐트가 유리하다.[21, 22] 그러나 다수의 스텐트를 삽입하는 경우에는 비용 효과적인 면을 고려하여야 한다.

(4) 합병증

담관 스텐트 설치 후 조기 합병증으로 cholangitis, hemobilia, bile leakage 등이 있다. Cholangitis는 항생제 투여로 예방할 수 있으며, hemobilia는 치료나 수혈이 필요한 경우는 거의 없다. 삽입 경로를 따라서 bile leakage는 일시적으로 발생할 수 있으나 다량의 bile leakage가 지속되면 스텐트의 조기 폐쇄를 의심하여야 한다. Ampulla of Vater를 지나 십이지장까지 스텐트를 삽입한 경우에는 장내 음식물의 담관내 역류가 발생할 수도 있으며, 음식물로 인한 스텐트의 조기 폐쇄나 cholangitis가 발생할 수도 있다.

후기 합병증은 스텐트의 폐쇄로 인한 황달의 재발인데, 종양의 성장과 담즙 찌꺼기에 의해 발생한다. 대부분의 담관암이 담관벽을 따라 장축*long axis* 방향으로 자라기 때문에 스텐트 근위부의 폐쇄가 가장 흔하며(overgrowth), 스텐트 그물 사이를 통한 종양의 성장(ingrowth)도 폐쇄의 원인이다. 탈수 등으로 담즙이 농축되면 담즙 배액이 원활하게 이루어지지 않아 담즙 찌꺼기가 생성되어 스텐트가 폐쇄되는 경우도 있다.[15, 23]

이렇게 스텐트를 설치한 후 폐쇄되어 황달이 재발한 경우에는 재시술해야 한다. 혈액이나 담즙 찌꺼기에 의한 조기 폐쇄의 경우에는 정맥을 통한 충분한 수분 공급과 항생제 치료를 우선 시행하고, PTBD를 시행하여 생리식염수로 담관을 세척하거나 풍선카테터를 이용하여 찌꺼기를 제거할 수 있다. 스텐트가 종양의 overgrowth나 ingrowth로 폐쇄된 경우에는 PTBD, 내시경적 플라스틱 스텐트 삽입, 금속 스텐트 추가 삽입, 레이저를 이용한 종양 제거 등으로 해결할 수 있다. 그러나 치료는 환자의 전신 상태나 시술의 용이함, 삶의 질, 기대 생존기간 등을 충분히 고려하여 선택하여야 한다.

종양의 ingrowth으로 인한 스텐트 폐쇄를 예방하여 개통기간을 늘리고자 최근에 피복형 금속 스텐트*covered metallic stent*가 개발되었다. 그러나 지금까지의 연구 결과로는 개통률에 차이가 없으며, 오히려 위치 이동, cholangitis, cholecystitis, pancreatitis 등의 합병증 발생빈도가 높으며, 간문부 담관폐쇄에서는 사용할 수 없다는 한계점이 보고되고 있다.[24, 25]

2. 양성 담관폐쇄에서의 금속스텐트설치술

양성 담관협착의 치료는 수술이 불가능한 악성 담관폐쇄 환자에서 목표로 하는 단기간의 치료와는 다르다. 양성 담관협착 환자는 악성에 비해 나이가 젊고 정상적인 평균 여명을 기대할 수 있다. 따라서 양성 담관협착에 대한 치료방법을 평가하려면 장기간의 추적 연구가 필요하다. 양성 담관협착 환자에서 금속 스텐트의 임상적 유용성에 대해서는 논란이 있다. 현재까지의 보고들에 의하면 조기 효과는 우수하나 황달의 재발로 재시술이 필요한 경우가 35~50% 정도로 보고되고 있으며, 평균 개통기간도 26개월 정도로 아직까지는 만족할 만한 효능을 기대하기 어렵다.[26]

양성 담관협착에서는 상피세포증식*epithelial hyperplasia*으로 인한 스텐트 폐쇄가 가장 큰 문제가 된다. 따라서 장기간의 금속스텐트설치술의 성적이 나오지 않은 상황에서는 양성 담관협착에 금속 스텐트를 설치하는 문제를 신중하게 결정해야 한다. 그러나 여러 번의 풍선확장술에도 효과가 없거나, 수술이 불가능한 경우 등 어려운 임상적 상황에서는 금속 스텐트가 해결책이 될 수 있다. 이 경우 스텐트의 길이가 길수록 epithelial hyperplasia로 인한 폐쇄율이 증가하므로 양성 협착에서는 악성 협착의 경우와 달리 스텐트의 길이를 최소화하는 것이 바람직하다. 최근에는 일정 기간 협착 부위에 설치해 두었다가 제거할 수 있는 피복 금속 스텐트*retrievable covered metallic stent*가 개발되어 좋은 성적이 보고되고 있으나 치료 성적을 평가하려면 장기간의 추적 연구가 필요하다.

참고문헌

1. Burcharth F. A new endoprosthesis for nonoperational intubation of the biliary tract in malignant obstructive jaundice. Surg Gynecol Obstet 1978;146:76-78.
2. Terruzzi V, Comin U, De Grazia F, et al. Prospective randomized trial comparing Tannenbaum Teflon and standard polyethylene stents in distal malignant biliary stenosis. Gastrointest Endosc 2000;51:23-27.
3. England RE, Martin DF, Morris J, et al. A prospective randomised multicentre trial comparing 10Fr Teflon Tannenbaum stents with 10Fr polyethylene Cotton-Leung stents in patients with malignant common duct strictures. Gut 2000;46:395-400.
4. Barkun AN. A prospective randomised multicentre trial comparing 10F Teflon Tannenbaum stents with 10F polyethylene Cotton-Leung stents in patients with malignant common duct strictures. Gastrointest Endosc 2001;53:399-401.
5. Catalano MF, Geenen JE, Lehman GA, et al. "Tannenbaum" Teflon stents versus traditional polyethylene stents for treatment of malignant biliary stricture. Gastrointest Endosc 2002;55:354-358.
6. Lammer J, Neumayer K. Biliary drainage endoprostheses: experience with 201 placements. Radiology 1986;159:625-629.
7. Mueller PR, Ferrucci JT Jr, Teplick SK, et al. Biliary stent endoprosthesis: analysis of complications in 113 patients. Radiology 1985;156:637-639.
8. Davids PH, Groen AK, Rauws EA, et al. Randomised trial of self-expanding metal stents versus polyethylene stents for distal malignant biliary obstruction. Lancet 1992;340:1488-1492.
9. Lee MJ, Mueller PR, Saini S, et al. Occlusion of biliary endoprostheses: presentation and management. Radiology 1990;176:531-534.
10. McLean GK, Burke DR. Role of endoprostheses in the management of malignant biliary obstruction. Radiology 1989;170:961-967.
11. Carrasco CH, Wallace S, Charnsangavej C, et al. Expandable biliary endoprosthesis: an experimental study. AJR Am J Rocntgcnol 1985;145:1279-1281.
12. Lee BH. Biliary stent. In: Han MC, Park JH eds. Interventional Radiology, Seoul: Ilchokak, 1999:571-580.
13. Lee MJ, Dawson SL, Mueller PR, et al. Percutaneous management of hilar biliary malignancies with metallic endoprostheses: results, technical problems, and causes of failure. Radiographics 1993;13:1249-1263.
14. Lee BH, Choe DH, Lee JH, et al. Metallic stents in malignant biliary obstruction: prospective long-term clinical results. AJR Am J Roentgenol 1997;168:741-745.
15. LaBerge JM, Doherty M, Gordon RL, et al. Hilar malignancy: treatment with an expandable metallic transhepatic biliary stent. Radiology 1990;177:793-797.
16. Gillams A, Dick R, Dooley JS, et al. Self-expandable stainless steel braided endoprosthesis for biliary strictures. Radiology 1990;174:137-140.
17. Inal M, Aksungur E, Akgul E, et al. Percutaneous placement of metallic stents in malignant biliary obstruction: one-stage or two-stage procedure? Pre-dilate or not? Cardiovasc Intervent Radiol 2003;26:40-45.
18. Gordon RL, Ring EJ, LaBerge JM, et al. Malignant biliary obstruction: treatment with expandable metallic stents-follow-up of 50 consecutive patients. Radiology 1992;182:697-701.
19. Mathieson JR, McLoughlin RF, Cooperberg PL, et al. Malignant obstruction of the common bile duct: long-term results of Gianturco-Rosch metal stents used as initial treatment. Radiology 1994;192:663-667.
20. Chiou YY, Tseng HS, Chiang JH, et al. Percutaneous placement of metallic stents in the management of malignant biliary obstruction. J Formos Med Assoc 2005;104:738-743.
21. Wagner HJ, Knyrim K, Vakil N, et al. Plastic endoprostheses versus metal stents in the palliative treatment of malignant hilar biliary obstruction. A prospective and randomized trial. Endoscopy 1993;25:213-218.
22. Knyrim K, Wagner HJ, Pausch J, et al. A prospective, randomized, controlled trial of metal stents for malignant obstruction of the common bile duct. Endoscopy 1993;25:207-212.
23. Rossi P, Bezzi M, Rossi M, et al. Metallic stents in malignant biliary obstruction: results of a multicenter European study of 240 patients. J Vasc Interv Radiol 1994;5:279-285.
24. Nakai Y, Isayama H, Komatsu Y, et al. Efficacy and safety of the covered Wallstent in patients with distal malignant biliary obstruction. Gastrointest Endosc 2005;62:742-748.
25. Kahaleh M, Tokar J, Conaway MR, et al. Efficacy and complications of covered Wallstents in malignant distal biliary obstruction. Gastrointest Endosc 2005;61:528-33.
26. Tesdal IK, Roeren T, Weiss C, et al. Metallic stents for treatment of benign biliary obstruction: a long-term study comparing different stents. J Vasc Interv Radiol 2005;16:1479-1487.

Chapter 55

경피적 담석제거술

김용주 · 박원규

I 경피경간담관결석제거술

Percutaneous transhepatic extraction of biliary stone

1. 서론

한국의 간외담관결석은 주로 농촌 지역의 고령 환자에게 발생하며 담낭결석을 동반하는 경우가 많고, 만성 재발성 담관염*chronic recurrent cholangitis*과 동반될 때는 간내담관결석을 나타내는 빈도가 높다.[1, 2] 한국의 담관결석은 서양의 콜레스테롤 결석과 달리 대부분 황색에서 검은색까지 다양한 색소결석*pigmented stone*이다. 담관결석에 의한 증상은 상복부 통증, 고열, 황달 등으로 나타나며, 담관염이 동반된 경우에는 신속한 담관 배액이 필요하다. 최근 비수술적 담관결석 치료법이 보편화되면서 개복 담낭절제술*open cholecystectomy* 후 T-튜브 경로를 통한 잔류 담관결석 제거는 현저히 줄어들고 있다.[3]

담도 배액과 동시에 담관결석을 제거할 수 있는 방법으로는 내시경적 유두괄약근절개술*endoscopic sphincteropapillotomy*이 있으나 Billoth Ⅱ 위절제술을 받은 과거력이 있거나, 총담관의 협착, 1.5cm 이상의 담관결석, 유두 주위 게실*peripapillary diverticula*이 있거나 간내담관결석이 동반된 경우 시술이 불가능하거나 어렵다.[4] 내시경적 접근이 어려운 경우 경피경간담즙배액술*percutaneous transhepatic bile drainage; PTBD* 후 경로를 성숙시켜 순차적으로 확장시킨 후 담관경을 삽입하여 제거하는 방법이 이용되고 있으나, 경로 형성과 확장에 시간이 많이 소요되고 출혈의 빈도가 높은 편이다.[5] 최근 복강경 담낭절제술*laparoscopic cholecystectomy*을 시행한 후 담낭관*cystic duct*을 통하여 담관결석을 제거하는 방법이 보고되고 있으나 상당한 경험과 기술이 필요하여 보편적으로 시행되기는 어려운 실정이다.[6]

담관결석 치료에서 고려해야 할 점은, 환자의 대부분이 고령이기 때문에 최소 침습적이며, 담관염과 담관결석을 동시에 치료할 수 있고, 유두괄약근의 기능을 보전해 주며, 입원 기간이 짧고, 시술에 따른 부작용이 적어야 한다는 것이다. 이러한 관점에서 경피경간담관결석제거술은 담관 배액과 결석 제거를 동시에 시행할 수 있는 적절한 치료법 중 하나이다.

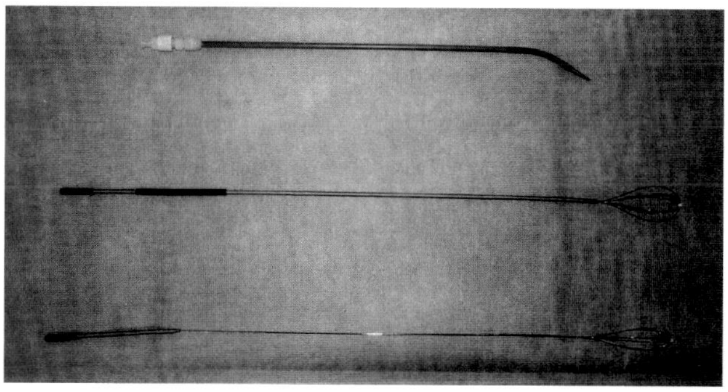

그림 55-1. Wittich Nitinol stone basket 상: 12Fr Sheath catheter 중: 담석 바구니(Nitinol stone basket). 하: Stone basket의 sheath 부분을 손잡이만 남기고 벗겨내고 basket의 접합 부위를 분리한다.

2. 시술방법

시술을 하기 위해서는 PTBD를 우선적으로 시행해야 한다(PTBD의 구체적 시술방법에 대해서는 53장 참조). 이때 담관결석에 비교적 접근하기 쉬운 각도의 담관을 선택하는 것이 중요하며, 시술하기 쉽고 시술자의 방사선 피폭이 적은 간우엽의 담관으로 주로 접근하나 간우엽이 간경변증으로 위축되어 있거나 우측 간내담관결석이 있을 때는 간좌엽의 담관으로 접근한다.

결석의 위치와 크기를 확인한 후 0.035in 단단한 유도철사*guide wire*를 삽입한 뒤 12Fr 확장기*dilator*로 경로를 확장시키고, 담석 바구니*stone basket*에 포함된 12Fr sheath catheter를 삽입하여 stone basket으로 결석을 포획 분쇄하여 제거한다. 이때 stone basket의 sheath 부분을 손잡이만 남기고 제거하면 0.035in 유도철사 직경의 stone basket이 되며 이를 이용하면 12Fr sheath 내로 안전유도철사*safety guide wire*와 5Fr 카테터를 동시에 삽입할 수 있어 정확하게 결석을 포획하는 데 많은 도움을 줄 수 있다(그림 55-1).

〈표 55-1〉 담관결석의 위치

위치	환자 수
간외담관결석	152
간내외담관결석	
좌측 간담관	21
우측 간담관	5
양측 간담관	5
간내담관결석	
좌측 간담관	8
우측 간담관	2

결석이 잘 깨지지 않는 경우 sheath 말단의 파손을 방지하기 위해 유도철사를 stone basket과 함께 삽입하거나 배액카테터 삽입 시 이용되는 금속관*stiffening cannula*을 삽입하여 stone basket으로 결석을 분쇄한다. 결석 직경이 커서 stone basket으로 잘 잡히지 않을 때는 0.035in 유도철사(Meritmedical, South Jordan, UT)로 올가미를 만들어 포획한 뒤 분쇄하여 제거할 수 있다(그림 55-2). 결석 제거 후 배액카테터를 담관 내에 삽입하고 2~3일 후 담관조영술을 시행하여 재시술 여부를 결정한다. 담관 천자와 결석 제거는 동시에 시행하는 것이 원칙이나, 담관염이 심할 때는 담즙농이 없어진 후 결석 제거를 시도한다. 잔류 결석이 없고 십이지장 내로 조영제 통과에 문제가 없으면 배액카테터를 제거한다.

3. 결과 및 합병증

저자들의 경우 3년간 193명의 환자에서 총 201번의 시술을 시행하였으며(〈표 55-1〉) 364회의 담관결석 제거를 시행하여 시술당 평균 1.8회의 담관결석 제거를 시행하였다. 결석을 분쇄하기 어렵고 고령으로 환자 상태가 나빠서 시술을 중단한 1명과 카테터를 삽입하기 어려운 간내담석 2명, 시술 중 다른 병원으로 이송된 2명을 제외하고는 모두 제거에 성공하여 시술 성공률은 97.5%였다. 시술 기간 중 동반된 담낭결석으로 담낭절제술을 받은 환자는 28명이었으며 이 중 27명이 laparoscopic cholecystectomy를, 1명이 open cholecystectomy를 받았다. 담낭절제술 후 담낭담석이 담관으로 이동한 환자는 14명(50%)이었으며 모두 기존의 PTBD 경로로 담석을 제거하였다. 추적 기간 중 14명(7%)에서 18회의 결석 재발이 있었으며 재발 기간은 6~36개월

〈표 55-2〉 Percutaneous transhepatic extraction of biliary stone의 합병증

복강내 담즙누출	
복막강*peritoneal cavity*	6
흉강*thoracic cavity*	1
출혈	
혈액담즙증*hemobilia*	2
혈흉*hemothorax*	1
천자 부위	1
카테터 문제	
빠짐	1
꼬임*kinking*	1

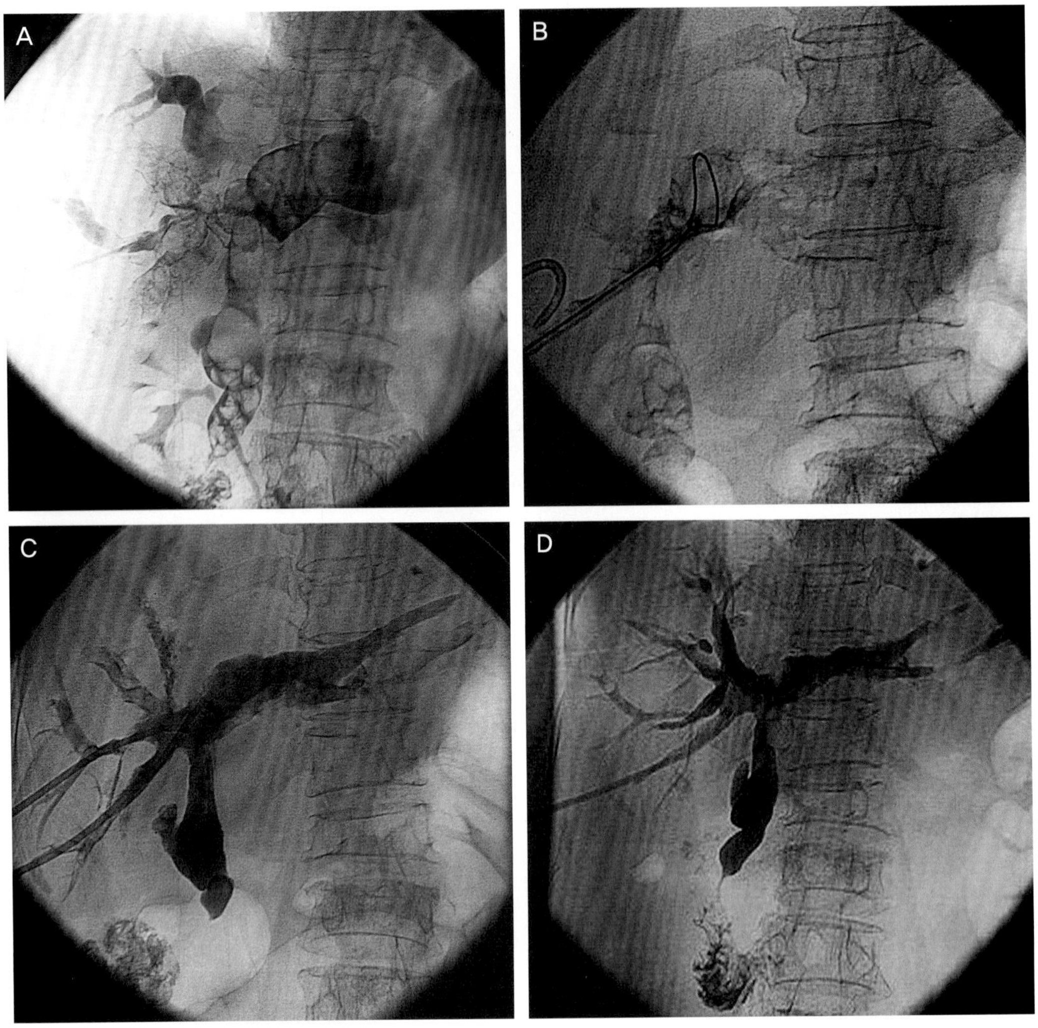

그림 55-2. 간내외 다발성 담관결석을 보이는 77세 여자 환자 A. 경피경간담관조영술에서 간내외 다발성 담관결석이 관찰된다. B. 직경이 큰 결석은 올가미 유도철사로 포획하여 부수어 제거하고, 간의 제5와 6분절에 각각 카테터를 삽입한다. C. 두 번째 시술 후 담관조영술에서 간내 잔류 담석이 보인다. D. 다섯 번째 시술 후 담관조영술에서 잔류 결석이 보이지 않아 카테터를 제거하였다.

로 평균 18.8개월이었다.

시술에 따른 합병증은 13명(6.5%)에서 발생하였고, 복강내 담즙누출 7명, 출혈 4명, 카테터가 빠지거나 꼬인 경우가 각각 1명씩 있었으나 각각 카테터를 통한 배액, 별다른 처치 없이 관찰, 혹은 새로운 PTBD로 해결하였다(〈표 55-2〉).

4. 요약

내시경을 이용한 치료와 인터벤션 영상의학적 치료가 보편화되면서 간내외 담관담석의 외과적 치료가 현저히 줄어들고 있다. 따라서 수술 후 T-튜브 경로를 통한 잔류 결석의 치료 빈도도 함께 줄어들고 있다.[7]

급성 담관염의 치료 중 가장 중요한 것은 담관 배액이며, 담관결석 제거와 함께 담즙 세균 검사로 적절한 항생제를 사용하는 것이 필수적이다.[8] 내시경을 이용한 담관결석 제거는 현재 가장 보편적으로 시행되고 있으나 합병증 발생률이 5~10%, 사망률이 1%이다.[9] 위장관의 수술로 인해 내시경으로 담관 접근이 어렵거나 결석의 크기가 커서 제거하기 어려운 경우 경피경간 경로로 담관경을 삽입하여 제거할 수 있으나, 담관경 삽입을 위한 경로 형성 시간이 4~6주로 시술 기간이 길고 경로의 직경이 커서 간 손상과 출혈의 빈도가 높다는 단점이 있다.[10] 내시경적 치료의 단점을 보완하면서 효과적인 치료방법으로 경피경간 경로로 오디괄약근 *sphincter of Oddi*을 확장하여 결석을 십이지장으로 배출시키는 방법이 많이 이용되나 괄약근 기능에 영향을 줄 가능성이 있다.[11] 팽대부 괄약근*ampullary sphincter*은 십이지장과 담관 사이에서 역류를 막아 주는 생리학적 방어 기전으로, 이 근육이 손상되면 세균이 번식할 수 있고 음식물의 역류로 인하여 결석 재발의 원인이 될 수도 있다.[12–14] 결석 분쇄가 어려울 때 전기수압쇄석술*electrohydraulic lithotripsy*, 체외충격파쇄석술*extracorporeal shock wave lithotripsy; ESWL*, 레이저쇄석술*laser lithotripsy* 등을 이용할 수 있으나 이 기구들을 사용하면 시술 시간이 길어지고 치료 비용이 상승한다. 또한 한국의 경우 색소결석이 대부분이기 때문에 stone basket, 올가미 유도철사, 금속관 등으로 충분히 해결할 수 있다. 그러나 한국인의 생활 패턴이 서구화하고 있어 이에 대비하여 적절한 쇄석기를 개발해야 할 것이다.[15]

만성 재발성 담관염으로 인한 국소적 간내담관결석인 경우 병변 부위를 절제하는 것이 재발을 막는 가장 좋은 치료법이다. 그러나 간 부분 절제가 어렵거나 절제의 적응증이 아닌 경우에는 경피경간 경로를 이용한 결석 제거가 주로 이용되어 왔고, 최근 복강경을 이용한 간내담관결석제거술이 보고되고 있으나 이들 모두 재발을 방지할 수 있다.[16, 17]

서양인의 담관결석의 원인은 주로 담낭결석 이동이며, 고령 환자의 담낭절제술 시 약 25%에서 결석 이동이 발생하나 대부분 크기가 작아 십이지장 내로 저절로 통과하는 것으로 알려져 있다.[18] 그러나 PTBD 카테터를 유지한 상태로 관찰해 본 결과 훨씬 빈도가 높은 50%에서 이동이 발생하여 laparoscopic cholecystectomy 시 결석 이동에 대해 세심한 주의를 기울여야 할 것으로 생각된다.[19] 이런 경우를 대비하여 경피경간담관결석제거술 중 담낭제거술을 시행하면 담낭제거술 시 담관 내로 이동된 담낭결석을 제거할 수 있다. 담관결석에 담낭결석이 동반된 경우 경피경간담관결석제거술을 시행한 뒤 담관배액 카테터를 유지한 상태에서 laparoscopic cholecystectomy를 시행하는 것이 적절할 것으로 생각된다. 3년간의 추적 기간 동안 7%의 환자에서 재발하였다는 연구 결과가 있으나 장기간 추적을 시행하면 재발 빈도는 훨씬 높을 것으로 생각된다. 아울러 담낭절제술 병력이 있는 환자 상당수에서 담관결석이 재발하는 것으로 미루어 볼 때 담관결석의 병인을 정확히 이해하여 적절한 예방 대책을 세우는 것이 필요해 보인다. 또한 치료방법을 선택할 때에도 재발을 유발할 수 있는 요인들을 피하고 최소 침습적 시술을 선택해야 한다.

결론적으로 경피경간담관결석제거술은 적절한 배액으로 담관염을 치료하며 동시에 결석을 제거할 수 있고, 괄약근 기능을 유지시키면서 간담도 손상을 최소화하여 부작용이 적고 효과적이며 시술 기간이 짧아 입원 기간을 최소화할 수 있어서 내시경적 치료와 함께 담관결석에 대한 일차 치료법으로 여겨진다.[20]

Ⅱ 경피경간담낭결석제거술

Percutaneous transhepatic cholecystolithotomy

1. 서론

담낭결석의 인터벤션 영상의학적 제거나 MTBE(methyl tert-butyl ether) 혹은 Ethyl propionate를 이용한 결석용해술은 2~5년 추적 검사상 재발률이 20~50%로 보고되고 있고 담낭암 발생 근거를 남긴다는 단점이 있어 담낭절제술이 가장 좋은 치료법으로 알려져 있다.[21, 22] 최근 laparoscopic cholecystectomy가 전통적인 open cholecystectomy를 대체하게 되면서 수술에 따르는 유병률과 사망률이 현저히 감소하였다.[23, 24] 그러나 수술이나 마취의 위험성이 높은 여러 가지 질환을 가지고 있으며 나이가 많아 담석 재발을 고려하지 않아도 되는 환자에서는 경피경간담낭결석제거술*percutaneous transhepatic cholecystolithotomy*을 시행할 수 있다.[24]

2. 시술방법

먼저 경피경간담낭조루술*percutaneous transhepatic cholecystostomy*을 시행한다(구체적 시술방법에 대해서는 53장 참조). 천자 후 담낭의 감압을 위해 충분히 배액한 후 담낭조영술을 시행한다. 담낭결석을 제거하기 위해 경로를 12Fr 확장기로 확장한 후 stone basket의 12Fr sheath를 삽입하여 담관결석의 경우와 같이 stone basket, 0.035in 올가미 유도철사와 금속관 등을 이용하여 결석을 분쇄한 후 제거한다(그림 55-3). 담낭농양 환자의 경우 percutaneous transhepatic cholecystostomy로 염증을 치료한 후 결석을 제거하나, 급 · 만성 담낭염 환자의 경우 percutaneous transhepatic cholecystostomy와 동시에 결석을 제거할 수 있다. 결석 제거 후 배액관을 삽입하고 필요 시 재시술을 시행하며, 시술 5~7일 후 경로 형성이 완성되어 담즙누출의 위험이 없을 때 배액관을 제거한다.

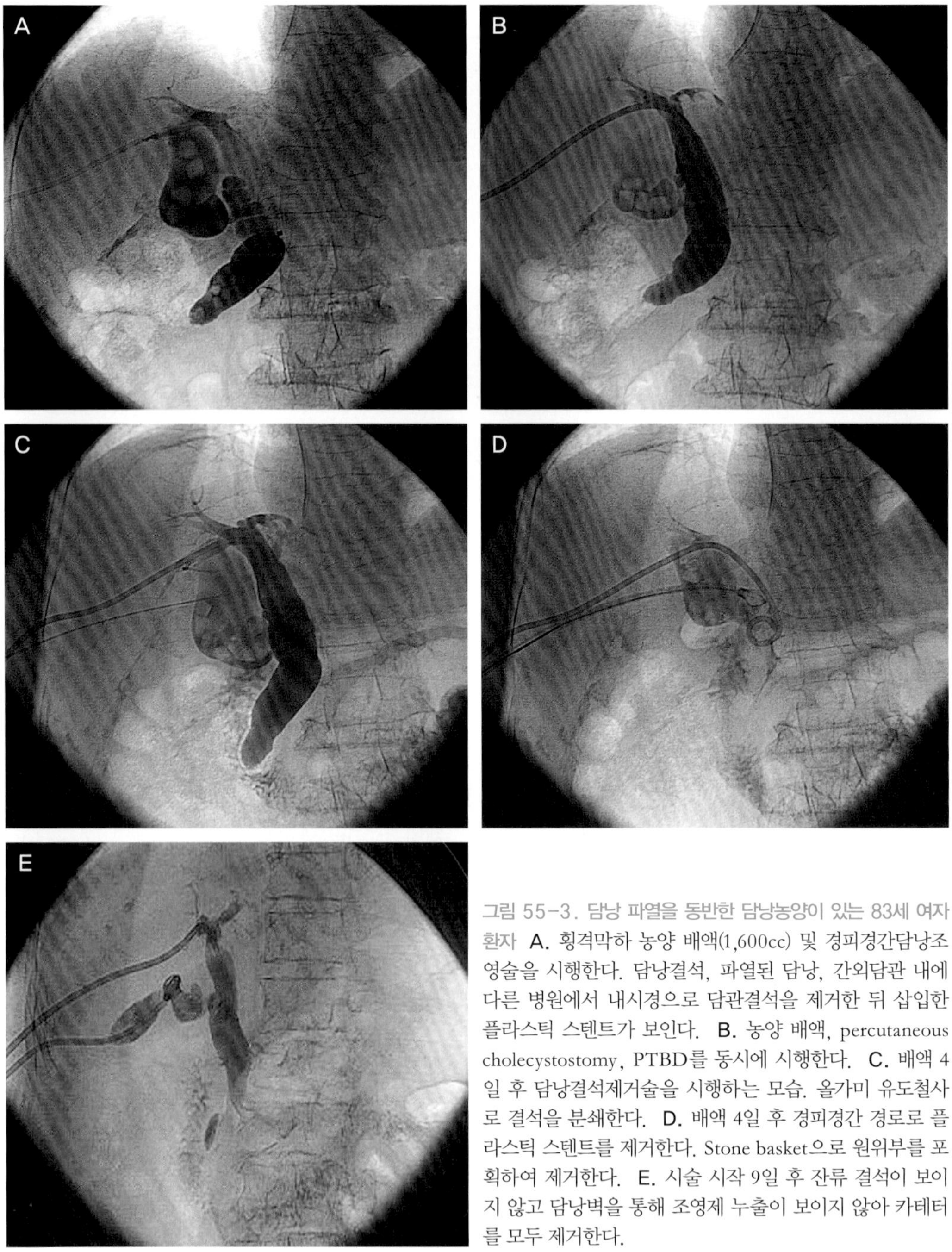

그림 55-3. 담낭 파열을 동반한 담낭농양이 있는 83세 여자 환자 A. 횡격막하 농양 배액(1,600cc) 및 경피경간담낭조영술을 시행한다. 담낭결석, 파열된 담낭, 간외담관 내에 다른 병원에서 내시경으로 담관결석을 제거한 뒤 삽입한 플라스틱 스텐트가 보인다. B. 농양 배액, percutaneous cholecystostomy, PTBD를 동시에 시행한다. C. 배액 4일 후 담낭결석제거술을 시행하는 모습. 올가미 유도철사로 결석을 분쇄한다. D. 배액 4일 후 경피경간 경로로 플라스틱 스텐트를 제거한다. Stone basket으로 원위부를 포획하여 제거한다. E. 시술 시작 9일 후 잔류 결석이 보이지 않고 담낭벽을 통해 조영제 누출이 보이지 않아 카테터를 모두 제거한다.

3. 결과

수술이나 마취의 위험성 때문에 담낭절제술을 시행할 수 없어 percutaneous transhepatic cholecystolithotomy를 시행한 경우(〈표 55-3〉), 성공률은 90% 이상이다.[25] 우리나라의 경우 고령일수록 색소결석이 대부분이며 서구식 식습관이 보편화되면서 콜레스테롤 결석이 늘어나는 추세이다. 동반된 총담관결석의 경우 PTBD 경로로 제거하거나 담낭관을 통해 제거할 수도 있다.

〈표 55-3〉 경피경간담낭결석제거술 환자의 동반 질환(69명)

Cardiac disease	16
Cerebrovascular disease	7
Uncontrolled diabetes mellitus	7
Chronic obstructive lung disease	7
Poor general condition, old age	7
Liver cirrhosis	5
Co-existing inoperable cancer	4
Psychosis	4
Bleeding tendancy	3

시술에 따른 부작용으로 카테터 이탈로 인한 담즙누출이 있을 수 있으나 배액술로 해결할 수 있으며 드물게 간출혈 때문에 간동맥 색전술이 필요할 때도 있다.

4. 요약

담낭결석에 동반된 담낭농양이나 담낭염으로 패혈증 상태일 경우 percutaneous cholecystostomy를 시행하여 환자를 안정시킨 후 담낭절제술을 시행하는 것이 일반적인 치료방법이다. 하지만 동반된 심각한 질환으로 수술이나 전신 마취를 시행하기 어렵거나 고령으로 결석 재발이 문제가 되지 않을 때에는 percutaneous transhepatic cholecystolithotomy가 유용한 치료방법이다. 그러나 결석을 분쇄하기 어려운 경우가 있으므로 이를 해결할 수 있는 적절한 쇄석 기구가 개발되어야 한다.

Ⅲ T-튜브 담관결석제거술

Biliary stone removal via T-tube

개복 수술로 담낭 및 담관결석 치료를 시행하였을 때 T-튜브 경로를 이용한 잔류 결석 제거는 중요한 담관결석 치료법 중의 하나이다. 수술 후 T-튜브 경로가 완전히 형성되는 4주 이후에 시행하며, 이 방법으로 간내외 잔류 담관결석을 효과적으로 제거할 수 있다.[26, 27] 성공률은 국내에서는 71~88% 정도로, 국외의 89~92%보다 낮으나 담석의 분포와 특성에 있어서 차이가 있으므로 국내외 성적을 직접 비교할 수는 없다.[26-29] 담석을 성공적으로 제거하지 못하는 주된 이유는 담도의 협착과 매복된 담석 때문이다.[27, 28] T-튜브를 총수담관에 삽입하지 않고 공장 부위에 삽입하면 잔류 담석을 용이하게 제거할 수 있다는 보고도 있으나 최근에는 담관결석 제거를 위한 수술이 현저히 줄어들어 이용 빈도가 낮은 편이다.[30]

시술 후 올 수 있는 합병증으로는 발열, 우상복부 통증, 췌장염 등이 있으며 빈도는 보고자에 따라 다양하다.[26-29] 최근 laparoscopic cholecystectomy의 발전과 아울러 내시경과 인터벤션 영상의학을 통한 비수술적 결석제거술이 보편화되면서 T-튜브 경로를 이용한 잔류 결석제거술은 점차 감소하고 있다.

참고문헌

1. Park YH, Park SJ, Jang JY, et al. Changing patterns of gallstone disease in Korea. World J Surg 2004;28:206-210.
2. Lim JH. Oriental cholangiohepatitis: Pathologic, clinical, and radiologic features. AJR Am J Roentgenol 1991;157:1-8.
3. 최병인, 강흥식, 박재형, 등. 경피적 잔류담석제거술 43예의 분석. 대한방사선의학회지 1984;20:726-733.
4. van der Velden JJ, Berger MY, Bonjer HJ, et al. Percutaneous treatment of bile duct stones in patients treated unsuccessfully with endoscopic retrograde procedures. Gastrointestinal endoscopy 2000;51:418-422.
5. Kusano T, Masato F, Tamai O, et al. Percutaneous transhepatic cholangioscopic lithotripsy and change of biliary manometric patterns. Hepatogastroenterology 1999;46:2153-2158.
6. Wu SC, Chen FC, Lo CJ. Selective intraoperative cholangiography and single-stage management of common bile duct stone in laparoscopic cholecystectomy World J Surg 2005;29:1402-1408.
7. Soehendra N. H. Joachim Burhenne Lecture. Common areas of interest between interventional biliary radiology and endoscopy. AJR Am J Roentgenol 1995;164:547-551.
8. Chang WT, Lee KT, Wang SR, et al. Bacteriology and antimicrobial susceptibility in biliary tract disease: an audit of 10-year's experience. Kaohsiung J Med Sci 2002;18:221-228.
9. Cotton PB, Williams CB. Practical gastrointestinal endoscopy. Blackwell Science, Oxford, 1996;167-186.
10. Masci E, Fanti L, Mariani A, et al. Multidisciplinary conservative treatment of difficult bile duct stones:a real alternative to surgery. HPB Surg 1997;10:229-233.
11. 김재수, 유진종. 풍선 괄약근확장술과 수압을 이용한 경피적 담석 제거술. 대한영상의학회지 2005;52:173-181.
12. Gregg JA, De Girolami P, Carr Locke DS. Effect of sphincteroplasty and endoscopic sphincterotomy on the bacteriologic characteristic of the common bile duct. Am J Surg 1985;149:668-671.
13. Sand J, Hittune KM, Mattila J, et al. Changes in biliary bacteria after cholangiography and sphincterotomy. Am J Surg 1992;58:324-328.
14. Kim YH, Kim YJ, Park WK, et al. Fish bone as a nidus for stone formation in the common bile duct: Report of two cases. Korean J Radiol 2004;5:210-213.
15. Hintze RE, Adler A, Veltzke W. Outcome of mechanical lithotripsy of bile duct stones in an unselected series of 704 patients. Hepatogastroenterology 1996;43:473-476.
16. Harris HW, Kumwenda ZL, Sheen-Chen SM, et al. Recurrent pyogenic cholangitis. Am J Surg 1998;176:34-37.
17. Han HS, Yi NJ. Laparoscopic treatment of intrahepatic stone. Surg Laparosc Endosc Percutan Tech 2004;14:157-162.
18. Greenberger NJ, Paumgartner G. Disease of the gallbladder and bile ducts. In: Kasper DL, Braunwald E, Fauci AS, et al. Harrison's Principles of Internal Medicine. 16th ed. New York: McGraw-Hill, 2005:1880-1891.
19. Ozcan N, Erdogan N, Baskol M. Common bile duct stones detected after cholecystectomy: advancement into the duodenum via percutaneous route. Cardiovasc Intervent Radiol 2003;26:150-153.
20. Ilgit ET, Gruel K, Onal B. Percutaneous management of bile duct stones. Eur J Radiol 2002;43:237-245.
21. O' Donnell LD, Heaton KW. Recurrence and re-recurrence of gall stones after medial dissolution: a long-term follow up. Gut 1988;29:655-658.
22. So CB, Gibney RG, Scudamore CH. Carcinoma of the gall bladder-preserving treatments for cholelithiasis. Radiology 1990;174:127-130.
23. Fried GM, Clas D, Meakins JL. Minimally invasive surgery in the elderly patient. Surg Clin North Am 1994;74:375-387.
24. Courtois CS, Picus, DD, Hicks ME, et al. Percutaneous gallstone removal: Long term follow up. J Vasc Interv Radiol 1996;7:229-234.
25. Kim YH, Kim YJ, Shin TB. Fluoroscopy-guided percutaneous gallstone removal using a 12-Fr sheath in high-risk surgical patients with acute cholecystitis. Korean J Radiol 2011;12:210-215.
26. Burhene HJ. Percutaneous extraction of retained biliary stones: 661 patients. AJR Am J Roentgenol 1980;134:888-898.
27. 최병인, 한준구, 박재형, 등. 굴곡 카테터를 이용한 간내 잔류담석의 경피적 제거술: 179예 분석. 대한방사선의학회지 1992;28:169-175.
28. 류대식, 심형진, 최유선, 등. 잔류담석의 경피적 제거술: 입원환자 중심의 결과분석. 대한방사선의학회지 1994;30:259-263.
29. Gandini G, Right D, Recchia S, et al. Percutaneous removal of biliary stones. Cardiovas Intervent Radiol 1990;13:245-251.
30. 이병희, 이룡, 도영수, 등. 경공장 T-관도를 통한 경피적 간내 잔류담석 제거술. 대한방사선의학회지 1992;28:754-759.

Section XIII

위장관계 비혈관 인터벤션

Chapter 56

경피적 영상유도 위장루설치술

이광훈

위루설치술은 수술적 위루설치술*surgical gastrostomy*, 경피적 내시경적 위루설치술*percutaneous endoscopic gastrostomy; PEG*, 경피적 영상유도 위루설치술*percutaneous radiologic gastrostomy; PRG* 등이 있다. 위루설치술은 1837년 노르웨이 외과의사인 Egerberg가 최초로 고안하였고, 환자에 대한 최초의 외과적 수술은 1876년에 프랑스 외과의사인 Verneuil가 시행하였다.[1] 경피적 내시경적 위루설치술은 1980년에 미국의사인 Gauderer와 Ponsky가 시행하였으며,[2] 경피적 영상유도 위루설치술은 1981년 캐나다 외과의사인 Preshaw가 시행하였다.[3] 이 장에서는 영상의학적 방법을 이용한 경피적 위장루설치술에 대해서 기술하고자 한다.

I 경피적 영상유도 위루설치술

Percutaneous radiologic gastrostomy; PRG

1. 적응증

첫째, 오랜 기간 동안 영양공급을 필요로 하는 모든 경우에 시술할 수 있다. 뇌혈관질환, 뇌손상, 경두부 종양, 식도 종양, 근위축성측삭경화증(루게릭병)*amyotrophic lateral sclerosis; ALS* 등으로 인해서 삼킴을 못 하는 경우,[5] 항암제 치료 또는 방사선치료 등을 받는 암 환자에게 적절한 영양공급이 필요한 경우, 피부경화증*scleroderma*, 단장증후군*short gut syndrome*, 방사선장염, 크론병 환자에게 선택적 영양공급이 필요한 경우, 신경성식욕부진*anorexia nervosa*, 악액질*cachexia*, 심한 우울증, 낭성섬유증*cystic fibrosis*, 다기관부전, 심한 화상, 말기 암환자 등의 경우에도 시술할 수 있다. 트리치-콜린스증후군*Treacher-Collins syndrome*, 피에르-로빈증후군*Pierre-Robin syndrome*, 심한 구개열*cleft palate* 등의 구개안면이상 환자에서도 음식물의 투입 경로를 확보하기 위해서 시행할 수 있다.[4, 5]

둘째, 위감압이 필요한 경우에도 시술한다. 복강내 암종증*carcinomatosis*으로 인해 위 이하 부위가 막힌 경우 감압의 목적으로도 시술할 수 있다. 당뇨병성위마비*diabetic gastroparesis*에서는 위루설치술과 위공장루설치술*gastrojejunostomy*을 동시에 시행하여 위에 삽입된 관으로는 위감압을, 공장에 삽입된 관으로는 영양공급을 시도하기도 한다.

2. 금기증

출혈소인 또는 출혈질환을 가진 환자는 경피적 시술과 관련된 피하와 위에서의 출혈, 문맥압항진증 환자는 위정맥류에 의한 출혈의 위험이 크기 때문에 PRG의 금기증이 된다. 뇌실복강단락*ventriculoperitoneal shunt*이 있는 환자는 복강내 감염이 발생할 경우 뇌실 감염으로 확대될 수 있으므로 금기증이 된다. 위식도역류가 있는 환자의 경우는 위루설치술의 금기증이 되나, 이 경우는 위공장루술 또는 공장루술을 시행하면 된다. 위전벽에 염증, 감염, 또는 종양이 있는 경우도 위루설치술의 금기증이나, 역시 공장루설치술을 시행하면 된다. 복수가 있으면 위내용물 누출로 인한 감염의 위험이 있어서 금기증이 되나, 시술 전 복수를 먼저 배액하고 시술 시 위전벽을 복벽에 밀착시키는 장치를 설치하고 시술할 수는 있다. 이때 위루설치술 후 적어도 3주 정도는 복수가 생기지 않도록 해야 한다.[4] 일반적으로 여생이 30일 미만인 경우에는 위루설치술을 시행하지 않는다.

(1) 해부학적 원인으로 고식적 위루설치술이 어려운 경우

기술적으로 극복하고 시술할 수는 있다. 대장이 복벽과 위전벽 사이에 위치한 경우, 대장 아랫부분에서 접근하여 위루설치술을 시행하거나 공장루설치술을 하면 된다. 위가 높게 위치하여 좌측 늑골 안쪽에 들어가 있는 경우에는 늑골하 또는 늑골간 접근으로 위루설치술을 할 수 있다.[7] 위아전절제술*subtotal gastrectomy*을 받은 환자에서는 남은 위를 통해서 위루설치술을 시행하거나 공장루설치술로 전환할 수 있다. 위전절제술을 받은 환자에게는 공장루설치술을 시행해야 한다. 간좌엽이 복벽과 위전벽 사이에 위치한 경우 위루설치술 시 간을 관통해야 하므로, 위루설치술 대신 공장루설치술을 시행하면 된다.

3. 시술과정 및 방법

경피적 위루설치술에 사용되는 기구들 중 현재 국내에서 가장 많이 사용되는 것은 Loop-type tube(Wills-Oglesby Percutaneous Gastrostomy Set; COOK, Bloomington, IN)와 Mushroom-type tube(Ponsky "Pull" PEG Kit; Bard Access Systems, Inc., Salt Lake City, UT)이다.[8-10] 후자는 전자에 비해 처음부터 큰 구경(20Fr)의 튜브를 삽입하기 때문에 영양공급에 더 유리하고, 피부에 고정하지 않기 때문에 피부 자극이 없다는 것이 장점이다. 그러나 입을 벌릴 수 없는 환자에게는 시행할 수 없다.

(1) 전처치

시술 도중과 후에 위내용물 누출로 인한 염증 및 감염의 가능성을 낮추기 위해 환자를 하룻밤 동안 금식시키고, 말초정맥에 수액공급 라인을 확보한다.

(2) 시술과정

대부분 투시하에서 시술하며, 초음파 또는 CT하에서도 시술할 수 있다.

1) Loop-type 위루설치술

위에 보통 400mL 이상 공기를 주입해서 확장시킨다. 코위영양관*nasogastric tube*이 미리 삽입되지 않다면 0.035in 유도철사와 5Fr 카테터를 입을 통해서 위까지 삽입하여 공기를 주입한다(그림 56-1A). 입이 벌려지지 않는 환자에서는 코를 통해서 유도철사와 카테터를 삽입한다. 장 연동운동이 활발한 경우에는 위에 주입한 공기가 십이지장을 통해서 지나가게 되므로 Buscopan 1 ample을 정맥주사하고 장 연동운동이 정지된 것을 투시에서 확인한 후 공기를 주입한다.

위가 주입된 공기로 적당히 확장되었는지 투시검사로 확인한 후 천자 부위를 결정한다. 위의 몸통 원위부*distal body of stomach*가 위루설치술에 적합한 위치이며, 복부 정중선 또는 복직근 외연선에서 천자하는 것이 바람직하다(그림 56-1B). 그래야 복직근 중앙 부위나 외측 1/3 부분으로 주행하는 epigastric artery를 피할 수 있다(그림 56-1C).

천자 부위가 결정되면 1~2% 리도카인으로 국소마취하고, 환자의 상태에 따라 정맥진통제를 결정한다.

피부를 5mm 정도 절개하고 피하 부위를 확장시킨다.

먼저 X선 튜브를 90° 측면으로 돌린 후, 확장된 위의 공기를 보면서 직각 또는 약간 위기저부*fundus* 방향으로 천자한다. T자형 고정장치가 들어 있는 바늘로 복막을 뚫고 위전벽에 다다를 때까지 천천히 천자한다. 위전벽을 바늘로 밀어 보면 측면 투시에서 위전벽이 바늘에 의해 밀리는 것이 느껴지고 투시에서도 확인된다(그림 56-1D). 이어서 위전벽을 천자할 때는 다시 위에 공기를 주입하는 것이 좋고, 한번에 힘있게 찌른다(그림 56-1E). 그래야만 위전벽이 밀리지 않고 천자된다. 이때 힘을 절제하지 못하고 너무 깊숙이 찌르면 위후벽에서 출혈이 일어날 수 있고, 만약 위후벽까지 완전히 관통하면 복부대동맥까지 천자될 수 있으므로 주의한다.

측면 투시하에서 주사기에 소량의 조영제를 담고 천자바늘에 접합한 후 흡입해 본다. 바늘이 공기로 확장된 위 내에 잘 위치했으면 공기가 흡입될 것이다. 이어 조영제를 분사하면 분사된 조영제가 위후벽 주름 사이에 고이는 것을 확인할 수 있다(그림 56-1F).

T자형 고정장치가 들어 있는 천자바늘의 끝이 위 내부에 있는 것을 확인한 후, 유도철사를 천자바늘을 통해 밀어 넣으면 T자형 고정장치가 위 내부로 떨어진다(그림 56-1G). 이어 천자바늘만 제거하고 T자형 고정장치에 연결된 실을 잡아당기면 T자형 고정장치가 위전벽을 복벽 쪽으로 당기게 된다(그림 56-1H).

대개 T자형 고정장치는 1개만 설치해도 충분하지만, T자형 고정장치를 추가로 설치해야 한다면 앞의 과정을 반복한다. 시술 도중 시술 보조자가 실을 계속 당기고 있으면 위벽이 확장되고 최종적으로 튜브를 삽입할 때까지 위전벽이 복벽에 고정되어 시술하기가 편하다. 튜브를 최종적으로 삽입한 후 T자형 고정장치를 피부에 고정한다.

위 내부에 유도철사를 진입시켰다면 확장기로 피하, 복막, 위전벽을 확장한다(그림 56-1I).

유도철사를 따라서 12Fr 또는 14Fr 튜브를 삽입하고, 튜브에 연결된 실을 잡아당겨서 튜브가 loop 형태가 되도록 하여 잘 빠지지 않게 한다(그림 56-1J).

최종적으로 T자형 고정장치에 연결된 실을 피부에 고정하고, 튜브 고정기를 피부에 고정한다.

2) Mushroom-type 위루설치술

일반적인 방법은 앞서 설명한 Loop-type tube와 같다. Mushroom-type tube에는 잡아당길 수 있는 실이 연결되어 있다(그림 56-2A).

8Fr sheath가 위전벽을 통해 삽입된 상태에서 snarc를 이용하여 0.035in 유도철사를 잡는다(그림 56-2B). Bi-plane 장비가 있는 경우에는 정면과 측면을 동시에 보면 유도철사를 쉽게 잡을 수 있다(그림 56-2C).

Snare로 유도철사를 잡은 후, 입과 위에 삽입된 8Fr sheath 사이를 through-and-through 방법으로 연결한다(그림 56-2D). 입으로 뽑아낸 0.035in 유도철사를 mushroom-type 튜브와 연결된 유도철사와 연결한다(그림 56-2E).

복벽을 through-and-through 방법으로 16Fr까지 확장기로 넓힌 후, 20Fr의 Mushroom-type tube를 입을 통하여 잡아당긴다(그림 56-2F).

Through-and-through 방법으로 0.035in 유도철사를 당겨서 tube와 연결된 유도철사가 16Fr 확장기까지 당겨지면 확장기와 유도철사를 함께 당긴다(그림 56-2G).

위전벽까지 튜브를 당겨서 고정한 후, 조영제를 주입하여 최종 위치를 확인한다(그림 56-2H).

Biplane 장비의 경우 측면 사진에서 튜브가 위전벽까지 잘 당겨져 있는지 확인한다(그림 56-2I).

(3) 후처치

시술과 관련된 출혈, 복막염, 기복증*pneumoperitonem* 등의 합병증이 발생하는지 하룻동안 주의 깊게 관찰해야 한다. 혈액검사, 이학적 검사, 복부 X선 검사(flat and upright abdomen plain film, 특히 transtable lateral view)를 시행한다. 합병증이 없음이 확인되면 튜브를 통해 약제 및 영양을 공급한다. 대개 튜브를 삽입한 지 12~24시간 후 시작한다.

(4) 튜브 교체

12~14Fr loop 형태의 튜브는 보통 6개월마다 새 튜브로 교체해 주는 것이 좋다. 교체할 때는 24Fr 굵기의 balloon replacement tube로 교체해 주면 사용하기가 편리하다.

20Fr Mushroom 튜브는 경로가 헐거워지지 않는 이상 계속 20Fr Balloon type 튜브로 교체하고, 헐거워져 있으면 24Fr로 교체한다.

4. 결과 및 합병증(〈표 56-1〉, 〈표 56-2〉)

PRG의 시술 성공률은 95~100%이다. 시술과 관련된 주요 합병증은 복막염, 위출혈, epigas-tric artery 출혈, 위 주변 혈관 출혈, 위루경로 감염, 위액누출, 흡인성 폐렴 등이며 경미한 합병증으로는 복부동증, 피부삼염, 피부출혈, 기복증 등이 발생할 수 있다.[4, 11]

이 외에 드물지만 복벽과 위전벽 사이에 대장이나 간좌엽이 끼인 경우 대장위루*cologastric fistula*, 간열상 등이 발생할 수 있다. 위전벽 천자 시 힘 조절을 못하여 너무 깊게 천자한 경우에는 위후벽, 췌장, 좌측신장, 비장, 복부대동맥 등을 천자할 수 있다.

(1) 기복증

많게는 56%까지 보고된다. 대부분 복막염이 동반되지 않은 단순 기복증으로 문제가 되지 않고 자연 흡수된다. 그

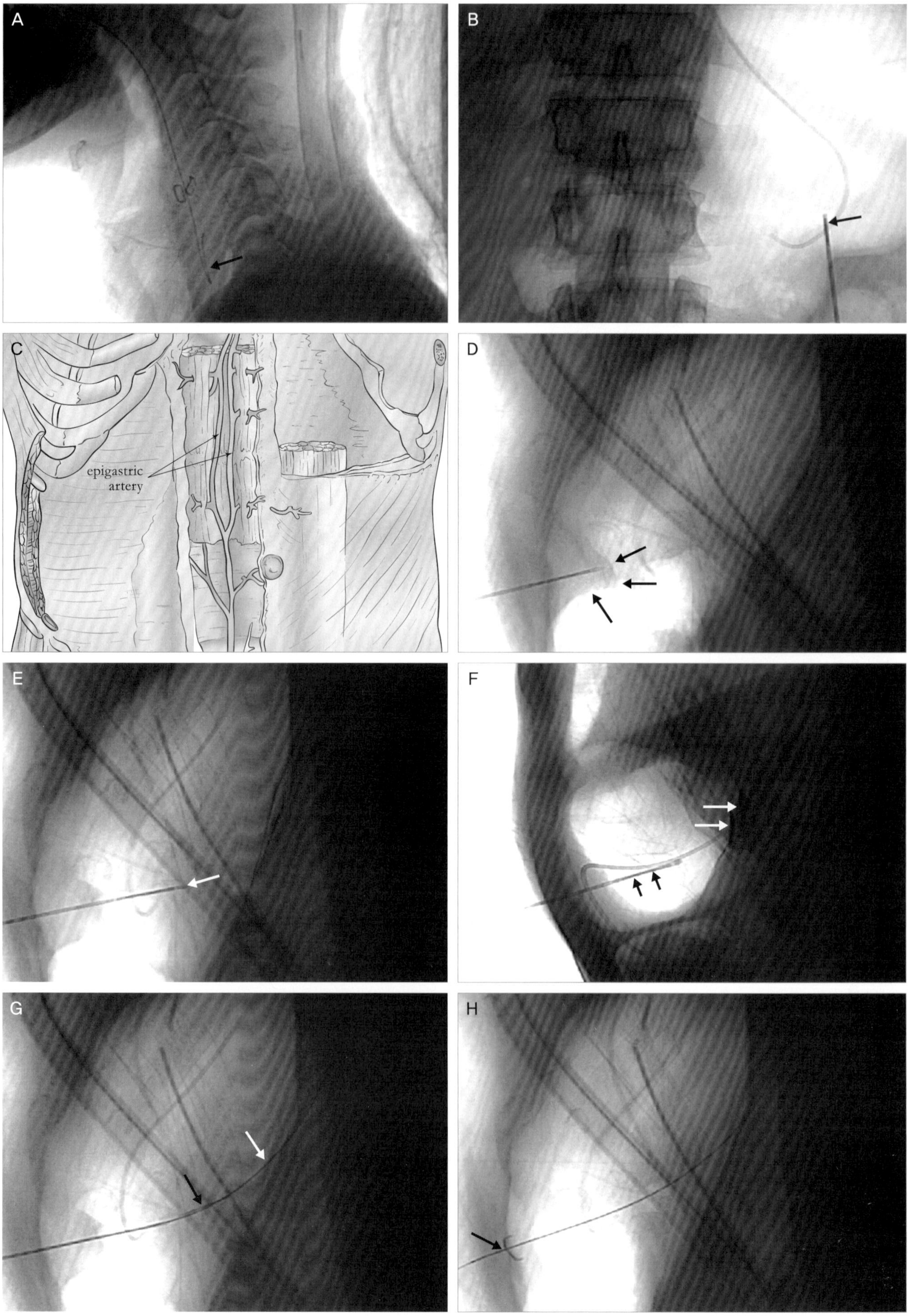
A
B
C
epigastric
artery
D
E
F
G
H

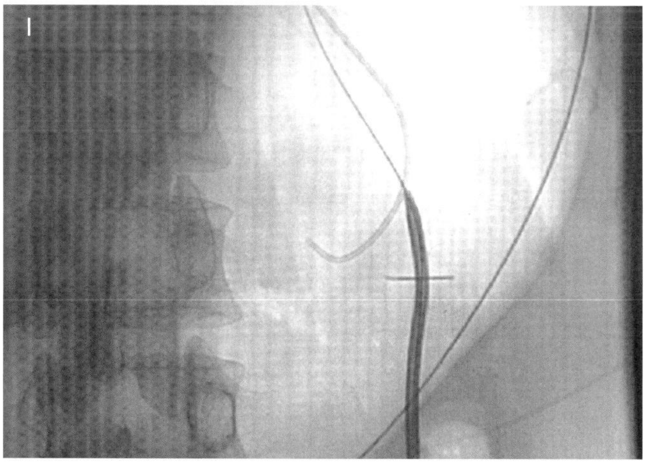

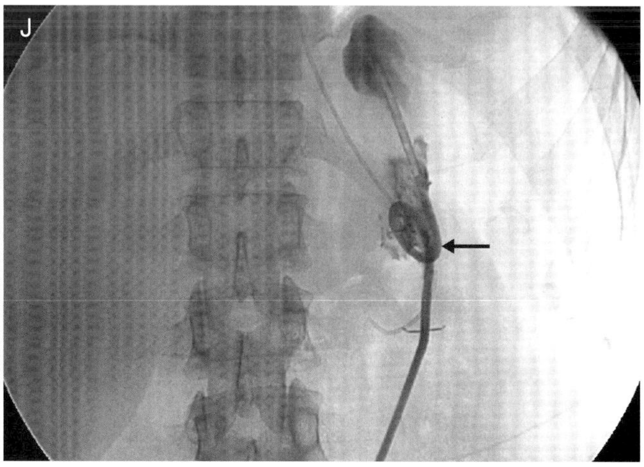

그림 56-1. Loop-type 위루설치술 A. 코위영양관을 하고 있지 않은 환자에서는 5Fr 카테터를 위에 삽입하여 공기로 위를 팽창시킨다. 먼저 측면투시하에 0.035in 굵기의 친수성 유도철사(화살표)를 입을 통하여 인두부를 지나 식도로 진입시킨다. B. 위에 삽입된 5Fr 카테터를 통하여 공기를 주입하여 위를 팽창시킨다. 이 환자의 경우 적당한 천자 부위로 복직근 측면을 선택하였다(화살표). C. Epigastric artery는 복직근 정중부에서 외측 1/3 부위를 주행한다. 따라서 epigastric artery가 천자되지 않도록 양측 복직근 사이(복부의 정중부) 또는 좌측 복직근의 외연부를 따라서 천자한다. D. 위를 천자할 때는 반드시 측면투시하에서 시행한다. 천자바늘을 서서히 전복벽과 전복막을 뚫고 진입하면 위전벽이 밀리는 것이 느껴지고 투시하에서 보인다. 위전벽이 천자바늘에 의해 밀려서 텐트처럼 보인다(화살표). E. 위전벽을 천자할 때는 바늘을 그냥 밀듯이 하면 위전벽이 천자되지 않고 밀리므로 힘있게 순간적으로 천자해야 한다. 이때 너무 깊숙하게 찔러서 위후벽 또는 위후벽을 지나치지 않도록 주의해야 한다. 천자바늘 끝(화살표)이 공기로 확장된 위강 내에 있다. F. 천자바늘이 위전벽을 잘 뚫고 위강 내에 위치했는지 확인한다. 먼저 조영제를 2cc 정도 채운 주사기를 천자바늘에 연결한 후 주사기를 당겨서 위강 내에 있는 공기가 나오는지 확인한다. 그다음 주사기에 있는 조영제를 분사하여 조영제가 위후벽 주름에 고이는지(긴 화살표) 확인한다. 짧은 화살표는 천자바늘 안에 들어 있는 T자형 고정장치를 가리킨다. G. T자형 고정장치가 들어 있는 천자바늘이 위 내부로 완전히 진입한 것을 확인하였다면, 천자바늘을 통해 유도철사(흰 화살표)를 위 내부로 넣는다. 그러면 T자형 고정장치(검은 화살표)가 위 내부로 떨어진다. H. 유도철사와 T자형 고정장치에 연결된 실을 남겨 두고 천자바늘을 제거한다. T자형 고정장치에 연결된 실을 잡아당기면 T자형 고정장치가 위 내부에서 위전벽을 복벽 쪽으로 당기게 된다(화살표). I. 위 내부에 유도철사가 진입되었고 T자형 고정장치가 위전벽을 잘 잡아당기고 있다면 확장기로 피하, 복막, 위전벽을 확장시킨다. J. 마지막으로 유도철사를 따라서 12Fr 또는 14Fr 튜브를 삽입하고, 튜브에 연결된 실을 잡아당겨서 튜브를 loop 형태(화살표)로 만들어 잘 빠지지 않노록 한다. 최종적으로 T자형 고정장치에 연결된 실을 피부에 고정하고, 튜브 고정기를 피부에 고정한다.

러나 복막염 증상, 복수, 피하기종, 위벽기종 등이 동반되면 심각한 합병증이 될 수 있다. 경미한 복막염의 경우 항생제와 진통제로 해결할 수 있지만, 심하면 수술적 처치를 고려해야 한다. 복수가 동반된 경우 경피적 배액술로 처치할 수도 있지만, 위액누출이 지속되면 수술적 처치가 필요하다. 피하기종과 위벽기종은 튜브가 빠진 것이 원인일 수 있으므로 튜브의 위치를 신속하게 조정해야 한다.[12]

수의할 점은, 승상이 농반되지 않은 단순 기복증이더라도 환자에게 호흡부전이 있다면 다량의 기복증으로 인해 횡격막을 압박하여 호흡부전을 악화시킬 수 있으므로 수술적 처치가 필요하다는 것이다.

(2) 복막염

시술 도중 또는 직후 위액이 누출되거나 튜브가 빠져서 튜브 측공이 복강 내에 위치한 상태에서 영양공급을 시행했을 때 복막염이 발생한다.[6, 13] 이학적 검사와 혈액검사로 쉽게 진단할 수 있고, CT를 시행하면 위 주변 지방층 침윤소견, 복막비후 및 조영증강, 국소적인 액체집적*fluid collection* 등을 쉽게 확인할 수 있다. 대개 튜브조영술로는 위액누출을 확인하기가 어렵다. 복부 X선 사진에서 기복증의 양이 증가한다면 위액누출을 의심할 수 있다. 위액누출이 문제라면 T자형 고정장치를 더 설치해야 하는지 결정하고, 더 굵은 튜브로 교체하거나 위루경로가 완전하게 형성될 때까지 환자를 금식시킨다. 튜브가 빠져서 튜브 측공이 복강 내에 위치한 경우에는 튜브를 교체하여 측공이 완전하게 위강 내에 위치하도록 한다.

(3) 위출혈

시술과 관련된 조기출혈로 위전벽 천자 부위, 위후벽 천자 부위, 복벽, 위주위 혈관 등에서 출혈이 발생할 수 있다. 지속적인 튜브 유지로 인해서 튜브 끝부분이 위후벽을 자극해서 위후벽이 미란*erosion*되어 지연출혈이 발생할 수 있다. 대부분 혈관색전술로 치료할 수 있다.

(4) 흡인성 폐렴

위식도역류가 있는 환자에서 주로 발생하고, 위식도역류

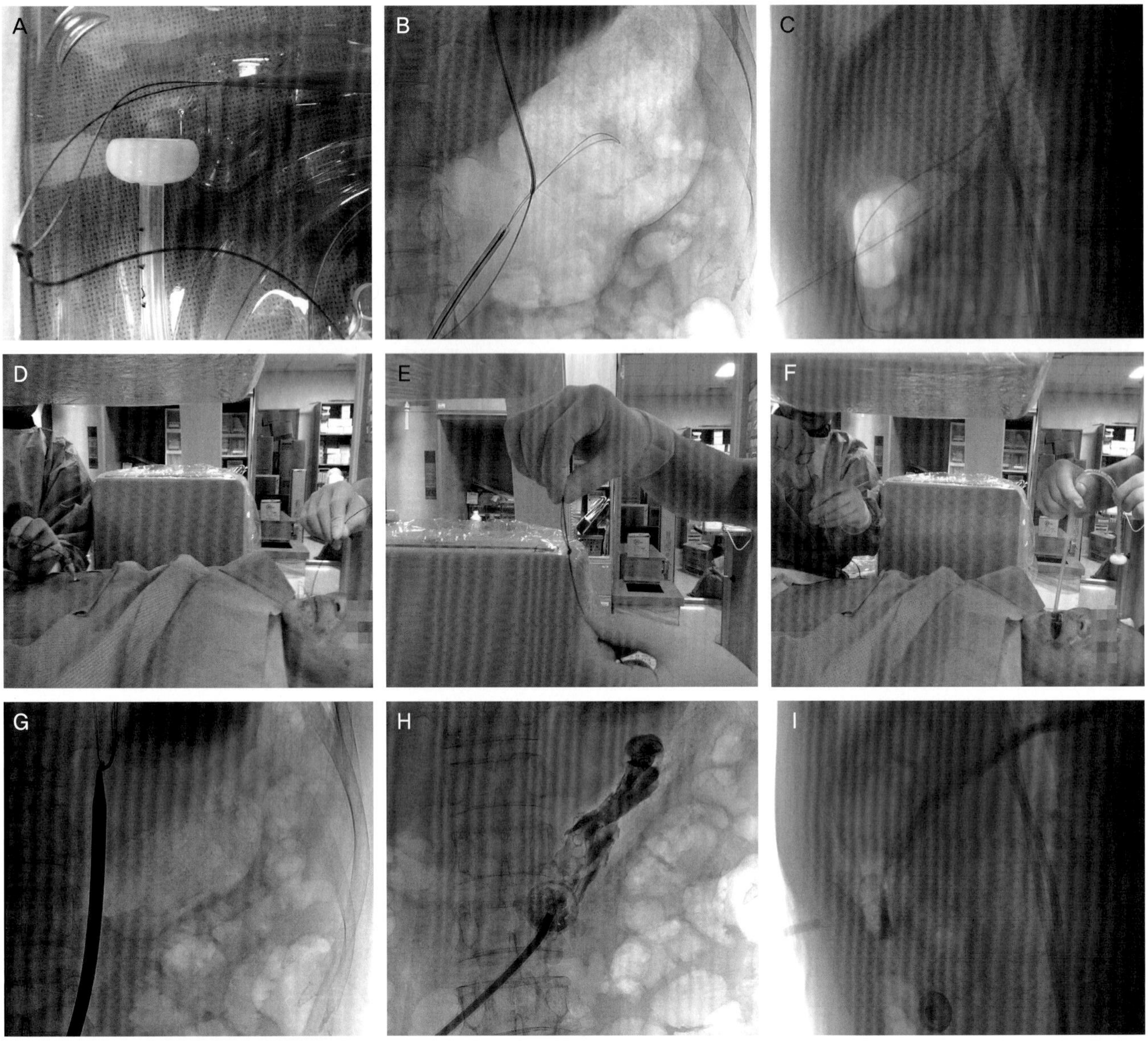

그림 56-2. Mushroom-type 위루설치술 A. Mushroom-type 튜브에는 잡아당길 수 있는 실이 연결되어 있다. B. 8Fr sheath를 위전벽을 통해 삽입한 상태에서 snare를 이용하여 0.035in 친수성 유도철사를 잡는다. C. Bi-plane 장비가 있는 경우에는 정면과 측면을 동시에 보면 유도철사를 쉽게 잡을 수 있다. D. Snare로 유도철사를 잡은 후, 입과 위에 삽입된 8Fr sheath 사이를 through-and-through 방법으로 연결한다. E. 입쪽으로 뽑아낸 0.035in 유도철사를 Mushroom-type 튜브와 연결된 유도철사와 연결한다. F. 복벽을 through-and-through 방법으로 16Fr까지 확장기로 넓힌 후, 20Fr의 Mushroom-type 튜브를 입을 통하여 잡아당긴다. G. Through-and-through 방법으로 0.035in 유도철사를 당겨서 튜브와 연결된 유도철사가 16Fr 확장기까지 당겨지면 확장기와 유도철사를 함께 당긴다. H. 위전벽까지 튜브를 당겨서 고정한 후, 조영제를 주입하여 최종 위치를 확인한 정면 사진이다. I. Biplane 장비의 경우 측면 사진으로 튜브가 위전벽까지 잘 당겨져 있는지 확인한다.

가 없더라도 신경결손이 있는 환자에서 구인두부 분비물이 흡인될 수도 있다. 흡인성 폐렴을 예방하기 위해서는 다음과 같은 치료전략을 고려할 수 있다. 첫째, 모든 환자에서 위루설치술이 아니라 처음부터 위공장루 또는 공장루설치술을 시행하거나, 둘째, 위루설치술을 먼저 시행한 후 흡인이 되는 환자에서 선택적으로 위루설치 경로를 이용하여 위공장루로 변환하거나, 셋째, 위식도역류가 없는 환자에서는 위루설치술을 시행하고 위식도역류가 있어서 흡인성 폐렴 발생 위험이 높은 환자에서는 처음부터 위공장루설치술을 시행하는 방법 등이 있다.[14, 15]

PRG에서는 시술 중에는 흡인성 폐렴이 발생하지 않지만, PEG에서는 내시경 자체의 스트레스와 진정제의 투여 등으로 인해서 시술 도중 흡인성 폐렴이 발생할 위험이 높다.

(5) 상처 감염

PRG에서는 일반적으로 시술 전 예방적 항생제를 투여하

〈표 56-1〉 PRG와 다른 시술과의 비교

	PRG	PEG	Surgical Gastrostomy
Success rate (%)	99.2	95.7	100
Procedure time (min)	32.4±14.3	35.7±13.0	88.7±33.7
Anesthesia	Local; I.V. analgesics	Local; I.V. analgesics; sedatives	General
Post-procedure pain requiring analgesics (%)	6	20	75
Complications (%)	13.3	15.4	29
Major	5.9	9.4	19.9
Minor	7.8	5.9	9.0
Tube-related complications (%)	12.1	16.0	Not reported
30-day mortality rate (%)			
due to all causes	15.4	14.7	16.2
due to procedure	0.3	0.53	2.5

From Wollman BD, Agostino HB, Walus-Wigle JR, et al. Radiologic, endoscopic, and surgical gastrostomy: an institutional evaluation and meta-analysis of the literature. Radiology 1995;197:699-704).

〈표 56-2〉 주요 합병증의 발생빈도

	PRG	PEG	Statistical Significance
Aspiration	0.6	2.1	P < .001
Wound infection	0.8	3.3	P < .001
Peritonitis	1.3	0.5	P < .050
Other GI complication (gastric perforation, bleeding, etc)	1.7	2.4	Not significant
Dislodged tube requiring repeat procedure	1.3	0.9	Not significant
Other (respiratory failure, myocardial infarction, etc)	0.1	0.1	Not significant

From Wollman BD, Agostino HB, Walus-Wigle JR, et al. Radiologic, endoscopic, and surgical gastrostomy: an institutional evaluation and meta-analysis of the literature. Radiology 1995;197:699-704.

지 않아도 무방하다. 만약 상처 감염이 생긴다면 그때 항생제를 투여해도 된다. 그러나 PEG에서는 시술 전 예방적 항생제 투여가 필요하다. 구인두부에 정상적으로 살고 있는 균들이 내시경을 오염시켜 위루경로에 감염을 일으킬 수 있기 때문이다.[14, 16]

Ⅱ 경피적 영상유도 위공장루설치술

Percutaneous radiologic gastrojejunostomy

1. 적응증

위식도역류로 인해 흡인성 폐렴이 발생할 수 있으므로 처음부터 위공장루설치술을 하는 것이 좋다고 주장하는 의사도 있고, 흡인성 폐렴이 많은 환자에서 발생하는 것은 아니므로 처음에 위루설치술을 하였다가 만약 환자에게 흡인 *aspiration*이 있는 경우에는 위루 경로를 이용하여 위공장루로 변환하자고 주장하는 의사도 있다. 시술 전에 환자에게 심한 위식도역류가 있다는 사실을 알게 된다면 위루설치술보다는 위공장루설치술이 바람직하다고 할 수 있다. 위부전마비(위무력증), 위유출구협착, 부분적 위절제술을 받은 환자에서도 위루설치술보다는 위공장루설치술이 바람직하다.[13-15]

2. 시술과정

(1) 일차적 위공장루설치술

처음부터 위유문부 쪽을 향해 천자한다. 전반적인 시술 과정은 앞에서 설명한 위루설치술과 동일하다. 5Fr 카테터와 0.035in 유도철사를 이용하여 유도철사를 트라이츠인대 *Treitz ligament*를 지난 부위까지 진입시킨다. 튜브가 트라이츠인대를 지난 부위에 위치해야 튜브가 십이지장 쪽으로 이동하는 것을 방지할 수 있다.

(2) 이차적 위공장루설치술

어떤 원인에 의해서 이미 설치된 위루를 위공장루로 변환하는 시술을 말하며, T자형 고정장치가 설치된 경우에는 아무 때나 시행할 수 있다. 그러나 T자형 고정장치가 설치되지 않은 경우에는 경로가 완성될 때까지 1~2주 정도 기다린 후 변환을 시도한다. 실험적으로 위루 경로가 단단하게 성숙되는 기간은 약 7일 이내로 보고된다. 이러한 변환 성공률은 약 80%인데, 대부분 처음 시행된 위루의 방향이 위기저부 쪽이어서 방향을 변환하기 어려워서 실패한다. 억지로 방향 변환에 성공하여 위공장루 튜브를 삽입하였다 하더라도 각도가 심하게 역방향인 경우에는 나중에 튜브가 후방으로 이동해 기능하지 못할 수 있으므로, 이런 경우에는 위유문부 쪽으로 새로 천자하여 위공장루설치술을 시행하는 것이 바람직하다.

3. 영양 공급 시기

위루와 달리 위공장루는 튜브가 공장에 깊숙이 삽입되어 있으므로 시술 후 4시간이 지나면 곧바로 영양공급을 시작할 수 있다. 앞서 설명한 위루설치술 및 위공장루설치술을 숙지하고 있으면 공장루, 회장루, 맹장루 등 환자의 상황에 필요한 시술에도 응용해서 시행할 수 있다.

참고문헌

1. Walker LG. Jr L. L. Staton, M.D. and the first successful gastrostomy in America. Surg Gynecol Obstet 1984;158:387-388.
2. Gauderer MWL, Ponsky JL, Izant RJ. Gastrostomy without laparotomy: a percutaneous endoscopic technique. J Pediatr Surg 1980;15:872-875.
3. Preshaw RM. A percutaneous method for inserting a feeding gastrostomy tube. Surg Gynecol Obstet 1981;152:659-660.
4. Ozmen MN, Akhan O. Percutaneous radiologic gastrostomy. Eur J Radiol 2002;43:186-195.
5. Thornton FJ, Fotheringham T, Alexander M, et al. Amyotrophic lateral sclerosis: enteral nutrition provision--endoscopic or radiologic gastrostomy? Radiology 2002;224:713-717.
6. Ryan JM, Hahn PF, Boland GW, et al. Percutaneous gastrostomy with T-fastener gastropexy: results of 316 consecutive procedures. Radiology 1997;203:496-500.
7. Thornton FJ, Varghese JC, Haslam PJ, et al. Percutaneous gastrostomy in patients who fail or are unsuitable for endoscopic gastrostomy. Cardiovasc Intervent Radiol 2000;23:279-284.
8. Wills JS, Oglesby JT. Percutaneous gastrostomy. Radiology 1983;149:449-453.
9. Wills JS, Oglesby JT. Percutaneous gastrostomy: further experience. Radiology 1985;154:71-74.
10. Wills JS, Oglesby JT. Percutaneous gastrostomy. Radiology 1988;167:41-43.
11. Wollman BD, Agostino HB, Walus-Wigle JR, et al. Radiologic, endoscopic, and surgical gastrostomy: an institutional evaluation and meta-analysis of the literature. Radiology 1995;197:699-704.
12. Wojtowcyz MM, Arata JA. Subcutaneous emphysema after percutaneous gastrostomy. AJR Am J Roentgenol 1988;151:311-312.
13. Dewald CL, Hiette PO, Sewall LE, et al. Percutaneous gastrostomy and gastrojejunostomy with gastropexy: experience in 701 procedures. Radiology 1999;211:651-656.
14. McLoughlin RF, So CB, Gray RR. Fluoroscopically guided percutaneous gastrostomy: current status. Can Assoc Radiol J 1996;7:10-15.
15. Bell SD, Carmody EA, Yeung EY, et al. Percutaneous gastrostomy and gastrojejunostomy: additional experience in 519 procedures. Radiology 1995;194:817-820.
16. Jain NK, Larson DE, Schroeder KW, et al. Antibiotic prophylaxis for percutaneous endoscopic gastrostomy: a prospective, randomized, double-blind clinical trial. Ann Intern Med 1987;107:824-828.

Chapter 57

식도 스텐트설치술

한영민

식도암은 예후가 좋지 않은 암으로서 진단 시 약 50%에서 이미 수술이 불가능한 상태이며, 대부분 환자에서 체중 감소 및 연하곤란*dysphagia*이 나타나고 식도기관지루*esophagorespiratory fistula; ERF*와 같은 이차 질환의 발병률도 5~15% 정도로 흔하다.[1-6]

식도암의 치료방법에는 근치적 수술과 고식적 치료가 있다.[7-9] 전자의 경우 방사선치료를 시행한 후 혹은 방사선치료 없이 부분적 혹은 완전 식도절제술을 시행한다. 수술을 시행할 수 없는 환자에게는 고식적 치료를 하며, 목적은 구강 섭취, 입원기간의 단축, 통증 감소, 흡인성 폐렴의 방지 등이다.[10-12] 위, 대장, 혹은 공장을 이용한 우회수술은 시술 후 환자의 사망률이 높으며 연하곤란을 완화할 확률이 낮아 적응할 수 있는 환자의 수가 적다.[13] 방사선치료는 환자의 60~80%에서 연하곤란 증상을 효과적으로 완화해 주나 그 시점이 4~6주 정도로 길어 이 기간 동안 환자에게 영양공급을 할 방법이 없다는 단점이 있다.[4, 14] 또한 방사선치료 후 섬유화 반흔에 의한 협착 때문에 재발률이 25%에 이른다. Nd:YAG(neodymium yttrium aluminum garnet) 레이저 치료는 시술비가 비싸고, 4~6주 간격으로 반복해서 시행해야 하며, 재발률이 높아 제한적으로 이용되고 있다.[15]

최근에는 X선 투시나 내시경 유도로 식도에 금속 스텐트를 삽입하는 시술이 도입되어 과거에 사용되던 플라스틱 스텐트의 효과를 개선하고 높은 이환율과 사망률을 극복함으로써, 금속스텐트설치술이 악성 혹은 양성 식도협착 환자에게 널리 적용되고 있다.[16-55]

I 진단

내시경, 식도조영술, CT, 양전자방출단층촬영*PET*으로 식도암을 진단한다. 내시경으로는 병변을 정확히 보면서 조직학적 검사에 필요한 적정한 조직을 얻고, 병변의 내강 침범 정도를 자세히 볼 수 있다. 식도조영술로는 내경 폐쇄 유무 및 병변의 길이를 알 수 있다. CT로는 협착 혹은 폐쇄, 종양의 내강 바깥쪽의 침범 정도 및 전위 여부를 알 수 있다. PET는 전이 여부 진단 면에서 특이도는 97%, 민감도는 67%이다.[4]

Ⅱ 시술 적응증 및 금기증

1. 식도 스텐트 설치의 적응증[14-54]

① 수술은 가능하지만 환자가 수술을 거부하는 경우
② 수술적으로 병변의 제거가 불가능하거나 수술을 할 수 없는 식도암
③ 수술 혹은 항암 방사선치료 전에 영양 공급이 필요한 환자
④ 악성 식도협착으로 ERF가 있는 환자
⑤ 풍선확장술에 내성이 있는 양성 협착 환자
⑥ 종격동 종괴에 의한 식도의 외인성 압박
⑦ 내시경 등으로 발생한 의인성 식도천공
⑧ 수술 후 재발한 종괴로 인하여 협착이 발생한 경우

2. 설치된 스텐트 제거의 적응증[29, 41, 55, 56]

① 스텐트 설치 후 합병증이 발생한 경우: 심한 동통, 스텐트 이동 혹은 변형
② 수술 혹은 방사선치료 전 영양공급을 목적으로 스텐트를 설치한 경우
③ 양성 식도협착에서 일시적으로 스텐트를 설치한 경우

3. 식도 스텐트 설치의 상대적 금기증

절대적인 금기증은 없으나 일반적으로 생각할 수 있는 금기증은 ① 조절할 수 없는 출혈이 있는 경우, ② 최근에 3~6주 이내에 고농도 항암제치료 및 방사선치료를 받은 경우, ③ 예상 생존 기간이 얼마 되지 않는, 임상 상태가 심각한 환자, ④ 심한 성대 장애가 있는 경우(성대 주변이 심하게 폐쇄된 경우), ⑤ 복막 전이 등의 원인으로 소장 및 그 이하 부위에 장 폐쇄가 보이는 경우 등이다.

Ⅲ 시술 방법 및 재료

1. 스텐트 설치

다음과 같이 여러 가지 종류의 bare 및 covered stent가 사용되고 있다.

① esophageal Z-stent with dua antireflux valve (Cook Medical), ② evolution esophageal fully or partially covered controlled-release stent(Cook Medical), ③ polyflex esophageal stent(Boston scientific), ④ wallflex partially or fully covered esophageal stent(Boston Scientific), ⑤ ultraflex esophageal NG stent system(covered, uncovered, Boston Scientific), ⑥ covered Song stent(Sooho Medi-Tech), ⑦ covered Choo stent(M.I. Tech), ⑧ bare Wallstent (Medinvent), ⑨ partially covered Wallstent (Schneider), ⑩ partially covered Flamingo stent (Microinasdive/Boston Scientific), ⑪ bare EsophaCoil (Instent), ⑫ fully covered, antireflux, Niti-S esophageal covered stent, Niti-S esophageal double stent (Taewoong Medical), ⑬ antireflux, covered Bonastent esophageal stent(Standard SCI Tech), ⑭ EGIS esophageal stent(S & G Biotech Inc).

스텐트를 선택할 때는 bare stent와 covered stent 중 어느 것을 사용할지를 판단하는 경우가 대부분이고, 이는 환자의 상태, 병변의 특성과 위치, 여러 임상 상황에 따라 다양하다. 하지만 악성 식도협착의 경우 covered stent를 우선 사용하고 있다. 이 외에 일반적인 스텐트보다 잘 구부러지는 ultraflexible stent나 삽입 후 제거가 가능한 스텐트 등도 있다. 이처럼 다양한 종류의 스텐트에 맞추어 스텐트 delivery system도 다양하므로 인터벤션 의사는 그 사용법을 숙지해야 한다. 또한 병변의 크기, 좁아진 식도 내경에 따라 사용하는 스텐트의 직경도 18Fr에서 38Fr까지 다양하므로 스텐트를 선택하기 전에 병변을 자세히 평가해야 한다.[21-58]

먼저 리도카인*lidocain* 혹은 베노카인*benocain*을 분무하여 환자의 인후부를 국소마취한다. X선 투시하에서 적은 양의 조영제를 삼키게 하여 좁아진 식도 부위를 보고 병변의 위치와 좁아진 범위, ERF 같은 병변 동반 유무를 확인한다. 투시하에 확인된 협착 부위를 환자의 피부에 표시한다. 좌전사위 혹은 앙와위를 취하게 해 환자의 목을 확장시킨 후 0.035in stiff-type 유도철사와 카테터를 구강을 통하여 식도에 위치시킨 후 카테터를 이용하여 유도철사를 병변 부위를 지나 위장까지 삽입한 후 카테터를 제거한다. 유도철사를 이용하여 눈금 카테터를 삽입하고 병변에 눈금 카테터를 위치시킨 후 협착된 부위의 길이를 측정한 다음 눈금 카테터를 제거하고 유도철사만을 남겨 둔다. 스텐트가 장착된 delivery system의 원위부에 구강 및 식도 내

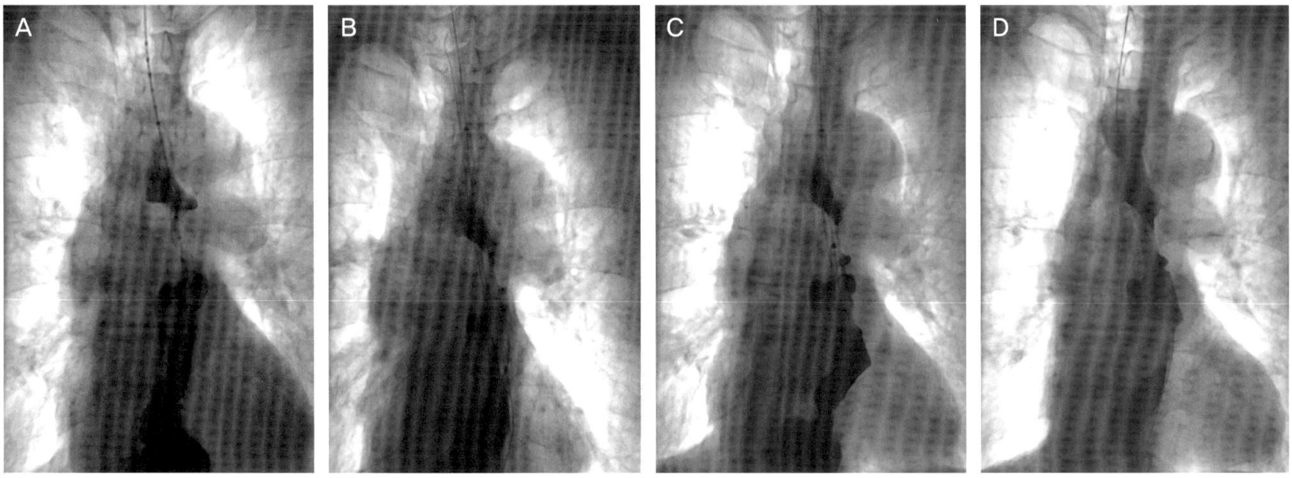

그림 57-1. 식도 스텐트삽입술의 단계 A. 식도조영술 후 측성 카테터를 통해 병변 길이를 측정한다. B. 스텐트를 삽입하여 병변 위치에 놓는다. C. 스텐트를 병변 원위부에서부터 팽창시킨다. D. 스텐트 삽입 후 식도조영술을 시행하여 위치 및 기능을 확인한다.

의 이동을 원활하게 하기 위하여 젤리를 묻힌 다음 유도철사를 따라 delivery system을 식도로 진입시킨 후 스텐트의 원위부가 협착 원위부에 정확히 위치하도록 삽입한다. 협착 부위의 협착 정도가 너무 심하여 delivery system이 통과할 수 없는 경우에는 협착 부위를 풍선으로 먼저 확장한 후 delivery system 삽입을 시도하기도 한다. 밀대*pusher*로 유지하면서 스텐트를 둘러싼 introducing sheath를 병변 부위에서 제거하여 병변에서 스텐트가 정확하게 팽창하도록 한다. 위치가 잘 잡힌 경우 스텐트의 중앙 부위에 국소적으로 허리*waist*가 형성된다. 스텐트가 정확한 위치에서 팽창했는지 확인한 다음 delivery system과 유도철사를 제거한다(그림 57-1). 스텐트의 길이는 협착 부위 위아래의 정상적인 식도를 적어도 2cm는 덮을 수 있어야 한다. 이때 스텐트의 이동을 방지하기 위해 협착 부위의 위쪽 정상 부위 식도를 덮은 스텐트의 길이를 조금 더 길게 한다. 스텐트 설치 직후, 그리고 1일 후에 식도조영술을 실시하여 식도 스텐트의 위치가 적절한지 확인하고, 스텐트 개통 여부와 식도 천공 유무를 확인한다. 환자는 시술 첫날에는 유동식을 섭취하고 점차 고형식으로 바꾸어 나간다. Distal esophageal sphincter에 스텐트를 거치할 경우 위내용물의 역류와 기관*trachea*으로의 흡인을 방지하기 위하여 환자에게 semi-erect position으로 잠을 자게 한다.

2. 스텐트 제거

Niti-S esophageal covered stent(Taewoong Medical)는 상단 내부에 나일론으로 된 조임끈(nylon drawstrings) 2개가 있다. Hook으로 나일론 끈을 잡아채면 이 끈에 의하여 스텐트 상단이 좁아져 스텐트를 제거할 수 있다.[29, 41, 45] 스텐트 제거용 기구는 10Fr retrieval hook catheter와 10Fr dilator, 13Fr sheath로 구성된다. 내시경적으로는 스텐트의 근위부를 내시경용 겸자로 잡아 제거하면 된다.[56]

스텐트 삽입과 마찬가지로 시술 전 처치 및 구강 마취를 한 다음 스텐트 내에 삽입한 유도철사를 따라 dilator가 장착된 sheath를 삽입한다. Dilator와 유도철사를 제거한 다음 hook catheter를 sheath 내에 삽입하여 metal part가 스텐트 내까지 도달하게 한다. Hook catheter와 sheath를 스텐트 바깥쪽까지 당기면서 스텐트의 나일론 실을 hook으로 걸어 잡는다. Hook catheter를 sheath 내로 당겨 놓은 후 나일론 실을 잡아당겨서 스텐트 근위부를 축소시킨다. Sheath와 hook catheter stent를 식도에서 제거한다.

Ⅳ 치료 결과

1. 악성 식도협착

금속 스텐트는 플라스틱 스텐트보다 설치할 때 안전하며 결과도 더 좋다. 구경이 작은 기구를 사용하고, 스텐트를 시술 전에 압축하여 병변에 안착시킬 수 있기 때문에 시술 면에서도 용이하고 성공률도 거의 100%에 이른다(그림 57-2). 스텐트 삽입 후 연하곤란 증상이 48시간 이내에 해소되므로 다른 고식적 치료에 비하여 효과를 빨리 볼 수 있다는 장점도 있다.[12] 또한 확장 시 확보되는 식도의 구경이 더 크기 때문에 연하곤란을 효과적으로 개선하여 식도가 음식 때문에 막히는 경우가 적다.[16, 24, 30]

전체적인 성공률은 96~100%까지 보고되어 있다.[18, 19, 22-40] Covered stent는 이동한다는 단점이 있으며, 연하곤란 재발률이 5~32%로 보고되었다. 반면 bare stent는 종괴 표면에 스텐트 철사가 고정되기 때문에 스텐트 이동률이 0~3%로 낮으나 ERF에는 효과가 없다. 또한 스텐트 철사들 사이로 종양의 내증식*tumor ingrowth*이 점진적으로 발생해 지속적인 연하곤란을 유발한다.

Shin 등은 61명의 ERF 환자에서 covered stent를 삽입하여 80%(49/61)의 높은 성공률을 얻었다.[46] 이 환자들에서 기관흡인 증상은 더 이상 발생하지 않았지만 35%(17/49)에서 ERF가 재발하였다. 처음 임상에서 성공한 환자의 생존기간은 15.1주였고, 실패한 환자의 생존기간(6.2주)보다 통계학적으로 의의 있게 길었다($p<0.001$)(그림 57-3).

Song 등은 악성 식도협착에 스텐트를 삽입한 108명 중 15명(14%)에서 합병증이 발생하여 삽입한 스텐트를 제거하였다.[41] 스텐트 삽입 후 2일에서 16주 사이(평균 14주)에 스텐트를 제거하였다. 제거한 원인은 심한 동통(7명), 스텐트 이동(6명), 스텐트 변형(2명) 등이며, 모든 환자에서 성공적으로 제거하였다.

식도암 환자에게 ERF가 있는 경우에는 스텐트 삽입 부위를 신중하게 결정하여야 한다. 식도협착이 있고 기도에 병변이 없거나 아주 미약하면 식도스텐트를, 식도에 협착이 없거나 경미하거나 혹은 기도협착이 심하면 기도스텐트를, 식도 및 기도의 협착이 심하면 식도 및 기도 스텐트를 삽입한다.[27]

방사선치료를 하지 않고 스텐트만을 삽입한 경우는 스텐트 삽입 후 방사선치료를 한 경우보다 합병증이 아주 적었다.[55] 그러나 생존기간은 방사선치료를 받은 환자가 더 길었다($p=0.034$). 악성 식도협착에서 covered retrievable stent를 4~6주 동안 일시적으로 설치한 후 병행한 방사선치료는 영구적으로 스텐트를 설치한 경우보다 지연성 합병증을 줄이고 재시술률을 낮추었다.[59] 또한 연하곤란 해소 기간을 늘리기 위해 스텐트에 열을 가하는 방법도 시도되고 있다.[60] 동위원소 혹은 약물방출 스텐트의 경우 동물 실험을 시도하여 좋은 결과를 얻었다.[61, 62]

2. 양성 식도협착

풍선확장술 후 만성적으로 재발하는 경우에 covered stent를 사용하기도 한다.[42-44, 56] 양성 식도협착에서 영구적으로 설치한 covered 혹은 bare stent는 장기적으로 스텐트 이동 혹은 새로운 협착 형성 등의 지연 합병증이 발생할 수 있어서 결과가 실망스럽다(40~100%). Bare stent는 스텐트 이동은 없지만 스텐트 철사 사이로 점막의 과증식이 발생하므로 수술하지 않으면 제거하기가 어렵다. 이러한 양성 식도협착에는 제거가 가능하고 식도 재협착을 방지할 수 있는 covered retrievable stent를 쓴다. Kim 등은 55명의 양

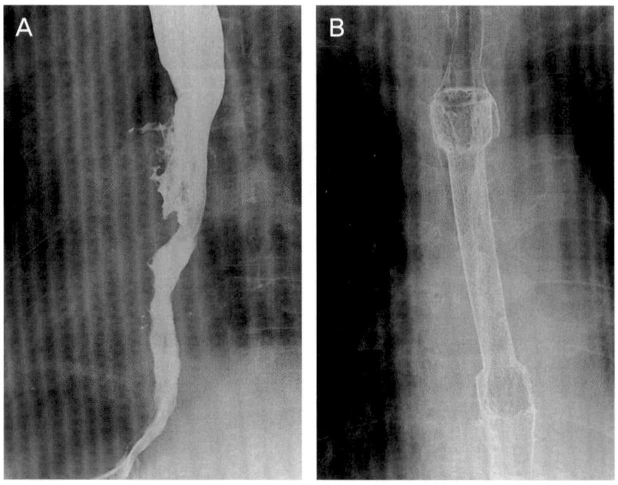

그림 57-2. 식도암의 스텐트 설치 A. 시술 전에 시행한 식도조영술에서 악성종양이 관찰된다. B. Covered stent를 삽입하고 1일 후에 시행한 식도조영술 사진. 확장된 스텐트 내로 조영제의 흐름이 원활하다.

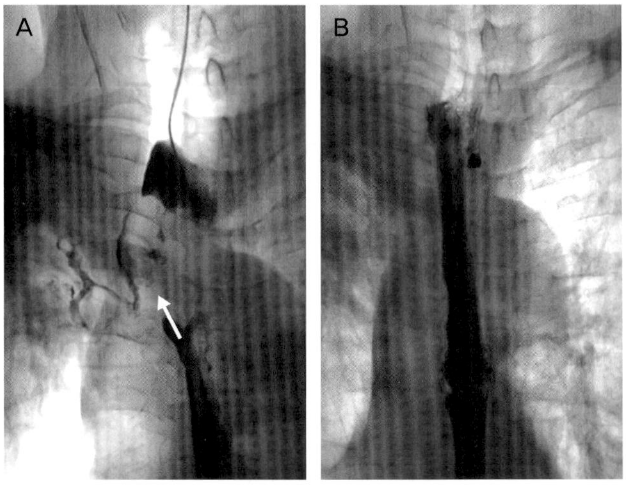

그림 57-3. 식도기관지루를 동반한 식도암의 스텐트 설치 A. ERF(화살표)를 동반한 식도암 환자의 시술 전 식도조영술 소견. B. 시술 후 시행한 식도조영술 사진. ERF는 보이지 않으며 조영제가 잘 통과되고 있다.

성 식도협착 환자에서 covered retrievable stent를 삽입하였다.[42] 스텐트 삽입 후 모든 환자에서 고형식이 가능하였고, 연하곤란 정도는 2.8에서 1.3으로 감소하였다. 스텐트는 1주~6개월째에 제거하였는데, 합병증으로 조직 과식증(31%), 심한 흉통(24%), 스텐트 이동(25%)이 관찰되었다. 평균 38개월 동안 55명 중 38명(69%)에서 풍선확장술이 추가로 필요하였다.[42]

Karakan 등은 부식성 식도협착에서 생체분해성 스텐트(Biogradable stent)를 7명의 환자에게 시도하였다. 스텐트가 완전히 분해되는 시점은 16±4(12~20)주였다. 3명에서는 연하곤란이 부분적으로 혹은 완전히 개선되었다. 4명의 환자에서는 스텐트 말단 부위에 과조직 증식이 나타나 풍선확장술이 추가로 필요하였다.[63]

V 합병증 및 처치

1. 흉통

스텐트 삽입 후 자주 호소하는 증상이다. 식도 상부에 스텐트를 삽입하는 경우와 높은 장력을 가진 스텐트를 삽입하는 경우에 더욱 현저히 발생한다. 이 증상은 약물요법으로 조절이 가능하며 스텐트 삽입 후 며칠 내에 점차적으로 사라진다.[39] 지속적인 흉통은 12~14%에서 보고되었는데,[9] 스테인리스 스틸 스텐트, 스텐트 삽입 전 방사선치료 환자에서 더 심하게 나타났다.[53]

2. 식도천공 및 식도기관지루 형성

식도천공 및 지연성 ERF는 0~7%에서 보고되었다.[1, 9, 18, 29-54] 협착 위 혹은 아래 부위의 false passage를 통하여 스텐트를 삽입하여 생기는 천공과 스텐트 삽입 후 압박 괴사로 인한 지연성 천공이 있다. 지연성 천공이 발생한 경우 스텐트를 더 삽입하여 치료할 수 있다.[23] 스텐트 삽입 후 항암 방사선치료를 병행하면 ERF가 증가하는 경향이 있으며 스텐트의 개통률이 떨어진다.[20]

3. 출혈

스텐트 삽입 후 다량출혈은 0~19%에서 보고되었다.[1, 18, 21-54] 하지만 대부분의 출혈은 양이 적으며 저절로 멈추는 경우가 많다. 스텐트가 대동맥 혹은 종격동 혈관을 통과하면 치명적인 출혈이 발생한다.[7] 스텐트 설치 후 방사선치료를 받은 환자가 받지 않은 환자군에 비하여 다량출혈이 높게 나타났다.[24] 드물지만 이렇게 다량의 출혈이 있는 경우 혈관색전술 등을 시행할 수 있다.

4. 스텐트의 이동(그림 57-4)

스텐트 이동*stent migration*의 발생빈도는 4~14%이다.[9, 18, 19, 21-54] 스텐트 이동은 covered stent가 bare stent보다 더 흔히 이동하며, 병변이 양성 협착이거나, 부드럽거나, 한쪽에만 형성된 병변이거나, esophagogastric junction에 스텐트를 삽입한 경우에 흔히 발생한다.[24] 항암치료 혹은 방사선치료 후 종양이 위축된 경우, 스텐트의 위치이상*malposition*, 스텐트 삽입 전 협착 부위가 너무 심하여 풍선확장술을 시행한 경우, 병변이 너무 많이 확장된 경우에도 스텐트가 이동할 수 있다.[18, 20, 24, 45] 스텐트 이동이 잘 발생할 수 있는 예측인자는 스텐트 단이 flared된 경우, 협착 병변이 6cm 이하, 스텐트 직경이 18mm 이하인 경우이다.[53] 스텐트 이동을 방지하는 새로운 스텐트가 고안되어 이동 발생률은 많이 감소하였으나 완전히 해결되지는 않았다.[37, 57] 스텐트가 병변에서 이동하였다고 해서 즉시 스텐트를 제거할 필요는 없다. 이동한 스텐트가 직장을 통하여 바깥으로 배출되는 경우가 많고, 혹시 위장 내에 저류되었다고 해도 그에 따른 폐쇄 증상을 일으키는 경우는 거의 없다. 드물지만 이동한 스텐트로 인하여 동통, 궤양, 폐쇄가 발생하였다는 보고가 있다.[26]

5. 스텐트의 폐쇄(그림 57-5)

3~36%에서 스텐트가 폐쇄되는데 그 원인으로는 종괴의 내증식*ingrowth*, 과도증식*overgrowth*, 음식물 매복*food impaction* 등이 있다.[18, 19, 51] 종괴가 커져서 스텐트의 근위부 혹은 원위부를 폐쇄한 경우 처음 스텐트의 양쪽 말단에 스텐트를 추가로 삽입하면 증상을 개선할 수 있다. Song 등은 food impaction이 1,360명 중 41명(3.0%)에서 발생하였다고 보고하였으며, 풍선카테터 혹은 내시경으로 음식물을 이동시켜 제거하였다.[52] Polyurethane membrane은 PTFE membrane보다 tumor ingrowth가 더 자주 발생한다.[53]

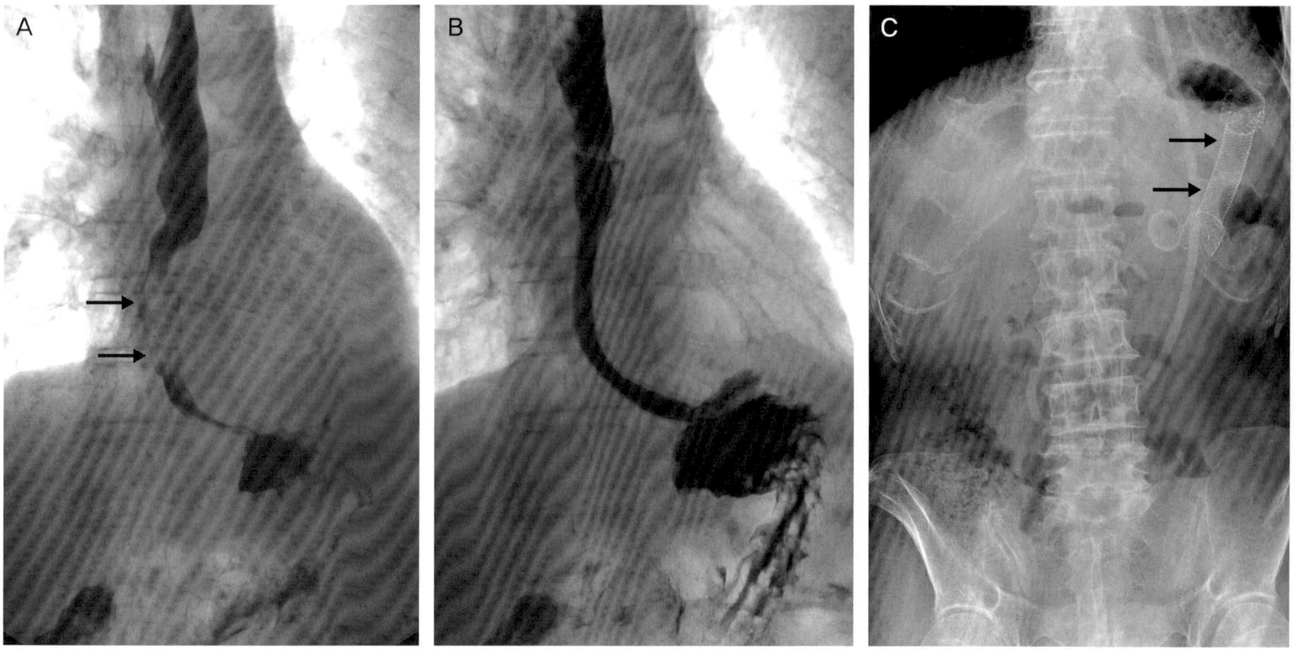

그림 57-4. 스텐트의 이동 A. 외장성 전이성 종괴에 의해 식도하부가 부분 폐쇄(화살표)된 환자의 식도조영술 사진. B. 스텐트 삽입 후 시행한 식도조영술 사진. 조영제가 잘 통과하고 있다. C. 2주 후에 시행한 흉부 사진상 위 내부로 이동한 스텐트(화살표)가 관찰된다.

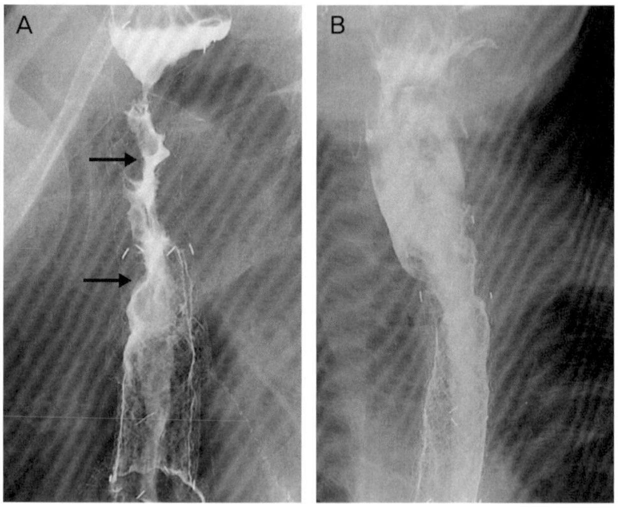

그림 57-5. 스텐트의 폐쇄 A. 식도암으로 두 번에 걸쳐 스텐트를 삽입하고 4개월 후에 시행한 식도조영술 사진. Tumor ingrowth로 인해 폐쇄가 재발하였다(화살표). B. 추가 스텐트 삽입 후 시행한 식도조영술 사진. 조영제가 잘 통과하고 있다.

스텐트 설치 후 육아조직이 형성되어 스텐트의 폐쇄를 유발할 수도 있다.[21-41] 육아조직 형성은 양성 협착에서 더욱 흔하며[45] 이러한 환자에서는 결국 연하곤란을 유발하기 때문에 스텐트 말단에 스텐트를 추가로 설치하거나 스텐트를 제거하여 환자의 증상을 개선해야 하며, 증상이 재발하면 풍선확장술을 시행하여야 한다.[42]

6. 기관 압박

스텐트 삽입 후 기관 압박은 0~6%로 보고되었다.[21-54] 특히 상부 기관 주변에 병변이 있는 경우 압박이 일어나기 쉽다.[20] 스텐트에 밀린 종괴가 기관지를 압박하는 경우는 드물기 때문에 스텐트 삽입 후 발생하는 호흡곤란은 흔하지 않다. 스텐트 삽입 후 기관 압박은 기관 내에 스텐트를 삽입하거나 식도스텐트를 제거하여 교정할 수 있다.[46]

7. 위식도역류

위식도역류는 esophagogastric junction과 하부 식도에 스텐트를 삽입한 경우 발생한다. Antacids나 proton pump inhibitor를 투여하고, 30° 정도로 머리를 올린 상태에서 수면을 취하게 하며, 취침 전 많은 양의 음식 섭취를 피하게 하면 증상을 개선할 수 있다.[18] 위식도역류는 역류방지 스텐트를 삽입하여 교정할 수도 있다.[31-33]

8. 식도기관지루 재발

ERF의 재발률은 0~35% 정도이다.[21-55] 원인으로는 tumor ingrowth, overgrowth, food impaction, 육아조직

형성, 스텐트 이동, funnel 현상, 스텐트 도포물질의 파열 등이 있다.[22, 25, 47-50, 52] 이러한 경우 부가적인 스텐트 삽입, 식염수 주입, 스텐트 주위에 tissue glue 삽입, 기관내 스텐트 삽입 등으로 증상을 개선할 수 있다.[24, 46, 52]

9. 스텐트막 분해*Membrane degradation*

스텐트 막이 분리되어 스텐트로 tumor ingrowth 및 ERF가 재발하는 경우가 있다. Kim 등은 166명의 환자 중 14명(8%)에서 스텐트막이 분해되었으며 7명에서 식도스텐트 내로 tumor ingrowth가 일어나 스텐트가 폐쇄되었고, 8명(5%)에서 분해된 막을 통하여 ERF가 재소통되었다고 보고하였다. 이는 PTFE(1.4% = 1/74)보다 polyurethane membrane(14%=13/92)에서 많이 발생하였다.[51]

10. 기타 합병증

경부식도의 협착에 스텐트를 삽입하면 목에 이물감을 일으킨다.[9, 44] 이 외에 합병증으로 스텐트 안으로 점막 탈출, 흡인성 폐렴 등이 있다. 드물지만 병변이 esophagogastric junction에 있고 병변이 이루는 각이 작은 경우에 삽입한 스텐트 자체의 비틀림과 불충분한 확장 등이 있을 수 있다.[27]

Ⅵ 결론

식도스텐트 설치는 양성보다는 악성 식도협착에 더 유용하다. 스텐트 안으로 병변이 다시 성장하는 것을 막아 주는 covered stent의 사용이 우선시되며 특히 ERF 환자에서는 필수이다. Bare stent는 ERF에서 사용할 수 없으며 시술 후 비수술적인 방법으로 제거하기가 어렵기 때문에 양성 협착이나 기타의 경우 사용이 제한되는 경우가 많다. Covered retrievable stent는 풍선확장술 후에 재발되는 양성 협착에 일시적으로 삽입할 수 있다는 장점이 있다.

참고문헌

1. Song HY, Yoon HK, Sung KB. Esophageal stent placement. In: Baum S, Pentecost MJ, eds. Abrams' Angiography: Interventional Radiology. 2nd ed. Philadelphia: Lippincott Williams & Wilkins, 2006:626.
2. Pisani P, Parkin DM, Bray F, et al. Estimates of the worldwide mortality from 25 cancers in 1990. Int J Cancer 1999; 83:18–29.
3. Sagar PM, Gauperaa T, Sue–Ling H, et al. An audit of the treatment of cancer of the oesophagus. Gut 1994;35:941–945.
4. Shridhar R, Almhanna K, Meredith KL. Radiation therapy. Cancer Control 2013;20:97–110.
5. Martini N, Goodner JT, D' Angio GJ, et al. Tracheoesophageal fistula due to cancer. J Thorac Cardiovasc Surg 1970;59: 319–324.
6. Boyce HW. Palliation of advanced esophageal cancer. Semin Oncol 1984;11:186–195.
7. Earlam R, Cunha–Melo JR. Oesophageal squamous cell carcinoma: I. A critical review of surgery. Br J Surg 1980;67: 381–390.
8. Saunders NR. The Celestin tube in the palliation of carcinoma of the esophagus and cardia. Br J Surg 1979;66:419–421.
9. Hindy P, Hong J, Lam–Tsai Y, et al. A comprehensive review of esophageal stents. Gastroenterol Hepatol 2012;8:526–534.
10. Kubba AK, Krasner N. An update in the palliative management of malignant dysphagia. Eur J Surg Oncol 2000;26:116–129.
11. Morgan R, Adam A. Esophageal stents: An update. Semi Interv Radiol 2001;18:251–264.
12. Lee SH. The role of oesophageal stenting in the non–surgical management of oesophageal stricture. Br J Radiol 2001; 74:891–900.
13. Angorn JB, Haffejee AA. Endoesophageal intubation for palliation in obstructing esophageal carcinoma. In: Manning TA, ed. Interventional Trends in General Thoracic Surgery, vol 4. St. Louis: Mosby, Delarue, and Eschapasse, 1988: 410–419.
14. Homs MY, Steyerberg EW, Eijkenboom WM, et al. Single–dose brachytherapy versus metal stent placement for the palliation of dysphagia from oesophageal cancer: multicentre randomised trial. Lancet 2004;364:1497–1504.
15. Xinopoulos D, Dimitroulopoulos D, Moschandrea I, et al. Natural course of inoperable eosphageal cancer treated with metallic expandable stents: Quality of life and cost–effectiveness analysis. J Gastroenterol Hepatol 2004;19:1397–1402.
16. Cwikiel W, Tranberg KG, Cwikiel M, et al. Malignant dysphagia: Palliation with esophageal stents–long–term results in 100 patients. Radiology 1998;207:513–518.
17. Sabharwal T, Morales JP, Irani FG, et al. Quality improvement guidelines for placement of esophageal stents. Cardiovasc Intervent Radiol 2005;28:284–288.
18. Therasse E, Oliva VL, Lafontaine E, et al. Balloon dilation and stent placement for esophageal lesions: Indications, methods, and results. Radiographics 2003;23:89–105.
19. Baron TH. Expandable metal stents for the treatment of cancerous obstruction of the gastrointestinal tract. N Engl J Med 2001;344:1681–1687.
20. Park JH, Song HY, Kim JH, et al. Polytetrafluoroethlene–covered retrievable expandable nitinol stents for malignant esophageal obstructions: factors influencing the outcome of 270 patients. AJR Am J Roentgenol 2012;199:1380–1386.
21. Song HY, Choi KC, Cho BH, et al. Esophagogastric neoplasms: palliation with a modified Gianturco stent. Radiology 1991;180:349–354.
22. Miyayama S, Matsui O, Kadoya M, et al. Malignant esophageal stricture and fistula: palliative treatment with polyurethane–covered Gianturco stent. J Vasc Interv Radiol 1995;6:243–248.
23. Watkinson AF, Ellul J, Entwisle K, et al. Esophageal carcinoma: initial results of palliative treatment with covered self–expanding endoprostheses. Radiology 1995;195:821–827.
24. Song HY, Do YS, Han YM, et al. Covered, expandable esophageal metallic stent tubes: experiences in 119 patients. Radiology 1994;193:689–695.
25. Han YM, Song HY, Lee JM, et al. Esophagorespiratory fistulae due to esophageal carcinoma: palliation with a covered Gianturco stent. Radiology 1996;199:65–70.
26. Kim KR, Shin JH, Song HY. Palliative treatment of malignant esophagopulmonary fistulas with covered expandable metallic stents. AJR Am J Roentgenol 2009;193:W278–W282.
27. Shin JH, Kim JH, Song HY. Interventional management of esophagorespiratory fistula. Korean J Radiol 2010;11:648–652.
28. Do YS, Song HY, Lee BH, et al. Esophagorespiratory fistula associated with esophageal cancer: treatment with a Gianturco stent tube. Radiology 1993;187:673–677.
29. Song HY, Park SI, Jung HY, et al. Benign and malignant esophageal strictures: treatment with a polyurethane–covered retrievable expandable metallic stent. Radiology 1997; 203:747–752.
30. Saxon RR. Morrison KE, Lakin PC, et al. Malignant esophageal obstruction and esophagorespiratory fistula: palliation with a polyurethane–covered Z–stent. Radiology 1997; 202:349–354.
31. Do YS, Choo SW Suh SW, et al. Malignant esophagogastric junction obstruction: palliative treatment with an antireflux valve stent. J Vasc Interv Radiol 2001;12:647–651.
32. Homs MY, Wahab PJ, Kuipers EJ, et al. Esophageal stents with antireflux valve for tumors of the distal esophagus and gastric cardia: a randomized trial. Gastrointest Endosc 2004;60:695–702.
33. Laasch HU, Marriott A, Wilbraham L, et al. Effectiveness of open versus antireflux stents for palliation of distal esophageal carcinoma and prevention of symptomatic gastroesophageal reflux. Radiology 2002;225:359–365.

34. Wengrower D, Fiorini A, Valero J, et al. EsophaCoil: long-term results in 81 patients. Gastrointest Endosc 1998;48:376-382.
35. Olsen E, Thyregaard R, Kill J. Esophacoil expanding metal stent in the management of patients with nonresectable malignant esophageal or cardiac neoplasm: a prospective study. Endoscopy 1999;31:417-420.
36. Bartelsman JF, Bruno MJ, Jensema AJ, et al. Palliation of patients with esophagogastric neoplasms by insertion of a covered expandable modified Gianturco-Z endoprosthesis: experiences in 153 patients. Gastrointest Endosc 2000;51:134-138.
37. Siersema PD, Hop WC, van Blankenstein M, et al. A new design metal stent (Flmingo stent) for palliation of malignant dysphagia: a prospective study. The Rotherdam Esophageal Tumor Study Group. Gastrointest Endosc 2000;51:139-145.
38. Talreja J, Eloubeidi MA, Sauer BG, et al. Fully covered removable nitinol self-expandable metal stents (SEMS) in malignant strictures of the esophagus: a multicenter analysis. Surg Endosc 2012;26:1664-1669.
39. Mayoral W, Fleischer D, Salcedo J, et al. Nonmalignant obstruction is a common problem with metal stents in the treatment of esophageal cancer. Gastrointest Endosc 2000;51:556-559.
40. Seven G, Irani S, Ross A, et al. Partially versus fully covered self-expanding metal stents for benign and malignancy esophageal conditions: a single center experience. Surg Endosc 2012;27:2185-2192.
41. Song HY, Lee DH, Seo TS, et al. Retrievable covered nitinol stents: experiences in 108 patients with malignant esophageal strictures. J Vasc Interv Radiol 2002;13:285-293.
42. Kim JH, Song HY, Choi EK, et al. Temporary metallic stent placement in the treatment of refractory benign esophageal strictures: results and factors associated with outcome in 55 patients. Eur Radiol 2009;19:384-390.
43. Kim JH, Shin JH, Song HY. Benign strictures of the esophagus and gastric outlet: interventional management. Korean J Radiol 2010;11:497-506.
44. Song HY, Park SI, Do YS, et al. Expandable metallic stent placement in patients with benign esophageal strictures: results of long-term follow-up. Radiology 1997;203:131-136.
45. Song HY, Jung HY, Park SI, et al. Covered retrievable expandable nitinol stents in patients with benign esophageal strictures: initial experience. Radiology 2000;217:551-557.
46. Shin JH, Song HY. Esophagorespiratory fistula: long-term results of palliative treatment with covered expandable metallic stents in 61 patients. Radiology 2004;232:252-259.
47. Saxon RR, Barton RE, Katon RM, et al. Treatment of malignant esophgorespiratory fistulas with silicone-covered metallic Z stents. J Vasc Interv Radiol 1995;6:237-242.
48. Morgan RA, Ellul JP, Denton ER, et al. Malignant esophageal fistulas and perforations: management with plastic-covered metallic endoprostheses. Radiology 1997;204:527-532.
49. Wu WC, Katon RM, Saxon RR, et al. Silicone-covered self-expanding metallic stents for the palliation of malignant esophageal obstruction and esophagorespiratory fistulas: experience in 32 patients and a review of the literature. Gastrointest Endosc 1994;40:22-23.
50. Choi E, Song HY, Kim JW, et al. Covered metallic stent placement in the management of cervical esophageal strictures. J Vasc Interv Radiol 2007;18:888-895.
51. Kim JH, Song HY, Shin JH, et al. Membrane degradation of covered stents in the upper gastrointestinal tract: frequency and clinical significance. J Vasc Interv Radiol 2008;19:220-224.
52. Song M, Song HY, Kim JH, et al. Food impaction after expandable metal stent placement: experience in 1,360 patients with esophageal of and upper gastrointestinal tract obstruction. J Vasc Interv Radiol 2011;22:1293-1299.
53. Na HK, Song HY, Kim JH, et al. How to design the optimal self-expandable oseophageal metallic stents: 22 years of experience in 645 patients with malignant strictures. Eur Radiol 2013;23:786-796.
54. Grundy A, Glees JP. Aorto-oesophageal fistula: a complication of oesophageal stenting. Br J Radiol 1997;70:846-849.
55. Shin JH, Song HY, Kim JH, et al. Comparison of temporary and permanent stent placement with concurrent radiation therapy in patients with esophageal carcinoma. J Vasc Interv Radiol 2005;16:67-74.
56. Repici A, Vonio M, Angelis CD, et al. Temporary placement of an expandable polyester silicon-covered stent for treatment of refractory benign esophageal strictures. Gastrointest Endosc 2004;60:513-519.
57. Johnsson E, Lundell L, Liedman B. Sealing of esophageal perforation or ruptures with expandable metallic stents: A prospective controlled study on treatment efficacy and limitation. Dis Esophagus 2005;18:262-266.
58. Verschuur EM, Homs MY, Steyerberg EW, et al. A new esophageal stent design (Niti-S stent) for the prevention of migration: a prospective study in 42 patients. Gastrointest Endosc 2006;63:134-140.
59. Park JH, Song HY, Park JY, et al. Temporary stent placement with concurrent chemoradiation therapy in patients with unresectable oseophageal carcinoma: is there an optimal time for stent removal? Eur Radiol 2013;23:1940-1945.
60. Akiyama S, Kawasaki S, Kodera Y, et al. A new method of thermo-chemotherapy using a stent for patients with esophageal cancer. Sur Today 2006;36:19-34.
61. Kim EY, Song HY, Kim JH, et al. In-1233-eluting covered metallic stent to prevent hyperplasia: experimental stud in a rabbit esophageal model. Radiology 2013;267:386-404.
62. Kim EY, Park YS, Shin JH, et al. The effectiveness of erythromycin in reducing stent-related tissue hyperplasia: an experimental study with a rat esophageal model. Acta Radiol 2012;53:868-873.
63. Karakan T, Utku OG, Dorukoz O, et al. Biodegradable stents for caustic esophageal strictures: a new therapeutic approach. Dis Esophagus 2013;26:319-322.

Chapter 58

위십이지장 스텐트설치술

정규식

위십이지장 협착은 주로 위암과 췌장암에 의해 발생하며, 그 외 담관암이나 십이지장암, 전이암에 의해서도 발생한다. 위암은 발견 당시 주위 장기로의 전이로 인해 근치적 절제술이 불가능한 경우가 40%이고 췌장암은 80~95%까지 이르며, 이들 환자의 약 20%에서 위십이지장 협착이 발생한다.[1, 2] 이러한 악성종양에 의한 위십이지장 협착은 심한 구역과 구토를 유발하여 식사를 하기 어렵게 하고 결국에는 영양실조까지 일으켜 말기 암환자의 삶의 질을 저하시킨다. 또한 환자들은 탈수와 전해질 불균형을 흔히 경험하고, 흡인성 폐렴의 위험성도 높다. 수술로써 병변을 제거할 수 없는 경우, 협착에 의한 증상을 호전시키기 위한 고식적 치료방법은 수술적 위공장문합술*gastrojejunostomy*이다.[3] 그러나 환자들 대부분이 영양실조와 저하된 전신상태로 인해 수술의 위험성이 높으며, 수술 후 임상증상 호전의 성적도 낮다.[4] 경피적 위공장루설치술*percutaneous gastrojejunostomy*은 수술보다 덜 침습적이며 협착의 증상을 호전시키고 장을 통한 영양공급이 가능하지만, 입으로 음식을 먹을 수 없으며 또한 몸에 부착된 관이나 부속기구 때문에 말기 환자의 삶의 질이 많이 저하된다.[5]

스텐트설치술은 신체 내 여러 장기의 협착을 치료하기 위한 방법으로서 위장관 중 식도에서 그 효과가 확실하게 증명되었다. 그러나 위십이지장에서는 식도와 위유문부, 위와 십이지장 사이의 심한 굴곡으로 인해 기존의 식도 스텐트설치술에 사용되던 딱딱한 기구로는 접근이 불가능하였다. 1993년 Song 등[6]은 위암으로 인해 위협착이 발생한 환자에서 수술적 위루설치술*surgical gastrostomy*을 통해 처음으로 스텐트설치술을 성공적으로 시행하였으며, 1995년에는 Strecker 등[7]이 처음으로 입을 통한 스텐트설치술을 성공적으로 시행하였다. 최근에는 스텐트와 유도기구*introducer* 등의 재질이 향상되면서 악성 위십이지장 협착에서 스텐트설치술이 증상 완화를 위한 일차 치료술로 시행되고 있다.[8-19] 위십이지장에서의 스텐트설치술은 환자가 수술을 피할 수 있어 재원기간과 치료비를 줄일 수 있을 뿐만 아니라 수술에 비해 이환율, 사망률이 낮으며 시술 후 음식을 바로 먹을 수 있기 때문에 고식적인 위공장문합술보다 선호된다.[19-21]

I 적응증

위십이지장 스텐트설치술의 적응증은 악성 협착이 있는 환자에서 병변의 진행으로 인해 수술 적응증이 되지 않는 경우, 수술 적응증은 되나 환자의 전신상태가 불량하여(고령, 만성 질환 등) 수술할 수 없는 경우, 악성종양으로 수술을 받은 후 재발한 경우, 환자가 수술을 거부하는 경우 등이다. 양성 협착에 대한 스텐트설치술은 풍선확장술의 효과가 없거나 반복치료에도 불구하고 계속 재발하는 경우에 제한적으로 시도해 볼 수 있다.[8]

이 시술의 절대적 금기증은 없지만 종양의 복강내 전이에 의해 소장폐쇄가 동반된 환자에서는 스텐트 설치 효과가 없으므로 시술 전에 여러 가지 검사를 통해 소장폐쇄 여부를 확인하여야 한다. 그 외에 상대적 금기증은 장천공에 의한 복막염이 동반된 경우, 교정되지 않는 출혈성 소인이 있는 경우, 생존기간이 얼마 남지 않은 말기 환자 등이다.[22]

II 스텐트의 종류

북미에서는 대부분 위십이지장 부위에 비피복형 스텐트*uncovered stent*를 사용하며, 그중에서도 enteral Wallstent (Boston Scientific)를 가장 많이 사용한다.[2, 23] 이 스텐트의 직경은 18~22mm이고 스텐트 유도기구는 외경이 10Fr여서 시술하기가 편리하고, 스텐트 설치 후 안정성이 높아 스텐트의 이동이 적다. 반면 스텐트 내로의 종양 성장이나 육아조직 형성으로 인한 스텐트 재협착의 빈도가 높은 것이 단점이다. 국내에서는 주로 4가지 종류의 스텐트가 사용되고 있으며, 모두 폴리우레탄이나 나일론으로 피복한 피복형 나이티놀 스텐트*covered nitinol stent*이다.[14-16, 24] Covered stent의 직경은 대개 18mm이고, 스텐트 유도기구는 외경이 12~18Fr 정도로 uncovered stent 유도기구보다 조금 크지만 시술에 큰 방해가 되지는 않는다. Covered stent는 스텐트 내로의 종양 성장을 방지하여 스텐트 재협착의 빈도는 낮지만, 안정성이 떨어져 스텐트 이동의 빈도가 높다.

III 시술방법

스텐트를 설치하기 전에 위장관조영술로 협착의 위치, 정도 및 길이를 파악해야 하며, 원발 종양의 병기 결정을 위해 촬영한 CT에서도 협착의 위치와 함께 병변의 진행으로 인한 다른 부위의 협착 유무에 대한 정보를 얻는다. 그러나 협착의 정도에 따라 시술 전에 검사를 위해 사용한 바륨이 위에 고여 있거나 대장에 위치하여 오히려 시술에 방해가 될 수 있으므로 시술 전 위장관조영술의 시행 여부 혹은 시기를 잘 판단해야 한다. 협착이 심하여 위가 상당히 팽창된 경우에는 시술 하루 전에 코위영양관*nasogastric tube*을 설치하여 위저류액을 배출해야 한다. 특히 십이지장에 협착이 있는 경우에는 시술 전에 충분히 위 감압이 되어야 시술을 쉽게 할 수 있다. 경우에 따라서는 3일 이상 nasogastgric tube를 설치하여야 한다. 마취는 하인두에 lidocaine을 분무하여 시행하며 진정제를 투여한 후 시술하는 것이 좋다.

입을 통해 유도철사와 5Fr 카테터를 위 유문부까지 삽입한 다음, 소량의 수용성 조영제를 협착의 상, 하부에 주입하여 병변의 위치와 길이를 정확하게 측정한다. 병변의 모양이나 위치에 따라 유도철사와 카테터를 통과시키기 어려운 경우에는 내시경의 도움을 받으면 쉽게 통과시킬 수도 있다. 협착의 길이를 측정한 다음 유도철사를 stiff wire형(Amplatz superstiff, Boston Scientific 혹은 Lunderquist extrastiff, COOK)으로 교환하여 가능한 한 십이지장 하부나 공장 상부까지 밀어 넣고 카테터를 제거한다. 이 유도철사를 따라 스텐트 유도기구를 협착 부위를 지나 병변의 하부에 위치할 때까지 밀어 넣은 다음, 스텐트가 협착 부위에 알맞게 위치한 것을 확인한 후 스텐트 밀대*pusher*를 고정한 상태에서 introducer sheath를 뒤로 잡아당겨 스텐트를 설치한다(그림 58-1). 사용할 스텐트의 길이는 협착 부위를 충분히 포함할 수 있도록 협착 길이보다 2cm 정도 더 긴 것을 사용한다. 이 시술에 사용되는 스텐트의 직경은 대부분 18mm이고 길이는 5~12cm로 다양하다. 유도기구의 직경은 4~6mm이다. 그러나 스텐트나 삽입기구가 유연하다고 해도 식도와 위 사이의 심한 굴곡으로 인해 일반적인 유도철사를 사용하면 삽입기구가 이 유도철사를 따라 진행하지 못하고 위강 내에서 만곡을 형성하여 협착 부위까지 진행하기 어렵다. 따라서 이 시술에서는 유도기구를 지지해 주기 위해 stiff wire형의 유도철사가 필수적이다. 스텐트는 대부분 설치 1~2일 후에 완전히 팽창하며, 스텐트 설치 전후에 풍선확장술은 천공의 위험이 높으므로 피해야 한다.[2, 19, 23]

스텐트 설치 1일 후에 위장관조영술을 시행하여 스텐트

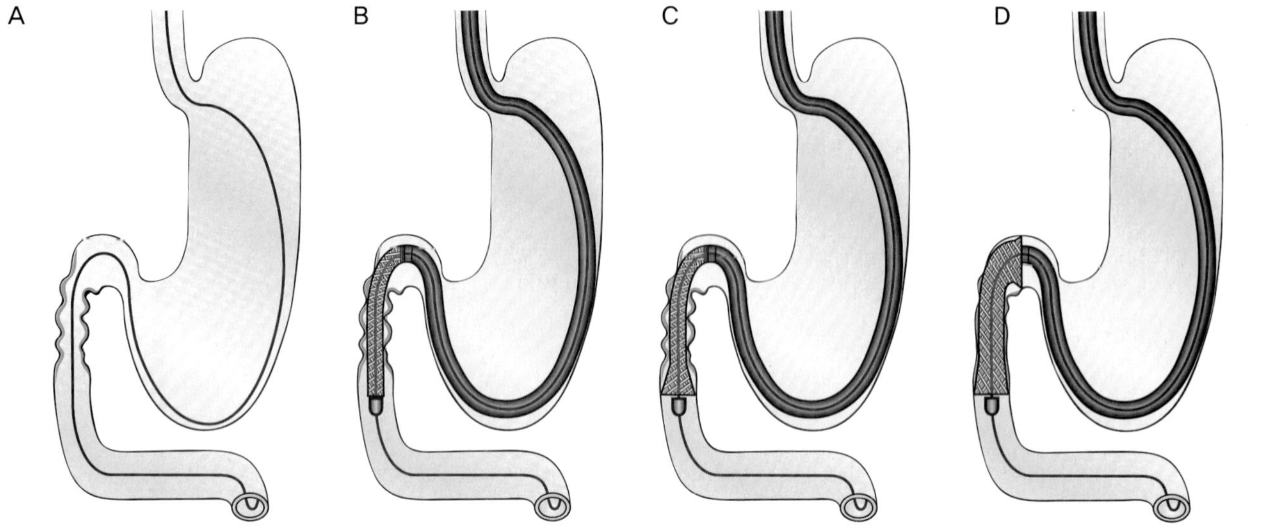

그림 58-1. 스텐트 설치 과정을 나타내는 모식도

의 팽창 정도와 스텐트 이동 등의 합병증 유무를 확인한다. 식사는 미음으로 시작하여 환자의 상태에 따라 차츰 유동식이나 고형식을 섭취하도록 교육한다.

Ⅳ 결과

지금까지의 문헌을 보면 유럽과 북미에서는 uncovered stent를 많이 사용하였고 국내에서는 대부분 covered stent를 사용하였다. 이러한 차이는 대상 환자군의 차이에서도 어느 정도 기인하는 것으로 보이는데, 우리나라에서는 대부분 위암과 같이 내인성 종양*intrinsic tumor*이 협착의 원인인 경우가 많은 데 비해, 유럽이나 북미 등에서는 전이암과 같은 외인성 종양*extrinsic tumor*이 많다.

위십이지장 스텐트설치술의 시술 성공률은 75~100%로 다양하게 보고되고 있다.[2, 23-25] 그러나 최근에는 위십이지장 부위에 적합한 스텐트와 스텐트 유도기구가 계속 개발되면서 uncovered 혹은 covered stent 모두 큰 차이 없이 평균 시술 성공률이 97%에 이른다.[22, 26-30] 시술 실패의 원인은 병변 부위의 완전 폐쇄로 인해 유도철사가 통과하지 못한 경우가 대부분이며, 그 외에 위 감압이 충분하지 않거나 병변이 십이지장 하부에 위치한 경우 등이 있다.[22] 경구적으로 스텐트 설치에 실패한 경우에는 대부분 percutaneous gastrostomy를 통해 성공적으로 스텐트를 설치할 수 있다.[2, 18, 31] 이때에는 시술 후 경로가 성숙할 때까지 약 10일간 gastrostomy tube를 설치해야 한다.[2, 19] 스텐트설치술 후 음식 섭취능력 향상, 체중 증가가 나타나는 등, 시술의 임상 성공률은 약 90%이다[26-30](그림 58-2, 〈표 58-1〉). 임상적으로 호전되지 않는 경우는 하부 장관에 새로운 협착이 있거나 만성적인 위팽창으로 인한 위허약증*gastric paresis*, 종양과 관계된 심한 식욕부진, 종양의 복강신경 침범으로 인한 기능성 위유출구협착*functional gastric outlet obstruction* 등에 기인한다.[23, 24, 32]

스텐트설치술은 위공장문합술에 비해 시술 성공률이 의

〈표 58-1〉 위십이지장 스텐트설치술의 결과

성적	빈도
기술적 성공률	97%(94~100%)
임상적 성공률	90%(80~100%)
합병증	
복통	2.5%
출혈	<1%
장천공	<1%
황달	20%
스텐트 이동, 비피복형	0~15%
피복형	17~28%
스텐트 내 재협착(tumor ingrowth, 비피복형)	3~46%
스텐트 말단 재협착(tumor overgrowth, 피복형)	3.8%
사망	0%

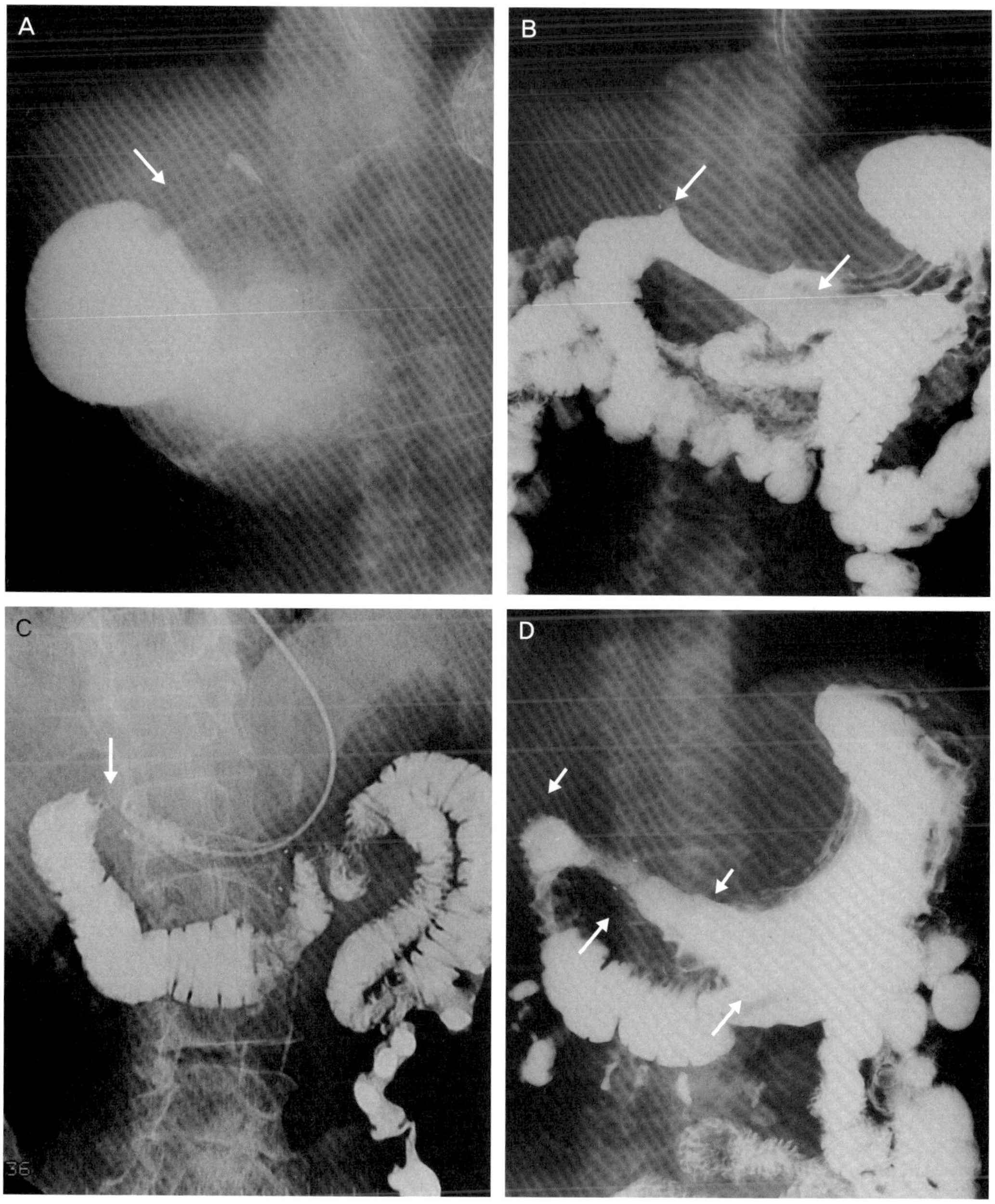

그림 58-2. 67세 남자 위암 환자 A. 상부위장관조영술에서 위유출구협착(화살표)과 이에 따른 위팽창이 관찰된다. B. Covered stent(화살표)를 설치한 다음 날 촬영한 상부위장관조영술에서 스텐트를 통해 바륨이 잘 통과되고 위팽창이 호전되었음이 보인다. C. 스텐트를 설치한 26주 후에 위유출구협착의 증상이 재발하여 촬영한 상부위장관조영술에서 tumor overgrowth에 의한 스텐트 재협착(화살표)이 관찰된다. D. 처음 삽입한 스텐트(긴 화살표) 내로 두 번째 스텐트(짧은 화살표)를 설치한 후 다음 날 촬영한 상부위장관조영술에서 스텐트를 통해 바륨이 잘 통과되는 것이 보인다.

미 있게 높고, 이환율이나 사망률이 낮으며, 시술 후 음식을 바로 먹을 수 있어 재원기간을 줄일 수 있다.[19-21] 스텐트 개통기간*stent patency period*은 다양하게 보고되고 있으며,[26, 33] Kim 등[26]은 스텐트 개통성을 향상시킬 수 있는 인자가 스텐트 설치 후의 화학요법이라고 보고하였다.

V 합병증

위십이지장 스텐트설치술은 일반적으로 안전한 시술로 보고되어 있으며, 장천공, 수혈이나 수술이 필요한 출혈 등의 심각한 합병증의 발생률은 1% 이하로 보고되고 있다.[19, 22-24, 34]

식도 스텐트와 마찬가지로 위십이지장 스텐트도 uncovered stent는 이동률(0~15%)이 낮지만 종양 내증식*tumor*

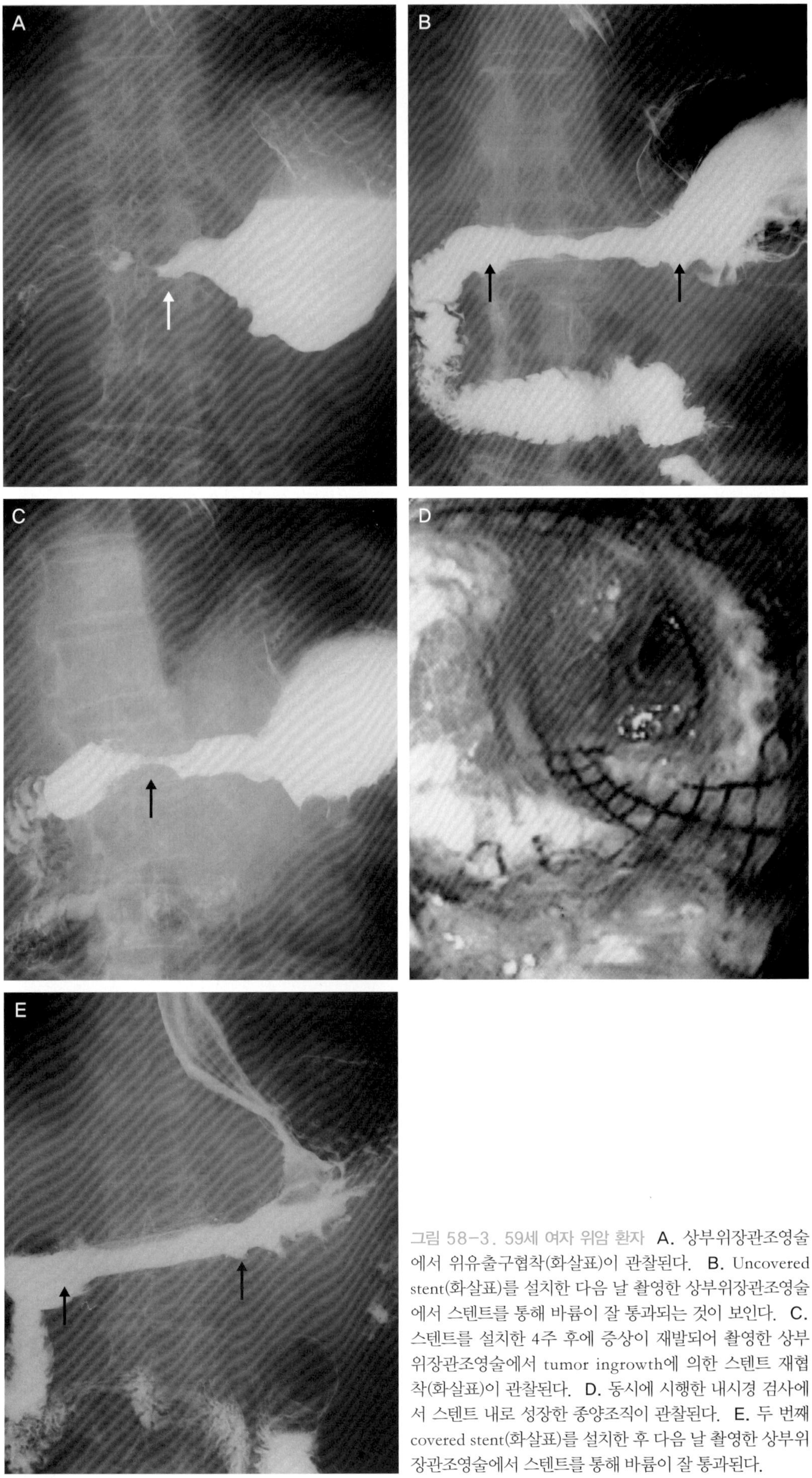

그림 58-3. 59세 여자 위암 환자 A. 상부위장관조영술에서 위유출구협착(화살표)이 관찰된다. B. Uncovered stent(화살표)를 설치한 다음 날 촬영한 상부위장관조영술에서 스텐트를 통해 바륨이 잘 통과되는 것이 보인다. C. 스텐트를 설치한 4주 후에 증상이 재발되어 촬영한 상부위장관조영술에서 tumor ingrowth에 의한 스텐트 재협착(화살표)이 관찰된다. D. 동시에 시행한 내시경 검사에서 스텐트 내로 성장한 종양조직이 관찰된다. E. 두 번째 covered stent(화살표)를 설치한 후 다음 날 촬영한 상부위장관조영술에서 스텐트를 통해 바륨이 잘 통과된다.

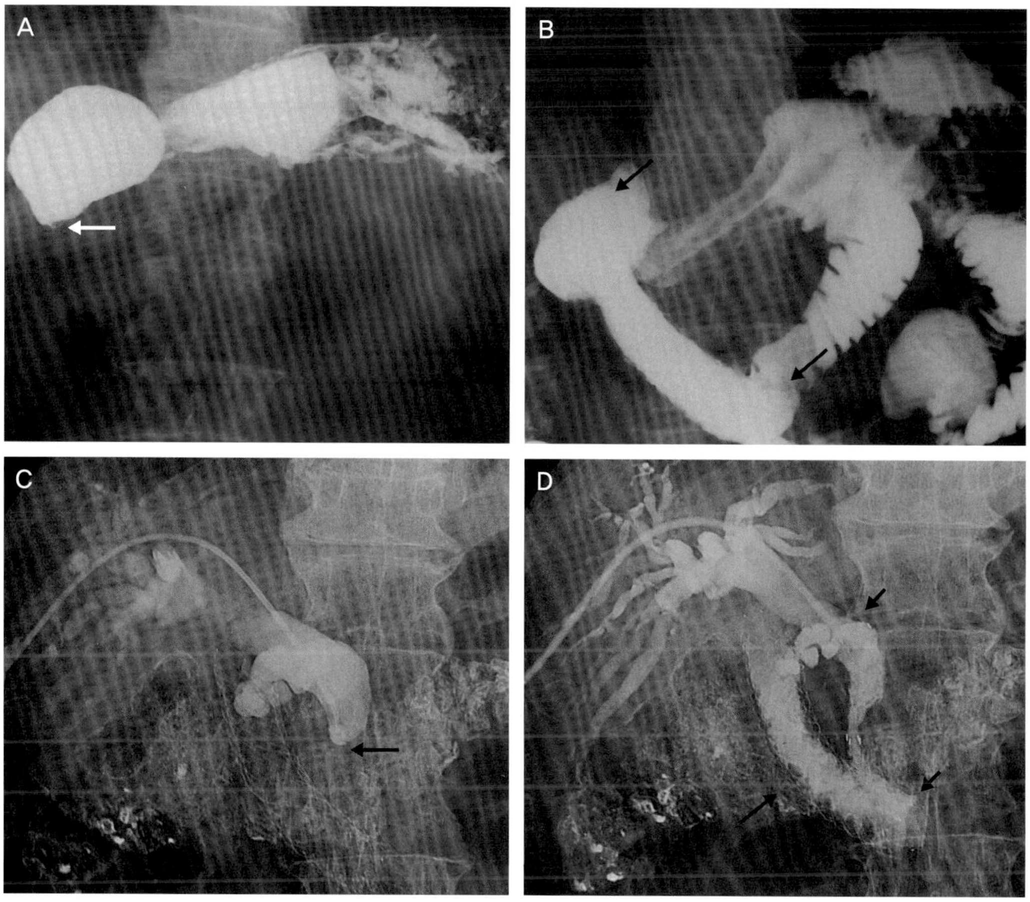

그림 58-4. 66세 남자 췌장암 환자 A. 상부위장관조영술에서 십이지장 2부의 완전폐쇄(화살표)와 관찰된다. B. Covered stent(화살표)를 설치한 다음 날 촬영한 상부위장관조영술 사진. 바륨이 스텐트를 잘 통과하고 있다. C. 스텐트를 설치한 지 4주 후에 황달이 발생하여 시행한 경피경간담관조영술에서 총담관 중간부의 폐쇄가 관찰된다. D. 담도 스텐트 설치 후에 촬영한 담관조영술에서 담도 스텐트(짧은 화살표)를 통해 조영제가 잘 통과하고 있으며, 개방된 십이지장 스텐트(긴 화살표)를 통해 조영제가 역류되는 모습이 관찰된다.

*ingrowth*으로 스텐트가 폐쇄된다는 단점이 있고, 이에 반해 covered stent는 스텐트 폐쇄의 빈도는 낮으나 스텐트 이동률(17~28%)이 높다는 단점이 있다.[12, 14, 19, 24, 35] Uncovered stent의 재협착 발생률은 3~46%로 다양하게 보고되어 있다(그림 58-3). 장기간 생존한 환자에서는 스텐트의 끝에서 종양 과도증식*tumor overgrowth*으로 인해 스텐트 재협착이 발생할 수 있다(그림 58-2). Jang 등[36]은 583예의 위십이지장 스텐트설치술 중 22예(3.8%)에서 tumor overgrowth가 발생하였으며, 십이지장 병변, 장기 생존율, 그리고 병변의 길이가 짧은 경우에 더 잘 발생한다고 보고하였다. 스텐트 재협착이 발생한 경우에는 스텐트를 1개 더 설치함으로써 쉽게 치료할 수 있다(그림 58-2, 58-3).

십이지장 협착에서 covered stent를 사용하는 경우 총담관의 팽대부*ampulla*에서 담관 폐쇄를 유발하여 황달이 발생할 수 있다.[12, 14] 그러나 십이지장 협착이 있는 환자들은 담관 협착이 선행되어 이미 담관 배액이 일어난 경우가 많다. 담관 배액이 일어나지 않은 경우에도 십이지장벽과 스텐트 사이에 담즙이 배설되는 공간이 있기 때문에, 스텐트 자체가 담관 폐쇄를 유발하는 경우는 실제로 많이 보고되지 않으며, 따라서 십이지장 협착에 covered stent를 사용해도 큰 문제가 되지 않는다[17, 32, 37](그림 58-4).

그 외 시술의 합병증으로 스텐트 골절, 궤양형성 등이 있으나 발생빈도가 아주 낮고, 시술 자체 때문에 사망한 경우는 아직 보고되지 않았다[2, 23, 38](〈표 58-1〉).

Ⅵ 결론

위암의 빈도가 높은 우리나라에서는 위십이지장 스텐트설치술의 적응증이 되는 환자가 계속 늘어날 전망이다. 위십이지장 스텐트는 식도 스텐트와 달리 식도와 위유문부 사이의 심한 굴곡을 잘 극복하는 것이 시술의 가장 큰 관건이다. 따라서 이 시술이 악성 위십이지장 협착의 고식적 치료로서 보편화되기 위해서는 유연성이 좋고 크기가 작은 유도기구를 개발해야 한다. 또한 협착의 원인으로 intrinsic tumor가 많은 우리나라의 경우, covered stent를 사용해야 종양 증식으로 인한 스텐트 재협착의 빈도를 낮출 수 있다. 그러나 covered stent는 이동률이 높기 때문에 이를 극복하기 위한 연구가 계속되어야 하며, 최근에는 coaxial technique, double stent, dual stent 등과 같은 시술방법이나 새로운 스텐트 모델이 개발되어 기존 covered stent의 이동률이 1/3 이하로 감소하였다.[24, 28, 29, 35, 39] 최근에는 drug-eluting stent, radioactive stent가 개발되어 악성 식도협착에 실험적으로 사용되고 있고, 또한 biodegradable stent가 양성 식도협착 환자에서 적용되고 있으며[40-42] 머지 않은 장래에는 위십이지장 협착에도 적용될 수 있을 것이다.

결론적으로 악성 위십이지장협착 환자에서 스텐트설치술은 증상 완화를 위한 일차 치료술로 널리 이용되고 있다. 또한 스텐트 제작 기술이 계속 발전함에 따라 그 적응증도 계속 확대되고 있으며, 양성 위십이지장 협착에도 효과적인 치료방법으로 사용될 수 있을 것이다.

참고문헌

1. Mauro MA, Koehler RE, Baron TH. Advances in gastrointestinal intervention: the treatment of gastroduodenal and colorectal obstructions with metallic stents. Radiology 2000;215:659-669.
2. Lopera JE, Brazzini A, Gonzales A, et al. Gastroduodenal stent placement: current status. Radiographics 2004;24:1561-1573.
3. Potts JR, Broughan TA, Hermann RE. Palliative operations for pancreatic carcinoma. Am J Surg 1990;159:72-79.
4. Kikuchi S, Tsutsumi O, Kobayashi N, et al. Does gastrojejunostomy for unresectable cancer of the gastric antrum offer satisfactory palliation? Hepatogastroenterology 1999;46:584-587.
5. Guiliano M, Lomis NNT, Yoon HC, et al. Experience with large bore percutaneous gastrostomy and gastrojejunostomy feeding tubes. J Vasc Interv Radiol 1999;10(suppl):218-219.
6. Song HY, Yang DH, Kuh JH, et al. Obstructing cancer of the gastric antrum: palliative treatment with covered metallic stents. Radiology 1993;187:357-358.
7. Strecker EP, Boos I, Husfeldt KJ. Malignant duodenal stenosis: palliation with peroral implantation of a self-expanding nitinol stent. Radiology 1995;196:349-351.
8. Binkert CA, Jost R, Steiner A, et al. Benign and malignant stenoses of the stomach and duodenum: treatment with self-expanding metallic endoprostheses. Radiology 1996;199:335-338.
9. de Baere T, Harry G, Ducreux M, et al. Self-expanding metallic stents as palliative treatment of malignant gastroduodenal stenosis. AJR Am J Roentgenol 1997;169: 1079-1083.
10. Pinto IT. Malignant gastric and duodenal stenosis: palliation by peroral implantation of a self-expanding metallic stent. Cardiovasc Intervent Radiol 1997;20:431-434.
11. Feretis C, Benakis P, Dimopoulos C, et al. Duodenal obstruction caused by pancreatic head carcinoma: palliation with self-expandable endoprostheses. Gastrointest Endosc 1997;46:161-165.
12. Yates MR 3rd, Morgan DE, Baron TH. Palliation of malignant gastric and small intestinal strictures with self-expandable metal stents. Endoscopy 1998;30:266-272.
13. Soetikno RM, Lichtenstein DR, Vandervoort J, et al. Palliation of malignant gastric outlet obstruction using an endoscopically placed Wallstent. Gastrointest Endosc 1998;47:267-270.
14. Jung GS, Song HY, Kang SG, et al. Malignant Gastroduodenal Obstructions: treatment by means of a covered expandable metallic stent-initial experience. Radiology 2000;216:758-763.
15. Park KB, Do YS, Kang WK, et al. Malignant obstruction of gastric outlet and duodenum: palliation with flexible covered metallic stents. Radiology 2001;219:679-683.
16. Jeong JY, Han JK, Kim AY, et al. Fluoroscopically guided placement of a covered self-expandable metallic stent for malignant antroduodenal obstructions: preliminary results in 18 patients. AJR Am J Roentgenol 2002;178:847-852.
17. 김현철, 정규식, 송호영, 등. 악성 십이지장 협착: 피복형 팽창성 나이티놀 스텐트설치술을 이용한 고식적 치료. 대한방사선의학회지 2002;46:329-334.
18. Bessoud B, de Baere T, Denys A, et al. Malignant gastroduodenal obstruction: palliation with self-expanding metallic stents. J Vasc Interv Radiol 2005;16:247-253.
19. Sabharwal T, Irani FG, Adam A. Quality assurance guidelines for placement of gastroduodenal stents. Cardiovasc Intervent Radiol 2007;30:1-5.
20. Maetani I, Tada T, Ukita T, et al. Comparison of duodenal stent placement with surgical gastrojejunostomy for palliation in patients with duodenal obstructions caused by pancreaticobiliary malignancy. Endoscopy 2004;36:73-78.
21. Johnsson E, Thune A, Liedman B. Palliation of malignant gastroduodenal obstruction with open surgical bypass or endoscopic stenting: clinical outcome and health economic evaluation. World J Surg 2004;28:812-817.

22. Katsanos K, Sabharwal T, Adam A. Stenting of the upper gastrointestinal tract: current status. Cardiovasc Intervent Radiol 2010;33:690-705.
23. Morgan R, Adam A. Use of metallic stents and balloons in the esophageal and gastrointestinal tract. J Vasc Interv Radiol 2001;12:283-297.
24. Song HY, Shin JH, Yoon CJ, et al. A dual expandable nitinol stent: experience in 102 patients with malignant gastroduodenal strictures. J Vasc Interv Radiol 2004;15:1443-1449.
25. Gukovsky-Reicher S, Lin RM, Sial S, et al. Self-expandable metal stents in palliation of malignant gastrointestinal obstruction: review of the current literature data and 5-year experience oat Harbor-UCLA medical center. Med Gen Med 2003;5:16.
26. Kim JH, Song HY, Shin JH, et al. Metallic stent placement in the palliative treatment of malignant gastroduodenal obstructions: prospective evaluation of results and factors influencing outcome in 213 patients. Gastrointest Endosc 2007;66:256-264.
27. Kim CG, Choi IJ, Lee JY, et al. Covered versus uncovered self-expandable metallic stents for palliation of malignant pyloric obstruction in gastric cancer patients: a randomized, prospective study. Gastrointest Endosc 2010;72:25-32.
28. Kim YW, Choi CW, Kang DH, et al. A double-layered (comvi) self-expandable metal stent for malignant gastroduodenal obstruction: a prospective multicenter study. Dig Dis Sci 2011;56:2030-2036.
29. Isayama H, Sasaki T, Nakai Y, et al. Management of malignant gastric outlet obstruction with a modified triple-layer covered metal stent. Gastrointest Endosc 2012;75:757-763.
30. Dormann A, Meisner S, Verin N, Wenk Lang A. Self-expanding metal stents for gastroduodenal malignancies: systematic review of their clinical effectiveness. Endoscopy 2004;36:543-550.
31. Miller BH, Griffiths EA, Pursnani KG, et al. RC. An assessment of radiologically inserted transoral and transgastric gastroduodenal stents to treat malignant gastric outlet obstruction. Cardiovasc Intervent Radiol 2013;36:1591-1601. [Epub ahead of print]
32. Yoon CJ, Song HY, Shin JH, et al. Malignant duodenal obstructions: palliative treatment using self-expandable nitinol stents. J Vasc Interv Radiol 2006;17:319-326.
33. Telford JJ, Carr-Locke DL, Baron TH, et al. Palliation of patients with malignant gastric outlet obstruction with the enteral Wallstent: outcomes from a multicenter study. Gastrointest Endosc 2004;60:916-920.
34. Baron TH. Expandable gastrointestinal stents. Gastroenterology 2007;133:1407-1411.
35. Jung GS, Song HY, Seo TS, et al. Malignant gastric outlet obstructions: treatment by means of coaxial placement of uncovered and covered expandable nitinol stent. J Vasc Interv Radiol 2002;13:275-283.
36. Jang JK, Song HY, Kim JH, et al. Tumor overgrowth after expandable metallic stent placement: experience in 583 patients with malignant gastroduodenal obstruction. AJR Am J Roentgenol 2011;196:W831-W836.
37. Kim SY, Song HY, Kim JH, et al. Bridging across the ampulla of Vater with covered self-expanding metallic stents: is it contraindicated when treating malignant gastroduodenal obstruction? J Vasc Interv Radiol 2008;19:1607-1613.
38. Pinto IT, Diaz LP, de Adana JC, et al. Gastric and duodenal stent: follow-up and complications. Cardiovasc Intervent Radiol 2001;24:147-153.
39. 정미희, 정규식, 고지호 등. 새로 고안된 복합형 팽창성 나이티놀 스텐트를 이용한 악성 위·십이지장 협착의 치료: 초기 경험 보고. 대한영상의학회지 2005;53:411-416.
40. Won JH, Lee JD, Wang HJ, et al. Self-expandable covered metallic esophageal stent impregnated with beta-emitting radionuclide: an experimental study in canine esophagus. Int J Radiat Oncol Biol Phys 2002;53:1005-1013.
41. Jeon SR, Eun SH, Shim CS, et al. Effect of drug-eluting metal stents in benign esophageal stricture: an in vivo animal study. Endoscopy 2009;41:449-456.
42. Saito Y, Tanaka T, Andoh A, et al. Novel biodegradable stents for benign esophageal strictures following endoscopic submucosal dissection. Dig Dis Sci 2008;53:330-333.

Chapter 59

대장 스텐트설치술

강성권

서구화된 식생활, 동물성 지방과 단백질의 과다 섭취 등으로 인해 최근 우리나라 대장암 발생이 급격히 증가하고 있다. 국내 암 발생에 대한 2001년 조사에 의하면 인구 10만 명당 10명에게 대장암이 발생하여 대장암은 폐암, 위암, 간암에 이어 4번째로 호발하는 암이다. 또 1995년 암 발생률을 기준으로 2002년 발생률을 비교하면 남자는 전립선암 211%, 대장암 184%, 폐암 124%, 방광암 120%, 간암 120%, 위암 115%가 증가하여, 암 증가율로는 두 번째를 차지하였다. 여자는 갑상선암 246%, 유방암 199%, 대장암 164%, 폐암 149%, 위암 123%, 자궁경부암 87%로 증가율로는 세 번째이고 앞으로도 급격히 증가할 것으로 예상된다. 다른 위장관 암종과 마찬가지로 대장암도 조기에 발견하면 높은 치료 효과를 기대할 수 있지만 이미 진행된 대장암은 여전히 난치성 질환으로 남아 있다.[1]

결장 및 직장암 환자에서의 급성 장폐쇄는 흔한 부작용이다. 급성 장폐쇄가 발생하면 대장의 팽창, 탈수, 그리고 전해질 불균형에 의하여 환자의 전신상태가 악화되고 사망에 이를 수 있다. 결장 및 직장암 환자에서 급성 장폐쇄를 해결하기 위하여 수술을 시행하는 경우 사망률은 약 22% 정도로 보고되어 있으며, 선택적 수술을 시행하는 경우의 사망률은 0.9~6% 정도로 낮다. 따라서 완치적 종양절제술이 가능한 환자의 경우 장폐쇄 급성기에는 응급수술을 가능한 한 피하고 급성 장폐쇄를 해결하여 환자의 전신상태를 호전시키고 장청소를 충분히 한 후에 선택적 수술을 시행하는 것이 적절하다. 또한 진행암, 전이암, 또는 수술 고위험군 환자에게는 수술을 시행하지 않고 장폐쇄 증상을 해결하는 방법으로 금속 스텐트를 이용하고 있다.[2–5]

1991년 Song[6] 등이 위장관에 금속 스텐트를 처음 적용하였고, 1992년 Spinelli 등[7]이 하부 위장관에 스텐트를 적용한 이후 악성 결장 및 직장 폐쇄의 해결을 위한 여러 형태의 자가팽창형 금속 스텐트의 임상 적용에 대한 연구결과가 보고되었다. 1998년 Choo 등[8]은 비피복형 금속 스텐트 *uncovered metallic stent*의 단점을 보완한 유연한 피복형 스텐트*covered stent*를 고안하여 직장 및 결장암 환자의 급성 장폐쇄에 사용하여 효과적으로 장폐쇄를 해결할 수 있었다고 보고하였다.

스텐트설치술은 다른 비수술적 치료법에 비해 효과가 빨리 나타나고 비교적 오래 지속된다는 장점이 있다. 스텐트설치술은 절제가 불가능한 암종의 고식적 치료뿐만 아니라 폐쇄성 대장암의 수술 전처치로 이용되고 있다. 과거의 연구에 의하면 폐쇄성 대장암을 응급수술할 경우 유병률과 사망률이 높게는 30%까지 보고된 바 있으므로 two stage operation이 수술의 원칙이 되었다. 그러나 수술을 두 번 시행하므로 입원 기간이 길어지고 진료비가 상승한다는 문제점이 있어, 폐쇄성 대장암 환자에게는 스텐트를 먼저 삽입하고 대장의 감압과 세척 후 대장절제술을 시행하는 방식이 점차 널리 이용되고 있다.[5, 9-14]

I 해부학

대장은 맹장, 상행결장*ascending colon*, 횡행결장*transverse colon*, 하행결장*descending colon*, S자결장*sigmoid colon*, 직장으로 이루어진다. 정상 성인의 바륨관장 사진에서 대장의 길이는 11.5m이고 직경은 3~8cm이며 맹장이 가장 넓다. 상행결장과 하행결장은 결합조직에 의해 후복벽에 직접 고정되어 있고, S자결장은 결장간막이 길고 모양이 다양하다.

대장암은 대부분 직장 및 S자결장에서 발생하므로 시술 시 구불구불한 S자결장을 통과할 때 어려움이 있다. S자결장의 구불구불한 모양은 강한 유도철사를 하행결장 중간 부위까지 충분히 통과시키면 일직선으로 펴지는 경우가 많아, S자결장을 통하여 스텐트설치술 기구를 전진시키기는 어렵지 않다. 그러나 종양 등에 의하여 S자결장이 주변 조직에 고정된 경우에는 강한 유도철사를 통과시켜도 일직선으로 펴지지 않아 유연성이 부족한 기구는 고정된 S자결장의 구불구불한 구조를 통하여 전진시키기가 어렵다.

대장벽은 장막, 고유근층, 점막하층, 점막층으로 구성된다. 고유근층의 윤근층은 대장 전체에 비슷한 두께로 분포하나 항문에서는 내괄약근을 형성하면서 두꺼워진다. 심부의 고유근층은 종축 방향으로 결장띠라는 3개의 띠를 구성한다. 이들은 대장과 직장 경계 부위에서 각각 펴지면서 합류하여 직장은 빈틈 없이 세로 근육층에 둘러싸이게 된다. 결장띠는 결장간막의 부착을 따라 동일한 간격으로 위치하고 이에 의해 종축 방향의 압흔이 생긴다. 윤근층은 2~3cm 간격으로 강직성 수축을 하고 이에 의해 내강이 압박되어 팽대주름*haustral fold*이 형성된다.[15] 카테터와 유도철사를 이용하여 대장을 통과할 때 유도철사가 팽대주름 내부에서 말려서 상부로 전진하지 못하는 경우가 종종 있다.

II 진단

대장암 등 대장에 협착 혹은 폐색을 초래하는 질환은 대장조영술 혹은 CT로 진단할 수 있다. 대장조영술에서는 좁아진 대장의 내강 및 불규칙한 충만결손으로 보이며, 완전폐색이 있는 경우에는 병변을 직접 볼 수 없다(그림 59-1). CT에서 대장암은 대장벽이 국소적으로 비후되어 보이며 주변 조직을 침범했는지 알 수 있으며, 복막강 및 간 등에 전이되었는지를 확인할 수 있다. CT에서는 팽창된 대장벽의 두께가 6mm 이상인 경우에 비정상으로 볼 수 있으며, 대장 폐색이 있는 경우 병변의 근위부 대장 및 소장이 팽창되므로 폐색 여부를 진단할 수 있다. 대장 스텐트설치술은 수술 전처치로서, 그리고 대장암에 의한 폐색이 있는 환자에서 대장창냄술*colostomy*을 대체하기 위하여 시행한다. 수술 전처치 목적으로 스텐트를 설치하는 경우 수술에 지장을 주지 않도록 주의하여야 하는데, 특히 병변과 항문 사이의 거리가 가까운 경우 스텐트가 항문 쪽으로 너무 길게 설치되지 않도록 하는 것이 좋다. Colostomy를 대체할 목적으로 스텐트를 설치하는 경우는 많지 않으나, 환자가 생존해 있는 동안 스텐트의 기능에 의존해야 하므로 장기 개통성을 고려하여 설치하여야 한다. 대장 스텐트의 장기 개통성에 영

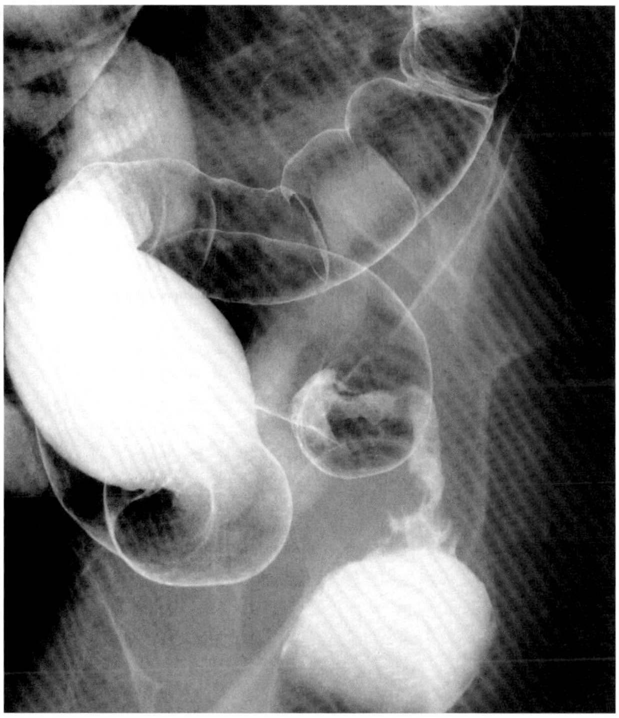

그림 59-1. 직장암 직장에서 표면이 불규칙하고 경계가 분명한 윤상암이 보인다.

향을 주는 요소로는 스텐트의 직경, 팽창력, 피막 유무 등을 들 수 있는데 아직까지 통계학적으로 유의하게 장기 개통성에 영향을 미친다고 알려져 있는 것은 없다.[16, 17]

Ⅲ 시술 방법 및 재료

스텐트 삽입 전에 모든 환자에서 단순복부 촬영, 대장조영술 및 CT를 시행하는 것이 좋다. 단순복부 사진에서 폐색 근위부 결장은 확장되어 있으며, 대장폐색이 장기간 지속된 경우에는 소장의 확장까지 동반될 수 있다. 대장조영술로는 대장폐색의 길이와 원인을 확인하여 삽입할 스텐트의 길이 및 종류를 결정하여야 한다. CT로는 종양 병변의 침윤 정도와 원격전이를 판단할 수 있다. 스텐트를 삽입하기 전에 환자에게 정맥을 통한 수액 공급과 체내 전해질 불균형을 교정하여야 한다. 대장 스텐트설치술을 시행할 때 환자를 좌측으로 눕히고 양측 무릎을 구부리게 한다.[18]

대장 스텐트를 설치하기 전 수지 직장검사를 시행한다. 투시하에서 145cm 길이, 0.035in 유도철사와 카테터를 협착 부위의 상부까지 진행시키고, 병변 상부에 도달한 후 유도철사를 제거하고 카테터를 통하여 조영제를 주입하여 대장폐색의 길이를 측정하고 누루형성 여부를 확인한다. 협착의 정확한 위치와 길이를 확인한 후, 스텐트를 선택한다(그림 59-2, 〈표 59-1〉, 〈표 59-2〉). 카테터를 통하여 단단한

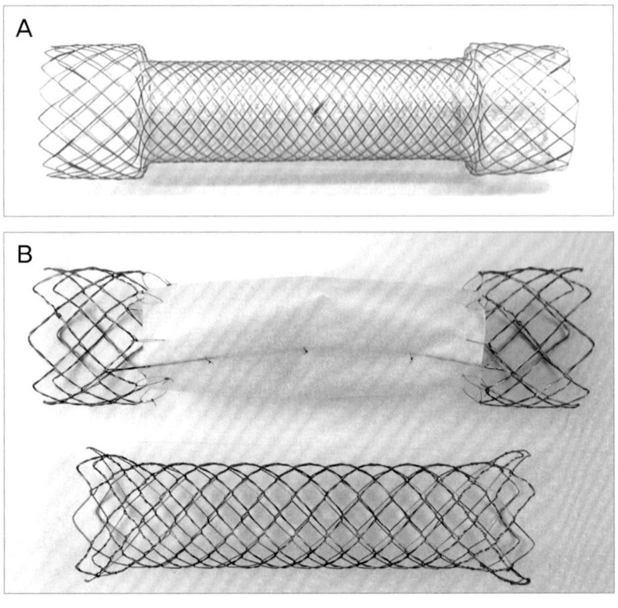

그림 59-2. 여러 가지 대장 스텐트 A. Niti-S stent B. Hercules SP Colorectal Stent

〈표 59-1〉 대장 스텐트설치술에 필요한 기구

Rectal tube and enema syringe
Angiographic catheter
Guide wire
Stiff guide wire
Colorectal stent set
Guiding sheath

〈표 59-2〉 대장 스텐트의 종류

Wallstent(Boston scientific)
Ultraflex(Microvasive)
Niti-S Colorectal Stent(Taewoong Medical Co., Ltd.)
Choo stent(MI tech)
Hercules SP Colorectal Stent(S & G Biotech Inc)

유도철사를 병변의 상부로 가능한 한 높이 위치시키고 카테터를 제거한다. 스텐트는 병변보다 2~4cm 긴 것을 선택하여야 한다. 스텐트는 팽창과 동시에 길이가 단축되므로 병변으로부터 충분한 거리를 두고 스텐트를 약 2cm 정도 펴고, 스텐트와 삽관기 전체를 아래로 이동시켜 정확한 위치를 선정한 다음 나머지 스텐트를 모두 편다. 스텐트를 펼 때에는 스텐트 삽입기구의 외피를 시술자 방향으로 당겨 벗기면 끝에서부터 스텐트가 서서히 확장된다. 스텐트가 완전히 확장되어 병변에 고정되면, 삽입기구의 끝부분에 있는 올리브 팁에 스텐트 일부가 걸려 나오지 않도록 주의하면서 유도철사는 남기고 스텐트 삽관기를 제거한다. 유도철사를 이용하여 조영제를 주입할 수 있는 카테터를 스텐트를 통과하여 위치시킨 후 유도철사는 제거한다. 카테터를 통하여 조영제를 주입하여 스텐트의 개통성을 확인하고, 시술 도중 대장 파열이 발생했는지 확인하여야 한다. 이때 전후, 좌우, 사위 등 여러 각도에서 촬영하여 스텐트 모양 및 조영제의 누출 여부를 꼭 확인한다. 상부대장 스텐트를 설치할 경우 구불구불한 대장을 지나 병변 부위에 정확히 스텐트를 설치하기 위하여 guiding sheath를 사용하기도 한다[18-20](그림 59-3, 59-4).

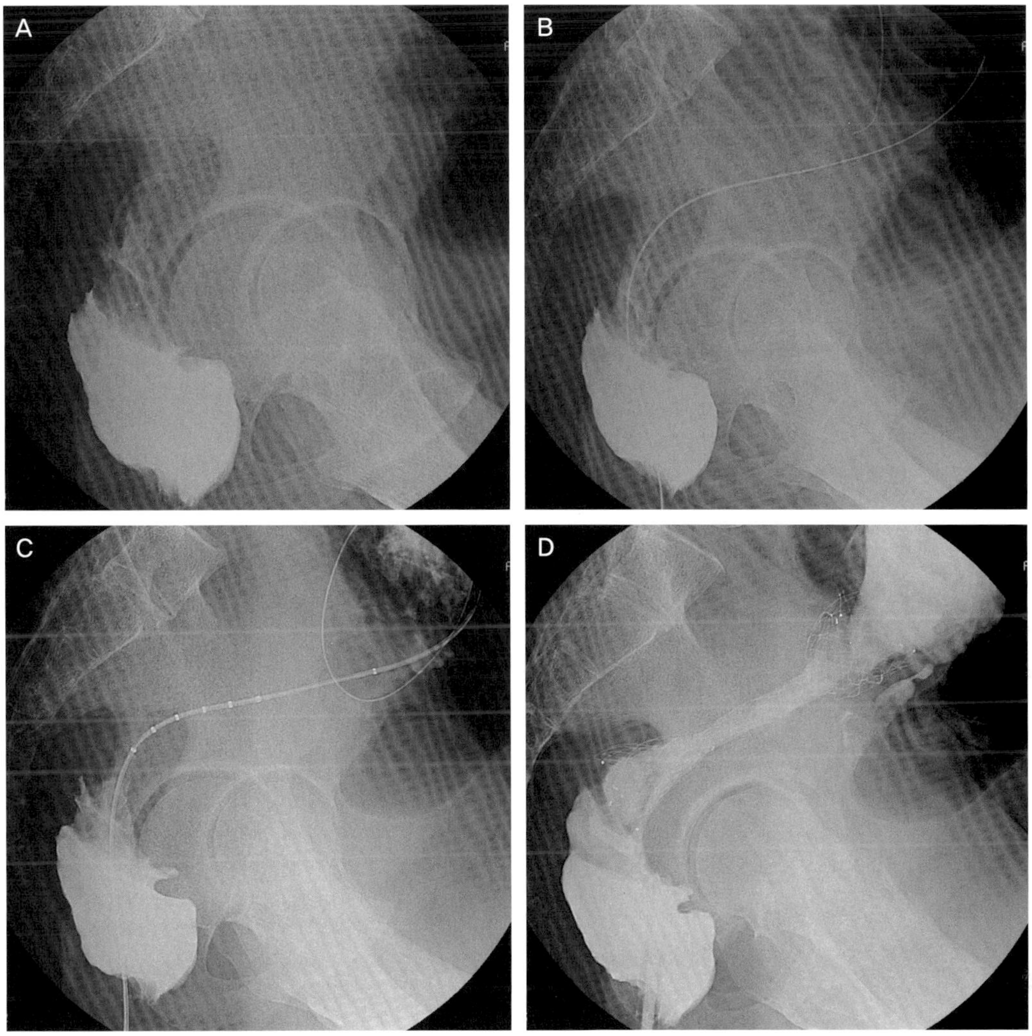

그림 59-3. 수술 전 감압 목적으로 시행한 대장 스텐트설치술의 예 A. 대장에 조영제를 주입하여 폐색 부분을 확인한다. B. 카테터와 유도철사를 이용하여 병변 부위를 통과한다. C. 길이 표식자가 있는 카테터로 병변의 길이를 측정한다. D. 대장 스텐트를 설치한 모습

Ⅳ 결과

1991년 Dohmoto[21] 등은 13명의 대장암에 의한 협착 환자에서 자가팽창형 금속 스텐트 삽입을 최초로 시도하여 이 중 12명에서 성공한 이후, 현재까지 약 40편에 가까운 관련 논문이 보고되었다.[8, 22–25] 내시경을 이용했을 경우 삽입 성공률*technical success rate*은 평균 86.6%(75~100%)였고, 방사선 투시를 이용했을 경우 88.8%(63~100%)로 방사선 투시를 이용한 설치술의 성공률이 높다. 스텐트 설치 후 대장 폐색 증상이 소실되고 배변이 가능해질 정도로 증상이 호전될 확률(clinical success rate)은 84~100%로 보고마다 대장 협착부의 위치가 상이했고, 스텐트의 종류도 달랐지만 초기 clinical success rate은 매우 높다.[14, 26–35]

대장 스텐트 설치의 기술적 실패의 원인으로는 완전폐색으로 인해 유도철사가 통과하지 못한 경우가 대부분이고, 유도철사가 통과하였더라도 스텐트 종류에 따라 삽관기의 두께가 크고 유연성이 적어서 스텐트가 병변을 통과하지 못하기도 한다. 대장암이 주위조직을 침범하여 주위에 고정되어 있고 구불구불한 위치에 있으면 stiff guide wire 혹은 스텐트 삽관기를 통과시키기 위하여 무리한 힘을 가하기도 하는데, 이때 대장이 천공될 수 있으므로 주의한다.

최근 대한소화기내시경학회에서 대장 스텐트 삽입에 대한 후향적 다기관 조사를 실시한 바 있다.[36] 그 결과를 정리하면, 수술 전 삽입군*preoperative decompression group*에서 삽입 성공률은 96.4%(53/55), 증상 호전율은 94.5%였고, 고식적 치료군*palliative group*에서 성공률은 98%(57/58), 증상 호전율은 94.8%였다. 두 군의 삽입 과정에서 천공이 2예 발생하였고, 스텐트의 미입이 12예, 종양의 내증식이 5

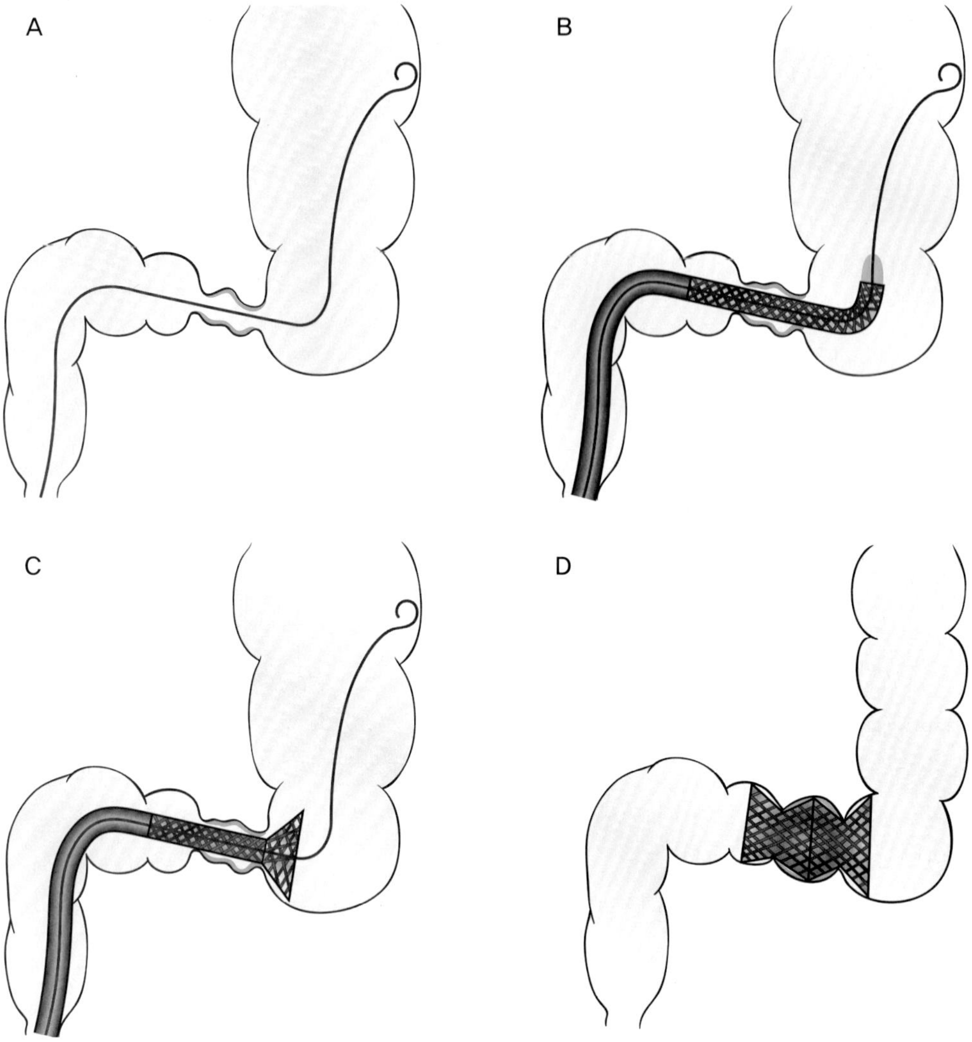

그림 59-4. 대장 스텐트설치술의 모식도 A. 유도철사를 이용하여 병변 부위를 통과한다. B. 유도철사를 따라 스텐트 삽관기를 전진시킨다. C, D. 밀대를 단단히 고정시킨 상태에서 sheath를 뒤로 천천히 벗기면서 스텐트를 설치한다.

예에서 발생하였다. 스텐트 삽입 후 수술군과 응급수술군을 비교했을 때, 한 차례 수술로써 암종을 제거한 비율이 87.3%(48/55)와 52.5%(31/59)로 스텐트 삽입군에서 유의하게 높았다. 수술 후 합병증의 빈도는 수술 전 스텐트 삽입군에서 9.1%(5/55)로 창상감염 1예, 패혈증 3예, 문합부 누출 1예였고, 응급수술군에서는 32.2%(19/52)로 창상감염 2예, 패혈증 6예, 문합부 누출 7예, 폐렴 2예, 개복부탈장 2예로, 수술 전 스텐트 삽입군의 합병증 발생빈도가 낮았다. 재원기간은 25±10.4일과 33.7±18일로 스텐트 삽입군이 유의하게 짧았고 총 진료비는 응급수술군에 비해 스텐트 삽입군이 낮았으나 유의한 차이는 없었다. 고식적 목적의 스텐트 삽입군과 응급수술군의 재원 일수는 10.5±11.4일과 22.7±18.5일로 스텐트 삽입군이 유의하게 짧았고 총 진료비는 스텐트 삽입군이 낮았으나 통계적 차이는 없었다.[37]

V 합병증 및 추적검사

스텐트 삽입 시에 발생하는 천공의 원인은 대부분 유도철사를 따라 스텐트 삽입기구를 밀어 넣는 과정에서 발생한다. 따라서 협착부가 길고 구부러진 경우에는 천공의 위험이 증가하므로 주의가 필요하다. 과거에는 스텐트를 삽입하기 전에 협착 부위를 풍선카테터로 확장한 적도 있었으나, 최근에 개발된 스텐트는 팽창력이 커 별도의 확장이 필요 없으며, 오히려 확장에 따른 천공, 출혈 등의 부작용 발생 위험 때문에 시행하지 않는 것이 좋다.[30, 38-41]

고식적 목적으로 스텐트를 삽입하는 경우에는 시간 경과에 따라 스텐트의 이동과 폐쇄가 발생할 수 있다. 스텐트의 이동은 많게는 삽입한 환자의 40%까지 보고된 바 있으며, 삽입 직후뿐만 아니라 수주 이후에 발생할 수 있다. 스텐트 이동의 위험 요인으로는 직경이 작은 스텐트, 짧은 협착 부위, 스텐트 삽입 전에 협착부를 확장한 경우, 스텐트 삽입 후 항암치료나 방사선치료를 추가하여 종양의 부피가 감소한 경우, covered stent를 삽입한 경우 등을 들 수 있다. Covered stent는 와이어로 엮은 스텐트 외부에 폴리우레탄이나 실리콘, PTFE막을 덮은 형태로, 와이어 사이로 종양이 내증식*ingrowth*하여 일어나는 재협착을 방지할 목적으로 삽입한다.[42] Uncovered stent를 삽입하는 경우에는 와이어 사이로 종양이 증식해서 와이어를 덮어버리는 스텐트의 상피화*epithelialization*가 발생한다. 상피화는 스텐트를 고정하고 이동을 방지하는 순기능이 있으나, 과도하게 증식된 종양 조직에 의해 스텐트의 내강이 폐쇄되는 역기능이 있다. 종양의 내증식에 의해 발생한 스텐트의 재협착은 내시경적 확장술, 아르곤플라스마응고술*APC*, 레이저 조사 등으로 치료할 수 있으나 covered stent를 uncovered stent 내로 삽입하는 stent in stent가 가장 효과적이다. 바깥쪽의 uncovered stent는 이동을 방지하는 고정 기능을 담당하고 안쪽의 covered stent는 내증식을 억제하는 stent in stent 방식은 가장 안정된 형태여서 이러한 방식을 응용한 스텐트가 개발되었다.[30] 삽입된 스텐트의 아래 또는 위로 종양이 과도증식*overgrowth*하여 재협착을 유발한 경우와 굴곡 부위에 삽입한 스텐트의 기능적 폐쇄가 발생한 경우도 새로운 스텐트를 삽입하여 해결할 수 있다. 딱딱한 분변에 의해 스텐트가 막혔다면 내시경적 세척으로 해결할 수 있다. 이를 예방하려면 하제를 투여하여 분변이 굳지 않도록 조치한다. 일반적으로 협착 병변이 항문에서 4cm 이내에 위치한 환자에서 고식적 목적으로 스텐트를 삽입할 경우 항문 통증과 잔변감을 유발할 수 있으므로 스텐트 삽입 시 주의한다.[13, 14, 43-45]

Ⅵ 결론

대장암에 의한 급성 장폐쇄를 동반한 환자에서 수술 전처치 또는 고식적 치료를 목적으로 한 스텐트 삽입은 안전하고 단기적으로 효과적인 치료법으로 이미 널리 인정받고 있다. 특히 수술 전처치를 목적으로 한 스텐트 삽입은 한 차례의 수술로 종양을 절제할 수 있고 재원기간을 단축시켜 비용효과적 측면에서 장점이 있다. 반면 고식적 목적으로 스텐트를 삽입하는 경우에는 uncovered stent는 내증식 문제가 있고, covered stent는 스텐트가 자주 이동하는 등 개선의 여지가 남아 있어, 약물방출 스텐트 같은 향후 새로운 형태와 재질의 스텐트를 개발할 필요가 있다.[46]

참고문헌

1. 고성준, 김주성. 대장암의 조기 발견 및 치료에 대한 전략; 최근에 한국인에서 대장암이 증가하는 이유는? 대한내과학회지 2010;79:5.
2. de Gregorio MA, Mainar A, Rodriguez J, et al. Colon stenting: a review. Semin Interv Radiol 2004;21:205–216.
3. Sabbagh C, Chatelain D, Trouillet N, et al. Does use of a metallic colon stent as a bridge to surgery modify the pathology data in patients with colonic obstruction? A case–matched study. Surg Endosc 2013;27:3622–3631.
4. Soreide K. Emergency management of acute obstructed left–sided colon cancer: loops, stents or tubes? Endoscopy 2013;45:247–248.
5. Katsanos K, Sabharwal T, Adam A. Stenting of the lower gastrointestinal tract: current status. Cardiovasc Intervent Radiol 2011;34:462–473.
6. Song HY, Choi KC, Cho BH, et al. Esophagogastric neoplasms: palliation with a modified gianturco stent. Radiology 1991;180:349–354.
7. Spinelli P, Dal Fante M, Mancini A. Self–expanding mesh stent for endoscopic palliation of rectal obstructing tumors: a preliminary report. Surg Endosc 1992;6:72–74.
8. Choo IW, Do YS, Suh SW, et al. Malignant colorectal obstruction: treatment with a flexible covered stent. Radiology 1998;206:415–421.
9. Saida Y, Sumiyama Y, Nagao J, et al. Stent endoprosthesis for obstructing colorectal cancers. Dis Colon Rectum 1996;39:552–555.
10. Giannessi S, Paroli GM, Fedi M, et al. [Self expandable metal stent as bridge–to–surgery in acute bowel obstruction]. Minerva Chir 2013;68:299–306.
11. Baron TH. Colonic stenting: a palliative measure only or a bridge to surgery? Endoscopy 2010;42:163–168.
12. Kim H, Kim SH, Choi SY, et al. Fluoroscopically guided placement of self–expandable metallic stents and stent–grafts in the treatment of acute malignant colorectal obstruction. J Vasc Interv Radiol 2008;19:1709–1716.
13. Song HY, Kim JH, Kim KR, et al. Malignant rectal obstruction within 5 cm of the anal verge: is there a role for expandable metallic stent placement? Gastrointest Endosc 2008;68:713–720.
14. Lee HJ, Hong SP, Cheon JH, et al. Long–term outcome of palliative therapy for malignant colorectal obstruction in patients with unresectable metastatic colorectal cancers: endoscopic stenting versus surgery. Gastrointest Endosc 2011;73:535–542.
15. Gelfand D. The colon. Curr Opin Radiol 1990;2:407–412.
16. Kozarek RA. [Self–expandable metal stents in the GI tract]. Rev Gastroenterol Mex 2005;70 Suppl 1:141–148.
17. Cha EY, Park SH, Lee SS, et al. CT colonography after metallic stent placement for acute malignant colonic obstruction. Radiology 2010;254:774–782.
18. Lopera JE, Ferral H, Wholey M, et al. Treatment of colonic obstructions with metallic stents: indications, technique, and complications. AJR Am J Roentgenol 1997;169:1285–1290.
19. Song HY, Nam DH, Lee H. Usefulness of a guiding sheath for fluoroscopic colorectal stent placement. Korean J Radiol 2012;13 Suppl 1:S83–88.
20. Kim TH, Song HY, Shin JH, et al. Usefulness of multifunctional gastrointestinal coil catheter for colorectal stent placement. Eur Radiol 2008;18:2530–2534.
21. Dohmoto M. New method: endoscopic implantation of rectal stent in palliative treatment of malignant stenosis. Endosc Dig 1991;3:1507–1512.
22. Tejero E, Mainar A, Fernandez L, et al. New procedure for the treatment of colorectal neoplastic obstructions. Dis Colon Rectum 1994;37:1158–1159.
23. De Gregorio MA, Mainar A, Tobio R, et al. [Treatment of acute colorectal obstructions by implantation of expandable metal prosthesis]. Rev Esp Enferm Dig 1996;88:667–671.
24. Canon CL, Baron TH, Morgan DE, et al. Treatment of colonic obstruction with expandable metal stents: radiologic features. AJR Am J Roentgenol 1997;168:199–205.
25. Kozarek RA, Brandabur JJ, Raltz SL. Expandable stents: unusual locations. Am J Gastroenterol 1997;92:812–815.
26. Low DE, Kozarek RA. Comparison of conventional and wire mesh expandable prostheses and surgical bypass in patients with malignant esophagorespiratory fistulas. Ann Thorac Surg 1998;65:919–923.
27. Camunez F, Echenagusia A, Simo G, et al. Malignant colorectal obstruction treated by means of self–expanding metallic stents: effectiveness before surgery and in palliation. Radiology 2000;216:492–497.
28. Miyayama S, Matsui O, Kifune K, et al. Malignant colonic obstruction due to extrinsic tumor: palliative treatment with a self–expanding nitinol stent. AJR Am J Roentgenol 2000;175:1631–1637.
29. Liberman H, Adams DR, Blatchford GJ, et al. Clinical use of the self–expanding metallic stent in the management of colorectal cancer. Am J Surg 2000;180:407–411; discussion 412.
30. Shim CS, Cho JY, Jung IS, et al. Through–the–scope double colonic stenting in the management of inoperable proximal malignant colonic obstruction: a pilot study. Endoscopy 2004;36:426–431.
31. Dronamraju SS, Ramamurthy S, Kelly SB, et al. Role of self–expanding metallic stents in the management of malignant obstruction of the proximal colon. Dis Colon Rectum 2009;52:1657–1661.
32. Small AJ, Coelho–Prabhu N, Baron TH. Endoscopic placement of self–expandable metal stents for malignant colonic obstruction: long–term outcomes and complication factors. Gastrointest Endosc 2010;71:560–572.
33. Lee WS, Baek JH, Kang JM, et al. The outcome after stent placement or surgery as the initial treatment for obstructive primary tumor in patients with stage IV colon cancer. Am J Surg 2012;203:715–719.

34. Kim BC, Han KS, Hong CW, et al. Clinical outcomes of palliative self-expanding metallic stents in patients with malignant colorectal obstruction. J Dig Dis 2012;13:258-266.
35. Kim JW, Jeong JB, Lee KL, et al. Comparison of clinical outcomes between endoscopic and radiologic placement of self-expandable metal stent in patients with malignant colorectal obstruction. Korean J Gastroenterol 2013;61:22-29.
36. 김도영, 김태일, 박승우 등. 좌측대장암에 의한 장폐색에서 자가팽창성 금속 스텐트 삽입의 임상적 결과와 비용 효과 분석-수술과의 비교. 대한소화기내시경학회지 2004;29:360.
37. Cheung DY, Kim JY, Hong SP, et al. Outcome and safety of self-expandable metallic stents for malignant colon obstruction: a Korean multicenter randomized prospective study. Surg Endosc 2012;26:3106-3113.
38. Baik SH, Kim NK, Cho HW, et al. Clinical outcomes of metallic stent insertion for obstructive colorectal cancer. Hepatogastroenterology 2006;53:183-187.
39. Mainar A, De Gregorio Ariza MA, Tejero E, et al. Acute colorectal obstruction: treatment with self-expandable metallic stents before scheduled surgery--results of a multicenter study. Radiology 1999;210:65-69.
40. Alcantara M, Serra X, Bombardo J, et al. Colorectal stenting as an effective therapy for preoperative and palliative treatment of large bowel obstruction: 9 years' experience Tech Coloproctol 2007;11:316-322.
41. Cho YK, Kim SW, Lee BI, et al. Clinical outcome of self-expandable metal stent placement in the management of malignant proximal colon obstruction. Gut Liver 2011;5:165-170.
42. Choi JH, Lee YJ, Kim ES, et al. Covered self-expandable metal stents are more associated with complications in the management of malignant colorectal obstruction. Surg Endosc 2013;27:3220-3227.
43. Baron TH. Interventional palliative strategies for malignant bowel obstruction. Cur Oncol Rep 2009;11:293-297.
44. Lopes CV, Pesenti C, Bories E, et al. Self-expandable metallic stents for palliative treatment of digestive cancer. J Clin Gastroenterol 2008;42:991-996.
45. Shin SJ, Kim TI, Kim BC, et al. Clinical application of self-expandable metallic stent for treatment of colorectal obstruction caused by extrinsic invasive tumors. Dis Colon Rectum 2008;51:578-583.
46. Lee JW, Yang SG, Na K. Gemcitabine-releasing polymeric films for covered self-expandable metallic stent in treatment of gastrointestinal cancer. Int J Pharm 2012;427:276-283.

Section XIV

비뇨생식기계 비혈관 인터벤션

Chapter 60

경피적 신루술

송경섭

경피적 신루술*percutaneous nephrostomy; PCN*은 비혈관계 인터벤션 시술들 중의 하나로서, 요로폐쇄 환자에서 가장 안전하고 효율적인 초기 치료법이다.[1-3] 경피적 접근은 수술에 비하여 전신마취를 피할 수 있고, 빠르고, 저렴하며, 합병증이 적다는 인터벤션 시술의 일반적인 장점을 갖고 있다. PCN에 사용되는 영상유도 방법은 여러 가지이지만, 대부분 방사선 투시장치가 설치된 방에서 초음파 영상장비를 함께 이용하여 시행한다.

I 적응증과 금기

PCN의 가장 흔한 적응증은 주로 요관결석*ureter stone*으로 인한 양성 요로폐쇄와 암으로 인한 악성 요로폐쇄이다(〈표 60-1〉).[3] 악성 요로폐쇄는 요관, 방광, 전립선 외에도 자궁경부, 위장, 대장, 유방 등에서 생긴 종양이 요관을 침범하거나 주위로 전이되거나, 복부림프종이 요관을 압박하여 생길 수 있다. 이 외에 요관의 의원성 손상*iatrogenic damage*, 질방광루*vesicovaginal fistula*, 요관루*ureteral fistula* 등이 있을 때 urinary diversion 목적으로 PCN을 시행한다. 의원성 손상은 자궁절제술*hysterectomy*, 결장반절제술*hemicolectomy*, 혹은 ureter stone의 내시경적 치료 시 기구를 조작하다가 발생한다. PCN은 신장의 기저질환 치료를 위한 경로를 확보하는 데에도 필요하다. 예를 들어 요로결석 치료를 위한 경피적 신쇄석술*percutaneous nephrolithotomy; PNL*, 악성 요로폐쇄의 치료를 위한 요관 스텐트설치술을 하기 위하여 PCN을 시술한다.

응급으로 PCN을 시행하는 경우는 화농신장*pyonephrosis*으로 인해 발생한 이차 요로폐쇄가 급성 패혈증을 일으킨

〈표 60-1〉 PCN의 적응증

Urinary tract obstruction
Benign: ureter stone
Malignant: bladder tumor, prostate tumor, cervical cancer, abdminal lymphoma
Urinary diversion
Iatrogenic ureter damage
Vesicovaginal or ureteral fistula
Access for percutaneous intervention
Percutaneous nephrolithotomy
Ureteral stent placement
Pyonephrosis

〈표 60-2〉 PCN의 금기증

Absolute:	platelet < 50,000/cm^3
	prothrombin time(PT) > 15 sec
Relative:	Sepsis
	Renal tuberculosis
	Advanced cancer resistive to radiation therapy or chemotherapy

경우와 급성 폐쇄요로병증*acute obstructive uropathy*으로 인한 급성 신부전이다. 신부전과 관련된 심한 고칼륨혈증은 가장 주의해야 할 생화학적 이상으로서, 심장부정맥을 유발하여 환자가 사망할 수 있으므로 고칼륨혈증이 있는 경우 응급으로 PCN을 시행해 주어야 한다.

절대적 금기사항은 출혈 경향이 있는 경우로서 혈소판이 50,000/cm^3 이하이거나 프로트롬빈시간*prothrombin time; PT*이 15초 이상인 경우 외에는 없고, 상대적 금기사항으로 패혈증*sepsis*이 있으나 pyonephrosis가 원인이라면 PCN이 life-saving 시술이므로 항생제를 시술 전에 사용하고 최소 조작으로 PCN을 시행하여야 한다.[4] 그 외에 상대적 금기사항은 신장결핵과 방사선치료 및 화학요법에 반응하지 않는 진행된 암이다(〈표 60-2〉). PCN 시술의 침습성과 환자의 이득을 고려하여 시술 여부를 결정하도록 한다.[5, 6]

Ⅱ 환자의 선택과 준비

급성 요로폐쇄를 치료할 때는 여러 전문 과가 협조해야 한다. 인터벤션 의사는 신장내과 의사와 협의하여 시술 시기를 결정하고 시술 전 환자의 생화학적 이상을 교정하도록 한다. 그리고 비뇨기과 의사와 협의하여 시술 도중 발생할 수 있는 합병증에 대비하여 수술치료가 가능하도록 준비한다. 환자와 가족들에게는 시술방법을 설명하고, 가능한 합병증, 예를 들면 출혈, 요누출*urinary leak*, 패혈증이 일어날 수 있고, 심하면 사망에 이를 수 있음을 설명한다.

PCN 시술 전에 PT와 activated partial thromboplastin time(aPTT)을 확인하고, 비정상인 경우에는 시술 전에 교정한다. 잘 유지되는 말초정맥 접근경로를 확보하고, 시술 전 위험요소에 관계없이 모든 환자에게 가능한 한 24시간 전부터 항생제를 투여하며, 위험도에 따라 용량을 조절한다.[7] 시간적 여유가 없을 때는 시술 바로 전이라도 항생제를 정맥주사하고 시술을 시작한다. 사용하는 항생제로는 광범위 세팔로스포린*broad spectrum cephalosporin*이 적합하다. 진균류 감염*fungal infection*이 의심되면 시술 전에 이를 치료할 수 있는 약제를 투여한다.

환자의 안정과 통증 완화를 위해서 midazolam 1~3mg과 fentanyl 50~100μg을 사용하고 필요에 따라 증량한다. 시술 동안 혈압 측정과 맥박산소측정*pulse oxymetry*으로 환자를 감시해야 하며, patient monitoring 장치의 활력징후를 판독할 수 있고 pulse oxymetry의 이상소견에 대처할 수 있는 간호훈련을 받은 보조인력이 필요하다.

Ⅲ 해부학적 고려사항

PCN을 시행할 때 가장 중요한 부분은 신장 자체의 해부학과 신장에 접해 있는 주변 장기들과의 근접성에 대한 해부학적 이해이다. 주변 인접 장기로는 횡격막, 늑막, 간, 비장, 소장, 그리고 좌우측 결장이 있다. PCN 시행 시 천자 바늘이나 확장기로 인접 장기에 손상을 줄 수 있으므로 주의하여야 한다.

기본적인 시술에서 가장 안전한 천자 부위는 척추옆근육*paraspinal muscle*의 외측연*lateral border*의 바로 바깥 부분이다. 신장은 후복강*retroperitoneum*에 요근*psoas* 근육을 따라 비스듬히 놓여 있으므로 내측*medial*보다는 외측*lateral*에서 접근하는 것이 좋다.

뒤에서 볼 때 12번째나 11번째 늑골*rib*이 약 45° 각도로 신장을 덮고 있어서 PCN을 위한 천자는 늑골상*supracostal*과 늑골하*infracostal or subcostal* 접근으로 나뉜다. 흉막*pleura*의 후반사*posterior reflection*가 12번째 늑골까지 내려와 있으며, medial은 12번째 흉추의 lateral surface에서 시작하여 lateral로 갈수록 약간 비스듬하게 아래로 내려온다.[8] 그러므로 좌측에서는 신장의 아래쪽 1/2이, 우측에서는 아래쪽 2/3가 pleura의 posterior reflection의 아래쪽에 있게 된다. 그러므로 PCN을 supracostal approach로 시행하는 경우, 경피적 통로*percutaneous tract*가 pleura를 지나갈 수 있다는 것을 염두에 두어야 한다(그림 60-1). 폐의 하연*inferior margin*은 11번째 늑골까지 내려오므로 upper pole calyx를 천자할 때는 투시검사로 호흡할 때 폐가 어디까지 내려오는지 측면상*lateral view*으로 확인한 후, 호기*expiration* 시 11번째 늑골보다 아래에서 천자함으로써 폐가 손상되지 않도록

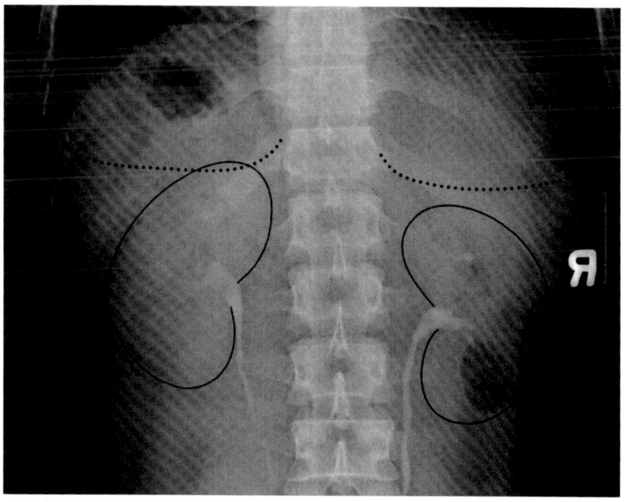

그림 60-1. PCN 천자 시 고려해야 할 신장 주변의 해부학적 경계 복와위 *prone position*에서 흡기 시에 촬영한 intravenous pyelogram이다. 양폐의 하연(점선)들이 12번째 흉추의 중간 부위보다 아래로 내려와 있고, 양측 신장(실선)과 근접해 있는 것을 볼 수 있다. 폐를 둘러싼 늑막은 폐의 하연(점선)들보다 더 아래로 내려와 있는데, 이 사진에서 우측 신장의 상부가 12번째 늑골에 가려 있고 좌측 신장은 상부의 절반 이상이 12번째 늑골에 가려 있으므로, 만일 PCN을 supracoatal approach로 해야 한다면 percutaneous tract가 늑막을 지나갈 수 있음을 염두에 두어야 한다.

해야 한다.

신장피라미드*renal pyramid*들과 닿아 있는 소신배*minor renal calyx*들은 2개의 세로*longitudinal* 방향의 열*row*을 이루는데, 둘은 서로 직각을 이루며 한 열은 배쪽*ventral*을, 다른 한 열은 등쪽*dorsal*을 향해 있다. 신장은 정상적으로 약 30° 회전되어 있는데, 신장의 내측이 배쪽을 향하고 신장의 외측이 등쪽을 향해 있으므로 전방 신배*anterior calyx*들은 바깥쪽을 향하고, 후방 신배*posterior calyx*들은 등쪽을 향하게 된다. 그러므로 PCN 시술 시 posterior calyx를 선택하여 calyx의 distal을 end-on 천자하여야 접근경로가 둔각을 이루어 순조로워진다.

신우*renal pelvis*는 신장의 주요 혈관들보다 등쪽에 위치하는데, 신장정맥*renal vein*이 가장 배쪽(앞쪽)에 있으며, 주 신장동맥*main renal artery*이 신장정맥과 renal pelvis 사이를 지나간다. 앞방향 신우조영술*antegrade pyelography*을 시행할 때, 이 같은 해부학적 관계를 염두에 두어야 한다.

Renal artery는 renal pelvis에서 배쪽과 등쪽으로 나누어지며, 이들 가지는 여러 개의 엽간동맥*interlobar artery*으로 나누어진다. Interlobar artery는 minor calyx를 가로지른 후 궁상동맥*arcuate artery*을 이루고, 이어서 소엽간동맥*interlobular artery*으로 이어진다. 이들 중 interlobar artery는 minor calyx의 누두*infundibulum* 옆으로 지나거나 가로질러 지나므로 천자 시 바늘이 minor calyx의 infundibulum에 다다를 때 interlobar artery에서 출혈이 발생하는 경우가 많으므로, 가능한 한 minor calyx의 끝*distal end*인 원개*fornix*를 천자하도록 한다. Renal pyramid의 끝인 신장유두*renal papilla*가 천자되지 않도록 주의하는 것이 좋은데, renal papilla가 천자되어 큰 신루 통로*nephrostomy tract*가 형성되면 renal papilla에 혈액 공급이 차단되어 섬유화*fibrosis*를 일으키므로 papilla가 완전히 파괴될 수 있기 때문이다.[8] Upper pole calyx의 앞쪽은 꼭대기구역동맥*apical segmental artery*이, 뒤쪽은 뒤구역동맥*posterior segmental artery*이 이중 지원하므로, 출혈 합병증이 많아 가능하면 천자를 피하는 것이 좋다.[5] 특히 posterior segmental artery는 upper pelvis나 upper pole calyx의 infundibulum을 angulated curve를 그리며 가로질러 가는 경우가 많으므로, 신장의 뒤쪽에서 천자할 때 심한 출혈을 야기할 수 있으므로 주의해야 한다.[9]

신장의 정측면보다 조금 뒤쪽에 renal artery의 anterior와 posterior division의 분지들이 만나는 분수령구역*watershed zone*이 있는데 이를 Brödel's avascular zone이라고 부른다.[10] PCN 시 이곳을 천자경로로 삼으면 출혈을 줄일 수 있다.

PCN을 위한 해부학적 고려사항을 정리하면, paraspinal muscle의 lateral border의 바로 바깥 부분에서 간, 비장과 장이 천자경로에 없는 것을 확인하고, 12번째 늑골 아래에서 폐와 pleura를 피해 lower pole의 posterior calyx의 원위부 끝인 fornix를 천자하여 large renal vessel을 피하는 것이 가장 안전하고 일반적인 방법이다(《표 60-3》).

〈표 60-3〉 PCN 시행 시 해부학적 고려사항

Lateral border of paraspinal muscle
Avoid liver, spleen, bowel
Avoid lung (11th rib)
Pleural extension: 12th rib
Target posteriorly projecting calyx
Most safe target: lower pole calyx
For antegrade ureteral stent placement: middle calyx
For Percutaneous nephrolithotomy: depending on stone location

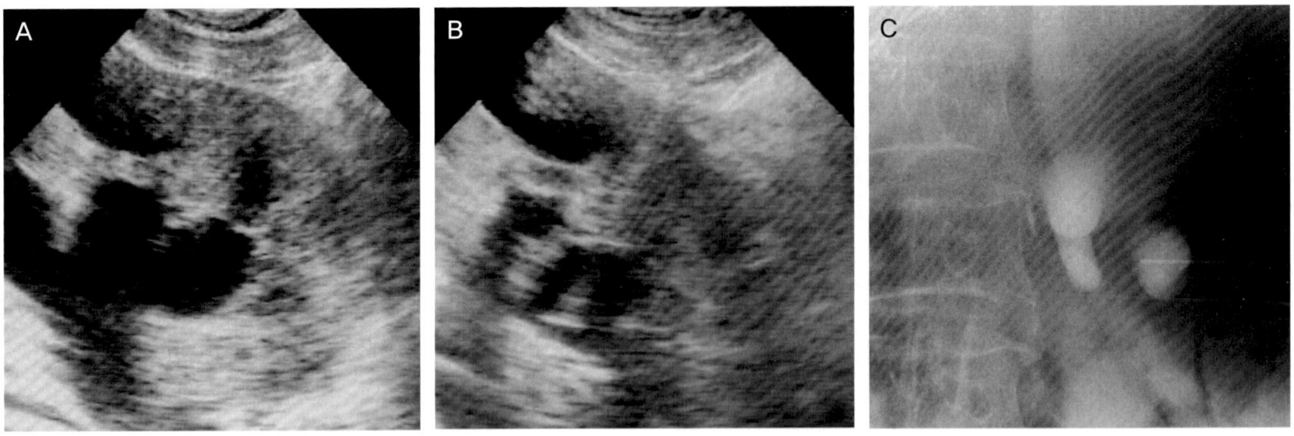

그림 60-2. 초음파 영상장치를 이용하여 확장된 calyx를 직접 천자한 예 A. 등쪽에서 본 우측 신장의 초음파 영상으로서 hydronephrosis가 있고, 신장의 중간 부위에 cortical cyst가 있다. 후방을 향하여 확장된 lower pole calyx가 잘 보인다. B. Cortical cyst를 피하여, 후방을 향한 lower pole calyx 내로 바늘을 천자하였다. C. 조영제를 주입하여 천자된 pelvicalyceal system이 lower pole calyx임을 확인하였다.

Ⅳ 시술 방법 및 재료

1. 영상유도 방법

천자 시 신문부*renal hilum*와 신장 주변 장기들의 위치에 주의해야 한다. 때때로 결장이 신장의 뒤에 위치할 수 있는데, 이 때문에 PCN 도중 결장에 손상을 줄 수 있다. 그러므로 바늘로 천자하기 전에 다른 장기의 손상을 피하기 위해서 초음파검사로 간, 비장, 결장의 위치를 반드시 확인해야 한다.

경우에 따라 CT 유도로 PCN을 시술할 수도 있는데, 특히 결장이 신장 뒤에 위치한 경우, 간이나 비장이 신장 뒤에 위치한 경우, 12번째 늑골이 없는 경우, 늑막강이 아래로 처진 경우에 합병증이 증가할 수 있으므로 CT검사를 이용할 수 있다.[11] 하지만 대부분의 경우 X선 투시와 초음파로 안전한 천자구역을 정할 수 있다.

초음파를 이용하여 신장 내의 renal pelvis와 renal calyx의 모양과 확장 정도를 확인한다. 수신증*hydronephrosis*이 심한 경우에는 초음파로 위치만 확인한 후 투시하에 천자할 수도 있으나, 일반적으로 초음파 유도는 필수적이다.

2. 천자방법과 경피경로의 형성

늑골과 관계된 신장의 해부학적 위치에 따라 천자할 renal calyx를 선택한다. 배액만 할 경우에는 대부분 lower pole의 calyx를 천자 위치로 선택한다. 만약 antegrade ureteral stent를 설치할 가능성이 있을 때는 신장의 중간 부위에 있는 calyx를 선택하는 것이 좋다. Upper pole calyx는 결석을 제거하기 위해서 선택되기도 하나, 출혈, 기흉이나 수흉*hydrothorax*, 호흡운동에 따른 배액관 이탈 등의 합병증이 있으므로 가능하면 천자하지 않는 것이 좋다.

천자 위치를 결정한 후에는 어느 calyx가 전방 또는 후방으로 나와 있는지를 알아야 한다. 초음파 유도로 calyx들이 잘 구별되면 후방으로 나와 있는 calyx를 천자한다(그림 60-2). 그러나 천자 전에 엎드린 자세에서 조영제를 정맥주사하여 pyelogram을 얻거나 antegrade pyelography를 시행한 경우에는, 시술하려는 신장 쪽으로 영상증강장치*image intensifier*를 약 30° 돌려서 신우배계*pelvicalyceal system*를 관찰한다. 만일 X-ray tube가 고정된 장비라면 시술할 신장 쪽을 들어 올려서 약 30° 사위 보기*oblique view* 상태에서 pelvicalyceal system을 관찰한다(그림 60-3). 이때 전방으로 향한 calyx는 옆으로 누워 있는 관처럼 잘 보이지만 이 calyx를 천자하면 calyx와 천자 방향이 직각 또는 그 이상의 각을 이루게 되므로 유도철사를 넣을 때 꺾이는 현상이 발생하여 좋지 않다. 후방으로 향한 calyx는 둥근 음영으로 보이는데 천자 방향과 같은 축선상에 calyx가 위치하므로 유도철사의 꺾임이 적어 배액관을 설치하기가 수월하다. 또한 end-on 모양의 calyx에 바늘이 진입하게 되면 interlobar vessel의 손상을 줄여 심각한 출혈 합병증을 일으킬 확률이 적어진다. 그러므로 후방으로 나와 있는 둥근 음영의 calyx를 천자하도록 한다(그림 60-4). Antegrade pyelography에 사용된 바늘을 통해 약간의 이산화탄소나 공기를 주입해서

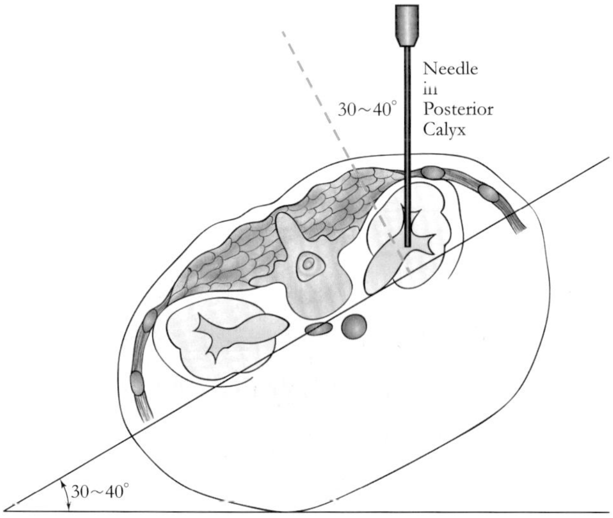

그림 60-3. 경피적 천자의 모식도(axial view) 30~40° 각도를 이루면서 신장의 외측면에서 후방을 향한 minor calyx를 향해 천자바늘을 진입시킨다. 만일 환자가 30~40°의 사위자세*oblique position*을 취하면 천자바늘은 시술대와 수직을 이루게 된다. 이 모식도는 axial view로서 실제 PCN 시행 시에는 표적이 되는 posterior minor calyx의 방향이 달라 모식도처럼 같은 평면에서 이루어지지는 않는다. Lower calyceal system을 겨냥하는 대부분의 PCN에서 천자바늘은 머리 쪽을 향하게 된다.

도 calyx의 방향을 알 수 있는데, 환자가 엎드린 자세에서 공기를 주입하면 공기가 후방으로 나와 있는 calyx로 올라오기 때문에 바로 후방의 calyx를 확인할 수 있다. 이때, 이산화탄소나 공기를 주입하기 전에 반드시 바늘이 신장정맥이나 신장동맥이 아니라 pelvicalyceal system에 있다는 것을 확인하여 치명적인 공기색전증*air embolism*을 피해야 한다.

천자하는 순서는 다음과 같다. 선택한 calyx에서 2cm 바깥쪽 피부에 표시하고 국소마취를 한 후 11번 나이프로 피부를 절개하고 20~22G 천자바늘을 X선 투시하에 선택된 calyx 내로 전진시킨다. 천자바늘의 속심을 제거한 후, 2cc 식염수를 담은 10cc 주사기를 연결하여 소변이나 공기가 나올 때까지 주사기에 약간의 음압을 주면서 천자바늘을 천천히 뺀다. 이때 소변이나 공기가 주사기에 나오면 0.018in의 유도철사를 X선 투시하에 천자바늘을 통해 calyx 안으로 넣는다. 천자바늘을 통해서 소변은 나오지만 유도철사를 천자바늘 밖으로 진행시키기 어려운 경우가 있는데, 이것은 대부분 천자바늘 끝이 calyx의 반대쪽 벽에 닿아 있기 때문이다. 천자바늘을 조금 당기고 천자바늘 끝의 방향을 여러 방향으로 바꾸면서 유도철사를 pelvis 방향으로 진행시키면 문제를 해결할 수 있다.

유도철사가 pelvis 내로 들어가면 0.018in 유도철사의 부드러운*floppy* 끝부분을 지나 강직한*stiff* 부분이 충분히 renal pelvis에 걸치게 해야 한다. 그다음, 천자바늘을 제거하고 단일막대접근장치(single stick access system: Neff, Cook, Bloomington, IN, USA 혹은 Acustick, Boston Scientific Inc, Watertown, MA, USA)를 사용하여 선택된 calyx 안으로 향하는 접근로를 확보한다. 이 기구는 metal stiffening

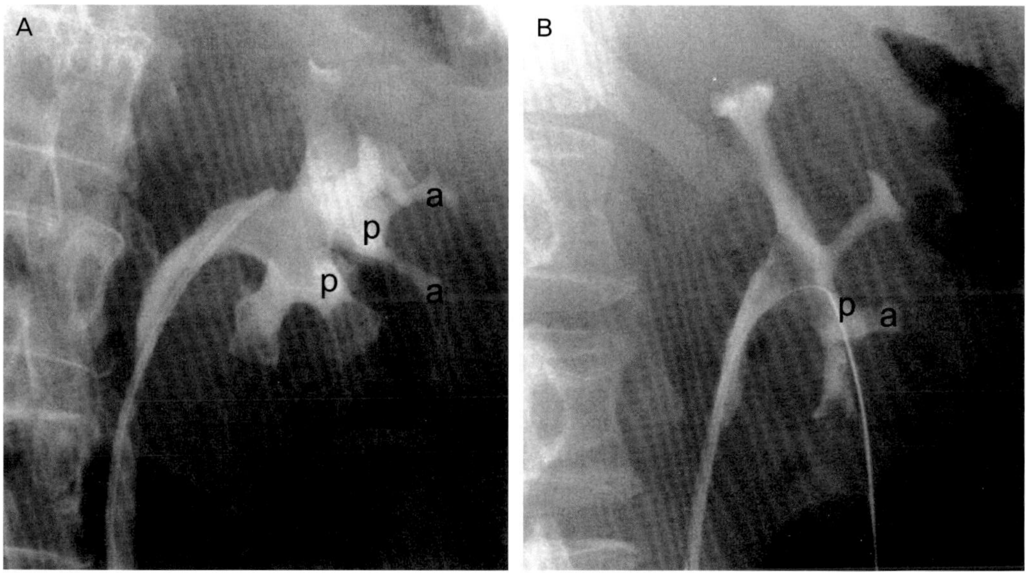

그림 60-4. 요관 카테터를 통해 역행성으로 조영된 pelvicalyceal system Prone position에서 삼각형 모양의 결석이 renal pelvis에 위치해 있다. A. Anterior calyx(a)들은 신장의 lateral margin과 가까운 반면, posterior calyx(p)들은 좀 더 내측에 위치하고 end-on으로 보인다. B. Prone oblique position에서 posterior calyx(p)를 천자하여 유도철사가 renal pelvis를 거쳐 요관으로 내려가 있다.

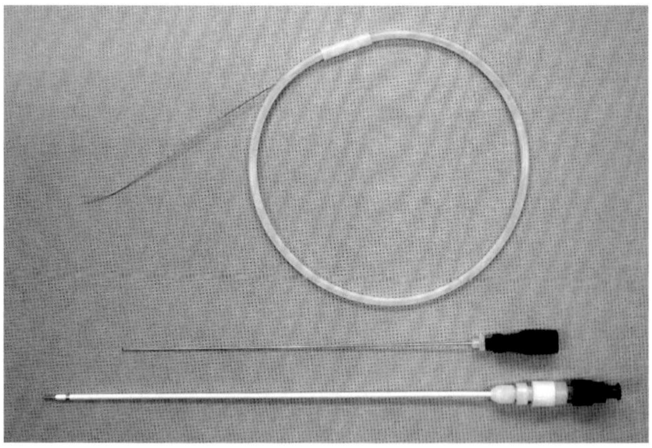

그림 60-5. 천자경로 확보에 사용되는 시술재료 위부터 0.018in 유도철사, 22G-15cm 천자바늘, metallic inner cannula와 4Fr plastic inner cannula가 내장된 6Fr sheath의 Neff single stick access system(Cook, Bloomington, IN, USA).

inner cannula와 4Fr plastic inner cannula, 5~7Fr sheath로 이루어져 있다(그림 60-5).

조립된 single stick access system을 0.018in 유도철사를 따라 pelvis 안으로 삽입한다. Single stick access system의 맨 바깥쪽에 있는 sheath가 calyx 안으로 들어가면 딱딱한 metal stiffening inner cannula를 제거해야 한다. Metal stiffening inner cannula가 너무 단단해서 renal pelvis와 calyx가 이루는 각도를 통과하기 어렵기 때문이다. Metal stiffening inner cannula를 제거하고 나면 sheath와 안쪽의 plastic inner cannula는 유도철사를 따라 renal pelvis까지 내려가기에 충분히 유연하다. 만약 metal stiffening inner cannula가 남게 되면 sheath에 힘을 가할 때 유도철사가 calyx 내에서 꼬일 수 있고, 더 힘을 가하면 유도철사가 신장 밖으로 미끄러져 나오거나 유도철사가 꺾어질 수도 있다. Sheath를 pelvis 내에 위치시키고 plastic inner cannula를 제거한 후, 0.035~0.038in 유도철사를 sheath를 통해 pelvis 내로 삽입한다. 유도철사를 pelvis 안에서 둥글게 말거나, upper pole calyx 내에 위치시키거나, 요관을 따라 내려보내어 유도철사를 안전하게 유지시킨다(그림 60-6).

3. 신루도관의 설치

시술자마다 선호하는 유도철사가 다양하지만, 대부분 0.035in J형 금속 유도철사 또는 0.035in 친수성 유도철사를 많이 사용한다. 일부 시술자는 0.038in ring Lunderquist 유도철사나 superstiff Amplatz 유도철사를 사용하기도 한다. 친수성 유도철사는 미끄러워서 내강으로 잘 찾아 들어가는 반면, 경피적 통로 밖으로 유도철사가 미끄러져 나올 수 있으므로 주의한다.

유도철사가 신장의 pelvis 안에 안정적으로 위치하면 천자경로를 확장기로 넓힌다. 대부분의 PCN은 8Fr 배액 카테터로 충분하다. 하지만 고름이 나올 때는 10~12Fr의 굵은 배액 카테터를 삽입해야 한다. 확장하는 동안 유도철사가 꺾이거나 이탈할 수 있으므로 유도철사의 위치와 모양을 확인해야 한다. 경로가 다 넓혀지면 배액 카테터를 유도철사를 따라 renal pelvis 내에 위치시킨다. 카테터가 신장 내에 들어가면 metal stiffening cannula의 전진을 멈추고 배액 카테터만 유도철사를 따라 안으로 밀어 넣는다. 이때 카테터가 잘 밀려 들어가지 않으면 유도철사가 꼬여 있거나 접근경로의 방향이 급하게 꺾여 있을 가능성이 있으므로 주의한다. PCN 배액 카테터는 pelvicalyceal system의 확장 정도와 모양에 따라 upper pole calyx에 위치시키거나, pelvis 내에서 말려 있게 하거나, 요관을 따라 아래로 위치시킨다.

배액 카테터의 끝을 고정시키기 위해 배액 카테터의 허브*hub* 부위에서 실을 잡아당겨 카테터 끝을 돼지꼬리*pigtail* 모양으로 만들어 고정한다.

V 시술 후 관리

피부에 카테터를 고정하는 방법은 여러 가지이다. 피부에 실크 봉합사로 고정하거나, 접착 테이프를 카테터 주위에 붙인 후 환자의 피부에 꿰맨다. Statlock® Universal Plus나 Holister® ostomy disk와 같은 장치를 이용하여 환자의 피부에 붙이는 방법도 있다.

출혈이 많더라도 혈병*blood clot* 형성이 없으면 nephrostomy 카테터를 세척할 필요는 없다. 소변은 단백질 분해효소를 포함하고 있어서 카테터 내에서 blood clot을 분해하여 카테터의 개통을 유지시켜 주기 때문이다. 그러나 pyonephrosis가 있는 환자와 시술 중에 출혈이 많거나 blood clot 형성이 있었던 경우에는 세척이 필요하다.

카테터를 장기간 유지해야 하는 환자에서는 특별한 증상이 없더라도 매 3개월마다 새것으로 교체해 주어야 한다.[9]

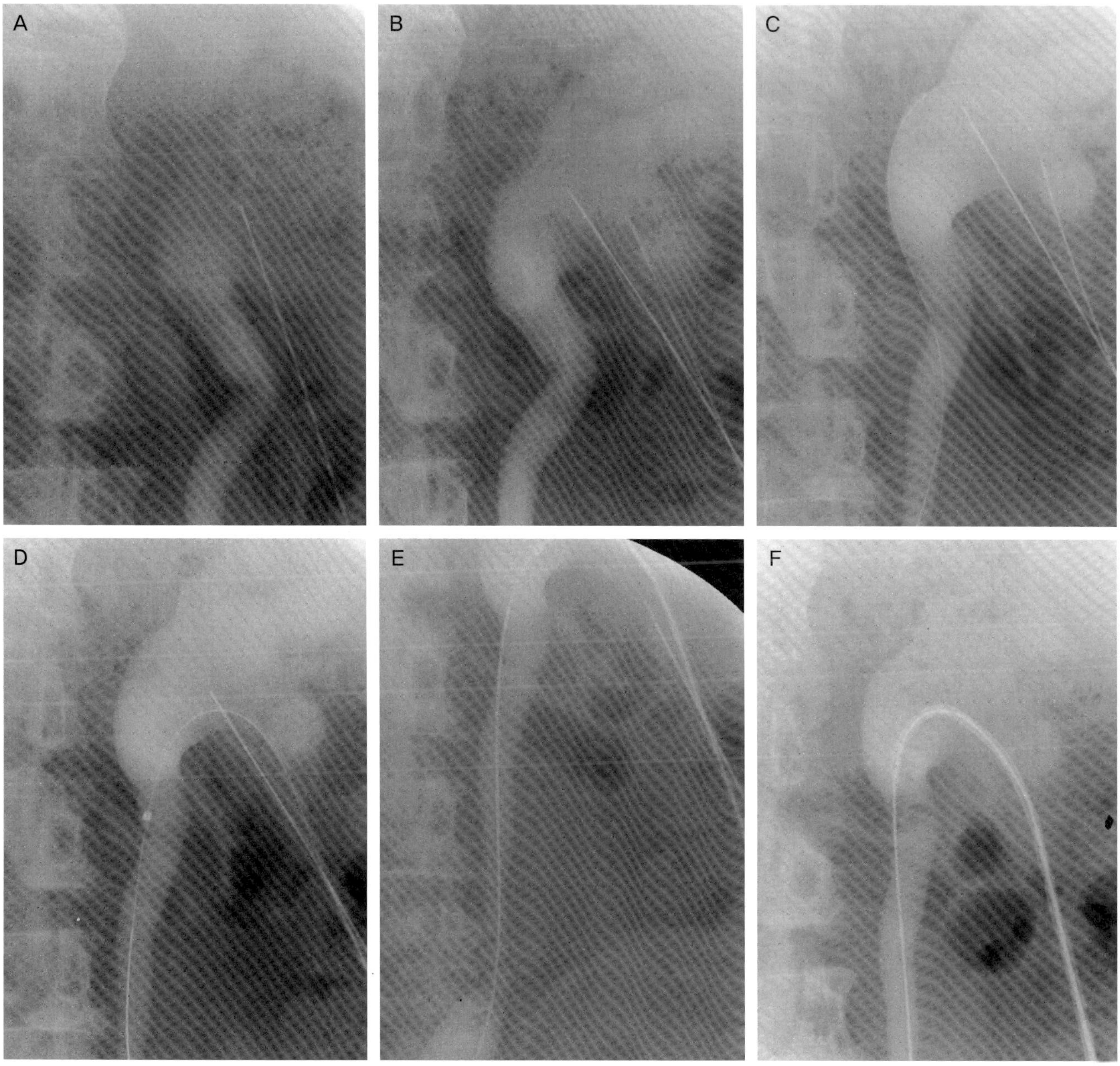

그림 60-6. Antegrade pyelography를 이용한 PCN A. Prone oblique(ipsilateral elevated) 자세에서 22G 바늘로 renal pelvis를 천자하고 소량의 조영제를 주입하여 확인한다. B. Renal pelvis를 조영한 후 다른 바늘로 calyx들 중 안쪽에 있는 둥근 모양을 한 posterior calyx를 향하여 천자한다. C. 두 번째 천자바늘을 통해 0.018in 유도철사를 요관으로 내려보내고, 첫 번째 바늘을 제거한다(D, E는 첫 번째 바늘이 제거되지 않은 상태이다). D. 두 번째 천자한 바늘을 제거하고, 0.018in 유도철사를 따라 single stick access system의 끝이 근위부 요관까지 오도록 위치시킨다. 이때 single stick access system이 calyx 내에 들어가면 metal inner cannula가 더 이상 구부러진 경로로 전진하지 않도록 고정하고, plastic inner cannula와 sheath만 전진시킨다. E. 전진된 plastic inner cannula와 sheath 중 맨 바깥에 있는 sheath만 남기고, plastic inner cannula와 0.018in 유도철사를 함께 제거한다. 0.035in 유도철사를 sheath 안으로 넣고 그 끝이 요관 안에 충분히 들어가도록 위치시킨다. F. Sheath를 제거하고, 0.035in 유도철사를 따라 천자경로를 확장기로 확장한 후 적절한 크기의 배액 카테터를 삽입한다(사진의 배액 카테터는 8.5Fr이다).

Ⅵ 결과 및 합병증

PCN은 전문가가 시행하면 대부분의 경우 성공하지만, 신장의 pelvicalyceal system의 접근 실패 확률이 8% 정도로 보고되고 있다.[11] 가장 큰 어려움은 pelvicalyceal system의 원위부가 막혀 있지 않거나 pelvicalyceal system이 확장되지 않은 경우이다. 이 경우 antegrade pyelography가 큰 도움이 될 수 있다. 먼저 시행한 천자바늘을 통해 pelvicalyceal system을 확장시킬 수 있기 때문이다.

PCN의 중한 합병증 발생빈도는 4~5%이며 사망률은 0.2% 이내이다.[12-14] 출혈과 감염이 가장 흔한 합병증인데, 미미한 혈뇨는 정상적인 PCN 이후에도 관찰될 수 있

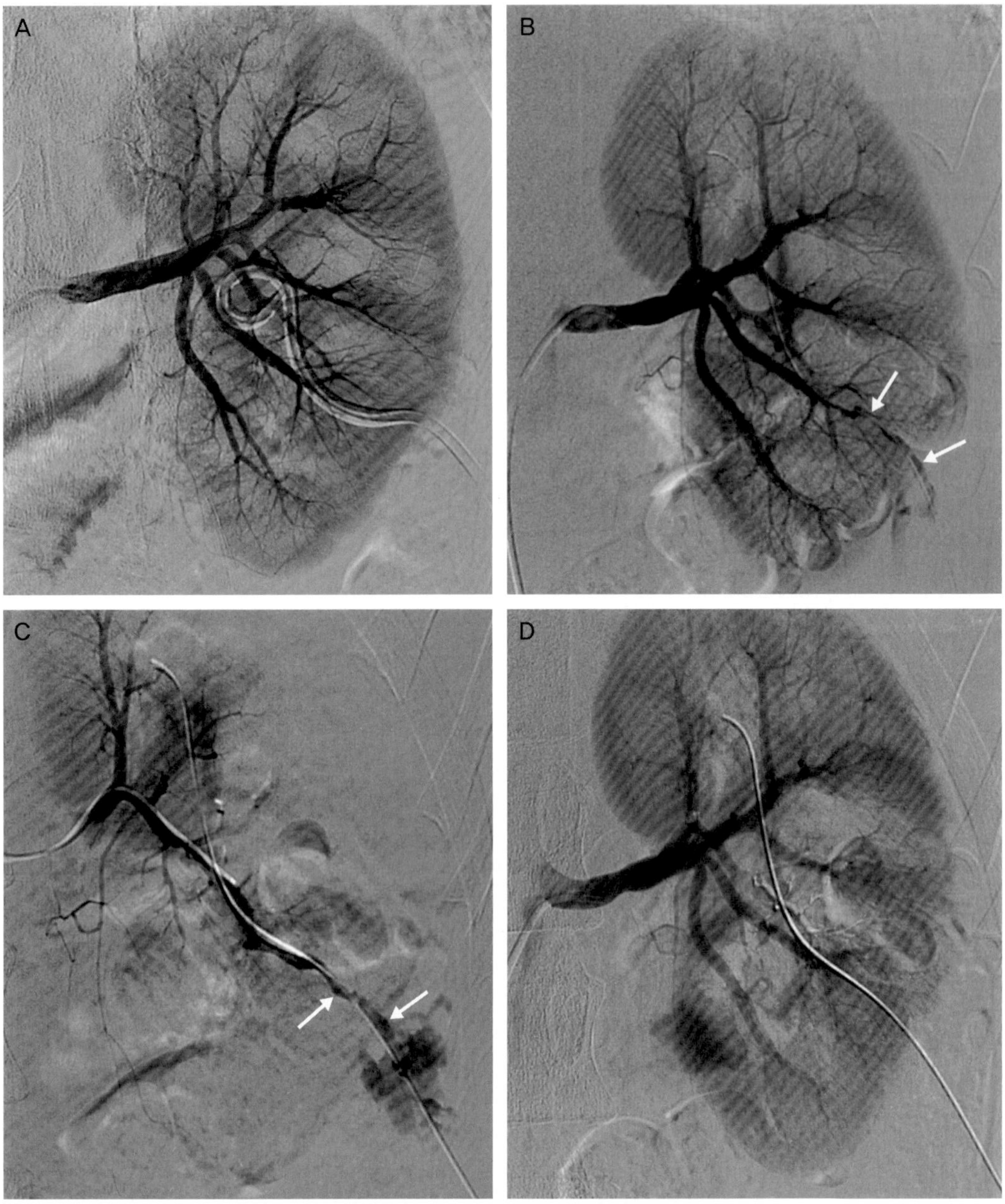

그림 60-7. PCN 4일 후 혈뇨에 대한 색전술 A. 배액 카테터가 있는 상태에서 left renal angiogram상 뚜렷한 출혈 병소는 보이지 않는다. B. 유도철사만 남겨두고 배액 카테터를 제거한 상태에서 시행한 left renal angiogram에서 lower pole의 interlobar artery에서 현성 출혈(화살표)이 있다. C. 미세카테터*microcatheter*를 이용한 angiogram에서 PCN tract를 따라 더 뚜렷한 현성 출혈(화살표)이 있다. D. NBCA(n-butyl cyanoacrylate)를 이용하여 색전술을 시행한 후 left renal angiogram에서 더 이상의 출혈이 보이지 않는다. (서울아산병원 신지훈 교수 제공)

으나, 동맥 손상이 있으면 저혈압을 유발하는 심한 출혈이 발생할 수도 있고, 가성동맥류*pseudoaneurysm*나 동정맥루*arteriovenous fistula*가 생기기도 한다. 혈역학적 불안정을 초래하거나 환자의 적혈구용적률*hematocrit*을 감소시키는 심각한 출혈이 있으면 신장혈관조영술을 시행하여 출혈 부위에 색전술*embolization*을 시행해야 한다(그림 60-7). 전체적으로 볼 때 출혈성 합병증의 빈도는 매우 적다. 지연성 출혈은 드물지만 PCN과 관련해서 생긴 pseudoaneurysm이 파열되면서 생기는데, 일반적인 배액관보다 더 큰 관이 필요한 percutaneous nephrolithotomy 시술 후에 더 흔하게 나타난다. 합병증인 출혈을 피하려면 시술 전 진단 검사 시 응고장애가 발견되었을 때 이를 교정하는 것이 좋다. 술기적으로는 천자 시 조금 더 말초*peripheral* calyx를 선택하여 신장의 pelvis를 직접 천자하지 않으면 출혈의 빈도를 줄일 수 있다.

다른 중요한 합병증은 패혈증*sepsis*이다. 일반적으로 패혈증의 발병률은 1.4~4.5% 정도로 보고되고 있다.[13, 15–17] 많은 환자들이 시술 전에 이미 감염되어 있으며, 시술을 통해 이 감염이 심해질 가능성이 있다. PCN 시술을 하는 동안 감염된 pelvicalyceal system을 통해 세균이나 내독소*endotoxin*가 체순환으로 유입되어 심각한 내독소쇼크*endotoxin shock*를 유발할 수 있다. 하지만 감염이 있는 환자에서는 이를 피하기가 어렵다. 따라서 다음 2가지를 지키도록 한다. 첫째, 패혈증의 위험이 있는 환자에게 PCN을 시행할 때는 시술 전에 예방적 항생제를 투여한다. 둘째, antegrade pyelography를 시행할 때 조영제로 신장의 pelvicalyceal system을 무리하게 확장하지 않는다. Pelvicalyceal system에서 오염된 소변이 신장으로 역류할 수 있기 때문이다.[18]

이 외에 카테터가 몸에서 빠지거나 폐쇄될 수 있다. 배액 카테터가 상당 기간 유지되어 있었다면 배액 카테터가 빠졌더라도 기존 PCN 통로를 따라 다시 새 카테터를 장착할 수 있다. Terumo 유도철사와 Kumpe 카테터(Cook, Bloomington, IN, USA) 등을 이용하면 통로를 찾아 들어갈 수 있다. 유도철사가 pelvicalyceal system까지 진입하면 다시 새로운 nephrostomy 배액 카테터를 쉽게 삽입할 수 있다. 만일 pelvicalyceal system으로 가는 길을 찾지 못하면 새로운 PCN을 시행해야 한다. 그러므로 카테터가 빠지면 환자를 가능한 한 빨리 인터벤션 시술실로 옮겨 기존 PCN tract를 확인해야 한다. 배액 카테터 폐쇄도 가끔 발생하는 합병증이다. 식염수로 세척하거나 조영제를 밀어 넣어 카테터를 뚫고 카테터 안으로 유도철사를 밀어 넣으면, 대부분 막힌 부분을 뚫고 새로운 배액 카테터로 교체할 수 있다. 만약 이 방법이 가능하지 않으면 9Fr peel-away sheath를 준비하고 막힌 카테터의 연결 부위를 자른 후, peel-away sheath를 막힌 카테터 밖으로 삽입한 후 제거한다. 남아 있는 peel-away sheath를 통해 새로운 카테터를 pelvicalyceal system에 삽입한다.

Ⅶ 특별한 상황에서의 경피적 신루술

1. 이식신장

신장 이식 후 요로폐쇄는 수술 직후에 나타날 수 있는데, 이는 대부분 요관방광이음부*ureterovesical junction*의 부종으로 인한 것이다. 이때는 새로 이식한 신장*transplanted kidney*의 기능을 유지하기 위해 한시적으로 PCN이 필요하다. 드물게 ureteral torsion이나 협착으로 인해 요로폐쇄가 일어날 수 있는데, 이는 대개 허혈 때문이다. 이 외에 수술 후 요관 누출이나 문합부 파손이 있는 경우에도 PCN을 시행한다.

이식된 신장은 정상적인 경우보다 PCN을 시행하기가 훨씬 수월한데, 이는 이식된 신장이 원래 위치보다 피부 쪽에 더 가깝기 때문이다. 이식된 신장에서 PCN을 시행할 때에는 초음파 유도하에 22G 바늘로 천자하고 미세천자유도세트*Micropuncture introducer set*(Cook, Bloomington, IN, USA)를 사용한다. Antegrade pyelogram을 얻으면서 pelvicalyceal system을 확장시키는데, 이때 필요에 따라 PCN tract를 다시 선택할 수 있다. 요관에 스텐트를 설치할 때는 중간이나 위쪽의 calyx가 유용하다. 이후에 0.018in 유도철사를 천자바늘을 통해 진입시켜 pelvicalyceal system까지의 경로를 확보한다. 유도철사가 원하는 위치에 들어가게 되면, 이후의 과정은 일반적인 과정과 동일하다.

2. 확장되지 않은 pelvicalyceal system

Pelvicalyceal system이 확장되지 않은 경우에 PCN을 시행해야 하는 가장 흔한 임상적 상황은 수술 이후에 발생한 요관 누출이다. Pelvicalyceal system이 손상된 부분을 통해 감압되면서 확장되지 않기 때문에 접근하기가 쉽지 않다. PCN을 시행하거나 double J 스텐트를 설치해야 하며, 이 둘을 다 시행해야 하는 경우도 있다.

Pelvicalyceal system이 확장되어 있지 않으므로 초음파 유도는 유용하지 못하다. 50~75cc의 조영제를 정맥주사하여 pelvicalyceal system에 조영제가 나타나면 투시 유도하에 천자바늘로 조영된 renal pelvis를 향해 천자한다. 천자바늘이 잘 들어가 있으면 이후에 pelvicalyceal system을 적절히 조영제로 팽창시킨다.

PCN만을 위해서는 중앙이나 아래쪽에 위치한 calyx들 중 어느 쪽을 선택해도 상관없지만, leak가 있으면 대부분 antegrade로 double J 스텐트를 설치하게 되므로 중앙의 calyx를 선택하는 것이 좋다. 22G 바늘로 중앙의 calyx를 천자한 후 0.018in 유도철사를 pelvis까지 삽입한다. 이 과정에서 희석한 조영제를 renal pelvis에 천자된 바늘을 통해 주입하여 pelvicalyceal system의 확장 상태를 유지한다. 이렇게 확장시키면 확장되지 않은 경우보다 유도철사를 진입시키기가 훨씬 수월하다. 이후의 과정은 일반적인 과정과 동일하다.

3. CT 유도하 경피적 신루술

CT 유도하 PCN은 심한 척추측후만증*kyphoscoliosis*을 가진 환자에서 신장과 다른 중요 장기와의 관계를 알 수 없는 경우에 시행된다. 특히 심한 kyphoscoliosis 환자에서는 초음파로 신장의 위치를 확인하기 어려울 수 있고, 특히 대장의 위치가 문제가 된다. CT 유도의 장점은 다른 중요 장기와의 해부학적 관계를 확인함으로써 초음파나 투시 유도에서 피하기 힘든 다른 장기의 심각한 손상을 피할 수 있다는 것이다. CT 유도하에서 antegrade pyelography를 하였다 하더라도 pelvicalyceal system을 확인하여 적절한 접근 경로를 찾기가 쉽지 않은 경우도 있다.

먼저 환자를 CT 테이블에 엎드리게 한 후 조영제 주입 전 CT를 시행하고 CT 유도하에 renal pelvis를 천자하거나, PCN을 위해 선택한 calyx를 직접 천자한 후 조영제를 주입한다. 이후 환자를 투시방으로 옮겨 투시 유도하에 유도철사와 카테터를 위치시키는데, 환자를 투시방으로 옮기기 전 hair wire를 천자바늘 안에 밀어 넣으면 보다 안전한 상태에서 환자를 옮길 수 있다. 최근 도입되고 있는 C-arm CT를 사용하면 환자를 옮기지 않고 같은 테이블에서 한 번에 시술할 수 있다.

4. 경피적 신쇄석술*PNL*

신장결석 치료 시 비만 등으로 체외충격파쇄석술*extracorporeal shock wave lithotripsy; ESWL*로는 결석을 치료하기 어렵거나, ESWL 치료가 실패한 경우, cystine으로 이루어진 특별한 성분의 결석, 폐쇄 또는 협착 뒤에 걸려 있는 결석, 방사선투과성*radiolucent* 결석, 감염된 결석, 직경이 2cm 이상이거나 pelvicalyceal system을 거의 다 차지하는 결석 등에 대하여 PCN tract를 이용한 PNL을 시행한다.[19]

PNL에서 인터벤션 의사가 담당하는 부분은 PCN tract를 만드는 일이다. 이때 결석의 수와 위치에 따라 pelvicalyceal system의 입구를 정하는 것이 가장 중요한 일이다. 석절한 천자 부위를 선택하려면 pelvicalyceal system을 충분히 검토해야 하는데, pelvicalyceal system을 가장 잘 볼 수 있는 방법은 조영제를 요관 카테터를 통해 역행성*retrograde*으로 주입하는 것이다(그림 60-4).

경피적 신장결석 제거는 수술적 방법보다 안전하고, 이환율과 결석 재발률이 낮으므로 앞으로도 신장결석을 제거하는 치료방법으로서 중요한 역할을 할 것이다. PNL을 성공적으로 수행하려면 인터벤션 의사와 비뇨기과 의사가 긴밀하게 협력해야 한다.

5. 외래에서 시행하는 경피적 신루술

현재 많은 인터벤션 시술이 외래에서 시행되고 있으며, PCN 역시 외래에서 시행될 수 있는 인터벤션 시술 중의 하나이다.[20] 그러나 시술과 관련하여 패혈증, 심한 통증, 출혈 등이 발생하면 시술 후 곧바로 입원으로 전환하여 증상치료 및 경과관찰을 해야 한다. 시술 전 점검에서 혈액응고장애, 요로 감염으로 인한 패혈증, 녹각석*staghorn calculi*, 고혈압 등이 발견되면 원인을 제공한 질병을 함께 치료해 주어야 하므로 환자를 입원시켜서 PCN을 시행하는 것이 바람직하다.

참고문헌

1. Dyer RB, Regan JD, Kavanagh PV, et al. Percutaneous nephrostomy with extensions of technique: step by step. Radiographics 2002;22:503-525.
2. Ferrel TA, Hicks ME. A review of radiographically guided percutaneous nephrostomies in 303 patients. J Vasc Interv Radiol 1997;8:769-774.
3. Macher MM, Fotheringham T, Lee MJ. Percutaneous nephrostomy. Semin Intervent Radiol 2000;17:329-339.
4. Banner MP, Ramchandra P, Pollack HM. Interventional procedures in the upper urinary tract. Cardiovasc Intervent Radiol 1991;14:267-269.
5. Lee WJ. Percutaneous nephrostomy. In: Han MC, Park JH eds. Interventional Radiology. Seoul: Ilchokak, 1999:591-600.
6. Penson RT, Doyal I, Slevin ML. Ethical issues in cancer treatment. Br J Urol 1995;76(suppl):S37-S41.
7. Cochran ST, Barbaric ZL, Lee JJ, et al. Percutaneous nephrostomy tube placement: an outpatient procedure? Radiology 1999;179:843-847.
8. Coleman CC, Castaneda-Zuniga WR, Amplatz K. Renal anatomy for uroradiologic interventions. Semin Intervent Radiol 1987;4:1-9.
9. Coleman CC. Antegrade pyelography and percutaneous nephrostomy. In: Kadir S, ed. Current Practice of Interventional Radiology. Philadelphia: B.C. Decker Inc., 1991:646-657.
10. Scatorchia GM, Berry RF. A review of renal anatomy. Semin Intervent Radiol 2000;17:323-328.
11. Barbaric ZL, Hall T, Cochran ST, et al. Percutaneous nephrostomy: placement under CT and fluoroscopy guidance. AJR Am J Roentgenol 1997;169:151-155.
12. Ferral H, Stackhouse DJ, Bjarnason H, et al. Complications of percutaneous nephrostomy tube placement. Semin Intervent Radiol 1994;11:198-206.
13. Stables DP. Percutaneous nephrostomy: techniques, indications and results. Urol Clin North Am 1982;9:15-29.
14. Lee WJ, Patel U, Patel S, et al. Emergency percutaneous nephrostomy: results and complications. J Vasc Interv Radiol 1994;5:135-139.
15. Lang EK, Price ET. Redefinitions of indications for percutaneous nephrostomy. Radiology 1983;147:419-426.
16. Fowler JE Jr, Meares EM Jr, Goldin AR. Percutaneous nephrostomy: techniques, indications and results. Urology 1975;6:428-434.
17. Ho PC, Talner LB, Parsons CL et al. Percutaneous nephrostomy: experience in 107 kidneys. Urology 1980;16:532-535.
18. Fritzche P. Antegrade pyelography: therapeutic applications. Radiol Clin North Am 1986;4:573-586.
19. Castaneda-Zuniga WR, Brady TM, Thomas R, et al. Percutaneous uroradiologic techniques. In: Castaneda-Zuniga WR, ed. Interventional Radiology. 3rd ed. Baltimore: Williams & Wilkins, 1997:1181-1193.
20. Gray RR, So CB, McLoughlin RF, et al. Outpatient percutaneous nephrostomy. Radiology 1996;198:85-88.

Chapter 61

요관협착의 인터벤션

신지훈

요관협착은 다양한 원인으로 생기며(〈표 61-1〉) 이에 대한 비수술적 방법으로는 인터벤션 영역의 풍선확장술이나 스텐트설치술이 있다. 대표적인 요관 스텐트인 double J(DJ) 스텐트는 1967년에 비뇨기과에 소개된 후 스텐트의 재질과 디자인 면에서 많은 발전이 있었다.[1, 2] DJ 스텐트는 대부분의 병원에서 방광경을 통해 역방향*retrograde*으로 이루어지므로 신장을 경유하는 앞방향*antegrade* DJ 스텐트 설치 때 필요한 신루술*nephrostomy*의 합병증을 피할 수 있다. 하지만 골반, 방광, 또는 전립선 종양 등이 ureterovesical junction을 침범하였거나 요도협착이 있거나 lithotomy position이 불가능한 환자에서는 방광을 통한 역방향 DJ 스텐트를 설치하기가 어렵기 때문에 앞방향 DJ 스텐트를 설치해야 한다. 최근에 금속 요관 스텐트에 대한 관심이 증가하고 있는데, DJ 스텐트와 마찬가지로 앞방향으로 설치할 수 있다.

〈표 61-1〉 요관협착의 원인

Malignant Causes
Primary urothelial tumor
Extrinsic compression or invasion by pelvic or retroperitoneal malignancies
Benign Causes
Iatrogenic
Urologic procedures (e.g. ureteroscopy)
Open or laparoscopic injury
Urinary diversions
Renal transplantation
Radiation therapy
Recurrent stone passage
Infection (e.g. tuberculosis)
Penetrating trauma
Retroperitoneal fibrosis

I Double J 스텐트 설치술

1. 적응증과 금기

DJ 스텐트는 ① 양성 또는 악성 요관폐색, ②요관의 누공*fistula*에 대한 소변길 전환*urinary diversion*, ③ ESWL 또는 PNL 등의 신장결석제거술 후 결석이 용이하게 통과하도록 하기 위해, ④ 요관 수술 후에 요관 개통성을 유지하기 위해 필요하다.

금기증은 ① 치료되지 않은 방광출구폐색, ② 치료되지 않은 요로 감염 또는 화농신장*pyonephrosis*, ③ 경련성 또는 비순응성 방광(스텐트가 역류를 조장해 신장 기능 약화 가능성 있음), ④ 방광의 누공, ⑤ 신루술 후에 심한 혈뇨가 있는 경우이다.

2. 스텐트의 발전

이상적인 DJ 스텐트는 optimal flow characteristics와 patient tolerance가 뛰어나야 한다.[3] 다른 스텐트와 마찬가지로 생체적합성, 방사선비투과성, 용이한 설치와 제거가 중요하며 감염, 부식이나 encrustation에 대한 저항성이 우수해야 하고 장기 개통성도 좋아야 한다.

가장 초기에 보고된 요관 스텐트는 silicone rubber tubing으로 스텐트 이동이나 encrustation의 빈도가 높았다.[1] 그 후 스텐트 이동을 줄이기 위해 요관 스텐트의 양쪽 끝에 pigtail loop 모양을 만들었다.[2, 4] 초기의 실리콘 재질은 마찰력이 커서 요관에서 진행하기 어려워 폴리에틸렌 재질로 바뀌게 되었으나, 쉽게 부서지는 성질이 있어 최근에는 폴리우레탄이나 2종 이상의 monomer로 형성된 copolymer 재질을 주로 사용한다.

국내에서는 Percuflex Plus Ureteral Stent(Boston Scientific), Flexima Ureteral Stent(Boston Scientific), Sof-Flex Double Pigtail Ureteral Stent(Cook)가 많이 쓰인다(그림 61-1). Percuflex stent와 Flexima stent는 copolymer 재질에 친수성 젤로 코팅되어 있어서 요관 내 진행이 수월하고 encrustation이나 감염을 줄이는 데 도움을 준다. Percuflex stent는 suture가 스텐트의 근위부 pigtail 끝에 달려 있고 radiopaque band가 근위부에 있으며 스텐트의 shaft에 결구멍이 있다. 반면 Flexima Stent는 suture가 스텐트 shaft의 근위부 끝에 있고 radiopaque band가 없으며 shaft에 결구멍이 없다. Sof-Flex stent는 친수성 polymer 코팅으로 마찰이 적고, suture가 근위부 pigtail 끝에 있고 radiopaque band가 근위부와 원위부에 모두 있으며 shaft에 결구멍이 있다. 기본적으로 모든 DJ 스텐트는 양쪽 pigtail에 결구멍이 있다.

현재 쓰이는 DJ 스텐트의 직경은 성인 기준으로 5~8Fr이며 pigtail loop 사이의 직선 부분의 길이는 24~26cm이다.

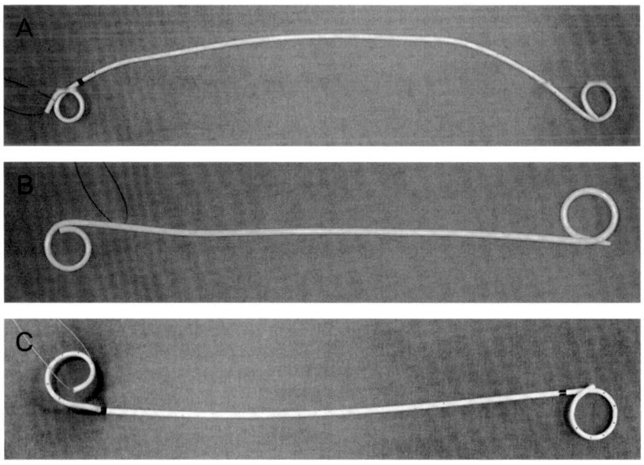

그림 61-1. 대표적인 DJ 스텐트의 종류 A. Percuflex ureteral stent(Boston Scientific). Copolymer 재질의 스텐트 근위부 pigtail의 끝에 suture가 있고 radiopaque band가 근위부에 있으며 shaft에도 결구멍이 있다. B. Flexima ureteral stent(Boston Scientific). Copolymer 재질의 스텐트 shaft의 근위부 끝에 suture가 있어서 신우에서 pigtail 모양을 만들기가 유리하며, radiopaque band나 shaft에 결구멍이 없다. C. Sof-Flex ureteral stent(Cook). 스텐트 근위부 pigtail 끝에 suture가 있고 radiopaque bands가 근위부, 원위부에 있고 shaft에는 결구멍이 있다.

3. 시술방법

일반적인 신루술에는 하신배*lower calyx* 천자를 권장하나 DJ 스텐트를 설치할 때에는 중신배나 상신배 천자가 스텐트 설치 때 저항을 적게 받기 때문에 유리하다.

전통적으로 앞방향 DJ 스텐트 설치는 신루술 후 2~3일이 지나 시행하는 2단계 시술이 많았으나, 둘을 함께 시행하는 1단계 시술도 보편화되었다. 신루술 후 남은 혈병*blood clot*은 DJ 스텐트를 막을 수 있기 때문에 일주일 이상 기다려야 하는 경우도 있다. 사용하고자 할 DJ 스텐트의 직경보다 1Fr 정도 더 큰 sheath를 선택한다. Sheath를 신우에 위치시킨 후 이를 통해 조영제를 주입하여 막힌 요관의 위치와 막힌 정도를 파악하고, hydrophilic guide wire와 카테터로 막힌 부위를 재소통시킨다. Hydrophilic guide wire를 방광에 넣은 후에는 보통 stiff guide wire 혹은 stiff Amplatz wire로 교체한다.

요관협착이 심해서 soft guide wire가 들어가지 못하는 경우에는 stiff guide wire를 바로 사용하거나 long sheath를 사용하여 협착 부위까지 근접시킨 후 유도철사와 카테터를 지지하면 도움이 된다. 이런 방법으로도 30~40분 안에 성공하지 못하면 요관부종이 동반되어 더 어려워지기 때문에 2~3일 후에 재시도하는 것이 좋다. 요관의 prevesical

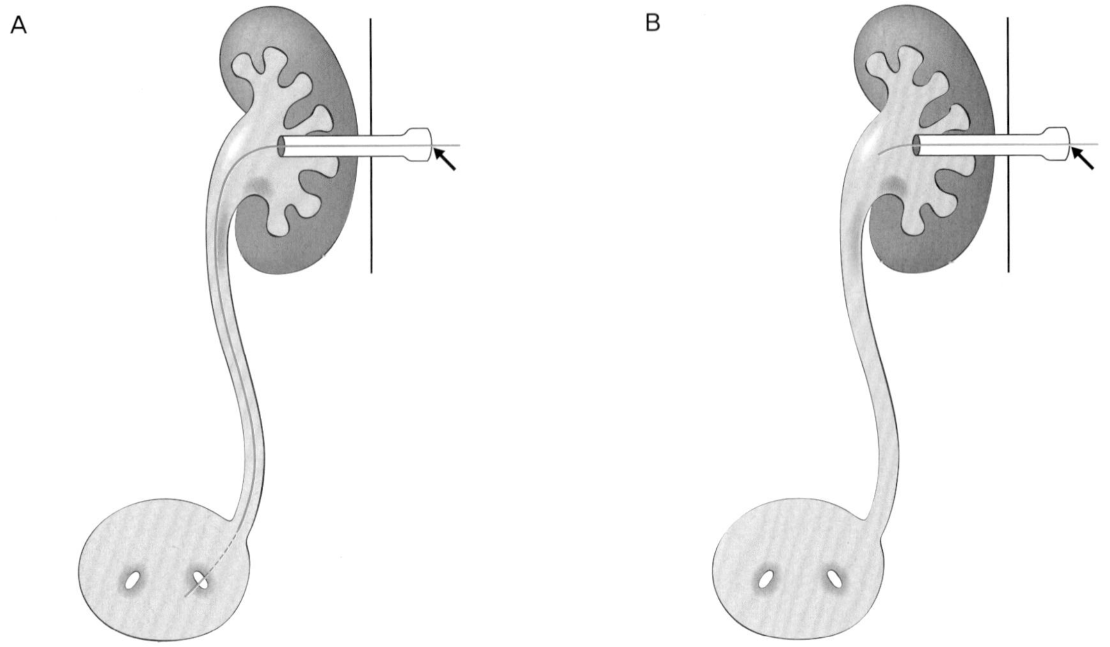

그림 61-2. 요관 스텐트의 길이를 정하는 방법 A. 방광 중심에 유도철사 끝이 위치했을 때 sheath에서 나온 유도철사를 forcep으로 잡는다(화살표). B. 유도철사 끝을 신우까지 뺀 위치에서 sheath에서 나온 유도철사를 forcep으로 잡는다(화살표). Forcep으로 유도철사를 잡은 두 지점 사이의 길이로 사용할 DJ 스텐트의 양쪽 pigtail 부분을 제외한 shaft의 길이를 정한다.

segment의 협착 부분에서 유도철사가 통과하지 못할 경우, 환자가 깊게 숨을 내쉬거나 방광을 saline으로 채우면 요관이 다소 일직선이 되어 도움이 될 수 있고, 심하면 TIPS needle이나 trans-septal needle을 쓸 수도 있다.[5]

DJ 스텐트의 길이를 결정하는 가장 정확한 방법은 방광 중심부터 신우까지 유도철사가 나온 거리를 재는 것이다(그림 61-2). 유도철사를 두 군데 꺾은 후 그 사이의 길이를 재기 때문에 bent guide wire technique이라고 소개되었으나 Mosquito나 Kelly 등과 같은 forcep으로 두 군데를 잡아도 된다.[6] 또는 환자의 키에 따라 DJ 스텐트의 길이를 결정하기도 한다. Neobladder를 만든 환자에서는 유도철사로 요관의 길이를 실측하는 것이 정확한 편이다. 폐색에 의한 요관 협착의 경우 DJ 스텐트 설치 전에 보통 5~7mm 풍선확장술을 시행하여 DJ 스텐트가 용이하게 통과하도록 조치한다(그림 61-3).

DJ 스텐트 세트 내에는 DJ 스텐트 외에 pushing catheter(pusher, stabilizer)가 있으며 8Fr DJ 스텐트에는 inner stiffener가 추가된다. DJ 스텐트를 stiff guide wire를 통해 신장을 거쳐서 방광으로 진입시키는데, 이때 DJ 스텐트 근위부에 달린 실이 DJ 스텐트를 감싸지 않고 가능한 한 직선이 되도록 신경을 쓰며 넣어 준다(그림 61-4). DJ 스텐트를 감싸게 될 경우 DJ 스텐트 위치를 확정한 후 실을 제거할 때 DJ 스텐트 위치가 바뀌거나 꺾일 수 있다. Pushing catheter 끝에는 radiopaque marker가 있어서 DJ 스텐트 근위부의 위치를 가늠하게 해준다.

DJ 스텐트의 원위부가 방광에 있고 근위부 끝이 신우에 위치한 것을 확인한 후 inner stiffener가 있는 경우에는 이를 제거하고, 유도철사를 잡아당기면 원위부 pigtail이 말린다. 신우에서는 pigtail이 말릴 부위에서 DJ 스텐트 속에 들어가 있는 유도철사를 빼서 신우나 요관으로 밀어 넣어 주고, pushing catheter로 밀거나 DJ 스텐트 근위부에 달린 실고리(loop of suture)를 당기면서 위치를 잡으며 pigtail을 말아 준다(그림 61-3, 61-4). 위치가 잡히면 DJ 스텐트에 달린 실고리 중 하나를 바깥에서 잘라서 전체 실고리를 제거해 준다. 그 후 유도철사를 통해 배액 카테터를 넣어 주고 antegrade pyelogram으로 DJ 스텐트의 위치를 파악한다.

4. 추적검사

배액 카테터를 1~2일간 막은 후 조영제 검사를 통해 기

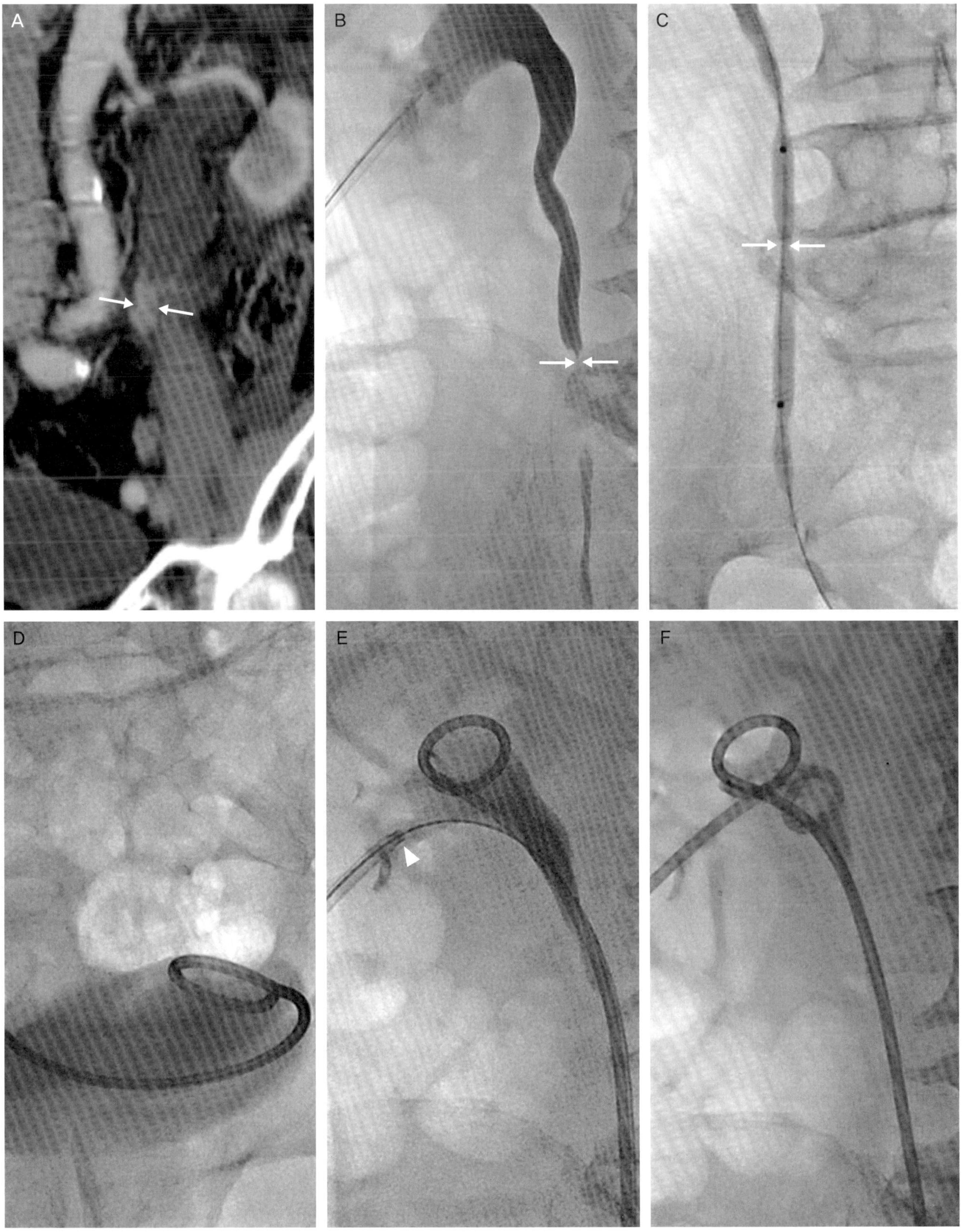

그림 61-3. 위암의 요관 전이로 인한 악성 요관협착에서의 DJ스텐트설치술 A. CT coronal scan에서 왼쪽 mid-ureter level에 요관주위 전이에 의한 조영증강되는 병변(화살표)이 보이고 상방에 hydronephroureter가 있다. B. 9Fr sheath를 통해 조영제를 넣자 mid-ureter level의 심한 협착(화살표)이 보인다. C. 6mm 풍선확장술을 시행하자 waist formation(화살표)이 관찰된다. D. Stiff guide wire를 통해 DJ 스텐트(8Fr, 26cm)를 넣고 방광에서 유도철사를 빼면서 원위부 pigtail이 말리게 한다. E. 신우에서는 유도철사를 DJ 스텐트에서 빼주고 DJ 스텐트의 근위부에 달린 suture와 pushing catheter의 끝부분(radiopaque marker가 있음, 화살촉)으로 DJ 스텐트 근위부의 pigtail loop이 잘 말릴 수 있게 한 후 suture를 제거해 준다. F. Sheath를 제거하고 pigtail catheter를 넣어서 신루술을 시행한다.

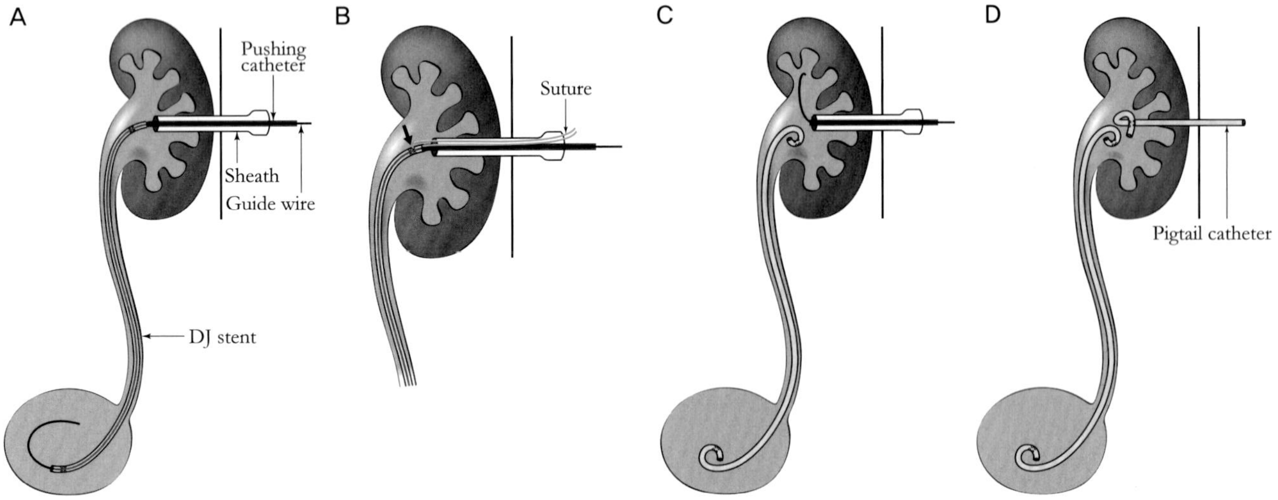

그림 61-4. DJ 스텐트 설치의 모식도 A. DJ 스텐트를 pushing catheter로 유도철사를 통해 방광 쪽으로 진입시킨다. B. 확대해서 보면 repositioning 목적으로 suture가 DJ 스텐트의 끝에 달려서(화살표) sheath를 통해 밖으로 나오게 된다. C. 유도철사를 빼주면 DJ 스텐트의 원위부 pigtail이 말리고, pushing catheter로 DJ 스텐트의 근위부 위치를 잡고 suture를 제거하면 근위부 pigtail이 말리게 된다. D. Sheath를 제거하고 pushing catheter를 배액 pigtail catheter로 교체한다.

능이 정상이고 환자가 느끼는 증상이 없다면 제거한다. 혈뇨가 나오면 소변이 깨끗해질 때까지 배액 카테터를 유지하는 것이 좋다. 배액 카테터 제거 시에는 DJ 스텐트를 잡고 나오지 않도록 투시 조영하에서 조심스럽게 제거해 준다. DJ 스텐트는 거치 기간이 길어질수록 합병증이 증가하기 때문에 3~6개월에 한 번씩 정기 교체를 추천한다. 그러나 말기암 환자같이 특별한 상황에서는 기능만 잘 한다면 정기 교체 없이 더 오래 거치하기도 한다.

5. 결과

신루술을 통해 시행하는 앞방향 DJ스텐트설치술의 기술적 성공률은 88~96%이며 막힌 요관의 약 80%에서 일차 스텐트설치술*primary stenting*이 가능하다.[7, 8]

DJ 스텐트의 임상적 성공은 요관협착의 원인에 큰 영향을 받는다. 가령 요관 결석이나 일차적 협착 같은 원인의 내인성 요관협착이 요관주위 전이 같은 원인의 외인성 요관협착에 비해 장기 개통률이 더 좋다.[9, 10] DJ 스텐트가 있는 요관에서는 요관의 연동운동으로 DJ 스텐트 주변으로의 소변 흐름이 중요한 배출 경로로 여겨지고 있다. 외인성 요관협착에서 장기 개통률이 떨어지는 이유는 종양이 요관을 둘러싸면서 요관의 연동운동이 떨어져서 스텐트 주변으로의 소변 흐름에 필요한 요관 신장*distension*을 방해하기 때문으로 생각된다.[11]

DJ 스텐트의 개통률은 약 80%이며 대부분의 스텐트 기능부전은 설치 후 2개월 이내에 나타나는 것으로 알려져 있다.[12, 13] 최근 재질이 개선된 DJ 스텐트의 개통성에 관한 연구는 거의 없는 상태이다. 스텐트의 개통성은 환자가 수분을 잘 섭취하여 소변량이 많거나 예방적 항생제 투여 등으로 감염이 없는 상태에서는 더 길어질 수 있다. 반면 혈뇨가 있거나 감염된 collecting system 상태일 때에는 개통성이 떨어질 수 있다.

6. 합병증

초기 합병증은 다음과 같다.

첫째, 시술과 관련된 renal collecting system의 천공이나 false passage 형성이다. 풍선확장술과 관련하여 많이 생기며, 신우 내에서 sheath나 유도철사를 과도하게 조작하여 생기기도 한다. 조영제 유출이 많을 경우 계속 시술하기가 어려울 수 있다.

둘째, DJ 스텐트의 위치 이상이다. 원위부 pigtail이 요관으로 올라가거나, 근위부 pigtail이 요관으로 내려가거나 신장 실질 안이나 신장 밖으로 나올 수 있다.

셋째, 조기 스텐트 개통성 상실이다. 시술 때 생긴 출혈로 인한 blood clot이나 debris 등이 주 원인이나 심한 점막

부종도 원인이 될 수 있다.

넷째, 방광 자극 증상이다. 대개 수일 내에 호전되나, 스텐트의 길이를 잘못 맞추어서 방광벽을 직접 자극하면 증상이 더 심해질 수 있다.

후기 합병증은 다음과 같다.

첫째, DJ 스텐트와 관련된 감염이다. 이때 소변의 역류가 동반될 수 있다.

둘째, 스텐트 이동이나 부러짐이다.

셋째, 스텐트 폐색이다. Encrustation, 조직 과증식*hyperplastic urothelial reaction*, 악화되는 외인성 요관폐색 등이 원인이다. Encrustation은 DJ 스텐트의 가장 흔한 합병증으로, DJ 스텐트 표면에 crystalline urine components가 침착되는 것을 말한다. 시간이 지나면 궁극적으로 모든 스텐트에서 관찰된다. 이는 예방적 DJ 스텐트 교체가 필요한 이유이기도 하다. el-Faqih 등은 요로결석이 있는 환자에게 DJ 스텐트를 넣었을 때 스텐트 거치 기간이 6주 이하, 6~12주, 12주 이상일 때 encrustation이 제거된 스텐트의 9.2%, 47.5%, 76.3%에서 발생하였다고 보고하였다.[14] 스텐트 내부만이 아니라 스텐트 주변으로도 많은 양의 소변 흐름이 있는 것으로 알려져 있으며,[9, 10] 외인성 요관폐색 환자에서 작은 직경의 DJ 스텐트를 쓸 때 스텐트 폐색이 더 자주 발생한다고 알려져 있다.[15]

넷째, arterioureteral fistula이다. 드물지만 iliac artery가 요관을 지나가는 부위를 DJ 스텐트가 지속적으로 자극하여 arterioureteral fistula가 생길 수 있다.[16] 골반 내 수술이나 방사선치료를 받은 환자에서 호발한다. Stent-graft로 치료했다는 보고도 있으나,[17] 추후에 감염 등이 발생하면 가성동맥류*pseudoaneurysm*나 출혈 등이 생길 수 있어서(그림 61-5) 일차적 치료로 수술이 고려된다.

7. 스텐트의 제거

거치된 DJ 스텐트는 요관협착이 해결되거나, 정기적으로 또는 합병증이 생겼을 때 제거하여야 한다. 전통적으로 방광경을 통해서 forcep으로 제거하나, 상방으로 이동되어 방광에서 DJ 스텐트가 보이지 않거나 방광 수술이나 urinary diversion 등으로 해부학적 구조가 뒤틀린 경우에는 신루술 경로를 통해서 앞방향 제거를 한다.[18, 19]

신루술을 통해서 rigid forcep을 통해 DJ 스텐트를 제거할 경우 통증, 출혈의 위험성이 있고 전신마취가 흔히 요구되며 직경 12Fr 이상의 sheath가 필요하다.[20, 21] 신 등은 신루술 경로로 9Fr sheath를 통해 snare나 basket으로 DJ 스텐트 39개 중 37개(95%)를 제거하였다고 보고하였다(그림 61-6).[19] Pelvicalyceal system의 손상이나 blood clot이 생길 수 있으나 모두 자연적으로 호전되며, 9Fr sheath를 통해 시술하므로 국소마취가 가능하며, 기존 신루술이 대개 8.5Fr 배액관을 쓰기 때문에 추가적인 tract dilation이 필요 없고, 시술 후 8.5Fr 신루술을 시행해도 누출이 없다는 것이 장점이다.[19]

8. 금속 요관 스텐트*Metallic ureteral stent*

DJ 스텐트는 고분자로 만들어진 스텐트*polymeric stent*로 외부 압력에 저항하는 힘이 약해 스텐트 기능부전에 취약하여 정기적으로 교체해야 하는 문제점이 있다. 따라서 외압 저항성이 더 큰 금속 스텐트가 개발되었다.[22] Nitinol, superalloy titanium, stainless steel, chromium cobalt가 가장 흔히 쓰이는 성분이며 고분자 코팅도 가능하다.

초기 금속 스텐트는 비피복형*uncovered* 스텐트로 조직 과증식으로 인해 스텐트의 개통성이 길지 않아 50% 이상에서 이차 시술이 필요한 경우가 많았다.[23, 24] 최근에는 비뇨기과적으로 역방향으로 넣는 Resonance stent(Cook Ireland, Limerick, Ireland)나 Memokath 051 stent(Engineers & Doctors A/S, Copenhagen, Denmark)가 많이 쓰인다. 피복형*covered* 스텐트도 활발히 개발되어 국내 금속 스텐트로는 UREXEL ureteral stent(S&G biotech, Seongnam, Korea)와 UVENTA ureteral stent(Taewoong Medical, Seoul, Korea)가 소개되어 있다. 방광경을 통해 UVENTA ureteral stent를 넣은 54명의 환자에 대한 연구에 따르면, 일차 및 이차 임상적 성공률이 64.8%와 81.7%였고 중대한 합병증이 없어서 비교적 안전하고 효과적인 치료법이라고 하나,[25] 좀 더 많은 연구가 필요하다.

금속 요관 스텐트의 역할은 정립되는 단계에 있으나, 스텐트 mesh 사이나 양 끝이 조직 과증식으로 인해 협착되는 문제가 남아 있으므로 양성 협착에 사용하는 것은 아직 시기상조로 생각된다.

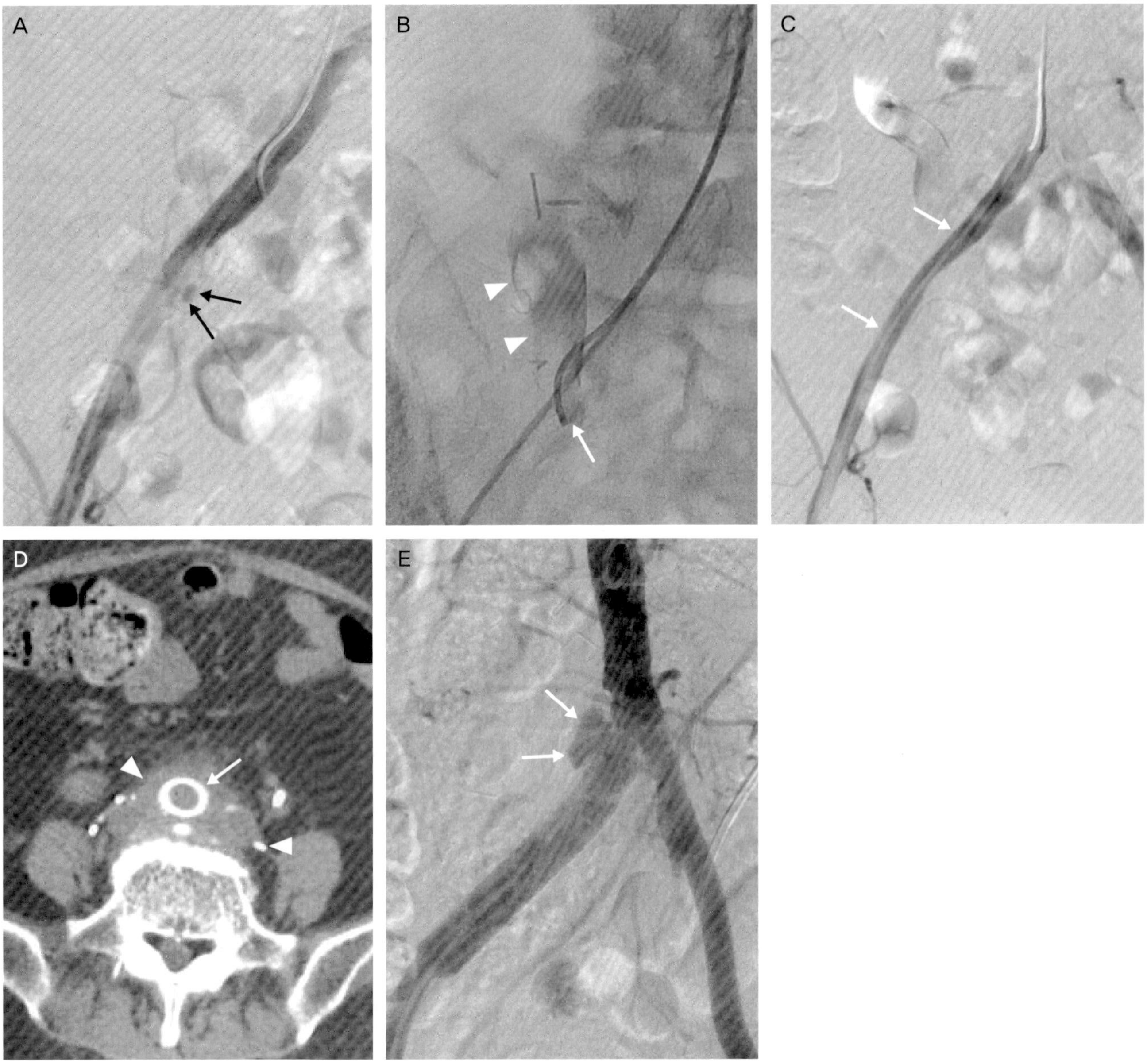

그림 61-5. DJ 스텐트 거치 후에 생긴 arterioureteral fistula가 생긴 62세 여자 환자 자궁경부암으로 수술과 골반내 방사선 치료를 받고 우측 DJ 스텐트를 7년 정도 가지고 있었으며 DJ 스텐트 정기 교체 때 요관에서 pumping bleeding이 보였다. **A.** Right common iliac angiogram에서 조영제의 국소적 pooling 또는 pseudoaneurysm이 관찰된다(화살표). **B.** 출혈 의심 병소(화살표)에 대한 선택적 angiogram에서 일부 blood clot이 차 있고 늘어난 요관(화살촉)이 보여 arterioureteral fistula가 확인된다. **C.** 이에 대해 stent-graft(화살표)로 치료하고 혈뇨가 없어졌다. **D.** 7개월 후 다시 혈뇨가 발생하고 우하복부 통증이 있어서 시행한 CT에서 stent-graft(화살표) 주변으로 infiltration(화살촉)이 보인다. **E.** Aortogram에서 stent-graft 상방에 있는 pseudoaneurysm(화살표)이 보인다. 수술 시 심한 유착과 염증이 있어서 stent-graft 후에 염증, 감염이 서서히 발생했던 것으로 추정된다.

Ⅱ 요관 풍선확장술

요관 풍선확장술은 대부분 요관 스텐트를 넣기 전에 미리 넓히는 용도로 많이 쓰이고 있으나, 양성 요관협착에서는 단독으로 또는 일시적 스텐트 설치와 병행해서 쓰인다(그림 61-3). 악성 요관협착에서는 장기적인 개통 효과를 기대하기 어려워 추천되지 않는다.

시술 방법은 스텐트설치술과 거의 유사하다. 유도철사를 타고 카테터가 통과하지 못할 경우, 방광에서 snare를 사용하여 잡고 through-and-through 기술을 쓰는 방법을 고려할 수 있다. 직경 4~10mm의 풍선카테터를 사용하며 팽창 시간은 30초에서 10분까지 다양하게 보고되었다.[26] 한 연구에서 요관 손상 후 reepithelialization이 7~10일 후에, muscular healing이 6~8주에 생겼다고 보고하였고,[27] 이를 근거로 urothelial healing을 위한 scaffold 용도로 DJ 스텐트를 최소 6주 이상 거치하기도 한다.

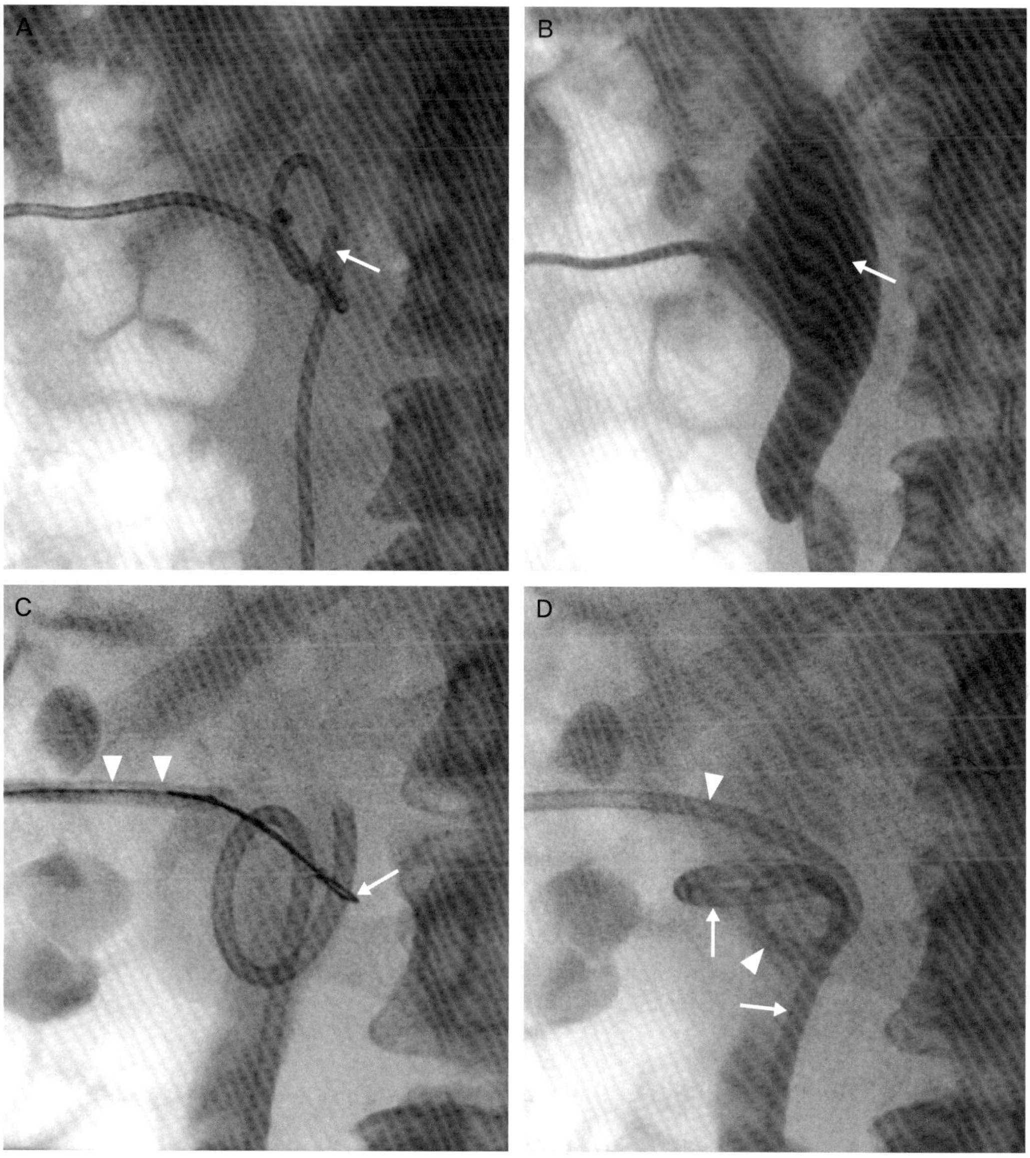

그림 61-6. 신루술을 통한 DJ 스텐트의 성공적인 경피적 제거 A, B. 조영제 주입 전(A)과 후(B)의 X-ray 영상에서 DJ 스텐트의 근위부 끝(화살표)이 신우 내에 있다. C. 9Fr sheath(화살촉)를 통해 snare(화살표)로 DJ 스텐트의 근위부 끝을 잡는다. D. DJ 스텐트를 제거한 후 새로운 DJ 스텐트(화살표)와 신루술 카테터(화살촉)를 넣는다.

변 등은 방광을 경유한 역방향 풍선확장술과 7Fr DJ 스텐트의 3개월 거치로 양성 및 악성 요관협착을 치료한 후 12개월과 36개월 추적검사 결과, 양성 협착이 악성 협착에 비해 성공률이 월등히 높다고 보고하였다.[28] 일반적으로 허혈이나 섬유화와 관련된 긴 협착은 풍선확장술에 잘 반응하지 않는다. Richter 등은 허혈이 없는 2cm 이하의 짧은 양성 요관협착에 풍선확장술을 시행한 후 2년 이상 추적검사를 한 결과 개통률이 90% 정도였다고 보고하였다.[29]

합병증으로 스텐트설치술과 마찬가지로 renal collecting system 및 요관의 천공이나 false passage 형성 등이 생길 수 있으나 자연적으로 호전되므로 요관 풍선확장술은 매우 안전한 시술이라고 할 수 있다. 시술 중 통증은 대부분의 환자들이 호소하나 미리 진통제를 투여하면 줄일 수 있다.

참고문헌

1. Zimskind PD, Fetter TR, Wilkerson JL. Clinical use of long-term indwelling silicone rubber ureteral splints inserted cystoscopically. J Urol 1967;97:840-844.
2. Finney RP. Experience with new double J ureteral catheter stent. J Urol 1978;120:678-681.
3. Al-Aown A, Kyriazis I, Kallidonis P, et al. Ureteral stents: new ideas, new designs. Ther Adv Urol 2010;2:85-92.
4. Hepperlen TW, Mardis HK, Kammandel H. Self-retained internal ureteral stents: a new approach. J Urol 1978;119:731-734.
5. Lang EK. Percutaneous ureterocystostomy and ureteroneocystostomy. AJR Am J Roentgenol 1988;150:1065-1068.
6. Dyer RB, Regan JD, Kavanagh PV, et al. Percutaneous nephrostomy with extensions of the technique: step by step. Radiographics 2002;22:503-525.
7. Patel U, Abubacker MZ. Ureteral stent placement without postprocedural nephrostomy tube: experience in 41 patients. Radiology 2004;230:435-442.
8. Watson GM, Patel U. Primary antegrade ureteric stenting: prospective experience and cost-effectiveness analysis in 50 ureters. Clin Radiol 2001;56:568-574.
9. Chung SY, Stein RJ, Landsittel D, et al. 15-year experience with the management of extrinsic ureteral obstruction with indwelling ureteral stents. J Urol 2004;172:592-595.
10. Yossepowitch O, Lifshitz DA, Dekel Y, et al. Predicting the success of retrograde stenting for managing ureteral obstruction. J Urol 2001;166:1746-1749.
11. Fine H, Gordon RL, Lebensart PD. Extracorporeal shock wave lithotripsy and stents: fluoroscopic observations and a hypothesis on the mechanisms of stent function. Urol Radiol 1989;11:37-41.
12. Watson G. Problems with double-J stents and nephrostomy tubes. J Endourol 1997;11:413-417.
13. Saltzman B. Ureteral stents. Indications, variations, and complications. Urol Clin North Am 1988;15:481-491.
14. el-Faqih SR, Shamsuddin AB, Chakrabarti A, et al. Polyurethane internal ureteral stents in treatment of stone patients: morbidity related to indwelling times. J Urol 1991;146:1487-1491.
15. Docimo SG, Dewolf WC. High failure rate of indwelling ureteral stents in patients with extrinsic obstruction: experience at 2 institutions. J Urol 1989;142:277-279.
16. Bergqvist D, Parsson H, Sherif A. Arterio-ureteral fistula--a systematic review. Eur J Vasc Endovasc Surg 2001;22:191-196.
17. Muraoka N, Sakai T, Kimura H, et al. Endovascular treatment for an iliac artery-ureteral fistula with a covered stent. J Vasc Interv Radiol 2006;17:1681-1685.
18. LeRoy AJ, Williams HJ, Jr., Segura JW, et al. Indwelling ureteral stents: percutaneous management of complications. Radiology 1986;158:219-222.
19. Shin JH, Yoon HK, Ko GY, et al. Percutaneous antegrade removal of double J ureteral stents via a 9-F nephrostomy route. J Vasc Interv Radiol 2007;18:1156-1161.
20. Breen DJ, Cowan NC. Fluoroscopically-guided retrieval of ureteric stents. Clin Radiol 1995;50:860-863.
21. Yeung EY, Carmody E, Thurston W, et al. Percutaneous fluoroscopically guided removal of dysfunctioning ureteral stents. Radiology 1994;190:145-148.
22. Pedro RN, Hendlin K, Kriedberg C, et al. Wire-based ureteral stents: impact on tensile strength and compression. Urology 2007;70:1057-1059.
23. Lugmayr HF, Pauer W. Wallstents for the treatment of extrinsic malignant ureteral obstruction: midterm results. Radiology 1996;198:105-108.
24. Flueckiger F, Lammer J, Klein GE, et al. Malignant ureteral obstruction: preliminary results of treatment with metallic self-expandable stents. Radiology 1993;186:169-173.
25. Chung KJ, Park BH, Park B, et al. Efficacy and safety of a novel, double-layered, coated, self-expandable metallic mesh stent (Uventa™) in malignant ureteral obstructions. J Endourol 2013;27:930-935.
26. Hafez KS, Wolf JS, Jr. Update on minimally invasive management of ureteral strictures. J Endourol 2003;17:453-464.
27. Lee CK, Smith AD. Role of stents in open ureteral surgery. J Endourol 1993;7:141-144.
28. Byun SS, Kim JH, Oh SJ, et al. Simple retrograde balloon dilation for treatment of ureteral strictures: etiology-based analysis. Yonsei Med J 2003;44:273-278.
29. Richter F, Irwin RJ, Watson RA, et al. Endourologic management of benign ureteral strictures with and without compromised vascular supply. Urology 2000;55:652-657.

Chapter 62

비뇨기계 낭종질환의 치료

정환훈

I 신장낭종*Renal cyst*

1. 서론

Renal cyst를 치료하는 데에 수술, 경피적 흡입술, 경피적 흡입술 후 경화술 등 여러 방법이 사용되고 있으나, 수술은 전신마취를 해야 하며 수술 자체로 인한 합병증이 생길 수 있기 때문에 유용성이 적다. 다양한 경화제가 많이 개발되어 현재는 경피적으로 접근하는 치료가 널리 이용되고 있다. 1970년대부터 renal cyst를 천자한 후 단순흡입술을 시행하였으나 재발이 흔하였고 그 후 여러 종류의 경화제를 이용한 경화치료법이 소개되어 낭종의 재발을 줄이려는 시도가 있었다. 그러나 초기에 사용된 경화제는 효과가 충분하지 못하거나 부작용이 많았다. 1981년 Bean이 처음으로 낭종의 치료에 에탄올*ethanol*을 이용하여 그 유용성과 안전성을 증명한 후[1] ethanol을 이용한 경화치료가 널리 알려졌으며, 새로운 경화치료제의 개발과 더불어 수술을 대치할 수 있는 유용한 인터벤션 치료법으로 각광받고 있다.

2. 진단

Renal cyst의 발생빈도는 50세 이상 인구의 50% 정도로 보고되어 있다.[2] 단순낭종은 내부벽이 평활하고 혈액을 함유하지 않으며, 맑은 액체를 가지고 세포검사나 배양검사에서 악성세포나 세포파괴물과 균이 없다는 것이 특징이며, 드물게 아무런 치료 없이 추적검사상 줄어들거나 없어지는 경우도 있지만 대부분의 renal cyst는 서서히 크기가 커진다.[3-5] 그 크기는 수mm부터 수cm까지 다양하며 대부분의 단순낭종은 증상이 없어서 초음파, CT, 경정맥신우조영술 등의 검사에서 우연히 발견되는 경우가 대부분이나, 커지게 되면 다양한 증상들을 일으킬 수 있고 이렇게 증상을 동반한 renal cyst가 치료대상이 된다. Renal cyst의 가장 흔한 증상은 신피막이 낭종에 의해 팽창되어 발생하는 통증이며, 그 외에 현미경적 혈뇨, 고혈압, 압박에 의한 신우신배 확장 등이 생기는 것으로 알려져 있다.[6]

신장의 낭종성 병변이 발견되면 경화치료를 고려하지만 치료를 시행하기 전에 치료하려는 낭종성 병변이 양성인지 악성인지를 감별해야 한다. 이는 약 4%의 신세포암이 가낭종성 병변으로 발현되어 단순낭종과 혼동되기 때문이다.

영상의학적 검사에서는 단순낭종*simple cyst*의 특징을 확인하는 것이 중요하다. 초음파검사에서는 액체를 포함한 얇은 피막을 가진 병변으로서 내부에코가 없고 초음파의 투과가 좋아 후방음향증강이 보인다. 낭종의 벽은 규칙적이며 내부에 얇은 격막을 가질 수 있으나 두께가 1mm를 넘지 않으며, 고형성분이 없다. CT에서의 감쇄계수는 0~20HU 정도로 낮지만 드물게 내부에 출혈 등이 동반된 경우에는 60~100HU 정도를 보일 수 있다.[7, 8] 앞에서 기술한 단순낭종의 진단기준에 들지 않는 복합낭종*complicated cyst*인 경우에는 일단 경화치료를 유보하고 추가적인 검사로 악성 여부를 확인하여야 한다. 또 신우주위낭종*parapelvic cyst*일 때는 동맥류와 같은 혈관성 병변도 감별하여야 하는데, 색도플러 초음파나 조영증강 CT검사로 구별할 수 있다.[9] 초음파와 CT는 단순낭종과 다른 신장 내 낭성 병변을 90% 이상 감별할 수 있다고 알려져 있다.[5, 10, 11]

3. 약제 및 방법

경화제로 사용되는 약제는 ethanol, tetracycline, minocycline hydrochloride, doxycycline, bleomycin, isophenylate, quinacrine, bismuth phosphate, acetic acid, OK-432 등이다. 여러 경화제 중 ethanol은 95~100% 농도로 사용되며 이전에는 주로 혈관조영술하에서 신세포암 등의 종양을 치료하는 데 사용되었으나, Bean에 의해 처음 낭종치료에 도입된 이후 가장 널리 사용되는 경화치료제 중 하나가 되었다.[1] 국소적 주입 시 세포막 파괴, 단백질 변성 등의 작용으로 낭종 내벽의 내피세포 파괴를 유도하며, 경화치료 결과가 신속하면서도 효과적이다.[12, 13] Bean과 Rodan의 실험에 의하면 낭종의 상피세포는 ethanol과 접촉 시 약 1~3분 내에 고정되어 비활성화되며, 알코올이 낭막을 통과하려면 4~12시간이 지나야 한다고 한다.[13] 따라서 ethanol은 주위로 새지 않는 한 정상 실질에는 아무런 손상을 주지 않고 낭벽의 상피세포를 효과적으로 제거할 수 있다. Tetracycline, minocycline, doxycycline, bleomycin 등의 경화제는 낮은 pH를 이용하여 세포에 강한 자극을 주어 염증반응을 유발하고, 이에 따라 유착이 발생하여 액체를 더 이상 생산하지 못하게 하거나 생산된 액체가 고이는 공간을 없앤다.

천자할 피부를 2% lidocaine으로 국소 마취한 후 초음파나 CT 유도하에 혈관이나 낭종 주위의 중요 구조물을 피하는 최단거리를 정하여 18G 또는 21G Chiba needle을 이용하여 낭종을 천자한다. 천자 후 세포검사와 배양검사를 위해 20mL 정도를 흡입하여 색, 냄새 및 점도를 육안으로 확인하여 동반된 출혈이나 감염 여부를 확인한다. 천자한 침을 통하여 0.035in 유도철사를 낭종 내에 삽입하여 Seldinger 기법으로 30cm 길이의 6~8Fr 카테터를 낭종 내에 진입시킨다. 카테터를 삽입한 후에는 낭종 내 내용물을 완전히 배액한다. 작은 낭종의 경우에는 배액 시 큰 문제가 없으나 거대낭종인 경우에는 급속한 배액으로 인해 심한 통증이나 저혈압 등의 증상이 보일 수 있으므로 주의해야야 한다. 배액한 액체의 양을 기록하고 희석된 조영제를 낭종 내에 주입하여 조영제가 낭종 밖으로 새지는 않는지, 요관과의 연결은 없는지를 환자의 체위를 바꾸어 가며 주의 깊게 살펴야 한다. 이때 경화제 주입 시 경화제가 낭종 밖으로 새는 경우에는 국소적 복막염을 일으킬 수 있으며, 요관과 연결된 경우에는 협착을 일으킬 수 있으므로 조영제 투입 후 신중히 관찰해야 한다. 조영제가 낭종 밖으로 새지 않는 것을 확인한 후에, 들어간 조영제를 모두 배액시킬 수 있는지를 확인하여야 한다. Ethanol 등의 경화제 주입 후 들어간 경화제가 충분히 배액되지 않고 남아 있으면 낭종 벽으로 경화제가 계속 흡수되어 숙취 등의 증상을 일으킬 수 있기 때문이다. 조영제가 낭종 밖으로 새지 않고 들어간 양이 충분히 배액되는 것이 확인되면, 낭종 부피의 25~50%의 ethanol을 주입하여 경화치료를 시작한다(그림 62-1, 62-2). 그러나 전체 주입량은 100mL를 넘지 않는 것이 안전하다. 보고자에 따라서는 ethanol의 농도가 희석되는 것을 방지하기 위해 먼저 소량의 ethanol을 주입하여 낭종 내를 세척하고 즉시 제거하는 예비적 조치를 4, 5회 미리 시행하는 방법도 사용한다.[14] 낭종이 작으면 카테터 삽입 없이 1회 치료로 가능하지만, 1회만으로 충분히 치료되지 않거나 치료 후 재발하여 경화치료를 여러 차례 해야 하는 경우가 생길 수 있으므로 카테터 삽입 후 시술하는 것이 좋다. 특히 낭종이 5cm 이상이거나 다수 또는 다낭으로 구성된 낭종일 때에는 카테터 설치 후 경화요법을 반드시 수차례 시행한다. 시술자마다 카테터를 삽입하기도 하고 삽입하지 않기도 하며 경화치료를 시행하는 횟수도 다양하다. 그러나 일반적으로 카테터를 삽입하지 않는 경우에는 보통 1회만 시술하며, 카테터를 삽입하는 경우에는 치료를 몇 번 할 것인지를 미리 결정하기보다는 치료 중 배액되는 양을 고려하여 치료 종료 여부를 결정하는 것이 좋다. 낭종 배액 시 낭종 내

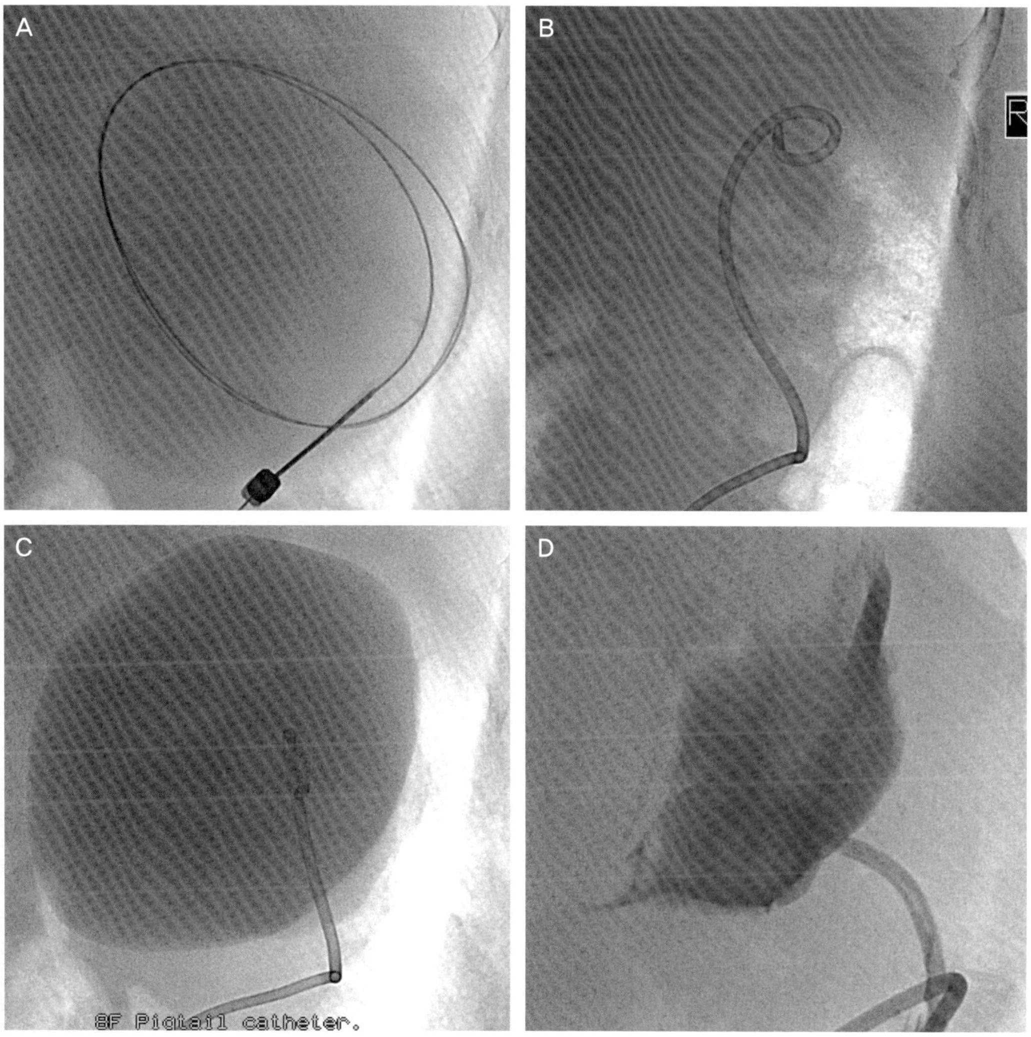

그림 62-1. 신장낭종의 경화요법 시술방법 A. 초음파 유도하에 18G needle을 삽입한 후 약간 양의 조영제를 주입하여 낭종의 윤곽을 확인하고 0.035in 유도철사를 낭종 내에 삽입한다. B. 유도철사를 따라 8Fr pig tail 형태의 배액 카테터를 삽입한다. C. 낭종의 내용물을 배액하여 그 양상을 확인한 후 조영제를 주입하여 조영제의 유출, collecting system과의 교통 유무 등을 확인하며, 주입한 조영제가 모두 배액되는지도 확인한다. 이상이 없다고 판단되면 경화요법을 시행한다. D. 경화요법 1회 후 시행한 cystogram상 낭종이 collapse된 소견이 보인다.

액체의 감염이 의심되는 경우에는 일단 카테터를 설치하여 배액하고 전신적 항생제치료로 감염을 조절한 후 경화요법을 시행한다. 만약 낭종의 내용물이 출혈성이라면 배액되는 액체가 맑아질 때까지 경화치료를 연기해야 하며, 반드시 세포검사를 시행하여 악성세포의 존재 여부를 확인하여야 한다. 폴리우레탄 카테터는 ethanol 경화치료를 시행할 때 ethanol과 수차례 접촉하면서 골절될 수 있으므로 가급적 사용하지 않는다. 경화제 주입 후에는 경화제가 낭종 벽에 골고루 묻을 수 있도록 매 5분마다 앙와위, 복와위, 좌측와위, 우측와위로 환자의 체위를 바꾸어 가면서 20~30분 정도 유지하도록 한다. 하루에 1, 2회 경화치료를 시행하고, 배액량을 관찰하여 하루에 5mL 이하인 경우에는 카테터를 제거하고 치료를 종료한다.[2]

4. 결과 및 추적검사

경화치료의 결과는 어느 경화제를 어떤 방법으로 사용하느냐에 따라 차이가 있다. Povidone-iodine, pantopaque, bismuth 등을 사용한 이전의 연구들은 낭종이 불완전하게 소실될 확률을 25~56%로 보고하였다.[15-18] 그러나 최근 가장 많이 사용되는 ethanol을 이용한 renal cyst 경화치료의 성적은 성공률이 78.7~97.1%에 이른다.[1, 19-22] 그 외에 많은 환자군을 대상으로 한 연구는 아니지만 좋은 성적이 보고되는 경화제로는 acetic acid와 OK-432가 있고, 각각의 약제와 ethanol을 비교한 결과 ethanol보다 더 효과적이었다는 보고가 있다.[23, 24]

Ethanol을 이용한 renal cyst의 경피적 치료에 있어 경화

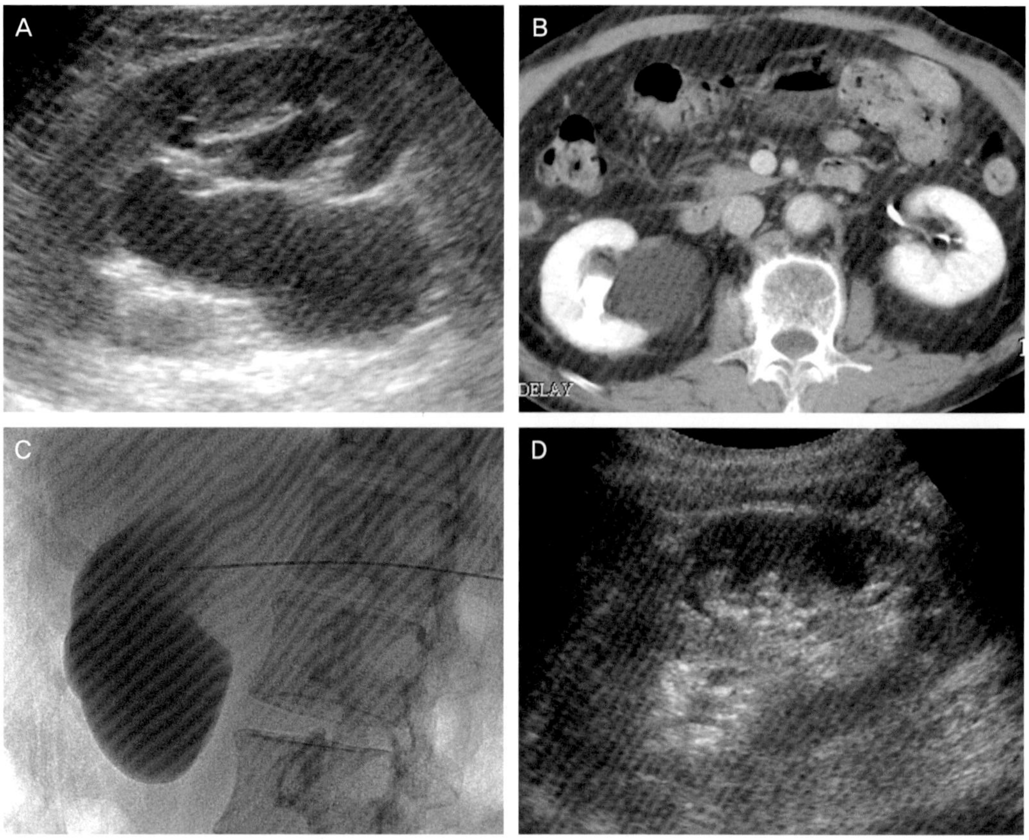

그림 62-2. 신우 확장을 동반한 신장낭종의 경화요법 67세 여자 환자로 우측 옆구리의 통증을 주소로 내원하였다. A, B. 초음파와 CT 검사상 약 7cm 크기의 신우주위낭종이 우측 신장에 있으며 낭종에 의한 압박으로 신우 및 신배가 확장되어 있다. C. 초음파 유도하에 21G Chiba needle을 낭종 내에 삽입하여 cystogram을 시행한 후 8F 배액 카테터를 삽입하여 99% ethanol로 2회의 경화치료를 시행하였다. D. 경화치료 1년 후에 시행한 초음파 검사상 낭종은 소실되어 재발의 증거가 없으며 신우 및 신배의 확장도 보이지 않는다.

치료를 시행하는 경우가 단순흡입술만을 시행하는 경우보다 그 효과가 우수하며, 경화치료를 1회만 시행하는 것보다 수회 시행하는 쪽이 결과가 더 좋다. Hanna 등은 단순흡입술만을 시행한 경우 재발률이 80%에 이르며, 경화치료를 1회 시행했을 때는 약 32%에서 재발했고, 2회 시행한 경우에는 재발하지 않았다고 보고하였다.[25] 정 등은 2회 이상의 경화치료를 시행한 군이 완전소실 73%, 부분소실 23%로, 1회만 시행한 군의 완전소실 19%, 부분소실 23%에 비해 더 효과적이었다고 보고하였다.[26] Fontana 등도 3회 경화치료를 받은 70예의 renal cyst 중 68예가 완전히 소실되었다고 하였다.[26, 27] 경화치료를 수회 시행할 경우 환자의 입원기간이 길어진다는 단점을 개선하기 위해 1회의 경화치료를 하면서 ethanol 주입 후 낭종 내에 머무르는 시간을 지연시켜 치료 효과를 극대화하려는 방법도 시도되고 있다. 연구자에 따라 45~60분 또는 2시간을 제시하고 있고, 각각 76%와 86%의 낭종이 경화치료 후 완전소실되거나 남은 낭종의 크기가 3cm 이하였다.[28, 29]

낭종의 경화치료 후의 추적검사에서 낭종이 액체 없이 완전히 소실되거나 약간의 액체가 남아 있을 수 있다. 액체가 남아 있더라도 계속 추적검사를 하는 과정에서 저절로 소실되는 경우가 대부분이므로 성급하게 다시 액체를 배액할 필요가 없으며, 추적검사로 변화를 관찰하도록 한다. 크기가 3cm 이하의 작은 낭종은 경화치료 후 대부분 6개월 내에 완전히 소실되는 것으로 알려져 있다. 간혹 추적검사에서 낭종의 크기가 일시적으로 커지기도 하는데, 대부분 6개월 이내에 재치료 없이 자연히 소실된다. 즉 경화치료 후 추적검사에서 다시 발견된 낭종의 대부분은 낭종벽 상피세포가 잔존하여 발생한 재발이라기보다는 반응성 또는 염증성 삼출액에 의한 일과성 현상으로 보인다. 그러므로 경화치료 후 추적검사상 낭종이 계속 보일 때는 곧 재치료를 시행하기보다는 일단 6개월 정도 추적검사를 시행하여 낭종 크기의 변화를 관찰하여야 하며, 6개월 이후에도 계속 남아 있거나 추적 중 크기가 계속 커지는 경우에는 치료가 실패하거나 재발된 경우로 생각하여 다시 치료를 시도하여야 한다.[20]

5. 합병증

경화치료의 합병증으로는 경화치료를 위한 천자, 카테터 삽입 등의 시술에 따라 발생하는 낭종 내 또는 낭종 밖 출혈, 동정맥루*arteriovenous fistula*, 가성동맥류*pseudoaneurysm* 등이 있다. 경화치료제가 낭종 밖으로 새면 통증을 유발하기도 하며, 심하면 후복막강 섬유화 등을 일으킬 수 있다. Ethanol 주입 시 유발되는 통증은 주로 카테터 벽을 타고 ethanol이 복강 내로 새어 나와 발생한다. 소량일 경우 주위조직과 복강액에 희석되어 심한 손상은 없으나, 반드시 ethanol 주입 전에 미리 조영제를 주입하여 낭종 밖으로의 유출 여부를 확인하여야 한다. 경화제가 혈관이나 요로 등으로 들어가면 혈전증이나 요로협착 등을 일으킬 수 있고, 그 밖에 일시적 체온상승, 전신적 약반응*systemic drug reaction*, 감염 등의 합병증이 생길 수 있다. 일시적 통증, 체온상승, 숙취 등의 경미한 합병증은 대부분 특별한 치료 없이 호전되며, 대부분의 합병증도 카테터 끝을 적절히 유지하고 시술 중 낭종을 무리하게 확장시키지 않으면 예방이 가능하다.[2, 20]

Ⅱ 소변종*Urinoma*

1. 원인 및 증상

Urinoma는 요관의 폐색이나 외상, 수술 중 손상 등이 원인이다. 요관의 폐색을 일으키는 원인으로는 결석이나 악성종양이 대표적이며 폐색에 의해 요로 내의 압력이 증가하고 이에 의해 이차적으로 요로의 일부가 손상되어 urinoma가 발생하게 된다.[30] 외상이나 수술은 요로에 직접적인 손상을 일으키는 경우로, 수술 중에서는 복부나 골반 수술 시 주로 발생하나 드물게 척추 수술 시에도 발생할 수 있다.[31] 이 외에 경피적 신루설치술*percutaneous nephrostomy*, 방광경 검사 등 최소침습수술 후에도 urinoma가 발생한다.[32, 33]

Urinoma는 발생 후 처음에는 대개 임상증상이 없지만 크기가 커지면 종괴 효과와 연관된 증상들이 발생한다. 신주위 공간의 팽창이나 주위 장기의 압박은 통증을 유발하며 수신증, 마비성 장폐색이 발생할 수 있고, 소아인 경우에는 urinoma가 횡격막을 상승시켜 폐조직을 압박하거나 호흡곤란을 초래하기도 한다.[34, 35] Urinoma에 감염되면 농양을 형성하여 발열이나 혈중 백혈구 증가 소견을 보인다.

2. 진단

초음파와 조영증강 CT가 선호되는 검사방법이다. 특히 지연기 조영증강 CT(조영제 주입 후 5~20분 후 영상)를 촬영하여 urinoma 내의 조영제 유출 여부를 확인하면 확진할 수 있다. 신장 및 요관 검사에 많이 사용하는 경정맥신우조영술은 신장과 요관의 손상과 연관된 urinoma의 진단에 민감하지 못하여 신장손상의 30% 이상이 정상으로 보이며, 요관손상의 진단 민감도도 33%로 낮게 보고되었다.[36, 37] 침습적이기는 하나 소변이 새는 정확한 위치를 알기 위해서 앞방향 또는 역방향 신우조영술*antegrade or retrograde pyelography*을 시행할 수 있다. 영상검사에서 진단이 불분명한 경우에는 침흡인검사를 시행한다. 침흡인검사는 영상진단과 달리 urinoma를 천자하여 고여 있는 액체의 성상을 직접 확인할 수 있고, 증가한 크레아티닌 농도, 혈장에 비해 감소된 포도당 농도 등을 확인하여 림프낭종*lymphocele* 등 다른 종류의 액체 저류와 감별할 수 있다. 방사성동위원소주사법*radioisotope scan*은 urinoma의 진단에 일차적으로 사용되지는 않지만, 혈중 크레아티닌 농도가 높아서 정맥조영검사를 할 수 없는 환자나 조영제 과민반응이 있는 환자, 신이식을 받은 환자에서 urinoma를 진단할 때 중요한 역할을 한다. 방사성동위원소주사법상 요로 밖으로 동위원소가 유출되면 urinoma로 진단한다.[34]

3. 치료

일반적으로 urinoma가 생기게 된 기저질환을 치료하여 지속적인 소변의 유출이 없어지면 urinoma 자체는 저절로 흡수되므로 배액을 할 필요는 없다(그림 62-3). 그러나 urinoma 자체가 환자에게 심한 불편감을 야기하거나, 수신증 등 주위 장기를 압박하거나 감염이 동반된 경우에는 배액을 하여야 한다.

Urinoma의 배액은 단순히 흡인술 또는 카테터배액술로 가능하다. 기저질환이 적절히 치료된 상태에서는 침흡인술만을 시행할 수 있으나,[38, 39] 카테터배액술에는 다음과 같은 장점이 있다. 첫째, 단순 흡인술에 비해 완전한 배액을 할 수 있다. 둘째, 소변유출의 정도를 모니터할 수 있어서 기저질환에 대한 치료 효과를 예측할 수 있다. 셋째, 감염된 urinoma의 배액에 더 효과적이다. Urinoma의 침흡인술 및 카테터배액술은 유병률이 매우 낮고 성공률이 높다. 이

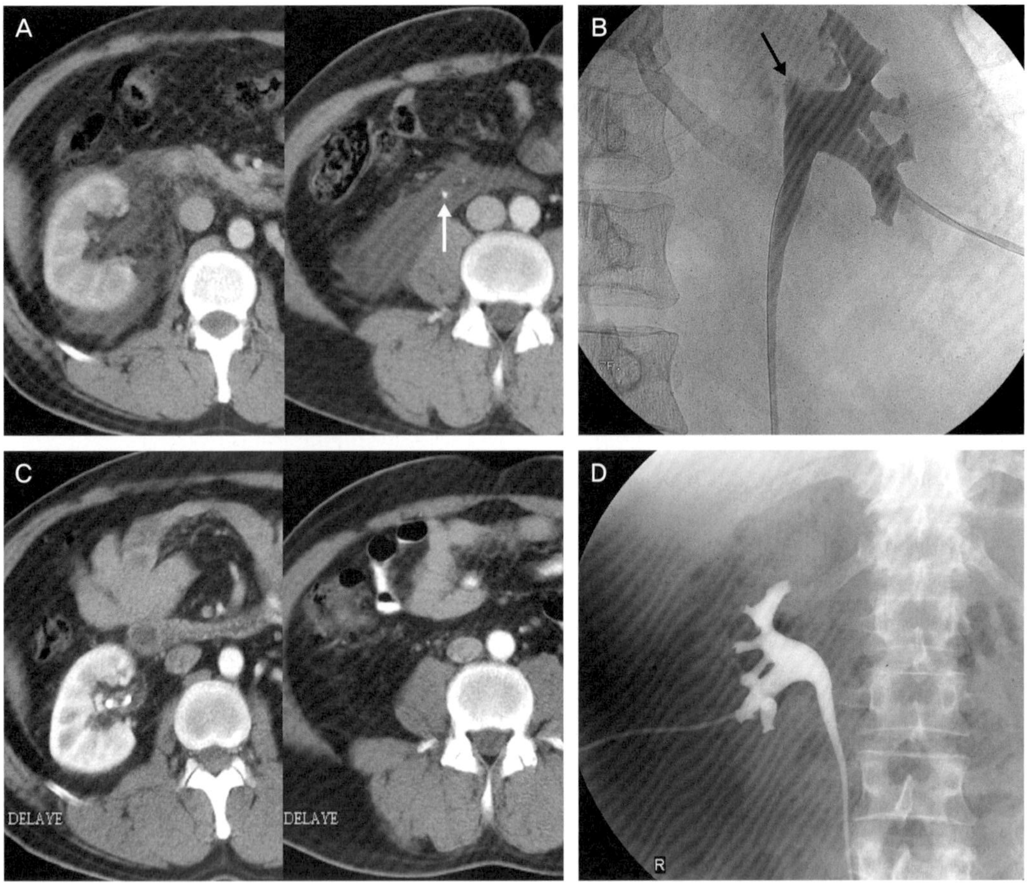

그림 62-3. 요관결석에 의해 발생한 소변종의 치료 45세 남자 환자가 갑자기 발생한 우측 옆구리 통증을 주소로 내원하였다. A. CT 소견상 우측 신장에 수신증이 있고 신장 주위에 저음영의 urinoma가 보이며 요관에 고음영의 작은 결석이 있다(화살표). B. Percutaneous nephrostomy 시술 시 시행한 antegrade pyelography상 신우의 윗부분에 결손이 보이고(화살표) 조영제의 유출이 관찰된다. 배액 카테터를 신우 내에 위치시켜 결손을 통한 소변의 유출을 방지하였다. Urinoma 자체에는 배액을 시행하지 않았다. C. 8일 후에 시행한 CT 검사상 수신증과 urinoma가 완전히 소실되었다. 요관에 있던 결석도 관찰되지 않아 특별한 치료 없이 자연 배설된 것으로 판단된다. D. 3주 후에 시행한 antegrade pyelography상 신우의 손상은 자연치유되어 보이지 않고 조영제 유출 소견도 보이지 않아 배액 카테터를 제거하였다.

는 urinoma가 대부분 비교적 깊지 않은 위치에 있어 흡인침이나 배액 카테터가 지나는 경로에 치명적인 조직이 없고, urinoma 내에는 격막이나 소방형성*loculation* 등이 흔하지 않고 감염이 동반되지 않은 상태에서는 액체의 점도가 낮아서 얇은 카테터 1개만으로도 충분히 효과적으로 배액할 수 있기 때문이다. 그러나 감염된 urinoma를 배액하려면 좀 더 굵은 카테터가 필요하며 시술 과정 중에 균혈증이 발생할 수 있으므로, 시술 전 예방적 항생제를 사용하는 것이 좋고 배액술 시행 중 조영제를 무리하게 주입하지 않는다.

Urinoma를 일으킨 기저원인을 치료하는 것이 urinoma 자체의 치료보다 더 중요하다. 일반적으로 가장 먼저 신집합계*collecting system*를 감압하여 소변이 손상된 부분으로 나가지 않도록 한다. 이에 가장 많이 사용하는 시술법이 percutaneous nephrostomy와 요관스텐트삽입술이며, 두 시술을 단독 또는 함께 사용할 수 있다. 드물게 위의 두 감압 시술뿐 아니라 부가적인 치료가 필요할 수 있는데, 대표적인 예가 외상 후에 발생할 수 있는 지속성 소변유출이다. 이는 조직이 괴사해 손상된 collecting system이 치유되지 않기 때문이다. 이런 경우에는 괴사 조직을 수술적으로 제거하거나 동맥색전술을 이용하여 소변유출을 일으키는 부위의 신장조직을 색전할 수 있다.[40, 41] 수술을 할 수 없는 진행된 암 환자에서 발생한 요관을 통한 소변유출이나 누공*fistula*인 경우에도 간혹 percutaneous nephrostomy만으로 충분한 배액되지 않는데, 이때는 코일 등을 이용하여 요관을 색전하면 더 이상의 소변유출을 차단할 수 있다.[42, 43]

Ⅲ 림프낭종*Lymphocele*

1. 원인 및 진단

Lymphocele은 수술 후에 림프액이 낭종 형태로 골반에 고여서 생기는 질환으로서 epithelial lining은 없다. 대부분 부인과 또는 비뇨기계 악성종양의 수술 시 lymphatic system에 손상이 생기면서 발생하지만 신이식 후에도 발생할 수 있고, 드물게 혈관수술이나 척추수술 후에도 발생한다. 생화학적 분석이 urinoma와 감별하는 데 유용한데, lymphocele은 일반적으로 urinoma에 비해 creatinine과 potassium level이 낮고 sodium level이 높다. 세포학적 분석에서는 lymphocyte가 우세한 백혈구가 보이며 fat globule이 보일 수 있다. 초음파가 lymphocele를 진단하는 데 가장 많이 사용된다. 초음파에서 lymphocele은 무에코의 낭성 구조를 보이고 내부에서 격막이나 약간의 부유물이 보일 수 있다. CT에서는 벽이 얇은 저음영 구조로 보이며 보통 수술 시 사용한 surgical clip 주위에서 보인다. 감염이 동반된 경우에는 조영증강되는 두꺼운 낭종벽이 보일 수 있다. MR에서는 T2 강조영상에서 신호강도가 높은 낭성 구조로 보인다. Lymphocele 내의 부유물이 mural nodule처럼 보일 수 있으나 조영증강 영상에서 조영증강되지 않는 소견으로 구별할 수 있다.

2. 치료

Lymphocele은 증상이 없을 수도 있으나 동반하여 감염이 생기거나 방광, 요관, 장골정맥, 신경, 직장이나 S자결장 등 주위 장기를 압박하여 증상이 생길 수 있다. 주위 장기 압박에 의해 생길 수 있는 증상으로는 골반통, 빈뇨, 수신증, 심부정맥혈전증, 변비 등이 있다.

과거에는 수술적 방법을 사용하였으나 최근에는 영상유도하에서 시행하는 경피적 카테터배액술과 경화요법을 유용하게 사용하고 있다. 경화치료에 사용하는 약제로는 ethanol, povidone-iodine, doxycycline, bleomycin 등이 있다. 단순흡입술은 80~90%의 높은 재발률 때문에 현재는 진단 목적 이외에 치료 목적으로는 거의 사용되지 않으며, 경피적 카테터배액술은 치료 성공률이 50~100%로 다양하게 보고되고 있다.[44-46] 경화술의 경우 ethanol과 povidone-iodine이 가장 많이 사용된다. Ethanol의 경우에는 최초 성공률이 88~97%, 재발률이 3~7%로 보고된 반면,[47-50] povidone-iodine은 최초 성공률이 62~89%, 재발률이 11~38%로 보고되었다.[44, 51-53] Ethanol이 최초 성공률과 재발률 면에서 더 우수한 편이지만, 재발한 lymphocele을 포함한 전체적인 성공률은 povidone-iodine이 88~100%, ethanol이 94~100%로 두 약제 모두 좋은 성적을 보이고 있다. 다른 약제를 사용하여 경화치료를 시행하였는데도 반응하지 않는 resistant lymphocele의 경우에 한하여 bleomycin을 사용하기도 한다.[54]

경화술은 경피적 카테터배액술을 시행한 후 치료 효과가 좋지 않은 경우에 한하여 사용한 연구도 있고 처음부터 카테터배액술 후에 바로 경화제를 주입하여 치료한 보고도 있으나, 카테터배액술만으로도 어느 정도의 치료 효과를 기대할 수 있어서 카테터배액술을 시행했는데도 지속적으로 다량의 림프액이 배액되는 경우에 시행하는 것이 일반적이다. 경화제를 쓰기 전에 반드시 조영제를 lymphocele 내에 주입하여 조영제 유출 소견이 있는지를 확인하여야 한다. 내부에 격막이 있는 경우에는 유도철사를 이용하여 가볍게 격막을 부순 후에 사용할 수도 있다. Povidone-iodine은 알레르기가 있는 환자에게는 쓸 수 없으며 iodine 독성에 의한 급성 신부전도 보고되어 있다.[55] 감염이 동반된 lymphocele은 일반적으로 경피적 카테터배액술만으로도 효과적으로 치료할 수 있기 때문에 대부분의 경우에 경화제 치료는 필요없다.[46]

참고문헌

1. Bean WJ. Renal cysts: treatment with alcohol. Radiology 1981;138:329-331.
2. Han MC, Park JH. Interventional Radiology. Seoul: Ilchokak, 1999:620-625.
3. Sanfelippo RM, Beahrs OH, Weiland LH. Cystic disease of the liver. Ann Surg 1974;179:922-925.
4. Friedland GW, Shrinking and disappearing renal cysts. Urol Radiol 1987;9:21-25.
5. Dalton D, Neiman H, Grayhack JT. The natural history of simple renal cysts: a preliminary study. J Urol 1986;135:905-908.
6. Evan AT, Coughlin JP. Urinary obstruction due to renal cysts. J Urol 1970;103:277-280.
7. Lang EK. Renal cyst puncture studies. Urol Clin North Am 1987;14:91-102.
8. Meziane MA, Fishman EK, Goldman SM, et al. Computed tomography of high-density renal cysts in adult polycystic kidney disease. J Comput Assist Tomogr 1986;10:767-770.
9. Kwon HS, Shin SJ, Yun SN, et al. Renal artery aneurysm manifested as parapelvic cyst on abdominal sonography. Nephron 1996;74:229.
10. Clayman RV, Surya V, Miller RP, et al. Pursuit of the renal mass: is ultrasound enough? Am J Med 1984;77:218-223.
11. McClennan BL, Stanley RJ, Melson GL, et al. CT of the renal cyst: is cyst aspiration necessary? AJR Am J Roentgenol 1979;133:671-675.
12. vanSonnenberg E, Wroblicka JT, D'Agostino HB, et al. Symptomatic hepatic cysts: percutaneous drainage and sclerosis. Radiology 1994;190:387-392.
13. Bean WJ, Rodan BA. Hepatic cysts: treatment with alcohol. AJR Am J Roentgenol 1985;144:237-241.
14. 김종수, 정경호, 이상용 등. 선천성 낭종에서 경피적 알코올경화치료법. 대한방사선의학회지 1992;28:29-35.
15. Holmberg G, Hietala SO. Treatment of simple renal cyst by percutaneous puncture and instillation of bismuth-phosphate. Scand J Uro nephrol 1989;23:207-212.
16. Raskin MM, Poole DO, Roen SA, et al. Percutaneous management of renal cysts: results of a four-year study. Radiology 1975;115:551-553.
17. Gelet A, Sanseverino R, Martin X, et al. Percutaneous treatment of benign renal cysts. Eur Urol 1990;18:248-252.
18. Phelan M, Zajko A, herbinko RL. Preliminary results of percutaneous treatment of renal cysts with povidone-iodine sclerosis. Urology 1999;53:816-817.
19. 정회석, 노택수, 김윤환 등. 경피적 도관 삽입술 후 2일간의 반복적 신낭종의 경화치료법. 대한방사선의학회지 1995;33:621-626.
20. 박석민, 한성태, 박석희 등. 간 및 신낭종의 경피적 ethanol 경화치료: 효과 및 추적검사. 대한방사선의학회지 1994;30:253-258.
21. 민성기, 부명섭, 정재일 등. 신낭종의 경피적 흡인 후 반복적 경화요법의 효과. 대한비뇨기과학회지 1996;37:986-989.
22. 박복환. 초음파유도하의 알코올주입을 이용한 신낭종흡인 제거법. 대한초음파학회지 1987;6:168-173.
23. Cho DS, Ahn HS, Kim SI, at al. Sclerotherapy of renal cysts using acetic acid: a comparison with ethanol sclerotherapy. Br J Radiol 2008;81:946-949.
24. Ham WS, Lee JH, Kim WT, et al. Comparison of multiple session 99% ethanol and single session OK-432 sclerotherapy for the treatment of simple renal cysts. J Urol 2008;180:2552-2556.
25. Hanna RM, Dahniya MH. Aspiration and sclerotherapy of symptomatic simple renal cyst: value of two injection of a sclerosing agent. AJR Am J Roentgenol 1996;167:781-783.
26. Chung BH, Kim JH, Hong CH, et al. Comparison of single and multiple sessions of percutaneous sclerotherapy of simple cyst. BJU Int 2000;85:626-627.
27. Fontana D, Porpiglia F, Morra I, et al. Treatment of simple cysts by percutaneous drainage with three repeated alcohol injections. Urology 1999;53:904-907.
28. Dominicis CD, Miccariello M, Peris F, et al. Percutaneous sclerotization of simple renal cysts with 95% ethanol followed by 24-48h drainage with nephrostomy tube. Urol Int 2001;66:18-21.
29. Lin Y, Pan H, Liang H, et al. Single-session alcohol-retention sclerotherapy for simple renal cysts: comparison of 2 and 4 Hr retention techniques. AJR Am J Roentgenol 2005;185:860-866.
30. McClinton S, Richmond P, Steyn JH. Spontaneous extravasation and urinoma formation secondary to cervical carcinoma. Br J Urol 1989;64:100-101.
31. Flynn DE, Caroline DF, Gembala RB, et al. Urinoma secondary to surgical spinal fusion: radiologic diagnosis and treatment. Abdom Imaging 1993;18:292-294.
32. Portela LA, Patel SK, Callahan DH. Pararenal pseudocyst (urinoma) as complication of percutaneous nephrostomy. Urology 1979;13:570-571.
33. Rajendran LJ, Rao MS, Bapna BC, et al. Peripelvic extravasation and formation of perinephric urinoma after cystoscopy. Urology 1980;16:199-201.
34. Titton RL, Gervais DA, Hahn PF, et al. Urine leaks and urinomas: diagnosis and imaging-guided intervention. Radiographics 2003;23:1133-1147.
35. Hoffer FA, Winters WD, Retik AB, et al. Urinoma drainage for neonatal respiratory insufficiency. Pediatr Radiol 1990;20:270-271.
36. McAlinden P, Vlahos I, Matson M, et al. Imaging of renal trauma. Imaging 2001;13:44-58.
37. Ghali AM, El Malik EM, Ibrahim AI, et al. Ureteric injuries: diagnosis, management and outcome. J Trauma 1999;46:150-158.
38. Spurlock JW, Burke TW, Dunn NP, et al. Calyceal rupture with perirenal urinoma in a patient with cervical carcinoma. Obstet Gynecol 1987;70:511-513.
39. Lang EK, Glorioso L III. Management of urinomas by percutaneous drainage procedures. Radiol Clin North Am 1986;

24:551–559.
40. Horikami K, Matsuoka Y, Nagaoki K, et al. Treatment of post-traumatic urinoma by means of selective arterial embolization. J Vasc Interv Radiol 1997;8:221–224.
41. Pinto IT, Chimeno PC, Treatment of a urinoma and a posttraumatic pseudoaneurysm using selective arterial embolization. Cardiovasc Intervent Radiol 1998;21:506–508.
42. Gaylord GM, Johnstrude IS. Transrenal ureteral occlusion with Gianturco coils and gelatin sponge. Radiology 1989;172:1047–1048.
43. Bing KT, Hicks ME, Picus D, et al. Percutaneous ureteral occlusion with use of Gianturco coils and gelatin sponge. Part II: clinical experience. J Vasc Intervent Radiol 1992;3:319–321.
44. Cohan RH, Saeed M, Schwab SJ, et al. Povidone–iodine sclerosis of pelvic lymphoceles: a prospective study. Urol Radiol 1988;10:203–206.
45. Conte M, Panici PB, Guariglia L, et al. Pelvic lymphocele following radical para–aortic and pelvic lymphadenectomy for cervical carcinoma: incidence rate and percutaneous management. Obstet Gynecol 1990;76:268–271.
46. Kim JK, Jeong YY, Kim YH, et al. Postoperative pelvic lymphocele: treatment with simple percutaneous catheter drainage. Radiology 1999;212:390–394.
47. Akhan O, Cekirge S, Ozmen M, et al. Percutaneous transcatheter ethanol sclerotherapy of postoperative pelvic lymphoceles. Cardiovasc Intervent Radiol 1992;15:224–227.
48. Sawhney R, D' Agostino HB, Zinck S, et al. Treatment of postoperative lymphoceles with percutaneous drainage and alcohol sclerotherapy. J Vasc Interv Radiol 1996;7:241–245.
49. Zuckerman DA, Yeager TD. Percutaneous ethanol sclerotherapy of postoperative lymphoceles. AJR Am J Roentgenol 1997;169:433–437.
50. Kuzuhara K, Nishimori S, Kurooka Y, et al. Conservative treatment of lymphocele after renal transplantation, using 95% ethanol instillation. Transplant Proc 1994;26:1988–1990.
51. Gilliland JD, Spies JB, Brown SB, et al. Lymphoceles: percutaneous treatment with povidone–iodine sclerosis. Radiology 1989;171:227–229.
52. Montalvo BM, Yrizarry JM, Casillas VJ, et al. Percutaneous sclerotherapy of lymphoceles related to renal transplantation. J Vasc Interv Radiol 1996;7:117–123.
53. Rivera M, Marcén R, Burgos J, et al. Treatment of posttransplant lymphocele with povidone–iodine sclerosis: long–term follow–up. Nephron 1996;74:324–327.
54. Kerlan RK Jr, LaBerge JM, Gordon RL, et al. Bleomycin sclerosis of pelvic lymphoceles. J Vasc Interv Radiol 1997;8:885–887.
55. Manfro RC, Comerlato L, Berdichevski RH, et al. Nephrotoxic acute renal failure in a renal transplant patient with recurrent lymphocele treated with povidone–iodine irrigation. Am J Kidney Dis 2002;40:655–657.

Section XV

기타 인터벤션

Chapter 63

간이식 관련 인터벤션

고기영 · 권동일

간이식 종류로는 사체 간을 이용하는 whole 혹은 reduced-size liver transplantation, split liver transplantation과 생체 간을 이용하는 생체간이식*living donor liver transplantation*이 있다. Whole liver transplantation에서는 기본적으로 suprahepatic vena cava, infrahepatic vena cava, 문맥, 간동맥, 담도 등 다섯 부위의 문합이 필수적이며, 최근에는 공여자 간의 하대정맥*inferior vena cava; IVC*을 'piggy-back' 기법을 이용하여 수혜자 IVC의 종축을 따라 접붙이는 문합을 시행하기도 한다.[1] Split liver transplantation은 사체 간을 분리하여 부피가 작은 좌엽은 주로 소아에게, 우엽은 성인에게 이식하는 수술이다. Split liver, 생체간이식에서는 IVC가 포함되지 않기 때문에 이식간의 간정맥을 수혜자의 간정맥 또는 IVC에 문합한다. 다양한 문합이 필요한 간이식술 후에는 출혈, 수액저류 등 일반적인 수술 후 합병증뿐 아니라 다양한 문합부 협착, 폐쇄 등이 발생할 가능성이 높으며, 인터벤션 술기를 이용한 치료는 이러한 합병증을 안전하고 효과적으로 치료할 수 있다. 이 장에서는 간이식과 관련된 각종 인터벤션 치료에 관하여 정리하였다.

I 혈관계 인터벤션

1. 간동맥*Hepatic artery*

간이식 후 간동맥혈류는 이식간의 생존에 매우 중요하며, 조기에 발생하는 경우 급격한 간기능 악화를 비롯하여 non-anastomotic biliary stricture, biloma, biliary cast syndrome, 간농양 등을 유발한다. 주로 도플러초음파로 진단하며 CT, 혈관조영술을 이용할 수 있다. 간동맥 재문합술, 재이식 등 수술적 치료가 선호되지만 풍선성형술, 스텐트설치술, 혈전용해술 등 경피적 시술도 시행할 수 있다. 치료 시기에 관하여 대부분의 간동맥협착 치료 결과들에서는 담도 합병증이 발생하기 이전에 치료하는 것이 예후에 중요한 영향을 미친다고 보고하였다.[2] 시술 시 이식 후의 간동맥은 정상 상태에 비하여 자극에 매우 민감하여 유도철사에 의한 동맥박리, 동맥경련수축*vasospasm*, 혈전 등이 쉽게 발생할 수 있고 굴곡이 심하다는 점을 고려하여야 한다. 안전하고 정확한 시술을 위하여 복강동맥 또는 총간동맥에 6~7Fr의 긴 guiding sheath를 삽입한 후 roadmap image 유도하에 0.014~0.018in 유도철사를 이용하여 간내 간동맥으로 진입한 후 시술하는 것이 유용하다.

간동맥협착의 풍선성형술에서 Saad 등은 42예에서 기술 성공률 81%, 1년 일차 개통률 44%, 시술 합병증 12%를 보고하였고, Kodama 등은 생체간이식 18예에서 기술 성공률 94%, 재협착률 33%, 시술 합병증 7%, 생존율 67% 등을 보고하였다.[3, 4] 스텐트의 장기추적에 관하여 Ueno 등은 22명의 평균 31개월 추적에서 재협착 8예, 혈전, 긴 분절의 협착 1예 등의 합병증 발생률 45%를 보고하였다.[5] Hamby 등은 사체간이식 23명의 풍선성형술(n=10) 또는 스텐트설치술(n=13)에서 기술 성공률 97%, 평균 8개월 추적기간 동안 재시술률 43%를 보고하였다.[6] 이 연구에서 1, 3, 6개월 일차 개통률은 스텐트설치술 후 각각 92%, 85%, 69%, 풍선성형술 후 각각 70%, 60%, 50%로 둘 사이에 유의한 차이는 없었지만 스텐트설치군이 좀 더 우수한 경향을 보였다. 서울아산병원의 간동맥협착 또는 폐쇄의 풍선성형술(7예) 또는 스텐트삽입술(5예) 증례의 경우 전 예에서 합병증 없이 기술적으로 성공하였지만 임상적 성공은 7예(58%)였고, 풍선성형술 후 42%에서 재협착으로 인한 재시술이 필요하였다(그림 63-1).

간동맥 혈전이 조기에 발생한 경우 대부분 수술적 재문합 또는 재이식이 필요하다. 혈전용해술을 이용하여 치료했다는 보고도 있지만 심각한 출혈 위험성을 고려해야 한다.[7] 그러나 1개월 이후에 발생한 간동맥 혈전의 경우 간동맥 허혈로 인해 2차적으로 발생한 담도 합병증, 간농양 등을 치료하면서 대증적 치료를 적용해 볼 수 있다.

2. 문맥*Portal vein*

(1) 성인 간이식 후 문맥협착 및 폐쇄

간이식 후 문맥협착*portal vein stenosis & occlusion*은 1.2~7.4%에서 발생한다.[8, 9] 기술적으로 잘못된 문합술을 비롯하여 공여자 문맥과 수혜자 문맥 간의 구조 차이에 따른 꼬임, 긴장 등이 원인이며, jump graft를 사용하여 문합한 경우에도 혈전이 잘 발생한다. 간기능 이상, 복수, 정맥류 출

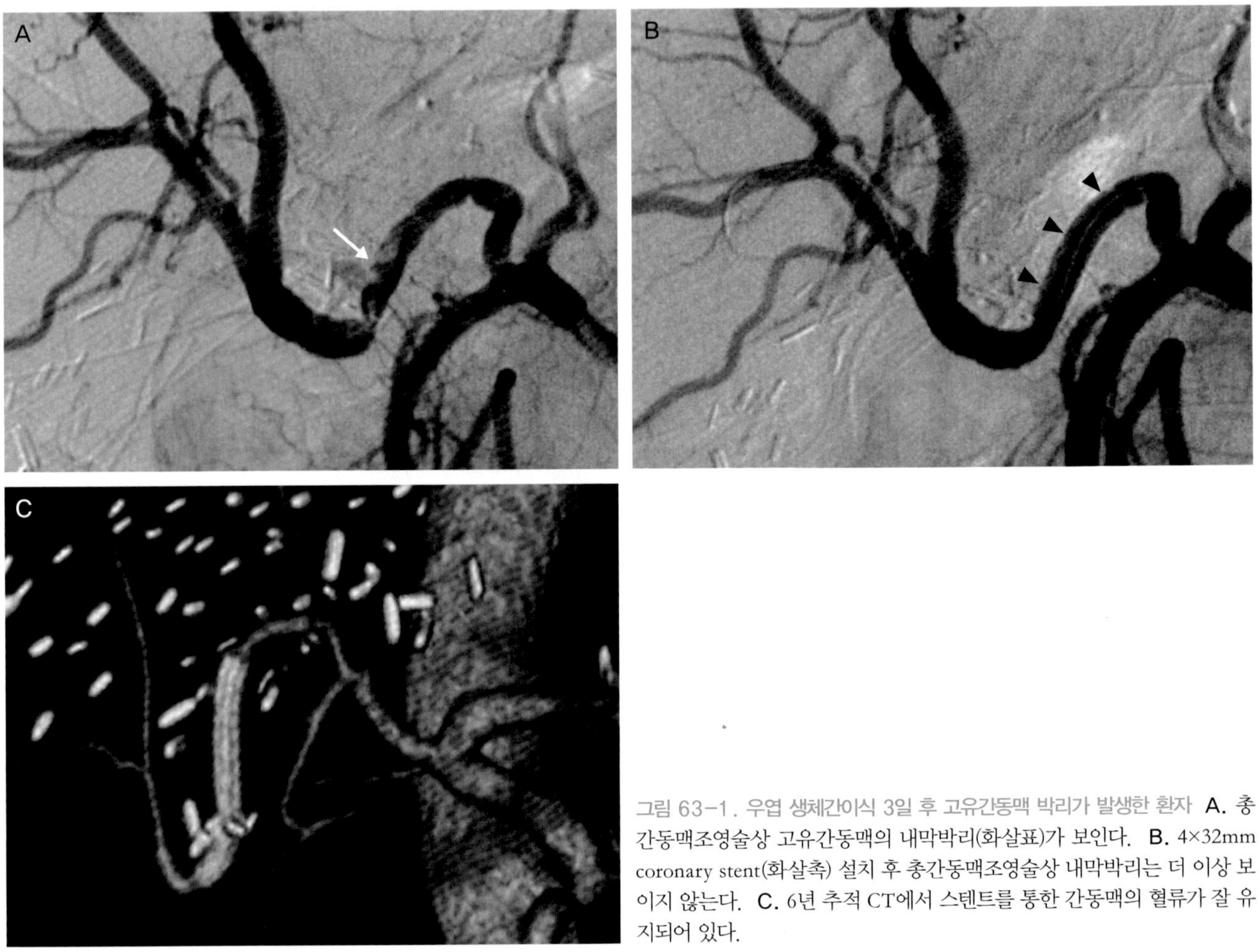

그림 63-1. 우엽 생체간이식 3일 후 고유간동맥 박리가 발생한 환자 A. 총간동맥조영술상 고유간동맥의 내막박리(화살표)가 보인다. B. 4×32mm coronary stent(화살촉) 설치 후 총간동맥조영술상 내막박리는 더 이상 보이지 않는다. C. 6년 추적 CT에서 스텐트를 통한 간동맥의 혈류가 잘 유지되어 있다.

혈 등이 주요증상이다. 도플러초음파상 협착 전후에서 문맥혈류가 3배 이상 차이가 있고 focal color aliasing이 있는 경우, 문맥압이 협착 전후에서 5mmHg 이상 차이가 나는 경우에 의미 있는 협착으로 판정한다.[9-11]

시술은 국소마취 후 초음파 또는 투시유도하에 21G 천자 바늘로 경피경간 경로를 통해 간내 문맥을 천자하여 6~7Fr sheath를 삽입한 후 다양한 카테터를 이용하여 문맥협착 부위를 통과하여 상장간막정맥*superior mesenteric vein*으로 진입한 후 문맥협착 또는 폐쇄*portal vein occlusion* 부위를 확인한다. 내경정맥을 통한 TIPS 경로를 이용하여 문맥으로 접근할 수도 있다. 협착 부위가 확인되면 정상 문맥 직경과 유사하거나 10% 내외 큰 직경의 풍선성형술 또는 스텐트설치술을 시행한다. 일반적으로 풍선성형술이 선호되지만 재발률이 29~50%로 높고, 간이식 조기에 문맥문합부 파열 가능성이 있다는 단점이 있다.[9, 12, 13] 스텐트설치술은 풍선성형술에 반응이 없거나 재발한 경우에 시행되지만, 간이식 후 조기에 발생한 협착이거나 원인이 꼬임, 긴장, 외부 압박 등인 경우에는 풍선성형술의 효과가 거의 없기 때문에 일차적으로 스텐트설치술을 고려한다. 시술이 종료된 후 경피경간경로는 코일, histoacryl 등으로 색전한다. 문맥 스텐트의 개통률은 우수하며 46개월간의 추적기간 동안 100%로 보고된 바 있다.[12] 서울아산병원의 경험에서는 31명의 경피경간 스텐트삽입술 후 평균 80개월의 추적검사상 12.9%에서 재협착이 발생하였다(그림 63-2). 다량의 혈전이 동반된 문맥폐쇄의 경우에는 혈전의 제거가 우선 시행되어야 한다. 혈전용해술을 시행하여 성공적으로 치료된 보고도 있지만 이식 후 조기에 시행하는 경우 출혈 위험을 고려하여야 하며 수술적 치료를 시행하는 것이 더 안전하고 효과적일 수 있다.[14]

(2) 소아 간이식 후 문맥협착 및 폐쇄

소아 간이식 환자에서는 문맥의 직경이 성인에 비하여 가늘고, 혈류 감소의 원인이 일반적인 문합부 협착 이외에 문맥의 꼬임에 의해 발생하는 경우도 드물지 않다. 풍선성

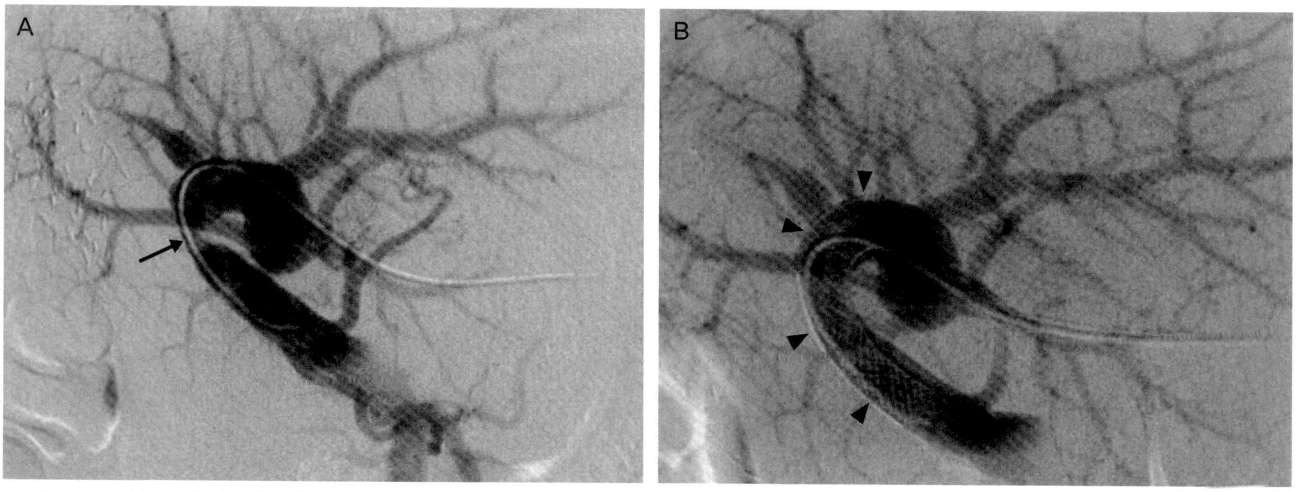

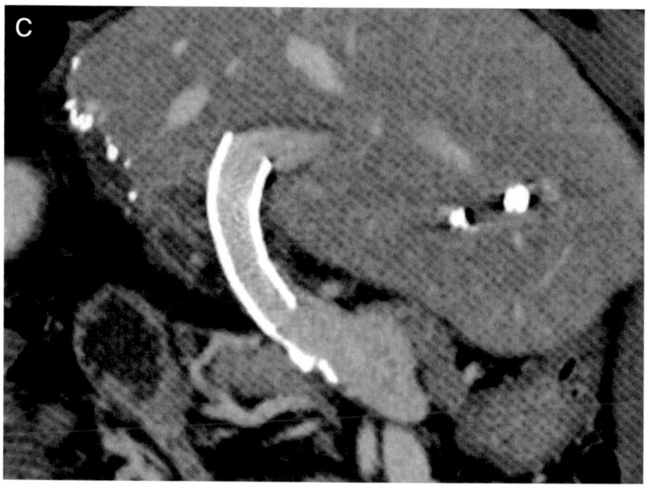

그림 63-2. 좌엽 생체간이식 18개월 후 발생한 문맥협착 환자 A. 경피경간 문맥조영술상 문맥문합부 협착(화살표)이 보인다. 협착 전후 압력차이는 20mmHg였다. B. 풍선성형술 후 12×50mm 자가팽창형 스텐트(화살촉)를 설치한 후 협착은 소실되었다. 시술 후 협착 전후 압력차이는 3mmHg로 호전되었다. C. 7년 추적 CT에서 스텐트를 통한 문맥혈류가 잘 유지되어 있다.

형술은 고식적 방법으로 시행할 수 있지만 심한 탄성반동 *elastic recoil*이 있거나 꼬임이 원인인 경우에는 풍선성형술만으로는 해결할 수 없으므로 스텐트설치술 또는 수술적 치료를 고려해야 한다. 소아에서는 좌엽 또는 좌외측구역*lateral segment*을 이식하는 경우가 많은데 스텐트를 설치하는 경우 문맥이 전후방향으로 위치하기 때문에 c-arm을 사선방향으로 위치시킨 상태로 시행하는 것이 유용하다. 소아에서도 스텐트의 개통성은 우수하지만 소아의 기대여명이 성인에 비하여 매우 길고, 향후 소아가 성장함에 따라 직경이 증가한 문맥에 비하여 기존에 설치한 스텐트가 기능적인 협착 부위로 작용할 가능성이 있기 때문에 스텐트 설치는 신중히 결정하여야 한다. 기능적 협착이 발생하였을 때를 대비하여 풍선확장형 스텐트를 설치한 후 추가적인 풍선성형술을 시행하기도 한다.[15] 의도적으로 정상 문맥 직경보다 큰 8~10mm 직경의 자가팽창형 스텐트를 설치한 후 정상 문맥과 유사한 직경의 풍선성형술을 시행하는 방법도 유용하지만, 풍선성형술 도중 스텐트의 waist deformity를 없애기 위해 과도하게 풍선을 팽창하다가 문맥이 파열될 수도 있다. 이전 보고에 의하면 스텐트를 삽입한 14명의 소아 환자들에서 평균 24±16개월 추적검사상 기능적 협착은 발생하지 않았다.[16]

(3) 간이식 도중의 잔여 문맥협착 및 문맥전신순환측부혈류

문맥 개통률은 수혜자 문맥과 이식간 문맥을 단단문합 *end-to-end anastomosis*하는 것이 가장 예후가 좋기 때문에 주간문맥의 직경이 가늘거나 만성 문맥혈전이 동반된 경우라 하더라도 문맥의 patch venoplasty, 혈전제거술 등을 시

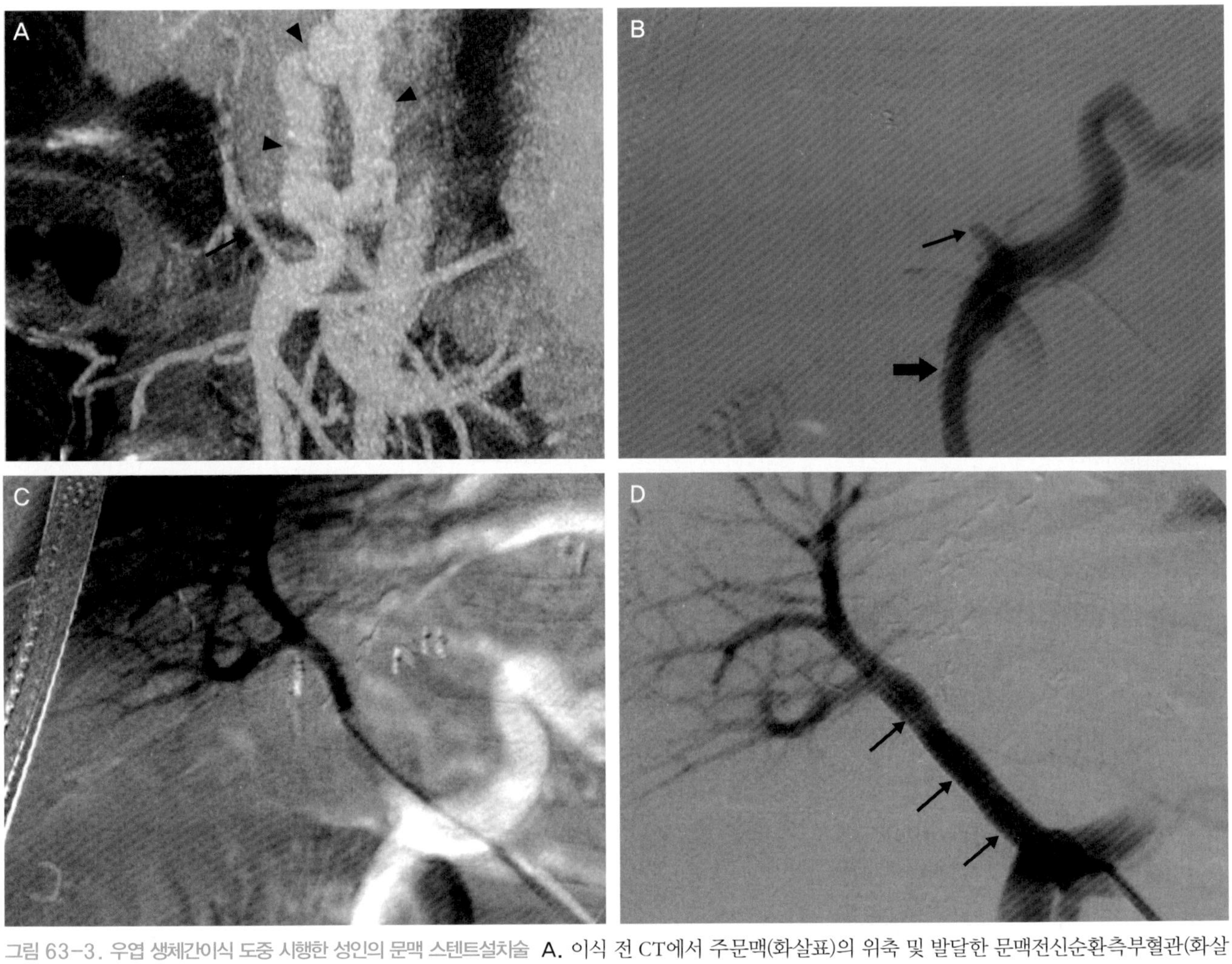

그림 63-3. 우엽 생체간이식 도중 시행한 성인의 문맥 스텐트설치술 A. 이식 전 CT에서 주문맥(화살표)의 위축 및 발달한 문맥전신순환측부혈관(화살촉)들이 보인다. B. 문맥혈전 제거 및 문맥의 단단문합*end-to-end anastomosis* 후 시행한 상장간막정맥(굵은 화살표)을 통한 조영술상 주문맥의 입구(가는 화살표)만 보이고 문맥혈류는 전혀 보이지 않는다. C. 문맥문합부 인근에서 시행한 문맥조영술에서는 이식간의 문맥에 혈전이 발생하지 않았다. D. 10×60mm 자가팽창형 스텐트(화살표)를 주문맥에 설치한 후 문맥혈류가 회복되었다.

행한 후 단단문합을 시행하는 것을 선호한다. 그러나 이러한 문맥문합 후 문맥 근위부에 잔여 협착이나 혈전이 존재할 수 있다. 또한 간경화에 동반된 다양한 문맥전신순환측부혈관*portosystemic collateral*들을 간이식 도중 모두 결찰하기는 어려우며, 잔여 측부혈관들을 통한 문맥혈류의 유출은 기능적 문맥협착을 유발할 수 있다. 따라서 간이식수술 도중 문맥문합 후 문맥조영술은 이러한 잔여 협착, 혈전, 측부혈관 유무를 확인할 수 있는 유용한 방법이며, 비정상 소견이 보이는 경우 추가로 수술적 또는 혈관내 치료로 해결할 수 있다.[17]

수술 도중의 문맥조영술은 18G 천자바늘로 하장간막정맥*inferior mesenteric vein* 또는 상장간막정맥 분지를 천자한 후 sheath를 삽입하고 다양한 카테터를 이용하여 상장간막정맥 또는 비장정맥*splenic vein*으로 진입하여 조영술을 시행한다. 잔여 협착이 존재하는 경우 풍선성형술 또는 스텐트설치술을 시행한다(그림 63-3). 스텐트를 설치할 경우 문맥문합부 이하부터 상장간막정맥과 비장정맥 합류부까지 설치하여야 추후 재이식을 시행할 때 곤란하지 않게 된다. 발달된 잔여 측부혈관이 남아 있는 경우에는 추가로 결찰하거나 색전술을 시행할 수 있다.[18] 코일색전술이 안전하고 확실한 방법이지만 CT 등을 시행할 때 심한 영상왜곡이 발생한다는 것이 단점이다. 서울아산병원에서는 162예의 스텐트설치술 후 3예의 합병증(2 acute stent thrombosis, 1 stent misplacement)과 147명의 평균 4.5±7.2년 추적기간 동안 5예(3.4%)의 스텐트 협착을 경험하였다.

3. 간정맥*Hepatic vein*

사체간이식에서는 매우 드물지만 생체간이식에서는 간정맥 문합이 필수적이기 때문에 간정맥 협착, 폐쇄가 드물지 않게 발생한다. 또한 변형우엽 생체간이식 후에는 segment 5, 8 부위 간정맥이 중간정맥*middle hepatic vein*으로 유입되는 과정에서 협착, 폐쇄가 드물지 않다. 간이식 후 초기에는 잘못된 문합, 공여자-수혜자 간 정맥 직경의 불일치, 정맥의 꼬임, 이식간의 부종 등이 원인이며, 후기에는 문합부의 섬유화, 내막증식, 이식간 증식에 의한 외인성 압박 등이 원인이 된다. 임상증상은 복수, 흉수, 간기능 수치의 변화 등 다양하게 나타나며, 초음파상 triphasic waveform의 소실, CT상 간정맥의 조영증강 소실, 간실질의 저음영 등이 보이면 간정맥협착으로 진단할 수 있고, 협착 전후의 압력차이가 5~10mmHg 이상이면 유의한 협착이 있다고 판정할 수 있다.[19]

1개의 간정맥 문합을 시행한 환자에서는 즉시 치료하여야 이식간의 기능을 유지할 수 있지만, 여러 간정맥 중 일부에서만 협착이 발생하였을 때에는 간내 측부혈류를 통해 간정맥이 연결될 수 있으므로 즉시 치료해야 하는 것은 아니다. 스텐트설치술의 경우 측정된 직경보다 비교적 큰 직경(20% 내외)의 것을 설치하여야 스텐트의 이동으로 인한 합병증을 방지할 수 있다(그림 63-4). Egawa 등은 5명의 간정맥 문합부 협착을 풍선성형술로 치료하여 3~7개월 추적검

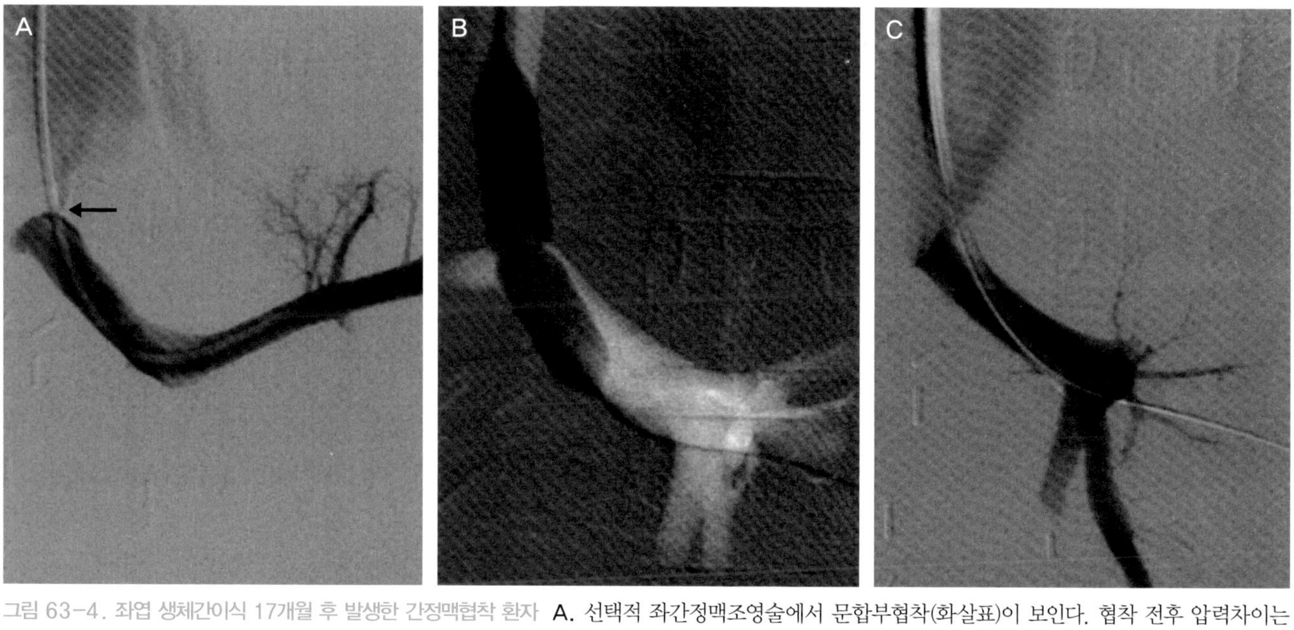

그림 63-4. 좌엽 생체간이식 17개월 후 발생한 간정맥협착 환자 **A.** 선택적 좌간정맥조영술에서 문합부협착(화살표)이 보인다. 협착 전후 압력차이는 27mmHg였다. **B, C.** 직경 10mm 풍선성형술을 시행한 후(B) 간정맥혈류가 호전되었다(C). 협착 전후 압력차이는 2mmHg로 감소하였다.

사상 모두 개통성이 유지되었다고 보고하였지만,[20] Ko 등, Huang 등은 각각 5예, 7예의 풍선성형술 후 각각 3예, 4예에서 재발하였다고 보고하였다.[19, 21] 풍선성형술에 반응하지 않는 경우, 풍선성형술 후 재협착, 수술 초기에 발생하여 문합부의 파열 위험이 있는 경우, 협착 원인이 정맥의 꼬임, 이식간 부종, 증식 등에 의한 외인성 압박 등인 경우에는 스텐트설치술을 시행한다. Ko 등은 간이식 후 4주 이내에 발생한 170개 간정맥문합부 협착을 스텐트설치술로 치료하여 기술 성공률 97.6%, 임상 성공률 89.1%, 스텐트의 이동, 잘못된 설치 등 주요 합병증 4.6%, 1, 3, 5년 일차 개통률 82.3%, 75.0%, 72.4%를 보고하였다.[22]

4. 하대정맥*Inferior vena cava; IVC*

IVC 협착 시에는 복수, 흉수, 간기능 수치의 변화, 하지 부종 등의 증상이 나타난다. 풍선성형술이 일차적 치료방법이며 이 치료에 실패한 경우 스텐트설치술을 시행한다. 스텐트설치술 시에는 스텐트의 이동, 우심방 돌출로 인한 부정맥 또는 우심방 파열, 스텐트 팽창으로 인한 간정맥 꼬임 등 간정맥혈류 이상 발생 가능성에 유의해야 한다. Zajko 등은 6예의 풍선성형술 후 전 예에서 임상적으로 호전되었지만 50%의 재협착률을 보고하였다.[23] 다른 보고에서는 14예의 IVC 스텐트설치술 후 4예에서 간정맥의 혈류 이상이 발생하여 풍선성형술 또는 스텐트설치술이 필요했으며, 평균 58±49개월 추적검사상 전 예에서 IVC 및 간정맥의 개통성이 유지되었다.[24]

Ⅱ 간이식 후 출혈

간이식 후 발생하는 출혈은 간엽절제술 등 일반 수술 후에 발생하는 동맥출혈과 크게 다르지 않지만 정맥출혈 또는 간이식 후 시행한 경피적 시술 합병증에 의한 출혈도 드물지 않게 발생한다. 생체 간이식 후 혈관조영술로 확인된 출혈의 53%는 혈관문합부 출혈 등 간이식 자체에 의한 출혈이었으나 40%는 배액관 삽입 등 경피적 시술과 관련된 출혈이었다.[25] 1,039명의 사체간이식 후 출혈 분석에서는 94명(9%)에서 수술 후 1~21일(평균 6일) 사이에 출혈이 발생했으며 치료법으로 혈관내 색전술 39%, 수술적 결찰 46%, 두 방법의 복합을 15%에서 시행하였다.[26] 혈관조영술상 자주 발견되며 안전한 색전술이 가능한 출혈 부위는 우측 횡격막동맥, 복벽동맥*epigastric artery*, 늑간동맥*intercostal artery* 등이며, 주로 수술적 치료가 필요한 출혈 부위는 간동맥, IVC, 문맥문합부, 간 절제부 등이었다.[25, 26]

간동맥문합부에서의 출혈, 가성동맥류*pseudoaneurysm* 등에는 코일, 트롬빈 등을 이용한 색전술, 피복형스텐트설치술*covered stent placement* 등 경피적 치료를 시도할 수 있지만 간혈류의 유지가 이식간 생존에 필수적이므로 매우 신중하게 시행해야 한다.[27–29] 간내 간동맥 출혈의 색전술 시에는 굴곡이 심한 간동맥문합부를 통과할 때 혈관박리 등 손상이 발생할 가능성을 유의하여야 한다. 출혈 부위 전후의 간동맥 분지를 색전하여야 측부혈류에 의한 지속적인 출혈을 방지할 수 있고, 이 경우에도 초선택적 색전술을 시행하여야 간동맥혈류 감소로 인한 합병증을 예방할 수 있다. 이전 보고에 따르면 경피경간 시술 후 발생한 간내 간동맥의 출혈은 거의 대부분 색전술로 치료할 수 있었지만 간외 간동맥과 관련된 출혈 14예 중 기술 성공률은 36%였다.[25] 종종 복벽 절개부 또는 수술 시 삽입했던 배액관 부위에서 출혈이 발생한다. 이 경우 복벽동맥, 장골회선동맥*circumflex iliac artery*을 확인하면 출혈을 확인할 수 있지만, 이들에서 출혈 부위가 발견되지 않는다면 늑간동맥 또는 허리동맥*lumbar artery* 등을 확인할 필요가 있다.

Ⅲ Splenic artery steal syndrome

Splenic artery steal syndrome은 간동맥의 협착 또는 폐쇄가 없는 상태에서 복강동맥의 혈류가 비장동맥으로 주로 유입되어 상대적으로 간동맥혈류가 감소하여 간기능부전, 담즙정체 등이 발생하는 경우를 말한다.[30] 이를 방지하기 위하여 간이식술 도중 비장절제술, 비장동맥결찰술 등을 시행할 수 있으며, 혈관내 치료로서 비장동맥과 더불어 위십이지장동맥*gastroduodenal artery*, 우위동맥*right gastric artery* 등 간동맥 이외의 혈관들에 대한 색전술을 통해 효과적으로 간동맥혈류를 증가시킬 수 있다.[30–32]

Ⅳ 경정맥경유간생검*Transjugular liver biopsy*

Transjugular liver biopsy는 내경정맥을 통해 우심방을

경유하여 간정맥에서 간조직을 생검하는 방법으로서 hepatic capsule의 손상 없이 간조직을 얻을 수 있다. 심한 복수, 출혈 소인 등으로 인하여 고식적인 초음파유도 경피적 간생검이 곤란한 경우 유용할 수 있지만 간내 국소병변을 목표로 생검할 수는 없으므로 간경화, 이식 후 거부반응, 간염의 재발 등 미만성 간질환의 조직학적 진단 시에 시행한다.[33] 자세한 시술방법은 제51장에 기술되어 있다. 생체 간이식 환자에서 transjugular liver biopsy(67명, 111건)와 초음파유도하 경피경간생검술(51명, 95건)의 후향 비교연구에서 기술 성공률이 각각 99.1%, 100%로서 유의한 차이가 없었고, 조직학적 진단적합성이 각각 97.3%, 100%, 시술 합병증이 각각 1.8%, 5.3%로 유의한 차이가 없었다.[34] 그러나 전자의 경우에는 복수, 응고장애, 혈소판감소증 등을 동반한 환자의 비율이 높았다는 점을 고려하면 transjugular liver biopsy가 매우 유용하다고 할 수 있다.

V 비혈관계 인터벤션

1. 담도협착*Biliary stricture*

담도협착*biliary stricture* 또는 담즙누출*bile leakage*은 간이식 후 발생하는 주요 합병증이며 발생빈도는 사체간이식 후 5～15%, 우엽을 이용한 생체간이식 후 20～34%이다.[35, 36] 생체간이식에서는 문합하여야 할 이식간의 간외 담도가 가늘고 짧기 때문에 담도협착 발생 시 간내 담도들이 분리된 협착도 드물지 않다. 문합부협착이 주된 형태이지만 그 외에 간동맥 허혈에 의한 non-anastomotic biliary stricture, biloma 등도 발생할 수 있다. 초음파, CT 등 비침습적 검사방법으로는 담도협착 진단이 힘들 수 있는데, 적지 않은 환자에서 담도확장 소견이 없기 때문이다.[37, 38] 따라서 진단을 위한 내시경 또는 경피경간 담도조영술이 필요한 경우가 드물지 않다.

내시경유도하 풍선성형술, 플라스틱 스텐트 설치술이 주된 치료방법이지만 위절제술을 받은 경우, 내시경유도하 담도협착 부위 통과가 실패한 경우, choledochojejunostomy를 받은 환자에서는 PTBD 후 풍선성형술 및 배액관유치술, 스텐트설치술 등을 시행한다(그림 63-5). 담도천자 후 담도협착 부위를 통과할 때 0.035in 유도철사와 4～5Fr 카테터를 사용하면 대부분 성공하지만 매우 어려운 경우에는 다음과 같은 방법을 시도한다. ① microwire 사용, ② 내시경과 경피경간 경로를 동시에 이용한 snare method를 사용, ③ magnetic compression 기법 사용, ④ 문합폐쇄 부위에서 인위적인 천자 시도.[39, 40] 협착 부위를 통과한 후 풍선성형술을 시행하며 재협착을 방지하기 위하여 배액관을 거치한다. 다양한 직경의 배액관, 거치 기간에 따른 보고들이 있지만 일반적으로 굵은 직경의 배액관을 오랫동안 거치하는 것이 재협착을 방지하는 데 유리하며, 국내에서는 12～14F 배액관을 6개월 내외의 기간 동안 유지하는 방법을 주로 사용하고 있다.[41-43] Zajko 등은 56명의 경험에서 89%의 성공률과 각각 73%, 66%의 2, 6년 개통률을 보고하였다.[44] 83명의 choledochojejunostomy 문합부 협착에 대하여 풍선성형술과 12～14F 배액관거치술을 시행한 연구는 임상 성공률 98%, 배액관 제거율 94%, 평균 36±26개월 추적상 15%의 재발률을 보고하였다.[42] Non-anastomotic biliary stricture는 간동맥 폐쇄, 거부반응, prolonged cold preservation time, cytomegalovirus 감염, 기저 질환이 primary sclerosing cholangitis인 경우 발생한다.[45, 46] 이 경우 수술적 치료는 재이식 외에는 없기 때문에 일차적으로 경피적 또는 내시경적 담도 풍선성형술을 시행한다.

배액관을 장기간 유지하여 저하된 삶의 질 문제를 해결하기 위하여 경피경간 경로로 담도협착 부위를 통과한 경우 다시 내시경적으로 치료하는 방법을 택하거나, 배액관보다 직경이 크고 제거가 가능한 covered stent placement를 시행할 수 있다. Peterson 등은 8명의 담도협착 환자에게 covered stent를 삽입한 후 사망한 1예를 제외한 7명에서 평균 5.6개월 후에 스텐트 제거가 가능하였다고 보고하였다.[47] 반면 생체간이식 후 발생한 담도문합부 협착 *anastomotic biliary stricture*을 covered stent(n=20)와 배액관거치술(n=39)로 치료한 비교 연구에서는 스텐트 이동이 발생한 1예를 제외한 모든 예에서 평균 14주 후 스텐트 제거가 가능하였고, 치료 기간은 스텐트 설치군, 배액관 거치군이 각각 평균 197±89일, 278±115일로 스텐트 설치군이 유의하게 짧았다(p=0.018). 반면 임상 성공률은 각각 70%, 95%로 배액관거치술군이 유의하게 우수하였으며(p=0.005), 스텐트 이동률은 24%(7/29)였다.[48]

경피경간 담도협착 치료의 중요 합병증은 배액술 후의 담도염과 동맥출혈이다. 담도염은 내과적 약물치료로 대부분 해결되지만 동맥출혈은 혈관색전술이 필요하다. 서울아산병원의 경험상 간이식 환자 498명에게 PTBD를 시행한 후

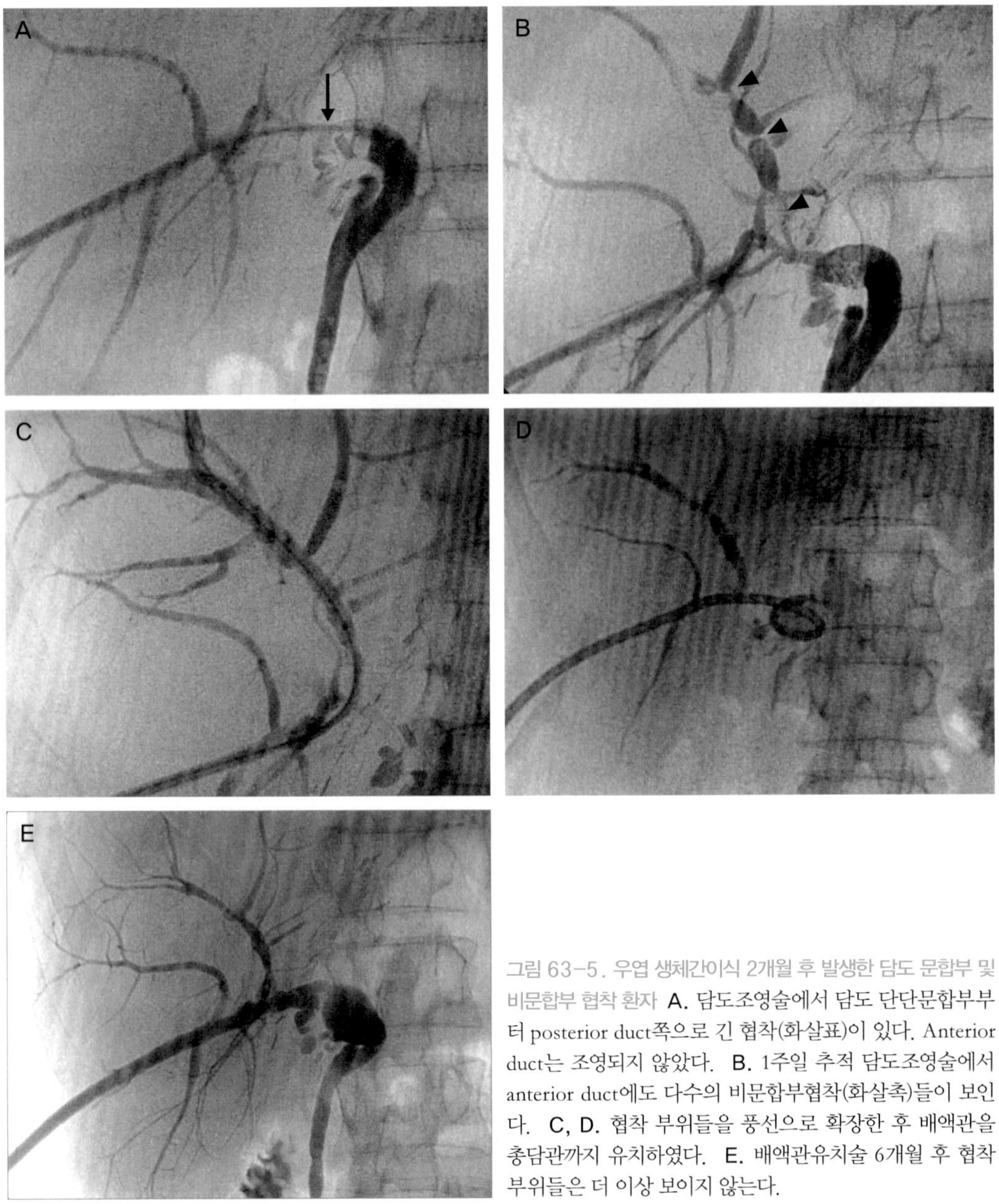

그림 63-5. 우엽 생체간이식 2개월 후 발생한 담도 문합부 및 비문합부 협착 환자 A. 담도조영술에서 담도 단단문합부부터 posterior duct쪽으로 긴 협착(화살표)이 있다. Anterior duct는 조영되지 않았다. B. 1주일 추적 담도조영술에서 anterior duct에도 다수의 비문합부협착(화살촉)들이 보인다. C, D. 협착 부위들을 풍선으로 확장한 후 배액관을 총담관까지 유치하였다. E. 배액관유치술 6개월 후 협착 부위들은 더 이상 보이지 않는다.

3.4%에서 동맥출혈이 발생하였다.

2. 담즙누출*Bile leakage*

담즙누출은 담도문합부, T-tube 진입부, 간 절제면 등에서 발생할 수 있다. 간 절제면의 담즙누출은 대부분 자연적으로 치유되지만 담도문합부의 담즙누출은 적극적 치료가 필요하다. 내시경적 치료가 일차 치료법이며 이에 실패한 경우 PTBD을 통한 담즙의 우회, 동반된 협착의 치료 등을 시행한다. 담도는 천자하기가 어렵지만, 투시 또는 초음파 유도하에 문맥 주변에서 천자를 시도하고 이후 배액관을 삽입한다. 담도문합부에서의 담즙누출은 문합부 협착이 동반되어 있거나 치유되면서 협착으로 진행되는 경우가 드물지 않다.[35, 49] 따라서 PTBD 후 담도문합 부위를 통과하여 배액관을 거치하면 협착을 방지하는 데 유용하다. 이전 보고에서는 문합부 담즙누출 환자 21명 중 12명(57%)에서 문합부 협착이 동반되었고 경피경간 치료의 기술, 임상 성공률이 각각 91.3%, 70.0%였다. 또한 평균 42개월간 추적이 가능했던 14명 중 43%에서 담도문합부가 재협착되었다.[49]

참고문헌

1. Tzakis A, Todo S, Starzl TE. Orthotopic liver transplantation with preservation of the inferior vena cava. Ann Surg 1989;210:649–652.
2. Saad WE. Management of hepatic artery steno-occlusive complications after liver transplantation. Tech Vasc Interv Radiol 2007;10:207–220.
3. Saad WE, Davies MG, Sahler L, et al. Hepatic artery stenosis in liver transplant recipients: primary treatment with percutaneous transluminal angioplasty. J Vasc Interv Radiol 2005;16:795–805.
4. Kodama Y, Sakuhara Y, Abo D, et al. Percutaneous transluminal angioplasty for hepatic artery stenosis after living donor liver transplantation. Liver Transpl 2006;12:465–469.
5. Ueno T, Jones G, Martin A, et al. Clinical outcomes from hepatic artery stenting in liver transplantation. Liver Transpl 2006;12:422–427.
6. Hamby BA, Ramirez DE, Loss GE, et al. Endovascular treatment of hepatic artery stenosis after liver transplantation. J Vasc Surg 2013;57:1067–1072.
7. Abdelaziz O, Hosny K, Amin A, et al. Endovascular management of early hepatic artery thrombosis after living donor liver transplantation. Transpl Int 2012;25:847–856.
8. Settmacher U, Nussler NC, Glanemann M, et al. Venous complications after orthotopic liver transplantation. Clin Transplant 2000;14:235–241.
9. Buell JF, Funaki B, Cronin DC, et al. Long-term venous complications after full-size and segmental pediatric liver transplantation. Ann Surg 2002;236:658–666.
10. Nghiem HV, Tran K, Winter TC, et al. Imaging of complications in liver transplantation. Radiographics 1996;16:825–840.
11. Raby N, Karani J, Thomas S, et al. Stenoses of vascular anastomoses after hepatic transplantation: treatment with balloon angioplasty. AJR Am J Roentgenol 1991;157:167–171.
12. Funaki B, Rosenblum JD, Leef JA, et al. Percutaneous treatment of portal venous stenosis in children and adolescents with segmental hepatic transplants: long-term results. Radiology 2000;215:147–151.
13. Shibata T, Itoh K, Kubo T, et al. Percutaneous transhepatic balloon dilation of portal venous stenosis in patients with living donor liver transplantation. Radiology 2005;235:1078–1083.
14. Bhattacharjya T, Olliff SP, Bhattacharjya S, et al. Percutaneous portal vein thrombolysis and endovascular stent for management of posttransplant portal venous conduit thrombosis. Transplantation 2000;69:2195–2198.
15. Cwikiel W, Solvig J, Schroder H. Stent recanalization of chronic portal vein occlusion in a child. Cardiovasc Intervent Radiol 2000;23:309–311.
16. Ko GY, Sung KB, Lee S, et al. Stent placement for the treatment of portal vein stenosis or occlusion in pediatric liver transplant recipients. J Vasc Interv Radiol 2007;18:1215–1221.
17. Moon DB, Lee SG, Kim KH, et al. The significance of complete interruption of large spontaneous portosystemic collaterals in adult living donor liver transplantation as a graft salvage procedure. Transpl Int 2008;21:698–700.
18. Kim JH, Ko GY, Sung KB, et al. Transvenous variceal embolization during or after living-donor liver transplantation to improve portal venous flow. J Vasc Interv Radiol 2009;20:1454–1459.
19. Ko GY, Sung KB, Yoon HK, et al. Endovascular treatment of hepatic venous outflow obstruction after living-donor liver transplantation. J Vasc Interv Radiol 2002;13:591–599.
20. Egawa H, Tanaka K, Uemoto S, et al. Relief of hepatic vein stenosis by balloon angioplasty after living-related donor liver transplantation. Clin Transplant 1993;7:306–311.
21. Huang TL, Chen TY, Tsang LL, et al. Hepatic venous stenosis in partial liver graft transplantation detected by color Doppler ultrasound before and after radiological interventional management. Transplant Proc 2004;36:2342–2343.
22. Ko GY, Sung KB, Yoon HK, et al. Early posttransplant hepatic venous outflow obstruction: Long-term efficacy of primary stent placement. Liver Transpl 2008;14:1505–1511.
23. Muraoka N, Uematsu H, Kinoshita K, et al. Covered coronary stent graft in the treatment of hepatic artery pseudoaneurysm after liver transplantation. J Vasc Interv Radiol 2005;16:300–302.
24. Lee JM, Ko GY, Sung KB, et al. Long-term efficacy of stent placement for treating inferior vena cava stenosis following liver transplantation. Liver Transpl 2010;16:513–519.
25. Kim JH, Ko GY, Yoon HK, et al. Causes of arterial bleeding after living donor liver transplantation and the results of transcatheter arterial embolization. Korean J Radiol 2004;5:164–170.
26. Jung SW, Jung JW, Hwang S, et al. Incidence and management of postoperative abdominal bleeding after liver transplantation. Transplant Proc 2012;44:765–768.
27. Madariaga J, Tzakis A, Zajko AB, et al. Hepatic artery pseudoaneurysm ligation after orthotopic liver transplantation--a report of 7 cases. Transplantation 1992;54:824–828.
28. Ozkan OS, Walser EM, Akinci D, et al. Guglielmi detachable coil erosion into the common bile duct after embolization of iatrogenic hepatic artery pseudoaneurysm. J Vasc Interv Radiol 2002;13:935–938.
29. Patel JV, Weston MJ, Kessel DO, et al. Hepatic artery pseudoaneurysm after liver transplantation: treatment with percutaneous thrombin injection. Transplantation 2003;75:1755–1757.
30. Uflacker R, Selby JB, Chavin K, et al. Transcatheter splenic artery occlusion for treatment of splenic artery steal syndrome after orthotopic liver transplantation. Cardiovasc Intervent Radiol 2002;25:300–306.
31. Manner M, Otto G, Senninger N, et al. Arterial steal: an unusual cause for hepatic hypoperfusion after liver trans-

plantation. Transpl Int 1991;4:122–124.
32. Kim JH, Kim KW, Gwon DI, et al. Effect of splenic artery embolization for splenic artery steal syndrome in liver transplant recipients: estimation at computed tomography based on changes in caliber of related arteries. Transplant Proc 2011;43:1790–1793.
33. Kalambokis G, Manousou P, Vibhakorn S, et al. Transjugular liver biopsy–indications, adequacy, quality of specimens, and complications–a systematic review. J Hepatol 2007;47:284–294.
34. Kim KR, Ko GY, Sung KB, et al. Transjugular liver biopsy in patients with living donor liver transplantation: comparison with percutaneous biopsy. Liver Transpl 2008;14:971–979.
35. Wadhawan M, Kumar A, Gupta S, et al. Post–transplant biliary complications: An analysis from a predominantly living donor liver transplant center. J Gastroenterol Hepatol 2013;28:1056–1060.
36. Icoz G, Kilic M, Zeytunlu M, et al. Biliary reconstructions and complications encountered in 50 consecutive right–lobe living donor liver transplantations. Liver Transpl 2003;9:575–580.
37. Schwarzenberg SJ, Sharp HL, Payne WD, et al. Biliary stricture in living–related donor liver transplantation: management with balloon dilation. Pediatr Transplant 2002;6:132–135.
38. Zemel G, Zajko AB, Skolnick ML, et al. The role of sonography and transhepatic cholangiography in the diagnosis of biliary complications after liver transplantation. AJR Am J Roentgenol 1988;151:943–946.
39. Yoon HM, Kim JH, Ko GY, et al. Alternative techniques for cannulation of biliary strictures resistant to the 0.035" system following living donor liver transplantation. Korean J Radiol 2012;13:189–194.
40. Jang SI, Kim JH, Won JY, et al. Magnetic compression anastomosis is useful in biliary anastomotic strictures after living donor liver transplantation. Gastrointest Endosc 2011;74:1040–1048.
41. Kim ES, Lee BJ, Won JY, et al. Percutaneous transhepatic biliary drainage may serve as a successful rescue procedure in failed cases of endoscopic therapy for a post–living donor liver transplantation biliary stricture. Gastrointest Endosc 2009;69:38–46.
42. Ko GY, Sung KB, Yoon HK, et al. Percutaneous transhepatic treatment of hepaticojejunal anastomotic biliary strictures after living donor liver transplantation. Liver Transpl 2008;14:1323–1332.
43. Gwon DI, Sung KB, Ko GY, et al. Dual catheter placement technique for treatment of biliary anastomotic strictures after liver transplantation. Liver Transpl 2011;17:159–166.
44. Zajko AB, Sheng R, Zetti GM, et al. Transhepatic balloon dilation of biliary strictures in liver transplant patients: a 10–year experience. J Vasc Interv Radiol 1995;6:79–83.
45. Sanada Y, Mizuta K, Urahashi T, et al. Co–occurrence of nonanastomotic biliary stricture and acute cellular rejection in liver transplant. Exp Clin Transplant 2012;10:176–179.
46. Gastaca M. Biliary complications after orthotopic liver transplantation: a review of incidence and risk factors. Transplant Proc 2012;44:1545–1549.
47. Petersen BD, Timmermans HA, Uchida BT, et al. Treatment of refractory benign biliary stenoses in liver transplant patients by placement and retrieval of a temporary stent–graft: work in progress. J Vasc Interv Radiol 2000;11:919–929.
48. Kim J, Ko GY, Sung KB, et al. Percutaneously placed covered retrievable stents for the treatment of biliary anastomotic strictures following living donor liver transplantation. Liver Transpl 2010;16:1410–1420.
49. Kim JH, Ko GY, Sung KB, et al. Bile leak following living donor liver transplantation: clinical efficacy of percutaneous transhepatic treatment. Liver Transpl 2008;14:1142–1149.

Chapter 64

혈관종 및 혈관기형의 인터벤션

도영수

혈관 이상*vascular anomaly*은 크게 혈관종, 선천성 혈관기형의 2가지 질환으로 분류한다. 이 두 질환은 조직학적, 병리학적 임상 양상이 근본적으로 다른 질환이므로 자세하게 이해할 필요가 있다.

혈관종은 내피세포에서 기원하는 혈관종양으로, 태어날 때 이미 크게 자란 형태로 관찰되는 선천성 혈관종*congenital hemangioma*과 생후 초기 수주 내에 관찰되는 유아기 혈관종*infantile hemangioma*으로 분류된다. 선천성 혈관종은 신생아가 태어났을 때 이미 다 자란 상태이므로 생후에 위축되는 속도에 따라서 rapidly involuting congenital hemangioma(RICH)와 noninvoluting congenital hemangioma(NICH)로 세분할 수 있다.[1]

선천성 혈관기형*congenital vascular malformations; CVM*은 혈관발달 과정에서 태생기 원시혈관들이 성숙한 혈관으로 발달하지 못하고 이들 원시혈관 요소들이 지속적으로 존재하여 관찰되는 병변으로 생각된다.[2] 선천성 혈관기형은 하나 또는 세 혈관계(동맥, 정맥, 림프)의 발달 장애로 하나의 dominant form(예: 정맥기형) 또는 mixed form으로 생길 수 있다. 선천성 혈관기형은 혈관종과 달리 저절로 퇴화하지 않고 환자들의 성장과 더불어 커지며 때로 외상, 사춘기 또는 임신과 같은 호르몬의 변화, 수술 등에 의하여 갑자기 커지기도 한다.[3] 혈관종과 선천성 혈관기형의 차이점은 〈표 64-1〉에 잘 기술되어 있다.

선천성 혈관기형의 용어와 분류에 대해 수십 년 동안 여러 가지 견해가 있어 왔고 명명한 사람의 이름에 따라 Parkes Weber, Klippel-Trenaunay, Maffuci 등 여러 증후군으로 불리었으나, 최근까지 1988년 International Society for the Study of Vascular Anomalies(ISSVA)에 서 제 시한 Hamburg 분류가 공인되어 사용되었으며, 지금은 그간의 연구로 축적된 면역조직학적 데이터를 반영한 개정된 ISSVA 분류(〈표 64-2〉)까지 나와 있다.[4] 선천성 혈관기형은 혈류역학적 관점에서 high-flow malformation과 low-flow malformation으로 분류되는데, 정맥기형과 림프기형은 low-flow type, 동정맥기형은 high-flow type으로 분류할 수 있다.

〈표 64-1〉 혈관종과 선천성 혈관기형의 분류

혈관종	선천성 혈관기형
종양	선천성 기형
30%는 태어날 때 가지고 있으며 나머지 70%는 생후 3개월 이내에 발생함.	발견되지 않더라도 90%가 태어날 때 가지고 있음.
여성 : 남성 비율 = 5:1	여성 : 남성 비율 = 1:1
내피세포의 증식이 있음.	내피세포 증식이 없음.
조직배양에서 자람.	조직배양에서 자라지 않음.
세포로 구성된 간질*stroma*이 있음. Mast cell이 증가되어 있음.	Mast cell이 없음.
7세까지 95%에서 스스로 퇴화함.	스스로 퇴화하지 않고 환자와 함께 자람.
대부분 치료가 필요 없음.	치료가 필요하기도 함.

(Mulliken, 1982)

〈표 64-2〉 개정된 혈관기형의 ISSVA 분류

혈관종	선천성 혈관기형
• Infantile hemangiomas • Congenital hemangiomas (RICH and NICH) • Tufted angioma (with or without Kasabach-Merritt syndrome) • Kaposiform hemangioendothelioma (with or without Kasabach-Merritt syndrome) • Spindle cell hemangioendothelioma • Other, rare hemangioendotheliomas (epithelioid, composite, retiform, polymorphous, Dabska tumor, lymphangioendotheliomatosis, etc.) • Dermatologic acquired vascular tumors (pyogenic granuloma, targetoid hemangioma, glomeruloid hemangioma, microvenular hemangioma, etc.)	Slow-flow vascular malformations • Capillary malformation (CM) Port-wine stain Telangiectasia Angiokeratoma • Venous malformation (VM) Common sporadic VM Bean syndrome Familial cutaneous and mucosal venous malformation (VMCM) Glomuvenous malformation (GVM)(glomangioma) Maffucci syndrome • Lymphatic malformation (LM) Fast-flow vascular malformations • Arterial malformation (AM) • Arteriovenous fistula (AVF) • Arteriovenous malformation (AVM) Complex-combined vascular malformations • CVM, CLM, LVM, CLVM, AVM-LM, CM-AVM

C: capillary, V: venous, L: lymphatic, AV: arteriovenous, M: malformation, RICH: rapidly involuting congenital hemangioma, NICH: noninvoluting congenital hemangioma.

I 혈관종의 진단과 치료

1. 임상소견

유아기 혈관종은 유아에서 관찰되는 혈관종양 중에서 그 빈도가 가장 높으며 3:1의 비율로 여아에서 더 많이 관찰된다. 목과 머리(60%)에서 가장 많이 관찰되고, 몸통(25%), 사지(15%) 순으로 호발한다. 유아기 혈관종은 생후에는 관찰되지 않다가(80%) 생후 수주가 지난 후 관찰되기 시작하여 특징적으로 초기 4~6개월 때로는 1년 동안 빠르게 커지다가 다양한 속도로 1~7년에 걸쳐 퇴화하는 것으로 알려져 있다(그림 64-1). 분화기에는 빠르게 분화하는 내피세포로 구성되고 소변에서 혈관형성 표지로 matrix metalloproteinases(MMPs)가 검출된다. 퇴화기에는 세포증식이 줄고 세포자멸이 증가하여 섬유지방조직으로 바뀐다. 종양이 퇴화하면 50% 이상의 환자에서 정상 피부로 회복된다.

유아기 혈관종에 비해 발생빈도가 아주 낮은 선천성 혈관종은 태어날 때 이미 다 자란 상태로 관찰되거나 때로는 자궁 내에 있을 때 발견되기도 한다. 전형적인 유아기 혈관

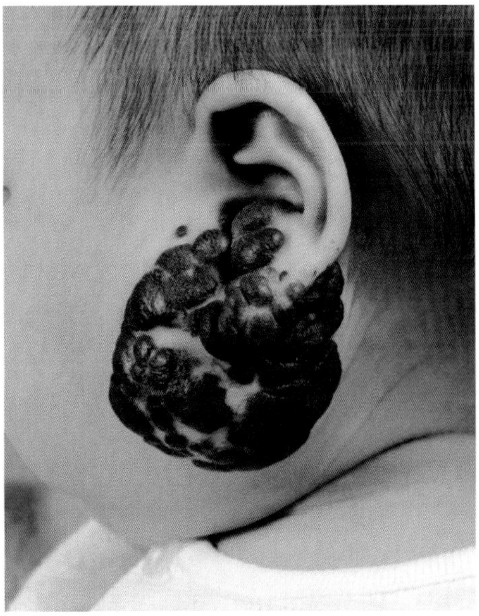

그림 64-1. 유아기 혈관종 1.5세 된 소아의 귀 주위에 딸기 모양의 붉은색 종양이 있다. 유아기 혈관종은 대부분 5세 이내에 퇴화한다.

종과 조직학적 · 생물학적 행동의 양상이 다르다. 생후에 더 이상 커지지 않으며 퇴화하는 속도에 따라 RICH, NICH로 구별한다. RICH의 경우 생후 수주 또는 수개월 내에 퇴화하며 동정맥기형과 비슷한 동정맥 shunting이 관찰되며 표면에 궤양을 잘 동반하고, 몸통과 사지에 더 호발한다. NICH는 소아의 성장에 비례하여 자라며, 퇴화하지 않는다는 것이 특징이다.[5] 유아기 혈관종의 조직이 GLUT1에 염색되는 반면 RICH, NICH는 염색되지 않는다.

2. 진단 및 치료

병력과 이학적 검사로 대부분 쉽게 진단할 수 있으며, 진단이 불확실하거나 다른 기형의 동반이 의심되지 않으면 MRI 등 영상검사를 하지 않는다. 다른 기형(cleft, ocular abnormality, cardiac defect)을 함께 동반한 유아기 혈관종의 경우 PHACE syndrome을 의심하고 MRI를 시행하여야 한다. 혈소판감소증 등 응고장애를 일으키는 kaposiform hemangioendothelioma 또는 tufted angioma와 감별하여야 한다.

약 60% 이상의 유아기 혈관종은 스스로 퇴화하며 미학상, 기능상 문제를 일으키지 않아 적극적인 치료가 필요 없으나, 20%의 혈관종은 6세 이상 지속되어 미학상 좋지 않은 결과를 초래하기도 하며 일부에서는 기능상 문제를 일으켜 레이저 광응고술*laser photocoagulation*, 내과적 치료, 수술, 다학제 간 치료 등이 필요한데, 적절한 치료 시기에 대하여는 아직 논란이 많다. 분화기에는 종양의 변화를 수시로 관찰하는 것이 중요하며 특히 기도, 눈꺼풀의 병변은 기능상 문제가 있으면 적극적으로 치료해야 한다. 표피상의 병변은 레이저치료에 잘 반응한다. 분화기 혈관종 중 중요 장기 침범, 기능상 또는 미학상 민감한 부위의 혈관종에 스테로이드가 첫 번째 치료제로 사용되어 왔으며 70~90%의 치료효과를 보인다. 최근 혈압강하제인 propranolol이 부작용이 적으며 기존 치료보다 치료효과가 더 낫다는 보고들이 있어 임상에서 많이 쓰이고 있다.[6]

RICH는 혈관조영술에서 크고 불규칙한 feeding artery를 가지고 동정맥루*arteriovenous fistula*, 동맥류*aneurysm*를 동반하며 불균일 parenchymal staining으로 관찰된다. 대부분 생후 수주 후부터 퇴화하기 시작하므로 궤양이 생기지 않도록 연고를 하루에 수차례 바르며 관찰한다. 빨리 퇴화하지 않는 경우 섬유육종*fibrosarcoma*, 횡문근육종*rhabdomyosarcoma*과 감별하기가 어려워 조기검사가 필요할 수 있다. 궤양이 생기면 감염되지 않도록 주의하며, 수술적 제거도 고려해야 한다. 궤양에서 출혈을 할 때에는 수술 전에 색전술을 하면 출혈을 줄여 환자에게 도움이 된다. NICH의 경우 RICH에 비해 아주 드물며 표면에 거친 모세혈관확장증*telangiectasia*을 가진 분홍 또는 보라색의 plaque-like 병변으로 보인다. NICH는 퇴화하지 않기 때문에 적절한 시기에 수술적으로 제거해야 한다.

Ⅱ 선천성 혈관기형의 진단과 치료

1. 동정맥기형*Arteriovenous malformations; AVM*

AVM은 정상적인 capillary bed가 없이 hypertrophied inflow artery, 다양한 형태의 arteriovenous shunting, dilated outflow vein으로 구성된다[7](그림 64-2). 태어날 때 아무 증상 없이 birthmark로 나타나 무증상으로 남기도 하지만 사춘기 성장, 임신 등의 호르몬 변화, 수술, 외상 등의 외부 자극에 의하여 화산 폭발과 같이 갑자기 커져 환자에게 심각한 문제를 일으키기도 한다.

(1) 임상소견

AVM은 우리 몸 어디에나 생길 수 있다. 박동하는 종괴,

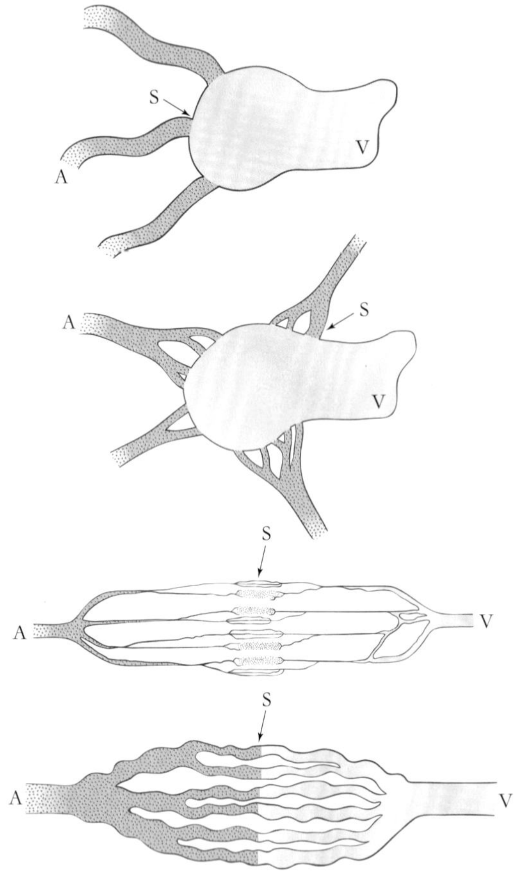

그림 64-2. 동정맥기형의 4가지 유형 Type I은 3개 미만의 arteriolar feeder와 하나의 dominant outflow vein으로 구성된다. Type II는 무수한 arteriolar feeder와 하나의 dominant outflow vein으로 구성된다. Type IIIa, b는 모두 무수한 arteriolar feeder와 수많은 draining vein으로 구성되며, type IIIa는 fistular tract가 확장하지 않으나 Type IIIb는 fistular가 확장된다. Type IIIb의 빈도수가 가장 높다.

통증이 가장 흔한 임상소견이며 피부 궤양, 심부전, 출혈, 다리 길이 차이 등의 심각한 임상소견을 보이기도 한다.[8] 특히 하지의 경우 동맥혈류가 shunt를 통하여 정맥으로 흘러 들어가면서 생기는 오랜 기간의 정맥성 고혈압*venous hypertension*으로 인하여 부종, 색소침착과잉이 관찰되고 심한 경우 정맥성 피부궤양이 발생한다. 또한 AVM으로 인한 shunt 때문에 원위부 동맥부전*distal arterial insufficiency*이 지속되면 괴저*gangrene*가 발생하기도 한다. 병변 부위에 대개 국소적인 고열*hyperthermia*이 있고, 떨림*thrill*과 잡음*bruit*이 들리는 것이 일반적인 AVM의 소견이다. AVM이 광범위하게 있거나 다발성으로 있는 경우, 혹은 shunt volume이 큰 경우 심부전이나 호흡곤란을 일으킬 수 있으며, 어린아이의 경우 뼈 성장을 자극하여 다리 길이 차이가 관찰되기도 한다. 약 18% 환자에서 주위 조직 침범이 관찰된다.

(2) 진단 및 영상소견

대부분 환자의 병력, 임상소견으로 진단이 가능하다. AVM의 범위, 주위 장기와의 관계, 뼈 침범 유무, 치료 정도 등을 확인하고 치료방법을 결정하는 데 다음과 같은 여러 검사들이 도움이 된다.[9] 단순 X선 사진은 AVM의 병변 자체를 보여줄 수는 없으나, 심부전이나 호흡곤란을 호소하는 AVM 환자에서 흉부 단순촬영 사진상 preload 증가에 의한 심비대나 폐동맥의 울혈이 관찰되기도 한다. 또한 단순 X선 사진은 뼈 길이 차이, 미란성 혹은 침윤성 골침범 같은 뼈 침범 유무를 평가하는 데 도움이 된다.[10] 도플러초음파 검사는 feeding artery, nidus, dilated draining vein을 자세히 보여 주며 치료 전후 평가에 좋은 비침습적 방법이다. 여러 개의 저에코 혹은 무에코를 보이는 혈관들이 구불구불하게 뭉쳐 있거나 덩어리처럼 보이면서 high peak systolic flow를 나타내며, 이완기 혈류속도 증가로 인해 RI값과 PI값 모두 감소하는 low impedance flow의 특징이 나타난다.[7-9] ^{99m}Tc-labeled RBC 동위원소 검사 역시 비침습적 방법으로 치료 전후 평가에 유용하다[9, 11](그림 64-3). 동위원소 검사는 특히 전신이 모두 촬영범위에 포함되기 때문에 신체 어딘가에 존재하는 또 다른 AVM 병변을 동시에 찾을 수 있으며, 예를 들어 어깨나 다리 혹은 팔과 다리의 AVM 병변을 동시에 치료받은 경우에도 효과를 한 번에 판정할 수 있어 유용하다. CT와 MRI는 AVM의 진단 및 치료 평가에 아주 중요하며 특히 주위 장기와의 관계를 평가하는 데 없어서는 안 되는 검사이다[8, 12](그림 64-4, 64-5). CT angiography상에서 AVM은 강하게 조영증강되는 1개 혹은 여러 개의 feeding artery들이 보이는 동시에, 인접한 draining vein들이 동맥과 거의 비슷한 정도의 강한 조영증강을 보이므로 동정맥 연결을 짐작할 수 있다. Feeding artery의 주행경로를 따라 flow related aneurysm이 보이기도 하며, 동측 근위부 정상 동맥의 직경도 굵어진 경우가 많다.[13] Feeding artery와 draining vein의 해부학적 연결을 자세히 파악하여, 혈류역학적 형태에 따라 nidus의 위치를 알 수도 있으나, 미만성 동정맥루 형태의 AVM 병변은 국소 병변 영역 전반적으로 강한 조영증강을 보이는 혈관의 집합체로만 보일 수 있다. 따라서 CT는 치료 전 계획을 수립할 때 AVM의 구성 혈관들에 대하여 가장 정확한 정보를 얻을 수 있고 3D 재구성이 가능하여 전체 모양을 볼 수 있는 중요한 검사이다.[13-15] MRI는 AVM을 구성하는 빠른 혈류속도의 혈관들을 T1, T2 강조영상에서 모두 무신호강도의 저

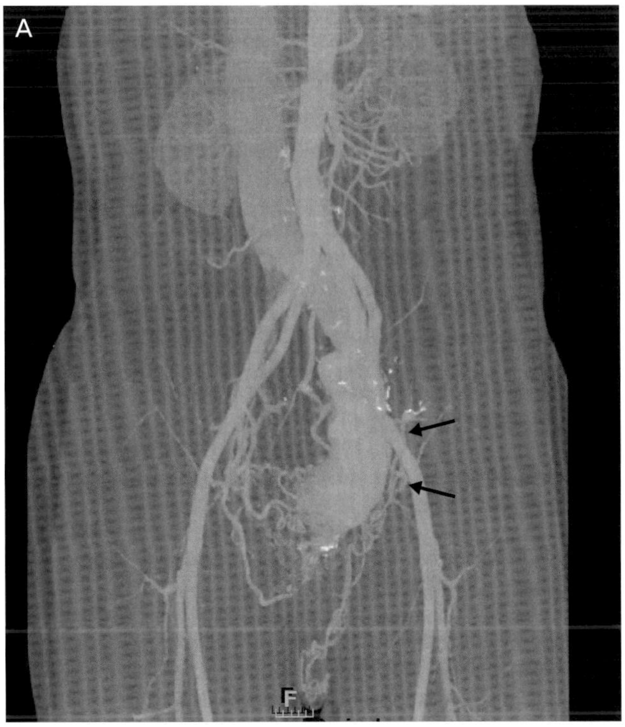

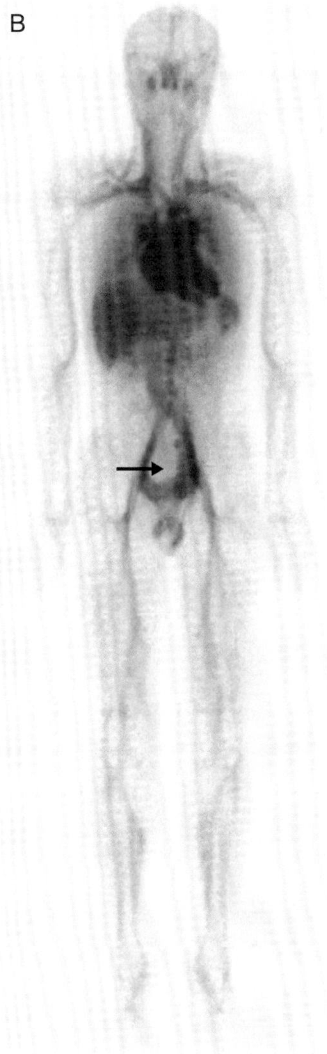

그림 64-3. 골반 통증을 주소로 내원한 27세 남자 환자 A. CT angiogram에서 왼쪽 골반강 내에 있는 AVM(화살표)이 잘 보인다. B. WBBPS(whole body blood pool scan)에서 골반강 내의 AVM(화살표)을 쉽게 진단할 수 있다. 치료 전후의 평가에 도움이 되는 검사이다.

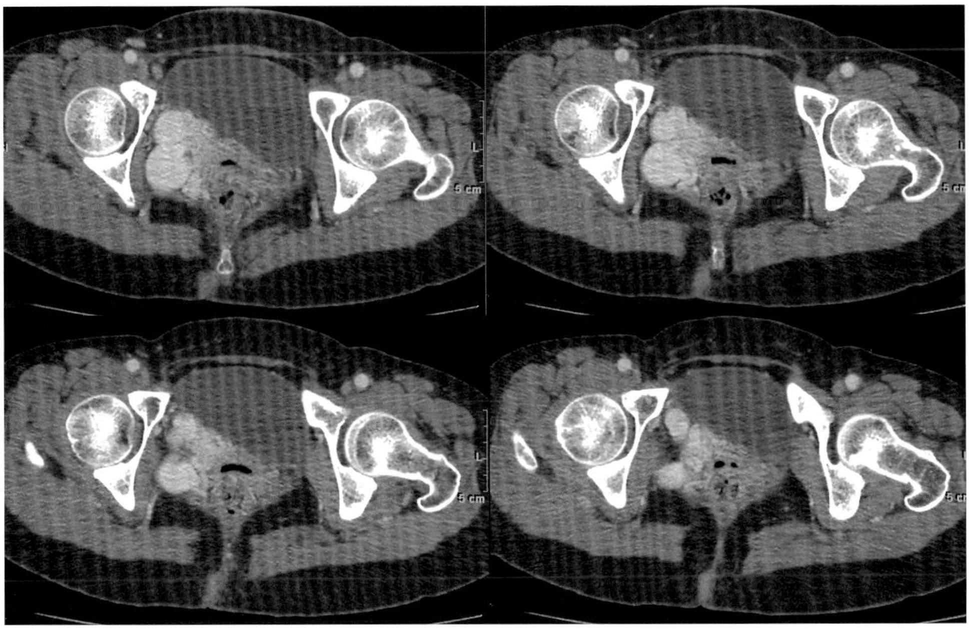

그림 64-4. 신체검사에서 우연히 발견된 골반 종괴를 주소로 내원한 35세 여자 환자 Axial CT image에서 우측 골반강 내 draining vein에 aneurysmal dilatation을 동반한 AVM이 보인다.

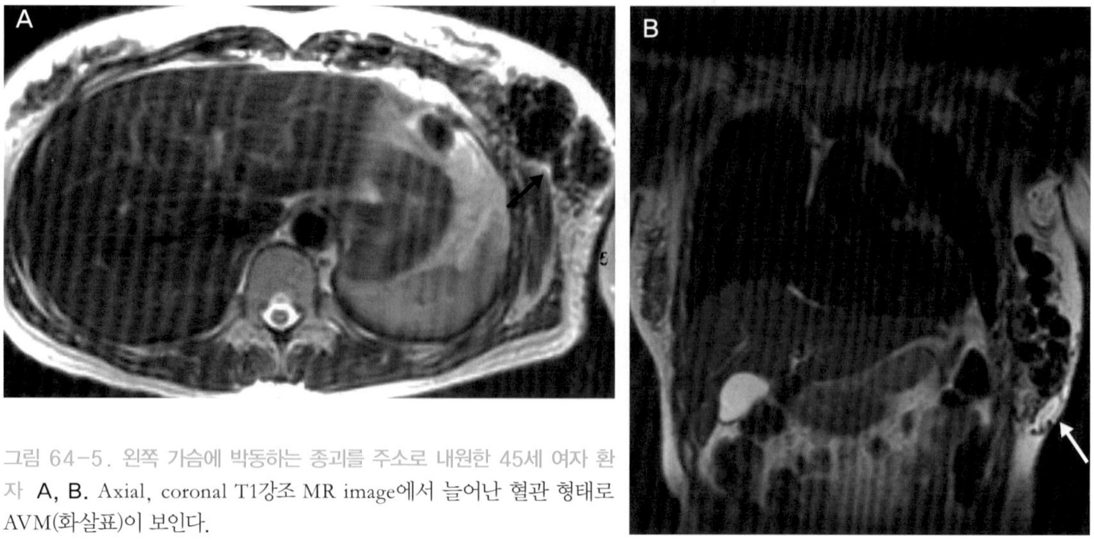

그림 64-5. 왼쪽 가슴에 박동하는 종괴를 주소로 내원한 45세 여자 환자 A, B. Axial, coronal T1강조 MR image에서 늘어난 혈관 형태로 AVM(화살표)이 보인다.

음영으로 보여 주며, 조영증강 MRI 혹은 MR angiography를 시행할 경우 CT와 마찬가지로 고신호강도로 조영증강된 AVM의 구성 혈관들을 보여 준다.[16, 17] Dynamic MRI상에서는 high flow malformation인 AVM의 mean artery-lesion enhancement time이 3.3초, 병변의 최대 조영증강 지속시간이 5.8초로 아주 짧아 low flow lesion과 쉽게 구분된다.[18] MRI는 연조직 해상도가 뛰어나므로 neurovascular bundle같이 AVM에 인접한 중요 조직을 주변 근육과 구별해서 볼 수 있고, 미란성 골 파괴가 있는 부분의 뼈 부종이나 골수의 부종들을 CT에 비해 자세히 볼 수 있다.[19] 또한 CT상으로 드물게 과혈관성 종양조직이 AVM과 유사한 소견을 보일 수 있는데, 이럴 때 MRI는 AVM과 과혈관성 종양조직을 분명하게 감별진단할 수 있는 검사이다(그림 64-4, 64-5).

혈관조영술은 진단 및 치료에 필수적이며 특히 AVM에서는 사실상 진단의 gold standard이지만 침습적인 검사이기 때문에, 최근에 비침습적 진단방법인 초음파, CT, MRI 등의 발전을 감안하여, 치료를 전제로 하였을 때 시행하는 것이 바람직하다. 특히 선택적 혈관조영술을 꼭 시행하여 치료할 때 정상 조직으로 가는 혈관을 손상시키지 않도록 주의하여야 한다. 혈관조영술에서 feeding artery는 굵고 굴곡이 심하며 때로 동맥류*aneurysm*들을 형성하기도 한다. Nidus는 다양한 형태의 arteriovenous fistula로 구성되어 조영증강으로 관찰되며, draining vein은 fistula를 통해 조기에 관찰되고, 다양한 크기로 굵어져 있다. Feeding artery로 조영제를 주입하여 촬영할 경우 draining vein이 동맥기

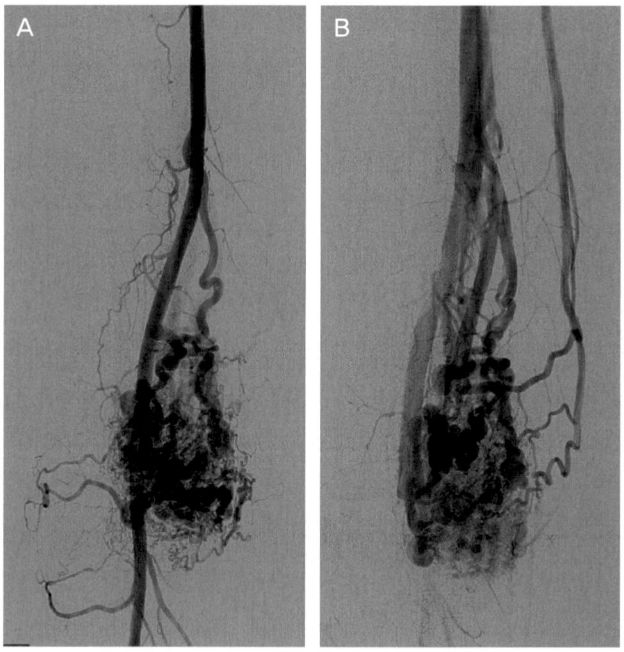

그림 64-6. 대퇴부 통증을 주소로 내원한 38세 여자 환자 A, B. 혈관조영술에서 feeding artery는 굵고 굴곡이 심하다. Nidus는 다양한 형태의 arteriovenous fistula로 구성되며, fistula를 통해 조기에 관찰된 draining vein이 동맥기에 같이 조영된다.

에 같이 조영되며, 동맥의 높은 압력으로 인해 심부정맥과 표재정맥이 모두 보이는 경우가 많다(그림 64-6). 혈관조영 사진에서 AVM 구성 혈관의 구조에 따라 4가지 형태로 분류할 수 있다(그림 64-2). 이 중 어디에 해당하는지에 따라서 치료 계획이나 예후가 달라질 수 있다. Type Ⅰ과 Ⅱ는 치료 결과가 type Ⅲ보다 우수하고 완치율도 높은 반면, Type Ⅲ부터는 완치에 대한 기대치가 많이 감소하게 된다.[7, 20]

(3) 치료

AVM은 과거 외과 의사들이 치료하였고 완전절제가 불가능하여 대부분 부분절제를 시행하였다. 부분절제술의 초기 성적은 좋았으나 추적 검사 중 재발하거나 수술 전보다 더 악화되는 경우가 대부분이었다. 최근 catheter delivery system, 색전물질의 발달로 색전술이 AVM의 일차 치료법으로 정착하게 되었다.[21-25] 색전술을 시행할 때 가능한 nidus에 접근하여 색전술을 시행하는 것이 치료의 원칙이며, proximal feeder를 막는 경우 측부혈관들의 발달로 AVM이 재발하거나 악화되는 경우가 많고, 도리어 다음 번 치료 때 병변 부위로 접근할 수 있는 경로만 희생되는 경우가 많다. 안전하게 색전술을 시행하려면 ① 자세한 선택적 혈관조영술을 시행하여 feeder, nidus, draining vein을 자세히 검사하고, ② 미세카테터*microcatheter*를 최대한 nidus 가까이에 삽입하여 색전술을 시행하거나 nidus를 바늘로 직접 천자하여 색전술을 시행하여야 하며, ③ 색전물질을 주입할 때 정상 혈관으로 역류되지 않도록 주의하여야 한다.

Gelfoam, polyvinyl alcohol(PVA) 같은 입자색전물질*particle embolic agent*은 처음 색전술 후 좋은 결과를 보일 수 있으나 수주 또는 수개월 후 재발하는 문제점이 있어 액체인 cyanoacrylate, ethanol이 주된 색전물질로 사용되고 있다. 이들을 AVM 치료에 사용하여 좋은 결과들이 보고되고 있고 일부 body AVM에 대해서는 nidus에 직접 주입하여 사용할 수 있다.[8] Cyanoacrylate는 액체 접착제로 피와 같은 이온성 매체*ionic medium*와 접촉하면 중합작용*polymerization*을 일으켜 고체물질로 바뀌며 색전효과를 나타내는 물질이다. Oily contrast(Lipiodol)와 함께 사용하여

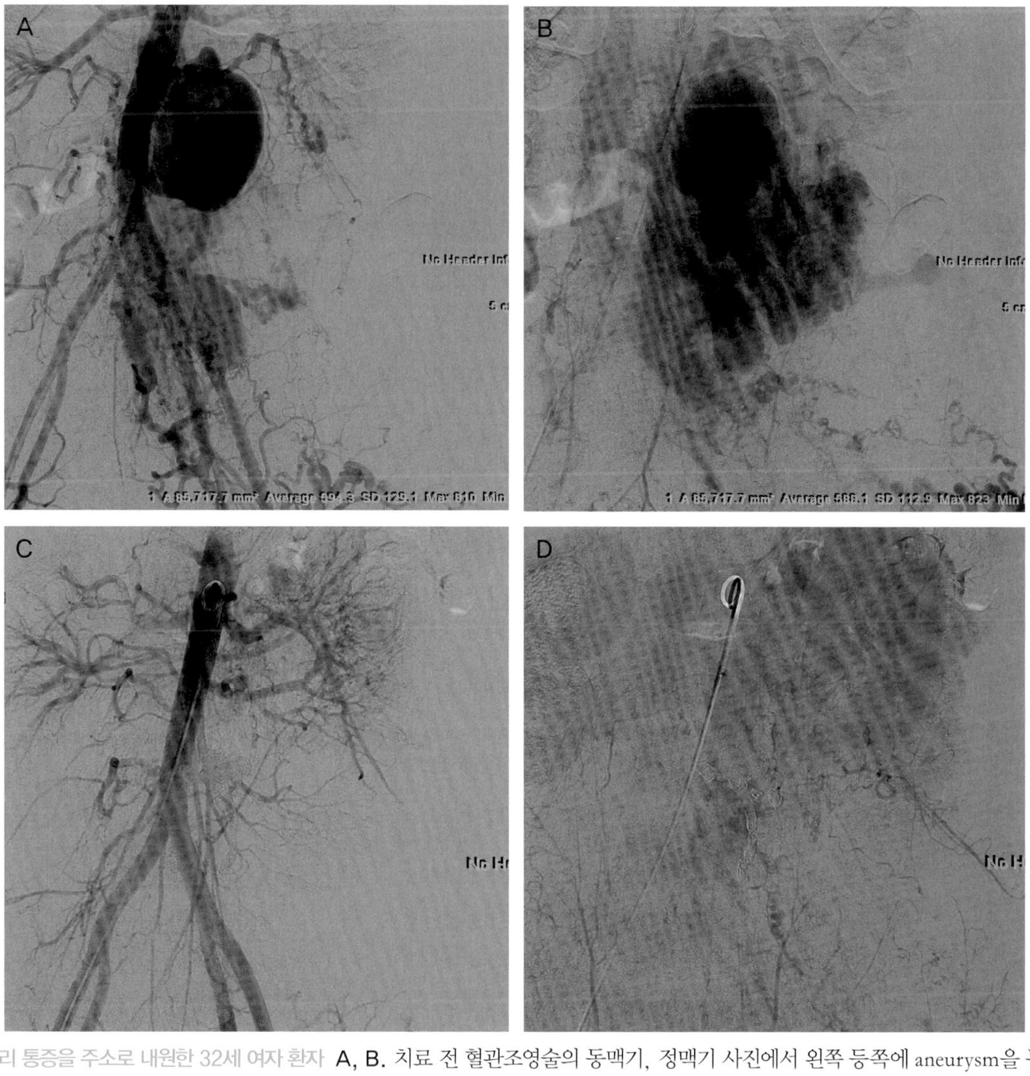

그림 64-7. 허리 통증을 주소로 내원한 32세 여자 환자 A, B. 치료 전 혈관조영술의 동맥기, 정맥기 사진에서 왼쪽 등쪽에 aneurysm을 동반한 AVM이 관찰된다. C, D. Ethanol을 사용한 7번의 색전술 후 시행한 마지막 혈관조영술에서 대부분의 AVM이 소실되었다.

고체화되는 속도를 조절하며 사용한다. White 등은 cyanoacrylate를 사용하여 AVM 환자 20명을 치료한 논문에서 상지 AVM 환자 11명의 경우 장기간 증세가 완화되었으나 하지 AVM 환자의 경우 9명 중 5명이 결국 다리 절단 수술을 받았다고 보고하였다.[22] Cyanoacrylate는 응고속도를 조절하기가 어렵고 조직 내에서 염증반응을 일으키며 일정 기간이 지나면 흡수되어 AVM이 재발할 수도 있다는 단점이 있다.[26, 27]

Ethanol은 혈관에 주입하면 혈액 단백질을 변성시키고, 혈관 내피세포를 탈수화하고, 내피세포의 원형질을 응고시키며, 내피세포를 벗겨 internal elastic lamina까지 파괴하는 기전으로 급성 혈전을 일으키는 강력한 액체 색전물질이다. Ethanol은 내피세포*endothelial cell*를 완전히 파괴하기 때문에 AVM을 완치할 수 있는 좋은 색전물질이나 정상 조직을 심하게 손상시킬 수 있다. 따라서 가능한 한 미세카테터를 사용한 superselective technique으로 nidus까지 근접하여 ethanol을 사용하여야 한다. Feeding artery의 굴곡이 심하거나, feeding artery를 과거 수술로 묶었거나, feeding artery가 너무 많아 각각을 선택하기가 아주 어려운 경우에는 nidus를 바늘로 직접 천자하여 ethanol을 사용하는 것이 정상 조직의 손상을 줄일 수 있는 방법이다.[8] 176명의 AVM 환자를 대상으로 ethanol을 사용하여 약 90%에서 증상이 호전되었으며 40%는 완치되었다는 보고가 있으나 피부괴사, 일시적인 신경손상 등의 부작용이 많다는 단점도 있다[28](그림 64-7). Ethanol은 혈관에 주입할 때 심한 통증을 유발하기 때문에 전신마취가 필요하고 ethanol이 폐동맥에 경련수축*spasm*을 초래하여 폐동맥고혈압을 일으키므로 많은 양의 ethanol을 사용할 때에는 Swan-Ganz catheter를 폐동맥에 삽입하여 폐동맥압을 감시해야 한다.[28] 코일을 사용할 때에는 feeding artery를 쓰면 안 되고 draining vein이 시작하는 곳을 바늘로 천자한 후 바늘 또는 카테터를 통하여 혈류가 느려질 때까지 가능한 한 많이 넣고 feeding artery 또는 천자한 바늘을 통하여 ethanol을 주사하여 색전 효과를 최대로 한다.[29]

2. 정맥기형*Venous malformations; VM*

VM은 혈관기형 중 가장 빈도가 높은 유형으로 일반적으로 부드럽고 푸르스름한 색이며 압박이 가능하다. 피부, 피하 조직에 많이 생기지만 근육, 장기, 관절 내, 중추신경에도 생기며 환자의 성장과 함께 서서히 커지는 것이 특징이다. 작은 정맥류처럼 보이는 병변에서부터 얼굴, 하지 전체를 침범하는 심한 병변까지 그 정도가 다양하다(그림 64-8). 환자는 주로 종괴, 통증, 피로감, 미용상의 문제로 병원을 방문한다. 통증은 venous hypertension 또는 혈전정맥염 *thrombophlebitis*으로 인하여 생기며, 얼굴의 VM은 종괴 때문에 비대칭형 얼굴을 만들어 외모에 심각한 문제를 일으킨다. 혀, 상기도를 침범할 경우 상기도의 갑작스런 폐쇄를 일으킬 수도 있다. 하지의 VM은 근육, 뼈 등을 침범하여 다리 길이 차이를 초래하기도 하며 관절을 침범한 경우 반복되는 출혈이 관절을 망가뜨려 조기에 퇴행성 관절염이 올 수 있다.

(1) 진단 및 영상소견

대부분 임상소견으로 진단이 가능하다. 단순 X선 사진에서는 1개 혹은 여러 개의 정맥석이나 미만성 비정상조직 석회화*dystrophic calcification*가 보일 수 있고, 종괴효과에 의한 주변 연조직의 fat plane 이동이 나타날 수 있다.[13] 도플러초음파 검사는 병변의 모양을 정확히 보는 데는 다소 제한이 있으며, 80% 이상에서 불균일한 중간에코 또는 저

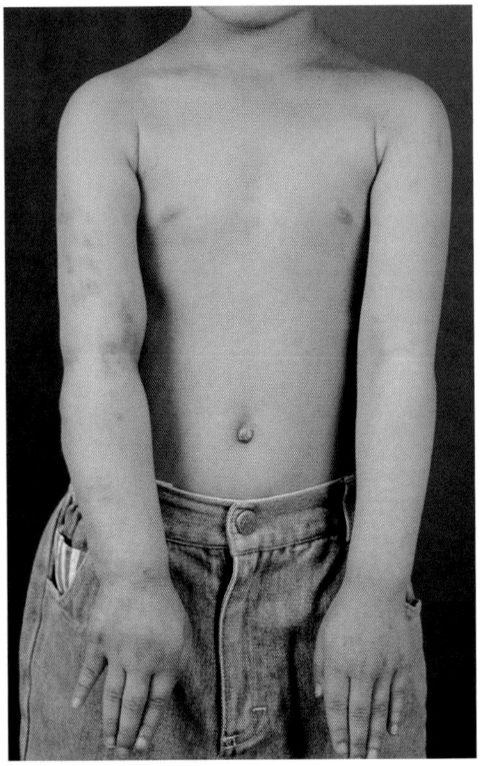

그림 64-8. 통증을 주소로 내원한 8세 남자 환자 사진에서 우측 팔 전신에 걸쳐 푸른색을 띤 VM이 보인다.

에코의 종괴로 보이고, 8~10%에서는 주변 조직과 비슷하거나 높은 에코를 보일 수 있다. 소수에서는 병변 내에서 monophasic 혹은 biphasic flow pattern을 보이는 무에코성 구불구불한 선상의 기형정맥을 직접 볼 수 있다.[30, 31] ^{99m}Tc-labeled RBC 동위원소 검사에서는 병변 부위의 동위원소 축적으로 인해 hotspot으로 나타나며, 그 정도와 범위를 측정하면 치료 전후 결과를 비교 평가하는 데 유용하고, 다발성 병변을 한 번의 검사로 찾을 수 있다.[11] CT상에서는 근육과 비슷한 정도의 iso 혹은 저음영을 보이는 종괴 혹은 구불구불한 선상 구조물 형태로 보이지만, 실제 내부의 기형 혈관 모양을 자세히 보여 주는 경우는 별로 없고, 조영증강 CT에서 병변 부위가 약하게 조영증강되는 정도에 그친다.[13] 가끔 병변 내에 혈전이 동반되거나 혈류가 아주 느린 경우 CT상에서 거의 조영증강되지 않는 경우도 있다. 정맥석이나 석회침착이 있으면 CT상에서도 나타난다. 따라서 CT보다는 MRI가 병변의 성격, 범위, 주위 장기와의 관계 등을 아는 데 가장 좋은 검사로 알려져 있다.[12, 32] T1강조영상에서는 보통 저신호강도의 종괴 병변 혹은 구불구불한 선상 구조물들이 몰린 모양으로 보이지만, 병변 내에 혈전이나 출혈이 동반된 경우 T1강조영상에서 비균질적인 고신호강도를 보이기도 한다. T2 fat saturation 또는 inversion recovery sequence는 VM의 진단에 있어 가장 특징적인 영상 소견을 보여 주는데, 병변이 bright signal로 나타나 주위 조직과 분명히 분리되어 보인다[14](그림 64-

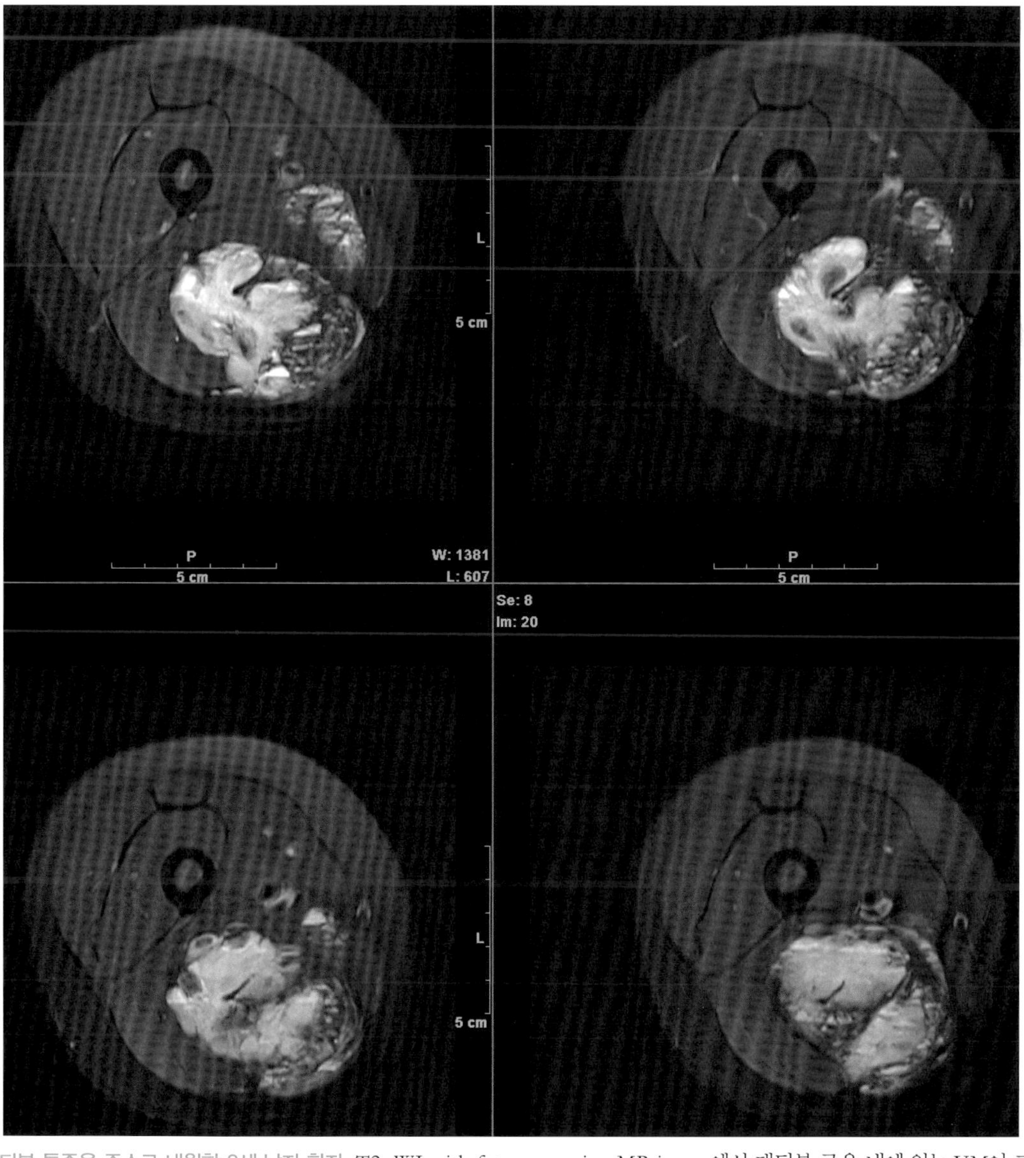

그림 64-9. 대퇴부 통증을 주소로 내원한 8세 남자 환자 T2-WI with fat suppression MR image에서 대퇴부 근육 내에 있는 VM이 고강도신호로 보인다.

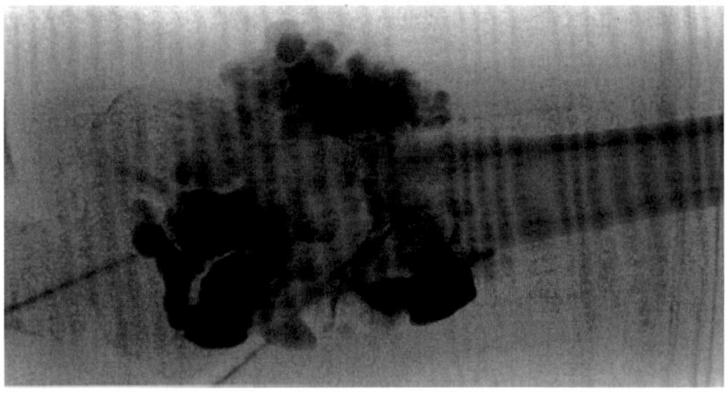

그림 64-10. 우측 팔꿈치 주위에 통증을 주소로 내원한 11세 남자 환자 VM을 바늘로 직접 찔러 시행한 조영술에서 VM의 크기, 범위, draining vein 등을 알 수 있어 치료에 필요한 정보를 많이 얻을 수 있다. 이 환자에게는 100% 알코올 12cc로 경화요법을 시행하였다.

9). 곧은 경로로 주행하거나 굵어지지 않은 정상 정맥들에 비해 병변을 구성하는 기형정맥들은 경로가 훨씬 구불구불하며, 많이 늘어나 있고 주행경로를 따라 직경이 불규칙하게 변화한다. 국소적으로 정맥이 심하게 확장된 경우 cavity 모양으로 고신호강도가 나타나면서 주변에 늘어난 기형정맥들이 몰려 있다.[13, 14, 17] MRI에서는 정맥조영술로도 다 채워볼 수 없는 VM의 병변 전체를 한 번에 파악할 수 있다. 동맥조영술은 크게 도움이 되지 않으며 지연사진에서 venous staining이 보이거나 조영제가 작게 응집된 점상 구조물들이 병변 영역에서 관찰될 수 있고, 동맥의 굵기는 정상이다. 일반적인 정맥조영술로는 VM이 관찰되지 않는 경우가 많다. VM을 바늘로 직접 찔러 조영술을 시행하면 VM의 크기, 범위, draining vein 등을 알 수 있어 치료에 필요한 정보를 많이 얻을 수 있다(그림 64-10). 그러나 직접 천자법에 의한 VM의 조영검사는 침습적이기 때문에 최초 진단 목적으로 사용되는 경우는 별로 없으며, 대부분 경화치료를 시행할 때 처음 시행한다.

(2) 치료

미용상 또는 기능상의 문제가 있거나, 병변에서 출혈이 지속될 때, 통증이 심할 때 치료를 시행한다. 치료방법으로 탄성압박*elastic compression*, 수술, 경화요법, 이들의 혼합치료 등이 있다. Elastic compression은 침범된 사지의 부기와 통증을 감소시켜 환자에게 많은 도움을 준다. 크기가 작고 피부 또는 피부하 조직에 국한된 VM은 수술이 가능하나, 대부분 크고 심부까지 침범하므로 수술의 적응증이 되지 않는다. 왜냐하면 수술 중 출혈이 심하고 완전절제가 대부분 불가능하여 부분절제를 시행할 경우 수개월 내에 재발하거나 오히려 커지기 때문이다. VM은 동맥과 모세혈관을 지나 정맥 쪽에 생긴 혈관기형이므로 동맥을 통한 색전술로 치료 효과를 기대할 수 없고 오히려 정상 조직에 손상만 줄 수 있다.

경화요법은 VM을 직접 천자하여 정맥조영술을 시행하면서 경화제제를 주입하는 시술로 다양한 경화제를 사용한다. 경화제로 sodium tetradecyl sulfate(Sotradecol), polidocanol, ethanolamine oleate, ethanol 등이 있다. Ethanol은 효과가 좋은 반면 전신마취하에 치료해야 하며 심부정맥혈전증, 피부손상 및 신경손상 등의 부작용이 많다는 단점이 있다. 그러므로 피부 표면까지 침범한 표재성 VM에는 피부 괴사의 위험 때문에 ethanol을 잘 쓰지 않으며, 근육 내에 깊이 위치한 큰 직경의 기형정맥으로 구성된 병변에는 ethanol을 효과적으로 사용할 수 있다. Sotradecol, polidocanol, ethanolamine oleate는 ethanol에 비해 상대적으로 효과는 적으나 전신마취가 필요 없고 피부손상, 신경손상이 적은 것으로 보고되고 있으며, 경화제와 공기를 혼합하여 만든 거품으로 치료할 수 있다.[33, 34] 경화제를 VM에 주사하면 혈관내피세포를 손상시키고 피를 응고시키며 혈전이 생겨 치료한 부위가 붓고 단단해진다. 부기가 빠지고 통증이 감소하는 데 2~3주가 걸리며 이후에 VM의 크기가 감소한다. 병변이 큰 경우에는 여러 번 치료해야 한다.

3. 림프기형*Lymphatic malformations; LM*

LM의 병인은 아직 알려져 있지 않다. LM의 임상소견은 스펀지 같은 국소병변에서부터 사지 또는 골반 전체를 침범하는 병변까지 다양하게 나타나며, 림프혈관의 미발달, 과발달 또는 혼합형으로 나타날 수 있다[20](그림 64-11). 임상소견으로 ① 단순 종괴, ② 림프액 누출로 국소 감염 또는 전신 감염을 자주 동반하는 종괴, ③ 두개안면 침범으로 인한 미용상의 문제, ④ 침범된 사지 및 몸체의 심한 부종 등이 있다. 단순종괴형은 microcystic(cavity 크기가 $2cm^3$ 이하인 병변), macrocystic, 또는 혼합형으로 조직검사에서 분류할 수 있다. 고식적인 lymphangiography는 유성 조영제의 염증 유발 효과로 인한 림프관 손상의 위험이 있기 때문에 진단 목적으로는 더 이상 사용되지 않는다.[2] 도플러 초음파상에서는 flow를 감지하기가 어려우며, 2D 초음파 영상에서는 microcystic type의 경우 병변 부위가 미만성 에코 증가나 연조직 비후 혹은 부종 형태로만 보일 수 있

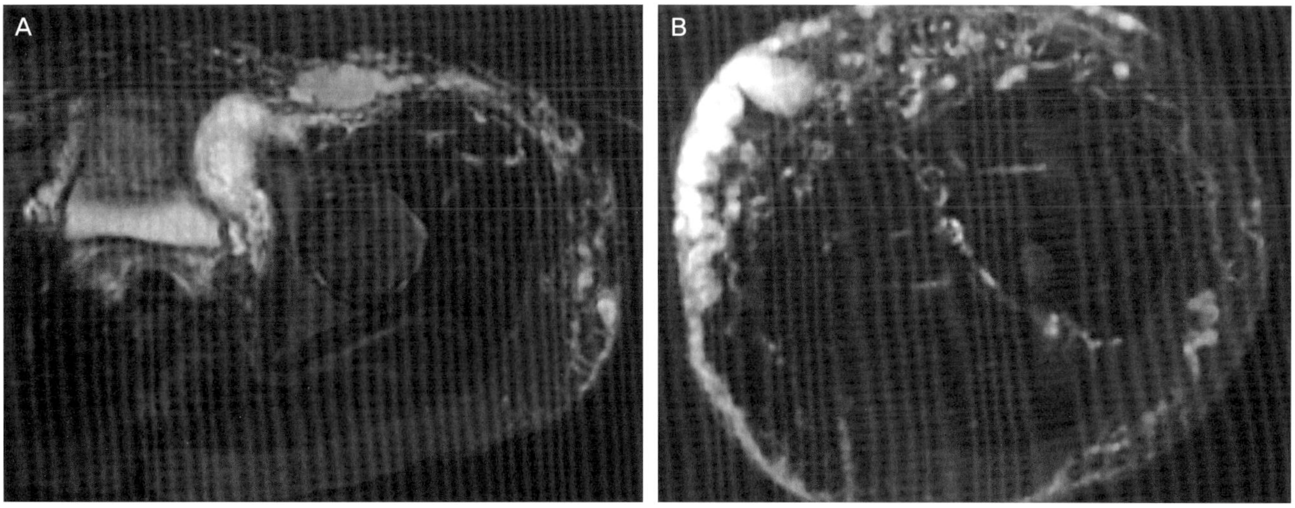

그림 64-11. 대퇴부 부종을 주소로 내원한 13세 여자 환자 T2-WI with fat suppression MR image. 골반과 대퇴부의 일부에서 고강도신호의 LM이 보인다.

다.[35] Macrocystic type같이 림프관이 많이 늘어난 경우 초음파만으로는 VM과 구분하기 어려울 수 있는데, 이 경우 ^{99m}Tc-labeled RBC 동위원소 검사를 시행하면 림프성 혈관기형의 경우 hotspot이 보이지 않기 때문에 구분이 가능하다. CT상에서는 macrocystic type의 경우 가끔 fluid-fluid level이 보일 수 있다. MRI에서는 macrocystic type의 경우 fat saturated T2강조영상에서 밝은 고신호강도의 병변으로 보이고, microcystic type은 근육, 피하지방 조직들의 전반적 비후 및 부종과 함께 T2강조영상에서 고신호강도를 보이는 미세한 선상 구조물이 셀 수 없이 많이 보이는 양상을 띠거나 연조직 전체적으로 미만성 비균질 고신호강도를 나타내는 소견을 보인다.[17, 36, 38] 단순종괴형 중 macrocystic type에는 ethanol 또는 picibanil(OK-432)의 국소 경화요법의 효과가 좋으나 microcystic type, lymphedema 등은 치료하기가 힘들고 decompressive massage, compression 등을 시도하여 일부 효과를 보고 있다.[38-41]

Ⅲ 결론

혈관종*hemangioma*과 혈관기형*vascular malformation*은 서로 다른 질환이며 이 질환들의 자연 경과, 임상소견, 진단방법, 치료방법, 치료방법들의 한계와 부작용 등을 잘 이해하면 치료 계획, 치료 결과가 많이 향상될 것이다. 특히 vascular malformation의 경우 관련된 여러 분야(혈관외과, 소아과, 재활의학과, 정형외과, 성형외과, 피부과, 마취통증의학과 등)의 의료진들과 증례들의 문제점들을 충분히 토의하고 치료 계획을 세우면 희귀한 이 질병에 대한 적절한 치료 및 관리에 상호 많은 도움을 줄 수 있다.

참고문헌

1. Hochman M, Adams DM, Reeves TD. Current knowledge and management of vascular anomaly Arch Facial Plast Surg 2011;13:145–151.
2. Woollard HH. The development of the principal arterial stems in the forelimb of the pig. Contrib Embryol Carnegie Inst 1922;4:141–154.
3. Tasnadi G. Epidemiology and etiology of congenital vascular malformations. Seminar Vasc Surg 1993;6:200–203.
4. Enjolras O, Wassef M, Chapot R. Introduction: ISSVA classification. Color atlas of vascular tumors and vascular malformations. 1st ed. New York, NY: Cambridge university press, 2007;1–12.
5. Krol A, MacArthur C. Congenital hemangiomas; rapidly involuting and noninvoluting congenital hemangiomas. Arch Facial Plast Surg 2005;7:307–311.
6. Zvulunov A, McCuaig C, Frieden IJ. Oral propranolol therapy for infantile hemangiomas beyond the proliferative phase: a multicenter retrospective study. Pediatr Dermatol. 2011;28:94–98.
7. Cho SK, Do YS, Shin SW, et al. Arteriovenous malformations of the body and extremities: therapeutic outcomes and approaches by a new modification of an angiographic classification. J Endo Vasc Ther 2006;13:527–538.
8. Do YS, Yakes WF, Shin SW, et al. Ethanol embolization of arteriovenous malformations: interim results. Radiology 2005;235:674–682.
9. Rutherford RB, Burrows PE, Kozakewich HP, et al. Soft–tissue vascular anomalies:utility of US for diagnosis. Radiology 2000;214:747–754.
10. Do YS, Park KB, Cho SK, et al. Extremity arteriovenous malformations involving the bone: therapeutic outcomes of ethanol embolotherapy. J Vasc Interv Radiol 2010;21:807–816.
11. Lee BB, Mattassi R, Kim BT, et al. Contemporary diagnosis and management of venous and arterio–venous shunting malformation by whole body blood pool scintigraphy. Int Angiol 2004;23:355–367.
12. Rinker B, Karp NS, Margiotta M, et al. The role of magnetic resonance imaging in the management of vascular malformations of the trunk and extremities. Plast Reconstr Surg 2003;112:504–510.
13. Legiehn GM, Heran MKS. Classification, diagnosis, and interventional radiologic management of vascular malformations. Othrop Clin N Am 2006;37:435–474.
14. Cronenwett JL, Johnston KW. Chap 68. section 9, congenital vascular malformations, In: James Seeger ed. Rutherford's vascular surgery. 7th ed. Philadelphia: Saunders Elsevier, 2010;1045–1064.
15. Gulati MS, Paul SB, Batra A, et al. Uterine arteriovenous malformations: the role of intravenous 'dual–phase' CT angiography. Clin Imaging 2000;24:10–14.
16. Hovius SER, Borg DH, Paans PR, et al. The diagnostic value of magnetic resonance imaging in combination with angiography in patients with vascular malformations: a prospective study. Ann Plast Surg 1996;37:278–285.
17. Konez O, Burrows PE. Magentic resonance of vascular anomalies. Magn Reson Imaging Clin N Am 2002;10:363–388.
18. Ohgiya Y, Hashimoto T, Gokan T et al. Dynamic MRI for distinguishing high–flow from low–flow peripheral vascular malformations. AJR Am J Roengenol 2005;185:1131–1137.
19. Breugem CC, Maas M, Breugem SJM, et al. Vascular malformations of the lower limb with osseous involvement. J Bone Joint Surg Br 2003;85:399–405.
20. Park KB, Do YS, Kim DI, et al. Predictive factors for response of peripheral arteriovenous malformations to embolization therapy: analysis of clinical data and imaging findings J Vasc Interv Radiol 2012;23:1478–1486.
21. Flye MW, Jordan BP, Schwartz MZ. Management of congenital arteriovenous malformations. Surgery 1983;94:740–747.
22. White RI, Pollak J, Persing J, et al. Long–term outcome of embolotherapy and surgery for high–flow extremity arteriovenous malformations. J Vasc Interv Radiol 2000;11:1285–1295.
23. Yakes WF, Luethke JM, Merland JJ, et al. Ethanol embolization of arteriovenous fistulas: a primary mode of therapy. J Vasc Iinterv Radiol 1990;1:89–96.
24. Germano IM, Davis RL, Wilson CB, et al. Histopathological follow–up study of 66 cerebral AVMs after therapeutic embolization with PVA. J Neurosurg 1992;76:607–614.
25. Yakes WF, Rossi P, Odlink H. How do I it : arteriovenous malformation management. Cardivasc Intervent Radiol 1996;19:65–71.
26. Rao VRK, Mandalam KR, Gupta AK, et al. Dissolution of isobutyl 2–cyanoarylate on long–term follow–up. Am J Neuroradiol 1989;10:135–141.
27. Vinters HV, Galil KA, Lundie MJ, et al. The histotoxicity of cyanoacrylates. A selective review. Neuroradiology 1985;27:279–291.
28. Shin BS, Do YS, Lee BB, et al. Multistage ethanol sclerotherapy of soft–tissue arteriovenous malformations: effect on pulmonary arterial pressure. Radiology. 2005;235:1072–1077.
29. Do YS, Kim YW, Park KB, et al. Endovascular treatment combined with embolotherapy for pelvic arteriovenous malformations. J Vasc Surg 2012;55:465–471.
30. Trop I, Dubois J, Guibaud L et al. Soft–tissue venous malformations in pediatric and young adult patients: diagnosis with Doppler US. Radiology 1999;212:841–845.
31. Dubois J, Soulez G, Oliva VL, et al. Soft–tissue venous malformations in adult patients: imaging and therapeutic issues. Radiographics 2001;21:1519–1531.
32. Herborn CU, Goyen M, Lauenstein TC, et al. Comprehensive time–resolved MRI of peripheral vascular malformations. AJR Am J Roentgenol 2003;181:729–735.

33. Bereguer B, Burrow PE, Zurakowski D, et al. Sclerotherapy of craniofacial venous malformations: complications and results. Plast Reconstr Surg 1999;104:1–11.
34. Hsu TS, Weiss RA. Foam sclerotherapy: a new era. Arch Dermatol. 2003;139:1494–1496.
35. Paltiel HJ, Burrows PE, Kozakewich HP, et al. Soft-tissue vascular anomalies: utility of US for diagnosis. Radiology 2000;14:747–754.
36. Dubois J, Garel L. Imaging and therapeutic approach of hemangiomas and vascular malformations in the pediatric age group. Pediatr Radiol 1999;29:879–893.
37. Meyer JS, Hoffer FA, Barnes PD, et al. Biological classification of soft tissue vascular anomalies: MR correlation. AJR Am J Roentgenol 1991;157:559–564.
38. Kern S, Niemeyer C, Darge K, et al. Differentiation of vascular birthmarks by MR imaging. Acta Radiol 2000;41:453–457.
39. Foldi E. Treatment of lymphedema and patient rehabilitation. Anticancer Res 1998;18:2211–2212.
40. Witte MH, Way DL, Witte CL, et al. Lymphangiogenesis: mechanisms, significance and clinical implications. EXS 1997;79:65–112.
41. Greinwald JH Jr, Burke DK, Sato Y, et al. Treatment of lymphangiomas in children: an update of Picibanil (OK-432) sclerotherapy. Otolaryngol Head Neck Surg 1999;121:381–387.

Chapter 65

기관기관지 인터벤션

김진형

양성 및 악성 질환에 의한 기관기관지협착*tracheobronchial stenosis* 환자에서는 호흡곤란, 협착음, 반복적인 폐렴 등이 발생하며 기관 및 주기관지 협착은 질식에 의한 사망에 이를 수 있다. 협착의 원인으로는 기관지연화증, 이상 혈관으로 인한 압박, 무이완성으로 인한 압박 등의 선천적 원인과 염증성 질환, 종양, 종격동 섬유화, 기관절개술 혹은 기관성형술 후 협착이 발생하는 후천적 원인 등 여러 가지가 있다. 악성 질환 중에는 비소세포성 폐암의 기관 및 기관지 침범이 가장 흔하고, 양성 질환 중에는 한국에서는 폐결핵 유병률이 1.03%인 점을 고려하면 기관지결핵에 의한 협착이 가장 흔하다.[1] 수술 이외에 협착부 치료에 사용되는 방법으로 투시 혹은 기관지경하에서의 풍선확장술, 스텐트설치술과 내시경하에서 시행하는 Nd-YAG 레이저, 냉동요법, 광역학요법*photodynamic therapy*, 전기소작술*electrocautery*, 체외 방사선조사 등이 있으며, 환자가 호흡부전이 임박한 경우에는 Nd-YAG 레이저, 스텐트설치술을 시행하여 증상의 빠른 호전을 기대할 수 있다.[2] 기관지경하에서 시행하는 여러 치료법은 외부 압력에 의한 협착 혹은 병변부가 길고 복잡한 경우에는 이용할 수 없으며 기관파열 등의 단점이 있다.[3] 기도협착 환자의 여러 가지 치료의 알고리즘은 그림 65-1과 같다.

I 풍선확장술*Balloon dilatation*

풍선확장술은 좁아진 기도를 팽창시켜 내경을 증가시키는 것으로 주로 반흔성 환상협착의 치료에 적절하다. 적응증은 주로 양성 기도협착으로서 기관 삽관 후 협착, 수술 후 문합부 협착, 결핵 등의 육아종성 염증협착, 방사선치료 후 협착, 기관지 외상에 의한 협착 등이다.[4] 투시하 풍선확장술은 전신마취가 필요 없고, 시술이 안전하고 반복적으로 시행할 수 있고 환자가 잘 참을 수 있다는 장점이 있다. 풍선확장술의 절대적 금기증은 없으며 상대적 금기증으로 심한 출혈 소인, 기관기관지연화증, 급성 염증 소견을 동반한 경우이다.

1. 사전 검사 및 시술

풍선확장술을 시행하기 전 단순흉부방사선촬영, 기관지경, 3차원 재구성 CT를 이용하여 협착의 길이, 협착의 정

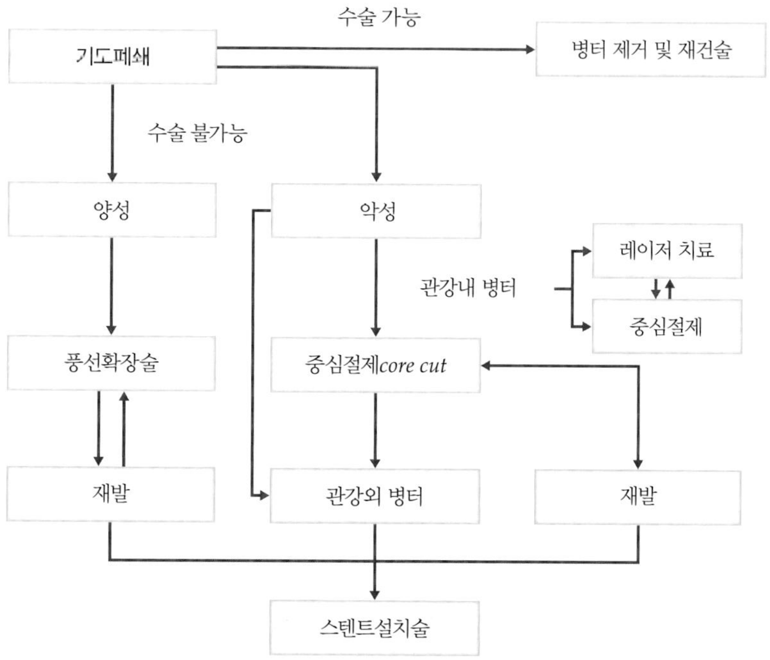

그림 65-1. 기도폐쇄 환자의 치료 알고리즘

도 및 형태를 확인한다.[5, 6] 3차원 재구성 CT는 협착이 심하여 기관지 내시경으로 병변 원위부 기도를 평가하기 어려운 환자에서 병변의 정확한 정보를 얻을 수 있으며, 시술 전 기관지조영술을 대체할 수 있다.[5, 6] 환자의 인후두부에 lidocaine 스프레이를 뿌려 국소마취를 시행하고 진정제를 투여한 후 시술하면 도움이 되며, 시술 중에 혈중 산소포화도를 계속 감시해야 한다. 기관지경 혹은 투시하에서 협착 부위에 0.035in 유도철사를 통과시키고, 내시경을 제거한 후에 5Fr 길이 측정용 카테터를 병변 원위부까지 삽입한 후 카테터를 제거하고 비이온성 수용성 조영제와 lidocaine 혼합액으로 병변에 대한 기도조영술을 시행하여 협착 부위를 정확하게 평가한 후 풍선카테터를 삽입하여 풍선확장을 시행한다(그림 65-2). 협착 양단의 정상 부위 직경보다 1~2mm 큰 풍선카테터를 선택한다. 소아에게는 주기관지 및 기관에 6mm 직경의 풍선카테터를, 성인에게는 기관지에 10~12mm, 기관에 14~20mm의 풍선카테터를 사용한다.

2. 결과

임상적 성공률은 68~100%로 높으나 협착의 재발률 또한 30~80%로 보고되고 있어 환자의 장기간 관찰에서 협착의 재발이 문제점으로 알려져 있다.[7-11] 풍선확장술은 염증 혹은 석회화를 동반한 협착, 종양, 외부 압박 및 기관기관지연화증에 의한 협착보다는 비염증성 섬유화 협착에 효과적이다. 풍선확장술 시에 풍선의 허리가 관찰되고 압력을 높이면 허리가 소실되는 경우에는 섬유성 변화에 의한 협착일 가능성이 높아 치료에 잘 반응하는 것으로 알려져 있으며, 저항 없이 확장되는 경우에는 기관기관지연화증에 의한 협착일 가능성이 있어 풍선확장술이 효과가 없을 가능성이 높다.[9] 병변이 임계압력에도 풍선으로 확장되지 않는 완고한 협착이거나 수차례의 풍선확장술에 저항하는 난치성 협착일 경우에 절단형 풍선*cutting balloon*을 이용한 확장술이 도움을 줄 수 있다고 최근에 보고되었다.[12]

3. 합병증

시술과 관련된 합병증으로 시술 중의 흉통, 기관지경련, 기도의 점막열상 혹은 무기폐 등이 있으며,[13, 14] 이론적으로 협착의 과도한 확장으로 인해 기관이 파열해 생긴 종격동기종*pneumomediastinum*, 종격동염, 심한 출혈 등이 발생할 수 있으나 매우 드물다. 점막열상은 비교적 흔하게 발생하나 대부분 치유가 가능하며 오히려 점막열상이 생기지 않은 군보다 기도개방률*airway patency rate*이 더 좋다고 알려져 있다.[15]

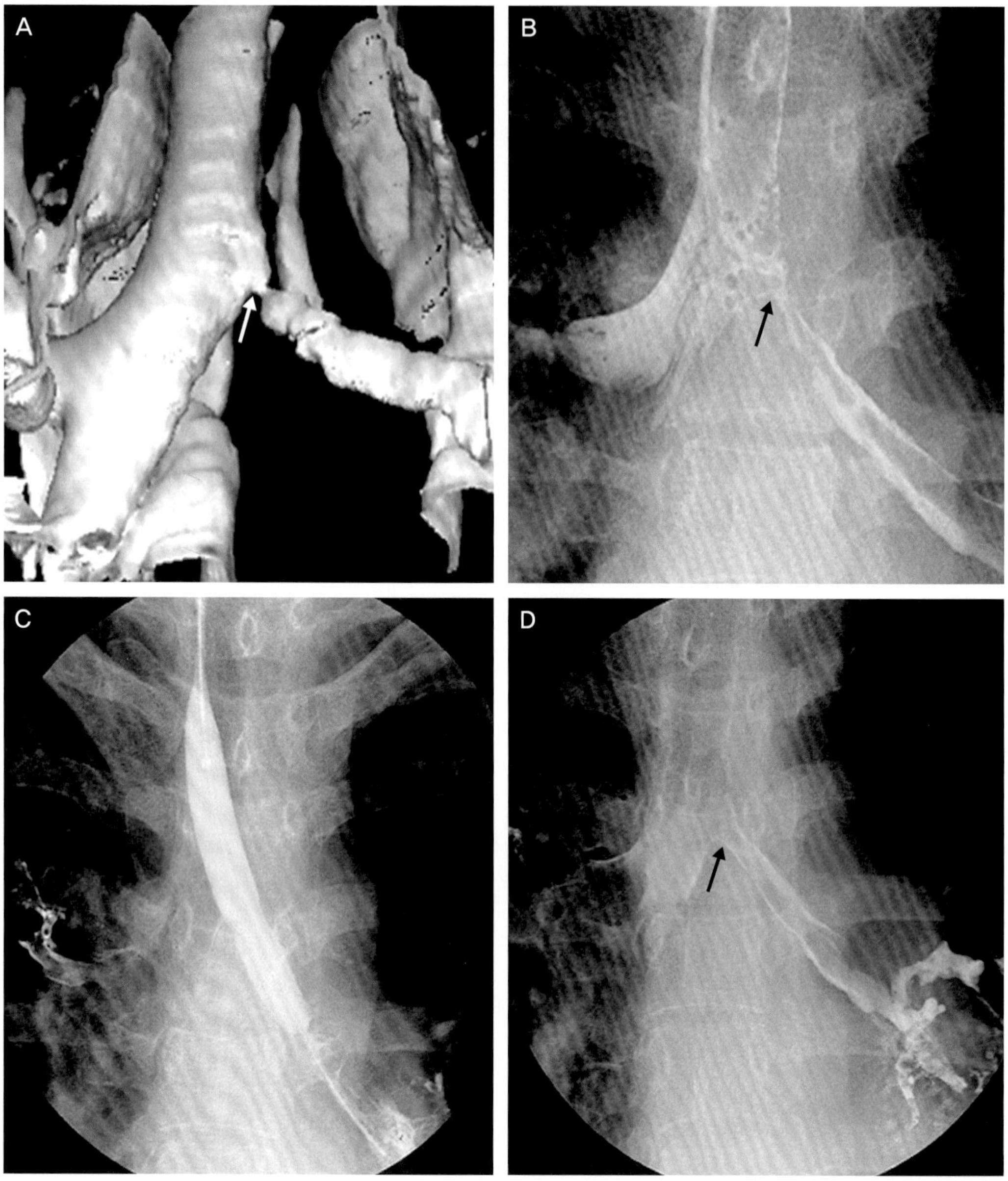

그림 65-2. 기관지결핵에 의한 좌측 주기관지 협착 환자의 풍선확장술 A, B. 삼차원 재구성 CT 영상(A) 및 기관조영술(B)에서 좌측 주기관지 기시부의 협착 부위가 보인다(화살표). C. 직경 10mm의 풍선카테터로 확장술을 시행한다. D. 시술 직후 시행한 기관조영술에서 확장된 협착 부위가 관찰된다(화살표).

Ⅱ 스텐트설치술*Stent placement*

금속 스텐트는 기도협착에 효과적으로 사용할 수 있고 급성 호흡곤란을 빠르게 해결할 수 있다. 적응증은 ① 기도의 외부병변에 의한 협착, ② 기도의 내부병변에 의한 협착, ③ 기관기관지연화증 등이다. 질환별로는 폐암에 의한 기도협착이 가장 흔하며, 특히 기도 외부병변에 의한 협착에서는 즉각적인 호흡부전을 해소할 수 있는 유일한 방법이다.[16-18] 양성 질환의 경우에도 풍선확장술에 반응이 없는 경우 스텐트설치술을 시행할 수 있다. 주요 시술대상은 장기간의 기관 삽관 후 협착이며, 한국에서는 기관지결핵에 의한 협착이 주요 적응증이다. 기관기관지연화증은 병변이 길거나 수술이 불가능한 경우에 일시적 적응증이 될 수 있다.[19, 20] 스텐트설치술의 적응증은 〈표 65-1〉과 같다. 금기증은 혈관에 의한 기도 외부 압박, 심한 출혈 소인, 예상 수명이 짧은 중증 환자, 기도의 심한 급성 염증 등이다.

1. 스텐트의 종류

실리콘 스텐트는 제거 및 재시술이 용이하기 때문에 양

〈표 65-1〉 기관기관지 스텐트설치술의 적응증

악성	양성
기관지원성 암종	염증성 질환
기도내 병변	결핵
기도외 병변	히스토플라스마증
원발성 기도종양	기관지삽관 후 협착
편평상피세포암	술후 문합부
선낭종암	폐이식 수술
기도외 악성종양	수상절제
원발성 식도암	기관기관지연화증
두경부 종양	선천성 기도협착증
갑상선 암종	식도 스텐트에 의한 기도압박
기도의 전이성 종양	
위암	
유방암	
결장암	
신장세포암	

성 협착 혹은 재발이 잦은 종양의 협착 치료에 이용되고 있다.[21, 22] 그러나 실리콘 스텐트는 이동(17~20%), 점액섬모 청소능*mucociliary clearance*의 장애에 의한 스텐트 내부의 객담저류(6~15%) 및 완고한 외부협착에서의 스텐트의 부적절한 팽창성 등의 문제점을 갖고 있으며, 실리콘의 특성 때문에 내경/외경의 비율이 적어서 주기관지 이하 부위에 사용할 수 없다는 단점을 가지고 있다.[23, 24] 실리콘 스텐트의 단점을 극복하기 위하여 1980년대 중반부터 Wallace 등이 기관지경을 이용하여 혈관의 인터벤션 시술에 사용된 Gianturco 스텐트를 기도협착 치료에 사용하였으며 이후 강철 재질의 Wallstent와 nitinol 재질의 ultraflex 스텐트가 널리 이용되고 있다. 자가팽창성 금속 스텐트는 비피복형*uncovered* 스텐트와 실리콘, 폴리우레탄을 이용한 피복형*covered* 스텐트로 나뉜다. 비피복형 스넨트는 mucociliary clearance의 장애가 적어 객담저류가 적으며 스텐트의 이동이 적다. 반면 스텐트 철망 내로 종양 혹은 육아조직 증식에 의한 폐쇄가 발생할 수 있으며 합병증이 발생했을 때 스텐트를 제거하기가 어렵고 기관식도루*tracheoesophageal fistula* 환자에서 사용할 수 없다는 단점이 있다.[25-27] 이에 비하여 피복형 스텐트는 mucociliary clearance의 결여에 의한 객담의 저류와 스텐트의 이동이 심한 반면, 스텐트 내의 폐색이 적고 제거가 쉬우며 tracheoesophageal fistula 환자에서 사용할 수 있다는 장점이 있다.[18, 28] 송 등이 스텐트의 제거가 가능한 피복형 금속 스텐트를 개발하여 국내에서 널리 이용되고 있다[16, 29, 30](그림 65-3). 최근에는 신 등이 이 스텐트를 변형시켜 가시*barb*가 있는 제거 가능한 피복형 금속 스텐트를 개발했는데 기도협착이나 tracheoesophageal fistula 환자에서 이 스텐트를 설치한 후 스텐트 이동은 발생하지 않았다.[31, 32]

2. 사전 검사 및 시술

실리콘 스텐트 설치술은 전신마취 후 기관지경하에서, 금속 스텐트 설치술은 국소마취 후에 투시 혹은 기관지경하에서 이루어진다. 카테터를 통한 선택적 기도조영술을 하기까지는 풍선확장술과 동일하게 사전 검사를 한다. 병변을 확인한 후 병변 양단의 위치를 방사선비투과성 표식자로 피부에 붙여 두면 스텐트를 정확히 위치시키는 데 도움이 된다. 병변이 전체 내경의 2/3 이상을 차지할 때에는 스텐트를 삽입하기 전에 풍선확장술을 시행한다. 환자의 목을 신전시킨 후에 병변 길이보다 10mm 긴 스텐트를 삽입하여 병변의 양단을 충분히 포함시켜야 종양의 과도증식*overgrowth*에 의한 스텐트의 폐색을 예방할 수 있다. 시술 후에 기관지조영술을 시행하여 스텐트의 위치 및 기능의 적절함을 확인한 후에 시술을 종료한다(그림 65-4).

3. 결과

양성 기도협착에 대한 스텐트설치술에 관해 보고된 문헌들에서 가장 흔한 적응증은 폐이식 후 협착과 기관지의 결핵성 협착이었다.[30, 33] Orons 등은 폐이식술을 받은 환자 24명을 대상으로 비피복형 스텐트 설치술을 시행하였고 6개월 일차 개통률 58%, 12개월 이차 개통률 100%로 보고하였다.[33] 김 등은 양성 기도협착 환자 24명에서 제거 가능한 피복형 금속 스텐트를 삽입하였으며 100%의 기술적 성공률과 100%의 단기 임상적 성공률을 보고하였지만 스텐트 제거 후 장기 추적검사에서 재발률이 62.5%에 이르렀다. 또한 스텐트의 유치기간이 6개월인 군이 스텐트 유치기간이 2개월인 군보다 재발률이 낮다고 보고하였다.[30] 악성 기도기관지협착 환자에서의 스텐트설치술의 기술적 및 임상적 성공률은 각각 98~100%, 82~92%로 보고되었으며, 비피복형 스텐트군[17, 34]과 피복형 스텐트군[16, 18]을 비교했을 때 스텐트 이동(0% vs. 12~17%), 객담 정체(9% vs. 20~38%)의 빈도가 피복형 스텐트군에서 높았으며, 종양의 성장

그림 65-3. Retrievable covered metalic stent A. 피복형 금속 스텐트 B, C. 스텐트의 근위부에 나일론 고리(흰 화살표)가 부착되어 있고 고리 내로 2개의 실(검은 화살표)이 연결되어 있어 실을 잡아당기면 스텐트의 근위부가 오므라들게 된다. D. 스텐트 제거용 sheath 및 제거용 hook wire E. 스텐트 내로 sheath를 삽입하고 sheath 내로 hook wire를 삽입하여 실을 잡아당겨 스텐트의 근위부가 오므라드는 것을 확인한 후 sheath와 스텐트를 동시에 제거한다.

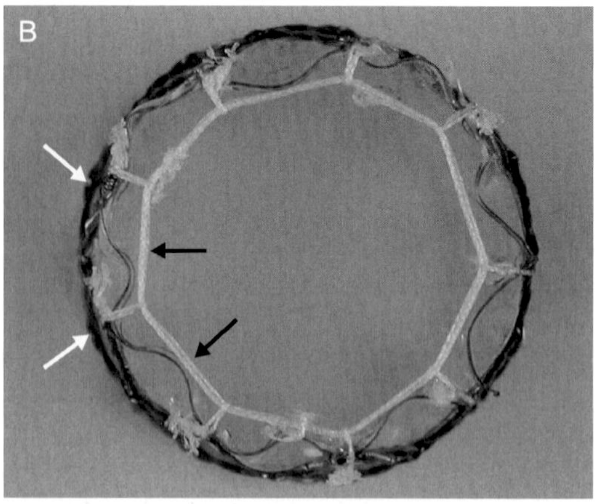

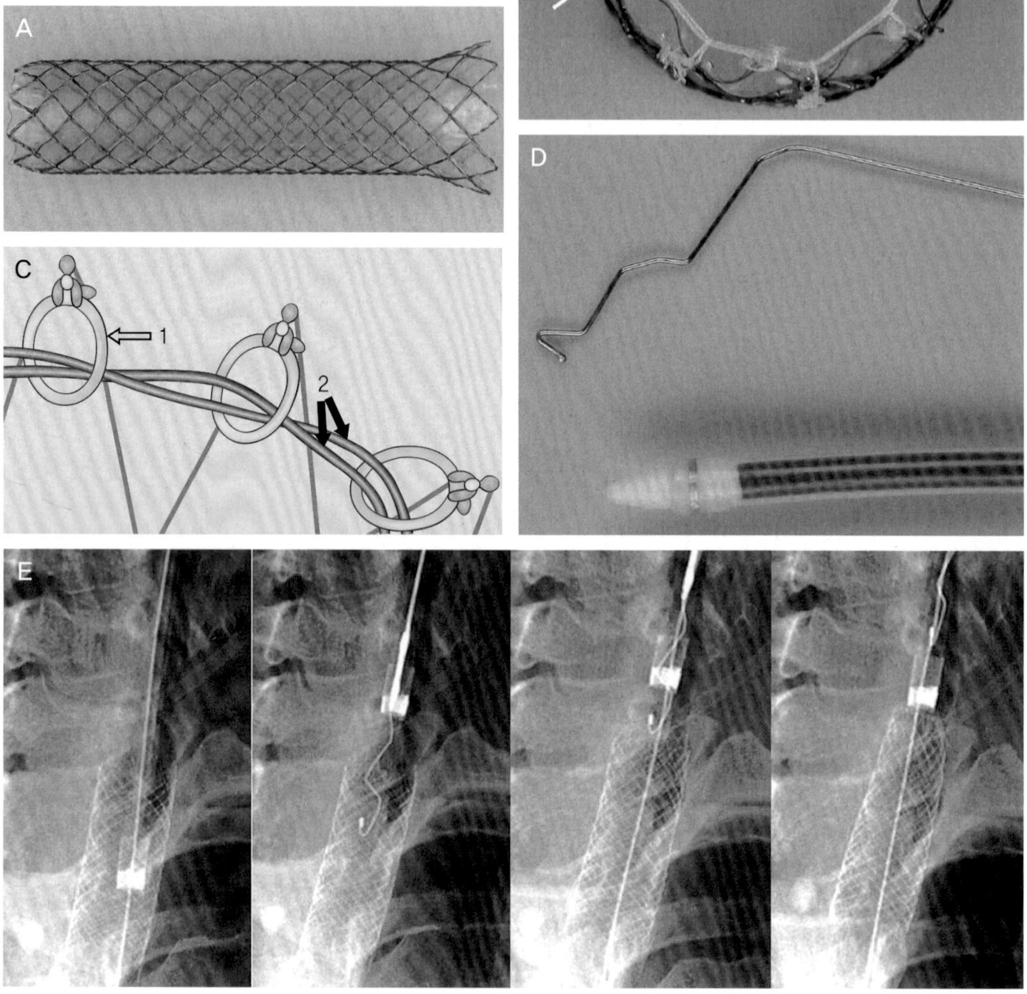

에 의한 스텐트 폐색(21~23% vs. 0%)의 빈도는 비피복형 스텐트군에서 높았다. 악성 기관지협착 환자에서 종양에 의한 협착이 lower lobe의 segmental bronchus까지 침범한 경우 스텐트 설치 후 결과가 좋지 않았다.[35]

4. 합병증

스텐트를 설치하고 초기에는 기침, 소량의 출혈이 발생할 수 있으나 임상적으로 중요하지 않으며 보존적인 치료로써 대부분의 증상이 호전된다. 경과 관찰 중 발생할 수 있는 합병증은 다음과 같다.

(1) 스텐트 이동 *Stent migration*

스텐트 철망 사이로 상피화가 결여되어 발생하며 피복형 금속 스텐트에서 12~17%, 실리콘 스텐트에서 6~10%, 비피복형 금속 스텐트에서 2%의 빈도로 발생한다. 비피복형 금속 스텐트에서는 주로 스텐트가 기도의 크기보다 작아 기도벽에 밀착되지 않아 발생한다. 스텐트의 이동은 주로 병변이 짧고 원뿔형의 양성 협착에서 주로 발생빈도가 높고, 악성 협착에서는 스텐트 삽입 후 방사선조사 혹은 항암치

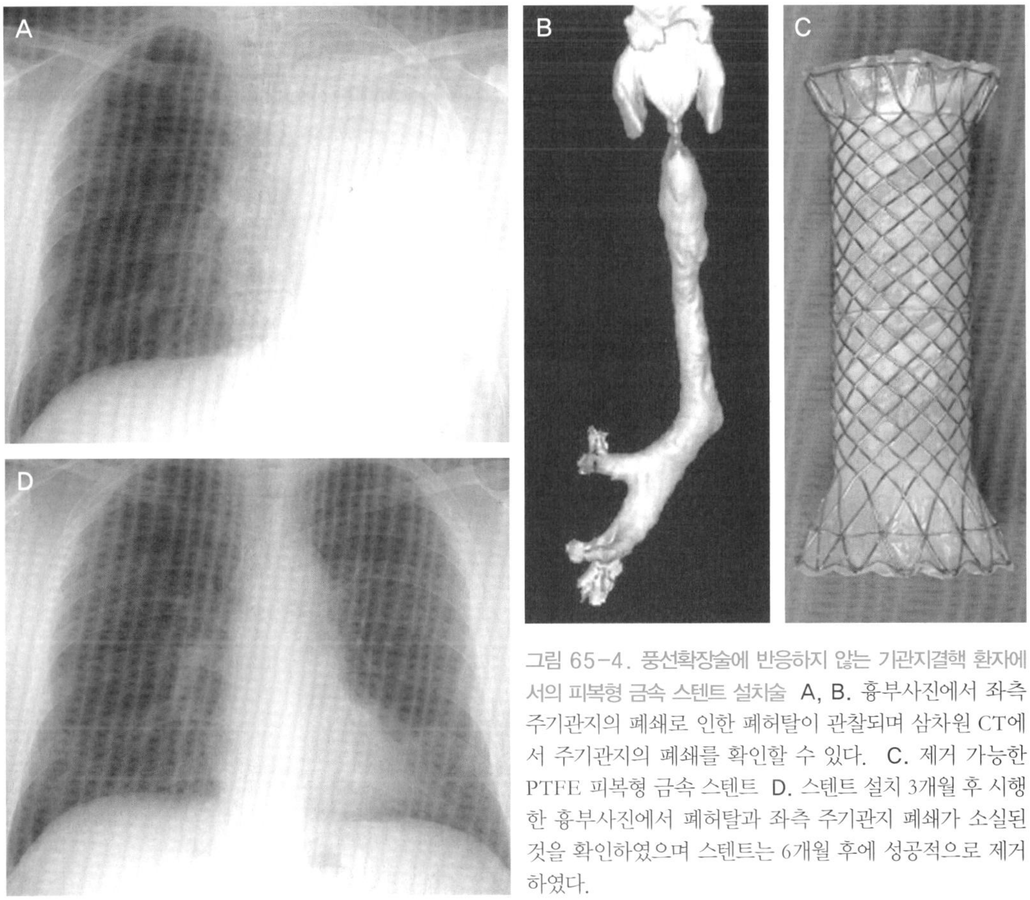

그림 65-4. 풍선확장술에 반응하지 않는 기관지결핵 환자에서의 피복형 금속 스텐트 설치술 A, B. 흉부사진에서 좌측 주기관지의 폐쇄로 인한 폐허탈이 관찰되며 삼차원 CT에서 주기관지의 폐쇄를 확인할 수 있다. C. 제거 가능한 PTFE 피복형 금속 스텐트 D. 스텐트 설치 3개월 후 시행한 흉부사진에서 폐허탈과 좌측 주기관지 폐쇄가 소실된 것을 확인하였으며 스텐트는 6개월 후에 성공적으로 제거하였다.

료 후 종양이 줄어들면서 발생할 수 있다.

(2) 육아조직 형성

스텐트 설치 후 육아조직 형성은 스텐트의 양단에서 발생하며 금속 스텐트가 실리콘 스텐트보다 조직에 대한 자극이 심하기 때문에 금속 스텐트의 발생빈도가 높고 약 7%에서 발생한다. 육아조직에 의한 재협착이 발생했을 때에는 양성 협착의 경우 스텐트 제거 후 풍선확장술 혹은 레이저치료를 시행할 수 있으며, 악성 협착의 경우 스텐트의 추가 설치도 고려할 수 있다.

(3) 종양의 기도 내증식*ingrowth*과 과도증식*overgrowth*

비피복형 금속 스텐트에서 종양의 기도 ingrowth의 빈도가 약 50%에서 발생하며 피복형 금속 스텐트에서는 발생하지 않는다. 그러나 스텐트 양단에 발생하는 overgrowth는 피복형 스텐트의 6~28%에서 발생한다. Ingrowth 혹은 overgrowth에 의한 재협착이 발생한 경우에는 레이저치료, 광역학요법 및 스텐트 재설치로 치료할 수 있다.[16, 18]

(4) 객담저류

실리콘 스텐트 및 피복형 금속 스텐트에서 mucociliary clearance의 감소로 인하여 객담저류가 발생하며, 스텐트의 폐쇄 및 감염의 원인이 될 수 있다.

(5) 스텐트 골절*Stent fracture*

스텐트 골절은 Gianturco 비피복형 스텐트에서 자주 발생하며 31%로 보고되고 있다.[36] 스텐트 골절은 조직에 대한 스트레스를 야기하여 overgrowth에 의한 재협착의 원인이 될 수 있고, 벽의 미란 및 괴사를 유발하여 심각한 출혈을 일으킬 수 있다. 비피복형 금속 스텐트를 설치할 경우에 Wallstent 혹은 nitinol 재질의 ultraflex 스텐트를 사용하여 발생빈도를 줄일 수 있다.[36]

(6) 객혈

객혈은 비피복형 금속 스텐트를 사용한 군에서 6~18%의 빈도로 보고되고 있으며 환자가 사망할 수 있는 아주 심각한 합병증이다.[37, 38] 객혈은 비피복형 금속 스텐트의 철망에 의한 조직 및 혈관의 손상에 의하여 발생하기 때문에 피복형 스텐트를 사용함으로써 빈도를 줄일 수 있다.

Ⅲ 요약

기도의 양성 협착 환자 중 병변의 절제 및 재건이 가능한 환자에게는 수술이 일차적 치료법이 될 수 있지만, 수술이 불가능한 경우 및 수술을 거부하는 환자에게는 풍선확장술이 안전하고 효과적인 치료법이 될 수 있다. 양성 협착 환자에서 스텐트설치술은 단기간 성적은 우수하나 장기간 추적 시 재발률이 높으므로 풍선확장술에도 불구하고 반응이 없거나 재발을 반복하는 경우에 제한적으로 사용할 수 있으며, 제거가 가능한 피복형 금속 스텐트를 단기간 사용하는 것이 스텐트와 관련된 합병증을 줄일 수 있다. 수술이 불가능한 악성 협착 환자에서는 피복 및 비피복형 금속 스텐트를 사용할 수 있다. 피복형 스텐트가 스텐트의 이동 및 객담저류 등의 단점이 있지만, 합병증이 발생하더라도 제거가 용이하기 때문에 피복형 스텐트를 사용하는 것이 유리하다.

참고문헌

1. Varela A, Maynar M, Irving D, et al. Use of Gianturco-expandable stents in the tracheobronchial tree. Ann Thorac Surg 1990;49:806-809.
2. Vansteenkiste JF, Lacquet LM, Possibilities and indications for Nd-YAG laser and dilation therapy in the management of tracheal stenosis. Acta Otorhinolaryngol Belg 1995;49:359-365.
3. Hautmann H, Gamarra F, Pfeifer KJ, et al. Fiberoptic bronchoscopic balloon dilatation in malignant tracheobronchial disease: indications and results. Chest 2001;120:43-49.
4. Sheski FD, Mathur PN. Long-term results of fiberoptic bronchoscopic balloon dilation in the management of benign tracheobronchial stenosis. Chest 1998;114:796-800.
5. Ferretti GR, Kocier M, Calaque O, et al. Follow-up after stent insertion in the tracheobronchial tree: role of helical computed tomography in comparison with fiberoptic bronchoscopy. Eur Radiol 2003;13:1172-1178.
6. Boiselle PM, Ernst A. Recent advances in central airway imaging. Chest 2002;121:1651-1660.
7. Lee KH, Ko GY, Song HY, et al. Benign tracheobronchial stenoses: long term clinical experience with balloon dilation. J Vasc Interv Radiol 2002;13:909-914.
8. Carre P, Rousseau H, Lombart L, et al. Balloon dilatation and self expanding metal Wall stent insertion. For management of bronchostenosis following lung transplantation. Chest 1994;105:343-348.
9. Ferretti GR, Jouvan FB, Thony F, et al. Benign noninflammatory bronchial stenosis: treatment with balloon dilation. Radiology 1995;196:831-834.
10. Lee KW, Im JG, Han JK, et al. Tuberculous stenosis of the left main bronchus: results of treatment with balloons and metallic stents. J Vasc Interv Radiol 1999;10:352-358.
11. Lee WH, Kim JH, Park JH. Fluoroscopically guided balloon dilation for postintubation tracheal stenosis. Cardiovasc Intervent Radiol 2013;36:1350-1354.
12. Kim JH, Shin JH, Song HY, et al. Cutting balloon treatment for resistant benign bronchial strictures: report of eleven patients. J Vasc Interv Radiol 2010;21:748-752.
13. Brown SB, Hedlund GL, Glasier CM, et al. Tracheobronchial stenosis in infants: successful balloon dilation therapy. Radioloy 1987;164:475-478,
14. Hebra A Powell DD, Smith CD, et al. Balloon tracheoplasty in children: results of a 15-year experience. J Pediatr Surg 1991;26:957-961.
15. Kim JH, Song HY, Shin JH, et al. Tracheobronchial laceration after balloon dilation for benign strictures: incidence and clinical significance. Chest 2007;131:1114-1117.
16. Shin JH, Kim SW, Shin TS, et al. Malignant tracheobronchial strictures: Palliation with covered retrievable expandable nitinol stent. J Vasc Interv Radiol 2003;14:1525-1534.
17. Sawada S, Tanigawa N, Kobayashi M, et al. Malignant tracheobronchial obstructive lesions: treatment with Gianturco expandable metallic stents. Radiology 1993;188:205-208.
18. Monnier P, Mudry A, Stanzel F, et al. The use of covered Wall stent for the palliative treatment of inoperable tracheobronchial cancers. A prospective, multicenter study. Chest 1996;110:1161-1168.
19. Sommer D, Forte V. Advances in the managment of airway collapse: the use of airway stents. Otolaryngol Clin North Am 2000;33:163-177.
20. Kishi K, Fujimoto HK, Sonomura T, et al. A dedicated Z-stent for acquired saber-sheath tracheobronchomalacia. Cardiovasc Intervent Radiol 1997;20:462-465.
21. Bolliger CT, Probst R, Tschopp K, et al. Silicone stents in the management of inoperable tracheobronchial stenoses. Indications and limitations. Chest 1993;104:1653-1659.
22. Freitag L, Tekolf E, Stamatis G, et al. Clinical evaluation of a new bifurcated dynamic airway stent: a 5-year experience with 135 patients. Thorac Cardiovasc Surg 1997;45:6-12.
23. Martinez-Ballarin JI, Diaz-Jimenez JP, Castro MJ, et al. Silicone stents in the management of benign tracheobronchial stenoses. Tolerance and early results in 63 patients. Chest 1996;109:626-629.
24. Noppen M, Meysman M, Claes I, et al. Screw-thread vs Dumon endoprosthesis in the management of tracheal stenosis. Chest 1999;115:532-535.

25. Rafanan AL, Mehta AC. Stenting of the tracheobronchial tree. Radiol Clin North Am 2000;38:395-408.
26. Beer M, Wittenberg G, Sandstede J, et al. Treatment of inoperable tracheobronchial obstructive lesions with the Palmaz stent. Cardiovasc Intervent Radiol 1999;22:109-113.
27. Petersen BD, Uchida BT, Barton RE, et al. Gianturco-Rosch Z stents in tracheobronchial stenoses. J Vasc Interv Radiol 1995;6:925-931.
28. Bjarnason H, Cahill B, Klow NE, et al. Tracheobronchial metal stents: effects of covering a bronchial ostium in pigs. Acad Radiol 1999;6:586-591
29. Song HY, Shim TS, Kang SC, et al. Tracheobronchial strictures: treatment with a polyurethane-covered retrievable expandable nitinol stent--Initial experienced. Radiology 1999;213:905-912.
30. Kim JH, Shin JH, Song HY, et al. Benign tracheobronchial strictures: long-term results and factors affecting airway patency after temporary stent placement. AJR Am J Roentgenol 2007; 188:1033-1038.
31. Kim YH, Shin JH, Song HY, et al. Tracheal stricture and fistula: management with a barbed silicone-covered retrievable expandable nitinol stent. AJR Am J Roentgenol 2010;194:W232-W237.
32. Kim JH, Shin JH, Song HY, et al. Esophagorespiratory fistula without stricture: palliative treatment with a barbed covered metallic stent in the central airway. J Vasc Interv Radiol 2011;22:84-88.
33. Orons PD, Amesur NB, Dauber JH, et al. Balloon dilatation and endobronchial stent placement for bronchial strictures after lung transplantation. J Vasc Interv Radiol 2000;11:89-99.
34. Miyazawa T, Yamakido M, Ikeda S, et al. Implantation of ultraflex nitinol stents in malignant tracheobronchial stenoses. Chest 2000;118:959-965.
35. Shin JH, Song HY, Kim KR, et al. Radiologic and clinical outcomes with special reference to tumor involvement pattern after stent placement for malignant bronchial obstructions. Acta Radiol 2009;50:1011-1018.
36. Rousseau H, Dahan M, Lauque D, et al. Self expandable prostheses in the trachobronchial tree. Radiology 1993;188:199-203.
37. Donahue DM, Grillo HC, Wain JC, et al. Reoperative tracheal resection and reconstruction for unsuccessful repair of postintubation stenosis. J Throac Cardiovasc Surg 1997;114:934-938; discussion 938-939.
38. Wadsworth SJ, Juniper MC, Benson MK, et al. Fatal complication of an expandable metallic bronchial stent. Br J Radiol 1999;72:706-708.

Chapter 66

경피적 이물제거술

박성일

중심정맥 카테터의 사용이 증가함에 따라 카테터 조각의 색전에 의한 혈관내 이물의 발생도 동반하여 증가하게 되었다. 초기에는 혈관내 이물을 수술적 방법으로 제거하였으나, 1964년 처음으로 복재정맥*saphenous vein*을 통해 삽입한 brochoscopic forceps을 사용하여 우심방에서 하대정맥*inferior vena cava; IVC*에 걸쳐 있던 강철 스프링 유도기구를 제거한 경피적 방법이 보고되었다.[1] 이후 1978년 시행한 국제적 조사에서 비수술적 방법으로 제거된 180개의 심장 내 이물 중 80%는 바늘에 의해 잘린 중심정맥 카테터로 보고되었으며,[2] 현재에 이르기까지 제거되는 혈관내 이물 중 중심정맥 카테터 조각이 가장 큰 비중을 차지하고 있다.[3]

혈관 내에 카테터가 설치되는 다양한 시술과 관련하여 카테터 색전의 빈도는 0.1~0.2% 정도로 추정되며,[4-9] 이 빈도는 천자 위치, 삽입 방법, 삽입된 기간, 카테터의 크기, 카테터의 재질 및 시술자의 숙련 정도에 따라 다를 수 있다.[5] 카테터 색전의 가장 흔한 기전은 카테터가 날카로운 바늘에 찔려 잘리는 것이며, 이 외에 바늘에 의한 손상 없이 발생한 카테터의 파손, 연결부의 분리 및 항균 드레싱 시의 파손 등에 의해서도 발생할 수 있다.[10]

혈관내 이물은 방치할 경우 혈전 형성에 의한 폐색전 또는 말초동맥 색전을 유발하거나,[11, 12] 심장내막염이나 패혈증의 감염원으로 작용하거나[1, 10, 13] 또는 심근 손상에 의한 부정맥이나 심근 천공을 유발할 수 있으므로,[14-16] 이물에 의한 증상이 있는 경우 최대한 빨리 제거하는 것이 좋다. 이러한 이물이 방치될 경우 이물에 직접적으로 연관된 심각한 이환율 또는 사망률이 71%까지 보고되고 있고,[17] 의료과실의 근거가 될 수 있다. 현재 혈관내 이물이 발생하였을 경우 영상 유도하의 제거가 일차적인 치료법으로 받아들여지고 있다. 이 장에서는 경피적 이물제거술의 원리와 이에 사용할 수 있는 다양한 기구 및 그 사용법에 대해 알아본다.

I 이물의 해부학적 위치

이물은 일반적으로 '끼이는 곳'으로 이동하게 된다. 동맥의 경우는 동맥이 나뉘는 곳이나 큰 분지동맥에 걸쳐서 위치하고, 정맥의 경우는 우심실의 전면, 상대정맥*superior vena cava*, 우심방 또는 우심실을 지나 폐동맥 내에 위치한다.

정맥 내에 색전된 카테터는 근위부가 혈류가 유입되는 상부 우심방에, 원위부는 우심방의 하부 또는 우심실 벽에 위치하는 경우가 가장 흔하고, 다음으로 카테터 조각 전체가 폐동맥에 위치하는 경우가 흔하다.[2] 카테터 조각의 위치는 카테터 삽입 부위와 조각의 길이에 따라 예측할 수 있다.

Ⅱ 시술 전 고려사항

경피적 이물제거술을 시행하기에 앞서 먼저 고려할 사항이 있다. 첫째, 색전된 이물을 반드시 제거하여야 하는가이다. 이물의 제거 여부는 사례별로 환자의 상태와 기대 여명, 제거술의 용이성 및 위험성, 이물에 의한 증상 및 이물의 잔류로 인해 발생할 수 있는 합병증 등을 고려하여 결정하여야 한다. 둘째, 대부분의 이물제거술이 투시 유도하에 시행되므로 제거하려는 이물이 방사선비투과성 재질이어야 한다. 방사선투과성 재질의 혈관내 이물을 투시 유도하에 음영결손*filling defect*으로 보이게 하려면 조영제를 대량으로 사용하여야 하므로 적합하지 않다. 셋째, 이물의 크기가 경피적 제거를 제한할 수 있다. 유도철사나 카테터를 포함한 대부분의 이물은 작은 구멍을 통해 경피적 방법으로 삽입되므로 직경이 작고, vena cava filter 등은 접히는 구조여서 작은 직경의 sheath를 통하여 제거할 수 있다(그림 66-1). 또한 제거하려는 이물은 혈관을 다치게 할 수 있는 날카로운 모서리가 없어야 한다. 넷째, 이물이 일부라도 혈관 내에 위치해 있어 경피적으로 접근할 수 있어야 한다. 다섯째, 이물이 혈관벽에 유착되어 있지 않아야 한다. 만성적으로 방치된 이물은 혈관벽에 유착되어 제거가 불가능할 수도 있다. 그러나 만성적으로 방치된 이물 6예를 전부 제거할 수 있었다거나,[18] 11년간 방치된 카테터 조각을 제거하였다는 보고가 있어[19] 장기간 방치되었던 이물이라도 경피적 제거술을 시도해 볼 수는 있다.

Ⅲ 시술 방법 및 기구

사례에 따라 이물제거술에 사용하는 술기와 기구를 선택하여야 하나 일부 원칙은 모든 이물제거술에 적용된다. 이물제거술을 시행하기로 결정하였으면 접근이 용이한 혈관과 적당한 sheath의 크기를 결정해야 한다. 동맥계의 이물을 제거할 때에는 이물의 위치에 따라 앞방향 또는 역방향으로 총대퇴동맥*common femoral artery*에 접근하며, 정맥계나 폐

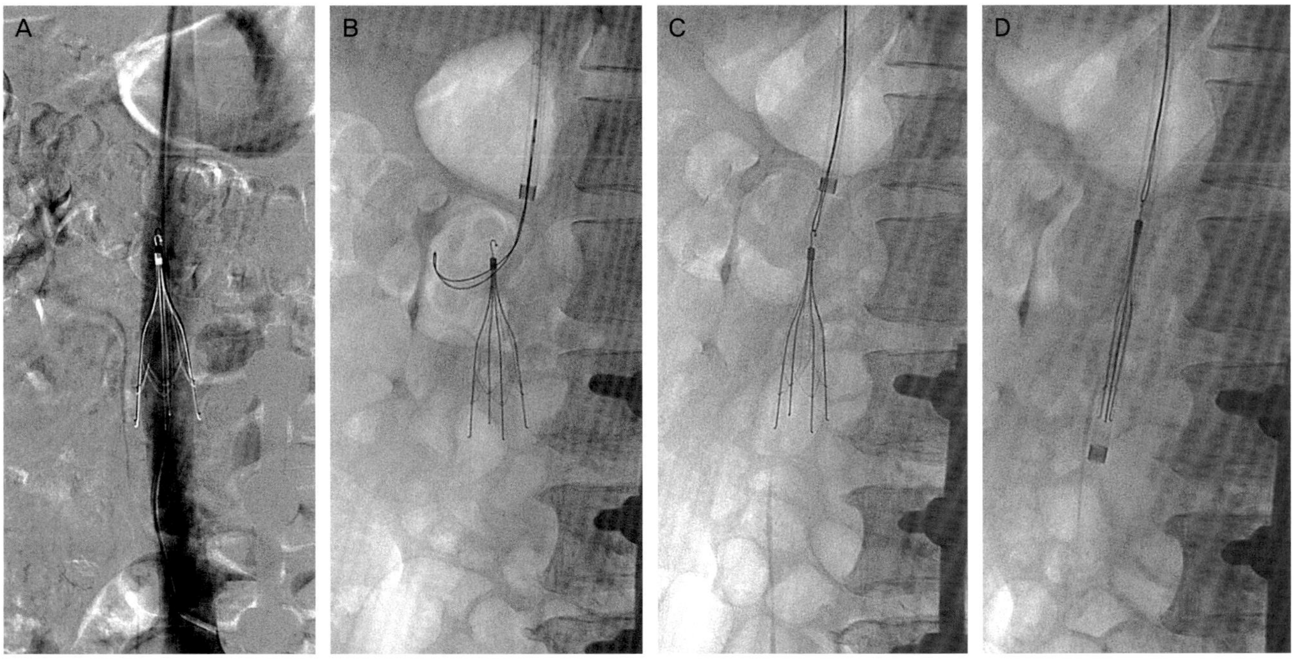

그림 66-1. 좌측 하지의 deep vein thrombosis로 inferior vena cava filter를 삽입하였던 환자에서의 filter 제거 A. Inferior vena cavography상 filter에 남은 혈전이 없음을 확인할 수 있다. B. Snare를 사용하여 filter를 감싼다. C. Snare를 조심스럽게 잡아당겨 filter의 끝에 위치한 고리가 snare에 걸리는 것을 확인한다. D. Snare를 고정한 상태에서 유도카테터*guiding catheter*를 더욱 전진시키면 filter가 접히면서 inferior vena cava의 벽에서 분리되면서 유도카테터 내로 완전히 들어오게 된다. 유도카테터와 함께 filter를 제거한다.

동맥의 이물을 제거할 때에는 우측 내경정맥*internal jugular artery*이나 우측 대퇴정맥을 통하여 시술한다. Sheath는 처음부터 가능한 한 굵은 것을 사용하는 것이 좋다. 특히 정맥 내 이물 제거의 경우 최소한 10Fr 이상을 사용하여 시술 도중에 sheath를 큰 것으로 바꾸는 일이 없도록 하여야 한다.

기술적인 면에서 볼 때 이물은 한쪽 끝이 자유로이 떠 있거나 양쪽 끝이 모두 혈관벽에 닿은 형태로 위치할 수 있다. 자유로이 떠 있는 끝을 잡는 데 선호되는 방법은 고리-올가미*loop-snare* 기법이며 가장 흔히 사용되는 snare는 니켈-티타늄(Nitinol) 재질의 Gooseneck snare(Microvena Corp., White Bear Lake, MN)이다(그림 66-2). 이 기법은 잡을 수 있는 한쪽 끝이 없는 경우에는 사용할 수 없다. 이때에는 이물의 한쪽 끝을 혈관벽에서 떨어뜨려 자유로이 떠 있게 한 후 앞서 기술한 loop-snare 기법, basket retriever system 또는 forceps으로 포획하여 이물을 제거할 수 있다. 경피적 방법으로 이물을 제거할 수 없는 경우에는 수술적으로 이물을 제거하기 더 용이한 위치로 이동시키거나 영구히 위치시켜도 되는 안전한 곳으로 이동시킬 수 있다.[20, 21]

1. Loop-snare catheter

Loop-snare catheter는 부드러운 두 겹의 유도철사가 introducer catheter 끝에서 다양한 크기의 loop를 형성하는 카테터이다. 대부분의 경우 유도철사나 이와 유사한 재질을 접어 introducer catheter에 넣어 사용한다. 최초의 loop-snare 기법은 경정맥박동조율기*transvenous pacing* 카테터를 심장에서 제거하는 데 사용되었다.[22] 초기의 snare는 loop가 introducer catheter와 같은 방향을 향해 있어 큰 혈관 내에서는 이물을 포획하기 어려웠다. 이에 부드럽고 가는 재질을 사용하여 snare를 만들어 카테터와 수직 방향으로 장착함으로써 혈관벽 전체와 접촉하여 이물을 용이하게 제거하면서 snare의 날카롭게 꺾인 부분을 없앨 수 있었다[23](그림 66-3). 이 직각의 loop-snare 구조가 더욱 개선되어 나이티놀 gooseneck snare가 개발되었다[24](그림 66-2). Loop로 둘러싸서 이물을 포획하며 snare와 카테터 및 포획된 이물이 sheath를 통하여 한꺼번에 제거된다. 다양한 위치에서 이물을 제거한 결과 100%의 성공률이 보고되고 있어 가장 선호되는 기구이다.

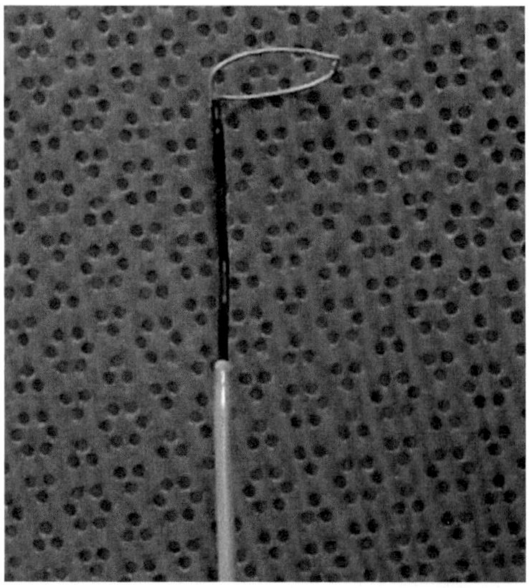

그림 66-2. Gooseneck snare Snare는 유도철사의 방향과 수직으로 부착되어 있어 snare 카테터와 수직 방향으로 펼쳐지게 된다.

Loop-snare catheter는 snare의 크기를 임의로 바꿀 수 있고 부드러우며 대부분의 경우 cutdown이 필요 없고 충분한 경험이 없는 시술자도 사용할 수 있다. 반면 이물의 한쪽이 혈관 내에 떠 있어야 사용이 가능하고, 유도철사로 직접 만들어 사용하는 경우 날카롭게 꺾인 부분이 있어 혈관 열상을 유발할 수 있으며, 카테터 내에서의 마찰력 때문에 조정하기가 어려울 수 있다.

Snare 기법은 카테터나 유도철사 조각의 한쪽 끝이 혈관이나 심장 벽에서 떨어져 있어야 사용할 수 있으므로 갈고리 모양의 유도철사, pigtail catheter 또는 deflecting guide wire 등으로 이물을 혈관벽에서 떨어뜨리거나 더 적당한 위치로 옮기는 데 사용할 수 있다.[2, 25-27] 즉 hooked catheter나 pigtail catheter로 이물의 중간을 건 후, 이물을 말아서 당김으로써 제거하기에 더 용이한 위치로 이동시키거나 환자 밖으로 완전히 제거하는 방법이다(그림 66-4). Deflecting guide wire를 사용할 경우 우심방의 카테터 조각을 우측 총장골정맥*common iliac vein*으로 이동시킨 후 J 모양의 탐촉자로 제거할 수 있다.[26] 이러한 기구는 단독으로 또는 조합하여 사용할 수 있는데, pigtail catheter를 돌려 이물을 휘감아 잡고 deflecting guide wire로 이물을 당기는 데 필요한 힘을 더해 주는 조합이 유용하다. 자유로이 떠 있는 끝이 없는 경우 이물의 주위로 이차적 snare를 만드는 방법이 있으나(그림 66-5), 이 방법은 비교적 복잡하여 한쪽 끝을 자유롭게 하는 방법을 먼저 시도하는 것이 좋다.

이러한 기구들은 대부분 상당히 효과가 좋은 것으로 보고되고 있으나 작은 혈관, 특히 신경방사선 영역에서는 사

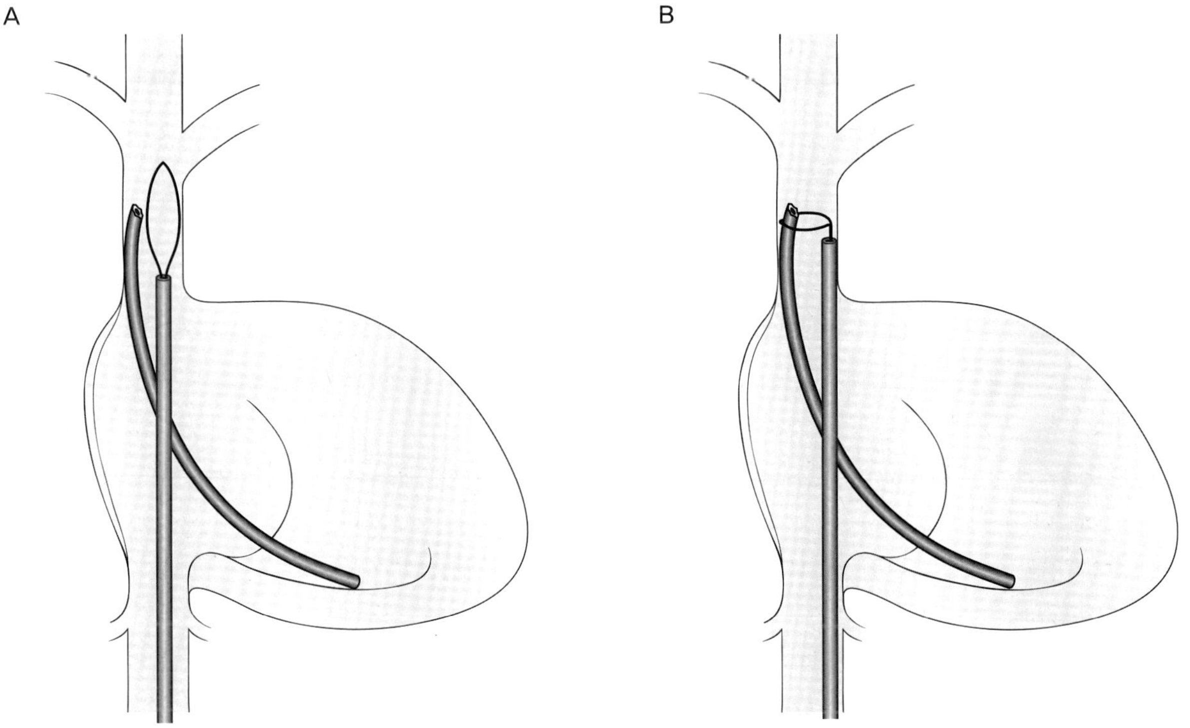

그림 66-3. Snare의 방향에 따른 이물 포획의 차이 **A.** 직접 만들어 사용하는 snare는 제거하려는 카테터 조각과 같은 방향을 향하여 카테터 조각을 포획하는 데 어려움이 있다. **B.** Snare를 카테터와 수직 방향으로 장착하여 이물을 용이하게 제거하고 snare 끝의 날카롭게 꺾인 부분을 없앨 수 있다.

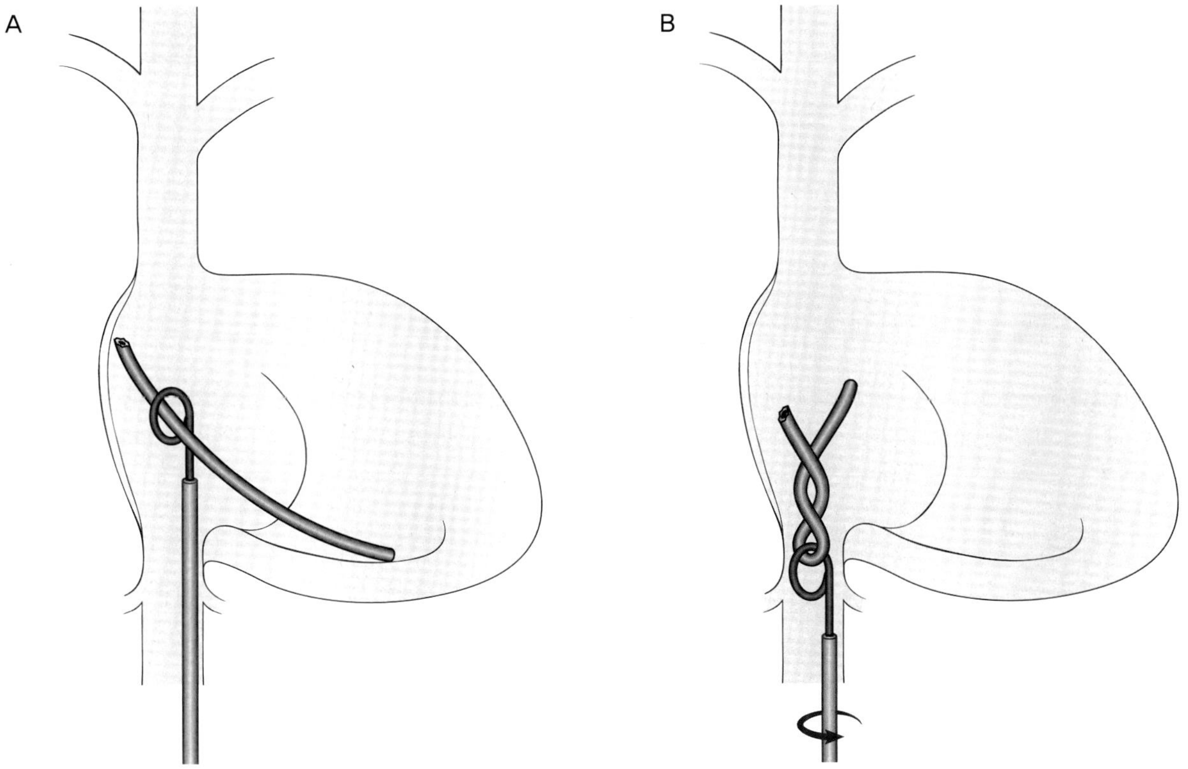

그림 66-4. Pigtail catheter를 사용한 잘린 카테터의 위치 이동이나 제거 **A.** 카테터 조각의 양쪽 끝이 모두 혈관벽에 닿아 있다. Pigtail catheter를 사용하여 카테터 조각의 중간을 건다. **B.** Pigtail catheter를 부드럽게 돌리면 카테터 조각이 꼬이면서 원래의 위치에서 떨어지므로 조심스럽게 pigtail catheter를 당겨 이동시킨다.

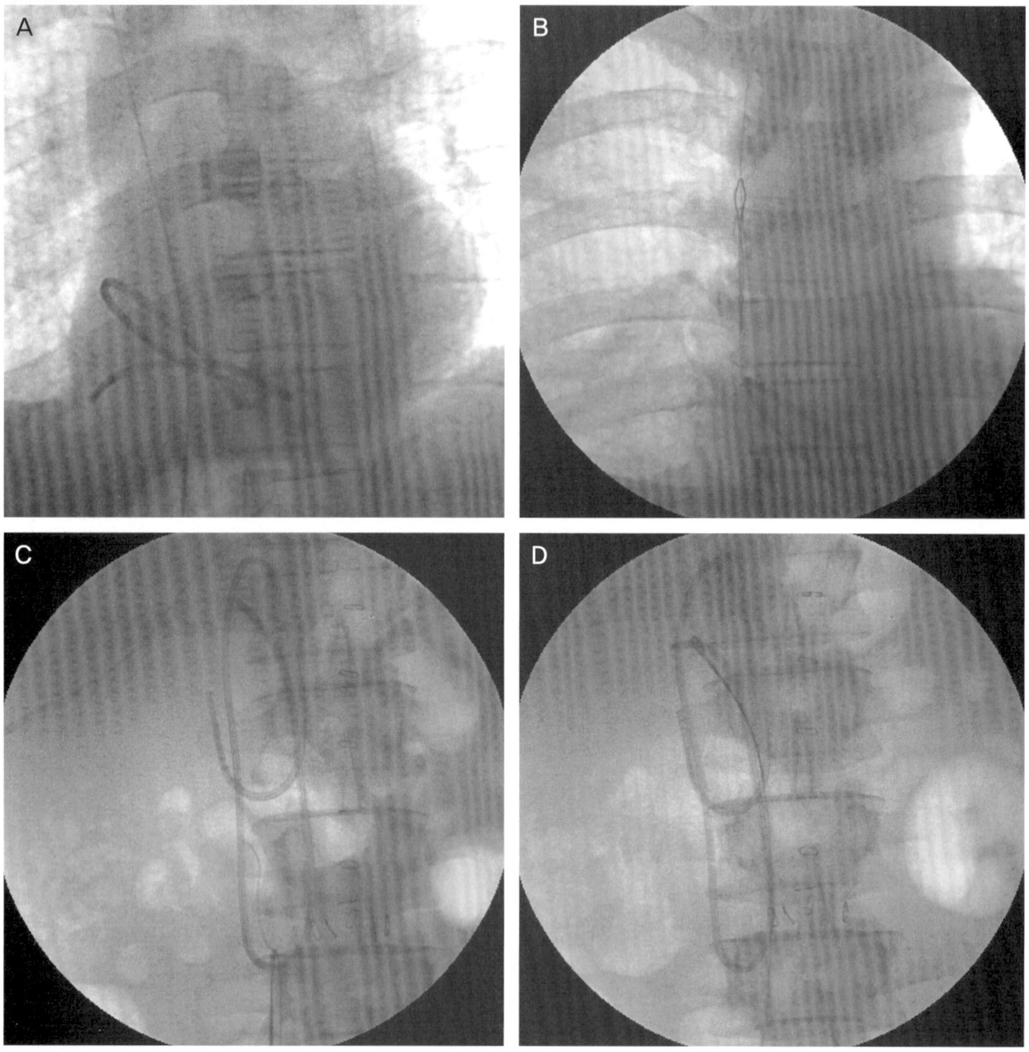

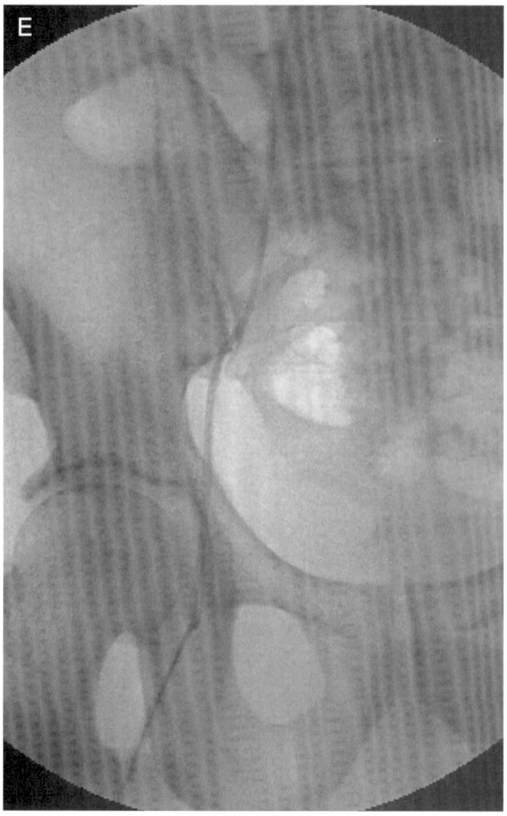

그림 66-5. 45세 남자 환자에서 2차적 snare 기법을 사용한 잘린 중심정맥 카테터의 제거 A. 잘린 중심정맥 카테터가 우심방 및 우심실에서 복잡한 형태로 꼬여 있으며 snare로 직접 잡을 수 있는 자유로이 떠 있는 끝이 없다. B. Superior vena cava에서 gooseneck snare로 유도철사를 잡아 2차적 snare를 형성한다. C. 잘린 중심정맥 카테터가 IVC까지 이동하면서 카테터 조각을 잡을 수 있는 자유로운 끝이 노출되었다. D. 유도철사를 잡고 있던 snare를 사용하여 잘린 중심정맥 카테터의 끝을 잡는다. E. Sheath를 통하여 잘린 중심정맥 카테터를 제거한다.

용에 제약이 많다. 이에 작은 혈관에 사용이 가능한 loop-snare(Target Therapeutics, San Jose, CA)가 개발되었다.[28] 이 snare는 폴리에틸렌과 폴리프로필렌으로 만들어지며 3Fr에서 2.2Fr로, 또는 2.6Fr에서 2.0Fr로 점차 가늘어지는 다양한 굵기와 다양한 경도의 카테터로 이루어진다. Snare의 유도철사를 전진시킴으로써 원하는 크기의 snare를 만들 수 있고 유도철사를 잡아당겨 snare를 닫게 된다. 이 기구는 대개 5~6Fr의 유도카테터를 통해 사용한다. 유도철사가 기구에 접합되어 있어 분리할 수 없으므로 유도철사 없이 이물이 위치한 곳으로 snare catheter를 이동시켜야 한다. 혈관을 다치지 않기 위해 작은 loop를 만들어 이동하며(그림 66-6), 방향을 돌리기 위해 loop를 약간씩 비틀며 이동하는데 loop가 꼬이거나 부러질 수 있으므로 180° 이상 비틀면 안 된다. 최적의 효과를 얻기 위하여 다음과 같은 점을 염두에 둔다. 첫째, 헤파린이 섞인 생리식염수를 지속적으로 주입하면 snare와 카테터의 마찰력을 줄이고 카테터 내부와 snare에 혈전이 생기는 것을 막을 수 있다. 둘째, snare가 항시 잘 전진하는 것은 아니므로 유도카테터를 이물에 최대한 가까이 위치시킨다. 셋째, snare catheter는 snare를 열고 닫는 과정을 반복하면서 전진시키는데 동맥의 분지점에서는 카테터의 끝을 목적하는 가지 쪽으로 돌려 snare를 목적하는 가지 안으로 넣으며 전진시킨다. 넷째, snare가 비틀리는 것을 막기 위해 유도철사의 근위부는 어느 쪽으로나 60° 이상 돌리지 않아야 한다.

2. Forceps

처음에 경피적 이물을 제거할 때에는 뻣뻣한 forceps을 사용하였다.[1] 뻣뻣한 forceps은 이물을 잡는 능력이 좋은 반면 조작하기가 어렵고 길이가 짧아 내경정맥을 통하여 대정맥이나 우심방의 이물만 제거할 수 있으며, 혈관 절개가 필요하다는 단점이 있다. 최근 이빨이 1개 또는 여러 개인 0.038in의 굴곡성 이물제거용 forceps(Cook Urological Systems, Spencer, IN)이 개발되어 사용되고 있으나, 모든 forceps은 잠재적으로 혈관이나 심장의 열상이나 천공 같은 외상을 일으킬 수 있으므로 숙련된 시술자만이 주의해서 사용해야 한다.

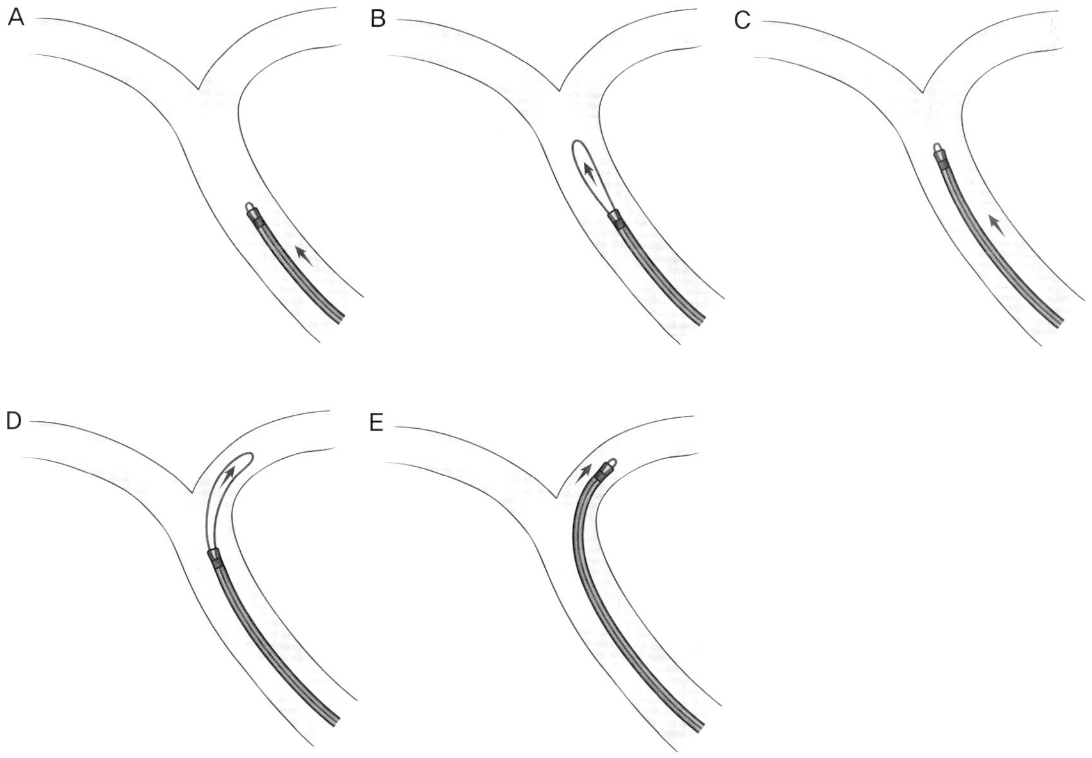

그림 66-6. Microcatheter retrieval device의 전진방법 A, B. Snare catheter를 전진시키기 위해 유도철사를 전진시켜 snare를 형성한다. C. Snare를 형성한 유도철사를 따라 조심스럽게 카테터를 밀어 snare를 닫으면서 snare catheter를 전진시킨다. D, E. 동맥의 분지점에서 원하는 분지동맥으로 들어가기 위해 카테터의 끝을 목적하는 분지 쪽으로 돌려 snare를 목적하는 분지 안으로 넣으며 전진시킨다.

3. Basket

Lassers와 Pickering은 나선형의 요관결석용 basket을 사용하여 대동맥에서 카테터 조각을 제거하였다.[29] 이후 혈관 내에서 사용하기 위해 더 길고 부드러운 끝을 가진 basket이 개발되어 사용되고 있다(Cook Urological Systems, Spencer IN). 소아에서나 작은 혈관에서는 나선형의 철사가 혈관벽에 밀착되어 이물 포획에 용이하다(그림 66-7). 그러나 이 basket은 최대 직경이 작아 대정맥이나 대동맥에서는 사용이 제한적이고, 이물의 한쪽 끝이 혈관 내에 떠 있어야만 포획이 가능하고 심하게 굴곡진 혈관 내에서는 이물을 포획하기 어려울 수 있으며, 상대적으로 뻣뻣한 기구이므로 혈관에 외상을 초래할 수 있다는 단점이 있다. 또한 심장 내에서는 심장 trabeculae나 valve가 걸려 다칠 수 있으므로 사용하지 않는 것이 좋다.

4. Hooked catheter와 유도철사

Hooked catheter나 유도철사는 포획이 가능한, 떠 있는 끝이 없는 이물의 중간을 걸어 snare를 사용하기 쉬운 위치로 이동시키거나, 중간을 걸고 비틀어 조직이나 혈전에 파묻혀 있는 부분을 떨어뜨릴 수 있다(그림 66-4). Hook의 크기 때문에 혈관 절개가 필요할 수 있고, 대개 다른 이물제거 기구와 같이 사용하여야 한다. 유도철사의 경우 일반 유도철사의 뻣뻣한 끝을 J 모양으로 구부러뜨려서 사용하므로 혈관 열상의 위험이 있어 대정맥이나 우심방 외의 이물에 대해서는 사용이 제한된다.

Ⅳ 비혈관계 이물제거술

비혈관계에서도 다양한 이물이 발생할 수 있다. 심혈관계와 마찬가지로 비혈관계에서 경피적으로 이물을 제거함으로써 개복수술에 따른 이환이나 사망을 피할 수 있다. 담도, 기관지, 소화기, 흉막, 피하조직과 복강은 모두 잠재적으로 이물이 위치할 수 있는 공간이다. 이물 제거는 이물이 위치한 곳으로 얼마나 용이하게 접근할 수 있는지뿐만 아니라 그 공간에서 제거 기구를 얼마나 용이하게 조작할 수 있는지에 달려 있다. Loop-snare, basket 또는 이물 제거용 forceps이 가장 흔히 사용되는 기구이다. 내시경은 이물로의 접근 및 위치 확인에 꼭 필요한 기구이며, 적당한 보조기구를 사용하면 이물 제거에 일차적으로 사용할 수 있다. 경우에 따라 내시경과 투시 유도를 함께 사용하면 더 용이하게 이물을 제거할 수 있다.

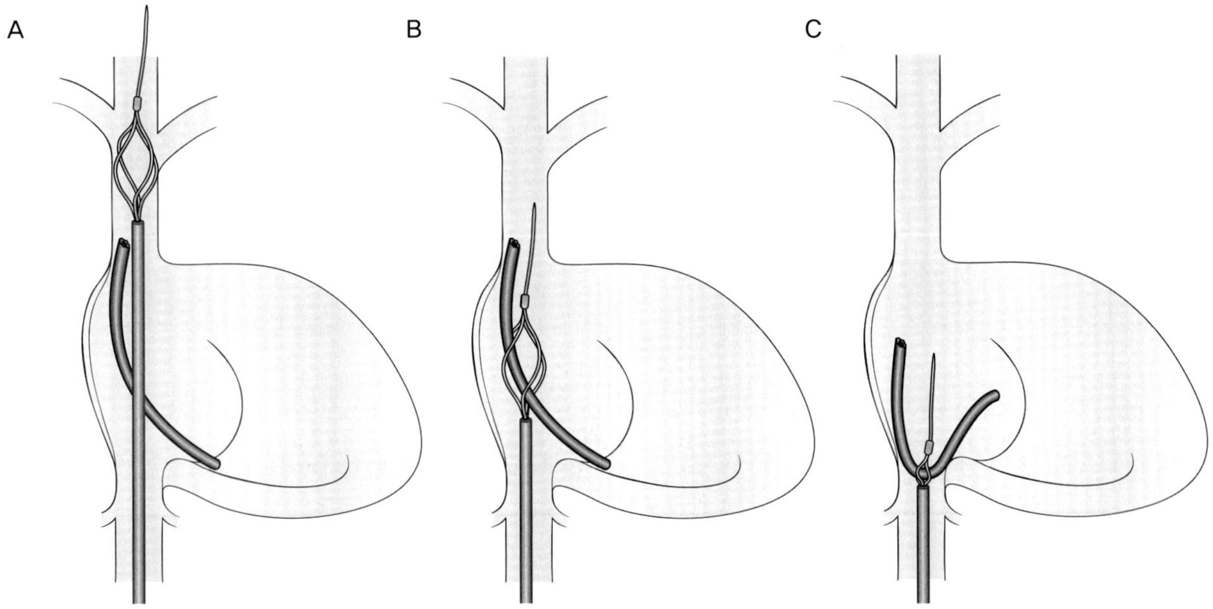

그림 66-7. Basket으로 상대정맥에서 우심방에 걸친 중심정맥 카테터 제거하기 A. 잘린 중심정맥 카테터보다 위의 superior vena cava에서 basket을 펼친다. 소아 또는 작은 혈관의 경우 basket의 wire가 혈관벽에 밀착된다. B. Basket을 잡아당겨 카테터 조각을 포획한다. C. Basket을 닫아 카테터 조각을 잡은 상태로 당겨 basket과 카테터 조각을 동시에 제거한다.

V 실패의 원인

이물제거술이 실패하는 원인은 여러 가지이나. 첫째, 일부 이물은 snare로 포획할 수 있는 떠 있는 끝이 없는데,[26] 이런 경우 hooked catheter나 유도철사를 사용하여 이물을 이동시킨 후 제거한다. 둘째, 이물제거 기구가 이물과 다른 평면에 위치한 경우이다. 이때에는 입체적으로 볼 수 있는 biplane fluoroscopy가 유용하다. 셋째, 이물이 폐동맥 원위부의 작은 혈관에 위치한 경우이다. 이때에도 biplane fluoroscopy와 작은 크기의 loop를 가진 snare를 사용하면 용이하게 제거할 수 있다. 넷째, hooked catheter에 의해 원래의 위치에서 이탈한 이물이 이물제거 기구로 잡기 전에 더 원위부로 색전될 수 있다. 이 경우 풍선카테터를 이물의 원위부에 위치시켜 팽창시킨 후 끌어 당김으로써 이물을 snare로 잡기 쉬운 위치로 이동시킬 수 있다. 다섯째, 색전된 이물이 방사선투과성인 경우이다. 이때에는 혈관 촬영이나[30] 실시간 초음파 유도하에 이물을 제거할 수 있다.[31] 여섯째, 카테터 조각이 너무 부스러지기 쉬워 제거가 불가능한 경우이다. 이는 재사용한 카테터가 색전되었을 때 흔히 생기는데, 이런 상태가 의심될 때 경피적으로 제거하려고 하면 이물을 더 잘게 부수는 결과만 초래할 수 있으므로 수술적으로 이물을 제거하거나 제거하지 않는 것이 좋다.

VI 합병증

이물 제거 시 합병증의 비율은 매우 낮다. 이물제거술의 가장 큰 위험은 이물을 제거하지 못하는 것이다. 경미한 합병증으로 폐동맥에서 우심실을 통해 이물을 제거할 때 일시적 부정맥이 생길 수 있으므로 심전도 감시하에 시술하여야 한다. 일시적 각혈이 보고된 바 있으며, 5년간 방치된 pacemaker wire를 제거한 후 경미한 폐색전증이 일어난 증례가 보고되기도 하였다.[10] 동맥의 경우 일부 환자에서 이물제거술 시 폐쇄성 동맥경련이 발생할 수 있으나 니트로글리세린을 국소적으로 주입하면 해결된다.

경우에 따라 심장 내에 위치한 이물에 혈전이 붙어 있을 수 있다. 혈전이 확인된 경우에는 색전의 가능성이 있어 경피적 이물 제거는 금기시되고 있다. 또한 이물 제거 기구에 의한 혈전형성을 방지하기 위해 헤파린 사용(100IU/kg)을 추천하고 있다. 아직까지 시술과 관련된 사망이 보고된 적은 없다.

VII 결론

경피적으로 삽입되는 기구와 중심정맥 카테터의 사용이 증가함에 따라 이물제거의 빈도도 증가할 것으로 예상되며, 기구의 발달에 따라 혈관내 기구를 의도적으로 제거하는 기술도 개발되고 있다. 가장 좋은 예는 임상적으로 필요하지 않을 때 제거할 의도로 삽입되는 제거 가능한 *retrievable* filter이다. 해마다 65,000개 이상의 retrievable vena cava filter가 설치되고 있으며, 이 중 약 34%의 filter가 제거되고 있다[32, 33](그림 66-1). Filter의 구조에 따라 일반적인 snare를 사용하거나 특별히 제작된 제거 기구를 사용한다. 이러한 일시적 기구의 사용 증가도 향후 수년간 제거 시술빈도수를 증가시킬 것이다.

전통적 의미의 이물제거술, 특히 사고로 신체에 유입된 이물제거술은 의인성 이물제거술과 이물의 위치나 크기 및 시술 자체가 판이하게 다르다. 규격화되거나 일정하게 적용할 수 있는 방법은 없으며 그때그때 다른 방법으로 시술해야 할 수도 있다.

경피적 이물제거술은 성공률이 89.6~97%로 비교적 높으며, 제거 전용 기구가 개발됨에 따라 더욱 높아질 것이다. 이러한 높은 성공률과 낮은 유병률에 근거하여 인체 내로 분리된 이물을 제거할 때에는 경피적 방법을 먼저 시행하여야 한다. 외과적 수술은 더 침습적이며 경피적 방법이 용이하지 않거나 실패했을 때 시행한다.

혈관 카테터 삽입술을 시행하는 모든 의료기관은 경피적 이물 제거에 필요한 기구를 준비하는 것이 좋다. 모든 의료기기 생산자들이 더욱 좋은 생산품을 만들기 위해 노력하고 있으나, 새로운 의료기구가 개발된다 하더라도 이러한 문제를 완전히 없앨 수는 없다. 결론적으로 이물제거술을 이해하는 것이 중요하나, 혈관내 기구나 카테터를 옳은 방법으로 다루어 인체에 이물이 생기지 않도록 예방하는 것이 가장 좋다는 점을 기억해야 한다.

참고문헌

1. Thomas J, Sinclair-Smith B, Bloomfield D, et al. Nonsurgical retrieval of a broken segment of steel guide from the right atrium and inferior vena cava. Circulation 1964;30:106-108.
2. Bloomfield DA. The nonsurgical retrieval of intracardiac foreign bodies-an international survey. Cathet Cardiovasc Diagn 1978;4:1-14.
3. Schechter MA, O'Brien PJ, Cox MW. Retrieval of iatrogenic intravascular foreign bodies. J Vasc Surg 2013;57:276-281.
4. Block PC. Transvenous retrieval of foreign bodies in the cardiac circulation. JAMA 1973;224:241-248.
5. Burri C. The Caval Catheter. Berlin: Springer, 1978;39-60.
6. Dhingra RC. Rosen KM, Rahimtoola SM. Transvenous removal of catheter fragments from the heart and pulmonary artery. Arch Intern Med 1973;132:419-421.
7. Drabinsky M. Retrieval of embolized central venous catheter by a Dormia ureteral stone basket with straight filiform tip. Chest 1976;69:435-437.
8. Ramous BW, Peter RH, Kong Y, et al. Migration of a severed transvenous pacing catheter and its successful removal. Am J Cardiol 1968;37:880-884.
9. Hartzler GO, Rutherford BD, McConahay DR. Retained percutaneous transluminal coronary angioplasty components and their management. Am J Cardiol 1987;60:1260-1264.
10. Wellman KF, Reinhard A, Salazar EP. Polyethylene catheter embolism. Circulation 1968;37:380-392.
11. Turner DC. Sommers SC. Accidental passage of a polyethylene catheter from a cubital vein to right atrium: fatal case. N Eng J Med 1954;251:744-745.
12. Knutson H, Stenberg K. Pulmonary embolus with foreign body. Nord Med 1959;62:1491.
13. Harken DE, Zoll PM. Foreign bodies in and in relation to thoracic blood vessels and heart. Am Heart J 1946;32:1-19.
14. Nathan DA, Center S, Pina RE, et al. Perforation during indwelling catheter pacing. Circulation 1966;33:128-130.
15. Johnson CE. Perforation of the right atrium by a polyethylene catheter. JAMA 1966;195:584-586.
16. Brown CA, Kent A. Perforation of the right ventricle by polyethylene catheter. South Med J 1956;49:466-467.
17. Fisher RC, Ferreyro R. Evaluation of current techniques for nonsurgical removal of intravascular iatrogenic foreign bodies. AJR Am J Roentgenol 1978;130:541-548
18. Savage C, Ozkan OS, Walser EM, et al. Percutaneous retrieval of chronic intravascular foreign bodies. Cardiovasc Intervent Radiol 2003;26:440-442.
19. Thanigaraj S, Panneerselvam A, Yanos J. Retrieval of an IV catheter fragment from the pulmonary artery 11 years after embolization. Chest 2000;117:1209-1211.
20. El Feghaly M, Soula P, Rousseau H, et al. Endovascular retrieval of two migrated venous stents by means of balloon catheters. J Vasc Surg 1998;28:541-546.
21. Meisel SR, DiLeo J, Rajakaruna M, et al. A technique to retrieve stents dislodged in the coronary artery followed by fixation in the iliac artery by means of balloon angioplasty and peripheral stent deployment. Catheter Cardiovasc Interv 2000;49:77-81.
22. Massumi RA, Ross AM. Atraumatic nonsurgical technique for removal of broken catheters from cardiac chamber. N Eng J Med 1967;227:195-196.
23. Randall PA. Percutaneous removal of iatrogenic intracardiac foreign body. Radiology 1972;102:591-595.
24. Yedlicka JWJ, Carlson JE, Hunter DW, et al. The niti-nol "goose-neck" snare for foreign body removal: an experimental study and clinical evaluation. AJR Am J Roentgenol 1991;156:1007-1009.
25. Rossi P. "Hook catheter" technique for transfemoral removal of foreign bodies from right side of the heart. AJR Am J Roentgenol 1970;109:101-106.
26. McSweeney WJ, Schwarts DC. Retrieval of a catheter foreign body from the right side of the heart using a guide wire deflector system. Radiology 1971;100:61-62.
27. Grabenwoeger F, Dock W, Pinterits F, et al. Fixed intravascular foreign bodies: a new method for removal. Radiology 1988;167:555-556.
28. Smith TP, Graves VB, Halbach VV, et al. Microcatheter retrieval device for intravascular foreign body removal. AJNR Am J Neuroradiol 1993;14:809-811.
29. Lassers BW, Pickering D. Removal of iatrogenic foreign body from aorta by means of ureteric stone basket. Am Heart J 1967;73:375-378.
30. Morse SS, Strauss EB, Hashim SW, et al. Percutaneous retrieval of an unusually large, nonopaque intravascular foreign body. AJR Am J Roentgenol 1986;146:863-864.
31. Woo VL, Gerber AM, Scheible W, et al. Real-time ultrasound for percutaneous transluminal retrieval of nonopaque intravascular catheter fragment. AJR Am J Roentgenol 1979;133:760-761.
32. Duszak R Jr, Parker L, Levin DC, et al. Placement and removal of inferior vena cava filters: national trends in the medicare population. J Am Coll Radiol 2011;8:483-489.
33. Angel LF, Tapson V, Galgon RE, et al. Systematic review of the use of retrievable inferior vana cava filters. J Vasc Interv Radiol 2011;22:1522-1530.

Chapter 67

경피적 복막투석 카테터설치술

오주형 · 권세환

인터벤션 영상의학과 의사들은 각종 배액술은 물론 앞장들에서 기술한 바와 같이 혈관과 관련된 여러 가지 인터벤션 시술에 익숙하다. 또한 동정맥루*arteriovenous fistula*의 재개통 등 혈액투석 환자의 관리에도 큰 역할을 하고 있다. 마찬가지로 투시를 통한 지속적 외래 복막투석*continuous ambulatory peritoneal dialysis; CAPD* 카테터 설치와 연관된 시술들을 통하여 전체 투석 환자에 대한 종합적 관리가 가능하다고 하겠다. 이 장에서는 복막투석 카테터설치술의 시술방법을 알아보고 그와 관련된 합병증과 그 관리방법에 대하여 기술하고자 한다.

Fine 등은 1946년에 처음으로 복막 세척으로 급성 신부전*acute renal failure* 환자를 치료하였음을 보고하였고, Popovich 등이 1976년에 CAPD를 개발한 이후, 복막투석은 널리 행해지는 인공투석 방법이 되었다.[1, 2] 전통적으로 복막투석 카테터를 설치하는 방법으로 외과적 수술과 내과적인 경피적 삽입 방법이 이용되어 왔다. 외과적 방법은 수술방을 이용해야 하고, 비교적 크게 복부를 절개해야 한다는 점과 이로 인한 절개 탈장*incisional hernia*, 복막투석액의 카테터 주위 누출 등의 합병증이 생긴다는 단점이 있다.[3–5] 이후 내과적인 경피적 삽입 방법이 시도되고 있으나, 맹적시술*blind procedure*로서 장관, 방광 천공 등의 가능성이 높다.

I 복막의 특성

복막은 아주 얇은 상피와 그 밑에 접착한 모세혈관이 매우 풍부한 결합조직 층으로 형성되어 있다. 복막 전체는 하나로 되어 복강을 에워싸고 있다. 복강에는 복막액이라는 투명한 액체가 있어, 복부의 여러 내장은 상호 간 또는 복벽과 조금도 마찰을 일으키지 않고 움직일 수 있는데 복막액의 부피는 보통 100mL이다. 이 잠재적 공간은 투석액이나 병적인 복수에 의하여 크게 늘어날 수 있다.[6, 7] 복벽의 내면을 덮은 부분을 벽측복막이라 하고, 내장의 표면을 덮은 부분을 장측복막이라고 한다. 이 복막을 통하여 투석액과 모세혈관 사이에서 ① 수동확산*passive diffusion*, ② 초미세여과*ultrafiltration*, ③ 대류*convection*의 3가지 물리적 원칙에 따라 투석이 이루어지게 된다.[6]

Ⅱ 복막투석의 장점

투석을 받는 말기 신부전 환자들이 느끼는 삶의 질은 정상인이나 신장 이식을 받은 사람보다 낮은데, 주요 이유 중 하나가 병원을 자주 방문해야 한다는 것이다. 따라서 개존성*patency*이 좋고, 합병증이 적은 투석방법을 정하여 병원 방문을 최소화하는 것이 의료비 절감뿐만 아니라 환자의 삶의 질을 높이는 데에도 중요하다.

투석방법 중 이중내강*dual-lumen* 혈액투석 카테터는 개존성이 낮고, 충분한 투석 혈류를 얻기 힘들다는 단점이 있다. 반면 복막투석이나 동정맥루 수술 시 개존성이 좋고, 막혔을 때는 교정해서 다시 충분한 개존성을 얻을 수 있다고 보고되었다.[8] 복막투석은 혈액투석보다 혈액투석 센터를 방문하는 횟수가 적고, 의사를 만나는 횟수도 적으며, 전반적인 영양상태가 좋아지고, 비교적 오래 합병증 없이 카테터를 사용할 수 있다는 장점을 갖고 있다.[9] Simmons와 Abress[10]는 복막투석 환자가 혈액투석 환자보다 삶의 질의 만족도가 더 높다고 하였는데, 이는 복막투석의 장점 때문으로 생각된다. 1992년 Irving 등[11]이 투시를 이용해 카테터를 설치한 경험을 보고한 이후, 인터벤션 영역에서 이에 대해 많은 관심을 갖게 됐으며[12, 13] 국내에서도 홍 등[14]의 보고 이후 점차 인터벤션영상 의사들이 이 방법을 많이 사용하고 있다.

Ⅲ 복막투석용 카테터

복막투석용 카테터는 크기, 모양, 형태 면에서 다양한 제품들이 나와 있다. 이상적인 카테터는 외상이 적고, 통증 없이 기능이 원활하며, 오랜 기간 기능이 잘 유지되면서 적절한 방사선비투과성을 가지고 환자에게도 편안한 카테터이다. 보통 저자들의 병원에서 주로 사용되는 카테터는 cuff가 2개인 직선형 혹은 나선형 Tenckhoff catheter로(그림 67-1), 길이는 약 57cm이며 2개의 cuff가 피하층에 고정되기 때문에 감염의 전파를 차단할 수 있고, 카테터를 단단히 고정하여 이동하는 것을 방지할 수 있다. 깊은 쪽의 cuff가 복막과 접촉하면 복강 내 유착을 유발할 수 있으므로 너무 깊게 위치하여 복강 내로 들어가지 않도록 주의해야 한다. 직선형 카테터는 복강 내에 위치하는 부분은 직선을 이루고 cuff 부분부터는 부드러운 곡선을 그리는 카테터이다.

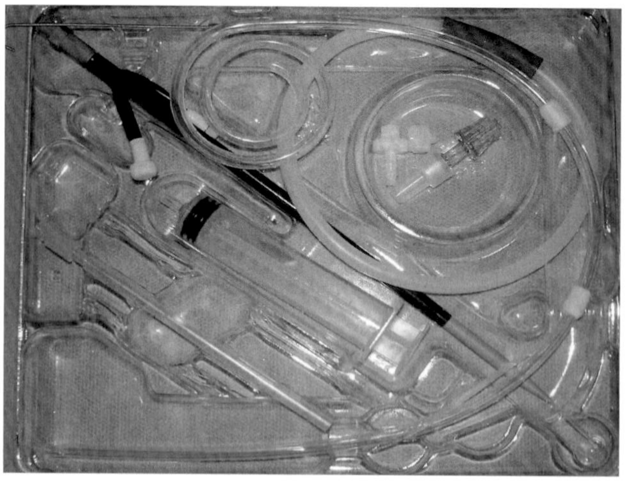

그림 67-1. 나선형 복막투석 카테터 kit 이중 cuff를 가진 나선형 복막투석 카테터, 미세천자바늘, 16Fr Peel-away 유도카테터, 유도철사 등이 있다.

나선형 카테터는 복강 내에 위치하는 부분이 돼지꼬리 형태로 말려 있어 카테터를 골반강 안에 위치시켜서 이동을 방지하고, 카테터가 장간막에 싸여 기능을 잃는 것을 방지하는 데 더 효과적이라는 보고도 있으나 아직 논란의 여지가 있다.[15, 16] 시술에 필요한 기구들은 보통 키트가 나와 있으므로 편리하게 사용할 수 있다.

Ⅳ 시술 전 고려사항

복막투석 카테터를 시술하기 전에 고려할 사항은 환자가 복막투석에 적합한 환자인지 결정하는 것이다. 복막투석은 환자 자신이 비교적 오랜 시간 투석을 시행해야 하고, 복벽이나 복강 내의 질환이 있는 경우는 금기이므로, 복막투석 카테터를 시술하기 전에 이러한 금기사항을 적용하여 시술에 적합한 환자인지를 충분히 검토해야 한다[12, 13](〈표 67-1〉). 출혈 경향은 이러한 금기증에 언급되지는 않았으나, 시술 전에 충분히 고려되어야 할 것으로 생각되며, 필요 시 술 전 혈소판 수혈 등을 시행하는 것이 좋다. 또한 당뇨병 유무도 시술 전에 고려해야 하는데, Hodges 등[8]은 나이, 성별, 흡연력 등은 복막투석 실패에는 영향을 미치지 않으나, 당뇨병이 복막투석 실패의 위험인자가 될 수 있다고 보고하였다. 당뇨병이 있는 환자에서는 22%, 없는 환자에서는 17%로 감염률이 높아지지는 않으나, 불충분한 투석액의 교환이 당뇨 환자 중 26%, 당뇨가 없는 환자 중 12%에서 관찰되어, 불충분한 투석액의 교환 때문에 복막투석이 실패할

〈표 67-1〉 복막투석의 금기증

절대적 금기
1. 심각한 복막기능장애 혹은 광범위한 복강내 유착
2. 육체적, 정신적으로 스스로 복막투석을 시행하기 힘든 환자
3. 교정하기 힘든 복벽 결손(심한 헤르니아, 배꼽탈장, 횡격막 헤르니아, 방광외반증 등)
상대적 금기
1. 최근의 복부내 이물질(4개월내 혈관보형물 수술, 뇌실배안단락술)
2. 복막액 누출(최근의 수술 혹은 복막투석관 삽입, 횡격막 누출)
3. 부적합한 체형
4. 적절한 복막투석액을 감당하기가 힘들다고 판단될 경우
5. 복벽 혹은 피부감염증
6. 심한 비만
7. 심한 영양실조
8. 게실염이나 염증성 장질환의 잦은 재발

수 있다고 하였다. 또한 초기 개존성보다 후기 개존성에 영향을 준다고 하였다. 따라서 당뇨 환자는 복막투석에 적합하지 않을 수 있으나, 임상의사가 긴밀하게 협조하고 당뇨 환자가 치료에 잘 순응하는 환자일 경우 복막투석을 시행할 수 있고, 세심한 추적관찰이 필요하다.

V 시술방법

시술 전 예방적 항생제 투여는 보통 필요하지 않은 것으로 되어 있다. 저자들은 시술 전 염산페치딘 25~50mg을 근육 내에 주사하고 천자 부위와 절개 부위를 1% lidocaine으로 국소마취한다. 가능하면 이전에 어떤 시술도 하지 않았던 복벽에 카테터를 실시하는데, 별문제가 없다면 대개 좌측 하부 복벽에 설치한다. 이전에 좌측에 카테터를 설치한 적이 있거나 다른 문제가 있다면 우측 하부 복벽에 설치할 수 있다. Sreenarasimhaiah 등[17]이 복막투석 카테터의 끝을 흉골*sternum* 전방에 위치시키는 방법을 보고하였지만 임상에서 널리 쓰이지는 않는다.

복막투석 카테터 삽입 시에는 inferior epigastric artery의 손상을 피하기 위해 하부 복벽을 베타딘액으로 소독한 후 배꼽에서 적어도 4cm 외측, 2~4cm 상방을 환자의 장축과 평행하게 약 2cm 절개하고, 피하조직을 박리하여 카테터의 삽입 부위를 만든다(그림 67-2). 이때 발생하는 출혈은 거즈 압박으로 대부분 조절되며, 심한 경우 전기 소작기로 조절할 수 있다. 이후에는 그 부위로 미세천자바늘 등을 이용하여 환자의 바깥쪽에서 중앙 및 아래쪽 방향으로 비스듬하게 약 45° 기울여 복막을 천자한다. 복막을 관통하는 순간 저항감이 없어지고, 국소마취를 충분히 해도 환자가 통증을 호소하면 복막이 천자된 것이다. 복막천자 후에는 바늘을 더 이상 전진시키지 않고, 손으로 고정한 상태로 주사기를 이용하여 조영제를 복강 내로 주입하여 영상검사를 실시한다. 투시하에서 조영제가 장관 사이로 흘러가는 것을 확인하여 복막이 잘 천자되었는지 확인하고 창자가

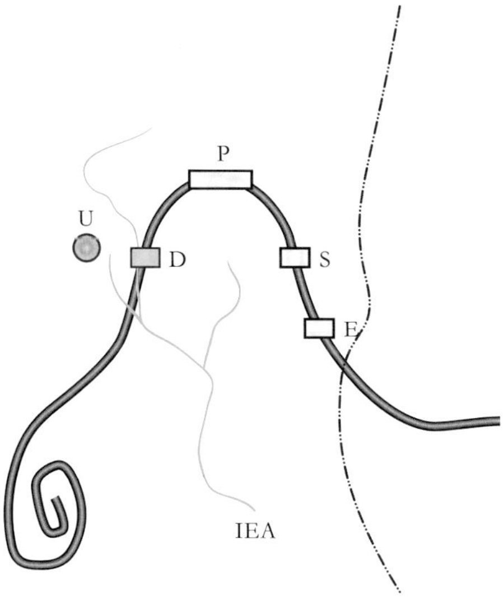

그림 67-2. 복막투석 카테터 설치의 모식도 U: 배꼽, P: 일차 피부절개 부위, D: 깊은 쪽, S: 얕은 쪽 cuff의 위치, E: 카테터 출구, IEA: inferior epigastric artery.

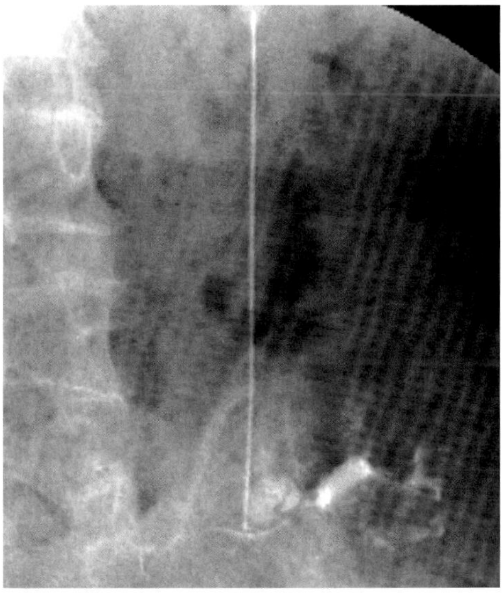

그림 67-3. 복강내 조영제 주입 후 영상 미세천자바늘로 복막을 천자한 후 소량의 조영제를 주입하여 바늘이 정확히 복강 내에 있는지 확인해야 한다.

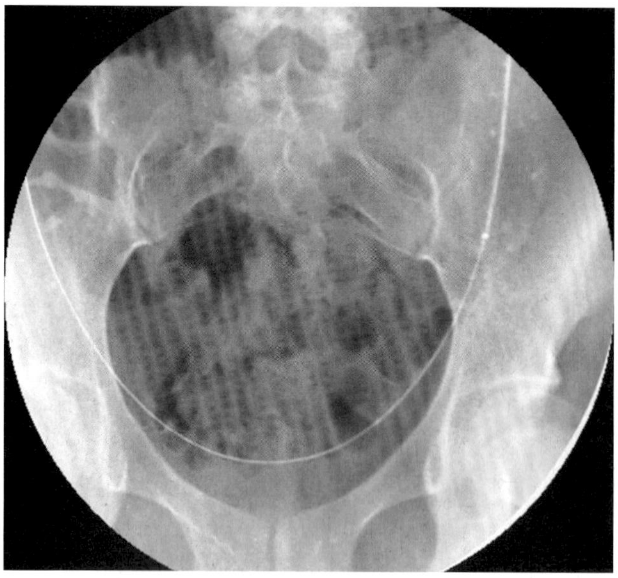

그림 67-4. 0.035in 유도철사 삽입 후 영상 5Fr 미세천자 sheath를 통하여 0.035in 유도철사를 골반강 깊숙이 충분히 위치시킨다.

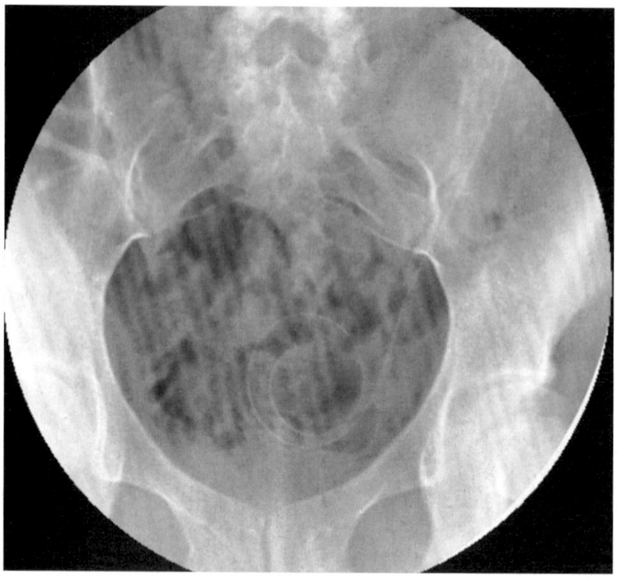

그림 67-5. 복막투석 카테터 설치 후 영상 나선형 복막투석 카테터가 골반강 내에 올바르게 위치해 있다.

천자되지 않은 것을 확인한다(그림 67-3). 복강 내에 천자바늘이 삽입된 것을 확인한 후 0.018in 유도철사를 투시하에 골반강 깊숙이 위치시킨다. 이때 유도철사가 장간막에 끼이면 잘 들어가지 않게 되므로 철사를 전후로 부드럽게 움직여 가면서 위치시킨다. 바늘을 제거한 후 guiding sheath (micro-puncture set 혹은 Neff set, Cook, USA)를 삽입하고, 유도철사를 제거한 후 0.035in 철사를 골반강 깊숙이 삽입한다(그림 67-4). Guiding sheath를 제거한 후 16Fr Peel-

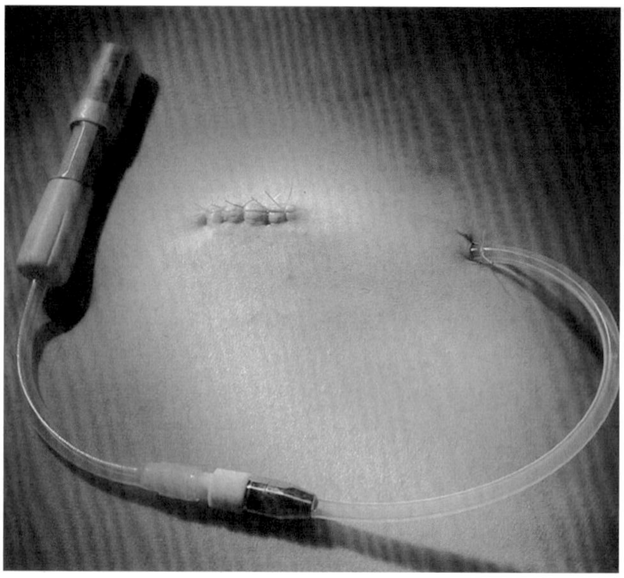

그림 67-6. 시술이 끝난 후 좌측 복벽 일차 피부절개 부위와 카테터 출구 부위가 봉합사로 고정되어 있고, 카테터의 끝에는 plastic hub와 cap을 고정하였다.

away sheath를 삽입한 후, 유도철사와 유도카테터를 제거한다. Peel-away sheath를 양측으로 벌리면서 복막투석 카테터를 투시하에 골반강 깊숙이 삽입한다(그림 67-5). 이때 깊은 쪽 cuff는 복막과 일차 피부절개 부위 사이에 위치시킨다. 이후 복막투석 카테터의 끝에 터널장치를 장착하여 천자 부위에서 외측 하방으로 전상방 장골극*anterosuperior iliac spine*을 향한 피하 터널을 만들어 진행시키며, 허리띠, 피부 주름, 반흔 조직을 피해 카테터가 나오게 한다. 이때 카테터의 엉킴 등을 주의하여야 한다. 얕은 쪽의 cuff는 일차 피부절개 부위와 피부의 카테터 출구 사이에 위치시킨다. 터널장치를 제거하고 카테터의 끝에 plastic hub와 cap을 장착한 후 피하조직용 봉합사로 카테터 cuff를 피하조직에 고정시키면서 피하조직을 봉합하고, 피부용 봉합사로 피부 절개부를 봉합하여 시술을 마친다(그림 67-6).

카테터를 피부에 고정한 후 환자를 병실로 옮기고, 외래 환자의 경우에는 1시간 정도 관찰하여 문제가 없다면 귀가시킨다. 본격적인 투석은 상처가 완벽하게 치유되는 1~3개월 후에 시작하기도 하지만, 최근에는 보통 시술 직후 적은 용량으로 바로 투석을 시작한다. 시술 직후 투석액의 유입과 유출에 문제가 없어야 카테터 삽입에 성공했다고 평가할 수 있다. 저자들의 경우 cefatrex 500mg, Netromycin 15mg을 복막투석액과 혼합하여 약 1주일간 투여하며, 투석액 양은 처음에는 약 200~300mL로 시작하여 약 10일 동안 서서히 양을 늘려 간다.

Ⅵ 합병증

시술에 의한 합병증으로는 천자바늘에 의한 장천공, 출혈, 복벽내 혈종형성, 복막염 등이 알려져 있다.[12] 장천공을 예방하기 위해서는 바늘이 복막을 뚫은 후 더 이상 전진시키지 말고 조영제를 주입하여, 복막천자 유무를 확인하고 조영제가 장관 사이로 잘 흘러가는지 확인해야 한다. 대장이 천공된 경우에는 시술을 중지하고 예방적 항생제를 투여하며, 약 5~7일 후 다시 카테터 설치를 시도해 볼 수 있다. 시술 중 심각한 출혈을 방지하기 위해 inferior epigastric artery를 손상시키지 않도록 주의해야 하는데, inferior epigastric artery는 복직근*rectus abdominal muscle* 전면의 내측을 주행하기 때문에, 배꼽에서 적어도 4cm 이상 충분히 외측에서 바늘을 삽입해야 한다.[12] 합병증인 장천공, 출혈 등을 조심한다면 이러한 복막투석 카테터는 투시하에서 경피적으로 비교적 간편하게 삽입할 수 있을 것이다.

시술과 연관된 1개월 이내의 초기 복막염의 원인은 불충분한 환자 소독, 카테터나 시술에 사용된 기구의 감염, 대장천공 등이다.[13] 기존 보고에 의하면 복막투석을 시작한지 처음 12개월 동안 60~80%에서 복막염이 발생하고, 20~30%에서 반복되는 복막염이 생긴다고 한다. 원인균으로는 포도상구균이 가장 많고, 대부분의 경우 복막염은 외래 투약으로 치료되지만, 복막염에 의한 카테터의 제거도 약 9%에 이른다고 한다.[18] 따라서 최대한 무균적 방법으로 시술하려는 노력이 중요할 것이다.

카테터의 기능장애는 투석액이 잘 들어가지 않거나 나오지 않는 상황인데, 대개 카테터 주변에서 복막액의 누출 없이 투석액이 들어간 만큼 나오지 않는 경우가 많다. 이러한 한 방향*one-way*의 폐쇄는 카테터의 골반강으로부터의 전위(그림 67-7), 장간막이 카테터 주위를 둘러쌈(그림 67-8), 복막의 소방형성*loculation*에 의한 투석액의 구획화 등으로 설명된다. 이러한 폐쇄는 약 22%까지 일어날 수 있다고 보고되었다.[19] 카테터가 골반강 내에 위치하도록 카테터의 복강 내 부분의 길이가 충분한 카테터를 선택하고, 카테터가 골반강에 깊숙이 위치하도록 고정하는 것이 카테터의 전위나, 장간막에 의해 둘러싸이는 것을 최소화할 수 있는 방법이다. 이러한 기능장애가 있을 때에는 우선 체위를 다양하게 바꾸어 보거나 생리식염수 혹은 urokinase 주입 등을 고려해 본다. 이러한 보존적 요법으로 기능이 회복되지 않으면 혈관촬영실에서 유도철사를 카테터에 통과시켜서 혈전, 섬유막 등을 제거하거나 장간막 등과의 유착을 교정해 주고, 카테터가 골반강을 벗어나 위치한 경우에는 유도철사를 이용하여 위치를 바로잡아 준다.[20] 유도철사를 이용해 위치를 교정할 때에는 우선 투시로 카테터의 위치를 확인한 후 소독된 카테터의 출구 부위를 통해 150~180cm 길이의 단단한 유도철사를 복강 내로 넣은 후 유도철사가 창자나 장간

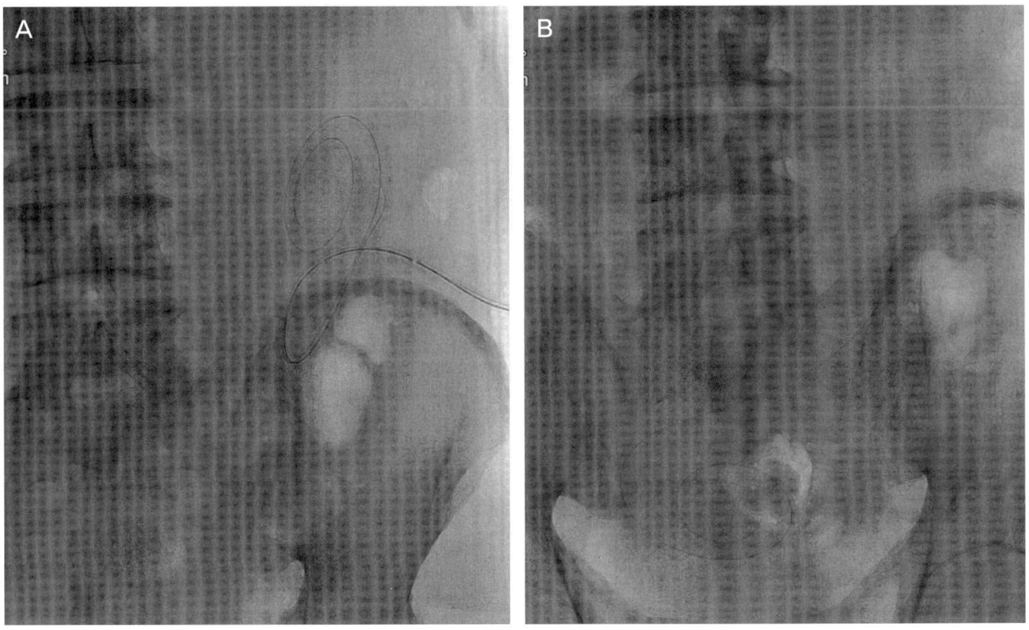

그림 67-7. 나선형 복막투석 카테터의 위치이상 A. 카테터 설치 3개월 후 기능이 올바르지 않아 촬영한 사진에서 골반강 내에 있어야 할 카테터의 끝이 좌측 상방으로 이동해 있다. B. 유도철사를 이용하여 카테터의 위치를 교정한 후 끝부분이 골반강 내에 다시 위치하였다.

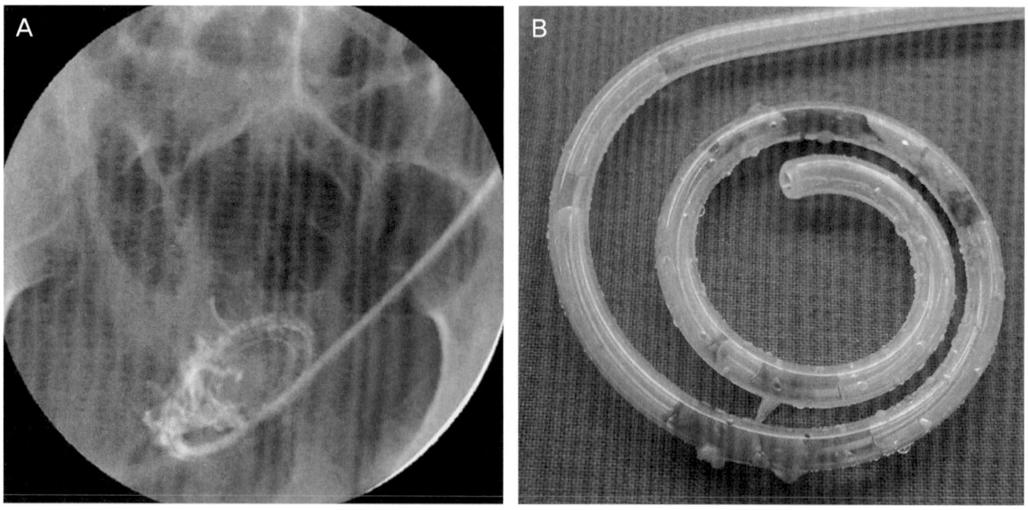

그림 67-8. 장간막 유착으로 인한 카테터의 기능이상 A. 나선형 복막투석 카테터 설치 1개월 후. 장간막이 카테터 내부와 외부를 둘러싸고 있어 조영제 주입 시 조영제가 복강 내로 잘 퍼지지 못하고 정체되어 있으며 불규칙한 양상의 충만결손이 관찰된다. B. 카테터를 교체하기 위해 기존의 나선형 카테터를 제거한 사진으로, 카테터 내부에 장간막이 들어가 있는 것이 잘 보인다.

막, 횡격막에 닿을 때 생기는 저항과 반동을 이용하여 카테터의 위치 교정을 시도한다. 때로 위쪽 복부나 옆구리 쪽을 손으로 직접 압박하여 카테터를 하방으로 밀어 주는 방법도 효과적이다. 이와 같은 방법에 실패하면 수술적 방법을 선택할 수도 있으나, 저자들은 보통 카테터를 제거한 후 반대편에 새로운 카테터를 설치한다. 복막투석 카테터의 기능장애에 대한 치료로서 영상의학적 혹은 수술적 방법의 결과에 대해서는 논란이 많으며 앞으로 좀 더 많은 논의가 필요하다.[20]

Ⅶ 카테터의 사용 기간

카테터의 사용 기간에 대해서는 기존의 연구들 간에 평가 방법이 달라 비교하기는 어렵지만, 외과적으로 시술한 경우 Rubin 등[19]은 시술한 카테터 중 300일 후에 약 50%에서 제거하였다고 보고하였고, 내과적인 경피적 시술의 경우 Allon 등[21]은 시술 후 12개월, 24개월의 생존율을 각각 65%, 49%로 보고하였다. 인터벤션 방법으로는 Jacobs 등[11]은 20%의 실패율을 보고하였고, Savader 등[13]은 카테터의 생존 가능성을 6, 12, 24개월에 각각 89%, 81%, 81%로 보고하였다. 이는 수술적 혹은 내과적 시술과 비교하여 매우 좋은 결과이다. 저자들의 경험상 시술 전 금기증을 잘 살핀다면 시술 성공률은 거의 100%이며 1~2년 카테터의 생존 가능성도 80% 이상으로 조사되었다. 다만, 카테터의 기능이상이 있고 보존적 요법에 실패하였을 경우 영상의학적 방법만으로는 기능이상을 교정하는 데 한계가 있어 여기에 관해서는 좀 더 많은 연구가 있어야 할 것이다.[22]

결론적으로, 복막투석을 위해 카테터의 투시유도 인터벤션 시술은 비교적 간편하며, 시술과 관련된 합병증을 줄이고 카테터의 사용기간 연장에 도움을 준다. 또한 복막투석과 관련된 인터벤션 시술에 익숙해진다면 동정맥루 관련 시술과 더불어 투석 환자에 대한 종합적인 관리가 가능할 것이다.

참고문헌

1. Fine J, Frank H, Seligman AM. The treatment of acute renal failure by peritoneal irrigation. Ann Surg 1946;124:857-875.
2. Popovich RP, Moncrief JW, Dechcrd JF, et al The definition of a novel portable/werable equilibrium peritoneal technique. Abstr Am Soc Artf Intern Organs 1976;5:64.
3. Apostolidis NS, Tzardis PJ, Manouras AJ, et al. The incidence of postoperative hernia as related to the site of insertion of permanent peritoneal catheter. Am Surg 1988;54:318-319.
4. Robinson RJ, Leapman SB, Wetherington MC, Surgical considerations of continuous ambulatory peritoneal dialysis. Surgery 1984;96:723-729.
5. Maher ER, Stevens J, Murphy C, Brown EA. Comparison of two methods of Tenckhoff catheter insertion. Nephron 1988;48:87-88.
6. Baillie GR, Eisele G. Continuous ambulatory peritoneal dialysis: a review of its mechanics, advantages, complications, and areas of controversy. Ann Pharmacother 1992:26:1409-1420.
7. Nolph KD, Twardowski Z. The peritoneal dialysis system. In: Nolph KD, ed. Peritoneal Dialysis. Boston: Martinus Nijhoff, 1985:25-50.
8. Hodges TC, Fillinger MF, Zwokak RM, et al. Longitudinal comparison of dialysis access methods: risk factors for failure. J Vasc Surg 1997;26:1009-1019.
9. Baillie GR, Eisele G. Continuous ambulatory peritoneal dialysis: a review of its mechanics, advantages, complications, and areas of controversy. Ann Pharmacother 1992:26:1409-1420.
10. Simmons RG, Abress L. Quality-of-life issues for end-stage renal disease patients. Am J Kidney Dis 1990;15:201-208.
11. Jacobs IG, Gray RR, Elliott DS, et al. Radiologic placement of peritoneal dialysis catheters: preliminary experience. Radiology 1992;182:251-255.
12. Savader SJ. Percutaneous radiologic placement of peritoneal dialysis catheters. J Vasc Interv Radiol 1999;10:249-256.
13. Savader SJ, Geschwind JF, Lund GB, et al. Percutaneous radiologic placement of peritoneal dialysis catheters: Long-term Results. J Vasc Interv Radiol 2000;11:965-970.
14. Hong HP, Oh JH, Yoon Y, et al. Evaluation of percutaneous radiologic placement of peritoneal dialysis catheters: Technical aspects, results, and complications. J Korean Radiol Soc 2003;48:23-28.
15. Akyol AM, Porteous C, Brown MW. A comparison of two types of catheters for continuous ambulatory peritoneal dialysis (CAPD). Perit Dial Int 1990;10:63-66.
16. Nielsen PK, Hemmingsen C, Friis SU, et al. Comparison of straight and curled Tenckhoff peritoneal dialysis catheters implanted by percutaneous technique: a prospective random-ized study. Perit Dial Int 1995;15:18-21.
17. Sreenarasimhaiah VP, Margassery SK, Martin KJ, et al. Percutaneous technique of presternal peritoneal dialysis catheter placement. Semin Dial 2004;17:407-410.
18. Pollock CA, Ibels LS, Caterson RJ, et al. Continuous ambulatory peritoneal dialysis: eight years experience at a single center. Medicine 1989;68:293-308.
19. Rubin J, Adair CM, Bower JD. The Tenckhoff catheter for peritoneal dialysis:an appraisal. Nephron 1982;32:370-374.
20. Savader SJ, Lund G, Scheel PJ, et al. Guide wire directed manipulation of malfunctioning peritoneal dialysis catheters: a critical analysis. J Vasc Intervent Radiol 1997;8:957-963.
21. Allon M, Soucie JM, Macon EJ. Complications with permanent peritoneal dialysis catheter: experience with 154 percutaneously placed catheters. Nephron 1988;48:8-11.
22. Kim HJ, Lee TW, Ihm CG, et al. Use of fluoroscopy-guided wire manipulation and/or laparoscopic surgery in the repair of malfunctioning peritoneal dialysis catheters. Am J Nephrol 2002;22:532-538.

한글 찾아보기

ㄱ

ㅇ

ㅈ

ㅊ

ㅋ

ㅌ

ㅍ

영문 찾아보기

A

B

C

H

I

K

P

R

S

T

U

V

W

Y

제2판
인터벤션 영상의학

제1판 1쇄 펴낸날 2007년 5월 15일
제2판 1쇄 펴낸날 2014년 5월 20일
제2판 2쇄 펴낸날 2018년 3월 5일

편저자 | 대한인터벤션영상의학회
펴낸이 | 김시연

펴낸곳 | (주)일조각
등록 | 1953년 9월 3일 제300-1953-1호(구: 제1-298호)
주소 | 03176 서울시 종로구 경희궁길 39
전화 | 02-734-3545 / 02-733-8811(편집부)
02-733-5430 / 02-733-5431(영업부)
팩스 | 02-735-9994(편집부) / 02-738-5857(영업부)
이메일 | ilchokak@hanmail.net
홈페이지 | www.ilchokak.co.kr

ISBN 978-89-337-0681-7 93510
값 125,000원

*편저자와 협의하여 인지를 생략합니다.
*이 도서의 국립중앙도서관 출판시도서목록(CIP)은 서지정보유통지원시스템 홈페이지(http://seoji.nl.go.kr)와
국가자료공동목록시스템(http://www.nl.go.kr/kolisnet)에서 이용하실 수 있습니다.
(CIP제어번호 : CIP2014014424)